Springer-Lehrbuch

Berthold Koletzko (Hrsg.)

Kinder- und Jugendmedizin

Begründet von G.-A. von Harnack

14., vollständig aktualisierte Auflage

Mit 608 überwiegend farbigen Abbildungen
und 157 Tabellen

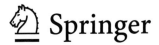 Springer

Univ.-Prof. Dr. med. Berthold Koletzko
Klinikum der Universität München
Dr. von Haunersches Kinderspital
Lindwurmstraße 4
80337 München

ISBN-13 978-3-642-11378-9   ISBN 978-3-642-11379-6 (eBook)
DOI 10.1007/978-3-642-11379-6

Die Deutsche Nationalbibliothek verzeichnet diese Publikation in der Deutschen Nationalbibliografie;
detaillierte bibliografische Daten sind im Internet über http://dnb.d-nb.de abrufbar.

Springer Medizin
© Springer-Verlag Berlin Heidelberg 1968, 1971, 1974, 1977, 1980, 1984, 1987, 1990, 1994, 1997, 2000, 2004, 2007, 2013

Planung: Christine Ströhla, Heidelberg
Projektmanagement: Axel Treiber, Heidelberg
Lektorat: Ursula Illig, Gauting
Projektkoordination: Cécile Schütze-Gaukel, Heidelberg
Umschlaggestaltung: deblik Berlin
Fotonachweis Umschlag: © Claudia Paulussen - Fotolia
Satz und Reproduktion der Abbildungen: Fotosatz-Service Köhler GmbH – Reinhold Schöberl, Würzburg

Gedruckt auf säurefreiem und chlorfrei gebleichtem Papier

Springer Medizin ist Teil der Fachverlagsgruppe Springer Science+Business Media
www.springer.comwww.springer.com

Vorwort zur 14. Auflage

Die erste Auflage dieses Lehrbuches gab Professor Gustav-Adolf von Harnack im Jahre 1963 heraus mit dem Ziel, das Grundwissen der Pädiatrie prägnanter und lernfreundlicher zu vermitteln. In mehr als 4 Jahrzehnten ist das Lehrbuch zum Klassiker geworden und hat mit vielen Neuauflagen Generationen von Medizinstudenten das notwendige Examenswissen vermittelt sowie Ärzten aller Fachrichtungen, Krankenschwestern und -pflegern und anderen Heilberuflern die Kinder- und Jugendmedizin nahegebracht. So wurde dies das beliebteste und auflagenstärkste deutschsprachige Lehrbuch der Pädiatrie. Wesentlich für den großen Erfolg ist das von Herausgeber und Autoren verfolgte Ziel einer didaktisch klaren Darstellung des pädiatrischen Grundwissens.

Diese Ziel wurde auch in der vorliegenden, von Grund auf überarbeiteten und verbesserten 14. Auflage konsequent verfolgt, unter Berücksichtigung des aktuellen Gegenstandskataloges des Instituts für medizinische und pharmazeutische Prüfungsfragen. Bei der Überarbeitung waren viele Hinweise und Anregungen von Lesern des Buches sehr wertvoll, für die wir dankbar sind. Layout, Bebilderung und das Fallquiz wurden unter dem Gesichtspunkt des Lesernutzens gestaltet.

Nach langjähriger engagierter Mitarbeit an diesem Lehrbuch sind als Autoren ausgeschieden der verstorbene, verdiente Begründer dieses Lehrbuchs, Prof. G.-A. von Harnack, sowie die Autoren Profs. B.H. Belohradsky, M. Brandis, G. Hausdorf, K. Kruse, M. Leichsenring, W. Nützenadel, M.H. Schmidt, H. von Voss, H.H. Wolff und L. B. Zimmerhackl. Ihnen allen danke ich sehr herzlich für die engagierte Mitarbeit an den bisherigen Auflagen. Als neue Autoren hinzugekommen sind Dr. M. Alberer und Prof. T. Löscher (München), Prof. K. Brockmann Göttingen), Prof. J. Dötsch (Köln), Prof. G. Hansen und Dr. T. Kallinich (Hannover), Dr. A Kienast und Prof. P. Höger (Hamburg), Prof. T. Nicolai (München), Prof. M. A. Mall (Heidelberg) und Prof. S.P. Wudy (Giessen). Die Bereitschaft so renommierter Fachkenner zur Mitarbeit an unserem Buch freut mich sehr.

Mein besonderer Dank gilt dem Springer-Verlag und seinen Mitarbeitern, allen voran Frau U. Illig und Herrn A. Treiber, für die gute Zusammenarbeit und engagierte Betreuung des Buches und seiner Gestaltung.

Allen Leserinnen und Lesern wünsche ich Nutzen und Freude mit diesem Buch. Ganz besonders freue ich mich über die Mitteilung Ihrer Anregungen und Wünsche an den Verlag oder den Herausgeber.

München, im Winter 2012

Univ.-Prof. Dr. med. Berthold Koletzko

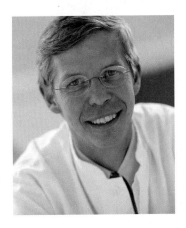

Der neue Koletzko

Einführung
Kurze Übersicht zum Kapitelinhalt

Cave
Vorsicht! Bei falschem Vorgehen Gefahr für den Patienten

Kernaussagen
Wiederholung der wichtigsten Fakten zu jedem Krankheitsbild zur Vorbereitung auf die Prüfung

Farbiges Leitsystem
führt durch die Sektionen

Inhaltliche Struktur
Klare Gliederung durch alle Kapitel

Hervorhebungen der wichtigsten Schlüsselbegriffe erleichtern das Lernen

15.17 Nierentransplantation

Bei terminaler Niereninsuffizienz ist das gegebene Ziel einer Langzeitdialysebehandlung die Nierentransplantation. Die Langzeiterfolgsraten der Nierentransplantation sind bei Lebendspende signifikant besser, als bei Leichennierenspende. Die Überlebensraten haben sich durch die Verfeinerung der Immunsuppression innerhalb der letzten 20 Jahre in beiden Transplantationsgruppen signifikant verbessert.

Zur **Vorbereitung** auf die Transplantation ist eine Überprüfung des Impfstatus und ggf. die Wiederholung von Impfungen wichtig. Insbesondere bei chronischer Niereninsuffizienz ist die Erfolgsquote von Impfungen generell schlechter als bei gesunden Kindern.

❶ Cave
Die Immunsuppression muss lebenslang durchgeführt werden.

Die **Nebenwirkungsspektren** der verwendeten Medikamente sind medikamentenspezifisch und führen zu einem deutlich erhöhten Risiko für virale und bakterielle Infektionen.

Kernaussagen
- Bei terminaler Niereninsuffizienz ist das gegebene Ziel einer Langzeitdialysebehandlung die Nierentransplantation.
- Zur Vorbereitung auf die Transplantation ist eine Überprüfung des Impfstatus und ggf. die Wiederholung von Impfungen wichtig.
- Zur Abstoßungsprophylaxe ist die Immunsuppression lebenslang durchzuführen. Die wichtigsten Medikamente sind Cyclosporin A und Tacrolimus in Kombination mit Prednison und Mycophenolat Mofetil.

15.18 Fehlbildungen und Erkrankungen des äußeren Genitales

Fehlbildungen des äußeren Genitale treten bei Jungen und Mädchen auf. Äußerlich sichtbare Fehlbildungen bedürfen immer einer genauen Untersuchung im Hinblick auf innere Fehlbildungen. Dies ist begründet durch die entwicklungsbiologische Verbindung der Entwicklung von Nieren, ableitenden Harnwegen und Genitale.

15.18.1 Erkrankungen des männlichen Genitale

Phimose

Eine Präputialverklebung ist bei Neugeborenen und Säuglingen physiologisch. Sie löst sich in den ersten Lebensjahren spontan.

Spätfolgen der Immunsuppression sind insbesondere lymphoproliferative Erkrankungen. Das Malignomrisiko wird in größeren Untersuchungen bei ca. 2 % angegeben, wobei exakte Zahlen für das Kindesalter nicht erhoben wurden. Es scheint jedoch, dass die Gabe einer Induktionstherapie bzw. die zusätzliche Gabe von Antikörpern (ATG, OKT3) im Rahmen einer Abstoßungstherapie ein erhöhtes Risiko für sekundäre Malignome beinhaltet.

Der **Erfolg einer Nierentransplantation** lässt sich am ehesten an der Integration, der persönlichen Einschätzung der Lebensqualität und der späteren sozialen Kompetenz ableiten. Nach Nierentransplantation ist die Lebensqualität gegenüber den Dialyseverfahren insgesamt als besser eingestuft.

Die **Nebenwirkungsspektren** der verwendeten Medikamente sind medikamentenspezifisch und führen zu einem deutlich erhöhten Risiko für virale und bakterielle Infektionen. Die wichtigsten **Medikamente** sind **Cyclosporin A** und **Tacrolimus** in Kombination mit P**rednison** und **Mycophenolat Mofetil**. Neu sind mTOR-Inhibitoren wie Sirolimus und Everolimus.

Spätfolgen der Immunsuppression sind insbesondere lymphoproliferative Erkrankungen. Das Malignomrisiko wird in größeren Untersuchungen bei ca. 2 % angegeben, wobei exakte Zahlen für das Kindesalter nicht erhoben wurden. Es scheint jedoch, dass die Gabe einer Induktionstherapie bzw. die zusätzliche Gabe von Antikörpern (ATG, OKT3) im Rahmen einer Abstoßungstherapie ein erhöhtes Risiko für sekundäre Malignome beinhaltet.

Der **Erfolg einer Nierentransplantation** lässt sich am ehesten an der Integration, der persönlichen Einschätzung der Lebensqualität und der späteren sozialen Kompetenz ableiten. Nach Nierentransplantation ist die Lebensqualität gegenüber den Dialyseverfahren insgesamt als besser eingestuft.

❯ Die meisten Patienten können nach der erfolgreichen Transplantation eine weitgehend normale Entwicklung durchlaufen.

Insgesamt lässt sich nach einer Nierentransplantation oft ein Aufholwachstum (catch up growth) erreichen. Die Mehrzahl der Patienten liegt aber mit ihrer Endlänge in den unteren Perzentilenbereichen.

Ein **Pendelhoden** ist definiert durch die Tatsache, dass der Hoden normalerweise hochsteht, aber von Zeit zu Zeit im Skrotum erscheint, je nach Cremaster-Tonus. Er ist leicht zu mobilisieren. Hierbei handelt s sich um eine Normvariante.

Der Maldescensus testis wird gemeinsam mit einem offenen Processus vaginalis diagnostiziert. Neben der manuellen Palpation dient häufig die **Ultraschalldiagnose** dazu, den Nachweis für das Vorhandensein eines Hodens zu erbringen. In Zweifelsfällen kann bei beidseitigem nichtpalpablem Hoden eine **Kernspintomographie** durchgeführt werden, häufig wird jedoch die direkte Operation vorgezogen. Dieses ist insbesondere dann anzuraten, wenn eine operative Hodenverlagerung ansteht.

Wichtig
Zentrale Informationen auf einen Blick

Zahlreiche farbige Abbildungen
veranschaulichen komplexe Sachverhalte

Navigation
Kapitel und Seitenzahlen
für die schnelle Orientierung

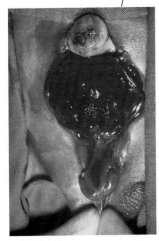

□ Abb. 15.22 Blasenextrophie. Photographie von oben auf die rot gefärbte Platte des Blasenrestes mit Mündung der Ureteren und Darstellung der nach oben gespaltenen Harnröhre

Fallbeispiel

Anamnese Der jetzt 5 Jahre alte Lars musste aufgrund beidseitiger Nierendysplasie bei Urethralklappen schon mit 10 Monaten mit Peritonealdialyse behandelt werden. Mit 15 Monaten hatte er eine erste Peritonitis, der kurz darauf die nächste Peritonitis mit dem gleichen Keim folgte und einen Wechsel des Katheters nötig machte. Im Alter von 2 Jahren bei einem Gewicht von 10 kg wurde Lars bei Eurotransplant für eine Nierentransplantation angemeldet. Mit vier Jahren kam es durch peritoneale Verwachsungen immer wieder zu Schwierigkeiten bei der Peritonealdialyse, so dass eine Hämodialyse notwendig wurde.

Therapie Jetzt erhält Lars die Niere einer 43-jährigen Motorradfahrerin ohne relevante Vorerkrankungen. Von nun beginnt eine lebenslange immunsuppressive Behandlung.

Verlauf Nach einem ersten Jahr mit der neuen Niere, in dem Lars aufgrund von Gastroenteritiden zweimal stationär die Klinik aufsuchen muss, entwickelt sich der Junge sehr gut. Er wird in die Regelschule eingeschult und zeigt mittlere Leistungen. 5 Jahre nach der Transplantation ist seine Nierenfunktion weiterhin gut.

Klinik Die Bauchwand ist offen und im Defekt liegt die breit offene Blase, von der die Hinterwand und das Trigonum mit Mündung der Harnleiter offen daliegt (□ Abb. 15.22). Diese Schleimhäute setzen sich kontinuierlich in die offene gespaltene Harnröhre fort. Der muskuläre Kontinenzapparat fehlt; ebenso die Symphyse, so dass die Schambeinäste weit auseinander klaffen.

□ **Tab. 15.9** Ursachen des akuten Nierenversagens im Kindesalter

Ursachen	Erkrankungen
Prärenal	Akute Blutung Anorexie (Mangelescheinung) Arterielle Hypertonie Dehydratation z. B. bei Durchfallserkrankungen Herzinsuffizienz Herzversagen Hypoproteinämie Nephrotisches Syndrom Hypovolämie Schock Schwere Fehlernährung Trauma Septischer Schock Schwere Infektionen
Renal	Akute Glomerulonephritis Akute tubuläre Nekrose Nierenblutungen Hämoytisch-urämisches Syndrom Interstitielle Nephritis (allergische Reaktion, infektassoziiert) Nephrotoxine (Medikamente, Schwermetalle, Pflanzentoxine, Röntgenkontrastmittel, organische Lösungsmittel) Papillennekrose Pyelonephritis
Postrenal	Obstruktion des Ausflusstrakte durch: ▬ Hämatom ▬ Harntraktfehlbildungen (Urethralklappen, Ureterozele, Ureterabgangsstenose) ▬ Tumor Kristallurie Steine Trauma

Tabellen
Kurze Übersicht der
wichtigsten Fakten

Pathogenese Man unterscheidet prärenale, renale und postrenale Ursachen. Die prärenale Ursache des ANV ist mit ca. 70 % die häufigste. In der Regel liegt eine inadäquate Perfusion der Niere z. B. als Folge einer arteriellen Hypotension vor. Da das Nierenmark einen hohen Sauerstoffverbrauch besitzt und die Reservekapazität der Durchblutung unterhalb der Autoregulationsgrenze sehr begrenzt ist, kommt es konsekutiv zu einer tubulären Schädigung, der akuten tubulären Nekrose. Aus einem prärenalen Nierenversagen kann ein intrarenales Nierenversagen werden. Die Unterscheidung der beiden Zustände ist an Hand von wenigen Urin- und Serum-Parametern möglich (□ Tab. 15.9). Ein im eigentlichen Sinne intrinsisches ANV wird bei 25 %, eine postrenale Ursache bei ca. 5 % der Patienten diagnostiziert.

Pathophysiologisch ist der molekulare Mechanismus der Epithelzellschädigung beim ischämischen Nierenversagen durch die Störung des Energiehaushaltes und die sekundäre Zellschädigung erklärt.

Der klinische Fall
Typische Fallbeispiele
zum Thema

Verweise auf Tabellen und
Abbildungen zur Quervernetzung
der Information

Inhaltsverzeichnis

Mitarbeiterverzeichnis

Alberer, M., Dr. med.
Medizinische Klinik Innenstadt
Abt. f. Infektions- und Tropenmedizin
Leopoldstr. 5
80802 München

Blanz, B., Prof. Dr. med.
Klinik für Kinder- und Jugendpsychiatrie
Universität Jena
Philosophenweg 3–5
07743 Jena

Brockmann, K., Prof. Dr. med.
Pädiatrie II/Neuropädiatrie
Universitätsmedizin Göttingen
Robert-Koch-Str. 40
37075 Göttingen

Dötsch, J., Prof. Dr. med.
Klinik und Poliklinik für Kinder- und Jugendmedizin
Universität Köln
Kerpener Str. 62
50937 Köln

Flotho, C., PD Dr. med.
Zentrum für Kinder- und Jugendmedizin/klinik IV:
Pädiatrische Hämatologie und Onkologie
Universität Freiburg
Mathildenstr. 1
79106 Freiburg

Gärtner, Jutta, Prof. Dr. med.
Zentrum Kinderheilkunde/Pädiatrie II
Georg-August-Universität
Robert-Koch-Str. 40
37075 Göttingen

Grimm, T., Prof. Dr. med.
Institut für Humangenetik
Universität Würzburg
Biozentrum am Hubland
97074 Würzburg

Hansen, Gesine, Prof. Dr. med.
Klinik für Pädiatrische Pneumologie, Allergologie
und Neonatologie
Kinderklinik der Med. Hochschule
Carl-Neuberg-Str. 1
30625 Hannover

Harms, E., Prof. Dr. med. (em.)
Einener Str. 10
48291 Telgte

Heimann, G., Prof. Dr. med.
Kinderklinik
RWTH Aachen
Pauwelsstr. 30
52074 Aachen

Höger, P., Prof. Dr. med.
Katholisches Kinderkrankenhaus
Wilhelmstift GmbH
Liliencronstr. 130
22149 Hamburg

Kallinich, T., Dr. med.
Pädiatrie, m. S. Pneumologie und Immunologie,
Sektion Rheumatologie
Charite Universitätsmedizin Berlin
Augustenburger Platz 1
13353 Berlin

Kienast, Antonia, Dr. med.
Hamburger Zentrum für Kinder-
und Jugendrheumatologie
Schön Klinik Hamburg
Dehnhaide 120
22081 Hamburg

Koletzko, B., Prof. Dr. med.
Dr. v. Haunersches Kinderspital
Universitätsklinikum München
Lindwurmstr.4
80337 München

Koletzko, Sibylle, Prof. Dr. med.
Dr. v. Haunersches Kinderspital
Universitätsklinikum München
Lindwurmstr.4
80337 München

Kramer , H., Prof. Dr. med.
Kinderkardiologie
Universität Kiel
Schwanenweg 20
24105 Kiel

v. Kries, R., Prof. Dr. med.
Kinderzentrum München
Institut für Soziale Pädiatrie und Jugendmedizin
der Universität München
Heiglhofstr. 63
81337 München

Löscher, T., Prof. Dr. med.
Medizinische Klinik Innenstadt
Abt. für Infektions- und Tropenmedizin
Leopoldstr. 5
80802 München

Mall, M. A., Prof. Dr. med.
Zentrum f. Kinder- und Jugendmedizin
Universitätsklinikum Heidelberg
Im Neuenheimer Feld 430
69120 Heidelberg

Murken, J., Prof. Dr. med.
Kinderpoliklinik
Abt. Pädiatrische Genetik
Goethestr. 29
80336 München

Nicolai, T., Prof. Dr. med.
Dr. von Haunersches Kinderspital
Universitätsklinikum München
Lindwurmstr. 4
80337 München

Niemeyer, Charlotte, Prof. Dr. med.
Zentrum für Kinder- und Jugendmedizin/klinik IV:
Pädiatrische Hämatologie und Onkologie
Universitätsklinikum Freiburg
Mathildenstr. 1
79106 Freiburg

Niethard, F. U., Prof. Dr. med. (em.)
Orthopädische Klinik
RWTH Aachen
Pauwelsstr. 30
52074 Aachen

Nützenadel, W., Prof. Dr. med.
Universitäts-Kinderklinik
Klinikum Mannheim
Fakultät für Klinische Medizin Mannheim
Theodor-Kutzer-Ufer 1–3
68135 Mannheim

Ranke, M. B., Prof. Dr. med.
Kinderklinik
Universitätsklinikum Tübingen
Rümelinstr. 23
72070 Tübingen

Reinhardt, D., Prof. Dr. med.
Dr. von Haunersches Kinderspital
Universitätsklinikum München
Lindwurmstr. 4
80337 München

Rößler, J., Prof. Dr. med.
Zentrum für Kinder- und Jugendmedizin/Klinik IV:
Pädiatrische Hämatologie und Onkologie
Universitätsklinik Freiburg
Mathildenstr. 1
79106 Freiburg

Schwarz, H.-P., Prof. Dr. Ph. D. Dr.
Dr. von Haunersches Kinderspital
Universitätsklinikum München
Lindwurmstr. 4
80337 München

Speer, C. P., Prof. Dr. med.
Kinderklinik
Universitätsklinikum Würzburg
Josef-Schneider-Str.2
97080 Würzburg

Stauffer, U. G., Prof. Dr. med.
Chirurgische Klinik
Universitäts-Kinderspital
Steinwiesstr. 75
CH-8032 Zürich

Wahn, U., Prof. Dr. med.
Kinderklinik
Rudolf Virchow Klinikum
Augustenburger Platz 1
13353 Berlin

Wahn, V., Prof. Dr. med.
Klinik m. S. Pädiatrische Pneumologie
und Immunologie
Charite Campus Virchow
Augustenburger Platz 1
13353 Berlin

Weiß, M., Prof. Dr. med.
Klinik für. Kinder- und Jugendmedizin
Kinderkrankenhaus
Amsterdamerstr. 59
51056 Köln

Wudy, S., Prof. Dr. med.
Kinderklinik
Universitätsklinikum Gießen
Feulgenstr. 12
35392 Gießen

Zimmerhackl[†], L., Prof. Dr. med.
Kinderklinik
Universitätsklinik für Pädiatrie
Anichstr. 35
6020 Innsbruck

Das Fallquiz Kinder- und Jugendmedizin entstand unter Mitarbeit der folgenden Autoren (gelistet wurden die korrespondierenden Autoren):

Bachmann, S., Dr. med.
Dr. von Haunersches Kinderspital
Universitätsklinikum München
Lindwurmstr. 4
80337 München

Böhme, C., Dr. med.
Klinik m. S. Pädiatrische Pneumologie
und Immunologie
Charite Campus Virchow
Augustenburger Platz 1
13353 München

Dörr, H.G., Prof. Dr. med.
Klinik mit Klinik für Kinder und Jugendliche
Universität Erlangen-Nürnberg
Loschgestr. 15
91054 Erlangen

Kienast, Antonia., Dr. med.
Hamburger Zentrum für Kinder-
und Jugendrheumatologie
Schön Klinik Hamburg
Dehnhaide 120
22081 Hamburg

Kirschstein, M., Prof. Dr. med.
Kinderklinik
AKH Celle
29223 Celle

Koletzko, B., Prof. Dr. med.
Dr. von Haunersches Kinderspital
Universitätsklinikum München
Lindwurmstr. 4
80337 München

Koletzko, S., Prof. Dr. med.
Dr. von Haunersches Kinderspital
Universitätsklinikum München
Lindwurmstr. 4
80337 München

Lutz, S., Dr. med.
St. Mauritius Therapieklinik
Strümper Str. 111
40670 Meerbusch

Mey, A., Dr. med.
Klinik für Kinder- und Jugendmedizin
Holwedestr. 16
38118 Braunschweig

Schmidt, D., Dr. med.
Zentrum für Kinder- und Jugendmedizin
Universitätsklinikum Greifswald
Soldmannstr.15
17487 Greifswald

Schrauder, A., Dr. med.
Kinderklinik
Medizinische Hochschulle Hannover
30625 Hannover

Sagen Sie uns die Meinung!

Liebe Leserin und lieber Leser,

Sie wollen gute Lehrbücher lesen,
wir wollen gute Lehrbücher machen:
dabei können Sie uns helfen!

Lob und Kritik, Verbesserungsvorschläge und neue Ideen
können Sie auf unserem Feedback-Fragebogen unter
www.lehrbuch-medizin.de gleich online loswerden.

Als Dankeschön verlosen wir jedes Jahr Buchgutscheine
für unsere Lehrbücher im Gesamtwert von 500 Euro.

Wir sind gespannt auf Ihre Antworten!

Ihr Lektorat Lehrbuch Medizin

Wachstum, Entwicklung und Reife

M.B. Ranke, G.A. von Harnack[†], B. Koletzko

Die dynamische Veränderung durch Wachstum und Entwicklung ist charakteristisch für das Kindes- und Jugendalter. Die Kenntnis dieser Wachstums- und Entwicklungsprozesse und ihre quantitative Erfassung erlauben das frühzeitige Erkennen von Abweichungen vom Normalen, die oft auf krankhafte Veränderungen hinweisen.

1.1   Körperliche Entwicklung

Von der Befruchtung der Eizelle bis zum Tod durchläuft der Mensch einen Entwicklungsprozess. Der Wandel betrifft die quantitativen Veränderungen (Wachstum) und die Differenzierung der Organsysteme und ihre Vernetzung (Entwicklung). Sowohl in morphologischer als auch in funktioneller Hinsicht ist er Ausdruck der individuellen genetischen Anlagen und
▼

ihrer Prägung durch äußere Bedingungen. Dieser Wandel ist während der Kindheit am stärksten ausgeprägt. Dabei kommt es zum Größenwachstum und zu Veränderungen der Kompartimente (z. B. Fett, Muskulatur), zur geschlechtsspezifischen Ausbildung des Körpers und der Geschlechtsreife, sowie zur Entwicklung der geistigen Fähigkeiten und der Reifung der individuellen Persönlichkeit. Dieser Prozess ist quantitativ und in seiner zeitlichen Abfolge messbar, so dass Abweichungen vom normalen Verlauf erfasst und numerisch beschrieben werden können.

1.1.1   Intrauterines Wachstum

Während der intrauterinen Entwicklung vollzieht sich die Anlage und Differenzierung der Organe sowie die funktionelle Reifung der meisten vitalen Funktionen bis zum norma-

◻ Tab. 1.1 Gewicht bei Geburt (Voigt et al. 1996)

Jungen					GA [Wo]	Mädchen				
Gewicht [g]						Gewicht [g]				
Perz.5.	25.	50.	75.	95.		Perz.5.	25.	50.	75.	95.
400	510	580	640	750	23	420	530	600	660	770
460	590	670	750	860	24	480	610	690	770	880
520	680	760	850	990	25	540	720	800	890	1030
590	770	880	970	1140	26	610	830	940	1030	1180
650	860	1000	1120	1300	27	690	940	1080	1180	1360
710	960	1120	1260	1460	28	750	1040	1220	1340	1520
790	1070	1250	1420	1650	29	830	1150	1350	1500	1710
900	1210	1420	1610	1850	30	940	1290	1520	1690	1910
1010	1340	1590	1800	2050	31	1070	1430	1690	1880	2110
1140	1530	1790	2000	2280	32	1200	1630	1890	2080	2360
1300	1750	2030	2260	2610	33	1360	1850	2130	2360	2690
1530	2000	2270	2530	2920	34	1600	2100	2390	2630	3000
1790	2260	2550	2800	3230	35	1870	2370	2640	2900	3320
2060	2500	2760	3030	3460	36	2140	2600	2860	3130	3550
2290	2710	2970	3250	3660	37	2400	2820	3090	3360	3770
2500	2900	3160	3430	3850	38	2620	3030	3300	3580	4000
2670	3060	3320	3600	4020	39	2790	3200	3470	3750	4180
2800	3180	3450	3720	4180	40	2910	3320	3600	3900	4350
2890	3270	3540	3820	4300	41	3010	3410	3700	4000	4470
2900	3300	3580	3880	4360	42	3030	3460	3760	4050	4520
2770	3200	3530	3830	4340	43	2860	3350	3670	4010	4510

GA = Gestationsalter, postmenstruell

len Geburtstermin. Durch Ultraschalluntersuchungen, welche fester Bestandteil der Schwangerenvorsorge sind, können Fehlbildungen erkannt und zum Teil bereits intrauterin behandelt werden. Messungen verschiedener Parameter (z. B. Scheitel-Steiß-Länge, Schädel- oder Thoraxdurchmesser) erlauben es, das vorgeburtliche Wachstum genau zu dokumentiert und das Gewicht abzuschätzen. Bei dokumentierter vorgeburtlicher Wachstumsverminderung spricht man von IUGR (= intrauterine growth retardation). Abweichungen von der Norm weisen auf Störungen beim Ungeborenen, der Plazenta oder der Schwangeren hin. Unmittelbar nach der Geburt werden Gewicht, Körperlänge und Kopfumfang im Rahmen der Vorsorgeuntersuchung (U1) dokumentiert. Unter Berücksichtigung des Gestationsalters werden die gewonnenen Werte mit Normwerten verglichen (◘ Abb. 1.1; ◘ Tab. 1.1). Sind Länge und/oder Gewicht bei Geburt bezogen auf das Gestationsalter untermassig (< 3. Perzentile), so spricht man von »small for gestational age« (SGA). Bei Übermäßigkeit (> 97. Perzentile) dieser Parameter spricht man von »large for gestational age« (LGA). Beide Situationen lassen Erkrankungen des Neugeborenen oder bei der Mutter vermuten.

1.1.2 Wachstum nach der Geburt

Das Wachstum kann durch 3 Begriffe beschrieben werden:
- **Distanz:** die Messgröße (z. B. Größe in cm), welche zu einem Zeitpunkt erreicht ist.
- **Geschwindigkeit:** die Rate des Wachstums pro Jahr (z. B. Größe in cm/J).
- **Tempo:** der gesamte Zeitablauf, im Rahmen dessen sich die Entwicklung (z. B. Wachstum, Pubertät) abspielt.

Es kann z. B. die gleiche **Erwachsenengröße** bei unterschiedlichem Tempo – sowohl bei langsamem (aber längerem) wie auch bei schnellem (aber kürzerem) Wachstum – erreicht werden. Länge wird bis zum Ende des 2. Jahres im Liegen, Größe (Höhe) danach im Stehen gemessen. Die exakte Bestimmung von grundlegenden Wachstumsparametern wie Größe, Gewicht und Kopfumfang ist Bestandteil jeder Untersuchung des Kindes.

Die Geschwindigkeit des Größen-(Längen-)wachstums nimmt nach der Geburt stetig ab, erreicht aber während der Pubertät ein erneutes Maximum (**Pubertätswachstumsspurt**) (◘ Abb. 1.2). Bis zum Beginn der Pubertät (Mädchen 10,5, Jungen 12,5 Jahre) sind Jungen und Mädchen etwa gleich groß. Die Differenz in der Erwachsenengröße (Männer = Frauen + 13 cm) ist durch das längere präpubertäre (50 %) und stärkere pubertäre (50 %) Wachstum der Knaben bedingt. In der Regel sind Mädchen mit 16, Jungen mit 18 Jahren ausgewachsen. Die biologisch bedingte Variabilität der Wachstumsparameter muss bei der Betrachtung von Normwerten immer berücksichtigt werden.

> Zu jeder Untersuchung eines Kindes gehört die Bestimmung von Größe, Gewicht und Kopfumfang.

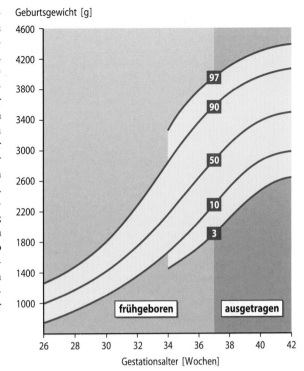

Geburtsgewicht [g]

Gestationsalter [Wochen]

frühgeboren   ausgetragen

◘ **Abb. 1.1 Intrauterines Gewichtswachstum** nach Hohenauer (im Anfangsteil leicht modifiziert) mit Angabe der 3., 10., 50., 90., und 97. Perzentile: Jungen und Mädchen kombiniert

1.1.3 Wachstumsbeurteilung mittels Tabellen und Somatogrammen

Normwerte Normwerte von Wachstumsparametern basieren auf der Vermessung von Kohorten gesunder Kinder (◘ Tab. 1.2). Distanzparameter (z. B. Größe) können auf der Basis von Querschnittsuntersuchungen erhoben werden, Geschwindigkeitsparameter (z. B. Größenwachstumsgeschwindigkeit (◘ Abb. 1.2) müssen auf longitudinalen Erhebungen beruhen. Die Verwendung von Normwerten zum Vergleich mit kranken Kindern setzt voraus, dass die Normpopulation und die untersuchte Kinder vergleichbar (z. B. aus dem gleichen Zeitrahmen stammend, sozioökonomisch, ethnisch) sind. Der Vergleich von individuellen Messgrößen mit altersentsprechenden Normwerten erfolgt mittels Tabellen und/oder Somatogrammen.

◘ **Tab. 1.2** Das durchschnittliche Gewicht zu verschiedenen Alterszeitpunkten

Geburt	3,3 kg
4–5 Monate	6,6 kg
1 Jahr	10 kg
6 Jahre	20 kg

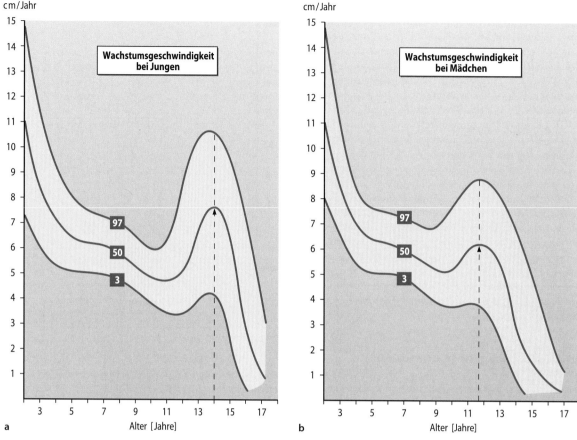

■ **Abb. 1.2 Wachstumsgeschwindigkeit. a** Jungen und **b** Mädchen von 2–17 Jahren in Zentimeter/Jahr mit 3., 50. und 97. Perzentile. Maximum der Größenzunahme bei Jungen mit 14, bei Mädchen mit knapp 12 Jahren (nach Prader et al. (1989) Helvet. Paediatr. Acta, Supp. 52)

In Tabellen werden in der Regel Mittelwerte und Standardabweichungen der Norm eines Messparameters bezogen auf das Alter aufgelistet. In ■ Tab. 1.3 sind die altersbezogenen Durchschnittsgrößen und -gewichte für Jungen und Mädchen aufgeführt. Der Vergleich der Individualmaße mit Durchschnittstabellen erlaubt eine deskriptive Beschreibung von Wachstumsparametern. (Beispiel: Ein 6-Jähriger mit einer Körpergröße von 105 cm und einem Gewicht von 34,5 kg ist so groß wie ein 4-Jähriger, aber so schwer wie ein 11-Jähriger.)

Somatogramme In Somatogrammen werden die Normdaten graphisch dargestellt, wobei der Messparameter auf der Abszisse das Alter und auf der Ordinate der Messparameter dargestellt ist. Die am häufigsten verwendeten Somatogramme für Wachstumsparameter sind **Perzentilkurven**. Perzentilkurven zeigen den jeweiligen Prozentrang einer Normpopulation an (z. B.: 50. Perzentil = 50 % der Norm sind größer oder kleiner; 3. Perzentil = 3 % der Norm sind kleiner, 97 % sind größer). Diese Darstellungsweise hat auch dann Vorzüge, wenn der Parameter nicht wie etwa die Größe normal verteilt ist, sondern schief wie das Gewicht. Zwischen dem 3. und 97. Perzentil liegt definitionsgemäß der statistische Normbereich.

Die Dokumentation des Wachstums in Perzentilkurven während der Entwicklung veranschaulicht Wachstumstrends. Wenn Wachstumsparameter außerhalb des Bereichs der Perzentilkurven sind, kann die auf das Alter bezogene Abweichung vom Mittelwert auch als **SD-Score** (SDS = Z-Score) ausgedrückt werden. Der SD-Score ist die die Differenz zwischen Patientenwert (P) und Normwert (N) ausgedrückt als Vielfaches der Standardabweichung des Normwerts (SDS = (P–N)/SDn). Der Bereich zwischen –2,0 und +2,0 SDS definiert den Normbereich. Der Term eignet sich auch besonders dazu, relative Entwicklungen bei unterschiedlichem Alter exakt zu beschreiben.

1.1.4   Beziehung von Größe und Gewicht

Hinweise auf Wachstumsstörungen und ihre Ursachen ergeben sich auch aus der Beziehung zwischen Größe und Gewicht. Neben dem Vergleich der altersbezogenen Perzentilränge bzw. SD-Scores beider Parameter kann man auch das Sollgewicht für die Körpergröße/-länge bestimmen (Sollgewicht = 50. Perzentil des Normgewicht bei einer bestimmten Größe/Länge) und dann den Index aus Istgewicht/Sollgewicht

◨ Tab. 1.3 Somatogramm: Mediane der Gewichts- und Längenentwicklung

Knaben		Jahre	Mädchen	
kg	cm		cm	kg
3,5	51,0	0	50,0	3,3
5,9	61,6	1/4	60,4	5,7
7,9	68,5	1/2	67,2	7,4
9,3	73,3	3/4	71,9	8,9
10,5	77,0	1	75,6	10,0
12,1	83,8	1 1/2	82,5	11,5
13,3	88,9	2	87,8	12,8
15,6	97,5	3	96,5	14,9
17,6	105,0	4	104,2	16,9
19,4	111,4	5	110,9	18,9
21,2	117,8	6	117,3	20,8
23,6	123,8	7	123,3	23,2
26,2	129,6	8	129,0	25,8
28,8	134,8	9	134,2	28,5
31,4	139,8	10	139,1	31,3
34,5	144,6	11	144,1	34,8
37,9	149,6	12	151,0	39,7
42,2	155,1	13	157,2	45,0
47,8	161,3	14	161,2	49,8
54,6	168,6	15	163,9	53,4
59,7	173,1	16	165,4	55,8
63,5	176,1	17	166,0	57,2
66,2	177,6	18	166,3	58,2

◨ Tab. 1.4 Body-Mass-Index (BMI) (kg/): Normwerte von Jungen und Mädchen im Alter von 0–18 Jahren (Kronmeyer-Hauschild et al. 2001)

Jungen			Alter [Jahre]	Mädchen		
Perzentil				Perzentil		
3.	50.	97.		3.	50.	97.
10,2	12,7	15,0	0	10,2	12,6	15,0
14,4	16,7	19,7	0,5	13,9	16,2	19,7
14,6	16,8	19,8	1	14,1	16,4	19,8
14,0	16,1	19,1	2	13,7	15,9	19,1
13,6	15,6	18,8	3	13,3	15,5	18,8
13,4	15,5	18,8	4	13,1	15,3	18,8
13,2	15,4	19,0	5	13,0	15,3	19,0
13,2	15,5	19,4	6	12,9	15,4	19,4
13,2	15,7	20,1	7	13,0	15,6	20,1
13,4	16,0	21,1	8	13,2	16,0	21,1
13,6	16,4	22,2	9	13,4	16,5	22,2
13,8	16,9	23,4	10	13,6	16,9	23,4
14,1	17,4	24,5	11	14,0	17,5	24,5
14,5	18,0	25,4	12	14,5	18,2	25,4
15,0	18,6	26,3	13	15,0	18,9	26,3
15,5	19,3	27,0	14	15,7	19,6	27,0
16,0	19,9	27,5	15	16,2	20,2	27,5
16,6	20,5	28,0	16	16,6	20,6	28,0
17,1	21,0	28,4	17	17,0	21,0	28,4
17,6	21,6	28,8	18	17,3	21,3	28,8

(Längensollgewicht = »weight for height/length«) berechnen (◨ Tab. 1.4). Zur Bewertung des relativen Gewichts in Zeiten zunehmender kindlicher Adipositas gewinnt der **Body-Mass-Index (BMI)** an Bedeutung, für den es alters- und geschlechtsspezifische Referenzen gibt. Berechnet wird er nach der Formel (Perzentilkurve ◨ Abb. 1.3):

$$BMI = Gewicht\ (kg)\ /\ Körpergröße\ (m^2)$$

Der BMI korreliert in Population mit der Körperfettmasse und gilt deshalb als ein in der klinischen Praxis einfach zu bestimmendes Schätzmaß für die Körperfettmasse. Überschreitet der alters- und geschlechtsbezogene BMI das 90. Perzentil, so spricht man von **Übergewicht**, überschreitet der BMI das 97. Perzentil, so spricht man von **Adipositas.**

❯ **Zur schnellen Berechnung und Einschätzung der kindlichen Wachstumsdaten eignen sich Softwareprogramme für PC und Smartphones, wie das auf den Wachsstumsreferenzdaten der WHO beruhende, kostenlos nutzbare WHO Anthro, http://www.who.int/childgrowth/software/en/.**

Beobachtete Abweichungen von der statistischen Norm bedürfen stets der ärztlichen Beurteilung und Zuordnung in normal oder pathologisch. Wachstumstendenzen, die bei longitudinaler Betrachtung erkennbar werden, können abnormes Wachstumsverhalten aufzeigen, selbst wenn die Messparameter (Distanz) noch im Normbereich liegen. Langzeitbeobachtungen und die Verwendung von Somatogrammen, welche die Geschwindigkeit eines Wachstumsparameters darstellen,

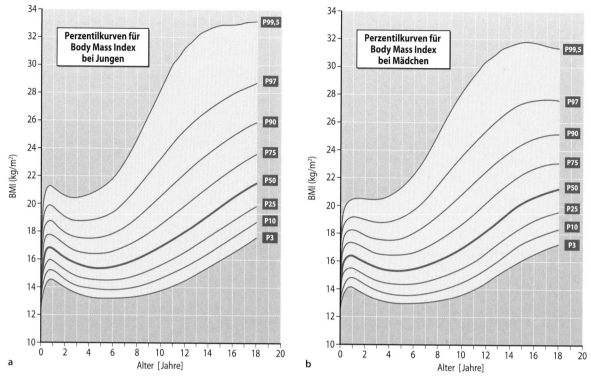

Abb. 1.3a,b Perzentilkurven für den Body-Mass-Index. a Jungen 0–18 Jahre. **b** Mädchen 0–18 Jahre

sind daher die Grundpfeiler der Wachstumsdiagnostik. **Abb.** 1.4 und **Abb.** 1.5 zeigen Perzentilkurven für Größe und Gewicht.

> Größe und Gewicht im Bereich zwischen dem 3. und 97. Perzentil entsprechen dem Normalbereich. Zur eindeutigen Beurteilung ist die Kenntnis des longitudinalen Verlaufes wiederholt erhobener Messwerte notwendig. Ein BMI über dem 90. Perzentil definiert Übergewicht, über dem 97. Perzentil Adipositas.

1.1.5 Säkularer Wachstumstrend (»Akzeleration«)

Langzeitbeobachtungen seit der Mitte des 19. Jahrhunderts zeigen, dass Kinder von Generation zu Generation und in allen Altersphasen, einschließlich des Erwachsenenalters, tendenziell größer werden. Dieser säkulare Wachstumstrend, der in Bezug auf die Erwachsenengröße pro Jahrzehnt 1–1,5 cm ausmacht, ist bedingt durch die Verbesserung der Lebensbedingungen (Ernährung, Hygiene, Gesundheit), was sich auch in der Reversibilität des positiven Trends in Kriegen und ökonomischen Krisenzeiten zeigt. Mit den quantitativen Veränderungen der Wachstumsentwicklung hat sich auch das Tempo der körperlichen Entwicklung beschleunigt (»Akzeleration«), mit einem früheren Pubertätsbeginn und einem früheren dem Zeitpunkt der ersten Menstruation (Menarche), welche heute

im Mittel mit 13 Jahren auftritt. Mit optimierten Lebensbedingungen ist in Europa eine Verlangsamung des säkularen Wachstumstrends und in einigen Ländern sogar bereits ein Stillstand eingetreten. Das Phänomen und seine zugrunde liegenden sozialmedizinischen Implikationen unterstreichen die Notwendigkeit, regelmäßig neue normative Wachstumsdaten zu erheben. Dieser Forderung wird in Deutschland derzeit nicht institutionalisiert Rechnung getragen.

1.1.6 Zielgröße

Das geerbte Wachstumspotential eines Kindes wird in der Regel durch die Größe der leiblichen Eltern reflektiert, wobei man davon ausgeht, dass die das Wachstum bestimmenden Gene von beiden Eltern zu gleichen Teilen vererbt werden. Die Messung der Körpergröße beider Eltern ist daher ein essentieller Teil der kindlichen Wachstumsdiagnostik. Die **Zielgröße** (erwartete Endgröße im Erwachsenenalter) ist die statistisch wahrscheinlichste Größe, die ein Kind aufgrund der Elterngröße erreichen wird. Es gibt verschiedene Methoden die Zielgröße eines Kindes und ihren statistischen Konfidenzbereich berechnen. Ist die Größe eines Elternteils auffällig von der Population abweichend, so kann bei diesem eine vererbte Störung vorliegen, die auch das untersuchte Kind betrifft. Die mittlere **Zielgröße** berechnet sich aus der mittleren Elterngröße, korrigiert für die mittlere Differenz zwischen der Endgröße von Frauen und Mänern, nach der vereinfachten **Formel nach Tanner:**

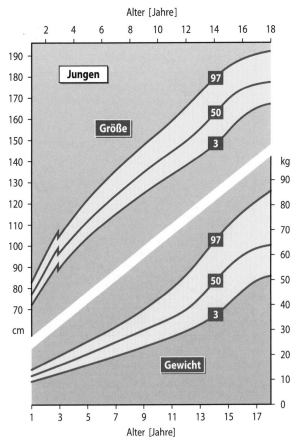

Abb. 1.4 Größe und Gewicht von Jungen von 1–18 Jahren: 3., 50., 97. Perzentile (Nach Prader et al. (1989) Helvet. Paediatr. Acta, Supp. 52)

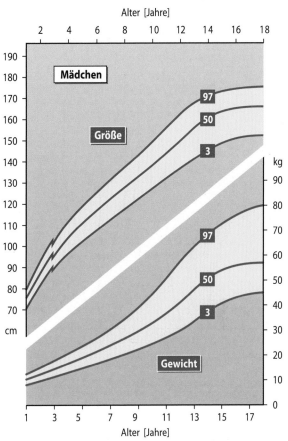

Abb. 1.5 Größe und Gewicht von Mädchen von 1–18 Jahren: 3., 50., 97. Perzentile (Nach Prader et al. (1989) Helvet. Paediatr. Acta, Supp. 52)

Kindliche Zielgröße [cm] = (Größe Vater [cm] + Größe Mutter [cm]) minus 13 cm (Mädchen) bzw. plus 13 cm (Jungen), dividiert durch 2.

Zwei Standardabweichungen der mittleren Zielgröße betragen 10,8 cm (Jungen) bzw. 8,4 cm (Mädchen). Dies erlaubt es, den **familiären Zielbereich** [cm] abzuschätzen. Ausgedrückt in **SDS** kann die mittlere Zielgröße auch berechnet werden als arithmetisches Mittel aus mütterlicher bzw. väterlicher Größe (in SDS): [Vater SDS + Mutter SDS]: 2. Die Betrachtung der kindlichen Größe im Verhältnis zum Zielgröße/-bereich, welche in Perzentilenkurven der Größe markiert werden sollten, ist für die Bewertung des kindlichen Wachstums sehr wichtig.

1.1.7 Aufholwachstum und Wachstumsverlangsamung

Durch praktisch alle länger anhaltende organische oder psychische Erkrankungen (z. B. Malabsorption, Hypothyreose, Anorexia nervosa) und durch Medikamente (z. B. Glukokortikoide) kommt es zu einer Verlangsamung des Wachstums, welche in zu einer Abweichung der Körpergröße von der individuellen

Norm (familiäres Zielperzentil) führt. Andererseits kann eine vermehrte endogene oder exogene Hormonexposition (z. B. Schilddrüsenhormone, Sexualsteroide, Wachstumshormon) während der Kindheit zu einer positiven Abweichung von der individualtypischen Größe führen. Da die Körpergröße zu jedem Zeitpunkt endogen reguliert wird, kommt es nach Beseitigung der Störfaktoren (Erkrankung, Medikament, Hormon) zu einer kompensatorischen Normalisierung des Wachstums zum Wachstumsziel hin. Dieses als »**Catch-up**«- bzw. »**Catch-down**«-Wachstum bezeichnete Phänomen geht mit einer raschen Änderung der Wachstumsrate einher und kann Abhängig vom Alter des Kindes, der Dauer und Art der Störung zu einem einer kompletten bzw. inkompletten Kompensation der Größenabweichung führen. Sowohl zentrale hormonelle als auch in den Epiphysenfugen gelegene zelluläre Mechanismen bestimmen das »Catch-up«- bzw. »Catch-down«-Wachstum.

1.1.8 Formwandel des Organismus

Im Wachstumsverlauf ändern sich die Körperproportionen, d. h. das Verhältnis zwischen der Größe von Rumpf, Extremitäten und Kopf. Die ◘ Abb. 1.6 veranschaulicht die Proporti-

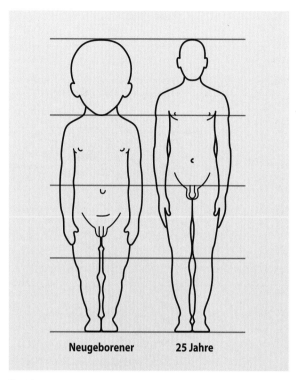

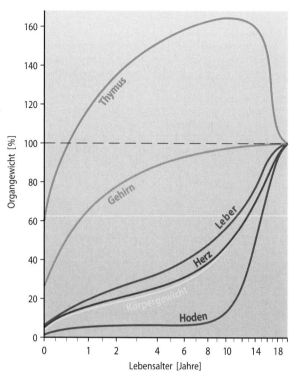

Abb. 1.6 Unterschiedliche Körperproportionen von Neugeborenem und Erwachsenem

Abb. 1.7 Durchschnittliches Gewichtswachstum verschiedener Körperorgane. Das Organgewicht Erwachsener ist mit 100 % angesetzt

onsverschiebung im Wachstumsverlauf zugunsten der Extremitäten. Größenunterschiede beruhen hauptsächlich auf einer unterschiedlichen Beinlänge. Die verschiedenen Phasen der Entwicklung des Subkutanfetts im Verhältnis zur Körpergröße und der Muskelmasse führen auch schon vor der Pubertät zu einem unterschiedlichen Erscheinungsbild von Kindern, selbst wenn an der Geschwindigkeit des Größenwachstums keine nennenswerten Änderungen zu erkennen sind.

1.1.9 Organwachstum

Obwohl zu jedem Zeitpunkt eine funktionsorientierte Harmonie der Organe des Körpers besteht, wachsen einzelne Organe in ganz unterschiedlicher Weise. Die schematische Darstellung in ◘ Abb. 1.7 veranschaulicht den jeweiligen prozentualen Anteil verschiedener Organsysteme an der Masse eines Erwachsenen. Während das Wachstum von Organen mit enger funktioneller Beziehung zur Gesamtmasse (Leber, Herz) parallel verläuft, zeigen besonders das Gehirn und die Geschlechtsorgane eine abweichende Wachstumscharakteristik. Das Gehirn hat schon am Ende des 2. Lebensjahrs 80 % der Erwachsenengröße erreicht. Dagegen sind die Gonaden während der Kindheit von konstanter Größe (was wegen der zunehmenden Diskrepanz zur Körpergröße häufig zu Fehlinterpretationen führt) und wachsen während der Pubertät in wenigen Jahren rasch zur Erwachsenengröße. Trotz des unterschiedlichen Pubertätsbeginns und -tempos wird die Fertilität

bei beiden Geschlechtern schon mit etwa 14–15 Jahren erreicht. Die volle funktionelle Reife von Organsystemen (z. B. Muskelkraft, Knochendichte) stellt sich häufig erst im jungen Erwachsenenalter ein.

1.1.10 Kopfwachstum

Bei Geburt ist der Kopf der größte Körperteil und das Gehirn das größte Organ. Das Gehirn hat bereits bei Geburt 30 % seiner endgültigen Masse erreicht und wächst in den ersten beiden Lebensjahren besonders stark. Als indirekter Hinweis auf das Wachstum des Gehirns wird in der Praxis der frontookzipitale Kopfumfang genutzt, der auch im Rahmen der Vorsorgeuntersuchungen gemessen wird (◘ Abb. 1.8). Ist der Kopfumfang im Vergleich zur Altersnorm zu klein, liegt eine **Mikrozephalie**, ist er zu groß eine **Makrozephalie** vor. Die vielfältigen Ursachen einer Größenabweichung können, solange die große Fontanelle offen ist (meist bis zum 18. Lebensmonat), sonographisch, später durch andere bildgebende Verfahren (CT, NMR) evaluiert werden.

1.1.11 Knochenreifung

Zahl, Form und Größe von radiologisch sichtbaren Knochenstrukturen und der Grad des knöchernen Verschlusses der Epiphysenfugen der Röhrenknochen sind während der Ent-

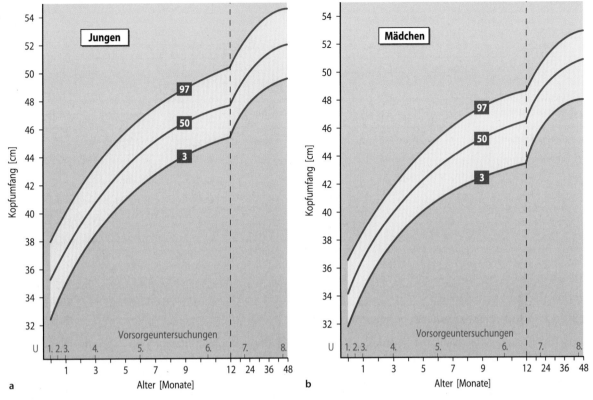

Abb. 1.8 Frontookzipitaler Kopfumfang. a Jungen, **b** Mädchen

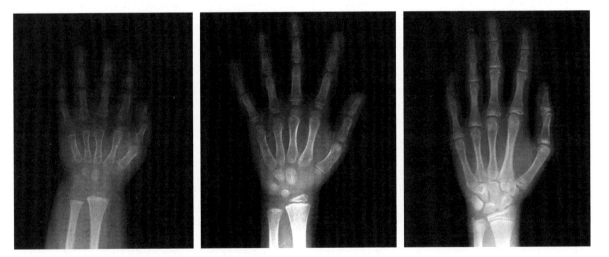

Abb. 1.9 Beispiele der Skelettentwicklung. Junge im Alter von 1½, 4 und 14 Jahren

wicklung einem charakteristischen Wandel unterzogen. Dieser Prozess der **Knochenreife** wird durch **genetische** und **hormonelle Einflüsse** bestimmt. Normaler Weise hat die Knochenreife in jedem Lebensalter einen typischen Entwicklungsstand erreicht, den man auch als **Knochenalter** bezeichnet. Das Knochenalter eines Kindes kann durch den Vergleich mit den Röntgenstrukturen der (linken) Hand von Gesunden durch subjektive Bewertung oder durch automatische Bildauswertungsverfahren bestimmt werden (**Abb. 1.9**). Die Strahlenbelastung dieser Untersuchung ist bei Einsatz moderner und kindgerechter Techniken sehr gering. Die Knochenreife ist bei Mädchen – wohl wegen der Östrogenexposition – stets höhergradig als bei Jungen. Bei gleichem Lebensalter zeigt auch das normale Knochenalter eine natür-

◘ Tab. 1.5 Zahnentwicklung im zeitlichen Verlauf

Milchzähne			Bleibende Zähne		
Zähne	Zahnformel	Alter in Monaten	Zähne	Zahnformel	Alter in Jahren
Incisivi (Schneidezähne)	I	6.–8.	Incisivi (Schneidezähne)	1	6.–8.
	II	8.–12.		2	7.–9.
Canini (Eckzähne)	III	16.–20.	Canini (Eckzähne)	3	9.–13.
Molaren	IV	12.–16.	Prämolaren	4	9.–12.
	V	20.–30.		5	10.–14.
			Molaren	6	5.–8. (6-Jahr-Molar)
				7	10.–14. (12-Jahr-Molar)
				8	16.–14. (Weisheitszahn)

liche Streuung (Varianz), die vom Alter abhängt und im Kindesalter etwa ±1 Jahr beträgt.

❯ **Bei Mädchen ist die Knochenreife in jedem Alter höher.**

Weil das Tempo der Entwicklung und die sexuellen Reife stärker mit dem Knochenalter als mit dem Lebensalter korreliert sind, hat die Bestimmung für die **Bewertung** von Tempovarianten **des Wachstums** und für die **Zuordnung von Wachstumsstörungen** große praktische Bedeutung. Außerdem besteht eine Korrelation zwischen dem Grad der Knochenreifung und dem prozentualen Anteil der Größe zur Endgröße. Dadurch ermöglicht das Knochenalter – insbesondere bei normal wachsenden Kindern – eine relativ zuverlässige **Vorhersage der Erwachsenengröße.** Ein über das Lebensalter avanciertes Knochenalter signalisiert ein reduziertes Wachstumspotenzial und umgekehrt.

❯ **Mit einer Röntgenaufnahme der linken Hand lässt sich das kindliche Knochenalter bestimmen, das zur Beurteilung von Wachstumsstörungen wichtig ist.**

1.1.12 Zahnentwicklung

Die Zahnentwicklung erfolgt in der Regel nach einem bestimmten Abfolge. Mit **5–8 Monaten** brechen die ersten mittleren **unteren Schneidezähne** durch, weitere Milchzähne erscheinen in etwa monatlichem Abstand, so dass das Milchgebiss in der Regel nach dem 2. Lebensjahr komplett ist (◘ Tab. 1.5).

Auch der **Zahnwechsel** mit Ausbildung des bleibenden Gebisses beginnt mit **etwa 6 Jahren,** wenn als erster bleibender Zahn der obere große Molar (6er) erscheint Der Zahnwechsel ist etwa mit dem 12. Lebensjahr abgeschlossen, allerdings brechen die dritten Molare (Weisheitszähne) häufig erst nach dem 18. Lebensjahr durch (◘ Tab. 1.5).

Obwohl für die Abfolge der Dentition prinzipiell dieselben Gesichtspunkte gelten wie für die Knochenreife, ist die quantitative Beziehung zwischen Zahnstatus und allgemeinem Entwicklungstempo weniger eng als die zwischen Skelettalter und Allgemeinentwicklung.

❯ **Die numerische Erfassung der Zahnformel gehört als klinisch einfach feststellbarer Entwicklungsparameter zur obligatorischen Mundinspektion des Kindes, zumal die Inspektion der Zähne viele wertvolle Hinweise auf allgemeine Erkrankungen geben kann.**

Kernaussagen

- Dynamische Wachstums- und Entwicklungsprozesse sind charakteristisch für das Kindes- und Jugendalter. Erkrankungen können ihren Ablauf stören.
- Körpergewicht und -größe sowie Kopfumfang sind bei jeder kindlichen Untersuchung zu messen und mit Normalwerten (Somatogramme, Perzentilkurven) zu vergleichen, um krankheitsbedingte Normabweichungen frühzeitig zu erkennen.
- Die Knochenreifung (Knochenalter) kann durch eine Röntgenuntersuchung der linken Hand bestimmt werden. Dies ist wichtig für die Beurteilung von Wachstumsstörungen.

1.2 Sensomotorische Entwicklung und Reifung

Bereits das Neugeborene ist fähig, die Umwelt wahrzunehmen. Im 2. Lebensmonat hört der Säugling zu und im 3. Monat kann er zugreifen. Spracherwerb sowie örtliche und zeitliche Orientierung kennzeichnen seine intellektuellen Fortschritte. Die der erreichten Fähigkeiten und des sozialen Kontakts kann durch den Vergleich mit Referenzskalen (z. B. Denver Entwicklungsskalen) beurteilt werden.

▼

Statisch-motorische und geistig-seelische Entwicklung sind beim Kind eng miteinander verknüpft und nur gedanklich zu trennen. Man kann mehrere Entwicklungsphasen unterscheiden, die fließend ineinander übergehen.

Die Neugeborenenperiode im weiteren Sinne umfasst die ersten 4 Lebenswochen, die Säuglingszeit umfasst das erste Lebensjahr. Daran schließen sich das Kleinkindes- und das Schulalter an.

1.2.1 Neugeborenenperiode

> Die Neugeborenen- oder Neonatalzeit umfasst den Zeitraum von der Geburt bis zum 28. Lebenstag.

Während der vorgeburtlichen Entwicklung macht das Nervensystem einen komplexen und sehr raschen Reifungsprozess durch. Feten sind in die Lage, sensorische Reize wahrzunehmen und sich zu bewegen. Die motorischen Fähigkeiten bei der Geburt sind mit dem Gestationsalter so eng korreliert, dass sich das Gestationsalter seinerseits aus dem motorischen Verhaltens- und Reflexmuster einschätzen lässt. Das Neugeborene ist in der Lage, die Umwelt mit seinen Sinnen wahrzunehmen und sich mit ihr vertraut zu machen. In dieser Lebensphase der Anpassung sind der **Tast- und Temperatursinn** von größerer Bedeutung als das Sehen und Hören.

Die Entwicklung des Neugeborenen ist von den internen Bedingungen wie Reifegrad, Gesundheitszustand und »Temperament« abhängig, aber auch von der Fähigkeit der Eltern, sich auf die Bedürfnisse des schutzlosen Kindes einzustellen.

1.2.2 Säuglingszeit

> Die Säuglingszeit schließt sich an die Neugeborenenperiode an und reicht bis zum Ende des 1. Lebensjahres.

Während der Säuglingszeit erweitert sich allmählich der Lebensbereich durch die Differenzierung sensorischer und motorischer Fähigkeiten. Die Sinneserfahrung entwickelt sich vom begrenzten oral-taktilen Bereich hin zur bewussten optischen und akustischen Wahrnehmung. Die Motorik löst sich aus den Zwängen primitiver Reflexmuster und entwickelt sich zur koordinierten Willkürlichkeit. Die Koordination von Hand und Auge entwickelt sich zunehmend, und durch das Laufen gegen Ende des ersten Lebensjahrs werden die Voraussetzungen für eine weitere Eroberung des Lebensraums in der Kindheit gelegt. Für die weitere psychosoziale Lebensperspektive ist von besonderer Bedeutung, dass der Säugling das Urvertrauen bzw. Urmisstrauen entwickelt. Die Beherrschung bestimmter Fähigkeiten (Entwicklungsmeilensteine) spielt sich trotz großer individueller Varianz innerhalb eines bestimmten zeitlichen Rahmens ab, dessen Kenntnis von Bedeutung für die Erkennung von Entwicklungsstörungen ist:

- Im **2. Lebensmonat** ist der Säugling zum Hinhören und Hinsehen befähigt ist. Das erste Lächeln huscht über sein Gesicht – zunächst nur flüchtig und nicht regelmäßig,

zunehmend jedoch als prompte Reaktion auf jede Zuwendung leicht auslösbar. Es ist das erste sichere Zeichen des eigentlich menschlichen Kontakts und daher so beglückend für Vater und Mutter.

- Im **3. Lebensmonat** wird die Zuwendung zur Umwelt intensiver, der Säugling wendet sich Licht- und Schallquellen zu. In den folgenden Monaten greift er nach vorgehaltenen Gegenständen, betastet sie, führt sie zum Munde.
- In den **6.–7. Lebensmonaten** gewinnt der Säugling mit der Fähigkeit zum Sitzen eine neue Übersicht über das Geschehen um ihn her. Das Kriechen erweitert seinen Lebenskreis.
- In den **8.–12. Lebensmonaten** erlernt das Kind den Gebrauch von Werkzeug: Ein begehrter Gegenstand kann mit Hilfe einer Schnur herangezogen werden, mit einem Stock können fernliegende Gegenstände bewegt werden. In dieser Zeit sind auch erste »Dressurakte« möglich (z. B. Bitte-bitte machen oder Winke-winke).

Prüfung der Motorik

Die Motorik des Säuglings ist charakterisiert durch eine Anzahl primitiver Bewegungs- und Reflexmuster, z. B. Palmar-/Plantargreifreflex, Brustsuchen (Rooting-Reflex), Schreitbewegung, Moro-Reflex, Schulterzugreflex. Ihre Überprüfung ist Bestand der Entwicklungsdiagnostik.

Gute Gradmesser einer normalen **Reflexreifung** sind der:

- **Traktionsversuch** (◧ Abb. 1.10): fällt vom 3.–4. Monat an positiv aus.
- **Landau-Reflex** (◧ Abb. 1.11): ist vom 3.–5. Monat an nachweisbar.
- **Schaltenbrand-Reflex** (◧ Abb. 1.12): ist im 7.–8. Monat voll ausgereift.

Der zeitliche Ablauf der motorischen Entwicklung ist in ◧ Tab. 1.6 dargestellt. Die Zeitangaben sind Durchschnittswerte, im Einzelfall können individuelle Abweichungen vor-

◧ **Tab. 1.6** Entwicklungsdiagnostik zur Motorik des Säuglings

Alter des Säuglings	Motorik
2. Monat	Der Säugling ist imstande, den Kopf in der Bauchlage anzuheben
4.–5. Monat	Der Säugling greift nach Gegenständen
6. Monat	Das Kind stützt sich in Bauchlage mit gestreckten Armen auf seine Hände
7. Monat	Der Säugling vermag sich aus der Rückenlage in die Bauchlage zu drehen
7.–8. Monat	Das Kind kann frei sitzen
9.–12. Monat	Mit Unterstützung kann das Kind stehen
1–1½ Jahren	Das Kind läuft frei

kommen, die mit Hilfe der Denver Entwicklungsskalen bestimmbar sind.

> Neurologische Erkrankungen können sich durch ein verzögertes Erreichen der Entwicklungsstufen und ein pathologisches Bewegungs- und Reflexmuster manifestieren.

Spracherwerb

Dem eigentlichen Spracherwerb geht eine **Lallperiode** (Aneinandersetzung gleicher Laute) voraus, sie entspricht einer ausgesprochenen lustbetonten Stimmungslage. Der Lallperiode folgt die Phase der **Nachahmung** von Lautkomplexen ohne Sinngehalt. Erst danach entwickelt sich die Sprache im Sinne ihrer **Nennfunktion**.

Das Wortverständnis geht dem Sprechen lange voraus. Zunächst wächst die Fähigkeit, Mienen und Gesten zu »verstehen«. Danach wird auch der Aufforderungscharakter einzelner Worte verstanden. Am Ende des 1. Jahres verwendet das Kind selbst einzelne Wörter. Mit dem Gebrauch dieser übernommenen oder selbst gewählten Lautsymbole beginnt das **Sprechenlernen**, das über Ein-Wort-Sätze zu Zwei- und Drei-Wort-Sätzen gegen Ende des 2. Lebensjahres führt. Wie alle Leistungen ist der Erwerb der Sprache großen individuellen Schwankungen unterworfen und u. a. von den Umgebungsbedingungen abhängig.

1.2.3 Kleinkindesalter

> Als Kleinkindesalter gilt der Zeitraum vom 1. bis 6. Lebensjahr.

Mit der Fähigkeit zum Laufen gewinnt das Kind vom 2. Lebensjahr an die räumliche **Orientierung.** Die zeitliche Orientierung beginnt im 4. Lebensjahr und ist mit etwa 8–10 Jahren vollständig, d. h. nach Tag, Monat und Jahr möglich.

Zunächst entwickelt sich die Merkfähigkeit, danach erst das Gedächtnis, das bleibende Gedächtnis ist erst vom 4. Lebensjahr an nachweisbar.

Durch **Greifen** kommt das Kind zum Begreifen, durch Eroberung des Raumes zu Erfahrungen. Im ersten Fragealter gewinnt die **Sprache** »Nennfunktion« (»Was ist das?«). Es folgen das »wo?«, »wann?« und schließlich – mit etwa 3 Jahren – das »warum?«.

Im **Spiel** findet die Phantasie ihren Ausdruck. In Rollen- und Fiktionsspielen wird die Umwelt schöpferisch nachgestaltet, in der Beschäftigung z. B. mit Lehm, Knetmasse, Wasser und Sand lernt das Kind den Umgang mit verschiedenartigem Material.

Zur **Entwicklungsbeurteilung** kann der Entwicklungsstand eines Kindes mit dem Zeitpunkt verglichen werden, zu dem 25, 50, 75 bzw. 90 % der Kinder die jeweilige Leistung vollbringen, z. B. mit den **Denver Entwicklungsskalen** (bis zum 6. Lebensjahr). Hier werden u. a. Grobmotorik (Kopfheben, Sitzen, Stehen, Laufen, auf einem Bein Stehen), Feinmotorik und Adaptation (mit den Augen folgen, Greifen nach

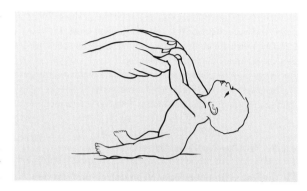

◻ **Abb. 1.10 Traktionsversuch.** Beim Hochziehen des Kindes fällt der Kopf des Neugeborenen nach hinten. Ab dem 3. bis 4. Monat kann der Kopf aktiv gehalten werden

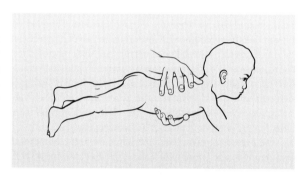

◻ **Abb. 1.11 Landau-Reflex.** Unterstützung des Kindes unter dem Thorax, so dass es in Bauchlage schwebt. Positiv wenn Kopf und Rücken gestreckt werden: voll ausgereift, wenn der Rücken überstreckt und der Kopf gehoben wird

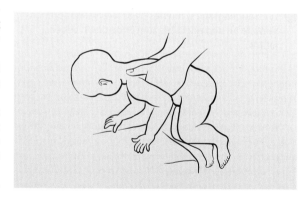

◻ **Abb. 1.12 Schaltenbrand-Reflex (Sprungbereitschaft).** Eine Abstützreaktion der Arme beim Bewegen des Kindes in Richtung Unterlage: Streckung der Arme zunächst mit geschlossener, später mit völlig geöffneter Hand

Gegenständen, Opposition von Daumen und Zeigefinger, einen Turm bauen), Sprache: (Imitieren von Sprachlauten, »Mama« und »Papa« mit Bedeutung, Bildbenennung), und sozialer Kontakt: (Lächeln, Scheu vor Fremden, Imitation von Tätigkeiten, Ausziehen, Anziehen) bewertet. Dieser Screeningtest liefert keine Diagnose, lässt aber Normabweichungen der Entwicklung erkennen welche zu einer eingehenderen Untersuchung führen sollten.

1.2.4 Schulalter

Mit Vollendung des 6. Lebensjahres ist das Kind in den meisten Ländern schulpflichtig und im allgemeinen auch **schulreif**. Voraussetzung zum erfolgreichen Schulbesuch ist eine ausreichende Intelligenz, damit der Wissensstoff der Schule aufgenommen und verarbeitet werden kann. Neben der erforderlichen Intelligenz muss sich das Kind verbunden mit der Fähigkeit zur Aufmerksamkeit auf eine Aufgabe konzentrieren können. Ebenso wichtig ist die soziale Reife. Das Kind muss gelernt haben, sich in die Gemeinschaft einzuordnen.

1.2.5 Adoleszenz

In zeitlicher und kausaler Beziehung zur sexuellen Reifung vollziehen sich fundamentale psychosoziale Veränderungen, die zur Herausbildung der Erwachsenenpersönlichkeit führen. Die Entwicklung eines stabilen Selbstwertgefühls und einer eigenständigen Bindungsfähigkeit ist die Basis, für andere Verantwortung zu tragen und ggf. eine eigene Familie zu gründen. Die Adoleszenz stellt in emotionaler Hinsicht eine labile Übergangsperiode hin zu diesem Zustand dar. Besonders markant sind die Veränderungen der sozialen Beziehungen. Eltern und Erzieher nehmen in ihrer Bedeutung als Bezugspersonen ab, dafür hat die Gruppe der Gleichaltrigen (Peer-Gruppen) ein deutlich größeres Gewicht. Ältere Adoleszente finden in der individuellen Partnerbeziehung eine Orientierung (Freundschaft und Liebe). Die Suche nach Sinngebung gewinnt an Bedeutung. Abstraktes Denken und planerisches Handeln rücken in den Vordergrund und führen zur Herausbildung einer beruflichen und persönlichen Lebensperspektive. In unserer durch virtuelle Erfahrungen geprägten und von schweren sozialen Nöten weitgehend freien Gesellschaftsform entstehen neue Konflikte aufgrund der Vorverlagerung der biologischen Pubertät, während Erfahrungen, die zu eigenständiger Sozialkompetenz führen, hinausgezögert werden. Besondere Probleme haben auch die Jugendlichen aus anderen Kulturen, die bei uns aufwachsen. Der Kinder- und Jugendarzt muss als Vermittler von Toleranz in dieser Phase eine angemessene Rolle übernehmen und in seiner Sprechstunde Möglichkeiten zu einer der Entwicklungsphase angemessenen Kommunikation anbieten.

1.2.6 Pubertät

Die Pubertät ist die Periode, in der sich die Geschlechtsreife entwickelt. Der zeitliche Ablauf der Pubertät erstreckt sich über mehrere Jahre und ist sowohl bezüglich des Beginns als auch der Dauer in Grenzen individuell verschieden. Der Beginn der Pubertät und der Zeitpunkt der Geschlechtsreife sind beim Menschen vergleichsweise sehr verzögert, wohl als Ausdruck der sehr komplexen Anforderungen an Elternschaft. Wodurch die Pubertät ausgelöst wird, ist noch nicht völlig klar. Die äußeren Entwicklungsbedingungen des Kindes (Körpermasse, Nahrungsangebot, Organische und seelische Gesundheit) müssen offenbar ein einem derartigen Zustand sein, dass die Entwicklung zur Geschlechtsreife und Fertilität biologisch »Sinn mach«. Ob und welche hormonellen Signale aus dem Körper Auslöser für die die Pubertät steuernden zentralnervösen Regelmechanismen sind, wird derzeit erforscht. Die säkulare Vorverlegung des Pubertätsprozesses (Akzeleration) belegt, das Umwelteinflüsse auf die für die Pubertät relevante genetische Konstitution Einfluss nehmen können. Ob der individuelle Organismus »reif« für die Pubertät ist, lässt sich nicht eindeutig erkennen (z. B. vom Lebensalter ableiten). Das Knochenalter ist zwar enger mit Pubertätsereignissen (z. B. Menarche) korreliert als das Lebensalter, ist aber kein direktes Abbild der Reife des zentralen Regelkomplexes (»Gonadostat«).

Regelung und Mechanismen der Pubertät

Im Kindesalter produzieren die Gonaden geringe Mengen von Sexualhormonen, die auf Hypophyse und Hypothalamus hemmend wirken. Zu Beginn der Pubertät kommt es zu einer Sollwertverstellung, der Hypothalamus wird unempfindlicher auf die geringen zirkulierenden Spiegel der Sexualhormone. Ausgangspunkt für den Pubertätsbeginn ist offenbar die Expression des **Kisspeptids**, welches in Nervenausläufern von bestimmten hypothalamischen Kernen (z. B. N. arcuatus) exprimiert wird und zur vermehrten Bildung und pulsatiler Sekretion von **GnRH** (Gonadotropin-Releasing-Hormon = **Gonadoliberin**) in den portalen Kreislauf der Hypophyse führt. Der Hypophysenvorderlappen antwortet mit vermehrter Sekretion der **Gonadotropine** (LH und FSH). Diese bewirken beim Mädchen eine Vergrößerung der Ovarien mit Produktion von Östradiol, das wiederum zur Vergrößerung der Brustdrüse und zum Wachstum des Uterus führt. Beim Knaben wirkt LH auf die Leydig-Zellen des Hodens, die vermehrt **Testosteron** produzieren und so die sekundären Geschlechtsmerkmale zur Ausprägung bringen (Abb. 1.13).

FSH (Follikel-stimulierendes Hormon) fördert die Follikelentwicklung im Ovar. Beim Knaben bewirkt FSH die funktionelle Reifung und Wachstum des Tubulusepithels (Sertolizellen) mit der Bildung von Samenzellen. Der Hoden vergrößert sich, weil mehr als 90 % des Volumens aus Tubulusepithel besteht. Die normale Pubertät ist also immer von Gonadotropinen abhängig und isosexuell (Östrogeneffekte beim Mädchen, Androgeneffekte beim Knaben).

Schamhaare und Akne, die am Beginn der Pubertät auftreten kann, sind bei beiden Geschlechtern (insbesondere bei Mädchen) zum Teil auch durch eine vermehrte Bildung androgener Steroidhormone (DHEA) aus der Nebennierenrinde bedingt. Diese als **Adrenarche** bezeichnete Stoffwechselveränderung setzt etwa 2 Jahre vor der echten Pubertätsentwicklung ein.

1

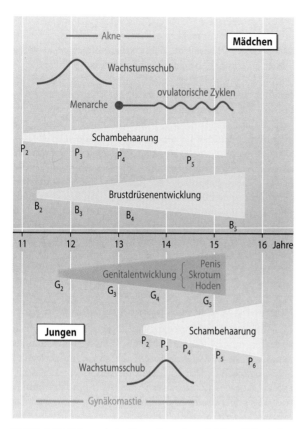

□ **Abb. 1.13 Schematische Darstellung des zeitlichen Ablaufs der Pubertät.** Dabei werden die Entwicklungsstadien als Keile wiedergegeben, um deutlich zu machen, dass die Entwicklung kontinuierlich über mehrere Jahre verläuft. Nur der Menarchetermin und der maximale Wachstumsschub sind Fixpunkte. Das Symbol einer Welle für den Wachstumsschub soll Anstieg, Maximum und Abfall der Wachstumsgeschwindigkeit während der Pubertät symbolisieren

Ablauf der sexuellen Reifung

Klinisch wird die Pubertätsentwicklung in Stadien nach Tanner eingeteilt: Schambehaarung (= Pubes; Stadium P1–P6), Brustentwicklung (Stadium B1–B5) und Genitalentwicklung des Jungen (Penis, Skrotum; Stadium G1–G5) (□ Abb. 1.13). Das Stadium 2 markiert jeweils den Beginn der Pubertät. Das Hodenvolumen kann mittels eines Orchidometers (Ovoide unterschiedlichen Volumens) bestimmt werden. Das erste, echte Pubertätszeichen beim Mädchen ist eine Brustdrüsenvergrößerung, die **Thelarche**, welche im Mittel mit etwa 10.5 Jahren auftritt (□ Abb. 1.14). Das erste, echte Pubertätszeichen beim Knaben ist eine **Vergrößerung des mittleren Hodenvolumens** über 3 ml hinaus. Dieses tritt im Mittel im Alter von 12 Jahren auf. Die zeitliche Spannbreite, innerhalb der 95 % der Kinder Pubertätszeichen entwickeln, beträgt etwa ±2 Jahre. Das erste Auftreten der Schamhaare (**Pubarche**) kann im Mittel kurze Zeit vor den ersten echten Pubertätszeichen dokumentiert werden. (□ Abb. 1.15). Pubarche und Axillarbehaarung können nur mittelbar mit der Pubertät verknüpft sein und auch Ausdruck der Adrenarche sein.

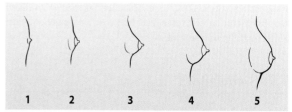

□ **Abb. 1.14 Stadien der Brustentwicklung.** *Stadium 1*: Präpubertal: Einzig die Brustwarze ist angehoben. *Stadium 2*: Knospenbrust: Leichte Erhebung der Brust und der Brustwarze, Areola gegenüber dem Stadium 1, im Durchmesser erweitert. *Stadium 3*: Brust und Areola, beide vergrößert und gegenüber dem Stadium 2 weiterhin angehoben, jedoch mit überfließenden Konturen. *Stadium 4*: Areola und Warze bilden eine zweite Erhebung, welche sich gegenüber derjenigen der Brust abhebt. *Stadium 5*: Vollentwickelte Brust: Die Areola ist abgeflacht und hebt sich von der Kontur der Brust nicht mehr ab. Das Stadium 4 wird nicht von allen Mädchen durchgegangen, d. h. es kann ein direkter Übergang von Stadium 3 in Stadium 5 geschehen. Ferner kann das Stadium 5 erst recht spät oder überhaupt nie erreicht werden

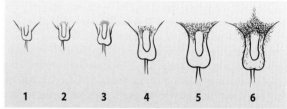

□ **Abb. 1.15 Entwicklung der Schambehaarung.** *Stadium 1*: Präpuberal, die Behaarung der Genitalgegend ist gleich wie die des Abdomens, d. h. keine Pubes. *Stadium 2*: Spärliches Wachstum von langen, leicht pigmentierten, geraden oder nur ganz leicht gekräuselten Haaren an der Basis des Penis oder der großen Labien. *Stadium 3*: Wesentlich dunklere, dichtere und gekräuselte Haare über der Symphyse. *Stadium 4*: Haarstruktur vom Erwachsenentyp, jedoch noch keine dreieckförmige Verteilung und kein Übergang auf die Oberschenkel. *Stadium 5*: Dreieckförmige Verteilung der Haare mit horizontalem Abschluss (klassische feminine Verteilungsform), Übergang auf die Innenseite der Oberschenkel. *Stadium 6*: Weitere Verteilung, dreieckförmig auf der Linea alba gegen den Nabel zugespitzt. (Stadium 6 wird von 80 % der Männer und 20 % der Frauen erreicht)

Der **Pubertätswachstumsschub** ist bei beiden Geschlechtern zum Teil durch Östrogen vermittelt, welches die Sekretion von Wachstumshormon stimuliert. Bei Mädchen wird Östradion direkt in den Ovarien produziert, bei Knaben bildet sich Östradiol indirekt über die periphere Aromatisierung von Testosteron. Wachstumshormon und der von Wachstumshormon abhängige Insulin-like growth factor-I (IGF-I) fördern Wachstum im Bereich der Epiphysenfugen der Röhrenknochen. Sexualsteroide haben zudem vom Wachstumshormonsystem unabhängige Wirkungen auf das Wachstum der Epiphysenfugen. Testosteron fördert die Sekretion von Wachstumshormon nicht, hat aber stärkere unmittelbare Wirkungen an der Epiphysenfuge. Das gesamte pubertäre Wachstum beträgt bei Mädchen etwa 20 und bei Jungen etwa 30 cm. Die Größendifferenz zwischen erwachsenen Männern und Frauen ist zum Teil durch das längere präpubertäre Wachstum der Knaben als auch durch ihr größeres Wachstum in der Pubertät bedingt. Östrogene führen bei beiden Geschlechtern auch zum knöchernen Verschluss der Epiphysen und somit zum Ende des Größenwachstums.

> Das Wachstum und die sexuelle Reifung sind nicht eng an das chronologische Alter gebunden, sondern korrelieren in höherem Maße mit der Knochenreife (Knochenalter).

Kernaussagen

- Eng verknüpft mit der körperlichen Differenzierung vollzieht sich die statomotorische und geistig-seelische Entwicklung, deren Einschätzung bei der Untersuchung gesunder und kranker Kinder unverzichtbar ist.
- Der Ablauf der Pubertät ist weniger an das chronologische Alter als an das Knochenalter gebunden. Familiäre Faktoren (»Früh-« bzw. »Spätentwickler«) spielen dabei eine große Rolle.

Anamnese und Untersuchung

B. Koletzko, C.P. Speer

2

Die sorgfältige Erhebung der Vorgeschichte und eine gründliche Untersuchung sind die Schlüssel zum Erfolg bei der Betreuung pädiatrischer Patienten. Das ärztliche Vorgehen muss an das Alter und an die Situation des Patienten angepasst werden sowie auf die Bedürfnisse des Patienten und der Eltern Rücksicht nehmen.

2.1 Zuwendung zum Kind und zur Betreuungsperson

Die pädiatrische Anamnese bei Säuglingen und Vorschulkindern kann nur mit Hilfe der Eltern oder anderer betreuender Personen erhoben werden. Spätestens ab dem Schulalter können die Patienten selbst die elterlichen Angaben ergänzen. Für die Untersuchung der Kinder ist eine freundliche, vertrauensfördernde Atmosphäre und ein geduldiges und einfühlendes Zugehen auf den Patienten erforderlich, um kindliche Ängste und Widerstände soweit als möglich zu vermeiden. Der Untersuchungsablauf muss mit Rücksicht auf das Kind flexibel gehalten werden. Für das Kind unangenehme Untersuchungen wie die Racheninspektion werden zuletzt durchgeführt. Zur Frühdiagnose von Erkrankungen und Entwicklungsstörungen sind für alle Kindern regelmäßige Vorsorgeuntersuchungen wichtig.

Bei der Anamnese und Untersuchung von Kindern und Jugendlichen muss der Arzt nicht nur auf den Patienten eingehen, sondern in aller Regel zugleich auch das Gespräch mit der Betreuungsperson – meist Mutter und/oder Vater – aufnehmen. Um das Kind erfolgreich untersuchen und weitere diagnostische und therapeutische Maßnahmen durchführen zu können, muss der Arzt das Vertrauen sowohl des Kindes als auch der Betreuungsperson erwerben. Dafür ist neben einem soliden Fachwissen auch Erfahrung von Bedeutung. Wichtig ist, dass sich der Arzt für Kind und Eltern ausreichend Zeit nimmt.

❯ Der Arzt muss sich sowohl dem Kind als auch den Betreuungspersonen zuwenden.

2.2 Äußere Bedingungen

Das **Untersuchungszimmer** sollte für die zu behandelnde Altersgruppe und die Eltern ansprechend und hell gestaltet sein. Zu bedenken ist, dass ein Pädiater sowohl Räume für Säuglinge bzw. Kleinkinder als auch für Jugendliche mit altersentsprechend ansprechender Gestaltung benötigt. Der Untersuchungsraum sollte groß genug und so risikoarm eingerichtet sein, dass während des Anamnesegespräches zwischen Arzt und Bezugsperson ein Kleinkind durch den Raum gehen und diesen selbst »erobern« kann, um Sicherheit zu gewinnen. Distanzbildende Barrieren zwischen Arzt und Kind sowie Betreuungsperson (z. B. sehr großer Schreibtisch, Computermonitor zwischen Arzt und Eltern) sollten vermieden bzw. seitlich ausgerichtet werden. Medizinische Geräte und Einrichtungen können soweit als möglich in den Hintergrund

treten, um nicht eine zusätzliche Verunsicherung und Angst zu erzeugen. Beispielsweise sind Untersuchungsliegen verfügbar, die den Charakter von Spielelementen haben und bei Kleinkindern die Überwindung von Ängsten unterstützen können.

Besonders die **Untersuchungsliege** soll dem Tageslicht zugewandt und mit einer zusätzlichen hellen Lichtquelle ausgestattet sein. Für die Untersuchung von Säuglingen und Kleinkindern ist ein Wärmestrahler notwendig, der zur Vermeidung von Verbrennungsrisiken fest an der Wand montiert sein sollte.

Der Untersuchungsraum muss ausreichend belüftet sein. Wichtig ist neben Desinfektionsmaßnahmen eine gute Durchlüftung zwischen den Untersuchungen, um das Übertragungsrisiko von Infektionen zwischen den verschiedenen Patienten zu vermindern.

❯ Die Einrichtung der pädiatrischen Untersuchungsräume muss sich an den Bedürfnissen der verschiedenen Altersgruppen orientieren.

Unverzichtbar für die patientengerechte Betreuung ist eine sehr sorgfältige **Dokumentation** anamnestischer Daten, klinischer Befunde einschließlich der in Perzentilenkurven eingetragenen Wachstumsdaten, Ergebnisse der Labor- und weiterer Diagnostik sowie der durchgeführten Behandlungsmaßnahmen und der Verläufe.

2.3 Anamneseerhebung

Allgemeine Hinweise Eine sorgfältige und ausführliche Anamnese ist für die nachfolgende Untersuchung eine wichtige Voraussetzung. Das Vorgehen bei der pädiatrischen Anamneseerhebung muss an das Alter und die Situation des Patienten angepasst werden. Bei **Säuglingen** und **Kleinkindern** ist die **Betreuungsperson** der wichtigste Informationsvermittler. Vor allem bei Jugendlichen, nicht selten aber auch bei Schulkindern, ist es für eine zielführende Anamnese und die Vertrauensbildung oft notwendig, den Patienten auch ohne die Anwesenheit von Eltern zu sprechen.

Eine sorgfältige Erhebung der Vorgeschichte ist in vielen Fällen der Schlüssel zum richtigen Vorgehen. Ein gerade von Unerfahrenen häufig gemachter Fehler ist es, Angaben und Hinweise von Kind oder Bezugsperson nicht ernst zu nehmen, wenn sie nicht in das vorgefasste Schema passen. Ärztlicher Grundsatz sollte es sein, zunächst immer von der Richtigkeit der Äußerungen von Kind und Familie auszugehen.

Der Untersucher sollte sich zunächst mit seinem Namen, und in einer Klinik auch mit seiner Funktion (z. B. Student/ PJ-Student, Assistenzarzt, Konsiliar- oder Oberarzt), vorstellen. Es ist nützlich, zunächst nach dem Grund der Konsultation zu fragen. Bei einer Zuweisung sind der überweisende Arzt und dessen Anliegen zu identifizieren. Dem Kind bzw. den Eltern sollte man einen gewissen Raum zum freien Reden zu lassen. Es ist nicht leicht, den richtigen Kompromiss zwischen freiem Redenlassen und gezielter Nachfrage zu finden. Nicht selten werden erst im Laufe eines längeren Gespräches fast beiläufig die eigentlichen Sorgen ausgesprochen, z. B. eine Krebsangst, die Sorge vor einem Schulversagen oder die Angst, wegen einer Besonderheit als Außenseiter gehänselt zu werden. Ärztliche Fragen sollten soweit als möglich nicht direktiv sein. Auf die Frage »Wann treten Beschwerden auf« wird man in der Regel eine unvoreingenommenere Antwort mit wertvolleren Informationen erhalten als auf die Frage »Treten die Bauchschmerzen nach dem Abendessen auf?«.

Jetzige Erkrankung Zu erfragen sind der Beginn der Beschwerden, deren zeitlicher Verlauf, ihre Häufigkeit und der Schwergrad, mögliche auslösende oder beeinflussende Faktoren sowie bisher vorgenommene Maßnahmen einschließlich vorheriger Arztbesuche, Diagnostik und Therapie. Bei einer Medikamenteneinnahme sollten der Handelsname und Wirkstoff, die Dosis sowie Art (oral, rektal, parenteral) und Dauer der Zufuhr dokumentiert werden.

Allgemeine Vorgeschichte Ergänzende Fragen betreffen die Familienvorgeschichte (familiäre Erkrankungen bei Erwachsenen und Kindern, Verwandtenehe?), Verlauf und Besonderheiten bei Schwangerschaft und Geburt (Komplikationen, Geburtsmodus, Gestationsalter und Geburtsmaße, Apgar-Index, ◨ Tab. 4.2), die kindliche Entwicklung, frühere Erkrankungen, Vorliegen von Allergien/Unverträglichkeitsreaktionen, Operationen und Krankenhausaufenthalte des Kindes, Impfungen und Vorsorgemaßnahmen (wichtig: gelbes Vorsorgeuntersuchungsheft und Impfpass selbst einsehen), Krankheitsfälle in der Umgebung sowie mögliche psychische und soziale Besonderheiten.

Während der Erhebung der Anamnese durch die Bezugsperson beobachtet man das Kind, dessen Verhalten in der fremden Umgebung und die Interaktion zwischen Kind und Eltern. Dabei können wertvolle Informationen gewonnen werden, die sich bei der unmittelbaren Beschäftigung mit dem Kind während der Untersuchung z. B. durch dessen Aufregung oft nicht mehr in gleicher Weise erschließen. Besonders zu achten ist auf das Allgemeinbefinden, die Vigilanz und Spontanmotorik, den Ernährungszustand sowie auf Atmung, Gesichtsfarbe und Mimik.

❯ Bei der Erhebung der Anamnese muss das Kind und die Betreuungsperson ernst genommen werden. Für das Gespräch ist ausreichend Zeit zum Zuhören mitzubringen. Bei Schulkindern und Jugendlichen ist oft auch das Gespräch mit dem Patienten allein ohne Anwesenheit der Eltern wichtig.

2.4 Körperliche Untersuchung

Für die körperliche Untersuchung sind das Vertrauen und die Kooperationsbereitschaft des Kindes zu gewinnen. Dafür ist ein behutsamer Umgang mit dem Kind erforderlich. Beabsichtigte Maßnahmen sind mit beruhigenden Worten anzukündigen. Ein Überrumpeln, z. B. eine nicht angekündigte Blutentnahme oder Impfung, und falsche Aussagen zerstören

das Vertrauen und können weitere Schritte ganz erheblich erschweren.

❯ Für die körperliche Untersuchung muss das Kind zum Arzt Vertrauen haben. Das gewinnt der Arzt mit Einfühlungsvermögen, Ehrlichkeit und Geduld.

Wiegen und Messen Zur Beurteilung der körperlichen Entwicklung wird jedes Kind gewogen und gemessen, was in altersgerechter und oft spielerischer Weise geschehen kann. Die Daten werden anschließend mit Referenzwerten (Perzentilenkurven) verglichen. Für Säuglinge ist eine (bevorzugt digitale) Säuglingswaage erforderlich. Die Längenmessung im Liegen wird durch zwei Personen mit einem festen Messstab oder -brett durchgeführt. Ein flexibles Maßband ist ungeeignet. Der frontookzipitale Kopfumfang wird mit einem geeichten Maßband bestimmt. Als Faustregel gilt: richtig ist der größte gemessene Kopfumfang. Das Gewicht eines älteren Kindes wird in der Regel stehend auf einer geeichten (bevorzugt digitalen) Waage bestimmt. Wenn ein Kind nicht auf der Waage stehen kann oder will, kann man zunächst Mutter und Kind gemeinsam und dann die Mutter allein wiegen und aus der Differenz das kindliche Gewicht bestimmen. Die Körpergröße von Klein- und Schulkindern misst man stehend, bevorzugt mit einer wandmontierten geeichten Messeinrichtung (Stadiometer).

❯ Sorgfältiges Wiegen und Messen ist unverzichtbarer Bestandteil der Untersuchung eines Kindes.

Die körperliche Untersuchung des weitgehend unbekleideten Kindes beginnt mit der **Inspektion**, bei der man sich gleichzeitig dem Kind im freundlichen Gespräch schrittweise annähert. Zu achten ist besonders auf den **körperlichen Allgemeinzustand** (z. B. Unter- und Übergewicht, vorgewölbter Bauch, Ödeme, Opisthotonus), die **Spontanmotorik** (symmetrische, koordinierte und altersgemäße Bewegungen), die **Mimik** und die **Augenstellung** und **-bewegung.** Gezielt wird auch die **Hautbeschaffenheit** (z. B. Blässe, Zyanose, Exantheme, Hämatome, Narben), die **Atmung** (z. B. Tachypnoe, Nasenflügeln, juguläre, inter- und subkostale Einziehungen) und **Kreislaufzeichen** (z. B. Halsvenenstauung, Pulsationen) beurteilt. Besonders ist auch auf mit **bloßem Ohr hörbare Atemgeräusche** zu achten, wie inspiratorischer oder exspiratorischer Stridor, asthmatisches Pfeifen und Keuchen, stöhnende oder anstoßende Atemgeräusche bei Pneumonien oder ein »Knorksen« bei Säuglingen mit Aspirationen oder Atelektasen.

Anders als bei der meist festgelegten **Reihenfolge der Untersuchungsschritte** des Erwachsenen werden beim Kind zunächst die Untersuchungsschritte vorgenommen, die mit Ruhe und Kooperation einfacher sind, wie die Palpation des Abdomens und die Auskultation des Herzens. Erst zum Schluss führt man als unangenehm empfundene Untersuchungen durch, vor allem die Racheninspektion.

Die **Palpation** des Abdomens wird mit warmen Händen des Untersuchers sanft und vorsichtig durchgeführt, sie soll vom Kind als spielerische Zuwendung empfunden werden. Man fühlt mehr, wenn man vorsichtig mit wenig Druck pal-

2

piert und damit weniger Muskelwiderstand des Kindes induziert. Beim ersten Streicheln des Kindes erfühlt man Hautturgor, Hautelastizität und -trockenheit. Mit der flach liegenden Hand tastet man Leber und Milz, weiter sucht man nach abdominellen Resistenzen und prüft das Nierenlager.

Für die **Auskultation** benötigt man ein pädiatrisches Schlauchstethoskop mit kleinem Aufsatztrichter. Der Stethoskoptrichter soll bei der Untersuchung warm sein (ggf. in der Hand anwärmen), um das Kind nicht zu erschrecken. Bei Kleinkindern kann es zum Abbau von Angst vor dem unbekannten Instrument hilfreich sein, zunächst die mitgebrachte Puppe oder den Teddy »abzuhören«. Die Auskultation und ggf. auch Perkussion der ventralen Körperseite des Kindes wird im Liegen durchgeführt, die Untersuchung des Rückens am sitzenden Kind. Ängstliche Kleinkinder können auch auf dem Arm der Mutter untersucht werden. Die Auskultation und Untersuchung des Herzens wird im ▶ Kap. 12 eingehend dargestellt. Die Auskultation der Lunge gelingt auch beim schreienden Säugling und Kleinkind bei den dabei auftretenden tiefen Inspirationen. Atem- und Herzfrequenz sowie Blutdruck sollten soweit möglich bei einem ruhigen Kind erhoben werden (◘ Tab. 2.1).

Am Thorax wird die Lage des **Herzspitzenstoßes** ertastet und die **Rippenbeschaffenheit** geprüft (z. B. rachitischer Rosenkranz). **Lymphknotenvergrößerungen** sucht man in den Achselhöhlen, am Nacken, am Kieferwinkel und in den Leisten. In den Leisten sind die **Femoralpulse** zu tasten und nach Leistenhernien zu suchen. Bei leichter Überstreckung des Halses beurteilt man die **Schilddrüse** (Struma?). Bei Abtasten des **Schädels** prüft man die **Fontanelle**, das Vorhandensein einer Kraniotabes bei Rachitis (▶ Kap. 6.5.1) und eines Tragusdruckschmerzes bei Otitis media (▶ Kap. 13.6.6). An den **Extremitäten** prüft man die aktive und passive Beweglichkeit, die Durchblutung, den Radialispuls und ggf. mittels Druck auf die Fingerspitzen die Rekapillarisierungszeit (verlängert bei Kreislaufzentralisierung).

Die **neurologische Untersuchung** ist in besonderem Maße vom Alter des Kindes abhängig. Sie erfordert Geduld

◘ **Tab. 2.1** Orientierende Richtgrößen für Atem- und Herzfrequenz sowie Blutdruck

	Neugeborenes	Säugling	Kleinkind	Schulkind
Atemfrequenz (1/min)	40–60	20–60	20–40	15–30
Herzfrequenz (1/min)	80–180	80–160	80–120	50–110
Blutdruck systolisch (mmHg)	70–80	90–95	90–100	105–120
Blutdruck diastolisch (mmHg)	40–45	60–65	60–65	65–80

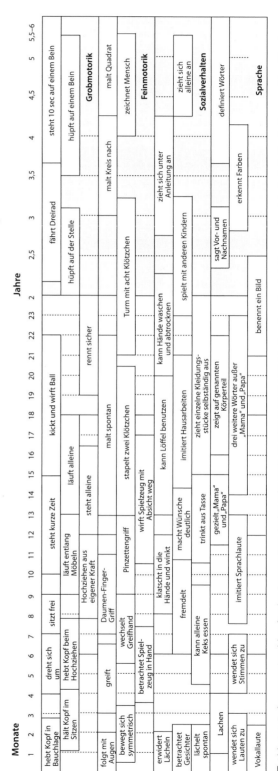

◘ **Abb. 2.1 Dokumentationsblatt für den Denver-Test.** Suchtest für grob- und feinmotorige Fähigkeiten, Sprachentwicklung und soziale Fertigkeiten in Bezug auf das Alter, in dem sich diese Fähigkeiten entwickeln mit 105 Aufgaben vom 1. Lebensmonat bis zum 6. Lebensjahr

und das Geschick, sie als lustiges Spiel zu inszenieren, bei dem das Kind gern und mit Freude mitmacht. Wichtig ist, abzuschätzen, ob die kindliche Entwicklung altersgemäß ist oder ob die für das Alter zu erwartenden Meilensteine der Entwicklung nicht erreicht wurden. Für diese Überprüfung ist z. B. der **Denver-Test** geeignet (◘ Abb. 2.1).

Am Schluss der klinischen Untersuchung führt man die **Otoskopie** und die für das Kind besonders unangenehme **Mund- und Racheninspektion** durch. Bei beiden Maßnahmen muss der Kopf des Kindes durch ein Elternteil oder eine andere Hilfsperson gut festgehalten werden. Die Mund- und Racheninspektion kann man dem Kind zunächst als Untersuchung der Zähne ankündigen und sich gleichzeitig nach der Praxis der Zahnpflege erkundigen. Bei der Inspektion mit einer hellen Lampe sucht man nach **Auffälligkeiten der Wangenschleimhaut** und des **Zahnfleisches**, der **Zunge** und des **Zahnstatus** (altersgemäße Dentition, Karies?). Erst dann legt man nach Ankündigung den Metall- oder Holzspatel auf die Zunge und drückt diese zur **Inspektion von Gaumenbögen**, **Tonsillenloge** und **Pharynx** herunter. Es empfiehlt sich sehr, nach dieser für das Kind unangenehmen Erfahrung die Untersuchung mit einem angenehmen Schlusspunkt enden zu lassen, z. B. einem großen Lob für das gute Mitmachen und der Belohnung mit einem kleinen Geschenk (z. B. kleines Plastikspielzeug, bei dessen Auswahl für Kleinkinder man die Gefahr einer Aspiration ausschließen muss).

2.5 Vorsorgeuntersuchungen

Seit 1971 besteht in der Bundesrepublik Deutschland für jedes Kind ein gesetzlicher Anspruch auf regelmäßige Untersuchungen zur Früherkennung von Krankheiten und Entwicklungsstörungen, damit diese rechtzeitig erfasst und behandelt werden können, bevor sich etwa bleibende Schäden einstellen. Die Untersuchungen werden dokumentiert in einem gelben Untersuchungsheft, das der Gemeinsame Bundesausschuss der Ärzte und Krankenkassen herausgibt, bzw. bei den neueren Untersuchungen in ergänzenden Dokumentationsunterlagen. Derzeit sind 11 gesetzliche Früherkennungsuntersuchungen als Pflichtleistungen der gesetzlichen Krankenkassen vorgesehen, zusätzlich werden drei weitere Früherkennungsuntersuchungen angeboten, welche keine Pflichtleistungen der gesetzlichen Krankenkassen sind (◘ Tab. 2.2).

U1 Diese erste Untersuchung wird am ersten Lebenstag meist unmittelbar nach der Geburt durchgeführt. Sie gibt Auskunft über die vitalen Funktionen (Atmung und Herzschlag) und dokumentiert die Geburtsmaße, überprüft Hautfarbe, Muskeltonus und Reflexe und soll Defekte aufdecken, die ein sofortiges Handeln erfordern, z. B. Ösophagus- oder Analatresien oder Knochen- bzw. Gelenkanomalien. Veranlasst werden die Neugeborenenscreeninguntersuchungen auf angeborene Stoffwechsel- und endokrine Erkrankungen durch Blutentnahme am zweiten oder dritten Lebenstag und die Früherkennung auf angeborene Hörstörungen.

◘ Tab. 2.2 Vorsorgeuntersuchungen im Kindesalter	
Gesetzliche Früherkennungsuntersuchungen (Pflichtleistungen der gesetzlichen Krankenkassen)	
U1	Unmittelbar nach der Geburt
U2	3.–10. Lebenstag
U3	4.–6. Lebenswoche
U4	3.–4. Lebensmonat
U5	6.–7. Lebensmonat
U6	10.–12. Lebensmonat
U7	21.–24. Lebensmonat
U7a	34.-36. Lebensmonat
U8	3½–4 Jahre
U9	5–5½ Jahre
J1	12–14 Jahre
Zusätzlich angebotene Früherkennungsuntersuchungen (keine Pflichtleistungen der gesetzlichen Krankenkassen)	
U10	5–7 Jahre
U11	8–9 Jahre
J2	15–17 Jahre

U2 Sie folgt am 3.–10. Lebenstag als ausführliche **Neugeborenenbasisuntersuchung**. Jetzt finden Körperhaltung, Spontanmotorik und Muskeltonus besondere Beachtung, wobei z. B. Halbseitenbefunde aufgedeckt werden können. Gefahndet wird nach einer Dislokation bzw. Instabilität der Hüftgelenke. Außerdem wird überprüft, ob die Blutuntersuchung auf angeborene Erkrankungen (Neugeborenenscreening) durchgeführt wurde.

U3–U7a Diese Untersuchungen dienen der **Beurteilung der körperlichen und psychischen Entwicklung**: Körperlänge, Gewicht und Kopfumfang werden in die Diagramme des Untersuchungshefts eingetragen und mit den Durchschnittswerten verglichen, um pathologische Abweichungen zu erfassen. Besonderes Augenmerk gilt. der frühen Aufdeckung von Erkrankungen und von Störungen der normalen Entwicklung. Im Gespräch wird gefragt, ob die erforderlichen Impfungen zeitgerecht durchgeführt wurden (► Kap. 8.1.6).

U8 Im Alter von 3½–4 Jahren kann die erreichte **statomotorische Reife** und körperlichen Geschicklichkeit eingehend **beurteilt werden**: Zeigen sich Gangasymmetrien? Kann das Kind mindestens dreimal auf einem Bein hüpfen? Kann es ohne größere Abweichungen auf einer Linie gehen? Wie ist seine Muskelkraft? Sind die Sehnenreflexe seitengleich auslösbar? Sind Kiefer- und Zahnstellungsanomalien feststellbar? Sind die Sinnesorgane intakt (Seh- und Hörvermögen)? Sprachentwicklung, soziales Verhalten, Grad der Selbständigkeit und Kon-

2

taktfähigkeit des Kindes werden beurteilt. Bei dieser Untersuchung wird auch eine Harnanalyse vorgenommen.

U9 Die mit 5–5¼ Jahren durchgeführte Untersuchung ist vor allem in Hinblick auf die baldige **Einschulung** wichtig und muss über den körperlich-geistigen Entwicklungsstand Auskunft geben: Wie ist die motorische Geschicklichkeit, die fein- und grobmotorische Koordination? Liegen orthopädische Fehlentwicklungen vor? Wie ist das Sprachverständnis? Wie steht es mit den Sinnesorganen? Die Hörfähigkeit kann jetzt mit einem Hörtestgerät beiderseits bestimmt werden, das Sehvermögen mittels Sehtafel für beide Augen getrennt, besser mittels eines Sehtestgerätes .Sozialverhalten und geistige und psychische Entwicklung werden eingeschätzt.

J1 Bei der im Alter von 12–15 Jahren durchgeführten **Jugendgesundheitsuntersuchung** zur körperlichen, sozialen und sexuellen Entwicklung können bekannte Gesundheitsstörungen erfasst und insbesondere hinsichtlich ihrer Auswirkungen auf die soziale Integration des Jugendlichen betrachtet werden. Impfstatus und Jodprophylaxe, besondere Familiensituationen, die schulische Entwicklung und gefährdendes Gesundheitsverhalten (u. a. Rauchen, Konsum von Alkohol und Drogen, unsicheres Sexualverhalten) werden erfasst. Es wird nach Auffälligkeiten der Motorik und der seelischen Entwicklung gesucht, sowie der Stand der Pubertätsentwicklung eingeschätzt. Neben der eingehenden körperlichen Untersuchung, die auch gezielt nach Haltungsanomalien sucht, wird eine Blutdruckmessung durchgeführt und eine Cholesterinbestimmung angeboten.

Zu den drei weiteren, optional angebotenen Früherkennungsuntersuchungen gehören die U10 mit 6–7 Jahren, die vor allem der Erkennung von Entwicklungsstörungen wie Lese-Rechtschreib-Rechenstörungen, ADHS u. a. dient, die U11 mit 8–9 Jahren mit einem Schwerpunkt bei der Erkennung von Sozialisations- und Verhaltensstörungen sowie von Zahn-, Mund- und Kieferanomalien, und die J2 mit 15–17 Jahren, bei der eine internistische und orthopädische Untersuchung durchgeführt, nach Verhaltens- und Sozialisationsstörungen gefahndet und Fragen der Sexualität thematisiert werden.

2.6   Besonderheiten bei der Untersuchung des Neugeborenen

Die erste Beurteilung des reifen Neugeborenen erfolgt unmittelbar nach der Geburt (U1) durch Geburtshelfer oder Pädiater. Eine weitere ausführliche Untersuchung (U2) sollte unbedingt von einem Pädiater durchgeführt werden. Es empfiehlt sich, zuerst die Auskultation von Lunge und Herz vorzunehmen, wobei sichere Aussagen nur beim ruhigen und entspannten Kind möglich sind. Am Ende der Untersuchung sollte die Inspektion der Mundhöhle und Augen sowie die funktionelle Untersuchung der Hüften stehen. Bei dieser Untersuchung sind eine Reihe von Besonderheiten zu beachten und gezielt nach angeborenen Anomalien zu suchen:

— **Haut:** Blässe, Zyanose, Plethora, Ikterus, kongenitale Naevi, z. B. Naevus simplex (Augenlider, Stirn, Nacken, Storchenbiss), N. flammeus, Mongolenflecke (dunkelblau-schwärzliche Flecke an distalen Rückenpartien, überwiegend bei Asiaten und Schwarzen), kapilläres oder kavernöses Hämangiom, Erythema toxicum neonatorum (prägnant im Rücken, im Direktpräparat eines Pustelausstrichs sind überwiegend eosinophile Granulozyten nachzuweisen, ■ Abb. 2.2).
— **Hirnschädel:** Kopfumfang, Fontanellen, Nähte (prämature Synostose), Kephalhämatom (■ Abb. 2.3), Caput succedaneum, Frakturen, Hautmarken durch Elektroden, Vakuumextraktionen oder Forzeps (»Zangengeburt«), Fehlbildungen (z. B. Enzephalozele).
— **Gesicht:** Dysmorphie-Zeichen, Hypertelorismus, Lidachse, Epikanthus, präaurikuläre Anhängsel, tiefsitzende Ohren, Spaltbildungen (Lippen-Kiefer-Gaumen-Spalte, ■ Abb. 2.4), Zähne, weißliche epidermale Zysten (»Epstein-Perlen«) am harten Gaumen (transient, harmlos), Makroglossie.

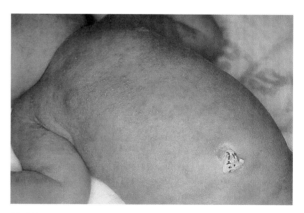

■ **Abb. 2.2 Erythema toxicum neonatorum:** passageres harmloses makulopapulopustulöses Exanthem (»hormonelle Umstellung«)

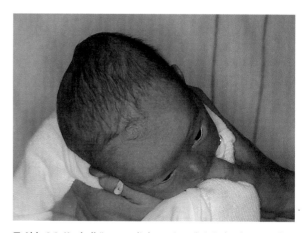

■ **Abb. 2.3 Kephalhämatom links parietookzipital:** subperiostal gelegenes, fluktuierendes und durch die Schädelnähte begrenztes Hämatom

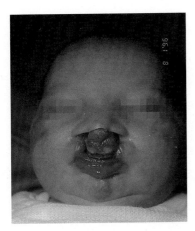

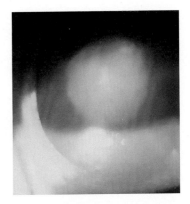

Abb. 2.5 Angeborene Katarakt: in der Pupille sichtbare, rundliche weißlich-homogene Linsentrübung, die einzelne zusätzliche Verdichtungen enthält

Abb. 2.4 Beidseitige Lippen-Kiefer-Gaumen-Spalte

- **Augen:** Kolobom (angeborene Lücken bzw. Spaltbildung in der Iris), Megalokornea (u. a. Verdacht auf kongenitales Glaukom), Mikrokornea, konjunktivale Blutung (häufig harmloser Befund), Pupillenreflex, Leukokorie, okulärer Tumor u. a.; Katarakt (weißliche Trübung(en) im Linsenbereich; nur durch schräg einfallenden, auf die Pupille gerichteten Lichtstrahl oder direkte Ophthalmoskopie zu erkennen (**Abb. 2.5**).
- **Hals:** Struma (**Abb. 2.6**), nuchales zystisches Hygrom, Flügelfell (Turner-Syndrom), Schiefhals, Hämatom des M. sternocleidomastoideus, Klavikulafraktur.
- **Thorax:**
    - **Herz:** Herztöne, -frequenz, -geräusche, Lage des Herzens
    - **Lunge:** Atemgeräusch, -frequenz, Fehlbildungen des knöchernen Thorax, vergrößerte Brustdrüsen, Milchsekretion (»Hexenmilch«, **Abb. 2.7**), die sich gelegentlich unter dem Einfluss plazentarer Hormone bei reifen Neugeborenen beiderlei Geschlechts bildet
- **Abdomen:** Leber, Milz, Resistenzen, Nierenvergrößerung, Zustand des Nabels (fällt innerhalb von 5–10 Tagen ab) und der Bauchdecke, Analöffnung (Analatresie, -dystopie), Leistenhernie, Femoralispulse.
- **Genitale:**
    - **männlich:** Hoden deszendiert, Hypospadie (**Abb. 2.8**), Epispadie, Schwellung des Skrotums (Hydrozele, Hodentorsion in utero)
    - **weiblich:** Genitalaspekt, Vaginalsekretion (weißliches Sekret durch plazentaren Hormoneinfluss), Klitorishypertrophie, Hymenalatresie (**Abb. 2.9**)
- **Wirbelsäule:** Spina bifida, Fehlstellungen, Dermalsinus (Vertiefung bzw. geschlossener Kanal der Haut, häufig über Os sacrum bzw. Os coccygis).
- **Extremitäten:** Arme (z. B. Radiusaplasie), Hände, Finger (z. B. Spalthand, **Abb. 2.10**; Hexadaktylie, Vierfingerfurche), Beine, Füße (Fehlstellungen, z. B. Klumpfuß, **Abb. 2.11**), Zehen (z. B. Syndaktylie), Hüfte: instabile Hüfte, Hüftgelenkluxation (Ortolani-Phänomen).

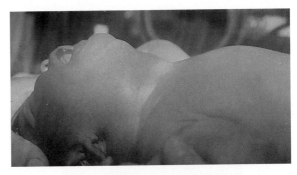

Abb. 2.6 Sichtbare Struma neonatorum bei Reklination des Kopfes

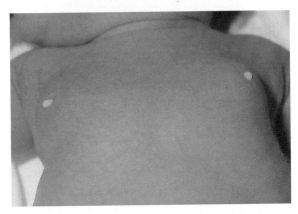

Abb. 2.7 Harmlose transitorische Sekretion einer milchähnlichen Flüssigkeit (sog. »Hexenmilch«) bei einem 4 Tage alten, reifen gesunden Neugeborenen

- **Muskeltonus:** Beugehaltung der Arme und Beine, Zurückfedern der Extremitäten nach passivem Strecken, Kopfhaltung beim Aufsetzen des Neugeborenen.
- **Bewegungsmuster:** Symmetrie der spontanen Körperbewegungen und Bewegungsautomatismen bzw. **Neugeborenenreflexe:**

2

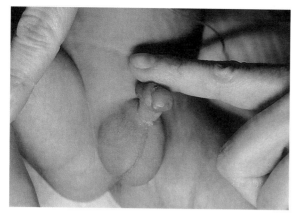

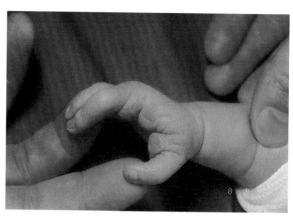

◘ **Abb. 2.8 Hypospadia glandis:** ventrale ektope Mündung der Harnröhre mit leichter Verkrümmung des Penis und ventraler Spaltung des Präputiums

◘ **Abb. 2.10 Sog. »Spalthand«:** Finger 2 u. 3 sind nicht ausgebildet

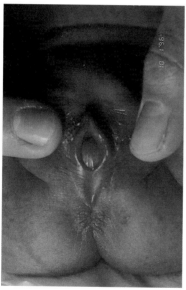

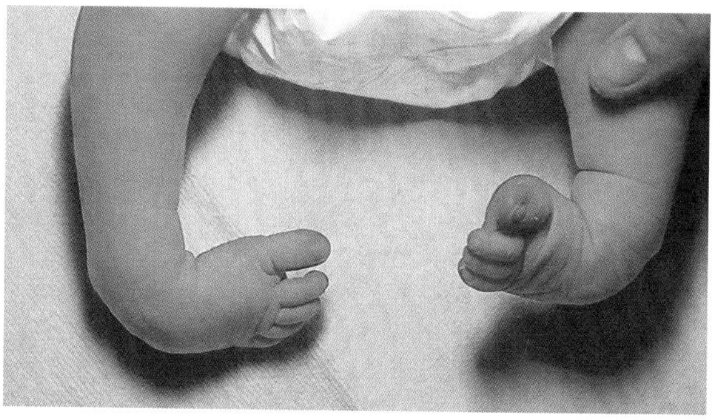

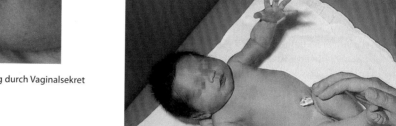

◘ **Abb. 2.11 Beidseits angeborene Klumpfüße**

◘ **Abb. 2.9 Hymenalatresie:** Vorwölbung durch Vaginalsekret

- **Palmar-** und **Plantargreifreflex**
- **Such-** oder **Rootingreflex** (Kopfwendung in Richtung auf Berührungsreiz, ausgelöst durch leichte Berührung der zirkumoralen Haut)
- **Schreitreflex** (Schreitbewegung in aufrechter Körperhaltung bei Berührung der Unterlage)
- **Moro-Reflex** (◘ Abb. 2.12) (Umklammerungsreflex: durch kurzes Zurückfallenlassen des Kopfes plötzliche Extension und Abduktion der oberen Extremität, Spreizung der Finger (I), gefolgt von Flexion und Adduktion (II)
- **Galant-Reflex** (Reizung der Hautoberfläche parallel zur Wirbelsäule führt zu einer konkaven Bewegung der Wirbelsäule).

◘ **Abb. 2.12 Moro-Reflex (I):** durch kurzes Zurückfallenlassen des Kopfes plötzliche Extension und Abduktion der oberen Extremität sowie Spreizung der Finger

Kernaussagen

- Bei der pädiatrischen Anamneseerhebung und Untersuchung muss sich der Arzt mit mindestens zwei Personen (Kind und Mutter oder Vater bzw. andere Betreuungsperson) auseinandersetzen und deren Vertrauen gewinnen.
- Der Untersuchungsraum ist den altersspezifischen Bedürfnissen pädiatrischer Patienten anzupassen.
- Bei der Anamneseerhebung im Säuglings- und Kleinkindalter sind Eltern und andere Betreuungspersonen die wichtigsten Informationsvermittler. Im Schul- und Jugendalter ist es ratsam, mit dem Patienten auch allein ohne Eltern oder Betreuungspersonen zu sprechen.
- Die körperliche Untersuchung eines Kindes erfordert Geduld und ein vertrauensförderndes und einfühlsames Verhalten des Arztes. Wesentliche Informationen erschließen sich vor aktiven Untersuchungsschritten durch sorgfältige Beobachtung.
- Unangenehme Untersuchungen wie die Racheninspektion werden zuletzt durchgeführt. Am Ende der Untersuchung (und ggf. der Behandlung) wird das Kind für seine Tapferkeit gelobt und wenn möglich belohnt.
- Zur Früherkennung von Krankheiten und Entwicklungsstörungen ist in Deutschland für alle Kindern die Teilnahme an 11 gesetzlichen Vorsorgeuntersuchungen zwischen dem 1. Lebenstag und dem 13.–14. Lebensjahr vorgesehen. Zusätzlich werden drei weitere Früherkennungsuntersuchungen optional angeboten, die von den gesetzlichen Krankenkassen nicht übernommen werden müssen.
- Die für alle Neugeborene vorgesehene Screeninguntersuchung ermöglicht die Frühdiagnose behandelbarer, angeborener Stoffwechselerkrankungen und endokriner Störungen aus wenigen Tropfen Kapillarblut sowie einen Hörtest.

Medizinische Genetik in der Pädiatrie

J. Murken und T. Grimm

Der Kinderarzt Down beschrieb 1866 einen Phänotyp, dessen Ursache, die Trisomie 21, von Lejeune 1959 erkannt wurde. Sie ist die erste beim Menschen nachgewiesene Chromosomenaberration. Die betroffenen Kinder zeigen stark variierende Einschränkungen der kognitiven Fähigkeiten und Entwicklungsmöglichkeiten, sie sind aber gut förderbar und oft sehr lebensfroh.

Die Medizinische Genetik analysiert die genetische Information und deren Variationen auf der Ebene der Nukleinsäuren (DNA), der Chromosomen, der Genprodukte und der phänotypischen Merkmale. Ihr Ziel ist, durch ein besseres Verständnis der Ursachen genetisch und teratogen bedingter Krankheiten des Kindes den Weg zur genaueren Prognose, zur Therapie und zur genetischen Beratung zu finden.

3.1   Chromosomenaberrationen

Als erste Chromosomenaberration beim Menschen wurde 1959 von dem französischen Genetiker Lejeune die Trisomie 21 beim Down-Syndrom entdeckt. Seit Beginn der 1960er Jahre sind die Chromosomenanalysen ein fester Bestandteil der pädiatrischen klinischen Diagnostik. Anomalien der Zahl und der Gestalt von Chromosomen sind die Ursache von Fehlgeburten und Störungen der körperlichen und geistigen Entwicklung. Sie gehen meist mit auffallenden Merkmalen an Gesicht, Ohren und Gliedmaßen (»Dysmorphien«) und in der Regel auch mit Organfehlbildungen einher.

3.1.1   Numerische Chromosomen-aberrationen

> Numerische Chromosomenaberrationen sind Anomalien der Zahl der Chromosomen und treten überwiegend sporadisch auf. Mit steigendem Alter der Mutter nimmt die Häufigkeit von Trisomien der Autosomen sowie Störungen mit zusätzlichen X-Chromosomen beim Neugeborenen zu.

Die wesentlichen phänotypischen Merkmale der wichtigsten autosomalen Trisomien (◻ Tab. 3.1) und numerischen Aberrationen der Gonosomen (Geschlechtschromosomen) (◻ Tab. 3.2) sind im Folgenden dargestellt.

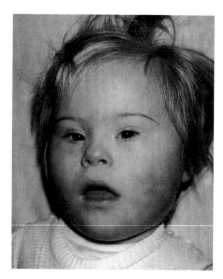

◻ **Abb. 3.1 Kleinkind mit Trisomie 21 (Down-Syndrom).** Lateral ansteigende Lidachsen, Epikanthus, Hypertelorismus, eingesunkene Nasenwurzel, Makroglossie

Down-Syndrom (Trisomie 21, ◻ Abb. 3.1)

Phänotypische Merkmale sind:

- **Kraniofaziale Dysmorphien:** Brachyzephalie, lateral ansteigende (»mongoloide«) Lidachsen, Epikanthus (zarte Hautfalte am inneren Augenwinkel), Hypertelorismus (vergrößerter Augenabstand), Brushfield Spots der Iris, flache, breite Nasenwurzel, offener Mund, gefurchte und hervortretende Zunge, Makroglossie, tief angesetzte, rundliche wenig modellierte Ohren, hoher, schmaler Gaumen, kurzer Hals
- **Extremitäten:** kurze, breite Hände, Brachy-/Klinodaktylie 5, Vierfingerfurche, Sandalenlücke
- **Weitere Merkmale:** geistige Behinderung mit Variabilität, muskuläre Hypotonie, verzögerte Reflexe, Infertilität (männlich), Gelenkhyperflexibilität, Hüftdysplasie, Herzfehler (AV-Kanal, VSD, ASD)
- **Chromosomenbefund:** zusätzliches Chromosom 21, frei vorliegend (ca. 95 %) oder auf ein anderes akrozentrisches Chromosom transloziert (Translokationstrisomie 21, ca. 5 %) (◻ Tab. 3.3 und ◻ Abb. 3.2a–c)

◻ **Tab. 3.1** Häufigkeit von numerischen Aberrationen der Autosomen bei Neugeborenen

Numerische Aberration	Häufigkeit
47+13 (Pätau-Syndrom)	1 : 6000
47,+18 (Edwards-Syndrom)	1 : 3000
47,+21 (Down-Syndrom)	1 : 700

◻ **Tab. 3.2** Häufigkeit von numerischen Aberrationen der Geschlechtschromosomen bei Neugeborenen

Numerische Aberration	Häufigkeit bei Knaben	Numerische Aberration	Häufigkeit bei Mädchen
47,XXY	1 : 1000	47,XXX	1 : 1000
47,XYY	1 : 1000	45,X	1 : 4000
		45,X-Mosaik	1 : 4000

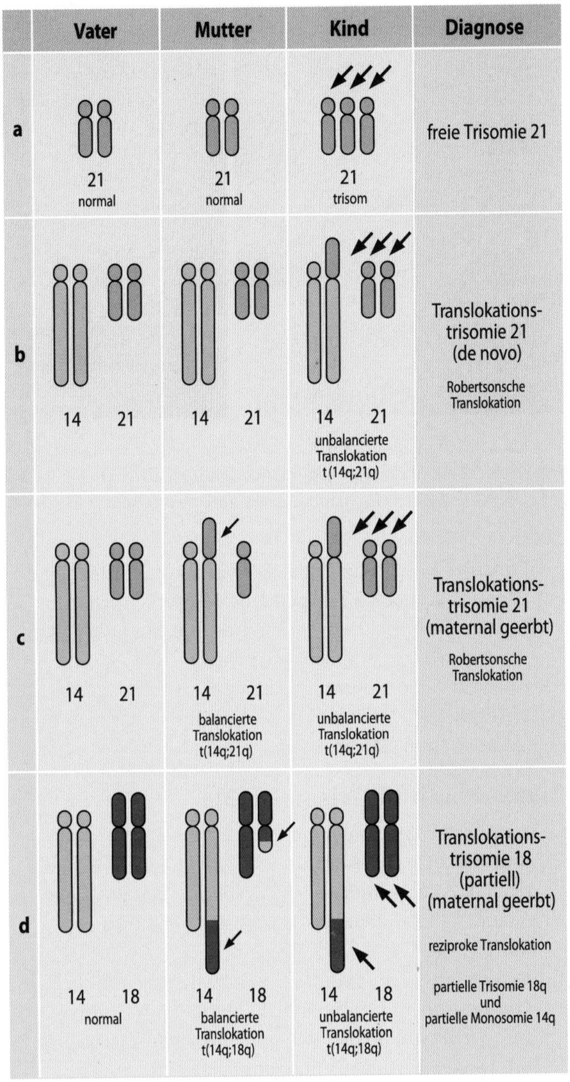

Abb. 3.2 Zytogenetische Aberrationstypen und deren Bedeutung für die genetische Familienberatung am Beispiel der Trisomie 21 (**a–c**) und der partiellen Trisomie 18 (**d**). Es sind jeweils nur die beiden betroffenen Chromosomenpaare dargestellt; bei der Karyotypformel ist jeweils ein weiblicher Chromosomensatz angenommen. **a** Freie Trisomie 21 (immer Neumutation), Karyotyp des Kindes: 47,XX,+21; empirisches Wiederholungsrisiko ~1 %, steigt mit dem mütterlichen Alter. **b** Translokationstrisomie 21 bei Robertson-Translokation zwischen den Chromosomen 14 und 21 (de novo = Neumutation). Die Eltern haben normale Karyotypen, der Karyotyp des Kindes ist: 46,XX,- 14,+t(14q21 q); Wiederholungsrisiko ~1 %. **c** Translokationstrisomie 21 bei Robertson-Translokation zwischen den Chromosomen 14 und 21 (geerbte Translokation). Die Mutter ist Trägerin einer balancierten Robertson-Translokation zwischen den Chromosomen 14 und 21, Karyotyp der Mutter: 45,XX,-14,-21,+t(14q21q); Karyotyp des Kindes: 46,XX,-14,+t(14q21q); Wiederholungsrisiko 10–15 %. **d** Partielle Trisomie 18 (Edwards-Syndrom) auf der Basis einer unbalancierten Translokation zwischen den Chromosomen 14 und 18. Die Mutter ist Trägerin der balancierten reziproken Translokation t(14 q;18q). Das Kind hat zusätzlich zur partiellen Trisomie des langen Arms von Chromosom 18(18q) auch eine partielle Monosomie des terminalen Abschnitts vom langen Arm des Chromosoms 14(14q), Karyotyp 46,XX,-14,+ der (14)t(14q;18q)mat; Wiederholungsrisiko 5–10 %. Die Monosomie 14q verursacht ebenfalls Fehlbildungen und Dysmorphien, wodurch es zum Abweichen vom Bild des typischen Edwards-Syndroms kommen kann

Edwards-Syndrom (Trisomie 18, **Abb. 3.3**)

Phänotypische Merkmale sind:

- **Kraniofaziale Dysmorphien:** Mikrozephalus, kleiner Gesichtsschädel, Hypertelorismus, Epikanthus, kleine Nase, hoher Gaumen oder Gaumenspalte, tief angesetzte dysmorphe Ohren (»Faunenohren«), Mikroretrognathie
- **Extremitäten:** Flexionskontrakturen der Finger mit Überlagerung von II über III und von V über IV,
- **Thorax/Abdomen:** kurzes Sternum, kleine Mamillen mit weitem Abstand, Inguinal- oder Umbilikalhernien, Rektusdiastase
- **Genitalien:** Kryptorchismus

Vater	Mutter	Kind	Diagnose
a 21 normal	21 normal	21 trisom	freie Trisomie 21
b 14 21	14 21	14 21 unbalancierte Translokation t(14q;21q)	Translokationstrisomie 21 (de novo) Robertsonsche Translokation
c 14 21	14 21 balancierte Translokation t(14q;21q)	14 21 unbalancierte Translokation t(14q;21q)	Translokationstrisomie 21 (maternal geerbt) Robertsonsche Translokation
d 14 18 normal	14 18 balancierte Translokation t(14q;18q)	14 18 unbalancierte Translokation t(14q;18q)	Translokationstrisomie 18 (partiell) (maternal geerbt) reziproke Translokation partielle Trisomie 18q und partielle Monosomie 14q

Tab. 3.3 Formen der Trisomie 21 beim Down-Syndrom

Aberration	Häufigkeit	Wiederholungsrisiko
Freie Trisomie 21	95 % (davon 2–3 % Mosaike)	Circa 1 %, steigt mit mütterlichen Alter
Translokationstrisomie 21	Robertson-Translokation de novo: 3 % (**Abb. 3.2b**)	Circa 1 %
	Robertson-Translokation, familiär: 1 % (**Abb. 3.2c**)	Abhängig von der Translokation und dem Geschlecht des Trägers Bei allen Translokationen 21 außer t(21q;21q) 10–15 % bei mütterlicher balancierter Translokation 2–4 % bei väterlicher balancierter Translokation
	Robertson-Translokation (21q;21q), familiär	100 %, unabhängig davon, ob Vater oder Mutter die Translokation trägt
	Partielle Trisomie 21 bei familiärer unbalancierter reziproker Translokation: < 1 %	2–20 %, abhängig im Einzelfall vom Ausmaß und Art der Translokation
	De-novo-Duplikation: < 1 %	< 1 %

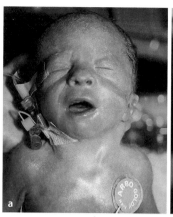 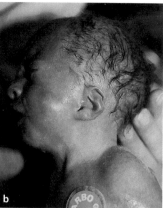 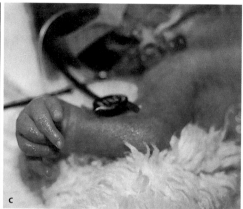

◘ Abb. 3.3a–c Trisomie 18 (Edwards-Syndrom): männliches Neugeborenes (1 Tag alt) mit freier Trisomie 18. **a** Frontal: kleiner Gesichtsschädel, Hypertelorismus, antimongoloide Lidachsenstellung, verstrichenes Philtrum, kleines Kinn, breiter Hals mit überschüssiger Haut. **b** Seitlich: Mikroretrognathie, tiefsitzende dysmorphe Ohren; **c** rechte Hand: typische Fingerüberlagerungen

- **Sonstiges:** niedriges Geburtsgewicht, Gedeihstörung, Ateminsuffizienz, Krampfanfälle, schwere psychomotorische Entwicklungsverzögerung, hohe Letalität (90% versterben im ersten Lebensjahr)
- **Chromosomenbefund:** zusätzliches Chromosom 18, selten partielle Trisomie 18 bei unbalancierter reziproker Translokation (◘ Abb. 3.2d).

Pätau-Syndrom (Trisomie 13)

Phänotypische Merkmale sind:
- **Kraniofaziale Dysmorphien:** Mikrozephalie, Kopfhautdefekte, Mikrophthalmie, Iriskolobom, Lippen-Kiefer-Gaumen-(LKG-)Spalte, tief angesetzte dysmorphe Ohren
- **Extremitäten:** postaxiale Hexadaktylie
- **Organe:** Holoprosenzephalie (Fehlbildungssyndrom mit Arrhinenzephalie, Mittellinienfehlbildungen und schwerster geistiger Schädigung), Herzfehler, Zystennieren, Omphalozele
- **Sonstiges:** niedriges Geburtsgewicht, schwere psychomotorische Retardierung, Anfallsleiden, hohe Letalität (90% versterben im 1. Lebensjahr)
- **Chromosomenbefund:** zusätzliches Chromosom 13, frei vorliegend (ca. 80 %) oder auf anderes Chromosom transloziert (Translokationstrisomie 13, ca. 20 %)

Fallbeispiel

Klinischer Befund und Anamnese Bei einem dystrophen weiblichen Neugeborenen fallen folgende äußere Merkmale auf: Mikrozephalie, Lippen-Kiefer-Gaumen-Spalte, tief sitzende dysmorphe Ohren, postaxiale Hexadaktylie. Zusätzlich werden folgende innere Fehlbildungen diagnostiziert: komplexer Herzfehler,

Zystennieren, Holoprosenzephalie Es handelt sich um das 2. Kind gesunder Eltern, die Mutter hatte bereits 2 frühe Fehlgeburten.

▼

Klinischer Verdachtsdiagnose Pätau-Syndrom.

Laborbefund Die eingeleitete Chromosomenanalyse aus 2 ml Heparinblut ergibt den Karyotyp 46,XX,t(13q14 q). Bei dem Kind liegt somit eine Translokationstrisomie 13 vor. Die Verdachtsdiagnose Pätau-Syndrom ist damit bestätigt.

Therapie Intensivmedizinische Maßnahmen entsprechend den Organfehlbildungen und Symptomen. Das Kind verstirbt in der 2. Lebenswoche an respiratorischer Insuffizienz.

Genetische Beratung Aufgrund der vorliegenden Translokation bei dem Neugeborenen erfolgt eine Chromosomenanalyse der Eltern. Die Mutter ist Trägerin einer balancierten Robertson-Translokation zwischen den Chromosomen 13 und 14 mit dem Karyotyp: 45,XX,-13,-14,+t(13q14q). Das Wiederholungsrisiko für ein weiteres Kind mit Pätau-Syndrom beträgt 1–2 %. Für weitere Schwangerschaften kann eine Pränataldiagnostik in Anspruch genommen werden.

Ullrich-Turner-Syndrom (45,X)

Hohe intrauterine Letalität, d. h. ca. 95 % der Schwangerschaften mit 45,X-Konstitution enden mit einer Fehlgeburt (Hydrops fetalis). Postnatal tritt eine große Variabilität im Phänotyp (Chromosomenmosaike) auf.

Phänotypische Merkmale sind:
- **Äußere Körperform:** verminderte Geburtsmaße, Ödeme an Hand- und Fußrücken, Pterygium colli, tiefer Nackenhaaransatz, Schildthorax, Minderwuchs
- **Organe:** Stranggonaden ohne differenziertes Ovarialgewebe (primäre Amenorrhö), Infertilität, Herzfehler (20 %, meistens Aortenisthmusstenose), Hufeisennieren
- **Chromosomenbefund:** 45,X (ca. 50 %), verschiedene Mosaike (ca. 50 %) z. B. mit 46,XX- oder/und 47,XXX-Zelllinien, auch Strukturaberrationen des X-Chromosoms. Zirka 5 % der Patientinnen zeigen ein Mosaik mit 46,XY-Zellen. Hier ist eine Entfernung der Gonadenrudimente indiziert, da ein hohes Risiko von Malignomen des Gonadengewebes (Dysgerminom, Gonadoblastom) besteht.

Triplo-X-Konstitution (47,XXX)

Häufig asymptomatisch ohne charakteristischen morphologischen Besonderheiten. Die Pubertät ist meist normal, oft verkürzte fertile Phase. Entwicklungsverzögerungen sind besonders im sprachlichen Bereich zu beobachten. Die Intelligenz der Mädchen ist im Vergleich zu den gesunden Geschwistern leicht erniedrigt.

Chromosomenbefund: zusätzliches X-Chromosom bei weiblichem Karyotyp: 47,XXX (ca. 80 %); Mosaike mit 46,XX oder 45,X (20%); letztere zeigen typische Merkmale des Ullrich-Turner-Syndroms.

Klinefelter-Syndrom (47,XXY)

Die Geburtsmaße sind normal, keine kraniofazialen Dysmorphien, häufig ist ein Großwuchs zu verzeichnen. Die meisten Patienten werden im Pubertätsalter wegen verzögerter oder ausbleibender sekundärer Geschlechtsentwicklung (kleine Hoden, Gynäkomastie, weiblicher Behaarungstyp, Infertilität) erfasst. Die geistigen Fähigkeiten sind im Mittel ca. 10 Punkte gegenüber Geschwistern reduziert, jedoch nicht unternormal. Häufig besteht nur eine verzögerte Sprachentwicklung. Teilweise treten Verhaltensauffälligkeiten, z. B. Kontaktschwäche auf.

Chromosomenbefund: zusätzliches X-Chromosom bei männlichem Karyotyp: 47,XXY (ca. 80 %), Mosaik mit 46,XY oder anderen Zelllinien: 48,XXXY; 49,XXXXY(ca. 20 %).

47,XYY-Konstitution

Außer einer überdurchschnittlichen Körperhöhe sind keine charakteristischen morphologischen Besonderheiten vorhanden. Die Pubertät verläuft normal. Entwicklungsverzögerungen sind besonders im sprachlichen Bereich möglich. Außerdem sind teilweise Verhaltensauffälligkeiten (Anpassungsschwierigkeiten, niedrige Frustrationstoleranz) zu beobachten.

Chromosomenbefund: zusätzliches Y-Chromosom bei männlichem Karyotyp: 47,XYY (ca. 90 %); Mosaike mit 46,XY oder anderen Zelllinien (10 %).

3.1.2 Strukturelle Chromosomen-aberrationen

❯ Strukturelle Chromosomenaberrationen entstehen durch Umbauten:
- ▬ innerhalb eines Chromosoms, z. B. Deletionen oder
- ▬ zwischen verschiedenen Chromosomen, z. B. Translokationen.

Deletionen (Fehlen von Chromosomen-abschnitten)

Bei den im Karyogramm sichtbaren Deletionen fehlen 5 Millionen und mehr Nukleotidpaare und damit meist mehr als hundert Gene eines Chromosoms. Die andere Kopie des Chromosoms (homologes Chromosom) ist intakt, d. h. im Genom liegt eine Monosomie des deletierten Chromosomensegmentes vor. Da Deletionen auch familiär gehäuft infolge

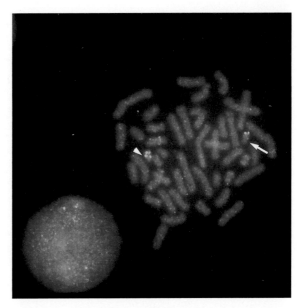

◻ **Abb. 3.4 Nachweis einer Mikrodeletion.** Deletion 22q11 bei einem Patienten mit DiGeorge-Syndrom. FISH mit einer spezifischen DNA-Sonde für die Mikrodeletion 22q11 und einer Kontroll-DNA-Sonde für den terminalen Bereich des langen Arms von Chromosom 22. Die spezifischen Chromosomenbereiche wurden durch Hybridisierung mit der verwendeten DNA-Sonde fluoreszenzmarkiert und können mikroskopisch nachgewiesen werden. Das normale Chromosom 22 hat Fluoreszenzsignale in der Region 22q11 (*kleiner Pfeil*) und am Ende des langen Arms. Das Chromosom 22 mit der Mikrodeletion weist nur Signale der Kontrollsonde auf, wegen der Mikrodeletion kein Signal für den Bereich 22q11 (*großer Pfeil*)

einer balancierten Translokation bei einem Elternteil auftreten können, d. h. unbalancierte Translokationsprodukte darstellen (s. u.), ist eine Untersuchung des Karyotyps der Eltern indiziert.

Kleinere Deletionen, die mehrere Gene oder nur größere Abschnitte eines Gens umfassen, werden als Mikrodeletionen bezeichnet. Bei Verlust mehrerer Gene werden die daraus resultierenden Erkrankungen auch »contiguous gene syndrome« genannt. Sie lassen sich im Fluoreszenzmikroskop mit einer speziellen Technik, der sog. **Fluoreszenz-in-situ-Hybridisierung (FISH)** nachweisen (◻ Abb. 3.4). Diese Methode, bei der fluoreszenz-markierte DNA-Sonden mit auf Objektträgern präparierten Chromosomen hybridisiert werden, stellt das Bindeglied zwischen der klassischen Zytogenetik und der Molekulargenetik dar. Inzwischen gibt es auch Methoden (quantitative PCR) um Mikrodeletionen auf rein molekularer Ebene nachzuweisen. Charakteristische, durch Mikrodeletionen verursachte Krankheitsbilder, werden als **Mikrodeletionssyndrome** bezeichnet (◻ Tab. 3.4).

Einige Mikrodeletionen gehören zu den häufigen chromosomalen Strukturstörungen, z. B. die beim DiGeorge-Syndrom und ähnlichen Erkrankungen (z. B. Shprintzen-Syndrom) auftretende Mikrodeletion im langen Arm von Chromosom 22 (Häufigkeit ca. 1:5000 Neugeborene) oder die beim Prader-Willi-Syndrom und Angelman-Syndrom vorkom-

3

◘ Tab. 3.4 Beispiele von Mikrodeletionssyndromen

Syndrom	Deletion	Symptome
Wolf-Hirschhorn-Syndrom[1]	4p16	LKG-Spalte, faziale Dysmorphien, Kopfhautdefekte, Organdefekte, geistige Retardierung
Katzenschreisyndrom (Cri-du-chat-Syndrom)[1]	5p15	Mikrozephalie, faziale Dysmorphien, charakteristischer Säuglingsschrei (Name), geistige Retardierung
Williams-Beuren-Syndrom	7q11	Herzfehler (supravalvuläre Aortenstenose), geistige Behinderung, Verhaltens- auffälligkeiten
WAGR-Syndrom (Wilms-Tumor-Aniridie-Syndrom)	11p13	Wilms-Tumor (W), Aniridie (A), urogenitale Fehlbildungen (G), Retardierung (R)
Prader-Willi-Syndrom	15q12 (pat)[2]	Neonatale Hypotonie, Adipositas, Minderwuchs, Hypogenitalismus, geistige Retardierung
Angelman-Syndrom	15q12 (mat)[2]	Schwere geistige Behinderung, Epilepsie, Ataxie, Lachanfälle
Miller-Dieker-Syndrom	17p13	Lissenzephalie (fehlende Gehirngyrierung mit schwerster geistiger Behinderung), faziale Dysmorphien
DiGeorge-Syndrom (velokardiofazia-les Syndrom, Shprintzen-Syndrom)	22q11	Entwicklungsstörungen von Thymus, Nebenschilddrüse und Aortenbogen

[1] = Die Mehrheit der Patienten hat größere lichtmikroskopisch sichtbare Deletionen.
[2] = Neben Mikrodeletionen können z. B. auch Punktmutationen oder Isodisomie entsprechende Krankheitsbilder verursachen.

mende Mikrodeletion im langen Arm von Chromosom 15 (ca.1:10.000).

Eine spezielle Deletion betrifft das Y-Chromosom. Es enthält ein Gen (SRY = sex-determining region des Y-Chromosoms), das die Differenzierung der Gonade zum Hoden induziert. Fehlt dieses Gen infolge einer Deletion beim Karyotyp 46,XY, so ist der Phänotyp weiblich (»XY-Frauen«).

Translokationen (Umlagerung von Chromosomenabschnitten)

Translokationen entstehen durch Stückaustausch zwischen 2 Chromosomen (**reziproke Translokationen**). Bei einem Stückaustausch ohne Verlust oder Zugewinn von genetischem Material handelt es sich um eine balancierte Translokation (◘ Abb. 3.2d Mitte).

Eine Sonderform der Translokationen stellen die sog. **Robertson-Translokationen** dar, bei denen die langen Arme von zwei akrozentrischen Chromosomen (13, 14, 15, 21, 22) im Zentromerbereich unter Verlust der kurzen Arme verschmelzen (balancierter Karyotyp mit 45 Chromosomen, ◘ Abb. 3.2c Mitte).

Eine balancierte Translokation hat in der Regel keine pathologische Bedeutung für den Träger und kann über mehrere Generationen vererbt werden. Bei Trägern einer balancierten Translokation können jedoch in der Meiose Keimzellen entstehen, in denen ein Chromosomenabschnitt fehlt und/oder ein anderer doppelt vorhanden ist.

Als Ergebnis der Befruchtung einer solchen Keimzelle entsteht eine unbalancierte Translokation, die durch Monosomie und/oder Trisomie für die an der Translokation beteilig-

ten Chromosomenabschnitte gekennzeichnet ist. Solche unbalancierten Translokationen bedingen wie die beschriebenen numerischen Aberrationen prä- und postnatalen Minderwuchs, zahlreiche morphologische Anomalien von Gesicht, Ohren, Extremitäten und Organen sowie geistige Behinderung. Sie sind außerdem eine wichtige Ursache von Fehl- und Totgeburten.

Da jedes der 23 homologen Chromosomen an verschiedenen Stellen brechen und sich mit jedem anderen gebrochenen Chromosom verbinden kann, gibt es eine große Vielfalt von möglichen balancierten und unbalancierten Translokationen. Diese können durch eine Chromosomenanalyse diagnostiziert werden.

Ist das SRY-Gen vom Y-Chromosom auf ein anderes Chromosom eines XX-Individuums transloziert, so ist der Phänotyp männlich (»XX-Mann«) und entspricht dem Klinefelter-Syndrom. In der Regel ist eine solche Translokation nur durch die DNA-Analyse erkennbar.

> **❯** Für die klinische Diagnose von Chromosomenaberrationen sind die Merkmalskombinationen entscheidend. Das einzelne betroffene Kind zeigt meist nur einen Teil der genannten Symptome. Die Bestimmung des Karyotyps ist immer notwendig, um die Diagnose zu sichern und um die strukturellen Aberrationen (Translokationen, Deletionen) zu erkennen, die familiär gehäuft auftreten können.

Fallbeispiel

Klinischer Befund und Anamnese Bei einem 2 Wochen nach errechnetem Termin geborenen Jungen fällt eine starke Muskelhypotonie auf (floppy infant), die eine Sondenernährung erforderlich macht. Die körperliche Untersuchung des Säuglings zeigt einen Kryptorchismus und leichte faziale Dysmorphiezeichen, die vermutlich durch die fetale Hypokinesie bedingt sind. Es handelt sich um das 3. Kind gesunder Eltern, die Geschwister sind ebenfalls gesund. Die Mutter gibt an, dass sie im Vergleich zu den früheren Schwangerschaften wenig Kindsbewegungen verspürte. Ansonsten war der Schwangerschaftsverlauf normal.

Klinische Verdachtsdiagnose Prader-Willi-Syndrom

Laborbefund Die eingeleitete DNA-Analyse aus 3 ml EDTA-Blut des Patienten zeigt nicht die für das Prader-Willi-Syndrom typische Auffälligkeit (z. B. paternale Deletion 15q12).
In der nachfolgenden Mutationsanalyse unter Einbeziehung der Blutproben der Eltern findet sich beim Kind eine uniparentale maternale Disomie des Chromosoms 15. Die Verdachtsdiagnose Prader-Willi-Syndrom ist damit gesichert.

Therapie Im ersten Lebensjahr zunächst ernährungsfördernde Maßnahmen. Später ist nach Umschlagen der Ernährungsschwierigkeiten in eine Hyperphagie strenge Esskontrolle zur Vermeidung eines sich sonst rasch entwickelnden Übergewichtes erforderlich. Wichtig ist die Aufklärung der Eltern! Außerdem Krankengymnastik und Bewegungstherapie; später Behandlung mit Wachstums- und Sexualhormonen.

Genetische Beratung Das Wiederholungsrisiko für weitere Geschwister ist bei dem hier vorliegenden PWS-Mutationstyp gering (<1%).

Kernaussagen
- Der Mensch hat 46 Chromosomen (22 Autosomen und 2 Gonosomen, XX oder XY):
- Die Chromosomen enthalten die Gene:
- Chromosomenaberrationen gehen in der Regel mit schweren Krankheitsbildern einher:
- Numerische Anomalien (z. B. Trisomien) findet man ehesten bei den Chromosomen 21, 18 oder 13 sowie bei den Gonosomen:

3.2 Molekulargenetik

Die Molekulargenetik befasst sich mit den Vererbungsmechanismen auf molekularer Ebene. Träger der Erbinformationen sind die Nukleinsäuren. Veränderungen, z. B. Mutationen in der genetischen Information führen zu Erkrankungen. Mit molekulargenetischen Methoden können Erkrankungen auf DNA-Ebene direkt nachgewiesen oder ausgeschlossen werden.

▼

Die Vererbung erfolgt auf unterschiedlichen Wegen entweder monogen in Form von autosomal-dominant, autosomal-rezessiv oder X-chromosomal oder multifaktoriell (polygene).
Da außer den Chromosomen auch die Mitochondrien des Zytoplasmas DNA enthalten, können mitochondriale Mutationen vorkommen.
Die Einflüsse auf die Genregulation und die Genexpression untersucht die Epigenetik.

3.2.1 Grundlagen

Das menschliche Genom besteht aus ca. 3 Milliarden Basenpaaren. Nur 1–2 % der DNA sind kodierende Abschnitte, die ca. 25.000 Gene enthalten. Diese Gene kodieren für ein oder mehrere Proteine (über die mRNA) bzw. für Ribonukleinsäuren (z. B. rRNA, tRNA), die eine regulatorische oder enzymatische Funktion haben. Insgesamt gibt es ca. 250.000 Proteine. Veränderungen in der DNA entstehen durch Mutationen, die in der Regel als Zufallsbefunde entstehen. Die Mutationsrate μ (Zahl der Neumutationen pro Gamete) liegt beim Menschen in der Größenordnung von 10^{-4} bis 10^{-6}.

Man unterscheidet mehrere Mutationstypen:
- **Substitution** (Austausch) einer Base.
- **Deletion** (Stückverlust) einer und mehrerer Basen.
- **Insertion** (Einschub) einer oder mehrerer Basen.
- **Trinukleotid Repeats:** Es liegt eine abnorme Wiederholung von 3 Basenpaaren vor. Gesunde Personen haben eine niedrige Repeatzahl. Sobald die Repeatzahl eine bestimmte Größe erreicht, treten klinische Symptome auf. Inzwischen sind auch Mutationen mit Tetra- oder Pentanukleotid-Repeats beschrieben worden.

Eine Mutation kann in folgenden Formen auftreten:
- **Stille Mutation:** Gleiche Aminosäure wird kodiert.
- **Missense-Mutation:** Falsche Aminosäure wird kodiert.
- **Nosense-Mutation:** Stop-Codon wird kodiert.

Wenn aufgrund einer Mutation das Genprodukt nur noch eine eingeschränkte oder gar keine Funktion mehr hat, bezeichnet man diese Mutationen als **Funktionsverlustmutationen** (loss of function). Zeigt jedoch das Genprodukt bei einer Mutation eine anomale Funktion, liegt eine **Funktionsgewinnmutation** (gain of function) vor.

❯ Mutationen können sowohl in den Keimzellen (Keimbahnmutationen) als auch in den Körperzellen (somatische Mutation) entstehen. Somatische Mutationen spielen eine bedeutende Rolle bei der Tumorentstehung.

In der Regel enthält jede Körperzelle einer Person eine vollkommen identische Kopie des Genoms, das ursprünglich in der Eizelle vorhanden war. Mutationen in einer Zelle nach den ersten Zellteilungen führen zu **postzygotischen Mosaiken**. Solche Mosaike können sowohl in den somatischen Zellen als

3

auch in der Keimbahn entstehen. Erst mit den Möglichkeiten der molekulargenetischen Analyse konnten solche Mosaike erkannt und nachgewiesen werden. Mosaike in der Keimbahn Analyse (Keimzellmosaike) sind bei zahlreichen Erbkrankheiten nachgewiesen bzw. vermutet worden. Beispiele sind die Osteogenesis imperfecta, Achondroplasie oder Duchenne-Muskeldystrophie. Neumutationen können daher nicht nur in einer einzelnen Keimzelle sondern auch als Keimzellmosaike vorliegen. Eine **Chimäre**, eine andere Form von Mosaiken, liegt vor, wenn zwei Zygoten zu einem einzigen Embryo verschmelzen.

DNA-Analyse

Die Ergebnisse der DNA-Diagnostik haben gezeigt, dass die meisten monogenen Erkrankungen durch viele verschiedene Mutationen in den entsprechenden Genen verursacht werden, d. h. häufig hat jede Familie ihre spezifische Mutation.

Das in der DNA-Analyse angewendete Methodenspektrum ist sehr breit und kann hier nicht im Einzelnen dargestellt werden. Zu den wichtigsten Techniken gehört die Polymerase-Kettenreaktion (PCR), mit der aus einer sehr geringen DNA-Menge spezifische DNA-Fragmente in großer Kopienzahl hergestellt werden können, die dann weiteren Untersuchungen z. B. der Analyse der Nukleotidsequenz (DNA-Sequenzierung) zugänglich sind.

DNA-Analysen sind sehr aufwendige Untersuchungen, die nur aufgrund guter klinischer Voruntersuchungen eingesetzt werden sollen.

> ❯ Mit molekularbiologischen Methoden ist es möglich, monogene Erkrankungen auf DNA-Ebene direkt nachzuweisen oder auszuschließen (Genotyp-Diagnostik).

Die Vielfalt der Erkrankungen, Mutationen und der zur Diagnostik notwendigen Methoden sowie das rasch zunehmende Wissen erforderte auch auf dem Gebiet der Humangenetik eine Spezialisierung und Verteilung der diagnostischen Untersuchungen bestimmter Erkrankungen auf verschiedene Zentren. Bei entsprechenden Fragestellungen zur DNA-Diagnostik und genetischen Beratung ist deshalb die Kontaktaufnahme zu einer humangenetischen Einrichtung anzuraten. Die Liste der humangenetischen Beratungsstellen, der durchführbaren Diagnostik usw. findet man auf der Homepage der Deutschen Gesellschaft für Humangenetik e.V.: http://www.gfhev.de. Weitere wichtige Datenbanken sind: OMIM (Online Mendelian Inheritance in Man): http://www.ncbi.nlm.nih.gov/omim/ und ORPHANET: http://www.orpha.net/.

Die genetische Diagnostik kann in zwei Kategorien eingeteilt werden. Die genetische Differenzialdiagnostik erfolgt bei klinisch auffälligen Personen zur Bestätigung oder zum Ausschluss einer spezifischen Erkrankung. Die Untersuchung von gesunden Personen auf einen Gendefekt, die später in ihrem Leben an einer bestimmten Erbkrankheit (z. B. Chorea Huntington) erkranken können, bezeichnet man als präsymptomatische oder prädiktive Diagnostik.

Da die zytogenetische und insbesondere die molekulargenetische Diagnose einer Erbkrankheit nicht selten weitergehende Bedeutung für die betroffenen Familien haben kann, sollte eine qualifizierte genetische Beratung immer dann angeboten werden, wenn Erbkrankheiten in einer Familie diagnostiziert werden. Eine prädiktive Diagnostik bei gesunden Kindern sollte nur erfolgen, wenn eine klare medizinische Indikation vorliegt (z. B. Therapiemöglichkeiten).

Fallbeispiel

Klinischer Befund und Anamnese Die Neugeborenenuntersuchung des 2. Kindes gesunder Eltern ergab ein systolisches Herzgeräusch. Das männliche Neugeborene zeigt leichte faziale Dysmorphiezeichen: Hypertelorismus, kleine Nase mit nach vorn gerichteten Nasenlöchern, kleiner zugespitzter Mund, Retrognathie, tiefsitzende rundliche Ohren. Ein Krampfanfall findet statt. Die weitere Diagnostik ergibt einen komplexen Herzfehler (Fallot-Tetralogie). Außerdem liegt eine Hypokalzämie vor.

Klinische Verdachtsdiagnose Partielles DiGeorge-Syndrom (DGS).

Laborbefund Die immunologischen Untersuchungen ergeben eine verminderte Zahl und Reaktivität der T-Lymphozyten, und einen normalen B-Lymphozytenbefund, was den Verdacht auf ein DGS erhärtet. Mit der daraufhin durchgeführten Chromosomenanalyse aus dem peripheren Blut (Fluoreszenz-in-situ-Hybridisierung) lässt sich die für das DGS typische Deletion 22q11 nachweisen. Da Thymus und T-Zellen nachweisbar sind, handelt es sich um ein partielles DGS, im Gegensatz zum kompletten DGS mit Thymusaplasie.

Therapie Operative Korrektur des Herzfehlers, Kalziumsubstitution, Infektprophylaxe.

Prognose Sie ist vom Operationserfolg des Herzfehlers und der Stabilisierung der T-Zellfunktion abhängig. Eine leichte bis mittelgradige geistige Behinderung ist zu erwarten (Frühförderung!).

Genetische Beratung Da gesunde Personen Überträger der Mikrodeletion 22q11 sein können, ist eine Mikrodeletionsanalyse bei den Eltern indiziert. Wird die Deletion bei beiden Eltern ausgeschlossen, so ist das Wiederholungsrisiko niedrig (< 1 %).
Ist einer der Eltern Träger der gleichen Mikrodeletion, beträgt das Wiederholungsrisiko für diese Deletion 50 %. Da diese Mikrodeletion mit einem breiten Phänotypspektrum assoziiert ist (gesund – isolierter Herzfehler – partielles oder komplettes DGS), kann bezüglich des Krankheitsstatus eines weiteren Deletionsträgers jedoch keine sichere prognostische Aussage getroffen werden.

Kernaussagen

— Der Mensch hat etwa 25:000 Gene:
— Viele Krankheiten werden durch Veränderungen der DNA (z. B. Mutationen) hervorgerufen:

3.3 Formale Genetik

3.3.1 Monogene Vererbung

Monogene, »mendelnde« Erbleiden sind an ihrem Erbgang erkennbar. Bei autosomal-dominantem Erbgang mit voller Penetranz und Expressivität des mutierten Gens ist durchschnittlich die Hälfte der Kinder betroffen, die Weitergabe des Gens kann von Generation zu Generation im Stammbaum beobachtet werden.

Autosomal-rezessive Erbleiden treten in der Regel nur bei Geschwistern familiär auf. Die meisten Fälle sind »sporadisch«. Verwandtenehen erhöhen das Risiko für das Auftreten rezessiver Krankheiten.

X-chromosomale Erbleiden sind meist rezessiv und werden dann von gesunden Mutationsträgerinnen (Konduktorinnen) an durchschnittlich die Hälfte der Söhne weitergegeben. Die Töchter haben ein Risiko von 50 %, gleichfalls wieder Konduktorinnen zu sein. X-chromosomal-dominante Erbleiden sind meist im männlichen Geschlecht schwerer ausgeprägt, bei einigen Erbleiden so schwer, dass die männlichen Feten bereits früh absterben.

Autosomal-dominanter Erbgang

> Wenn im Zustand der Heterozygotie ein mutiertes Gen allein für die Ausprägung eines Merkmales maßgebend ist, wird es als dominant bezeichnet.

Autosomal-dominante Erbleiden können entweder als sporadische Fälle als Neumutationen auftreten oder von einem der Eltern vererbt sein, wobei das Wiederholungsrisiko 50 % beträgt (◻ Abb. 3.5). Gelegentlich sind auch mehrere Kinder eines gesunden Elternpaares betroffen. Die Erklärung ist in

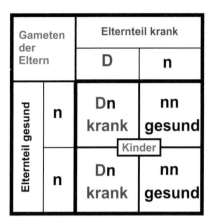

◻ **Abb. 3.5 Punnett-Quadrat: autosomal-dominanter Erbgang.** Ein Elternteil ist heterozygot (krank), der andere Elternteil homozygot für das Normalallel (gesund); 50 % der Kinder sind betroffen. Schwere autosomal-dominante Erbleiden, die früh zum Tod führen oder die Fortpflanzung stark herabsetzen, sind in den meisten Fällen sporadisch. Beispiele sind: Myositis ossificans progressiva, Apert-Syndrom, Achondroplasie

einem Keimzellmosaik zu suchen, d. h. in einer Mutation, die bei einem der Eltern bei den mitotischen Teilungen in der Keimzellentwicklung aufgetreten ist. Solche Keimzellmosaike wurden z. B. bei der Osteogenesis imperfecta oder der Neurofibromatose I nachgewiesen.

> Als Faustregel für die Wirkung autosomal-dominanter Gene gilt, dass sie Strukturveränderungen der Gewebe oder eine äußerlich sichtbare Veränderung der Körperform bewirken (◻ Tab. 3.5).

◻ **Tab. 3.5** Beispiele von autosomal-dominanten Erbkrankheiten

Erbkrankheit	Genort	Mutation	Häufigkeit	Symptome
Huntington-Krankheit	4p16	CAG-Repeat im Huntingtin-Gen	Prävalenz: 1:15.000	Erkrankungsalter beginnt mit 35–40 Jahren, in 10 % sind auch Jugendliche betroffen (bei überwiegend väterlicher Vererbung); Bewegungsstörungen, psychische Veränderungen und Demenz
Marfan-Syndrom	15q21	Im FBN1-Gen	Prävalenz: 1:10.000 bis 1:20.000	Bindegewebedefekt, Skelettveränderungen, kardiovaskuläre Veränderungen und Augensymptome
	5q25-31	Im FBN2-Gen		
Myotone Dystrophie (Typ 1)	19q13	CTG-Repeat im DMPK-Gen	Prävalenz: 1:8000	Muskelschwäche, Myotonie, Katarakt, daneben sind praktisch alle Organe betroffen (Multisystemerkrankung), sehr variable Expressivität; die kongenitale Form zeigt generalisierte Muskelhypotonie, Atem- und Trinkprobleme, Intelligenzminderung und Verkürzung der Achillessehne
Achondroplasie	4p16	Im FGFR3-Gen, überwiegend Neumutationen	Inzidenz: 1:30.000	Dysproportionierter Minderwuchs mit kurzen Armen und Beinen, Makrozephalus und Gesichtsdymorphien

3

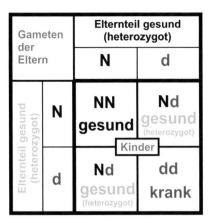

◨ **Abb. 3.6 Punnett-Quadrat: autosomal-rezessiver Erbgang.** Beide Eltern sind heterozygot (gesund); ¼ (25 %) der Kinder sind homozygot für das Wildtypallel (gesund), ½ (50 %) der Kinder sind heterozygot (gesund) und ¼ (25 %) sind homozygot für das Defektallel (krank)

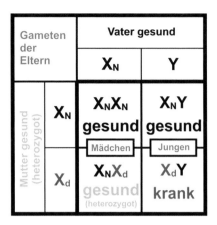

◨ **Abb. 3.7 Punnett-Quadrat: X-chromosomal rezessiver Erbgang.** Die Mutter ist heterozygot (gesund) und der Vater ist hemizygot gesund; 50 % der Söhne erkranken und 50 % der Töchter sind heterozygot

Autosomal-rezessiver Erbgang

In der Regel sind beide Eltern heterozygot, das Risiko für ein homozygotes Kind beträgt 25 % (◨ Abb. 3.6). Sind beide Eltern für dasselbe rezessive Gen homozygot, also selbst krank, werden sämtliche Kinder ebenfalls homozygot und damit erkrankt sein. Ein klinisches Beispiel hierfür sind bestimmte Formen der Taubstummheit.

❯ Wenn ein Gen nur im homozygotem, nicht aber im heterozygotem Zustand in Erscheinung tritt, wird es als rezessiv bezeichnet. Autosomal-rezessive Erbleiden entstehen, wenn beide Eltern einen Defekt des gleichen rezessiven Gens an ein Kind weitergeben.

Ein rezessiver Erbgang liegt bei Stoffwechseldefekten vor. In heterozygotem Zustand genügt meist die genetische Information des »normalen Gens« um z. B. eine ausreichende Enzymaktivität zu gewährleisten. Durch biochemische Untersuchung, z. B. eines Enzyms durch Belastungstests oder eine molekulargenetische Diagnostik kann der Heterozygotenstatus nachweisbar sein. Erst bei homozygotem Zustand kommt es zum völligen Ausfall der genetischen Information, z. B. zum Ausfall der Enzymproduktion.

❯ Als Faustregel für die Wirkung autosomal-rezessiver Gene gilt, dass rezessiv bedingte Leiden im Allgemeinen primär keine Fehlbildungen oder äußerlich sichtbare Anomalien der Körperform bewirken (◨ Tab. 3.6).

X-chromosomal-rezessiver Erbgang

X-chromosomal-rezessive Erbleiden treten praktisch nur bei Knaben auf, da diese nur ein X-Chromosom haben, also hemizygot für die X-chromosomalen Gene sind. Bei Mädchen treten X-chromosomal-rezessive Erkrankungen nur auf, wenn diese homozygot für das betreffende X-chromosomale Gen sind oder den 45-X-Karyotyp haben. Das Erkrankungsrisiko für Söhne heterozygoter Frauen beträgt 50 %. Töchter heterozygoter Frauen sind zu 50 % Konduktorinnen (◨ Abb. 3.7). Söhne hemizygoter Männer haben kein Erkrankungsrisiko, Töchter sind immer Konduktorinnen.

❯ Bei X-chromosomal-rezessivem Erbgang müssen gesunde Schwestern eines erkrankten Knaben damit rechnen, dass sie Konduktorinnen sind und dass damit ihre Söhne ein Krankheitsrisiko von 50 % haben (◨ Tab. 3.7).

◨ **Tab. 3.6** Beispiele von autosomal-rezessiven Erbkrankheiten

Erbkrankheit	Genort	Mutation	Inzidenz	Symptome
Mukoviszidose (Zystische Fibrose)	7q31	Im CFTR-Gen	1:2500	Multisystemerkrankung: pulmonale, gastrointestinale und hepatobilliäre Symptome
Phenylketonurie (PKU)	12q24	Im PAH-Gen	1:8000	Ohne Behandlung geistige Retardierung
Spinale Muskelatrophie (SMA)	5q12	Überwiegend Deletionen im SMN1-Gen	1:8000	Proximal betonte Muskelschwäche

▣ Tab. 3.7 Beispiele von X-chromosomal rezessiven Erbkrankheiten

Erbkrankheit	Genort	Mutation	Inzidenz	Symptome
Hämophilie A	Xq28	Im FVIII-Gen	1:5000 männliche Neugeborene	Verstärkte Blutungsneigung
Muskeldystrophie Typ Duchenne	Xp21	Im Dystrophin-Gen	1:3000 männliche Neugeborene	Muskeldystrophie, mit 8–10 Jahren rollstuhl-abhängig; Lebenserwartung ca. 25 Jahre
Glucose-6-Phosphat-Dehydrogenase-Mangel	Xq28	Im G6PD-Gen	Sehr variabel in der Welt	Neonataler Ikterus, hämolytische Krise oder chronische hämolytischen Anämie

▣ Tab. 3.8 Beispiele von X-chromosomal dominanten Erbkrankheiten

Erbkrankheit	Genort	Mutation	Inzidenz	Symptome
Vitamin-D-resistente hypo-phosphatämische Rachitis (Phosphatdiabetes)	Xp22	Im PHEX-Gen	1:25.000	Minderwuchs und z. B. Verbiegungen der belasteten langen Röhrenknochen (O-Beine)
Rett-Syndrom	Xq28	Im MECP2-Gen	Bei Mädchen: 1:10.000 bis 1:15.000	Geistige Retardierung, Wachstumsretardierung, Verlust von erworbenen Fähigkeiten, stereotype Handbewegungen

X-chromosomal-dominanter Erbgang

Für ein X-chromosomal-dominantes Merkmal ist charakteristisch, dass es bei Männern und Frauen (bei Frauen jedoch doppelt so häufig) auftritt. Im Einzelnen sind die folgenden **Vererbungsmuster** typisch:

- Alle Söhne befallener Männer sind merkmalsfrei, bei allen Töchtern tritt das Merkmal in Erscheinung.
- Unter den Kindern weiblicher heterozygoter Merkmalsträger findet sich, wenn der Vater gesund ist, eine 1:1-Aufspaltung wie beim autosomal-dominanten Erbgang – unabhängig vom Geschlecht.

X-chromosomal-dominante Vererbung mit Letalität der Hemizygoten liegt vor, wenn die klinische Wirkung der X-chromosomalen Mutation so schwer ist, dass das Überleben nur in Anwesenheit des normalen Allels möglich ist. Männliche Feten sterben ab, es gibt nur weibliche Merkmalsträger. Ein Beispiel ist das **orofaziodigitale Syndrom I (OFD-Syndrom)**: charakteristischer Gesichtsausdruck: Hypertelorismus, Verkürzung des mittleren Oberlippenteils mit angedeuteter Spaltbildung, schmale Nase, Spaltbildung im Mund- und Gaumenbereich, Syn- und Polydaktylie, in 50 % schwere geistige Behinderung.

Kommen auch die weiblichen Träger eines X-chromosomalen dominanten Erbleidens infolge der Frühletalität nie zur Fortpflanzung, so beruht jede Erkrankung auf einer Neumutation. Ein Beispiel ist das Rett-Syndrom.

> ❯ Bei X-chromosomal-dominanter Vererbung sind die betroffenen Knaben meist schwerer erkrankt als betroffene Mädchen. Manche X-chromosomal-dominante Erbleiden sind vorgeburtlich letal im männlichen Geschlecht (▣ Tab. 3.8).

3.3.2 Multifaktorielle (polygene) Vererbung

Viele Merkmale des Phänotyps sind nicht durch ein einzelnes Gen, sondern durch eine Kombination vieler Gene bedingt. Wir sprechen von multifaktorieller oder polygener Vererbung. Der Begriff »polygen« im engeren Sinne bezieht sich auf das Zusammenwirken mehrerer Gene, der Begriff »multifaktoriell« auf das Zusammenwirken mehrerer Gene mit Umweltfaktoren. Im allgemeinen Sprachgebrauch wird zwischen beiden Begriffen nicht scharf unterschieden. In neuerer Literatur wird auch der Begriff komplexe Vererbung benutzt.

Wird ein Geschlecht häufiger von einer multifaktoriell bedingten Fehlbildung betroffen, so gilt für die genetische Beratung eine Besonderheit, die von dem britischen Genetiker Carter entdeckt wurde (**Carter-Effekt**).

> ❯ Besteht Geschlechtswendigkeit für ein Merkmal oder eine Fehlbildung, so ist das genetische Risiko für Kinder höher, wenn der Merkmalsträger oder ein vorangegangenes betroffenes Kind dem seltener betroffenen Geschlecht angehört (z. B. Pylorusstenose, Morbus Hirschsprung; ▣ Tab. 3.9).

3

☐ Tab. 3.9 Empirische Wiederholungsrisiken für einige wichtige Fehlbildungen

Art der Fehlbildung			Empirisches Risiko in %	Häufigkeit in der Bevölkerung in %
Lippen-Kiefer-Gaumen-Spalte	Nach 1 erkrankten Kind (Eltern gesund)		3	0,1–0,2 Knaben häufiger als Mädchen (1,6:1)
	Nach 2 erkrankten Kindern (Eltern gesund)		9	
	Wenn ein Elternteil erkrankt ist		3	
	Wenn ein Elternteil und 1 Kind erkrankt sind Das Risiko ist erhöht, wenn der erkrankte Elternteil die Mutter oder das erste erkrankte Kind weiblich ist.		11	
Spina bifida (+ Anenzephalie und/oder Hydrozephalie)	Nach 1 erkrankten Kind (Eltern gesund)		4	~ 0,1
	Nach 2 erkrankten Kindern (Eltern gesund)		10	
	Wenn ein Elternteil erkrankt ist		4,5	
	Wenn ein Elternteil und 1 Kind erkrankt sind		12	
Ventrikelseptumdefekt	Nach 1 erkrankten Kind		2–4	~ 0,1
	Nach 2 erkrankten Kindern		5–8	
	Wenn ein Elternteil erkrankt ist		4	
Klumpfuß	Nach 1 erkrankten Kind		3	~ 0,1
Pylorusstenose	Wenn die Mutter betroffen ist oder nach erkrankter Tochter	Für Knaben	20	Knaben 0,6 Mädchen 0,1
		Für Mädchen	7	
	Wenn der Vater betroffen ist oder nach erkranktem Sohn	Für Knaben	5	
		Für Mädchen	2,5	
Angeborene Hüftluxation	Nach erkrankter Tochter	Für Knaben	0,6	Knaben 0,05 Mädchen 0,3
		Für Mädchen	6,3	
	Nach erkranktem Sohn	Für Knaben	0,9	
		Für Mädchen	6,9	
Morbus Hirschsprung	Nach erkrankter Tochter	Für Knaben	10	Knaben 0,05 Mädchen 0,02
		Für Mädchen	4	
	Nach erkranktem Sohn	Für Knaben	6	
		Für Mädchen	2	

Die Wirkung mehrerer Gene kann sich addieren (**additive Polygenie**), mitunter liegt ein Schwellenwerteffekt vor: es bedarf einer bestimmten Zahl von Genen bis sich ein Merkmal ausbildet. Der Zeitpunkt der Umwelteinwirkung kann bei gegebener genetischer Information von großer Bedeutung sein (sensible Phase).

Bei polygen bedingten Merkmalen hat die Mutation einzelner beteiligter Gene keine so schwerwiegende Wirkung wie bei monogenen Merkmalen. Die Veränderungen sind meist leichter und nur quantitativer Art und nicht qualitativ und alternativ. So entsteht für die polygen bedingten Merkmale wie Körperhöhe und Intelligenz bei relativem Gleichgewicht eine gewisse Variationsbreite, die die Anpassung an verschiedene Umweltfaktoren erleichtert.

Polygene, bzw. multifaktorielle Merkmale manifestieren sich in einer kontinuierlichen Variationsreihe und kommen in einer eingipfeligen Verteilungskurve (Gauss-Normalverteilung) vor. Der Übergang vom Normalen zum Pathologischen ist fließend, wenn nicht ein Schwellenwert vorliegt. Aus dem Umwelteinfluss auf die Manifestation eines multifaktoriellen Leidens erwächst die theoretische Chance, durch Veränderung der (meist noch unbekannten) Umweltbedingungen, die das krankhafte Merkmal fördern, einem Wiederholungsfall in einer genetisch disponierten Familie vorzubeugen.

Für die Verschlussstörung des Neuralrohres (Spina bifida, Meningomyelozele, Anenzephalie) werden diese Möglichkeiten genutzt. Eine ausreichend dosierte perikonzeptionell verabreichte Vitaminbehandlung (besonders wichtig ist hier die

◻ Tab. 3.10 Empirische Wiederholungsrisiken für einige häufige Krankheiten (multifaktorielle Vererbung)

Krankheit		Risiko für weiteres Kind in %	Häufigkeit in der Bevölkerung in %
Idiopathische Epilepsien	Eltern gesund, 1 Kind erkrankt, Erkrankungsalter unter 10 Jahre	6	0,5
	Eltern gesund, 1 Kind erkrankt, Erkrankungsalter über 25 Jahre	1–2	
	1 Elternteil erkrankt	4	
Fieberkrämpfe	Eltern gesund, 1 Kind erkrankt	8–29	2–7
Schizophrenie	Eltern gesund, 1 Kind erkrankt	9	1,0
	1 Elternteil erkrankt	13	
	1 Elternteil und 1 Kind erkrankt	15	
	Beide Eltern erkrankt	40	
Manisch-depressive/ rein depressive Psychose	Eltern gesund, 1 Kind erkrankt	10–20	0,4–2,5
	1 Elternteil erkrankt	10–20	
Diabetes mellitus (Typ 1)	Eltern gesund, 1 Kind erkrankt	3–6	0,2
Kranke und Ratsuchende	Beide haben DR3/DR4	19	
	Kein HLA-Haplotyp identisch	2	
Diabetes mellitus (Typ 2)	Eltern gesund, 1 Kind erkrankt	10	2,0
	1 Elternteil erkrankt	10	

Folsäure) kann das Wiederholungsrisiko um eine 10er Potenz senken. Auch mit den isolierten Lippen-Kiefer-Gaumen-Spalten sind vergleichbare positive Erfahrungen gemacht worden.

❯ Während die Häufigkeit der meisten monogenen Erbleiden seltener als 1:10.000 ist (Ausnahmen Mukoviszidose 1:2000, familiäre Hypercholesterinämie 1:500), haben viele multifaktoriell bedingte Fehlbildungen und multifaktorielle Störungen eine Häufigkeit von bis zu 1 %. Das Wiederholungsrisiko kann nicht aus dem Erbgang berechnet, sondern nur empirisch bestimmt werden (◻ Tab. 3.9 und ◻ Tab. 3.10).

3.3.3 Mitochondriale Vererbung

Außer den Chromosomen enthalten auch die Mitochondrien des Zytoplasmas DNA. Die mitochondriale DNA (mtDNA) ist ein ringförmiges Molekül, das in 2–10 Kopien pro Mitochondrium vorliegt. Jede Zelle enthält mehrere hundert Mitochondrien, die Eizelle sogar 50.000–100.000. Die mtDNA hat eine Länge von 16.569 Nukleotidpaaren. Das mtGenom kodiert 13 Proteine der **Atmungskette**, 22 Gene der transfer RNA (**tRNA**) und 2 Gene der ribosomalen RNA (**rRNA**). Alle anderen mitochondrialen Produkte werden von nukleären Genen kodiert.

Die Mutationsrate der mtDNA ist etwa 10-mal so hoch wie die der Kern-DNA. In einer Zelle können Mitochondrien mit normaler und mit mutierter mtDNA vorliegen (Heteroplasmie). Mutationen der mtDNA verursachen eine Reihe von Erkrankungen, deren Schweregrad von verschiedenen Faktoren abhängt (◻ Tab. 3.11). Solche Faktoren sind der Energiebedarf des Gewebes, in dem es zur Störung kommt, und der Anteil mutierter Mitochondrien in einer Zelle. Mit zunehmendem Alter des Patienten kann es zur Anhäufung mitochondrialer Mutationen in somatischen Zellen kommen.

❯ Das mitochondriale Genom wird praktisch nur über die Eizelle, d. h. maternal vererbt. Stammbäume von mitochondrial vererbten Erkrankungen zeigen ausschließlich weibliche Überträgerinnen. Männer sind genau so häufig wie Frauen betroffen, vererben die Krankheit aber nicht.

3.3.4 Epigenetik

Die klassische Genetik beschreibt die DNA-Struktur, ihre Organisation in Genen und regulatorischen Sequenzen sowie ihre Vererbung von den Eltern auf die Kinder. Veränderungen in der DNA-Struktur entstehen durch Mutationen.

3

◘ Tab. 3.11 Wichtige mitochondriale Erkrankungen

Krankheit	Symptome
Kearns-Sayre-Syndrom (KSS)	Erkrankung beginnt vor dem 13. Lebensjahr Ptosis Ophthalmoplegie Retinitis pigmentosa Ataxie Liquorprotein erhöht Kardiale Rhythmusstörungen Muskelschwäche Ragged-Red Fibers (RRF)
Pearson-Syndrom	Anämie Panzytopenie exokrine Pankreasinsuffizienz oft letaler Verlauf in den ersten Lebensjahren
Myoklonusepilepsie mit Ragged-Red Fibers (MERRF = myoclonus epilepsy with ragged-red fibers)	Myoklonusepilepsie im Kindes- oder Jugendalter Ragged-Red Fibers (RRF) Zerebelläre Ataxie Häufig Demenz Myopathie
Mitochondriale Enzephalopathie mit Laktatazidose und schlaganfallähnlichen Ereignissen (MELAS = myopathy, encephalopathy, lactic acidosis, stroke-like episodes)	Proximale Myopathie mit Ragged-Red Fibers (RRF) Ophthalmoparese Kardiomyopathie Schlaganfälle Demenz Taubheit Eintrittsalter: Kindesalter
Hereditäre Leber-Optikusatrophie (LHON = leber's hereditary optic neuropathy)	Blindheit ab dem 2. Lebensjahrzehnt

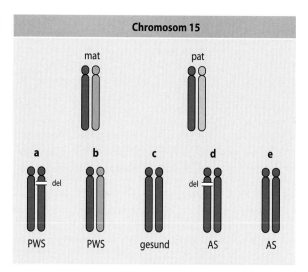

◘ Abb. 3.8 Imprinting und uniparentale Disomie. Deletion 15q12 und uniparentale Disomie als Ursachen des Prader-Willi-Syndroms (PWS) und Angelman-Syndroms (AS). **a** De-novo-Deletion des Chromosomenabschnitts 15q12 auf dem väterlichen Chromosom 15: PWS. **b** Maternale Disomie 15, d. h., die beiden Chromosomen 15 sind mütterlicher Herkunft (hier als Beispiel zwei verschiedene Chromosomen 15 = Heterodisomie 15), ein väterliches Chromosom 15 ist im Chromosomensatz nicht vorhanden: PWS. **c** Normale Konstitution: gesund. **d** De-novo-Deletion des Chromsomenabschnitts 15q12 auf dem mütterlichen Chromosom 15: AS, **e** paternale Disomie 15, d. h., die beiden Chromosomen 15 sind väterlicher Herkunft (Beispiel zwei identische Chromosomen 15 = Isodisomie 15), ein mütterliches Chromosom 15 ist im Chromosomensatz nicht vorhanden: AS

Die Epigenetik beschäftigt sich mit allen Einflüssen auf die Genregulation und Genexpression, die nicht primär durch die kodierenden DNA-Abschnitten gesteuert werden. Der Aktivitätszustand eines Gens wird durch Mythelierung von Cytosin in der DNA und durch enzymatische Modifikation von Histonen gesteuert. Das Muster der DNA-Methylierung bleibt über die Zellteilung hinweg erhalten, wobei eine starke Methylierung eines Gens im Allgemeinen die Expression des Gens unterdrückt, eine geringe Methylierung dagegen das Gen aktiv hält.

Klassische Beispiele epigenetischer Wirkungen sind das **Imprinting** von einzelnen Genregionen und die **X-Inaktivierung**. Eine weitere bedeutende Rolle spielt die Epigenetik bei der Stammzellentwicklung und bei der Entstehung von Krebs.

Imprinting

In der Regel werden sowohl das väterliche als auch das mütterliche Allel exprimiert. Es gibt jedoch mehrere Gene, bei denen nur ein Allel, das väterliche bzw. das mütterliche, aktiv

ist. Schon während der Keimzellbildung wird festgelegt, ob bestimmte Gene nach der Befruchtung in einem Organismus exprimiert werden oder nicht. Dieses Phänomen, das in jeder Generation wieder neu stattfindet, bezeichnet man als Imprinting (Prägung).

> **Die molekulargenetische Ursache des Imprintings ist ein erhöhter Methylierungsgrad der DNA (Gehalt an 5-Methylcytosin) im Bereich der Gen-Region, die die RNA-Transkription veranlasst. Die Folge ist eine verringerte Genexpression.**

Die beiden klassischen Beispiele für Imprinting sind das Prader-Willi-Syndrom (PWS) und das Angelman-Syndrom (AS). Bei beiden Syndromen hat man Mikrodeletionen in der Chromosomenregion 15q12 gefunden. Beim **Prader-Willi-Syndrom** ist die PWS-Region auf dem väterlichen Chromosom 15 aktiv, auf dem mütterlichen inaktiv. Die Region für das **Angelman-Syndrom** ist auf dem mütterlichen Chromosom 15 aktiv, auf dem väterlichen hingegen nicht. Kommt es zu einer Deletion der väterlichen Chromosomenabschnitte im Bereich der genannten Gene, bildet sich ein PWS aus, während eine Deletion des mütterlichen Abschnittes zur Ausprägung eines Angelman-Syndroms führt. Auch Punktmutationen und uniparentale Disomien (siehe unten) können zu diesen Krankheitsbildern führen (◘ Abb. 3.8).

Uniparentale Disomie (UPD)

Bei der Bildung der Zygote (Befruchtung) werden die 23 Chromosomen der Eizelle und die 23 Chromosomen des Spermiums zu einem Chromosomensatz vereinigt (46 Chromosomen), d. h. von jedem Chromosomenpaar (22 Autosomenpaare, 2 Geschlechtschromosomen) stammt je ein Chromosom von der Mutter (maternal) und eins vom Vater (paternal). Die paarigen Chromosomen werden als homologe Chromosomen bezeichnet.

Uniparentale Disomie kann durch Nondisjunktion in der Meiose und anschließende Korrektur entstehen. Falls eine trisome Zelle mit zwei väterlichen oder zwei mütterlichen Chromosomen ein Chromosom in der Mitose verliert, kann entweder ein normaler Chromosomensatz mit jeweils einem mütterlichen oder väterlichen Chromosom entstehen oder es bleiben jeweils zwei väterliche oder zwei mütterliche Chromosomen über, und es entsteht eine uniparentale Disomie. Dabei kann es sich um zwei verschiedene Chromosomen des gleichen Elternteils handeln (Heterodisomie; ◘ Abb. 3.8b) oder um zwei identische elterliche Chromosomen (Isodisomie; ◘ Abb. 3.8e). Die Gesamtzahl der Chromosomen des Karyotyps ist dabei nicht verändert, weshalb diese Mutation nicht im Karyogramm sichtbar ist und nur mit einer DNA-Analyse nachgewiesen werden kann.

Unterliegen Regionen eines solchen Chromosoms dem Imprinting, entstehen beim Embryo Fehlentwicklungen. Aber auch bei autosomal-rezessiven Erbkrankheiten kann eine uniparentale Disomie zur Homozygotie eines mutierten Allels führen, obwohl nur ein Elternteil heterozygot für die Mutation ist. Bei der Mukoviszidose ist dies beobachtet worden. Bei ca. 10% der Patienten mit Silver-Russell-Kleinwuchs liegt eine maternale UPD7 vor.

X-Inaktivierung

Schon lange war eine monoallelische Expression bei den beiden X-Chromosomen der Frauen bekannt. Bei allen Säugetieren findet eine Inaktivierung eines X-Chromosoms satt (Lyonisierung: nach Mary Lyon, die 1961 diesen Vorgang zuerst beschrieb, benannt). Die Inaktivierung eines X-Chromosoms erfolgt im späten Blastulastadium. In jeder Zelle wird nach dem Zufallsprinzip bestimmt, ob das väterliche oder das mütterliche X-Chromosom inaktiviert wird. Frauen sind daher für viele ihrer X-chromosomalen Gene ein Mosaik.

Es unterliegen jedoch nicht alle Genorte auf dem X-Chromosom der Inaktivierung. Insbesondere handelt es sich um Abschnitte mit homologen Bereichen zwischen dem X-Chromosom und dem Y-Chromosom (z. B. pseudoautosomale Region auf dem telomeren Abschnitt der kurzen Arme beider Geschlechtschromosomen). Wird in der Regel die Inaktivierung beide X-Chromosomen der Frau statistisch in gleichem Anteil betreffen, kann sie jedoch in einzelnen Fällen äußerst ungleich sein. Es finden sich dann ungleich mehr aktive X-Chromosomen eines Elternteils.

3.3.5 Beispiele aus der klinischen Genetik

Das Fragile-X-Syndrom als Ursache geistiger Behinderung

Das Fragile-X-Syndrom (Martin-Bell-Syndrom) ist die häufigste genetisch bedingte Form der unspezifischen geistigen Behinderung, die überwiegend im männlichen Geschlecht auftritt (Häufigkeit bei Knaben etwa 1:1250). Zytogenetisch findet man bei den Betroffenen in einem Teil der Metaphasen eine fragile Stelle im langen Arm vom X-Chromosom (Chromosomenbande Xq27), die durch bestimmte Kulturbedingungen induziert wird. Die betroffenen Knaben sind häufig großwüchsig, hyperaktiv und zeigen eine Sprachentwicklungsretardierung. Der durchschnittliche IQ liegt bei 50.

Bei dieser X-chromosomal vererbten Krankheit finden sich verschiedene Abweichungen vom klassischen X-chromosomal-rezessiven Erbgang. So gibt es gesunde männliche Überträger und klinisch betroffene Überträgerinnen. Die Schwere der Erkrankung nimmt in der Generationsfolge tendenziell zu (Antizipation).

Die dem Fragilen-X-Syndrom zugrunde liegende Mutation wurde 1991 entdeckt. Es handelt sich um eine **instabile Trinukleotidsequenz** (Trinukleotid CCG) im Gen des Martin-Bell-Syndroms (Familiäre Mentale Retardierung = FMR-1). Normale Personen (Nicht-Mutations-Träger) haben 10–50 Kopien des Trinukleotids CCG, gesunde weibliche oder männliche Überträger weisen 50–200 Kopien (= Prämutation) auf, und bei Patienten finden sich über 200 bis zu 2000 Kopien (= Vollmutation). Eine Verlängerung der Nukleotidsequenz in der Generationsfolge findet überwiegend bei Übertragung durch Frauen statt (dynamische Mutation) und erklärt den Antizipationseffekt.

Der **Nachweis** dieser Mutation ist immer mit **DNA-Analyse** zu führen, wobei sich die unterschiedlichen CCG-Kopiezahlen als unterschiedlich große DNA-Fragmente darstellen lassen.

> ❱ Der Mutationsmechanismus einer Trinukleotidverlängerung liegt auch einer Reihe von autosomal-dominanten Erkrankungen mit Antizipationseffekt zugrunde, z. B. der myotonen Dystrophie, der Huntington-Krankheit und der spinozerebellären Ataxie.

Genetik kindlicher Tumoren

> ❱ Keimbahnmutationen und nachfolgende somatische Mutationen bestimmter Gene (Protoonkogene und Tumorsuppressorgene) sind die Ursache für etwa 10 % der kindlichen Tumoren.

Protoonkogene sind normale, nichtpathologische Gene, deren Genprodukte z. B. an der Zellinteraktion oder an der Regulation der Zellteilung, bzw. Zelldifferenzierung beteiligt sind. Mutationen in diesen Genen können zu Onkogenen führen.

Onkogene können die neoplastische Transformation einer Zelle bewirken. Es gibt zelluläre und virale Onkogene. **Zelluläre Onkogene (c-onc)** entstehen durch die Mutation

3

◘ **Tab. 3.12** Beteiligung von Onkogenen an sporadischen Tumoren im Kindesalter

Onkogen	Genort	Funktion	Erkrankung
ABL1[1]	9q34	Tyrosin-Proteinkinase	CML (chronische myeloische Leukämie)
NMYC	2p24	Nukleäres Protein	Neuroblastom
RET	10q11	Tyrosinkinase-rezeptor	Schilddrüsentumor

[1] Philadelphia-Chromosom t(9,22). Das Philadelphia-Chromosom entsteht durch eine Translokation zwischen den Chromosomen 9 und 22. Diese Translokation wird in über 90 % der Fälle von chronischer myeloischer Leukämie (CML), bei 30–40 % der erwachsenen Patienten mit einer akuten lymphatischen Leukämie (ALL) und bei 3–5 % der Kinder mit einer ALL gefunden. Die Translokation führt zu einem Fusionsprotein zwischen dem ersten Exon des BCR-Gens auf Chromosom 22 und Anteilen des ABL-Gens auf Chromosom 9 mit onkogenen Eigenschaften.

◘ **Tab. 3.13** Beteiligung von Onkogenen und Tumorsuppressorgenen an familiären Tumorerkrankungen im Kindesalter

Onkogen/Tumorsuppressorgenen	Genort	Funktion	Erkrankung
RET	10q11	Tyrosinkinase-rezeptor	MEN2A (multiple endokrine Neoplasie Typ IIa)
RB1	13q14	Zellzyklus- und Transkriptions-regulation	Retinoblastom
WT1	11p13	Zink-Finger-Transkrip-tionsfaktor	Wilms-Tumor
NF1	17q11	Regulation der Zellteilung	Neurofibromatose Typ 1
APC	5q21	Regulation der Zellteilung	Familiäre adenoma-töse Polyposis coli

(Punktmutation, Translokation) eines Protoonkogens im Genom einer Zelle. **Virale Onkogene (v-onc)** entstehen durch die Veränderung der DNA-Sequenz infolge der Passage durch ein Virusgenom. Die zugrunde liegenden Mutationen werden als »Gain-of-function«-Mutationen bezeichnet und sind bei somatischen Mutationen die Ursache sporadischer Tumorerkrankungen (◘ Tab. 3.12). Eine somatische Mutation tritt **nach** der Befruchtung einer Eizelle auf. In der Regel sind nicht alle Gewebe des entstehenden Individuums von der Mutation betroffen, per definitionem ist sie in den Zellen der Keimbahn nicht nachweisbar.

Wenn die Mutation bereits in der Keimbahn vorhanden war, ist sie die Ursache familiärer Tumorerkrankungen (◘ Tab. 3.13). Eine Keimbahnmutation ist in der Eizelle bzw. dem Spermium eines Elternteiles entstanden. Wird sie auf ein Kind weitervererbt (50 % Wahrscheinlichkeit), ist sie in allen Körperzellen des Kindes und wiederum in den Zellen der Keimbahn nachweisbar.

Tumorsuppressorgene sind u. a. an der Regulation der Zellteilung und der Reparatur von DNA-Schäden beteiligt. Damit es zur Tumorentstehung kommt, müssen beide Allele des entsprechenden Tumorsuppressorgens in einer Zelle mutiert bzw. funktionslos sein, d. h. es handelt sich um »Loss-of-function«-Mutationen.

Für die **familiäre Häufung von Tumorerkrankungen** werden Keimbahnmutationen in Protoonkogenen bzw. Tumorsuppressorgenen verantwortlich gemacht, die von einer Generation auf die nächste weitervererbt werden können. Die familiäre Belastung mit einem mutierten Gen führt jedoch nicht zwangsläufig zur Ausprägung der Krankheit. Damit es zur Tumorentstehung kommt, ist eine zweite somatische Mutation notwendig.

Betrifft die Keimbahnmutation ein Allel eines Tumorsuppressorgenes, so muss also zur neoplastischen Transformation einer Zelle das zweite, bislang intakte Allel des Tumorsuppressorgenes, eine »Loss-of-function«-Mutation erfahren. Betrifft die Keimbahnmutation dagegen ein Allel eines Protoonkogens, kann eine zweite Mutation in einem anderen, z. B. an der Zellteilung beteiligten Gen der Zelle zur Tumorentstehung führen.

Für den Träger einer Keimbahnmutation ist das Risiko aufgrund einer zweiten Mutation einen Tumor zu entwickeln aus bislang nicht geklärten Gründen hoch. Daher erscheint der Erbgang für Keimbahnmutationen in an sich rezessiven Tumorsuppressorgenen dominant.

Bereits 1971 wurde von Knudson die »Zwei-Treffer-Theorie« formuliert. Ihr liegt die Beobachtung zugrunde, dass die durch Keimbahnmutationen entstandenen Tumoren klonalen Ursprungs sind, obwohl in allen Zellen die genetische Prädisposition vorhanden ist. Diese Tumoren manifestieren sich früher als sporadische Tumoren, da die Wahrscheinlichkeit für eine Tumorentstehung aufgrund einer zweiten Mutation größer ist, wenn in allen Zellen eine Keimbahnmutation vorhanden ist.

Kernaussagen

– Die wichtigsten Regeln der formalen Genetik sind die Mendelschen Gesetze.
– Das Hardy-Weinberg-Gleichgewicht ist die bedeutendste Grundlage der Populationsgenetik.

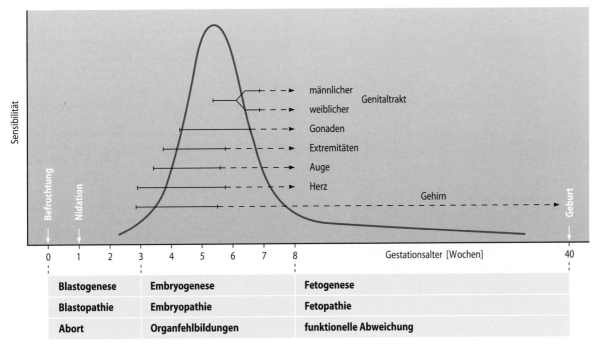

Abb. 3.9 Zeitplan der Organentwicklung und Sensibilität gegenüber teratogenen Noxen

3.4 Embryopathien und Fetopathien durch exogene Noxen

Bei der Entwicklung des ungeborenen Kindes ist das Risiko einer Schädigung der Frucht durch physikalische, chemische oder biologische Noxen eine Hauptsorge (▶ Kap. 4 und 6). Neben Art und Ausmaß der Noxe ist der Zeitpunkt der Einwirkung entscheidend.

Die Sensibilität des Embryos in Abhängigkeit vom Differenzierungsstadium gibt die ▢ Abb. 3.9 wieder. In der Zeit der Blastogenese sind die einzelnen Zellen noch nicht determiniert, gesetzte Schäden werden entweder vollständig regeneriert oder die Blastula stirbt ab (»Alles-oder-Nichts-Regel«).

Die Sensibilität gegenüber teratogenen Noxen erreicht ihr Maximum in der Embryonalperiode, in der eine intensive Organdifferenzierung stattfindet. In dieser Zeit können Fehlbildungen induziert werden. In der Fetalperiode sinkt die Sensibilität rasch ab, teratogene Wirkungen manifestieren sich in dieser Periode vor allem in Wachstums- und Differenzierungsstörungen des Gehirns.

3.4.1 Physikalische Noxen/Strahlen

Nach therapeutischen Bestrahlungen in der Frühschwangerschaft wurden ab einer Dosis von 200 mSv (1 mSv = 100 mrem) bei Kindern geistige Retardierung, Mikrozephalie, Augenschädigungen, Katarakt und Minderwuchs beobachtet. Es besteht für ionisierende Strahlen eine lineare Dosis-Wirkungs-Beziehung. Diagnostische Röntgenaufnahmen sollten in der Schwangerschaft möglichst unterlassen werden, ande-

rerseits führen sie bei korrekter Durchführung zu einer Belastung des Uterus von weniger als 10 mSv. Die kritische Dosis von 100 mSv wird praktisch nie erreicht, muss aber in jedem Einzelfall überprüft werden.

3.4.2 Chemische Noxen

Thalidomid

Die Erfahrungen mit dem als Schlafmittel und zur Lepratherapie eingesetzten Thalidomid (Contergan) haben gezeigt, dass damit gerechnet werden muss, dass Substanzen von geringer akuter Toxizität Fehlbildungen hervorrufen. Thalidomid erzeugt um den 35. Tag post menstruationem Anotie, um den 40. Tag Amelie der Arme und 2–3 Tage danach Phokomelie, um den 46. und 47. Tag meist nur noch Triphalangie der Daumen, Leistenbruch und Rektumstenose. Der Pädiater Widukind Lenz hat diese Zusammenhänge entdeckt und auch festgestellt, dass ein Vergleich mit diesen sensiblen Phasen erkennen lässt, ob ein exogener Faktor als Ursache für eine vergleichbare Fehlbildung in Betracht kommt.

Alkohol

> Chronischer Alkoholismus während der Schwangerschaft mit einem täglichen Konsum von mehr als 50 g reinem Alkohol führt zur Alkoholembryopathie mit der Folge einer gestörten Entwicklung des Feten. Unter allen bekannten Embryopathien ist die Alkoholembryopathie mit Abstand die häufigste und betrifft etwa 1:300 der Neugeborenen.

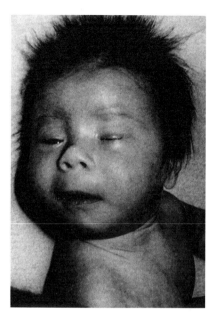

Abb. 3.10 Alkoholembyopathie. Typische Fazies eines Kindes mit Alkoholembryopathie (AE3), gerundete Stirn, enge Lidspalten, verkürzter eingesunkener Nasenrücken, schmales Lippenrot, langes verstrichenes Philtrum

Klinisch wird die **Alkoholembryopathie (AE)** in 3 Schweregrade (AE 1–AE3) mit fließenden Übergängen unterteilt. Bei Kindern mit einer AE Grad 3 ist das Gesicht so charakteristisch, dass sich die Diagnose leicht stellen lässt (**Abb. 3.10**). **Hauptsymptome** sind **intrauteriner** und **postnataler Minderwuchs, Mikrozephalie, geistige Retardierung, Übererregbarkeit, Herzfehler,** Anomalien der Genitalien und Gelenke sowie **kraniofaziale Auffälligkeiten.** Der Minderwuchs gleicht sich in der Regel nach der Geburt nicht mehr aus, ausgeprägter Zwergwuchs im Kleinkindesalter kann die Folge sein. Die perinatale Sterblichkeit ist hoch, die Intelligenz herabgesetzt (verbaler IQ zwischen 60 und 70, Handlungsteil zwischen 70 und 80).

Valproinsäure

Valproinsäure (zur Behandlung mütterlicher Anfallsleiden) führt zu einem erhöhten Grad an Neuralrohrschlussdefekten (nach Majewski in einer Größenordnung von etwa 5 %). Ein Teil der Kinder weist einen charakteristischen Gesichtsausdruck auf: schmale Stirn mit prominenter Mittelstirn, nach außen oben ansteigende Lidachsen, kurze Nase, verkürzte Oberlippe.

Hydantoin und Barbiturat

In etwa 0,5 % aller Schwangerschaften muss die Mutter Antikonvulsiva wie z. B. Hydantoin einnehmen. Symptome der spezifischen Hydantoin-Embryopathie fand Majewski auch nach Barbiturat- oder Primidon-Therapie. Deshalb erscheint die Bezeichnung **Hydantoin-Barbiturat-Embryopathie** sinnvoll. **Hauptsymptome** sind **intrauteriner** und **postnataler Minderwuchs, Mikrozephalie** und meist mäßige **statomotorische** und **geistige Retardierung.** Das Gesicht wirkt ver-

gröbert, die Nasenwurzel ist breit und tief eingezogen. Dysmorphiezeichen sind Epikanthus, Ptosis, kurze Nase und großer Mund mit vollen, wulstigen Lippen. Die Schädigung tritt bei etwa 6 % der exponierten Kinder auf.

Warfarin

Wenn Antikoagulanzien während der Schwangerschaft therapeutisch angesetzt werden müssen, wird nach der Therapie mit Cumarinderivaten (Marcumar) ein umschriebenes Fehlbildungssyndrom beobachtet, das der dominanten Form der Chondrodysplasia punctata ähnelt. Typisch sind verkürzte Extremitäten, hypoplastische eingesunkene Nase, Augenfehlbildungen (Mikrophthalmie, Optikusatrophie) sowie kalkspritzerförmige Einlagerungen in den Wirbelkörpern und im Kalkaneus. Etwa ein Drittel der Patienten ist geistig mäßig bis stark retardiert, die kritische Phase scheint die 4.–6. Woche post conceptionem zu sein.

Vitamin A und Abkömmlinge

Es ist bekannt, dass Vitamin A in hoher Dosierung (über 30.000 IE tgl.) teratogen wirkt. Auch die oral genommenen Vitamin-A-Abkömmlinge erweisen sich beim Menschen in therapeutischer Dosis als teratogen. Angewendet werden sie in der Dermatologie zur Therapie von schwerster Akne, Psoriasis und anderen Verhornungsstörungen. Bei ca. 15% der intrauterin exponierten Kinder treten Fehlbildungen wie Anotie, Mikrotie, Hydrozephalus oder Mikrozephalus auf. Bei über 30% der beobachteten Kinder wurde ein Herzfehler festgestellt, ein Fünftel wies Anomalien des N. opticus auf.

Tabak

Kinder von rauchenden Müttern sind deutlich untergewichtig. Bei allen anderen Schwangerschaftskomplikationen besteht eine ausgeprägte Abhängigkeit von der Menge, die geraucht wird. Raucht die Mutter während der Schwangerschaft mehr als ein Päckchen Zigaretten am Tag, so steigt das Risiko für einen Spontanabort um 70 % und es verdoppelt sich für die Placenta praevia. Die Frühgeburtshäufigkeit liegt gegenüber einer Nichtraucherin um 50 % höher und die perinatale Mortalität um 100 % höher. Eine erhöhte Fehlbildungsrate ist bei Kindern rauchender Mütter nicht gesichert. Postnatal sind plötzlicher Säuglingstod und kindliche Verhaltensstörungen gehäuft.

Thyreostatika

Bei der Behandlung von Schwangeren, die an einer Hyperthyreose, z. B. Morbus Basedow leiden, ist besondere Sorgfalt geboten. Die mütterliche Therapie muss fortgeführt werden, möglichst mit solchen Thyreostatika, deren Plazentagängigkeit gering ist.

> **Neugeborene von Müttern, die in der Schwangerschaft thyreostatisch behandelt wurden, müssen auf ihren Schilddrüsenstatus untersucht werden.**

Zytostatika

Bei jeder zytostatischen Therapie in der Schwangerschaft muss der Nutzen und das Risiko auf das sorgfältigste abgewogen werden. Mit Sicherheit sind **Folsäureantagonisten** (Aminopterin, Methotrexat) **teratogen** bzw. **letal für den Embryo**. Die typischen Symptome der Embryopathie sind: Verknöcherungsstörungen des Gehirnschädels, Hydrozephalus, faziale Dysmorphien (z. B. Hypertelorismus) und Fehlbildungen der Gliedmaßen.

Auch bei allen anderen Zytostatika sind teratogene bzw. embryoletale Wirkungen nachgewiesen, ohne dass aufgrund der kleinen Fallzahl im einzelnen spezifische Fehlbildungsmuster beschrieben werden können.

> Bei jeder Zytostatikatherapie muss in einem Zeitraum von 6 Monaten vor und 6 Monaten nach jeder Behandlung eine strikte Kontrazeption durchgeführt werden. Bei einer Schwangerschaft, die unter Zytostatikatherapie eingetreten ist, muss im ärztlichen Konsilium unter Einbeziehung der Eltern über das weitere Handeln entschieden werden.

Kernaussagen
- Exogene Noxen (z. B. Alkohol, Nikotin, Pharmaka, bestimmte Viren) beeinflussen die embryonale Entwicklung negativ.

3.5 Genetische Beratung und Diagnostik

Das Ziel der genetischen Beratung und Diagnostik besteht darin, Ratsuchenden zu helfen, ein möglicherweise bei ihnen bestehendes Risiko zu erkennen oder auszuschließen. Schwerpunkte sind die genetische Familienberatung und die individuelle persönliche Beratung.
Das Gendiagnostikgesetz (GenDG) schreibt vor, dass vor einer genetischen Diagnostik eine Aufklärung erfolgen und eine schriftlicher Einwilligung des Patienten zur Untersuchung vorliegen muss. Nach einer differenzialdiagnostischen Untersuchung muss dem Patienten eine genetische Beratung angeboten werden. Prädiktive und Pränataldiagnostik dürfen nur im Rahmen einer genetischen Beratung durchgeführt werden.

3.5.1 Genetische Familienberatung

Die genetischen Beratungssituationen zur Frage der Gesundheit eines Kindes sind in ◘ Abb. 3.11 dargestellt. Die häufigste Beratungssituation ist die Frage nach dem Risiko für weitere Kinder, wenn ein Kind mit einer Fehlbildung oder einem Entwicklungsrückstand geboren wurde. Vor der Planung einer Schwangerschaft beziehen sich die Fragen der Eltern meist auf eine Krankheit, die entweder bei einem Elterteil oder nahen Verwandten aufgetreten ist. Sie befürchten, dass eine genetische Ursache vorliegen könnte und ein spezielles Risiko bezüglich dieser Erkrankung für eigene Kinder besteht. Eine wichtige Rolle spielt die Frage nach möglichen schädlichen Umwelteinwirkungen während der Schwangerschaft.

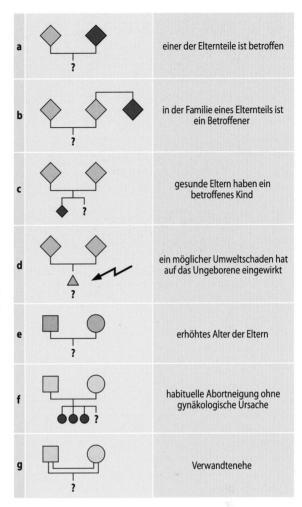

a	einer der Elternteile ist betroffen
b	in der Familie eines Elternteils ist ein Betroffener
c	gesunde Eltern haben ein betroffenes Kind
d	ein möglicher Umweltschaden hat auf das Ungeborene eingewirkt
e	erhöhtes Alter der Eltern
f	habituelle Abortneigung ohne gynäkologische Ursache
g	Verwandtenehe

◘ Abb. 3.11 Indikationen zur genetischen Familienberatung

Eine Hauptindikation für die pränatale genetische Diagnostik ist die Zunahme des Risikos für ein Kind mit freier Trisomie aufgrund des Alters der Mutter. Bei einer Schwangerschaft ab dem 35. Lebensjahr ist es derzeit, auch nach der geltenden Rechtsprechung, zwingend notwendig, mit den Eltern die Fragen der pränatalen genetischen Diagnostik ausführlich zu besprechen. Natürlich muss dabei die völlige Freiheit der Eltern, sich aufgrund eines ausführlichen Beratungsgespräches für oder gegen die Untersuchung zu entscheiden, respektiert werden. Ein Einfluss von Seiten der genetischen Berater (direktive Beratung) darf nicht ausgeübt werden. Fetale Auffälligkeiten, die bei einer Ultraschalluntersuchung gefunden werden, sind eine zunehmend wichtige Indikation zur pränatalen Diagnostik. Haben mehrere Schwangerschaften mit einer Fehlgeburt geendet, ohne dass der Gynäkologe eine umschriebene Ursache dafür hat feststellen können, so sollte bei beiden Eltern eine Chromosomenanalyse durchgeführt werden, um das Vorliegen einer balancierten Translokation feststellen oder ausschließen zu können.

3

◻ Tab. 3.14 Verfahren der pränatalen Diagnostik

Verfahren		Untersuchungsgegen-stand/Zeitraum	Diagnostik
Präkonzeptions-/ Präfertilisations-diagnostik: Methoden vor Eintritt der Schwangerschaft	Polkörperdiagnostik	Polkörper der Eizelle	Untersuchung des aus der Oogenese stammenden zweiten Polkörperchens noch vor Befruchtung der Eizelle zur Aneuploidiediagnostik und Diagnose bei X-chromosomaler Vererbung
	Präimplantations-diagnostik (PID)	Blastomere/Blastozysten	Bei sehr hohem Risiko für eine bekannte und schwerwiegende nicht wirksam therapierbare genetisch bedingte Erkrankung Für Paare, die ein hohes Risiko tragen, eine Chromosomenstörung zu vererben, die dazu führt, dass der Embryo das Stadium der extrauterinen Lebensfähigkeit nicht erreichen würde Für infertile Paare (zur Erhöhung der Erfolgsrate)
Pränataldiagnostik mit nichtinvasiven Methoden	Maternales Serumscreening	16.–20. SSW	Zur Diagnostik von: – Neuralrohr-, Bauchdeckendefekten – Fehlbildungen von Blase, Niere und anderen inneren Organen – Trisomie 18, 21 und anderen Chromosomenstörungen
	Ultraschall (Dopplersonographie)	Ab 8. SSW	Erfassung von äußeren und inneren Fehlbildungen (Skelett- und Organfehlbildungen) Nackenödemfalte als Hinweis auf Trisomie 21
Pränataldiagnostik mit invasiven Methoden	Chorionzottenbiopsie	Ab 10. SSW (wegen eventuell eingriffsbedingter Extremitätenfehlbildungen nicht früher)	Biochemische und molekulargenetische Analysen
	Amniozentese	Ab 15 SSW	Biochemische, zytogenetische und molekulargenetische Analysen
	Nabelschnurpunktion (Chordozentese)	Ab 17. SSW	Diagnose von: – Blut- und Infektionskrankheiten – Stoffwechselstörungen – Zweitdiagnose nach AC/CVS

Aufgrund der frühen Diagnose einer Erbkrankheit kann bei einem Kind zeitiger und gezielter mit entsprechenden Therapieansätzen begonnen werden. Die Chromosomendiagnostik oder auch die molekulargenetische Diagnostik ermöglichen ein genaueres Verständnis der zugrunde liegenden Ursachen einer Krankheit oder Behinderung, die eine optimale Therapie möglich machen.

3.5.2 Pränatale Diagnostik

Die pränatale Diagnostik ist ein Spezialbereich mit fest etablierten Techniken und Methoden, deren Risiken recht genau beschrieben sind. Es gibt **nichtinvasive** Untersuchungen wie Ultraschall und Untersuchung von Serumparametern im mütterlichen Blut (Triple-Test) und die **invasiven Untersuchungen** wie die Chorionzottenbiopsie (CVS: chorion villi sampling), Amniozentese (AC) oder die Nabelschnurpunktion (◻ Tab. 3.14).

Invasive Untersuchungen, bei denen auf direktem Wege – sei es transabdominal oder transzervikal – fetale Zellen, fetales Blut oder Fruchtwasser gewonnen werden, dürfen nur bei definiert bestehendem Risiko durchgeführt werden.

Für die Chromosomenanalyse von Zellen des ungeborenen Kindes gibt es folgende Möglichkeiten:

▬ Direktpräparation und Langzeitkulturen von Chorionzellen
▬ Chromosomenpräparation von Amnionzellen nach Langzeitkultur
▬ Präparation der Lymphozyten des fetalen Blutes nach Nabelschnurpunktion

Dabei ist die Zellgewinnung durch Chorionbiopsie ab der 10. SSW, die Fruchtwasserentnahme ab der 15. SSW möglich.

☐ Tab. 3.15 Indikation zur pränatalen Diagnostik

Grad des Risikos		Indikationen
Hohes Risiko	10–50 %	Monogene Erbkrankheit Elterliche chromosomale Strukturaberration[1] Pränataler Virusinfekt (1. und 2. Monat)
Mittleres Risiko	2–10 %	Alter der Mutter ≥ 38 Jahre Multifaktorielle Erkrankung (z. B. Neuralrohrdefekt, auffälliger Ultraschallbefund) Pränataler Virusinfekt (3. und 4. Monat) Elterliche chromosomale Strukturaberration[1] Im Ultraschall fetales Nackenödem (Hinweis auf Chromosomenanomalie)
Niedriges Risiko	1–2 %	Vorangegangenes Kind mit neu entstandener Chromosomenaberration Alter der Mutter 35–37 Jahre Elterliche chromosomale Strukturaberration[1]

[1] Risiko jeweils abhängig vom individuellen zytogenetischen Befund

Die Indikationen zur pränatalen Diagnostik, gestaffelt nach dem Risiko, sind in ☐ Tab. 3.15 wiedergegeben.

Mit der Verfeinerung zytogenetischer Methoden und technischer Verfahren werden immer mehr Erkrankungen mit unterschiedlichem Krankheitsverlauf diagnostiziert werden können. Die Entscheidung für die Fortsetzung der Schwangerschaft oder zum Abbruch wird dadurch immer schwieriger. Vom genetischen Berater ist nach der Erhebung eines pathologischen Befundes in der pränatalen Diagnostik ein Höchstmaß an Sensibilität gefordert. Die Ergebnisse können in der genetischen Beratungssituation zu emotional belastenden Situationen führen, die Ratsuchende wie Berater gleichermaßen fordern. Zur Bewältigung dieser Situation ist eine interdisziplinäre Zusammenarbeit des Kinderarztes mit Humangenetikern, Frauenärzten, Hausärzten und Psychotherapeuten hilfreich.

Kernaussagen

- Im Rahmen einer genetischen Beratung werden Ratsuchende über genetische Risiken und Untersuchungsmöglichkeiten aufgeklärt, die Beratung wird nichtdirektiv geführt.
- In Deutschland muss eine genetische Beratung bei der genetischen Differenzialdiagnostik angeboten werden.
- Prädiktive genetische Diagnostik darf nur im Rahmen einer genetischen Beratung durchgeführt werden (Gendiagnostikgesetz).

Zusammenfassung

- Das Risiko für die Geburt eines Kindes mit einer Trisomie der Autosomen (Down-Syndrom, Edwards-Syndrom, Pätau-Syndrom) und von Störungen mit zusätzlichem X-Chromosom (Triple-X-Syndrom, Klinefelter-Syndrom) steigt mit zunehmendem Alter der Mutter.
- Verschiedene strukturelle Chromosomenaberrationen (Deletionen, Mikrodeletionen, Translokationen) verursachen charakteristische klinische Syndrome.
- Die Genotyp-Diagnostik durch DNA-Analyse ermöglicht in zunehmendem Maße den Nachweis von monogenen Erbleiden, einschließlich mitochondrial vererbter Gendefekte sowie von Onkogenen (Datenbank OMIM).
- Störungen durch uniparentale Disomien (Prader-Willi-Syndrom, Angelmann-Syndrom) beruhen auf der Vererbung beider homologer Chromosomen mit spezifischer Inaktivierung von Genen durch einen Elternteil.
- Bei Erkrankungen durch Trinukleotidverlängerung (Fragiles X-Syndrom, myotone Dystrophie, Huntington-Krankheit, spinozerebelläre Ataxie) besteht eine tendenzielle Zunahme der Symptomatik in der Generationsfolge (Antizipation).
- Teratogene Schädigungen des ungeborenen Kindes entstehen durch ionisierende Strahlen, Medikamente (Thalidomid, Valproinsaure, Hydantoin, Barbiturate, Warfarin, Vitamin A, Thyreostatika, Zytostatika), starken Alkoholkonsum, Rauchen, pränatale Infektionen und mütterliche Stoffwechselstörungen (Diabetes mellitus, Phenylketonurie, ▶ Kap. 6).

Neonatologie

C.P. Speer

Die Überlebenschancen sehr unreifer Frühgeborener haben sich aufgrund der Fortschritte in der wissenschaftlichen Erforschung der physiologischen Grundlagen sowie ihrer Umsetzung in die praktische Geburtshilfe und Neonatologie enorm verbessert. Die therapeutischen Interventionen haben heute vor allem das Ziel, die Grundlage für eine möglichst gute Langzeitentwicklung für die überlebenden Kinder zu schaffen und damit die Basis für eine befriedigende Lebensqualität.

4.1 Grundlagen und Definitionen

In keiner anderen kindlichen Lebensphase ist die Mortalität so hoch wie in den ersten 4 Lebenswochen. Unreife, intrauterine Mangelernährung sowie schwerwiegende Störungen der postnatalen kardiorespiratorischen Adaptation sind neben neonatalen Infektionen die wichtigsten Ursachen für die neonatale Sterblichkeit. Die Neugeborenensterblichkeit hat sich erfreulicherweise in den letzten 25 Jahren mehr als halbiert, sie liegt in Deutschland zur Zeit bei etwa 3 ‰. Diese positive Entwicklung ist sicherlich auf eine bessere Betreuung von Risikoschwangeren sowie von gefährdeten Früh- und Neugeborenen in Perinatalzentren zurückzuführen.

Hauptursache für die neonatale Mortalität (Anzahl der in den ersten 28 Lebenstagen verstorbenen Neugeborenen/1000 Lebendgeborene) und für erworbene Behinderungen sind Erkrankungen bei untergewichtigen Neugeborenen, insbesondere von Frühgeborenen. Die in der Neonatalmedizin verwendeten Definitionen sind zum Verständnis der Besonderheiten wichtig und in ◻ Tab. 4.1 zusammengefasst.

4.2 Physiologie der Perinatalzeit

Mit der Geburt treten eine Reihe grundlegender Veränderungen für das Neugeborene ein. Die mit Flüssigkeit gefüllte Lunge muss nach wenigen Atemzügen den erforderlichen Gasaustausch übernehmen, eine adäquate Lungendurchblutung setzt mit Umstellung der Herz-Kreislauf-Funktion auf die extrauterinen Lebensbedingungen ein. Bei ca. 90 % aller Neugeborenen verläuft diese kardiorespiratorische Adaptation ohne Probleme, die übrigen Kinder müssen durch eine präzise Einschätzung des Vitalitätszustandes unmittelbar nach der Geburt mit geeigneten Maßnahmen versorgt werden. Aufgrund einer eingeschränkten Temperaturregulation besteht für diese Neugeborenen besonders die Gefahr einer Hypothermie mit Folgeschäden.

4.2.1 Postnatale Adaptation

Kardiorespiratorische Funktionen Die **Sauerstoffversorgung des Feten** erfolgt in utero durch die Plazenta: O_2-angereichertes Blut gelangt über die Nabelvene und die untere Hohlvene in das rechte Herz, das ca. 90 % des Blutes über das offene **Foramen ovale** und den **Ductus arteriosus** in den linksseitigen Anteil des Kreislaufes befördert; es besteht ein **physiologischer Rechts-Links-Shunt.** Bedingt durch einen hohen **intrapulmonalen Druck** (Vasokonstriktion der Pulmonalarteriolen, Lungenflüssigkeit) fließt nur ca. 10 % des zirkulierenden Blutvolumens durch die flüssigkeitsgefüllte Lunge. Bereits ab der 11. Gestationswoche lassen sich intrauterin **Atembewegungen** beobachten. Gegen Ende der Schwangerschaft zeigen die Kinder mehr oder weniger regelmäßig 30–70 Atembewegungen/min; diese »Atmungsübungen« werden wenige Tage vor der Geburt zum größten Teil eingestellt. Die **pulmonale Flüssigkeit**, die das gesamte tracheobronchoalveoläre System ausfüllt, ist entscheidend für die normale fetale **Lungenentwicklung**; vermutlich entspricht der Flüssigkeitsgehalt dem Volumen der postnatalen funktionellen Residualkapazität. Bei fehlender Lungenflüssigkeit (Ahydramnion, Potter-Sequenz oder kontinuierlichem Fruchtwasserverlust) in der vulnerablen Phase der Lungenentwicklung (vor der 26. Gestationswoche), z. B. durch einen vorzeitigen Blasensprung von mehr als 2 Wochen Dauer (Intervall des Blasensprunges bis zum Zeitpunkt der Geburt), kann sich eine **Lungenhypoplasie** entwickeln.

◻ Tab. 4.1 Definitionen der Neonatalmedizin	
Gestationsalter	Schwangerschaftsdauer vom 1. Tag der letzten normalen Regelblutung der Mutter bis zur Geburt des Kindes, normal ca. 280 Tage
Frühgeborenes	Gestationsalter < 260 Tage, < 37. vollendete Schwangerschaftswoche
Reifes Neugeborenes	Gestationsalter 260–293 Tage (vollendete 37. bis Ende der 41. Woche)
Übertragenes Neugeborenes	Gestationsalter > 293 Tage (42 Wochen und mehr)
Hypotrophe Neugeborene (SGA: small for gestational age)	Geburtsgewicht < 10. Perzentile
Eutrophe Neugeborene (AGA: appropriate for gestational age)	Geburtsgewicht 10.–90. Perzentile
Hypertrophe Neugeborene (LGA: large for gestational age)	Geburtsgewicht > 90. Perzentile
Untergewichtige Neugeborene (LBW: low birth weight infant)	Geburtsgewicht < 2500 g
Sehr untergewichtige Neugeborene (VLBW: very low birth weight infant)	Geburtsgewicht < 1500 g

Unmittelbar nach der Geburt wird die intrapulmonale Flüssigkeit im Wesentlichen durch die Mechanik der ersten Atemzüge über interstitielle Lymph- und Blutgefäße abtransportiert; die meisten Neugeborenen bauen vermutlich bei geschlossener Glottis mit dem **ersten Atemzug einen hohen positiven intrathorakalen Druck** auf. Die Geburtsmechanik hat nur einen geringen Einfluss auf die Ausbildung des intrathorakalen Gasvolumens. Mit Beginn der Atmung steigt u. a. der arterielle Sauerstoffgehalt, der **pulmonale Gefäßwiderstand sinkt**. Als Folge der zunehmenden Lungendurchblutung steigen Füllung und Druck im linken Vorhof und Ventrikel, es kommt zum Verschluss des **Foramen ovale**. Die hämodynamischen Veränderungen und der erhöhte Sauerstoffpartialdruck lösen den funktionellen Verschluss des **Ductus arteriosus Botalli** aus, der permanente Verschluss (Thrombosierung, Fibrosierung) kann sich über Wochen hinziehen. Mit intakter Lungenfunktion erfolgt die Sauerstoffversorgung des Organismus über das linke Herz und den großen Kreislauf.

> Die normale Atemfrequenz des Neugeborenen liegt bei durchschnittlich 40 Atemzügen/min (max. 60/min), die Herzfrequenz bei 120/min (max. 160/min).

Temperaturregulation Nach der Geburt muss das in utero vor Wärmeverlusten geschützte Neugeborene Wärme produzieren. Das erfolgt durch Oxidation von Fettsäuren im sog. braunen Fettgewebe. Dieser Prozess ist allerdings sauerstoffabhängig. Hypoxische oder hypotrophe Neugeborene und Frühgeborene mit vermindertem subkutanem Fettgewebe und geringem Gehalt an braunem Fettgewebe können ihre Körpertemperatur nicht aufrechterhalten. Ein bedeutender **Wärmeverlust** entsteht auch durch die **Verdunstungskälte**, des auf der Hautoberfläche des Kindern vorhandenen Fruchtwassers. Bedingt durch die große Körperoberfläche im Vergleich zum Gewicht sind hypoxische und hypotrophe Kinder bei postnatalem Wärmeverlust durch z. B. mangelhafte Reanimation und Abtrocknung oder kalte Umgebungstemperatur besonders gefährdet. **Folgen der Hypothermie** sind:

- Metabolische Azidose infolge peripherer Minderdurchblutung (anaerober Metabolismus)
- Hypoxie
- Surfactant-Inaktivierung
- Hypoglykämie
- Lungenblutung
- Erhöhte Mortalität

Die fatalen Auswirkungen der **Hypothermie** auf die Zirkulation und den Metabolismus Neugeborener sind in ◨ Abb. 4.1 schematisch dargestellt.

Weitere Funktionen, die ein Neugeborenes nach der Geburt übernimmt, sind die **Urinausscheidung** innerhalb der ersten 24 Stunden und die **Entleerung von Mekonium** (sog. Kindspech) innerhalb von 48 Stunden. Die selbständige Nahrungsaufnahme spielt sich in den ersten Lebensstunden ein.

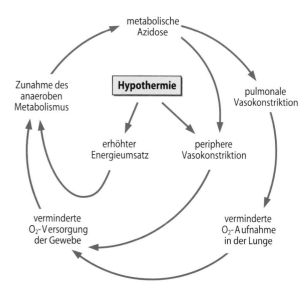

◨ **Abb. 4.1** Einfluss der Hypothermie auf die pulmonale und periphere Zirkulation sowie den anaeroben Metabolismus Neugeborener

> Sofort nach Geburt wird der Zustand des Kindes nach folgenden Parametern beurteilt:
> - Verletzungen Apgar-Score (Bewertungsschema der Vitalfunktionen bei Neugeborenen, ◨ Tab. 4.2)
> - Fehlbildungen
> - Geburtstraumatische Verletzungen

Beurteilung der postnatalen Adaptation Für die postnatale Beurteilung des reifen Neugeborenen hat sich das von Virginia Apgar 1952 erarbeitete Schema (Apgar-Score, ◨ Tab. 4.2) bewährt. Der Apgar-Score wird 1, 5 und 10 Minuten nach der Geburt bestimmt, die maximale Punktzahl pro Untersuchungszeitpunkt beträgt 10. Besondere prognostische Bedeu-

◨ **Tab. 4.2** Apgar-Schema zur Beurteilung von Neugeborenen

	Apgar-Zahl		
Symptom	0	1	2
Hautfarbe	Blau oder weiß	Akrozyanose	Rosig
Atmung	Keine	Langsam, unregelmäßig	Gut
Herzaktion	Keine	< 100	> 100
Muskeltonus	Schlaff	Träge Flexion	Aktive Bewegung
Reflexe beim Absaugen	Keine	Grimassieren	Schreien

Bestimmung nach 1, 5 und 10 Minuten

tung kommt dem **5-Minuten-Apgar-Wert** zu. Ein eindeutiger Zusammenhang besteht zwischen niedrigen Apgar-Werten und neurologischen Spätschäden.

> ❯ **Frühgeborene lassen sich mit dem Apgar-Score nur unzureichend beurteilen, da Atemtätigkeit, Muskeltonus und Reflexerregbarkeit besonders vom Gestationsalter abhängig sind.**

Eine wichtige Ergänzung der klinischen Beobachtung stellt die Bestimmung des **pH-Wertes aus der Nabelarterie** dar (▶ Abschn. 4.4.1).

4.2.2 Postnatale Bestimmung des Reifezustandes (Gestationsalter)

Nach der Geburt lassen bestimmte körperliche (somatische) und auch neurologische Zeichen Rückschlüsse auf die Reife des Kindes zu. Dafür sind verschiedene Reifescores entwickelt worden. Da die neurologischen Reifescores für eine Beurteilung schwer kranker Neugeborener ungeeignet sind, soll im folgenden kurz auf die leicht zu beurteilenden **somatischen Reifezeichen eutropher Neugeborener** eingegangen werden:

- **Ohrmuschelknorpel:** vollständiges Knorpelgerüst
- **Durchmesser der Brustdrüsen:** ca. 10 mm
- **Testes:** deszendiert
- **Große Labien:** bedecken die kleinen Labien
- **Fingernägel:** überragen Fingerkuppe
- **Fußsohlenfalten:** über der ganzen Sohle

Die **Ohrmuscheln** sehr kleiner Frühgeborener haben kaum Profil, tastbare Knorpeleinlagerungen finden sich zuerst im Tragus und Antitragus; der Helixknorpel entwickelt sich zuletzt. Das **Brustdrüsengewebe** und die **Brustwarze** bilden sich zwischen der 28. und 40. Gestationswoche langsam aus, die Mamille ist deutlich von der umgebenden Haut abgrenzbar, der Warzenhof erhebt sich über das Hautniveau. Bei **männlichen Frühgeborenen** können die **Hoden** im Leistenkanal oder darüber liegen, beim **weiblichen Frühgeborenen** treten kleine **Labien** und **Klitoris** hervor. Die **Nägel** sehr unreifer Neugeborener sind auffallend dünn und ausgefranst. Die **Fußsohlenfalten** werden mit steigendem Gestationsalter deutlich sichtbar, ihre Verteilung nimmt von den Zehenballen in Richtung auf die Ferse zu. Die **Haut** sehr unreifer Frühgeborener ist dünn und durchsichtig, sie zeigt keine Fältelung. Die **Lanugobehaarung** entwickelt sich bis zur 35. Gestationswoche – der Rücken ist in dieser Zeit fast vollständig bedeckt –, danach bildet sich die Behaarung wieder zurück.

Kernaussagen
- Intrauterine Atemexkursionen und Lungenflüssigkeit sind entscheidend für die normale fetale Lungenentwicklung. Bei fehlender Lungenflüssigkeit kann sich eine Lungenhypoplasie entwickeln.
▼

- Unmittelbar nach der Geburt erfolgt die Resorption der Lungenflüssigkeit; mit Einsetzen des pulmonalen Gasaustausches stellt sich die fetale Herz-Kreislaufsituation auf die extrauterinen Lebensbedingungen um.
- Aufgrund einer eingeschränkten Temperaturregulation besteht bei Neugeborenen die Gefahr einer Hypothermie
- Die postnatale Adaption reifer Neugeborener lässt sich mit Hilfe der Apgar-Score erfassen.

4.3 In der Schwangerschaft und Neugeborenenperiode erkennbare Fehlbildungen

Durch verschiedenste pränatale Maßnahmen kann eine Reihe schwerwiegender, zum Teil nicht mit dem Leben vereinbarer fetaler Erkrankungen intrauterin diagnostiziert werden. Besonders mit Hilfe der Ultraschalldiagnostik lassen sich bereits in frühen Schwangerschaftsstadien morphologische und funktionelle Störungen der fetalen Entwicklung erkennen. Diese diagnostischen Möglichkeiten haben mit dazu beigetragen, dass ein Teil der Neugeborenen mit operablen Erkrankungen von einer optimalen Geburtsplanung und Erstversorgung sowie geplanten operativen Behandlung profitieren. Nicht immer gelingt es jedoch, die erhobenen Befunde in aller Klarheit zu interpretieren, was für die Eltern trotz guter ärztlicher Betreuung Zeiten größter seelischer Anspannung bedeutet.

In ◻ Tab. 4.3 sind wichtige Erkrankungen und Fehlbildungen zusammengefasst, die ◻ Abb. 4.2 und ◻ Abb. 4.3 zeigen zwei Beispiele.

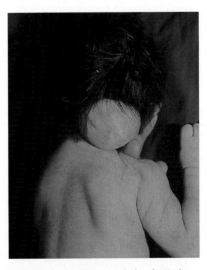

◻ **Abb. 4.2 Okzipitale Meningoenzephalozele.** Nach operativer Entfernung (Inhalt der Zele: rudimentäre Kleinhirnanteile) normale neurologische Entwicklung des Kindes

4

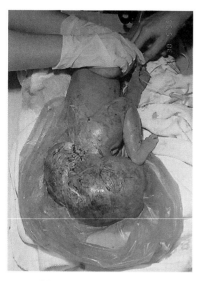

◩ **Abb. 4.3 Ausgedehntes sakrokokzygeales Teratom.** Komplette operative Entfernung und komplikationsloser Verlauf

◩ **Tab. 4.3** Beispiele chromosomaler Störungen, Fehlbildungen und Stoffwechselerkrankungen, die bereits vor der Geburt diagnostiziert werden können	
Chromosomale Störungen (▶ Kap. 3)	Trisomie 21 Trisomie 13 Trisomie 18
Neuralrohrdefekte und zerebrale Fehlbildungen	Anenzephalie Spina bifida Enzephalozele (◩ Abb. 4.2) Hydrozephalus Mikrozephalie Tumoren Gefäßfehlbildungen (z. B. Vena-Galeni-Aneurysma)
Fehlbildungen verschiedener Organsysteme	Herz Skelett Gastrointestinaltrakt: ■ Ösophagusatresie ■ Duodenalatresie ■ Andere Darmfehlbildungen Omphalozele, Gastroschisis Zwerchfellhernie, Chylothorax Tumoren Niere, ableitende Harnwege: ■ Nierenagenesie ■ Obstruktive Uropathie ■ Hydronephrose Polyzystische Nierenerkrankungen u. a.
Angeborene Stoffwechselstörungen	Aminoazidopathien Lipidspeichererkrankungen Mukopolysaccharidosen Organoazipämien
Verschiedene Erkrankungen	Thalassämien Schwerer kombinierter Immundefekt Kongenitale Nephrose

4.4   Perinatale Schäden und ihre Folgen

Der intrauterine und postnatale Sauerstoffmangel lebenswichtiger Organe (»Asphyxie«) ist eine der bedrohlichsten Situationen für den Fetus und das Neugeborene. Im Verlauf der Asphyxie kann sich ein Multiorganversagen mit hypoxisch-ischämischer Enzephalopathie entwickeln. Die Residualsymptomatik ist nicht selten durch lebenslange motorische und psychomentale Behinderung gekennzeichnet. Ernsthafte geburtstraumatische Schädigungen des Neugeborenen sind erfreulicherweise selten geworden, dennoch ist es wichtig, das Spektrum traumatischer Läsionen zu kennen, um adäquate diagnostische und gegebenenfalls therapeutische Maßnahmen einleiten zu können.

4.4.1   Asphyxie

Definition Unter einer **Asphyxie** wird in der Neonatologie der **Sauerstoffmangel lebenswichtiger Organe** verstanden.

❯ Der perinatale Sauerstoffmangel ist die schwerwiegendste Bedrohung des Feten und Neugeborenen. Eine Asphyxie kann zu einer dauerhaften motorischen und psychomentalen Behinderung führen.

Eine Asphyxie kann **intrauterin** oder auch **postnatal** durch pulmonale und kardiozirkulatorische Insuffizienz auftreten (◩ Tab. 4.4).

◩ **Tab. 4.4** Ursachen der perinatalen Asphyxie	
Mutter	Uteroplazentare Insuffizienz, Gestose Hypotension Übermäßige Sedierung
Plazenta	Abruptio placentae Placenta praevia, Vasa praevia Randsinusruptur
Nabelschnur	Nabelschnurvorfall, -umschlingung Kurze Nabelschnur Knoten, Riss, Kompression
Geburt	Traumatisch (abnorme Lage, Missverhältnis von Becken – Kind, hypertrophes Neugeborenes, Schulterdystokie) Langdauernd, überstürzt, Sturzgeburt
Kind	Anämie (fetomaternale Transfusion, Erythroblastose u. a.) Extreme Unreife Neuromuskuläre Erkrankungen (Myopathie, kongenitale Myasthenia gravis u. a.) Erkrankungen der Atemwege und Lungen (Choanalatresie, pulmonale Hypoplasie, Zwerchfellhernie u. a.) Infektionen (Pneumonie, septischer Schock)

Warnzeichen der intrauterinen postnatalen und neonatalen Asphyxie

Die **intrauterine Asphyxie** geht mit einer fetalen Herztondezeleration, kindlicher Bewegungsarmut und Mekoniumabgang einher. Folgende **Warnzeichen** weisen auf einen **intrauterinen Sauerstoffmangel** hin:

- Grünlich verfärbtes Fruchtwasser (vorzeitige Darmentleerung, Mekoniumabgang)
- Herztondezeleration (Norm 120–160 Schläge/min)
- Pathologische Herzfrequenzmuster im Kardiotokogramm (CTG: Ableitung der fetalen Herztöne und der mütterlichen Wehen)
- Laktazidose, pH < 7,2 (kapilläre Mikroblutanalyse aus der kindlichen Kopfhaut)

Die **postnatale Asphyxie** manifestiert sich entweder durch Dyspnoe, Atemstillstand, Zyanose, Bradykardie (früher »blaue Asphyxie« genannt) oder seltener durch extreme Blässe, Bradykardie und Hypotension (häufig akuter Volumenmangel, früher als »weiße Asphyxie« bezeichnet).

Die Warnzeichen der neonatalen Hypoxie sind:

- Apgar-Score nach 1 min < 4, nach 5 min < 6
- Verminderte Spontanatmung, Apnoe
- Herzfrequenz < 100/min
- Neonatale Azidose, pH < 7,15 (Nabelarterie)

Pathophysiologie der perinatalen Hypoxie

Die Auswirkungen des perinatalen Sauerstoffmangels auf die kardiorespiratorische Adaptation des Neugeborenen sind in ◘ Abb. 4.4 dargestellt. Bei intranataler oder postnataler Hypoxie entwickelt sich rasch eine metabolisch-respiratorische Azidose. Die normalerweise unmittelbar nach der Geburt einsetzende Dilatation der Lungenarterien bleibt aus. Die Azidose induziert über eine pulmonale Vasokonstriktion eine pulmonale Hypertonie, die über das Foramen ovale, den Ductus arteriosus Botalli und intrapulmonale Shunts die Entwicklung eines persistierenden Rechts-Links-Shunts nach sich zieht (**persistierende fetale Zirkulation**). Es bildet sich eine zunehmende Sauerstoffuntersättigung des arteriellen Blutes aus. Dieser »Circulus vitiosus« zeigt eindrucksvoll die fatalen Auswirkungen einer perinatalen Asphyxie auf das Neugeborene. Durch eine wirksame Reanimation (Intubation, maschinelle Beatmung, evtl. Volumensubstitution) muss diese Sequenz durchbrochen werden.

Gelingt es nicht, eine schwere oder prolongiert verlaufende Asphyxie zu behandeln, so ist mit einer akuten Beeinträchtigung oder auch bleibenden Schädigung verschiedener Organsysteme zu rechnen:

- **Zentrales Nervensystem:** hypoxisch-ischämische Enzephalopathie, Krampfanfälle, erhöhte Inzidenz von Hirnblutungen bei Frühgeborenen
- **Herz-Kreislauf-System:** myokardiale Ischämie (verminderte Kontraktilität), Hypotension
- **Lunge:** persistierende fetale Zirkulation (PFC), Atemnotsyndrom (RDS), Lungenblutung
- **Niere:** akute tubuläre oder kortikale Nekrose

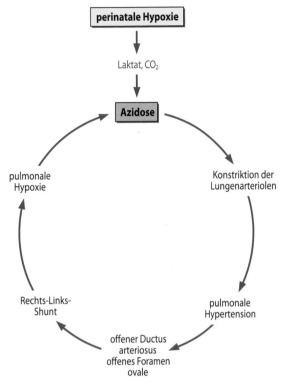

◘ Abb. 4.4 »Circulus vitiosus« des perinatalen Sauerstoffmangels

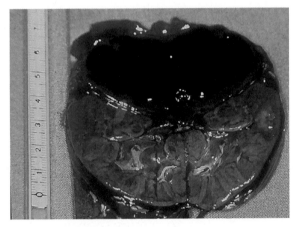

◘ Abb. 4.5 Ausgedehnte Nebennierenblutung nach schwerer intrauteriner Asphyxie

- **Magen-Darm-Trakt:** Perforation, Ulzeration, nekrotisierende Enterokolitis
- **Nebenniere:** Nebennierenrindenblutung (◘ Abb. 4.5)
- **Gerinnung:** disseminierte intravaskuläre Gerinnungsstörung
- **Metabolische Störungen:** Hypoglykämie, Hypokalzämie u. a.

◻ Tab. 4.5 Schweregrade des neurologischen Syndroms bei hypoxisch-ischämischer Enzephalopathie

Klinischer Schweregrad		Symptome
Grad I	Mild	Irritabilität, Schreckhaftigkeit, milde Hypotonie, Trinkschwäche
Grad II	Moderat	Lethargie, Krampfanfälle (Beginn: ~12–24 Stunden), deutliche Hypotonie, Sondenernährung
Grad III	Schwer	Koma, prolongierte Krampfanfälle, schwere Hypotonie, häufig keine Spontanatmung

4.4.2 Hypoxisch-ischämische Enzephalopathie (HIE)

Das neurologische Syndrom, das sich nach zerebraler Hypoxie und Ischämie entwickelt, lässt sich in 3 klinische Schweregrade einteilen, die in ◻ Tab. 4.5 zusammengefasst sind.

Klinik Neugeborene mit einer milden HIE (Grad I) weisen nach 3 Tagen keine neurologischen Symptome mehr auf, ebenso zeigen Kinder mit moderater HIE (Grad II) innerhalb der 1. Lebenswoche eine deutliche Besserungstendenz des neurologischen Status. Kinder mit schwerer HIE (Grad III) werden nach einer kurzfristigen Stabilisierung mit normaler Eigenatmung komatös und entwickeln u. a. prolongierte, schwer zu behandelnde Krampfanfälle; eine Besserungstendenz innerhalb der ersten Woche bleibt aus.

Therapie Die akute Behandlung der HIE zielt auf eine adäquate Oxygenierung, Ventilation und Organperfusion ab (**Cave:** Hirnödem). Durch eine Hypothermiebehandlung (Absenkung der Körpertemperatur auf 32–34 °C) für 24 Stunden kann möglicherweise das Ausmaß der neurologischen Folgeschäden verringert werden. Einzelheiten der komplexen Behandlungsstrategien sind den Lehrbüchern der Neonatologie zu entnehmen.

Prognose Sie hängt im wesentlichen vom Schweregrad und der Dauer der Asphyxie ab. Wie Ergebnisse einer Studie in Großbritannien zeigen, verstarben in einer Gruppe Neugeborener, die im Alter von 10 Minuten einen Apgar-Score von 0–3 hatten, ein Drittel der Kinder und 17 % hatten eine schwere Zerebralparese. War der Apgar-Score im Alter von 20 Minuten unverändert (0–3), so verstarben 60 % der Neugeborenen und nahezu 60 % der überlebenden Kinder entwickelten eine schwere Zerebralparese.

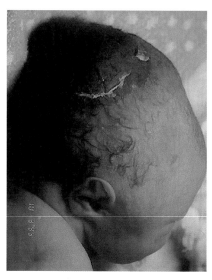

◻ Abb. 4.6 Ausgedehnte Verletzung der Kopfhaut nach Vakuumextraktion

4.4.3 Geburtstraumatische Schäden

> ❯ Geburtstraumatische Schäden reichen von harmlosen passageren Befunden bis hin zu akut bedrohlichen, zum Teil mit chronischen Folgeschädigungen einhergehenden Verletzungen.

Verletzungen der Haut und Muskulatur

Beim **Caput succedaneum** (Geburtsgeschwulst) handelt es sich um eine teigig-ödematöse, bläulich-rötlich verfärbte Schwellung über der Schädelkalotte. Sie bildet sich innerhalb einiger Tage zurück und bedarf keiner Therapie. Von der Geburtsgeschwulst lässt sich eindeutig das **Kephalhämatom**, eine subperiostal gelegene, fluktuierende, durch die Schädelnähte begrenzte Blutung, abgrenzen. Dieses Hämatom (Verletzung subperiostaler Blutgefäße durch Scherkräfte) kann sich in den ersten Lebenstagen vergrößern. Die Rückbildung setzt häufig erst nach Organisation und Verkalkung (Randwall mit zentraler Vertiefung) ein und der Prozess kann sich über Monate, selten auch über die ersten Lebensjahre hinziehen. Bleibende Schädelverformungen sind nicht zu befürchten. Durch **Vakuumextraktion** können ebenfalls umschriebene Verletzungen der Kopfhaut auftreten (◻ Abb. 4.6). Ein **Hämatom des M. sternocleidomastoideus**, eine traumatische muskuläre Verletzung (meist nach Geburt aus Beckenendlage), fällt häufig erst einige Zeit nach der Geburt durch eine derbe bis zu pflaumengroße Schwellung der entsprechenden Muskelpartie und einen **kindlichen Schiefhals** auf. Der Kopf ist zur Seite des Hämatoms geneigt, die Blickwendung erfolgt zur Gegenseite. Durch intensive krankengymnastische Behandlung lässt sich diese Schädigung meist beheben.

Verletzungen des Nervensystems

Periphere Fazialislähmung Die periphere Fazialislähmung (◻ Abb. 4.7) wird vermutlich durch eine Druckschädigung im

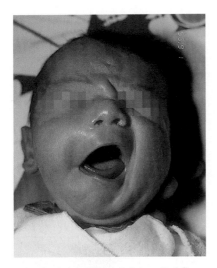

Abb. 4.7 Traumatisch bedingte periphere Fazialisparese rechts

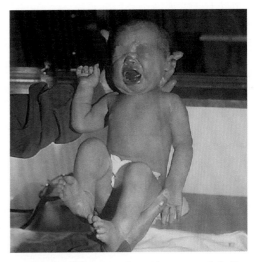

Abb. 4.8 Neugeborenes mit oberer Plexusparese links, Zustand nach Schulterdystokie

Geburtskanal (u. a. auch bei Forzepsextraktion) hervorgerufen. Die einseitige Lähmung fällt beim Schreien auf. Bei fehlendem Lidschluss muss das Auge vor Austrocknung geschützt werden. Eine weitere Behandlung der prognostisch günstigen Parese ist unnötig.

Obere Plexuslähmung (Erb-Duchenne) Eine Schädigung des **Plexus brachialis** erfolgt überwiegend durch starke Traktion am Nacken des Kindes oder übermäßige Lateralflexion des Kopfes, z. B. bei Schulterdystokie, d. h. erschwerter Entbindung bzw. Entwicklung der Schulter (Entwicklung nach Veit-Smellie) oder einer Beckenendlage. Durch Zerrungen sowie Ödem- und Hämatombildung, selten auch Nervenabrisse, werden die Nervenfasern der Zervikalsegmente C5 und C6 am häufigsten geschädigt. Die Neugeborenen halten den Arm typischerweise innenrotiert, proniert und im Ellenbogen gestreckt, der Hand-Greif-Reflex ist intakt. Die Kinder können den Arm in der Schulter nicht abduzieren, nach außen rotieren und den Unterarm supinieren. Bei Mitbeteiligung des **N. phrenicus** kann eine Zwerchfellparese mit Beeinträchtigung der Atmungsfunktion bestehen.

Untere Plexusparese (Klumpke) Sie wird durch eine Schädigung der Segmente C7, C8 und Th1 verursacht, bei der die meisten Handmuskeln betroffen sind. Das Handgelenk wird schlaff gebeugt gehalten. Bei Mitbeteiligung sympathischer Nervenfasern kann zusätzlich ein ipsilaterales **Horner-Syndrom** bestehen (Ptosis, Miosis).

Therapie Bei der **oberen Plexuslähmung** (■ Abb. 4.8) wird der im Ellenbogengelenk gebeugte Arm für ca. 10 Tage am Thorax fixiert, danach sind tägliche krankengymnastische Übungsbehandlungen erforderlich. Die Prognose ist – von kompletten Wurzelausrissen und Plexuszerreißungen abgesehen – gut. Die **untere Plexusparese** wird zur Vermeidung von

Kontrakturen durch Schienung der Hand und frühzeitig eintretende physiotherapeutische Maßnahmen behandelt.

Geburtstraumatische Verletzungen des zentralen Nervensystems Sie reichen von **Schädelfrakturen** (in der Regel keine Therapie; Cave: »wachsende Fraktur« durch Verlagerung von Weichteilen in den Bruchspalt), über **Hirnkontusionen** bis hin zu **subduralen Blutungen.** Letztere treten vorwiegend bei reifen, häufig hypertrophen Neugeborenen als Folge von Abrissen der Brückenvenen im Bereich der Falx und des Tentorium cerebelli auf.

Akute schwere Rückenmarkverletzungen Diese werden nach exzessiver Rotations- oder Zugbelastung der Wirbelsäule, vor allem bei Beckenendlagen und Forzepsextraktionen beobachtet. Die klinische **Symptomatologie,** die dem Bild eines spinalen Schocks entspricht, hängt von der Höhe der Rückenmarksverletzung ab. Am häufigsten treten die Verletzungen im Hals- und Brustwirbelbereich auf. Bei Einblutungen in das Rückenmark (Hämatomyelie) kann eine schwere generalisierte Lähmung vorhanden sein.

Verletzungen des Skeletts

Die isolierte **Klavikulafraktur** wird häufig als Zufallsbefund diagnostiziert (Krepitation, Kallusbildung), sie heilt ohne besondere Maßnahmen aus. Anders die akute **Epiphysenlösung des Humerus,** die klinisch kaum von der oberen Plexusparese abzugrenzen ist und identisch behandelt wird. Die Prognose ist ebenso wie bei Frakturen der langen Röhrenknochen, Rippen gut.

Organverletzungen

Im Rahmen eines schweren Geburtstraumas können lebensbedrohliche, mit Hypovolämie und Schock einhergehende **Leber- und Milzrupturen** auftreten. Die Prognose hängt entscheidend vom Zeitpunkt der Diagnose (Abdomensonographie) ab. **Nebennierenrindenblutungen** verlaufen häufig asymptomatisch, können aber auch Zirkulationsstörungen bis hin zum Schock nach sich ziehen (Abdomensonographie). Bei Übersichtsaufnahmen des Abdomens jenseits der ersten Lebensmonate werden als Ausdruck abgelaufener Blutungen nicht selten Verkalkungen im Bereich der Nebennieren gefunden.

Kernaussagen

- Der perinatale Sauerstoffmangel lebenswichtiger Organe (»Asphyxie«) ist eine der bedrohlichsten Situationen wichtiger Organe.
- Bei schwerwiegenden Verläufen einer Asphyxie kann sich ein Multiorganversagen mit hypoxisch-ischämischer Enzephalopathie entwickeln.
- Eine Asphyxie kann zu einer dauerhaften motorischen und psychomentalen Behinderung führen.

4.5 Grundzüge der Reanimation des Neugeborenen

Bei ungefähr 10 % der Neugeborenen sind unmittelbar postnatal unterstützende bzw. Reanimationsmaßnahmen erforderlich. Respiratorische Anpassungsstörungen aufgrund einer verzögerten Resorption der pulmonalen Flüssigkeit können in den ersten Lebensminuten durch die relativ einfache Maßnahme einer suffizienten Maskenbeatmung behoben werden. Ein zu langes Abwarten kann eine progrediente Verschlechterung des Neugeborenen bewirken (respiratorisch-metabolische Azidose, persistierende fetale Zirkulation). Gerade dieser Umstand verleitet aber gelegentlich zur voreiligen Anwendung unnötiger Maßnahmen, die nicht nur dem heute verbreiteten Ideal einer »sanften Geburt« widersprechen, sondern auch – z. B. bei ausgedehntem Absaugmanöver mit reflektorischer Bradykardie – eine iatrogene Verschlechterung herbeiführen können. Bei den Maßnahmen zur Neugeborenenreanimation handelt es sich also um differente Eingriffe, die nach sorgfältiger Einschätzung des kindlichen Zustandes weder zu spät noch zu voreilig durchgeführt werden dürfen.

Bei Neugeborenen mit **leichten Adaptationsstörungen** (zyanotisches Hautkolorit, Herzfrequenz >100/min, gute Reaktion auf taktile Stimuli, aber fehlende oder unregelmäßige Atmung) reicht es in der Regel aus, die Atemwege mit einem großlumigen Katheter (Ch 8–10) abzusaugen, zuerst immer der Mund-Rachen-Raum (Mund vor Nase!). Da alle Neugeborenen ausschließlich über die Nasenwege atmen, würden die Kinder bei primärem Absaugen der Nasenwege das im Mund-Rachen-Raum vorhandene Sekret möglicherweise aspirieren. Es ist unbedingt darauf zu achten, dass beim Absaugen keine Bradykardien auftreten (Vagusstimulation). Der Sog am Absauggerät ist auf 200 mbar zu begrenzen, um Verletzungen der Schleimhaut zu vermeiden!

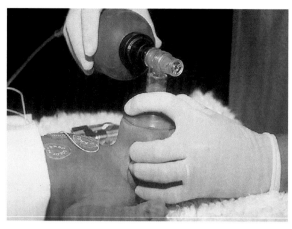

◘ Abb. 4.9 Beutel-Masken-Beatmung eines Frühgeborenen

❯❯ Eine erfolgreiche Reanimation setzt neonatologische Erfahrung sowie eine optimale Information und Vorbereitung bereits vor der Geburt voraus: Neben einem funktionsfähigen Instrumentarium muss auf eine adäquate Wärmezufuhr sowie einen Schutz vor Wärmeverlusten geachtet werden.

Bei Früh- und Neugeborenen mit unregelmäßiger oder fehlender Atmung, einer Herzaktion <100/min und fehlendem Muskeltonus wird die Atmungsfunktion durch **Beutel-Masken-Beatmung** hergestellt. Neugeborene mit fehlender Atmung werden initial durch eine »Blähatmung« behandelt, d. h. durch eine **Beutel-Masken-Beatmung** mit hohem inspiratorischem Druckplateau für mindestens 3–5 Sekunden und Raumluft. Das Ziel ist, die intraalveoläre Lungenflüssigkeit in das Gefäß- und Lymphsystem zu pressen und somit eine funktionelle Residualkapazität herzustellen. Runde Silikonmasken eignen sich für die Maskenbeatmung am besten, da sie optimal abdichten ohne allzu großen Druck auf das Gesicht des Neugeborenen auszuüben (◘ Abb. 4.9).

Der Vorgang der »Blähatmung« kann 3-mal wiederholt werden. Die einsetzende, noch unzureichende Eigenatmung des Neugeborenen wird durch atemsynchrone Maskenbeatmung unterstützt (Atemfrequenz 20–40/min). Die Herzfrequenz steigt in der Regel innerhalb kürzester Zeit an. Bei unzureichender Oxygenierung wird den Neugeborenen zusätzlich Sauerstoff angeboten (pulsoximetrische Überwachung).

❯❯ Besonders bei sehr kleinen Frühgeborenen mit unreifen Lungenstrukturen ist auf einen äußerst sensiblen Umgang mit der Beutel-Masken-Beatmung zu achten. Durch inadäquat hohe Beatmungsvolumina und Beatmungsdrücke können folgenschwere Lungenverletzungen ausgelöst werden.

Bleibt ein Neugeborenes apnoisch und/oder bradykard, so wird das Kind **endotracheal intubiert**. Bei Herzfrequenzen <60/min erfolgt die **extrathorakale Herzmassage** im Wechsel

◘ Tab. 4.6 Wesentliche Maßnahmen der primären Reanimation bei asphyktischen Neugeborenen

Wesentliche Maßnahmen	Bei Apnoe und/oder Bradykardie (Herzfrequenz < 60/min)
Adäquate Wärmezufuhr: Abtrocknen und Zudecken des Neugeborenen Luftwege freimachen (Mund vor Nase gezielt absaugen. Cave: Begrenzung des Sogs) Auskultation (Stethoskop) Beutel-Masken-O$_2$-Beatmung: initial 21 % O$_2$, bei unzureichender Oxigenierung zusätzliche O$_2$-Gabe (pulsoximetrische Überwachung), initiale »Blähatmung«, assistierte Beatmung (40–60 Atemzüge/min)	Endotracheale Intubation (Tubus: 2,5–3,5 mm) Beatmungsfrequenz: Herzmassage (1:3) Bei Bedarf Suprarenin 0,01–0,03 mg/kg/KG i. v. Peripherer venöser Zugang, evtl. Nabelvenenkatheter (nur in Notfallsituationen, Cave: Pfortaderthrombose), Volumenzufuhr (0,9 % NaCl/5 % Glucose, Blut) Bei Bedarf: Natriumbikarbonat (1:1 mit Aqua dest. verdünnt) Bei Bedarf: Naloxon 0,01 mg/kg i. v.; wegen kurzer Wirkdauer evtl. repetitive Dosen

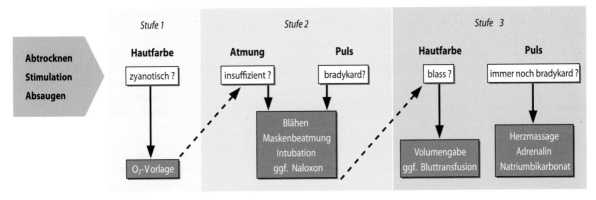

◘ Abb. 4.10 Sequenz der Reanimation

mit der Beatmung (3:1). Für die Herzmassage wird der Thorax des Kindes von beiden Seiten umfasst und am mittleren Drittel des Sternums um 1–2 cm mit einer Frequenz von ca. 120/min (2/Sekunde!) komprimiert.

Besteht die Bradykardie trotz ausreichender Lungenbelüftung fort, so wird **Suprarenin** über die katheterisierte Nabelvene oder eine periphere Vene (0,01–0,03 mg/kg/KG) appliziert. Ist kein Gefäßzugang möglich, so sollte Adrenalin (0,1–0,3 ml/kg/KG in einer Verdünnung von 1:10.000) über den endotrachealen Tubus verabreicht werden. Intrakardiale Injektionen sind obsolet.

Bei Verdacht auf Volumenmangel wird über eine periphere Vene oder – wenn nicht anders möglich – über einen Nabelvenenkatheter unverzüglich Volumen (0,9 % NaCl/5 % Glucose, Blut) zugeführt. Die früher großzügig praktizierte Azidosebehandlung mit Natriumbikarbonat sollte wegen der Gefahr von Hirnblutungen nur unter strengster Indikation erfolgen. Aufgrund der hohen Osmolarität (Osmolaritätsspitzen) sollte Natriumbikarbonat nur verdünnt und langsam injiziert werden (**Cave:** Bolusinjektion).

Bei fehlendem Atemantrieb des Neugeborenen ist an eine maternale Opiatgabe unter der Geburt zu denken. Der Opiatantagonist Naloxon hebt die Wirkung eines diaplazentar auf das Kind übertragenen Morphinderivates auf.

❗ Cave
Keine Gabe von Naloxon an Kinder heroinabhängiger Mütter, da schwere Entzugssymptomatik des Neugeborenen ausgelöst wird!

In ◘ Tab. 4.6 sind die wesentlichen Maßnahmen der Reanimation aufgeführt.

Mit Hilfe der 3 wesentlichen Kriterien **Hautfarbe, Atmung** und **Puls (3-Stufen-Konzept)** lassen sich die adäquaten Maßnahmen der Reanimation ableiten (◘ Abb. 4.10).

⟩ In der Regel ist die Erstversorgung mit Beutel-Masken-Beatmung (initiale »Blähatmung«) angezeigt, eine primäre Intubation sollte jedoch immer bei folgenden Erkrankungen durchgeführt werden:
- Mekonium- oder Blutaspiration (Absaugen, evtl. Bronchiallavage)
- Zwerchfellhernie
- Hydrops fetalis
- »Schwerste« Asphyxie (Apgar 0–3)

Kernaussagen

- Bei den Maßnahmen zur Neugeborenenreanimation handelt es sich um differente Eingriffe, die nach sorgfältiger Einschätzung des kindlichen Zustandes weder zu spät noch zu voreilig durchgeführt werden dürfen.
- Bei Früh- und Neugeborenen mit unregelmäßiger oder fehlender Atmung, einer Herzaktion <100/min und fehlendem Muskeltonus wird die Atmungsfunktion durch Beutel-Masken-Beatmung hergestellt.
- Initial 21 % O_2, bei unzureichender Oxigenierung zusätzliche O_2-Gabe (pulsoximetrische Überwachung).

4.6   Das Frühgeborene

Frühgeborene können eine Reihe von akuten und chronischen Erkrankungen entwickeln: Atemnotsyndrom, bronchopulmonale Dysplasie, persistierender Ductus arteriosus, Hirnblutung, periventrikuläre Leukomalazie, Retinopathia praematurorum, nekrotisierende Enterokolitis. Die Frühgeburtlichkeit trägt als wesentlicher Faktor zur perinatalen und neonatalen Sterblichkeit bei.

Ungefähr 7 % aller Geburten erfolgen vor der vollendeten 37. Schwangerschaftswoche. Etwa 1,5 % der Kinder sind sehr kleine Frühgeborene (Geburtsgewicht < 1500 g, Gestationsalter < 32 vollendete Gestationswochen). Die Ursachen der Frühgeburtlichkeit lassen sich nur bei einem Teil der Patienten eruieren:

- Vorzeitige Wehen
- Vorzeitiger Blasensprung
- Amnioninfektionssyndrom
- Mehrlingsschwangerschaften
- Akute Plazentalösung
- Mütterliche Erkrankungen wie EPH-Gestose u. a.

> Das Grundproblem sehr kleiner Frühgeborener ist die Unreife von Organsystemen und -funktionen, die zu einer Reihe von akuten und chronischen Erkrankungen führen können.

Die **Überlebenschance Frühgeborener** mit einem Geburtsgewicht von weniger als 1500 g hat sich im letzten Jahrzehnt deutlich verbessert. Während in den frühen 1970er Jahren nur 15–40 % dieser Risikopatienten die Neonatalperiode überlebten, war 10 Jahre später der Anteil überlebender Frühgeborener auf 60–75 % angestiegen. Wir können heute davon ausgehen, dass mehr als 75 % der Frühgeborenen mit einem Geburtsgewicht von 600–1000 g und mehr als 90 % aller Frühgeborenen mit einem Geburtsgewicht von weniger als 1500 g überleben. **Männliche Frühgeborene** und **Mehrlinge** haben allerdings eine geringere Überlebenschance als weibliche Risikopatienten bzw. Einzelgeborene gleichen Gestationsalters. Die heute günstigere **Prognose** ist auf die Verbesserung der Betreuung und des perinatalen Managements von Risiko-

schwangeren sowie auf die Fortschritte der neonatalen Intensivmedizin zurückzuführen.

Das **Grundproblem** sehr kleiner Frühgeborener bleibt jedoch bestehen: die **Unreife von Organsystemen und -funktionen**, die postnatal zu einer Reihe von akuten Erkrankungen und chronischen pulmonalen und neurologischen Folgeschäden führen können wie:

- Atemnotsyndrom (Surfactant-Therapie), bronchopulmonale Dysplasie
- Intrakranielle Blutung, periventrikuläre Leukomalazie
- Persistierender Ductus arteriosus
- Hypothermie, Hypoglykämie
- Apnoe, Bradykardie
- Erhöhte Infektionsdisposition
- Frühgeborenen-Retinopathie, Taubheit
- Psychomotorische Retardierung, neurologische Schädigung

Bei ca. 10 % sehr kleiner Frühgeborener ist mit einer schweren neurologischen Schädigung und bei 20 % mit geringgradigen neurologischen Auffälligkeiten bzw. partiellen Leistungsschwächen zu rechnen. Für eine optimale Betreuung von Risikofrühgeborenen müssen bestimmte Bedingungen erfüllt sein. In ☐ Tab. 4.7 sind die wichtigsten Faktoren zusammengefasst.

4.6.1   Das Atemnotsyndrom Frühgeborener

Synonyme RDS (respiratory distress syndrome), hyalines Membran-Syndrom.

Epidemiologie Das Atemnotsyndrom Frühgeborener stellte bis vor kurzem die häufigste Todesursache der Neonatalperiode dar. Ungefähr 1 % aller Neugeborenen erkranken an einem RDS. Die Inzidenz steigt mit abnehmendem Gestationsalter, bis zu 60 % der Frühgeborenen < 30. Gestationswoche entwickeln ein RDS.

Pathogenese Wesentliche Ursache des RDS ist der Mangel eines pulmonalen oberflächenaktiven **Surfactant-Systems**, das die Oberflächenspannung der Alveolen vermindert und dadurch zur Stabilität des Alveolarsystems beiträgt und einem Alveolarkollaps in der Exspiration vorbeugt (**Surfactant** = surface active agent). **Surfactant** besteht überwiegend aus verschiedenen **Phospholipiden**. Surfactant wird in den Pneumozyten Typ II gebildet und in den Alveolarraum sezerniert. Bei Patienten mit RDS ist die Surfactant-Hauptkomponente Dipalmitoylphosphatidylcholin (**Lecithin**) quantitativ vermindert, **Phosphatidylcholin** fehlt vollständig. Da eine ständige Sekretion von Surfactant in das Fruchtwasser stattfindet, kann durch eine Bestimmung des **L/S-Quotienten** (Lecithin/Sphingomyelin) die **Lungenreife** von Frühgeborenen abgeschätzt werden. Der Sphingomyelingehalt im Fruchtwasser bleibt im Verlauf der Schwangerschaft konstant.

> Ein L/S-Quotient von > 2:1 weist auf ein ausgereiftes Surfactant-System hin.

Tab. 4.7 Bedingungen für eine optimale Betreuung von Risikofrühgeborenen

Zeitpunkt	Betreuungsmaßnahmen
Risikoschwangere	Die Betreuung sollte nur in personell und technisch optimal ausgestatteten Perinatalzentren erfolgen. Ein In-utero-Transport eines gefährdeten Frühgeborenen ist mit ungleich geringeren Risiken verbunden als eine postnatale Verlegung. Die Inzidenz von bleibenden Behinderungen ist – wie in vielen Studien belegt – bei einer Behandlung in Perinatalzentren deutlich geringer als in kleinen Frauen- und Kinderkliniken, die über eine geringere Erfahrung in der Behandlung der Patienten und/oder eine unzureichende personelle bzw. apparative Ausstattung verfügen. Bei einer drohenden Geburt vor der 34. Gestationswoche ist unter maximaler tokolytischer Therapie eine Lungenreifungsbehandlung mit Betamethason durchzuführen.
Geburt	Die Geburt sollte so atraumatisch wie möglich erfolgen. Eine primäre Sectio caesarea ist in jedem Fall bei Kindern mit Beckenendlage, drohender intrauteriner Asphyxie, Verdacht auf Amnioninfektionssyndrom sowie jedweder Form relevanter kindlicher Pathologie indiziert. Während der mütterlichen Anästhesie muss eine intrauterine und postnatale Depression des Kindes unbedingt vermieden werden. Dies setzt eine enge Abstimmung von Anästhesieverfahren, chirurgischem Vorgehen und unmittelbar postnataler Versorgung der Frühgeborenen voraus.
Frühgeborenes	Nach der Erstversorgung der Frühgeborenen im Kreißsaal erfolgt die weitere zeit- und personalaufwendige Behandlung und Pflege der Kinder auf einer neonatologischen Intensivstation. Die therapeutischen Maßnahmen zielen auf eine Stabilisierung und Korrektur von postnatal einsetzenden Organstörungen ab. Da Frühgeborene nicht in der Lage sind, die Körpertemperatur selbstständig aufrecht zu erhalten, werden die Kinder in einem Inkubator gepflegt. Die Temperatur wird den Bedürfnissen der Patienten (thermoneutrale Temperatur, ausreichende Luftfeuchtigkeit) angepasst. Zur Überwachung der Frühgeborenen werden EKG- und Atmungsmonitore eingesetzt, in Abhängigkeit vom postnatalen Verlauf (maschinelle Beatmung, Sauerstofftherapie) erfolgt eine kontinuierliche transkutane Messung des O_2- und CO_2-Partialdruckes, eine kontinuierliche Pulsoximetrie, Blutgasanalysen (Nabelarterien-Katheter), Blutdruckmessungen u. a. (■ Abb. 4.11). Sehr kleine Frühgeborene werden häufig parenteral (zentrale Katheter) und/oder mit Hilfe einer Magensonde ernährt; auf die Gefahren nosokomialer Infektionen wird an anderer Stelle eingegangen.
Bindung zwischen Eltern und Frühgeborenem	So früh wie möglich soll durch engen Körperkontakt die psychische Bindung zwischen Mutter und Frühgeborenem, bzw. Vater und Frühgeborenem, gefördert werden. Die sog. Känguruh-Methode wird von den meisten Kindern außerordentlich gut toleriert (■ Abb. 4.12).

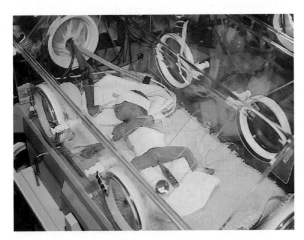

■ **Abb. 4.11 Intensivmedizinisch-behandeltes Frühgeborenes der 28. Gestationswoche, Gewicht 1130 g**

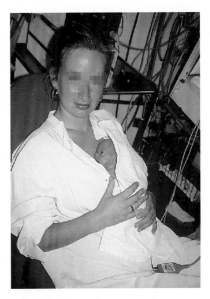

■ **Abb. 4.12 Direkter Körperkontakt von Mutter und Kind durch die sog. Känguruh-Methode** (Frühgeborenes der 28. Gestationswoche, Geburtsgewicht 840 g)

Neben Phospholipiden enthält Surfactant **Apoproteine** unterschiedlichen Molekulargewichts (SP = Surfactant protein). Während die **hochmolekularen Apoproteine** (SP-A) vermutlich die zelluläre Sekretion und Wiederaufnahme der Phospholipide regulieren, kommt den **hydrophoben niedermolekularen Apoproteinen** (SP-B, SP-C) eine besondere funktionelle Bedeutung zu: Sie verbessern die Adsorption und Ausbreitung der Surfactant-Phospholipide.

Die Surfactant-Defizienz wird typischerweise durch eine postnatal einsetzende intraalveoläre **Akkumulation von Plasmaproteinen** kompliziert, die nach Schädigung des Alveolarepithels und Kapillarendothels die Alveoli auskleiden und die Surfactant-Wirkung direkt inhibieren (hyaline Membranen).

Eine ausreichende Surfactant-Synthese besteht in der Regel von der 35. Gestationswoche an. Eine **verzögerte Lungenreifung** kann eintreten bei:

- Kindern von diabetischen Müttern
- Neugeborenen mit Asphyxie oder schwerer Erythroblastose

Eine **beschleunigte Lungenreifung** wird beobachtet bei:

- Präeklampsie
- Wachstumsretardierung
- Intrauterinem Stress durch:
  - vorzeitigen Blasensprung (2–7 Tage)
  - mütterliches Amnioninfektionssyndrom

Pathophysiologie Bei einem **Surfactant-Mangel** entwickeln sich in den Lungen der Frühgeborenen unmittelbar nach der Geburt zunehmende diffuse Atelektasen, die alveoläre Minderbelüftung führt zu einer Hypoxämie/Hypoxie und zu einem Anstieg des CO_2-Partialdruckes. Die Folgen sind eine systemische Hypotension und Vasokonstriktion der pulmonalen Gefäße, die eine pulmonale Minderperfusion sowie eine Ausbildung intrapulmonaler Shunts und eines Rechts-Links-Shunts auf Vorhofebene (Foramen ovale) bzw. über den Ductus arteriosus nach sich ziehen. Der pulmonale Metabolismus wird erheblich eingeschränkt. Sowohl Azidose, Hypoxie und der veränderte Lungenstoffwechsel inhibieren die postnatal einsetzende De-novo-Synthese von Surfactant. In ▫ Abb. 4.13 ist der Circulus vitiosus des Atemnotsyndroms dargestellt.

Klinik Die **klinischen Symptome** des Atemnotsyndroms treten unmittelbar nach der Geburt oder innerhalb der ersten 3–4 Stunden post partum auf:

- Tachypnoe > 60/min
- Nasenflügeln
- Exspiratorisches Stöhnen
- Sternale und interkostale Einziehungen
- Abgeschwächtes Atemgeräusch
- Mikrozirkulationsstörungen: blass-graues Hautkolorit
- Temperaturinstabilität
- Evtl. Zyanose (bei insuffizienter Behandlung)

Diagnostik Bei der **röntgenologischen Untersuchung** des Thorax finden sich typische Veränderungen: Unter zuneh-

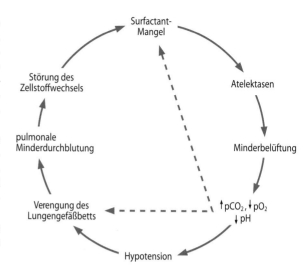

▫ **Abb. 4.13** »Circulus vitiosus« des Surfactant-Mangels

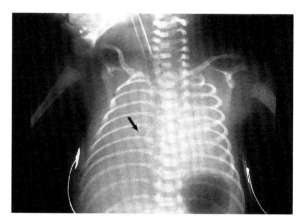

▫ **Abb. 4.14** Radiologische Veränderungen bei einem schweren **Atemnotsyndroms.** Verdichtetes Lungenparenchym, Auslöschung der Zwerchfell- und Herzkonturen, positives Luftbronchogramm (→)

mender Verdichtung des Lungenparenchyms mit Auslöschung der Herz- und Zwerchfellkonturen entwickelt sich eine sog. »weiße Lunge« (▫ Abb. 4.14).

> **Cave**
> Eine neonatale Infektion mit β-hämolysierenden Streptokokken der Gruppe B kann sich unter klinischen und radiologischen Zeichen eines RDS manifestieren.

Komplikationen Akut können im Verlauf der Erkrankung folgende Komplikationen auftreten:

- Extraalveoläre Luftansammlung
- Pulmonales interstitielles Emphysem
- Pneumothorax
- Pneumomediastinum
- Pneumoperitoneum
- Pneumoperikard

Als Folge der **Lungenunreife, Langzeitbeatmung** und **Sauerstofftoxizität** in der Einatmungsluft kann sich bei Risikopatienten eine chronische Lungenerkrankung, die **bronchopulmonale Dysplasie** (BPD), entwickeln.

Therapie Die Behandlung des RDS wird vom Schweregrad der pulmonalen Erkrankung bestimmt. **Das** Grundprinzip lautet: »minimal handling« (möglichst geringe Belastung des Frühgeborenen durch diagnostische und therapeutische Maßnahmen).

Die **symptomatische Behandlung** umfasst folgende Maßnahmen:

- **Leichtes RDS:** gezielte Sauerstoffzufuhr über einen binasalen CPAP (CPAP: continuous positive airway pressure = kontinuierlicher positiver Atemwegsdruck [über einen in der Nase liegenden Prong]).
- **Deutliche Ventilations- und Oxygenierungsstörung:** intermittierende oder kontrollierte maschinelle Beatmung der Patienten über einen trachealen Tubus.
- **Überwachung:** kontinuierliche transkutane Messung des pO_2 und pCO_2, kontinuierliche Pulsoximetrie, regelmäßige Blutgasanalysen, engmaschige Blutdruckkontrollen.

Die **kausale Behandlung** erfolgt durch **Substitution mit natürlichem Surfactant.** Natürliche Surfactant-Präparationen werden aus zerkleinerten Rinder- oder Schweinelungen extrahiert oder aus der menschlichen Amnionflüssigkeit isoliert. Sie unterscheiden sich in der Zusammensetzung der Phospholipid- und Apoproteinmuster. In allen bisher publizierten Studien konnte unmittelbar nach intrabronchialer Applikation natürlicher Surfactant-Präparate eine **Verbesserung der Oxygenierung** und des **Gasaustausches** beobachtet werden. Von den meisten Untersuchern wurde eine **Reduktion der Pneumothoraxinzidenz** und der **RDS-assoziierten Sterblichkeit** beschrieben. Kurzzeitige **Nebenwirkungen** der Surfactant-Behandlung sind bisher nicht bekannt.

Prävention Die sog. **Lungenreifungsbehandlung** durch Betamethason kann die Inzidenz und den Schweregrad des RDS Frühgeborener durch eine Enzyminduktion vermindern. Bethametason sollte der Schwangeren möglichst 48 Stunden vor der Geburt verabreicht werden. Die früher geübte Praxis der Lungenreifungsbehandlung durch repetitive Gabe von Glukokortikoiden in 8- bis 10-tägigem Abstand bis zur Geburt gilt heute als obsolet. Epidemiologische Studien weisen auf ein vermindertes fetales Wachstum von Schädel und Gehirn hin. Pränatal verabreichte Kortikosteroide in Kombination mit der postnatalen Surfactant-Therapie reduzieren die Sterblichkeit sowie die Inzidenz pulmonaler sowie extrapulmonaler Komplikationen (Hirnblutung).

Als weiterer bedeutsamer Faktor in der Prävention des RDS ist eine **schonende Geburtseinleitung** und optimale **primäre Reanimation** der Risikokinder anzusehen.

Fallbeispiel

Anamnese Bei einer 24-jährigen Zweitgebärenden treten nach unauffälligem Schwangerschaftsverlauf in der 29. Gestationswoche plötzlich vorzeitige Wehen auf und eine rasche Eröffnung des Muttermundes. Das kindliche CTG ist unauffällig. Trotz sofortigem Beginn mit einer tokolytischen (wehenhemmenden) Therapie und einmaliger Gabe von Kortison erfolgt wenige Stunden nach stationärer Aufnahme eine Spontangeburt.

Befund und Erstversorgung Weibliches Frühgeborenes der 29. Gestationswoche. Geburtsgewicht 1060 g, vital. Wegen unregelmäßiger Atmung kurzzeitige Maskenbeatmung mit 40 % Sauerstoff: stabiler klinischer Zustand, die Sauerstoffsättigung beträgt 92 %. Nach 45 Minuten zunehmende Tachypnoe (Atemfrequenz um 70/min), »stöhnende« Atmung und beginnende juguläre und interkostale Einziehungen. Endotracheale Intubation.

Verlauf Unter maschineller intermittierender Beatmung zunehmender Sauerstoffbedarf, im Alter von 3 Stunden 80 % inspiratorischer O2-Gehalt. Sauerstoffsättigung, Ventilation und systemischer Blutdruck sind unter diesen Maßnahmen normal.

Röntgenthorax Typische diffuse feingranuläre Verdichtung des Lungenparenchyms mit beginnender Auslöschung des Herzrandes; RDS Grad III.

Therapie Intratracheale Applikation eines natürlichen Surfactant-Präparates (100 mg Phospholipide/kg KG > 1,25 ml Flüssigkeit/kg). Innerhalb weniger Minuten Reduktion des inspiratorischen Sauerstoffgehaltes auf 30 % sowie des Beatmungsdruckes. Extubation am 5. Lebenstag. Keine pulmonalen und zerebralen Komplikationen (Hirnblutung) im Verlauf des Atemnotsyndroms. Unkomplizierter weiterer Verlauf, Entlassung des gesunden Säuglings in der 10. Lebenswoche mit einem Gewicht von 2560 g.

Beurteilung Typisches mittelschweres, durch Surfactant-Mangel bedingtes Atemnotsyndrom, erfolgreiche Surfactant-Substitutionsbehandlung.

4.6.2 Persistierender Ductus arteriosus (PDA)

> Ein hämodynamisch wirksamer persistierender Ductus arteriosus ist das häufigste kardiovaskuläre Problem Frühgeborener.

Pathogenese und Pathophysiologie Bei reifen Neugeborenen setzt nach der Geburt mit ansteigenden Sauerstoffpartialdrücken eine Konstriktion des Ductus arteriosus und ein konsekutiver Verschluss ein. Der Ductus arteriosus Frühgeborener reagiert schwächer auf die postnatalen Kontraktionsreize. Wesentliche Faktoren dürften die unreife Muskulatur des Ductus und der persistierende vasodilatatorische Effekt hoher Prostaglandinkonzentrationen (PGE_2) bei Frühgeborenen sein. Beim ausbleibendem Verschluss des Ductus entwickelt sich in der akuten Phase des RDS ein Shunt zwischen pulmonaler und systemischer Zirkulation (Rechts-Links-Shunt). Mit Rückbildung des RDS sinkt der pulmonale Gefäßwiderstand ab und es kann sich in dieser Phase ein hämodynamisch signifikanter Links-Rechts-Shunt über den PDA entwickeln. Die Folge ist eine akute pulmonale Überflutung mit **hämorrhagischem Lungenödem** und akuter **kardialer Insuffizienz**. Die Beatmungssituation der Patienten verschlechtert sich rasch.

> **Durch Intensivierung der Beatmung und Erhöhung der inspiratorischen Sauerstoffkonzentration nimmt die Lungenschädigung zu (bronchopulmonale Dysplasie).**

Auch bei protrahierter Manifestation eines PDA können u. a. ein interstitielles Lungenödem und Veränderungen der Organperfusion (Nieren, Magen-Darm-Trakt) auftreten.

Klinik Ein PDA manifestiert sich häufig zwischen dem 3. und 5. Lebenstag durch:
- Präkordiale Hyperaktivität
- Systolisches Herzgeräusch, gelegentlich kontinuierlich (~ 20 % der Frühgeborenen mit hämodynamisch signifikantem PDA haben kein Geräusch!)
- Pulsus celer et altus (»springende Pulse«)
- Tachykardie
- Verschlechterung der Beatmungssituation, evtl. feinblasige Rasselgeräusche
- Evtl. Hepatomegalie
- Renale Ausscheidungsprobleme
- Zirkulationsstörungen

Diagnostik Die klinische Verdachtsdiagnose wird durch die **Röntgen-Thorax-Aufnahme**, die 2-dimensionale Echokardiographie und den direkten Shuntnachweis mit Hilfe der Dopplertechnik und Farbdopplerverfahren bestätigt.

Therapie Die wesentlichen Therapieprinzipien des symptomatischen PDA sind:
- Flüssigkeitsrestriktion
- Prostaglandin-Synthesehemmer (Indometacin)
- Operativer PDA-Verschluss

Durch die Hemmung der Prostaglandinsynthese wird der gefäßerweiternde Effekt von Prostaglandin E_2 antagonisiert.

> ❗ **Cave**
> **Kontraindikationen für eine Behandlung mit Indometacin sind: Thrombozytopenie, Serum-Kreatinin > 1,8 mg/dl und Oligurie.**

Etwa 40 % aller mit Indometacin behandelten Frühgeborenen sprechen auf diese konservative Behandlung nicht an.

4.6.3 Bronchopulmonale Dysplasie (BPD)

Definition Die bronchopulmonale Dysplasie ist eine schwere chronische Atemwegs- und Lungenerkrankung sehr unreifer Frühgeborener.

Ätiologie Die BPD entwickelt sich auf dem Boden der **Lungenunreife** sowie durch das **bronchoalveoläre Trauma** bei maschineller Beatmung (**Volu-/Barotrauma**) und die **Sauerstofftoxizität** oder wird durch **postnatale Infektionen** ausgelöst. Als weitere prädisponierende Faktoren sind die maternale Chorioamnionitis, ein PDA und pulmonale Infektionen anzusehen. Ungefähr 10–30 % der Frühgeborenen < 1500 g erkranken an einer BPD. Diese Kinder weisen radiologische Lungenveränderungen auf und haben einen erhöhten Sauerstoffbedarf.

Histopathologie Bei der schwersten Form der BPD zeigen sich ein interstitielles Ödem, Atelektasen, überblähte Alveolen, Metaplasien der Mukosa, eine interstitielle Fibrose und eine Beeinträchtigung der Alveolarentwicklung sowie des pulmonalen Gefäßsystems.

Pathogenese Im Vordergrund steht eine pulmonale Inflammationsreaktion im Interstitium und in den terminalen Luftwegen (Akkumulation von neutrophilen Granulozyten, Makrophagen; Nachweis von verschiedensten Entzündungsmediatoren, elastolytische Schädigung des Lungengewebes, Toxizität von Sauerstoffradikalen, Mangel an Antioxidanzien). Diese Entzündungsreaktion klingt bei der Mehrzahl der Patienten nach einigen Wochen ab, bei einigen geht sie in das Stadium des Wachstumsstillstands von Alveolen und pulmonalen Gefäßen über.

Klinik Die klinischen Manifestationen der BPD erfolgen im postkonzeptionellen Alter von 36 Gestationswochen in Form von:
- Sauerstoffabhängigkeit
- Beeinträchtigung der Lungenfunktion (pCO2 , Atemwegswiderstand , Bronchusobstruktion), Dyspnoezeichen, Tachypnoe
- Postnatale Wachstums- bzw. Gewichtsretardierung

Bei schweren Verlaufsformen entwickeln sich:
- Pulmonale Hypertonie, Cor pulmonale, Rechtsherzversagen
- Rezidivierende bronchopulmonale Infektionen
- Psychomotorische Entwicklungsverzögerung

Diagnostik Die **radiologischen Veränderungen** bei der schwersten Form der BPD sind typische überblähte Areale neben atelektatischen Bezirken (◘ Abb. 4.15). Im Endstadium entwickeln sich große Emphysemblasen und fibrotische Verdichtungen, es besteht eine Kardiomegalie unterschiedlicher Ausprägung.

Therapie Die Behandlung der BPD ist symptomatisch, die wesentlichen Grundsätze sind:
- Adäquate Oxygenierung der Patienten (paO2 > 50 mmHg); Hypoxie erhöht den pulmonalen Gefäßwiderstand
- Ausreichende Kalorienzufuhr
- Flüssigkeitsrestriktion in Kombination mit Diuretika
- Physiotherapie

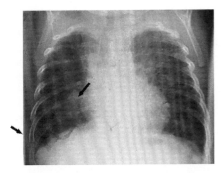

Abb. 4.15 Radiologischer Befund einer bronchopulmonalen Dysplasie. Neben fibrotisch verdichteten und atelektatischen Arealen (↙) finden sich überblähte Bezirke (↗)

- Coffein
- Kardiale Therapie

Die postnatale Dexamethasontherapie hat einen positiven Effekt auf die Entwöhnung vom Beatmungsgerät sowie die Sauerstoffabhängigkeit von Risikopatienten. Neueste Untersuchungen weisen jedoch darauf hin, dass eine frühe postnatale Dexamethasonbehandlung mit einer erhöhten Rate an zerebralen Schädigungen Frühgeborener assoziiert ist. Die Indikation für eine postnatale Kortikosteroidtherapie muss daher extrem restriktiv gestellt werden und ist nur bei lebensbedrohlichem Lungenversagen gegeben.

Prognose Die Prognose des einzelnen Patienten ist schwer abzuschätzen. Die Sterblichkeit von Kindern mit pulmonaler Hypertonie und Cor pulmonale ist hoch. Mit dem Auswachsen neuer Alveoli während des ersten Lebensjahres sollen sich die Lungenveränderungen graduell zurückbilden können, eine bronchiale Hyperreagibilität bleibt vermutlich bestehen.

4.6.4 Retinopathia praematurorum

Definition Die Frühgeborenenretinopathie ist eine bedrohliche Erkrankung des Auges, die zur Erblindung von Risikofrühgeborenen führen kann.

Ätiologie Die Retinopathia praematurorum wird im wesentlichen durch die **akute und chronische Toxizität von Sauerstoff** auf die sich entwickelnden retinalen Blutgefäße kleiner Frühgeborener verursacht. Eine vermehrte Sekretion retinaler Wachstumsfaktoren wie Vascular Endothelial Growth Factor (VEGF) und Insulin-like Growth Factor-1 (IGF-1) führt zu einem unkontrollierten Wachstum retinaler Gefäße.. Weitere Risikofaktoren, welche die Entwicklung einer Retinopathie besonders bei Frühgeborenen < 1000 g fördern, sind:
- Unreife
- Hyperkapnie
- Fluktuationen der Sauerstoffsättigung
- Blutaustauschtransfusionen
- Häufige Bluttransfusionen

Bei reifen Neugeborenen, die in der Regel eine vollständige vaskularisierte Retina besitzen, besteht kein Risiko für die Entwicklung einer Retinopathie.

Pathogenese Erhöhte arterielle Sauerstoffpartialdrücke induzieren eine initiale Vasokonstriktion der unreifen retinalen Gefäße. Bei anhaltender Hyperoxie setzt eine Obliteration vaskulärer Strukturen ein. Die folgenden Stadien sind durch eine extraretinale fibrovaskuläre Proliferation mit Ausbildung von Demarkationslinien und Leistenbildung zwischen vaskulärer und avaskulärer Retina gekennzeichnet. In diesen Phasen werden VEGF und IGF-1 vermehrt sezerniert (■ Tab. 4.8). Bei milden Verläufen bleibt dieses Geschehen auf die Netzhautperipherie beschränkt. Bei schweren Verlaufsformen kann eine Neovaskularisation der gesamten Retina beobachtet werden. Durch Traktion von Gefäßen, die u. a. in den Glaskörper einsprießen können, entwickelt sich eine Netzhautablösung. Synechien, die zu einer frontalen Verlagerung der Linse führen, können ein Sekundärglaukom verursachen. In der Regel sind beide Augen eines erkrankten Frühgeborenen betroffen, die Manifestation der Fundusveränderungen ist häufig asymmetrisch. Der Verlauf der Erkrankung ist variabel, erste retinale Veränderungen können nach ca. 3 Wochen registriert werden, das Maximum der Erkrankung ist um den errechneten Geburtstermin zu erwarten. Die Vernarbungsphase beginnt etwa 6 Monate nach der Geburt.

Prävention Um besonders die schweren Verlaufsformen der Frühgeborenenretinopathie zu verhindern, ist bei allen mit Sauerstoff versorgten Frühgeborenen eine sorgfältige kontinuierliche Messung der Sauerstoffpartialdrücke und Sauerstoffsättigung unabdingbar (kontinuierliche transkutane pO_2-Messung, arterielle Kontrollmessungen). Der arterielle O_2-Partialdruck sollte in den ersten 2 Lebenswochen 50–70 mmHg betragen und die Sauerstoffsättigung 95 % nicht überschreiten. Regelmäßige und engmaschige Untersuchun-

Tab. 4.8 Orientierende Stadieneinteilung der Frühgeborenenretinopathie

Stadium	Befund
1	Charakteristische grau-weißliche Grenzlinie, die die normale Netzhaut von der unreifen Retina trennt
2	Erhabener, wallartiger Bindegewebsrand im Bereich der Grenzlinie
3	Bildung von abnormen neuen Blutgefäßen, Vermehrung von Bindegewebe am Rand der wallartigen Veränderung, Blutgefäße und Bindegewebe wachsen in den Glaskörperraum
4	Partielle Netzhautablösung durch Traktion von Gefäßen und Bindegewebe
5	Komplette Netzhautablösung

gen aller neonatologischen Risikopatienten durch einen besonders erfahrenen Ophthalmologen sind unverzichtbar.

Therapie Während sich die milden Formen einer Frühgeborenenretinopathie ohne Beeinträchtigung des Sehvermögens zurückbilden, kann eine Progredienz der schweren Verlaufsformen (progressive Vasoproliferation) durch **Kryo- und Lasertherapie** verhindert werden. Bei schwersten Verlaufsformen ist auch eine Anti-VEGF-Therapie in Erwägung zu ziehen. Die Ergebnisse der operativen Behandlung der Netzhautablösung sind enttäuschend.

Prognose Als Spätfolgen der Retinopathie werden bei einigen Kindern Schielen, Schwach- und Kurzsichtigkeiten sowie selten ein Glaukom beobachtet. Gefürchtet ist eine – durch Narbenzüge ausgelöste – späte Netzhautablösung, die bei wenigen Patienten viele Jahre nach der akuten Retinopathie beobachtet wurde.

4.6.5 Hirnblutungen des Frühgeborenen

> Sehr kleine Frühgeborene haben ein hohes Risiko, eine peri- und intraventrikuläre Hirnblutung zu entwickeln.

Ein häufiges Problem Frühgeborener < 1500 g (< 32. Gestationswoche) stellt die Entwicklung einer Hirnblutung dar; bei bis zu 40 % dieser Risikopatienten lassen sich Blutungen unterschiedlichen Ausmaßes nachweisen. Erfreulicherweise wird in den letzten Jahren in den meisten Zentren eine Abnahme der Hirnblutungsinzidenz beobachtet.

Pathogenese Die Hirnblutung Frühgeborener geht vom fragilen Kapillar- und Arteriolensystem der **subependymalen Keimschicht (germinale Matrix)** aus. Diese germinale Matrix besteht nur zwischen der 24. und 34. Gestationswoche, nach diesem Zeitintervall tritt eine Involution dieses gefäßreichen Gewebes ein. Bei reifen Neugeborenen tritt daher in der Regel keine Subependymalblutung auf. Die Keimlagerblutung kann in das Ventrikelsystem einbrechen und die Ventrikel ausfüllen (◻ Abb. 4.16); als Folge bildet sich eine Arachnoiditis aus, die wiederum einen **Hydrocephalus occlusivus** nach sich ziehen kann (◻ Abb. 4.17). Im Verlauf der akuten Blutung entwickelt sich bei einigen Patienten eine hämorrhagische Infarzierung periventrikulärer Hirnteile, die vermutlich eine Schädigung des Abflussgebietes venöser Gefäße darstellen.

Einteilung Die Einteilung der Hirnblutungen (4 Stadien) erfolgt nach sonographischen Befunden. Bis zu 90 % aller Blutungen treten in den ersten 3 Lebenstagen auf. Veränderungen der zerebralen Durchblutung und Schwankungen des zerebralen Blutflusses gehen vermutlich einer Hirnblutung voraus. Eine Reihe von **Risikofaktoren** begünstigen das Auftreten einer Hirnblutung:

– Unreife, maternale Chorioamnionitis, Asphyxie, Hypoxie, Azidose, traumatische Geburt

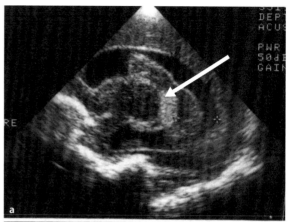

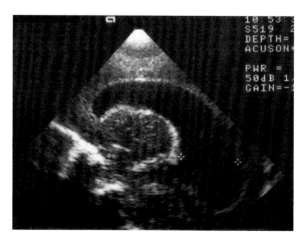

◻ **Abb. 4.16 Intraventrikuläre Blutungen. a** Intraventrikuläre, dem Plexus aufsitzende Blutung, die sich bereits in Auflösung befindet (Schädelsonographie, Längsschnitt, *Pfeil*). **b** Sonographischer Befund nach Auflösung der intraventrikulären Blutung, nachweisbar ist nur noch eine leichte Erweiterung des Ventrikels

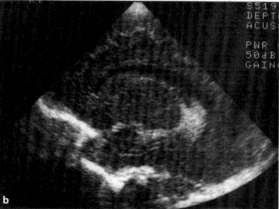

◻ **Abb. 4.17 Entwicklung eines Hydrozephalus occlusivus nach intraventrikulärer Hirnblutung (Schädelsonographie, Längsschnitt)

- Reanimation, Transport nach der Geburt, Blutdruckschwankungen, Hypothermie, Hyperkapnie
- Volumenexpansion (Transfusion, hyperosmolare Lösungen, z. B. Natriumbikarbonat)
- Pneumothorax, PDA
- Gerinnungsstörungen, Thrombozytopenie

Klinik Geringgradige Blutungen können asymptomatisch verlaufen. Das Spektrum der akuten schweren Blutung umfasst:

- Atemstillstand
- Bewegungsarmut
- Schlaffe Parese der gesamten Skelettmuskulatur
- Vorgewölbte Fontanelle
- Blutdruckabfall
- Temperaturstörungen
- Metabolische Azidose
- Generalisierte Krampfanfälle

Therapie und Prognose Eine Hirnblutung lässt sich durch keine therapeutische Maßnahme rückgängig machen, das Ausmaß kann möglicherweise durch optimale Supportivmaßnahmen begrenzt werden. Die Langzeitprognose hängt vom Schweregrad der Blutung, der Entwicklung eines Hydrozephalus und dem Ausmaß zusätzlicher hypoxischer Schädigungen ab. Während geringgradige Blutungen in der Regel folgenlos bleiben, ist das Ausmaß der neurologischen Beeinträchtigung bei einzelnen Patienten mit ausgeprägten intraventrikulären und besonders parenchymatösen Blutungen mit Infarzierung des Gehirngewebes nur schwer abzusehen.

4.6.6 Periventrikuläre Leukomalazie

Pathogenese Bei Frühgeborenen treten infolge zerebraler Minderperfusion (Ischämie) Nekrosen im Bereich der periventrikulär gelegenen weißen Substanz auf, die mehr oder weniger große Substanzdefekte hinterlassen können (◘ Abb. 4.18). Jede prä- und perinatale Komplikation, die zu

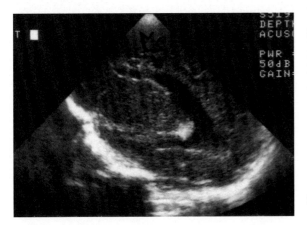

◘ **Abb. 4.18** Zystische Erweichungsherde bei periventrikulärer Leukomalazie (Schädelsonographie, Längsschnitt)

einer Drosselung der Hirndurchblutung führt, kann zu dieser Schädigung führen. Es ist nachgewiesen, dass eine Hyperventilation maschinell beatmeter Frühgeborener (Abnahme des CO_2-Partialdruckes) die Hirnperfusion drastisch vermindern kann.

Klinik Bei der periventrikulären Leukomalazie stehen die motorischen Ausfälle, insbesondere der unteren Extremität (spastische Diplegie beider Beine) und die infantile Zerebralparese (Morbus Little) im Vordergrund.

4.6.7 Apnoen

Definition Apnoe ist ein Atemstillstand für mehr als 10 Sekunden. Häufig folgen dieser prolongierten Atempause eine Bradykardie (Herzfrequenz < 100/min), eine Zyanose sowie der Verlust des Muskeltonus. Im EEG kann während einer Apnoe eine Aktivitätsminderung auftreten.

Ätiologie Zu unterscheiden sind zentrale, obstruktive und **gemischte** Apnoen. Die am häufigsten auftretenden **zentralen Apnoen** sind durch einen fehlenden Luftfluss und fehlende Atembewegungen charakterisiert. Bei **obstruktiven Apnoen** sind Atembewegungen vorhanden, der Luftfluss fehlt jedoch. **Gemischte Apnoen** werden häufig von obstruktiven Episoden eingeleitet und gehen in eine zentrale Apnoe über.

> ❯ Von den verschiedenen Formen der Apnoen ist die periodische Atmung Frühgeborener abzugrenzen, die durch einen Wechsel von Atempausen (5–10 s) und Hyperventilationsphasen (5–15 s) gekennzeichnet ist. Bei der periodischen Atmung treten weder Bradykardien noch Zyanose auf.

Häufigkeit und Ursachen Bis zu 30 % aller Frühgeborenen und > 80 % der Frühgeborenen mit einem Geburtsgewicht < 1000 g entwickeln innerhalb der ersten Lebenswoche Apnoen, die bis zur 36. Woche (postkonzeptionelles Alter) sistieren können. Diese **idiopathischen Apnoen** sind Ausdruck eines unreifen Atmungszentrums. Vermutlich wegen einer ungenügenden axodentritischen Verbindung der respiratorischen Neurone im Hirnstammbereich gelingt es den Frühgeborenen insbesondere während des Schlafes nicht, die Atemtätigkeit kontinuierlich aufrecht zu erhalten. Hinzu kommt ein vermindertes Ansprechen von zentralen und peripheren Chemorezeptoren auf Änderungen der Sauerstoff- und Kohlendioxidpartialdrücke.

Im Gegensatz zum reifen Neugeborenen reagieren Frühgeborene in hypoxischen Phasen mit einer Apnoe und nicht mit einer Stimulation der Atmung; eine Hyperkapnie hat keinen Einfluss auf die Atemtätigkeit.

> ❯ Bevor die Diagnose einer idiopathischen Apnoe gestellt wird, müssen alle definierten Ursachen, die Apnoen induzieren können, ausgeschlossen werden (◘ Tab. 4.9).

◘ Tab. 4.9 Wesentliche prädisponierende Faktoren für neonatale Apnoen

Störungen	Ursachen
ZNS	Hirnblutung, Krampfanfälle, Hypoxie, mütterliche Drogeneinnahme, Medikamente
Atmung	Fehlbildungen, verminderter laryngealer Reflex und Muskeltonus, Atemwegsobstruktion, Atelektase, RDS, Pneumothorax, Pneumonie, Aspiration
Infektion	Sepsis, Meningitis, nekrotisierende Enterokolitis
Intestinaltrakt	Orale Nahrungsaufnahme, gastroösophagealer Reflux
Herz-Kreislauf-System	Hypotension, Hypovolämie, Anämie, Hyperviskositätssyndrom, persistierender Ductus arteriosus
Metabolische Faktoren	Hypoglykämie, Hypokalzämie, Hypoxie, organische Säuren, Hypothermie, Hyperthermie
Idiopathische Faktoren	Unreife des Atemzentrums, Schlafphase

Therapie Die Behandlung von Apnoen setzt eine konsequente Therapie der möglicherweise vorhandenen Grunderkrankung voraus. Unabhängig davon müssen Apnoen, die mit einer Bradykardie einhergehen, umgehend behoben werden. Die therapeutische Sequenz umfasst:
- **Akute Apnoe:** kutane Stimulation, Maskenbeatmung, O_2-Zufuhr (pulsoximetrische Überwachung).
- **Rezidivierende Apnoe:** Applikation eines nasalen CPAP (CPAP = kontinuierlicher positiver Atemwegsdruck), medikamentöse Therapie mit Coffein; bei nicht ausreichendem Therapieerfolg kann eine intermittierende Beatmung nötig sein.

Kernaussagen
- Wesentliche Ursache des RDS Frühgeborener ist der Mangel des pulmonalen Surfactant-Systems.
- Die Substitutionstherapie mit natürlichen Surfactant-Präparaten stellt einen kausalen und entscheidenden Durchbruch in der Behandlung des neonatalen RDS dar. Die Pneumothoraxinzidenz und die Sterblichkeit sehr unreifer Frühgeborener konnten erheblich reduziert werden.
- Eine pränatale Lungenreifungsbehandlung mit Kortikosteroiden kann die Inzidenz und Schweregrad des RDS vermindern.
- Die BPD ist eine schwere chronische Lungenerkrankung Frühgeborener, die sich auf dem Boden der Lungenunreife sowie einer Reihe prädisponierender Risikofaktoren entwickelt.
- Zur frühzeitigen Erkennung einer Retinopathia praematurorum sind regelmäßige und engmaschige Untersuchungen aller neonatologischen Risikopatienten durch einen erfahrenen Ophthalmologen unverzichtbar.
- Hirnblutungen und periventrikuläre Leukomalazie lassen sich durch keine therapeutische Maßnahme rückgängig machen.

4.7 Lungenerkrankungen des Neugeborenen

❯❯ Eine Reihe angeborener und erworbener pulmonaler Erkrankungen des Neugeborenen kann sich unmittelbar nach der Geburt unter dem Bild eines schwer verlaufenden Atemnotsyndroms manifestieren: Mekoniumaspiration, Zwerchfellhernie, neonatale Pneumonie etc. Zeitpunkt der Diagnose sowie adäquater therapeutischer Maßnahmen entscheiden über den Verlauf der oftmals lebensbedrohlichen Erkrankungen.

4.7.1 Transitorische Tachypnoe

Definition Die transitorische Tachypnoe ist eine relativ häufige Atemstörung Frühgeborener und reifer Neugeborener.

Ätiologie und Pathogenese Die Ursache ist eine verzögerte Resorption des in der kindlichen Lunge vorhandenen Fruchtwassers (▶ Abschn. 4.5). Normalerweise wird die intrapulmonale Flüssigkeit unmittelbar nach der Geburt durch die Mechanik und Aktivierung von Ionenkanälen der ersten Atemzüge über interstitielle Lymph- und Blutgefäße abtransportiert. Die meisten Neugeborenen bauen vermutlich bei geschlossener Glottis mit dem ersten Atemzug einen hohen positiven intrathorakalen Druck auf. Die transitorische Tachypnoe wird besonders bei folgenden prädisponierenden Faktoren beobachtet:
- Perinatale Asphyxie
- Mütterlicher Diabetes
- Sectio caesarea
- Exzessive Analgesie

Klinik Die klinischen Symptome können das Bild eines milden RDS imitieren. Die Kinder fallen durch eine kurze Zeit nach der Geburt einsetzende **Tachypnoe** (bis zu 120 Atemzüge/min) auf, die von **Einziehungen, Nasenflügeln** und gelegentlich **exspiratorischem Stöhnen** begleitet ist. Bei **Zyanose** ist in der Regel die Zufuhr von 30–40 % Sauerstoff ausreichend, um eine gute Oxygenierung zu erzielen. Nach 2–3 Tagen ist die Tachypnoe meistens nicht mehr vorhanden.

Diagnostik Häufig muss die Diagnose einer transitorischen Tachypnoe retrospektiv gestellt werden, da neonatale Pneumonien (besonders β-hämolysierende Streptokokken Gruppe B) und das RDS ein ähnliches Erscheinungsbild haben können. Bei einigen Patienten kann sich infolge eines erhöhten pulmonalen Druckes ein Rechts-Links-Shunt ausbilden (persistierende fetale Zirkulation).

Das **Röntgen-Thoraxbild** zeigt typischerweise vermehrte zentrale Verdichtungen mit peripherer Überblähung der Lunge, gelegentlich eine interlobäre Flüssigkeitsansammlung und kleine Pleuraergüsse.

Therapie Symptomatische Therapie, intravenöse Flüssigkeitszufuhr, evtl. O_2-Zufuhr; bei schweren Verlaufsformen: CPAP-Beatmung.

❗ Cave

Bei einer Atemfrequenz > 80/min keine orale Ernährung, da Aspirationsgefahr besteht.

4.7.2 Mekoniumaspirationssyndrom

Definition Die Mekoniumaspiration ist eine schwerwiegende Komplikation einer intrauterinen Asphyxie.

Pathogenese Durch eine Mekoniumaspiration sind überwiegend reife hypotrophe und übertragene Neugeborene gefährdet, bei ca. 10 % wird mekoniumhaltiges Fruchtwasser gefunden. Der Nachweis von Mekonium im Fruchtwasser (»Kindspech«) weist auf eine kindliche **Asphyxie (Hypoxie und Azidose) in utero** hin. Weitere Warnhinweise für eine kindliche Gefährdung sind:
- Herztondezelerationen (Abfall bzw. Bradykardie der fetalen Herzfrequenz (normal 120–160 Schläge/min)
- Silentes CTG, d. h. eingeschränkte Fluktuation der fetalen Herzschlagfolge (normal: ständige Fluktuation von 10–20 Schlägen/min)
- Prolongierte und komplizierte Geburt

Pathophysiologie Im Verlauf einer intrauterinen Hypoxie, die zu einer Vasokonstriktion mesenterialer Gefäße, Darmischämie und konsekutiver Hyperperistaltik führt, tritt ein frühzeitiger Mekoniumabgang auf. Die Aspiration von Mekoniumpartikeln kann durch vorzeitige Atemtätigkeit bereits in utero erfolgen. Häufiger findet die Aspiration von Mekonium jedoch unmittelbar nach der Geburt statt. Bei > 50 % aller Neugeborenen mit mekoniumhaltigem Fruchtwasser lässt sich Mekonium im Trachealaspirat nachweisen. Mekoniumpartikel, die mit den ersten Atemzügen in die kleineren Luftwege gelangen, führen zu einer partiellen Bronchusobstruktion und Verlegung der Alveolen (◻ Abb. 4.19). Die Folgen sind die

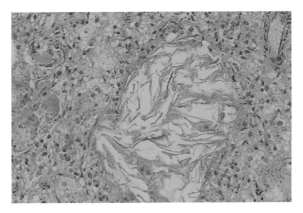

◻ **Abb. 4.19 Verlegung der terminalen Luftwege mit Mekoniumbestandteilen**

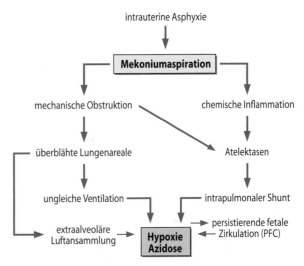

◻ **Abb. 4.20 Pathophysiologische Veränderungen bei Mekoniumaspiration**

Ausbildung von Atelektasen, überblähten emphysematösen Arealen (»air trapping«) und extraalveoläre Luftansammlungen. (interstitielles Emphysem, Pneumothorax, Pneumomediastinum, ◻ Abb. 4.20). Aufgrund von im Mekonium enthaltenen Substanzen (z. B. Fettsäuren) entwickelt sich innerhalb von 24–48 Stunden eine **chemische Pneumonie**. Darüber hinaus können verschiedene Proteine und Phospholipasen das Surfactant-System direkt inaktivieren. Häufig bilden sich intrapulmonale Shunts aus. Bei ausgeprägtem pulmonalen Hochdruck kann sich eine **persistierende fetale Zirkulation** einstellen. Etwa 10 % der Patienten mit Mekoniumaspiration versterben an den Folgen der Erkrankung.

Klinik Das klinische Bild wird vom Schweregrad der intrauterinen Asphyxie und dem Ausmaß der Mekoniumaspiration bestimmt. Die Neugeborenen fallen durch folgende Symptome auf:
- **Unmittelbar nach Geburt:** schwere Atemdepression, Schnappatmung, Bradykardie, Hypotonie, Schocksymp-

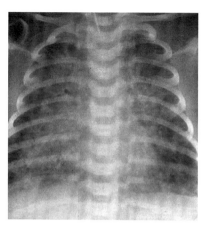

◘ Abb. 4.21 Radiologische Veränderungen bei einem Neugeborenen mit Mekoniumaspirationssyndrom. Weite Teile der Lunge sind dystelektatisch oder atelektatisch verdichtet, einzelne Lungenareale sind leicht überbläht

tome; die Haut ist mit Mekonium bedeckt, Fingernägel und Nabelschnur können grünlich verfärbt sein.

▬ **Bei Spontanatmung:** Tachypnoe, ausgeprägte Dyspnoezeichen, Zyanose; kardiovaskuläre Insuffizienz.

Diagnostik Neben den klinischen Zeichen zeigt die **Röntgen-Thoraxaufnahme** dichte fleckige Infiltrate neben überblähten Arealen, abgeflachte Zwerchfelle und häufig extraalveoläre Luft (◘ Abb. 4.21).

Prävention und Therapie Durch sorgfältiges fetales Monitoring sind die Warnzeichen der intrauterinen Hypoxie zu erkennen. Bestehen Hinweise auf eine kindliche Gefährdung → sofortige Beendigung der Geburt.

Findet sich Mekonium im Larynxbereich, erfolgt eine sofortige Intubation mit anschließender tracheobronchialer Lavage eventuell mit Surfactant-Lösung (keine primäre Maskenbeatmung!). Nach erfolgreicher Reanimation des Patienten erfolgt die weitere, zum Teil außerordentlich schwierige Behandlung auf einer neonatologischen Intensivstation (▶ Abschn. 4.7.8). Einzelheiten sind den Lehrbüchern für Neonatologie zu entnehmen.

Fallbeispiel

Anamnese Unauffällige Schwangerschaft bis zur 41. Gestationswoche, bei Routine-Kardiotokographie eingeschränktes CTG und plötzliche kindliche Herztondezeleration (Abfall der Herzfrequenz von 140/min auf 65/min). Entschluss zur sofortigen Notsectio caesarea.

Befund Reifes, von Mekonium überzogenes, zyanotisches männliches Neugeborenes, Herzfrequenz 80/min, unregelmäßige frustrane Atemzüge; sofortige endotracheale Intubation und Bronchiallavage, Entfernung von mekoniumhaltigen Fruchtwasser, Apgar 4/7/8, Nabelarterien-pH: 6,92, BE-21, Gewicht

▼

4230 g. Der Röntgen-Thorax zeigt diffuse fleckige Infiltrate und überblähte Lungenareale.

Verlauf Unter maschineller Überdruckbeatmung und 100 % inspiratorischem Sauerstoff adäquate Oxigenierung und Ventilation; Blutdruck im Normbereich, rasche Normalisierung des Säurebasenhaushaltes, suffiziente Sedierung des Neugeborenen. Im Verlauf der ersten 40 Lebensstunden keine wesentliche Verbesserung des klinischen Zustandes und der Beatmungssituation. Danach plötzliche Verschlechterung des klinischen Befundes, Abfall der Sauerstoffsättigung auf 72 %, Anstieg des pCO2 von 45 mmHg auf 68 mmHg, Blutdruckabfall (von 73/40 mmHg auf 51/30 mmHg).

Aktueller Befund Über der linken Lunge deutlich abgeschwächtes Atemgeräusch, Verlagerung der Herztöne nach rechts. Verdacht auf Spannungspneumothorax. Sofortige Anlage einer Thoraxdrainage und Aspiration von 180 ml Luft. Diagnose eines Spannungspneumothorax radiologisch bestätigt. Danach rasche Stabilisierung des Kindes und es erfolgt eine langsame Reduktion der Beatmungstherapie. Extubation am 8. Lebenstag, Entlassung eines gesunden Neugeborenen im Alter von 16 Lebenstagen.

Beurteilung Typisches Mekoniumaspirationssyndrom nach ungeklärter intrauteriner Hypoxie und Azidose. Komplikation: Spannungspneumothorax ohne Folgeschäden.

4.7.3 Pneumothorax

❯ Ein Pneumothorax kann bei verschiedensten pulmonalen Erkrankungen des Neugeborenen auftreten.

Epidemiologie Ein asymptomatischer Pneumothorax wird bei ca. 1 % aller Neugeborenen beobachtet (**Spontanpneumothorax**). Ein symptomatischer Pneumothorax tritt u. a. als Komplikation folgender Erkrankungen auf:
▬ Atemnotsyndrom
▬ Kongenitale Zwerchfellhernie
▬ Mekoniumaspiration
▬ Unsachgemäße Reanimation
▬ Staphylokokkenpneumonie
▬ Beatmungskomplikation

Vor Einführung der Surfactant-Substitutionsbehandlung des Atemnotsyndroms Frühgeborener entwickelten 15–30 % der beatmeten Frühgeborenen einen Pneumothorax, diese Komplikation tritt heute nur noch bei < 10 % der Patienten auf.

Pathogenese Hoher intraalveolärer Druck (Beatmungsdruck ↑, positiver endexspiratorischer Druck ↑ [PEEP]) führt zu einer Überblähung von Alveolen und zu einer möglichen Ruptur der Alveolarwand. Luft kann durch das interstitielle Gewebe und entlang der perivaskulären Gefäßscheiden und peribronchialen Lymphgefäße entweichen.

Dieses Alveolarleck kann bei weiterer Ausbreitung eine Reihe von **Komplikationen** nach sich ziehen:

- Interstitielles Emphysem
- Pneumoperitoneum
- Pneumomediastinum
- Pneumoperikard
- Spannungspneumothorax
- Subkutanes Emphysem (zervikal, thorakal)

> **Das interstitielle Emphysem, kleine mediastinale Luftansammlungen, das Hautemphysem und ein kleiner klinisch asymptomatischer Pneumothorax bedürfen keiner spezifischen Behandlung. Wichtig ist nur möglichst eine Reduktion von Beatmungsdruck und PEEP. Der Spannungspneumothorax und das Pneumoperikard sind dagegen lebensbedrohliche Notfälle.**

Klinik Die klinischen Leitsymptome eines **Spannungspneumothorax** sind:

- Plötzlich einsetzende Atemnot, Zyanose
- Schocksymptome, Bradykardie, Blutdruckabfall
- Asystolie (Pneumoperikard)
- Thoraxasymmetrie
- Seitendifferentes Atemgeräusch
- Verlagerung der Herztöne

Diagnostik Die klinische Diagnose eines Spannungspneumothorax bei kleinen Frühgeborenen kann schwierig sein, nicht immer ist ein fehlendes oder abgeschwächtes Atemgeräusch bei einem maschinell beatmeten Patienten nachweisbar. Bei linksseitigem Spannungspneumothorax sind die Herztöne nach rechts verlagert. In lebensbedrohlichen Situationen darf keine Zeit durch Anfertigung einer Röntgenaufnahme vergehen, es ist eine sofortige Pleurapunktion mit Entlastung des Pneumothorax durchzuführen. Anschließend wird eine Pleuradrainage unter sterilen Bedingungen gelegt. In der Röntgen-Thoraxaufnahme findet man eine mehr oder weniger ausgedehnte Ansammlung freier Luft, die zu einer Verlagerung der Lunge (bei Patienten mit RDS ist die Lunge häufig nicht kollabiert), einer Mediastinalherniation und zu einer Verdrängung des Herzens und Gefäßbandes auf die kontralaterale Seite führt (◘ Abb. 4.22).

Therapie Bei einem signifikanten Pneumoperikard (Bradykardie, »Low-output«-Syndrom) ist eine sofortige subxiphoidale Perikardpunktion durchzuführen (◘ Abb. 4.23).

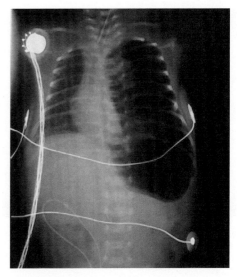

◘ **Abb. 4.22** Beginnender Spannungspneumothorax links mit Verdrängung des Mediastinums nach rechts

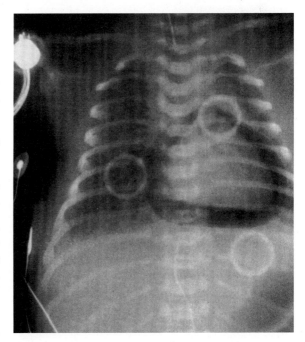

◘ **Abb. 4.23** **Pneumoperikard:** Das Herz ist vollständig von Luft umgeben, das Perikard ist abgehoben

4.7.4 Lungenhypoplasie

> **Eine Reihe von Grunderkrankungen und konnatalen Störungen können die pulmonale Entwicklung beeinflussen und eine Lungenhypoplasie nach sich ziehen. Die Überlebenschance betroffener Kinder hängt entscheidend vom Schweregrad der Lungenhypoplasie ab.**

Pathogenese Eine Lungenhypoplasie wird durch Erkrankungen verursacht, die zu einer Kompression und Wachstumsbehinderung der sich entwickelnden fetalen Lunge führen. Beispiele sind die **angeborene Zwerchfellhernie**, der **Hydrops fetalis** (bilaterale Pleuraergüsse) und der **Chylothorax** (bilaterale aus Lymphflüssigkeit bestehende Pleuraergüsse). Ursache des Chylothorax ist ein Defekt im Bereich des Ductus thoracicus mit Austritt von Lymphflüssigkeit in den Thoraxraum. Die Diagnose erfolgt durch Nachweis von Lym-

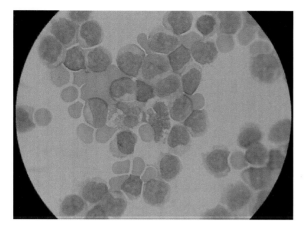

Abb. 4.24 Pleurapunktat eines reifen Neugeborenen mit Chylothorax. 1. Lebenstag: typischer Nachweis von Lymphozyten

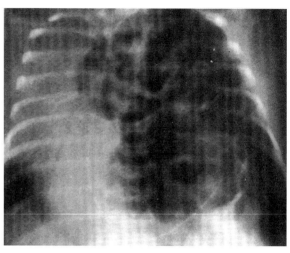

Abb. 4.25 Zwerchfellhernie links. Der linksseitige Enterothorax (luftgefüllte Darmschlingen) führt zu einer vollständigen Verlagerung der Mediastinalstrukturen nach rechts

phozyten im Pleurapunktat (Abb. 4.24). Nach Nahrungszufuhr wird die Flüssigkeit weißlich-trüb (typischer Chylus). In der Regel Spontanheilung.

Darüber hinaus sind der chronische Fruchtwasserverlust bei vorzeitigem Blasensprung > 2 Wochen und Erkrankungen, die zu einem ausgeprägten **Oligo-/Ahydramnion** führen, häufig mit einer Lungenhypoplasie assoziiert, z. B. bilaterale Nierenagenesie (Potter-Syndrom) oder Urethralklappen. Auch bei diesen Erkrankungen scheint eine Kompression des fetalen Thorax vorzuliegen und durch den Mangel an intraalveolärer Flüssigkeit die Lungenentwicklung beeinträchtigt zu sein. Angeborene schwerste Erkrankungen des neuromuskulären Systems, die zu einer Beeinträchtigung fetaler Atembewegungen führen, können ebenfalls für eine Lungenhypoplasie verantwortlich sein.

Klinik Die Lungenhypoplasie manifestiert sich unter dem Bild eines schweren **Atemnotsyndroms** mit progredienter pulmonaler Insuffizienz. Häufig treten bilaterale Pneumothoraces im Verlauf der ersten Lebensstunden auf, einige Patienten entwickeln das klinische Bild einer persistierenden fetalen Zirkulation.

Therapie und Prognose Die intensivmedizinische Behandlung der Lungenhypoplasie setzt das gesamte Spektrum maschineller Beatmungstechniken sowie zusätzlicher Supportivtherapien (u. a. NO, Surfactant-Substitution) voraus. Bei schweren Formen der Lungenhypoplasie ist die Prognose infaust.

4.7.5 Zwerchfellhernie (Enterothorax)

> Eine Zwerchfellhernie ist der dringlichste Notfall in der Neugeborenenchirurgie.

Pathogenese Ein überwiegend linksseitig auftretender Defekt im Zwerchfell kann zu einer Verlagerung sämtlicher Bauchorgane in die Thoraxhöhle führen. Dieses Krankheitsbild ist der dringlichste Notfall in der Neugeborenenchirurgie. Infolge der Lungenkompression und Herzverlagerung kann sich eine schwerste respiratorische und kardiozirkulatorische Insuffizienz mit der Symptomatik einer persistierenden fetalen Zirkulation (PFC-Syndrom) entwickeln (Abb. 4.25).

Klinik Die Leitsymptome sind:
- Zunehmende Atemnot, Zyanose
- Schocksymptome
- Verlagerung der Herztöne
- Asymmetrisch vorgewölbter Thorax ohne Atemexkursion
- Fehlendes Atemgeräusch, evtl. Darmgeräusche
- Eingesunkenes »leeres« Abdomen

Diagnostik Die Diagnose einer Zwerchfellhernie sollte bereits pränatal durch fetale Sonographie gestellt werden.

Therapie Mit zunehmender Luftfüllung des intrathorakal gelegenen Darmes werden Lunge, Herz und Mediastinum verdrängt, deshalb ist sofortiges handeln wichtig.

❗ **Cave**
Spannungssymptomatik! Deshalb:
- **Keine primäre Maskenbeatmung**
- **Sofortige Intubation**
- **Offene Magensonde**
- **Bereits im Kreißsaal Lagerung auf die vom Enterothorax betroffene Seite**

Prognose Die Prognose der Zwerchfellhernie wird entscheidend vom Grad der Lungenhypoplasie, der optimalen Erstversorgung, der chirurgischen Therapie und der anschließenden intensivmedizinischen Behandlung beeinflusst.

4.7.6 Neonatale Pneumonien

Pathogenese Eine neonatale Pneumonie entsteht nicht selten durch Aspiration infizierten Fruchtwassers. Als Risikofaktoren für eine neonatale Pneumonie gelten neben dem vorzeitigen Blasensprung > 24 h vor Geburt Hinweise auf ein mütterliches Amnioninfektionssyndrom (▶ Abschn. 4.10.10). Die häufigsten Erreger der sich früh manifestierenden Pneumonie sind in ◘ Tab. 4.10 dargestellt.

Beatmete und intensivmedizinisch behandelte Früh- und Neugeborene sind besonders gefährdet, eine Pneumonie mit **Pseudomonas**- oder **Klebsiellenspezies** zu akquirieren. **Chlamydien** kommen ebenfalls als Erreger von Pneumonien Frühgeborener vor (z. T. gleichzeitiges Auftreten einer **Konjunktivitis**). Seltener treten Mykoplasmen als Erreger auf. Bei beatmeten Frühgeborenen, die häufig über längere Zeit antibiotisch behandelt wurden, ist immer an eine Pilzpneumonie, insbesondere mit Candida-Spezies zu denken.

Klinik Die klinische Symptomatik einer in den ersten Lebenstagen auftretenden neonatalen Pneumonie verläuft häufig unter dem Bild eines progredienten Atemnotsyndroms mit Tachypnoe, Einziehungen und Nasenflügeln.

Therapie Die primäre **antibiotische Behandlung** muss gegen die potenziellen Mikroorganismen gerichtet sein. Bei Atem- und/oder Kreislaufinsuffizienz der erkrankten Neugeborenen wird die erforderliche Supportivtherapie durchgeführt.

◘ **Tab. 4.10** Typische Erreger von Pneumonien, die sich bereits intrauterin, prä- bzw. intranatal oder postnatal ausbilden können

Zeitpunkt der Infektion	Erreger
Intrauterin	Zytomegalie Enteroviren Herpes Röteln Listerien Treponema pallidum Mycobacterium tuberculosis Toxoplasma gondii
Prä-/intranatal	Streptokokken Gruppe B E. coli Listerien Enterokokken u. a. Herpes-Viren Mykoplasmen Chlamydien Ureaplasmen
Postnatal	E. coli S. aureus Klebsiella-Spezies Enterobacter-Spezies Serratien Proteus H. influenzae u. a. Bakterien Pneumocystis carinii

4.7.7 Persistierende fetale Zirkulation (PFC-Syndrom)

❯ Eine durch Hypoxie und Azidose induzierte pulmonale Vasokonstriktion und Hypertonie kann postnatal das lebensbedrohliche Krankheitsbild der persistierenden fetalen Zirkulation auslösen. Von dieser Erkrankung sind überwiegend reife oder übertragene Neugeborene betroffen.

Definition Das PFC-Syndrom ist ein lebensbedrohliches Krankheitsbild, das aufgrund eines signifikanten Rechts-Links-Shunts über das offene Formaen ovale, den persistierenden Ductus arteriosus und intrapulmonale Shunts ohne Hinweise auf eine strukturelle Herzerkrankung entsteht.

Pathogenese Bei intranataler oder postnataler Hypoxie entwickelt sich rasch eine metabolisch-respiratorische Azidose. Die normalerweise unmittelbar nach der Geburt einsetzende Dilatation der Lungenarterien bleibt aus. Die Azidose induziert über eine pulmonale Vasokonstriktion eine pulmonale Hypertonie, die über das Foramen ovale, den Ductus arteriosus Botalli und intrapulmonale Shunts die Entwicklung eines persistierenden Rechts-Links-Shunts nach sich zieht (persistierende fetale Zirkulation, ◘ Abb. 4.26). Es bildet sich eine zunehmende Sauerstoffuntersättigung des arteriellen Blutes

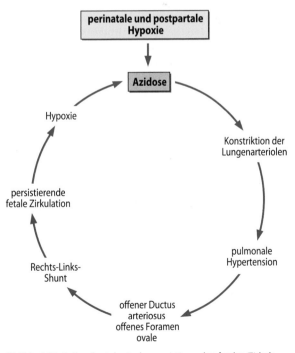

◘ **Abb. 4.26** Pathophysiologie der persistierenden fetalen Zirkulation

(Hypoxie) aus. Möglicherweise liegen bei einigen Patienten pulmonale Gefäßveränderungen im Sinne einer Mediahypertrophie vor, die Ausdruck einer chronischen intrauterinen Hypoxie sein könnten (primärer pulmonaler Hochdruck). Weitere potente Stimuli der pulmonalen Vasokonstriktion sind Leukotriene, deren Freisetzung durch Hypoxie, Infektion und andere Mechanismen gefördert wird.

Das PFC-Syndrom ist mit einer Reihe von Erkrankungen assoziiert:

- Fetale Hypoxie/Asphyxie
- Subpartale und postnatale Hypoxie/Asphyxie
- Mekoniumaspirationssyndrom
- Pneumonie
- Hyperviskositätssyndrom
- Zwerchfellhernie
- Lungenhypoplasie
- Hypoglykämie, Hypothermie

Klinik Die Kinder fallen unmittelbar post partum oder innerhalb der ersten Lebensstunden durch Zyanose und Atemstörungen (Tachypnoe, Einziehungen, exspiratorisches Stöhnen) auf.

Diagnostik Die Verdachtsdiagnose eines PFC-Syndroms kann durch die prä- und postduktale Sauerstoffdifferenz und nicht zuletzt durch die Echokardiographie bestätigt werden. Der Röntgen-Thoraxbefund ist bei einigen Erkrankungen unauffällig (Asphyxie, Hyperviskositätssyndrom etc.), bei anderen zeigt er die typischen Veränderungen der Grunderkrankung.

Therapie Zu einer optimalen Behandlung gehört eine gezielte Supportivtherapie aller im Verlauf der Erkrankung aufgetretenen Komplikationen, wie z. B. Hypotension, myokardiale Dysfunktion, Azidose. Die Kinder sind zu sedieren und gegebenenfalls zu relaxieren. Der entscheidende therapeutische Ansatz ist eine suffiziente maschinelle Beatmung mit ausreichender Oxygenierung. Durch eine milde Hyperventilationsbehandlung ($pCO_2 > 35$ mmHg) kann die Vasokonstriktion pulmonaler Gefäße bei vielen Patienten aufgehoben werden. Ist diese Therapie nicht erfolgreich, so kann das kurzzeitig wirksame und gut steuerbare Prostacyclin eingesetzt werden. Die inhalative Behandlung mit NO (»Nitric Oxide«) ist oft wirksam. NO führt zu einer selektiven Vasodilatation der Pulmonalgefäße in den ventilierten Lungenarealen. Reichen diese Maßnahmen nicht aus, um eine ausreichende Oxygenierung zu erreichen, so sollte der Patient einer extrakorporalen Membranoxygenierung (ECMO) zugeführt werden. In der Bundesrepublik Deutschland gibt es allerdings nur wenige Zentren, welche die ECMO-Therapie durchführen.

4.7.8 Weitere Erkrankungen des Neugeborenen, die mit akuter und schwerer Atemnot einhergehen können

Weitere Erkrankungen des Neugeborenen, die mit akuter und schwerer Atemnot einhergehen können sind in ◘ Tab. 4.11 zusammengestellt.

> **Kernaussagen**
> - Die Diagnose einer transitorischen Tachypnoe muss häufig retrospektiv gestellt werden, da neonatale Pneumonien und das RDS ein ähnliches Erscheinungsbild haben können.
> - Die Mekoniumaspiration ist eine akute, unmittelbar nach der Geburt auftretende schwerwiegende Lungenerkrankung reifer hypotropher oder übertragener Neugeborener.
> ▼

◘ **Tab. 4.11** Erkrankungen des Neugeborenen mit akuter und schwerer Atemnot

Erkrankung	Charakteristik und Therapiemaßnahmen
Choanalatresie	Verhinderung der normalen Nasenatmung Notfallmaßnahme: »Güdeltubus«, gegebenenfalls Intubation Geplante operative Therapie
Pierre-Robin-Sequenz (◘ Abb. 4.27)	Syndrom bestehend aus Mikrognathie, Gaumenspalte und Glossoptose Beim Zurückfallen der Zunge → akute Atemwegsobstruktion Notfallmaßnahme: Bauchlage, »Guedeltubus«, evtl. Intubation Anfertigung einer speziellen Gaumenplatte
Glottische Stenose, z. B. Larynxhypoplasie	Bei ausgeprägtem Befund letal
Subglottische Stenose, z. B. Trachealhypoplasie	
Tracheo-ösophageale Fistel (▶ Abschn. 4.9.1)	
Zystische adenomatoide Malformation der Lunge	Multiple Zysten in einzelnen Lungenarealen (Gefahr der progredienten Überblähung) oder der gesamten Lunge (letal)

- Ein Spannungspneumothorax ist ein lebensbedrohlicher Notfall; er muss durch eine sofortige Pleurapunktion entlastet werden.
- Die Überlebenschance von Früh- und Neugeborenen mit Lungenhypoplasie hängt entscheidend vom Schweregrad der pulmonalen Wachstumsstörung ab.
- Eine neonatale Pneumonie verläuft häufig unter dem Bild einer rasch progredienten Atemnotsymptomatik.
- Die Verdachtsdiagnose eines PFC-Syndroms wird durch die prä- und postduktale Sauerstoffdifferenz sowie durch eine differenzierte echokardiographische Untersuchung bestätigt.

4.8   Bluterkrankungen

Nach der Geburt wird die fetale Erythropoese innerhalb von 6 Monaten durch die Bildung adulter Erythrozyten ersetzt. Die geringe Lebensdauer der Neugeborenenerythrozyten bewirkt einen vermehrten Anfall von Bilirubin, das infolge der Leberunreife (verminderte Glucuronidierung) nur unvollkommen ausgeschieden werden kann. Abnorm hoher Bilirubinanfall (bei gesteigerter Hämolyse) kann zu einer behandlungsbedürftigen Steigerung des physiologischen Neugeborenenikterus führen. Eine Bilirubinkonzentration über 20 mg/dl muss wegen der Gefahr der drohenden Bilirubinenzephalopathie vermieden werden. Rh-Erythroblastose, AB0-Erythroblastose, neonatale Anämie, Polyglobulie (Hyperviskositätssyndrom), Morbus haemorrhagicus neonatorum und neonatale Thrombozytopenien können das Neugeborene in hohem Maße gefährden. Eine sorgfältige Diagnostik und zügige Therapie dieser Erkrankungen ist unerlässlich.

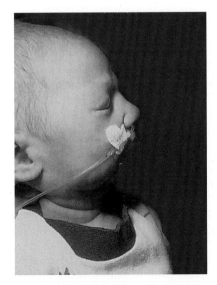

◻ **Abb. 4.27 Pierre-Robin-Sequenz bei reifem Neugeborenen.** Mikro- und Retrognathie (zusätzlich Gaumenspalte). Durch Zurückfallen der Zunge hatte das Kind postnatal ausgeprägte Atemnot

4.8.1   Blutbildung und Blutvolumen

Fetale Erythropoese

Die **embryonale Erythropoese** beginnt am 20. Gestationstag. Die **fetale Erythropoese** findet überwiegend in Leber und Milz statt, erst im letzten Trimenon wird das Knochenmark zum Hauptbildungsort der Erythropoese. Die Hämoglobinkonzentration steigt von 8–10 g/dl im Alter von 12 Gestationswochen auf 16,5–20 g/dl im Alter von 40 Gestationswochen an. Nach einem kurzen postnatalen Anstieg der Hämoglobinkonzentration (innerhalb von 6–12 Stunden) fällt sie dann kontinuierlich auf 10 g/dl im Alter von 3–6 Monaten ab. Frühgeborene unterhalb der 32. Gestationswoche haben niedrigere Ausgangshämoglobinkonzentrationen und erfahren einen schnelleren Abfall der Hämoglobinkonzentrationen. Der Tiefpunkt ist 1–2 Monate nach der Geburt erreicht. Während dieser physiologischen Anämisierung lässt sich kaum Erythropoetin im Plasma nachweisen.

Besonderheiten fetaler Erythrozyten

Fetale und neonatale Erythrozyten weisen eine **kürzere Lebensdauer** (70–90 Tage) und ein **größeres** mittleres korpuskuläres **Volumen** auf (MCV 110–120 fl) als Erythrozyten Erwachsener (Lebensdauer 120 Tage; MCV 85 fl). In den ersten Tagen nach der Geburt besteht in der Regel eine Retikulozytose von 50–120 ‰.

Die Erythrozyten enthalten überwiegend fetales Hämoglobin F, das aus zwei α-Ketten und zwei γ-Ketten besteht. Unmittelbar vor der Geburt setzt bei einem reifen Neugeborenen die Synthese von β-Hämoglobinketten und damit adultem Hämoglobin A ein (2 α-Ketten und 2 β-Ketten). Zum Zeitpunkt der Geburt haben die Erythrozyten reifer Neugeborener 60–90 % fetales Hämoglobin. Diese Konzentration sinkt bis zum Alter von 4 Monaten auf < 5 % ab.

Blutvolumen

Das Blutvolumen reifer Neugeborener beträgt ungefähr 85 ml/kg Körpergewicht. Plazenta und Nabelgefäße enthalten ca. 20–30 ml/kg Blut. Eine späte Abnabelung kann zu einem vorübergehenden Anstieg des neonatalen Blutvolumens innerhalb der ersten Lebenstage führen (siehe Polyzythämie, Hyperviskositätssyndrom), eine zu frühe Abnabelung zu einer Anämie. Um diese Komplikationen zu vermeiden, sollte die Abnabelung ca. 30 Sek. nach der Geburt erfolgen.

4.8.2   Neonatale Anämie

Ätiologie Verantwortlich für eine symptomatische Anämie Neugeborener (Hb < 14 g/dl, Hkt < 40 %) sind Blutverluste, eine verminderte Blutbildung oder eine Hämolyse (◻ Tab. 4.12).

Blutverlust Er kann **akut** auftreten oder **chronisch** verlaufen. Ein **akuter Blutverlust** tritt u. a. durch akute fetomaternale Blutung, durch Ruptur der Nabelschnur, durch Placenta praevia oder innere Organblutungen ein.

◘ Tab. 4.12 Ätiologie der neonatalen Anämie

Blutverlust	Fetomaternale Blutung
	Placenta praevia
	Vorzeitige Plazentalösung
	Fetofetale Transfusion
	Nabelschnureinriss
	Vasa praevia
	Neonatale Blutung: intrakraniell, gastrointestinal u. a.
Verminderte Blutbildung	Konnatale und perinatale Infektionen
	Blackfan-Diamond-Anämie
	Konnatale Leukämie
Hämolyse	Rh-Erythroblastose
	AB0-Erythroblastose
	Andere Blutgruppeninkompatibilitäten
	Erythrozytenmembrandefekte
	Erythrozytenenzymdefekte
	Hämoglobinopathien (selten)

> **❶ Cave**
> Die Hämoglobinkonzentration und der Hämatokrit können nach einem akuten Blutungsereignis am Anfang normal sein, fallen jedoch in den ersten Stunden kontinuierlich ab (Hämodilution).

Die **Symptome** des **akuten Blutverlustes** sind:
- Blässe
- Hypotension
- Tachykardie
- Tachypnoe
- Schwache oder nicht tastbare periphere Pulse
- Schnappatmung
- Schock

Ein **chronischer Blutverlust** entwickelt sich u. a. durch fetomaternale oder fetofetale Transfusion (Mehrlingsschwangerschaft). Eine fetomaternale Transfusion wird bei ca. 50 % aller Schwangerschaften beobachtet. Der fetale Blutverlust kann erheblich sein. Die Diagnose einer fetomaternalen Transfusion wird durch den Nachweis von **Hb-F-haltigen kindlichen Erythrozyten** im mütterlichen Blut erbracht. Die **klinischen Symptome** bei chronischem Blutverlust sind:
- Blässe bei erhaltener Vitalität
- Tachykardie
- Normaler Blutdruck
- Herzinsuffizienz
- Hepatomegalie
- Gelegentlich Splenomegalie (extramedulläre Blutbildung!)
- Evtl. Hydrops (die Hämoglobinkonzentration und Hämatokrit sind erniedrigt, es treten vermehrt Vorstufen von Erythrozyten im peripheren Blut auf)

Verminderte Blutbildung Eine neonatale Anämie, die durch eine verminderte Bildung von Erythrozyten verursacht wird, ist durch niedrige Retikulozytenzahlen und Fehlen von Erythrozytenvorstufen im Knochenmark charakterisiert.

Hämolyse Häufigste Ursachen für eine **immunologisch vermittelte** Hämolyse der Neugeborenen sind Inkompatibilitäten zwischen mütterlicher und kindlicher Blutgruppe (► Abschn. 4.8.6 und ► Abschn. 4.8.8).

Nichtimmunologische Erkrankungen, die mit einer Hämolyse einhergehen, sind Defekte der Erythrozytenmembran (hereditäre Sphärozytose) und Erythrozytenenzymdefekte (Glucose-6-Phosphat-Dehydrogenase- und Pyruvat-Kinase-Mangel). Auch seltene Hämoglobinopathien und die α-Thalassämie (Bart-Hämoglobin; Hb besteht aus 4 γ-Ketten) oder Hämoglobin H (besteht aus vier β-Ketten) können unter dem Bild einer schweren Anämie als Hydrops fetalis manifest werden.

Therapie Neugeborenen mit ausgeprägtem akuten Blutverlust (hämorrhagischer Schock, »weiße Asphyxie«) wird notfallmäßig 0-Rh-negatives Erythrozytenkonzentrat ohne vorherige Kreuzprobe transfundiert (das Blutprodukt muss Hepatitis B, HCV, TPHA (Lues), CMV und HIV-negativ sein!). Bei allen anderen Indikationen ist vor der Transfusion eine kindliche Blutgruppenbestimmung und Kreuzprobe durchzuführen.

Bei Verdacht auf Störung der Erythropoese und hämolytische Anämien ist vor der Gabe von Blutprodukten kindliches Blut für die entsprechende Spezialdiagnostik abzunehmen (► Rh-Erythroblastose u. a.).

Fallbeispiel

Anamnese Unauffällige Schwangerschaft, bekannte Placenta praevia. In der 37. Gestationswoche und 4 Tagen plötzlich auftretende massive vaginale Blutung, 20 Minuten später Aufnahme in Perinatalzentrum in Begleitung eines Notarztes und Rettungssanitäters. Die Mutter ist blass, »kaltschweißig«, ansprechbar; i.v. Volumensubstitution, maternale O_2-Sättigung 92 %; kindliche Herzfrequenz 220/min. Entscheidung zur sofortigen Sectio caesarea.

Befund Extrem blasses »weißes« weibliches reifes Neugeborenes; Herzfrequenz > 200/min; unregelmäßige Atmung, schwaches Schreien, Muskeltonus hypoton, keine aktive Extremitätenbewegung; APGAR 4/6/9; O_2-Sättigung 85–93 %; Nabelarterien-pH: 7,18, BE–12

Verlauf Sofortige Beutel-Masken-Beatmung mit 40 % Sauerstoff Hb 6,2 g/dl; unverzügliche Katheterisierung der Nabelvene und Infusion von kolloidaler Lösung (20 ml/kg Körpergewicht); zusätzlicher peripherer venöser Zugang und Transfusion der im Kreißsaal vorhandenen Notfallkonserve (0-Rh-negativ [Lysinfrei]). Nach bereits 5 Lebensminuten regelmäßige Spontanatmung, zunehmend rosigeres Hautkolorit (RR 60/34 mmHg). Nach 10 Lebensminuten vital und rosig, Geburtsgewicht 3270 g; kindliche Versorgung durch 2 Neonatologen und 2 Intensivschwestern; Mutter post operationem kreislaufstabil, Hb 7,2 g/dl.
▼

Nachuntersuchung Nachuntersuchung des Kindes im Alter von 2 Jahren. Unauffällige psychomotorische Entwicklung.

Beurteilung Akute Anämie/Hypovolämie bei Mutter und Neugeborenem nach vaginaler Blutung bei bekannter Placenta praevia. Die im kindlichen Nabelschnurblut gemessene Hämoglobinkonzentration von 6,2 g/dl spiegelt nicht das wahre Ausmaß des kindlichen Blutverlustes wider, da bei akuten Blutungen noch keine »Verdünnung« des intravasalen Volumens stattgefunden hat. Durch umgehende Behandlung der Hypovolämie aufgrund des ausgeprägten Blutverlustes rasche Stabilisierung der Herz-Kreislauf-Funktion und gesundes Überleben des Kindes ohne Hinweise auf eine zerebrale Beeinträchtigung.

4.8.3 Polyzythämie, Hyperviskositätssyndrom

> Bei Hämatokritwerten über 65 % (Hämoglobin über 22 g/dl) nimmt die Viskosität des Blutes stark zu, so dass eine vaskuläre Stase mit Mikrothrombosierung gefolgt von Hypoperfusion und Ischämie bestimmter Organe eintreten kann.

Ätiologie Zirka 3–5 % aller Neugeborenen weisen nach der Geburt einen Hämatokritwert > 65 % auf. Risikokollektive für eine Polyzythämie (synonym: neonatale Polyglobulie) sind reife oder postmature hypotrophe Neugeborene (intrauterine Wachstumsretardierung, chronische fetale Hypoxie), Patienten nach fetofetaler oder maternofetaler Transfusion, Neugeborene nach später Abnabelung, Kinder diabetischer Mütter, Neugeborene mit Hyperthyreose oder Kinder mit angeborenen Erkrankungen (adrenogenitales Syndrom, Trisomie 21, Beckwith-Wiedemann-Syndrom).

Klinik Symptome und Komplikationen des Hyperviskositätssyndroms sind:
- Plethorisches Aussehen, Belastungszyanose
- Hypotonie
- Lethargie
- Hyperexzitabilität, Myoklonien, zerebrale Krampfanfälle
- Atemnotsyndrom, PFC-Syndrom, Herzinsuffizienz
- Hämaturie, Oligurie, Nierenversagen
- Ileus, nekrotisierende Enterokolitis
- Thrombozytopenie
- Hypoglykämie, Hypokalzämie
- Hyperbilirubinämie

Therapie Beim Auftreten erster Symptome muss unverzüglich eine partielle modifizierte Austauschtransfusion durchgeführt werden. Zur Senkung des Hkt auf 55 % wird kindliches Blut gegen eine Albuminlösung simultan ausgetauscht (Hämodilution).

4.8.4 Neugeborenenhyperbilirubinämie

Bilirubinstoffwechsel

Durch den Abbau von Hämoglobin ($\rightarrow$ Biliverdin) im retikuloendothelialen System entsteht wasserunlösliches unkonjugiertes Bilirubin. Aus 1 g Hämoglobin fallen ca. 35 mg Bilirubin an. Im Blut bindet sich das unkonjugierte Bilirubin an Albumin. Es wird vermutet, dass Albumin zwei verschiedene Bindungsstellen mit unterschiedlicher Affinität für Bilirubin besitzt. Nach Transport zur Leberzelle dissoziiert das Bilirubin vom Albumin und wird aktiv mit Hilfe des Leberproteins Y (Ligandin) in das Zellinnere geschleust. Dort erfolgt die Konjugation durch die UDP-Glucuronyltransferase. Das an Uridin-5'-di-Phosphat-Glucuronsäure gekoppelte Bilirubin ist wasserlöslich und wird über das biliäre System in den Darm ausgeschieden. Der Bilirubinstoffwechsel des Neugeborenen weist im Vergleich zum Erwachsenen einige Besonderheiten auf, die die Entstehung des **physiologischen Neugeborenenikterus** erklären:
- 2- bis 3-fach höhere Bilirubinproduktion bedingt durch die höhere Erythrozytenkonzentration (Hb, Hkt).
- Verkürzte Erythrozytenüberlebenszeit (Neugeborene 70–90 Tage, Erwachsene ca. 120 Tage)
- Hydrolyse des in den Darm gelangten glucuronidierten Bilirubins durch intestinale Glucuronidase und vermehrte Rückresorption des Bilirubins aus dem Darm (»enterohepatischer Kreislauf«). Dieser Vorgang wird durch eine verzögerte Darmpassage des mekoniumhaltigen Darms und die fehlende intestinale Kolonisation mit Bakterien, die Bilirubin in Urobilinogen und Sterkobilinogen umwandeln, verstärkt.

Die Bindungskapazität des Albumins wird nicht nur von der Gesamtkonzentration des Transporteiweißes bestimmt, sondern auch von im Blut vorhandenen Faktoren, die mit Bilirubin um die Albuminbindungsstellen konkurrieren. Zu diesen Substanzen gehören freie Fettsäuren, Steroidhormone und Medikamente (Sulfonamide, Salizylate u. a.); eine verminderte Bindungsaffinität wird bei Azidose beobachtet.

4.8.5 Physiologischer Ikterus

> Mehr als die Hälfte aller reifen Neugeborenen entwickelt 2–3 Tage nach der Geburt einen Ikterus, der am 4. bis 5. Lebenstag seinen Höhepunkt erreicht (max. 15 mg/dl) und dann langsam abklingt.

Der Ikterus fällt in der Regel bei Bilirubinkonzentrationen von 5 mg/dl zuerst im Gesicht auf und breitet sich nach kaudal aus. Die Kinder sind nicht beeinträchtigt. Bei Frühgeborenen kann der Ikterus ausgeprägter sein, das Maximum des Bilirubinanstieges tritt später auf und der Ikterus hält länger an. Die Grenzwerte sind in ◻ Tab. 4.13 zusammengestellt.

◘ Tab. 4.13 Pathologische Grenzwerte der Hyperbilirubinämie

Icterus praecox	Gesamtbilirubin	> 7 mg/dl, innerhalb der ersten 24 Lebensstunden
Icterus gravis	Max. Gesamtbilirubin	> 15 mg/dl bei reifen Neugeborenen > 10 mg/dl bei Frühgeborenen
Icterus prolongatus		Erhöhte Bilirubinkonzentrationen über den 10. Lebenstag hinaus

◘ Tab. 4.14 Ätiologie der indirekten Hyperbilirubinämie (Erhöhung des unkonjugierten Bilirubins)

Erkrankungen bzw. Störungen mit gesteigerter Hämolyse	Blutgruppeninkompatibilität	Rh, ABO, Kell, Duffy u. a.
	Neonatale Infektionen	Bakteriell, viral
	Genetisch bedingte hämolytische Anämien	Enzymdefekte: Glucose-6-Phosphat-Dehydrogenase, Pyruvatkinase Membrandefekte: Sphärozytose u. a. Hämoglobinopathien
Erkrankungen bzw. Störungen ohne Hämolyse	Verminderte Bilirubinkonjugation	Physiologischer Ikterus Muttermilchikterus Kinder diabetischer Mütter Crigler-Najjar-Syndrom, (genetisch bedingter Glucuronyltransferasemangel) Gilbert-Meulengracht-Syndrom (verminderte Bilirubinaufnahme in die Leberzelle) Hypothyreose Medikamente (Pregnandiol)
	Vermehrter Bilirubinanfall	Polyzythämie Organblutungen Hämatome
	Vermehrte enterale Rück-resorption von Bilirubin	Intestinale Obstruktion Unzureichende Ernährung (verminderte Peristaltik)

◘ Tab. 4.15 Ätiologie der direkten Hyperbilirubinämie (Erhöhung des konjugierten Bilirubins)

Intra-hepatische Cholestase	Neonatale Hepatitis, Hepatitis B Perinatale Infektionen (CMV u. a.) Syndrom der eingedickten Galle (Hämolyse) Parenterale Ernährung α_1-Proteinase-Mangel (synonym: α_1-Antitrypsin) Galaktosämie, Tyrosinose Intrahepatische Gallengangshypoplasie (Alagille-Syndrom)
Extra-hepatische Cholestase	Gallengangsatresie Choledochuszyste Zystische Fibrose (Mukoviszidose)

Icterus praecox und Icterus gravis treten gehäuft bei Grunderkrankungen wie z. B. hämolytischen Erkrankungen auf. Die wichtigsten **Ursachen** der pathologischen Neugeborenenhyperbilirubinämie zeigt ◘ Tab. 4.14.

Pathologische Hyperbilirubinämien können – neben den mit einer gesteigerten Hämolyse einhergehenden Erkrankungen – bei gestörter Glucuronidierung, vermehrtem Erythrozytenabbau und vermehrter enteraler Bilirubinresorption auftreten. Der sog. **Muttermilchikterus** wird vermutlich durch einen in der Muttermilch enthaltenen Inhibitor der Glucuronidierung sowie eine Glucuronidase verursacht, welche die intestinale Bilirubinaufnahme fördert.

Bei einer Reihe von Erkrankungen wird eine **direkte Hyperbilirubinämie** (Anstieg des konjugierten, direkten Bilirubins > 2 mg/dl) beobachtet (◘ Tab. 4.15).

Therapie Die meisten Kinder mit **physiologischem Ikterus** bedürfen keiner spezifischen Behandlung; frühes Füttern und ausreichende Flüssigkeitszufuhr wirken sich positiv auf den Verlauf der Bilirubinkonzentrationen aus.

4.8.6 Morbus haemolyticus neonatorum

> Die wichtigsten Ursachen für einen Morbus haemolyticus neonatorum sind Blutgruppenunverträglichkeiten zwischen Mutter und Fetus.

Pathogenese Durch Übertritt von fetalen inkompatiblen Erythrozyten während der Schwangerschaft oder vorherige Transfusion mit nicht blutgruppengleichen Erythrozyten

(Sensibilisierung) reagiert das mütterliche Immunsystem mit der Bildung spezifischer IgG-Antikörper. Diese Immunglobuline sind **plazentagängig** und binden sich nach Übertritt auf das Kind an spezifische Antigenstrukturen fetaler Erythrozyten. Die Folge ist ein vorzeitiger und vermehrter Abbau der fetalen Erythrozyten; der Fetus beantwortet diese In-utero-Hämolyse mit einer Steigerung vorwiegend der **extramedullären Blutbildung** (Leber, Milz), es gelangen unreife Erythrozyten (Erythroblasten) in die kindliche Blutbahn. Das durch die gesteigerte Hämolyse anfallende indirekte Bilirubin wird über die Plazenta transportiert und vom hepatischen Enzymsystem der Mutter glucuronidiert und biliär ausgeschieden, selbst bei schwerer fetaler Hämolyse sind die kindlichen Bilirubinkonzentrationen intrauterin kaum erhöht.

Rh-Erythroblastose

Das erythrozytäre Rhesus-Antigensystem besteht aus den 5 Antigenen C, D, E, c und e. Das Antigen d hat keine antigenen Eigenschaften. Bei ca. 90 % der Rhesusinkompatibilitation sensibilisiert das D-Antigen des Fetus die Rh(d)-negative Mutter, die in der Folge IgG-Antikörper (Anti-D-Antikörper) bildet. Da in der Frühschwangerschaft nur ausnahmsweise kindliche Erythrozyten in den Kreislauf der Mutter gelangen, bildet die Mutter keine oder nur geringe Mengen Anti-D-Antikörper. Das erste Kind bleibt entweder gesund oder entwickelt nur eine hämolytische Anämie und/oder **Hyperbilirubinämie**, vorausgesetzt, dass eine frühere Sensibilisierung durch Aborte oder Bluttransfusionen ausgeschlossen ist. Die Rh-Erythroblastose manifestiert sich typischerweise während der zweiten und weiteren Schwangerschaft mit zunehmendem Schweregrad der fetalen Erkrankung, die in einen Hydrops fetalis einmünden kann.

Klinik Folgende klinische Symptome bestehen in Abhängigkeit vom Schweregrad der Erkrankung:

- Anämie
- Icterus praecox
- Icterus gravis mit möglicher Ausbildung einer Bilirubinenzephalopathie (Kernikterus)
- Hepatosplenomegalie (extramedulläre Blutbildung)
- Hydrops fetalis

Als Zeichen der gesteigerten Hämatopoese sind **Retikulozyten** und **Erythroblasten** im peripheren Blut vermehrt nachweisbar.

Bei schwerer fetaler Anämie (Hämoglobin < 8 g/dl) entwickeln sich eine **intrauterine Hypoxie** und **Hypoproteinämie**, sie ist Ausdruck einer verminderten hepatischen Albuminsynthese. Veränderungen der Zellpermeabilität und Verminderungen des onkotischen Drucks führen zu:

- Generalisierten Ödemen
- Höhlenergüssen (Aszites, Pleuraerguss, Perikarderguss)
- Hypervolämie
- Herzinsuffizienz

Beim **generalisierten Hydrops** kann es bereits intrauterin zum Fruchttod oder einer irreparablen zerebralen Schädigung kommen.

Diagnostik Im Rahmen der Schwangerschaftsvorsorge wird bei allen Frauen im Verlauf der Schwangerschaft nach irregulären Antikörpern gesucht, um Inkompatibilitäten in Rh-, Duffy-, Kell- oder anderen Blutgruppen-Systemen zu erkennen. Mit dem **indirekten Coombs-Test** werden plazentagängige IgG-Antikörper nachgewiesen. Da keine Korrelation zwischen der Höhe vorhandener maternaler Antikörper und dem Schweregrad der möglichen kindlichen Erkrankung besteht, ist bei vorhandenen Antikörpern eine sequenzielle Bestimmung der fetalen Hirndurchblutung indiziert. Die dopplersonographische Messung der Flussgeschwindigkeit korreliert mit dem Grad der Anämisierung. Nur noch selten wird eine Fruchtwasseruntersuchung (Amniozentese) zur Bilirubinbestimmung durchgeführt. Das Ausmaß der Hämolyse lässt sich durch spektrophotometrische Analyse der optischen Dichte (450 nm) des Fruchtwassers im sog. **Liley-Diagramm** ablesen.

Intrauterine Therapie des Feten Bei ausgeprägter fetaler Anämie ist eine **intrauterine Transfusion** in die kindliche Bauchhöhle oder Nabelvene möglich. Bei ersten Zeichen eines Hydrops fetalis ist eine vorzeitige Beendigung der Schwangerschaft durch Sectio caesarea notwendig. Bei Neugeborenen mit Rh-Erythroblastose ist neben den beschriebenen hämatologischen Auffälligkeiten immer ein **positiver direkter Coombs-Test** zu finden (Nachweis von inkompletten, an kindliche Erythrozyten gebundenen Antikörpern).

> Bei einer Rh-Inkompatibilität kann unmittelbar nach der Geburt die Konzentration des indirekten Bilirubins stark ansteigen, deshalb sind engmaschigste Bilirubinbestimmungen erforderlich.

Phototherapie Bei leichten Verläufen kann eine Phototherapie (unter Umständen in 2 Ebenen) zur Behandlung der Hyperbilirubinämie ausreichen. Durch blaues Licht (Wellenlänge 425–475 nm) wird das in der Haut vorhandene Bilirubin zu nichttoxischen Bilirubinisomeren umgeformt, die ohne Glucuronidierung mit Galle und Urin ausgeschieden werden können. Die **Indikation** für den Beginn einer Phototherapie hängt vor allem von folgenden Faktoren ab: Gestationsalter, Lebensalter, Höhe der Bilirubinserumkonzentration, Dynamik des Bilirubinanstieges und der Grunderkrankung. Bei reifen Neugeborenen ohne weitere Risikofaktoren sollte eine Phototherapie nach dem 3. Lebenstag erst bei Bilirubinserumkonzentrationen > 16 mg/dl begonnen werden (Abb. 4.28 und Abb. 4.29). **Nebenwirkungen** dieser Therapie sind **Diarrhö, vermehrter Flüssigkeitsverlust** und **Dehydratation**. Durch das blaue Licht ist die Hautfarbe des Kindes nicht mehr zu beurteilen. Bedrohliche klinische Veränderungen des Kindes werden zu spät erkannt, daher ist die Überwachung von Atmung und Herzaktion sehr wichtig. Die zum Schutz von potenziellen Retinaschäden zu applizierenden Schutzbrillen können zu einer Verlegung der Nasenwege führen.

> Viele Neugeborene werden aufgrund eines kritiklosen Umganges mit speziell für hämolytische Erkrankungen erstellten Therapieschemata ohne klare Indikationsstellung einer Phototherapie unterzogen.

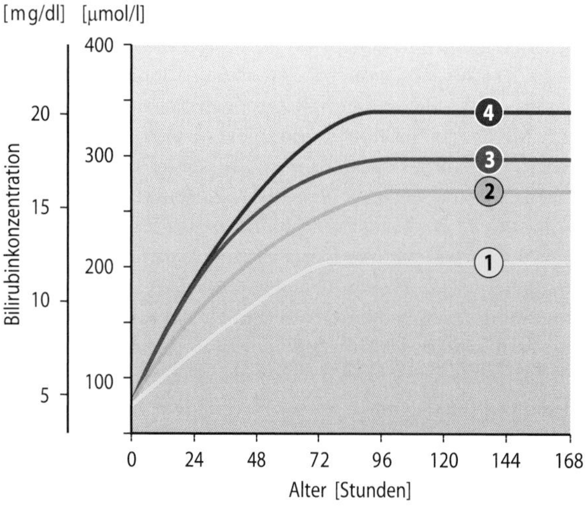

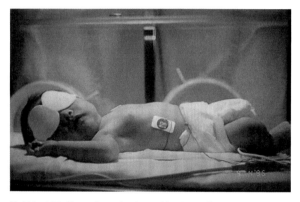

[mg/dl] [μmol/l]

Abb. 4.28 Indikation zur Phototherapie bzw. Austauschtransfusion bei Hyperbilirubinämie. 1 Phototherapie bei Frühgeborenen > 1500 g; **2** Phototherapie bei reifen Neugeborenen, Austauschtransfusion bei Frühgeborenen mit Komplikationen; **3** Austauschtransfusion bei Frühgeborenen ohne Komplikationen, Austauschtransfusion bei reifen Neugeborenen mit Komplikationen; **4** Austauschtransfusion bei reifen Neugeborenen ohne Komplikationen

Abb. 4.29 Phototherapie eines reifen Neugeborenen mit AO-Inkompatibilität. Cave: Durch das blaue Licht (kein UV-Licht!) ist die Hautfarbe des Kindes nicht mehr zu beurteilen

Austauschtransfusion Bei schweren Grunderkrankungen (Asphyxie, neonatale Sepsis, hämolytische Anämie und Hyperbilirubinämie in den ersten 3 Lebenstagen) liegt die Austauschgrenze in der Gruppe reifer Neugeborener niedriger als 20 mg/dl. Für Frühgeborene gelten besondere Austauschgrenzen (Frühgeborene mit einem Gewicht von > 1500 g: > 15 mg/dl, Frühgeborene > 1000 g: > 10 mg/dl).

> Zur Vermeidung der Bilirubinenzephalopathie wird nach wie vor eine Austauschtransfusion reifer Neugeborener bei Bilirubinserumkonzentrationen > 20 mg/dl empfohlen.

Der **Blutaustausch** erfolgt mit kompatiblem Spendervollblut in 5–20 ml Portionen über einen liegenden Nabelvenenkathe-ter. Ausgetauscht wird das zwei- bis dreifache Blutvolumen eines Neugeborenen, d. h. ca. 90 % der kindlichen Erythrozyten werden neben mütterlichen Antikörpern und verfügbarem Bilirubin eliminiert.

> **!** **Cave**
> Aufgrund der durch die Austauschtransfusion nicht eliminierten Anti-D-Antikörper entwickeln viele Kinder in den ersten Lebenswochen und -monaten eine ausgeprägte Anämie (Spätanämisierung).

Als **Komplikationen** der Blutaustauschtransfusion können Infektionen (u. a. Sepsis), Katheterperforation, Pfortaderthrombose, Hypotension, Azidose, nekrotisierende Enterokolitis und Elektrolytentgleisungen auftreten. Nach einem Blutaustausch besteht häufig eine Anämie und Thrombozytopenie. Durch zusätzliche kontinuierlich durchgeführte Photherapie kann die Zahl von mehrfachen Austauschtransfusionen gesenkt werden.

Fallbeispiel

Anamnese Erste Vorstellung einer 26-jährigen Frau aus Bosnien in der errechneten 38. Gestationswoche; 2. Schwangerschaft, Alter des ersten Kindes 1½ Jahre, gesund. Nachweis von Anti-D-Antikörpern im Blut, Blutgruppe 0 Rh-negativ. Keine Anti-D-Prophylaxe nach Geburt des 1. Kindes. Durch intrauterine Sonographie Nachweis eines geringgradigen Aszites sowie diskreter Pleuraergüsse beim Kind. Nach Information und Vorbereitung aller notwendigen Maßnahmen: Sectio caesarea und sofortige Verabreichung einer Anti-D-Gabe an die Mutter.

Befund und Verlauf Auffällig blasses, reifes Neugeborenes mit leichtem Hautödemen, Herzfrequenz 200/min, sonst unauffällig, Gewicht 3400 g, Hämoglobinkonzentration 6,5 g/dl. Sofortige Bluttransfusion (0 Rh-negativ) und Vorbereitung zur Austauschtransfusion. Anstieg des kindlichen Serum-Bilirubinspiegels innerhalb 1 Stunde von 3 mg/dl auf 6 mg/dl. Direkter Coombs-Test positiv, 220 ‰ Retikulozyten und viele Erythroblasten. Albuminkonzentration 3,2 g/dl. Nach Beendigung der Blutaustauschtransfusion (Austauschvolumen 800 ml) Bilirubinkonzentration 3,6 mg/dl, Hb 16,2 mg/dl. Einleitung einer mehrtägigen Phototherapie, darunter maximaler Bilirubinspiegel 16,6 mg/dl am 4. Lebenstag. Rasche Rückbildung von Aszites, Pleuraergüssen und Hautödemen. Entlassung eines gesunden Neugeborenen im Alter von 10 Tagen, Bilirubinspiegel 7 mg/dl, direkter Coombs-Test positiv; ambulante Kontrolle wegen der Gefahr der Nachanämisierung.

Beurteilung Rh-Inkompatibilität mit beginnendem kindlichen Hydrops. Durch eine mütterliche Anti-D-Prophylaxe nach der ersten Geburt wäre die Erkrankung des beschriebenen Kindes vermutlich verhindert worden.

4.8.7 Bilirubinenzephalopathie (Kernikterus)

> Die gefürchtetste und mit irreversiblen Schäden einhergehende Komplikation einer zu spät erkannten Hyperbilirubinämie ist der sog. Kernikterus.

Pathogenese Unkonjugiertes, nicht an Albumin gebundenes Bilirubin kann aufgrund seiner lipophilen Eigenschaften leicht in das zentrale Nervensystem eindringen. Es inhibiert den neuronalen Metabolismus (Hemmung der oxidativen Phosphorylierung) und hinterlässt eine irreversible Schädigung im Bereich der Basalganglien, des Globus pallidus, des Nucleus caudatus (Kernikterus), des Hypothalamus, einiger Kerngebiete von Hirnnerven und auch der Großhirnrinde.

Die Entstehung einer Bilirubinenzephalopathie hängt von verschiedenen Faktoren ab:
- Lebensalter und Reifegrad des Kindes
- Überschreiten der Albuminbindungskapazität durch zu hohe Bilirubinspiegel
- Verminderung der Bindungskapazität bei Hypalbuminämie
- Verdrängung des Bilirubins durch Gallensäuren, freie Fettsäuren (Hypoglykämie!) oder Medikamente
- Veränderungen bzw. Schädigung der Blut-Hirn-Schranke nach Asphyxie, neonataler Meningitis und anderen Erkrankungen

Klinik Frühsymptome der Bilirubinenzephalopathie sind:
- Apathie
- Hypotonie
- Abgeschwächte Neugeborenenreflexe
- Trinkschwäche, Erbrechen
- Schrilles Schreien

Später entwickeln sich:
- Vorgewölbte Fontanelle
- Opisthotone Körperhaltung
- Muskuläre Hypertonie
- zerebrale Krampfanfälle

Überlebende Patienten weisen häufig folgende Schäden auf:
- Taubheit
- Choreoathetoide Bewegungsmuster
- Mentale Retardierung

Prävention der Rh-Inkompatibilität

Die durch fetomaternale Transfusion kurz vor oder während der Geburt in den mütterlichen Kreislauf gelangten fetalen Erythrozyten werden mit Anti-D-Antikörpern beladen und vorzeitig eliminiert. Diese Anti-D-Prophylaxe muss bei Rh-negativen Frauen auch nach Aborten, Amniozentesen oder unsachgemäßen Transfusionen mit Rh-positivem Blut durchgeführt werden. In den neuesten Mutterschaftsrichtlinien wird außerdem in der 28.–30. Gestationswoche eine Anti-D-Prophylaxe bei Rh-negativen Schwangeren mit negativem Anti-D-Nachweis empfohlen. Nach dieser Prophylaxe lassen sich häufig zum Zeitpunkt der Entbindung Rh-Antikörper im maternalen Serum nachweisen, die von der pränatalen Anti-D-Gabe stammen. Bei den Neugeborenen besteht gelegentlich ein schwach positiver Coombs-Test ohne signifikante Hämolyse. Auch bei dieser Konstellation ist eine postnatale Anti-D-Prophylaxe bei der Mutter durchzuführen. Durch eine konsequente Anti-D-Prophylaxe bei Rh-negativen Müttern konnte, zumindest in den westlichen Ländern, die Inzidenz der Rh-Erythroblastose drastisch gesenkt werden.

> Durch Gabe eines Anti-D-Immunglobulins unmittelbar nach der Geburt kann die Sensibilisierung einer Rh-negativen Mutter (Rh-positives Kind) häufig vermieden werden.

4.8.8 AB0-Erythroblastose

Pathogenese Im Gegensatz zur Rh-Inkompatibilität tritt die AB0-Erythroblastose häufig in der ersten Schwangerschaft auf. Mütter mit der Blutgruppe 0 haben natürlich vorkommende Anti-A- und Anti-B-Antikörper (Isoagglutinine), die zur Gruppe der IgM-Antikörper gehören und deshalb nicht die Plazenta passieren. Einige Schwangere bilden plazentagängige IgG-Antikörper, die gegen die kindliche Blutgruppeneigenschaft A, B oder AB gerichtet sind. Eine Ursache ist der Übertritt kindlicher Erythrozyten in die mütterliche Zirkulation. Da die Antigenität der kindlichen Blutgruppeneigenschaften gegen Ende der Schwangerschaft noch nicht voll ausgebildet ist, erklärt sich der im Vergleich zur Rh-Inkompatibilität milde Verlauf der hämolytischen Erkrankung beim Neugeborenen. Hinzu kommt, dass nicht nur Erythrozyten-A- bzw. -B-Antigene tragen, sondern auch viele Gewebezellen. Im Serum liegen diese Antigene in gelöster Form vor. Die Antikörper werden von einer ausschließlich erythrozytären Reaktion »abgelenkt«. Die mütterliche IgG-Antikörper-Bildung kann aber auch durch exogene Ursachen wie z. B. Darmparasiten stimuliert werden.

Der Schweregrad der hämolytischen Erkrankung Neugeborener nimmt bei nachfolgenden Schwangerschaften in der Regel nicht zu. Der Grund liegt vermutlich in einer Suppression der IgG-Antikörperbildung durch die natürlich vorkommenden IgM-Anti-A- oder -Anti-B-Antikörper. Einige wesentliche Unterschiede zwischen der Rh- und AB0-Inkompatibilität sind in der ◻ Tab. 4.16 zusammengefasst.

Klinik Die Neugeborenen weisen meistens nur eine geringgradige Anämie auf. Es besteht nur selten eine Hepatosplenomegalie. Die Kinder entwickeln keinen Hydrops. Im peripheren Blut finden sich neben Retikulozyten und Erythroblasten (Ausdruck der gesteigerten Erythropoese) **Sphärozyten,** die infolge der Komplement-vermittelten Hämolyse durch Fragmentation entstehen. Erkrankte Neugeborene sind lediglich durch die Hyperbilirubinämie und ihre Risiken gefährdet.

Therapie Durch eine rechtzeitig begonnene und konsequent durchgeführte Phototherapie können bei den meisten Kindern kritische Bilirubinserumkonzentrationen und damit

◘ Tab. 4.16 Unterschiede zwischen der Rh- und AB0-Inkompatibilität

	Inkompatibilität	
	Rh	AB0
Erkrankung bei erster Schwangerschaft	selten	häufig
Frühzeitige Anämisierung des Kindes	+	+
Hyperbilirubinämie während der ersten 24 Stunden post partum	++	+
Erythroblasten	+++	+
Sphärozyten	±	++
Retikulozyten	++	+ bis ++
Direkter Coombs-Test (Kind)	+++	− bis ++
Indirekter Coombs-Test (Mutter)	+++	±

eine Austauschtransfusion vermieden werden. Zirkulierende Antikörper induzieren gelegentlich in den ersten Lebenswochen eine ausgeprägte Anämie.

4.8.9 Das weiße Blutbild Neugeborener

❯ Die peripheren Gesamtleukozytenzahlen sowie die Verteilung der einzelnen Leukozytensubpopulationen unterscheiden sich während der Neonatalperiode deutlich von denen späterer Lebensalter.

Im Zusammenhang mit dem Geburtsvorgang werden physiologischerweise die Knochenmarkreserven der Früh- und Neugeborenen mobilisiert, d. h. die Zahl unreifer und reifer Granulozyten steigt in der Peripherie an. Das Maximum der Granulozytose ist 12 Stunden post partum erreicht. Im Verlauf der ersten 3 Lebenstage fällt die Zellzahl kontinuierlich ab. Eine stabile obere Normgrenze findet sich vom 5. Lebenstag an. Die Gesamtzahl der neutrophilen Granulozyten und der unreifen Granulozyten (stabkernige und jugendliche Formen) während der Neonatalperiode sind in ◘ Abb. 4.30 und ◘ Abb. 4.31 dargestellt. **Erniedrigte Gesamtzahlen** der neutrophilen Granulozyten werden nach **mütterlicher Hypertonie, EPH-Gestose, konnatalen viralen Infektionen** und **intrauteriner Dystrophie** beobachtet. Sie sind möglicherweise Ausdruck einer verminderten Bildung von Granulozyten im kindlichen Knochenmark. Daneben tritt eine **Neutrozytopenie** häufig bei Neugeborenen mit **neonataler Sepsis** auf. Im Verlauf der Erkrankung werden überwiegend periphere neutrophile Granulozyten verbraucht, die Knochenmarkreserven sind durch die geburtsbedingte Mobilisierung der Granulozyten erschöpft. Nach Regeneration der Knochenmarkreserven entwickeln Neugeborene, die nach dem dritten Lebenstag an einer Sepsis erkranken, häufig eine Granulozytose. In der Re-

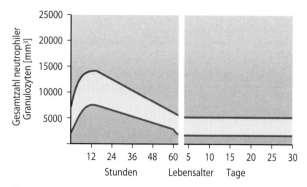

◘ Abb. 4.30 Gesamtzahl der neutrophilen Granulozyten gesunder Neugeborener im Verlauf der ersten 28 Lebenstage (nach Manroe et al. 1979)

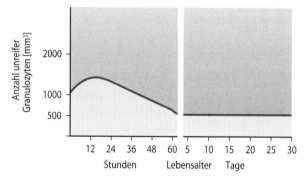

◘ Abb. 4.31 Anzahl der unreifen Granulozyten gesunder Neugeborener während der Neonatalperiode (nach Manroe et al. 1979)

generationsphase einer neonatalen Infektion kann gelegentlich eine leukämoide Reaktion beobachtet werden. Seltenste Ursachen für eine **Neutrozytopenie** sind die angeborenen Formen der Granulozytopenie oder eine fetomaternale Granulozyteninkompatibilität, eine Alloimmungranulozytopenie. In Analogie zu Rh-Inkompatibilität bildet die Mutter IgG-Antikörper gegen bestimmte Antigene der kindlichen Granulozyten, sie treten diaplazentar auf das Kind über und führen zu einem vorzeitigen Abbau der kindlichen Granulozyten. Die restlichen Leukozytenpopulationen verteilen sich auf Lymphozyten und Monozyten, selten wird bei sehr kleinen Frühgeborenen eine ätiologisch ungeklärte Eosinophilie (bis zu 30 % aller Leukozyten) beobachtet.

4.8.10 Neonatale Thrombozytopenie

❯ Bei Thrombozytenzahlen von weniger als 50.000/ml ist mit lebensbedrohlichen Blutungen zu rechnen.

Ätiologie Die Ursachen einer neonatalen Thrombozytopenie (< 150.000 Thrombozyten/µl) sind in der ◘ Tab. 4.17 aufgelistet.

Therapie Da ab Thrombozytenzahlen von weniger als 50.000/µl mit dem Auftreten von lebensbedrohlichen Blutungen (gas-

◘ Tab. 4.17 Ursachen der neonatalen Thrombozytopenie

Von der Mutter verursacht	Idiopathisch thrombozytopenische Purpura der Mutter Lupus erythematodes der Mutter Medikamenteneinnahme während der Schwangerschaft Thrombozyteninkompatibilität: Alloimmunthrombozytopenie
Ursachen durch Erkrankungen des Kindes	Konnatale Infektionen: Toxoplasmose, Röteln, Zytomegalie, Herpes simplex, Lues Neonatale Infektionen: Sepsis neonatorum Disseminierte intravaskuläre Gerinnungsstörung nach Asphyxie, Schock etc. Nekrotisierende Enterokolitis Austauschtransfusion Selten: aplastische Anämie, kongenitale Leukämie, Wiskott-Aldrich-Syndrom, Riesenhämangiom u. a. Retardierung Polyzythämie

trointestinale Blutungen, Hirnblutungen) gerechnet werden muss, sind gegebenenfalls repetitive Thrombozytentransfusionen (Halbwertzeit: 12 Stunden) indiziert. Eine besondere Behandlung ist bei der neonatalen Alloimmunthrombozytopenie erforderlich.

4.8.11 Neonatale Alloimmunthrombozytopenie

Pathogenese Bei der neonatalen Alloimmunthrombozytopenie handelt es sich um eine fetomaternale Thrombozyteninkompatibilität (▶ Kap. 10.6.1). Kindliche Thrombozyten, die spezifische Antigene tragen und im Verlauf der Schwangerschaft in den mütterlichen Blutkreislauf gelangen, können bei Müttern, deren Thrombozyten dieses Antigen nicht aufweisen, eine humorale Immunantwort gegen das fremde Plättchenantigen auslösen. In der Folge treten die im mütterlichen Organismus gebildeten IgG-Iso-Antikörper diaplazentar auf das Kind über und führen nach Anheftung an die kindlichen Thrombozyten zu einem beschleunigten Abbau der Blutplättchen.

Häufigkeit Die Inzidenz der Alloimmunthrombozytopenie wird mit 1 auf 2–3000 Neugeborene angegeben. Verantwortlich für die mütterliche Sensibilisierung ist bei ca. 80 % der Fälle das humane Plättchenantigen 1a (HPA-1a), das bereits in der 19. Schwangerschaftswoche von den fetalen Thrombozyten exprimiert wird. HPA-1a positive Thrombozyten besitzen 98 % der Bevölkerung. Bis zu 25 % der betroffenen Neugeborenen versterben an den Folgen einer zu spät erkannten Alloimmunthrombozytopenie (**Cave:** Hirnblutung). Bei kompli-

kationslosen Verläufen limitiert sich die Krankheit innerhalb der ersten 4–6 Lebenswochen durch Elimination der zirkulierenden Antikörper in der Regel von selbst.

Therapie Bei Thrombozytenzahlen < 50.000/µl oder klinischen Blutungszeichen ist eine sofortige Transfusion eines **kompatiblen** Thrombozytenkonzentrats angezeigt. Ein Problem stellt jedoch die Selektion geeigneter Thrombozytenspender dar, da 98 % der Bevölkerung PLA1-positive Thrombozyten besitzen und somit als Spender ausscheiden. Eine Thrombozytentypisierung potenzieller Spender ist nur in wenigen Blutbanken vorhanden.

> ❯ Als idealer Spender kompatibler Thrombozyten kommt die Mutter in Frage. Das Verfahren der Thrombozytenisolierung durch Zellseparation wird auch unmittelbar nach der Geburt von den Müttern gut toleriert.

Einige Neugeborene sprechen auch auf eine hochdosierte intravenöse Immunglobulintherapie an. Bei erneuter Schwangerschaft einer sensibilisierten Mutter besteht ein hohes Risiko für das Kind, an einer Alloimmunthrombozytopenie zu erkranken. Der Nachweis einer fetalen Thrombozytopenie kann eine Therapie der Mutter mit hochdosierten Gammaglobulinpräparaten oder sogar eine In-utero-Transfusion von kompatiblen Thrombozyten über die Nabelvene notwendig werden lassen.

4.8.12 Koagulopathien

In der Neonatalperiode werden nicht selten Störungen der plasmatischen Blutgerinnung beobachtet. Sie können Ausdruck einer **angeborenen Defizienz** an Gerinnungsfaktoren (s. Hämophilie), eines **Vitamin-K-Mangels** oder einer **disseminierten intravasalen Gerinnungsstörung** (DIC: disseminated intravascular coagulation) sein. Neugeborene haben erniedrigte Plasmakonzentrationen nahezu aller Gerinnungsfaktoren, besonders die Synthese der Vitamin-K-abhängigen Faktoren II, VII, IX und X ist gestört. Es gibt keinen diaplazentaren Übertritt von Gerinnungsfaktoren.

4.8.13 Morbus haemorrhagicus neonatorum (Vitamin-K-Mangel)

Ätiologie Ein Vitamin-K-Mangel kann sich bei Neugeborenen zu verschiedenen Zeitpunkten manifestieren. Eine am 1. Lebenstag auftretende Blutung wird nach mütterlicher Medikamenteneinnahme beobachtet. Zum Beispiel beeinträchtigen Phenytoin, Phenobarbital, Primidon, Salizylate, Antikoagulanzien den Vitamin-K-Metabolismus Neugeborener. Eine mütterliche Heparinbehandlung hat dagegen keine Auswirkungen auf das kindliche Gerinnungssystem, da Heparin die Plazentaschranke nicht überwinden kann.

Die **typische Vitamin-K-Mangelblutung** des reifen Neugeborenen tritt vom **3.–7. Lebenstag** überwiegend bei mit

Muttermilch ernährten Kindern auf. Muttermilch hat nur einen geringen Vitamin-K-Gehalt. Bei allen Früh- und Neugeborenen, die einer antibiotischen Langzeitbehandlung oder einer parenteralen Ernährung unterzogen sind, können sich bei mangelnder Vitamin-K-Substitution im Verlauf der Neonatalperiode bedrohliche Blutungen entwickeln.

Eine **Spätmanifestation des Vitamin-K-Mangels** im Alter von 4–12 Wochen wird bei mit Muttermilch ernährten Säuglingen, besonders aber bei Kindern mit einer Vitamin-K-Malabsorption beobachtet (Mukoviszidose, Cholestase u. a. bei Gallengangsatresie).

Klinik Eine Vitamin-K-Mangel-Blutung ist immer dann zu vermuten, wenn ein gesund wirkendes Neugeborenes spontane Hämorrhagien entwickelt: Hämatemesis, gastrointestinale Blutung (Melaena vera), Epistaxis, Nabelschnur- und Hautblutungen, intrakranielle Blutung u. a.

> **❯** Eine in den ersten Lebenstagen auftretende Hämatemesis oder Melaena kann auch durch mütterliches, bei der Geburt verschlucktes Blut verursacht sein.

Mit Hilfe des Alkaliresistenztests (Apt-Test) kann in kürzester Zeit entschieden werden, ob es sich um kindliches oder mütterliches Blut handelt. Kindliche Erythrozyten enthalten überwiegend alkaliresistentes Hämoglobin F. Sie werden durch 1 % Natronlauge nicht denaturiert, während die mütterlichen Hämoglobin-A-enthaltenden Erythrozyten zerstört werden.

Therapie und Prävention Bei manifester Vitamin-K-Mangel-Blutung (Risikopatienten, Vitamin-K-Malabsorption) muss unverzüglich Vitamin K i.v. appliziert werden, zusätzlich kann die Gabe von Frischplasma notwendig sein. Höhere Dosen von Vitamin K sind bei mütterlicher Medikamenteneinnahme oder Lebererkrankung des Neugeborenen indiziert.

> **❯** Durch routinemäßige prophylaktische Gabe von Vitamin K (jeweils 2 mg Vitamin K oral)an alle Neugeborenen unmittelbar post partum, sowie am 5. und 28. Lebenstag kann ein Morbus haemorrhagicus neonatorum vermieden werden.

Fallbeispiel

Anamnese Schwangerschaft und Geburt unauffällig, männliches Neugeborenes, APGAR 9/10/10, Nabelarterien pH 7,28, Geburtsgewicht 3740 g, Vorsorgeuntersuchung U2 am 5. Lebenstag ohne Befund. Vitamin-K-Prophylaxe, Muttermilchernährung. Am 7. Lebenstag (Gewicht 3790 g) Absetzen eines mit deutlich rotem Blut durchsetzten Muttermilchstuhls.

Befund Das 7 Tage alte Neugeborene ist rosig und vital; Abdomen weich, normale Darmgeräusche, rektale Untersuchung ohne Befund. Die übrigen internistischen und neurologischen Untersuchungsbefunde sind unauffällig. Labor: Hb 18,6 g/dl, ▼

Thrombozyten 370.000/µl, Quick, PTT im Normbereich. Positiver Apt-Test: Nachweis von materalen Erythrozyten. Muttermilchprobe: Nachweis von Erythrozyten.

Beurteilung Ursache des blutigen Stuhls: Aufgrund einer Rhagade an der Brustwarze Einblutung in die Muttermilch. Vermutlich als Folge der schnellen kindlichen Darmpassage keine Alterierung der maternalen Erythrozyten (kein schwarzer »Teerstuhl«). Nachweis durch positiven Alkaliresistenztest (Apt-Test).

4.8.14 Disseminierte intravaskuläre Gerinnungsstörung

Ätiologie Blutungen, die bei kranken Neugeborenen auftreten, sind häufig Ausdruck einer disseminierten intravaskulären Gerinnungsstörung. Sie können durch verschiedene Ursachen wie Freisetzung von gerinnungsaktiven Faktoren oder Toxinen sowie verschiedene Erkrankungen ausgelöst werden:

- Hypoxie, Asphyxie, Hypotension, Azidose, Hypothermie, Schock
- Bakterielle Sepsis, Virämie, nekrotisierende Enterokolitis
- Riesenhämangiom, intrauteriner Tod eines Zwillings
- Neoplasie

Therapie Eine disseminierte intravaskuläre Gerinnungsstörung wird am wirksamsten durch die Korrektur der zugrunde liegenden Störung oder Erkrankung behandelt (zirkulatorische Insuffizienz mit Beeinträchtigung der Gewebeperfusion; respiratorische und metabolische Entgleisung). Häufig ist eine Therapie mit Frischplasma angezeigt.

> **Kernaussagen**
>
> - Fetale und neonatale Erythrozyten weisen eine kürzere Lebensdauer und ein größeres mittleres korpuskuläres Volumen auf als Erythrozyten Erwachsener; sie enthalten überwiegend fetales Hämoglobin F.
> - Die Diagnose einer fetomaternalen Transfusion wird durch den Nachweis von Hb-F-haltigen kindlichen Erythrozyten im mütterlichen Blut erbracht.
> - Bei klinischen Zeichen eines Hyperviskositätssyndrom muss unverzüglich eine partielle modifizierte Austauschtransfusion durchgeführt werden.
> - Die Rh-Erythroblastose ist eine inzwischen seltene, aber nicht minder bedrohliche Erkrankung Früh- und Neugeborener. Eine Bilirubinenzephalopathie geht mit irreversiblen neuronalen Schäden einher und kann durch keine therapeutische Maßnahme rückgängig gemacht werden.
> - Bei der neonatalen Alloimmunthrombozytopenie handelt es sich um eine fetomaternale Thrombozyteninkompatibilität.

4.9 Fehlbildungen des Magen-Darm-Traktes

Fehlbildungen des Magen-Darm-Traktes müssen frühzeitig erkannt und umgehend behandelt werden. Erbricht ein Neugeborenes innerhalb der ersten Lebenstage, so ist immer an eine intestinale Obstruktion zu denken. Bei den meisten ösophagealen und intestinalen Fehlbildungen besteht eine große Aspirationsgefahr.

4.9.1 Ösophagusatresie

Definition Bei der Ösophagusatresie handelt es sich um einen angeborenen Verschluss der Speiseröhre. Häufig besteht ein Fistelgang zwischen dem distalen Ösophagusblindsack und der Trachea.

Einteilung Es werden verschiedene Formen dieser Fehlbildung unterschieden. Einzelheiten sind dem ▶ Kap. 13 sowie den Lehrbüchern der Chirurgie zu entnehmen.

Klinik Die Neugeborenen (Anamnese: **Polyhydramnion**) fallen nach der Geburt durch folgende Symptome auf:
- Ansammlung von schaumiger Flüssigkeit im Nasen-Rachen-Raum
- Verstärkter Speichelfluss
- Niesen, Husten (Magensaft gelangt bei vorhandener Fistel in das Tracheobronchialsystem)
- Magen nicht sondierbar

❗ Cave
Bei zu später Diagnosestellung besteht die Gefahr von Erstickung (Aspiration, Pneumonie).

Erstversorgung Die Kinder werden gründlich abgesaugt und mit erhöhtem Oberkörper bei Linksseitenlage (Verhinderung von Magensaftreflux) unter fortlaufendem Absaugen des Speichels in ein kinderchirurgisches Zentrum verlegt.

Prognose Bis zu 20 % der Kinder versterben an operativen oder postoperativen Komplikationen (pulmonale Komplikationen, Mediastinitis). Als Spätkomplikation werden Ösophagusstrikturen, Motilitätsstörung des Ösophagus, Tracheomalazie und andere Veränderungen beobachtet.

4.9.2 Intestinale Atresien

Duodenalatresie

Leitsymptom der **Duodenalatresie** ist **Erbrechen**, bei einer Atresie unterhalb der Papilla vateri **galliges Erbrechen**. Es besteht ein mütterliches **Polyhydramnion**, bei der pränatalen Sonographie sollte ein Doppelblasenphänomen (»double bubble«) auffallen, dieser Befund bestätigt sich in der nach der Geburt durchgeführten Röntgenaufnahme (◘ Abb. 4.32).

Die Duodenalatresie ist häufig mit anderen Fehlbildungen assoziiert (Trisomie 21, Vitium cordis, Malrotation, Pancreas

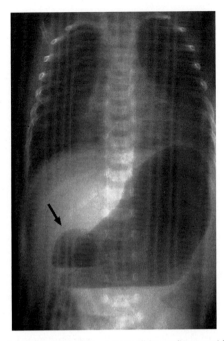

◘ **Abb. 4.32** »Double bubble« (»Doppelblasenphänomen) bei **Duodenalatresie.** In der Röntgenaufnahme zeichnet sich neben der mit Luft gefüllten großen Magenblase die kleine duodenale Luftblase (*Pfeil*) ab

anulare und anderen Darmatresien). Es besteht keine Indikation für eine Notoperation (initial Magensonde, parenterale Infusionstherapie, dann geplante Operation).

Tiefe Darmatresien

Tiefere **Dünndarmatresien** fallen durch galliges Erbrechen und abdominelle Distension auf, die Kinder können Mekonium entleeren. Der Blindsack vor der Atresie ist stark dilatiert. Bei einigen Patienten liegen multiple Atresien vor, die postoperativ ein Kurzdarmsyndrom nach sich ziehen können.

Bei der **Analatresie** besteht eine Atresie des Anus sowie von Teilen des Rektums. Von den Neugeborenen mit Analatresie weisen ¾ eine Fistel auf, die in Abhängigkeit von der Höhe der Atresie entweder im Bereich des Peritoneums oder aber mit dem Genitale kommuniziert.

Der **Morbus Hirschsprung**, eine primäre Aganglionose des Dickdarmes, ist die häufigste Ursache einer angeborenen Dickdarmobstruktion (Häufigkeit ~1:5000). Ursache ist das Fehlen von Ganglienzellen im Auerbach-Plexus. Die normale Darmperistaltik ist gestört (▶ Kap. 14.6.5).

4.9.3 Mekoniumileus, Mekoniumpfropfsyndrom

Durch Verlegung des **terminalen Ileums** mit eingedicktem klebrigen Mekonium entwickelt sich überwiegend bei Patienten mit Mukoviszidose **ein Mekoniumileus**.

Klinik Das klinische **Bild** wird bestimmt von:
- Galligem Erbrechen
- Starker abdomineller Distension
- Fehlendem Mekoniumabgang

Bereits vor der Geburt kann eine Perforation mit folgender Mekoniumperitonitis entstehen. Da Mekonium steril ist, wird die Diagnose häufig verzögert gestellt.

Therapie Ein unkomplizierter Mekoniumileus kann durch konservative Maßnahmen wie Darmspülung mit Kontrastmittel behoben werden. Ein **Strangulationsileus**, z. B. ein intestinaler Volvulus, stellt einen absoluten chirurgischen Notfall dar und muss dringlich operiert werden.

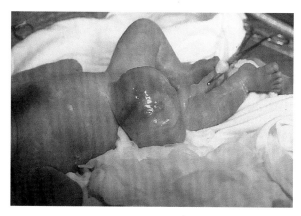

☐ Abb. 4.33 Omphalozele

4.9.4 Bauchwanddefekte

Omphalozele

Bei einer **Omphalozele** (☐ Abb. 4.33) handelt es sich um eine Bauchwandhernie infolge einer Hemmungsfehlbildung der Bauchdecke mit Vorfall des Dünn- und Dickdarmes sowie Teilen der Leber in einem aus Nabelschnurhäuten bestehenden Bruchsack. Häufig treten assoziierte Fehlbildungen auf (Herz, Urogenitalsystem etc.).

Therapie Zur **Erstversorgung** werden benötigt:
- Sterile warme Tücher, Plastikfolie als Wärmeschutz (großer Wärmeverlust über die Zele, Infektionsgefahr)
- Seitenlagerung des Kindes, um Zug auf die großen intraabdominellen Gefäße durch seitliches »Herabhängen« der Zele zu vermeiden (Cave: Durchblutungsstörungen, »Low-output-Syndrom« wegen der Gefahr des Abknickens der Vena cava inferior)
- Legen einer offenen Magensonde, aus der regelmäßig aspiriert wird (reduziert die Luftfüllung des Darmes)
- Transport auf eine neonatologische Intensivstation, Vorbereitung zur Operation

 Cave
Die Kinder müssen präoperativ vor Auskühlung und Schock bewahrt werden.

Gastroschisis

Bei einer **Gastroschisis** (☐ Abb. 4.34) besteht meistens ein kleiner rechts paraumbilikal gelegener Bauchwanddefekt, durch den verschiedene intestinale Organe prolabiert sind (Dünn- und Dickdarm, Magen, Harnblase, Ovarien). Die strangulierten und torquierten Darmschlingen sind ödematös verändert und häufig durch fibrinöse Beläge miteinander verbacken (»chemische Peritonitis«). Die Diagnose sollte bereits durch pränatale Ultraschalldiagnostik bekannt sein, die Geburt erfolgt durch Sectio caesarea.

Therapie und Prognose Nach fachgerechter Erstversorgung (Behebung der Strangulation, identische Versorgung wie bei Omphalozele) ist eine baldige Operation durchzuführen. Die

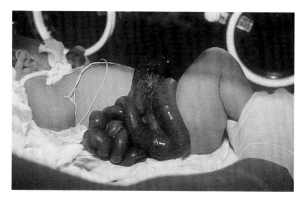

☐ Abb. 4.34 **Gastroschisis bei einem reifen Neugeborenen.** Der überwiegende Anteil des Darmes sowie des Magens liegt extraabdominell, die Blutzirkulation der Darmteile ist u. a. durch den ausgeprägten Zug am Mesenterium erheblich beeinträchtigt. Das Neugeborene befindet sich nicht in der erforderlichen Seitenlage

Prognose wird vom Ausmaß und Schweregrad der Darmschädigung bestimmt.

4.9.5 Nekrotisierende Enterokolitis (NEC)

Definition Die nekrotisierende Enterokolitis (NEC) ist eine hämorrhagisch-nekrotisierende entzündliche Erkrankung des Dünn- und Dickdarmes, von der überwiegend sehr kleine Frühgeborene und hypotrophe Neugeborene betroffen sind. Im Verlauf der Erkrankung bildet sich intramurale Luft (Pneumatosis intestinalis) aus. Komplikationen sind Perforationen, Gangrän und Peritonitis.

Ätiologie und Pathogenese Als wesentliche Risikofaktoren werden die perinatale Asphyxie, Nabelgefäßkatheterisierung, Blutaustauschtransfusionen, persistierender Ductus arteriosus Botalli, Hyperviskositätssyndrom, Hyperalimentation und Ernährung mit hyperosmolarer Nahrung bzw. Medikamenten angesehen. Viele dieser Erkrankungen und therapeutischen Maßnahmen führen über eine Minderperfusion mesenterialer Gefäße zu einer Sauerstoffunterversorgung des Darmes, insbesondere der Submukosa. Die Ischämie begünstigt die Invasion bakterieller intestinaler Erreger ebenso wie andere Faktoren (hyperosmolare Nahrung, Medikamente), die zu einer Schädigung der Mukosa beitragen. Die intestinale bakterielle Infektion und konsekutive Disseminierung von Darmerregern ist vermutlich die Folge der intestinalen Perfusionsstörung bzw. Darmschädigung. Nekrotisierende Enterokolitiden wurden gehäuft auch bei gastrointestinalen Virusinfektionen (Rotaviren, Enteroviren) beobachtet. Erreger, die in Blutkulturen und Peritonealexsudat nachgewiesen werden, umfassen das gesamte bakteriologische Darmspektrum einschließlich Anaerobier (Clostridien, Bacteroides).

Epidemiologie Die Inzidenz der NEC hat im letzten Jahrzehnt in vielen Ländern zugenommen, sie variiert nicht nur zwischen einzelnen Ländern, sondern auch einzelnen Kliniken. Diese regionalen Unterschiede sind nicht zu erklären. Neben sporadischen Erkrankungen wurde ein epi- und endemisches Auftreten der NEC beobachtet. Die Erkrankungshäufigkeit liegt bei Frühgeborenen mit einem Geburtsgewicht < 1500 g zwischen 2 und 9 %. Mit abnehmendem Geburtsgewicht steigt die Letalitätsrate an, bis zu 50 % der Frühgeborenen < 1000 g versterben im Verlauf der Erkrankung.

Klinik Während reife Neugeborene häufig in den ersten Lebenstagen erkranken, kann eine NEC bei sehr kleinen Frühgeborenen innerhalb der ersten Lebenswochen auftreten. Möglicherweise erklärt die späte enterale Ernährung den Erkrankungszeitpunkt. Der Beginn kann schleichend oder fulminant sein. Typische Symptome sind:

- Temperaturinstabilität, blass-graues marmoriertes Hautkolorit
- Apnoen und Bradykardien, Tachypnoe
- Nahrungsverweigerung, Erbrechen (gallig), Nahrungsretention
- Geblähtes und berührungsempfindliches Abdomen
- Schleimig-blutige Stühle
- Ödem und Erythem der prall und schmerzhaft gespannten Bauchhaut
- Azidose, disseminierte intravasale Gerinnung (DIC), Schock

Diagnostik Die röntgenologische Untersuchung des Abdomens zeigt in Abhängigkeit vom Stadium der Erkrankung eine auffallende Distension des Darmes, bläschenförmige intramurale Luft (Pneumatosis intestinalis) (◨ Abb. 4.35), ringförmige Pneumatosis, und/oder Luft im Pfortadersystem (Pneumatosis Venae portae).

Die typischen Entzündungszeichen im Blut (Leukozyten, neutrophile Granulozyten, I/T-Quotient, CRP) sind zu Beginn der Erkrankung nur bei einigen Kindern nachweisbar. Im Verlauf weisen alle Patienten erhöhte Serumkonzentrationen des CRP auf (idealer Verlaufsparameter). Aerobe und anaerobe Blutkulturen sind bei jedem Verdacht einer NEC anzufertigen. Die Ergebnisse bakteriologischer und viraler Stuhluntersuchungen sind mit Vorsicht zu interpretieren.

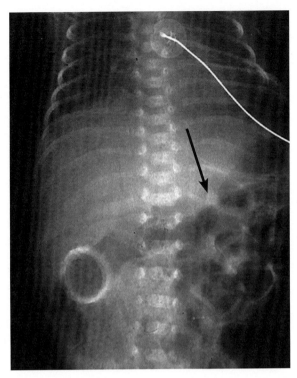

◨ **Abb. 4.35 Ausgeprägte nekrotisierende Enterokolitis mit Pneumatosis intestinalis** (*Pfeile*)

Therapie Die Behandlung einer nekrotisierenden Enterokolitis beginnt mit sofortiger Nahrungskarenz (offene Magensonde), parenteraler Volumentherapie und intravenöser Antibiotikatherapie (Behandlung der neonatalen Sepsis ▶ Abschn. 4.10.10). Die Antibiotikakombination sollte bei gesicherter NEC um ein wirksames Mittel gegen Anaerobier ergänzt werden (z. B. Metronidazol). Die weiteren supportiven Maßnahmen richten sich nach dem klinischen Bild (Plasmatransfusionen, maschinelle Beatmung etc.). In der Akutphase müssen engmaschige Laboruntersuchungen durchgeführt und häufig Röntgenbilder des Abdomens angefertigt werden. Als absolute Indikation für ein chirurgisches Eingreifen (Laparatomie) gelten die nachgewiesene Darmperforation und intestinale Gangrän. Nicht selten werden nach abgelaufener NEC sekundäre Darmstrikturen beobachtet, sie erfordern ebenfalls eine chirurgische Behandlung.

Kernaussagen

- Das Leitsymptom intestinaler Atresien und Stenosen ist ein innerhalb der ersten Lebenstage auftretendes Erbrechen. Cave: erhöhte Aspirationsgefahr!
- Die nekrotisierende Enterokolitis betrifft überwiegend sehr unreife Frühgeborene sowie hypotrophe Früh- und Neugeborene; sie ist mit einer hohen Letalitätsrate und erheblichen Langzeitmorbidität verbunden.

4.10 Fetale und neonatale Infektionen

Im Verlauf der Schwangerschaft können Infektionen auftreten, die das Kind bedrohen. Während in der Frühschwangerschaft virale Erkrankungen die größte Rolle spielen (Röteln, Zytomegalie u. a.), sind gegen Ende der Gravidität überwiegend bakterielle aszendierende Infektionen von Bedeutung, die sowohl das Kind als auch die Mutter vital gefährden können (Streptokokken der Gruppe B, Escherichia coli, Listerien u. a.). Im folgenden sind die wesentlichen konnatalen und neonatalen Infektionen dargestellt.

4.10.1 Konnatale Infektionen

Grundlagen Im Verlauf der Schwangerschaft und der Geburt auftretende Infektionen tragen entscheidend zur neonatalen Mortalität und Morbidität bei. In Abhängigkeit von Erreger und Infektionszeitpunkt können Abort, Totgeburt, Fehlbildungen oder intrauterine und neonatale Erkrankungen sowie chronische als auch persistierende Infektionen mit oder ohne Folgeschäden resultieren. Die Pathogenese der konnatalen Infektion ist in der ◻ Abb. 4.36 dargestellt.

Es werden folgende Infektionszeitpunkte unterschieden:
- **Konnatale Infektion**: Im Rahmen einer mütterlichen Infektion wird der Fetus in der Regel transplazentar (hämatogen) oder seltener durch eine Aszension von Viren oder anderen Erregern in die Infektion einbezogen.
- **Intranatale und neonatale Infektion**: Sie erfolgt bei vorzeitigem Blasensprung oder durch Kontamination des Neugeborenen während der Passage durch den Geburtskanal.
- **Postnatale Infektion**: Das Neugeborene infiziert sich im Rahmen einer mütterlichen Erkrankung oder durch Infektion im postnatalen Umfeld.

Infektionen, die **vor** Durchtrennung der Nabelschnur auftreten, werden als **vertikale Infektionen** bezeichnet, **horizontale** Infektionen entwickeln sich **nach** dem Abnabeln.

Erreger, die in der Schwangerschaft zu Schäden beim Kind oder zu neonatalen oder postnatalen Erkrankungen

	◻ **Tab. 4.18** Konnatale Infektionen, die unter der amerikanischen Bezeichnung »TORCH« zusammengefasst werden

T	Toxoplasmose
O	Others: andere infektiöse Mikroorganismen wie: Varicella-Zoster-Virus Hepatitis-B-Virus HIV-Virus Parvovirus Lues, Listeriose u. a.
R	Röteln
C	Zytomegalievirus
H	Herpes-simplex-Virus Typ I und II

führen können, sind: Zytomegalie-, Röteln-, Herpessimplex-, Varicella-Zoster-, Hepatitis-B-Viren, Human-Immunodeficiency-Virus (HIV), Parvovirus, Toxoplasmose, Lues und Listeriose. Diese haben im amerikanischen Schrifttum die zusammenfassende abgekürzte Bezeichnung »TORCH« (◻ Tab. 4.18).

4.10.2 Konnatale Rötelninfektion

Epidemiologie und Pathogenese ▶ Kap. 8

Klinik Die Symptomatologie der konnatalen Rötelninfektion kann variabel und unspezifisch sein. Einige Kinder sind zum Zeitpunkt der Geburt asymptomatisch. Das klinische Erscheinungsbild der oftmals dystrophen Neugeborenen reicht vom Befall einzelner Organsysteme bis hin zur schwersten Embryopathie mit multiplen Fehlbildungen. Im Vordergrund stehen:
- Taubheit (ca. 90 %)
- Vitium cordis (ca. 70 %)
- Katarakt (ca. 30 %)

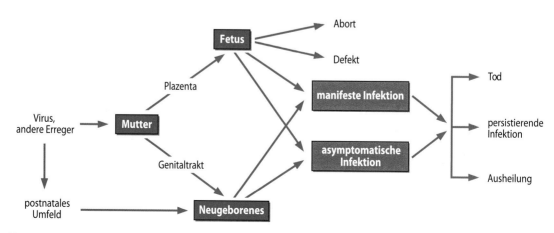

◻ **Abb. 4.36** Pathogenese der konnatalen Infektionen des Fetus und Neugeborenen

Diese Trias wird auch als **Gregg-Syndrom** bezeichnet Weitere seltenere Fehlbildungen sind: Mikrophthalmie, Mikrozephalie, Zahndefekte u. a.

Die disseminierte Infektion kann sich in unterschiedlichsten Organsystemen manifestieren; ca. 1/3 aller betroffenen Neugeborenen weisen eine thrombozytopenische Purpura auf. Eine Retinopathie (»Pfeffer-und-Salz-Fundus«: pfeffer- und salzähnliche kleinfleckige Pigmentierungen der Retinaperipherie) wird ähnlich häufig diagnostiziert. Bis zu 20 % der betroffenen Kinder haben bei der Geburt eine floride Meningoenzephalitis, eine Erkrankung, die häufig zur geistigen und motorischen Retardierung der Patienten führt. Weiterhin werden Glaukom, Hepatitis, interstitielle Pneumonie, Myokarditis, Ostitis und Affektion des endokrinologischen Systems (Thyreoiditis, Pankreasinsuffizienz) beobachtet. Die kongenitalen Herzfehler sind hauptsächlich der persistierende Ductus arteriosus sowie Pulmonal- und Aortenstenose.

> ❯ Charakteristischerweise persistiert die Rötelninfektion noch lange Zeit nach der Geburt (Virusausscheidung über Stuhl und Urin!).

Diagnostik Bei Verdacht auf eine Rötelninfektion des Neugeborenen ist immer eine Virusisolierung anzustreben (Rachenabstrich, Blut-/Urinkultur u. a.). Einzelheiten der Diagnostik sind in ▶ Kap. 8 dargestellt.

Therapie und Prognose Eine spezifische Behandlung der fetalen und kindlichen Rötelninfektion steht nicht zur Verfügung. Die Prognose wird im Wesentlichen vom Schweregrad der zerebralen Schädigung bestimmt. Wie Langzeitnachuntersuchungen zeigen, weisen nach etwa 10 Jahren ca. 25 % der Kinder eine schwere mentale Retardierung auf, ca. 30 % haben mehr oder weniger ausgeprägte Verhaltensauffälligkeiten, 5 % einen Autismus. Taubheit kann bei ca. 20 % der Kinder als isolierte Schädigung nachweisbar sein. Bis zu 20 % der Patienten entwickeln im späteren Leben einen Diabetes mellitus. Prophylaktische Maßnahmen sind in ▶ Kap. 8 dargestellt.

4.10.3 Zytomegalie

> ❯ Das Zytomegalievirus (CMV), ist der häufigste Erreger konnataler Infektionen. Das CMV gehört zur Gruppe der Herpesviren.

Konnatale CMV-Infektion Die Übertragung des Zytomegalievirus erfolgt in der Regel diaplazentar. Bei CMV-Infektionen unterscheidet man zwischen Primärinfektion und einer endogenen Reaktivierung, die durch die lebenslange Persistenz bedingt ist. Es wird vermutet, dass ca. 20 % aller Schwangeren eine asymptomatische Primärinfektion mit Virämie durchmachen. Trotz bestehender mütterlicher Immunität (protektive CMV-spezifische Antikörper) kann es, wenn auch selten (ca. 10 % der Erkrankungen), zu einer Reaktivierung des CMV-Virus kommen und über eine Virämie der Fetus intrauterin infiziert werden. In der Regel weisen die im Rahmen der Reaktivierung infizierten Kinder keine gravierenden Schäden auf (vermutlich Schutz durch maternale Antikörper).

Perinatale Infektion Perinatale CMV-Infektionen treten zwar 10- bis 20-mal häufiger auf als konnatale Erkrankungen, sie scheinen aber bei reifen Neugeborenen meist subklinisch zu verlaufen. Sehr kleine intensivmedizinisch behandelte Frühgeborene können dagegen manifest erkranken (Pneumonie, Hepatitis, Splenomegalie etc.). **Infektionswege** der perinatalen CMV-Infektion sind:

- Geburtskanal (CMV im Zervikal- und Vaginalsekret von ca. 10 % der Schwangeren)
- Muttermilch (CMV-Kontamination bei max. ca. 40 % der Mütter)
- Postnatales Umfeld
- Transfusion von Blut- und Blutprodukten

Pathogenese Charakteristisch für eine CMV-Infektion sind Riesenzellen (»Zytomegalie«), die aus Virusaggregaten bestehende Zellkerneinschlusskörperchen (sog. »Eulenaugen«) enthalten. Sie sind in fast allen infizierten Organen zu finden (◘ Abb. 4.37). Eine besondere Affinität scheint das Virus jedoch zu Epithelzellen und bestimmten Hirnbestandteilen zu haben (Ependymzellen der Hirnventrikel, Neuronen des 8. Hirnnervs etc.). Folgen der Zytolyse und fokalen Nekrosen sind Fibrosen und Verkalkungen, die subependymal lokalisiert sind (in der Schädelsonographie und im Röntgenbild zu erkennen).

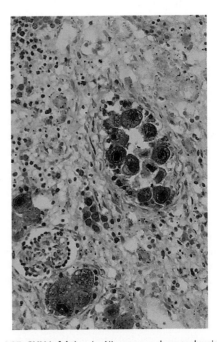

◘ **Abb. 4.37 CMV-Infektion.** Im Nierenparenchym nachweisbare, aus CMV-Aggregaten bestehende Zelleinschlusskörperchen sog. »Eulenaugen«. (Dieses Bild wurde freundlicherweise von Frau Dr. med. Kendziorra, Pathol. Institut der Universität Tübingen zur Verfügung gestellt.)

Epidemiologie Die Inzidenz der CMV-Infektion beträgt ca. 1 % (0,2–2,2 %). Die Durchseuchungsrate von jungen Frauen ist abhängig vom Lebensalter und dem Sozialstatus. In der Bundesrepublik haben max. 55 % junger Frauen eine CMV-Infektion durchgemacht, in Entwicklungsländern erreichen die Durchseuchungsraten in einem vergleichbaren Kollektiv mehr als 90 %.

Klinik Während die CMV-Infektion jenseits der Neonatalperiode klinisch inapparent oder aber mit uncharakteristischen Symptomen verläuft, entwickeln ca. 10 % der intrauterin infizierten Kinder manifeste Zeichen einer Zytomegalie. Bis zu 95 % der Neugeborenen mit einer konnatalen CMV-Infektion sind bei der Geburt asymptomatisch. Typische Symptome einer manifesten Erkrankung sind in der ◘ Abb. 4.38 dargestellt- Die Letalität der betroffenen Kinder liegt bei ca. 20 %. Fast 90 % der überlebenden symptomatischen Kinder behalten schwere Folgekomplikationen zurück: Hörverlust, statomotorische und psychomentale Retardierung, Chorioretinitis, Optikusatrophie, Krampfanfälle etc. Aber auch bis zu 15 % der postnatal asymptomatischen Kinder können innerhalb der ersten 2 Lebensjahre ähnlich schwere neurologische Komplikationen entwickeln (◘ Abb. 4.39).

Diagnostik Die wichtigste diagnostische Maßnahme bei Neugeborenen ist die Virusisolierung, sie erfolgt aus dem Urin, Speichel, Leukozytenfraktion von frischem Blut oder mütterlichem Zervikalabstrich. Eine Viruscharakterisierung kann durch Antigen-Nachweis, Protein- und DNA-Analysen erfolgen (ELISA, PCR etc.). Neben der Virusdiagnostik sollte ein Antikörpernachweis von CMV-spezifischem IgM und IgG durchgeführt werden. Bei etwa 50 % der pränatal infizierten Neugeborenen finden sich CMV-IgM-Antikörper.

Ein positiver IgM-Test lässt bei einer Schwangeren eine Primärinfektion vermuten. Bei einer Reaktivierung des Zytomegalie-Virus treten in der Regel sehr hohe spezifische IgG-Antikörpertiter im mütterlichen Serum auf; IgM-Antikörper sind nicht oder nur in geringen Konzentrationen nachweisbar. Allerdings finden sich bei einer Reaktivierung häufig deutlich erhöhte CMV-IgA-Antikörpertiter.

In die Differenzialdiagnose gehen andere konnatale Infektionen, die Erythroblastosis fetalis und kongenitale Leukämie ein.

Therapie Die Therapie der konnatalen CMV-Infektion ist nach wie vor symptomatisch. Über die Anwendung des Virostatikums Gancyclovir bei Ungeborenen existieren bisher nur einige kasuistische Mitteilungen; eine allgemeine Therapieempfehlung kann zur Zeit nicht gegeben werden.

Prophylaxe Die meisten Ansätze zur Prävention der konnatalen CMV-Infektion sind wenig erfolgversprechend, dazu gehören: Erfassung von Risikokollektiven seronegativer Frauen, Expositionsprophylaxe bei allen Schwangeren, die Kontakt mit Kleinkindern haben (hohe CMV-Infektionsrate!) etc.

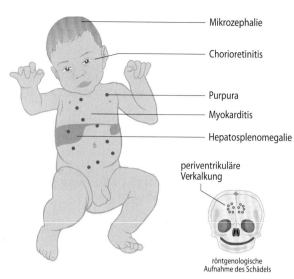

◘ Abb. 4.38 Klinische Symptomatik der konnatalen Zytomegalieinfektion

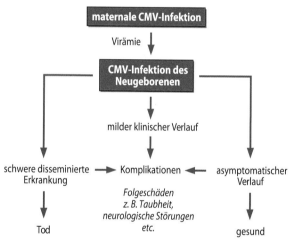

◘ Abb. 4.39 Konnatale Zytomegalieinfektion. Verlaufsformen und Residualsymptomatik

Als sinnvolle präventive Maßnahme kann derzeit nur der Schutz Risiko-Frühgeborener vor infizierten Blutkonserven, infizierter Muttermilch und anderen Infektionsquellen angesehen werden.

4.10.4 Herpes simplex (HSV)

Pathogenese Bei Neugeborenen kann eine Infektionen mit dem Herpes-simplex-Virus Typ-2, das für eine maternale Genitalinfektion verantwortlich ist, zu schweren Erkrankungen führen (hohe Sterblichkeitsrate, schwere Folgekomplikationen). Für die weiteren Infektionen ist Herpes-simplex-Typ 1 verantwortlich (orale Herpesinfektion bei Mutter oder Familienmitgliedern; nosokomiale Infektionen u. a.).

Bei einer **genitalen Primärinfektion der Mutter** erkranken ungefähr 50 % der Neugeborenen, die vaginal geboren werden, an einer neonatalen Herpesinfektion. Bei rezidivierendem Herpes genitalis der Mutter ist nur bei wenigen Neugeborenen mit einer manifesten Infektion zu rechnen (protektive maternale Antikörper). Das Erkrankungsrisiko für Neugeborene bei asymptomatischer zervikovaginaler Virusausscheidung ist nicht bekannt.

Nur sehr selten findet ein diaplazentarer Übertritt des Herpesvirus mit fetaler Infektion statt (Symptome: Hypotrophie, Mikrozephalus, Mikrophthalmie, Katarakt etc.).

Klinik Die neonatale Herpes-simplex-Infektion kann sich in **verschiedenen Verlaufsformen** präsentieren, sie reichen von lokalisierten Infektionen der Haut, Augen und Schleimhäute über eine Enzephalitis bis hin zur schwer verlaufenden disseminierten systemischen Infektion. Ungefähr 50 % der infizierten Neugeborenen entwickeln die disseminierte Verlaufsform, die in ihrem Erscheinungsbild kaum von der neonatalen bakteriellen Sepsis zu unterscheiden ist. Bei ca. 60 % der Kinder ist das zentrale Nervensystem in die Infektion einbezogen.

Die **initialen Symptome** der systemischen Infektionen sind unspezifisch und variabel: Temperaturinstabilität, Hyperexzitabilität, Lethargie, Erbrechen, Apnoen, Ateminsuffizienz, Zirkulationsstörungen. Bei einer Enzephalitis können zusätzlich fokale oder generalisierte Krampfanfälle, Opisthotonus, Koma und weitere zentralnervöse Symptome auftreten. Eine ZNS-Infektion ohne kutane Manifestation des Herpesvirus ist eher selten, kann aber durchaus im Rahmen der disseminierten Verlaufsform entstehen. Insgesamt wird bei ca. 50–80 % der Neugeborenen eine Herpesinfektion der Haut- und Schleimhäute beobachtet: vesikuläre Effloreszenzen, Konjunktivitis, Ulzerationen der Mundschleimhaut.

> ❯ Der Erkrankungsbeginn bei einer Herpesinfektion liegt in der Regel während der ersten Lebenswoche, bei einzelnen Neugeborenen manifestiert sich die Infektion innerhalb der ersten drei Lebenswochen.

Diagnostik Die Diagnose ist durch Virusisolation und -typisierung zu verifizieren (Vesikelinhalt, Schleimhautabstriche, Liquor, Buffycoat, Biopsiematerial). Ein HSV-Antikörpernachweis ist bei der perinatalen Infektion nicht hilfreich, IgM-Antikörper sind in der Regel erst 1–2 Wochen nach Infektionsbeginn im Serum nachweisbar. Nur bei der sehr seltenen konnatalen Herpesinfektion kann die serologische Diagnostik weiterhelfen.

Differenzialdiagnose Gedacht werden muss an andere konnatale Infektionen, Enterovirusinfektionen und nicht zuletzt an die bakterielle Sepsis.

Prävention und Therapie Bei allen Müttern mit einer floriden Herpes-genitalis-Infektion ist eine Sectio caesarea durchzuführen, der Blasensprung sollte weniger als 4 Stunden zurückliegen. Mütter mit rezidivierendem Herpes genitalis, bei denen zum Zeitpunkt der Geburt weder Effloreszenzen noch ein Virus in wiederholten Kulturen nachweisbar sind, können vaginal entbinden. Die Neugeborenen sollten nach der Geburt isoliert werden (Diagnostik, Überwachung, etc.). Jedes Kind mit vesikulären Effloreszenzen ist umgehend systemisch virostatisch zu behandeln (Aciclovir). Die Prognose der neonatalen Herpes-simplex-Infektion wird entscheidend vom Zeitpunkt des Therapiebeginns beeinflusst.

4.10.5 Varicella-Zoster-Virus

Pathogenese Eine Infektion mit Varicella-Zoster-Virus kann intrauterin oder in der unmittelbaren postnatalen Phase auftreten. Bei einer kleinen Anzahl von Neugeborenen, die vermutlich innerhalb der ersten 15 Gestationswochen infiziert wurde, sind eine Reihe identischer **Fehlbildungen** beschrieben worden: hypoplastische Gliedmaßen, Hautläsionen, kortikale Atrophien, Augenschäden. Selten wurden Aborte und Totgeburten mit einer Varizelleninfektion in der Frühschwangerschaft assoziiert. Bei einer kindlichen Varizelleninfektion um den Geburtstermin besteht das Risiko für eine schwer und oftmals tödlich verlaufende Erkrankung.

Bei einer mütterlichen Varizelleninfektion innerhalb der letzten 3 Wochen vor der Geburt erkranken ca. 25 % der Neugeborenen an einer manifesten Infektion.

Diagnostik Die klinische Diagnose ist durch die charakteristische Verteilung der vesikulären Effloreszenzen leicht zu stellen. Die Diagnose sollte durch den Virusnachweis abgesichert werden.

Differenzialdiagnose Auszuschließen sind die disseminierten Herpesinfektionen, die Hand-Fuß-Mund-Erkrankung und andere mit vesikulären Veränderungen einhergehende Erkrankungen (z. B. Impetigo neonatorum).

Therapie und Prävention Neugeborene, deren Mütter 4–5 Tage vor dem Geburtstermin und innerhalb von 4 Tagen nach der Geburt an Varizellen erkranken, sollten unmittelbar postnatal bzw. nach maternalem Erkrankungsbeginn mit Varicella-Zoster-Immunglobulin geschützt werden. Bei manifesten neonatalen Varizellen ist unverzüglich eine intravenöse Therapie mit Aciclovir (▶ Herpes-simplex-Infektion) einzuleiten; eine prophylaktische Behandlung bei o. g. Risikosituation ist zu erwägen.

Prognose Bis zu 30 % der Neugeborenen, die innerhalb der ersten 4 Lebenstage manifest an Varizellen erkranken und sich somit im Rahmen der mütterlichen Virämie infiziert haben, versterben im Verlauf einer foudroyanten disseminierten Infektion.

> ❯ Besonders schwer verlaufende Infektionen werden bei einem mütterlichen Erkrankungsbeginn zwischen dem 5. Tag vor und dem 4. Tag nach der Geburt beobachtet.

Bei einem Erkrankungsbeginn des Neugeborenen zwischen dem 5. bis 10. Lebenstag ist der Infektionsverlauf in der Regel gutartig. Postnatale Varizelleninfektionen verlaufen ebenfalls ohne größere Komplikationen; vermutlich sind die Neugeborenen durch protektive maternale Antikörper geschützt.

4.10.6 Hepatitis B

Pathogenese Die primäre Hepatitis-B-Virus-Infektion ist in der Schwangerschaft ein seltenes Ereignis. Fehlbildungen, Fetopathien oder Totgeburten sind bei einer maternalen Infektion nicht zu erwarten. Jedoch kann die akute und chronische Hepatitis-B-Infektion der Mutter zu einer perinatalen Infektion mit erheblichen Folgen für das Kind führen. Bis zu 10 % der Kinder, deren Mütter Träger des Hbs-Antigens sind, akquirieren eine Hepatitis-B-Infektion.

Obwohl das Hepatitis-B-Virus die Plazenta passieren kann, weisen die meisten Neugeborenen zum Zeitpunkt der Geburt kein Hbs-Antigen im Serum auf, sie entwickeln die Antigenämie in der Regel erst im Alter von 6–12 Wochen. Diese Tatsache lässt vermuten, dass eine Virustransmission von der Mutter auf das Neugeborene häufig unter der Geburt stattfindet, seltener über Speichel der Mutter, Muttermilch oder andere Sekrete.

Klinik Nach Exposition einer maternalen Hepatitis B kann sich eine Infektion bei Kindern unterschiedlich manifestieren. Die Kinder werden:
- Hb$_s$-AG positiv, bleiben klinisch asymptomatisch,
  - entwickeln aber eine persistierende Antigenämie mit Zeichen einer chronischen Lebererkrankung oder
  - entwickeln eine passagere milde Hepatitis, die jedoch ausheilt, eine Antigenämie ist nicht mehr nachweisbar
- Hbs-AG positiv und entwickeln eine schwer verlaufende fulminante Hepatitis mit Lebernekrose, die Patienten versterben
- nicht mit dem Hepatitis-B-Virus infiziert

Die meisten Kinder, die eine Hepatitis B akquirieren, bleiben klinisch asymptomatisch oder entwickeln einen chronischen »Carrier«-Status, d. h., sie sind Hb$_s$-Antigen-positiv und weisen persistierende erhöhte Transaminasenaktivitäten ohne weitere Zeichen einer Lebererkrankung auf. Ergebnisse von Langzeitnachuntersuchungen dieser Kinder liegen nicht vor.

Diagnostik Diagnose und Verlauf einer Hepatitis-B-Virus-Infektion lassen sich durch das Erscheinen und Verschwinden von viralen Antigenen (HB$_s$AG, anti-HB$_c$, anti-HB$_e$) bestätigen bzw. beschreiben.

Therapie Aktivimpfstoffe werden simultan mit einem Hepatitis-B-Immunglobulin geimpft. Die zweite aktive Impfung sollte 4 Wochen später und die dritte bis zum 6. Lebensmonat durchgeführt werden. Zur Überprüfung des Impferfolge und zum Ausschluss einer perinatalen Infektion sollte im 7. Lebensmonat eine detaillierte serologische Hepatitis-B-Diag-

nostik erfolgen. Durch das Hepatitis-B-Screening bei allen Schwangeren sollten alle Risikoneugeborenen rechtzeitig identifiziert werden.

 Cave
Das Neugeborene einer Hbs-Antigen-positiven Mutter muss unmittelbar nach der Geburt aktiv und passiv immunisiert werden.

4.10.7 Parvovirus B19

Epidemiologie Das Parvovirus B 19 ist der Erreger der im Kindesalter gehäuft endemisch auftretenden Ringelröteln (Erythema infectiosum). Darüber hinaus ist dieses Virus für aplastische Krisen bei Patienten mit verschiedenen Formen angeborener hämolytischer Anämien verantwortlich (► Kap. 10).

Die Durchseuchung im Erwachsenenalter ist regional unterschiedlich, sie beträgt ca. 40–50 %. Aus diesem Grund können sich schwangere Frauen bei Kontakt mit infektiösen Kindern erstmals infizieren; die Erkrankung verläuft ohne das typische Exanthem bei 35 % der Frauen subklinisch. Dennoch kann im Rahmen einer mütterlichen Virämie eine diaplazentare Infektion des Kindes erfolgen.

Pathogenese und Klinik Eine konnatale Parvovirus-B19-Infektion kann zu einer Hemmung der fetalen Erythropoese mit Entwicklung einer aplastischen Krise führen. Bei schwerer Anämie (Hämoglobin < 6 g/dl) entwickeln sich eine intrauterine Hypoxie und infolge einer verminderten hepatischen Albuminsynthese eine Hypoproteinämie. Veränderungen der Zellpermeabilität und Verminderungen des onkotischen Drucks führen zu generalisierten Ödemen, Höhlenergüssen (Aszites, Pleuraerguss, Perikarderguss), Hypervolämie und Herzinsuffizienz. Bei generalisiertem Hydrops kann ein intrauteriner Fruchttod auftreten; ein Hydrops fetalis wird bei ca. 25 % der infizierten Schwangeren diagnostiziert, 70 % der hydropischen Kinder versterben. Das Zeitintervall zwischen mütterlicher und kindlicher Infektion beträgt 2–8 Wochen. Kindliche Fehlbildungen sind bei dieser Infektion nicht bekannt.

Diagnose und Therapie Die Diagnose einer akuten Parvovirusinfektion kann durch den Nachweis von IgM- und IgG-Antikörpern sowie die direkte Virusidentifizierung gestellt werden. Nach einem Kontakt mit Ringelröteln sollte der spezifische Immunstatus einer Schwangeren ermittelt werden. Bei fehlenden protektiven Antikörpern sind engmaschige Ultraschalluntersuchungen des Feten erforderlich; bestehen Hinweise auf einen inzipienten Hydrops fetalis, so sind eine spezifische Diagnostik sowie eventuell intrauterine Bluttransfusionen indiziert. Nach erfolgreicher intrauteriner Behandlung ist die Prognose der Kinder als gut anzusehen.

4.10.8 Toxoplasmose

Eine während der Schwangerschaft auftretende Primärinfektion durch Toxoplasma gondii verläuft bei ca. 50 % der betroffenen Frauen asymptomatisch, die andere Hälfte hat unspezifische Symptome (Schwäche, Müdigkeit, Lymphknotenschwellungen und subfebrile Temperaturen).

Im Verlauf einer mütterlichen Primärinfektion werden etwa 40 % der Feten durch diaplazentaren Übertritt des Erregers infiziert. Eine intrauterine Infektion findet am häufigsten im letzten Trimenon statt. Fetale Infektionen vor der 20. Gestationswoche gehen häufig mit einem intrauterinen Fruchttod oder schweren bleibenden kindlichen Schäden einher. Trotz einer konnatalen Infektion sind nur 10–15 % der Neugeborenen symptomatisch.

Klinik Die konnatale Toxoplasmose manifestiert sich in 2 unterschiedlichen Formen (◘ Tab. 4.19):
- Generalisierte Form
- Initial subklinisch verlaufende Form, die erst im Verlauf einer Infektion des zentralen Nervensystems symptomatisch wird (Hydrozephalus, Mikrozephalie, Konvulsionen, psychomotorische Retardierung, Chorioretinitis etc.)

Im Verlauf der generalisierten Erkrankung können neben dem ZNS viszerale Organsysteme befallen sein (Hepatosplenomegalie, Pneumonie, Myokarditis) (◘ Abb. 4.40). Die **klassische Trias** Hydrozephalus internus (oder Mikrozephalus), intrazerebrale Verkalkungen (◘ Abb. 4.41) und Chorioretinitis ist nur bei vollausgeprägtem Krankheitsbild vorhanden.

Diagnostik Zur Diagnostik stehen verschiedene serologische Methoden zur Verfügung (Sabin-Feldmann-Test, Komplementbindungsreaktion, indirekter Immunfluoreszenztest). Bei symptomatischem Verlauf kann ein direkter Erregernachweis gelingen (Mikroskopie, Antigennachweis, DNA-Amplifikation, Tierversuch etc.). In den zur Zeit gültigen Mutterschaftsrichtlinien ist ein generelles Toxoplasmosescreening während der Schwangerschaft nicht vorgesehen.

Therapie Die therapeutischen Maßnahmen sind in ▶ Kap. 8 dargestellt.

> Zur Früherkennung der Chorioretinitis sind in den ersten Lebensjahren regelmäßige augenärztliche Untersuchungen erforderlich!

4.10.9 Besonderheiten des Immunsystems Neugeborener

> Ob Früh- und Neugeborene an einer systemischen Infektion erkranken, wird auf der einen Seite von der Virulenz und Quantität pathogener Erreger bestimmt, auf der anderen Seite von der Summation einer Reihe von partiellen Immundefizienzen.

◘ **Tab. 4.19** Klinische Symptomatologie und Folgeerkrankungen der konnatalen Toxoplasmose

Generalisierte Infektion	Intrauterine Dystrophie Hepatosplenomegalie Hepatitis, Ikterus Thrombozytopenische Purpura Pneumonie Myokarditis Lymphadenopathie
ZNS-Manifestation	Enzephalitis Hydrozephalus Mikrozephalus Intrazerebrale Verkalkungen Chorioretinitis Krampfanfälle Zerebralparese Postenzephalitisches Syndrom

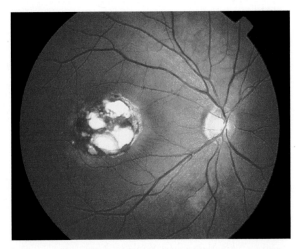

◘ **Abb. 4.40 Konnatale Toxoplasmose:** Ausgeprägte Chorioretinitis

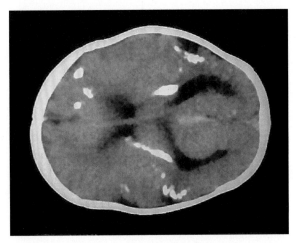

◘ **Abb. 4.41 Typische intrazerebrale Verkalkungen bei konnataler Toxoplasmose**

Neugeborene haben im Vergleich zu Erwachsenen deutlich eingeschränkte Knochenmarkreserven für neutrophile Granulozyten. Diese quantitative Defizienz wird durch die verminderte Adhärenz und Verformbarkeit sowie die eingeschränkte zielgerichtete Zellbeweglichkeit (Chemotaxis) neonataler neutrophiler Granulozyten aggraviert. Der Granulozyteninflux in Entzündungsgebiete ist vermindert. Eine lokale Entzündung, insbesondere die neonatale Pneumonie, kann so zum Ausgangspunkt einer Sepsis werden.

Ein Mangel an spezifischen IgG-Antikörpern führt zu einer substanziellen Beeinträchtigung der opsoninabhängigen Phagozytose. Die im kindlichen Blut zirkulierenden IgG-Antikörper sind ausschließlich mütterlichen Ursprungs, sie werden in der zweiten Hälfte des letzten Trimenons durch aktive Transportmechanismen diaplazentar auf den Fetus übertragen. Ein Frühgeborenes unterhalb der 30. Gestationswoche hat noch unzureichende Serum-IgG-Konzentrationen. Fehlen der Mutter spezifische IgG-Antikörper gegen Erreger konnataler und neonataler Infektionen, so weist auch das reife Neugeborene ein spezifisches Antikörpermangelsyndrom auf. Der protektive Effekt von mütterlichen IgG-Antikörpern, z. B. gegen systemische Infektionen durch Herpes simplex Typ-2 oder Streptokokken der Gruppe B ist belegt.

Einige Früh- und Neugeborene haben zusätzlich verminderte Aktivitäten der klassischen und alternativen Komplement-Kaskade, auch diese humorale Defizienz kann zu einer Beeinträchtigung der opsoninabhängigen Phagozytose beitragen.

Die T-Zell-vermittelte Zytotoxizität ist neben anderen Partialfunktionen des neonatalen Lymphozytensystems (u. a. verminderte Zytokin- und Lymphokinproduktion) eingeschränkt. Die deutlich verminderte Synthese von γ-Interferon führt zu einer suboptimalen Aktivierung neonataler Makrophagen im Verlauf eines Entzündungsgeschehens. Die Disseminierung zirkulierender Erreger wird durch die eingeschränkte Makrophagenfunktion begünstigt. Die einzelnen Immundefizienzen sind in der ☐ Tab. 4.20 zusammengefasst.

4.10.10   Die Neugeborenensepsis

Epidemiologie In Westeuropa und den USA erkranken 1–4 von 1000 Lebendgeborenen an einer neonatalen Sepsis. An den Komplikationen dieser oftmals foudroyant verlaufenden Infektion versterben 10–25 % der Patienten, bis zu 25 % der Kinder entwickeln als Folge einer zu spät diagnostizierten Sepsis eine **eitrige Meningitis**. Besonders kritisch ist die Situation auf neonatologischen Intensivstationen: bis zu 25 % der Kinder erkranken im Verlauf der Intensivtherapie an einer eindeutig nachgewiesenen Sepsis. Wie eine Reihe von epidemiologischen Untersuchungen belegt, hat die Inzidenz der neonatalen Sepsis in den letzten 20 Jahren zugenommen.

> ❯ Die neonatale Sepsis, nach wie vor eines der Hauptprobleme der Neugeborenenmedizin, ist durch die klinischen Symptome einer systemischen Infektion und die Septikämie mit kulturellem Nachweis pathogener Erreger in der Blutkultur charakterisiert. Im Rahmen des septischen Schocks kann ein Multiorganversagen auftreten.

Ätiologie In ☐ Tab. 4.21 sind die wesentlichen Erreger der neonatalen Sepsis zusammengefasst.

Pathogenese Die neonatale Sepsis manifestiert sich in 2 Verlaufsformen (☐ Tab. 4.22):
- Früheinsetzende Form (Frühsepsis; early onset sepsis)
- Späteinsetzende Form (Spätsepsis; late onset sepsis)

Die **früheinsetzende Form** zeichnet sich durch den Krankheitsbeginn in den ersten Lebenstagen, das typische Erregerspektrum (s. u.) und die fulminante Verlaufsform aus. Häufig entwickelt sich die systemische Infektion auf dem Boden einer neonatalen Pneumonie. Bei vielen Kindern sind geburtshilfliche Risikofaktoren vorhanden wie z. B.:
- Vorzeitiger Blasensprung
- Amnioninfektionssyndrom
- Bakteriämie der Mutter
- Frühgeburtlichkeit

☐ **Tab. 4.20** Partielle Immundefizienzen Früh- und Neugeborener	
Immunfaktoren bzw. Zellfunktionen	Verminderung
Serumimmunglobulinkonzentration bei Frühgeborenen	Obligat
Konzentration spezifischer Antikörper	Fakultativ
Opsoninabhängige Phagozytose	Fakultativ
Knochenmarkreserven von Granulozyten	Obligat
Granulozytenfunktion Adhärenz und Chemotaxis	Obligat
Makrophagenaktivierung durch γ-Interferon	Obligat

☐ **Tab. 4.21** Erreger der neonatalen Sepsis	
Verlaufsform der Sepsis	Häufigste Erreger
Früheinsetzende Sepsis	Streptokokken Gruppe B Escherichia coli Staphylococcus aureus Listeria monocytogenes Enterokokken
Späteinsetzende Sepsis	Escherichia coli Staphylococcus epidermidis Klebsiella-Enterobacter-Spezies Pseudomonas aeruginosa Proteus-Spezies Candida albicans

Tab. 4.22 Verlaufsformen der neonatalen Sepsis

	Frühe Verlaufform	Späte Verlaufsform
Erkrankungsbeginn	≤ 4 Tage	≥ 5 Tage
Durchschnittliches Erkrankungsalter	20 Stunden	18 Tage
Schwangerschaftskomplikationen	+	+
Herkunft der Erreger	Mütterlicher Genitaltrakt	Mütterlicher Genitaltrakt Postnatales Umfeld
Klinische Verlaufsform	Fulminant	Foudroyant oder langsam fortschreitend
Häufige Komplikationen	Pneumonie	Meningitis
Sterblichkeit	15–50 %	10–20 %

Tab. 4.23 Wichtige Symptome der neonatalen Sepsis

Störung	Symptome
Temperaturinstabilität	Hyper- oder Hypothermie
Atemstörungen	Tachypnoe, Dyspnoe, Apnoe
Gastrointestinale Störungen	Trinkschwäche, Erbrechen, abdominelle Distension
Zirkulatorische Insuffizienz	Periphere Mikrozirkulationsstörungen, Blässe, grau-marmoriertes Hautkolorit, septischer Schock, Multiorganversagen, DIC
Neurologische Störungen	Hyperexzitabilität, Lethargie, Krampfanfälle

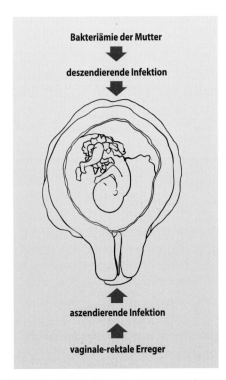

Abb. 4.42 Pränatale Infektionswege der neonatalen Sepsis

Durch vorzeitigen Blasensprung, Aszension vaginaler Erreger (aszendierende Infektion) oder im Rahmen einer mütterlichen Bakteriämie (deszendierende Infektion) kann das Neugeborene bereits in utero infiziert werden und manifest erkranken (**Abb. 4.42**).

Die **späteinsetzende Form** tritt in der Regel nach dem 5. Lebenstag auf, der klinische Verlauf kann entweder foudroyant oder langsamer fortschreitend sein. Die Neugeborenen erkranken häufig an einer Meningitis. Die Erreger stammen oft aus dem postnatalen Umfeld. Besonders intensivmedizinisch behandelte Früh- und Neugeborene sind gefährdet, an einer späteinsetzenden **nosokomialen** Sepsis zu erkranken.

Klinik Einer der wichtigsten Hinweise auf eine neonatale Sepsis ist das von einer erfahrenen Kinderkrankenschwester registrierte »schlechte Aussehen« des Neugeborenen. Neben Störungen der Temperaturregulation und der Atmungsfunktion werden gastrointestinale Symptome beobachtet (**Tab. 4.23**). Phasenweise nachweisbare Veränderungen des Hautkolorits weisen auf die im Rahmen der Bakteriämie auftretende Mikrozirkulationsstörung hin. Daneben können Hyperexzitabilität, Hypotonie, Apathie und zerebrale Krampfanfälle auftreten. Petechien, verstärkte Blutungsneigung, Hypotension und septischer Schock entwickeln sich im Verlauf der Erkrankung. Bei klinischen Warnzeichen besteht der Verdacht auf eine neonatale Sepsis solange, bis das Gegenteil bewiesen ist, d. h. eine Infektion ausgeschlossen oder eine andere Ursache für die Verschlechterung des kindlichen Zustandes gefunden wurde. Der Verlauf der Neugeborenensepsis wird entscheidend vom Zeitpunkt der Diagnose bzw. des Behandlungsbeginns beeinflusst.

> **Cave**
> Die klinische Symptomatik der Neugeborenensepsis ist uncharakteristisch und variabel. Werden die oftmals diskreten klinischen Zeichen nicht erkannt, so kann sich innerhalb kurzer Zeit das Vollbild des septischen Schocks entwickeln.

Diagnostik Die Diagnose erfolgt durch Blutkulturen (aerob, anaerob), gegebenenfalls Liquorkulturen, Urin, Haut- und Schleimhautabstriche, Magensekret. Bei jedem isolierten Erreger ist eine Resistenztestung durchzuführen. Verschiedene Entzündungsparameter können als Warnzeichen einer neonatalen Infektion angesehen werden und zur Früherkennung der neonatalen Sepsis beitragen (**Tab. 4.24**).

◻ Tab. 4.24 Früherkennung und Warnzeichen neonataler Infektionen

Geburtshilfliche Risikofaktoren	Vorzeitiger Blasensprung Amnioninfektionssyndrom Bakteriämie der Mutter Frühgeburtlichkeit
Klinische Zeichen	◻ Tab. 4.23
Entzündungsparameter	Leukozyten ↑ oder ↓ Gesamtzahl aller neutrophilen Granulozyten ↓ oder ↑ Gesamtzahl der unreifen Granulozyten ↑ I/T-Quotient ↑ CRP ↑ Interleukin-6 ↑
Erregernachweis	

↑ = erhöht, ↓ = erniedrigt

Differenzialdiagnose Verschiedene Erkrankungen Früh- und Neugeborener können sich unter nahezu identischer Symptomatologie manifestieren wie die neonatale Sepsis. Bei Frühgeborenen kann eine Infektion mit Streptokokken der Gruppe B unter dem Bild eines Atemnotsyndroms verlaufen. Weitere differenzialdiagnostisch zu berücksichtigende Erkrankungen sind: akute pulmonale Erkrankungen des Neugeborenen, persistierende fetale Zirkulation, Hyperviskositätssyndrom, kardiale Erkrankungen, nekrotisierende Enterokolitis, zerebrale Blutungen, metabolische Störungen, intrauterine Infektionen.

Therapie Nach Durchführung der Sepsisdiagnostik ist unverzüglich eine intravenöse antibiotische Therapie durchzuführen. Bei der **Frühsepsis** wird von vielen klinischen Gruppen an einer Kombinationsbehandlung mit **Ampicillin** und einem **Aminoglykosid** (z. B. Gentamycin) festgehalten.

> ❯ Ein antibiotisches Therapiekonzept sollte sich immer nach dem lokalen Erregerspektrum richten.

Fallbeispiel

Anamnese Unauffällige Schwangerschaft; Vorzeitiger Blasensprung 26 Stunden vor der Geburt; 18 Stunden später tritt bei der Mutter Fieber (39,2°C) und eine Leukozytose von 24.200 Leukozyten/mm3 auf. Spontangeburt in einer kleinen Geburtsklinik ohne Kinderabteilung. Reifes, vitales und rosiges Neugeborenes ohne klinisch auffälligen Befund, Apgar 9/10/10, Geburtsgewicht 3740 g.
Im Lebensalter von 2 Stunden beginnende Tachypnoe (Atemfrequenz ca. 60/min) und »stöhnende« Atmung, sonst vitales Neugeborenes, keine Temperaturerhöhung. Progrediente Zunahme der respiratorischen Symptomatik. Der betreuenden Krankenschwester fiel das Kind im Alter von 8 Stunden durch ein plötzliches, wenige Minuten anhaltendes blass-graues Aus-
▼

sehen auf. Nach Rücksprache mit dem verantwortlichen Geburtshelfer wurde das Kind in Begleitung einer Schwesternschülerin in eine 40 km entfernte Kinderklinik zur weiteren Beobachtung verlegt. Auf dem Transport weiterhin bestehende Tachypnoe (Atemfrequenz von ca. 100/min), Nasenflügeln und »stöhnende« Atmung. Kurz vor Ankunft in der Kinderklinik traten bei dem Kind erstmalig Atempausen auf.

Befund bei Aufnahme in der Kinderklinik Schwer krank wirkendes Neugeborenes mit einem blass-grauen marmorierten Hautkolorit, beschriebene Atemnot und Apnoen von 20 Sekunden Dauer, kalte Extremitäten, RR 40/18 mmHg. Sofortige Intubation und intravenöse Schocktherapie, zusätzlich Antibiotikabehandlung.

Laborbefunde Hb 16 g/dl, 2100 Leukozyten/mm³, 540 Granulozyten/mm³, 90.000 Thrombozyten/mm³, pH 7,05, pCO$_2$ 70 mmHg, O$_2$-Sättigung 80 %, CRP 4,1 mg/dl.

Verlauf Trotz aller zur Verfügung stehenden intensivtherapeutischen Maßnahmen verstarb das Neugeborene im septischen Schock mit einer schweren disseminierten intravasalen Gerinnungsstörung.

Beurteilung Foudroyant verlaufende Sepsis neonatorum, die durch β-hämolysierende Streptokokken der Gruppe B verursacht wurde. Bei einer korrekten Einschätzung der maternalen Risikofaktoren, die auf ein Amnioninfektionssyndrom hinwiesen, sowie der frühzeitigen Erkennung der Warnzeichen hätte dieser fatale Verlauf mit großer Sicherheit verhindert werden können (umgehende postnatale Verlegung des Kindes beim Auftreten der ersten klinischen Symptome und umgehende antibiotischer Therapie).

4.10.11 Meningitis

Definition Die neonatale Meningitis ist eine mikrobielle Infektion der Hirnhäute, des Gehirns und häufig auch der Ventrikel.

Pathogenese Eine Meningitis wird durch die **typischen Erreger neonataler Infektionen** verursacht. Die bekannten geburtshilflichen, pränatalen und postnatalen Risikofaktoren der neonatalen Sepsis sind uneingeschränkt bei der Meningitis Neugeborener nachweisbar.

Ausgangspunkte für die hämatogene Streuung von Erregern können folgende Erkrankungen sein:
- Pneumonien
- Hautinfektionen
- Infizierter Nabel
- Harnwegsinfektionen
- Otitis media

Säuglinge mit Liquor-Shunt-Systemen sind bei einer Bakteriämie für eine Infektion des Shunt-Systems besonders gefährdet.

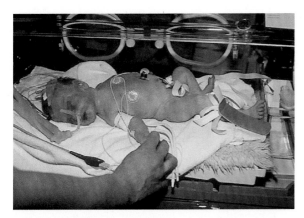

Abb. 4.43 Neugeborenes mit Sepsis und Meningitis (Erreger: Proteus vulgaris): bewegungsarmes und berührungsempfindliches 12 Tage altes Neugeborenes mit grau-gelblichem Hautkolorit

Epidemiologie Die Inzidenz der neonatalen Meningitis hat in den letzten 10 Jahren abgenommen. Vermutlich haben die verbesserte Perinatalversorgung und Früherkennung neonataler Infektionen sowie die rechtzeitige antibiotische Behandlung zu diesem Rückgang beigetragen. Die durchschnittliche Erkrankungsrate liegt zwischen 0,1–0,4 pro 1000 Lebendgeborene.

Klinik Die klinischen Zeichen der neonatalen Meningitis sind unspezifisch und in der Regel nicht von den Symptomen der Neugeborenensepsis zu unterscheiden (◘ Abb. 4.43). Als zusätzliche Symptome können **Berührungsempfindlichkeit, spärliche Spontanbewegungen** und **schrilles Schreien** hinzukommen. Eine **gespannte Fontanelle,** die **opisthotone Körperhaltung** oder gar Nackensteifigkeit treten insgesamt selten und erst im fortgeschrittenen Stadium der Meningitis auf. **Krampfanfälle** werden bei ca. 15 % der erkrankten Neugeborenen beobachtet. Aufgrund der uncharakteristischen Symptomatologie sollte bei jedem Patienten, bei dem eine neonatale Sepsis zu vermuten ist, eine **Liquoruntersuchung** erfolgen. Bei ausgeprägter Instabilität der Kinder kann man jedoch gezwungen sein, die erforderliche Lumbalpunktion erst nach Therapiebeginn durchzuführen.

> Eine Meningitis entwickelt sich häufig als Folge einer zu spät diagnostizierten Sepsis.

Diagnostik Zu den Besonderheiten der Liquordiagnostik ► Kap. 18.9.1).

Therapie Der Verlauf der neonatalen Meningitis wird entscheidend vom Therapiebeginn und der Wahl der Antibiotika bestimmt. Die antibiotische Behandlung muss sich gegen das besondere Spektrum der zu vermutenden Erreger neonataler Infektionen richten (► Abschn. 4.10). Eine zuverlässige Liquorgängigkeit sowie eine ausreichende Dosierung der Antibiotika ist unbedingt zu beachten. Die Dosierung der verschiedenen Präparate liegt in der Regel höher als bei der neonatalen Sepsis.

Prognose Die Prognose der neonatalen Meningitis ist trotz aller Behandlungsfortschritte immer noch als ernst anzusehen. Die Letalität beträgt 20–50 %. Akute **Komplikationen** sind ein kommunizierender oder nichtkommunizierender Hydrozephalus sowie subdurale Effusionen. Bis zu 70 % aller Patienten mit **E.-coli-Meningitis** entwickeln eine Ventrikulitis. Selten werden Hirnabszesse beobachtet, die u. a. bei Infektionen mit Citrobacter diversus, Proteus mirabilis und Enterobacter-Spezies auftreten.

Schwere neurologische Spätschäden (Zerebralparesen, Anfallsleiden, mentale Retardierung, Taubheit, Blindheit) sind bei ungefähr 10 % der Patienten nachweisbar; ein Viertel aller erkrankten Kinder weisen leichte bis mittelschwere neurologische und psychomentale Beeinträchtigungen auf. Über den Effekt einer im akuten Erkrankungsstadium durchgeführten Dexamethasontherapie auf die Komplikationsrate der neonatalen Meningitis liegen zur Zeit noch keine Ergebnisse vor, so dass die Ergänzung der Meningitistherapie durch Dexamethasongabe erst ab der 6. Lebenswoche empfohlen wird.

4.10.12 Osteomyelitis und septische Arthritis

Epidemiologie Die Osteomyelitis (► Kap. 16.9) und septische Arthritis sind seltene Erkrankungen im Neugeborenenalter. Verlässliche Inzidenzangaben liegen nicht vor.

Ätiologie S. aureus wird bei bis zu 85 % der Patienten mit Osteomyelitis als kausaler Erreger identifiziert. Daneben werden Streptokokken der Gruppen A und B, S. epidermidis und S. pneumonie sowie eine Reihe gramnegativer Erreger nachgewiesen. Besonders bei der septischen Arthritis lassen sich neben S. aureus E. coli, Klebsiella-Enterobacter-Spezies, Pseudomonas, Salmonellen, Serratia, N. gonorrhoeae und auch C. albicans isolieren.

Pathogenese Aufgrund der besonderen ossären Gefäßversorgung bei Neugeborenen und Säuglingen treten Osteomyelitis und septische Arthritis häufig zusammen auf.

> Diaphyse, Metaphyse und Epiphyse werden über gemeinsame Arterien versorgt, daher treten Osteomyelitis und septische Arthritis häufig zusammen auf.

Als Konsequenz können sich Erreger, die in die Metaphyse der langen Röhrenknochen gelangt sind, über diese Gefäßverbindungen zur Epiphyse ausbreiten und das Gelenk in das Infektionsgeschehen einbeziehen. Erst gegen Ende des ersten Lebensjahres werden diese Gefäßverbindungen und somit die ungehinderte Infektionsausbreitung unterbrochen.

Die meisten Osteomyelitiden bei jungen Säuglingen treten **hämatogen** auf. Systemische bakterielle Infektionen können ebenso wie lokale Infektionen (Pyodermie, Omphalitis, Mastitis u. a.) oder infizierte Infusionssysteme (Nabelgefäßkatheter, zentrale Silastickatheter u. a.) im Rahmen einer Bakteriämie zu einer Absiedlung von Erregern in Knochen und Gelenk führen. Bei einem Teil der Patienten lassen sich multiple Knochenherde nachweisen.

Neben der hämatogenen Genese kann auch ein lokales Entzündungsgeschehen per continuitatem eine Osteomyelitis induzieren (Abszess, infiziertes Kephalhämatom etc.). Durch repetitive Fersenpunktionen zur kapillären Blutentnahme kann sich eine Kalkaneusosteomyelitis entwickeln.

Klinik Meist tritt eine lokalisierte Schwellung im Bereich der betroffenen Knochen bzw. Gelenke auf und es ist eine eingeschränkte Beweglichkeit mit Schonhaltung der Extremität (sog. Pseudoparalyse) zu beobachten. Am häufigsten sind die langen Röhrenknochen Femur, Humerus und Tibia betroffen. Aber auch die Maxilla und andere Schädelknochen können ebenso wie Finger- oder Wirbelknochen infiziert sein. Eitrige Arthritiden treten am häufigsten in Hüft-, Knie- und Schultergelenken auf.

Diagnostik Die diagnostischen Maßnahmen sind in ▶ Kap. 16 dargestellt.

Differenzialdiagnose Neben Frakturen und Paresen müssen Weichteilinfektionen sowie ossäre Veränderungen durch intrauterine Infektionen von der Osteomyelitis abgegrenzt werden.

Therapie Bei dem in Frage kommenden Erregerspektrum empfiehlt sich eine antibiotische Initialbehandlung in Analogie zur Sepsistherapie, zusätzlich sollte in jedem Fall ein gegen Staphylokokken wirksames Medikament (z. B. Oxacillin) eingesetzt werden.

Prognose Die Langzeitprognose der Neugeborenenosteomyelitis/Arthritis ist immer noch alles andere als zufriedenstellend. Eine chronische Osteomyelitis, Skelett- oder Knochendeformitäten und gestörtes Knochenwachstum sind bei 25–50 % aller Kinder zu erwarten.

4.10.13   Haut- und Weichteilinfektionen

Definition Das Spektrum neonataler Hautinfektionen, die durch Bakterien, Viren oder Pilze hervorgerufen werden, reicht von unproblematischen lokalen Affektionen bis hin zu lebensgefährlichen Erkrankungen.

Pustulöse und bullöse Hautveränderungen

Impetigo neonatorum Die oberflächliche pustulöse Pyodermie-Erkrankung ist die häufigste Hautinfektion der Neugeborenenperiode. Die Pusteln sind häufig in der Inguinalregion, periumbilikal, nuchal und retroaurikulär zu finden. Der Erreger ist S. aureus. **Lokale Behandlungsmaßnahmen** sind ausreichend. Kontaktinfektionen sind unbedingt zu vermeiden. Differenzialdiagnostisch abzugrenzen sind das **Erythema toxicum neonatorum** (rötliche Flecken, die von einer gelblichen Pustel besetzt sein können und am ganzen Körper auftreten; Direktpräparat der Pustel: eosinophile Granulozyten) und **Milien** (weißlich-gelbliche Talgretentionen an Nase, Wange oder Stirn).

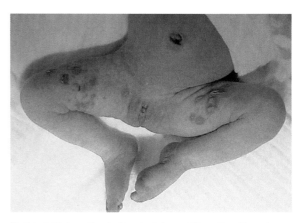

◻ **Abb. 4.44 Impetigo bullosa bei einem 4 Tage alten Neugeborenen.** Erreger: S. aureus, Phagengruppe II

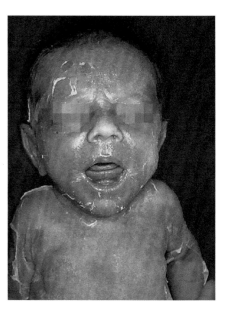

◻ **Abb. 4.45 Dermatitis exfoliativa neonatorum.** Erreger: S. aureus, Phagengruppe II, Exotoxinbildner

Impetigo bullosa oder Pemphigus neonatorum Durch intra- oder postnatale Besiedlung mit S. aureus (Phagengruppe II; Produktion des Exotoxins Exfoliatin) kann das Neugeborene von dieser ernsten Hauterkrankung infiziert werden. Es bilden sich größere, von einem roten Hof umgebene Blasen aus, die nach dem Platzen gerötete, nässende Hautstellen hinterlassen (◻ Abb. 4.44). Nach 3–5 Tage nach Erkrankungsbeginn tritt eine Desquamation von epidermalen Teilen auf. Das Nikolski-Phänomen ist negativ (Nikolski-Zeichen: Ablösbarkeit der Epidermis durch Druck auf die Haut). Die schwerste Verlaufsform einer durch hämatogene Aussaat des S.-aureus-Exotoxins ausgelösten Hautinfektion ist die **Dermatitis exfoliativa neonatorum** (Ritter von Rittershain) (◻ Abb. 4.45). Im Bereich großflächiger, unscharf begrenzter Erytheme entstehen nach Hautablösung große Wundflächen (Nikolski-Phänomen positiv).

Therapie Die antibiotische Behandlung beider Verlaufs-formen muss immer systemisch (intravenös) erfolgen. Die Supportivtherapie der Dermatitis exfoliativa erfolgt nach den Prinzipien der Verbrennungstherapie: adäquate Flüssigkeits-substitution, antimikrobielle Therapie, Vermeidung von Sekundärinfektionen.

Komplikationen Neonatale Sepsis, Osteomyelitis etc.

Differenzialdiagnose Vesikuläre Effloreszenzen bei neonata-ler Herpes-simplex-, Zytomegalie- und Varizelleninfektion, bullöse Veränderungen bei Lues connata (Pemphigus syphili-ticus).

4.10.14 Omphalitis

Ätiologie Bevorzugter Erreger der Omphalitis ist **S. aureus**, aber auch andere Erreger der Neonatalperiode können eine Nabelinfektion auslösen. Durch konsequente prophylaktische Nabelhygiene ist diese Infektion selten geworden.

Klinik Die eitrige Entzündung des Nabels manifestiert sich durch eine periumbilikale Rötung, derbe Infiltration und ge-gebenenfalls Ulzeration, der Nabelgrund kann eitrig belegt sein, häufig entleert sich purulentes Sekret.

Diagnostik Abstriche, Entzündungszeichen, Blutkulturen.

Komplikationen Nabelphlegmone, Nabelsepsis, Infektion der Nabelgefäße etc.

Therapie Lokalbehandlung, Antibiotika i.v.

4.10.15 Mastitis

Ätiologie Häufigster Erreger ist S. aureus, zunehmend auch E. coli, Streptokokken der Gruppe B u. a. Der Entstehungs-mechanismus ist unklar, es ist nicht auszuschließen, dass Manipulationen an der geschwollenen Brust die Infektion be-günstigen.

Epidemiologie Eine Mastitis entwickelt sich in der Regel zwischen der 2. und 3. Lebenswoche, weibliche Neugeborene erkranken häufiger als männliche. Diese Erkrankung tritt nicht bei Frühgeborenen auf (vermutliche Erklärung: noch nicht entsprechend entwickelte Brustdrüsen). Eine beidseitige Affektion ist selten.

Diagnostik Direktpräparat des Brustdrüsensekrets, Abstriche.

Therapie Antibiotika i. v., bei ausgeprägten Befunden kann eine chirurgische Intervention notwendig werden. Langzeit-nachuntersuchungen lassen vermuten, dass einige der er-krankten Mädchen ein vermindertes Brustgewebe auf der er-krankten Seite zurückbehalten.

4.10.16 Weitere bakterielle Lokalinfektionen

Zu den ebenfalls häufig auftretenden bakteriellen lokalen In-fektionen des Neugeborenen gehören der **Kopfschwartenabs-zess**, meist durch eine Verletzung durch CTG-Elektroden verursacht, und das **infizierte Kephalhämatom**. Erreger sind S. aureus, Streptokokken der Gruppe B und andere Erreger neonataler Infektionen. Außerdem können **Paronychien** vor-kommen. Wichtigste Erreger sind S. aureus und Streptokok-ken der Gruppe B.

4.10.17 Lokale Candidainfektionen

Der **Mundsoor** ist eine häufig auftretende Lokalinfektion des Neugeborenen. Kennzeichnend sind weißliche Beläge, die im Gegensatz zu Milchresten nicht abwischbar sind und über-wiegend an der Wangenschleimhaut Neugeborener zu finden sind. Diese Infektion mit Candida albicans wird entweder un-ter der Geburt oder durch postnatale Kontamination von ver-schiedenen Gegenständen übertragen. Sie verheilt unter kon-sequenter lokaler antimykotischer Behandlung. Eine Candi-diasis tritt häufig auch als **perianale intertriginöse Dermatitis auf**. Dabei treten neben blass-gelblichen makulösen Verände-rungen auch feuerrote, leicht schälende Areale auf. Die Be-handlung erfolgt durch orale und lokale Applikation von An-timykotika.

4.10.18 Neonataler Tetanus

In einigen Teilen der Welt stellt der neonatale Tetanus eine ernsthafte Bedrohung Neugeborener dar. Von einer Infektion des Nabels ausgehend entwickeln die Neugeborenen gegen Ende der ersten Lebenswoche **Trinkschwäche, muskuläre Hy-pertonie** und **generalisierte Spasmen**. Die akute Erkrankung kann nur durch neuromuskuläre Blockade und maschinelle Beatmung wirksam behandelt werden.

4.10.19 Konjunktivitis

Definition Die neonatale Konjunktivitis ist eine eitrige, häu-fig bakterielle Entzündung, die bei ca. 10 % aller Neugebore-nen anzutreffen ist.

Ätiologie Auf dem Weg durch den Geburtskanal kann sich das Neugeborene mit Neisseria gonorrhoeae, Streptokokken der Gruppe B, S. aureus, Chlamydia trachomatis oder Herpes-viren infizieren.

Eine bereits im Alter von 6–12 Stunden nach der Geburt auftretende Konjunktivitis ist durch die Gabe von 1 % Silber-nitrat (chemische Konjunktivitis) verursacht. Diese **Credé-Prophylaxe** wird zur Zeit nur noch in einigen Geburtsklini-ken zur Prävention der **Ophthalmia neonatorum** (Erreger: Neisseria gonorrhoeae) bei allen Neugeborenen durchgeführt.

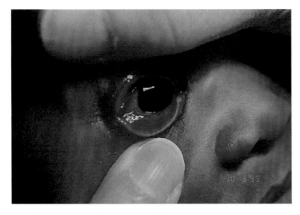

◘ Abb. 4.46 Ausgeprägte neonatale Konjunktivitis. Ein Erreger-nachweis ist nach erfolgter Credé-Prophylaxe nicht mehr gelungen

Die im Verlauf der Neonatalperiode auftretenden eitrigen Konjunktividen entstehen überwiegend aufgrund von Schmierinfektionen mit typischen Erregern von Neugeboreneninfektionen.

Klinik Symptome sind die konjunktivale Hyperämie mit mehr oder minder ausgeprägter eitriger Sekretion, Lidrötung und -schwellung. Bei der Gonokokken-Konjunktivitis und auch einer Pseudomonas-Infektion besteht die Gefahr der Kornea-Ulzeration und -Perforation, Iridozyklitis, Ausbildung von vorderen Synechien und selten auch Panophthalmitis.

Diagnostik Eine nach dem 2. Lebenstag auftretende eitrige Konjunktivitis bedarf einer diagnostischen Abklärung (Direktpräparat, bakteriologische Kultur, Chlamydiennachweis) und umgehenden Behandlung. Differenzialdiagnostisch wichtig ist der Zeitpunkt des erstmaligen Auftreten von Symptomen. Folgende Zeiten sind typisch:
- Bindehautreizung durch Silbernitratlösung zeigt sich nach Stunden (ca. 6–12 h)
- Gonokokken-Konjunktivitis in der Regel am 1.–5. Lebenstag (◘ Abb. 4.46) (Gefahr der Erblindung!)
- Staphylokokken-Konjunktivitis am 4.–5. Lebenstag
- Chlamydien-Infektion am 5.–14. Lebenstag

Therapie Die primär lokale antibiotische bzw. antivirale Therapie wird bei einer Gonokokken-Infektion und Keratitis bzw. weiteren Komplikationen durch eine systemische Behandlung ergänzt.

> **Kernaussagen**
> - Konnatale Infektionen: Das Spektrum der klinischen Symptomatologie reicht von asymptomatischen Verläufen über den isolierten Befall einzelner Organsysteme bis hin zur disseminierten Infektion.
> ▼

- Früh- und Neugeborene weisen eine Reihe von quantitativen und qualitativen Immundefizienzen auf, die das Auftreten neonataler Infektionen begünstigen können.
- Die oftmals foudroyant verlaufende neonatale Sepsis ist weltweit eines der größten Probleme der Neugeborenenmedizin. In Abhängigkeit vom Erreger ist sie mit erheblichen Komplikationen und einer hohen Sterblichkeitsrate verbunden.
- Die klinische Symptomatologie der neonatalen Sepsis ist unspezifisch. Bei auch nur diskreten klinischen Auffälligkeiten eines Früh- und Neugeborenen ist solange eine systemische Infektion in Erwägung zu ziehen, bis das Gegenteil belegt ist.

4.11 Neugeborenenkrämpfe

Zerebrale Anfälle Neugeborener stellen unabhängig von ihren vielfältigen Ursachen eine klinische Notfallsituation dar. Gelegentlich werden Hypoglykämie und Hypokalzämie als Ursache ermittelt. Die klinische Symptomatik zeigt sich oft nur in Form von diskreten fokalen oder multifokalen tonisch-klonischen Muskelzuckungen.

Ätiologie Wesentliche Ursachen von Neugeborenenkrämpfen und das zeitliche Auftreten sowie die relative Häufigkeit sind in den ◘ Tab. 4.25 aufgeführt.

Klinik Krämpfe sehen bei Neugeborenen anders aus als bei älteren Kindern oder Erwachsenen. Nur selten treten generalisierte tonisch-klonische Anfälle auf. Häufiger werden wechselnd lokalisierte Zuckungen auch kleiner Muskelgruppen (z. B. horizontale Augenbewegung, rhythmische oder »tanzende« Augenbewegungen, »Schmatzen«, Saugautomatismen), Tonusveränderungen, Apnoen, Hautblässe und Veränderungen der Vitalparameter beobachtet. Bei unreifen Frühgeborenen können die motorischen Begleitphänomene des Anfalls nur geringgradig ausgeprägt sein. Eine Abgrenzung von Krämpfen gegenüber harmlosen Myoklonien (muskuläre Zuckungen ohne Bewusstseinsverlust) kann gelegentlich schwierig sein. In Abhängigkeit von den Ursachen manifestieren sich die Krämpfe zu unterschiedlichen Zeitpunkten (◘ Tab. 4.26).

Diagnostik Die **diagnostischen Maßnahmen** zielen auf eine rasche Klärung der Ursachen (◘ Tab. 4.25) ab.

Neugeborenenkrämpfe treten häufig im Verlauf einer Grunderkrankung auf. Eine rasche Abklärung und Behandlung der Konvulsionen ist entscheidend für die Prognose.

Therapie Bei Hypoglykämie, Elektrolytentgleisungen, Infektionen, Polyglobulie etc. ist eine unverzügliche **adäquate Behandlung der zugrunde liegenden Störung** durchzuführen.

Tab. 4.25 Ursachen von Neugeborenenkrämpfen

Ursachen	Beispiele
Metabolische Störungen	Hypoglykämie, Hypokalzämie, Hypomagnesiämie Hypo- und Hypernatriämie Aminoazidopathien, Störungen im Stoffwechsel organischer Säuren Vitamin-B_6-Mangel oder -Abhängigkeit Bilirubinenzephalopathie
Hypoxisch-ischämische Schädigung	
Intrakranielle Blutungen, traumatische Hirnschädigung	
Infektionen (neonatal, konnatal)	Sepsis, Meningitis, Enzephalitis
Polyglobulie, Hyperviskositätssyndrom	
Drogenentzug bei mütterlicher Drogen- oder Medikamenten-abhängigkeit	
Angeborene zerebrale Fehlbildungen	
Degenerative zerebrale Erkrankungen	
»Fünftageskrämpfe« (»fifth day fits«)	

Tab. 4.26 Zeitliches Auftreten verschiedener neonataler Krampfanfälle und relative Häufigkeit

Ursache	0.–3. Lebenstag	3.–10. Lebenstag
Asphyxie	+++	–
Hypokalzämie	++	+
Hypoglykämie	++	+
Infektionen	+	++
Hirnblutungen	++	–
Drogenentzug	+	–
Stoffwechselstörungen	+	+
Zerebrale Fehlbildungen	+	–
Vitamin-B_6-Mangel	+	–
Bilirubinenzephalopathie	–	+
»Fünftageskrämpfe«	–	+

+++ sehr häufig, ++ häufig, + selten, – fehlt

Grundsätzlich gilt, dass bei rezidivierenden Anfällen oder Krämpfen, die länger als eine Minute dauern, unabhängig von der Ätiologie eine antikonvulsive Behandlung durchgeführt werden muss. Das unreife Gehirn kann möglicherweise durch langdauernde Krämpfe dauerhaft geschädigt werden. Als wesentliches Medikament hat sich Phenobarbital bewährt, bei therapieresistenten Konvulsionen wird Phenytoin appliziert (zur Durchbrechung von Anfällen Clonazepam).

Prognose Die Prognose der Neugeborenenkrämpfe ist schwer einzuschätzen, als prognostisch günstig sind die sog. »Fünftagekrämpfe« (3.–7. Lebenstag) anzusehen. Zirka 10 % aller Kinder mit Neugeborenenkrämpfen entwickeln später eine Epilepsie. Die Rate für mentale und motorische Behinderungen ist in der Gruppe von Neugeborenen mit Krampfanfällen im Vergleich zu einem Kollektiv ohne Krampfereignis erhöht.

4.11.1 Metabolische Störungen

Fetopathia diabetica

> Die Entwicklung einer Fetopathia diabetica wird entscheidend von der Einstellung des mütterlichen Diabetes mellitus während der Schwangerschaft beeinflusst. Bei optimaler Überwachung des Diabetes mellitus und Einhaltung normoglykämischer Werte kann sich die intrauterine Entwicklung normal vollziehen. Bei einer schlechten Einstellung bilden sich Makrosomie oder Hypotrophie aus.

Jenseits der 28. Gestationswoche besteht ein erhöhtes Risiko für eine intrauterine Sterblichkeit, die Postnatalperiode ist durch eine Reihe von schwerwiegenden Adaptationsstörungen kompliziert.

Pathophysiologie Da Glucose ungehindert durch die Plazenta diffundiert, führt die mütterliche Hyperglykämie zu erhöhten Blutzuckerkonzentrationen beim Feten, die zu einer Hyperplasie der pankreatischen Beta-Zellen mit einem Hyperinsulinismus führt. Insulin, das die Lipogenese und Proteinsynthese stimuliert – die Lipolyse ist gehemmt – wirkt

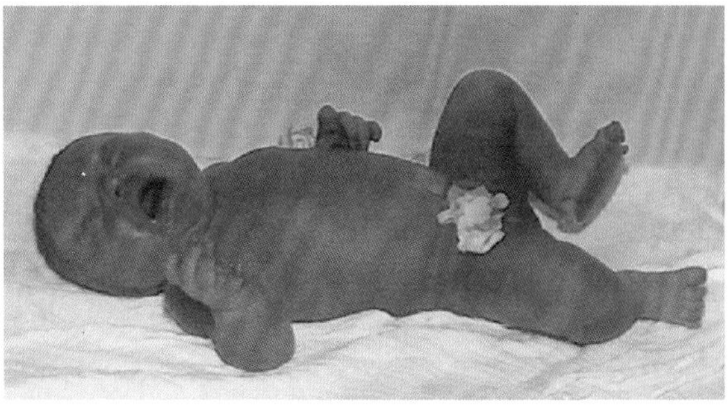

Abb. 4.47 Makrosomes Neugeborenes (Fetopathia diabetica) einer diabetischen Mutter. Gewicht 4920 g

◼ Tab. 4.27 Ursachen der neonatalen Hypoglykämie

Verminderte Substrat-Verfügbarkeit	Intrauterine Hypo- und -Dystrophie Frühgeburtlichkeit Wachstumsretardierter 2. Zwilling
Vermehrter Glucoseverbrauch	Hyperinsulinismus: Kinder diabetischer Mütter Erythroblastosis fetalis Nesidioblastose Beckwith-Wiedemann-Syndrom
Polyzythämie	
Störung des Glucosestoffwechsels	Glykogenose Galaktosämie Hereditäre Fruktoseintoleranz Aminosäurestoffwechselstörungen
Verschiedene Erkrankungen des Neugeborenen	Asphyxie Sepsis neonatorum Endokrinologische Erkrankungen Hypothermie

als fetales Wachstumshormon. Die meisten kindlichen Organe sind, vom Gehirn abgesehen, vergrößert, die **Kinder** werden **makrosom**, das Geburtsgewicht liegt oberhalb der 90. Perzentile, per definitionem ist das Neugeborene hypertroph (◼ Abb. 4.47). Da sich der Hyperinsulinismus nach der Geburt nur langsam zurückbildet, besteht bei diesen Kindern eine extreme Gefahr der Hypoglykämie. Die hepatische Glucoseproduktion durch Glykogenolyse und Glukoneogenese ist eingeschränkt, die Surfactant-Synthese ist bereits in utero verzögert. Einige Kinder weisen eine Polyzythämie mit den Zeichen des Hyperviskositätssyndroms auf, gefürchtet ist das Auftreten einer Nierenvenenthrombose. Liegt bei der Mutter ein schwerer Diabetes mellitus vor, der bereits zu einer Vasopathie geführt hat, sind die Kinder häufig hypotroph.

Klinik Die klinische Symptomatik umfasst:
- Makrosomie, cushingoides Aussehen
- Hepatomegalie, Hyperbilirubinämie
- Hypertrophe Kardiomyopathie (Glykogeneinlagerung)
- Atemnotsyndrom
- Plethora, Polyzythämie
- Erhöhte Inzidenz geburtstraumatischer Komplikationen
- Hypoglykämie, Hypokalzämie, Hypomagnesiämie
- Fehlbildungen (kaudales Regressionssyndrom, Mikrokolon, Vitium cordis)

Therapie Neben einer kontinuierlichen intravenösen Glucosezufuhr sind die klinischen und metabolischen Störungen konsequent zu behandeln. Die wichtigste präventive Maßnahme ist die Verhütung der Fetopathia diabetica durch strenge Überwachung des mütterlichen Diabetes mellitus und Erreichen normoglykämischer Werte.

Hypoglykämie

> Die Hypoglykämie ist die häufigste in der Postnatalzeit auftretende Stoffwechselstörung; sie muss umgehend behandelt werden.

Definition Eine Hypoglykämie besteht, wenn der Blutzuckerwert bei einem reifen Neugeborenen in den ersten 24 Lebensstunden < 35 mg/dl und bei einem Frühgeborenen in den ersten 24 Lebensstunden < 25 mg/dl, bzw. nach dem ersten Lebenstag < 45 mg/dl beträgt.

Ätiologie Hypoglykämien können bei einer Reihe von neonatalen Erkrankungen und Störungen auftreten, die in ◼ Tab. 4.27 aufgeführt sind. Die Gefahr einer Hypoglykämie besteht besonders bei **hypotrophen** und **dystrophen Neugeborenen.** Ursache der intrauterinen Dystrophie ist eine gestörte Plazentafunktion (chronische Plazentainsuffizienz), die bei schwangerschaftsspezifischen Erkrankungen, z. B. der EPH-Gestose, aber auch maternalen Grunderkrankungen auftreten kann. Die Plazenta ist oft klein und enthält zahlreiche Kalkinfarkte. Infolge der intrauterinen Mangelernährung haben diese Kinder reduzierte Glykogendepots.

Klinik Hypoglykämien verlaufen nicht selten asymptomatisch, sie können jedoch durch folgende zentralnervöse und vegetative Symptome auffallen:
- Apnoen, Hypotonie, Apathie
- Trinkschwäche, Blässe, Hypothermie
- Hyperexzitabilität, Krampfanfälle

Diagnostik Viele klinische Symptome treten bei definierten Grunderkrankungen und metabolischen Störungen der Neonatalperiode auf. Bei bekannten Risikokonstellationen ist eine engmaschige Kontrolle des Blutzuckerspiegels notwendig.

Therapie Frühe Nahrungszufuhr und bei Hypoglykämie sofortige intravenöse Glucosezufuhr (3 ml/kg 30 % Glucose i. v.).

Hypokalzämie

Ätiologie Hypotrophe und kranke Neugeborene sowie Frühgeborene entwickeln häufig im Verlauf der ersten Lebenstage eine Hypokalzämie (< 7 mg/dl). Ein transitorischer Hypoparathyreoidismus und ein vermindertes Ansprechen der Parathyreoidea auf den nach der Geburt einsetzenden physiologischen Abfall des Calcium-Spiegels können diese Frühform der Hypokalzämie erklären, die häufig asymptomatisch verläuft. Eine angeborene Aplasie der Parathyreoidea (Di-George-Syndrom, Thymusaplasie) ist extrem selten.

Die späte Manifestation der neonatalen Hypokalzämie (> 7. Lebenstag) wird durch zu hohe Phosphatzufuhr mit der Nahrung (Kuhmilchernährung), Malabsorptionssyndrome (Hypomagnesiämie (< 1,5 mg/dl) oder inadäquate Vitamin-D-Zufuhr induziert, andere Ursachen sind selten.

Klinik Bei den klinischen Symptomen stehen Hyperexzitabilität, Tremor, Myoklonien im Vordergrund, es können aber auch Laryngospasmen, Apnoen und Krampfanfälle auftreten. Die typischen Tetaniezeichen (Chvostek, Trousseau) werden gelegentlich beobachtet.

> **Eine frühzeitige Calciumsupplementation bei Risikopatienten kann eine Hypokalzämie verhindern.**

Therapie Bei einer symptomatischen Hypokalzämie sind unvermittelt 2 ml/kg einer 10 % Calciumgluconatlösung zu verabreichen; wegen der Gefahr von Bradykardien und Herzrhythmusstörungen muss die i. v. Injektion allerdings sehr langsam unter Monitorkontrolle erfolgen. Zusätzlich ist eine (orale) Substitutionsbehandlung mit Calciumgluconatlösung erforderlich.

Bei der späten Form der Hypokalzämie ist eine alleinige Calciumgabe meist nicht ausreichend, hier kann die Gabe von hochdosiertem Vitamin D oder Kalzitrol notwendig werden.

> **Nach Normalisierung des Serumcalciumspiegels und Beendigung der Therapie ist eine sorgfältige weitere Überwachung der Kinder notwendig, um einen persistierenden Hypoparathyreoidismus nicht zu übersehen (▶ Kap. 7.5.3).**

Kernaussagen
- Neugeborenenkrämpfe, die vielfältige Ursachen haben können, stellen eine klinische Notfallsituation dar; sie erfordern eine umgehende symptomatische oder wenn möglich auch eine kausale Therapie.
- Eine Fetopathia diabetica entwickelt sich nur bei einer schlechten Einstellung des maternalen Diabetes.
- Die häufigste in der frühen Neonatalzeit auftretende Stoffwechselstörung ist die Hypoglykämie.

4.12 Maternale Drogenabhängigkeit und Entzugssymptomatik des Neugeborenen

Weltweit nimmt die Zahl von Neugeborenen zu, die als Folge der mütterlichen Drogenabhängigkeit postnatale z. T. schwere Entzugssymptome entwickeln.

Klinik Nach maternalen Heroinabusus treten in Abhängigkeit von der Dauer und dem Ausmaß des Heroinabusus sowie dem Intervall der letzten Dosis bis zur Geburt innerhalb von 24–72 Stunden nach der Geburt folgende Symptome beim Neugeborenen auf: Hyperexitabilität, Tremor, Unruhe, hochfrequentes Schreien, Erbrechen, Diarrhö, Trachykardia, »verstopfte« Nase, auffälliges Niesen sowie selten zerebrale Krampfanfälle.

Therapie Die Behandlung erfolgt symptomatisch.

> ❗ **Cave**
> Die Gabe des Opiatantagonisten Naloxon ist strengstens kontraindiziert.

Die Heroinersatztherapie mit Methadon hat ähnlich gravierende Auswirkungen auf das Neugeborene wie Heroin. Die Entzugserscheinungen treten aufgrund der längeren Wirkdauer von Methadon jedoch verspätet auf und können häufig über mehrere Wochen anhalten. Im Vergleich zu Heroin treten häufiger zerebrale Anfälle auf. Bei Polytoxikomanie der Mütter u. a. mit Benzodiazepinen machen Neugeborene häufig schwere und protrahierte Entzugserscheinungen durch.

Kernaussagen
- Eine maternale Drogenabhängigkeit ist für die äußerst quälende Entzugssymptomatik Neugeborener verantwortlich.

4.13 Der plötzliche Säuglingstod

Nach der Neugeborenenperiode gehört der plötzliche, unerwartete und unerklärbare Kindstod (SIDS: sudden infant death syndrome) zu den häufigsten Todesursachen des ersten Lebensjahres.

Epidemiologie In der Bundesrepublik versterben immer noch 0,5–1,5 ‰ aller anscheinend gesunden Kinder an einem SIDS. Der Häufigkeitsgipfel des plötzlichen Säuglingstodes liegt zwischen dem 2. und 4. Lebensmonat. Etwa 80 % der Todesfälle treten vor dem 6. Lebensmonat auf. Erklärbare, plötzliche Todesfälle von Kindern mit unerkannten angeborenen oder erworbenen Erkrankungen des kardiovaskulären Systems, der Atemwege, des zentralen Nervensystems sowie seltenen Stoffwechselerkrankungen werden nicht unter dem Begriff SIDS subsumiert.

4

Pathogenese Die pathogenetischen Mechanismen, die zum plötzlichen, während des Schlafes auftretendem Säuglingstod führen, sind mehr oder weniger spekulativ. Es wird vermutet, dass verstorbene Säuglinge eine wesentliche Funktionsstörung von autonomen zentralen Regionen aufweisen, die lebenswichtige Vitalfunktionen steuern und normalerweise in bedrohlichen Situationen während des Schlafes die protektiven Reflexe zur Selbstreanimation in Gang setzen.

Das funktionstragende anatomische Korrelat ist der Hirnstamm mit der Medulla oblongata.

Risikofaktoren Als Risikofaktoren für den nicht erklärbaren plötzlichen Säuglingstod wurden u. a. folgende Faktoren und Situationen identifiziert:

- Intrauterine Dystrophie (besonders bei Nikotinabusus während der Schwangerschaft)
- Bauchlage
- Überwärmung
- Rauchen in der Umgebung des Kindes
- Nichtstillen
- Sehr junges Alter der Mutter, alleinstehende Mütter
- Drogenabhängigkeit

Einige dieser Risikofaktoren treten häufig in sozial benachteiligten Schichten der Bevölkerung auf.

Beim **Rauchen** während der Schwangerschaft steigt das spätere Risiko für den plötzlichen Säuglingstod mit der Zahl der gerauchten Zigaretten. Eine wesentliche Folge des maternalen Nikotinabusus ist die fetale Wachstumsretardierung. Man vermutet, dass bei diesen Kindern potenziell irreversible Veränderungen in der Ausbildung von Rezeptoren wichtiger Neurotransmitter, vor allem in dem Atemregulationszentrum des Hirnstamms auftreten.

Bei der **Bauchlage** besteht für die Säuglinge die Gefahr mit dem Gesicht »nach unten« zu schlafen. Besonders bei weichen Kissen sind die Kinder oftmals nicht in der Lage, über das Gesicht Wärme und Schweiß abzugeben. Durch eine vermehrte Atemarbeit steigt der Sauerstoffverbrauch und die Bildung von CO_2, das vermehrt rückgeatmet wird und zusammen mit einer teilweise obstruierten Mund- und Nasenöffnung kann sich eine fatale Atemdepression einstellen.

Eine zu hohe **Raumtemperatur**, zu warme Bekleidung und zu viel Körperbedeckung induzieren im Rahmen der Temperaturregulation ebenfalls eine kompensatorisch vermehrte Atemtätigkeit des Säuglings, der allerdings zeitliche Grenzen gesetzt sind. Bei einer Überwärmung des Kindes scheint nach neuesten Erkenntnissen die lebenswichtige neuronale Transmission afferenter und efferenter Signale vermindert zu sein und somit eine wesentliche Beeinträchtigung protektiver Reflexmechanismen einzutreten. Die Kinder verlieren die Fähigkeit aus dem Schlaf zu erwachen, eine wichtige Voraussetzung für die Selbstreanimation.

Klinik Nahezu die Hälfte der an SIDS verstorbenen Säuglinge haben anamnestisch oder klinisch die Zeichen einer »milden« Infektion der oberen Atemwege. Die Mehrzahl der Kinder wird morgens leblos im Bettchen vorgefunden. Der Notarzt

kann häufig nur noch den Tod feststellen. Er veranlasst die umgehende Überführung des Kindes in das zuständige Institut für Rechtsmedizin. Der plötzliche Tod eines Kindes stellt für die verzweifelten Eltern und ggf. Geschwisterkinder ein extrem traumatisches Ereignis dar. Von allen ärztlichen und nichtärztlichen Personen, die mit der Versorgung des verstorbenen Säuglings und der Betreuung der Eltern sowie Geschwister betraut sind, wird ein höchstes Maß an Sensibilität und Einfühlungsvermögen erwartet. Den Familien sollte eine langfristige psychische Betreuung angeboten werden.

> Auf der amtlichen Todesbescheinigung muss bei Verdacht auf SIDS immer »Todesursache ungeklärt« angegeben werden.

Anscheinend lebensbedrohliche Ereignisse (ALTE: apparent life threatening evens) Solche akuten und anscheinend lebensbedrohlichen Ereignisse werden in der Regel tagsüber von den Eltern beobachtet. Die Kinder werden oftmals mit folgenden **Symptomen** vorgefunden: **blass, zyanotisch, nicht reagierend, flach oder gar nicht atmend, schlaff.** Diese Zustände können meistens durch sofortiges Eingreifen (taktile Stimulation, Atemhilfe, etc.) unterbrochen werden. Entscheidend ist, dass alle Kinder mit solchen lebensbedrohlich erscheinenden Symptomen umgehend in eine Kinderklinik eingewiesen werden. Dort muss eine umfassende Diagnostik zum Ausschluss von Erkrankungen der Atemwege, des Herz-Kreislauf-Systems, des ZNS, des Gastrointestinaltrakts und nicht zuletzt von Stoffwechselstörungen erfolgen.

Prävention Durch eine breitgefächerte Aufklärung der Eltern über die Bedeutung der potenziellen Risikofaktoren des plötzlichen Säuglingstodes, vor allem der Bauchlage und deren Vermeidung, hat die Inzidenz des SIDS in der Bundesrepublik abgenommen. In den sozial benachteiligten Schichten der Bevölkerung mit einer besonders hohen Prävalenz häufig kombinierter Risiken waren die Aufklärungsmaßnahmen allerdings bisher wenig effektiv.

> **Kernaussagen**
> - Durch die konsequente Rückenlagerung Neugeborener konnte die SIDS-Inzidenz in Deutschland deutlich reduziert werden.

4.14   Zusammenfassung

- Unmittelbar nach der Geburt müssen der Vitalzustand des Neugeborenen präzise eingeschätzt und mit geeigneten Maßnahmen optimale Bedingungen für die postnatale Adaptation geschaffen werden (**Cave:** Hypothermie).
- Durch verschiedenste pränatale diagnostische Maßnahmen kann eine Reihe schwerwiegender, zum Teil nicht mit dem Leben vereinbarer fetaler Erkrankungen intrauterin erkannt werden.

- Der intrauterine und postnatale Sauerstoffmangel lebenswichtiger Organe, die Asphyxie, ist eine der bedrohlichen Situationen für den Fetus und das Neugeborene.
- Eine erfolgreiche Reanimation eines Früh- oder Neugeborenen setzt klinische Erfahrung, eine optimale Information vor der Geburt und eine ausreichende Vorbereitungszeit für die spezifische Notfallsituation voraus.
- Das Grundproblem sehr kleiner Frühgeborener ist die Unreife von Organsystemen und -funktionen, die zu einer Reihe von akuten und chronischen Erkrankungen führen kann.
- Verschiedene angeborene und erworbene pulmonale Erkrankungen des Neugeborenen manifestieren sich nach der Geburt unter dem Bild einer mehr oder weniger schwer verlaufenden Atemnotsymptomatik.
- Ein physiologischer Ikterus tritt bei mehr als der Hälfte aller reifen Neugeborenen auf; ein Morbus haemolyticus neonatorum wird am häufigsten bei Blutgruppenunverträglichkeiten zwischen Mutter und Kind beobachtet.
- Fehlbildungen des Magen-Darm-Traktes müssen bei Früh- und Neugeborenen rasch erkannt und umgehend behandelt werden.
- Bereits im Verlauf der Schwangerschaft können eine Reihe von mütterlichen, überwiegend viralen Infektionen den Fetus bedrohen. Gegen Ende der Gravidität sowie unter der Geburt und in der Postnatalzeit ist das Kind am häufigsten durch bakterielle Infektionen gefährdet.
- Neugeborenenkrämpfe treten häufig im Verlauf einer Grunderkrankung auf, eine schnelle Abklärung und Behandlung der zerebralen Anfälle ist für die Prognose entscheidend.

Ernährung und Ernährungsstörungen

B. Koletzko

5

In keinem anderen Lebensabschnitt ist die Qualität der Ernährung so wichtig wie in den ersten Lebensjahren. Die ideale Ernährungsform für gesunde Säuglinge ist das Stillen. Es bietet nicht nur eine bedarfsgerechte Nährstoffzufuhr, sondern vermindert auch das kindliche Risiko für Infektionen und andere Erkrankungen. Darüber hinaus kann die intensive Zuwendung, Geborgenheit und Sicherheit für Kind und Mutter vermitteln.

5.1   Ernährung des gesunden Säuglings

Zu kaum einem anderen Zeitpunkt sind Zufuhr und Utilisation der Nahrung von größerer biologischer Bedeutung als während der frühen kindlichen Entwicklung. Während die Nährstoffzufuhr beim Erwachsenen lediglich den Erhaltungsbedarf für die Organfunktionen und den zusätzlichen Bedarf für körperliche Aktivität decken muss, kommt beim Kind der hohe Energie- und Substratbedarf für das Körperwachstum hinzu. Das enorm rasche Wachstum mit Verdopplung des Körpergewichts reifer Neugeborener in nur 4–5 Monaten nach der Geburt (bei Frühgeborenen sogar in nur ca. 6 Wochen), und auch die rasante Differenzierung der Gewebe und Organe hängen von einer sehr hohen Nährstoffzufuhr pro kg Körpergewicht ab. Die Qualität der kindlichen Ernährung hat kurz- und langfristige Auswirkungen auf die Gesundheit.

Ein junger Säugling benötigt aufgrund seiner hohen Wachstumsgeschwindigkeit im Vergleich zum Erwachsenen pro kg Körpergewicht fast die 3-fache Energiezufuhr (◘ Tab. 5.1). Eine marginale oder im Verhältnis verschiedener Nährstoffe untereinander unausgewogene Substratzufuhr ist bei einem wachsenden, sich entwickelnden Organismus sehr viel kritischer als bei Erwachsenen in einer Gleichgewichtssituation, zumal Säuglinge nur sehr begrenzte Kompensationsmöglichkeiten haben. Zum einen sind nur geringe körpereigene Nährstoffreserven vorhanden. Zum anderen besteht eine Unreife sowohl von Stoffwechselfunktionen als auch von physiologischen Homöostasemechanismen wie der Nierenfunktion mit einer begrenzten Fähigkeit zur Urinkonzentrierung, die schnell zu körperlichen Störungen bei niedriger Wasser- bzw. hohe Salzzufuhr führt. Bei einer unausgewogenen Ernährung treten deshalb sehr rasch offensichtliche klinische Auswirkungen auf, deutlich erkennbar z. B. durch eine gestörte Gewichts- und Längenzunahme. Die Qualität der Ernährung beeinflusst das Wachstum, die Differenzierung und die Funktionen einzelner Organsysteme, z. B. des Nervensystems. Neue Erkenntnisse weisen nach, dass die frühkindliche Ernährung auch Langzeiteffekte auf die Gesundheit im Erwachsenenalter hat. Man spricht von frühkindlicher »metabolischer Programmierung« der späteren Gesundheit. Ein Beispiel dafür zeigt ◘ Abb. 5.1.

5.1.1   Stillen

Das Stillen ist die natürliche und ideale Ernährung für gesunde Säuglinge im 1. Lebenshalbjahr. Muttermilch liefert nicht nur eine weitgehend bedarfsgerechte Nährstoffzufuhr, sondern schützt durch ein komplexes System von immunologisch

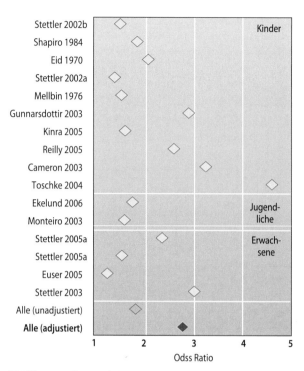

◘ **Abb. 5.1 Frühe metabolische Programmierung der späteren Gesundheit.** Eine hohe Gewichtszunahme in den ersten beiden Lebensjahren (>0,67 Standardabweichungen über dem Mittelwert), die durch zu hohe Energie- und Proteinzufuhr gefördert wird, führt zu erhöhtem Adipositasrisiko im Kindes-, Jugend- und Erwachsenenalter. Modifiziert nach Koletzko B, et al., Early Influences of Nutrition on Postnatal Growth. In Gillman M, Gluckman P, Rosenfeld R (eds). Recent Advances in Growth Research: Nutritional, Molecular and Endocrine Perspectives. Basel, Karger, 2012

wirksamen Faktoren auch vor Infektionen. Nicht zuletzt vermittelt das Stillen Geborgenheit und Sicherheit für Kind und Mutter, fördert den emotionalen Kontakt und stärkt die Mutter-Kind-Bindung.

Physiologie der Milchbildung Die Muttermilch wird in den Alveolarepithelzellen der Brustdrüse gebildet und in die sekretorischen Alveoli der 18–20 Segmente der Brust abgegeben. Kleine Milchgänge drainieren die Alveoli und münden in große Milchgänge, die jeweils zu einer eigenen Öffnung in der Brustwarze führen. Wachstum und Differenzierung der Brustdrüse sowie die Milchbildung unterliegen endokriner Kontrolle. Die postnatal fallende Östrogenkonzentration im mütterlichen Plasma und die mit der Wehentätigkeit einsetzende Prolaktinsekretion des Hypophysenvorderlappens triggern in den ersten Tagen nach der Geburt eine verstärkte Milchbildung. Die Entleerung der Brust durch das kindliche Saugen fördert die Milchbildung (◘ Abb. 5.2), so dass das Neugeborene möglichst im Kaufe der ersten beiden Stunden nach der Geburt und danach regelmäßig angelegt werden sollte, auch wenn zunächst nur eine geringe Milchmenge bis zum sogenannten Milcheinschuss am 3.–5. Tag gebildet wird. Bei einer Trinkschwäche oder noch bestehender Unfähigkeit des

□ Tab. 5.1 Richtwerte für die Zufuhr an Energie und wichtigen Substraten bei gesunden Kindern in Abhängigkeit vom Lebensalter (Angaben als Bedarf pro kg Körpergewicht und Tag [/kg/d] oder als Bedarf pro Tag [/d]; mod. nach den Empfehlungen der Deutschen, Österreichischen und Schweizerischen Gesellschaften für Ernährung). Beachte: Der Bedarf des gesunden und besonders des kranken Kindes kann individuell erheblich von diesen Richtwerten abweichen!

Alter	Kcal/kg/d		Protein (g/kg/d)	Fett (% der kcal/d)	Essenzielle Fettsäuren (% der kcal/d)		Kalzium (mg/d)	Magnesium (mg/d)
	ml.	wbl.			ω-6-FS	ω-3-FS		
0–3 Mon.	94	91	1,5–2,7	45–50	4,5	0,5	220	24
4–12 Mon.	90	91	1,1–1,3	35–45	3,5	0,5	400	60
1–3 J.	91	88	1,0	30–40	3,0	0,5	600	80
4–6 J.	82	78	0,9	30–35	2,5	0,5	700	120
7–9 J.	75	68	0,9	30–35	2,5	0,5	900	170
10–12 J.	64	55	0,9	30–35	2,5	0,5	1100	230 (ml.) 250 (wbl.)
13–14 J.	56	47	0,9	30–35	2,5	0,5	1200	310
15–18 J.	46	43	0,9 (ml.) 0,8 (wbl.)	30	2,5	0,5	1200	400 (ml.) 350 (wbl.)

Alter	Eisen (mg/d)	Jod (µg/d)	Zink (mg/d)	Vit. A (mg Retinol-äquivalent/d)		Vit. D (µg/d)	Vit. K (µg/d)
0–3 Mon.	0,5	40	1	0,5		10	4
4–12 Mon.	8	80	2	0,6		10	10
1–3 J.	8	100	3	0,6		20	15
4–6 J.	8	120	5	0,7		20	20
7–9 J.	10	140	7	0,8		20	30
10–12 J.	12 (ml.) 15 (wbl.)	180	9 (ml.) 7 (wbl.)	0,9		20	40
13–14 J.	12 (ml.) 15 (wbl.)	200	9,5 (ml.) 7 (wbl.)	1,1 (ml.) 1,0 (wbl.)		20	50
15–18 J.	12 (ml.) 15 (wbl.)	200	10 (ml.) 7 (wbl.)	1,1 (ml.) 0,9 (wbl.)		20	70 (ml.) 60 (wbl.)

Alter	Thiamin (mg/d)	Riboflavin (mg/d)	Niacin (mg Niacin-Äquivalent/d)	Vit. B_6 (mg/d)	Folat (µg Folat-äquivalent/d)	Vit. B_{12} (µg/d)	Vit. C (mg/d)
0–3 Mon.	0,2	0,3	2	0,4	60	0,4	50
4–11 Mon.	0,4	0,4	5	0,8	80	0,8	55
1–3 J.	0,6	0,7	7	1,0	200	1,0	60
4–6 J.	0,8	0,9	10	1,5	300	1,5	70
7–9 J.	1,0	1,1	12	1,8	300	1,8	80
10–12 J.	1,2 (ml.) 1,0 (wbl.)	1,4 (ml.)1,2 (wbl.)	15 (ml.) 13 (wbl.)	2,0	400	2,0	90
13–14 J.	1,4 (ml.) 1,1 (wbl.)	1,6 (ml.)1,3 (wbl.)	18 (ml.) 15 (wbl.)	3,0	400	3,0	100
15–18 J.	1,3 (ml.) 1,0 (wbl.)	1,5 (ml.) 1,2 (wbl.)	17 (ml.) 13 (wbl.)	3,0	400	3,0	100

5

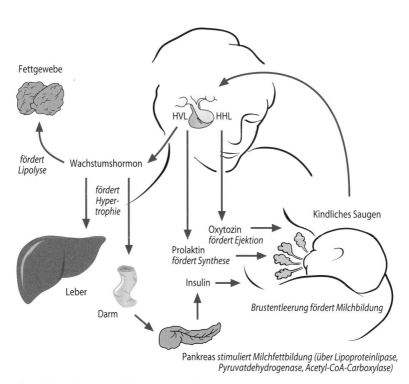

◻ Abb. 5.2 Regulation die Bildung der Muttermilch und ihrer Entleerung aus der Brustdrüse. Die gebildete Milchmenge wird durch das kindliche Saugbedürfnis moduliert

Kindes zum Saugen (z. B. unreifes Frühgeborenes) kann die Milchbildung auch durch regelmäßiges Abpumpen der Brust stimuliert werden (am effektivsten mit einer elektrischen Milchpumpe). Durch das kindliche Saugen an der Brustwarze wird über neurale Afferenzen im Hypophysenhinterlappen auch die Freisetzung des Hormons Oxytozin stimuliert, welches die Ejektion der Milch aus den Alveoli und Milchgängen und damit den Milchfluss fördert. Gleichzeitig bewirkt das kindliche Saugen und die dadurch induzierte Oxytozinausschüttung Uteruskontraktionen. Diese können anfangs beim kindlichen Saugen als schmerzhaft empfunden werden. Bei stillenden Müttern wird dadurch die postpartale Uterusinvolution beschleunigt. Der Milchfluss wird durch reflektorische Relaxation der Muskelsphinkter im Bereich der Brustwarze in Gang gesetzt. Der Ejektionsreflex (oder Let-down-Reflex) wird durch das Anlegen des Kindes und ggf. auch andere, mit der Zeit konditionierte Stimuli in Gang gesetzt (»schon das Anschauen des Kindes lässt meine Bluse feucht werden«). Mütterliche Anspannung, Angst- und Überforderungssituationen können den Ejektionsreflex stören und damit den Stillerfolg gefährden. Entsprechend ist eine konsequente Unterstützung der Mutter und eine entspannte, freundliche Atmosphäre besonders in den ersten Tagen nach der Geburt für die Etablierung des Stillens förderlich.

Zusammensetzung der Muttermilch Sie ist an den Nährstoffbedarf des Säuglings angepasst und ändert sich mit der Dauer der Laktation, entsprechend einer Anpassung an den sich mit dem kindlichen Alter ändernden Bedarf. Während der ersten ca. 5 Tage nach der Geburt sezerniert die Brustdrüse die

gelbliche Vormilch (Kolostrum) mit sehr hohen Gehalten an Proteinen, Immunglobulinen und Leukozyten. Die Vormilch liefert durch ihre besondere Zusammensetzung trotz der vergleichsweise kleinen Menge, die das Neugeborene in den ersten Tagen trinkt, einen wertvollen Infektionsschutz. Mit zunehmender Stilldauer kommt es mit dem ansteigenden Milchvolumen und dem Übergang zur transitorischen Milch etwa ab dem 6. Tag und der reifen Milch ab der 3. Woche (◻ Tab. 5.2) zu einem deutlichen Rückgang des Protein- und Mineralgehaltes, während die Laktose- und Fettkonzentration im Laufe der ersten Wochen zunimmt. Aber auch während jeder Brustentleerung ändert sich die Milchzusammensetzung mit ausgeprägtem, etwa 1,5- bis 3-fachen Anstieg des Fettgehaltes im Laufe einer Stillmahlzeit. So nimmt der Säugling bei Beginn der Stillmahlzeit zunächst eine an Protein, Mineralien und wasserlöslichen Vitaminen reiche Milch auf, im Falle eines großen Säugbedürfnisses bei großem Hunger und hohem Energiebedarf erhält er dann eine zunehmend fett- und energiereichere Milch. Dabei reguliert das Ausmaß des kindlichen Saugens die gebildete Milchmenge (◻ Abb. 5.2).

Die Bioverfügbarkeit einiger Nährstoffe aus der Muttermilch ist höher als aus Säuglingsmilchnahrungen. So findet man meist eine bessere Resorption der Muttermilchfette, unter anderem aufgrund der Aktivität der durch Gallensäuren im kindlichen Dünndarm aktivierten Muttermilchlipase.

Die gastrointestinale Transitzeit ist bei Muttermilchernährung oft kürzer. Die typischen »Muttermilchstühle« sind meist weich und oft hellgelb gefärbt, die bakteriologische Untersuchung zeigt einen höheren Anteil an Bifidusbakterien als bei flaschenernährten Kindern. Die Spannbreite der norma-

◘ Tab. 5.2 Mittlere Gehalte der Hauptnährstoffe in Muttermilch und Kuhmilch

Bestandteil	Reife Muttermilch (≥ 14. Tag)		Kuhmilch	
	Angabe in g/100 g	Prozent der Kalorien	Angabe in g/100 g	Prozent der Kalorien
Protein	1,0	6 %	3,4	21 %
Davon Kaseine	0,4 (40 % des Proteins)	2,4 %	2,8 (80 % des Proteins)	17 %
Fett	3,8	52 %	3,7	51 %
Laktose	7,0	42 %	4,6	28 %
Mineralstoffe	0,2	–	0,8	–
Kalorien	66	100 %	65	100 %

len Stuhlfrequenz ist bei gestillten Kinder groß: sie können täglich mehrere Stühle oder auch nur alle 3–4 Tage einen Stuhl absetzen.

Immunologische Komponenten der Muttermilch Das gestillte Kind erhält mit der Muttermilch nicht nur eine bedarfsgerechte Nährstoffzufuhr, sondern auch eine Vielzahl miteinander funktionell interagierender, **antiinfektiös** und **antiinflammatorisch wirksamer Komponenten** (◘ Tab. 5.3). Von den enthaltenen Immunglobulinen wird der überwiegende Anteil durch sekretorisches **Immunglobulin A (sIgA)** beigetragen, das bereits in den ersten Lebenstagen mit dem Kolostrum in großen Mengen (ca. 50 mg/Tag) zugeführt wird. Das sIgA der Milch ist weitgehend stabil gegen niedriges pH und die im Dünndarm freigesetzten eiweißspaltenden Enzyme, so dass es im gesamten kindlichen Gastrointestinaltrakt wirksam Mikroorganismen und andere makromolekulare Fremdantigene binden und dadurch das Eindringen in die Mukosa hemmen kann. Die Muttermilch enthält aufgrund des entero-broncho-mammären Systems (◘ Abb. 5.3) hohe Titer spezifischer Antikörper besonders gegen Erreger, welche die mütterlichen Schleimhäute besiedeln und damit mit hoher Wahrscheinlichkeit auch das Neugeborene kolonisieren.

Zu den unspezifischen Abwehrfaktoren der Muttermilch zählt **Lysozym**, das Mukopolysaccharide und Mukopeptide in Zellwänden grampositiver Bakterien spaltet und damit zu deren Elimination beiträgt. **Laktoferrin** bindet Eisen und erzielt dadurch eine bakteriostatische Wirkung auf eisenabhängige Enterobakterien, denen das essenzielle Substrat entzogen wird. Vitale **Leukozyten** sind in besonders großer Zahl um 4×10^8/l im Kolostrum enthalten und bleiben während der ersten 3–4 Monate der Laktation in der Milch nachweisbar. Die zahlenmäßig überwiegenden Makrophagen und neutrophilen Granulozyten können weitgehend ungeschädigt das saure Magenmilieu passieren und im Dünndarm eine antibakterielle Wirkung entfalten. Unter den Milchlymphozyten überwiegen T-Zellen mit einem dem peripheren Blut analogen Verhältnis zwischen CD4-Lymphozyten (Helferzellen) und CD8-Zellen (Suppressorzellen).

◘ Tab. 5.3 Wichtige antiinfektiös wirksame Komponenten der Muttermilch

Humorale Komponenten	Immunglobuline (vorwiegend sekretorisches IgA, daneben IgG, IgM, IgD) Lysozym (Lyse von Bakterienzellmembranen) Laktoferrin (entzieht eisenabhängigen Bakterien das Eisen) Laktoperoxidase (oxidative Inaktivierung von Mikroorganismen) Oligo- und Polysaccharide, Glykokonjugate Monoglyzeride, nicht veresterte Fettsäuren (Lyse von Bakterienzellmembranen) Membranen der Milchfettkügelchen (bakterielle Adhäsion)
Zelluläre Komponenten	Neutrophile Granulozyten Makrophagen Lymphozyten Epithelzellmembranen (bakterielle Adhäsion)

Infektionsprotektion Junge Säuglinge mit ihrem funktionell noch unreifen Immunsystem werden durch das Stillen wirksam vor Infektionen geschützt. Nicht nur in tropischen Ländern, sondern auch in Europa und Nordamerika haben gestillte Säuglinge eine deutlich geringere Erkrankungsrate an infektiösen Durchfallerkrankungen als flaschenernährte Kinder. Auch extraintestinale Infektionen wie z. B. die Otitis media treten seltener auf.

> **Die Ernährung mit Muttermilch hat auch langfristige Auswirkungen auf später auftretende, immunologisch modulierte Erkrankungen.**

Mit dem Stillen verbunden ist eine signifikante Risikoverminderung auch für erst viele Jahre nach dem Ende des Stillens auftretende maligne Lymphome, für die Entwicklung von Diabetes mellitus und Morbus Crohn. Die vorliegenden Daten zu möglichen Effekten des Stillens auf das Auftreten von Allergien sind widersprüchlich.

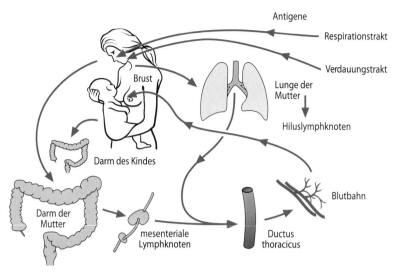

■ **Abb. 5.3 Entero-broncho-mammäres System.** Im mütterlichen Gastrointestinal- und Bronchialtrakt werden Lymphozyten gegen die dort kolonisierenden Mukosakeime sensibilisiert und wandern über das mukosaassoziierte lymphatische Gewebe, den Ductus thoracicus und die Blutbahn zur Brustdrüse, wo sie sich zu Plasmazellen mit sIgA-Produktion differenzieren. Dadurch enthält die Muttermilch hohe Titer spezifischer sIgA-Antikörper gerade gegen diejenigen Mikroorganismen, welche die mütterlichen Schleimhäute besiedeln und mit hoher Wahrscheinlichkeit auch den gestillten Säugling kolonisieren

Potenzielle Risiken des Stillens für das Kind Neben allen Vorteilen kann das Stillen für das Neugeborene auch Nachteile mit sich bringen (■ Tab. 5.4). Wegen des meist erst 3–5 Tage nach der Geburt eintretenden Milcheinschusses (bei Erstgebärenden im Mittel einen Tag später als bei Frauen mit früherer Laktation) ist bei ausschließlich gestillten Kindern die Trinkmenge initial geringer und die **postpartale Gewichtsabnahme stärker** als bei zugefütterten Neugeborenen, so dass Reifgeborene mit niedrigem Geburtsgewicht, Frühgeborene und Neugeborene diabetischer Mütter ohne eine Zufütterung gefährdet werden können und ggf. rechtzeitig eine Supplementierung mit einer geeigneten Säuglingsmilchnahrung erhalten müssen. Der **physiologische Neugeborenenikterus** zeigt unter Muttermilchernährung etwas **höhere Bilirubinwerte** und vor allem einen längeren Verlauf, eine Stillpause ist aber nur in sehr seltenen Fällen bei Anstieg der Bilirubinwer-

te in die Nähe der Austauschgrenze indiziert. Mütterliche **Infektionen** durch verschiedene Viren und Bakterien (u. a. Zytomegalie, Hepatitis, HIV, Tuberkulose) können, soweit sie nicht schon perinatal übertragen worden sind, postnatal über das Stillen zu einer Infektion des Säuglings führen.

Der Gehalt von einigen Nährstoffen in der Muttermilch kann für das Kind unzureichend sein, insbesondere bei marginaler mütterlicher Nährstoffversorgung.

❯ **Die Vitamine K und D werden allen Säuglingen als Supplement gegeben, um einer Unterversorgung vorzubeugen (▶ Abschn. 5.1.5).**

Eine **Jodunterversorgung** ist in Deutschland immer noch verbreitet, so dass für **stillende Frauen** generell eine **Supplementierung mit tgl. 100 μg Jodid** in Tablettenform zusätzlich zur Nahrungszufuhr empfohlen wird (einschließlich der Ver-

■ **Tab. 5.4** Mit dem Stillen verbundene, potenzielle Nachteile für das Neugeborene

Stärkere postpartale Gewichtsabnahme	**Cave:** dystrophe Neugeborene, Frühgeborene, Neugeborene diabetischer Mütter!
Verstärkter und verlängerter Neugeborenenikterus	Bilirubin im Mittel um etwa 1 mg/dl höher (meist ohne Bedeutung)
Übertragung mütterlicher Infektionen	Zum Beispiel Zytomegalie (unreife Frühgeborene!), Virushepatitis, HIV, Tbc
Risiko marginaler Nährstoffversorgung des Kindes	Je nach mütterlicher Versorgung, z. B. Vitamin K, D, B$_{12}$, Jod
Belastung mit von der Mutter aufgenommenen Fremdstoffen	Nikotin, Medikamente, Alkohol, allergen wirksame Proteine aus der mütterlichen Nahrung (z. B. intakte Kuhmilchproteine, bedeutsam ggf. bei allergisch sensibilisierten Säuglingen)
Belastung mit Umweltschadstoffen	Vor allem lipophile Schadstoffe aus dem mütterlichen Fettgewebe (z. B. PCB, DDT, Dioxine) **Cave:** Reduktionsdiäten mit starker Gewichtsabnahme erhöhen die Belastung der Milch!

wendung von jodiertem Speisesalz, jodierten Backwaren und anderen Lebensmittel mit Jodsalz). Bei Frauen mit jahrelanger streng pflanzlicher Ernährungsweise ohne Zufuhr von Fleischwaren, Milch und Eiern (sog. vegane Ernährung) kommt es ohne Supplementierung zwangsläufig zu einer Vitamin-B_{12}-Verarmung mit niedrigen Vitamin-B_{12}-Gehalten in der Muttermilch, die bei den von **Veganerinnen** gestillten Kindern zu schwerem **Vitamin-B_{12}-Mangel** mit irreversibler neurologischer Schädigung führen kann.

Fallbeispiel

Anamnese Der mit 14 Monaten vorgestellte Jonas ist das 3. Kind gesunder Eltern. Die Mutter ist seit 14 Jahren Vegetarierin, seit 6 Jahren ernährt sie sich ausschließlich aus pflanzlichen Lebensmitteln bei völligem Ausschluss von Milch, Eiern und anderen Lebensmitteln tierischen Ursprungs (sog. vegane Ernährung). Jonas wurde 9 Monate lang voll gestillt, danach erhielt er zusätzlich kleine Mengen pflanzlicher Beikost (z. B. Datteln, Trockenobst). Bis zum Alter von 10 Monaten erschien seine Entwicklung den Eltern unauffällig, mit 8 Monaten konnte er frei sitzen, mit 10 Monaten an der Hand laufen. Seit dem 12. Monat jedoch kam es zum Verlust zuvor beherrschter Fertigkeiten, so konnte er nicht mehr laufen und schließlich auch nicht mehr sitzen, wurde zunehmend apathisch und verweigerte schließlich die Nahrung.

Befunde Blasser, somnolenter, 14 Monate alter Junge in schlechtem Allgemeinzustand. Länge (70 cm) und Gewicht (7,3 kg) < 3. Perzentile. Ausgeprägte Muskelhypotonie, schrilles Schreien, keine Kontaktaufnahme möglich.
Die **Laboruntersuchungen** zeigten eine makrozytäre Anämie (Hb 8,2 g/dl, MCV 117 fl) trotz eines Eisenmangels (Ferritin 4,0 ng/ml). Es lag ein Vitamin-B_{12}-Mangel vor (Vitamin B_{12} im Serum <100 pg/ml) mit sekundär resultierender vermehrter Urinausscheidung an Methylmalonsäure (32,4 mmol/g Kreatinin). In der mütterlichen Milch war der Vitamin-B_{12}-Gehalt stark vermindert (0,04 µg/100 g).

Diagnose Alimentärer Vitamin-B_{12}-Mangel (als Folge der mütterlichen veganen Ernährung) mit schwerer Enzephalopathie, Eisenmangel, allgemeine Mangelernährung.

Therapie und Verlauf Nach i. m. Gabe von 250 µg Vitamin B_{12} klarte Jonas innerhalb von einigen Stunden auf. Unter weiterer Gabe von tgl. 25 mg Vitamin B_{12} per os konnte er am 2. Tag wieder lächeln und erlangte Kopfkontrolle. Ab dem 3. Behandlungstag konnte er wieder selbst trinken und essen. In der Magnetresonanztomographie des Schädels zeigte sich eine hochgradige Hirnatrophie. Unter weiterer Gabe von Vitamin B_{12} normalisierte sich die makrozytäre Anämie, aber leider blieb auch im Kleinkindesalter eine schwerwiegende Entwicklungsretardierung bestehen.

Kommentar Durch die jahrelange rein pflanzliche Ernährung der Mutter, bei der das ausschließlich in tierischen Produkten enthaltene Kobalamin nicht in nennenswerten Mengen zugeführt wird, kam es zur allmählichen Depletion der mütterlichen Kobalaminvorräte und damit bei ihrem lange gestillten und danach ebenfalls vegan ernährten Kind zu einem schweren Kobalaminmangel mit irreversibler neurologischer Schädigung. Bei Anhängern alternativer Ernährungsformen sind diese und andere Risiken einseitiger Ernährungsformen wenig bekannt, so dass eine einfühlsame ärztliche Beratung von großer Wichtigkeit ist.

Von der Mutter konsumierter **Alkohol,** auch **Nikotin, Drogen, allergene Eiweiße** aus der mütterlichen Nahrung und eingenommene **Medikamente** können in die Milch übergehen und das Kind belasten. Bei einer Medikamenteneinnahme ist im Einzelfall sorgfältig abzuwägen, ob die zu erwartende Substanzkonzentration in der Milch und deren mögliche Wirkungen auf das Kind eine vorübergehende Stillpause oder sogar ein Abstillen erforderlich machen, sofern nicht auf die mütterliche Therapie mit dem entsprechenden Medikament verzichtet werden kann.

In der menschlichen Muttermilch findet man langlebige **lipophile Schadstoffe** wie die Pestizide DDT und dessen Metabolite, Hexachlorbenzol (HCB), Lindan (HCH) oder die aus industriellen Prozessen stammenden polychlorierten Biphenyle (PCB), Dibenzodioxine und -furane. Diese in der Nahrungskette angereicherten fettlöslichen Schadstoffe werden vom Menschen in vergleichsweise hohen Mengen aufgenommen und im Fettgewebe gespeichert. Mit der in der Stillzeit physiologischen, verstärkten Lipolyse werden gespeicherte fettlösliche Substanzen vermehrt freigesetzt und gehen in die fettreiche Muttermilch über. Da bei starker mütterlicher Gewichtsabnahme durch die Stillzeit lipophile Schadstoffe vermehrt aus dem Fettgewebe freigesetzt und mit der Milch abgegeben werden, wird von Reduktionsdiäten in der Stillzeit abgeraten. Für viele lipophile Schadstoffe wurden in der Milch Konzentrationen gemessen, die deutlich über den gesetzlich festgelegten Höchstmengen für Lebensmittel liegen. Allerdings sind die mittleren Konzentrationen seit den 1970er Jahren um etwa die Hälfte gefallen, und toxische Wirkungen bei gestillten Kindern sind nicht beobachtet worden. Entsprechend wird das Stillen im Hinblick auf die vielfältigen, unnachahmlichen Vorteile für den Säugling weiterhin uneingeschränkt empfohlen.

Mütterliche Stillhindernisse Diese können bei ernsten mütterlichen Erkrankungen wie **Kachexie** oder **Psychosen** vorliegen. Eine biologisch bedingte, **unzureichende Milchbildung** ist selten. In aller Regel ist eine geringe Milchbildung durch fehlende Unterstützung und unzureichende Anleitung, mütterliche Unsicherheit oder durch eine ablehnende Haltung gegenüber dem Stillen zu erklären. Anomalien der Brustwarzen (Flach- und Hohlwarzen) sowie Wundsein der Brustwarzen bzw. Rhagaden können durch Abpumpen der Milch oder Verwendung sog. Stillhütchen aus Silikon, die beim Anlegen des Kindes über die Brustwarze gelegt werden, überwunden werden. Im Falle eines Milchstaus sollte nicht abgestillt, sondern im Gegenteil besonders häufig angelegt oder die Milch abgepumpt werden, um den Milchabfluss zu fördern. Auch im Falle einer bakteriellen Mastitis sollte der Milchfluss durch Abpumpen in Gang gehalten werden, bei erheblicher bakteri-

▼

eller Kontamination der Milch muss die Verfütterung ggf. bis zum Einsetzen der Wirkung der antibiotischen Therapie unterbrochen werden.

> **Das Stillen ist die ideale Ernährung für gesunde Säuglinge im 1. Lebenshalbjahr und sollte konsequent gefördert werden. Das Stillen liefert eine bedarfsgerechte Nährstoffzufuhr, schützt vor Infektionen, fördert den emotionalen Kontakt und stärkt die Mutter-Kind-Bindung.**

Fallbeispiel

Anamnese Die am 5. Lebenstag zur Vorsorgeuntersuchung U2 vorgestellte Christine ist das 1. Kind gesunder Eltern. Spontangeburt nach unkompliziertem Schwangerschaftsverlauf in der 39. Gestationswoche mit einem Gewicht von 3010 g. Die 29-jährige Mutter, von Beruf Lehrerin, möchte stillen und lehnt in der Entbindungsklinik jede Zufütterung von Flüssigkeit nach dem Anlegen konsequent ab. In der Klinik wird das bei der Mutter untergebrachte Kind (»rooming in«) häufig angelegt, die Entlassung nach Hause erfolgt am 2. Lebenstag. Zu Hause wird das Kind weiter häufig angelegt, aber die Milchbildung kommt nicht recht in Gang, die Brustwarzen werden wund und schmerzhaft.

Befunde Gewicht am 5. Lebenstag 2590 g (14 % unter dem Geburtsgewicht). Das Kind ist apathisch, kraftlos, deutlich dehydriert mit vermindertem Hautturgor und ikterisch. Beim Trinkversuch an der Brust zeigt das Kind eine Trinkschwäche und rasche Erschöpfung. Die durch Wägung vor und nach dem Anlegen bestimmte Trinkmenge (Stillprobe) beträgt <5 g. Die Mutter ist besorgt und verzweifelt.

Diagnose Schwere Dehydratation eines gesund geborenen Kindes bei geringer Zufuhr an Muttermilch und nicht erfolgtem Ausgleich des eingetretenen Flüssigkeitsdefizites.

Therapie und Verlauf Lange und eingehende Diskussion mit der Mutter, die eine Zufütterung ablehnt aus der Sorge, das Kind dann nicht mehr stillen zu können, nachdem sie vor der Geburt über das mögliche Auftreten einer sog. Saugverwirrung gelesen hat. Endlich Einwilligung zur Zufütterung des Säuglings mit tgl. 4×50 g einer allergenreduzierten Nahrung und 10 %iger Dextrinmaltoselösung ad libitum jeweils nach dem weiteren Anlegen an der Brust. Darunter bis zum Folgetag Gewichtszunahme auf 2680 g, das Kind ist gekräftigt und lebhaft. Bei einer erneuten Stillprobe trinkt es an der Brust 70 g, die Mutter ist wieder ruhig und gelassener. An diesem 6. Lebenstag wird noch 10 %ige Dextrinmaltoselösung nach dem Stillen angeboten, ab dem 7. Tag wird das Kind ausschließlich gestillt und zeigt im weiteren Verlauf eine perzentilenparallele Gewichtszunahme.

5.1.2 Säuglingsmilchnahrungen

Mit den heute handelsüblichen, qualitativ hochwertigen Säuglingsmilchnahrungen (sog. Formelnahrungen) können nicht bzw. nicht voll gestillte Neugeborene sicher und gut ernährt werden. Muttermilch und Kuhmilch weisen große Unterschiede im Gehalt der Hauptnährstoffe (◘ Tab. 5.2) und auch vieler Mikronährstoffe auf. Deshalb ist unveränderte Kuhmilch ebenso wie andere unveränderte Tiermilchen für die Ernährung im 1. Lebenshalbjahr völlig ungeeignet. Die Herstellung einer Säuglingsnahrung aus Kuhmilch mit einer an die Muttermilch angenäherten, dem physiologischen Bedarf entsprechenden Zusammensetzung erfordert einen hohen Aufwand.

Säuglingsanfangsnahrungen Diese sind in Europa aufgrund der gesetzlichen Standards für die Säuglingsernährung von Geburt an bestimmt und können als alleinige Nahrung die Ernährungserfordernisse in den ersten Lebensmonaten decken. Für die Neugeborenenernährung und für die Zufütterung zum Stillen ist eine Nahrung mit Laktose als einzigem Kohlenhydrat empfehlenswert, sog. **Pre-Nahrung**, mit der das Risiko einer Überfütterung geringer und wie beim Stillen eine Fütterung nach Bedarf möglich ist (◘ Tab. 5.5). Säuglingsnahrungen der Gruppe der sog. **1-Nahrungen** enthalten weitere Kohlenhydrate (◘ Tab. 5.5).

> **Im 1. Lebenshalbjahr sollten Säuglinge keine Nahrungen erhalten, in denen Fruktose oder Saccharose (Haushaltszucker, »Kristallzucker«) vorkommt. Bei Säuglingen mit hereditärer Fruktoseintoleranz (▶ Kap. 6.2.4) kann dadurch eine frühe Krankheitsmanifestation mit schwerer kindlicher Schädigung provoziert werden.**

Folgenahrungen Diese werden erst ab der Einführung der Beikost (ab dem Beginn des 5.–7. Lebensmonats) gefüttert, weil sie einerseits weniger an die Zusammensetzung der Muttermilch angenähert und damit für junge Säuglinge ungeeignet sind, andererseits eine für ältere Säuglinge günstige Nährstoffversorgung ermöglichen, z. B. in der Regel deutlich höherer Eisengehalt als in Säuglingsanfangsnahrungen (◘ Tab. 5.5). Die Produktverpackungen müssen Hinweise über die Altersindikation tragen.

Säuglingsanfangsnahrungen und Folgenahrungen können aus Kuhmilch oder Sojaeiweiß hergestellt werden. Die bevorzugt eingesetzten Nahrungen auf der Basis ausschließlich von Kuhmilcheiweiß werden als »Säuglingsmilchnahrung« (von Geburt an) oder als »Folgemilch« (ab dem Beginn der Beikostfütterung) bezeichnet.

Sojanahrungen Diese werden bei gesunden Neugeborenen nicht als Nahrung der ersten Wahl empfohlen, sondern nur **bei besonderer Indikation** eingesetzt. Die Sojanahrungen sind laktosefrei, so dass bei ihrer Verwendung die beim Neugeborenenscreening auf Galaktosämie (▶ Kap. 6) klassisch eingesetzte Methoden falsch-negativ ausfallen können. Indikationen zur Verwendung einer Sojanahrung sind z. B. eine

Tab. 5.5 Einteilung einiger handelsüblicher Säuglingsnahrungen auf Kuhmilchbasis und antigenreduzierte Nahrungen für gesunde, reifgeborene Säuglinge	
Säuglingsnahrungen auf Kuhmilchbasis (Säuglingsmilchnahrungen)	Pre-Nahrungen mit Laktose als einzigem Kohlenhydrat (für die Neugeborenenernährung und die Zufütterung zum Stillen empfohlen) 1-Nahrungen mit weiteren Kohlenhydraten neben Laktose (nicht für die Neugeborenenernährung und die Zufütterung zum Stillen empfohlen) Folgenahrungen auf Kuhmilchbasis (Folgemilchen, V2-Nahrungen erst ab Einführung der Beikost)
Antigenreduzierte Milchnahrungen (hypoallergene oder HA-Nahrungen)	HA-Säuglingsanfangsnahrungen Pre-Nahrungen mit Laktose als einzigem Kohlenhydrat HA-1-Nahrungen mit weiteren Kohlenhydraten neben Laktose

nachgewiesene **Laktoseunverträglichkeit** oder **elterliche Ablehnung einer Kuhmilchnahrung** aufgrund streng vegetarischer Orientierung.

Selbsthergestellte Flaschennahrung Die früher verbreitete, häusliche Selbstherstellung von Flaschennahrungen aus pasteurisierter Kuhmilch unter Zugabe von Wasser, Kohlenhydraten und Pflanzenöl kann aufgrund von hygienischen und vor allem ernährungsphysiologischen Bedenken heute nicht mehr empfohlen werden. Selbst hergestellte Säuglingsnahrungen können eine angemessene Deckung des kindlichen Bedarfs an vielen Nährstoffen, wie z. B. Vitaminen, Spurenelementen und essenziellen Fettsäuren nicht sicher gewährleisten und sollten nur ausnahmsweise in ökonomischen Notsituationen zur Anwendung kommen. Die Zugabe von Getreiden, die das Klebereiweiß Gluten enthalten (Weizen, Roggen, Gerste, aber auch Haferflocken einschl. sog. Schmelzflocken) zur Flaschennahrung im 1. Lebenshalbjahr ist wegen des damit verbundenen erhöhten Risikos für das frühe Auftreten einer Zöliakie (▶ Kap. 14.8.3) kontraindiziert.

> **❗ Cave**
> Vor der Verwendung von roher Kuhmilch in der Säuglingsernährung muss dringend gewarnt werden. Neben bakteriologischen Risiken und der möglichen Übertragung einer lebensbedrohlichen Infektion mit toxinbildenden enterohämorrhagischen E. coli (EHEC) ist nicht hitzebehandelte Kuhmilch auch besonders stark allergen wirksam.

Im 1. Lebenshalbjahr führt die Fütterung von unveränderter Kuh- oder anderer Tiermilchen (z. B. Esels-, Ziegen- oder Stutenmilch) aufgrund der im Vergleich zu Muttermilch völlig verschiedenen Zusammensetzung zu einer unphysiologischen Substratzufuhr mit großen Risiken und ist kontraindiziert.

> **❯** Nicht oder nicht voll gestillte Säuglinge erhalten industriell gefertigte Säuglingsnahrungen. Säuglingsanfangsnahrungen können von Geburt an gegeben werden, wobei für Neugeborene und junge Säuglinge sowie für die Zufütterung zum Stillen
> ▼

sog. Pre-Nahrungen bevorzugt werden. Folgenahrungen setzt man erst ab dem 5. Lebensmonat ein. Die Selbstzubereitung von Säuglingsmilchnahrungen wird nicht empfohlen. Im 1. Lebensjahr des Säuglings ist die Gabe von unveränderten Tiermilchen (auch handelsüblicher Trinkmilch) kontraindiziert.

Auch die bei **alternativen Ernährungsformen** vielfach propagierten **milchfreien Nahrungen** auf der Grundlage von Mandelmus, Obst oder Vollkorngetreide sind als **Säuglingsnahrungen** unphysiologisch und **völlig ungeeignet**. Diese Nahrungen decken den Nährstoffbedarf eines Säuglings oft nicht und können zu ausgeprägten Gedeihstörungen führen, insbesondere zu Mineralisationsstörungen des Skeletts.

5.1.3 Säuglingsernährung und Allergievorbeugung

Die Neugeborenenperiode ist eine besonders kritische Phase für die Sensibilisierung gegenüber Nahrungsmittelproteinen. Offenbar besteht in diesem Lebenszeitraum eine **erhöhte Permeabilität** des unreifen **Gastrointestinaltraktes** für intakte **Fremdproteine**, die vermehrt dem Mukosa-assoziierten lymphatischen Gewebe präsentiert werden und dort eine Sensibilisierung induzieren können. Ein besonders hohes Risiko für die Entwicklung allergischer Reaktionen tragen **familiär belastete Neugeborene**, deren Eltern oder Geschwister an atopischen Manifestationen wie Heuschnupfen, allergischem Asthma oder atopischem Ekzem (Neurodermitis) leiden. Einige, aber nicht alle vergleichende Untersuchungen zeigen, dass ausschließliches Stillen über 4–6 Monate ohne jede Zufütterung kuhmilcheiweißhaltiger Nahrung im Vergleich zur Ernährung mit Säuglingsnahrungen auf Kuhmilchbasis oder auf Sojaeiweißbasis zu einer reduzierten Rate einer Kuhmilcheiweißallergie mit unterschiedlichen allergischen Symptomen führen kann. Es gibt allerdings andere Studien, die keine Risikoreduktion bzw. sogar eine mit längerer Stilldauer assoziierte höhere Allergierate zeigen. Im Hinblick auf bereits allergisch stark sensibilisierte Säuglinge muss berücksichtigt werden, dass intakte Fremdproteine aus der mütterlichen Nahrung in die Muttermilch übergehen können und dadurch ggf. bei ausschließlicher Muttermilchernährung eine Nahrungsmittelallergie gegen Fremdeiweiße aus der mütterlichen Nahrung ausgelöst werden kann und klinisch z. B. als blutige Kolitis des Säuglings in Erscheinung tritt.

Bei nicht gestillten Säuglingen mit familiärer Allergiebelastung kann die Ernährung mit **antigenreduzierten Säuglingsnahrungen** auf der Grundlage von Eiweißhydrolysaten die Häufigkeit allergischer Manifestationen, vor allem von ekzematösen Hautveränderungen, reduzieren. Dagegen hat die Ernährung mit Sojanahrungen keinen allergiepräventiven Effekt. Deshalb wird für nicht oder nicht voll gestillte Neugeborene mit familiärer Allergiebelastung (atopische Erkrankungen bei Eltern und/oder Geschwistern) als Flaschennahrung ausschließliche eine klinisch geprüfte **hypoallergene Säuglingsnahrung** empfohlen (❏ Tab. 5.5). Die zur Therapie von Malabsorptionssyndromen entwickelten Diätprodukte mit hochgradig hydrolysiertem Eiweiß (z. B. Alfare, Pregomin) oder mit Aminosäuremischungen (z. B. Neocate, Pregomin AS) entsprechen in ihren Zusammensetzungen nicht dem Nährstoffbedarf von Säuglingen mit normaler gastrointestinaler Funktion und sind deshalb für die allergiepräventive Ernährung gesunder Neugeborener und Säuglinge nicht geeignet; darüber hinaus ergibt sich auch hier wegen der fehlenden Laktosezufuhr die Problematik eines nicht unter allen Bedingungen zuverlässigen Neugeborenenscreenings auf Galaktosämie (vgl. Sojanahrungen). Die empfohlenen diätetischen Maßnahmen für Neugeborene aus allergisch belasteten Familien sind in der ▶ Übersicht zusammengefasst.

> **❯❯** Säuglinge mit familiärer Allergiebelastung sollten wie andere Säuglinge ab Geburt 4–6 Monate lang ausschließlich gestillt werden. Nicht gestillte oder nicht voll gestillte Säuglinge mit familiärer Allergiebelastung erhalten in den ersten 4–6 Monaten ausschließlich hypoallergene Säuglingsnahrungen auf der Basis von Eiweißhydrolysaten. Nahrungen mit intaktem Kuhmilcheiweiß werden in diesem Zeitraum vollständig gemieden.

Empfohlene Ernährung bei Säuglingen mit familiärer Allergiebelastung zur Allergieprävention

1. Vollstillen über mindestens 4, besser 6 Monate
2. Vermeidung der Zufütterung des Kindes mit Nahrungen, die intaktes Fremdprotein enthalten (Säuglingsnahrungen mit Kuhmilch- oder Sojaeiweiß, Zubereitungen aus Schaf-, Ziegen-, Esels- oder Stutenmilch, Mandelmus u. a.)
3. Nicht oder nicht voll gestillte Säuglinge sollten während der ersten 6 Lebensmonate ausschließlich antigenreduzierte Säuglingsnahrungen erhalten
4. Beikostprodukte nicht vor dem 5. Monat einführen, initial nur eine begrenzte Zahl von Beikostprodukten verwenden

---

Fallbeispiel

Anamnese Manuela ist das 1. Kind einer gesunden, alleinerziehenden Mutter. Sie wird nach unkompliziertem Schwangerschaftsverlauf in der 41. Woche wegen protrahiertem Geburtsverlauf durch Sectio geboren; Apgar-Index 7/9/10. Die Mutter leidet seit Jahren unter Heuschnupfen und unter allergischen Hautreaktionen beim Tragen von nickelhaltigen Uhren und Schmuck. Manuela wird ausschließlich gestillt. In der 5. Lebenswoche beobachtet die Mutter wiederholt frisches Blut in der Windel.

Befunde Das 5 Wochen alte Mädchen in gutem Allgemeinzustand ist gut gediehen und wirkt nicht krank. Sie zeigt gutes Trinken an der Brust. Der Anus ist äußerlich unauffällig. Bei der vorsichtigen rektalen Untersuchung ist am untersuchenden Kleinfinger frisches Blut. Ein Ausstrich des anal abgehenden Schleims zeigt eine ausgeprägte Eosinophilie.

Diagnose Allergische, blutige Kolitis als Manifestation einer Nahrungsmittelallergie bei voll gestilltem Kind.

Therapie und Verlauf Unter der versuchsweise über 1 Woche durchgeführten, streng kuhmilchfreien Ernährung der stillenden Mutter keine Änderung der Symptomatik: Bei gutem Allgemeinzustand des Kindes werden weiterhin blutige Stühle abgesetzt. Daraufhin Stillpause und ausschließliche Ernährung mit einer therapeutischen Säuglingsnahrung auf der Basis eines extensiven Eiweißhydrolysates. Nach 2 Tagen ist der Säugling symptomfrei. Die Mutter stillt ab und verwendet weiterhin ausschließlich die extensive Hydrolysatnahrung. Das Kind bleibt unauffällig und gedeiht gut. Mit 6 Monaten erfolgt eine Belastung mit einer Säuglingsmilchnahrung auf der Basis von intaktem Kuhmilcheiweiß, die das Kind jetzt gut toleriert.

5.1.4 Praktische Aspekte der Neugeborenenernährung

Die ersten Mahlzeiten des Neugeborenen mit Anlegen an der Brust oder einer Flaschenfütterung können für die Eltern beglückende Momente des Kennenlernens ihres Kindes und der Zuwendung sein, für die nach Möglichkeit eine ruhige und geborgene Atmosphäre hergestellt werden sollte. Bei mütterlicher Bereitschaft zum Stillen, die vor und nach der Geburt konsequent gefördert werden soll, und gutem Zustand von Mutter und Kind wird innerhalb der ersten zwei Stunden nach der Geburt Gelegenheit zum ersten Anlegen gegeben. In den folgenden Tagen soll das Kind zur Förderung der Milchbildung in den ersten Tagen häufig und nach Bedarf angelegt werden, was durch »rooming in« (Unterbringung des Neugeborenen bei der Mutter) gefördert wird. Günstig ist ein mindestens etwa 6-stündliches Anlegen jeweils für kurze Zeit an beiden Brüsten (jeweils 5–10 min, längeres Saugen in den ersten Tagen kann ein Wundwerden der Brustwarzen fördern). Ggf. kann es notwendig sein, das Kind zu einer Stillmahlzeit zu wecken. Nach dem Eintritt des Milcheinschusses wird die Mehrzahl der Kinder in den ersten Lebenswochen 10- bis 12-mal in 24 h angelegt.

Maßnahmen zur Förderung des Stillens

- Fundierte Informationen über das Stillen und Motivationsförderung für Schwangere und ihren Partner bereits in der Schwangerschaft und erneut im Wochenbett, entsprechende Schulung der Mitarbeiter/innen der geburtshilflichen Klinik, Etablierung schriftlich festgelegter Standards
- Praktische Anleitung, Hilfe und Ermutigung der Mutter beim Anlegen und Stillen
- Frühes Anlegen des Neugeborenen zum Stillen innerhalb der 1. Stunde nach der Geburt, sofern mütterlicher und kindlicher Zustand dies erlauben
- Möglichkeit zum Stillen nach Bedarf zu jeder Tageszeit, bevorzugt durch gemeinsame Unterbringung von Mutter und Kind (»rooming in«)
- Unbegründete Restriktionen, z. B. hinsichtlich der mütterlichen Ernährung, vermeiden
- Zufütterung zum Stillen nur bei begründeter Indikation

Wägung und Zufütterung zum Stillen Die früher vielfach routinemäßig eingesetzte Wägung vor und nach jedem Stillen (sog. Stillprobe) ist nur bei besonderer Indikation sinnvoll und sollte nicht generell bei allen Neugeborenen angewandt werden, da sie oft zu erheblicher mütterlicher Verunsicherung führt (»Nur 20 g, habe ich wohl zu wenig Milch?«). Bei gesunden Kindern ist in den ersten Lebenstagen ein einmal tägliches Wiegen zur Zustandsbeurteilung und zur Entscheidung über ein ggf. angemessenes Zufüttern völlig ausreichend. Zusätzliche Flüssigkeit soll in den ersten Lebenstagen nicht routinemäßig, sondern nur bei begründeter Indikation gegeben werden, wenn Dehydratationszuständen und Hypoglykämien vorgebeugt werden muss. Allerdings kann im Einzelfall ein zu restriktives Flüssigkeitsangebot das Neugeborene auch derart schwächen, dass der Stillerfolg gefährdet wird. Gesunden Neugeborenen kann bei geringer Muttermilchzufuhr am 1.–3. Lebenstag und bis zum Eintreten des Milcheinschusses etwa 2-mal tgl. **nach dem Anlegen** 30–50 ml einer 10 %igen Glukoselösung (oder einer Dextrinmaltoselösung) angeboten werden, ohne dass Nachteile für den Stillerfolg zu befürchten sind. Wenn am 4.–5. Lebenstag die kindliche Gewichtsabnahme anhält, der Gewichtsverlust seit der Geburt 5 % übersteigt und kein mütterlicher Milcheinschuss erfolgt ist, kann dem Neugeborenen nach dem Anlegen an der Brust 3- bis 4-mal/Tag 50 ml einer antigenreduzierten Säuglingsnahrung angeboten werden.

Ernährung mit Säuglingsmilchnahrungen Nicht gestillte Kinder werden mit einer Pre-Nahrung oder im Falle einer familiären Allergiebelastung mit einer antigenreduzierten Nahrung (◘ Tab. 5.5) nach Bedarf gefüttert. Meist werden zunächst 6 (bei anfänglicher Trinkschwäche auch 8) Mahlzeiten angemessen sein, mit zunehmendem Alter kommen die meisten Säuglinge mit 5 Flaschenmahlzeiten/24 Stunden aus. Bei gesunden, reifen Neugeborenen steigt die getrunkene Milchmenge – bei großer interindividueller Variation – in den ersten Lebenstagen täglich im Mittel um etwa 70–80 g. Ab dem

Ende der 1. Woche sollte die tägliche Trinkmenge bei etwa 1/5 bis 1/6 des Körpergewichtes liegen, um bei einem Kaloriengehalt der Säuglingsnahrungen von etwa 65 kcal/100 ml den kindlichen Bedarf (◘ Tab. 5.1) decken zu können.

Flaschen und Sauger Glasflaschen haben den für junge Säuglinge wichtigen Vorteil einer höheren hygienischen Sicherheit, ältere Kinder können das Selbsthalten von Flaschen aus Kunststoff leichter erlernen. Die Größe des Saugerloches ist angemessen, wenn aus der mit dem Sauger nach unten gehaltenen Flasche die Nahrung langsam mit etwa 1 Tropfen pro Sekunde heraustropft. Die **Temperatur der Nahrung**, die etwa **Körpertemperatur** entsprechen soll, ist vor jeder Fütterung zu prüfen.

> ❗ **Cave**
> Mikrowellengeräte sind für das Erhitzen von Säuglingsnahrung nicht geeignet, da Fehleinschätzungen der Temperatur mit der Folge schwerer Verbrennungen der kindlichen Mundschleimhaut auftreten können.

Nach dem Trinken verbleibende Milchreste bieten pathogenen Erregern einen guten Nährboden. Deshalb wird die Milch aus Pulverprodukten vor jeder Mahlzeit frisch zubereitet, alle Reste werden konsequent weggeworfen. Flaschen und Sauger werden nach der Benutzung unverzüglich mit Wasser ausgespült, um ein Antrocknen von Milchresten zu vermeiden, und sorgfältig gereinigt. Die zur Desinfektion angebotenen sog. Sterilisierbäder werden nicht empfohlen. In Kliniken sollen wegen des erhöhten Risikos der Übertragung nosokomialer Infektionen nur hitzesterilisierte Sauger und Glasflaschen Verwendung finden.

5.1.5 Supplementierung von Vitamin K, Vitamin D und Fluorid

Die **Vitamin-K-Zufuhr** mit der **Muttermilch** reicht allein nicht aus, um den überwiegend bei gestillten Kindern im Laufe der ersten Lebensmonate auftretenden späten Vitamin-K-Mangel mit ernsten Blutungen (z. B. Hirnblutungen) sicher zu verhindern (▸ Kap. 4.8.13).

> ❯ Zur Prävention eines Vitamin-K-Mangels erhalten alle Säuglinge 3-mal jeweils 2 mg Vitamin K oral zu den Zeitpunkten der Vorsorgeuntersuchungen U1 (1. Lebenstag), U2 (im Zeitraum vom 3.–10. Lebenstag) und U3 (4.–6. Lebenswoche).

Zur **Prophylaxe der Vitamin-D-Mangelrachitis** (▸ Kap. 6.5.2) erhalten alle Säuglinge oral 400–500 IE Vitamin D pro Tag bis zum zweiten vom Kind erlebten Frühsommer – je nach Geburtsdatum bis zum Alter von 1–1½ Jahren –, d. h. bis aufgrund der stärkeren UV-Lichtexposition die körpereigene Vitamin-D-Synthese zunimmt. Mit dem Vitamin-D-Präparat wird zur Kariesprophylaxe gleichzeitig tgl. 0,25 mg Fluorid gegeben, um Zahl und Ausmaß kariöser Schäden zu reduzieren (Präparate, z. B. D-Fluoretten 500, Fluor-Vigantoletten 500, Zymafluor D 500). Nach dem Ende der Vitamin-D-Prophylaxe wird die Fluoridsupplementierung durch die tägliche Gabe einer Tablette mit 0,25 mg Fluorid bis zum Ende des 2. Lebensjahres fortgesetzt, danach soll Fluorid weiterhin durch Verwendung von jodiertem und fluoridiertem Speisesalz als Regelsalz sowie durch die ab dem Kleinkindesalter eingesetzte fluoridierte Zahnpasta zugeführt werden. Die Compliance junger Familien mit diesen für die kindliche Gesundheit wichtigen Präventionsmaßnahmen hängt stark vom Ausmaß des Engagements und der Beratung durch den Arzt ab.

> **Alle Säuglinge erhalten zur Rachitisprophylaxe per os tgl. 400–500 IE Vitamin D bis etwa zum Alter von 1–1½ Jahren und zur Kariesprophylaxe 0,25 mg Fluorid.**

Fallbeispiel

Anamnese Maximilian wird als 2. Kind gesunder Eltern nach unkompliziertem Schwangerschaftsverlauf in der 37. Woche spontan geboren. Apgar-Index 8/10/10. Die 3-jährige Schwester ist gesund. Das voll gestillte Kind erhält wegen eines starken Ikterus ab dem 3. Lebenstag in der Entbindungsklinik eine Phototherapie, der weitere Verlauf nach der Entlassung am 7. Tag nach Hause ist komplikationslos. Das Kind trinkt gut und nimmt an Gewicht zu. Die empfohlene Vitamin-K-, -D- und Fluoridprophylaxe wird von den Eltern aus alternativer Überzeugung abgelehnt. Anstelle der »Chemie« geben sie dem Kind ein »natürliches« Kalziumpulver aus dem Reformhaus zur Rachitisprävention. Bei dem vollgestillten Kind bleibt bis in die 4. Lebenswoche hinein ein mäßiger Ikterus sichtbar. Am 43. Lebenstag fällt der Mutter plötzlich ein vermehrtes Schreien ihres Kindes auf. Abends beobachtet sie beim Wechseln der Windel eine leichte Blutauflagerung auf dem Stuhl und beschließt, am nächsten Tag den Kinderarzt aufzusuchen. In der Nacht erbricht Maximilian 2-mal. Am folgenden Morgen wird der Junge von den Eltern in die Kinderklinik gebracht, weil sich sein Zustand drastisch verschlechtert hat.

Befunde Bei der Untersuchung zeigt das somnolente Kind einen Opisthotonus und eine vorgewölbte Fontanelle. Die Ultraschalluntersuchung des Schädels sowie das kraniale Computertomogramm zeigen eine Einblutung in den 4. Ventrikel bis hin zum Kleinhirnhemisphärenspalt. Links frontal findet sich eine kleinere intrazerebrale Blutung. Es bestehen Zeichen des Hydrocephalus internus mit Erweiterung der Seitenventrikel und des 3. Ventrikels im Sinne einer Abflussbehinderung des Liquors. Die Gerinnungsuntersuchung zeigt eine über 120 sek. verlängerte PTT und einen auf <10 % verminderten Quickwert. Die Gerinnungsfaktoren II und VII sind auf <10 % vermindert.

Diagnose Späte Vitamin-K-Mangelblutung bei nicht verabreichter Vitamin-K-Prophylaxe.

Therapie und Verlauf Nach Gabe von 5 mg Vitamin K s. c. zeigen sich am Folgetag normale Werte für die PTT (32 s) und den Quick-Wert (100 %).

▼

Die weitere Diagnostik zeigt einen mäßig auf 4,3 mg/dl erhöhten Bilirubinwert. GOT 23 U/l, GPT 26 U/l, γ-GT 604 U/l. Das α1-Antitrypsin ist mit 86,9 mg/dl niedrig, die Typisierung zeigt einen pi-Typ ZZ. Somit ist anzunehmen, dass ein subklinischer α1-Antitrypsinmangel mit milder Cholestase die Entstehung des klinisch manifesten Vitamin-K-Mangels begünstigt hat.
Im weiteren Verlauf entwickelt sich ein progredienter Hydrozephalus, der eine Versorgung mit einer ventrikuloperitonealen Ventilableitung erforderlich macht. Die Entwicklung des Kindes bleibt retardiert im Sinne einer bleibenden Behinderung.

5.1.6 Beikost, Ernährung im 2. Lebenshalbjahr

Die Beikost in Form von Breikost wird schrittweise ab dem 5.–7. Lebensmonat (nach dem vollendeten 4. Monat) eingeführt. Durch die Beikost soll gut bioverfügbares Eisen (z. B. aus Fleisch oder Eigelb) bereitgestellt werden, um der Entleerung kindlicher Eisenspeicher gegen Ende des 1. Lebenshalbjahres zu begegnen. Auch die Zufuhr von Energie, Zink, Vitamin A und D, Ballaststoffen und anderen Nährstoffen soll mit der Beikost verbessert werden. Mit der Beikosteinführung werden die geschmacklichen Erfahrungen erweitert und das Kind schrittweise an die Zufuhr von Speisen mit breiiger und später fester Konsistenz gewöhnt. Die Umstellung vom Trinken an der Brust bzw. aus der Flasche zur Löffelfütterung ist ein schrittweiser und nicht immer ganz einfacher Lernprozess, der sich über einige Zeit hinziehen kann. Man beginnt zweckmäßigerweise mit dem täglichen Angebot nur einiger weniger Löffel eines einfachen Breies (z. B. Karottenbrei, Reisbrei). Wenn das Kind die Löffelfütterung akzeptiert und gelernt hat, gibt man bevorzugt einen Gemüse-Kartoffel-Brei mit Fleisch. Einen neuen Geschmack wie ein neues Gemüse muss man im Mittel achtmal anbieten, bis das Kind den neuen Brei wirklich akzeptiert. Die Breimenge kann dann zügig auf etwa 200–250 g gesteigert werden, so dass die Breimahlzeit eine Milchmahlzeit ersetzen kann (◙ Abb. 5.4). Mit einem Zeitintervall von etwa 1 Monat kann eine weitere Milchmahlzeit durch einen Brei ersetzt werden, bevorzugt durch einen mit Trinkmilch oder besser Säuglingsmilchnahrung zubereiteten Getreidebrei (◙ Abb. 5.4). Etwa 4–6 Wochen nach der Einführung des 2. Breies kann eine weitere Milchmahlzeit durch einen 3. Brei (z. B. Obst-Getreide-Brei) ersetzt werden.

Glutenhaltige Getreide (Weizen, Roggen, Gerste; z. B. Brot, Kekse, viele handelsübliche Vollkorn- bzw. Vielkornbreie oder Haferbreie) sollen zunächst nur schrittweise in kleinen Mengen eingeführt werden, bevorzugt während das Kind noch gestillt wird, um das Risiko einer Zöliakieentwicklung zu reduzieren (▶ Kap. 14.8.3). Eine verzögerte oder späte Einführung von Gluten oder häufig allergieauslösenden Nahrungsmitteln (z. B. Ei, Fisch) hat keine Schutzwirkung für die Entwicklung von Unverträglichkeiten und wird nicht empfohlen.

Beikost kann im Haushalt selbst zubereitet oder als Fertigbreikost (Gläschenkost und Fertigbreie) gegeben werden, eine eindeutige Empfehlung für oder gegen die eine oder andere

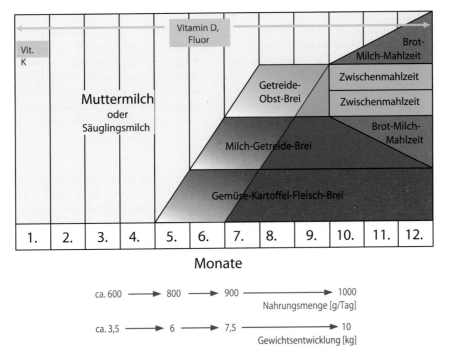

ca. 600 ⟶ 800 ⟶ 900 ⟶ 1000
Nahrungsmenge [g/Tag]

ca. 3,5 ⟶ 6 ⟶ 7,5 ⟶ 10
Gewichtsentwicklung [kg]

◨ **Abb. 5.4 Aufbau der Beikostfütterung ab dem Beginn des 5.-7. Lebensmonats**

Option kann nicht gegeben werden. Vorteile des Selbstkochens sind eine mögliche größere geschmackliche Vielfalt, die einen Nutzen für die langfristige Geschmacksprägung haben kann. Vorteile der industriell hergestellten Beikost sind die Ersparnis von Zeit und Arbeit und eine ausgewogene und altersgerechte Nährstoffzusammensetzung.

Bis zum Ende des 1. Lebensjahres soll mindestens 1 Milchmahlzeit pro Tag gegeben werden, die durch Muttermilch oder eine Säuglingsmilchnahrung beigetragen werden kann. Das Trinken handelsüblicher Trinkmilch im ersten Lebensjahr wird nicht empfohlen, da Trinkmilch einen niedri-

gen Eisengehalt hat, darüber hinaus die Eisenresorption aus anderen Lebensmitteln hemmt und auch hinsichtlich der Zufuhr anderer Nährstoffe insgesamt deutlich ungünstiger ist als Muttermilch oder Säuglingsmilchnahrungen.

❯ **Ab dem 5.–7. Lebensmonat werden die Milchmahlzeiten schrittweise durch Beikost ergänzt und teilweise ersetzt. Für die Dauer des ersten Lebensjahrs wird für die Milchmahlzeiten keine handelsübliche Trinkmilch, sondern Muttermilch oder eine Säuglingsmilchnahrung empfohlen.**

Kernaussagen
- Säuglinge und Kinder haben einen sehr hohen Nährstoffbedarf/kg Körpergewicht. Die Qualität der Ernährung hat direkte Auswirkungen auf Wachstum und Differenzierung der Gewebe sowie kurz- und langfristig modulierende Effekte auf physiologische Funktionen.
- Die ideale Nahrung für gesunde, reifgeborene Säuglinge ist Muttermilch. Das Stillen liefert ein optimal auf die Bedürfnisse des Säuglings abgestimmtes Nährstoffangebot, schützt vor Infektionen und Allergien und vermittelt Sicherheit und Geborgenheit. Empfohlen wird ein Vollstillen möglichst über 4–6 Monate.
- In jeder Entbindungsklinik sollte eine aktive Stillförderung mit Information über die Vorteile des Stillens, freundlicher Ermutigung und praktischer Anleitung der Wöchnerinnen angeboten werden. Fördernd für den

Stillerfolg wirken ein frühes und häufiges Anlegen sowie ein unbeschränkter Mutter-Kind-Kontakt (»rooming in«). Die Zufütterung von Flüssigkeit (Glukose- oder Maltodextrinlösungen) nach dem Anlegen bis zum Milcheinschuss am 3.–5. Tag sollte nur bei gegebener Indikation erfolgen.
- Kinder, die nicht oder nicht voll gestillt werden können, erhalten eine Säuglingsmilchnahrung mit einer an die Muttermilch angenäherten Zusammensetzung. Wegen erheblicher Risiken muss vor einer Säuglingsernährung mit unveränderten Tiermilchen (Kuhmilch, Esel- oder Stutenmilch), selbst hergestellten Kuhmilchverdünnungen oder sog. »alternativen« Säuglingsnahrungen (z. B. Zubereitungen aus Mandelmus und Obst) dringend gewarnt werden.

▼

— Alle gesunden Säuglinge erhalten Vitamin K (3×2 mg per os bei den Vorsorgeuntersuchungen U1, U2 und U3), sowie tgl. 1 Tablette mit 400–500 IE Vitamin D und 0,25 mg Fluorid.

— Ab dem 5.–7. Lebensmonat wird Beikost eingeführt (Gemüse-Fleisch-Breie oder Getreide-Obst-Breie), um den Bedarf an Eisen und anderen Nährstoffen zu decken.

— Bis zur Geburt muss geklärt werden, ob eine familiäre Allergiebelastung besteht. Auch bei diesen Kindern empfiehlt man ein Vollstillen möglichst über 4–6 Monate. Bei Flaschenfütterung werden Kuhmilch- oder Sojanahrungen vermieden und statt dessen nur antigenreduzierte Säuglingsnahrungen auf der Basis von Eiweißhydrolysaten (sog. HA-Nahrungen) gegeben.

5.2   Ernährung im Kleinkind- und Schulalter

Mit dem Übergang zur Kleinkinder- und Schulkinderkost werden langfristig wirksame Ernährungsgewohnheiten eingeübt und gefestigt. Gesundheitspräventiv wichtige Verhaltensweisen bei der Auswahl von Nahrung und Getränken sollen deshalb schon ab dem frühen Kindesalter vermittelt werden.

10.–12. Monat In diesem Alter beginnt der Übergang zur Kleinkinder- bzw. Familienkost. Das Kind fängt an, am Tisch der Eltern und Geschwister zu essen und zunehmend auch feste Nahrung zu verzehren. Mit dem eigenen Gebrauch der Hände und den zahlreicher werdenden Zähnen werden gegen Ende des 1. Lebensjahres verstärkt feste Nahrungsbestandteile (z. B. Brot) verzehrt. Die reine Milchmahlzeit am Morgen wird durch ein Brot mit Aufstrich oder Zerealien mit Milch oder Joghurt ersetzt, und auch bei den anderen Mahlzeiten isst das Kind am Familientisch.

❗ **Cave**
Gewarnt werden muss vor dem Gebrauch einer mit gezuckertem Tee oder Fruchtsaft gefüllten Nuckelflasche im Säuglings- und Kleinkindalter. Die langzeitige Zuckerexposition der Zähne durch dauerndes Nuckeln, z. B. auch zum Einschlafen, kann zu verheerenden Zahnschäden mit Zerstörung vor allem der Frontzähne führen (Nuckelflaschen-Karies).

Klein- und Schulkinder Sie sollten eine abwechslungsreiche Mischkost zu sich nehmen. Erwünscht ist ein reichlicher Verzehr von Gemüse, Obst, Vollkornprodukten und fettreduzierten Milchprodukten (z. B. Trinkmilch mit 1,5 % Fett), ein regelmäßiger Verzehr von Seefisch, pflanzlichen Ölen und in mäßigem Ausmaß auch von Fleisch als wichtiger Quelle von gut bioverfügbarem Eisen und Zink. Die Nährstoffzufuhr muss den sich altersabhängig verändernden Bedarf (◻ Tab. 5.1) decken, der insbesondere während der Phase des Pubertätswachstumsschubes stark ansteigen kann. Auch nimmt mit der Pubertät bei Mädchen der Eisenbedarf durch die menstruationsbedingten Eisenverluste stark zu (◻ Tab. 5.1), so dass insbesondere bei starken Monatsblutungen ein regelmäßiger Fleischverzehr zur Vorbeugung eines Eisenmangels nützlich ist.

Zur **Prävention hoher Serumcholesterinwerte** und einer frühen Entwicklung von atherosklerotischen Gefäßläsionen ist eine eher sparsame Zufuhr von gesättigten Fetten (tierische Fette) und Cholesterin ratsam. Gefäßpräventiv wirksam können auch eine reichliche Zufuhr der antioxydativ wirksamen Vitamine C und E sowie der Vitamine Folsäure und B$_{12}$ sein, die zu einer Senkung erhöhter Homocysteinspiegel beitragen.

Unter dem Gesichtspunkt der **Kariesprävention** sollten Zucker und zuckerhaltige Speisen nur in Maßen verzehrt werden. Allerdings haben gerade Kleinkinder oft eine ausgesprochene Präferenz für süße Speisen, welche man nicht ganz eliminieren kann und soll. Ein häufiger Konsum zuckerhaltiger Zwischenmahlzeiten ist besonders ungünstig, da hierbei meist eine stärkere Zucker-induzierte Säureexposition des Zahnschmelzes erfolgt. Dagegen wird eine Zuckerzufuhr mit den Hauptmahlzeiten, bei denen durch das stärkere Kauen der Speichelfluss vermehrt in Gang kommt und den Zahnschmelz schützt, als weniger schädigend angesehen, so dass Süßigkeiten besser als Nachtisch als zwischendurch gereicht werden sollten. Protektiv wirkt auch (zuckerfreies) Kaugummi, das ebenfalls den Speichelfluss fördert.

Mit 3 einfachen und für Kinder leicht verständlichen Regeln kann eine gesunde Ernährung im Alltag gefördert werden (◻ Abb. 5.5). Die Ampelfarben signalisieren:
— grün: freie Fahrt (kalorienfreie oder -arme Getränke, pflanzliche Lebensmittel)
— gelb: Achtung: in begrenzten Mengen genießen (tierische Lebensmittel wie Milch, Milchprodukte, Fleisch, Wurst, Eier, Fisch)
— rot: Stopp: nur ab und zu sparsam verzehren (Speisefette, Süßwaren, Limonade, Knabbergebäck)

Adoleszenz In Kindheit und Adoleszenz erwünscht ist eine hohe **Zufuhr** gut **bioverfügbarer Kalziumsalze**, wie sie insbesondere durch Milch und Milchprodukte beigetragen werden, sowie von **Vitamin D**. Die Kalzium- und Vitamin-D-Aufnahme in Kindheit und Jugend beeinflusst gemeinsam mit **regelmäßiger körperlicher Aktivität** unmittelbar die im jungen Erwachsenenalter erreichte maximale **Knochendichte** und damit die Knochendichte und das Frakturrisiko im Alter (◻ Abb. 5.6).

❯ Mit dem Übergang zur Kleinkinder- und Schulkinderkost wird ein reichlicher Verzehr von Gemüse, Obst, Vollkornprodukten und fettreduzierten Milchprodukten, ein regelmäßiger Verzehr von Seefisch, pflanzlichen Ölen und in mäßigem Ausmaß auch von Fleischwaren sowie eine begrenzte Zufuhr von Fett, insbesondere der gesättigten Fette empfohlen. Zur Kariesprävention ist eine häufige und protrahierte Zuckerexposition der Zähne zu vermeiden.

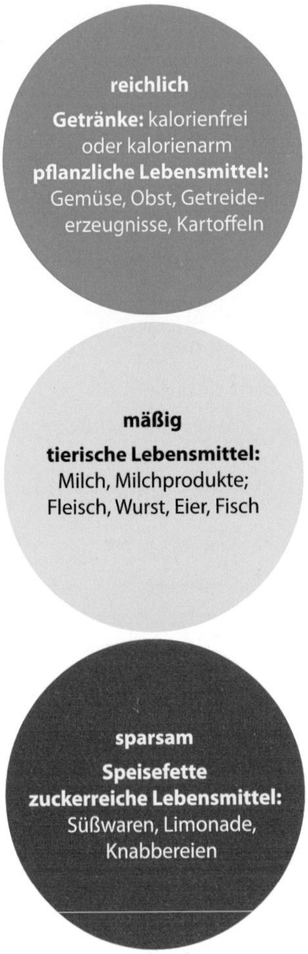

reichlich
Getränke: kalorienfrei oder kalorienarm
pflanzliche Lebensmittel: Gemüse, Obst, Getreideerzeugnisse, Kartoffeln
mäßig
tierische Lebensmittel: Milch, Milchprodukte; Fleisch, Wurst, Eier, Fisch
sparsam
Speisefette
zuckerreiche Lebensmittel: Süßwaren, Limonade, Knabbereien

Abb. 5.5 Ampelregeln für eine gesundheitsfördernde Ernährung. (Modifiziert nach Deutsche Gesellschaft für Kinder- und Jugendmedizin, www. dgkj.de)

5.3 Untergewicht

Kindliches Untergewicht tritt primär durch eine mangelnde Nahrungszufuhr oder in unseren Breiten häufiger sekundär als Folge einer meist chronischen Erkrankung auf. Die Entwicklung von Untergewicht gefährdet die kindliche Gesundheit und Entwicklung und erfordert eine frühzeitige Intervention.

Definition Kindliches **Untergewicht** ist definiert als ein im Verhältnis zur Körperlänge vermindertes Körpergewicht (< 3. Perzentile) und geht mit einer veränderten Körperzusammensetzung einher (Abb. 5.7).

Als **Gedeihstörung** bezeichnet man ein Abknicken von der vom Kind etablierten Gewichtsperzentile, in der Folge bleibt häufig das Längenwachstum, seltener bei jungen Säuglingen auch das Kopfumfangswachstum zurück. Eine Gedeihstörung kann also bereits erfasst werden, wenn ein Untergewicht noch nicht erreicht ist (z. B. Abfall von der 60. auf die 15. längenbezogene Gewichtsperzentile). Gedeihstörung und Untergewicht sind in der klinischen Pädiatrie wichtige Befunde und treten sekundär bei chronischen oder schwerwiegenden Erkrankungen auf.

Knochendichte
max. Knochendichte (peak bone mass)
Geburt
15-25 Jahre
Seniorenalter
Alter

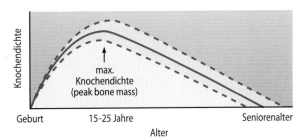

Abb. 5.6 Altersabhängige Entwicklung der Knochendichte. Die von körperlicher Bewegung und alimentärer Vitamin D und Kalziumaufnahme im Kindes- und Jugendalter stark beeinflusste maximale Knochendichte im jungen Erwachsenenalter beeinflusst die Knochendichte und damit das Frakturrisiko im höheren Lebensalter

Klinik Der Bezug des Körpergewichtes auf das Lebensalter ist aufgrund der Variation der Körperlänge weniger aussagekräftig. Für die Einschätzung des Schweregrades einer Unterernährung hat sich die Verminderung des Körpergewichtes im Verhältnis zum Längensollgewicht (LSG) bewährt:

Längensollgewicht (%) = Körpergewicht × 100/Gewichtsmedian für die Körperlänge

Ein Längensollgewicht zwischen 90 und 110 % gilt als normal, niedrigere Werte entsprechen einem Untergewicht bzw. einer

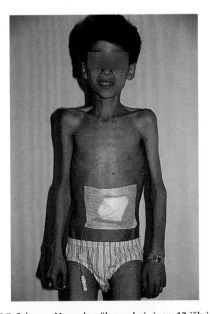

Abb. 5.7 Schwere Mangelernährung bei einem 12-jährigen Jungen mit chronisch rezidivierenden Infektionen bei Immundefekt durch HIV-Infektion. Zur Behandlung der eingetretenen sekundären Malnutrition erhält das Kind zusätzlich zur kalorienreichen Nahrung nachts eine Sondenernährung über eine perkutan endoskopisch angelegte Gastrostomie (PEG)

◻ Tab. 5.6 Typische Befunde bei Marasmus und Kwashiorkor

	Marasmus	Kwashiorkor
Typisches Alter	<1 Jahr	>1 Jahr
Körperlicher Verfall	vorwiegend Verlust von subkutanem Fett und Muskulatur	geringer Verlust von subkutanem Fett und Muskulatur
Gewicht für das Alter	stark reduziert	gering reduziert, bei Ödemen ggf. sogar erhöht
Ödeme	keine	Gesicht, untere Extremitäten
Mentale Veränderungen	keine	erhöhte Erregbarkeit
Haare und Haut	milde Veränderungen, Verlust des subkutanen Fettgewebes	Dermatitis, dyspigmentiertes Haar
Albumin i. Serum	normal	niedrig
Immunfunktion	mäßig reduziert	schwere Störung der T-Zell-Funktion, Lymphopenie
Leber	normal	Hepatomegalie mit Steatose
Vitaminmangel	mäßiggradig	schwer durch reduzierte Transportproteine

Malnutrition. Bei länger bestehender, schwerer Malnutrition entwickelt sich sekundär auch ein Kleinwuchs.

Die **schwersten Formen** der Malnutrition können sich in den beiden klassischen Syndromen des **Marasmus** und des **Kwashiorkor** (manifestieren (◻ Tab. 5.6), die Extreme eines kontinuierlichen und breiten Spektrums an Symptomen und Befunden bei Mangelernährung darstellen. Diese schweren Formen der Unterernährung sind regelmäßig durch Imbalancen des Flüssigkeits- und Elektrolythaushaltes sowie begleitende Infektionen kompliziert und haben ein erhebliches Mortalitätsrisiko.

Ausgeprägtes Untergewicht im Sinne einer Malnutrition im Kindesalter gefährdet die körperliche Entwicklung (Längenwachstum, bei Säuglingen z. T. Kopfumfang, Pubertätsentwicklung), die mentale Entwicklung und spätere geistige Leistungsfähigkeit, und sie induziert einen sekundären Immundefekt mit gehäuften Infektionen. Bei mangelernährten Patienten wird die Wundheilung gestört und postoperative Komplikationen treten vermehrt auf. Der Verlauf chronischer Erkrankungen wird nachteilig beeinträchtigt. So ist Untergewicht beispielsweise bei Mukoviszidosepatienten (▶ Kap. 13.7.6) mit einer kürzeren Lebensdauer, und bei einer Lebertransplantation im Kindesalter mit erhöhter Komplikationsrate und niedrigerer Überlebenswahrscheinlichkeit verbunden.

Diagnostik Als Ursachen kommen eine verminderte Nahrungszufuhr, erhöhte Nährstoffverluste oder ein erhöhter Energieverbrauch einzeln oder in Kombination in Frage (◻ Abb. 5.8). Hinweisend auf eine Unterernährung ist ein überproportionaler Abfall der Gewichtskurve mit weitgehend normalem oder langsamer zurückbleibendem Perzentilverlauf für die Länge und den Kopfumfang. Dagegen spricht eine weitgehend proportionale Retardierung von Ge-

wicht, Länge und Kopfumfang für eine konstitutionelle, genetische oder eine frühzeitig eingetretene exogene Schädigung (z. B. kongenitale Infektion) bzw. auch für eine endokrine Ursache.

> Die Differenzialdiagnose der einem Untergewicht oder Gedeihstörungen zugrundeliegenden Ursachen (Zufuhr, Resorption, Verbrauch) umfasst die gesamte Breite der klinischen Pädiatrie und ist Voraussetzung für eine effektive Therapie.

Therapie Wenn bei einem Kind mit Untergewicht eine niedrige Nahrungsaufnahme vorliegt und sich keine Hinweise auf erhöhte Verluste ergeben, wird meist ein Therapieversuch mit erhöhter oraler Nahrungszufuhr durchgeführt, ggf. auch mit einer Sondenernährung, um eine Inappetenz als Regulator der Nahrungsaufnahme zu umgehen. Im 1. Lebensjahr kann anstelle einer Säuglingsnahrung eine nährstoff- und energiereiche (1 kcal/ml) Therapienahrung für Säuglinge gegeben werden (als Trink- oder als Sondennahrung). Bei Kleinkindern und Grundschülern werden neben der Gabe energiereicher Speisen und Zwischenmahlzeiten pädiatrische Trink- und Sondennahrungen eingesetzt, die dem altersentsprechenden Nährstoffbedarf angepasst sind. Führt die erhöhte Energiezu-

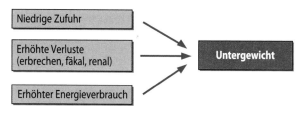

◻ Abb. 5.8 Ursachen des Untergewichtes bei Kindern und Jugendlichen. Sie können einzeln oder in Kombination auftreten

fuhr zum Gedeihen des Kindes, erhärtet dies den Verdacht einer Kausalbeziehung zwischen niedriger Zufuhr und Mangelernährung. Ist aber ein schlechtes Ansprechen auf die erhöhte Nahrungszufuhr zu beobachten, so müssen andere Ursachen wie erhöhte Nährstoffverluste in Stuhl und Urin oder eine ineffiziente Verwertung resorbierter Nahrungsbestandteile erwogen werden.

5.4 Übergewicht

Übergewicht ist die häufigste kindliche Ernährungsstörung in den industrialisierten Ländern, die wegen der ausgeprägten gesundheitlichen Folgen eine konsequente Prävention und Therapie erfordert.

Übergewicht (Adipositas) ist die häufigste Ernährungsstörung bei Kindern und Jugendlichen in den Industrieländern, deren Prävalenz stark zunimmt. Adipöse Kinder haben ein hohes Risiko, adipöse Erwachsene zu werden, und tragen ein stark erhöhtes Risiko für langfristige Erkrankungen des Bewegungsapparates, arterielle Hypertonie, Dyslipidämie, koronare Herzerkrankungen, Gicht und psychosoziale Störungen mit deutlich eingeschränkter Lebensqualität und Lebenserwartung.

Definition Adipositas ist definiert als eine über das normale Maß hinausgehende Akkumulation von Fettgewebe. Im klinischen Alltag werden unterschiedliche Maße zur Definition des Übergewichtes herangezogen. Der **Körpermassenindex** (**BMI**: Body-Mass-Index) korreliert auch im Kindesalter mit der Körperfettmasse und wird nach folgender Formel berechnet: **Gewicht (kg)/Länge in m²**. Referenzwerte und obere Grenzwerte für den BMI sind geschlechtsspezifisch und stark altersabhängig, so dass anders als bei Erwachsenen bei Kindern und Jugendlichen stets altersnormierte Referenzwerte herangezogen werden müssen.

Ätiologie Obwohl monogenetische und endokrine Störungen nur für einen sehr kleinen Anteil des Übergewichtes im Kindesalter verantwortlich sind, müssen diese bei jedem übergewichtigen Kind sorgfältig ausgeschlossen werden. Endokrine Ursachen beinhalten insbesondere das Cushing-Syndrom, die Hypothyreose, den primären Hyperinsulinismus und Pseudoparathyreodismus. Erworbene hypothalamische Störungen infektiöser, traumatischer, maligner und vaskulärer Ursache sind seltene Auslöser der kindlichen Adipositas. Für das praktische Vorgehen kann gelten, dass Kinder mit normaler körperlicher oder geistiger Entwicklung, ohne Wachstumsstörungen und ohne Hinweise auf Unterzuckerung in der Regel eine primär alimentäre Adipositas aufweisen.

Leptindefekte Das Hormon Leptin wird vom Fettgewebe in Abhängigkeit von den Fettreserven produziert und ist ein afferentes Signal der Fettspeicher. Die Plasmaleptinkonzentration wird in erster Linie durch die Menge des Fettgewebes reguliert, daneben durch metabolische Faktoren wie Fasten

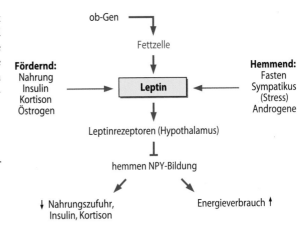

◘ Abb. 5.9 Leptinbildung. Leptin wird in Fettzellen abhängig von der gespeicherten Fettmenge gebildet. Nahrungszufuhr, Insulin, Kortison und Östrogene fördern, Fasten, Katecholamine und Androgene hemmen die Leptinbildung. Durch Bindung an hypothalamische Rezeptoren hemmt Leptin die Bildung des Neuropeptid Y (NPY) im hypothalamischen Nucleus arcuatus und bewirkt eine Verminderung von Nahrungszufuhr, Insulin- und Kortisonausschüttung sowie eine Steigerung des Energieverbrauchs. Sehr selten führen angeborene Leptindefekte ab dem frühen Kindesalter zu massivem Übergewicht, Hyperphagie und starkem Hyperinsulinismus. Im Gegenteil haben die meisten übergewichtigen Kinder erhöhte Leptinspiegel

oder Nahrungszufuhr, Insulin und Kortison (◘ Abb. 5.9). Beim sehr seltenen Vorliegen einer Nonsensmutation des Leptingens und dadurch bedingter fehlender Leptinwirkung wird vom frühen Kindesalter an eine massive Adipositas, Hyperphagie und Hyperinsulinismus beobachtet, die auf Leptinsubstitution anspricht. Die meisten adipösen Kinder und Jugendliche haben jedoch keine Leptindefekte, sondern im Gegenteil proportional zur Körperfettmasse erhöhte Plasmaleptinkonzentrationen.

Genetische Prädisposition Diese ist für die Entwicklung von Übergewicht eindeutig belegt worden. Einzelne, seltene genetische Defekte wurden beschrieben. Insgesamt zeigen sich die überzeugendsten Hinweise auf einen starken genetischen Einfluss in Zwillingsstudien, bei denen genetisch identische eineiige Zwillinge, die unter unterschiedlichen Lebensbedingungen aufwuchsen, erstaunlich ähnliche Raten von Übergewicht aufweisen.

Therapie Für übergewichtige Kinder wird eine Vielzahl unterschiedlicher Behandlungsmethoden wie spezielle Diäten, Sportprogramme und verhaltens- und psychotherapeutische Interventionen angeboten. Bei **mäßig übergewichtigen Kindern** kann die Stabilisierung des Körpergewichtes ein angemessenes Ziel sein, da hierdurch mit dem Längenwachstum das relative Körpergewicht abnimmt.

Für **stark übergewichtige Kinder** ist dagegen eine Gewichtsabnahme notwendig. Strikte Diäten können in der ambulanten Therapie oft nicht langfristig durchgehalten werden.

Erfolgversprechender sind **verhaltenstherapeutisch orientierte multidisziplinäre Schulungsprogramme** mit praktischem Einüben von veränderten Lebens- und Ernährungsweisen, starker Motivation und familiärer und sozialer Unterstützung (▶ www.powerkids.de). Eine strikte Kalorienrestriktion ist bei ambulanter Therapie langfristig oft wenig praktikabel und wirksam. Ein etwas leichter praktikabler Weg ist eine **konsequente Fettreduktion** mit einem hohen Kohlenhydratanteil in der Ernährung, wodurch die gesamte Energiezufuhr und die Fettdeposition günstig beeinflusst werden können. Praktische Hinweise zum Austausch fettreicher gegen fettarme Lebensmittel zeigt ◘ Tab. 5.7.

> Die Ursache von Übergewicht ist selten eine angeborene oder erworbene Erkrankung, sondern häufig die Folge einer unausgewogenen Energiebilanz mit hoher Zufuhr und niedrigem Verbrauch auf der Basis einer genetischen Prädisposition. Für die Prävention und die ambulante Therapie eignet sich die Förderung körperlicher Bewegung und eine kohlenhydratreiche, fettarme Ernährungsweise.

◘ Tab. 5.7 Austausch fettreicher gegen fettarme Lebensmittel

Anstatt	Besser
Vollmilch	Fit-Milch (1,5 % Fett)
Saure Sahne, Mayonnaise	fettarmer Joghurt (1,5 %)
dünnes Brot	dicke Brotscheiben
Wurstbrot	Cornflakes mit Obst
Nuss-Nougat-Creme	Honig, Marmelade
Leberwurst, Salami	Putenschinken, Corned Beef
Bratwurst	Bockwurst
frittierte Pommes	Backofenpommes
Nudeln mit Sahne	Spaghetti mit Tomaten
Schokolade	Gummibärchen
Eiscreme	Fruchteis

Kernaussagen

- Eine häufige und protrahierte Zuckerexposition der Zähne (z. B. Nuckelflasche mit zuckerhaltigen Getränken) begünstigt die Kariesentstehung und ist zu vermeiden.
- Im Kleinkind- und Schulalter ist ein reichlicher Verzehr von Gemüse, Obst, Vollkornprodukten und fettreduzierten Milchprodukten, ein regelmäßiger Verzehr von Seefisch, pflanzlichen Ölen und in mäßigem Ausmaß auch Fleischwaren erwünscht. Die Zufuhr von Fett, insbesondere gesättigten Fetten sollte auf geringe Mengen begrenzt werden.
- Unter- und Übergewicht haben ernste Auswirkungen auf die kindliche Gesundheit und erfordern eine frühzeitige Intervention.

Stoffwechselstörungen

B. Koletzko und E. Harms

Angeborene Stoffwechselstörungen können sich in jedem Lebensalter von der Neugeborenenperiode bis zum Erwachsenenalter manifestieren. Die intensive Erforschung der molekularen und pathophysiologischen Grundlagen, verbesserte Methoden der Neugeborenenscreening-Untersuchungen und neue therapeutische Optionen haben die Möglichkeiten der Diagnostik und Behandlung wesentlich verbessert.

6.1 Aminosäurenstoffwechsel

Verschiedene angeborene Enzymdefekte führen zu einem gestörten Stoffwechsel essenzieller und nicht-essenzieller Aminosäuren. Zu den führenden Symptomen gehören u. a. Störungen der psychomotorischen Entwicklung, andere neurologische Symptome wie z. B. Krampfanfälle und Bewusstseinsstörungen, sowie Azidose. Einige erbliche Aminoazidopathien wie z. B. die Phenylketonurie können erfolgreich diätetisch behandelt werden. Voraussetzung ist die rechtzeitige Erkennung durch ein generelles Screening in der Neugeborenenzeit oder im Verdachtsfall durch ein selektives Screening auf abnorme Stoffwechselmetabolite im Blut und/oder Urin. Die meisten Aminoazidopathien können pränatal diagnostiziert werden.

Die erblichen Enzymdefekte im Aminosäurenstoffwechsel werden fast alle **autosomal-rezessiv** vererbt.

Bei einigen Aminosäurenstoffwechselstörungen ermöglicht das allgemeine **Neugeborenenscreening** die frühe Diagnose und eine wirksame Therapie vor dem Auftreten irreversibler Schäden. Vor allem bei psychomotorischer Entwicklungsverzögerung, neurologischen Symptomen ohne erkennbare organische Ursache, persistierender metabolischer Azidose, Hepatopathien und bei Nephrolithiasis das Vorliegen sollte eine im Neugeborenenscreening nicht erfasste Aminosäurenstoffwechselstörung in Betracht gezogen und ein gezieltes Screening durch Analyse von Stoffwechselmetaboliten aus Urin und Plasma durchgeführt werden.

Bei einigen Aminoazidopathien lässt sich eine **pränatale Diagnose** aus einer **Chorionzottenbiopsie** in der 9.–10. oder aus kultivierten Amnionzellen nach **Amniozentese** in der 15.–17. Graviditätswoche stellen. Die Stoffwechselstörung kann in den kindlichen Zellen durch biochemisch-enzymatische Untersuchungen und bei bekanntem genetischen Defekt durch molekulargenetische Untersuchungen erfasst werden.

In der **postpartalen Phase** finden sich bei hohem Eiweißangebot in der Nahrung häufig erhöhte Konzentrationen für einzelne oder mehrere Aminosäuren (Tyrosin, Methionin, Phenylalanin, Histidin). Die Normalisierung erfolgt in den ersten Lebenswochen spontan oder unter einem verminderten Eiweiß- und erhöhten Vitaminangebot. Diese **passageren Aminoazidämien**, die Folge der postpartalen Adaptation bzw. Enzymreifung sind, müssen von den **erblichen Aminoazidopathien** differenziert werden. **Sekundäre Störungen** des Aminosäurenstoffwechsels kommen bei zahlreichen Erkrankungen der Leber, der Niere und des Darmkanals, bei endokrinen Störungen sowie bei massivem Gewebezerfall vor. **Primäre Störungen** des Aminosäurenstoffwechsels können entweder durch Mangel an aktivem Enzymprotein (Apoenzymdefekt) oder aber durch das Fehlen eines für die Enzymreaktion benötigten Kofaktors verursacht sein. Die Synthese der Apoenzyme kann durch mehr als ein Gen reguliert werden. Dies macht die klinische und biochemische Heterogenität der einzelnen Stoffwechseldefekte verständlich. Die Methoden der molekularen Genetik erlauben heute in vielen Fällen eine bessere Differenzierung dieser Erkrankungen.

6.1.1 Störungen des Stoffwechsels aromatischer Aminosäuren

Phenylketonurie (PKU)

Durch angeborenen Defekt der Phenylalaninhydroxylase wird die Umwandlung von Phenylalanin in Tyrosin gestört. Bei der klassischen PKU ist Phenylalanin im Blut erhöht auf > 20 mg/dl (normal 1–2 mg/dl), das Enzymprodukt Tyrosin und weitere Metabolite (◘ Abb. 6.1) sind vermindert. Nur bei genetischem Defekt beider Genkopien entsteht eine relevante, starke Störung der Enzymaktivität (autosomal-rezessiver Erbgang). Es sind > 400 Mutationen bekannt. Neben der klassischen Phenylketonurie gibt es Varianten mit leichterer Hyperphenylalaninämie.

Häufigkeit Die PKU betrifft in Deutschland etwa 1 von 7000 Neugeborenen.

Klinik Vor Einführung des Neugeborenenscreening in den 1960er Jahren führte eine unbehandelte PKU nach anfänglich normaler Entwicklung vom 4.–6. Lebensmonat an zu fortschreitender **geistiger Retardierung**, in etwa der Hälfte auch zu **zerebralen Anfällen**. Häufig, aber nicht immer finden sich hellblonde Haare und blaue Augenfarbe (gestörte Melaninsynthese, ◘ Abb. 6.1), Ekzeme sowie ein auffälliger Uringeruch durch Phenylessigsäure (nach Mäusekot oder Pferdestall). Der Hirnschaden ist bis zur Pubertät progredient und führt meist zu schwerer Schädigung mit einem IQ oft unter 20, selten zu nur leichter Debilität oder sogar völligem Fehlen der Hirnschädigung.

Diagnostik Das **Neugeborenenscreening** erlaubt die Früherkennung der PKU durch Metabolitanalyse aus dem am 1.–3. Lebenstag entnommenen und auf einer Filterpapierkarte getrockneten Fersenblut mittels Tandem-Massenspektrometrie. Mit dieser Methode werden zugleich weitere angeborene Störungen im Stoffwechsel der Aminosäuren, der organischen Säuren und der Fettsäureoxidation erkannt, des Weiteren werden Suchtest auf Hypothyreose sowie auf das adrenogenitale Syndrom durchgeführt. Die Verdachtsdiagnose einer PKU sollte stets durch quantitative Bestimmung des Phenylalanins im Serum und in Zweifelsfällen ggf. durch Mutationsanalyse bestätigt werden. Eine pränatale Diagnose der PKU ist angesichts der guten Behandlungsmöglichkeiten nicht indiziert.

Therapie Eine Normalisierung der Phenylalaninspiegel durch eine phenylalaninarme Diät mit Supplementierung von

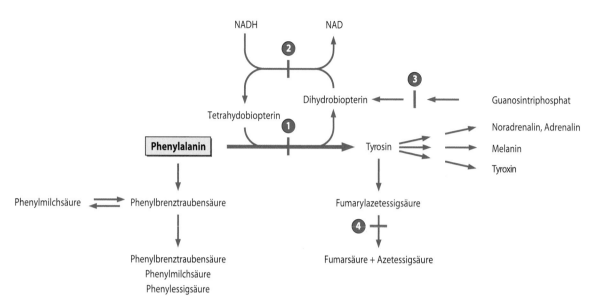

◻ Abb. 6.1 Störungen des Stoffwechsels aromatischer Aminosäuren. *1* Phenylalaninhydroxylasedefekt → PKU, HPA; *2* Dihydrobiopterinre-duktasedefekt → atypische PKU; *3* Dihydrobiopterinsynthesedefekt → atypische PKU; *4* Fumarylazetoazetasedefekt → Tyrosinämie Typ I

Tyrosin, ggf. in Kombination mit einer Kofaktortherapie, erlaubt eine normale Entwicklung der betroffenen Kinder.

❯ **Die phenylalaninarme Diät muss in der Neugeborenenperiode beginnen.**

Alle natürlichen Proteine enthalten ca. 5 % Phenylalanin, sie müssen daher in der Nahrung sehr strikt begrenzt werden. Als zusätzliche Eiweißquelle werden spezielle phenylalaninfreie Aminosäurengemische gegeben. Da Phenylalanin eine essenzielle Aminosäure ist, darf es nicht vollständig in der Ernährung fehlen. Eine Zufuhr im Säuglingsalter von ≈ 30–50, später 10–30 mg/kg täglich muss gesichert sein. Dieser Bedarf wird durch die Gabe natürlichen Eiweißes gedeckt. Säuglinge können etwa je zur Hälfte Muttermilch und eine phenylalaninfreie diätetische Säuglingsnahrung bekommen. Eine Unterdosierung der Phenylalaninzufuhr führt zu erheblichen Hunger- und Mangelschäden. Die Behandlung wird bei wiederholten Phenylalaninserumwerten von 10 mg/dl und darüber begonnen und muss durch häufige Kontrollen überwacht werden, um den Plasmaspiegel zwischen 2 und 4 mg/dl zu halten und eine Über- sowie Unterdosierung des zugeführten Phenylalanins rechtzeitig zu erkennen.

❯ **Wird bereits in der Neugeborenenperiode mit der Diät begonnen, treten keine Hirnschäden auf. Eine später im Säuglings- und Kleinkindesalter einsetzende Behandlung verhindert die Schädigung nur in begrenzten Umfang (Besserung des IQ um 10–30 Punkte).**

Die **diätetische Therapie** ist mindestens bis zum 12. Lebensjahr streng fortzuführen, im Jugend- und Erwachsenenalter kann eine gelockerte eiweißbegrenzte Ernährung mit höheren Phenylalaninkonzentrationen im Blut toleriert werden. Bei einigen Patienten, vor allem solche mit milderen Formen des

Enzymdefektes, führen pharmakologische Dosen von Tetrahydrobiopterin (BH4) zu einer erhöhten Enzymaktivität mit einer Toleranz für eine höhere Phenylalaninzufuhr mit der Nahrung (gelockerte Diät).

Hyperphenylalaninämien durch Tetrahydrobiopterinmangel

Tetrahydrobiopterin (BH4) ist der aktive Kofaktor der Phenylalaninhydroxylasereaktion (◻ Abb. 6.1), wird aber auch zur Synthese von Neurotransmittern benötigt (Hydroxylierung von Tyrosin und Tryptophan). Bei etwa 2 % der Kinder mit im Neugeborenenscreening stark erhöhtem Phenylalanin liegen Defekte der Biosynthese oder der Regeneration von BH4 vor. Bekannt sind der Defekt der Reduktase, die Dihydrobiopterin zu Tetrahydrobiopterin reduziert, und verschiedene Störungen der Biosynthese von Tetrahydrobiopterin. Bei den betroffenen Patienten kommt es trotz phenylalaninarmer Diät vom 2.–4. Lebensmonat an zu Tonusverlust, Myoklonien, Krampfanfällen und Verlust motorischer Funktionen, ohne Behandlung schließlich zum Tod. Deshalb muss bei allen Säuglingen mit erhöhter Phenylalaninkonzentration ein oraler **BH4-Test** durchgeführt werden; bei defekter BH4-Biosynthese oder -Regeneration kommt es hier zu einem deutlichen Abfall des Phenylalaninblutspiegels innerhalb weniger Stunden. Die **Therapie** ist dann nicht eine phenylalaninarme Diät, sondern regelmäßige Verabreichung von BH4 und von Neurotransmittervorstufen, die die Bluthirnschranke passieren können.

Maternale Phenylketonurie Bei Schwangeren mit nicht oder mit nur unzureichend behandelter Hyperphenylalaninämie können die erhöhten Phenylalaninblutspiegel eine schwere Embryofetopathie hervorrufen. Typische Symptome beim Kind sind niedriges Geburtsgewicht, Mikrozephalie mit mentaler Retardierung und angeborene Herzfehler. Eine wirksame

Prophylaxe gelingt durch eine streng phenylalaninarme Diät mit regelmäßigen Kontrollen des Phenylalaninblutspiegels (Zielbereich 2–4 mg/dl) mit Beginn bereits vor der Konzeption und Fortführung über die ganze Schwangerschaftsdauer.

Tyrosinämien

Tyrosinämie Typ I (hepatorenale Tyrosinämie) Der autosomal-rezessiv erbliche Defekt der Fumarylazetoazetase im Abbauweg des Tyrosins (◻ Abb. 6.1) führt bei der häufigeren **akuten Form** in den ersten Lebensmonaten zu akuter, lebensgefährdender **Leberschädigung** (Ikterus, Hepatomegalie, Aszites, Gerinnungsstörung, später Leberzirrhose, bei längerem Überleben Gefahr eines hepatozellulären Karzinoms im Kindesalter). Bei der selteneren **chronischen Form** entwickelt sich schleichend eine **renal-tubuläre Schädigung** (De-Toni-Debré-Fanconi-Syndrom) mit Gedeihstörung, Niereninsuffizienz und Leberschädigung. Zur **Diagnose** führt der Nachweis von **Sukzinylazeton** und Sukzinylazetat im Urin. Eine wirksame Therapie gelingt durch die regelmäßige orale Gabe von NTBC (Nitisinon), welches durch die Hemmung der 4-OH-Phenylpyruvatdioxygenase die Bildung toxischer Metabolite reduziert, wodurch eine Lebertransplantation vermieden werden kann.

Tyrosinämie Typ II (Richner-Hanhart-Syndrom) Der Defekt der Tyrosinaminotransferase im Leberzytosol führt zu stark erhöhten Tyrosinspiegeln bis über 30 mg/dl. Typische **Symptome** sind schmerzhafte **palmare** und **plantare Hyperkeratosen** sowie **beidseitige herpetiforme Keratokonjunktivitis**. Bei einem Teil der Patienten tritt eine mentale Retardierung ein. Eine tyrosin- und phenylalaninarmer Diätkost führt zu rascher Rückbildung der Haut- und Korneaveränderungen.

Alkaptonurie

Die seltene Störung des Tyrosinabbaus wird durch den autosomal-rezessiv vererbten Defekt der Homogentisinsäureoxidase versursacht. Es wird **Homogentisinsäure im Urin** ausgeschieden (Nachdunkeln des Urins durch Oxidation, rötliche Färbung der Windeln durch alkalische Waschmittel) und in Haut, Schleimhaut und Knorpel als dunkles Pigment abgelagert (Ochronose), mit charakteristischem dunklem Cerumen. Mit zunehmendem Alter kommt es im Kindes- oder erst im Erwachsenenalter zur Arthritis (Knie, Hüfte, Wirbelsäule) und Arthrose. Eine wirksame Therapie ist nicht etabliert.

6.1.2 Störungen des Stoffwechsels verzweigtkettiger Aminosäuren

Ahornsirupkrankheit

Durch den autosomal-rezessiv erblichen Defekt des Dehydrogenasekomplexes der verzweigtkettigen Aminosäuren Leuzin, Isoleuzin und Valin ist der Abbau der nach ihrer Desaminierung entstehenden α-Ketosäuren gestört (◻ Abb. 6.2). Entsprechend sind Leuzin, Isoleuzin und Valin sowie ihre Ketosäuren in Serum und Urin erhöht. Die Krankheit verdankt ihren Namen dem charakteristischen Uringeruch, der an Ahornsirup oder auch Maggiwürze erinnert.

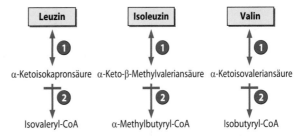

◻ **Abb. 6.2 Störung des Stoffwechsels verzweigtkettiger Aminosäuren bei Ahornsirupkrankheit.** *1* Aminotransferase, *2* Dehydrogenasekomplex

Klinik Kinder mit der schweren Form der Erkrankung bleiben unmittelbar nach der Geburt zunächst unauffällig. Eine lebensbedrohliche Entgleisung mit rasch progrediente neurologische Symptomatik und ausgeprägter metabolischer Azidose tritt erst einige Tage nach der Geburt auf, wenn durch Zufuhr von Nahrungseiweiß oder Abbau von körpereigenem Eiweiß vermehrt verzweigtkettige Aminosäuren anfallen, die im Gegensatz zur Pränatalzeit nicht mehr über die Plazenta abtransportiert werden können. Typisch sind **Somnolenz, Rigidität, Opisthotonus** und **Krämpfe**. Bei höherer Restaktivität des Dehydrogenasekomplexes können auch mildere Krankheitsformen mit rezidivierendem Erbrechen und retardierter Entwicklung bzw. mit Auffälligkeiten nur bei Katabolie (fieberhafte Erkrankung, fehlende Nahrungszufuhr z. B. bei Durchfall oder operativen Eingriffen) resultieren.

Diagnostik Das in Deutschland durchgeführte **Neugeborenenscreening** erfasst die Ahornsirupkrankheit. Die Diagnose kann durch das typische Metabolitenmuster im Serum und molekulargenetisch gesichert werden.

Therapie Bei der schweren Erkrankungsform muss die Behandlung in den ersten Lebenstagen einsetzen, um Tod und bleibende Schäden abzuwenden. Die Diät begrenzt die Zufuhr an Leuzin, Isoleuzin und Valin (strikt begrenzte Eiweisszufuhr). Ergänzend wird zur Deckung des Eiweißbedarfes eine Aminosäuremischung ohne diese Aminosäuren gegeben. Die Diät muss lebenslang fortgeführt werden, da es beim Absetzen erneut zu neurologischer Symptomatik kommt (Ataxie, Koma). Bei akuter Entgleisung ist eine Anabolisierung mit hochdosierter Glukosezufuhr, ggf. kombiniert mit Insulingabe, und ggf. eine Entgiftung durch Blutwäscheverfahren erforderlich.

Organoazidurien

Der bei diesen Störungen auftretende vermehrte Anfall organischer Säuren mit konsekutiver metabolischer Azidose und erhöhtem Ammoniak resultiert aus dem gestörten Abbau von Leuzin, Isoleuzin und Valin.

Methylmalonazidämie und Propionazidämie Bei schweren Formen der Methylmalonazidämie bzw. der Propionazidämie kommt es oft schon in der Neugeborenenperiode zu ersten schweren **Ketoazidosen,** häufig mit Thrombopenie, Neutropenie und Hypoglykämie. Durch die Hyperammonämie droht ein Hirnödem mit dauerhafter Hirnschädigung. Unbehandelt kann der Tod in der 1. Lebenswoche eintreten.

> **❯** Leitsymptom dieser Krankheiten ist eine persistierende oder in periodischen Attacken auftretende metabolische Azidose, die besonders durch eiweißreiche Nahrung oder katabole Zustände bei Hunger und Infektionen ausgelöst wird.

Die **Behandlung** erfolgt durch eiweißbegrenzte Diät und Gabe von Carnitin, dass zur Ausschleusung der toxischen organischen Säuren beiträgt. In einer metabolischen Krise erfolgt eine Anabolisierung (Glukose, ggf. mit Insulin) mit Entgiftungsmaßnahmen (Carnitin, forcierte Diurese, ggf. Blutwäsche).

Isovalerianazidämie Durch gestörten Leuzinabbau kommt es von der Neugeborenenperiode an zu Ketoazidose, Hirnschädigung und Dystrophie. Charakteristisch ist ein intensiver Geruch nach Schweißfüßen. Zur Behandlung wird eine leuzinarme Diät mit Carnitingabe eingesetzt, in metabolischen Krisen erfolgen Anabolisierung und Entgiftungsmaßnahmen.

6.1.3   Störungen des Stoffwechsels schwefelhaltiger Aminosäuren

Homozystinurie

Durch den autosomal-rezessiv vererbten Defekt der Cystathioninsynthetase auf dem Syntheseweg des Cysteins aus Methionin kann Cystathionin nicht aus Serin und Homocystein gebildet werden (◘ Abb. 6.3). Homocystein und Methionin (durch Remethylierung von Homocystein) sammeln sich in Blut und Urin an.

Klinisch und biochemisch differente, seltene Formen der Homozystinurie werden durch das Fehlen der Remethylierung von Homocystein zu Methionin verursacht (◘ Abb. 6.3). Patienten mit einem **Mangel an Methylentetrahydrofolatreduktase** zeigen psychiatrische und neurologische Symptome.

Klinik Die für die Homozystinurie typische Trias von Linsenektopie, Langgliedrigkeit und kardiovaskulären Erkrankungen könnte an das Marfan-Syndrom denken lassen, doch weisen der gelegentliche geistige Entwicklungsrückstand, thromboembolische Komplikationen und das charakteristische Aussehen der Patienten diagnostisch auf den richtigen Weg: dünne Haare, watschelnder Gang, gelegentlich Wangenröte und Kyphoskoliose.

Diagnostik Homocystin ist im Harn stark erhöht. Molekulargenetisch lassen sich zugrundeliegende Mutationen erfassen.

Therapie Etwa die Hälfte der Patienten spricht auf pharmakologische Dosen von Vitamin B_6 (täglich 300–900 mg) an. Ist dies nicht der Fall, wird eine methioninarme Diät mit Gabe

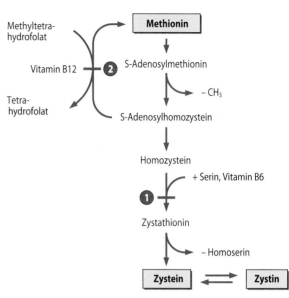

◘ **Abb. 6.3 Störungen des Stoffwechsels schwefelhaltiger Aminosäuren.** *1* Cystathioninsynthetasedefekt; *2* Remethylierungsdefekt

von Cystin verabreicht, um das Risiko für lebensbedrohliche thromboembolische Komplikationen zu senken.

Nephropathische Cystinose

Ätiologie Der autosomal-rezessiv vererbte Defekt im Gen für **Cystinosin,** einem lysosomalen Membranprotein, führt zu einer Transportstörung des Cystins aus Lysosomen. Das schwer lösliche Cystins akkumuliert besonders in Kornea, Konjunktiva, Leber, Milz, Lymphknoten und Knochenmark. Dies ruft in den genannten Organen keine wesentlichen klinischen Symptome hervor, aber es kommt zu schweren renalen Funktionsstörungen zuerst am Tubulus, später auch am Glomerulus.

Häufigkeit Etwa 1:50.000 bis 1:100.000.

Klinik Nach den ersten symptomfreien Lebensmonaten stellen sich hartnäckige Appetitlosigkeit, Erbrechen, Gewichtsstillstand, Dystrophie, unklares Fieber, Polydipsie, Polyurie und eine Vitamin-D-refraktäre Rachitis ein (◘ Abb. 6.4). Die intellektuelle Entwicklung ist ungestört, die Kinder sind oft hellblond und lichtscheu (Photohobie). Bei der **Spaltlampenuntersuchung** leuchten zahlreiche Cystinkristalle in Kornea und Konjunktiva der Augen auf. Die Retina zeigt eine typische Pigmentveränderung. Dehydratation, Azidose und Hypokaliämie durch renalen Wasser- und Elektrolytverlust können besonders im Verlauf von Infekten zu schweren Stoffwechselkrisen führen, denen die Patienten oft schon im Säuglings- oder Kleinkindesalter erliegen. Die Erkrankung kann jahrelang mit relativem Wohlbefinden einhergehen, sich evtl. nur in Kleinwuchs mit und ohne Rachitis, Durst und Polyurie äußern, bis im Schultalter infolge der Abnahme der glomerulären Filtration das urämische Endstadium mit hypokalzämischen Krämpfen beginnt.

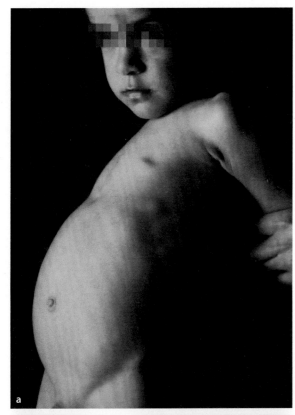

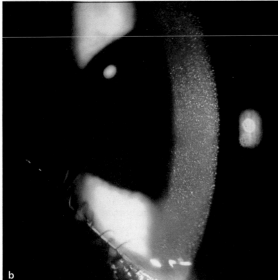

Abb. 6.4a,b 4-jähriger Junge mit nephropathischer Cystinose.
a Neben den typischen Symptomen Kleinwuchs, Polyurie, Photo-
phobie finden sich die klinischen und laborchemischen Zeichen der
hypophosphatämischen Rachitis, hier der charakteristische rachitische Rosenkranz. b Typischer Spaltlampenbefund bei Cystinose mit
im Hornhautstroma eingelagerten Cystinkristallen. Dieser pathognomonische Befund entwickelt sich bei den meisten Patienten mit
Cystinose innerhalb der ersten 2 Lebensjahre

Die Tubulusinsuffizienz betrifft nach Art des Debré-de-
Toni-Fanconi-Syndroms (▶ Kap. 15.10.1) bevorzugt den proximalen, später auch den distalen Tubulus:

- generalisierte Aminoazidurie
- Glukosurie
- Polyurie
- renale Azidose
- Phosphaturie
- Hyperkaliurie

Im fortgeschrittenen Stadium nimmt die Urinproduktion
wegen der glomerulären Dysfunktion ab, bis schließlich die
terminale Niereninsuffizienz (Urämie) erreicht wird.

Diagnostik Diagnostisch beweisend ist der mit Mikrometho-
den geführte quantitative Nachweis einer **intrazellulären
Cystinvermehrung** in den peripheren Leukozyten, in Haut-
fibroblasten und in Amnionzellkulturen, die beim homozygot
Kranken stark, bei Heterozygoten gering ist. Die Cystinbe-
stimmung oder die Molekulargenetik ermöglichen eine pränatale Diagnose.

Therapie Die symptomatische Therapie gleicht Polyurie,
Azidose und Hypokaliämie durch ausreichende Zufuhr von
Flüssigkeit, Kalium und Natriumzitrat bzw. -bikarbonat aus.
Die hypophosphatämische Vitamin-D-resistente Rachitis
erfordert zum Ausgleich der renalen Verluste eine ausreichende
Phosphatsubstitution, ergänzt durch Vitamin D. Eine früh
begonnene cystinentspeichernde Therapie mit Cysteamin
kann die glomeruläre Funktion weitgehend erhalten. Im
Stadium der Urämie kann die Hämodialyse oder Nierentransplantation indiziert sein. Durch die verlängerte Lebenserwartung werden späte weitere Organmanifestationen wie
Erblindung, zerebrale Atrophie und Diabetes mellitus
beobachtet.

Fallbeispiel

Anamnese Das Kind gedieh nach normaler Geburt regelrecht,
doch es zeigte vom 7. Monat an wenig Appetit. Gelegentlich erbrach es ohne erkennbaren Anlass. Es nahm unzureichend an
Gewicht zu. Unklares Fieber ist der Anlass für das Aufsuchen des
Arztes.

Befund Relativ zierliches hellblondes 14 Monate altes Kleinkind. Bei der Untersuchung fällt auf, dass es »blinzelt«. Auf Befragen wird gesagt, dass das Kind ungern bei Sonne spazieren
geht. Bei der Spaltlampenuntersuchung leuchten in Kornea und
Konjunktiva Kristalle auf. Unauffällige Befunde an den inneren
Organen, doch findet sich eine Glukosurie und eine Hyokaliämie
und Hypophosphatämie. Das Röntgenbild zeigt an der Tibiametaphyse eine unscharfe, aufgelockerte Zeichnung im Sinne rachitischer Veränderungen. Die intrazelluläre Cystinvermehrung
in den Leukozyten und die Mutationsanalyse bestätigen die Verdachtsdiagnose.

Diagnose Cystinose.

▼

Therapie Das Kind erhält reichlich Flüssigkeit, der Kalium- und Natriumcitrat zugefügt wird. Wiederholte Vitamin-D-Gaben. Versuch, mittels Cysteamin-Gabe die Cystinspeicherung zu verhindern.

Weiterer Verlauf Ständige Überwachung mit Bestimmung der Blutwerte und Korrektur der Natrium-Kalium-Gaben. Trotzdem Verschlechterung der Nierenfunktion, so dass mit 15 Jahren eine Dialysebehandlung begonnen wird.

6.1.4   Störungen der Harnstoffsynthese

Die Defekte im Harnstoffzyklus sind autosomal-rezessiv erblich (mit Ausnahme des OTC-Defektes, der X-chromosomal vererbt wird; ◘ Abb. 6.5). Eine schwere **Hyperammonämie** entwickelt sich nach symtomfreiem Intervall oft schon in den ersten Lebenstagen. Sie wird begleitet von den typischen Erhöhungen der vor dem jeweils defekten Enzym akkumulierenden Metabolite sowie Glutamin und einem Hirnödem. Klinisch finden sich Trinkschwäche und Erbrechen, Somnolenz bis zum Koma, und Krämpfe. Daneben existieren mildere Verlaufsformen, die abhängig von der Eiweißzufuhr oder katabolen Zuständen (Infektionen, Nahrungspausen) im Kindes- oder Jugendalter krisenhafte Entgleisungen und eine Enzephalopathie hervorrufen können.

> ❯ Bei unerklärter schwerer Bewusstseinstrübung und Verfall im Neugeborenenalter (»Sepsis ohne Erreger«) sollte stets eine Ammoniakbestimmung durchgeführt werden!

Therapie Eine streng eiweißbegrenzte Diät wird durch gezielte Substitution einzelner Aminosäuren (je nach Defekt) und ggf. durch pharmakologische Gaben von Na-Benzoat oder Phenylbutyrat zur Stickstoffelimination ergänzt. Bei nicht einstellbaren Patienten kann eine Lebertransplantation

erwogen werden. In der akuten Krise werden Anabolisierung (hochdosiert Glukose ggf. mit Insulin) und Ammonikaelimination z. B. durch Hämofiltration eingesetzt.

6.1.5   Nichtketotische Hyperglyzinämie

Durch einen autosomal-rezessiv erblichen Defekt des hepatischen Enzymkomplexes, der Glyzin spaltet, ist der Glyzinspiegel im Blut und Liquor und die Urinausscheidung massiv vermehrt. Typisch sind eine sich in den ersten Lebenstagen entwickelnde ausgeprägte Muskelhypotonie und myoklonische Anfälle. Seltener findet sich eine Manifestation im Kindesalter mit variablen neurologischen Symptomen. Therapeutisch werden Na-Benzoat zur Glyzinelimination, Benzodiazepine zur Blockade von zentralen Glyzinrezeptoren sowie Dextromethorphan und Ketamin zur Blockade von NMDA-Rezeptoren eingesetzt.

6.1.6   Aminosäurentransportdefekte

Bei den renalen Formen der Aminosäurentransportdefekte unterscheidet man **partielle** Defekte, mit vermehrter Ausscheidung einzelner oder Gruppen von Aminosäuren (z. B. Cystinurie), von **generalisierten** Aminoazidurien mit erhöhter Ausscheidung fast aller Aminosäuren. Die **generalisierten Aminoazidurien** entstehen meist sekundär durch Stoffwechselerkrankungen (z. B. Cystinose, Galaktosämie, Tyrosinämie Typ I, Morbus Wilson). Häufig sind sie mit weiteren tubulären Funktionsstörungen wie Glukosurie, Phosphaturie mit Vitamin-D-refraktärer Rachitis oder Osteomalazie, renaler Azidose sowie Polyurie kombiniert und werden als **DeToni-Debré-Fanconi-Syndrom** bezeichnet. Dagegen liegt bei der **idiopathischen Form** ein primär genetischer Tubulusdefekt zugrunde, der sich vor allem auf den Transport von Aminosäuren, Glukose und Phosphaten bezieht.

Cystinurie

> ❯ Die Cystinurie hat mit der Cystinose weder klinisch noch pathogenetisch etwas gemeinsam.

Durch einen **hereditären Transportdefekt des Tubulusepithels** ist die Rückresorption von Cystin sowie Lysin, Arginin und Ornithin gestört. Die Aminosäurenkonzentration im Blut sind normal. Die Cystinurie ist eine harmlose Stoffwechselanomalie, sofern es nicht zur Steinbildung durch auskristallisierendes, sehr schlecht lösliches Cystin in den Harnwegen kommt. Eine Prophylaxe zur Vorbeugung der Steinbildung gelingt durch konsequente Alkalizufuhr (erhöhte Löslichkeit von Cystin bei alkalischem pH) und reichliche Flüssigkeitsgabe sowie evtl. durch Gabe von D-Penicillamin oder Mercaptopropionylglycin, die mit Cystin ein besser lösliches Disulfid bilden.

> ❯ Bei jedem Kind mit einer Urolithiasis sollte die Cystinausscheidung im Urin bestimmt werden!

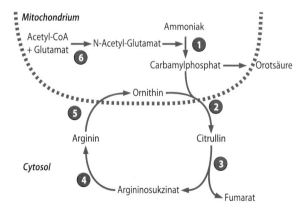

◘ **Abb. 6.5 Störungen des Harnstoffzyklus, die zu einer Hyperammonämie führen.** *1* Carbamylphosphat-Synthetase-Mangel (CPS), *2* Ornithin-Transcarbamylase-Mangel (OTC, X-chromosomal!), *3* Argininosukzinat-Synthetase-Mangel; Citrullinämie; *4* Argininosukzinatlyase-Mangel; Argininobernsteinsäurekrankheit; *5* Arginase-Mangel, *6* N-Azetylglutamat-Synthetase-Mangel

Das **Hartnup-Syndrom** (nach der ersten Patientenfamilie benannt) beruht auf einem Defekt der Aufnahme verschiedener Aminosäuren im Darm und der Rückresorption im Tubulus, darunter Tryptophan. Pellagraähnliche Hauterscheinungen an den belichteten Hautpartien, eine zerebellare Ataxie und manchmal Intelligenzschäden charakterisieren das Leiden. Diagnostisch entscheidend ist der Nachweis einer erhöhten Ausscheidung der neutralen Aminosäuren und von Indolkörpern im Urin. Neben Lichtschutz wird therapeutisch Nikotinsäureamid empfohlen.

> **Kernaussagen**
> — Das in Deutschland etablierte Neugeborenenscreening mit Tandem-Massenspektrometrie erkennt eine größere Anzahl angeborener, behandelbarer Stoffwechselstörungen vor dem Auftreten von Symptomen, aber nicht alle angeborenen Störungen werden erfasst.
> — Die Phenylketonurie muss von der frühen Säuglingszeit an durch eine konsequente phenylalaninarme Diät behandelt werden, um neurologische Schäden zu verhindern.
> — Bei schwangeren Frauen mit erhöhten Phenylalaninspiegeln im Blut aufgrund einer nicht mehr behandelten Phenylketonurie kann das ungeborene, eigentlich stoffwechselgesunde Kind schwer geschädigt werden (maternale Phenylketonurie). Frauen mit Phenylketonurie müssen während der gesamten Schwangerschaft eine strenge Diät mit entsprechenden Kontrollen einhalten, um eine Fruchtschädigung zu vermeiden.
> — Weitere wichtige Störungen des Aminosäurestoffwechsels sind die Tyrosinämie Typ I (Leberschädigung und renal tubuläre Symptome), die Tyrosinämie Typ II (Hyperkeratosen, Keratokonjunktivitis), die Ahornsirupkrankheit (sepsisähnlicher Verfall in den ersten Lebenstagen) sowie Organoazidurien (Methylmalonazidämie, Propionazidämie, Isovalerianazidämie, multipler Karboxylasemangel) und Defekte des Harnstoffzyklus mit Hyperammonämie.
> — Linsenektopie, Langgliedrigkeit, kardiovaskuläre Erkrankungen, Thromboembolien und gelegentlich geistige Retardierung sind typisch für die Homocystinurie.
> — Bei der Cystinose führt eine Cystineinlagerung zur Schädigung der Augen (Lichtscheu) und der Nieren (tubuläre Schädigung mit Rachitis, Niereninsuffizienz).
> — Die Cystinurie, die keine klinischen oder pathogenetischen Gemeinsamkeiten mit der Cystinose hat, führt durch einen tubulären Transportdefekt zu Nierensteinen.

6.2 Störungen des Kohlenhydratstoffwechsels

Störungen des Kohlenhydratstoffwechsels betreffen Synthese, Abbau und die Gewinnung von Energie aus den Monosacchariden Glukose, Galaktose, Fruktose, sowie deren Polymeren. Die Stoffwechselwege dieser 3 Monosaccharide sind eng miteinander verbunden und werden durch den Einfluss verschiedener Hormone gesteuert. Die Leber ist dabei das zentrale Organ zur Aufrechterhaltung der Blutzuckerhomöostase. Hypoglykämien sind im Kindesalter häufig. Die Ursachen sind im Einzelfall nur aus der Kenntnis der Verbindungen des Energiestoffwechsels verständlich. Eine Nüchternhyperglykämie ist für den durch Insulinmangel verursachten juvenilen Typ-1-Diabetes (insulin dependent diabetes mellitus, IDDM) charakteristisch. Ziel der Therapie des Diabetes mellitus ist eine permanente Normoglykämie. Zu erreichen ist dieses Ziel durch angepasste Insulinzufuhr und Blutzucker-Selbstkontrolle.

6.2.1 Hypoglykämien

Definition Hypoglykämien sind Energiemangelsituationen, auf die der Körper hormonal und mit der Bereitstellung alternativer Energiesubstrate reagiert.

Im Kindesalter kommen Hypoglykämien bei vielen Stoffwechselentgleisungen und verschiedenen angeborenen Stoffwechseldefekten vor. Hypoglykämien sind gefährliche Störungen der Energieversorgung des Körpers, insbesondere des Gehirns, das seine Energie bei einem ausgeglichenen Ernährungszustand ausschließlich aus Glukose bezieht (◘ Tab. 6.1). In Mangel- und Fastensituationen kann sich das Gehirn daran adaptieren, auch alternative Brennstoffe zu verwenden, z. B. nach längerem Fasten Ketonkörper, mit denen bis zu ⅔ des Energiebedarfs gedeckt werden können.

❗ Cave
Einmalige Hypoglykämien verursachen akute, reversible Funktionsstörungen des Gehirns. Rezidivierende Hypoglykämien können das Gehirns irreversibel schädigen.

Die **Gefährdung des Gehirns** hängt von der Verfügbarkeit und Nutzbarkeit alternativer Substrate für die Energieversorgung ab. Die gefährlichsten Hypoglykämien werden durch

◘ **Tab. 6.1** Untere Grenzwerte des normalen Blutzuckerspiegels

	Alter in Lebensstunden	
	≤ 24	≥ 24
Reife Neugeborene	35 mg/dl	45 mg/dl
Frühgeborene	25 mg/dl	45 mg/dl
Ältere Kinder	–	50 mg/dl

Hyperinsulinismus verursacht, da bei dieser Stoffwechselentgleisung dem Organismus auch keine Ketonkörper oder freie Fettsäuren als alternative Energiequellen zur Verfügung stehen.

Klinik Hypoglykämien verursachen **vegetative** und **neurologische Symptome.** Die vegetativen Symptome sind Folge der hormonalen Gegenregulation, die durch die Hypoglykämie ausgelöst wird. Bei Neugeborenen und jungen Säuglingen überwiegen eher die oft uncharakteristischen vegetativen Symptome, während beim älteren Kind wie beim Erwachsenen die neurologischen Symptome im Vordergrund stehen (◘ Tab. 6.2).

> ⊗ **Cave**
> Bei einem 1. Krampfanfall muss grundsätzlich sofort der Blutzucker zum Ausschluss einer Hypoglykämie bestimmt werden.

Diagnostik Die Vielfalt pathobiochemischer und endokrinologischer Ursachen machen die Differenzialdiagnose der Hypoglykämien schwierig. Die Kenntnis der Verbindungen und der Regulation des gesamten Energiestoffwechsels ist Voraussetzung für eine gezielte Diagnosestellung der zugrundeliegenden Erkrankungen. Ein vereinfachtes Schema der wichtigsten Reaktionen des Energiestoffwechsels und der Regulation durch die Hormone Insulin, Glukagon, Adrenalin und Kortisol zeigt ◘ Abb. 6.6. Hervorgehoben sind die Metabolite, welche Energie zwischen verschiedenen Organen transportieren können. Neben Glukose sind das Laktat, Ketonkörper, freie Fettsäuren, Triglyzeride und Aminosäuren. Die durch Glukosemangel ausgelöste metabolische und hormonale Reaktion führt zu einem charakteristischen, diagnostisch bedeutsamen **Muster dieser Metabolite.**

◘ **Tab. 6.2** Symptome der Hypoglykämie	
Neugeborene	Säuglinge/Kinder
Trinkschwäche	Blässe, Schwitzen
Tremor (»zittrig«)	Hunger, Bauchschmerzen
Apnoe, Zyanose	Übelkeit, Erbrechen
Blässe	Schwäche, Apathie
Tachypnoe	Kopfschmerzen
Hypotonie	Sehstörungen
Hyperexzitabilität	Abnormes Verhalten
Krampfanfälle	Bewusstseinstrübung
Koma	Krampfanfälle
	Koma

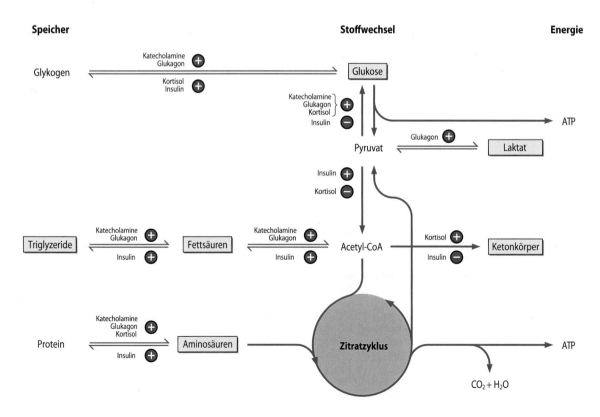

◘ **Abb. 6.6 Regulation des Energiestoffwechsels.** ⇌ Transportformen von Energie; + Aktivierung; − Hemmung

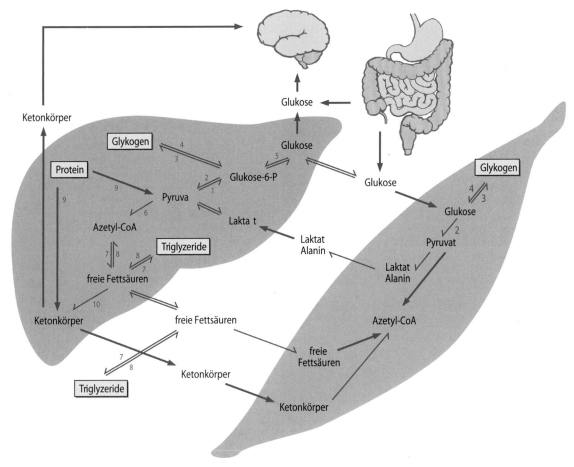

Abb. 6.7 Verbindungen des Energiestoffwechsels. *1* Glukoneogenese; *2* Glykolyse; *3* Glykogensynthese; *4* Glykogenolyse; *5* Glukose-6-Phosphatase; *6* Pyruvatdehydrogenase; *7* Lipogenese; *8* Lipolyse; *9* Proteolyse; *10* Ketogenese

Die **Leber** ist das **zentrale Stoffwechselorgan** für die Glukosehomöostase und **Energieversorgung** des Körpers. Sie verfügt über die bei weitem größte Kapazität der Glukoseneubildung (Glukoneogenese) und besitzt als einziges Organ die Fähigkeit der Ketonkörperbildung (Ketogenese) und der Umwandlung von Galaktose und Fruktose in Glukose. **Abb. 6.7** zeigt ein einfaches Schema zum Verständnis der zentralen Stellung der Leber für den Energiestoffwechsel. Dargestellt sind neben der Leber auch Skelettmuskel- und Fettgewebe, in denen ebenfalls große Energiemengen gespeichert und umgesetzt werden.

Beim Glukoseüberschuss werden die Energiespeicher mit Triglyzeriden und Glykogen gefüllt. Beim Glukosemangel werden unter der Kontrolle der hormonalen Regulation die Speicher entleert und die Glukoneogenese aktiviert. Folgende Prozesse laufen dabei ab:
- durch Glykogenolyse und Glukoneogenese wird Glukose freigesetzt
- die Lipolyse setzt freie Fettsäuren und Ketonkörper frei
- Proteolyse mit Bildung von Ketonkörpern und Vorstufen für die Glukoneogenese

Voraussetzung für eine funktionierende Glukoneogenese sind aber auch die Verfügbarkeit von Oxalazetat und ein Überschuss an ATP. Schlüsselsubstanz ist das Pyruvat, dessen Stoffwechsel entweder durch die Pyruvatkarboxylase (Pyruvat → Oxalazetat) in Richtung Glukoneogenese oder durch die Pyruvatdehydrogenase (Pyruvat → Acetyl-CoA) in Richtung Zitratzyklus und oxidative Phosphorylierung gelenkt wird.

Die diagnostisch wegweisende Metabolitkonstellation sind nur in der Entgleisung, d. h. in der Hypoglykämie nachweisbar. Deshalb ist es von großem Vorteil, folgende Laborparameter in der Hypoglykämie zu bestimmen:
- Blutzucker
- Blutgasanalyse
- Laktat
- Ketonkörper
- freie Fettsäuren

Die Bestimmung dieser 5 Parameter während der Hypoglykämie erleichtert zusammen mit dem klinischen Bild ganz wesentlich die gezielte Suche nach der Ursache aus einer Vielzahl von Möglichkeiten (**Tab. 6.3**).

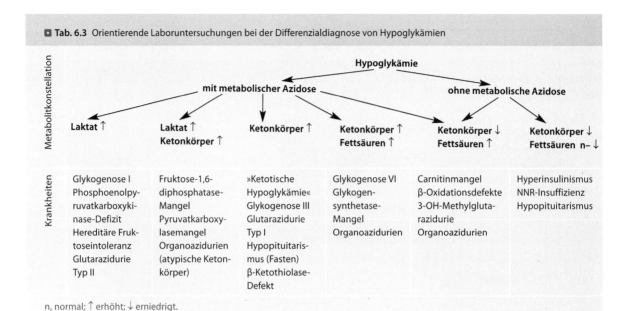

◘ **Tab. 6.3** Orientierende Laboruntersuchungen bei der Differenzialdiagnose von Hypoglykämien

	Hypoglykämie					
	mit metabolischer Azidose				ohne metabolische Azidose	
Metabolitkonstellation	Laktat ↑	Laktat ↑ Ketonkörper ↑	Ketonkörper ↑	Ketonkörper ↑ Fettsäuren ↑	Ketonkörper ↓ Fettsäuren ↑	Ketonkörper ↓ Fettsäuren n– ↓
Krankheiten	Glykogenose I Phosphoenolpyruvatkarboxykinase-Defizit Hereditäre Fruktoseintoleranz Glutazidurie Typ II	Fruktose-1,6-diphosphatase-Mangel Pyruvatkarboxylasemangel Organoazidurien (atypische Ketonkörper)	»Ketotische Hypoglykämie« Glykogenose III Glutazidurie Typ I Hypopituitarismus (Fasten) β-Ketothiolase-Defekt	Glykogenose VI Glykogensynthetase-Mangel Organoazidurien	Carnitinmangel β-Oxidationsdefekte 3-OH-Methylglutarazidurie Organoazidurien	Hyperinsulinismus NNR-Insuffizienz Hypopituitarismus

n, normal; ↑ erhöht; ↓ erniedrigt.
Laborparameter: Blutzucker(-Tagesprofil); Blutgasanalyse; Laktat im Blut; Ketonkörper im Blut; freie Fettsäuren im Blut

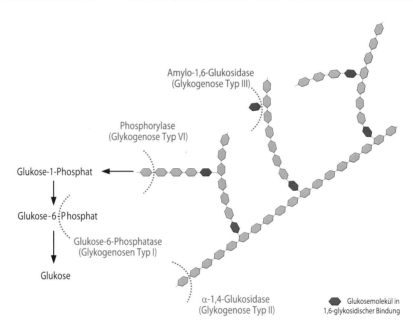

◘ **Abb. 6.8 Struktur und Abbau von Glykogen**

6.2.2 Glykogenosen

Glykogen ist eine der wichtigsten **Speicherformen von Energie** im Körper. Es ist ausschließlich aus Glukosemolekülen aufgebaut, die in 1,4-glykosidischer Bindung ein gerades Makromolekül bilden, das über 1,6-glykosidische Bindungen verzweigt wird. Die wichtigsten Glykogenspeicher des Körpers sind Leber und Skelettmuskel, wobei dem Leberglykogen besondere Bedeutung zukommt, da es in Fastensituationen dem gesamten übrigen Körper als schnell verfügbare Glukosereserve zur Verfügung steht. Das Glykogenmolekül wird durch Hydrolyse und Phosphorolyse enzymatisch zu Glukose abgebaut.

Fast alle Glykogenosen werden durch das **Fehlen einzelner enzymatischer Abbauschritte** vom Glykogen zur freien Glukose verursacht. ◘ Abb. 6.8 zeigt schematisch den Abbau des Glykogens und die den klinisch bedeutsamen Typen der Glykogenosen zugrundeliegenden Defekte dieser Abbauschritte. Nur auf diese soll im folgenden eingegangen werden.

Glykogenosen Typ I (Morbus v. Gierke)

Ätiologie Glykogenosen Typ I werden durch einen **Defekt der Glukose-6-Phosphatase** verursacht. Dieses Enzym, das ausschließlich in der Leber vorkommt, ist für die Freisetzung von Glukose aus der Leber essenziell. Fehlt dieses Enzym, so kann die Leber dem übrigen Körper Glukose nur aus der Hydrolyse der 1,6-Verzweigungen zur Verfügung stellen. Die Glukose-6-Phosphatase ist in den Vesikeln des endoplasmatischen Retikulums lokalisiert, d. h. Glukose-6-Phosphat muss zunächst durch einen aktiven Transport in diese Vesikel gebracht werden, wo es durch die Phosphatase gespalten werden kann. Nach der molekularen Ursache kann man verschiedene Typen definieren, die eine gestörte Glukose-6-Phosphatase-Reaktion zur Folge haben: Typ Ia bei Fehlen des Enzyms, Typ Ib bei Fehlen des Transportsystems für Glukose-6-Phosphat. Beide Erkrankungen werden autosomal-rezessiv vererbt.

Klinik Klinisch fallen die Patienten durch ausgeprägte Hepatomegalie (ohne Splenomegalie) auf, das Abdomen ist oft aufgetrieben, ein »Puppen«-ähnliches Aussehen durch stärker entwickeltes Fettgewebe wird häufig beobachtet (◻ Abb. 6.9). Bei der Ultraschalluntersuchung findet man die Nieren ebenfalls vergrößert. Oft ist ein Krampfanfall das erste Symptom. Die Kinder können jedoch extrem niedrige Blutzuckerwerte (< 20 mg/dl) ohne neurologische Symptome tolerieren, da das Gehirn sich an die Metabolisierung des stark vermehrten Laktats gewöhnt hat. Seltenere, oft erst später hinzukommende Symptome sind Xanthome, als Folge der Hyperlipidämie, Blutungsneigung und Gicht-Tophi. Patienten mit dem selteneren Typ Ib haben zusätzlich eine Neutropenie, neigen zu rekurrierenden Infekten und entwickeln häufig chronisch-entzündliche, dem Morbus Crohn ähnliche Darmerkrankungen.

Diagnostik Die Diagnose der Glykogenosen Typ I wird durch die typischen Laborbefunde gestellt: sehr niedrige Blutzuckerwerte im Tagesprofil bei gleichzeitig exzessiv erhöhtem Serumlaktat, erhöhte Triglyzeride, erhöhte Harnsäure (Hemmung des renalen Transports durch Laktat) bei leichter Erhöhung der Transaminasen. Beweisend ist die Mutationsanalyse.

Therapie Grundprinzip der Behandlung der Glykogenosen Typ I ist, Glukose-Mangelsituationen durch ständige exogene Zufuhr zu vermeiden. Neben häufigen Mahlzeiten erreicht man dies durch nächtliche Dauersondierung (»Drip«) von Maltodextrinlösungen und durch die orale Verabreichung von ungekochter Maisstärke, die im Darm erst langsam aufquillt und entsprechend langsam verdaut wird. Der Erfolg der Behandlung zeigt sich in Normoglykämie, niedrigerem Laktatspiegel, normalen Triglyzeridspiegeln und Normalisierung der Lebergröße (reduzierte Glykogen- und Lipidspeicherung).

Prognose Die Prognose hängt von der Einstellungsqualität ab; die mentale Entwicklung ist bei anhaltender Normoglykämie normal; schlecht eingestellte Patienten können im Verlauf ihres Lebens Hepatome entwickeln, die evtl. auch maligne entarten.

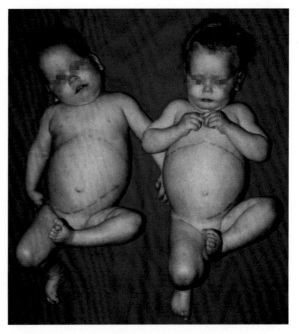

◻ **Abb. 6.9 Zweieiige Zwillinge mit Glykogenose Typ I.** Beachte den typischen klinischen Aspekt mit weitausladendem, durch die Hepatomegalie bedingten Abdomen und Puppengesicht

Glykogenose Typ II (Morbus Pompe)

Ätiologie Ursache der Glykogenose Typ I ist der Mangel an saurer α-1,4-Glukosidase (saure Maltase), einem lysosomalen Enzym. Dieses Enzym dient daher auch ausschließlich dem Abbau von in Lysosomen deponiertem Glykogen. Der Erbgang ist autosomal-rezessiv.

Klinik Klinisch fällt oft schon bei Neugeborenen, sonst meist in den ersten 3 Lebensmonaten die Muskelhypotonie als Leitsymptom auf. Eine vergrößerte, vorstehende Zunge (Makroglossie) wird häufig gesehen.

Diagnostik Das **Röntgenthoraxbild** zeigt eine vergrößerte Herzsilhouette (Kardiomegalie), echokardiographisch findet man eine hypertrophe Kardiomyopathie. Typisch ist die Verkürzung der PR-Zeit bei riesigen QRS-Komplexen. Bei den **klinisch-chemischen Laboruntersuchungen** finden sich keine abnormen Metabolite im Serum, insbesondere der Blutzucker ist immer normal, da die saure Maltase keine Bedeutung für die Blutzuckerhomöostase hat. Histologisch findet man Glykogenspeicherung in zahlreichen Geweben, besonders in der Muskulatur.

Das Enzym kann im Muskel, in der Leber, den Leukozyten und kultivierten Fibroblasten gemessen werden.

Eine pränatale Diagnostik ist möglich.

Therapie und Prognose Unbehandelt ist die Prognose der infantilen Erkrankung infaust mit Tod meist in den ersten 2 Lebensjahren an Herzversagen. Die regelmäßige intravenöse Enzymersatztherapie kann die kardiale, respiratorische und motorische Funktion oft deutlich verbessern. Juvenile und adulte Verlaufsformen der Erkrankung verlaufen milder.

Glykogenose Typ III (Morbus Cori)

Ätiologie Ursache der Glykogenose Typ III ist der Mangel des Enzyms Amylo-1,6-Glukosidase, das die in 1,6-Bindung stehenden Glukosemoleküle an den Verzweigungspunkten des Glykogenmoleküls abspaltet. Deshalb wird ein abnormales Glykogen mit ganz kurzen Verzweigungen in den meisten Körperzellen gespeichert. Der Erbgang ist autosomal-rezessiv.

Klinik Das klinische Bild wird geprägt durch mehr oder weniger ausgeprägte Hepatomegalie, die mit dem Alter abnehmen kann. Dazu kommt bei vielen Patienten, vor allem Jungen eine Myopathie, die im Laufe des Lebens eher zunimmt.

Diagnostik Die laborchemischen Veränderungen sind viel weniger ausgeprägt als bei der Glykogenose Typ I, die Neigung zu Hypoglykämien ist geringer und eine Laktaterhöhung tritt kaum auf. Im Gegensatz zum Typ I kommt es beim Typ III in Fastensituationen zu ausgeprägter Ketose. Transaminasen und Kreatinkinase sind erhöht.

Enzym und Glykogenspeicherung lassen sich am einfachsten in Erythrozyten messen.

Therapie Die Behandlung der Glykogeneose Typ III ist der vom Typ I ähnlich, kann aber weniger strikt durchgeführt werden. Die Prognose ist sehr unterschiedlich von fast symptomfreien Patienten, deren metabolische Situation sich mit zunehmendem Lebensalter stabilisiert, bis zu schwer myopathischen Verlaufsformen.

Glykogenosen Typ VI

Ätiologie Ursache der Glykogenosen Typ VI ist eine mangelnde Aktivität der Leber-Phosphorylase. Verschiedene Defekte mit unterschiedlichem Erbgang sind bekannt:

- Defekt der Phosphorylase-b-Kinase ausschließlich der Leber mit X-gebundenem Erbgang
- Defekt der Phosphorlyase-b-Kinase von Leber und Muskel mit autosomal-rezessivem Erbgang
- vollständiger oder partieller Defekt der Leber-Phosphorylase mit autosomal-rezessivem Erbgang

Die Kinase kann in Leukozyten und Erythrozyten, die Leberphosphorylase selbst mit ausreichender Sicherheit nur in Lebergewebe gemessen werden.

Klinik Die Glykogenosen Typ VI sind die häufigsten Glykogenosen überhaupt (ca. ⅓ aller Glykogenosen). Sie verursachen jedoch nur milde klinische Symptome, wobei die Hepatomegalie das Leitsymptom ist. Hypoglykämien treten seltener auf. Hypoglykämieneigung und Hepatomegalie bilden sich im Laufe des Lebens zurück.

Therapie und Prognose Die meisten Patienten benötigen keine Behandlung. Die Prognose ist sehr gut.

Fallbeispiel

Anamnese Bis auf häufiges Nasenbluten war den Eltern bei ihrem Jungen nichts aufgefallen. Gelegentliche Krämpfe beunruhigten die Eltern sehr, doch wurden sie als »Fieberkrämpfe« angesehen. Da jetzt im Alter von 5 Jahren wieder Krämpfe auftraten, wenden sich die Eltern an die Klinik.

Befund Kleines, etwas rundliches Kind von puppenähnlichem Aussehen mit deutlich aufgetriebenem Abdomen. Die Leber ist 6 cm unter dem Rippenbogen tastbar, die Milz nicht vergrößert. Der Blutzucker ist mit 25 mg/dl sehr tief, die Triglyzeride mit 190 mg und die Harnsäure mit 9 mg/dl deutlich erhöht. Der Laktatwert ist im Serum exzessiv erhöht, im Glukosebelastungstest fällt er rasch ab.

Diagnose Glykogenose Typ I (Morbus v. Gierke)

Therapie Tagsüber alle 1½-2 Stunden kleine kohlenhydratreiche Mahlzeiten. Nachts kontinuierliche Magentropfinfusion mit Glukosepolymeren (Maltodextrinlösung).

Weiterer Verlauf Rückgang der Lebergröße. Unter sorgfältiger Betreuung durch die zuverlässigen Eltern gutes Gedeihen, normaler Schulbesuch.

6.2.3 Störungen des Galaktosestoffwechsels

Galaktose kommt überwiegend im Milchzucker (Laktose) und damit in sämtlichen Milchprodukten einschließlich der menschlichen Muttermilch sowie den meisten Säuglingsnahrungen vor. Das Disaccharid Laktose wird durch die Laktase der Dünndarmschleimhaut in die Monosaccharide Glukose und Galaktose gespalten. Versteckt kommt Galaktose in freier Form in Obst und Gemüse, und in polymerer Form in Hülsenfrüchten als Stachyose und Raffinose vor, die von Darmbakterien auch zu Galaktose zersetzt werden können. Nach der Aufnahme unterliegt Galaktose dem in ▪ Abb. 6.10 dargestellten Stoffwechsel. Im menschlichen Körper ist Galaktose ein wichtiger Bestandteil von Glykolipiden und Glykoproteinen. Ein Erwachsener hat eine tägliche endogene Biosynthese von 1–2 g Galaktose.

Galaktosämie

Ätiologie Ursache der klassischen Galaktosämie ist ein Mangel der Galaktose-1-Phosphat-Uridyltransferase. Der Erbgang ist autosomal-rezessiv.

Häufigkeit In Deutschland beträgt die Häufigkeit etwa 1:75.000 Neugeborene.

Klinik Klinische Symptome treten innerhalb der ersten 2 Wochen nach Beginn der Laktosezufuhr, d. h. des Stillens oder der Milchfütterung auf. **Leitsymptome** sind Trinkschwäche, Gedeihstörung mit Gewichtsabnahme, Erbrechen, Durchfall, ein sepsisähnliches Bild, Hepatomegalie, Ikterus und schwere Gerinnungsstörungen mit Blutungen. **Laborchemisch** findet

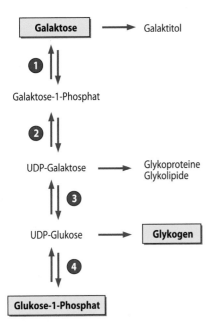

◻ Abb. 6.10 Stoffwechselwege der Galaktose. *1* Galaktokinase; *2* Galaktose-1-Phosphat-Uridyltransferase; *3* UDP-Galaktose-4-Epimerase; *4* UDP-Glukose-Pyrophosphorylase

man eine zunehmende direkte Hyperbilirubinämie, ein renal-tubuläres Syndrom. Im Blut kann man Galaktose und Galaktose-1-Phosphat und Galaktitol, im Urin Galaktose nachweisen (Reduktionsprobe positiv, Glukostix negativ!).

Innerhalb weniger Wochen bilden sich Katarakte. Unbehandelt führt die Erkrankung zur **klassischen Symptomtrias** Leberzirrhose, Katarakt und geistige Retardierung.

Diagnostik In Deutschland wird Galaktosämie im **Neugeborenenscreening** erfasst. Die Bestätigungsdiagnostik umfasst die Bestimmung von erhöhtem Galaktose-1-Phosphat und der Enzymaktivität in Erythrozyten und die Mutationsanalyse,

Therapie Die Behandlung der Galaktosämie besteht in einer lebenslangen, möglichst galaktosefreien Diät, wobei auch die Aufnahme versteckter Galaktose (s. oben) beachtet werden muss.

Prognose Die Prognose der Erkrankung ist auch unter Behandlung nicht so gut wie ursprünglich angenommen. Mädchen mit dieser Erkrankung entwickeln einen hypergonadotropen Hypogonadismus. Neuere Studien zeigen eine Abnahme des Intelligenzquotienten mit dem Alter, teilweise mit Störungen der visuellen Perzeption, der Sprache, des Rechnens und Ataxie. Es ist denkbar, dass diese Schäden mindestens zum Teil eher durch die endogene Biosynthese von Galaktose als durch eine schlechte Diätführung verursacht werden.

Galaktokinasemangel

Der autosomal-rezessiv erbliche Defekt der Galaktokinase führt schon in den ersten Lebenswochen zu bilateraler Kataraktbildung offenbar durch den Zuckeralkohol Galaktitol, sowie nicht selten zu einem Pseudotumor cerebri. Im Gegensatz zur Galaktosämie ist die Leberfunktion nicht beeinträchtigt

Therapie Die Behandlung des Galaktokinasedefekts erfolgt wie bei der Galaktosämie mit einer möglichst galaktosefreien Diät.

6.2.4 Störungen des Fruktosestoffwechsels

Fruktose wird aus der Nahrung entweder als freie Fruktose, zum überwiegenden Teil jedoch aus dem Disaccharid Saccharose aufgenommen, das im Darm in die Monosaccharide Glukose und Fruktose gespalten wird. Fruktose wird in der Leber metabolisiert (◻ Abb. 6.11).

Hereditäre Fruktoseintoleranz (HFI)

Ätiologie Der Defekt der vor allem in der Leber lokalisierten Fruktose-1-Phosphat-Aldolase (Aldolase B) führt zu starkem Anstieg des nicht weiter metabolisierbaren Fruktose-1-Phosphats, das toxisch für die Leber- und Nierenfunktion ist. Ein Mangel an energiereichen Phosphaten (ATP, GTP) und die Hemmung von Glukoneogenese und Glykogenolyse sind die Folge.

Häufigkeit Die Häufigkeit der Erkrankung liegt bei etwa 1:20.000.

Klinik Klinisch bleiben die Patienten symptomfrei, solange sie keine fruktose- bzw. saccharosehaltige Nahrung erhalten. Symptome treten erst mit der Umstellung von Muttermilch oder »Pre«-Milchnahrung (enthalten nur Laktose, keine

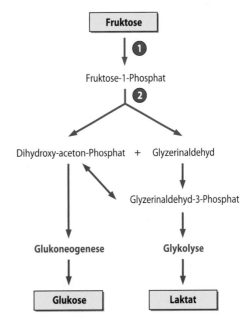

◻ Abb. 6.11 Stoffwechselwege von Fruktose. *1* Fruktokinase; *2* Fruktose-1-Phosphat-Aldolase (Aldolase B)

Saccharose) auf saccharosehaltige Säuglingsmilchen (einige »1«-Säuglingsanfangsnahrungen und Folgenahrungen), Gemüse und Obst auf. Blässe, Schwitzen, Erbrechen, hypoglykämische Krampfanfälle sind die ersten Symptome. Wird weiter Fruktose (oder Saccharose) zugeführt, kommt es zu Gedeihstörung, Hepatomegalie, Ikterus, Blutungsneigung (Quick erniedrigt) und zu renaler proximal-tubulärer Dysfunktion (tubuläres Syndrom). Ohne Diagnose und ohne Behandlung kann es zum Tod durch Leber- und Nierenversagen kommen. HFI-Patienten entwickeln eine spontane Abneigung gegen fruktose- und saccharosehaltige Nahrungsmittel, da die Aufnahme mit Missempfindungen verbunden ist. So wird bei lange gestillten Kindern die Diagnose z. T. nach der Säuglingszeit, gelegentlich erst Jahre später gestellt.

Diagnostik Anamnese, klinisches Bild, Hypoglykämien, Transaminasenerhöhung, Quick-Erniedrigung und proximal-tubuläres Syndrom legen die Diagnose nahe. Ein intravenöser Belastungstest mit Fruktose führt zu charakteristischem Abfall von Blutzucker und Phosphat. Dieser Test ist gefährlich und darf nur bei liegendem venösen Zugang durchgeführt werden, damit eine Hypoglykämie sofort durch i.v. Gabe von Glukose unterbrochen werden kann. Das Fehlen des Enzyms Aldolase B kann in Leber- oder Dünndarmschleimhautbiopsien nachgewiesen werden.

Therapie Zur Behandlung der HFI muss lebenslang eine möglichst weitgehend fruktose- und saccharosearme Diät (< 1 g Fruktose täglich) eingehalten werden. Die größte Gefahr für Patienten mit HFI sind Infusionslösungen, die Fruktose (Lävulose) oder Sorbit (Fruktosepolymer) enthalten. Erhält ein HFI-Patient versehentlich eine solche Infusion, so kommt es zum tödlichen Leberversagen.

 Cave
Fruktose- und sorbithaltige Infusionslösungen gehören nicht in eine Kinderklinik. Abgesehen von der Gefährdung für HFI-Patienten bieten diese Lösungen gegenüber Glukoselösungen auch keine metabolischen Vorteile.

6.2.5 Diabetes mellitus

Definition Beim Typ-1-Diabetes (insulin dependent diabetes mellitus: IDDM), auch als juveniler Diabetes bezeichnet, besteht ein Insulinmangel. Die bei Kindern weit überwiegende Form Typ 1A ist durch die Assoziation mit HLA-DR3/4 und HLA DQ b1 02/03 und Autoantikörper charakterisiert, beim seltenen Typ 1B sind Autoantikörer nicht nachweisbar. Beim Typ-2-Diabetes (non insulin dependent diabetes mellitus: NIDDM), der bei starker Adipositas auch im jugendlichen Alter auftreten kann, liegt eine Insulinresistenz mit einem relativen Insulinmangel vor.

Ätiologie und Pathogenese Als Trigger der autoimmunologisch bedingten Zerstörung der β-Zellen des Pankreas (In-

sulitis) werden Virusinfektionen (Mumps, Coxsackie, Masern, Röteln) angenommen. Autoantikörper gegen Insulin, Inselzellen und Glutamatdekarboxylase sind regelmäßig nachweisbar.

Aufgrund des Mangel an Insulin vermindert sich die zelluläre Aufnahme von Glukose, dem wichtigsten energieliefernden Substrat. Durch eine kompensatorische Mehrsekretion von antiinsulinären Hormonen (Wachstumshormon, Glukagon, Adrenalin) verstärkt sich die **Hyperglykämie,** die bei höherer Konzentration zur **Glukosurie** und Harnflut **(Diabetes)** führt. Eine verstärkte Lipolyse führt zu einem Anstieg der freien Fettsäuren im Blut, die zu Ketonkörpern (z. B. Azeton) verstoffwechselt werden. Der vermehrte Anfall von sauren Stoffwechselprodukten kann schließlich zur **metabolischen Azidose** führen. Die durch eine permanente Hyperglykämie bedingte Anlagerung von Glukose und anderen Zuckern an Strukturproteine führt zu Gewebeveränderungen.

Klinik Das klinische Bild wird von der Geschwindigkeit der Krankheitsentwicklung bestimmt. Bei schneller Entwicklung (20 %) stellt sich eine **ketoazidotische Stoffwechselentgleisung** ein mit Übelkeit, Erbrechen, Azetongeruch in der Atemluft, Bauchschmerzen (kann wie eine Appendizitis imponieren), Zeichen der Exsikkose und Bewusstseinstrübung bis hin zum **Coma diabeticum.** Bei einer protrahierten Entwicklung stehen Polyurie (auch erneutes Einnässen), vermehrter Durst (Polydipsie), Gewichtsabnahme und allgemeine Leistungsschwäche im Vordergrund.

> **Klinische Symptome des Diabetes mellitus**
> - Polydipsie
> - Polyurie, evtl. sekundäres Enuresis
> - Gewichtsverlust
> - Müdigkeit, Leistungsknick
> - Erbrechen
> - Bewusstseinstrübung/Koma

Diagnostik Die Diagnose stützt sich auf das gleichzeitige Vorliegen von Hyperglykämie und Glukosurie. Dagegen ist das isolierte Auftreten einer Glukoseausscheidung im Urin Anlass für differenzialdiagnostische Überlegungen (z. B. renale Glukosurie).

Therapie Bei der Behandlung wird zwischen der **Initialbehandlung** und der **Langzeitbehandlung** unterschieden. Ist das Maß der Stoffwechselentgleisung gering, d. h. der Patient bewusstseinsklar und erbricht nicht, kann die Rehydratation peroral und die Insulinsubstitution subkutan (ca. 1 IE/kg KG/Tag) erfolgen.

 Cave
Die diabetische Ketoazidose bis hin zum Coma diabeticum ist ein Notfall. Im Vordergrund steht die Substitution von Flüssigkeit und Elektrolyten, gefolgt von Azidoseausgleich und i.v. Insulingaben.

Die diabetische **Ketoazidose** lässt sich durch eine intravenöse Gabe von Insulin (ca. 0,05–0,1 IE/kg KG und h) in der Regel gut steuern. Bei ausreichender Rehydratation (zunächst 0,9 % NaCl-Lösung i.v., Cave: Gefahr der durch Insulingabe beförderten Hypokaliämie beachten!) ist ein Azidoseausgleich mit $NaHCO_3$ nur in Ausnahmefällen (pH < 7,10) und in Schritten (jeweils ca. ⅓ des Defizits) erforderlich. Der durch die Therapie eintretenden **Hypokaliämie** muss energisch entgegengetreten werden, da sie sich als eine der Hauptursachen für eine erhöhte Mortalität herausgestellt hat. Drastische Änderungen der Stoffwechselentgleisung (Blutzucker, Osmolalität und Überwässerung) sind zur Prävention eines Hirnödems zu vermeiden.

Die **Langzeitbehandlung** erfordert die Anpassung der gesamten Lebensführung an die Bedürfnisse der Erkrankung.

❯ Ziel der Langzeitbehandlung ist die Normoglykämie, welche die Grundlage für ein normales Wachstum, die Vermeidung von Spätschäden und eine normale soziale Integration ist. Die Therapie beruht auf Insulingabe, Diät mit kohlenhydratdefinierter Ernährung und Stoffwechselkontrolle.

Die **Behandlung mit Insulin** basiert heute auf der Gabe von (gentechnologisch hergestelltem) humanem Normalinsulin bzw. von Insulinanaloga mit einem raschen Wirkungseintritt nach der Injektion. Der Grundbedarf an Insulin wird je nach verzehrter Kohlenhydratmenge mit Hilfe eines Korrekturfaktors sowie anhand der gemessenen Blutzuckerkonzentration angepasst. Meist beginnt man mit zwei täglichen Insulingaben. Gleichmäßigere Insulin- und Blutzuckerspiegel werden mit 3- bis 4-täglichen Insulingaben bzw. zusätzlichen Gaben zu den Mahlzeiten erreicht, wodurch eine freiere Lebensführung und meist bessere Stoffwechseleinstellung erzielt werden. Dies erfordert allerdings eine regelmäßige Selbstkontrolle, gute Schulung und größere Eigenverantwortlichkeit des Patienten und seiner Familie. Das Stoffwechselmonitoring erfolgt durch regelmäßige Blutzuckerkontrollen (etwa 3–5/ Tag) und duch Bestimmung des $HbA1_c$-Wertes etwa alle 3 Monate.

In den letzten Jahren wird immer mehr eine **Insulinpumpentherapie** eingesetzt, die der physiologischen Insulinausschüttung am nächsten kommt. Eine Insulinpumpentherapie wird heute bei der Mehrzahl der von einem Diabetes betroffenen Kleinkinder und vielen Jugendliche eingesetzt. Kontinuierlich wird über einen Katheter im Subkutangewebe nur noch ein Insulin, in der Regel ein schnell wirksames Insulinanalog, gegeben. Die Basalrate wird individuell für jedes Kind in stündlichen Intervallen je nach Tageszeit programmiert. Kleinkinder haben in der Regel einen höheren Insulinbedarf in der ersten Nachthälfte vor Mitternacht, während sich in der Pubertät ein höherer Insulinbedarf in den frühen Morgenstunden ergibt (**Dawn-Phänomen** mit Wirkung antiinsulinärer Hormone). Zu jeder Mahlzeit erfolgt je nach verzehrter Kohlenhydratmenge und gemessenem Blutzuckerspiegel eine Insulinbolusgabe, wobei Algorhythmen zur Berechnung in Abhängigkeit von individuellem Patient und Tageszeit einprogrammiert werden können. Im Vergleich zur intensivierten Therapie mit Insulininjektionen kommt es mit der Pumpentherapie zur signifikanten Reduktion von Hypoglykämien, niedrigeren HbA1c-Werten und einer Verbesserung der Lebensqualität.

Die intensivierte Insulintherapie und die Pumpentherapie ermöglichen eine flexible Ernährungsweise, so dass eine strikte Diät mit starr definierten Kohlenhydratmengen zu festen Zeiten nicht mehr erforderlich sind. Empfohlen wird eine gesunde Mischkost mit geringer Zufuhr an gesättigten Fetten und hohem Anteil ungesättigter Fette im Hinblick auf das bei Diabetes erhöhte kardiovaskuläre Risiko. Regelmäßige **körperliche Bewegung** ist ausdrücklich erwünscht, denn durch Muskelarbeit wird u.a. auch der Insulinbedarf gesenkt.

❯ Durch eine regelmäßige und selbständig durchgeführte Stoffwechselkontrolle gewinnt der jugendliche Diabetiker Sicherheit im Umgang mit seiner Krankheit, und er wird unabhängiger. Da der Erfolg der Behandlung ganz entscheidend von der Motivation abhängt, ist eine kontinuierliche Führung und eingehende Schulung im Umgang mit der Krankheit zwingend.

Komplikationen Akute Stoffwechselentgleisungen können in Form von Ketoazidosen und Hypoglykämien auftreten. **Ketoazidosen** kündigen sich in der Regel allmählich an. Bei regelmäßigen Kontrolluntersuchungen wird die Entwicklung zur Stoffwechselentgleisung früh erkennbar und kann somit rechtzeitig behandelt werden. Oft sind interkurrente Infekte mit Appetitlosigkeit und gastro-intestinalen Beschwerden die Auslöser. **Hypoglykämien** (BZ < 50 mg/dl) treten meist rasch auf und sind durch ein unzureichendes Nahrungsangebot, einen Insulinüberschuss oder durch erhöhten Glukoseverbrauch (körperliche Belastung) bedingt. Hungergefühl, Schwitzen, Herzklopfen, Tremor, Blässe, jedoch auch Verhaltensauffälligkeiten sind typische Symptome.

Klinische Symptome der Hypoglykämie

- Schwitzen
- Tachykardie
- Tremor
- Blässe
- Unruhe
- Verhaltensauffälligkeiten
- Bewusstlosigkeit
- Krämpfe

Es kann jedoch auch ohne erkennbare Symptome unvorhergesehen zu Krämpfen und Bewusstlosigkeit (Schock) kommen. Zur Beseitigung des Zustands wird dem bewusstseinsklaren Patienten rasch resorbierbarer Zucker p. o. verabreicht (z. B. Traubenzuckerlösung, Fruchtsaft). In schweren Fällen wird Glukose i. v. oder, solange dies noch nicht möglich ist, Glukagon i.m. oder s.c. verabreicht. Ein bewusstloser Diabetiker sollte, solange keine exakte Diagnostik möglich ist, im Zweifel eher unter der Annahme einer Hypoglykämie therapiert werden. Die übertriebene Angst vor der Hypoglykämie verhindert oft eine gute Stoffwechseleinstellung. **Spätkomplikationen** des Diabetes mellitus, welche das Lebensschicksal der Patienten bestimmen, sind die diabetische **Retinopathie, Nephropathie** und **Neuropathie,** oft auch eine **Makroangiopathie.** Sie können in Abhängigkeit von der Qualität der Stoffwechselführung nach 10–20 Jahren auftreten. Durch eine verbesserte Einstellung sind Komplikationen z. T. reversibel oder treten später auf.

Prognose Nach der Erstmanifestation der Erkrankung und der primären Behandlungsphase kommt es in aller Regel zu einer teilweisen Erholung der β-Zellen mit Rückgang des Insulinbedarfs (< 0,5 IE/kg KG tgl.), der sog. **Remission,** welche 3–12 Monate anhalten kann (»Honeymoon-Phase«), gelegentlich auch länger. In der danach folgenden Phase der vollständigen Insulinabhängigkeit ist es wichtig, eine stabile Stoffwechselführung zu erreichen. Ziel der Behandlung diabetischer Kinder und Jugendlicher ist eine weitestgehend normale Lebensführung mit einer normalen langfristigen Lebensperspektive. Erfolgreiche Betreuung von Diabetikern kann am besten durch das Zusammenwirken von Ärzten, Diabetes- und Diätberatern, Lehrern und der Familie unter Einbezug eines pädiatrischen Diabeteszentrums erreicht werden. Durch die Erkennung eines erhöhten Risikos an Typ-1-Diabetes zu erkranken (Messung von Autoantikörpern gegen Insulin bzw. Inselzellen bei Verwandten 1. Grades), ergeben sich möglicherweise in Zukunft Perspektiven zu präventiven Therapien.

> **Kernaussagen**
> — Die Differenzialdiagnose rezidivierender Hypoglykämien beruht wesentlich auf einem biochemischen Metabolitprofil während einer Hypoglykämie.
> — Die Glykogenose Typ I (v. Gierke) ist durch Hypoglykämie- und Laktatazidoseneigung sowie Hepatorenomegalie charakterisiert und erfordert eine strenge Diättherapie. Beim Typ Ib liegt zusätzlich eine Neutropenie mit Infektionsneigung vor. Die Befunde beim Typ III sind dem Typ I ähnlich, aber milder.
> — Bei der Glykogenose Typ II (Pompe) kommt es zu Muskelhypotonie und hypertropher Kardiomyopathie, die ohne Therapie infauste Prognose wird durch regelmäßige intravenöse Enzymersatztherpie verbessert.
> — Die Galaktosämie führt nach Laktosezufuhr (Muttermilch oder übliche Milchnahrungen) zu Leberschädigung, Katarakt und geistiger Retardierung. Auch bei konsequenter galaktosefreier Diät müssen Spätschäden befürchtet werden.
> — Die hereditäre Fruktoseintoleranz manifestiert sich nach Fruktose- bzw. Saccharosezufuhr (Obst, Gemüse, Rohrzucker-haltige Milchnahrungen) durch Hypoglykämien, Leberschädigung und renal tubuläre Dysfunktion.
>
> ▼

— Beim Typ-1-Diabetes, auch als juveniler Diabetes bezeichnet, besteht ein Insulinmangel. Beim Typ-2-Diabetes ist eine Insulinresistenz vorhanden. Ziel der Therapie ist eine Normoglykämie, die durch Insulininjektionen oder Pumpentherapie und Selbstkontrolle erreicht wird.

6.3   Fettstoffwechsel

Epidemiologische Studien haben gezeigt, dass das Risiko einer vorzeitigen Arteriosklerose und deren Folgeerkrankungen mit der Höhe des Serumcholesterinspiegels korreliert. Angeborene Stoffwechselstörungen des Cholesterins sollten früh diagnostiziert werden, um eine Therapie vor dem Auftreten irreversibler Schäden beginnen zu können.

6.3.1   Veränderungen der Blutlipide

Der Gehalt des Blutplasmas an Fetten (Triglyzeride, Cholesterin und Phospholipide) ist in der frühen Kindheit, insbesondere während der Neugeborenenperiode, noch niedrig und erreicht erst in der Adoleszenz Erwachsenenwerte. Die im Blut vorkommenden Fette (Lipide) zirkulieren nicht frei, sondern sind aufgrund ihrer Wasserunlöslichkeit an Eiweiße (Apolipoproteine) gebunden und werden als sog. Lipoproteine transportiert. Darüber hinaus aktivieren Apolipoproteine lipidmetabolisierende Enzyme und steuern über Rezeptoren die Verteilung der Lipide zwischen Darm, Leber und peripheren Geweben.

Normales Nüchternplasma enthält im Kindesalter unter 200 mg/dl Cholesterin (davon weniger als 135 mg/dl LDL-Cholesterin und mehr als 35 mg/dl HDL-Cholesterin) und unter 200 mg/dl Triglyzeride. Zur Differenzierung der Hypo- und Hyperlipoproteinämien ist das Lipoproteinmuster erforderlich. Die Lipoproteine werden durch Ultrazentrifugation (bzw. nach ihrer elektrophoretischen Mobilität) in verschiedene Dichteklassen eingeordnet:

— **HDL:** high density lipoproteins (α)
— **LDL:** low density lipoproteins (β)
— **VLDL:** very low density lipoproteins (prä-β)

Hypolipoproteinämien

Diese Erkrankungen sind selten. Bei der autosomal-rezessiv erblichen **Abetalipoproteinämie** (Kornzweig-Bassen-Syndrom) mit fehlendem Apolipoprotein B sind Triglyzeride und Cholesterin im Serum vermindert. Chylomikronen, LDL und VLDL fehlen. Die schon im **Säuglingsalter** beginnenden **Symptome** sind Fettmalabsorption, Ataxie, Retinitis pigmentosa und Stechapfelbildung der Erythrozyten (Akanthozytose).

Bei der **familiären Hypobetalipoproteinämie** sind LDL- und Gesamtcholesterin im Serum erniedrigt. Während bei Heterozygoten nur niedrige Cholesterinwerte und Akanthozytose beobachtet werden, erkranken Homozygote mit ähnlichem klinischen Bild wie bei Abetalipoproteinämie. Bei der

Tangier-Erkrankung (familiärer HDL-Mangel, Fehlen von Apolipoprotein A–I) haben Heterozygote erniedrigte HDL-Spiegel ohne Krankheitserscheinungen. Bei Homozygoten mit ausgeprägtem HDL-Mangel tritt eine charakteristische Speicherung von Cholesterylestern in Tonsillen (orange bis gelbgraue, hyperplastische Tonsillen) und in den retikuloendothelialen Zellen anderer Organe auf. Die Speicherung führt im Nervengewebe zur peripheren Neuropathie.

Smith-Lemli-Opitz-Syndrom Ursache dieses autosomal-rezessiv vererbten, angeborenen Fehlbildungssyndroms (etwa 1:20.000 Neugeborene) ist eine Störung der endogenen Cholesterinbiosynthese. Durch den Mangel an 7-Dehydrocholesterin-Δ7-Reduktase kommt es im Plasma zur diagnostisch wegweisenden Akkumulation von 7-Dehydrocholesterin bei niedrigem Cholesterin (meist deutlich unter 100 mg/dl). Die betroffenen Kinder zeigen eine faziale Dysmorphie (Mikrozephalie, Ptosis, Epikanthus, antevertierte Nasenöffnung, Mikrognathie), eine schwere mentale Retardierung, sowie Fehlbildungen der Genitalien und anderer Organe.

Hyperlipoproteinämien

Die Kenntnis der Lipoproteinveränderungen im Serum ermöglicht die Differenzialdiagnose einer Hyperlipidämie mit erhöhter Cholesterin- und/oder Triglyzeridkonzentrationen im Serum. Häufig treten Hyperlipoproteinämien bei Kindern sekundär bei anderen Grunderkrankungen auf, z. B. bei schlecht eingestelltem Diabetes mellitus, nephrotischem Syndrom, Glykogenose Typ I, Cholestase, Hypothyreose und idiopathischer Hyperkalzämie. Von den erblichen, **primären Hyperlipoproteinämien** lassen sich aufgrund des Lipoproteinmusters unterschiedliche **Formen** der Hypertriglyzeridämie bzw. Hypercholesterinämie unterscheiden.

Hyperchylomikronämie Schon in der frühen Kindheit kann es bei sehr stark erhöhten Plasmatriglyzeriden zu heftigen Abdominalkoliken kommen, die durch rezidivierende Pankreatitisschübe (bei Triglyzeriden > 1000 mg/dl) hervorgerufen werden. Xanthome, gelb- bis orangefarbene Papeln oder Knötchen mit einem roten Hof, treten vor allem an den Streckseiten der Extremitäten, am Gesäß und im Gesicht auf.

Die Krankheit beruht auf einem Mangel an **Lipoproteinlipase**, das für den Abbau der Chylomikronen verantwortlich ist, oder einem Mangel an **Apoprotein C-II**, dem Aktivator der Lipoproteinlipase.

Diagnostik: Die charakteristische milchweiße Trübung des Nüchternserums durch die Vermehrung von Chylomikronen und die stark erhöhte Triglyzeridkonzentration weisen auf die Diagnose hin. Im Augenhintergrund ist die retinale Lipämie erkennbar. Die Diagnose wird durch Mutationsnachweis gesichert. **Differenzialdiagnostisch** ist an schwere sekundäre Hypertriglyzeridämien z. B. bei Insulinresistenz zu denken.

Die **Behandlung** besteht in einer strengen, fast vollständigen Fettkarenz. Durch mittelkettige Triglyzeride (Ceres-Öl und -Margarine), die in moderaten Mengen toleriert werden, kann die Diät akzeptabler gestaltet werden.

Familiäre Hypercholesterinämie Der durch verschiedene Mutationen verursachte Funktionsdefekt der LDL-Rezeptoren behindert die rezeptorvermittelte Aufnahme von LDL-Cholesterin, das im Serum stark erhöht ist und zu einer Cholesterinablagerung in den Gefäßen und frühzeitiger Atherosklerose mit stark erhöhtem Herzinfarktrisiko führt. Die **heterozygote familiäre Hypercholesterinämie** liegt bei etwa 1:500 Neugeborenen vor. Die LDL-Rezeptoraktivität ist auf etwa 50 % der Norm reduziert, im Kindesalter finden sich typischerweise Cholesterinwerte deutlich über 220 mg/dl. **Therapeutisch** wird eine cholesterinsenkende Ernährungsweise mit begrenzter Zufuhr gesättigter und erhöhter Zufuhr ungesättigter Fette eingesetzt. Bei unzureichendem Erfolg der Ernährungsmodifikation allein erfolgt ab dem Alter von 8 Jahren zusätzlich eine medikamentöse Therapie mit Cholesterinsynthesehemmern (HMG-CoA-Reduktasehemmer, im Kindesalter zugelassen: Pravastatin) oder mit einem Hemmer der enteralen Sterolabsorption (Ezetrol). Bei der seltenen **homozygoten familiäre Hypercholesterinämie** liegt die LDL-Rezeptoraktivität nahe 0 % der Norm, das Gesamtcholesterin liegt meist deutlich über 300 mg/dl. Tendinöse oder tuberöse Xanthome, Xanthelasmen und Arcus lipoides corneae sind oft äußere Zeichen dieser schweren Stoffwechselerkrankung. Unbehandelt versterben die meisten Patienten vor dem Alter von 20 Jahren. Eine medikamentöse Therapie zeigt nur bei wenigen Patienten mit Compound Heterozygotie unterschiedlich wirksamer Mutationsklassen eine deutliche Wirkung. Meist wird eine extrakorporale LDL-Elimination (Apheresetherapie) oder aber eine Lebertransplantation erforderlich.

Familiärer Apoprotein-B-Defekt Durch einen Defekt des an den LDL-Rezeptor bindenden Apoprotein B (Häufigkeit ca. 1:700) kommt es zu biochemisch und klinisch der familiären Hypercholesterinämir durch den LDL-Rezeptordefekt vergleichbaren Folgen. Die Therapie entspricht der Behandlung bei heterozygoter familiärer Hypercholesterinämie.

6.3.2 Defekte der Fettsäureoxidation

Störungen der β-Oxidation von Fettsäuren gehören mit einer Häufigkeit von insgesamt etwa 1:8000 Neugeborenen mit zu den häufigsten angeborenen Stoffwechselerkrankungen. Zu dieser Gruppe gehören einerseits unterschiedliche Störungen im Carnitinstoffwechsel. Der Carnitin-ahängige Transport von Fettsäuren in die Mitochondrien ist Voraussetzung für die dort lokalisierte β-Oxidation. Andererseits behindern verschiedene Defekte von Dehydrogenasen mit Spezifität für Fettsäuren mit unterschiedlicher Kettenlänge die β-Oxidation.

Der **Medium-Chain-Acyl-CoA-Dehydrogenase-Mangel (MCAD-Mangel)** ist die häufigste angeborene Störung der β-Oxidation. Fettsäuren mit 6–10 Kohlenstoffatomen können nicht verstoffwechselt werden. Bei regelmäßiger Energie- und Kohlenhydratzufuhr sind die betroffenen Kinder völlig unauffällig. Dagegen kommt es bei fieberhaften Infektionen, ungenügender Nahrungsaufnahme durch Durchfallerkrankung oder längeres Fasten, wenn der Körper auf eine Energiebereitstellung durch Fettoxidation angewiesen ist, zu akuten Krisensituationen mit **hypoketotischer Hypoglykämie** (Fettsäuren können zwar aus dem Fettgewebe freigesetzt aber nicht in normalem Umfang zu Ketonkörpern oxidiert werden). Es kommt zu Bewusstseinstrübung und oft zu anhaltender neurologischer Schädigung, das Sterblichkeitsrisiko ist hoch.

Diagnostik Die Störung wird im Neugeborenenscreening durch ein typisches Acylcarnitinmuster erkannt und kann molekulargenetisch gesichert werden.

Therapie In der akuten Krise ist eine sofortige hochdosierte Glukoseinfusion erforderlich. Die Dauertherapie besteht aus der strikten Vermeidung längerer Fastenperioden und in Belastungssituationen (z. B. Fieber) einer enteralen oder parenteralen Kohlenhydratzufuhr.

6.3.3 Sphingolipidosen

Bei den Sphingolipidosen handelt es sich um Krankheiten mit Speicherung bestimmter Lipide in Ganglienzellen, Neuroglia, Markscheiden sowie im retikulohistiozytären System von Leber, Milz, Knochenmark und Lymphknoten, ferner in Nierenepithelien. Die Konzentration der gespeicherten Lipide ist im Blut gewöhnlich nicht vermehrt, die Speicherung ist in den meisten Fällen auf autosomal-rezessiv vererbte lysosomale Enzymdefekte zurückzuführen, d. h. die bei den einzelnen Erkrankungen fehlenden Enzyme sind vorwiegend oder ausschließlich in den Lysosomen lokalisiert, deren Funktion der intrazelluläre Abbau von Makromolekülen ist (▶ Abschn. 6.4.1) (◘ Abb. 6.12). Eine spezifische Therapie für diese Erkrankungen fehlt noch, Versuche mit einer Enzymersatztherapie sind nur teilweise erfolgreich.

Gangliosidosen

Ganglioside werden dünnschichtchromatographisch aufgetrennt, unter anderen in GM_1 und GM_2 und die Erkrankungen danach benannt.

GM_2-Gangliosidose (infantile amaurotische Idiotie, Tay-Sachs-Erkrankung) Sie beschränkt sich auf das Gehirn und die Ganglienzellen der Retina. Die im Hirn autoptisch nachweisbare Speichersubstanz besteht zu 90 % aus dem Tay-Sachs-Gangliosid (◘ Abb. 6.12), welches im normalen Hirn nur in geringer Menge vorkommt. Es unterscheidet sich von den Hauptgangliosiden des Hirns durch das Fehlen der endständigen Galaktose. Die Ganglioside sind Glykolipide, die aus Sphingosin, Fettsäuren, Glukose, Galaktose, N-Acetylgalaktosamin und N-Acetylneuraminsäure aufgebaut sind. Man unterscheidet 12 Ganglioside, die durch Unterschiede in der Struktur des Kohlenhydratanteils und der Anzahl der Neuraminsäuremoleküle gekennzeichnet sind. Den verschiedenen Varianten der **Tay-Sachs-Erkrankung** liegt ein Defekt der Hexosaminidase A und/oder B zugrunde.

In der 2. Hälfte des 1. Lebensjahres fallen die bis dahin normal entwickelten Kinder, die oft jüdischer Abstammung sind, durch den Verlust bereits erworbener statischer Fähigkeiten und myoklonische Schreckbewegungen, besonders bei kurzen, scharfen Geräuschen auf (Frühsymptom!). Bei einer Krankheitsvariante (**Morbus Sandhoff**) unter nichtjüdischen Kindern sind lipidchemisch auch Viszeralorgane (Niere) befallen. Im 2. Lebensjahr liegen sie in Froschschenkelstellung bewegungsarm im Bett, ihre zunehmende Muskelatrophie wird durch Vermehrung des subkutanen Fettgewebes maskiert. Feiner Fingertremor, Krämpfe, Opisthotonushaltung (Überstreckung des Nackens), Nystagmus und Erblindung stellen sich ein, bis im 2.–4. Lebensjahr das Finalstadium mit Kachexie und Dezerebrationsstarre erreicht ist.

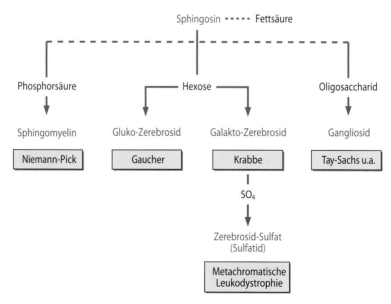

◘ **Abb. 6.12 Gespeicherte Substanzen bei Sphingolipidosen.** *rot* = gespeichertes Lipid; *gelbe* Felder = Erkrankung

Im Computer- oder Kernspintomogramm des Gehirns finden sich zunächst Hinweise auf eine Atrophie der Hirnrinde, später bisweilen eine Volumenzunahme des Gehirns durch Gliavermehrung. Im Elektroenzephalogramm häufen sich langsame Wellengruppen und Krampfpotenziale. Der charakteristische kirschrote, bilaterale Makulafleck wird von der rot durchscheinenden Chorioidea gebildet, welche von lipidgefüllten Ganglienzellen weiß umrahmt ist. Er kann in den ersten Lebensmonaten noch fehlen, ist dann aber bei 90 % der infantilen Fälle vorhanden.

GM₁-Gangliosidose Bei der generalisierten oder GM_1-Gangliosidose wird eines der Hauptganglioside des Gehirns gespeichert. Sie entsteht durch einen β-Galaktosidasemangel. Zusätzlich kommt es zu einer Vergrößerung viszeraler Organe und zur Ablagerung von Mukopolysacchariden, so dass häufig auch klinisch eine Ähnlichkeit mit dem Morbus Hurler in Erscheinung tritt.

Therapie Da diese Krankheiten prognostisch infaust und ohne Behandlungsmöglichkeiten sind, ist es von Bedeutung, dass ihr Vorliegen bereits in utero durch Untersuchung der Enzymaktivität oder durch den Nachweis von zugrunde liegenden Genmutationen in fetalem Gewebe (Chorionzotten oder kultivierte Amnionzellen) erkannt werden kann. Bei fetaler Erkrankung kann dann der eine Unterbrechung der Schwangerschaft angeboten werden. Gerade bei der Häufigkeit der Tay-Sachs-Krankheit unter den Aschkenasi-Juden Nordamerikas von 1:2.500 Neugeborenen (in nichtjüdischen Bevölkerungsgruppen 1:200.000) ist diese Möglichkeit der pränatalen Diagnostik für jüdische Eltern, die bereits einem erkranktes Kind haben oder bei denen eine Heterozygotie für die Erkrankung nachgewiesen wurde, von großem praktischen Wert.

Die meisten Fälle von spätinfantiler und juveniler amaurotischer Idiotie gehören allerdings nicht zu den Gangliosidosen (z. B. neuronale Zeroidlipofuszinose).

Nieman-Pick-Krankheit (Sphingomyelinose)

Die autosomal-rezessiv vererbte Erkrankung ist durch eine Speicherung des Phosphatids **Sphingomyelin** charakterisiert.

Klinik Das Krankheitsbild ist uneinheitlich. Von einer **akuten neuronopathischen Form** mit viszeraler Beteiligung lassen sich **chronisch viszerale Formen** ohne Beteiligung des ZNS und **chronisch neuronopathische Formen** abgrenzen.

Bei der **akuten neuronopathischen Form** tritt bereits im 1. Lebensjahr eine Dystrophie auf. Der Leib ist durch eine enorme Lebervergrößerung aufgetrieben, auch die Milz ist geschwollen. Im weiteren Verlauf stellen sich Aszites und Beinödeme ein, an der Haut fallen gelblichbraune Pigmentationen auf. Lipidzellinfiltrationen der Lunge führen zu miliaren und bronchopneumonischen Herden. Weitere Symptome sind Osteoporose, Fieber und Speichelfluss bei offenstehendem Mund und großer Zunge. Die Speicherung im Nervengewebe äußert sich in zunehmender Demenz, Muskelrigidität, Tremor, Athetose, Sehstörungen, Taubheit, Krämpfen und

Dezerebration. Der kirschrote **Makulafleck** ist (ein- oder beidseitig) nur bei einem Teil der Patienten nachweisbar. Die Kinder sterben meist in den ersten 2 Lebensjahren.

Diagnostik Der Nachweis der charakteristischen **Niemann-Pick-Zellen** im Blutausstrich, in Milz- oder Knochenmarkpunktat stützt die Diagnose. Das Zytoplasma dieser großen retikuloendothelialen Schaumzellen ist uniform von vielen kleinen Vakuolen und Partikeln angefüllt und hat eine feinkörnig-retikuläre, später grobwabig-maulbeerförmige Struktur. Bei den klassischen Verlaufsformen bestätigt der Defekt des Enzyms Sphingomyelinase die Diagnose.

Therapie Die Möglichkeit einer Enzymersatztherapie wird untersucht.

Wolman-Krankheit Die, eine Cholesterinester- und Neutralfettlipidose infolge des Fehlens der sauren (lysosomalen) Lipase, ist klinisch und histologisch der Niemann-Pick-Erkrankung ähnlich. Als pathognomonisch gilt eine Verkalkung der Nebennieren.

> ❯ Die Niemann-Pick- und Wolman-Krankheit können analog den Gangliosidosen pränatal durch Nachweis des Defekts der Sphingomyelinase – soweit im Indexfall gezeigt – bzw. der sauren Lipase in Amnionzellkulturen erkannt werden.

Gaucher-Krankheit (Glukozerebrosidose)

Die Speicherung von Zerebrosid ist vorwiegend im retikuloendothelialen System von Milz und Leber, in Knochenmark und Lymphknoten nachweisbar, sowie in der Lunge in Form miliarer Infiltrationen.

Pathogenese Pathognomonisch ist der Nachweis von **Gaucher-Zellen** im Knochenmark und in anderen befallenen Organen. Diese Retikulumspeicherzellen zeigen eine eigentümlich retikuläre Zytoplasmastruktur, die mit zerknittertem Zellstoff oder verdrückter Seide verglichen wird. Die Speicherung des Glukozerebrosids ist auf den Enzymdefekt bei der Glukoseabspaltung vom Zerebrosidmolekül zurückzuführen (Glukozerebrosid-β-Glukosidase).

> ❯ Der Enzymdefekt lässt sich bereits pränatal in Amnionzellkulturen nachweisen.

Klinik Die **infantile Form** (akute neuronopathische) beginnt im 1. Lebensjahr mit Anorexie, Dystrophie und Fieber, gefolgt von Hepatosplenomegalie mit Überwiegen der Milzschwellung, generalisierter Lymphknotenvergrößerung, miliaren Lungeninfiltraten und progredientem Zerebralbefall mit Strabismus, Spastizität der Extremitätenmuskeln, Jaktationen und Oligophrenie. Die Kinder überleben selten das 1. Lebensjahr.

Die **juvenilen und adulten Formen** gehen ohne klare Abgrenzung ineinander über und können sich über Jahrzehnte erstrecken. Bei der adulten Form (nicht neuronopathisch) ist die Funktion des ZNS nicht beeinträchtigt. Verdrängungserscheinungen von Seiten des riesigen Milztumors und Knochenschmerzen mit Spontanfrakturen stehen im Vordergrund. Die Haut kann bei der adulten Form an lichtausgesetzten Stellen, aber auch an den Schleimhäuten, braungelb, bronzen oder bleiern pigmentiert sein.

Therapie Bei hochgradiger Splenomegalie führt eine Splenektomie zur Besserung der mechanischen Beschwerden und hämatologischen Befunde (Thrombopenie), jedoch werden dann andere Organe stärker mit Speicherzellen infiltriert. Die rein viszeralen Formen können durch eine regelmäßige intravenöse Enzymersatztherapie erfolgreich behandelt werden.

Metachromatische Leukodystrophie (Sulfatidose)

Pathogenese Das metachromatische Speichermaterial besteht aus Sulfatiden, die in einer normalen weißen Hirnsubstanz 10–25 %, bei den Patienten aber 70–80 % der Gesamtzerebroside ausmachen (◘ Abb. 6.12). Auch das Tubulusepithel der Nieren, das Leberparenchym, die Wände der Gallenblase und die peripheren Nerven nehmen an der Sulfatidspeicherung teil (verzögerte Nervenleitgeschwindigkeit!).

Klinik Die Krankheit beginnt meist jenseits des Säuglingsalters. Die Kinder verlieren bereits erworbene statische und geistige Fähigkeiten. Die Muskelkraft nimmt ab, oder es stellen sich spastische Lähmungen ein. Ataxie, Tremor und Nystagmus vervollständigen das Bild. In der Folge entwickelt sich eine progressive Demenz, gelegentlich auch eine Optikusatrophie mit kirschrotem Makulafleck. Unter dem Bild der Enthirnungsstarre führt eine zunehmende Bulbärparalyse mit 3–6 Jahren schließlich zum Tode. Auch spätjuvenile und adulte Verlaufsformen kommen vor.

Diagnostik Als ein diagnostisches Verfahren kommt der Nachweis der charakteristischen histologischen Veränderungen im Biopsiepräparat eines peripheren Nervs (z. B. N. suralis oder Zahnpulpa) in Frage, jedoch ist das Fehlen der Arylsulfatase A im Urin, Serum sowie in den Leukozyten und Fibroblasten von entscheidender diagnostischer Bedeutung.

Bei der sog. **Globoidzelleukodystrophie** (Galaktozerebrosidose, **Morbus Krabbe**) treten die Symptome der neurodegenerativen Erkrankung bereits im frühen Säuglingsalter auf. In den typischen Globoidzellen kommt es zur Anreicherung von Galaktozerebrosiden infolge eines Defekts der Galaktozerebrosid-β-Galaktosidase.

Auch diese Leukodystrophien sind pränatal in der Amnionzellkultur durch Nachweis der zugrunde liegenden Enzymdefekte diagnostizierbar.

6.3.4 Heredopathia atactica polyneuritiformis (Refsum-Krankheit)

Im Gegensatz zu den Sphingolipidosen liegt bei dieser Erkrankung eine Verwertungsstörung exogen zugeführten Lipids vor, die zur Speicherung führt.

Ätiologie Der Krankheit liegt ein **peroxysomaler Enzymdefekt** (Phytansäure-α-Oxidase) im Abbau des Chlorophyllbestandteils Phytol zugrunde, wobei Phytansäure vermehrt anfällt und u. a. in Leber-, Nieren-, Muskel- und Nervengewebe gespeichert wird.

Klinik Die Erkrankung wird vorwiegend in den ersten 2 Lebensjahrzehnten manifest durch polyneuritische Symptome mit Paresen, zerebellarer Ataxie, Taubheit, Geruchs- und Sehstörungen (atypische Retinitis pigmentosa), Ichthyose und Herzrhythmusstörungen. Der Verlauf ist chronisch-progredient mit Remissionen.

Diagnostik Im Serum ist eine Fettsäure, die Phytansäure, stark vermehrt. Auf stehendem Urin bildet sich manchmal eine Fettschicht aus feinsten Neutralfetttröpfchen.

Therapie Durch eine Chlorophyll- bzw. Phytol-arme Ernährung und ggf. regelmäßige Plasmapherese lässt sich die Phytansäure im Serum vermindern.

> **Kernaussagen**
> - Schwere angeborene Hyperlipidämien sollten bereits im Kindes- und Jugendalter diagnostiziert und behandelt werden, um atherosklerotischen Spätschäden vorzubeugen.
> - Störungen der Beta-Oxidation können diätetisch behandelt werden. Beim MCAD-Defekt müssen längere Fastenperioden unbedingt vermieden werden.
> - Zu den Lipidspeicherkrankheiten gehören Gangliosidosen, die Niemann-Pick-Krankheit, die Wolman-Krankheit, Gaucher-Krankheit, die metachromatische Leukodystrophie und die Refsum-Krankheit. Für einige lysosomale Speicherkrankheiten steht eine wirksame Enzymersatztherapie zur Verfügung.

6.4 Störungen im Abbau komplexer Kohlenhydrate (Heteroglykanosen)

Heteroglykane sind komplexe Kohlenhydratketten aus Neutralzuckern, Aminozuckern und Zuckersäuren, die für den Aufbau des Bindegewebes, die Funktion der Zellmembran und die Steuerung zahlreicher biologischer Vorgänge große Bedeutung haben. Diese Kohlenhydratketten werden durch lysosomale Hydrolasen sequenziell wieder abgebaut. Erbliche Störungen einzelner Abbauschritte dieser komplexen Kohlenhydratketten führen zu einer Vielfalt lysosomaler Speicherkrankheiten. Bei einigen Erkrankungen kann eine regelmäßige intravenöse Enzymersatztherapie durchgeführt werden.

Pathophysiologie Heteroglykane sind komplexe Kohlenhydratketten, die aus Neutralzuckern, Aminozuckern und Zuckersäuren aufgebaut sind. Zu diesen Heteroglykanen zählen die Glykosaminoglykane (**Mukopolysaccharide**)

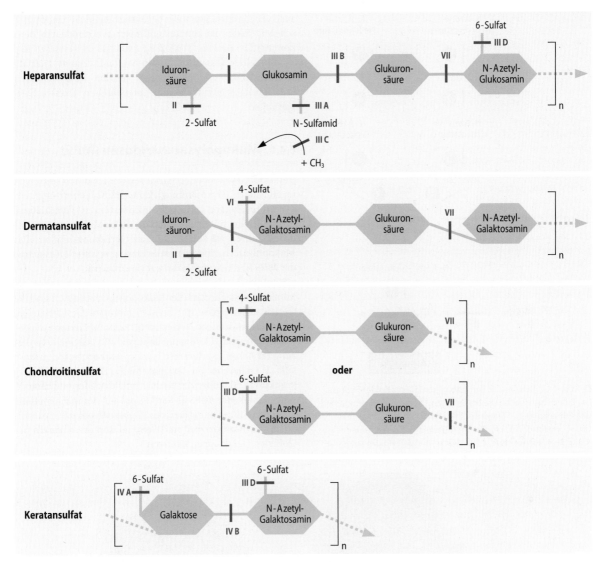

Abb. 6.13 Bausteine der 4 wichtigsten Mukopolysaccharide. Die Elemente aus sulfatierten Hexosen, Aminozuckern und Uronsäuren wiederholen sich immer wieder. Durch spezifische Sulfatasen und Glykosidasen der Lysosomen werden die Mukopolysaccharide sequenziell abgebaut. Die römischen Ziffern (rot) entsprechen der gebräuchlichen Numerierung der Mukopolysaccharidosen (MPS), die bei den jeweiligen Abbaustörungen auftreten (Eigennamen der Erkrankungen in Klammern): MPS I (Hurler, Scheie), MPS II (Hunter); MPS III A–D (Sanfilippo A–D), MPS IV A und B (Morquio A und B), MPS VI (Maroteaux-Lamy), MPS VII (Sly). Klinische Leitsymptome ▪ Tab. 6.4

sowie die Kohlenhydratanteile der Glykoproteine und Glykolipide.

Die **Glykosaminoglykane (Mukopolysaccharide)** der Proteoglykane sind wichtig für den Aufbau des Bindegewebes. Es handelt sich um lange Ketten einer sich wiederholenden Folge von Aminozuckern, Uronsäuren (Glucuronsäure oder Iduronsäure) und evtl. Galaktose, die an verschiedenen Stellen sulfatiert sind.

Die **Kohlenhydratketten der Glykoproteine** haben große Bedeutung für die Zell-Zell-Interaktion, die Bindung von Zellen an andere Strukturen, Antigen-Antikörper-Bindungen, Hormonwirkungen, rezeptorvermittelte Endozytose und den Aufbau der Körpersekrete.

Heteroglykane werden sequenziell durch lysosomale Hydrolasen abgebaut. Fehlt ein Enzym in der Abbausequenz, so wird die nicht weiter abgebaute Kohlenhydratkette gespeichert. Die Heteroglykanosen zählen deswegen zu den **lysosomalen Speicherkrankheiten.**

Die ▪ Abb. 6.13 und die ▪ Abb. 6.14 zeigen die Kohlenhydratbausteine der 4 wichtigsten Mukopolysaccharide und einer Kohlenhydratkette eines Glykoproteins. Aus diesen Abbildungen wird verständlich, weshalb ein Enzymdefekt unterschiedliche Moleküle betreffen kann. Für manche Hydrolasen gibt es darüber hinaus mehrere Isoenzyme, die für unterschiedliche Substrate spezifisch sind. Betrachtet man die Moleküle in ▪ Abb. 6.13 und die ▪ Abb. 6.14, so wird

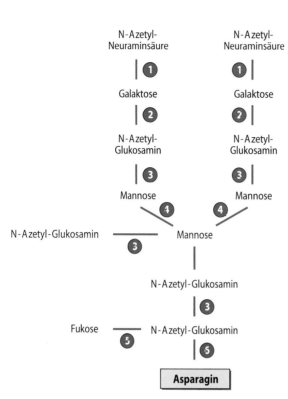

N-Azetyl-Neuraminsäure — ❶ — Galaktose — ❷ — N-Azetyl-Glukosamin — ❸ — Mannose

N-Azetyl-Neuraminsäure — ❶ — Galaktose — ❷ — N-Azetyl-Glukosamin — ❸ — Mannose

N-Azetyl-Glukosamin — ❸ — Mannose — ❹

Mannose — ❹

Mannose — ❸ — N-Azetyl-Glukosamin — ❸ — N-Azetyl-Glukosamin

Fukose — ❺ — N-Azetyl-Glukosamin — ❻ — **Asparagin**

◻ **Abb. 6.14 Beispiel für den Abbau komplexer Kohlenhydrate.**
Die Ziffern bezeichnen die bei defekten Abbauschritten entstehenden Erkrankungen. *1* Sialidose; *2* β-Galaktosidase-Defekte (einschl.
GM₁-Gangliosidose); *3* M. Sandhoff (Defekt von β-Hexosaminidase
A und B); *4* Mannosidose; *5* Fukosidose; *6* Aspartylglukosaminurie

auch verständlich, warum es bei unterschiedlichen biochemischen Defekten zu ähnlichen klinischen Krankheitsbildern kommt.

Mit einer Gesamthäufigkeit von mindestens 1:20.000 gehören die Heteroglykanosen zu den bedeutsameren und häufiger anzutreffenden angeborenen Stoffwechselstörungen.

6.4.1 Mukopolysaccharidosen (MPS)

Definition Mukopolysaccharidosen werden durch Störungen im Abbau der Glykosaminoglykane, des Kohlenhydratanteils der Proteoglykane verursacht. Mindestens 10 verschiedene Enzymdefekte sind heute bekannt, die zu Mukopolysaccharidosen führen (◻ Abb. 6.13). Der Vererbungsmodus aller Mukopolysaccharidosen ist autosomal rezessiv mit Ausnahme der MPS II, die X-chromosomal vererbt wird.

Klinik Hauptsymptome der Mukopolysaccharidosen sind die Gesichtsdysmorphie mit breiten, plumpen Gesichtszügen, Wachstumsstörungen, Gelenkkontrakturen, Hernien, Hepatosplenomegalie, Hornhauttrübungen und geistige Retardierung (◻ Abb. 6.15). Je nach Typ der Mukopolysaccharidose fällt als erstes eher die Dysmorphie (z. B. **MPS I, Hurler-Erkrankung**) oder aber der Verlust intellektueller und motorischer Fähigkeiten **(MPS III, Sanfilippo)** auf. Als Spätsymptome kann es zu Blindheit (Glaukom, Optikusatrophie), Hydrozephalus, Schwerhörigkeit und Fehlfunktion der ebenfalls betroffenen Herzklappen kommen.

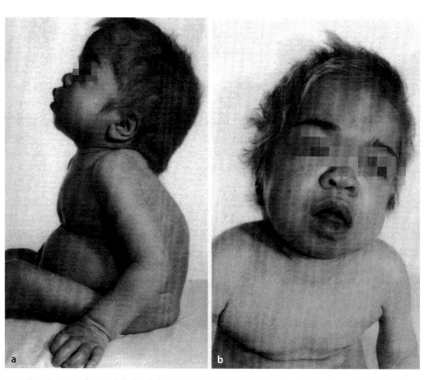

◻ **Abb. 6.15a,b Ausgeprägte Dysmorphie und Skelettdeformierungen bei einer 9-jährigen Patientin mit MPS I H (Morbus Hurler)**

Diagnostik Eine Übersicht über die wichtigsten Leitsymptome gibt ◘ Tab. 6.4. Diese Leitsymptome sind die Grundlage für die klinische Differenzierung der verschiedenen MPS-Typen. Da es für viele MPS-Typen aber auch Schwachformen gibt, ist aufgrund des klinischen Befundes allein kaum eine sichere Diagnose möglich. Das erste Auftreten klinischer Symptome kann bei manchen MPS später im Kleinkindesalter liegen, z. B. bei den verschiedenen Formen der MPS III (Sanfilippo), bei denen Verhaltensauffälligkeiten und der Verlust intellektueller Fähigkeiten zuerst auffallen. Im fortgeschrittenen Stadium kann bei älteren Patienten die Differenzierung der verschiedenen MPS vom Aspekt her sehr schwierig sein.

Bedeutsam sind **Röntgenaufnahmen des Skeletts.** Hierzu sollte zumindest eine Aufnahme des Handskeletts und der Wirbelsäule angefertigt werden (◘ Abb. 6.16 und ◘ Abb. 6.17). Die generalisierte Ossifikationsstörung, die als **Dysostosis multiplex** bezeichnet wird, zeigt typischerweise verkürzte und plumpe Röhrenknochen, bikonvexe Wirbelkörper mit Hakenwirbelbildung und eine Makrozephalie mit einer verdickten Schädelkalotte. Diese Skelettveränderungen sind im Anfang der Erkrankung viel geringer ausgeprägt und sind nicht auf die Mukopolysaccharidosen beschränkt, sondern werden auch bei anderen Heteroglykanosen im Verlauf der Krankheit beobachtet. Die Skelettveränderungen nehmen im Krankheitsverlauf zu. Aus der Art der Skelettveränderungen allein lässt sich die genaue Diagnose nicht stellen. Relativ typisch ist die Hypoplasie des Dens axis bei der **MPS IV (Morquio),** wobei es durch atlantoaxiale Instabilität zu einer Rückenmarkkompression mit Querschnittsymptomatik kommen kann. Im peripheren Blutbild können vakuolisierte Lymphozyten gefunden werden.

❯ Die wichtigste Untersuchung ist die Suche nach sauren Mukopolysacchariden im Urin.

Die einfachen MPS-Suchtests erfassen oft nicht das ganze Spektrum der Mukopolysaccharidosen. Bei Verdacht muss die Ausscheidung saurer Mukopolysaccharide quantifiziert und differenziert werden. Da die Krankheitsbilder anderer Heteroglykanosen ähnlich den eigentlichen Mukopolysaccharidosen sein können, sollte auch immer gleichzeitig eine **dünnschichtchromatographische Untersuchung** der **Oligosaccharide** im Urin erfolgen.

Die Enzymaktivitäten der lysosomalen Hydrolasen können in Serum, peripheren Leukozyten oder kultivierten Fibroblasten bestimmt werden.

Eine **pränatale Diagnose** ist bei allen Mukopolysaccharidosen durch Enzymnachweis aus Chorionzotten oder kultivierten Amnionzellen oder durch Nachweis der Mukopolysaccharide im Fruchtwasser möglich.

Therapie Eine Therapie durch Knochenmarktransplantation sollte vor dem Alter von 2 Jahren angestrebt werden. Eine regelmäßige intravenöse Enzymersatztherapie steht zur Verfügung und kann Organomegalie und Gelenkbeweglichkeit bessern aber die neurologische Schädigung nicht günstig beeinflussen.

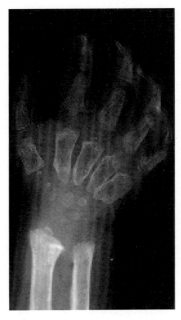 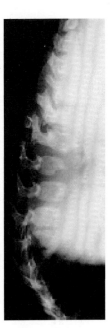

◘ Abb. 6.16   ◘ Abb. 6.17

◘ **Abb. 6.16 Röntgenhandskelett einer MPS I H (Morbus Hurler).** Ausgeprägte »Dysostosis multiplex«, u. a. verkürzte plumpe Metakarpalia und Phalangen, Abschrägung der distalen Unterarmknochen

◘ **Abb. 6.17 Hakenwirbel und bikonvexe Wirbelkörper bei Mukopolysaccharidose**

◘ **Tab. 6.4** Ausprägung klinischer Leitsymptome bei den verschiedenen Formen der Mukopolysaccharidosen

	Dysostosis multiplex	Psycho-motorische Retardierung	Horn-hauttrübung
MPS I H (Hurler)	+++	+++	+++
MPS I S (Scheie)	+	0	++
MPS II (Hunter)	++	+++	0
MPS III (Sanfilippo A,B,C,D)	+	+++	0
MPS IV (Morquio A, B)	+++	0	+
MPS VI (Maroteaux-Lamy)	+++	0	++
MPS VII (Sly)	++	++	w

0, fehlt; w, wechselnd; +, leicht; ++, mittel; +++, schwer

6.4.2 Seltenere Heteroglykanosen

Seltenere Formen von Heteroglykanosen betreffen überwiegend den Abbau der komplexen Kohlenhydratseitenketten von Proteinen. Hier sind besonders die **Mannosidose, Fukosidose** und die **Aspartylglukosaminurie** zu nennen. Auch für diese Erkrankungen typisch sind die psychomotorische Retardierung unterschiedlichen Ausmaßes und die Skelettdeformitäten ähnlich den Mukopolysaccharidosen.

Bei den verschiedenen Formen der **Sialidose** (Neuraminidase-Mangel), der **G$_{M1}$-Gangliosidosen** (β-Galaktosidase-Mangel) und des **Morbus Sandhoff** (Mangel von Hexosaminidase A und B) ist neben dem Abbau der Glykoproteine besonders auch der Abbau der Glykolipide (s. oben) gestört. Die klinischen Erscheinungen dieser Erkrankungen, die in verschiedenen Varianten vorkommen, liegen zwischen den Sphingolipidosen und den Mukopolysaccharidosen.

Diagnostik Allen diesen selteneren Heteroglykanosen ist gemeinsam, dass sie in einem selektiven **Screening** durch Untersuchung **des Urins auf saure Mukopolysaccharide** und dünnschichtchromatographischer Auftrennung von Oligosacchariden entdeckt werden können.

Für diese Störungen gibt es auch die Möglichkeit der **pränatalen Diagnose**, wie für die Mukopolysaccharidosen beschrieben.

Sonderformen der Heteroglykanosen sind die **Mukolipidose II und III**. Die Mukolipidose II wird wegen der in kultivierten Fibroblasten beobachteten vermehrten lysosomalen Speicherung auch **I-Cell-Disease** (inclusioncell disease) genannt. Bei diesen Mukolipidosen fehlt die Phosphotransferase, die zum Aufbau des Mannosephosphats notwendig ist. Das Mannose-6-Phosphat-Rezeptor-System dirigiert lysosomale Enzyme in die Lysosomen. Bei der Mukolipidose II und III fehlt der korrekte lysosomale Erkennungsmarker, weshalb viele Hydrolasen statt in die Lysosomen zu gelangen, in den Extrazellularraum sezerniert werden. **Klinisch** sind die Patienten einer **schweren Mukopolysaccharidose** mit ausgeprägter Dysostosis multiplex und psychomotorischem Entwicklungsrückstand **sehr ähnlich**. Obwohl diese Krankheiten extrem selten sind, hat deren Untersuchung wesentlich zum Verständnis der Biosynthese und der intrazellulären Verteilung lysosomaler Hydrolasen beigetragen.

> **Kernaussagen**
> — Die Glykosaminoglykane (Mukopolysaccharide) der Proteoglykane sind wichtig für den Aufbau des Bindegewebes. Heteroglykane werden sequenziell durch lysosomale Hydrolasen abgebaut. Fehlt ein Enzym in der Abbausequenz, so wird die nicht weiter abgebaute Kohlenhydratkette gespeichert. Die Heteroglykanosen zählen deswegen zu den **lysosomalen Speicherkrankheiten**.
> ▼

> — Die lysosomale Speicherung von Heteroglykanen führt zu Mukopolysaccharidosen mit Gesichtsdysmorphien, Wachstumsstörungen, Skelettdysplasien, Hepatosplenomegalie und teilweise auch geistiger Retardierung.

6.5 Calcium-, Phosphat- und Magnesiumstoffwechsel

Vitamin-D-Mangel verursacht eine Rachitis mit unzureichender Einlagerung von Calcium und Phosphor in das Osteoid des wachsenden Skelettes. Eine Rachitis führt zu Allgemeinsymptomen, pathologischer Weichheit des Skelettsystems, Wachstumsstörungen, überschießender Osteoidbildung und charakteristischen Veränderungen im Röntgenbild. Bei einem Vitamin-D-Mangel bilden sich die Veränderungen durch eine dreiwöchige Gabe von tgl. 5000 I. E. Vitamin D zurück, bei ausbleibendem therapeutischen Effekt ist an das Vorliegen einer Vitamin-D-resistenten Rachitisform durch angeborene Stoffwechselstörungen oder zugrundeliegende andere Erkrankungen zu denken. Hypokalzämien und Hypomagnesiämien treten bevorzugt im Säuglingsalter auf und können Übererregbarkeit und Krampfanfälle hervorrufen. Eine Hyperkalzämie kann akut Bradykardie und ggf. Herzstillstand hervorrufen, bei chronischem Bestehen zu gastrointestinalen und renalen Symptomen mit der Gefahr der Niereninsuffizienz führen. Verursacht werden Hyperkalzämien durch hochdosierte Vitamin-D-Gaben, durch angeborene Stoffwechseldefekte oder sekundär durch andere Grunderkrankungen.

Physiologie Das Skelett enthält etwa 99 % des Gesamtkörperbestandes an **Calcium** und etwa 85 % des Phosphors in der anorganischen Form, vorwiegend als Hydroxylapatit. Die restlichen, etwa 1 % des Gesamtkörpercalcium spielen eine wichtige Rolle bei folgenden Prozessen: Erregungsleitung im Nervensystem, der Muskelkontraktion, der Zellmembranstabilisierung, der Blutgerinnung sowie der Sekretion und Funktion zahlreicher Hormone, Neurotransmitter und Enzyme. **Phosphor** ist ein **wichtiger intrazellulärer Bestandteil** von Proteinen, Nukleinsäuren, Lipiden und energiereichen Phosphaten wie ATP und Kreatinphosphat. Als wesentliches intrazelluläres Kation erfüllt **Magnesium** wichtige Funktionen, z. B. als **Kofaktor vieler Enzyme**, bei der neuromuskulären Erregung und als **Strukturelement** des **Skeletts**.

❯ Der Calcium-Phosphat-Stoffwechsel wird durch die beiden Hormone 1,25 Dihydroxyvitamin D (1,25(OH)$_2$D) und Parathormon (PTH) reguliert.

Das in der Haut gebildete oder mit der Nahrung aufgenommene Vitamin D wird in der Leber in 25-Hydroxyvitamin D (25-OHD) und anschließend in der Niere in das aktive Hormon 1,25(OH)$_2$D umgewandelt. Letztere Hydroxylierung wird durch PTH und eine Hypophosphatämie stimuliert (◻ Abb. 6.18). Die Regulation der PTH-Sekretion und eines

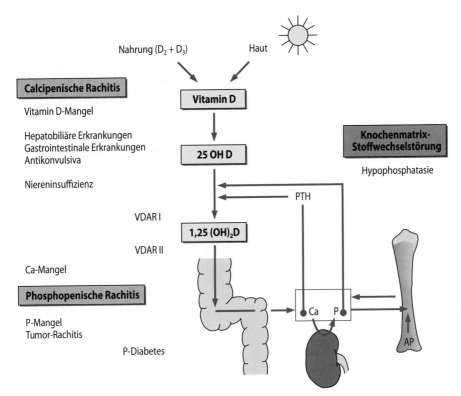

Nahrung (D₂ + D₃)　Haut

Calcipenische Rachitis

Vitamin D-Mangel

Hepatobiliäre Erkrankungen
Gastrointestinale Erkrankungen
Antikonvulsiva

Niereninsuffizienz

Vitamin D

25 OH D

**Knochenmatrix-
Stoffwechselstörung**

Hypophosphatasie

PTH

VDAR I

VDAR II

1,25 (OH)₂D

Ca-Mangel

Phosphopenische Rachitis

P-Mangel
Tumor-Rachitis

P-Diabetes

Ca　P

AP

Abb. 6.18 Vitamin-D- und Calciumstoffwechsel. Die verschiedenen zu einer Rachitis führenden Erkrankungen sind auf der entsprechenden Ebene der Stoffwechselwege eingezeichnet. VDAR I/II = Vitamin-D-abhängige Rachitis Typ I/II, AP = alkalische Phosphatase, PTH = Parathormon. Die Serumkonzentrationen von Calcium (Ca) und Phosphat (P) sind durch ein rechteckiges Kästchen symbolisiert

Teiles der renalen Calciumausscheidung erfolgt durch den Calciumrezeptor: ein Anstieg der Serumcalciumkonzentration bewirkt nach Bindung von Calcium an diesen Rezeptor eine rasche Freisetzung des intrazellulär gespeicherten Calciums und damit in der Nebenschilddrüse die Hemmung der PTH-Sekretion und in der Niere die Hemmung der Calciumrückresorption.

Eine **Hypokalzämie** bewirkt eine vermehrte Sekretion von PTH aus den Nebenschilddrüsen. PTH hat 3 Angriffspunkte, um den Calciumspiegel anzuheben:

— in der Niere hemmt es die Calciumausscheidung
— am Skelett fördert PTH zusammen mit 1,25(OH)₂D die Freisetzung von Calcium und Phosphat
— im Darm stimuliert PTH indirekt über die vermehrte 1,25(OH)₂D-Sekretion die Calcium- und Phosphataufnahme.

Ein unerwünschter gleichzeitiger Serumphosphatanstieg wird durch eine PTH-induzierte renale Phosphatausscheidung verhindert.

Eine **Hyperkalzämie** führt über eine Hemmung von PTH- und 1,25(OH)₂D-Sekretion zu einer verminderten Calciummobilisierung aus Niere, Skelett und Darm. Die Serumkonzentrationen von Phosphat und Magnesium werden vorwiegend durch die renale Rückresorption bestimmt.

Fallbeispiel

Anamnese Reif geborener Säugling einer Mutter mit Diabetes mellitus. Zur Prophylaxe einer Hypoglykämie unmittelbar nach der Geburt Versorgung mit einer Glukoseinfusion und Verlegung in die Kinderklinik, dort Beginn der Ernährung mit Muttermilch. Am 2. Lebenstag zunehmend Trinkschwäche, Spucken, Unruhe und starke Zittrigkeit.

Befunde Kräftiger, reifer Säugling (3,8 kg) mit deutlicher Hyperexzitabilität, gesteigerte Muskeleigenreflexe mit verbreiterten Reflexzonen. Labor: Blutzucker mit 3,3 mmol/l (60 mg/dl) altersgemäß normal, Serumcalcium vermindert auf 1,5 mmol/l.

Diagnose Frühe Hypokalzämie bei Neugeborenem einer Mutter mit Diabetes mellitus.

Therapie Initial intravenöse Gabe von 7 ml Calciumglukonat 10 % (= 2 ml/kg) sehr langsam unter EKG-Monitorkontrolle. Dadurch unmittelbare Rückbildung der Übererregbarkeit. Anschließend für 3 Tage täglich 6×3 ml Calciumglukonat 10 % per os vor den Mahlzeiten. Bei einem nun normalen Serumcalcium Absetzen der Calciumgabe und weitere Kontrollen der klinischen Befunde und der Calciumwerte, die im weiteren Verlauf normal bleiben.

6.5.1 Rachitis

Definition Rachitis bezeichnet eine gestörte Mineralisierung und eine Desorganisation der Wachstumsfuge, Osteomalazie eine mangelnde Mineralisation von Spongiosa und Kompakta.

Beim Kind kommen beide Defekte gleichzeitig vor, während beim Erwachsenen nach Epiphysenfugenschluss lediglich eine Osteomalazie auftreten kann.

> **❯** Bei einer Rachitis liegt eine mangelhafte Mineralisation des Osteoids im wachsenden Knochen vor. Besonders betroffen sind die Wachstumszonen der Metaphysen.

Voraussetzung für eine normale Mineralisierung des Skeletts sind ausreichende Konzentrationen von Calcium und Phosphat im Serum sowie eine normale Aktivität der Knochenphosphatase, die beim Mineralisierungsvorgang des Skeletts eine wesentliche Rolle spielt.

> **❯** Als Rachitisprophylaxe erhalten alle Säuglinge für ein bis eineinhalb Jahre (bis zum zweiten erlebten Frühjahr) täglich 400–500 IE Vitamin D_3.

Pathogenetisch können folgende 3 Rachitisformen unterschieden werden: kalzipenische Rachitis, phosphopenische Rachitis sowie eine Störung des Knochenmatrixstoffwechsels durch Aktivitätsverminderung der alkalischen Phosphatase (Hypophosphatasie).

6.5.2 Kalzipenische Rachitis

Ätiologie Die Ursachen können ein Mangel an Vitamin D, eine gestörten Umwandlung von Vitamin D in das aktive Vitamin-D-Hormon, eine 1,25(OH)$_2$D-Resistenz oder eine stark verminderte Calciumzufuhr sein. In ❑ Abb. 6.18 sind die wichtigsten erworbenen und angeborenen kalzipenischen Rachitisformen jeweils auf der Ebene der entsprechenden Vitamin-D-Stoffwechselstörung aufgeführt. Im ersten Stadium kommt es zur Hypokalzämie. Kompensatorisch wird vermehrt PTH sezerniert, das den Serumcalciumspiegel durch eine vermehrte Calciumfreisetzung aus dem Skelett normalisiert und infolge einer vermehrten renalen Phosphatausscheidung eine Hypophosphatämie hervorruft (Stadium 2). Schließlich ist im Endstadium trotz eines ausgeprägten sekundären Hyperparathyreoidismus nicht mehr genügend Calcium aus dem Skelett mobilisierbar, neben der Hypophosphatämie tritt eine Hypokalzämie auf (Stadium 3). Die alkalische Phosphataseaktivität im Serum ist als Ausdruck einer gesteigerten Osteoblastentätigkeit, also eines gesteigerten Knochenumsatzes, in allen Rachitisstadien erhöht.

Diagnostik Bei der **Laboruntersuchung** ist der Serumcalciumspiegel niedrig oder normal, aber immer treten ein sekundärer Hyperparathyreoidismus und eine erhöhte Aktivität der alkalischen Serumphosphatase auf. Oft, jedoch nicht immer sind eine Hypophosphatämie und eine Hypokalziurie vorhan-

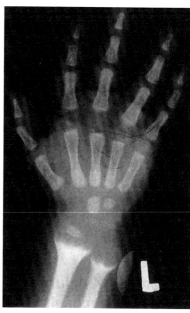

❑ **Abb. 6.19 Vitamin-D-Mangel-Rachitis.** Röntgenaufnahme der linken Hand eines 17 Monate alten Knaben. Beachte die Kalkarmut sowie die Auftreibung und Becherung der distalen Metaphysen von Ulna und Radius

den. Die Serumspiegel der Vitamin-D-Metabolite 25-OHD und 1,25(OH)$_2$D sind in Abhängigkeit von der jeweiligen Störung verändert und können differenzialdiagnostisch wegweisend sein. In fortgeschrittenen Stadien findet man bei der **Röntgenuntersuchung** eine Auftreibung/Becherung der metaphysären Wachstumsfugen (❑ Abb. 6.19), Kalkarmut und Deformierung des Skeletts, Grünholz-Frakturen, kolbige Auftreibungen der vorderen Rippenenden und bisweilen subperiostale Knochenresorptionen als Folge des sekundären Hyperparathyreoidismus.

Vitamin-D-Mangelrachitis

Ätiologie Voraussetzung für das Auftreten dieser bei uns häufigsten kalzipenischen Rachitisform ist die eingeschränkte physiologische Vitamin-D-Bildung in der Haut durch herabgesetzte Sonneneinwirkung in Kombination mit einer zu geringen Vitamin-D-Zufuhr mit der Nahrung bzw. einer unzureichenden Vitamin-D-Prophylaxe.

Klinik Die Vitamin-D-Mangelrachitis manifestiert sich meist in den ersten beiden Lebensjahren, d. h. zum Zeitpunkt des stärksten Längenwachstums, mit folgenden Symptomen:

- **Hypokalzämiesymptome:** Tetanie, epileptische Anfälle
- **Skelettveränderungen:** Verdickung von Hand- und Fußgelenken, Quadratschädel, Kraniotabes (Erweichungsbezirke am Hinterkopf), Harrison-Furche (horizontale Einbuchtungen der seitlichen Thoraxpartien), Sitzkyphose, Genua valga oder vara, Frakturen
- **Myopathie:** Bewegungsarmut, Muskelhypotonie, schlechte Kopfkontrolle

— bei längerer Dauer ohne Behandlung **Verzögerung von Wachstum** und **psychomotorischer Entwicklung**, Infektanfälligkeit, Zahnschmelzdefekte, Anämie
— Diagnostik

Der Verdacht auf »**Vitamin-D-Mangel**« ergibt sich aus der Anamnese und wird durch den Nachweis erniedrigter Serum-25-OH-D-Spiegel (< 10 ng/ml bzw. 12,5 nmol/l, normal 10–50 ng/ml bzw, 15–125 nmol/l) gesichert.

Therapie Eine wirksame Behandlung besteht in der Verabreichung von 5000 IE Vitamin-D$_3$ und 0,5–1 g Calcium täglich per os über 3 Wochen. Anschließend sollte einem Rezidiv durch entsprechende prophylaktische Maßnahmen, also im Säuglingsalter täglich 500 IE Vitamin-D$_3$ vorgebeugt werden.

> ❶ **Cave**
> Die alleinige Vitamin-D-Gabe zur Behandlung einer Rachitis kann initial eine schwere Hypokalzämie mit Symptomen (z. B. Krampfanfall) auslösen. Eine Calciumzulage ist für die Therapiedauer erforderlich, bei initial schon bestehender Hypokalzämie sollte Calcium für einige Tage intravenös zugeführt werden.

Migrantenrachitis

Durch die Fortsetzung der gewohnten Ernährungsweise mit faserreichen Getreide- und Hülsenfrüchten, welche die Absorption von Vitamin-D-Metaboliten im Darm hemmen sowie eine mangelnde Aufnahme von Phosphat- und Vitamin-D-haltigem Fleisch und Fisch kann eine besondere kalzipenische Rachitis auftreten. Da die mangelnde Vitamin-D-, Calcium- und Phosphatzufuhr jetzt nicht mehr – wie im sonnenreichen Herkunftsland – durch die natürliche Vitamin-D-Bildung über die Haut kompensiert wird, kann bei diesen Personen, vor allem bei jungen Adoleszentinnen, eine Vitamin-D-Mangelrachitis auftreten.

Rachitis bei hepatobiliären und gastrointestinalen Erkrankungen sowie unter antiepileptischer Langzeittherapie

Bei diesen Erkrankungen kann ebenfalls eine Vitamin-D-Mangelrachitis mit gleicher Laborkonstellation auftreten.

Ätiologie Die Ätiopathogenese dieser Rachitisformen ist meist **multifaktoriell**.

Therapie Die Behandlung besteht in der Therapie der Grundkrankheit, bei hepatobiliären und gastrointestinalen Erkrankungen eventuell einer zusätzlichen enteralen oder einer parenteralen Vitamin-D-Substitution. Behandlung und Prophylaxe der Rachitis antiepileptica entsprechen der Vitamin-D-Mangelrachitis.

Renale Osteopathie

Ätiologie Sie entsteht durch die Kombination einer herabgesetzten renalen 1,25(OH)$_2$D-Sekretion mit einer verminderten renalen Phosphataussscheidung.

Diagnostik Laborchemisch findet man in fortgeschrittenen Fällen Hypokalzämie, Hyperphosphatämie, sekundären Hyperparathyreoidismus und Erhöhung der alkalischen Serumphosphatase.

Therapie Sie besteht in der frühzeitigen oralen Gabe von Calcium, die in fortgeschrittenen Stadien der Niereninsuffizienz durch phosphatarme Diät und Behandlung mit Vitamin D oder 1,25(OH)$_2$D ergänzt wird.

Vitamin-D-abhängige Rachitis Typ I (VDAR I)

Ätiologie und Klinik Die autosomal rezessiv erbliche angeborene renale Synthesestörung von 1,25(OH)$_2$D ist klinisch, radiologisch und laborchemisch nicht von der Vitamin-D-Mangelrachitis zu unterscheiden, fällt allerdings auf durch das Auftreten weiterer familiärer Fälle und das fehlende therapeutische Ansprechen auf Vitamin-D-Dosierungen, die zur Behandlung der Vitamin-D-Mangelrachitis ausreichen. Die Serum-1,25(OH)$_2$D-Spiegel sind bei unbehandelten Patienten stark erniedrigt. Die Erkrankung wird durch inaktivierende Mutationen des Gens für die renale 25-OH-D-1α-Hydroxylase auf Chromosom 12 verursacht.

Therapie Die Therapie besteht in der lebenslangen Gabe von 10–25 µg/kg Körpergewicht 1,25(OH)$_2$D$_3$ (Calcitriol) bei ausreichender Calciumzufuhr mit der Nahrung.

Vitamin-D-abhängige Rachitis Typ II (VDAR II)

Ätiologie und Klinik Dieser seltenen, vorwiegend bei aus Arabien und Japan stammenden Patienten vorkommenden schweren kalzipenischen Rachitis liegt eine inaktivierende Mutation des Gens für den Vitamin-D-Rezeptor auf Chromosom 12 zugrunde. Die Erkrankung ist autosomal-rezessiv erblich und geht in der Hälfte der Fälle mit einer totalen Alopezie einher. Die 1,25(OH)$_2$D-Konzentrationen im Serum unbehandelter Patienten sind stark erhöht, die des 25-OH-D normal.

Therapie Sie erfolgt mit massiven Dosen von 1,25(OH)$_2$D$_3$ oder Vitamin D$_3$, bei einem Therapieversagen ist die Verabreichung von mehreren Gramm Calcium täglich i. v. oder oral notwendig.

Calciummangelrachitis

Eine kalzipenische Rachitis infolge eines Calciummangels kommt bei uns äußerst selten vor. Sie tritt bei einer inadäquaten Zufuhr bei Frühgeborenen, parenteral ernährten Patienten oder bei streng vegetarisch ernährten Kindern auf.

Fallbeispiel

Anamnese Ein im Juli reif geborener, in den ersten Lebensmonaten vor intensiver Sonnenbestrahlung geschützter Säugling, wird im Februar des Folgejahres im Alter von 8 Monaten vorgestellt. Das Kind wurde zunächst für 3 Monate voll gestillt, danach mit einer zu Hause selbst zubereiteten Milchnahrung und Beikost ernährt. Trotz der Empfehlung des Kinderarztes erfolgte

▼

keine prophylaktische Gabe von Vitamin D und Fluorid (Wunsch der Eltern nach »natürlicher Ernährung«).

Klinische Befunde Unzufriedener, krank wirkender, muskelhypotoner Säugling. Bei der Untersuchung finden sich Kraniotabes sowie Auftreibungen der Handgelenke und der ventralen Rippenendigungen.

Laborbefunde Erhöhte alkalische Phosphatase (1200 U/l), Serumcalcium im unteren Normalbereich (2,3 mmol/L), Phosphat erniedrigt (0,8 mmol/l).

Röntgenbefund Die Röntgenaufnahme der linken Handwurzel zeigt becherförmig aufgetriebene Radius- und Ulnametaphysen mit unscharfer Begrenzung sowie eine erhöhte Strahlentransparenz der abgebildeten Skelettanteile.

Diagnose Vitamin-D-Mangelrachitis bei unzureichender Vitamin-D-Zufuhr mit der Nahrung und jahreszeitlich bedingt geringer Sonnenlichtexposition.

Therapie Die Gabe von täglich 5000 IE Vitamin D mit Calciumzulage (5 g Calciumglukonat/Tag) über 3 Wochen bewirkt eine rasche Erholung des Allgemeinbefindens, der Muskelkraft und der Stimmung. Nach der 3-wöchigen Behandlung normale Laborbefunde und deutlich gebesserter Röntgenbefund. Unter anschließender weiterer Vitamin-D-Gabe in prophylaktischer Dosis (täglich 500 IE) ist der weitere Verlauf unauffällig.

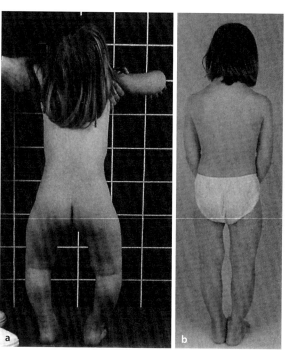

◻ **Abb. 6.20a,b Phosphatdiabetes.** Die Abbildung zeigt dieselbe Patientin im Alter von 3 Jahren vor Behandlung (**a**) und im Alter von 5½ Jahren unter Therapie mit 1,25-Dihydroxyvitamin D$_3$ (Calcitriol) mit Phosphat p.o. (**b**). Beachte die weitgehende Normalisierung der ausgeprägten O-Beine unter konservativer Therapie

6.5.3 Phosphopenische Rachitis

Familiäre, X-chromosomal vererbte hypophosphatämische Rachitis (Phosphatdiabetes)

Häufigkeit Der Phosphatdiabetes ist mit einer Inzidenz von 1:20.000 Neugeborenen die häufigste der erblichen Rachitisformen.

Ätiologie Er wird X-chromosomal-dominant vererbt und ist durch verschiedene, auf dem distalen Anteil des kurzen Arms des X-Chromosoms lokalisierte Mutationen des PHEX-Gens (**ph**osphate regulating gene with homologies to **e**ndopeptidases located on the **X**-chromosome) hervorgerufen. Vermutlich wird durch die Mutationen die Aktivität eines Enzyms (neutrale Endopeptidase) inaktiviert, das den phosphaturischen Faktor »Phosphatonin« inaktiviert. Das überschießend in Osteoblasten gebildete Phosphatonin hemmt die tubuläre Phosphatrückresorption und 1,25(OH)$_2$D-Bildung im proximalen Nierentubulus. Die herabgesetzte renale Phosphatrückresorption bewirkt etwa ab dem 3. Lebensmonat eine ausgeprägte Hypophosphatämie, das dadurch herabgesetzte Calcium-Phosphat-Produkt im Serum führt zu Rachitis und Osteomalazie.

Klinik Die Erkrankung manifestiert sich meist erst am Ende des 1. oder häufiger im 2. Lebensjahr. Die betroffenen Patienten fallen durch Minderwuchs, einen breitbeinig-watschelnden Gang und rachitische Beindeformitäten auf (◻ Abb. 6.20).

Muskelschmerzen treten nicht auf, eine gestörte Zahnentwicklung und Zahnabszesse können vorkommen. Unbehandelte erwachsene Patienten können symptomfrei sein oder Verkalkungen im Bereich von Sehnen, Gelenkkapseln und Bändern sowie eine Innenohrschwerhörigkeit aufweisen und über Knochenschmerzen klagen.

Diagnostik Die wichtigsten **Laborbefunde** sind eine Hypophosphatämie und verminderte tubuläre Phosphatrückresorption sowie eine mäßig erhöhte Aktivität der alkalischen Phosphatase (für alle 3 Parameter altersabhängige Normwerte im Kindesalter beachten). Calcium, PTH und 25-O-D im Serum sind bei unbehandelten Patienten meist normal. Bei der **Röntgenuntersuchungen** sind neben klassischen Rachitiszeichen typischerweise eine mediale Verbreiterung der Epiphysen am distalen Femur und an der proximalen Tibia sowie eine O-Bein-Stellung der Unterschenkel mit einem keilförmigen Defekt der statisch überlasteten medialen Tibiametaphyse zu sehen.

Differenzialdiagnose Differenzialdiagnostisch ist an die **hereditäre hypophosphatämische Rachitis mit Hyperkalziurie** (im Vergleich zum Phosphatdiabetes hohe 1,25(OH)$_2$D-Spiegel im Serum und erhöhte Calciumausscheidung im Urin) und die **Tumorrachitis** zu denken. Bei letzterer handelt es sich im Gegensatz zum Phosphatdiabetes um sporadische Fälle, die sich im späteren Kindes- oder im Erwachsenenalter mit Knochenschmerzen, Muskelschwäche und gelegentlich

Spontanfrakturen manifestieren. Laborchemisch und radiologisch entsprechen die Befunde dem Phosphatdiabetes. Die Tumoren bilden eine hormonähnliche Substanz (Phosphatonin), die die Phosphatrückresorption im proximalen Nierentubulus hemmt. Durch Entfernung der meist gutartigen mesenchymalen Tumoren normalisieren sich laborchemische und röntgenologische Veränderungen.

> ❯ Bei jeder »sporadischen hypophosphatämischen Rachitis oder Osteomalazie« die mit Knochenschmerzen einhergeht und sich nicht bereits im Kindesalter manifestiert, sollte an eine Tumorrachitis gedacht werden.

Therapie Sie besteht in der Gabe von Phosphat in 4–6 über den Tag verteilten Einzeldosen in Verbindung mit $1,25(OH)_2D_3$ (Calcitriol) in 2 Einzeldosen. Beide Präparate werden schrittweise bis zu einer Erhaltungsdosis langzeitig gesteigert und in Abhängigkeit von Calciumausscheidung, Längenwachstum und Aktivität der alkalischen Phosphatase dosiert. Eine Mitbetreuung durch einen Kinderorthopäden ist erforderlich.

6.5.4 Kongenitale Hypophosphatasie

Häufigkeit Die Häufigkeit der aufgrund einer Aktivitätsverminderung der alkalischen Knochenphosphatase zu einer Knochenmatrixstoffwechselstörung mit rachitisähnlichen Veränderungen führenden, autosomal-rezessiv-erblichen Erkrankung wird mit etwa 1:100.000 Neugeborenen angenommen.

Ätiologie Ursache der Rachitis ist vermutlich ein unzureichender Phosphateinbau in den Knochen. Molekulargenetisch konnten zahlreiche inaktivierende Genmutationen auf dem kurzen Arm von Chromosom 1 nachgewiesen werden.

Klinik Bei der **infantilen Form** treten im Alter zwischen 1 und 6 Monaten schwere rachitische Veränderungen, Gedeihstörungen, vorzeitiger Ausfall der Milchzähne, eine prämature Schädelnahtsynostose, Krampfanfälle und eine ätiologisch ungeklärte Hyperkalzämie mit Nephrokalzinose auf. Die **kindliche Form** manifestiert sich meist erst nach dem 1. Lebensjahr mit vorzeitigem Ausfall der Milchzähne, Rachitiszeichen und Minderwuchs. Die **adulte Form** ist durch Knochenschmerzen und -deformierungen, Osteoporose und ektope Verkalkungen charakterisiert.

Diagnostik Sie stützt sich auf den **laborchemischen Nachweis** einer verminderten Aktivität der alkalischen Gesamtphosphatase, einer gesteigerten Ausscheidung von Phosphoethanolamin und Pyrophosphat im 24-Stunden-Urin oder einen erhöhten Plasmaspiegel von Pyridoxal-5-Phosphat.

Therapie Sie ist **symptomatisch** und besteht vorwiegend in orthopädisch-operativen Korrekturen der Skelettveränderungen. Aufgrund der Hyperkalzämietendenz ist eine Vitamin-D-Behandlung kontraindiziert.

> ❯ Die Vitamin-D-resistenten Rachitisformen sprechen auf die übliche Standardtherapie der Vitamin-D-Mangelrachitis (3 Wochen lang täglich 5000 IE Vitamin D) nicht an. Sie beruhen auf unterschiedlichen Ursachen wie vermehrtem renalen Phosphatverlust (familiäre Hypophosphatämie), gestörter Bildung oder Wirkung von Calcitriol (Pseudo-Vitamin-D-Mangelrachitis), verminderter Aktivität der alkalischen Phosphatase (Hypophosphatasie), chronischen intestinalen, hepatischen oder renalen Erkrankungen sowie Nebenwirkungen antikonvulsiver Medikamente.

6.5.5 Hyperkalzämie

Beim Überschreiten der Gesamtcalciumkonzentration im Serum von 2,65 mmol/l (10,6 mg/dl) oder des ionisierten Calciums von 1,4 mmol/l (5,6 mg/dl) ist an die in ◻ Tab. 6.5 aufgeführten Erkrankungen zu denken.

Klinik Die Symptome einer ausgeprägten Hyperkalzämie sind Appetitlosigkeit, Übelkeit, Erbrechen, Obstipation, Hypertonie, zentralnervöse Störungen und Muskelschwäche. Als Folge der Hyperkalzurie können Nephrokalzinose, Nephrolithiasis, Polyurie und Polydipsie auftreten.

Diagnostik Bei einer gleichzeitigen Erhöhung des Serum-PTH in Verbindung mit einer Hyperkalzurie ist die Diagnose eines **primären Hyperparathyreoidismus** gesichert (▶ Kap. 7.5.5).

Familiäre hypokalzurische Hyperkalzämie Vom primären Hyperparathyreoidismus ist die familiäre hypokalzurische Hyperkalzämie abzugrenzen. Hierbei handelt es sich um eine autosomal-dominant erbliche Erkrankung aufgrund einer inaktivierenden Mutation des Gens für den Calciumrezeptor. Die meisten Patienten weisen trotz der Hyperkalzämie keine Symptome auf. Bei Neugeborenen können lebensbedrohliche Verläufe mit massiver Hyperkalzämie auftreten. Eine Nebenschilddrüsenoperation ist kontraindiziert, lediglich bei Neugeborenen mit ausgeprägter Hyperkalzämie und stark erhöhten Serum-PTH-Spiegeln ist sie notwendig.

Vitamin-D-Intoxikation Diagnostisch wegweisend für eine Vitamin-D-Intoxikation ist eine erniedrigte PTH-Konzentration im Serum in Verbindung mit einer Hyperkalzurie und einer Erhöhung des 25-Hydroxyvitamin-D-Spiegels im Serum.

> ❶ **Cave**
> Bei einer Vitamin-D-Intoxikation ist das sofortige Absetzen des Vitamin-D-Präparates in Verbindung mit einer calciumarmen Ernährung, reichlicher Flüssigkeitszufuhr, NaCl-Infusion, Furosemid und Glukokortikoiden indiziert.

Idiopathische infantile Hyperkalzämie Bei der **idiopathischen infantilen Hyperkalzämie** handelt es sich um eine ungeklärte Hyperkalzämie, die sich im Säuglingsalter unter den

□ Tab. 6.5 Ursachen der Hyperkalzämie

Endokrinopathien	Primärer Hyperparathyreoidismus	Sporadisch Familiär Multiple endokrine Neoplasie Typ I und II Familiäre hypokalziurische Hyperkalzämie
	Hypothyreose	
	Hyperthyreose	
	Nebennierenrindeninsuffizienz	
Medikamente	Vitamin D Vitamin A Thiazide	
Erhöhte Calcitriolsekretion/ Wirkung	Idiopathische Hyperkalzämie des Säuglings	Ohne assoziierte Störungen Mit Retardierung und kardiovaskulären Fehlbildungen (Fanconi-Schlesinger-Syndrom)
	Sarkoidose	
	Adiponecrosis subcutanea neonatorum	
Tumoren	Direkte Wirkung auf das Skelett	Infiltration Metastasen
	Fernwirkung auf das Skelett durch Sekretion von Hormonen	Parathormonähnliches Peptid (PTHrP) Prostaglandine
Sonstige Ursachen	Plötzliche Immobilisierung Phosphatmangel Morbus Jansen	

Zeichen einer Vitamin-D-Intoxikation manifestiert und sowohl ohne als auch mit assoziierten Störungen wie kraniofazialer Dysmorphie, hypoplastischen Zähnen, Minderwuchs, psychomotorischer Retardierung und kardiovaskulären Fehlbildungen einhergehen kann. Es bestehen Beziehungen zum **Williams-Beuren-Syndrom**. In der Regel sistiert die Hyperkalzämie vor dem 4. Lebensjahr. Laboruntersuchungen und Therapie entsprechen weitgehend derjenigen der Vitamin-D-Intoxikation.

6.5.6 Hyperphosphatasie

Eine isolierte Erhöhung der alkalischen Serumphosphatase kann transitorisch oder permanent auftreten. Sie setzt den Ausschluss hepatobiliärer Erkrankungen oder einer Osteopathie durch Dokumentation von Normalwerten für Leber-

enzyme, Calcium und Phosphat im Serum sowie einer unauffälligen Röntgenaufnahme der linken Hand voraus.

Die **transitorische Hyperphosphatasie** ist häufig, kommt bei Säuglingen und Kleinkindern vor und normalisiert sich spontan nach 6–12 Wochen. Bei vielen der betroffenen Kinder besteht zum Zeitpunkt der Hyperphosphatasie ein Infekt der oberen Luftwege oder eine Durchfallerkrankung. Ursächlichen wird ein transitorisch gestörter Abbau der alkalischen Phosphatase durch ein infektiöses Agens vermutet.

Bei der **persistierenden Hyperphosphatasie** handelt es sich um eine viel seltenere, idiopathisch oder hereditär auftretende Anomalie, die mit geistiger Retardierung einhergehen kann.

Bei allen Formen der isolierten Hyperphosphatasie sind eine weiterführende Diagnostik, wie Knochenszintigraphie oder -biopsie oder eine probatorische Vitamin-D-Behandlung unangebracht.

6.5.7 Störungen des Magnesiumstoffwechsels

Hypomagnesiämie

Ätiologie Ursachen des Unterschreitens des Serum-Magnesium-Spiegels von 0,7 mmol/l (1,7 mg/dl) sind eine Malabsorption oder gastrointestinale Verluste, eine vermehrte renale Ausscheidung oder Endokrinopathien wie Hyperparathyreoidismus und Hyperthyreose. Die intestinale Magnesiummalabsorption und gestörte tubuläre Magnesiumrückresorption können auch als angeborene familiäre Störungen vorkommen (primäre Hypomagnesiämie bzw. primär renaler Magnesiumverlust).

Klinik Symptome treten in der Regel erst bei einer Serumkonzentration < 0,4 mmol/l (1 mg/dl) auf. Sie ähneln denen der Hypokalzämie: neuromuskuläre Überregbarkeit mit Krämpfen, Tetanie, psychische Veränderungen sowie Tachykardie und Rhythmusstörungen.

Therapie Sie besteht in der lebenslangen Zufuhr großer Magnesiummengen, bei ausgeprägten Symptomen parenteral, sonst oral.

Hypermagnesiämie

Ätiologie Ursachen einer Erhöhung des Serum-Magnesium-Spiegels > 1 mmol/l (2,4 mg/dl) sind vor allem die exzessive Zufuhr, z. B. durch magnesiumhaltige Antazida oder Infusionen, bei gleichzeitig gestörter renaler Ausscheidung (Niereninsuffizienz).

Klinik Symptome treten in der Regel erst bei Serumspiegeln > 2 mmol/l (4,8 mg/dl) auf. Sie äußern sich in Paresen, Atemlähmung, kardiovaskulären Störungen, Übelkeit und Erbrechen.

Therapie Vermeidung exogener Magnesiumzufuhr, intravenöse Calciuminjektion, in bedrohlichen Fällen Dialyseverfahren.

- Zur Rachitisprophylaxe erhalten alle Säuglinge täglich 400–500 IE Vitamin D_3.
- Eine Vitamin-D-Mangelrachitis manifestiert sich bevorzugt in den ersten beiden Lebensjahren durch Weichheit des Skelettsystems (Kraniotabes), überschießende Osteoidbildung (Marfan-Zeichen, rachitischer Rosenkranz), Wachstumsstörungen und verzögerte psychomotorische Entwicklung.
- Zur Therapie einer Vitamin-D-Mangelrachitis gibt man für 3 Wochen täglich 5000 IE Vitamin D_3 in Kombination mit einer Calciumzulage.
- Bei fehlender klinischer und röntgenologischer Besserung einer Rachitis unter üblicher Therapie ist an Vitamin-D-resistente Rachitisformen (familiäre, X-chromosomal vererbte Hypophosphatämie, Pseudo-Vitamin-D-Mangelrachitis Typ I und II, Hypophosphatasie) zu denken.
- Sekundäre Rachitisformen treten bei intestinalen hepatischen und renalen Erkrankungen sowie unter antikonvulsiver Therapie auf.

6.6 Störungen des Wasser-, Elektrolyt- und Säure-Basen-Haushaltes

Das Gesamtkörperwasser verteilt sich funktionell und anatomisch auf Extrazellulärraum (= Plasma + interstitieller Raum) und Intrazellulärraum. Extra- und Intrazellulärraum sind durch die Zellmembran, Plasma und interstitieller Raum durch die Kapillarmembran getrennt. Im Extrazellulärraum überwiegen Natrium und Chlorid, im Intrazellulärraum Kalium und Phosphat.

6.6.1 Physiologische Grundlagen

Die Summe der Kationen und Anionen und die sich daraus ergebende Osmolalität (molare Konzentration gelöster Teilchen/kg Wasser) im Plasma ist im interstitiellen und intrazellulären Raum gleich.

Voraussetzung für die Erhaltung der normalen Zusammensetzung des kindlichen Organismus an Wasser (**Isovolämie**) und Elektrolyten (**Isotonie**) sind eine ausgeglichene Bilanz und eine ungestörte Regulation des Wasser- und Elektrolythaushaltes, in deren Mittelpunkt die Niere steht.

> Veränderungen der Plasmaosmolalität werden durch Änderungen der Wasserausscheidung, Schwankungen des Plasmavolumens durch Änderungen der Natriumausscheidung ausgeglichen.

Der **Wasserbestand** und seine Verteilung ändern sich im Laufe des Lebens in Abhängigkeit von dem durch Wachstum bedingten Energiebedarf erheblich. Bezogen auf das Körpergewicht hat das Kind einen wesentlich höheren Wasserbestand als der Erwachsene. Das Gesamtkörperwasser beträgt bei reifen Neugeborenen etwa 70 %, bei Frühgeborenen noch mehr. Im Verlauf der Kindheit erfolgt bis zum ersten Lebensjahr ein rascher, dann ein langsamer Abfall des Körperwassers, das vom zehnten Lebensjahr ab etwa 60 % des Körpergewichtes beträgt. Der **Wasserumsatz** (Ein- und Ausfuhr von Wasser) ist, bezogen auf das extrazelluläre Flüssigkeitsvolumen beim Säugling, 3- bis 4-mal größer als beim Erwachsenen. Die Elektrolytkonzentrationen und der Elektrolytbedarf sind dagegen weitgehend altersunabhängig. Gegenüber Erwachsenen hat das Kind, besonders der Säugling, einen stärkeren Wasserumsatz und eine beschränkte Leistungsfähigkeit der für den Säure-Basen-Haushalt wichtigen Regulationsorgane Nieren und Lunge.

> Je jünger das Kind, um so größer die Labilität des Wasser-, Elektrolyt- und Säure-Basen-Haushaltes, und um so geringer die Kompensationsfähigkeit bei Störungen.

6.6.2 Störungen des Natrium- und Wasserhaushaltes

Da eine Isovolämie Voraussetzung für einen funktionierenden Kreislauf ist und eine Isotonie das Volumen des Intrazellulärraumes steuert, haben Veränderungen des Extrazellulärraums über Änderungen des Volumens Auswirkung auf den Kreislauf, und Änderungen der Osmolalität Auswirkung auf den Intrazellulärraum, besonders im Gehirn.

> Unter Berücksichtigung des extrazellulären Volumens werden Zustände mit Dehydratation (extrazellulärer Volumenmangel) und Zustände mit Hyperhydratation (extrazellulärer Volumenüberschuss) unterschieden. Dehydratationen und Hyperhydratationen sind immer kombinierte Störungen des Wasser- und Elektrolythaushaltes.

Dehydratation

Ätiologie Übermäßige Flüssigkeitsabgabe und/oder eine ungenügende Flüssigkeitsaufnahme. Die häufigsten Ursachen einer Dehydratation sind Gastroenteritis mit Erbrechen und Diarrhoe bei gleichzeitiger Nahrungsverweigerung.

Klinik Das Allgemeinbefinden variiert von leicht bis schwerkrank. Folgende Kriterien sind zu beachten:
- **Hinweise auf das Ausmaß der Exsikkose:** eingesunkene Fontanelle, tiefliegende Augen, verminderter Hautturgor, langsames Verstreichen einer angehobenen Hautfalte, trockene Mundschleimhaut
- **Kreislaufsymptome:** Tachykardie, Blutdruckerniedrigung, marmorierte Haut, kühle Extremitäten
- **Atemtyp:** beschleunigte und vertiefte Atmung bei schwerer metabolischer Azidose
- **zentralnervöse Symptome:** Unruhe, schrilles Schreien, Apathie, Koma, Krämpfe

		Serum-Natrium Serum-Osmolalität	mittleres Erythrozyten-volumen (MCV)	Hämatokrit Hämoglobin Serum-Eiweiß
Dehydratation	Isoton	normal	normal	
	Hypoton	⬇	⬆	⬆
	Hyperton	⬆	⬇	
Hyperhydratation	Isoton	normal	normal	
	Hypoton	⬇	⬆	⬇
	Hyperton	⬆	⬇	

Abb. 6.21 Veränderungen der Laborwerte bei Dehydratation und Hyperhydratation

Diagnostik Bei der **Anamnese** sind neben der Dauer der Erkrankung Ausmaß und Häufigkeit des Erbrechens, Stuhlfrequenz, -menge und -konsistenz sowie die Körpertemperatur von Bedeutung. Prognose und Therapie hängen weniger von der Grundkrankheit als vom Schweregrad und Typ der Dehydratation ab. Wichtige Hinweise auf den **Typ der Dehydratation** können Angaben über die Art der Flüssigkeitszufuhr (relativ salzarm oder salzreich) sowie Zeitpunkt und Frequenz der letzten Urinentleerung vermitteln. Wenn die Urinausscheidung trotz einer bestehenden Exsikkose nicht eingeschränkt ist, muss an einen Diabetes mellitus, Diabetes insipidus oder eine Niereninsuffizienz gedacht werden.

Während der **Schweregrad der Dehydratation** vorwiegend durch die **klinische Symptomatik** bestimmt wird, ergeben **Laborparameter** Aufschluss über den **Dehydratationstyp**. Für die Beurteilung der Beschaffenheit des Extrazellulärraums sind neben der Messung von Osmolalität, Natrium und Eiweiß im Serum die Bestimmung des mittleren Erythrozytenvolumens (MCV) hilfreich (Abb. 6.21):

- Bei der **isotonen Dehydratation,** die durch isotone Flüssigkeitsverluste (Wasser- und Elektrolytdefizit etwa gleich stark) entsteht, sind Natrium und Osmolalität im Serum und MCV normal, Hämoglobin, Hämatokrit und Serumeiweiß erhöht.
- Bei der **hypotonen Dehydratation** ist der Salzverlust größer als der Wasserverlust, die Extrazellulärflüssigkeit ist vermindert. Die normale Salzkonzentration der Zelle saugt osmotisch extrazelluläres Wasser an. Die Folge ist eine Ausweitung des Intrazellulärraumes (intrazelluläres Ödem). Ursachen sind ungenügender oraler oder parenteraler Natriumersatz bei Erbrechen, Durchfall und Schwitzen oder gesteigerter Natriumverlust bei Nieren- und Nebenniereninsuffizienz. Die **Laborwerte** sind für Serumnatrium und Serumosmolalität erniedrigt und für MCV, Hämoglobin, Hämatokrit und Serumeiweiß erhöht.

- Bei der **hypertonen Dehydratation** übertrifft der Wasserverlust den Salzverlust. Die hohe Osmolalität des Extrazellulärraumes saugt Wasser aus dem Intrazellulärraum an, dadurch kommt es neben einer Verminderung des Extrazellulärraumes auch zu einer Verminderung des Intrazellulärraumes. Ursachen sind ungenügende Wasserzufuhr bei erloschenem Durst oder nicht befriedigtem Durstgefühl, Durchfallserkrankungen, starkem Schwitzen, Hyperventilation, Diabetes mellitus und insipidus sowie Nierenerkrankungen. Die **Laborwerte** für Serumnatrium, Serumosmolalität, Hämoglobin und Serumeiweiß sind erhöht, für Hämatokrit nur mäßig erhöht und für MCV erniedrigt.

Im Gegensatz zur iso- und hypotonen Dehydratation ist bei der hypertonen Dehydratation der Hautturgor meist weniger vermindert, die Haut fühlt sich eher teigig an. Bei ausgeprägter hypotoner Dehydratation sind zentralnervöse Störungen (Hyperexzitabilität, Muskelhypertonie, Nackensteifigkeit, Krämpfe) typisch.

Therapie Die Dehydratationsbehandlung muss den Basis- und Korrekturbedarf berücksichtigen. Als Bezugsgrößen zur **Ermittlung** des **Basisbedarfs** an Wasser, Natrium, Chlorid und Kalium haben sich **Körpergewicht** und **Körperoberfläche** bewährt. Der **tägliche Basisbedarf** an **Wasser** beträgt für:

- **Säuglinge:** 120–140 ml/kg KG
- **Kleinkinder:** 80–100 ml/kg KG
- **Schulkinder:** 50–70 ml/kg KG

Der **Basisbedarf** an **Natrium** und **Chlorid** beträgt für alle Altersstufen 3–4 mmol/kg KG und für **Kalium** 2 mmol/kg KG.

Der **Korrekturbedarf** soll das Defizit zurückliegender und fortbestehender Verluste durch Erbrechen, Durchfälle und Hyperthermie decken. Bei leichter Exsikkose rechnet man mit einem Defizit an Wasser von 5 % des Körpergewichtes (50 ml/kg). Infusionslösungen, die den Basisbedarf von Wasser, Natrium, Chlorid und Glukose bei unkomplizierten Fällen decken, sind Mischlösungen von 5 %iger Glukose und 0,9 %iger NaCl-Lösung. Diesen Lösungen wird bei ausreichender Nierenfunktion der Basisbedarf an Kalium zugesetzt.

Praktisches Vorgehen: Die Dehydratationsbehandlung richtet sich nach dem Grad der Dehydratation und der Art der Wasser- und Elektrolytverluste.

Bei **leichter Exsikkose** orale Zufuhr einer Glukose-Salz-Lösung (z. B. Oralpädon 240, Elotrans).

Die Therapie der **mittelschweren** und **schweren Dehydratation** erfolgt immer **parenteral** in **3 Phasen:**

- **1. Phase:** Bei **schwerer Exsikkose** Infusion von 5 %igem Humanalbumin (10–20 ml/kg KG in 10–30 min), anschließend 0,9 %ige NaCl-Lösung (20 ml/kg/h). Sobald Laborwerte vorliegen, Übergang auf Phase 2. Bei **mittelschwerer Exsikkose** sofortiger Beginn mit 0,9 %iger NaCl-Infusion. Auch hier Übergang auf Phase 2 mit Eintreffen der Labordaten. Während der 1. Phase der Dehydratationsbehandlung erfolgen eine kurze Anamneseerhebung und klinische Untersuchung des Patienten, Feststellung des Gewichtes und Vorkleben eines Urinbeutels zur genauen Messung des Urinvolumens.

- **2. Phase:** Diese Phase beginnt sofort nach Eintreffen der wichtigsten Labordaten und richtet sich nach dem Typ der Dehydratation:
  - **Isotone Dehydratation** (Serum-Natrium 130–150 mmol/l): Aus dem vermuteten Gewichtsverlust wird zunächst das Defizit an Wasser (z. B. 100 ml/kg KG bei 10 %igem Gewichtsverlust) ermittelt und der bisherige Natriumverlust abgeschätzt (bei schwerer isotoner Dehydratation etwa 10–15 mmol/kg KG). Dieses Wasser- und Natriumdefizit wird bei einer schweren Dehydratation nach Abzug der in Phase 1 verabreichten Menge zu ¾ in den ersten 24 h und zu ¼ in der 25. bis 48. h nach Beginn der Therapie ersetzt. Zusätzlich werden neben dem täglichen Erhaltungsbedarf anhaltende Mineral- und Wasserverluste durch Erbrechen und Durchfall ausgeglichen.
  - **Hypotone Dehydratation** (Serum-Natrium < 130 mmol/l):
    Die Behandlung entspricht derjenigen der isotonen Dehydratation, der zusätzliche Natriumverlust muss ergänzt werden. Treten vor oder während der Behandlung einer hypotonen Dehydratation zerebrale Krämpfe auf, muss Natrium in hoher Konzentration langsam intravenös injiziert werden.
  - **Hypertone Dehydratation** (Serum-Natrium > 150 mmol/l):
    Bei einer Schocksituation erfolgt zunächst eine Schockbehandlung, z. B. durch intravenöse Gabe von ca. 20 ml/kg KG Humanalbumin 5 %, ggf. mit Zusatz von Natriumbikarbonat. Danach wird bis zum Einsetzen der Urinproduktion (Blasenfüllung beachten!) eine kaliumfreie, natriumreiche Infusionslösung (z. B. 2 Teile NaCl 0,9 %, 1 Teil Glukose 5 %) infundiert. Nach Beginn der Urinproduktion werden Kalium und Valcium zugesetzt.

❶ **Cave**
Die größte Gefahr bei der Therapie einer hypertonen Dehydratation (hyperpyretische Toxikose, hyperosmolares Koma) liegt in der zu raschen Senkung des Natriumspiegels durch Infusion einer hypotonen Lösung. Da bei diesem Typ der Dehydratation auch eine intrazelluläre Hyperosmolalität besteht, würde bei der Infusion hypotoner Lösungen ein rascher Wassereintritt in die Zellen und damit ein Hirnödem auftreten.

- **3. Phase:** Nach der akuten Rehydratation, die nicht länger als 48 h dauert, kann mit oraler Ernährung begonnen werden, die schrittweise die Infusionsbehandlung ersetzt.

❯ **Der Serumnatriumspiegel darf nur langsam gesenkt werden (Faustregel: Abfall des Serumnatriums pro Stunde maximal 1 mmol/l).**

Fallbeispiel

Anamnese 7 Monate alter Säugling, seit 4 Tagen wässrigbreiige Stühle, während der letzten beiden Tage mehrfaches Erbrechen und Trinkunlust.

Befund Somnolenter Säugling, Gewicht 6 kg, ausgeprägte Exsikkose (stehende Bauchhautfalten, trockene Mundschleimhaut), Puls 180/min, Blutdruck kaum messbar, Temperatur 36,5 °C, beschleunigte, vertiefte Atmung.

Sofortmaßnahmen Anlegen einer Infusion von 60 ml 5 %igem Humanalbumin und daran anschließend 120 ml 0,9 %ige NaCl-Lösung in einer Stunde (1. Phase der Dehydratationstherapie).

Diagnose Inzwischen liegen die Laborwerte vor: Natrium 140 mmol/l, Chlorid 95 mmol/l, Kalium 3,8 mmol/l, pH 7,15, Bicarbonat 10 mmol/l, Basendefizit: 24.
Es handelt sich um eine isotone Dehydratation mit schwerem Schock und metabolischer Azidose.

Therapie Das geschätzte Defizit an Flüssigkeit (150 ml/kg KG) und Natrium (15 mmol/kg KG) wird zu 75 % auf die ersten 24 Stunden und zu 25 % auf die nächsten 24 Stunden aufgeteilt infundiert. Dazu wird jeweils der tägliche Erhaltungsbedarf (100 ml 5 %ige Glukose/kg KG und 3 mmol/Natrium/kg KG) addiert (2. Phase der Dehydratationstherapie).
Zur Azidose-Behandlung werden 18 ml 8,4 % Natriumbicarbonat, also die Hälfte des Defizits innerhalb einer Stunde verabreicht. Nachdem die Urinproduktion nach 13 Stunden nach Beginn der Behandlung einsetzt, wird Kalium als KCl in einer Menge von 3 mmol/kg KG und Tag den Infusionslösungen zugesetzt.
Am 3. Tag hat sich der Säugling so gut erholt, dass er bereits ein Viertel seines Erhaltungsbedarfs als Tee-Ringer-Glukose-Lösung und Reisschleim oral erhalten kann, während der Rest als Gluclose-NaCl-Lösung unter Zusatz von Kalium infundiert wird (3. Phase der Dehydratationstherapie).
In der Praxis sind die Infusionsmenge und -zusammensetzung nicht starr nach dem berechneten Schema auszurichten, sondern nach klinischem Befund und Laborwerten zu modifizieren.

Hyperhydratation

Hyperhydratationszustände sind im Kindesalter gegenüber einer Dehydratation selten.

Klinik Gewichtszunahme und Ödeme.

Diagnostik Laborchemisch finden sich eine Verminderung von Hämoglobin, Hämatokrit und Serumeiweiß und vom Typ der Hyperhydratation abhängige Veränderungen von Serumnatrium, MCHC und MCV (◘ Abb. 6.21).

Isotone Hyperhydratation (Serumnatrium 130–150 mmol/l)

Pathophysiologie Die gleichzeitige Vermehrung von Natrium und Wasser führt zur Expansion des Extrazellulärraumes ohne Änderung der Osmolalität, das Volumen des Intrazellulärraumes bleibt unverändert, MCHC und MCV sind normal.

Ätiologie Häufigste Ursachen sind übermäßige Infusionstherapie mit isotonen Salzlösungen, Herzinsuffizienz, Nierenerkrankungen.

Therapie Sie besteht in einer Flüssigkeitsrestriktion und Verabreichung von Diuretika und ggf. Humanalbumin.

Hypotone Hyperhydratation (Serumnatrium < 130 mmol/l)

Ätiologie Wichtigste Ursachen sind eine verminderte renale Ausscheidung freien Wassers infolge einer inadäquat hohen Adiuretinsekretion (Schwartz-Bartter-Syndrom) und eine übermäßige Zufuhr freien Wassers (Wasserintoxikation).

Das **Schwartz-Bartter-Syndrom** kommt bei Kindern im Rahmen zahlreicher Grundkrankheiten vor, insbesondere bei Störungen des zentralen Nervensystems (bakterielle Meningitis, Schädel-Hirn-Trauma, Tumor, Enzephalitis), bei Lungenkrankheiten (z. B. Pneumonien) und als Nebenwirkung verschiedener Medikamente (z. B. Vincristin, Carbamazepin und Indomethacin).

Bei Kindern unter DDAVP-Behandlung wegen Enuresis besteht das Risiko für hypotone Hyperhydratation bei nicht beschränkter Flüssigkeitszufuhr.

Klinik Extrazelluläres und intrazelluläres Volumen nehmen mit der Gefahr eines Hirnödems zu, es treten Erbrechen, Kopfschmerzen, Krämpfe und Bewusstseinsstörungen auf.

Diagnostik Sie stützt sich auf den Nachweis einer trotz Hyponatriämie hohen Natriumkonzentration im Urin (> 20 mmol/l).

Therapie Sie besteht in der Behandlung der Grundkrankheit, Wasserrestriktion und evtl. Furosemid.

Hypertone Hyperhydratation (Serumnatrium > 150 mmol/l)

Ätiologie Eine hypertone Hyperhydratation ist bei Kindern meist die Folge einer unkontrollierten Infusion hypertoner NaCl- oder Na-Bikarbonatlösungen sowie fehlerhafter oraler Rehydrierung.

Klinik Durch eine Wasserbewegung aus dem Intra- in den Extrazellulärraum können zerebrale Symptome wie bei einer hypertonen Dehydratation auftreten. MCHC ist erhöht, MCV erniedrigt.

Therapie Es muss eine Natrium- und Flüssigkeitsrestriktion erfolgen.

6.6.3 Störungen des Kaliumhaushaltes

Das mit der Nahrung aufgenommene Kalium wird fast vollständig im oberen Dünndarm resorbiert, die Ausscheidung erfolgt zu etwa 90 % über die Nieren, zu 9 % über den Darm und zu 1 % über die Haut.

> ❯ Der Serumkaliumspiegel wird durch Regulation der renalen Ausscheidung und durch Umverteilung von Kalium zwischen Intra- und Extrazellulärraum in einem engen Bereich von 3,5–5,5 mmol/l konstant gehalten.

Ätiologie Eine Azidose bewirkt einen Anstieg und eine Alkalose einen Abfall des Serumkaliumspiegels.

Hypokaliämie (Serumkalium < 3,5 mmol/l)

Ätiologie Ursachen sind unzureichende Zufuhr (besonders bei parenteraler Ernährung), vermehrte renale Ausscheidung (renale Erkrankungen, Behandlung mit Diuretika), vermehrte gastrointestinale Verluste durch Erbrechen und Durchfall sowie Umverteilung von Kalium aus dem Extra- in den Intrazellulärraum (Alkalose).

Klinik Adynamie, Hyporeflexie, schlaffe Lähmungen, paralytischer Ileus, in schweren Fällen Polyurie und Herzrhythmusstörungen (Tachykardie, Arrhythmie bis zum Herzstillstand).

Therapie Bei leichter bis mittelschwerer Hypokaliämie orale Kaliumsubstitution, bei schwerer Hypokaliämie intravenöse Dauerinfusion (maximal 4 mmol/kg KG/24 h).

Hyperkaliämie (Serumkalium > 5,5 mmol/l)

Ätiologie Unkontrollierte intravenöse Zufuhr, gestörte renale Ausscheidung infolge Niereninsuffizienz, Umverteilung aus dem Intra- in den Extrazellulärraum (Azidose) sowie Freisetzung großer Kaliummengen durch Zelluntergang (ausgedehnte Hämolyse, Verbrennungen, zytostatische Behandlung von Leukämien).

Klinik Störungen der neuromuskulären Erregbarkeit (Schwäche, Paresen) und Herzrhythmusstörungen (Bradykardie, Arrhythmie bis zum Kammerflimmern).

Therapie Eine exzessive Hyperkaliämie erfordert eine Notfallbehandlung. Sie besteht prinzipiell in einem Azidoseausgleich, Infusion einer Glukoselösung mit Insulinzusatz, intravenöser Calciumgabe sowie Anwendung eines Kationenaustauschers, evtl. in Dialyse.

6.6.4 Störungen des Säure-Basen-Haushaltes

Physiologische Grundlagen

❯ Zur Aufrechterhaltung biologischer Funktionen muss die Wasserstoffionenkonzentration in einem engen Bereich (Isohydrie) zwischen pH 7,35–7,45 konstant gehalten werden. Dies wird durch Puffersysteme, pulmonale und renale Regulation gewährleistet.

Puffersysteme Biologisch wichtig sind im **Blut**:
- Kohlensäure/Bikarbonat
- Oxyhämoglobin/Hämoglobin

Im **Urin** sind biologisch von Bedeutung:
- Dihydrogenphosphat/Hydrogenphosphat
- Ammonium/Ammoniak

Pulmonale Regulation Ein Anstieg der Kohlensäurekonzentration im Blut bewirkt über eine Stimulation des Atemzentrums eine Hyperventilation und Abatmung des überschüssigen CO_2. Umgekehrt führt ein Abfall der Kohlensäurekonzentration im Blut zu Hypoventilation und CO_2-Retention.

Renale Regulation Das bei der Pufferung und pulmonalen Regulation ständig verbrauchte Bikarbonat wird fast ausschließlich durch die Nieren nachgeliefert. Wird die Veränderung der H^+-Ionen im Extrazellulärraum durch Veränderung der CO_2-Konzentration ausgelöst, handelt es sich um eine **respiratorische Azidose** bzw. **Alkalose**. Ist die Ursache im Wesentlichen durch eine Konzentrationsänderung von Bikarbonat ausgelöst, also hauptsächlich nichtrespiratorisch, spricht man von einer **metabolischen Azidose bzw. Alkalose** (❑ Abb. 6.22).

	pH	Standard-bikarbonat	pCO₂
Normalwerte	7,35 – 7,45	21 – 28 mmo l/l	35 – 45 mm Hg
Azidose metabolische	⬇	⬇	normal
Azidose respiratorische	⬇	normal	⬆
Alkalose metabolische	⬆	⬆	normal
Alkalose respiratorische	⬆	normal	⬇

❑ **Abb. 6.22 Laborveränderungen bei dekompensierter Azidose und Alkalose**

❯ Primäre respiratorische Störungen werden durch Änderung der Bikarbonatausscheidung über die Nieren ausgeglichen, primär metabolische Störungen durch entsprechende Änderung der CO_2-Abatmung in der Lunge kompensiert. Die Anpassungsfähigkeit beider Systeme ist unterschiedlich: Die Lunge kompensiert rasch und viel, die Niere langsam und wenig.

Azidose

Eine Azidose kann stoffwechselbedingt (metabolisch) oder durch Hypoventilation (respiratorisch) entstehen.

Metabolische Azidose Sie wird durch übermäßige Säurenbelastung (z. B. Ketokörper bei Diabetes mellitus), verminderte renale Wasserstoffionenexkretion oder Bikarbonatrückresorption (Niereninsuffizienz, tubuläre Azidose) und einen gesteigerten Verlust bikarbonatreicher Sekrete (Diarrhö) verursacht. **Klinisch** ist die respiratorische Kompensation an der **Kussmaul-Atmung** (vertiefte und beschleunigte Atmung) erkennbar.

Die **Therapie** besteht in der Behandlung der Grundkrankheit; bei pH-Wert unter 7,2 parenterale Pufferung mit 8,4 %igem (1 mmol/ml) Natrium-Bikarbonat nach folgender Formel:

$$\text{ml} = \text{Basendefizit (mmol/l)} \times \text{kg Körpergewicht} \times 0,3.$$

Berechnungsbeispiel: 6 Monate alter, 6 kg schwerer Säugling mit einem Basendefizit von 16:

$$\text{ml 8,4 \% Natriumbikarbonat} = 16 \times 6 \times 0,3 = 28,8.$$

Von diesem Defizit wird innerhalb 1 h zunächst nur die Hälfte verabreicht, um eine unerwünschte Überpufferung zu vermeiden.

Respiratorische Azidose Ursache ist eine respiratorische Insuffizienz als Folge pulmonaler, neurogenmuskulärer oder zentralnervöser Erkrankungen. Die **Therapie** besteht in der Behandlung der Grundkrankheit, evtl. ist Beatmung notwendig.

Alkalose

Die **metabolische Alkalose** wird vor allem durch einen gesteigerten Säureverlust aufgrund von anhaltendem Erbrechen oder übermäßiger Zufuhr von Basen durch zu starke Pufferung mit Bikarbonat verursacht. Die **Therapie** besteht in der Behandlung der Grundkrankheit. Eine Pufferung mit ansäuernden Substanzen (Argininhydrochlorid) ist nur bei schwerer Alkalose indiziert.

Ursache der **respiratorischen Alkalose** ist eine Hyperventilation infolge psychischer Störungen, Stimulation des Atemzentrums (Enzephalitis, Schädel-Hirn-Trauma, Hirntumoren) oder Überbeatmung kontrolliert beatmeter Kinder. Die **Therapie** besteht in der Behandlung der Grundkrankheit, evtl. Sedierung.

Kernaussagen

- Voraussetzungen für die Erhaltung der normalen Zusammensetzung des kindlichen Organismus an Wasser (Isovolämie) und Elektrolyten (Isotonie) sind eine ausgeglichene Bilanz und eine ungestörte Regulation des Wasser- und Elektrolythaushaltes.
- Veränderungen der Plasmaosmolalität werden durch Änderungen der Wasserausscheidung, Schwankungen des Plasmavolumens durch Änderungen der Natriumausscheidung ausgeglichen.
- Je jünger das Kind ist, um so größer ist die Labilität des Wasser-, Elektrolyt- und Säure-Basen-Haushaltes und um so geringer die Kompensationsfähigkeit bei Störungen.
- Die häufigsten Ursachen einer Dehydratation sind Gastroenteritis mit Erbrechen und Diarrhö bei gleichzeitiger Nahrungsverweigerung. Die Therapie muss den Basis- und Korrekturbedarf berücksichtigen und erfolgt in 3 Phasen:1. Rasche Rehydratation (bevorzugt orale Rehydratation mit Glukose-Elektrolytlösung, ggf. i. v. mit 5 %iges Humanalbumin oder 0,9 %ige NaCl-Lösung innerhalb einer Stunde); 2. Langsame Rehydratation und langsamer Ausgleich von Störungen des Natrium-, Kalium- und Säure-Basen-Haushaltes. Bei einer hypertonen Dehydratation darf der Natrium-Spiegel im Serum nur langsam gesenkt werden (max. um 1 mmol/l pro Stunde). 3. Schrittweiser oraler Nahrungsaufbau bei gleichzeitiger Reduktion der Infusionsmenge.
- Primäre respiratorische Störungen werden langsam und geringfügig durch Änderung der Bikarbonatausscheidung über die Nieren ausgeglichen, primär metabolische Störungen rasch und ausgiebig durch entsprechende Änderung der CO_2-Abatmung in der Lunge kompensiert.

6.7   Vitaminmangel und Hypervitaminosen

Vitamine müssen als essenzielle, im körpereigenen Stoffwechsel nicht (oder nicht immer ausreichend wie z. B. Vitamin D) synthetisierte Nährstoffe regelmäßig zugeführt werden. Wasserlösliche Vitamine sind vorwiegend als Kofaktoren biochemischer Reaktionen wirksam. Sie werden im Körper nur in begrenztem Umfang retiniert und bei überschüssiger Zufuhr in der Regel mit dem Urin ausgeschieden. Die fettlöslichen Vitamine (A, D, E, K) können in größerem Umfang gespeichert werden. Die Zufuhr von sehr hohen Dosen der Vitamine A und D ruft eine Hypervitaminose mit Krankheitserscheinungen hervor. Bei einigen angeborenen Stoffwechselkrankheiten werden günstige Effekte durch z. T. hochdosierte Vitamingaben erzielt.

Eine ausreichende Verfügbarkeit von Vitaminen ist für zahlreiche Stoffwechselvorgänge und für die Funktion des Organismus essenziell. Wasser- und fettlösliche Vitamine werden mit pflanzlichen und tierischen Lebensmitteln aufgenommen. Richtwerte für die Zufuhr bei gesunden Kindern in Abhängigkeit vom Lebensalter zeigt die ◘ Tab. 5.1. Fettlösliche Vitamine werden mit den Nahrungsfetten zugeführt und resorbiert. Bei chronischer Fettmalabsorption (z. B. durch cholestatische Lebererkrankung ▸ Kap. 14.11.3 oder exokrine Pankreasinsuffizienz ▸ Kap. 14.12.4) müssen fettlösliche Vitamine unter regelmäßiger Kontrolle der Serumspiegel substituiert werden.

6.7.1   Wasserlösliche Vitamine

Eine Übersicht zu den physiologischen Funktionen, den Hypovitaminosen und den Auswirkungen überhöhter Vitaminzufuhr ist in ◘ Tab. 6.6 zusammengetragen.

Thiamin (Vitamin B$_1$)

Thiaminpyrophosphat dient als Koenzym zahlreicher Stoffwechselreaktionen, darunter Karboxylierungsreaktionen (Pyruvat und α-Ketoglutarat) und Transketolasereaktionen. Ein **Thiaminmangel** kommt bei Kindern mit Malabsorption und bei Lebererkrankungen vor, bereits innerhalb von Tagen bei parenteraler Ernährung ohne Substitution, des Weiteren bei sehr einseitiger Ernährung mit poliertem Reis (**Beri-Beri-Krankheit**), im Erwachsenenalter auch bei mangelernährten Alkoholikern. **Klinische Symptome** sind Gedeihstörung, Müdigkeit, periphere Neuropathie und Ataxie, ZNS-Störungen, Muskelatrophien sowie Herzinsuffizienz. Die **infantile Beri-Beri-Krankheit** tritt bei gestillten Säuglingen von Müttern mit Thiaminmangel auf und manifestiert sich mit Trinkschwäche, Erbrechen, Apathie oder Unruhe sowie Laktatazidose, bei akuten Verläufen auch mit lebensbedrohlicher Herzinsuffizienz.

Riboflavin (Vitamin B$_2$)

Riboflavin ist Bestandteil von als Oxidoreduktasen wirksamen Koenzymen wie dem für die Atmungskette benötigten Flavin-Adenin-Dinukleotid (FAD). Ein **Riboflavinmangel** äußert sich an Haut und Schleimhäuten des Kopfes (Mundwinkelrhagaden, glatte, glänzende und hochrote Lippen, periorale seborrhoische Dermatitis, Glossitis) und an den Augen (Keratitis mit Tränenfluss, Korneavaskularisation, Katarakt).

Niacin

Nikotinsäure und Nikotinsäureamid werden für die Bildung des **Nikotinamid-Adenin-Dinukleotid (NAD)** und des phosphorylierten **NADP** benötigt, die als Wasserstoffübertragende Koenzyme zahlreicher Dehydrogenasen wirksam werden (z. B. Lipidsynthese und Fettsäureoxidation, anaerobe Glykolyse, Krebs-Zyklus). Niacin kann aus mit der Nahrung aufgenommenem Tryptophan (in Eiern und Kuhmilch) gebildet werden (60 mg Tryptophan entspricht etwa 1 mg Niacin). Ein **Nikotinsäuremangel** äußert sich unter dem klinischen Bild der **Pellagra** mit der **Trias: Dermatitis, Diarrhö und Demenz**. Die **Pellagradermatitis** tritt zunächst nur an der belichteten Haut auf (Fehldiagnose: Sonnenbrand) und zeigt Erythem, Juckreiz, später auch Austrocknung und braune Pigmentie-

◘ Tab. 6.6 Wasserlösliche Vitamine

Vitamin	Physiologische Funktionen	Mangel	Überhöhte Zufuhr
Thiamin (B$_1$)	Koenzym verschiedener Reaktionen	Beri-Beri-Krankheit	Keine Symptome
Riboflavin (B$_2$)	Koenzym verschiedener Flavinenzyme (Oxidoreduktase)	Haut- und Augenveränderungen	Keine Symptome
Niacin	Bildung von NAD und NADP	Pellagra (Dermatitis, Diarrhö, Demenz)	Hauterscheinungen (»flush«), Hyperurikämie, hepatische und okuläre Anomalien
Pyridoxin (B$_6$)	Pyridoxalphosphat, Koenzym zahlreicher Reaktionen	Periphere Neuritis, Krampfanfälle, Gedeihstörung, Hautveränderungen	Sensorische Neuropathie
Pantothensäure	Synthese von Coenzym-A	Neuropathie	Keine Symptome
Biotin	Koenzym verschiedener Karboxylierungsreaktionen	Dermatitis, multipler Karboxylasemangel	Keine Symptome
Folsäure (B$_9$)	Koenzym zahlreicher Methylierungsreaktionen	Makrozytäre Anämie, Leuko- und Thrombopenie, Schleimhautschäden (bei Schwangeren: fetale Fehlbildungen)	Keine Symptome
Kobalamine (B$_{12}$)	Koenzym bei der Methioninsynthese und beim Propionat- und Methylmalonatabbau	Perniziöse Anämie, Hunter-Glossitis, funikuläre Mylose, Hirnatrophie, ZNS-Schädigung	Keine Symptome
Ascorbinsäure (C)	Antioxidans, Kofaktor von Hydroxylierungsreaktionen	Skorbut, Möller-Barlow-Krankheit	Hyperoxalurie

rung. Die neurologische Symptomatik äußert sich in Depression, Lethargie, Delirien, peripherer Neuropathie und Muskelschwäche.

Pyridoxin (Vitamin B$_6$)

Pyridoxin, Pyridoxal und Pyridoxamin sind Vorstufen des Pyridoxalphosphats und Pyridoxaminphosphats mit Koenzymfunktion bei mehr als 100 enzymatischen Reaktionen des Intermediärstoffwechsels (u. a. Aminosäuren-, Phospholipid-, und Myelinsynthese). Besonders gute Nahrungsquellen sind Leber, Hühner- und Schweinefleisch sowie Fisch. **Pyridoxinmangel** tritt auf als Folge von Malabsorption, Malnutrition und der Einnahme von medikamentösen Vitamin-B$_6$-Antagonisten (z. B. D-Penicillamin, Isoniazid, Cycloserin; bei entsprechender medikamentöser Therapie prophylaktisch Vitamin B$_6$ supplementieren!). **Klinische Symptome** des Pyridoxinmangels sind Anorexie und Gewichtsverlust, Dermatitis, Glossitis und periphere Neuropathie. Bei einigen Säuglingen und Kleinkindern mit Übererregbarkeit und Krampfanfällen kann eine hochdosierte Pyridoxingabe (initial 100–200 mg, Erhaltungsdosis 50 mg/Tag) zum Sistieren der Krämpfe führen.

Pantothensäure

Pantothensäure und Pantothenol sind Vorstufen für die Bildung von Coenzym A, das Fettsäuren und Azetylgruppen aktiviert und für die weitere Metabolisierung zugänglich macht. Aufgrund des verbreiteten Vorkommens von Panto-

thensäure tritt ein Mangel nur bei schwerster Malnutrition auf und verursacht dann eine periphere Neuropathie.

Biotin

Biotin wirkt als Koenzym verschiedener Karboxylierungsreaktionen. Ein alimentärer **Biotinmangel** entsteht nach längerfristiger Ernährung mit rohem Hühnereiweiß, das ein Biotin-bindendes Protein (Avidin) enthält. **Leitsymptome** sind Gedeihstörung, eine desquamative Dermatitis mit Haarausfall sowie eine vermehrte Urinausscheidung bestimmter organischer Säuren. Ein sekundärer Biotinmangel entsteht durch den angeborenen **Biotinidasemangel**, bei dem zugeführtes Biotin nicht utilisiert werden kann. Die auftretende **klinische Symptomatik** mit Fütterungsschwierigkeiten, mentaler Retardierung, Krampfanfällen, Hauterscheinungen und Alopezie lässt sich bei frühzeitiger Diagnosestellung durch Biotinsupplementierung verhindern. Auch viele Patienten mit genetisch bedingten multiplen Karboxylasedefekten mit ähnlicher klinischer Präsentation sprechen auf die Biotingabe an. Der Biotinidasemangel wird im **Neugeborenenscreeening** erfasst.

Folsäure

Die aktive Form des Vitamins, Tetrahydrofolsäure, ist die entscheidende Koenzymform für die Übertragung von C1-Gruppen (Hydroxymethyl- und Formylgruppen), die an Methylierungsreaktionen und z. B. der Synthese von Amino- und Nukleinsäuren beteiligt ist. Folsäure ist in der Nahrung (Folia, grüne Pflanzen) vorwiegend in Form von Polyglutamaten enthalten, die nur eine geringe Bioverfügbarkeit von etwa 50 % haben, während die synthetischen Monoglutamatverbindungen vom Organismus sehr gut aufgenommen werden.

Ein klinisch manifester **Folsäuremangel** entsteht bei sehr einseitiger Ernährung oder längerfristiger Malabsorption (z. B. Zöliakie, ▶ Kap. 14.8.3) und äußert sich durch Gedeihstörung, makrozytäre Anämie, Leuko- und Thrombopenie sowie Schleimhautschäden (Ulzerationen der Mundschleimhaut). Im Blutaustrich findet man eine vermehrte Hypersegmentierung neutrophiler Granulozyten, im Knochenmark Megaloblasten.

 Cave

Vor der Therapie muss ein **Kobalaminmangel** ausgeschlossen werden, denn hier kann eine Folsäuregabe die gleichartige hämatologische Symptomatik bessern, während irreversible neurologische Folgen des Kobalaminmangels fortschreiten können.

Gesundheitsprävention durch Folsäure Gemeinsam mit Vitamin B_{12} ist Folsäure als Kofaktor des Enzyms Methylen-Tetrahydrolfolat-Reduktase (MTHFR, 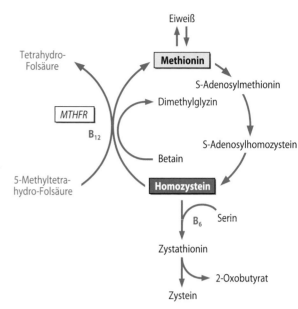 Abb. 6.23) von wesentlicher Bedeutung für die Regulation des Homocysteinspiegels. Eine gute Folsäureversorgung senkt das Homocystein im Serum, insbesondere auch bei den etwa 10–15 % der Bevölkerung mit einer durch genetischen Polymorphismus bedingten thermolabilen Variante des Enzyms MTHFR. Dieser Mechanismus ist offenbar kausal verbunden mit der Entstehung der häufigen angeborenen **Neuralrohrdefekte** (Spina bifida, Myelomeningozelen, Anenzephalien, ▶ Kap. 18.2.1) und weiterer Fehlbildungen. Für alle Frauen mit Kinderwunsch dringend empfohlen wird die Folsäuresupplementierung (täglich 0,4 mg Folsäure mit Beginn vor der Konzeption und für die Dauer bis zur 8. Woche nach Konzeption) da hierdurch die Häufigkeit von angeborenen Neuralrohrdefekten um 50–70 % vermindert wird. Zudem wird mäßig stark erhöhtes Homocystein, das ein Risikofaktor für koronare Herzerkrankung und Schlaganfall ist, durch Folsäurezufuhr reduziert. Eine bevölkerungsweite Supplementierung von Folsäure wird in den USA und mehr als 60 weiteren Ländern als Folsäureanreicherung von Mehl und anderen Getreideprodukten realisiert.

Kobalamine (Vitamin B_{12})

Kobalamine dienen als Koenzyme bei der Synthese von Methionin (Abb. 6.23) und beim Abbau von Propion- und Methylmalonsäure. Vitamin B_{12} wird ausschließlich durch Mikroorganismen gebildet und findet sich unter hygienischen Verhältnissen nur in tierischen, nicht aber in rein pflanzlichen Lebensmitteln. Eine alimentär bedingte Hypovitaminose entsteht deshalb zwangsläufig bei einer rein pflanzlichen Ernährung über mehrere Jahre, bei der auch Milch und Eier streng gemieden werden (sog. **vegane Ernährung**). Aufgrund großer hepatischer Speicher kommt es bei erwachsenen Veganern erst nach Jahren zu klinischen Symptomen (Anämie, Lethargie, später funikuläre Myelose). Dagegen entwickeln gestillte

■ Abb. 6.23 Schema der Homocystein-Metabolisierung. Die Remethylierung zu Methionin wird durch das Enzym Methylen-Tetrahydrofolat-Reduktase (MTHFR) reguliert. Etwa 10–15 % der Bevölkerung zeigen durch einen genetischen Polymorphismus eine thermolabile Variante der MTHFR mit verminderter Enzymaktivität. Die Homocystein-Metabolisierung hängt von der Verfügbarkeit der Vitamine Folsäure und Vitamin B_{12}, in geringerem Ausmaß auch von Vitamin B_6 ab. Bei guter Versorgung mit Folsäure und Vitamin B_{12} sind die mittleren Homocysteinspiegel niedriger, was in der Frühschwangerschaft mit verminderter Rate angeborener Fehlbildungen und generell mit niedrigerem Risiko für thrombotische Gefäßverschlüsse und für Herzinfarkte assoziiert ist

Säuglinge veganer Mütter oft bereits nach wenigen Monaten ein schweres Vitamin-B_{12}-Mangelsyndrom mit ernster und z. T. irreversibler Hirnschädigung (■ Abb. 6.24). Ein **sekundärer Vitamin-B_{12}-Mangel** entsteht bei eingeschränkter Resorption durch Malabsorption (z. B. Kurzdarmsyndrom), bakterieller oder parasitärer Dünndarmbesiedlung oder Fehlen des für die Resorption notwendigen »intrinsic factor« bei Magenschleimhautatrophie oder nach Magenresektion. Beim **Imerslund-Grasbeck-Syndrom** fehlen die Intrinsic Factor-Kobalamin-Rezeptoren, beim **Transkobalamin-II-Mangel** kann Vitamin B_{12} im Serum nicht regelrecht transportiert werden. Auch eine exokrine Pankreasinsuffizienz kann zu einem Vitamin-B_{12}-Mangel führen. Das sog. R-Protein, das im Gegensatz zum proteolyseresistenten »intrinsic factor« bei intakter Pankreasfunktion proteolytisch gespalten wird, bleibt bei Pankreasinsuffizienz intakt und kann dann die Kobalaminbindung an den »intrinsic factor« kompetitiv hemmen.

Klinische Symptomatik des Vitamin-B_{12}-Mangels Nach initialer Appetitlosigkeit und Gedeihstörung entwickelt sich eine **perniziöse Anämie** mit Makrozytose, Leuko- und Thrombopenie sowie Megaloblasten im Knochenmark. Nicht selten

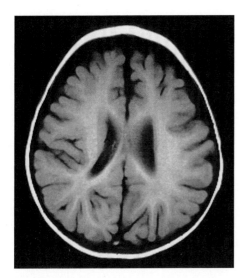

Abb. 6.24 Ausgeprägte Hirnatrophie mit Erweiterung der inneren und äußeren Liquorräume bei einem 14 Monate altem Kind mit alimentärem Vitamin-B$_{12}$-Mangel. Das Kind wurde von der sich jahrelang vegan ernährenden Mutter mit subklinischem Vitamin-B$_{12}$-Mangel gestillt und erhielt rein pflanzliche Beikost

tritt ein Zungenbrennen als frühes Symptom der **Hunter-Glossitis auf**, später wird die Zunge wie die Magenschleimhaut atrophisch. Bei längerem Bestehen der Hypovitaminose kommt es zur neurologischen Schädigung mit Demyelinisierung, Degeneration der weißen Substanz, besonders der Seiten- und Hinterstränge (funikuläre Myelose), Hirnatrophie und beeinträchtigten zentralnervösen Funktionen.

> Die neurologischen Schädigungen sind nur partiell reversibel, so dass einer frühen Diagnosestellung große Bedeutung zukommt.

Der Verdacht lässt sich durch eine verminderte Vitamin-B$_{12}$-Serumkonzentration und eine vermehrte Urinausscheidung von Methylmalonsäure erhärten.

L-Ascorbinsäure (Vitamin C)

L-Ascorbinsäure ist ein starkes Reduktionsmittel und wirkt bei der Kollagenbiosynthese mit. Auch andere Hydroxylierungsreaktionen (z. B. Gallensäuresynthese), die Bildung von Carnitin und von Neurotransmittern sowie die Aktivierung neuroendokriner Hormone hängen vom Vitamin C ab. Ascorbinsäure fördert die enterale Eisenresorption und dient als Kofaktor bei der hepatischen Entgiftung von toxischen Metaboliten und Medikamenten durch Hydroxylierungsreaktionen.

Die als **Skorbut** bezeichnete schwere Hypovitaminose ist aufgrund des verbreiteten Vorkommens von Vitamin C (z. B. in Obst und Gemüse) extrem selten und tritt nur bei schwerer Fehlernährung auf. Typische Befunde sind Blutungen, Gingivitis, vermehrte Infektionsanfälligkeit und gestörte Kollagensynthese mit schlechter Heilung von Wunden und Frakturen. Ein **infantiler Skorbut (Möller-Barlow-Krankheit)** wird gelegentlich bei Säuglingen beobachtet, die für 6–12 Monate mit

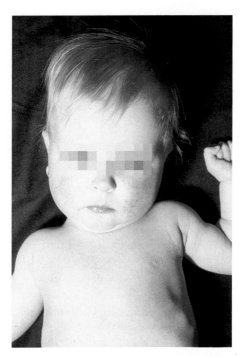

Abb. 6.25 Infantiler Vitamin-C-Mangel. Skorbutischer Rosenkranz an der Knorpel-Knochen-Grenze der Rippen bei einem 11 Monate altem Kind mit Möller-Barlow-Krankheit

hausgemachten Kuhmilchzubereitungen ohne ausreichende Vitamin-C-Zugabe (Gemüse, Obst) ernährt wurden. Diese Kinder entwickeln eine Überregbarkeit, Anorexie und Gedeihstörung. Schmerzhafte Schwellungen der Extremitäten können eine Pseudoparalyse mit Froschbeinhaltung hervorrufen. Es treten Blutungen auf, typischerweise subperiostale Blutungen an den langen Röhrenknochen. Der skorbutische Rosenkranz (◘ Abb. 6.25) entsteht, anders als bei der Rachitis, durch Subluxationen der Knochen-Knorpel-Verbindungen mit bajonettartiger Deformierung.

Eine überhöhte Vitamin-C-Zufuhr (> 4 g/Tag) führt zu einer erhöhten Urinausscheidung von Oxalsäure und kann hierdurch die Bildung von Oxalatsteinen in den ableitenden Harnwegen fördern. Eine Vitamin-C-Einnahme in Megadosen sollte deshalb vermieden werden.

6.7.2 Fettlösliche Vitamine

Eine Übersicht zu den physiologischen Funktionen, den Hypovitaminosen und den Auswirkungen überhöhter Vitaminzufuhr der fettlöslichen Vitamine ist in ◘ Tab. 6.7 zusammengetragen.

Retinol (Vitamin A) und Carotinoide (Provitamin A)

Retinol wird mit tierischen Lebensmitteln zugeführt. In pflanzlichen Nahrungsmitteln sind als Provitamine wirksame Karotinoide enthalten, aus denen im Körper Vitamin A gebil-

◘ Tab. 6.7 Fettlösliche Vitamine

Vitamin	Physiologische Funktionen	Mangel	Überhöhte Zufuhr
Retinol (A)	Bildung von Sehpigment (Rhodopsin), Zellwachstum und -differenzierung	Nachtblindheit, Xerophthalmie, Hautveränderungen, Immundefekt	**Akut:** Hirndruck, ZNS-Symptome **Chronisch:** Kopfschmerzen, Alopezie, Hauterscheinungen, Hepatomegalie u. a. **Teratogen:** Aborte, Fehlbildungen, neurologische Retardierung
Calciferole (D)	Intestinale und tubuläre Absorption von Calcium und Phosphat, Knochenmineralisation	Rachitis	Hyperkalzämie, Hyperkalziurie, Anorexie, Nausea, Erbrechen
Tokopherole (E)	Antioxidans	Hämolytische Anämie, Neuropathie	Keine Symptome
Phyllochinon, Menachinon (K)	γ-Karboxylierung von Gerinnungsfaktoren, Osteokalzin	Hypoprothrombinämie, Blutungen	Keine Symptome

det werden kann. Bei gemischter Ernährung gelten 6 mg β-Karotin bzw. 12 mg anderer Karotinoid-Provitamine als äquivalent zu 1 mg Retinol. Retinol bildet das Sehpigment **(Rhodopsin)**, darüber hinaus modulieren Retinoide eine Vielzahl zellulärer Funktionen sowie Wachstum und Differenzierung verschiedener Gewebe.

Die Verfügbarkeit von Vitamin A ist nicht allein von der Zufuhr und der Resorption, sondern auch von der Plasmakonzentration verschiedener Bindungsproteine abhängig, u. a. **Retinol-bindendes Protein** (RBP). Bei gestörter RBP-Synthese aufgrund eines Mangels an Protein, Energie bzw. Zink oder durch eine Leberinsuffizienz kann es trotz hoher Retinolreserven in der Leber wegen der Beeinträchtigung von Mobilisierung und Transport zu einem klinischen Vitamin-A-Mangel kommen.

Vitamin-A-Mangel Ein frühes Symptom bei Vitamin-A-Mangel ist eine verlangsamte Dunkeladaptation, aus der sich eine manifeste Nachtblindheit entwickeln kann. Bei Weiterbestehen der Mangelsituation entsteht eine **Xerophthalmie** mit konjunktivaler Xerose (Austrocknung) und Korneatrübung (Keratomalazie) sowie Entwicklung trockener, silbergrauer Flecken auf der Konjunktiva **(Bitot-Flecken)** (◘ Abb. 6.26). Die Epithelschädigung betrifft auch andere Gewebe und verursacht Bronchitiden, gastrointestinale Symptome sowie Gallen- und Nierensteine. Außerdem treten ein gestörtes Knochenwachstum und eine Anämie auf. Bei Säuglingen entsteht nicht selten ein erhöhter Hirndruck mit vorgewölbter Fontanelle.

Hypervitaminose A Die **akute Vitamin-A-Intoxikation** (bei einer Dosis ab 300.000 IE oder mehr) verursacht Kopfschmerzen, Schwindel, Benommenheit, Anorexie, Erbrechen und erhöhten Hirndruck mit bei Säuglingen vorgewölbter Fontanelle. Die **chronische Hypervitaminose A** führt zum Appetitverlust und zu Gedeihstörung. Weitere Symptome sind Mundwinkelrhagaden, trockene, juckende Hautverände-

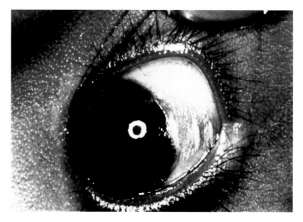

◘ Abb. 6.26 Xerophthalmie bei Vitamin-A-Mangel

rungen mit Haarausfall, Hepatomegalie und diaphysären kortikalen Hyperostosen der langen Röhrenknochen. Bei sehr hoher Zufuhr im 1. Trimenon der Schwangerschaft wurde eine **Vitamin-A-Teratogenität** mit vermehrten Aborten, kindlichen Fehlbildungen und neurologischer Retardierung der geborenen Kinder beobachtet.

Calciferole (Vitamin D)

Der kindliche Vitamin-D-Status wird nicht allein durch die Vitaminzufuhr v. a. mit tierischen Lebensmitteln und durch die Aktivität der hepatischen und renalen Hydroxylierung (◘ Abb. 6.18) bestimmt. Hinzu kommt die Eigensynthese aus Provitamin D_3 (7-Dehydrocholesterin), das in der Haut bei UV-Einstrahlung in Cholecalciferol (Vitamin D_3) umgewandelt wird. Zur Vitamin-D-Mangelrachitis ▶ Abschn. 6.5.1.

Die **Hypervitaminose D** führt zu Hyperkalzämie, Hyperkalziurie und Calciumablagerungen in den Geweben (Niere, Leber, Blutgefäße), Erbrechen, Schwindel und Muskelschwäche. Meist kann die Symptomatik durch Stopp der Vitamin-D-Aufnahme und stark eingeschränkte Calciumzufuhr behoben werden. In schweren Fällen können Kortikoide und Calcitonin eingesetzt werden.

Tokopherole (Vitamin E)

Das α-**Tokopherol** und andere, biologisch weniger aktive Tokol- und Tokotrienolverbindungen stellen wichtige fettlösliche Antioxidanzien dar, die Zellmembranen vor peroxidativer Schädigung schützen. Die Zufuhr von Vitamin E erfolgt vor allem aus pflanzlichen Lebensmitteln und Pflanzenölen. Ein **Vitamin-E-Mangel** kann sich relativ rasch bei Frühgeborenen manifestieren, die nur geringe körpereigene Reserven haben, und eine hämolytische Anämie mit verkürzter Erythrozytenlebensdauer hervorrufen. Bei älteren Kindern ist eine klinisch manifeste Hypovitaminose praktisch immer die Folge einer chronischen Resorptionsstörung durch eine allgemeine Fettmalabsorption, eine Abetalipoproteinämie (► Abschn. 6.3.1) oder einen seltenen genetischen Defekt eines Tokopherol-Transportproteins. Neben einer milden hämolytischen Anämie entwickelt sich eine ernste, nicht voll reversible neuroaxonale Dystrophie mit gestörter Sensibilität, Reflexausfällen, neuronaler Myopathie mit Muskelschwäche, Ophthalmoplegie, Ataxie und spinozerebellärer Degeneration. Zur **Behandlung** gibt man oral hochdosiertes Vitamin E oder wasserlösliche Tokopherolderivate. In einzelnen Fällen ist auch eine parenterale Zufuhr angezeigt.

Phyllochinon und Menachinon (Vitamin K)

Phyllochinon (Vitamin K_1) kommt in pflanzlichen Chloroplasten vor und wird v. a. mit grünem Blattgemüse aufgenommen. Menachinon (Vitamin K_2) wird durch Bakterien gebildet. Vitamin K ist an der γ-Karboxylierung der Gerinnungsfaktoren II, VII, IX und X sowie den Proteinen C und S beteiligt und bewirkt damit ihre Umwandlung in die gerinnungswirksamen Formen. Auch die γ-Karboxylierung anderer Proteine wie z. B. des Osteocalcins ist von Vitamin K abhängig.

Ein **Vitamin-K-Mangel** (► Kap. 4.8.13) tritt vor allem bei gestillten Säuglingen auf, die keine prophylaktische Vitamin-K-Supplementierung (► Kap. 5.1.5) erhalten haben. Der Vitamin-K-Mangel zeigt sich hypoprothrombinämischen Blutungen. Auch bei einer chronischen Fettmalabsorption (z. B. chronische Diarrhöen, cholestatische Lebererkrankung, Mukoviszidose) kann es zu Hypoprothombinämie-bedingten Blutungen kommen, so dass Kontrollen der Gerinnungsparameter und ggf. eine prophylaktische Vitamin-K-Gabe vorgenommen werden sollten.

Kernaussagen

- Vitamin-B_6-Mangel kann bei Säuglingen und Kindern Krampfanfälle hervorrufen.
- Folsäuremangel führt zu makrozytärer Anämie, Leuko- und Thrombopenie.
- Die Supplementierung von täglich 0,4 mg Folsäure mit Beginn vor der Konzeption und für die Dauer bis zur 6. Woche nach der Konzeption kann die Häufigkeit von angeborenen Neuralrohrdefekten um 50–70 % vermindern und wird für alle Frauen mit Kinderwunsch empfohlen.
- Eine rein pflanzliche Ernährung (vegane Ernährung) oder eine gestörte Kobalaminutilisation kann zu einem Vitamin-B_{12}-Mangel führen, der makrozytäre Anämie, Ataxie, Parästhesien und zentralnervöse Schäden verursacht.
- Bei verschiedenen angeborenen Enzymdefekten (Biotinidasemangel, multipler Karboxylasemangel), die mit Muskelhypotonie, Krampfanfällen und Hautveränderungen einhergehen, ist eine erfolgreiche Therapie mit Biotin möglich.
- Vitamin-A-Mangel kann sekundär bei chronischer Fettmalabsorption auftreten und zu gestörter Dunkeladaptation, Nachtblindheit, Keratomalazie und Blindheit führen.
- Eine chronische Fettmalabsorption (z. B. bei Mukoviszidose, cholestatische Lebererkrankungen) kann einen Vitamin-E-Mangel mit irreversibler spinozerebellärer Degeneration und neurogener Myopthie verursachen.
- Gestillte Säuglinge, die keine Vitamin-K-Prophylaxe erhalten haben, können einen Vitamin-K-Mangel mit schweren hypoprothrombinämischen Blutungen erleiden.
- Toxische Hypervitaminosen treten vorwiegend bei den fettlöslichen Vitaminen A und D auf.

Endokrinologie – Erkrankungen des hormonproduzierenden Systems

S.A. Wudy und H.P. Schwarz

Die hormonelle Signalübertragung beeinflusst Wachstum, sexuelle Differenzierung und Pubertätsentwicklung, die Homöostase des Stoffwechsels und die Anpassung an Stresssituationen sowie auch die psychische und soziale Entwicklung. Endokrine Erkrankungen können Wachstum und Entwicklung tiefgreifend verändern.

7.1 Wirkung und Steuerung von Hormonen

Die pädiatrische Endokrinologie befasst sich mit den Erkrankungen der hormonproduzierenden Drüsen bei Kindern und Jugendlichen. Eine endokrine Störung kann sich bereits intrauterin manifestieren und sich bei der Geburt in einer verminderten Knochenreifung oder einem abnorm differenzierten Genitale äußern.

Postnatal beeinflussen endokrine Erkrankungen beim Kind fast immer das Wachstum und die Pubertätsentwicklung. Da Hormonstörungen dabei häufig den Körperbau und das Aussehen des Patienten verändern, können sie auch tiefgreifende Einflüsse auf die psychische und soziale Entwicklung des jungen Menschen haben. Einige Hormone werden in Zellen innerhalb des ZNS gebildet, viele andere Hormone können in das ZNS gelangen und so eine direkte Wirkung auf die Psyche entfalten.

7.1.1 Definition

Hormone sind Botenstoffe, die in spezialisierten Zellen, Zellgruppen oder Organen gebildet werden. Chemisch handelt es sich um Proteine, Peptide oder Steroide. Hormone werden nach ihrer Bildung in die Kapillaren der Drüse abgegeben (endokrine Sekretion) und gelangen auf dem Blutwege zu ihrem Wirkungsort an entfernt liegende Zellen und Organe. Viele

Hormone zirkulieren an Transporteiweiße gebunden. Diese Transporteiweiße haben Depotfunktion und verlängern die Verweildauer des Hormons in der Zirkulation. Gelegentlich wirken Hormone nicht entfernt von ihrem Bildungsort, sondern an benachbarten Zellen (parakrine Sekretion) oder wirken auf die Zelle der Bildung zurück (autokrine Sekretion). In diesen Fällen ist die Abgrenzung von Hormon und Neurotransmitter eine Definitionsfrage.

7.1.2 Portalkreislauf der Hypophyse

Die im Hypothalamus gebildeten Freisetzungshormone (releasing hormones) werden in den Portalkreislauf der Hypophyse sezerniert und gelangen zu den Zellen des Hypophysenvorderlappens (HVL). Hier setzen sie spezifische Hormone des HVL frei, die dann in die systemische Zirkulation gelangen. Die Hypophyse funktioniert als Verstärker der schwachen hypothalamischen Impulse (◘ Abb. 7.1).

7.1.3 Die Wirkung der Hormone

Proteohormone (wie ACTH, Wachstumshormon, Insulin) wirken über spezifische Bindungsstellen oder Rezeptoren an der Zelloberfläche. Nach der Bindung an diese Rezeptoren, welche die Zellmembran durchspannen, wird intrazellulär ein zweiter Bote (second messenger) aktiviert. Beispielsweise kann es sich um zyklisches AMP (cAMP) nach Aktivierung der Adenylatzyklase handeln. Über eine weitere Kaskade kommt es schließlich in der Zelle zu der durch das Hormon bewirkten Stoffwechselveränderung.

Steroidhormone (wie Kortisol, Testosteron) können als fettlösliche Substanzen die Zellmembran passieren und binden an zytoplasmatische Rezeptoren. Dieser Hormon-Rezep-

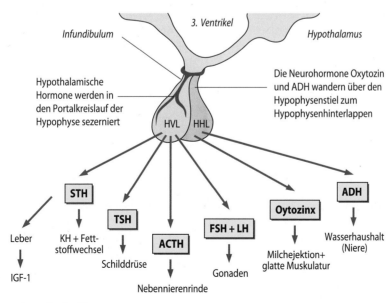

◘ Abb. 7.1 Hypothalamo-hypophysäre Steuerung

tor-Komplex verlagert sich dann in den Zellkern, bindet dort an eine spezifische DNA-Sequenz und entfaltet seine Wirkung über eine Veränderung der Transkription.

Rezeptoren sind Eiweißmoleküle, die selektiv und spezifisch ein bestimmtes Hormon oder eine Gruppe von Hormonen mit ähnlicher Struktur und Wirkung (wie Androgene, Östrogene) binden. Rezeptoren sind dafür verantwortlich, dass ein Hormon seine Wirkung gezielt an einer bestimmten Zelle in einem bestimmten Gewebe ausübt. Durch vermehrte oder verminderte Synthese von Rezeptoren oder ihre vermehrte oder verminderte Einlagerung in die Zelloberfläche wird die Hormonwirkung quantitativ verändert. Bei hoher Hormonkonzentration können unbesetzte Rezeptoren von der Zelloberfläche internalisiert werden (downregulation), was die Hormonwirkung abschwächt. Bei einem angeborenen Rezeptormangel oder einem Rezeptordefekt mit verminderter Bindung des Hormons (loss of function mutation: Pseudohypoparathyreoidismus, Androgenresistenz) findet man eine fehlende oder verminderte Hormonwirkung, obwohl das entsprechende Hormon in hoher Konzentration im Blut vorliegt. Bei angeborenen Defekten eines Rezeptors, der ohne Bindung des Hormons konstitutiv aktiviert ist, findet man bei niedriger Hormonkonzentration (Gonadotropine, TSH) im Blut ein klinisches Bild wie bei überhöhter Konzentration (gain of function mutation: Testotoxikose, McCune-Albright-Syndrom, Form der Hyperthyreose). Die Bedeutung der Konzentration von Hormonen im peripheren Blut darf deshalb nicht überschätzt werden.

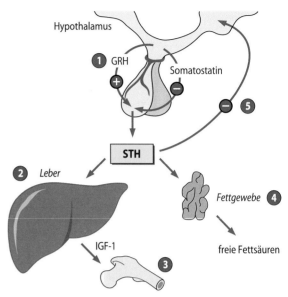

Abb. 7.2 Steuerung und Funktionen des Wachstumshormons. **1** GRH (growth hormone releasing hormone) fördert, Somatostatin hemmt die Synthese des Wachstumshormons (STH, somatotropes Hormon) im HVL. **2** In der Leber, aber auch vor Ort, also in den unter Wachstumshormoneinfluss wachsenden Geweben (im Schema nicht dargestellt), bewirkt STH die Synthese von IGF-I (insulin like growth factor-1). **3** IGF-I bewirkt am Epiphysenknorpel das Längenwachstum. **4** Am Fettgewebe bewirkt STH eine Lipolyse. **5** Steuerung der STH-Synthese durch Rückkopplung

7.1.4 Die Steuerung der Hormone

Der hormonelle Regelkreis soll hier am Beispiel des Kortisols dargestellt werden. Kortisol wird in der Nebennierenrinde unter dem Einfluss von ACTH produziert. Der Kortisolspiegel im Blut wird in hypothalamischen Zentren registriert. Wenn der Kortisolspiegel durch Verbrauch in der Peripherie oder Abbau in der Leber sinkt, kommt ein Regelkreis in Gang. Hypothalamische Zentren setzen Kortikotropin-Releasinghormon (CRH) frei, das über den Portalkreislauf an den HVL gelangt und dort die ACTH-produzierenden Zellen stimuliert. Der CRH-Impuls des Hypothalamus wird durch das ACTH der Hypophyse verstärkt. ACTH gelangt auf dem Blutweg zur Nebennierenrinde und aktiviert Enzyme, die eine Verstärkung Kortisolbildung bewirken. Wenn ein bestimmter Blutspiegel von Kortisol erreicht ist, wird die CRH-Produktion vermindert (negatives Feedback). Eine derartige Steuerung wird als **Rückkopplungsmechanismus** in einem Regelkreis bezeichnet (◘ Abb. 7.2).

Die Höhe der Einstellung des Sollwerts oder der **Stellwert** in einem solchen Regelkreis wird von Zentren, die dem Hypothalamus übergeordnet sind, bestimmt. So ist der Kortisolspiegel vom Lebensalter, von der Tageszeit und von äußeren Bedingungen (Krankheit, Fieber, emotionale Belastung) abhängig. Vergleichbare Regelkreise gibt es auch in der Technik (z. B. Thermostat: Stellwert ist die Temperatur; Tempostat: Stellwert ist die Geschwindigkeit).

❯ Fehlt das Erfolgsorgan für die hypophysären Hormone (z. B. bei Athyreose, Morbus Addison, Gonadendysgenesie), ist im Blut der Spiegel des entsprechenden Hypophysenhormons hoch. Das beweist die Steuerung durch Rückkopplung und ist gleichzeitig ein wichtiges Zeichen für die Diagnostik. Allerdings ist die einmalige Bestimmung der Serumkonzentration eines Hormons eine Momentaufnahme und ergibt nur selten eine definitive Aussage. Wegen der Dynamik der Hormonkonzentrationen ist außerdem oft die Bestimmung mehrerer Hormone nötig (ACTH und Kortisol oder LH und FSH und Testosteron/Östradiol). Gelegentlich sind Langzeitprofile oder Funktionstests erforderlich.

7.1.5 Besonderheiten der Hormone im Kindesalter

Intrauterin stehen mütterlicher und kindlicher Hormonstoffwechsel über die Plazenta in Verbindung. Die Plazenta liefert das schwangerschaftserhaltende humane Choriongonadotropin (**hCG**) und wandelt Dehydroepiandrosteronsulfat (**DHEAS**) der fetalen Nebennierenrinde (NNR) in **Östriol** um.

Die **Bestimmung der mütterlichen hCG- und Östriolspiegel** erlaubt damit Rückschlüsse auf die Funktion der fetoplazentaren Einheit. Bei niedrigen hCG- und/oder Östriolspiegeln ist meist die Funktion der Plazenta selbst gestört und die Schwangerschaft gefährdet. Selten kann ein niedriger Östriolspiegel auch durch das sich entwickelnde Kind bedingt sein. Falls die fetale NNR zu wenig DHEAS bildet (ACTH-Mangel bei Anenzephalie, Enzymdefekte in der NNR), ist auch Östriol im mütterlichen Blut niedrig. Dies hat für die Schwangerschaft an sich keine prognostische Bedeutung, weist aber auf eine sich postnatal manifestierende Krankheit des werdenden Kindes hin.

Mütterliche Erkrankungen in der Schwangerschaft können sich auf den Feten und das neugeborene Kind auswirken. Ein androgenproduzierender Tumor bei der Mutter kann zur Vermännlichung (Virilisierung) des äußeren Genitale bei einem weiblichen Feten führen. Ein Morbus Basedow mit stimulierenden Antikörpern bei der Mutter kann eine Hyperthyreose beim Neugeborenen verursachen, die mehrere Wochen anhält.

Postnatal verursachen die hohen mütterlichen Östrogene, die auf das Kind übergegangen sind, Brustdrüsenschwellungen bei beiden Geschlechtern, selten sogar mit Milchproduktion. Nach dem Abfall der Östrogenspiegel kann bei neugeborenen Mädchen eine vaginale Blutung infolge des Abbruchs der Uterusschleimhaut auftreten.

Viele Hormone beeinflussen das Wachstum. Ein normales Wachstum ist deshalb von der ungestörten Produktion dieser Hormone abhängig (◘ Abb. 7.2 und ◘ Tab. 7.1).

Unter- oder Überproduktion von Hormonen führen zu einer körperlichen Wachstumsstörung mit veränderter Wachstumsgeschwindigkeit und Knochenreifung. In der Pubertät steigen die Spiegel der Sexualhormone an und bewirken den Pubertätswachstumsschub und die Entwicklung der sekundären Geschlechtsmerkmale.

7.1.6 Definitionen

Über- oder Unterproduktion von Hormonen oder eine veränderte Wirkung bei **Rezeptordefekten** können Erkrankungen verursachen. Erkrankt ein hormonproduzierendes Organ,

◘ **Tab. 7.1** Einfluss verschiedener Hormone auf Wachstum und Knochenreifung

	Längenwachstum	Knochenreifung
Schilddrüsen-hormon*	++	++
Wachstumshormon	+++	+
Androgene	++	+
Östrogene	+	++
Kortisol	–	–

* Schilddrüsenhormone steuern das Wachstum nicht; ein normaler Schilddrüsenhormonspiegel ist jedoch eine grundsätzliche Voraussetzung für alle Wachstumsvorgänge.

das mehrere Hormone sezerniert (Hypophyse, NNR), so fallen oft Hormone mit unterschiedlicher Wirkung aus (vielgestaltige Symptome).

Die Erkrankung der endokrinen Drüse selbst führt zur **primären Über- oder Unterfunktion**. Eine primäre Hypothyreose ist also Folge einer anatomischen oder funktionellen Störung der Schilddrüse selbst. Als **sekundäre Über- oder Unterfunktion** wird eine Störung des direkt übergeordneten Steuerungsorgans bezeichnet, z. B. führt ein Ausfall von TSH (Thyreoidea-stimulierendes Hormon oder Thyreotropin) durch Zerstörung der Hypophyse zur sekundären Hypothyreose. **Tertiäre Über- oder Unterfunktionen** sind durch hypothalamische Schädigungen bedingt, z. B. infolge eines perinatalen Traumas. Auch beim Fehlen von TRH (TSH-Releasinghormon) kommt es zur tertiären Hypothyreose.

> **Kernaussagen**
> — Endokrine Störungen können sich bereits intrauterin manifestieren. Hinweise sind verminderte Knochenreifung oder abnorme Genitalien.
> — Postnatal beeinflussen endokrine Erkrankungen des Kindes fast immer das Wachstum und die Pubertätsentwicklung.
> — Hormonstörungen verändern häufig den Körperbau und das Aussehen des Patienten. Diese können sich auch auf die psychische und soziale Entwicklung des jungen Menschen auswirken.

7.2 Hypothalamus und Hypophyse

Hypothalamus und Hypophyse sind übergeordnete Regulationszentren innerhalb des endokrinen Systems und haben Steuerungsfunktion. Die im Hypothalamus gebildeten Hormone werden in den portalen Kreislauf der Hypophyse abgegeben und wirken an der Hypophyse. Die meisten Hormone des Hypophysenvorderlappens (HVL) werden durch hypothalamische Freisetzungshormone (releasing hormones) gesteuert, beispielsweise GRH (growth hormone releasing hormone), LHRH (luteinizing hormone releasing hormone), TRH (TSH releasing hormone), CRH (corticotropin releasing hormone). Einige HVL-Hormone werden in ihrer Sekretion auch durch freisetzungshemmende Hormone (releasing inhibiting hormones) beeinflusst, beispielsweise Somatostatin (hemmt Wachstumshormon) oder Dopamin (hemmt Prolaktin).

Antidiuretisches Hormon (ADH) wird im Nucleus supraopticus und paraventricularis des Hypothalamus gebildet und gelangt gebunden an Neurophysin durch Neurosekretion in den Hypophysenhinterlappen (HHL). Veränderungen der Osmolalität werden von peripheren und zentralen Osmorezeptoren registriert: Steigt die Serumosmolalität, wird ADH freigesetzt und Wasser in der Niere rückresorbiert, sinkt die Serumosmolalität, wird ADH zurückgehalten, und es kommt zur verstärkten Wasserausscheidung.

7.2.1 Anatomie und Physiologie

Anatomie und Entwicklungsgeschichte

Der Hypophysenvorderlappen (HVL) entwickelt sich aus dem Endothel des embryonalen Mundhöhlendachs, das als Rathke-Tasche nach oben wächst. Der Hypophysenhinterlappen (HHL) entstammt dem Hypothalamus und wächst zapfenartig nach unten. Diese ontogenetisch verschiedenen Gewebe verschmelzen zur Hypophyse.

Die hypothalamischen Steuerungshormone gelangen aus dem Bereich der Eminentia mediana über den Portalkreislauf an die Zellen des HVL. Der HHL bleibt mit dem Hypothalamus, aus dem er hervorging, per continuitatem über Axone verbunden. Die Hormone des HHL, ADH und Oxytozin, gelangen als neurosekretorische Granula vom Hypothalamus durch Neuronen direkt in den HHL.

Die Hypophyse wird von der knöchernen Struktur des Türkensattels (Sella turcica) und der bindegewebigen Sellamembran umschlossen. Einerseits ist die Hypophyse durch diese Lage sehr geschützt, andererseits kann es bei Einwirkung von starken Scherkräften auf den Hirnstamm und die Schädelbasis (Schädel-Hirn-Trauma, schwere Geburt) zu einer Durchtrennung des Hypophysenstiels mit konsekutivem Funktionsverlust des HVL kommen.

Wachstumshormon (STH)

Die Sekretion von STH (somatotropes Hormon = Somatotropin) wird durch hypothalamisches GRH (growth hormone releasing hormone) gefördert und durch Somatostatin gehemmt. STH hat direkte und indirekte Wirkungen. Bei körperlicher Belastung und Glucosemangel fördert es die Freisetzung freier Fettsäuren aus den Fettzellen und hemmt die Glucoseaufnahme und die Glucoseoxidation im Muskel (Insulin-antagonistische Wirkung). Indirekt wirkt STH über die Bildung und Freisetzung von insulinähnlichen Wachstumsfaktoren und deren Bindungsproteinen in der Leber und anderen Organen. Der wichtigste dieser Faktoren ist IGF-I (insulin-like growth factor 1), das wichtigste Bindungsprotein ist IGFBP-3 (IGF-Bindungsprotein 3). Die Wirkung von STH auf wachsende Gewebe, besonders die Wirkung auf das Längenwachstum an der Epiphysenfuge, wird durch IGF-I vermittelt.

Die STH-Konzentration im Blut variiert stark und kurzfristig. Tagsüber ist STH auch beim Gesunden im Blut häufig unmessbar niedrig, die Ausschüttung ins Blut erfolgt außer bei körperlicher Belastung vorwiegend nachts in 3–5 Pulsen mit hohen Spiegeln beim Eintritt in eine tiefe Schlafphase (Stadium IV).

> ❯ Zwei wichtige Wirkungen des Wachstumshormons:
> - Im Energiestoffwechsel: Freisetzung von freien Fettsäuren (Lipolyse)
> - Als Wachstumsfaktor: Stimulation der Synthese von IGF-I

Thyreotropes Hormon (TSH)

Hypothalamisches TRH (thyrotropin releasing hormone) fördert die Bildung und Sekretion des hypophysären TSH. Dieses trophe Hormon beeinflusst die Schilddrüsengröße und bewirkt die Jodidaufnahme sowie die Synthese und Freisetzung der Schilddrüsenhormone Thyroxin (T_4) und Trijodothyronin (T_3). Hohe Schilddrüsenhormonspiegel hemmen die TSH-Bildung und -Ausschüttung auf der Ebene der Hypophyse und TRH-Freisetzung im Hypothalamus.

Übrige Hormone des HVL

Das ACTH regt die Nebennierenrinde zur Ausschüttung von Kortisol und anderer Glukokortikoide an (▶ Abschn. 7.1.4). Die Gonadotropine LH und FSH sowie die Sexualhormone Testosteron und Östradiol sind im Kindesalter nur in sehr kleinen Mengen im Blut vorhanden. Die Rückkopplung funktioniert aber auch schon in diesem Zeitabschnitt auf sehr niedrigem Niveau, so dass die Gonadotropine bei fehlenden Gonaden auch in der Kindheit erhöht sein können. **Prolaktin** und **MSH** (Melanozyten-stimulierendes Hormon) haben physiologischerweise beim Kind keine Bedeutung.

Antidiuretisches Hormon (Adiuretin oder ADH)

Bei einem Wassermangel infolge von Wasserverlusten über Niere, Darm, Schweiß oder Atmung steigt die Serumosmolalität. Bei Werten über 280 mOsm/kg wird progressiv aus dem HHL Adiuretin freigesetzt, das die Rückresorption von Wasser in der Niere fördert und damit zu einem stärker konzentrierten Urin führt.

Die Steuerung des Wasserhaushaltes ist häufig auch dann noch intakt, wenn der HVL mangelhaft angelegt ist. Andererseits kann ein Adiuretinmangel das erste Zeichen eines Prozesses sein, der später auch den HVL betreffen wird.

7.2.2 Insuffizienz des Hypophysenvorderlappens (Panhypopituitarismus)

Bei einer Insuffizienz des Hypophysenvorderlappens (HVL) zeigen sich häufig zuerst die klinischen Zeichen eines **Wachstumshormonmangels**. Der gleichzeitige Mangel von TSH, ACTH oder der Gonadotropine ist in der Regel weniger auffällig.

> ❯ Leitsymptom der Insuffizienz des HVL ist eine abnorm niedrige Wachstumsgeschwindigkeit, die schließlich zu einem Kleinwuchs führt.

Ätiologie Am häufigsten ist der **idiopathische STH-Mangel** ohne klinisch erkennbare Ursachen. Gelegentlich findet man im Kernspintomogramm einen hypoplastischen HVL oder einen ektopen HHL bei einer »empty sella«, was auf eine Anlagestörung hinweist. **Angeborene anatomische Defekte** können als sog. Mittelliniendefekte in Erscheinung treten. Falls zusätzlich eine Sehstörung hinzutritt, die bis zur Blindheit ausgeprägt sein kann, spricht man von **septooptischer Dysplasie**. Meist ist der STH-Mangel hypothalamisch bedingt, so dass im HVL vorhandenes STH nicht ausgeschüttet werden kann. Geburtstraumatische Ursachen kommen vor, relativ häufig kommt ein STH-Mangel nach einer Geburt aus Beckenendlage vor. Auch durch ein schweres Schädel-Hirn-Trauma oder eine Schädelbestrahlung kann ein STH-Mangel entstehen. **Genetische Defekte** mit Störung der Wachstumshormonsynthese sind selten (autosomal-rezessive oder dominante Formen). Eine wichtige Ursache dagegen sind **Tumoren** im Bereich von Hypophyse und Hypothalamus, am häufigsten ein **Kraniopharyngeom**.

Bei Kindesvernachlässigung (auch Wohlstandsvernachlässigung) oder Kindesmisshandlung kann als funktionelle transitorische Störung ein **psychosozialer Kleinwuchs** auftreten. Übergeordnete zentralnervöse Einflüsse hemmen die STH-Sekretion, die Wachstumsgeschwindigkeit ist vermindert und die Folge ein Kleinwuchs. Die Diagnose wird oft erst retrospektiv gestellt, wenn nach Wegfall der hemmenden Faktoren ein spontanes Aufholwachstum stattfindet. Bei jedem idiopathischen STH-Mangel muss differenzialdiagnostisch an diese Ursache gedacht werden.

Beim **Laron-Syndrom** liegt ein STH-Rezeptordefekt an peripheren Geweben vor. Die STH-Spiegel sind hoch, die IGF-I-Spiegel niedrig. Die Klinik entspricht dem Bild eines schweren STH-Mangels.

Klinik Leitsymptom ist eine niedrige Wachstumsgeschwindigkeit mit resultierendem Kleinwuchs (◘ Abb. 7.3). Die Körperproportionen (Verhältnis von Oberlänge zu Unterlänge und das der Gliedmaßen) sind für das Entwicklungsalter normal. Häufig kommen allerdings kleine Finger und Zehen **(Akromikrie)** vor. Kinn und Nase sind kurz, das Gesicht wirkt puppenhaft rundlich. Fettpolster, besonders am Bauch, sind ausgeprägt. Eine Röntgenaufnahme von Hand und Handwurzel zeigt eine für das chronologische Alter stark verzögerte Entwicklung von Knochenreifung und Wachstumsfugen.

Beim Neugeborenen kann sich ein STH-Mangel durch **Hypoglykämien** mit Krämpfen, Ikterus prolongatus und bei Knaben durch eine Genitalhypoplasie (Mikropenis) bemerkbar machen. Intrauterines und postnatales Wachstum in den ersten Monaten sind bei STH-Mangel jedoch nicht eingeschränkt.

> Bei einem chronologisch 10 Jahre alten Kind mit einem STH-Mangel sind Längenalter und auch Knochenalter retardiert, typischerweise auf 6 Jahre. Psychisch ist das Kind altersentsprechend entwickelt, wird aber von der Umgebung nicht altersentsprechend behandelt.

Diagnostik Die Diagnose eines Wachstumshormonmangels kann schwierig sein. Da STH im Serum tagsüber auch beim Gesunden nur in geringer Konzentration nachweisbar ist, müssen Stimulationstests durchgeführt werden.

> Nur bei Vorliegen entsprechender Daten zum Wachstumsverlauf ist die Durchführung von STH-Stimulationstests zu rechtfertigen.

Die dabei am meisten verwendeten Substanzen sind Insulin, Clonidin, Arginin und L-DOPA. Physiologisch bestimmen lässt sich die spontane STH-Sekretion durch ein Nachtprofil, bei dem alle 20–30 min während des Schlafes Blut abgenommen wird. Falls normale pharmakologische Stimulationstests bei abnormer nächtlicher STH-Spontansekretion vorliegen, spricht man von neurosekretorischer Dysfunktion für STH. Diese ist selten, kann sich aber wie ein klassischer STH-Mangel äußern. GRH hat in der Diagnostik des STH-Mangels keine praktische Bedeutung. Mit Hilfe von GRH kann nicht festgestellt werden, ob ein STH-Mangel herrscht, sondern lediglich, auf welcher Ebene dieser sein könnte.

Ein klassischer STH-Mangel liegt vor, wenn die maximale STH-Konzentration im Serum in zwei unabhängig voneinander durchgeführten Stimulationstests unter 8 ng/ml beträgt.

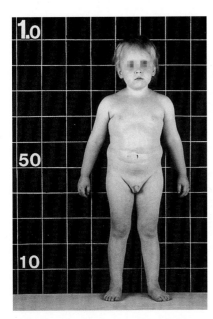

◘ **Abb. 7.3 Wachstumshormonmangel bei einem 6 5/12 Jahre alten Jungen nach Behandlung eines Medulloblastoms im Alter von 3 8/12 Jahren.** Der Junge ist sehr klein, sein Längenalter beträgt 3 6/12 Jahre, er ist dicklich und hat reichlich Subkutangewebe im Gesicht und am Stamm, was den kleinkindlichen Aspekt verstärkt

Vorgehen bei Verdacht auf Wachstumshormonmangel

— Ein Verdacht liegt vor, wenn die Wachstumsgeschwindigkeit während längerer Zeit unter der 25. Perzentile für das Alter liegt und eventuell bereits ein Kleinwuchs (Länge unter der 3. Perzentile) feststellbar ist. Als Screening für einen STH-Mangel kann ein niedriges IGF-I oder ein niedriges IGFBP-3 im Serum dienen.

— Das Wachstumshormon (STH) spielt eine wichtige Rolle im Energiehaushalt des Menschen. Im Kindesalter bedingt ein STH-Mangel über den resultierenden IGF-I-Mangel den hypophysären Kleinwuchs.

▼

- Eine konstitutionelle Entwicklungsverzögerung kann im späteren Kindesalter einen STH-Mangel vortäuschen. Deshalb muss vor Durchführung eines STH-Stimulationstests bei Mädchen von über 10 Jahren und bei Knaben von über 12 Jahren eine kurze Vorbehandlung mit Östrogenen oder Testosteron erfolgen.
- Die STH-Bestimmung sollte nur in erfahrenen Labors durchgeführt werden, da es für die STH-Bestimmung noch keine international verbindliche Standardisierung gibt.
- Liegt ein definierter STH-Mangel vor, ist zum Ausschluss eines Tumors vor Beginn einer Therapie die Durchführung einer Kernspintomographie von Hypophyse und Hypothalamus obligatorisch.

Therapie Seit 1985 wird nur noch gentechnologisch produziertes, rekombinantes humanes Wachstumshormon verwendet, das täglich 1-mal subkutan injiziert wird. Der Behandlungserfolg lässt sich am Ausmaß des Aufholwachstums ermessen. Das Aufholwachstum hält in der Regel so lange an, bis der genetisch determinierte Wachstumskanal wieder erreicht ist. Um einen optimalen Erfolg zu erzielen, muss die Behandlung bis zum Schluss der Epiphysenfugen durchgeführt werden. Die Behandlung ist durch einen pädiatrischen Endokrinologen durchzuführen. Die Patienten müssen bezüglich Compliance und Behandlungserfolg engmaschig, beispielsweise alle 3 Monate, kontrolliert werden.

7.2.3 Vermehrte Sekretion hypophysärer Hormone

Eine Wachstumshormonübersekretion ist im Kindesalter eine Rarität und führt zum **Gigantismus**, da die Epiphysenfugen noch offen sind. Wie bei der Akromegalie des Erwachsenen findet sich als Ursache meist ein eosinophiles Adenom des HVL.

Der **Morbus Cushing** beruht auf einer **übermäßigen ACTH-Produktion**, meist durch ein basophiles Adenom des HVL. Eine **zentrale Pubertas praecox** entsteht bei **vorzeitiger**, nicht altersgemäßer **Gonadotropinproduktion** (◘ Abb. 7.4). Ganz selten sind **Prolaktinome**, die sich in der Pubertät durch eine Galaktorrhö (Milchaustritt aus Mamille) bemerkbar machen können.

7.2.4 Diabetes insipidus centralis (neurohormonalis)

Definition Störung der Regulation des Wasserhaushaltes durch das **antidiuretische Hormon** (Adiuretin: ADH). Die renale Wasserrückresorption ist vermindert, es kommt zur Polyurie und Exsikkose.

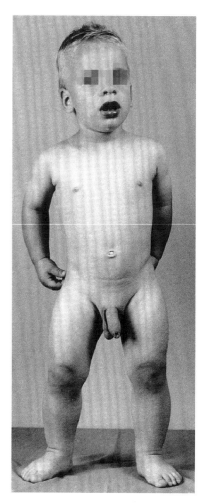

◘ **Abb. 7.4 Zentrale Pubertas praecox bei einem 15 Monate alten Knaben aufgrund eines Tumors im Hypothalamus.** Der Junge ist auffallend kräftig, die Muskulatur ist bereits gut entwickelt, sekundäre Geschlechtsmerkmale sind ausgeprägt: Vergrößerung des Penis, Fältelung der Skrotalhaut (Wirkungen von Testosteron). Die beginnende Hodenvergrößerung (bei Palpation feststellbar) ist durch die erhöhten Gonadotropine, besonders FSH, bedingt

Ätiologie Die Störung kann idiopathisch sein oder als Folge einer Autoimmunerkrankung mit Antikörpern gegen ADH-produzierende Zellen auftreten sowie auch familiär gehäuft vorkommen.

Bei jedem ADH-Mangel sind aber auch Tumoren im Bereich von Sella und Hypothalamus (Kraniopharyngeom, Langerhans-Histiozytose, Germinom) auszuschließen.

Klinik Symptome können schleichend oder plötzlich beginnen. Leitsymptome sind Polyurie, unerträglicher Durst und Polydipsie. Die Kinder trinken alle erreichbaren Flüssigkeiten. Nächtliches Wasserlassen und sekundäre Enuresis nocturna sind typisch. Bei längerem Verlauf kommt es zu Appetitverlust und Gewichtsabnahme, da der Magen wegen des Durstes ständig mit Wasser gefüllt ist. Bei Säuglingen mit Diabetes insipidus beeindruckt neben der Exsikkose das Fieber, was den Verdacht auf Sepsis erweckt. Wenn ein dehydrierter Säugling trotzdem noch uriniert, sind die wahrscheinlichsten Differenzialdiagnosen ein Diabetes insipidus, ein Diabetes mellitus oder eine Niereninsuffizienz.

Diagnostik Hinweisend ist eine hohe Serumosmolalität bei unverhältnismäßig niedriger Urinosmolalität, beweisend ein gleichzeitig inadäquat niedriger ADH-Spiegel. Zur Klärung ist oft ein kontrollierter Durstversuch erforderlich. Weiter diagnostisch unterstützend ist eine verminderte Diurese mit Ansteigen der Urinosmolalität nach Verabreichung des synthetischen ADH-Analogons DDAVP (Desamino-D-Arginin-Vasopressin oder Minirin).

> ❶ **Cave**
> Bei Säuglingen und Kleinkindern ist nach Verabreichung von DDAVP eine Einschränkung der Flüssigkeitszufuhr nötig, da es sonst zur Überwässerung mit Krämpfen kommen kann.

Bei jedem ungeklärtem ADH-Mangel muss eine neuroradiologische Diagnostik zum Ausschluss einer Raumforderung durchgeführt werden.

Differenzialdiagnose Selten gibt es einen autosomal-dominant oder X-chromosomal vererbten **Diabetes insipidus renalis**. Dabei handelt es sich um eine Störung der Rezeptorfunktion oder der Ionenkanäle bei hohen ADH-Spiegeln. Infrage kommen weiterhin: Diabetes mellitus, Hypokaliämie, Hyperkalziämie oder die polyurische Phase einer Niereninsuffizienz. Schwierig kann die Abgrenzung einer psychogenen Polydipsie als Verhaltensstörung mit übermäßigem Trinken sein. Hier sind Osmolalität im Urin und im Serum niedrig.

Therapie Behandelt wird mit DDAVP, das intranasal appliziert und über die Nasenschleimhaut resorbiert wird. Die Dosis muss individuell ermittelt und meistens 2-mal täglich gegeben werden. Neuerdings steht DDAVP auch in Tablettenform zur Verfügung.

7.2.5 Inadäquate ADH-Sekretion

Eine inadäquate oder unangemessene ADH-Sekretion **(Schwartz-Bartter-Syndrom)** liegt vor, wenn trotz niedriger Serumosmolalität weiterhin ADH sezerniert wird. Trotz Hyponatriämie wird ein konzentrierter Urin ausgeschieden. Diese Komplikation tritt bei schweren entzündlichen Hirnerkrankungen (Meningitis, Enzephalitis) oder nach Schädel-Hirn-Traumen auf. Die Therapie besteht in einer Wassereinschränkung. Bei Meningitis ist zu Beginn die restriktive Wasserzufuhr eine gute prophylaktische Vorsichtsmaßnahme.

Fallbeispiel

Anamnese Ein 4-jähriges Mädchen wird auf der Straße vor dem Kindergarten angefahren, Schädel-Hirn-Trauma, tiefe Bewusstlosigkeit. Kommt beatmet auf unsere Intensiv-station.

Befund Keine Kornealreflexe, weite Pupillen, keine Reaktion auf Schmerzreize. Zunächst Polyurie, niedrige Urinosmolalität, Gewichtsverlust, Natriumkonzentration im Serum auf 162 mosmol/l ansteigend. Nach 48 Stunden klinisch zwar unverändert, jetzt aber Anstieg des Körpergewichts, Oligurie, Urin hochkonzentriert, Natrium im Serum 130 mosmol/l.

Diagnose Zunächst Diabetes insipidus bei Schädel-Hirn-Trauma (SHT), nach 2 Tagen schlägt die Symptomatik zum Bild wie bei einer inadäquaten ADH-Sekretion um. Ein derartiger Verlauf ist bei SHT nicht selten.

Therapie und Verlauf Zunächst DDAVP-Injektionen, nach Beginn der Symptomatik der inadäquaten ADH-Sekretion Flüssigkeitsreduktion und vorsichtige Erhöhung der NaCl-Konzentration in der Infusion. Ein stärkerer zerebraler Residualschaden ist zu erwarten.

> **Kernaussagen**
> - Hypothalamus und Hypophyse sind übergeordnete Regulationszentren innerhalb des endokrinen Systems und haben Steuerungsfunktion.
> - Bei Insuffizienz des Hypophysenvorderlappens ist häufig ein Wachstumshormonmangel die Folge, meist erst erkennbar am verminderten Wachstum.
> - Antidiuretisches Hormon (ADH) wird im Hypothalamus gebildet und gelangt gebunden an Neurophysin durch Neurosekretion in den Hypophysenhinterlappen (HHL).
> - ADH-Mangel führt zu Störungen des Wasserhaushaltes, da die renale Rückresorption nicht mehr funktioniert. Die Folge ist ein Diabetes insipidus.

7.3 Wachstumsstörungen

Wachstumsstörungen sind häufig und haben vielfältige Ursachen. Das eigentliche Charakteristikum von Wachstumsstörungen ist eine veränderte Wachstumsrate. Eine längerdauernde abnorm niedrige Wachstumsgeschwindigkeit führt zum Kleinwuchs, eine abnorm hohe Wachstumsgeschwindigkeit zum Großwuchs. Die Wachstumsgeschwindigkeit kann schon intrauterin verändert sein. Postnatal kann sich eine Wachstumsstörung sofort nach der Geburt oder zu einem beliebigen Zeitpunkt in der Wachstumsphase manifestieren.

Definition Ein Kleinwuchs liegt bei einer Körperlänge (im Liegen) oder einer Körperhöhe (im Stehen) unter der 3. Perzentile der altersentsprechenden Normpopulation vor. Bei einer Körperlänge oder Körperhöhe über der 97. Perzentile besteht ein Groß- oder Hochwuchs.

◻ **Tab. 7.2** Wichtige Ursachen des Kleinwuchses

Primärer Kleinwuchs	Sekundärer Kleinwuchs
Familiärer (genetischer) Kleinwuchs Skelettdysplasien und Knochenstoffwechsel- störungen (Achondroplasie, Hypochon- droplasie, Osteogenesis imperfecta, Mukopolysaccharidosen) Chromosomenstörungen (Ullrich-Turner- Syndrom, Prader-Willi-Syndrom, Trisomie 21) Intrauteriner Kleinwuchs (Embryopathien, Fetopathien: intrauterine Infektionen, Toxine; fetales Alkoholsyndrom; Kleinwuchssyndrome, wie Russell-Silver-Syndrom)	Konstitutionelle Entwicklungsverzögerung Nutritive Störungen (Mangel- oder Fehlernährung, Anorexie) Systemische Erkrankungen (chronische Organerkrankungen) <ul><li>Darmerkrankungen (Zöliakie, Morbus Crohn)</li><li>Lebererkrankungen (chronische Hepatitis, Leberzirrhose)</li><li>Herzerkrankungen (zyanotische Herzfehler, große Shuntvitien)</li><li>Nierenerkrankungen (Niereninsuffizienz, tubuläre Azidosen)</li><li>Rheumatische Erkrankungen</li></ul>Metabolische Erkrankungen (Kohlenhydrat-, Eiweiß-, Fett-, Mineralstoffwechsel) Hormonelle Störungen (Wachstumshormonmangel, Schilddrüsenhormonmangel, Glukokortikoidexzess) Psychosoziale Deprivation

7

Beurteilung des Wachstums In den ersten Monaten des Lebens ist ein Wechsel des Wachstumskanals noch normal. Großgeborene Kinder können anfänglich eher schlecht wachsen, kleingeborene Kinder zeigen dagegen in den ersten Monaten häufig Aufholwachstum. Anschließend spielen genetische Faktoren, wie Elterngröße, eine zunehmend wichtige Rolle. Bei normalem Wachstum wird der erreichte Wachstumskanal nach dem 2. Lebensjahr in der Regel bis zum Erreichen der Endgröße eingehalten. Dazu muss die Wachstumsgeschwindigkeit im Mittel auf der 50. Perzentile bleiben. Schwankungen zwischen 25.–75. Pezentile sind normal. Idealerweise entspricht die Endgröße der Zielgröße.

> Zielgröße bei Knaben = mittlere Elterngröße (arithmetisches Mittel) +6,5 cm; Zielgröße bei Mädchen = mittlere Elterngröße –6,5 cm.

Perzentilenkurven für Größe, Gewicht, Kopfumfang und Wachstumsgeschwindigkeit erleichtern die Beurteilung. Kleinwuchs, echt oder vermeintlich, führt viel häufiger zur Vorstellung des Kindes beim Arzt als Großwuchs. Bezeichnungen wie Zwergwuchs, Minderwuchs und Riesenwuchs sind diskriminierend und sollten nicht mehr verwendet werden.

> Regelmäßige Dokumentation von Größe, Gewicht und Kopfumfang im Kindesalter sind unerlässlich, damit Wachstumsstörungen rasch erfasst werden können.

7.3.1   Primärer Kleinwuchs

Beim primären Kleinwuchs ist die Knochenreifung (Skelettalter) in der Regel normal. Die wohl häufigste Form ist der **familiäre Kleinwuchs**. Ein Elternteil oder beide Eltern sind selbst kleinwüchsig. Genetische Faktoren der Eltern bestimmen ganz wesentlich das Wachstum ihrer Kinder. Das Längenwachstum solcher Kinder verläuft auf einem für die Familie normalen Wachstumskanal, der aber unterhalb der Norm für

die allgemeine Population liegen kann. Die Wachstumsgeschwindigkeit ist normal, der Entwicklungsverlauf zeitgerecht. Eine medikamentöse Beeinflussung der Endgröße ist nicht möglich.

Zur Erfassung von **Skelettdysplasien und Knochenstoffwechselstörungen** (◻ Tab. 7.2) ist der klinische Blick unerlässlich. Typisch ist ein dysproportionierter Kleinwuchs mit abnormem Verhältnis zwischen Rumpf und Extremitäten oder proximalem und distalem Anteil der Extremitäten. Messungen von Sitzhöhe und Spannweite sind hilfreich. Diagnostisch hilfreich sind radiologische Untersuchungen des Skeletts. Kausale Behandlungsmöglichkeiten bestehen derzeit nicht.

Viele **Chromosomenstörungen** führen zu einem primären Kleinwuchs und werden oft durch äußere Auffälligkeiten vermutet. Eine häufige Form ist das **Ullrich-Turner-Syndrom** (▶ Kap. 3.1.1). Bezogen auf die Elterngröße sind Mädchen mit Ullrich-Turner-Syndrom zu klein. Beim **Noonan-Syndrom** sind äußerlich ähnliche Veränderungen wie beim Ullrich-Turner-Syndrom vorhanden, es kommt bei Knaben und Mädchen vor, Chromosomenveränderungen fehlen. Im Gegensatz zum Ullrich-Turner-Syndrom haben Kinder mit Noonan-Syndrom häufig Fehler am rechten Herzen (Pulmonalstenosen), die Pubertät tritt spontan auf.

Beim **Prader-Willi-Syndrom**, verursacht durch eine Strukturstörung an Chromosom 15 (▶ Kap. 3.1.2), besteht ein Kleinwuchs assoziiert mit Adipositas, muskulärer Hypotonie, mentaler Retardation und Hypogonadismus. Diese Kinder können von einer Behandlung mit Wachstumshormon profitieren.

> Bei jedem kleinwüchsigen Mädchen ohne erkennbare Ursache muss ein Ullrich-Turner-Syndrom ausgeschlossen werden.

Der **intrauterine Kleinwuchs** kann durch mütterliche, plazentare oder kindliche Faktoren bedingt sein. Bei Geburt sind diese Kinder bezogen auf das Gestationsalter zu leicht und zu klein (»Mangelgeburten«). Ist die intrauterine Wachstumsverzögerung bereits früh in der Schwangerschaft erfolgt, liegt ein

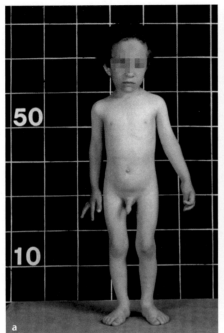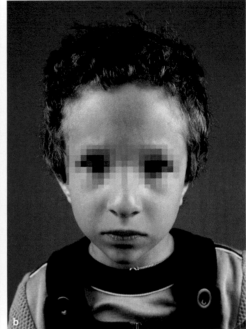

◨ **Abb. 7.5a,b 4-jähriger kleinwüchsiger Knabe mit Russel-Silver-Syndrom.** Er wog bei Geburt am Termin nur 1600 g. Typisch ist das dreieck-förmige Gesicht und die Hemihypertrophie mit linksseitig deutlich längeren Extremitäten

symmetrischer Kleinwuchs vor: Länge, Gewicht und Kopfumfang sind vermindert (◨ Abb. 7.5). Das Wachstumspotenzial dieser Kinder ist häufig definitiv eingeschränkt, sie bleiben kleinwüchsig und sind oft mikrozephal. Ist die Wachstumsverzögerung erst spät in der Schwangerschaft erfolgt, ist meistens nur das Geburtsgewicht vermindert. Solche Kinder zeigen oft ein spontanes Aufholwachstum während der ersten Lebensjahre, die Endhöhe liegt im familiären Zielbereich. Therapeutisch wird bei schlecht wachsenden Kindern mit intrauterinem Kleinwuchs oft Wachstumshormon eingesetzt, die Endhöhe kann positiv beeinflusst werden.

7.3.2   Sekundärer Kleinwuchs

Beim sekundären Kleinwuchs ist die Knochenreifung immer verzögert. Das Knochenalter, bestimmt anhand eines Röntgenbildes von der Handwurzel und den Fingern der linken Hand, ist retardiert. Dies führt zu Verlangsamung des Entwicklungstempos mit einem verspäteten Eintritt der Pubertät. Da das Wachstumspotenzial durch die Knochenreifung bestimmt wird, ist die Endgrößenerwartung bei rechtzeitiger Beseitigung der Ursache nicht eingeschränkt.

Die häufigste Form des sekundären Kleinwuchses ist die **konstitutionelle Entwicklungsverzögerung**. Der Kleinwuchs macht sich besonders dann bemerkbar, wenn zusätzlich ein familiärer Kleinwuchs vorliegt. Häufig kommen die Patienten erst zum Arzt, wenn der pubertäre Wachstumsendspurt, der bei Knaben physiologischerweise 2 Jahre später eintritt als bei Mädchen, nicht zeitgerecht abläuft. Deshalb

werden Knaben mit konstitutioneller Entwicklungsverzögerung häufiger vorgestellt als Mädchen. Die Diagnose ist eine Ausschlussdiagnose und oft schwierig (◨ Tab. 7.3).

❯ **Der familiäre Kleinwuchs und die konstitutionelle Entwicklungsverzögerung sind die häufigsten Formen von Kleinwuchs. Sie sind keine eigentlichen Wachstumsstörungen, sondern Varianten der Norm.**

Nutritive Störungen sind weltweit häufige Ursachen von Kleinwuchs. Dabei sind primäre Fehlernährungen, z. B. bei extremen alternativen Diäten ebenso in Betracht zu ziehen wie eine sekundäre Mangelernährung (z. B. durch eine zugrundeliegende Darmerkrankung). Bei Ernährungsstörungen und Darmerkrankungen mit Malabsorption bleibt typischerweise zunächst der Gewichtsverlauf hinter der Norm zurück, die Verminderung des Längenwachstum folgt später.

Jede **systemische, chronisch verlaufende Organerkrankung** kann einen Kleinwuchs verursachen. Bei jedem Kleinwuchs muss eine systemische Ursache ausgeschlossen werden. Oligosymptomatisch kann beispielsweise die Zöliakie verlaufen und sich nur durch einen latenten Eisenmangel äußern (◨ Abb. 7.6). Auch Leber- und Nierenerkrankungen können lange ohne oder mit unspezifischen Symptomen (Anorexie, Gliederschmerzen) einhergehen. Häufig stehen Symptome und Zeichen der Grunderkrankung jedoch deutlich im Vordergrund.

Viele Hormone beeinflussen das Wachstum. Trotzdem sind **Hormonstörungen** nur für eine kleine Zahl der Fälle von Kleinwuchs verantwortlich. Eine rasche Diagnostik ist wichtig, weil eine kausale Behandlung möglich ist.

☐ Tab. 7.3 Stufenplan der rationellen Diagnostik bei Kleinwuchs

Untersuchung	Fragestellung
Anamnese	Familiär? Konstitutionell? Intrauterin? Nutritiv? Systemisch? Psychosozial?
Klinik	Skelettdysplasie? Syndrom? Systemisch?
Wachstumsdaten	Wachstumsgeschwindigkeit?
Röntgenaufnahme der linken Hand (Handwurzel und Finger)	Knochenalter? Primärer oder sekundärer Kleinwuchs?
Hb, rotes Blutbild	Nutritiv? Malabsorption?
Blutsenkung	Systemisch? Rheumatische Erkrankung? Morbus Crohn?
Kreatinin, Harnstoff, Blutgase	Nierenerkrankung?
GOT, GPT, GGT	Lebererkrankung?
Ca, P, alkalische Phosphatase	Malabsorption? Rachitis? Phosphatdiabetes?
Fe, Ferritin	Malabsorption?
Gliadin-/Endomysium-/Transglutaminase-AK	Zöliakie?
Chromosomenanalyse	Chromosomenstörung, besonders Ullrich-Turner-Syndrom?
TSH, fT4	Schilddrüsenhormonmangel (Hypothyreose)?
IGF-I und/oder IGFBP-3	Wachstumshormonmangel?

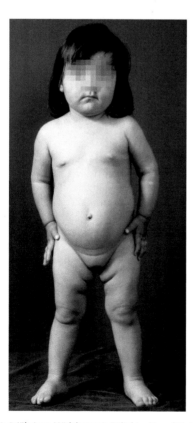

☐ Abb. 7.6 8-jähriges Mädchen mit Zöliakie. Bis auf Kleinwüchsigkeit mit nur gering vorgewölbtem Abdomen und einer leichten Eisenmangelanämie hatte das Kind keine weiteren klinischen Zeichen und Symptome

 Cave
Bei einem Schilddrüsenhormonmangel ist eine rasche Behandlung mit Thyroxin nicht nur für die körperliche, sondern auch für die geistige Entwicklung, unerlässlich.

Eine **psychosoziale Deprivation** als Ursache eines Kleinwuchses bleibt oft unerkannt (Umzug der Familie, Scheidung, Wohlstandsverwahrlosung), gelegentlich ist sie offensichtlich (Armut, Flucht, Waisenhaus). Häufig wird die Diagnose erst retrospektiv gestellt, wenn es nach Lösung des Problems zu einem spontanen Aufholwachstum gekommen ist.

7.3.3 Permanenter Großwuchs

Am häufigsten ist der **familiäre Großwuchs**. Dieser ist das Gegenstück zum familiären Kleinwuchs und damit eine Variante der Norm (☐ Tab. 7.4). Großwüchsige Kinder werden oft altersmäßig überschätzt und geistig überfordert. Eine prognostizierte Endgröße über 185 cm beim Mädchen und über 200 cm beim Knaben steigert oft den Leidensdruck. Elektiv kann dann eine wachstumshemmende Behandlung mit hohen Dosen von Östrogen beim Mädchen oder Testosteron beim Knaben erwogen werden. Unter den Großwuchssyndromen ist das **Sotos-Syndrom** mit Großwuchs, vergröberten Gesichtszügen, Makrozephalie und Intelligenzminderung zu erwähnen. Die Erwachsenengröße ist nur mäßig erhöht. Das **Marfan-Syndrom**, eine Strukturstörung des Bindegewebes, muss gegenüber der Homozystinurie abgegrenzt werden. Es geht mit Arachnodaktylie (Spinnenfingrigkeit),

Tab. 7.4 Wichtige Ursachen des Großwuchses	
Permanenter Großwuchs	Transitorischer Großwuchs
Familiärer Großwuchs Großwuchssyndrome (Sotos-Syndrom, Marfan-Syndrom, Homozystinurie) Chromosomenstörungen (47,XXY; 47,XYY) Wachstumshormonexzess (hypophysärer Gigantismus)	Konstitutionelle Entwicklungsbeschleunigung Adipositas mit Entwicklungsbeschleunigung (»Adiposogigantismus«) Hormonstörungen (adrenogenitales Syndrom, Pubertas praecox

Linsensubluxation (Linsenschlottern), Gelenküberstreckbarkeit und späteren Aortenaneurysmen einher. Bei den Chromosomenstörungen ist das **Klinefelter-Syndrom** mit Karyotyp 47,XXY häufig (▶ Kap. 3.1.1). Die Knaben fallen gelegentlich durch einen dysproportionierten Großwuchs mit langen Beinen auf.

Ein **Wachstumshormonexzess** ist im Kindesalter im Gegensatz zum Erwachsenenalter extrem selten. Unbehandelt führt er zum hypophysären Gigantismus, Ursache ist meist ein eosinophiles Adenom der Hypophyse.

7.3.4 Transitorischer Großwuchs

Bei der **konstitutionellen Entwicklungsbeschleunigung** kommt es zu einer beschleunigten Skelettreifung mit akzeleriertem Knochenalter, die Wachstumsgeschwindigkeit ist beschleunigt, eine Frühpubertät tritt auf, die Endgröße liegt jedoch im familiären Zielbereich. Eine Abgrenzung gegenüber einer behandlungsbedürftigen Pubertas praecox ist wichtig, aber nicht immer leicht. Häufig geht die **Adipositas** mit einer Entwicklungsbeschleunigung und Großwüchsigkeit einher. Früher wurde dies als »Adiposogigantismus« bezeichnet. Auch **Hormonstörungen** wie das adrenogenitale Syndrom oder die Pubertas praecox können zu Großwuchs im frühen Kindesalter führen.

> **Cave**
> Eine rasche Diagnosestellung ist wichtig, da sonst durch die fortgeschrittene Skelettreifung ein früher Epiphysenschluss mit Wachstumsstillstand und Kleinwuchs im Erwachsenenalter droht.

Kernaussagen
- Typisch für eine Wachstumsstörung ist die veränderte Wachstumsrate.
- Eine längerdauernde abnorm niedrige Wachstumsgeschwindigkeit führt zum Kleinwuchs, eine abnorm hohe Wachstumsgeschwindigkeit zum Großwuchs.

- Die Wachstumsgeschwindigkeit kann schon intrauterin verändert sein. Postnatal kann sich eine Wachstumsstörung sofort nach Geburt oder zu einem beliebigen Zeitpunkt in der Wachstumsphase manifestieren.
- Wachstumsstörungen können genetisch oder konstitutionell bedingt sein. Sekundärer Kleinwuchs wird aber auch nutritiv oder durch psychosoziale Deprivation verursacht.
- Eine rasche Diagnostik ist für eine kausale Behandlung wichtig.

7.4 Schilddrüsenerkrankungen

Die Folgen von Funktionsstörungen der Schilddrüse sind im Kindesalter besonders schwerwiegend. Schilddrüsenhormone haben vielfältige Wirkungen im Intermediärstoffwechsel und beeinflussen die Hirnentwicklung. Fehlen Schilddrüsenhormone, sistieren Wachstum sowie die körperliche und geistige Entwicklung. Bei Schilddrüsenüberfunktion kommt es zu einer leichten Wachstumsbeschleunigung. Unabdingbare Voraussetzung für eine normale Schilddrüsenhormonbildung ist eine ausreichende Jodversorgung über die Nahrung.

Dank des TSH-Screenings bei Neugeborenen werden extreme Entwicklungsverzögerungen bei angeborener Hypothyreose heute kaum mehr gesehen.

7.4.1 Physiologie der Schilddrüsenfunktion

Die Jodaufnahme der Schilddrüse wird vom hypophysären TSH gesteuert. In der Schilddrüse werden die jodhaltigen Hormone Thyroxin (T_4) und in geringem Maße Trijodothyronin (T_3) gebildet. Beide Hormone sind an Transportproteine gebunden (vorwiegend TBG oder thyroxinbindendes Globulin). In den peripheren Geweben wird T_4 zum aktiven T_3 dejodiert, das für viele Wirkungen im Intermediärstoffwechsel von Bedeutung ist.

7.4.2 Angeborene Schilddrüsenunterfunktion (konnatale Hypothyreose)

Ätiologie Die fetale Anlage der Schilddrüse befindet sich am Zungengrund und wandert im Verlaufe der Entwicklung mit den großen Gefäßen kaudalwärts (Ductus thyreoglossus). Bleibt dieser Deszensus aus, kommt es zur **Schilddrüsenektopie am Zungengrund** (Zungengrundschilddrüse). Ist die Schilddrüse nur mangelhaft entwickelt, liegt aber orthotop, spricht man von einer **Schilddrüsenhypoplasie**. Diese lässt sich von der häufig vorkommenden transitorischen Hypothyreose oft nicht sicher unterscheiden. Fehlt die Schilddrüse ganz, handelt es sich um eine **Schilddrüsenaplasie**. Die Ursache einer Aplasie ist unklar, diskutiert werden Störungen

7

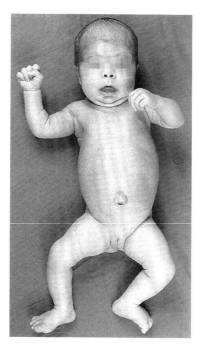

◘ **Abb. 7.7 Schwere angeborene Hypothyreose bei einem 3 Monate alten Säugling.** Das Kind wirkt aufgequollen, hat eine teigige Haut und eine große Zunge (Myxödem), der Gesichtsausdruck erinnert an das Down-Syndrom. Es besteht ein ausladendes Abdomen mit Nabelhernie. Die muskuläre Hypotonie lässt sich an der Henkelstellung der Arme erahnen

der Blutversorgung, mütterliche zytotoxische antithyreoidale Antikörper oder genetische Defekte (Transkriptionsfaktoren). Die Häufigkeit der konnatalen Hypothyreose beträgt weltweit etwa 1:3000 aller Neugeborenen. Seltene Ursachen einer angeborenen Hypothyreose sind vererbte Enzymdefekte in der Schilddrüsenhormonsynthese (**Dyshormonogenese**) oder ein schwerer Jodmangel bei der Mutter während der Schwangerschaft (**Kretinismus**). In den letzteren beiden Fällen ist beim Neugeborenen ein Kropf (Struma) vorhanden.

Klinik Dank der Vorsorgeuntersuchung bei Neugeborenen sehen wir heute das Vollbild der schweren Hypothyreose nur noch selten (◘ Abb. 7.7). Trotzdem muss damit gerechnet werden, dass nicht alle Fälle in der Vorsorgeuntersuchung erfasst werden. Neugeborene mit Hypothyreose erleben eine etwas verlängerte Schwangerschaftsdauer und haben ein etwas erhöhtes Geburtsgewicht. Unmittelbar nach der Geburt sind sie sonst unauffällig. Als **erstes Zeichen** kann eine **Hypothermie** auftreten. Später sind Trinkfaulheit, Apathie (»brave Kinder«), Obstipation, ausladendes Abdomen, Nabelhernie und ein verlängerter Neugeborenenikterus zu beobachten. Die Zunge ist groß, der Schrei heiser, das Haar struppig. Die Haut ist kühl, trocken und teigig, bedingt durch das charakteristische Myxödem. Unbehandelt wächst das Kind kaum, die Fontanellen sind sehr groß, der Zahndurchbruch ist stark verzögert, die statomotorische und geistige Entwicklung bleiben zurück.

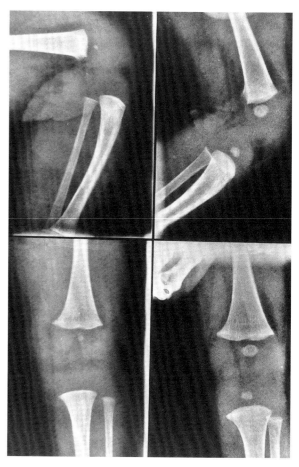

◘ **Abb. 7.8 Röntgenbilder von Knie seitlich und a.-p. bei eineiigen Zwillingen im Alter von 65 Tagen.** Beim Zwilling mit kongenitaler Athyreose sind noch keine Epiphysenkerne von Femur und Tibia vorhanden, das Knochenalter beträgt 34–35 Schwangerschaftswochen *(links)*; beim gesunden Bruder sind die entsprechenden Epiphysenkerne bereits gut ausgebildet, das Knochenalter beträgt 44 Wochen *(rechts)*

Diagnostik Meist wird die Diagnose bereits im Rahmen des **Neugeborenenscreenings** auf angeborene Stoffwechselkrankheiten vermutet. Bei primärer Schilddrüsenunterfunktion ist das TSH stark erhöht. Da die TSH-Bestimmung im Screening aus kapillärem Fersenblut nur semiquantitativ ist, muss sofort nach Meldung des abnormen Befundes eine quantitative Bestimmung von TSH, T3 und T4 erfolgen und die Behandlung noch vor dem Eintreffen des definitiven Resultates eingeleitet werden. Typischerweise sind die T3- und T4-Werte sehr niedrig. Bei Athyreose stammen die Hormone von der Mutter, da die Plazenta für Schilddrüsenhormone gering durchgängig ist. Zur Unterstützung der Diagnose kann eine Knochenalterbestimmung am Kniegelenk beitragen (◘ Abb. 7.8). Das Knochenalter kann bereits bei Frühgeburten oder bei intrauteriner Retardierung auf einer Röntgenaufnahme des Kniegelenks anhand des **Atlas von Pyle und Hoerr** bestimmt werden. Die Knochenreifung ist bei einer schweren Hypothyreose schon intrauterin stark verzögert. Eine Szintigraphie der Schilddrüse mit Technetium oder Radiojod (^{123}J) ist nicht zwingend, eine Ultraschalluntersuchung soll dagegen immer versucht werden.

Im Alter von 2–4 Jahren und nochmals am Ende der Pubertät sollte die Diagnose nach einem Absetzen der Behandlung während 6 Wochen (Auslassversuch) überprüft werden.

Therapie Zur Verhütung einer Hirnschädigung muss die Behandlung so früh als möglich beginnen. Es wird per os 50 μg/die L-Thyroxin verabreicht. Sobald sich der TSH-Wert normalisiert hat, kann die tägliche Dosis auf 10–15 μg/kg vermindert werden. Im Kindesalter liegt die Dosis zwischen 70 und 120 μg/m². Anfänglich sind Kontrollen der klinischen Entwicklung sowie von TSH und T_4 im Blut alle 3 Monate erforderlich, nach dem 2. Lebensjahr genügen Kontrollen alle 6 Monate.

> Da sich die Kinder unter der Behandlung vollkommen normal entwickeln, haben die Eltern oft Mühe, die Diagnose zu akzeptieren und müssen immer wieder zur regelmäßigen Tablettengabe motiviert werden. Die Behandlung muss bei bestehender Hypothyreose lebenslänglich erfolgen.

Prognose Diese hängt vom Zeitpunkt des Therapiebeginns und der Zuverlässigkeit der Behandlung ab. Bei früher Diagnosestellung entwickeln sich die Kinder körperlich und geistig vollkommen normal. Wird die Diagnose spät gestellt, bleibt meistens eine geistige Entwicklungsverzögerung zurück. Körperlich dagegen kommt es auch bei später Behandlung zu einem guten Aufholwachstum mit Normalisierung der Knochenreifung.

Fallbeispiel
Anamnese Am 5. Lebenstag wird uns ein reifes ikterisches Neugeborenes aus einem 50 km entfernten Krankenhaus verlegt.

Befund Serumbilirubin: 31 mg/dl bei Anti-A-Erythroblastose. Austauschtransfusion. Am 14. Lebenstag Bilirubin nur noch 11 mg/dl, jetzt trinkt das Kind aber kaum, schlaffes Erbrechen (»herauslaufen lassen«), kein Stuhl.

Diagnose Angeborene Athyreose. Sowohl das einweisende Krankenhaus als auch wir hatten den üblicherweise am 5. Lebenstag durchzuführenden TSH-Test im Vertrauen darauf, dass der andere diesen schon veranlasst habe, bzw. noch machen werde, unterlassen. Die Anti-A-Erythroblastose, die zur Überweisung führte, hat mit der Athyreose nichts zu tun.

Verlauf und Therapie TSH-Konzentration im Plasma am 14. Lebenstag: > 200 mE/l. Unter sofortiger Thyroxin-Substitution trat eine rasche Besserung. Das Mädchen ist heute unter regelmäßiger Thyroxingabe völlig gesund und normal entwickelt. Vor jeder Austauschtransfusion sollte Blut für das Neugeborenenscreening abgenommen werden.

7.4.3 Sonstige Formen der Schilddrüsenunterfunktion

Angeborene Anlagestörungen der Schilddrüse werden beim Vorliegen von Restgewebe (Ektopie oder Hypoplasie der Schilddrüse) oft nicht sofort bemerkt sondern treten in den ersten Lebensmonaten oder Lebensjahren als Wachstumsverzögerung in Erscheinung. Die Symptome können schleichend auftreten. Häufig sind transitorische Formen der konnatalen Hypothyreose, deren Ursachen oft nicht ersichtlich sind, die aber im Zweifelsfall doch rasch behandelt werden sollten. Bei jedem unklaren Kleinwuchs gehört eine Bestimmung der Schilddrüsenhormone zur Untersuchung.

Eine **erworbene Hypothyreose** kann durch Jodkontamination bereits beim Neugeborenen vorkommen, falls die Mutter in der Schwangerschaft ein jodhaltiges Kontrastmittel erhielt oder bei der Geburt eine großflächige Desinfektion mit einem jodhaltigen Mittel vorgenommen wurde. Die Schilddrüse, besonders beim Neugeborenen, reagiert auf große Jodmengen sehr empfindlich und wird in ihrer Funktion blockiert (**Wolff-Chaikoff-Effekt**). Im Urin lässt sich Jodid in hoher Konzentration nachweisen. Diese Form der Hypothyreose ist transitorisch, muss gelegentlich aber doch behandelt werden.

Am häufigsten ist die erworbene Hypothyreose im Kindesalter als **Endstadium eines Autoimmunprozesses** im Rahmen einer lymphozytären Thyreoiditis Hashimoto. Oft lässt sich sonographisch in diesen Fällen kaum mehr Schilddrüsengewebe nachweisen (atrophische Thyreoiditis).

Die **sekundäre Hypothyreose** entsteht durch Ausfall von TSH bei Insuffizienz des Hypophysenvorderlappens. Leitsymptom ist der Kleinwuchs als Folge des Wachstumshormonmangels. Die klinischen Zeichen der Hypothyreose sind diskret und stehen im Hintergrund.

7.4.4 Überfunktion der Schilddrüse

> Die Basedow-Krankheit ist die häufigste Form der Hyperthyreose im Kindesalter.

Ätiologie Die **Basedow-Krankheit** betrifft vorwiegend Mädchen in der Zeit der Pubertät. Bei der Autoimmunerkrankung werden IgG-Antikörper gegen den TSH-Rezeptor gebildet, die an den TSH-Rezeptor binden und die Schilddrüse unkontrolliert zur Bildung und Freisetzung von Schilddrüsenhormonen stimulieren. Weiterhin kann im Verlaufe einer lymphozytären **Thyreoiditis Hashimoto** eine hyperthyreote Phase infolge einer Zerstörung von Schilddrüsengewebe auftreten. Hier sind meist Autoantikörper gegen Thyreoglobulin und mikrosomales Schilddrüsenantigen (Peroxidase) nachweisbar, es fehlen aber die TSH-Antikörper. Toxische Adenome sind im Kindesalter selten.

Klinik Anders als bei Erwachsenen sind bei Kindern die **Symptome** der Hyperthyreose **unspezifisch**. Häufig finden sich Verhaltensauffälligkeiten mit Schulproblemen. Oft fallen

Störungen der Feinmotorik auf, beispielsweise beim Schreiben. Die körperliche Untersuchung zeigt einen **hohen Ruhepuls**, ohne dass anamnestisch eine verminderte körperliche Belastbarkeit angegeben wird. Typische Befunde wie Struma und Exophthalmus können fehlen. Vermehrtes Schwitzen und Gewichtsverlust sind selten. Haarausfall kann vorkommen.

Diagnostik Im Serum sind T_4 und T_3 erhöht, TSH liegt unter der Nachweisbarkeitsgrenze. In der Regel ist ein TRH-Test nicht mehr erforderlich, in Zweifelsfällen kann er durchgeführt werden: nach TRH erfolgt kein Anstieg von TSH. Meist lassen sich im Serum Antikörper gegen Thyreoglobulin und mikrosomales Schilddrüsenantigen (Peroxidase) nachweisen, bei der Basedow-Krankheit zusätzlich gegen den TSH-Rezeptor. Unterstützend ist die Sonographie der Schilddrüse, bei der sich oft eine unregelmäßige Echotextur des Gewebes bei vergrößertem Volumen darstellen lässt.

Therapie Die Schilddrüsenfunktion wird mit Thyreostatika, wie Methimazol oder Carbimazol geblockt. Phenylthiouracil (PTU) wird nicht mehr empfohlen (Leberschädigung). Bei schweren Fällen kann initial zusätzlich ein Betablocker (Propranolol) gegeben oder eine rasche Blockade durch »Plummern« mit Lugol-Lösung (Jod-Kaliumjodid) erzielt werden. Im Kindesalter ist es oft günstig, eine vollkommene Blockade mit Thyreostatika zu erzielen und zusätzlich eine Substitution mit L-Thyroxin durchzuführen. Damit lässt sich eine iatrogene Hypothyreose sicher vermeiden und die Zeitabstände der Kontrollen können verlängert werden. Die Behandlung muss oft über viele Jahre durchgeführt werden. Trotzdem ist gelegentlich eine subtotale Thyreoidektomie mit anschließender lebenslänglicher Thyroxinsubstitution nicht zu umgehen. Zur definitiven Therapie wird in den USA auch im Kindesalter oft Radiojod (^{131}J) zur Zerstörung des hormonproduzierenden Schilddrüsengewebes eingesetzt.

7.4.5 Euthyreote Struma des Kindes und Jugendlicher

Ätiologie In Jodmangelgebieten kann eine Struma schon beim Neugeborenen vorhanden sein und ist in der Pubertät häufig (**endemische Struma**). Weiterhin ist die Jodversorgung in Deutschland eher knapp. Eine Jodierung des Kochsalzes ist nicht obligatorisch. Angeborene partielle Defekte in der Schilddrüsenhormongenese sind ein zusätzliches Risiko zur Kropfbildung.

Klinik Die Tendenz zur Strumabildung ist individuell verschieden ausgeprägt. Besonders gefährdet sind Jugendliche und Schwangere. Die chronische Einwirkung erhöhter TSH-Werte und intrathyreoidaler Zytokine führt anfänglich zu einer noch reversiblen diffusen Schilddrüsenvergrößerung, später zu einer irreversiblen Knotenbildung.

Diagnostik Inspektion und Palpation geben Auskunft über Größe und Konsistenz der Schilddrüse. Die Sonographie dient

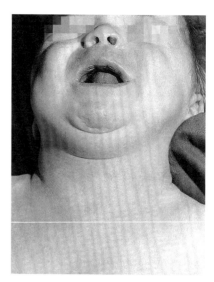

□ Abb. 7.9 Jodmangelstruma bei einem 7 Monate alten Säugling

der exakten Bestimmung von Volumen, Echotextur und umschriebenen knotigen oder zystischen Veränderungen. Der Nachweis von Autoantikörpern weist auf eine Thyreoiditis Hashimoto hin. Ein Schilddrüsenknoten ist im Kindesalter immer malignomverdächtig und muss chirurgisch entfernt werden.

Therapie Bei Jodmangel und Struma muss Jodid substituiert werden. Die Dosis beträgt 100 µg täglich bei Kindern, 200 µg bei Jugendlichen und 300 µg in der Schwangerschaft. Bildet sich die Struma nicht zurück, sollte eine Behandlung mit L-Thyroxin versucht werden.

> **Jodsalz ist für die bevölkerungsweite Prophylaxe der Jodmangelstruma wichtig. Eine manifeste Struma muss durch eine zusätzliche Jodidsubstitution oder auch Thyroxingabe behandelt werden.**

7.4.6 Struma des Neugeborenen

Bei Neugeborenen findet sich eine Struma bei seltenen, stark ausgeprägten Enzymdefekten oder bei Kindern von Müttern mit schwerem Jodmangel in der Schwangerschaft (□ Abb. 7.9). Selten kann die Struma auch Folge von IgG-Antikörpern sein, die bei einer oft klinisch nicht erkennbaren Schilddrüsenerkrankung der Mutter auf das Kind übergehen. Diese Antikörper können beim Kind einige Monate persistieren und je nach Art der Antikörper eine vorübergehende Hypothyreose oder Hyperthyreose verursachen.

7.4.7 Tumoren der Schilddrüse

Primäre Neoplasien der Schilddrüse im Kindesalter sind selten. Ein papilläres oder follikuläres Schilddrüsenkarzinom fällt oft nicht als Knoten in der Schilddrüse auf, sondern als lokale Metastase in einem vergrößerten Halslymphknoten. Im Rahmen der seltenen familiären multiplen endokrinen Neoplasie (**MEN-Syndrom**) kommen schon im Kleinkindesalter hochmaligne medulläre Schilddrüsenkarzinome vor. Diese gehen von den Kalzitonin-produzierenden C-Zellen der Schilddrüse aus. Die Bestimmung von Kalzitonin dient als Tumormarker. Die **Behandlung** besteht in allen Fällen in einer **totalen Thyreoidektomie** und lebenslänglicher hochdosierter L-Thyroxin-Behandlung. Bei differenzierten Schilddrüsenkarzinomen können Metastasen auch mit Radiojod (^{131}J) behandelt werden.

> **Kernaussagen**
> - Schilddrüsenhormone sind für den Intermediärstoffwechsel wichtig und beeinflussen beim Kind die Hirnentwicklung.
> - Fehlen Schilddrüsenhormone, sistieren Wachstum sowie die körperliche und geistige Entwicklung.
> - Voraussetzung für eine normale Schilddrüsenhormonbildung ist eine ausreichende Jodversorgung über die Nahrung.
> - Das TSH-Screening bei Neugeborenen ist für die Erkennung von Schilddrüsenfunktionsstörungen wichtig.

7.5 Epithelkörperchen und Parathormon

Besonders in der Wachstumsphase ist ein intakter Kalziumstoffwechsel zum Knochenaufbau nötig. Wichtige Einflussfaktoren sind Kalzium, Phosphat, Vitamin D und Parathormon. Primäre Erkrankungen der Nebenschilddrüsen sind im Kindesalter selten.
Bei einem Krampfanfall im Säuglings- und Kindesalter muss immer auch an eine Hypokalzämie infolge einer Störung der Kalziumhomöostase gedacht werden.

7.5.1 Anatomie und Physiologie

Die 4 Nebenschilddrüsen oder Epithelkörperchen wiegen zusammen nur etwa 170 mg. Die unteren zwei Nebenschilddrüsen entstammen wie auch der Thymus der 3. Kiementasche, die oberen Nebenschilddrüsen der 4. Kiementasche. Das Parathormon ist ein labiles Polypeptid aus 84 Aminosäuren, neben intaktem Hormon zirkulieren im Blut auch Fragmente.

Bei fallender Serumkonzentration des ionisierten Serumkalziums wird Parathormon freigesetzt. Parathormon fördert die renale Kalziumrückresorption, stimuliert die renale Phosphatausscheidung und vermittelt die renale Bildung des aktiven Vitamin-D-Metaboliten 1,25-Dihydrocholecalciferol aus 25-Hydroxycholecalciferol. Aktiviertes Vitamin D steigert die enterale Resorption von Kalzium. Mangel an Parathormon ist eine der Ursachen für Hypokalzämie, Überproduktion führt zu Hyperkalzämie.

7.5.2 Parathormon beim Neugeborenen

Über die Plazenta stehen Mutter und Fetus in uneingeschränktem Kalziumionenaustausch. Bei ungestörter Kalzium- und Phosphatregulation der Mutter sind die fetalen Nebenschilddrüsen bis zur Geburt wenig aktiv. Ein **transitorischer Hypoparathyreoidismus** gehört daher zu den physiologischen Anpassungsphänomenen beim Neugeborenen. Die relative Insuffizienz dauert nur wenige Tage und ist eine der Ursachen für die relativ häufige Hypokalzämie in den ersten 2 Lebenswochen.

Bei einem **Hypoparathyreoidismus** der Mutter sind die Nebenschilddrüsen des Feten überaktiv, bei einem **Hyperparathyreoidismus** der Mutter dagegen wird die Aktivität der fetalen Nebenschilddrüsen unterdrückt und es kommt postnatal beim Kind zum verlängerten transitorischen Hypoparathyreoidismus.

7.5.3 Hypoparathyreoidismus

Ätiologie Ursachen des primären Hypoparathyreoidismus sind:
- autosomal-rezessiv oder X-chromosomal vererbte Störungen
- Störung der Entwicklung der 3. und 4. Kiementasche (auffällige Fazies mit Mikrognathie)
- Vitium cordis und Immundefekte bei Thymusaplasie (**DiGeorge-Syndrom**); die Expressivität kann stark variieren
- Autoimmunerkrankung im Rahmen einer autoimmunen Polyendokrinopathie (APECED-Syndrom) mit Kandidiasis, Alopezie, Thyreoiditis, Morbus Addison, perniziöser Anämie und Diabetes mellitus (autosomal-rezessiv vererbt)
- Zerstörung der Epithelkörperchen durch Eisenüberladung nach vielen Bluttransfusionen (Hämosiderose) oder ungewollte Entfernung bei totaler Thyreoidektomie

Klinik Akute Zeichen und Symptome erklären sich durch die Hypokalzämie mit erhöhter muskulärer Erregbarkeit, Tetanie, Karpopedalspasmen und Krämpfen. Der chronische Hypoparathyreoidismus bedingt Störungen der ektodermalen Entwicklung mit trockener und atrophischer Haut, Dystrophie von Nägeln und Zähnen, Haarausfall, Hypotonie der Muskulatur, Konzentrationsschwäche, depressiver Verstimmung und Kleinwuchs.

Diagnostik Verdächtig sind ein niedriger Kalziumspiegel und ein hoher Phosphatspiegel im Serum, beweisend das gleichzeitige Vorliegen eines inadäquat niedrigen Parathormonspiegels.

Therapie Die Behandlung der akuten Tetanie erfolgt mit parenteraler Kalziumzufuhr, die Langzeitbehandlung mit Kalzitriol (1,25-Dihydroxycholecalciferol).

7.5.4 Pseudohypoparathyreoidismus

Bei der autosomal-dominant vererbten Erkrankung mit Zeichen des Hypoparathyreoidismus bestehen typische körperliche Veränderungen wie Kleinwuchs, gedrungener Körperbau, rundes Gesicht und Brachydaktylie. Der Parathormonspiegel im Serum ist normal oder sogar hoch; es liegt eine **Störung der Rezeptorfunktion** für das Hormon vor. Oft ist auch eine Resistenz für andere Hormone vorhanden, die einen G-Protein abhängigen Rezeptor haben, wie das Schilddrüsenhormon. Liegen nur die körperlichen Veränderungen ohne die biochemischen Störungen vor, spricht man von einem Pseudopseudohypoparathyreoidismus.

7.5.5 Hyperparathyreoidismus

Eine ungesteuerte Produktion von Parathormon in einem Adenom eines Epithelkörperchens oder einer Hyperplasie aller Epithelkörperchen führt zu einem primären Hyperparathyreoidismus, der beim Kind äußerst selten ist. Bei ungeklärter Hyperkalzämie sind zunächst destruierende Knochenprozesse bei einem Osteosarkom oder eine Vitamin-D-Intoxikation auszuschließen. Viel häufiger ist ein **sekundärer Hyperparathyreoidismus**. Sinkt das Kalzium im Blut ab, z. B. bei Vitamin-D-Mangel, Kalziumverlust im Darm oder bei Niereninsuffizienz in der Niere, wird vermehrt Parathormon sezerniert. Dadurch wird Kalzium aus dem Knochen freigesetzt, der Serumkalziumspiegel wird normalisiert, der Phosphatspiegel sinkt ab, die alkalische Phosphatase ist erhöht. Besteht dieser Zustand lange, kommt es zu einer Rachitis oder einer Osteomalazie.

> **Kernaussagen**
> - Besonders in der Wachstumsphase ist ein intakter Kalziumstoffwechsel zum Knochenaufbau nötig. Wichtige Einflussfaktoren sind Kalzium, Phosphat, Vitamin D und Parathormon.
> - Parathormonmangel ist eine der Ursachen für Hypokalzämie, Überproduktion von Parathormon führt zu Hyperkalzämie.
> - Bei einem Krampfanfall im Säuglings- und Kindesalter muss immer auch an eine Hypokalzämie gedacht werden.

7.6 Erkrankungen der Nebennierenrinde

In der Nebennierenrinde werden 3 Gruppen von Steroidhormonen gebildet: Mineralokortikoide in der Zona glomerulosa, Glukokortikoide in der Zona fasciculata und Sexualsteroide in der Zona reticularis. Die bei Störungen auftretenden Krankheitsbilder können sehr verschiedenartig sein, je nachdem, ob nur eine Gruppe von Hormonen ausfällt (Enzymdefekte) oder ob alle Gruppen zusammen ausfallen (Enzymdefekt bei der Bildung des
▼

gemeinsamen Vorläufers Pregnenolon aus Cholesterin oder Zerstörung der Nebennierenrinde). Ähnlich verhält es sich bei den Krankheitsbildern infolge einer Überproduktion von einzelnen oder mehreren dieser Steroide.

7.6.1 NNR-Steroide und deren Steuerung

Cholesterin ist Ausgangssubstanz für die Bildung sämtlicher Steroidhormone (◘ Abb. 7.10). Physiologisch wichtige Hormone der NNR sind das Glukokortikoid **Kortisol** und das Mineralokortikoid **Aldosteron**. Androgene spielen eine untergeordnete Rolle. Auch Zwischenprodukte der Steroidsynthese werden sezerniert und lassen sich im Serum nachweisen, u. a. **Desoxykortikosteron** (DOC) und einige schwach wirksame Androgene, wie **Dehydroepiandrosteronsulfat (DHEAS)**.

Die **Kortisolproduktion** wird durch einen negativen Rückkopplungsmechanismus über CRF aus dem Hypothalamus und ACTH aus der Hypophyse gesteuert. Kortisol ist das klassische Stresshormon, u. a. fördert es die Bildung von Glucose aus Eiweiß (kataboler Effekt) und wirkt entzündungshemmend (antiphlogistisch). Die **Aldosteronproduktion** unterliegt der Steuerung durch das Renin-Angiotensin-System. Sinkt der Perfusionsdruck in der Arteriola afferens der Niere, wird Renin freigesetzt. Aldosteron bewirkt am Tubulusepithel der Niere eine Natrium- und Wasserrückresorption im Austausch mit Kalium und Protonen. In geringem Maße erfolgt eine Aldosteronfreisetzung auch über eine hohe Kalium- und ACTH-Konzentration.

7.6.2 Chronisches Nebennierenrindenversagen (Morbus Addison)

Ätiologie Eine Zerstörung der hormonproduzierenden Zellen der Nebennierenrinde im Rahmen einer Autoimmunerkrankung oder durch einen tuberkulösen Prozess führt zu chronischer Unterfunktion der NNR, dem **Morbus Addison**. Zugleich werden oft Autoantikörper gegen andere hormonproduzierende Zellen gebildet. Bekannt ist die Kombination mit einer Autoimmunthyreoiditis und einem Hypoparathyreoidismus. Differenzialdiagnostisch muss auch an einen X-chromosomal vererbten Morbus Addison (DAX-Gen) oder an eine Nebennierenrindeninsuffizienz im Rahmen einer Adrenoleukodystrophie mit erhöhtem Spiegel überlangkettiger Fettsäuren im Serum gedacht werden. Hier kann die Nebennierenrindeninsuffizienz vor Auftreten neurologischer Symptome vorhanden sein.

Klinik Der Mangel an Kortisol und Aldosteron bedingt zahlreiche, zunächst uncharakteristische Symptome. Die Patienten werden zunehmend schwach und appetitlos. Zusätzlich kommt es zu Bauchschmerzen und Erbrechen. Die Beschwerden können schleichend über längere Zeit oder akut als lebensbedrohliche Dekompensation mit schockähnlichem Zustand und Hypoglykämie **(Addison-Krise)** in Erscheinung treten. Charakteristisch sind **Hyperpigmentationen** an belichteten Stellen der Haut und in Hautfalten (◘ Abb. 7.11).

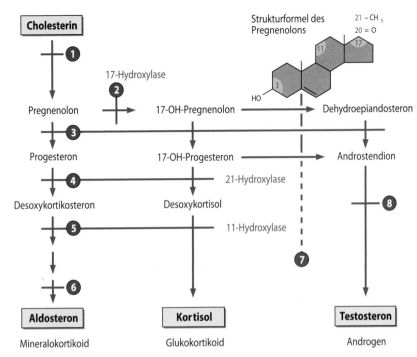

Abb. 7.10 Schema der Steroidsynthese. Beim Defekt der Enzyme 1–5 ist die Kortisolsynthese eingeschränkt. Beim Defekt des Enzyms 4 (klassisches AGS) oder des Enzyms 5 (AGS mit Hypertension) kommt es durch vermehrte Androgenproduktion (»im Überlauf«) zur Virilisierung. Der mögliche Salzverlust bei den Defekten 1, 4 und 6 ist durch mangelhafte Aldosteronproduktion bedingt. Dagegen ist die Hypertension beim Defekt 5 Folge einer vermehrten Bildung von Desoxykortikosteron. Bei den Defekten 1 und 3 ist die Bildung aller biologisch aktiven Steroide (auch Sexualsteroidhormone) eingeschränkt, beim Defekt 2 ist dagegen die Produktion von Mineralokortikoiden nicht behindert, eher erhöht. Defekte der Schritte 7 (17,20-Desmolasedefekt) und 8 (Steroid-17-Reduktase) bedingen eine mangelhafte Androgenproduktion und dadurch bei männlichen Feten einen Pseudohermaphroditismus masculinus

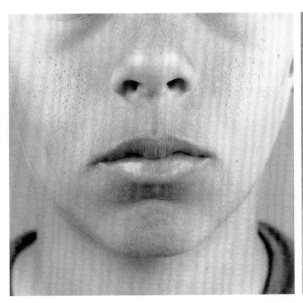
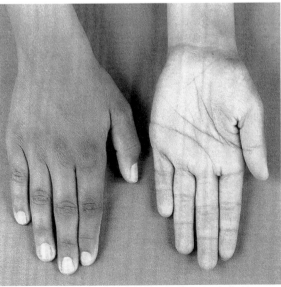

Abb. 7.11 Vermehrte Pigmentation von Händen und Gesicht bei einem 12 Jahre alten Jungen mit Morbus Addison

Zusammen mit ACTH wird vom HVL auch vermehrt MSH (Melanozyten-stimulierendes Hormon) sezerniert.

Diagnostik Kortisol im Serum ist zu jeder Tageszeit sehr niedrig. Der ACTH-Spiegel ist stark erhöht. Auf intravenöse Gabe von ACTH (ACTH-Test) kommt es zu keinem Anstieg von Kortisol. Aldosteron und andere NNR-Steroide sind niedrig, die Plasmareninaktivität ist stark erhöht. Als Folge des Aldosteronmangels bestehen eine Hyponatriämie und eine Hyperkaliämie.

Therapie Die Substitution von Hydrokortison (Kortisol) und Fludrokortison, ein synthetisches Mineralokortikoid, muss lebenslang erfolgen. Bei Stresssituationen wie Fieber und schwerer körperlicher Belastung ist eine adäquate Erhöhung der Hydrokortisondosis erforderlich (Stressdosis).

7.6.3 Enzymdefekte der Kortisolsynthese

In der Nebennierenrinde wird aus Cholesterin über verschiedene enzymatische Schritte Kortisol gebildet. Bei verminderter Aktivität eines dieser Enzyme entsteht klinisch ein **adrenogenitales Syndrom (AGS)** oder eine kongenitale adrenale Hyperplasie. Allen Formen von AGS gemeinsam ist eine verminderte Kortisolsynthese mit entsprechend erhöhter ACTH-Ausschüttung und Hyperplasie der NNR. Hormonmetabolite, die sich vor dem Enzymblock anstauen, können in die Synthese anderer Steroide umgeleitet werden. Das klinische Erscheinungsbild ist je nach Enzymdefekt ganz unterschiedlich. Es werden entweder keine, zu wenige oder zu viele Steroide gebildet. Die Folge ist ein Mangel oder Überschuss an Androgenen.

Bei 98 % aller Fälle von AGS liegt ein 21-Hydroxylasemangel vor, bei den restlichen Fällen ein 11-Hydroxylasemangel. Der 11-Hydroxylasemangel unterscheidet sich vom 21-Hydroxylasemangel vorwiegend dadurch, dass kein Salzverlust vorliegt, sondern eine schwere arterielle Hypertension auftreten kann. Die übrigen AGS-Formen sind Seltenheiten.

Ätiologie Beim AGS infolge eines 21-Hydroxylasemangels handelt es sich um eine autosomal-rezessiv vererbte Erkrankung. Die Häufigkeit beträgt etwa 1:10.000 Neugeborene. Das CYP21-Gen, dessen Struktur bekannt ist und auf dem kurzen Arm von Chromosom 6 innerhalb dem HLA-Lokus liegt, kann fehlen oder eine Mutation aufweisen.

Klinik Bei einem schweren Enzymdefekt ist nicht nur die Kortisol-, sondern auch die Mineralokortikoidsynthese betroffen; es entsteht eine salzverlierende Form des AGS. Bei leichteren Formen mit intakter Mineralokortikoidsynthese spricht man von einfach virilisierender Form des AGS (■ Abb. 7.12). Daneben gibt es nichtklassische AGS-Formen, sog. Late-onset-Formen, die sich häufig erst bei erwachsenen Frauen mit Hirsutismus, Zyklusstörungen und eingeschränkter Fertilität äußern und beim Mann meist unerkannt bleiben. Bei allen Formen besteht eine vermehrte Androgenbildung aus Kortisolvorstufen.

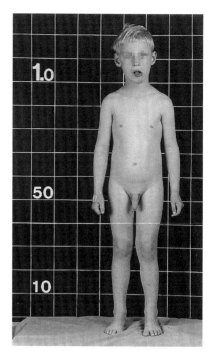

■ **Abb. 7.12 Einfach virilisierendes adrenogenitales Syndrom bei einem 3 Jahre alten Jungen mit Großwuchs und einzelnen Schamhaaren.** Die Diagnose war erst bei Geburt einer Schwester mit intersexuellem Genitale bei AGS erfolgt

Beim **salzverlierenden AGS** kommt es in den ersten Lebenswochen bei beiden Geschlechtern zu einer Gedeihstörung mit Gewichtsstillstand, danach Gewichtsabnahme, Exsikkose und Erbrechen. Im Vollbild entsteht eine **Hyperkaliämie** und es können Herzrhythmusstörungen auftreten. Initial geht Natrium und Wasser renal verloren, später kommt es zu einer **Hyponatriämie.** Im Gegensatz zum Erbrechen bei hypertrophischer Pylorusstenose ist keine Alkalose, sondern eine **metabolische Azidose** vorhanden. Undiagnostiziert und unbehandelt führt der Salzverlust zu Kreislaufschock und Tod.

Bei **Mädchen** ist immer eine **Virilisierung des äußeren Genitale** vorhanden. Diese Form einer Störung der Geschlechtsentwicklung (disorder of sex development, »DSD«; ältere Bezeichnungen: Intersexualität oder **Pseudohermaphroditismus femininus** (femininus bezieht sich auf den normalen weiblichen Chromosomensatz)) lässt die Diagnose oft schon bei Geburt vermuten. Bei neugeborenen Knaben ist das Genitale unauffällig. Die Virilisierung des weiblichen Genitale entsteht bereits embryonal, zwischen der 6. und 12. Woche der Schwangerschaft. Nach Prader wird der Schweregrad in Stufen I–V eingeteilt. Im leichtesten Fall ist lediglich eine Klitorisvergrößerung vorhanden. Bei Grad V besteht ein äußerlich vollkommen männliches Genitale: die großen Schamlippen sind zu einem Pseudoskrotum fusioniert, aus der Klitoris hat sich ein Penis gebildet, der Sinus urogenitalis mündet auf der Spitze der Glans. In der Tiefe zweigt sich der Sinus urogenitalis in eine kurze weibliche Urethra und eine

Vagina auf. Uterus und Ovarien sind normal vorhanden, das Pseudoskrotum ist immer leer. Zwischenstufen der Virilisierung können wie eine Hypospadie von unterschiedlichem Ausmaß bei fehlenden Hoden aussehen.

Im **Kleinkindesalter** kommt es bei beiden Geschlechtern sowohl beim AGS mit Salzverlust als auch beim einfach virilisierenden AGS zur **Pseudopubertas praecox**. Diese ist Ausdruck der adrenalen Androgenüberproduktion. Im Gegensatz zu einer zentralen oder gonadotropinabhängigen Pubertas praecox bleiben Ovarien und Hoden unstimuliert und klein. Frühzeitig treten sekundäre Geschlechtsmerkmale mit Schambehaarung (prämature Pubarche) und großem Penis auf. Da beim Mädchen keine Östrogene gebildet werden, fehlen Vergrößerungen von Brust und Uterus, Abbruchblutungen bleiben aus. Die Androgene führen zu einer Beschleunigung von Wachstum und Knochenreifung mit Großwuchs. Auffällig sind Akne und eine tiefe Stimme (Stimmbruch). Die Kinder sind für ihr Alter ungewöhnlich muskulös. Es droht vorzeitiger Schluss der Epiphysenfugen mit frühem Ende der Wachstumsphase und Kleinwuchs im Erwachsenenalter. Bei schweren Infektionen sind die Kinder aufgrund des Kortisolmangels gefährdet.

Im Erwachsenenalter leiden Frauen mit AGS häufig unter Zeichen der Virilisierung mit eingeschränkter Fertilität. Bei beiden Geschlechtern können Adenome der Nebennierenrinde auftreten; bei Männern Adenome der Hoden.

> Wenn bei Geburt oder bei einer Vorsorgeuntersuchung bei einem männlichen Kind keine Hoden zu tasten sind, muss daran gedacht werden, dass es sich um ein vollkommen virilisiertes Mädchen mit AGS handeln könnte.

Diagnostik Beweisend sind enorm hohe **17-Hydroxyprogesteronspiegel** im Serum (Metabolit vor dem Enzymblock). Im Urin findet sich als entsprechendes Abbauprodukt vermehrt **Pregnantriol** und **Pregnantriolon**. Hinweis kann das Vorhandensein eines Uterus im Beckenultraschall des Neugeborenen sein. **Pränatal** kann die Diagnose durch eine HLA-Bestimmung (falls ein Indexfall vorhanden ist) oder eine Chorionzottenbiopsie mit Nachweis des Gendefekts aus DNA erfolgen. Auch die Untersuchung des Fruchtwassers mit Bestimmung von 17-Hydroxyprogesteron ist möglich.

Therapie Die Behandlung des AGS besteht in einer Substitution des vermindert produzierten Kortisols als **Hydrokortison** in der Tagesdosis von 10–20 mg/m². Bei der salzverlierenden Form muss zusätzlich ein Mineralokortikoid wie **Fludrokortison** gegeben werden. Bei Stresssituationen wie Fieber und starker körperlicher Belastung muss die Dosis von Hydrokortison verdoppelt werden. Bei Mädchen sind operative Korrekturen am äußeren Genitale erforderlich. Diese sollten von einem erfahrenen Kinderchirurgen durchgeführt werden und mit Hinsicht auf eine normale Geschlechtsidentität des Kindes bis zum 2. Lebensjahr erfolgt sein. Nach Beendigung des Wachstums kann Hydrokortison durch **Prednison** ersetzt werden. Prednison ist billiger und muss nur 2-mal täglich eingenommen werden. Die Substitution ist regelmäßig und engmaschig

zu überwachen (mindestens alle 3 Monate bis zum Alter von 2 Jahren, dann mindestens alle 6 Monate). Als Kriterien für die Beurteilung der therapeutischen Einstellung dienen die Wachstumsgeschwindigkeit, die Knochenreifung und die Ausscheidung von Pregnantriol im Sammelurin. Werte von 17-Hydroxyprogesteron im Serum sind wegen des diurnalen Rhythmus schwierig zu interpretieren, können jedoch aus Speichel gewonnen zur Kontrolle dienen, falls ein Profil mit mehreren Werten erhoben wird. Bei der salzverlierenden Form muss auch die Plasmareninaktivität regelmäßig kontrolliert werden.

> Ziel der Behandlung des AGS ist die Verhinderung des lebensbedrohlichen Salzverlustes, die Verhinderung der postnatalen Virilisierung, das Erreichen einer zeitgerechten Pubertät mit einer normalen Körpergröße und einer normalen Fertilität.

Die **pränatale Therapie** mit Gabe von Dexamethason an die Mutter zur Verhinderung der genitalen Fehlbildungen beim weiblichen Embryo mit AGS ist eine experimentelle Therapie und sollte nur von erfahrenen Spezialisten im Rahmen von Studien durchgeführt werden.

> Eine abnorme Wachstumsgeschwindigkeit bedeutet immer eine schlechte Einstellung des AGS. Zu schnelles Wachstum weist auf unregelmäßige Tabletteneinnahme oder eine zu niedrige Hydrokortisondosis hin, verzögertes Wachstum auf eine zu hohe Hydrokortisondosis oder ein baldiges Ende des Wachstums.

7.6.4 Enzymdefekte der Aldosteronsynthese

Ein **Aldosteronmangel** tritt am häufigsten im Rahmen eines salzverlierenden AGS auf. Er kann isoliert vorkommen, wenn einer der beiden letzten enzymatischen Schritte, die zur Bildung von Aldosteron aus Kortikosteron nötig sind, beeinträchtigt ist. Ein **scheinbarer Aldosteronmangel** liegt beim **Pseudohypoaldosteronismus** vor. Hier handelt es sich um eine Endorganresistenz mit hohem Aldosteronspiegel. In allen Fällen kommt es zu einem renalen Salzverlustsyndrom mit metabolischer Azidose.

7.6.5 Enzymdefekte der Androgensynthese

Da es sich um Enzyme handelt, die auch in den Gonaden exprimiert werden, besteht bei diesen Defekten immer auch eine Störung der Geschlechtsdifferenzierung (► Kap. 7.10). Zusätzlich kann ein AGS mit oder ohne Salzverlust bestehen.

7

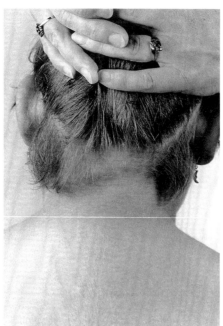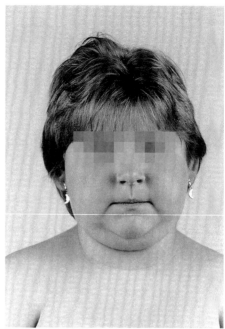

🔲 **Abb. 7.13 Cushing-Syndrom bei unilateraler NNR-Hyperplasie bei einem 9-jährigen Mädchen.** Aufgefallen war eine starke Gewichtszunahme, ein vermindertes Längenwachstum, Striae distensae waren nicht vorhanden, jedoch Hypertrichose am Rücken

7.6.6 Überfunktion der Nebennierenrinde

❯ Im Kindesalter ist das Cushing-Syndrom als Ausdruck des endogenen Kortisolexzesses selten. Häufiger ist das iatrogene Cushing-Syndrom durch langdauernde hochdosierte Glukokortikoidtherapie bei malignen oder rheumatischen Erkrankungen. Auch die ACTH-Behandlung beim BNS-Leiden des Säuglings, einer speziellen Anfallserkrankung, kann ein Cushing-Syndrom erzeugen. Das erste Zeichen einer übermäßigen endogenen Kortisolproduktion bei Kindern ist eine Wachstumsstörung mit Gewichtszunahme, die Wachstumsgeschwindigkeit ist erniedrigt, die Knochenreifung verzögert. Bei der einfachen Fettsucht ist das Wachstum jedoch nicht gestört, diese Kinder wachsen meist sogar schneller und sind gegenüber den Altersgenossen in ihrer körperlichen Entwicklung etwas beschleunigt.

Ätiologie Einerseits kann eine zentrale Regulationsstörung mit vermehrter ACTH-Produktion zu einer NNR-Überfunktion führen. Andererseits können hormonproduzierende Tumoren der Nebennierenrinde die Ursache für die Überfunktion sein. Im Kindesalter sind Tumoren der Nebenniere als Ursache häufiger als die vermehrte ACTH-Produktion.

Pathogenese Das Krankheitsbild ist abhängig von der Art der vermehrt gebildeten Steroidhormone. Bei überwiegender Glukokortikoidproduktion kommt es zur Ausbildung eines Cushing-Syndroms. Bei überwiegender Produktion von An-

drogenen muss an ein adrenogenitales Syndrom, aber auch an einen virilisierenden Nebennierenrindentumor gedacht werden. Eine überwiegende Aldosteronproduktion kommt beim Conn-Syndrom und anderen seltenen Regulationsstörungen vor und ist vergesellschaftet mit einem arteriellen Hypertonus, einer Hypokaliämie und einer metabolischen Alkalose bei unterdrückter Plasmareninaktivität. Häufiger ist ein sekundärer Hyperaldosteronismus als Folge eines renalen Salzverlustes bei obstruktiver Uropathie (Hydronephrose, Zystenniere, Pyelonephritis).

Klinik Beim Glukokortikoidexzess entsteht das Bild eines typischen **Cushing-Syndroms** (🔲 Abb. 7.13). Die Patienten sind oft klein, die Wachstumsgeschwindigkeit war während längerer Zeit abnorm niedrig. Sie haben eine Stammfettsucht und ein gerötetes rundes Gesicht (Mondgesicht). Häufig bestehen etwas Akne und eine verstärkte Behaarung an Rücken, Armen und Beinen (Hypertrichose). Blassrote Striae distensae können im Gegensatz zum Erwachsenen fehlen.

Diagnostik Eine einzelne Bestimmung von Serumkortisol ist wegen des diurnalen Rhythmus und aufgrund hoher Spontanwerte bei Stress wenig hilfreich. Diagnostisch hinweisend sind starr erhöhte Serumkortisolkonzentrationen während des ganzen Tags ohne diurnalen Rhythmus, eine Erhöhung des freien Kortisols im Sammelurin und ein morgendlicher Kortisolwert, der sich durch Dexamethason nicht unterdrücken lässt (abnormer Dexamethasonhemmtest). Ein erhöhter ACTH-Wert deutet auf ein zentrales Cushing-Syndrom (sog. Morbus Cushing) hin, meist bedingt durch ein basophiles Adenom des HVL, hin. Ein erniedrigter ACTH-

Wert ist typisch bei einem peripheren Cushing-Syndrom, bedingt durch ein NNR-Adenom oder eine bilaterale noduläre Hyperplasie beider Nebennierenrinden. Eine ektope ACTH-Produktion kommt ganz selten vor.

Einen hohen Stellenwert hat auch die moderne Bildgebung: die kleinen Hypophysenadenome können häufig, aber nicht immer, mittels **Kernspintomographie** visualisiert werden. Bei NNR-Adenomen gelingt dies oft bereits sonographisch und fast immer ebenfalls kernspintomographisch.

Therapie Die definitive Behandlung ist immer primär chirurgisch: transsphenoidale Exstirpation des HVL-Adenoms oder bei peripherem Cushing-Syndrom unilaterale oder bilaterale Adrenalektomie.

> ❯ Adipöse, kleine, schlecht wachsende Kinder können eine Hormonstörung haben. Als Ursache kommen ein Cushing-Syndrom, eine Hypothyreose oder ein Wachstumshormonmangel in Frage. Adipöse, große, gut wachsende Kinder haben praktisch nie eine endokrine Erkrankung.

Fallbeispiel

Anamnese Die Eltern des 12 Jahre alten Mädchens sind recht groß. Nach ihrer Aussage ist Julia im letzten Jahr nicht mehr gewachsen (Wachstumsgeschwindigkeit 1 cm), habe an Gewicht zugenommen und sei im Gegensatz zu früher sportlich kaum leistungsfähig.

Befund Körpergröße knapp über dem Durchschnitt von Mädchen im gleichen Alter, allerdings deutlich unter der aufgrund der Familiengröße in diesem Alter zu erwartenden Größe. Körpergewicht 6 kg über dem Durchschnittsgewicht der vergleichbaren Mädchen nach Körpergröße und Alter. Sonst keine Hinweise auf die Grundkrankheit. Kortisolspiegel morgens zwar völlig normal, aber kaum Schwankung über 24 Stunden.

Diagnose Bilaterale Nebennierenrindenhyperplasie (Morbus Cushing)

Therapie und Verlauf Nachweis eines ACTH-produzierenden Mikroadenoms und operative Entfernung. Heute ist Julia gesund und wächst gut.

> **Kernaussagen**
> - Bei Mädchen verursacht der angeborene Defekt der Steroid-21-Hydroxylase eine intrauterine Virilisierung des äußeren Genitales (adrenogenitales Syndrom). Bei stärkerer Ausprägung der Störung entwickelt sich eine lebensbedrohliche Salzverlustkrise mit Hyperkaliämie.
> - Stammfettsucht, gerötetes rundes Gesicht und Wachstumsverzögerung weisen auf ein Cushing-Syndrom hin.

7.7 Erkrankungen des Nebennierenmarkes

Das Nebennierenmark ist neuroektodermaler Herkunft und dabei ein Abkömmling eines sympathischen Ganglions. Tumoren des Nebennierenmarkes sind Neuroblastome beim Säugling und Kleinkind, sowie Phäochromozytome beim älteren Kind und beim Erwachsenen.

7.7.1 Neuroblastom

Das Neuroblastom ist neben den Leukämien und den Gliomen die dritthäufigste maligne Erkrankung im Kindesalter (▶ Kap. 11.9). Selten kommen spontane Rückbildungen des Tumors vor.

Klinik Nicht selten wird der vom Grenzstrang ausgehende Tumor zufällig bei einer Sonographie aus anderen Gründen oder bei der Palpation klinisch als abdominaler Tumor gefunden. In der Regel verursacht der Primärtumor keine Beschwerden, er kann aber frühzeitig metastasieren. Typisch sind knotige Hautmetastasen, Lebermetastasen oder Metastasen in die Augenhöhlen, was zu einer Protrusio bulbi führen kann. Allgemeinsymptome sind Fieber, Durchfall, Knochenschmerzen.

Diagnostik Im Urin ist die Ausscheidung von Katecholaminen, wie DOPA, Dopamin und Vanillinmandelsäure, erhöht. Im Knochenmark finden sich typische rosettenartige Tumorzellnester. Bei der Suche nach der Lokalisation des Tumors kann eine MJBG-(Metajodobenzoguanidin-)Szintigraphie hilfreich sein.

Therapie und Prognose Bei der Behandlung kommen Chemotherapie, Radiotherapie und Chirurgie zum Einsatz. Die Prognose ist umso günstiger, je jünger das Kind bei der Diagnosestellung war.

7.7.2 Phäochromozytom

Beim Auftreten einer arteriellen Hypertension muss an diesen meist gutartigen Tumor trotz seiner Seltenheit im Kindesalter gedacht werden. Familiäre Häufungen können vorkommen. Bei allen Fällen von medullärem Schilddrüsenkarzinom sollte nach dem gleichzeitigen Vorhandensein von oft bilateralen Phäochromozytomen gesucht werden. Gehäuftes Vorkommen wird bei Neurofibromatose, tuberöser Sklerose und Sturge-Weber-Syndrom beobachtet. Die Therapie ist chirurgisch.

> **Kernaussagen**
> - Klinisch bedeutsame Erkrankungen des Nebennierenmarkes sind Neuroblastome beim Säugling und Kleinkind sowie Phäochromozytome beim älteren Kind und bei Erwachsenen.

7.8   Störungen in der Pubertät

Als Pubertät wird die Periode der Geschlechtsreifung bezeichnet und umfasst den Zeitraum vom Beginn des Auftreten der sekundären Geschlechtsmerkmale bis zur Menarche bzw. Spermatozoenreife (▶ Kap. 1.2.6). Hormonelle Störungen können zu einem verfrühten (Pubertas praecox) oder verspäteten (Pubertas tarda) Auftreten von sekundären Geschlechtsmerkmalen führen. Zu beachten ist, dass der Beginn und die Dauer der Pubertät individuell unterschiedlich verlaufen.

7.8.1   Pubertas praecox

Definition Es handelt sich um das Auftreten von Pubertätszeichen im Alter von unter 8 Jahren beim Mädchen und unter 9 Jahren beim Knaben. Man unterscheidet die echte Pubertas praecox von der Pseudopubertas praecox.

Ätiologie Die **echte** oder **zentrale Pubertas praecox** ist immer durch eine verfrühte Ausschüttung von Gonadotropinen (LH und FSH) bedingt. Häufig ist die Ursache nicht bekannt oder idiopathisch. Bei Mädchen sind jedoch in 20 % und bei Knaben in bis zu 50 % der Fälle organische Läsionen im Hypothalamusbereich nachweisbar. Es kann sich um kleine Hamartome oder Gliome im Bereich des Tuber cinereum handeln, es können aber auch größere Tumoren wie Germinome vorhanden sein. Andere Ursachen sind Hydrozephalus, Zustand nach Schädelbestrahlung oder weitere ZNS-Läsionen

Klinik Brustdrüsenvergrößerung und Vergrößerung der Hoden treten vorzeitig auf. In unterschiedlichem Tempo schreitet die Pubertät dann fort. Es folgt die Entwicklung der sekundären Geschlechtsmerkmale mit Wachstumsspurt bei beiden Geschlechtern. Die Kinder sind häufig sehr groß (▣ Abb. 7.14). Die Menarche tritt bald auf und ist gefolgt von menstruellen Zyklen. Mädchen und Knaben können in ungewöhnlich jungem Alter fertil sein. Die Epiphysenfugen schließen sich frühzeitig, das Wachstum kommt zum Stillstand, als Erwachsene sind die Patienten kleinwüchsig. Psychisch sind die Kinder altersentsprechend. Es besteht eine Diskrepanz zwischen somatischer und psychischer Entwicklung, was nicht nur dem Kind selbst Probleme schafft, sondern auch für die Eltern und das Umfeld schwierig zu verstehen ist. Frühreife Mädchen sind der Gefahr des sexuellen Missbrauchs ausgesetzt.

Diagnostik Die Gonadotropine sind häufig bereits basal bei beiden Geschlechtern für das Alter erhöht, beim Mädchen ist Östradiol, beim Knaben Testosteron im Serum nachweisbar. Typischerweise steigen die Gonadotropine nach intravenöser Gabe von LHRH stark an (LHRH-Test), LH mehr als FSH. Das Knochenalter kann zu Beginn noch altersentsprechend sein, entwickelt sich dann oft beschleunigt vorwärts. Bei der Ultraschalluntersuchung der Beckenorgane sind Ovarien und Uterus für das Alter vergrößert. Eine Kernspintomographie des Schädels ist obligat.

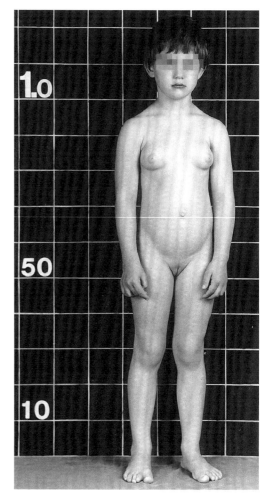

▣ **Abb. 7.14   Zentrale Pubertas praecox bei einer 4-jährigen Patientin mit einem Knochenalter von knapp 8 Jahren.** Sie wurde erfolgreich während 6 Jahren mit einem LHRH-Analogon behandelt und erreichte eine Endhöhe von 169 cm im Alter von 14 Jahren

Therapie Heute stehen hochwirksame LHRH-Analoga zur Verfügung. In Deutschland sind Leuprorelin (Enantone) und Decapeptyl zur Behandlung der zentralen Pubertas praecox zugelassen. Diese Präparate können monatlich einmal in Depotform subkutan gespritzt werden und verhindern durch dauerhafte feste Bindung an die LHRH-Rezeptoren am HVL die Ausschüttung von Gonadotropinen (»down regulation«). Vor Therapiebeginn ist jedoch eine Beobachtungsperiode von einigen Monaten wichtig. Es gibt langsam verlaufende, nicht therapiebedürftige Formen der Frühentwicklung.

7.8.2   Pseudopubertas praecox

Wie bei der zentralen Pubertas praecox treten frühzeitig Zeichen der sexuellen Entwicklung auf. Die Bildung der Sexualhormone ist jedoch peripher gesteuert und erfolgt **gonadotropinunabhängig.**

Eine **erhöhte Androgenproduktion** kann bedingt sein durch ein **adrenogenitales Syndrom**, einen virilisierenden Nebennierenrinden- oder Ovarialtumor oder durch einen Leydig-Zell-Tumor. Androgene verursachen bei Knaben eine isosexuelle, beim Mädchen eine heterosexuelle Pseudopubertas praecox.

Eine **erhöhte Östrogenproduktion** ist häufig durch einen Granulosazelltumor des Ovars bedingt. Ganz selten sind östrogenproduzierende Tumoren der Nebennieren. Zu denken ist auch an eine exogene Östrogenzufuhr (Medikamente, Phytoöstrogene in verdorbenem Getreide). Östrogene verursachen bei Mädchen eine isosexuelle, beim Knaben eine heterosexuelle Pseudopubertät.

Fallbeispiel

Anamnese Wegen eines »Riesenwuchses« wird Vanessa, ein 8 Jahre altes Mädchen, vorgestellt. Sie sei im letzten Jahr 13 cm gewachsen, ein Wachstum von knapp 6 cm wäre angemessen.

Befund Vanessa ist 145 cm groß, damit ist sie 17 cm oder 3,5 SD größer als gleichaltrige Mädchen, sie wirkt wie ein gesundes 12–13 Jahre altes Mädchen. Die Brustdrüsenentwicklung und die Schambehaarung sind schon recht weit entwickelt, sie hat noch keine Regelblutungen. Knochenalter 13 Jahre.

Diagnose Idiopathische Pubertas praecox, eine zerebralorganische Verursachung oder ein gonadaler Tumor können ausgeschlossen werden.

Verlauf und Therapie Statt eines »Riesenwuchses« hat Vanessa eine geringe Körpergröße zu erwarten, unbehandelt wird sie als Erwachsene etwa 153 cm groß werden. Wir beginnen eine Behandlung mit einem LHRH-Analogon.

7.8.3 Partielle Frühreife

Prämature Thelarche Darunter versteht man eine frühzeitige **isolierte Brustdrüsenschwellung**. Diese kann als Säuglingsthelarche vorkommen oder typischerweise bei Mädchen im Alter von 1–2 Jahren, häufig bei ehemaligen Frühgeburten. Eine Rückbildung erfolgt meistens nach mehreren Monaten. Andere Pubertätszeichen und ein Wachstumsspurt fehlen. Als Ursache kommt eine vorübergehende Östrogenproduktion in kleinen Ovarialzysten in Frage. Wichtig ist eine längerfristige klinische Beobachtung, was oft eingreifende und teure Laboruntersuchungen erspart.

Prämature Pubarche Hier handelt es sich um ein **vorzeitiges Auftreten von Schamhaaren**. Etwas Akne kann vorhanden sein, andere Zeichen der Virilisierung fehlen. Es besteht kein Wachstumsspurt, das Knochenalter ist altersentsprechend. Echte Pubertätszeichen treten zur normalen Zeit auf. Die Ursache ist meist unklar.

Die **Pubertätsgynäkomastie** bei **Knaben** ist ein vorübergehendes Phänomen, kann jedoch beim Patienten selbst zu großer Verunsicherung führen. Häufig werden solche Buben gehänselt und ziehen sich vom Sport zurück. Bei adipösen Jungen ist das Bild durch die zusätzliche Fettbrust verstärkt. Die Rückbildung erfolgt meist innerhalb von 1–2 Jahren. Differenzialdiagnostisch muss ein Klinefelter-Syndrom ausgeschlossen werden. Brustdrüsenkarzinome kommen in der Pubertät praktisch nicht vor und sind beim Mann äußerst selten. Therapeutisch kommt bei starkem Leidensdruck eine subareoläre Mammaexstirpation durch einen erfahrenen plastischen Chirurgen in Frage. Antiöstrogene und Aromatasehemmer wirken nur partiell und ungenügend.

> Bei 6 von 10 Knaben kommt es in der Pubertät zur vorübergehenden Brustdrüsenschwellung. Diese stellt in der Regel eine harmlose, sich spontan zurückbildende Entwicklungsvariante dar.

Eine Brustdrüsenschwellung beim präpubertären Knaben ist im Gegensatz zur Pubertätsgynäkomastie immer pathologisch und muss gründlich abgeklärt werden.

7.8.4 Pubertas tarda

Dieser Begriff ist rein deskriptiv. Ein Auftreten von Pubertätszeichen nach dem 14. Lebensjahr beim Mädchen oder nach dem 15. Lebensjahr beim Knaben gilt als verspätet, weil es außerhalb der normalen zeitlichen Schwankungsbreite liegt.

Häufig liegt eine **konstitutionelle Entwicklungsverzögerung** vor. Differenzialdiagnostisch muss jedoch an einen Hypogonadismus, bei dem die Pubertät nicht spontan eintreten wird, gedacht werden. Weitere endokrine Ursachen, die mit Kleinwuchs, Verzögerung der Knochenreifung und verzögerter Pubertätsentwicklung einhergehen, sind Wachstumshormonmangel, Hypothyreose, schlecht eingestellter Diabetes mellitus, Cushing-Syndrom. Alle schweren chronischen systemischen Erkrankungen können eine verspätete oder ausbleibende Pubertätsentwicklung verursachen. Beispiele sind Mangelernährung, Anorexia nervosa, Zöliakie, Morbus Crohn, zystische Fibrose, entzündliche Erkrankungen, Nierenerkrankungen.

7.8.5 Konstitutionelle Entwicklungsverzögerung

Bei der häufigen Normvariante fällt frühzeitig im Kleinkindesalter die Wachstumsgeschwindigkeit ab, die Knochenreifung entwickelt sich verzögert. Fast immer lag bereits bei den Eltern eine Spätentwicklung vor (Menarche nach dem 14. Lebensjahr bei der Mutter, erhebliches Wachstum nach Schulaustritt beim Vater). Ansonsten macht das Kind einen vollkommen gesunden Eindruck. Später wächst es wiederum regulär, ist aber für das chronologische Alter zu klein. Wenn die Eltern groß sind, fällt dies nicht stark auf. Sind die Eltern von normaler Größe oder klein, sind Kinder mit konstitutioneller Entwicklungsverzögerung kleinwüchsig. Dieser Kleinwuchs verstärkt sich relativ im späteren Kindesalter, weil der pubertäre Wachstumsspurt auf sich warten lässt. Knaben fallen stärker auf als Mädchen, weil sie physiologischerweise einen um 2 Jahre späteren Wachstumsspurt haben. Gerade im späteren Kindesalter wird der Leidensdruck oft sehr stark. Eine elektive Behandlung mit Oxandrolone, einem wachstumsstimulierenden Anabolikum, mit Östrogenen oder Testosteron in niedriger Dosierung kann hilfreich sein und den Besuch beim Psychiater ersparen. Diese Behandlungen beschleunigen vorübergehend die Wachstumsgeschwindigkeit, beeinflussen aber die Endlänge nicht. Das beste Vorgehen besteht jedoch in Beruhigung von Kind und Familie mit Abwarten. Schließlich treten Pubertätszeichen dann auf, es kommt zum pubertären Wachstumsspurt, verspätet wird eine normale Endlänge innerhalb des familiären Zielbereichs erreicht.

Fallbeispiel

Familienanamnese Der Vater von Michael musste während seiner Lehre in einer Motorenwerkstätte bis zum 18. Lebensjahr auf einem Schemel stehen, damit er an der Werkbank arbeiten konnte.

Eigenanamnese Michael ist 16 Jahre alt, er sei im letzten Jahr gar nicht gewachsen (tatsächlich waren es 4 cm), er habe noch keinen Stimmbruch, er sei Einzelgänger und habe Schulprobleme.

Befund Körpergröße 150 cm, das sind rund 25 cm oder 3,4 Standardabweichungen unter der Durchschnittsgröße gleich alter Jugendlicher. Noch keine Schambehaarung, Hodenvolumen 7 ml, Knochenalter 12 Jahre und 6 Monate.

Diagnose Konstitutionelle Entwicklungsverzögerung, eine zerebrale bzw. gonadale Erkrankung wurde ausgeschlossen.

Therapie und Verlauf Nach mehreren Gesprächen wurde eine abwartende Haltung beschlossen. Die seelische Situation stabilisierte sich, da Michael bald die Fortschritte der Pubertät selbst feststellen konnte. Er erreichte schließlich eine Endlänge von 174 cm, was seiner Zielgröße genau entsprach.

Kernaussagen
- Die Pubertät umfasst den Zeitraum vom Beginn des Auftreten der sekundären Geschlechtsmerkmale bis zur Menarche bzw. Spermatozoenreife.
- Der Beginn und die Dauer der Pubertät verlaufen individuell unterschiedlich.
- Pubertas praecox bezeichnet ein verfrühtes Auftreten von sekundären Geschlechtsmerkmalen, Pubertas tarda das verspätete Auftreten dieser Merkmale. Ursachen sind meist hormonale Störungen.
- Kinder mit einem frühen Pubertätswachstumsschub bei Pubertas praecox sind zunächst deutlich größer als gleichaltrige gesunde Kinder. Die Sexualsteroidhormone bedingen aber einen vorzeitigen Schluss der Wachstumsfugen, als Erwachsene sind diese Kinder deshalb oft klein.

7.9 Hypogonadismus

Das gesunde Kind hat einen physiologischen Hypogonadismus, in der Pubertät reifen die gonadalen Funktionen. Da die Pubertätsentwicklung bezüglich Beginn und Dauer individuell verschieden ablaufen kann, sollte keine zu frühe und zu eingreifende Diagnostik erfolgen. Werden bei der Bestimmung von Sexualhormonen Normen von Erwachsenen verwendet, ergibt sich ein vollkommen falsches Bild. Jede ungerechtfertigte Hormonbehandlung sollte unterbleiben.

7.9.1 Primärer Hypogonadismus

Ein primärer oder hypergonadotroper Hypogonadismus besteht, wenn die Gonaden selbst geschädigt sind. Wegen des Regelkreises kommt es bei einer Verminderung der im Blut zirkulierenden Sexualsteroide zu einer Erhöhung der Gonadotropinsekretion. Bei der empfindlichen Einstellung des hypothalamischen Gonadostats im Kindesalter ist diese Erhöhung der Gonadotropine auch beim Fehlen der Gonaden zwischen dem 4. bis 10. Lebensjahr wenig oder nicht ausgeprägt, bei jüngeren oder älteren Kindern aber meist eindeutig vorhanden.

7.9.2 Primärer Hypogonadismus beim Knaben

Entsprechend den zwei Hauptfunktionen des Hodens gibt es Krankheiten, die sowohl den Tubulusapparat als auch die Testosteronproduktion in den Leydig-Zellen betreffen, sowie Störungen, die vorwiegend eine dieser beiden Funktionen schädigen. Eine isolierte Schädigung des Keimepithels führt zur Sterilität ohne sonstige Symptome.

Im Kindesalter wirkt sich eine Schädigung der Leydig-Zellen oder das Fehlen des ganzen Hodens vorerst gar nicht auf Entwicklung und Wachstum aus. Kommt jedoch die Testosteronproduktion in der Pubertät nicht in Gang, treten keine sekundären Geschlechtsmerkmale auf. Das äußere Genitale bleibt infantil, die Körperbehaarung ist gering, weil nur durch adrenale Androgene bedingt, die Stimme bleibt hoch. Die Muskulatur ist wenig ausgeprägt, die Extremitäten wachsen mehr als der Stamm, was zu eunuchoiden Körperproportionen mit übermäßig langen Armen und Beinen führt. Da die Epiphysenfugen offen bleiben, kommt es häufig zum Hochwuchs. Bereits im frühen Erwachsenenalter tritt bei Testosteronmangel eine Osteoporose auf.

Das **Klinefelter-Syndrom** (▶ Kap. 3.1.1) ist die **häufigste Form** des primären Hypogonadismus beim Knaben und kommt bei 1:800 männlichen Neugeborenen vor. Die Ursache ist eine Chromosomenstörung mit dem Vorliegen eines Karyotyps 47, XXY. Bei Geburt und im Kindesalter sind die Knaben äußerlich unauffällig. Verhaltensauffälligkeiten können vorkommen. Die Pubertät beginnt meist zeitgerecht, in vielen Fällen sind Virilisierung und Testosteronproduktion initial vollkommen normal, die Gonadotropine, vor allem

FSH, sind stark erhöht. Die Hoden bleiben klein (unter 4 ml). Im Erwachsenenalter kann eine Testosteronsubstitution notwendig werden, auch zur Verhinderung einer frühen Osteoporose. Eine Infertilität ist obligat, das Tubulusepithel ist fibrotisch. Häufig wird die Diagnose verpasst oder zufällig gestellt. z. B. bei einer Amniozentese, bei der Musterungsuntersuchung zum Militärdienst oder im Rahmen einer Fertilitätsabklärung. Durch die pränatale Diagnostik werden Genetiker und Pädiater zunehmend mit der Problematik der genetischen Beratung betroffener Eltern konfrontiert.

7.9.3 Hodenhochstand

Ein Hodenhochstand, auch Maldescensus testis oder Retentio testis genannt, findet sich bei etwa 3 % aller neugeborenen Knaben, besonders häufig bei Frühgeborenen. In den ersten Lebensmonaten kommt es in vielen Fällen zum spontanen Deszensus, so dass am Ende des 1. Lebensjahres weniger als 1 % der Knaben nicht deszendierte Hoden haben. In einigen Fällen verhindern anatomische Hindernisse den normalen Deszensus, so dass die Hoden ektop zu liegen kommen.

Von **Kryptorchismus** spricht man, wenn die Hoden auch bei sorgfältiger Palpation in warmer Umgebung und bei ruhigem Kind nicht zu finden sind. Sie können in der Bauchhöhle liegen oder ganz fehlen (Anorchie). Ein Hoden im Leistenkanal wird als **Leistenhoden** bezeichnet. Falls sich ein solcher Hoden durch Druck von kranial in den Hodensack verlagern lässt, bei Loslassen des Druckes aber sofort wieder in den Leistenkanal oder vor den äußeren Leistenring zurückspringt, liegt ein **Gleithoden** vor. In allen diesen Fällen ist eine Behandlung angezeigt. Falls die Hoden bis zum Ende des 1. Lebensjahres nicht orthotop im Skrotum liegen, besteht die Gefahr einer dauerhaften Tubulusschädigung mit möglicher späterer Infertilität.

Diagnostik Hilfreich für den Nachweis von Hodengewebe ist der hCG-Test oder die Bestimmung von Inhibin B. Nach dem Spritzen von hCG (humanes Choriongonadotropin) kommt es schon im Kleinkindesalter zum Ansteigen von Testosteron im Serum, falls funktionierende Leydig-Zellen und damit Hodengewebe vorhanden sind. Ist der hCG-Test bei Kryptorchismus positiv, müssen die Hoden laparaskopisch gesucht und nach Möglichkeit skrotal verlagert werden.

Therapie Ein Versuch mit intramuskulärer Gabe von hCG in wöchentlichen Abständen oder intranasalem LHRH (Kryptocur) kann gemacht werden. Der Therapieerfolg ist unterschiedlich. Kommt es zu keinem Deszensus, sollte am Ende des 1. Lebensjahres eine Funikulo-Orchidolyse mit Orchidopexie durchgeführt werden. Wegen der Gefahr der operativen Hodenschädigung mit nachfolgender Hodenatrophie sollte der Eingriff nur von erfahrenen Kinderchirurgen ausgeführt werden.

Eine Variante der Norm stellt der **Pendelhoden** dar. In diesen Fällen können die Hoden bei der Untersuchung nicht palpabel oder sehr hochstehend sein. Bei Druck von kranial lässt sich der Hoden ins Skrotum verlagern, wo er mehrere Sekunden verweilt. Auf Kremasterreiz zieht sich der Hoden sehr prompt wieder nach kranial. Solche Pendelhoden sind nicht therapiebedürftig. Die Untersuchung kann jedoch bei unruhigem Kind oder kalter Umgebung häufig sehr schwierig sein. Bis zum 6. Lebensjahr sind Patienten mit Pendelhoden jährlich zu kontrollieren, da sich aus einem Pendelhoden gelegentlich doch ein therapiebedürftiger Gleithoden entwickeln kann.

7.9.4 Primärer Hypogonadismus beim Mädchen

Eine gonadale Funktionsstörung infolge primärer Ovarialinsuffizienz beim sonst gesunden Mädchen mit normalem 46,XX-Chromosomensatz ist sehr selten. Die häufigste Ursache für den gestörten Ablauf der sexuellen Reifung ist das Ullrich-Turner-Syndrom.

Ullrich-Turner Syndrom

Ätiologie und Häufigkeit Es liegt eine gonosomale Chromosomenaberration vor. Im klassischen Fall fehlt ein X-Chromosom, der Karyotyp lautet dann 45,X (▶ Kap. 3.1.1). Häufig liegen Mosaike vor, Deletionen und Ringchromosomen, jedoch bei allen Formen fehlt ein Teil des zweiten X-Chromosoms. Die Häufigkeit beträgt 1:2000 aller Mädchen.

Klinik Bei Geburt fallen gelegentlich Ödeme an Hand- und Fußrücken auf. Phänotypisch handelt es sich um Mädchen mit einem deutlichen Kleinwuchs (◘ Abb. 7.15). Der kurze Hals erscheint oft sehr breit, manchmal findet sich ein »Pterygium colli«, eine Hautduplikatur zwischen Mastoid und Schultern. Der Thorax kann schildförmig verbreitert sein, die Mamillen sind hypoplastisch und stehen weit auseinander. Der Haaransatz im Nacken ist typischerweise nach oben gerichtet, das aber sieht man auch bei vielen gesunden Menschen. Die oft dysplastischen Ohren sitzen relativ tief. Am Ellbogengelenk zeigt sich häufig eine deutliche Abwinkelung der Unterarme nach außen (Cubita valga). Oft sind die Zeichen sehr diskret, so dass eine Chromosomenanalyse zur Diagnose erforderlich wird.

Charakteristische Fehlbildungen an inneren Organen sind Aortenisthmusstenose, Fehlmündungen der Lungenvenen und Nierenfehlbildungen (Doppelnieren, Hufeisennieren). Diese Zeichen können auch fehlen, obligat jedoch sind die **Gonadendysgenesie** und der **Kleinwuchs**. Anstelle der Ovarien finden sich bindegewebige Stränge ohne germinatives Epithel. Tuben und Uterus sind infantil. Weil in den allermeisten Fällen keine Östrogene gebildet werden, kommt es nicht zur Pubertät, der Pubertätswachstumsschub bleibt aus.

Diagnostik Für die Diagnose beweisend ist allein die Chromosomenanalyse. Falls ein Mosaik mit Y-Chromosomenanteilen besteht, sollte rasch nach der Diagnosestellung eine Entfernung beider Gonadenstränge erfolgen. In diesen Fällen

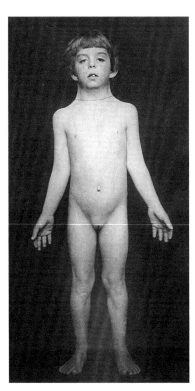

◘ Abb. 7.15 8-jährige Patientin mit den typischen Stigmata des Ullrich-Turner-Syndroms. Es handelt sich um die von O. Ullrich in der Zeitschrift für Kinderheilkunde 1930 erstmals beschriebene Patientin. Das Mädchen ist klein, hat eine antimongoloide Stellung der Lidachsen mit Lidptose, schlecht modellierte Ohren, eine typische seitliche Hautfalte am Nacken (Pterygium colli), einen gedrungenen breiten Körperbau mit angedeutetem Schildthorax und weit auseinander liegenden Mamillen (Mamillae alatae), sowie überstreckbare Ellenbogengelenke (Cubita valga)

können nämlich schon bei sehr jungen Mädchen Gonadoblastome auftreten. Bei gestellter Diagnose sollten ein EKG, sowie eine Sonographie von Herz und Nieren durchgeführt werden.

Therapie Das Ullrich-Turner-Syndrom stellt in vielen Ländern eine Indikation zur Behandlung mit rekombinantem Wachstumshormon dar. Da kein Wachstumshormonmangel besteht, sind doppelt so hohe Dosen wie beim klassischen Wachstumshormonmangel nötig. Die Behandlungsdauer kann mit Zugabe von Oxandrolon zeitlich etwas abgekürzt werden. Viele Patientinnen, die früher unbehandelt eine Endgröße um 145 cm erreichten, werden unter der Behandlung jetzt über 150 cm groß. Die Pubertät muss mit Östrogenen eingeleitet werden. Die Östrogensubstitution sollte aus psychologischen Gründen zeitgerecht nach dem 12. Lebensjahr begonnen werden. Wegen sonst drohender Osteoporose ist eine lebenslängliche Behandlung mit einem Östrogen-Gestagen-Substitutionspräparat nötig. Obwohl die Mehrzahl der Patientinnen unfruchtbar ist, sind Schwangerschaften bei Frauen mit Ullrich-Turner-Syndrom beschrieben.

7.9.5 Sekundärer Hypogonadismus

Bei beiden Geschlechtern ist ein isolierter Ausfall der Gonadotropinsekretion bekannt. Das Krankheitsbild entspricht dem der primären Gonadeninsuffizienz. Gleichzeitige Anosmie (Riechverlust) lässt an eine hypothalamische Störung denken (**Kallmann-Syndrom**). Oft ist der sekundäre Hypogonadismus vergesellschaftet mit dem Ausfall mehrerer oder aller Hormone des Hypophysenvorderlappens (**Panhypopituitarismus**). Passagere Formen des sekundären Hypogonadismus treten bei vielen anderen hormonellen oder systemischen Erkrankungen auf, wie unter Pubertas tarda beschrieben.

> **Kernaussagen**
> - Hypogonadismus in der Kindheit führt zum Ausbleiben der Pubertät und zu Fertilitätsstörungen.
> - Falls beim Knaben die Hoden bis zum Ende des 1. Lebensjahres nicht im Skrotum liegen, besteht die Gefahr einer dauerhaften Tubulusschädigung mit möglicher späterer Infertilität.
> - Bei Mädchen ist das Ullrich-Turner-Syndrom die häufigste Ursache für den gestörten Ablauf der sexuellen Reifung.
> - Beim Hypogonadismus besteht die Gefahr einer Osteoporose.

7.10 Geschlechtliche Differenzierung

Die Genitalentwicklung vollzieht sich von der 6.–12. Schwangerschaftswoche und wird primär durch den Karyotyp determiniert. An der weiteren Differenzierung sind Enzyme, Hormone und Rezeptoren beteiligt. Besonderheiten auf einer oder mehreren Stufen der Entwicklung führen meistens unabhängig von der Konstellation der Geschlechtschromosomen zur Ausprägung intersexueller (weder eindeutig männlich noch eindeutig weiblich) oder weiblicher äußerer Geschlechtsmerkmale.

Die Differenzialdiagnose und die Behandlung von Abweichungen in der somatischen sexuellen Entwicklung sind schwierig und sollten nur in einem Zentrum mit enger Zusammenarbeit zwischen Betroffenen, ggf. ihren Eltern, pädiatrischen Endokrinologen, Genetikern, Kinderchirurgen und Psychologen erfolgen.

7.10.1 Physiologie der geschlechtlichen Differenzierung

Der Mensch hat mindestens 5 Geschlechtsdeterminanten:
- Chromosomales oder genetisches Geschlecht
- Gonadales Geschlecht
- Phänotypisches oder äußerliches Geschlecht

- Standesamtliche Geschlecht (Namensgebung) und
- Psychologische Geschlecht (Geschlechtsidentifizierung und Geschlechtsrolle).

Im Normalfall stimmen diese überein.

Chromosomale Faktoren (SF-1, WT-1) sind bereits notwendig, damit sich die undifferenzierte, bipotentiale Gonade bildet. Ob die Determinierung der Gonade in weiblicher (Ovar) oder männlicher Richtung (Hoden) abläuft, hängt wesentlich vom Vorhandensein von **SRY,** früher TDF oder Testis-determinierender Faktor genannt, auf dem kurzem Arm des Y-Chromosoms ab (◘ Abb. 7.16). Fehlt das Y-Chromosom oder ist das SRY-Gen mutiert oder deletiert, entwickelt sich die gonadale Anlage zum Ovar.

Anti-Müller-Hormon (AMH)

Dieses Hormon wird von den Sertoli-Zellen im fetalen Hoden gebildet und bewirkt die Rückbildung der **Müller-Gänge,** die ursprünglich auch beim Knaben angelegt sind. Derivate der Müller-Gänge sind Eileiter, Uterus und oberer Vaginalanteil. Selten kommt ein angeborener Defekt der AMH-Bildung bei normaler Hodenfunktion vor. Bei ansonsten gesunden Knaben oder Männern kann als Zufallsbefund bei Operationen oder Sektionen ein Uterus mit Eileitern entdeckt werden (Ovidukt-Persistenz).

Testosteron und Dihydrotestosteron (DHT)

Die Leydig-Zellen des fetalen Hodens bilden früh aus Cholesterin Testosteron. Dazu sind mehrere Enzymschritte notwendig. Testosteron bewirkt die weitere Differenzierung der **Wolff-Gänge** zu Samenstrang, Nebenhoden und Prostata. Sowohl AMH und Testosteron wirken in dieser Phase der Genitalentwicklung lokal auf die Anlage der gleichen Seite. Fehlt einseitig eine funktionierende Hodenanlage, so bleiben auf dieser Seite die Müller-Gänge erhalten und die Wolff-Gänge,

die nun nicht durch Testosteron in ihrer Entwicklung gestützt werden, gehen unter.

Das äußerlich männliche Genitale mit Penis, Harnröhre und Skrotum entwickelt sich aus Genitalhöcker und Genitalfalten unter der Einwirkung von Dihydrotestosteron. Dieses Hormon entsteht aus Testosteron durch das in diesen Geweben aktiv vorhandene Enzym 5α-Reduktase. Fehlen Testosteron oder die 5α-Reduktase, bildet sich aus den Anlagen ein weibliches äußeres Genitale mit Klitoris, Labia minora und majora (◘ Abb. 7.16).

7.10.2 Unterschiede in der sexuellen Differenzierung (Differences of Sex Development, »DSD«)

Unterschiede im genetischen Geschlecht

Unterschiede im genetischen oder chromosomalen Geschlecht können Folge einer abnormen Anzahl von Geschlechtschromosomen (DSD durch numerische Aberrationen der Geschlechtschromosomen) sein, es können Anteile des Y- oder X-Chromosoms verloren gehen. Andererseits kann eine ungestörte sexuelle Entwicklung bei heterosexueller chromosomaler Konstellation beobachtet werden: es gibt XX-Männer, aber auch XY-Frauen. In vielen Fällen ist dies durch die Anwesenheit oder das Fehlen des SRY-Gens erklärbar.

Wenn SRY nachgewiesen wird, ist unabhängig von der Anzahl der X-Chromosomen die Voraussetzung für die Differenzierung eines männlichen Genitales gegeben. Es können aber Funktionsstörungen der Hoden bestehen, wie beim Klinefelter-Syndrom (Karyotyp 47,XXY).

Je höher die Anzahl der X-Chromosomen, desto stärker entwickeln sich zusätzliche allgemeine Krankheitszeichen wie intellektuelle Retardierung oder Hochwuchs. Beim Ullrich-Turner-Syndrom (45,XO) sind nur bindegewebige Gonaden angelegt.

Wenn 2 Zelllinien (z. B. 45,XO/46,XY) im Körper vorhanden sind, so ist dies als Folge einer Verschmelzung zweier befruchteter Eizellen zu verstehen (Chimärismus). Patienten mit einer solchen gemischten Gonadendysgenesie können sich phänotypisch weiblich, intersexuell oder rein männlich entwickeln. Es können reine Hoden vorhanden sein oder auch dysgenetische Gonaden, die zur Entartung neigen und frühzeitig entfernt werden müssen.

Unterschiede im gonadalen Geschlecht

Beim **echten Hermaphroditismus** sind gleichzeitig Hoden- und Eierstockanteile angelegt. Diese können isoliert als Ovar auf der einen und als Hoden auf der anderen Körperseite bestehen. Viel häufiger sind jedoch ein- oder beidseitige Ovotestes (Mischgonaden). Die Ursache ist unklar. Die Individuen haben immer ein intersexuelles Genitale, oft mit deutlicher Phallusbildung. Gelegentlich findet sich im Karyotyp ein echter Chimärismus 46,XY/46,XX, viel häufiger ist jedoch der Karyotyp 46,XX. Dabei ist zu berücksichtigen, dass der Karyotyp meistens in

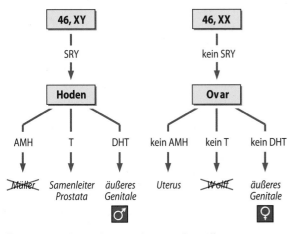

◘ Abb. 7.16 Schema der normalen sexuellen Differenzierung.
Ist ein Y-Chromosom vorhanden, so wird SRY gebildet, es entwickeln sich Hoden. Das Anti-Müller-Hormon (AMH) zerstört die Anlagen der Müller-Gänge. Testosteron (T) fördert die Entwicklung der Wolff-Strukturen. Das Dihydrotestosteron (DHT) bewirkt die Entwicklung des äußeren männlichen Genitale

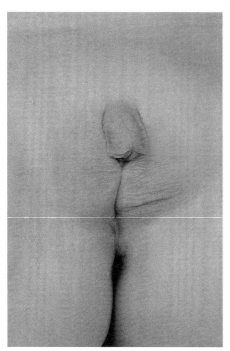 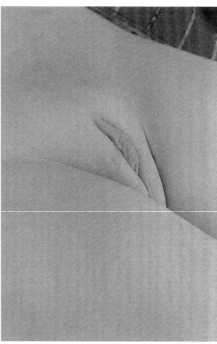

◘ Abb. 7.17 Unterschiede in der Geschlechtsentwicklung. Eine derartige Veränderung findet sich bei genetisch männlichen Individuen durch unvollständige Virilisierung (46,XY-DSD; Pseudohermaphroditismus masculinus), oder aber bei genetisch weiblichen Individuen durch intrauterine Virilisierung (46, XX-DSD; Pseudohermaphroditismus femininus)

Lymphozyten des peripheren Blutes bestimmt wird und in anderen Geweben durchaus eine andere Chromosomenkonstellation vorliegen kann.

Unterschiede im phänotypischen Geschlecht

Unter Pseudohermaphroditismus wurden früher Störungen der sexuellen Entwicklung zusammengefasst, die darin bestehen, dass das äußere Genitale eines chromosomal und gonadal männlichen Individuums nicht oder zuwenig virilisiert ist (**Pseudohermaphroditismus masculinus**), das äußere Genitale eines chromosomal und gonadal weiblichen Individuums dagegen übermäßig virilisiert erscheint (**Pseudohermaphroditismus femininus**) (◘ Abb. 7.17). In der neuen Nomenklatur wird statt Pseudohermaphroditismus der Begriff Unterschiede in der Geschlechtsentwicklung (differences of sex development, DSD) verwendet.

46,XY-DSD (Pseudohermaphroditismus masculinus) Als Ursache kommen folgende Störungen in Frage:

- Fehlen der Leydig-Zellen (**Leydig-Zellhypoplasie** oder **-aplasie**) oder Defekt des hCG/LH-Rezeptors an den Leydig-Zellen: eine Testosteronproduktion ist schon intrauterin nicht möglich.
- **Enzymdefekt in der Testosteronsynthese**. Das Schema der ◘ Abb. 7.10 lässt verstehen, dass bei Defekten der Enzyme 1,2,3, sowie 7 und 8 zu wenig Testosteron gebildet wird. Bei den ersten drei dieser Defekte ist die Bildung weiterer Steroidhormone betroffen. Es handelt sich um seltene Erkrankungen. Eine Analyse der Steroid-

metabolite in Blut und Urin gestattet die Lokalisierung des Enzymdefektes.
- Defekt in der Metabolisierung von Testosteron zu Dihydrotestosteron (5α-Reduktasemangel). Wegen des Fehlens von Dihydrotestosteron bleiben die Entwicklung des Phallus und die Fusion der Genitalfalten zum Skrotum aus.
- **Androgenrezeptordefekte**. Testosteron und Dihydrotestosteron binden an den intrazellulären Androgenrezeptor, der sich dann an die DNA bindet und die Transkription androgenabhängiger Gene veranlasst. Bei fehlendem oder defektem Rezeptor unterbleibt dies.

Komplette Androgenresistenz Sie führt zur sog. testikulären Feminisierung. Die Individuen haben einen normalen männlichen Chromosomensatz und normal funktionierende Hoden. Obwohl hohe Testosteronspiegel vorhanden sind, erkennen die Zellen den Spiegel nicht, da der Rezeptor defekt ist. Das innere Genitale ist männlich, das normal vorhandene AMH hat zu einer Rückbildung der Müller-Gänge geführt, ein Uterus ist also nicht vorhanden. Das äußere Genitale ist weiblich mit Anlage einer rudimentären Vagina. Gelegentlich werden solche Frauen erst anlässlich der Abklärung einer primären Amenorrhö entdeckt. Gelegentlich fallen die Kinder einem aufmerksamen Kinderchirurgen auf, der bei der Operation einer Leistenhernie bei einem Mädchen einen prolabierten Hoden findet. Individuen mit Androgenresistenz zeigen eine gute Brustentwicklung, da genügend Androgene als Vorläufer von Östrogenen gebildet werden. Bei Diagnosestellung sollten die Hoden entfernt werden, da rasch isosexuelle Verhältnisse geschaffen werden sollten und die Hoden bei diesen Individuen nach der Pubertät häufig entarten. Eine lebenslängliche Östrogensubstitution ist notwendig. Da der Androgenrezeptor X-chromosomal kodiert wird, ist eine genetische Beratung der Familie nötig. Die Familie sollte bei Diagnosestellung und die Betroffenen sobald das entsprechende Verständnis besteht voll über die Situation aufgeklärt werden.

Inkomplette oder partielle Androgenresistenz Sie kann als Intersexualität unterschiedlichen Grades in Erscheinung treten. Es sind eine Vielzahl von Defekten im Androgenrezeptor beschrieben worden. Erschwerend kommt eine sehr schlechte Korrelation von Genotyp zu Phänotyp hinzu. Im Einzelfall kann also die Entscheidung über die Geschlechtszuordnung und die entsprechende Behandlung sehr schwierig sein.

> **Wenn die pränatale Diagnostik eine 46,XY-Konstellation ergibt, das Neugeborene dann aber augenscheinlich weiblich ist, sind meist eine testikuläre Feminisierung oder ein ausgeprägter Defekt der Testosteronsynthese ursächlich.**

46,XX-DSD (Pseudohermaphroditismus femininus) Verursacht wird 46,XX-DSD vor allem durch das adrenogenitale Syndrom bei 21-Hydroxylasemangel. Die Genitalveränderungen sind die Folge der Überproduktion adrenaler Androgene.

Bei einem androgenbildenden Nebennierenrinden- oder Ovarialtumor der Mutter kann das äußere Genitale des Fetus vermännlichen. Auch Medikamente mit anaboler oder virilisierender Wirkung in der Frühschwangerschaft können das Genitale eines weiblichen Feten vermännlichen.

7.10.3 Behandlung von Störungen der Geschlechtsentwicklung

Beratung und Betreuung von DSD-Betroffenen und ihren Eltern sind hochkomplex und sollten in speziell qualifizierten interdisziplinär zusammengesetzten Kompetenz- und Betreuungszentren erfolgen. Der Deutsche Ethikrat hat 2012 hierzu eine eigene Stellungnahme (»Intersexualität«) verfasst. Ein diskriminierender oder unsensibler Umgang mit den Betroffenen muss vermieden werden. Entscheidungen über medizinische Maßnahmen sollten von entscheidungsfähigen Betroffenen selbst getroffen werden. Bei noch nicht selbst entscheidungsfähigen Betroffenen ist das Kindeswohl zu berücksichtigen. Gegebenenfalls sollte die Entscheidungsfähigkeit der Betroffenen abgewartet werden.

Kernaussagen

- Unterschiede im genetischen oder chromosomalen Geschlecht können Folge einer abnormen Anzahl von Geschlechtschromosomen sein. An der weiteren Differenzierung sind Enzyme, Hormone und Rezeptoren beteiligt. Abweichungen auf einer oder mehreren Stufen der Entwicklung führen meistens zur Ausprägung intersexueller äußerer Geschlechtsmerkmale.

- In der menschlichen Entwicklung zählt die geschlechtliche Entwicklung zu den vielschichtigsten und komplexesten Vorgängen überhaupt. Menschen mit DSD haben daher Anspruch auf eine differenzierte und auf ihre individuellen Bedürfnisse zugeschnittene Betrachtungsweise und – falls erforderlich – medizinische Betreuung.

Infektionskrankheiten

M. Weiß

Infektiöse Mikroorganismen können in jedem Lebensalter gefährlich werden, aber während der intrauterinen Entwicklung sowie bei Säuglingen und Kindern stellen sie eine besonders große Bedrohung dar. Trotz moderner Hygiene, öffentlicher Gesundheitsfürsorge, der Verfügbarkeit von Impfungen und dem damit verbundenen Rückgang klassischer Kinderkrankheiten sowie dem erfolgreichen, zielgerichteten Einsatz von Antibiotika ist auch heute eine hohe Zahl von akuten Infektionen im Verlauf des Kindesalters charakteristisch.

8.1   Infektion und Infektionskrankheit

Infektionskrankheiten gehören im Kindesalter zu den häufigsten Erkrankungen überhaupt. Die moderne klinische Infektiologie arbeitet mit den Methoden und Grundlagen der Mikrobiologie, Serologie und molekularbiologischer Diagnostik sowie der Pharmakologie und Immunologie. Zur Diagnostik, Behandlung und Prävention der bakteriellen, viralen, mykotischen und parasitären Infektionskrankheiten sind Kenntnisse über Epidemiologie, Infektionskontrolle und Infektionsimmunologie einschließlich Impfungen und Immuntherapie erforderlich. Auch heute noch werden »neue« Infektionskrankheiten entdeckt und bessere Nachweismethoden, Schnelldiagnosen und Behandlungsmöglichkeiten für bedrohliche Infektionsprobleme benötigt. Molekularbiologie, Molekulargenetik und Gentechnik haben in den vergangenen 2 Jahrzehnten zur Erweiterung des Wissens und neuen Definitionen in der pädiatrischen Infektiologie geführt.

8.1.1   Grundlagen

Nach einer intrauterinen Lebensphase unter sterilen Bedingungen wird der Mensch in eine mikrobiell belebte Umwelt geboren. Lebenslänglich wird er sich mit Bakterien, Viren, Protozoen, Pilzen und Parasiten auseinandersetzen. Die Auswirkungen dieser Interaktionen sind zum einen von den Eigenschaften der Mikroorganismen abhängig, zum anderen von den Abwehrfähigkeiten des Wirts sowie von zum Teil wechselnden Umweltfaktoren, die die Lebensbedingungen beider beeinflussen:

- Eine **Infektion** entsteht durch das aktive Eindringen (Invasion) selbstständiger oder wirtsabhängiger Organismen mit nachfolgender Vermehrung. Eine passive Übertragung (Inokulation) kann z. B. durch eine Verletzung erfolgen.
- Bei der **Infektionskrankheit** reagiert der Organismus mit subjektiven oder objektiven Krankheitszeichen (Fieber, Schmerzen, Schwellung, Organdysfunktion), oder die Infektionskrankheit verläuft unbemerkt (inapparente oder subklinische Erkrankung).
- Im Gegensatz zu Infektion und Infektionskrankheit steht die **physiologische Kolonisation** der Körperoberfläche, der Körperöffnungen und Teile des Gastrointestinaltraktes. Die Abwehrkräfte des Wirts verhindern eine Keiminvasion in einem biologischen Gleichgewicht.

- Die **Phasen einer Infektionskrankheit** umfassen:
  - **Inkubationszeit**: Der Zeitraum vom Zeitpunkt der Infektion bis zum Auftreten der Symptome.
  - **Latenzphase**: Zeitraum bis zur Krankheitsmanifestation, in der der Mensch schon ansteckend ist.
  - **Erregerpersistenz**: Die Erreger überleben für einige Zeit nach Ende der Infektionskrankheit, so bleiben z. B. Tuberkulosebakterien oder Herpes-simplex-Viren auf Dauer im Organismus.
- Mit dem **Überwinden der Infektion** erringt der Patient meist, aber nicht immer eine mehr oder weniger gut ausgeprägte **Immunität** gegen eine erneute Infektion mit diesem Erreger.
- Das **Ausmaß einer Erkrankung** hängt neben der Immunität von der Infektiosität, Kontagiosität, Pathogenität und Virulenz der Erreger ab:
  - **Infektiosität** definiert, dass ein Erreger übertragen werden kann, in den Organismus eindringt und sich dort vermehrt.
  - **Kontagiosität** beschreibt die Häufigkeit der Infektionsübertragung.
  - **Pathogenität** ist die Erregereigenschaft, zur Erkrankung des Wirts zu führen.
  - Mit **Virulenz** wird die Fähigkeit zu Invasion und Vermehrung im Wirtsorganismus beschrieben.
- Die Definition der **Pathogenität ist relativ**: Erreger, die normalerweise zur physiologischen Keimflora zählen, können bei gestörter Abwehrfunktion des Wirts zu einer Infektionskrankheit führen, man spricht von **opportunistisch pathogenen Erregern** (z. B. Staphylococcus epidermidis, normalerweise ungefährlicher Hautbewohner, kann immundefekte Patienten über die »Leitschiene« eines zentralen Venenkatheters infizieren).
- Die **Organotropie** beschreibt den bevorzugten Befall bestimmter Organe von Infektionserregern, wie z. B. Tollwutvirus und ZNS, Hepatitisviren und Leber, Meningokokken und Hirnhaut, Pneumokokken und Atemwege, Enteroviren und Magen-Darm-Trakt.
- Für die **Ausbreitung einer Infektion** in einer Population werden folgende Definitionen verwendet:
  - **Kontagionsindex:** Zahl der Infizierten auf 100 empfängliche Exponierte
  - **Manifestationsindex:** Zahl der tatsächlich Erkrankten unter 100 Infizierten
  - **Endemie:** Infektion führt in einer Population ohne zeitliche Begrenzung immer wieder zu Erkrankungen
  - **Epidemie:** Infektionskrankheit in großer Zahl (z. B. 100 auf 100.000 Einwohner) in einem begrenzten Gebiet und Zeitraum
  - **Pandemie:** Eine Epidemie, die einen Großteil der Bevölkerung eines Landes oder eines Kontinents betrifft

8.1.2 Infektionswege und Infektionsübertragung

Die häufigsten **Übertragungswege** eines Erregers sind:
- **Direkt** von Mensch zu Mensch (z. B. Masern, Windpocken)
- **Indirekt** über gesunde Zwischenwirte (z. B. Scharlach), über Tiere (z. B. Malaria, Gelbfieber) oder über Gegenstände (z. B. Tetanus)
- **Tröpfcheninfektion**, d. h. über das Einatmen infizierter Partikel (z. B. Influenzaviren)
- **Schmierinfektion**, durch direkten Kontakt über die Haut oder Schleimhäute (z. B. Staphylokokken, HIV)
- **Endogene Infektion**, durch Invasion eines Erregers der körpereigenen Flora (z. B. Candida aus dem Magen-Darm-Trakt)

8.1.3 Krankenhauserworbene (nosokomiale) Infektionen

Eine nosokomiale Infektion ist eine durch Erreger jeder Art **während des Krankenhausaufenthaltes** erworbene Infektion. Diese Infektionskrankheiten sind von großer Bedeutung. Es erkranken im Durchschnitt 5–8 % aller stationär aufgenommenen Kinder an nosokomialen Infektionen. Die Infektionshäufigkeit ist abhängig von **disponierenden** und **exponierenden Faktoren.** Zur Infektion disponieren gestörte Abwehrsituationen der Kinder (Intensivpatienten, Frühgeborene, Immunsupprimierte u. a.). Zur Infektionsexposition gehören invasive diagnostische Eingriffe (z. B. Endoskopien, Biopsien), aber auch notwendige therapeutische Maßnahmen (Operationen, Gefäßkatheter, Bestrahlungen u. a.). Aber die Mehrzahl der nosokomialen Infektionen werden über die Hände des patientenversorgenden Personals übertragen.

> **Händewaschen ist die billigste, einfachste und effektivste Maßnahme zur Verhütung von nosokomialen Infektionen!**

Beispiele für nosokomiale Infektionen sind:
- Gastroenteritiden: z. B. Rotaviren
- Katheterinfektionen: z. B. Staphylokokken
- Wundinfektionen: z. B. Staphylokokken
- Transfusionsbedingte Infektionen: z. B. Hepatitis C, Zytomegalie
- Tröpfcheninfektionen: z. B. RS-Viren

Gesetzlich sind Kontrollen (Hospitalhygienekommission, hygienebeauftragte Ärzte, infektionenerfassende Hygienefachkraft) und Meldungen nosokomialer Infektionen (Infektionsschutzgesetz, IfSG) vorgeschrieben.

8.1.4 Infektionsdiagnostik

Für eine erfolgreiche mikrobiologische Diagnostik, von der die beste Infektionsbehandlung abhängt, ist die sachgerechte **Materialgewinnung** von größter Bedeutung.

- Abstriche von Wunden, infizierten Oberflächen: bei Raumtemperatur in Transportmedium, schnell zur Verarbeitung in das Labor
- Liquorproben: bei 37°C, steril gewonnen, zur mikrobiologischen Kultur
- Blutkulturen: bei 37°C ins Labor, steril gewonnen, für aerobe Kulturen wird die Flasche belüftet
- Urin: wird gekühlt (z. B. Wasser mit Eiswürfel) ins Labor transportiert und dort im Kühlschrank aufbewahrt
- Stuhl: schneller Transport für schnelle Verarbeitung, bei Raumtemperatur

Die **Untersuchungsmethoden** reichen von gefärbten **Direktpräparaten** (z. B. Suche nach gramgefärbten Meningitiserregern im Ausstrichpräparat eines Liquors) über **kulturell** auf Agarplatten oder in Flüssigmedien angereicherte bakterielle Erreger bis hin zum heute seltenen **elektronenmikroskopischen** Erregernachweis (meist Viren) oder zum in die Routinediagnostik eingeführten **molekularbiologischen** Nachweis von Erregernukleinsäuren (Polymerasekettenreaktion: PCR).

Zellkulturen (Virusnachweis) oder **immunologischer Antigennachweis** (z. B. Agglutination von B-Streptokokken im Liquor mit Latexpartikeln) sind oft erst in Kombination mit **serologischen Methoden** (Antikörpernachweis) beweisend für eine manifeste oder abgelaufene Infektion. Die Testung der **Antibiotikaempfindlichkeit** (Bakterien, Pilze) mit einem Plättchentest auf Agar oder bei der Bestimmung der minimalen Hemmkonzentration (MHK) in einem Reihenverdünnungstest gibt für die Infektionsbehandlung manchmal lebensentscheidende Zusatzinformationen zur Auswahl der Antibiotika.

Der Arzt entscheidet, welche **zusätzlichen Laborparameter** für die Behandlungskontrolle benötigt werden: Differenzialblutbild, Zahl der Neutrophilen, Linksverschiebung, Lymphozytose, akute Entzündungszeichen, z. B. C-reaktives Protein (CRP, erhöht bei bakteriellen Infektionen), Zytokine wie Interleukin-6, IL-8 oder andere Mediatoren wie Procalcitonin (PCT).

8.1.5 Infektionsbehandlung

Für die Infektionsbehandlung sind bestimmte **Voraussetzungen** erforderlich:
- **Kenntnis des Erregers** (klinisches Bild, mikrobiologische Diagnostik).
- Die **Resistenztestung** des bakteriellen Erregers zeigt das Spektrum der in vitro wirksamen Antibiotika.
- Bei Abwägung zur Infektionsbehandlung ist wichtig, dass nicht jeder Erreger spezifisch behandelbar ist. Das gilt z. B. für die meisten viralen Erreger.

Der Infektiologe bzw. Kliniker entscheidet sich für eine antimikrobielle Therapie, die für den Patienten individuell wie folgt abgestimmt wird:
- **Pharmakokinetisch** (z. B. Liquorgängigkeit bei Meningitis)
- **Nebenwirkungspotenzial** (z. B. bei bestehender Niereninsuffizienz)

- **Synergistische, additive oder antagonistische Wirkung** bei Medikamentenkombination
- **Dosierung**, je nach Erreichbarkeit des Infektionsherdes (z. B. Abszess, Osteomyelitis u. a.)
- **Orale oder intravenöse Gabe** (z. B. gestörte Aufnahme oral gegebener Antibiotika bei Diarrhö)
- **Dauer der Behandlung** je nach Ansprechen des einzelnen Patienten.

Der Infektiologe kennt die Vor- und Nachteile einzelner **Antibiotikagruppen** für die Infektion eines bestimmten Patienten (β-Laktamantibiotika, Makrolide, Aminoglykoside, Glykopeptide, Chinolone u. a.).

Außerdem sind **Virostatika** (Nukleosidanalogika, Proteaseinhibitoren u. a.) in den letzten Jahren zunehmend verfügbar geworden. Die AIDS-Forschung hat Fortschritte mitbewirkt.

Zur Behandlung von Pilzinfektionen stellen **Antimykotika** wichtige Therapeutika dar. Candida-, Aspergillus-, Kryptokokken- und Mukorinfektionen sind erfolgreich behandelbar (Amphotericin B, 5-Flucytosin, Fluconazol, Itraconazol, Voriconazol, Caspofungin u. a.)

Die Begriffe der **supportiven Maßnahmen** oder **adjuvanten Therapie** umfassen unterschiedliche, meist unspezifische Maßnahmen, eine Infektionskrankheit zu überwinden. Dazu zählen:

- Intensivmedizinisches Aufrechterhalten der **Vitalfunktionen** (Herz-Kreislauf, Atmung, Sauerstoffaufnahme, Ausscheidung und Entgiftung über die Nieren)
- **Flüssigkeits-, Energie- und Substratzufuhr**, ausreichende kalorische Ernährung, oral oder parenteral
- Verabreichung infektionsmodulierender, immunstimulierender Medikamente, z. B. Immunglobuline gegen spezifische Erreger; hämatopoetische Wachstumsfaktoren wie G-CSF (Neupogen®) bei Neutropenie.

8.1.6 Infektionsprophylaxe (Chemoprophylaxe, Hygiene, Impfungen)

Im weitesten Sinne zählen zur Infektionsverhütung folgende Bereiche:

- **Medikamentöse oder Chemoprophylaxe:** hierzu werden Antibiotika nach infektiöser Exposition oder in der Inkubationsphase gegeben. Beispiele sind:
  - Einmalige Antibiotikagabe vor einem operativen Eingriff zur Wundinfektionsverhütung (z. B. bei einer intraabdominellen Operation)
  - Erythromycin nach Pertussiskontakt
  - Isoniazid nach Tuberkulinkonversion
  - Penicillinprophylaxe für Kinder nach Scharlachkontakt
  - Antibiotische Endokarditisprophylaxe bei Patienten mit Herzfehlern
- **Maßnahmen der Infektionshygiene:** zu ihnen zählen neben den direkten **hygienischen Methoden** (Sterilisation, Desinfektion) auch **Isolationsmaßnahmen**.

Das am 1.1. 2001 in Kraft getretene **Infektionsschutzgesetz (IfSG)** regelt die Melde- und Aufzeichnungspflicht für Infektionskrankheiten und Krankheitserreger (§ 6 und 7 IfSG) einschließlich von nosokomialen Infektionen (▶ Übersicht).

Impfungen: Sie gehören zu den wichtigsten und wirksamsten präventiven Maßnahmen in der gesamten Medizin (s. Impfplan ◘ Abb. 8.1).

Moderne Impfstoffe sind **sehr gut verträglich.** Der **individuelle Schutz eines Geimpften** ist das eine Ziel der Impfung, die **Elimination von Erregern** bei hohen Durchimpfungsraten (85–95 % der Bevölkerung) das andere. In Deutschland gibt es **keine Impfpflicht.** Die obersten Gesundheitsbehörden der Länder können einzelne, besonders wichtige Impfungen als »**öffentlich empfohlen**« bezeichnen. Die Bundesländer leisten dann bei anerkannten Impfschäden die Versorgung.

> Es ist eine wichtige ärztliche Aufgabe, für den Impfschutz anvertrauter Personen zu sorgen (Grundimmunisierung, Wiederholungsimpfungen, Indikationsimpfungen).

Meldepflicht bei Infektionskrankheiten (§ 6 IfSG)

Namentlich ist zu melden:

- der Krankheitsverdacht, die Erkrankung sowie der Tod an:
  - Botulismus
  - Cholera
  - Diphtherie
  - humaner spongiformer Enzephalopathie, außer familiär-hereditärer Formen
  - akuter Virushepatitis
  - enteropathischem hämolytisch-urämischem Syndrom (HUS)
  - virusbedingtem hämorrhagischem Fieber
  - Masern
  - Meningokokken-Meningitis oder -Sepsis
  - Milzbrand
  - Poliomyelitis
  - Pest
  - Tollwut
  - Typhus abdominalis/Paratyphus

▼

◘ **Abb. 8.1a,b Impfkalender (Standardimpfungen; nach STIKO 2012, Epidemiologisches Bulletin Nr. 30, 30. Juli 2012).** Er umfasst Impfungen zum Schutz vor Diphtherie (D/d), Pertussis (aP/ap), Tetanus (T), Haemophilus influenzae Typ b (Hib), Hepatitis B (HB), Poliomyelitis (IPV), Pneumokokken, Meningokokken, Masern, Mumps und Röteln (MMR), Varizellen sowie gegen humane Papillomviren (HPV) und für Erwachsene zusätzlich gegen Influenza. Aktuelle Empfehlungen der Ständigen Impfkommission (STIKO) am Robert-Koch-Institut finden sich im Internet (http://www.rki.de/). a Impfkalender für Säuglinge und Kleinkinder bis 2 Jahre. b Impfkalender für Kinder ab 2 Jahren, Jugendliche und Erwachsene

Impfung	Alter in Monaten				
	2	3	4	11–14	15–23
Tetanus	G1	G2	G3	G4	
Diphtherie	G1	G2	G3	G4	
Pertussis	G1	G2	G3	G4	
Haemophilus influenzae Typ b	G1	G2 [a]	G3	G4	
Poliomyelitis	G1	G2 [a]	G3	G4	
Hepatitis B	G1	G2 [a]	G3	G4	
Pneumokokken	G1	G2	G3	G4	
Meningokokken				G1 (ab 12 Monaten)	
Masern, Mumps, Röteln				G1	G2
Varizellen				G1	G2

a) Bei Anwendung eines monovalenten Impfstoffes kann diese Dosis entfallen.

Impfung	Alter in Jahren					
	2–4	5–6	9–11	12–17	ab 18	ab 60
Tetanus	N	A1	A2		A (ggf. N) Td-Auffrischimpfung alle 10 Jahre. Die nächste fällige Td-Impfung einmalig als Tdap- bzw. bei entsprechender Indikation als Tdap-IPV-Kombinationsimpfung.	
Diphtherie	N	A1	A2			
Pertussis	N	A1	A2			
Haemophilus influenzae Typ b	N					
Poliomyelitis	N		A1		ggf. N	
Hepatitis B			N			
Meningokokken C			N			
Masern			N		S [c]	
Mumps, Röteln			N			
Varizellen			N			
Influenza						S Jährliche Impfung
Pneumokokken						S [b]
Humanes Papillomvirus (HPV)				S Mädchen und junge Frauen		

b) Einmalige Impfung mit Polysaccharid-Impfstoff, Auffrischimpfung nur für bestimmte Indikationen empfohlen, vgl. Tabelle 2

c) Einmalige Impfung für alle nach 1970 geborenen Personen ≥18 Jahre mit unklarem Impfstatus, ohne Impfung oder mit nur einer Impfung in der Kindheit, vorzugsweise mit einem MMR-Impfstoff

Erläuterungen	
G	Grundimmunisierung (in bis zu 4 Teilimpfungen G1–G4)
A	Auffrischimpfung
S	Standardimpfung
N	Nachholimpfung (Grundimmunisierung aller noch nicht Geimpften bzw. Komplettierung einer unvollständigen Impfserie)

- die Erkrankung und der Tod an einer behandlungsbedürftigen Tuberkulose, auch wenn ein bakteriologischer Nachweis nicht vorliegt
- Behandlungsverweigerung bzw. -abbruch von Personen, die an einer behandlungsbedürftigen Lungentuberkulose leiden
- der Verdacht auf und die Erkrankung an einer mikrobiell bedingten Lebensmittelvergiftung oder an einer akuten infektiösen Gastroenteritis, wenn Personen betroffen sind, die beruflich mit bestimmten Lebensmitteln umgehen oder wenn zwei oder mehr gleichartige Erkrankungen auftreten, bei denen ein epidemischer Zusammenhang wahrscheinlich ist oder vermutet wird
- der Verdacht einer über das übliche Ausmaß einer Impfreaktion hinausgehenden gesundheitlichen Schädigung
- die Verletzung eines Menschen durch ein tollwutkrankes, -verdächtiges oder ansteckungsverdächtiges Tier sowie die Berührung eines solchen Tieres oder Tierkörpers
- das Auftreten einer sonstigen bedrohlichen Krankheit oder von zwei oder mehr gleichartigen Erkrankungen, bei denen ein epidemischer Zusammenhang wahrscheinlich ist oder vermutet wird, wenn dies auf eine schwerwiegende Gefahr für die Allgemeinheit hinweist

Die **Aufgaben des Arztes** zum Impfschutz umfassen:
- Information über den Nutzen der Impfung
- Hinweise auf Nebenwirkungen
- Impfanamnese, Frage nach Allergien
- Ausschluss einer akuten Erkrankung
- Hinweise auf Verhaltensmaßnahmen nach der Impfung
- Information über Beginn und Dauer des Impfschutzes
- Hinweise auf Wiederimpfungen
- Dokumentation im Impfpass

Für Deutschland sind die **Impfempfehlungen der Ständigen Impfkommission (STIKO)** gültig (◼ Abb. 8.1). In **Weiterführung des Impfplanes** sollte der Impfschutz gegen Infektionskrankheiten in späteren Lebensjahren **aufgefrischt** oder versäumte Impfungen **nachgeholt** werden.

Andere Impfungen können bei besonderen Situationen und Gefährdungen indiziert sein, dazu gehören z. B. auch **Reiseimpfungen** (Cholera, Gelbfieber, Typhus).

Zu den sog. **Indikationsimpfungen** zählen z. B. Impfungen gegen die Frühsommermeningoenzephalitis (FSME), gegen Influenza, Hepatitis A oder Tollwut.

Als praktische Beispiele individueller Impfempfehlungen bei besonderen Personengruppen, die entweder ein besonderes Impfrisiko tragen (z. B. HIV-Infizierte) oder bei denen mangelnde Impfdokumentation vorliegt (z. B. Asylsuchende in Gemeinschaftsunterkünften), werden auch für diese die jährlich aktualisierten Impfpläne der STIKO vorgelegt.

Kernaussagen

- Eine Infektion mit Erregern kann, aber muss nicht zu einer Infektionskrankheit führen. Besonderheiten der Infektionserreger und die Abwehrmöglichkeiten des Wirts können den Infektionsverlauf entscheidend beeinflussen.
- Eine erfolgreiche Infektionsdiagnostik bietet die besten Möglichkeiten für eine effektive Behandlung. Besser, und für viele bedeutende Krankheiten verfügbar, ist die Infektionsverhütung mittels Impfungen.

8.2   Virale Infektionskrankheiten

Zahlreiche Viruskrankheiten gehen mit Exanthemen einher. Da sie z. T. hochkontagiös sind (z. B. Masern), gehörten sie zu den charakteristischen Kinderkrankheiten, bis durch die systematischen Impfaktionen ein Wandel eintrat. Manche dieser Viruskrankheiten, wie z. B. das Exanthema subitum, kommen praktisch nur bei älteren Säuglingen und Kleinkindern vor, andere, wie z. B. Ringelröteln, bevorzugen das Schulkindalter. Bläschenförmige Exantheme werden u. a. vom Varizella-Zoster-Virus hervorgerufen, wobei es sich beim Herpes Zoster (Gürtelrose) um eine Reaktivierung der latenten Infektion handelt. Das Herpes-simplex-Virus kann nach seiner Erstmanifestation zu einer Vielfalt von Krankheitsbildern führen. Zu den Viruskrankheiten ohne obligates Exanthem gehören u. a. Mumps und Mononucleosis infectiosa. HIV-Infektionen und AIDS-Erkrankungen spielen vor allem in Ländern der Dritten Welt auch im Kindesalter eine bedeutende Rolle.

Grundlagen

Viren werden nach dem **Aufbau ihrer Nukleinsäuren** in DNS- oder RNS-Viren eingeteilt und sind mit oder ohne Proteinhülle ausgestattet. Beispiele sind:
- **RNS-Viren**: Rotaviren, Mumps, Masern, Influenza, HIV, Polio, Coxsackie und Hepatitis A
- **DNS-Viren**: Pockenvirus, H. simplex, Epstein-Barr, Adenovirus, Hepatitis-B-Virus

Die verschiedensten **Übertragungswege** sind möglich: Tröpfcheninfektion, fäkalorale Schmierinfektion, mit Blut und Blutderivaten, Körpersekreten, Sperma oder über Tierkontakt.

Nach der Virusübertragung kommt es im retikuloendothelialen System (RES) zur **Virusreplikation**, anschließend über eine **virämische Phase** mit einem klinischen Krankheitsbild zum Organbefall. Virusinfizierte Zellen produzieren das unspezifisch antiviral wirksame Interferon. Spezifische Antikörper und zelluläre **Immunreaktionen** überwinden die Infektion und führen meist zur Immunität. Das latente Überleben von Viren im Organismus kann zu rezidivierenden Infektionen (z. B. Herpes simplex labialis) führen.

Aktive Immunisierung (Impfung) und passive Immunisierung (Applikation von Antiseren) stellen wichtige und effi-

◘ Tab. 8.1 Differenzialdiagnose von Krankheiten unterschiedlicher Ätiologie mit flächenhaftem Exanthem

Diagnose	Dauer der Prodromi (Tage)	Form des Exanthems	Lokalisation und Prädilektionsstellen des Exanthems	Mundhöhlenbeteiligung	Fieber	Leukozyten	Differenzialblutbild
Masern	3–5	Großfleckig, konfluierend	Beginn hinter den Ohren, über Rumpf zu den Extremitäten absteigend	Koplik-Flecken, Enanthem	Zweigipflig	Leukopenie	Lymphopenie
Röteln	1–2	Mittelfleckig	Beginn am Kopf, spärlicher am Rumpf	diskretes Enanthem	Mäßig	Leukopenie	Lymphozytose, Plasmazellen
Scharlach	0	Feinfleckig	Blasses Munddreieck, Beginn in Achsel- und Leistenbeugen	Tonsillitis, Enanthem, Himbeerzunge	Plötzlicher Beginn	Leukozytose	Eosinophilie
Exanthema subitum	3–4	Klein- bis mittelfleckig	Hauptsächlich am Stamm	Keine	3 Tage, mit Fieberabfall Exanthem	Leukopenie	Hohe Lymphozytose
Erythema infectiosum	0	Mittelfleckig, konfluierend	Schmetterlingsfigur im Gesicht, Girlanden an Extremitäten	Keine	Mäßig	Uncharakteristisch	
Andere Viruskrankheiten (ECHO, Coxsackie A und B)	0–4	Klein- bis mittelfleckig	Stamm	Pharyngitis, Herpangina bei Coxsackie A	Hoch	Leukopenie	Lymphozytose
Allergische Exantheme	0	Multiform, Quaddeln	Meist Extremitäten und Gesicht	Keine	Selten	Verschieden	Eosinophilie

ziente Prophylaxemaßnahmen gegen viele klinisch relevante Viren dar.

Virostatika zur Behandlung manifester Erkrankungen gewinnen zunehmend an Bedeutung.

8.2.1 Viruskrankheiten mit flächenhaftem Exanthem

Die Symptomatik der häufigsten mit einem flächenhaften Exanthem einhergehenden Krankheiten ist unter Einschluss differenzialdiagnostisch wichtiger Ursachen in ◘ Tab. 8.1 aufgeführt.

Masern (Morbilli)

Masern sind noch in der ganzen Welt verbreitet, gehen mit einem typischen Exanthem einher und hinterlassen eine dauerhafte Immunität.

Erreger Die Erreger gehören zur Gruppe der Myxoviren; sie sind kugelförmig, mit einem Durchmesser von 120–150 nm.

Übertragung und Epidemiologie Masern sind hoch kontagiös und werden als Tröpfcheninfektion übertragen. Schon ein kurzer Kontakt über eine Entfernung von wenigen Metern genügt, um das Virus von Mensch zu Mensch zu übertragen. Die Zeit der höchsten Infektiosität beginnt mit dem Prodromalstadium und endet 3–5 Tage nach Exanthemausbruch. Eintrittspforten sind die Schleimhäute des Respirationstraktes und der Augen. Der Manifestationsindex beträgt über 99 %, d. h. fast jeder infizierte Empfängliche erkrankt. Die 3 Faktoren »hoher Kontagionsindex«, »hoher Manifestationsindex« und »hoher Immunitätsgrad« machen die Masern zu einer ausgesprochenen Kinderkrankheit. Erwachsene erkranken sehr selten. Epidemien mit einem hohen Anteil an Erwachsenen sind aber bei isolierten Bevölkerungsgruppen beobachtet worden, die mehrere Jahrzehnte keinen Kontakt mehr mit dem Masernvirus gehabt hatten (Faröer, Grönland, Tahiti). In den letzten Jahren sind aber auch in Deutschland wiederholt epidemische Masernausbrüche in Regionen aufgetreten, in denen die Kinder prozentual nur unzureichend gegen Masern geimpft waren (z. B. Epidemie in Nordrhein-Westfalen mit 1750 Erkrankten 2006; in Deutschland 2011 wieder über 1600 Erkrankte nach 780 Fällen im Jahr 2010).

Inkubationszeit Sie beträgt bis zum Beginn der ersten Symptome 9–12 Tage, bis zum Auftreten des Exanthems rund 12–15 Tage.

Klinik Das **Prodromalstadium** beginnt mit katarrhalischen Symptomen: Schnupfen, Husten, Bindehautentzündung und Fieber um 39°C (🔲 Abb. 8.2). Obwohl die Kinder mit ihrer deutlichen Lichtscheu, dem bellenden Husten und dem gedunsenen Gesicht bald ein typisches Bild bieten, wird die Diagnose vor Exanthemausbruch meist nicht gestellt. In 60–70 % aller Erkrankungen treten am 2. oder 3. Tag des Prodromalstadiums die charakteristischen »**Koplik-Flecken**« an der Wangenschleimhaut in der Gegend der vorderen Backenzähne auf (🔲 Abb. 8.3e). In ausgeprägten Fällen kann die ganze Schleimhaut der Wangen und der Lippen sowie manchmal auch der Konjunktiven mit dicht stehenden weißen Flecken »kalkspritzerartig« bedeckt sein. Die Flecken lassen sich mit dem Spatel nicht abwischen. Die Wangenschleimhaut ist nicht mehr spiegelglatt, sondern aufgelockert, samtartig verdickt und gerötet. Die »Kopliks« bleiben meistens bis zum 2. Exanthemtag nachweisbar. Am weichen Gaumen tritt ein Enanthem auf, bestehend aus 2–5 mm großen, dunkelroten Flecken. Nach 3–5 Tagen geht das Prodromalstadium über in das **Exanthemstadium.** Zuerst hinter dem Ohr, innerhalb weniger Stunden im Gesicht, schießt ein anfangs hellroter, später dunkel werdender Ausschlag auf (🔲 Abb. 8.3a–d). Die Flecken sind 3–6 mm groß und leicht erhaben. Sie neigen zum Konfluieren, bekommen vom 2. Tag an einen Stich ins Bläuliche und breiten sich über den Körper kraniokaudal aus. Nach dem Kopf

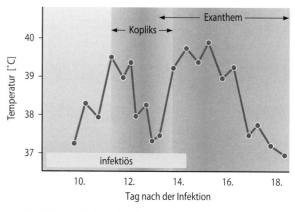

🔲 Abb. 8.2 Krankheitsverlauf bei Masern

werden der Rumpf, die Arme und zuletzt die Beine befallen (🔲 Abb. 8.3f). Mit der Ausbreitung des Exanthems steigt das Fieber, das gegen Ende der Prodromi abfiel, abrupt wieder an, nicht selten über 40°C. Die Kinder sind deutlich krank, apathisch, appetitlos und weinerlich, durch Konjunktivitis, Tracheobronchitis und Laryngitis gequält. Nicht selten treten Durchfälle als Ausdruck einer Beteiligung der Darmschleimhaut auf. Die Lymphknoten des Halses sind vergrößert,

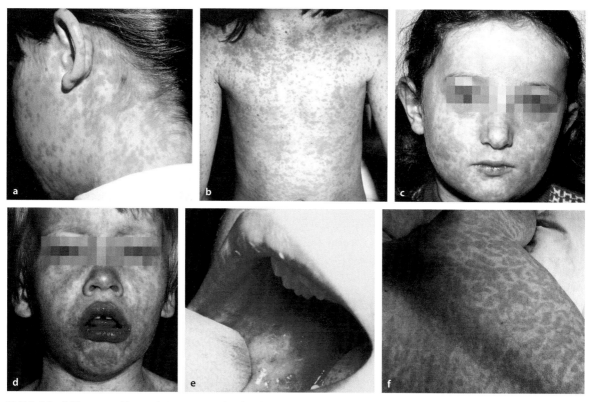

🔲 **Abb. 8.3a–f Masern. a–c** Fortgeschrittenes, z. T. schon konfluierendes makulopapulöses Masernexanthem. **d** Konjunktivitis, Rhinitis, großfleckiges konfluierendes Exanthem, das auch die Mundpartie befällt, quälender Husten. **e** Koplik-Flecken der Wangenschleimhaut bei Masern (noch vor Exanthemausbruch). **f** Masernexanthem am Rücken: universelles großfleckiges Exanthem. Leicht erhabene konfluierende Effloreszenzen mit einem Stich ins Bläuliche

manchmal ist auch eine Milzvergrößerung festzustellen. Hat das Exanthem auch hämorrhagischen Charakter, muss nicht unbedingt auf einen besonders schweren Verlauf geschlossen werden. Vom 3. Tag an geht das Exanthem in derselben Reihenfolge wieder zurück, in der es gekommen ist. Dabei hinterlässt es oft bräunliche Flecken, die manchmal noch nach 10–14 Tagen zu sehen sind. War das Exanthem stark ausgeprägt, zeigt sich – besonders am Stamm – oft noch für einige Zeit eine kleieförmige, feine Schuppung. Gleichzeitig mit dem Abblassen des Exanthems fällt beim unkomplizierten Verlauf das Fieber ab.

Besondere Verlaufsformen Bis zum 6.–8. Lebensmonat erkranken Säuglinge in Mitteleuropa normalerweise nicht, da sie über eine diaplazentar erworbene Immunität verfügen. Nur in den seltenen Fällen, in denen die Mutter noch keine Masern hatte oder über keinen Masernimpfschutz verfügt, kann es zur Erkrankung bei jungen Säuglingen, sogar bei Neugeborenen kommen. »**Mitigierte**« **Masern** sind abgeschwächte Verlaufsformen bei Kindern, denen vor oder kurz nach der Infektion Antikörper übertragen wurden (Immunglobuline). Auch bei abklingendem Nestschutz können Säuglinge an mitigierten Masern erkranken.

Laborbefunde Schon zu Beginn des Prodromalstadiums bildet sich eine Leukopenie aus, die hauptsächlich durch Lymphopenie bedingt ist. Tiefpunkt ist der 2. Exanthemtag mit 3000–4000 Leukozyten/μl, hauptsächlich segmentkernigen Granulozyten mit deutlicher Linksverschiebung. Im **Urin** ist oft eine geringe Albuminurie festzustellen. In etwa der Hälfte der Patienten kommt es zu pathologischen Veränderungen des Elektroenzephalogramms, die aber nur bei 3 % der Kinder persistieren. Das Masernvirus lässt sich in der infektiösen Phase in Blut, Rachensekret, Konjunktivalflüssigkeit und Urin nachweisen. IgM-Antikörper erscheinen am 1. Exanthemtag, erreichen in den folgenden 3 Wochen hohe Werte und sinken dann allmählich ab.

Differenzialdiagnose Verwechslungen mit Röteln, Scharlach oder allergischen Exanthemen sind möglich. Die flüchtigen Exantheme, die bei anderen Viruskrankheiten auftreten können, werden seltener mit Masern verwechselt.

Therapie Das Masernvirus ist einer gezielten Behandlung nicht zugänglich. Bei unkomplizierten Fällen erfolgt die Behandlung symptomatisch mit Antipyretika, ausreichender Flüssigkeitszufuhr und hustenstillenden Medikamenten. Masernpneumonie und -otitis müssen antibiotisch behandelt werden. Die Masernenzephalitis kann nur symptomatisch behandelt werden. In Ländern der Dritten Welt wird Vitamin A bei akuten Masern empfohlen, dadurch konnte die Letalität erheblich gesenkt werden.

Komplikationen Die häufigsten Komplikationen sind Bronchopneumonie und Otitis media (◘ Abb. 8.4). Sie treten meistens während oder kurz nach dem Exanthemstadium auf. Sehr selten geworden ist die Laryngitis (Krupp). Mit einer Masern-

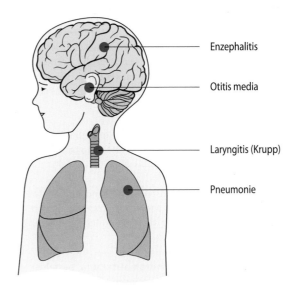

◘ **Abb. 8.4 Wichtige Masernkomplikationen**

nenzephalitis ist bei Kleinkindern in 1 von etwa 15.000 Fällen, bei Schulkindern in 1 von etwa 2000 Fällen zu rechnen. Sie kann schon im Prodromalstadium auftreten, meist aber erst 3–10 Tage nach Exanthemausbruch. Die Letalität beträgt etwa 20 %, Defektheilungen 10–30 %.

Die subakute sklerosierende Panenzephalitis (SSPE) tritt mit einer Latenz von 5–10 Jahren auf und gilt als »Slow-Virus«-Maserninfektion mit degenerativer Erkrankung der weißen Hirnsubstanz.

Die Masern führen zu einer deutlichen **Verminderung der Resistenz** gegenüber vielen Infektionen. Besonders auffällig ist die veränderte Reaktion gegenüber der **Tuberkulose** (Tuberkulinanergie), und zwar vom Beginn des Exanthemstadiums an bis in die 6. Krankheitswoche. Gleichzeitig können alte Infektionen aktiviert werden. Eine miliare Aussaat, auch tuberkulöse Meningitis, kann die Folge sein.

Prophylaxe Für alle gesunden Kinder ist die Masernimpfung (in Kombination mit Mumps und Röteln sowie der Varizellenimpfung) eine öffentlich empfohlene Impfung (▶ Abschn. 8.1.6). Mit einem Mindestabstand von 4 Wochen sollte die Nachimpfung im 2. Lebensjahr erfolgen.

Masern können durch die Gabe von 0,2 ml/kg KG eines i. m. zu applizierenden polyvalenten Immunglobulins innerhalb der ersten 4 Inkubationstage verhindert werden. Zwischen dem 5. und 7. Inkubationstag kann der Verlauf noch mitigiert werden. Auch die aktive Impfung in den ersten 3 Inkubationstagen kann den Ausbruch der Wildvirusmasern verhindern (sog. Riegelungsimpfung).

Prognose Die unkomplizierten Masern haben eine gute Prognose. Die Kinder erholen sich nach Fieberabfall erstaunlich rasch. Das gilt auch für ausreichend behandelte Fälle von Masernpneumonie und -otitis.

Röteln (Rubeola)

Leicht verlaufende und mit einem Exanthem einhergehende Infektionskrankheit, die durch Viren verursacht wird und lebenslange Immunität hinterlässt. Hauptsächlich werden ältere Kinder und jugendliche Erwachsene befallen. Kinder unter 6 Monaten erkranken sehr selten. Zur Rötelnembryopathie ▶ Kap. 4.10.2.

Übertragung Sie erfolgt als Tröpfcheninfektion. Die Kontagiosität ist nicht sehr groß. Der Manifestationsindex beträgt rund 30 %, bei engem Kontakt bis 70 %.

Inkubationszeit Sie beträgt meist 2–3 Wochen. Ein Teil der Infizierten macht nur eine abortive Erkrankung durch. Die Infektiosität beginnt 4 Tage vor Beginn des Exanthems und endet etwa 2 Wochen danach.

Klinik Im fieberhaften **Prodromalstadium** bestehen nur leichte katarrhalische Erscheinungen, 1–2 Tage später beginnt das Exanthem zuerst hinter den Ohren und im Gesicht, dann geht es kraniokaudal auf Stamm und Extremitäten über (◘ Abb. 8.5). Die Effloreszenzen sind hellrot, selten größer als 5 mm, ohne Tendenz zum Konfluieren, etwas erhaben und manchmal von einem blassen Hof umgeben. Ein mittelfleckiges Enanthem kann am Gaumen auftreten (◘ Abb. 8.6). Häufig ist die Körpertemperatur normal, nur selten erreicht das Fieber höhere Werte als 38,5°C. Charakteristisch sind indolente Lymphknotenschwellungen am Hals, besonders retroaurikulär, nuchal und okzipital sind oft erbs- bis bohnengroße Schwellungen tastbar. Die Milz ist bei 50 % der Patienten vergrößert. Lymphknotenschwellungen und typisches Blutbild persistieren noch einige Zeit nach Abblassen des Exanthems, das meist schon nach 3 Tagen wieder verschwunden ist.

Diagnostik Im Blutbild besteht eine Leukopenie mit Lymphozytose und Vermehrung der Plasmazellen. Die Eosinophilenzahl ist normal bis vermehrt.

Differenzialdiagnose Gelegentlich macht die Abgrenzung gegenüber atypischen Masern, Erythema infectiosum, Exanthema subitum und besonders gegenüber allergischen Exanthemen Schwierigkeiten. Der IgM-Antikörpernachweis und das Blutbild sind diagnostisch wegweisend (◘ Tab. 8.1).

Therapie und Prophylaxe Eine spezifische virostatische Therapie gibt es nicht. Wegen der Gefahr einer Rötelnembryopathie steht der Schutz aller Schwangeren im Vordergrund. Die beste Vorbeugung ist die Schutzimpfung aller Kinder ab dem 12. Lebensmonat (als Kombinationsimpfung mit Mumps, Masern und paralleler Varizellenimpfung), gefolgt von einer zweiten Impfung (MMRV-Kombination) im 2. Lebensjahr zur Schließung von Impflücken. Eine zusätzliche monovalente Rötelnimpfung für Mädchen ist nicht erforderlich, wenn zwei MMR+V-Impfungen dokumentiert sind.

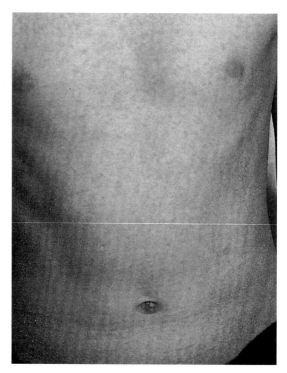

◘ **Abb. 8.5 Röteln.** Hellrote, zarte, etwas erhabene, nicht konfluierende Effloreszenzen. Die maximal linsengroßen Flecken sind z. T. von einem blassen Hof umgeben

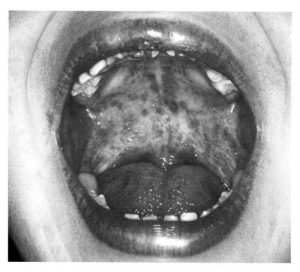

◘ **Abb. 8.6 Enanthem am weichen Gaumen bei Rötelninfektion**

Verlauf und Prognose Der Verlauf ist bei Kindern fast immer komplikationslos und die Prognose gut. Ganz vereinzelt treten Enzephalitiden auf, meist in unmittelbarem Anschluss an das Exanthem. Spätschäden oder Todesfälle sind sehr selten. Bei größeren Kindern und Erwachsenen kommen Arthralgien vor, die sich aber ohne Therapie wieder zurückbilden.

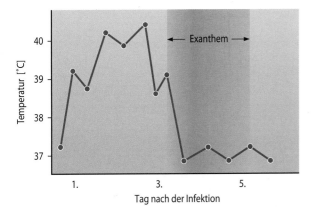

◻ **Abb. 8.7** Krankheitsverlauf beim Exanthema subitum (Dreitagefieber)

Exanthema subitum (Dreitagefieber, HHV-6-Infektion)

Das Exanthema subitum ist eine Infektionskrankheit, die fast ausschließlich Kinder im Alter von 6 Monaten bis zu 2 Jahren befällt und die mit dem Ausbruch des Exanthems praktisch beendet ist sowie eine lebenslange Immunität hinterlässt.

Erreger Am häufigsten tritt das humane Herpesvirus Typ 6 (HHV-6) in Erscheinung, seltener HHV-7.

Inkubationszeit Sie beträgt 3–7 Tage.

Klinik Es kommt zu plötzlichem und hohem Fieberanstieg (◻ Abb. 8.7), nicht selten mit Erbrechen, Durchfall und Krämpfen. Manchmal bestehen geringe katarrhalische Erscheinungen, welche die hohe Temperatur aber nicht erklären. Bei Säuglingen ist die Fontanelle häufig gespannt und vorgewölbt, die Lumbalpunktion ergibt aber keinen pathologischen Befund. Das Fieber bleibt meistens für 3–4 Tage bestehen (deshalb »Dreitagefieber«). Unter mehr oder weniger plötzlichem Fieberabfall tritt dann ein Exanthem auf, das sich in Stunden über den ganzen Körper ausbreitet. Befallen ist hauptsächlich der Stamm, während Extremitäten, Gesicht und behaarte Kopfhaut eine geringere Intensität des Exanthems zeigen (◻ Abb. 8.8). Es ist meistens klein- bis mittelfleckig, am Stamm zum Teil sehr dicht stehend, blassrot und kaum erhaben. So schnell wie es kam, verschwindet es auch wieder, meist bis zum nächsten Tag. Bei Beginn des Dreitagefiebers treten gehäuft Fieberkrämpfe ohne pathologische Folgen auf.

Diagnostik Im Blutbild findet sich eine Leukopenie mit hochgradiger relativer Lymphozytose.

Differenzialdiagnose Die Differenzialdiagnose des Exanthema subitum ist im febrilen Stadium sehr schwierig. Leiden Kinder im 1. oder 2. Lebensjahr an hohem Fieber, ohne Infektzeichen zu bieten, und besteht Meningismus ohne pathologischen Liquorbefund, so ergibt sich zwar der Verdacht, bestätigt wird die Diagnose aber erst durch das Auftreten des Exan-

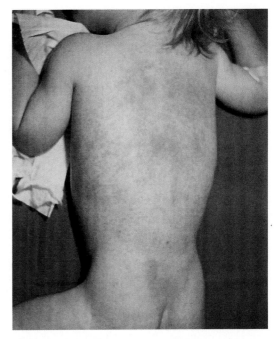

◻ **Abb. 8.8** Exanthema subitum (Dreitagefieber). Flüchtiges, blassrötliches, klein- bis mittelfleckiges makulöses Exanthem, das vor allem den Rumpf befällt

thems mit der Entfieberung oder über den Nachweis spezifischer IgM-Antikörper. Der Erregernachweis ist mittels PCR möglich (Blut, Speichel, Urin, Liquor).

Therapie Die Behandlung beschränkt sich auf symptomatische Maßnahmen.

Komplikationen Extrem selten sind Enzephalitiden mit bleibenden Schäden oder ein Guillain-Barré-Syndrom beobachtet worden.

Prognose Die Prognose ist sehr gut.

Fallbeispiel

Anamnese Der 11 Monate alte Säugling hatte bisher nur gelegentlich Infekte der oberen Luftwege, bei denen er aber kaum fieberte und in seinem Allgemeinbefinden wenig beeinträchtigt war. Seit gestern hat er plötzlich Fieber bis über 40°C, ist unruhig und erbricht einmal. Ein plötzlich einsetzender kurzdauernder tonisch-klonischer Krampfanfall führt die Eltern auf kürzestem Wege in die Klinikambulanz.

Befund Der Säugling ist in gutem Ernährungszustand, aber wirkt sehr krank. Die große Fontanelle ist leicht prominent. Zum sicheren Ausschluss einer Meningitis wird eine Lumbalpunktion vorgenommen, die einen Normalbefund ergibt. Im Blutbild Leukozytopenie und überwiegende Lymphozytose.

Verdachtsdiagnose Exanthema subitum, Infektkrampf.

▼

Therapie Wadenwickel, Paracetamol zur Fiebersenkung.

Weiterer Verlauf Das Fieber lässt sich kaum senken. Nach 2 Tagen entfiebert das Kind aber spontan. Am Stamm lässt sich jetzt ein schütteres, blassrosa Exanthem nachweisen, das nur wenig auf Oberarme und Oberschenkel übergreift. Es ist 24 Stunden später schon nicht mehr nachweisbar. Volles Wohlbefinden. Die Verdachtsdiagnose bestätigte sich also aus dem klinischen Verlauf. Humanes Herpesvirus-6 (HHV-6) gilt als häufigste aber nicht alleinige Ursache des Exanthema subitum. Auch HHV-7 kann ein Dreitagefieber verursachen.

Ringelröteln (Erythema infectiosum, »5. Krankheit«)

Erreger Parvovirus B19.

Übertragung Sie erfolgt durch **Tröpfcheninfektion**, seltener über kontaminierte Hände oder infizierte Blutprodukte. Mit Auftreten des Exanthems sind Patienten schon nicht mehr ansteckungsfähig.

Inkubationszeit Sie beträgt 6–14 Tage. Die meisten Infektionen sind klinisch stumm. Das Exanthem tritt nur bei 15–20 % aller Infizierten auf.

Klinik Der **Ausschlag** tritt ohne wesentliche Beeinträchtigung des Allgemeinbefindens auf. Zuerst wird das **Gesicht** befallen: Auf den Wangen kommt es zur Ausbildung einer intensiven Rötung mit leichter Schwellung (»**slapped cheek**«), die das **Munddreieck freilässt** und die Gestalt eines Schmetterlings hat. Es fühlt sich etwas heiß an, die Haut spannt und juckt in diesem Bezirk. Nach 1–2 Tagen geht das Exanthem auf die Extremitäten über und befällt hier vor allem die Streckseiten und das Gesäß (◘ Abb. 8.9). Es kommt zu girlandenförmigen Figuren durch zentrales Abblassen und Fortschreiten am Rande, bis die »Ringelröteln« nach durchschnittlich 8 Tagen wieder verschwinden. Das Blutbild ist uncharakteristisch.

Diagnostik Die Diagnose ist über den serologischen Antikörpernachweis, aber auch über DNS-Nachweis (Hybridisierung oder PCR) möglich.

Therapie Es ist keine Behandlung erforderlich.

Komplikationen Sind selten (aplastische Krise bei hämolytischen Anämien, chronischer Verlauf bei Immundefekten). Die Infektion nichtimmuner Schwangerer kann in ca. 5–10 % zur Fetopathie (Hydrops fetalis durch aplastische Anämie) führen. Intrauterine Erythrozytengaben können das Leben des Kindes erhalten.

Prognose Sie ist günstig.

8.2.2 Viruskrankheiten mit bläschenförmigem Exanthem

In ◘ Tab. 8.2 ist die Symptomatik der häufigsten Krankheiten mit bläschenförmigem Exanthem zusammengefasst. Außer den nachfolgend beschriebenen Viruskrankheiten werden auch das Erythema exsudativum multiforme (**Stevens-Johnson-Syndrom**) sowie der Strophulus infantum aufgeführt, deren Ätiologie noch unklar ist. Für die Differenzialdiagnose können diese Krankheitsbilder aber bedeutungsvoll sein.

Windpocken (Varizellen)

Erreger Die Windpocken und der Zoster sind verschiedene Erscheinungsformen einer Infektion durch dasselbe Virus (Varicella-Zoster-Virus). Beide Erkrankungen gehen mit einem bläschenförmigen Exanthem einher.

Epidemiologie Windpocken sind die klinische Manifestation der Erstinfektion mit dem Varicella-Zoster-Virus (VZV).

Übertragung Die Krankheit wird nur durch Erkrankte, meist durch Kontakt mit Effloreszenzen, seltener über Tröpfchen, möglicherweise auch mit der Luft übertragen. Die **Infektiosität** beginnt 1–2 Tage vor Auftreten des Hautausschlages und endet rund 1 Woche später, noch vor Abfall der letzten Borken. Der Kontagionsindex liegt bei etwa 70–80 %. Auch der Manifestationsindex ist hoch. Nach Abklingen der Varizellen persistiert das VZV in den sensorischen Spinalganglien.

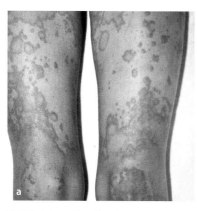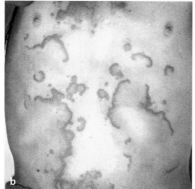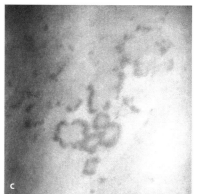

◘ **Abb. 8.9a–c Ringelröteln (Parvovirus B 19). a** An den Oberschenkeln, **b** am Rumpf und **c** in Nahaufnahme

◼ Tab. 8.2 Differenzialdiagnose von Krankheiten unterschiedlicher Ätiologie mit bläschenförmigem Exanthem

Diagnose	Prodromi	Form des Exanthems	Lokalisation und Prädilektionsstellen	Schleimhaut-beteiligung	Fieber	Leukozyten
Varizellen	Selten »rash«	Kleine Bläschen mit dünner Decke, ungekammert	Kopf und Stamm, weniger an Extremitäten	Charakteristisch	Mäßig	Später Leukozytose
Zoster	Neuralgie	Gruppiert stehende kleine Bläschen	Einseitig, segmental	Meist fehlend	Nein	Uncharakteristisch
Stomatitis aphthosa*	Keine	Einzelne umkammerte Bläschen, meist mazeriert	Fast ausschließlich Mundschleimhaut und Lippen	Vorwiegend	Hoch	Leukozytose
Herpes simplex	Keine	Dicht stehende, juckende Bläschen	Perioral, perianal, perigenital, Kornea	Nein	Nein	Uncharakteristisch
Erythema exsudativum multiforme	Fieber	Schlaffe Blasen, oft groß und leicht zerreißlich, mit rotem Hof (Kokardenform)	Hauptsächlich an Extremitäten, weniger am Stamm, selten im Gesicht	Stark	Vorhanden	Leukozytose, Linksverschiebung

* meist Erstmanifestation einer Herpes-simplex-Infektion

Inkubationszeit Sie beträgt 2–3 Wochen, in Ausnahmefällen bis zu 28 Tagen. Die meisten Erkrankungen treten zwischen dem 2. und 6. Lebensjahr auf. Sie kommen aber auch in allen anderen Altersgruppen vor. Bei Erkrankung der Mutter in der Schwangerschaft kann es infolge intrauteriner Infektion zu »angeborenen Varizellen« kommen (Varizellen-Embryofetopathie) (► Kap. 4.10.5).

Klinik Das klinische Bild der Varizellen wird durch ein plötzliches Auftreten von Hauterscheinungen ohne wesentliche Vorboten eingeleitet. Manchmal kommt es allerdings am Ende der Inkubationszeit kurz vor Ausbruch des typischen Exanthems zu einem kleinfleckigen, scharlachartigen Vorexanthem (»rash«) mit leichtem Fieber, das aber höchstens 1 Tag anhält. Das eigentliche Exanthem tritt mit gleichzeitigem Fieberanstieg eruptionsartig an Stamm, behaartem Kopf und Gesicht auf und besteht aus 2–5 mm großen Bläschen, die sich aus ca. 2–3 mm großen Knötchen entwickeln und manchmal heftig jucken (◼ Abb. 8.10). Sie haben einen wasserklaren Inhalt und sind von einem roten Saum umgeben. Die Bläschen sind nicht gekammert: schon ein leichter Druck bringt die Blasendecke zum Zerreißen. Größere Blasen können sich nach einiger Zeit trüben und haben manchmal eine zentrale Delle. Da sich das Exanthem in 1–3 Tagen schubweise entwickelt, findet man nebeneinander kleine rote Papeln, frische Bläschen und abtrocknende, mit einer Kruste bedeckte Effloreszenzen. Dieses »Bild einer Sternkarte« ist charakteristisch und erleichtert die Diagnose. Das Exanthem ist am dichtesten am Rumpf, weniger befallen sind die Extremitäten. Im Gesicht sind fast immer Bläschen zu sehen, daneben kommt es oft zum Befall der Mundschleimhaut, manchmal auch der Konjunktiven und der Genitalschleimhaut. Die Schleimhautbläschen mazerieren nach kurzer Zeit; es finden sich dann kleine Ulzera, die ziemlich schmerzhaft sein können, so dass die Kinder nicht essen wollen. Nach einigen Tagen trocknen alle Effloreszenzen ab, die Krusten bleiben aber noch 7–10 Tage

haften, sind aber nicht infektiös. Wenn sie abgefallen sind, ist oft für längere Zeit eine depigmentierte Stelle zu sehen. Ist es durch Zerkratzen zur bakteriellen Superinfektion des Bläscheninhalts gekommen, so können weiße kreisrunde oder ovale Narben zurückbleiben. Oft verlaufen die Windpocken afebril, andererseits können, vor allem bei Erwachsenen und speziell bei Schwangeren, schwere Verlaufsformen mit tagelang anhaltendem Fieber vorkommen.

Differenzialdiagnose Andere Krankheiten mit bläschenförmigen Eruptionen kommen in Frage (◼ Tab. 8.2). Die virolo-

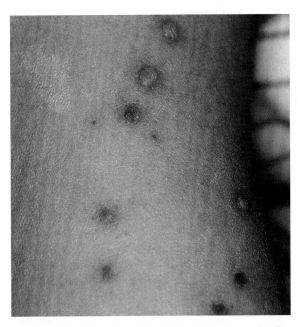

◼ Abb. 8.10 Windpocken. Varizelleneffloreszenzen in unterschiedlichen Entwicklungsstadien am Rumpf (sog. Heubner-Sternenhimmel)

gische Diagnostik (IgM-Antikörper oder PCR aus Bläscheninhalt) erlaubt eine Unterscheidung gegenüber dem durch Herpes-simplex-Virus verursachten Ekzema herpeticatum, für das in der Anamnese wichtig ist, dass die Effloreszenzen im Bereich eines bereits bestehenden Ekzems auftreten.

Therapie Windpocken werden bei gesunden Kindern nur symptomatisch behandelt (Lokalbehandlung mit Lotionen gegen Juckreiz). Bei Patienten mit Immunsuppression oder anderem medizinischem Risiko ist eine intravenöse Aciclovir-Therapie zu erwägen.

Komplikationen Durch bakterielle **Sekundärinfektionen** der Varizellenbläschen können Komplikationen entstehen (Pneumonie, Otitis, Nephritis). Es kann außerdem 3–10 Tage nach der akuten Phase zum Auftreten einer zerebellären Varizellenenzephalitis kommen, die zwar in der Regel eine günstige Prognose hat, aber in Einzelfällen zu Defektheilungen führt. Schwere Verlaufsformen, mit hämorrhagischer Komponente des Exanthems und tödlichem Ausgang, können bei Immundefekten, unter Kortison- und Zytostatikatherapie auftreten (◻ Abb. 8.11). Es kommt dabei infolge Resistenzminderung zu einer massiven Virusausbreitung insbesondere in Lunge, Leber und Milz. Kinder, die lange mit Kortison behandelt werden, müssen deshalb gezielt vor einer Windpockeninfektion geschützt werden (Immunglobulin und Impfung). Auch wiederholte Erkrankungen sind unter einer Kortisontherapie möglich. Schwere nekrotisierende Streptokokken- oder Staphylokokkeninfektionen (Abszesse, nekrotisierende Fasziitis) werden immer wieder bei Varizellen beobachtet und gelten als grampositive Schockäquivalente, hervorgerufen durch sog. bakterielle Superantigene.

Gürtelrose (Herpes zoster)

Beim Zoster handelt es sich um die **Zweitmanifestation** der Varizellen bei Menschen, die nach zurückliegender Varizelleninfektion eine Reaktivierung des latenten Virus durchmachen.

Klinik Durch eine Reinfektion oder Reaktivierung von latent im Organismus verbliebenen Varizellenviren kommt es zu örtlich begrenzten Eruptionen von dicht stehenden Bläschen (◻ Abb. 8.12). Im Bläscheninhalt lässt sich Varizellenvirus nachweisen (PCR). Die fast immer einseitige, bandförmige Anordnung der Effloreszenzen im Bereich eines Dermatoms deutet darauf hin, dass die Erkrankung von den hinteren Nervenwurzeln oder Ganglien ausgeht. Es kann jedes Nervensegment befallen sein, am häufigsten sind es Thorax sowie Nacken-, Schulter- und Armregionen. Es kann aber auch zum Befall von Hirnnerven kommen (Trigeminus, Zoster ophthalmicus, Zoster oticus). Seltener erfolgt eine Aussaat über den ganzen Körper (Zoster generalisatus). Eine Unterscheidung von Varizellen ist dann durch den serologischen Befund mit raschem Anstieg der IgG-Antikörper bei fehlendem oder sehr niedrigem IgM möglich. Bei normalem Verlauf trocknen die Effloreszenzen nach 1–2 Wochen ein. Nach weiteren 2–3 Wochen stoßen sich die gelb-braunen Borken unter Hinterlassung von depigmentierten Narben ab. Postinfektiöse Neuralgien sind bei Kindern sehr viel seltener als bei Erwachsenen.

Therapie Die Therapie des Zosters besteht in symptomatischen Maßnahmen wie der Linderung des Juckreizes bzw. der Neuralgien und der Verhütung einer Superinfektion. Bei bedrohlichen Infektionen (z. B. immunsupprimierte Patienten) wird Aciclovir (intravenös) gegeben.

◻ **Abb. 8.11 Ausgeprägte Varizellen.** Ungewöhnlich starke Pustelbildung, z. T. schon Krustenstadium, bei einem immunsupprimierten Leukämiepatienten

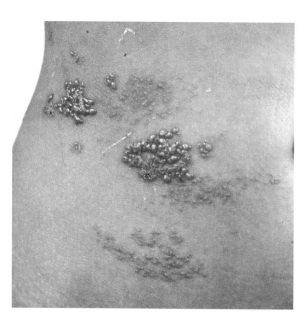

◻ **Abb. 8.12 Varicella-Zoster-Infektion (Gürtelrose).** Gruppenförmig zusammenstehende Bläschen, die sich über mehrere Dermatome verteilen

Prophylaxe Eine Expositionsprophylaxe (Isolierung) umfasst die 5 Tage nach Exanthemausbruch, in denen ein Erkrankter kontagiös ist. Eine Lebendimpfung gegen Varizellen ist verfügbar und wird seit einigen Jahren im Impfkalender für alle Kinder ab dem 12. Lebensmonat empfohlen. Mit hochtitrigen Hyperimmunglobulinen kann innerhalb 48–72 h eine erfolgreiche Expositionsprophylaxe durchgeführt werden.

Herpes-simplex-Infektionen

Das Herpes-simplex-Virus ist für eine Reihe verschiedener Infektionen verantwortlich. Serologisch kann man HSV-1 (Herpes simplex labialis) und HSV-2 (Herpes simplex genitalis) unterscheiden.

Infektionen durch das HSV-1 (Herpes simplex labialis)

Infektionen mit dem Herpes-simplex-Virus sind weit verbreitet: über 60 % der erwachsenen Bevölkerung haben Herpesantikörper. Ein großer Teil der Infektionen verläuft inapparent. Nach Reaktivierung des in sensorischen Spinalganglien persistierenden Virus gehen aus der latenten Infektion lokale Krankheitsmanifestationen hervor. Auslösend sind hauptsächlich hochfieberhafte Erkrankungen, besonders häufig bakterielle Pneumonien und Meningitiden, aber auch physikalische Reize, wie Sonnenbestrahlung, Änderungen der Resistenzlage oder Menstruation.

Die **Gingivostomatitis herpetica (Stomatitis aphthosa)** tritt bei Kindern zwischen dem 1. und 3. Lebensjahr nach einer Inkubationszeit von 3–7 Tagen mit hohem Fieber und der Bildung von zahlreichen Bläschen auf der Mund- und Rachenschleimhaut auf, die rasch mazerieren und als multiple Ulzerationen mit blutigem Blasengrund imponieren (■ Abb. 8.13a,b). Sie sind sehr schmerzhaft, so dass die Nahrungsaufnahme verweigert wird. Örtliche Lymphknoten sind schmerzhaft geschwollen. Nach 5–7 Tagen reinigen sich die Schleimhautulzera, die Temperatur normalisiert sich, und die Krankheit heilt aus.

Beim **Ekzema herpeticatum**, einer infektiösen Komplikation des atopischen Ekzems, breitet sich das Herpesvirus auf ekzematös veränderter Haut aus und führt zu dicht stehenden bläschenförmigen Eruptionen (■ Abb. 8.14).

Die **nekrotisierende Herpesenzephalitis** ist die bedrohlichste Herpes-simplex-Infektion. Durch die frühzeitige Aciclovirbehandlung kann die Letalität auf etwa 20 % gesenkt werden, allerdings mit einer etwa 30 %igen Defektheilungsrate.

Der **Herpes simplex labialis** beginnt mit einer juckenden Hautrötung perioral. Rasch entwickeln sich dichtstehende kleine Bläschen mit klarem Inhalt, die nach 2–3 Tagen eintrocknen, verschorfen und ohne Narbenbildung abheilen (■ Abb. 8.13a). Es besteht eine hohe Rezidivfrequenz.

Die **Keratoconjunctivitis herpetica** ist eine oft langwierige Krankheit, die sich hauptsächlich in der gefäßlosen Kornea abspielt und nicht selten zu Hornhauttrübungen mit Visusverminderung führt.

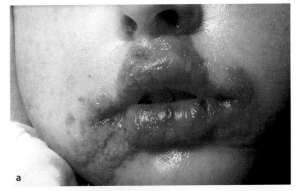
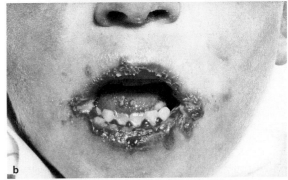
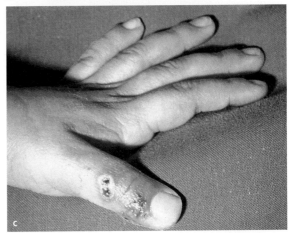

■ **Abb. 8.13a–c Herpes simplex labialis. a** Ausgeprägte Herpes-simplex-labialis-Infektion mit Befall der Mundschleimhaut (Stomatitis aphthosa). **b** Stomatitis aphthosa: Herpes-simplex-labialis-Infektion mit Gingivostomatitis. **c** Abheilende Herpes-simplex-Effloreszenzen am Daumen eines daumenlutschenden Kindes mit einem Herpes simplex labialis

Infektionen durch das HSV-2 (Herpes simplex genitalis)

Klinik Das Herpes-simplex-genitalis-Virus wird venerisch übertragen und erzeugt bei Mann und Frau eine Haut-Schleimhaut-Infektionen im Genitalbereich, die zu Rezidiven neigen. **Neugeborene** können bei Durchtritt durch die Geburtswege einer primär infizierten Frau, die noch keine Antikörper gebildet hat, infiziert werden (■ Abb. 8.15). Die Letali-

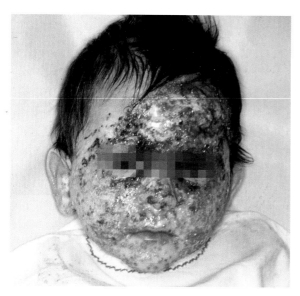

⬛ Abb. 8.14 Ekzema herpeticatum Kaposi. Herpes-simplex-Infektion auf dem Boden eines Ekzems. Erfolgreiche Behandlung mit Aciclovir

tät des Neugeborenen liegt bei 30 %, wenn nicht sofort mit Aciclovir behandelt wird.

8.2.3 Viruskrankheiten ohne obligates Exanthem

Mumps (Parotitis epidemica, Ziegenpeter)

Mumps ist eine Viruskrankheit, die hauptsächlich die Speicheldrüsen befällt und eine dauerhafte Immunität hinterlässt.

Erreger Das Mumpsvirus gehört zur Gruppe der Paramyxoviren.

Inkubationszeit Sie beträgt 2–4 Wochen. Die Patienten sind bereits ca. 5 Tage vor Auftreten der Speicheldrüsenschwellung bis zur endgültigen Abschwellung (ca. 8 Tage) infektiös.

Übertragung Das Virus wird in Speichel, Urin und Muttermilch ausgeschieden und durch Tröpfchen verbreitet. Eintrittspforte ist die Mundschleimhaut. Befallen werden hauptsächlich Kinder zwischen dem 4. und 10. Lebensjahr. Der Kontagionsindex ist hoch, der Manifestationsindex dagegen relativ niedrig. Etwa 50 % aller Mumpsinfektionen verlaufen inapparent, hinterlassen aber trotzdem Immunität.

Klinik Charakteristisch ist die entzündliche schmerzhafte Schwellung der Ohrspeicheldrüsen. Nach einem uncharakteristischen 1- bis 2-tägigen Prodromalstadium, aber auch ohne Vorboten, kommt es zur Anschwellung einer Parotisdrüse. Dabei klagen die Kinder oft über Schmerzen beim Kauen, in den Ohren oder beim Bewegen des Kopfes. In ¾ der Fälle folgt 1–2 Tage später die Schwellung der anderen Seite. Das Gesicht

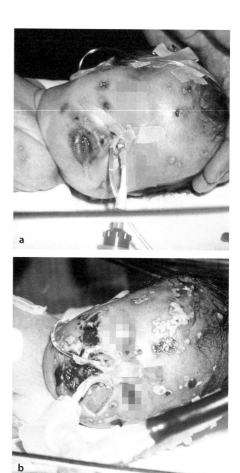

⬛ Abb. 8.15 Intrapartum übertragene Herpes-simplex-genitalis-Infektion auf ein Neugeborenes (Herpes-simplex-Sepsis: nekrotisierende Hauteffloreszenzen, aus denen das Virus nachgewiesen werden konnte. Die Mutter war an einem Herpes genitalis erkrankt

der Patienten bietet dann ein typisches Bild: Die Ohrläppchen stehen ab, über der teigigen Schwellung der Drüsen ist die Haut ödematös und gespannt (⬛ Abb. 8.16a). Die Einmündung des Ductus parotidis in der Wangenschleimhaut ist oft gerötet und geschwollen. Die submaxillaren und sublingualen Speicheldrüsen können mitbetroffen, gelegentlich aber auch isoliert befallen sein. Die Kinder fiebern um 38°C, nicht selten verläuft die Krankheit aber afebril, nach einigen Tagen geht die Schwellung zurück.

Diagnostik An Laborbefunden findet man erhöhte Amylase- und vor allem Lipasewerte im Blut infolge Pankreasbeteiligung. Die Diagnose wird durch spezifische IgM-Antikörper bestätigt.

Differenzialdiagnose Eitrige Parotitiden, Lymphadenitiden oder Sekretstauungen durch Speichelsteine kommen in Frage. Die toxische Diphtherie mit periglandulären Ödemen (Caesarenhals) kann nur bei oberflächlicher Untersuchung zur Verwechslung Anlass geben.

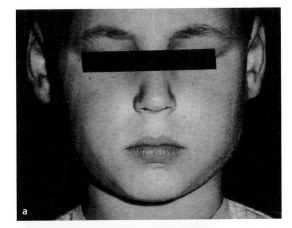

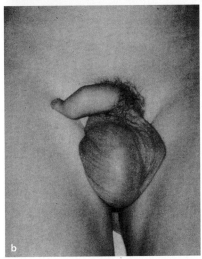

◻ Abb. 8.16a,b 12-jähriger Junge mit Mumps. a Beidseitiger Befall der Parotis (5. Krankheitstag); **b** beginnende Orchitis (Bildarchiv für Medizin München)

Komplikationen Im Kindesalter ist eine blande verlaufende **seröse Meningitis** mit Zellvermehrung im Liquor bis zu 500/mm³ mononukleären Zellen häufigste Komplikation. Es können aber auch Meningoenzephalitiden mit Benommenheit, Erbrechen und neurologischen Ausfällen auftreten. Dabei kann es zur Beteiligung des N. vestibulocochlearis mit nachfolgender Taubheit kommen. Etwa die Hälfte der Mumpspatienten weist Liquorveränderungen auf, auch wenn klinisch keine Meningitis vorliegt. Andererseits wird ein großer Teil der ätiologisch unklaren Fälle von seröser Meningitis durch eine sonst inapparent verlaufende Mumpsinfektion hervorgerufen. Das Mumpsvirus kann außerdem andere drüsige Organe befallen, z. B. Pankreas, Thymus, Thyreoidea oder Tränendrüsen. Der Zusammenhang zwischen Erstmanifestation eines Diabetes mellitus Typ 1 und einer Mumpserkrankung ist nicht gesichert. Die von der Pubertät an nicht seltene Orchitis mit Epididymitis (in ca. 20 %) ist gekennzeichnet durch eine ein- oder doppelseitige schmerzhafte Hodenschwellung, in ca. 10 % mit nachfolgender Hodenatrophie und Sterilität

(◻ Abb. 8.16b). Differenzialdiagnostisch ist an eine Hodentorsion zu denken. Die Prognose der Mumps ist auch in komplizierten Fällen meistens gut.

Therapie Therapeutisch kommen nur symptomatische Maßnahmen, wie milde lokale Wärme und Analgetika in Frage. Bei ausgeprägter enzephalitischer Komponente und vor allem bei Orchitis ist eine Kortikosteroidbehandlung indiziert.

Die aktive Impfung erfolgt ab dem 12. Lebensmonat in Kombination mit Masern und Röteln sowie der Varizellenimpfung (► Abschn. 8.1.6) und wird im 2. Lebensjahr (MMRV) wiederholt.

Mononucleosis infectiosa (Pfeiffer-Drüsenfieber, Epstein-Barr-Virusinfektion)

Die infektiöse Mononukleose ist eine akute Erkrankung des lymphatischen Systems mit typischem Blutbild.

Erreger Der Erreger ist das zu den Herpesviren zählende Epstein-Barr-Virus (EBV). Das Burkitt-Lymphom und das Nasopharynxkarzinom enthalten das EBV-Genom als Hinweis auf eine mögliche onkogene Potenz des Virus.

Übertragung Sie erfolgt meist durch Speichel (»kissing disease«), selten durch Transfusion oder Organtransplantation. Die Durchseuchung der Bevölkerung erreicht fast 100 %.

Inkubationszeit Sie beträgt 1–2 Wochen. Befallen werden Kinder und Erwachsene. Die Erkrankung hinterlässt Immunität. Wie allen Viren der Herpesgruppe kommt auch dem EB-Virus die Eigenschaft der Persistenz im Gewebe, vor allem in lymphatischen Zellen zu.

Klinik Das klinische Bild der infektiösen Mononukleose ist vielfältig. Bei Kindern wird meistens der Symptomenkomplex Fieber, Tonsillitis, generalisierte Lymphknotenhyperplasie und Milzvergrößerung beobachtet. Das **Fieber** kann anfangs ohne Symptome auftreten und dann nach Ausbildung der typischen Symptomatik remittierend oder intermittierend tage- oder wochenlang anhalten. Die **Tonsillitis** kann vielgestaltig sein. Oft bestehen flächenhafte, schmutzig-graue oder gelbliche Beläge, manchmal sieht man aber nur eine katarrhalische Rötung der Tonsillen oder einzelne Stippchen. Oft findet sich ein hämorrhagisches Enanthem aus stecknadelkopfgroßen Petechien am weichen Gaumen. Die **Lymphknotenschwellungen** finden sich vorzugsweise am Hals, aber auch in den Achselhöhlen, den Leistenbeugen und nicht selten auch intrathorakal, wo sie röntgenologisch als Vergrößerung der Hilusfigur nachweisbar sind. Die Milz ist in den meisten Fällen vergrößert.

An sonstigen Symptomen werden uncharakteristische, polymorphe Exantheme, Lidödeme und katarrhalische Erscheinungen mit Husten und Schnupfen beobachtet. Die Kinder machen anfangs einen deutlich kranken Eindruck und erholen sich relativ langsam, manchmal erst nach 2–3 Wochen.

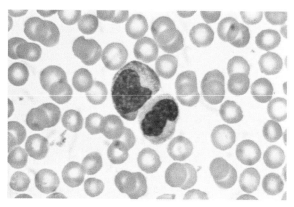

Abb. 8.17 Typisches Blutbild bei Mononukleose (Morbus Pfeiffer) mit lymphoiden »Drüsenfieberzellen«

8

Diagnostik Das Blutbild (■ Abb. 8.17) klärt häufig die Diagnose: Die Leukozytenzahl kann erhöht sein, im Ausstrich findet sich ein starkes Überwiegen der Lymphozyten, Monozyten und Plasmazellen, 5–20 % der mononukleären Zellen sind »Drüsenfieberzellen« (»Reizformen«). Diese Zellen sind bei der üblichen Färbung relativ groß und haben einen exzentrischen gelappten Kern in einem dunkelgrau-blauen Plasma mit Vakuolenbildung; es sind spezifische T-Lymphozyten (Killerzellen).

Für die Diagnose ist der **Antikörpernachweis** (ELISA oder Immunoblot) von Bedeutung. Die Serologie kann zwischen akuter, chronischer und reaktivierter Infektion unterscheiden. Bei Immunsupprimierten kann die Viruslastbestimmung im Blut mittels quantitativer Polymerasekettenreaktion (PCR) sinnvoll sein.

Differenzialdiagnose Erkrankungen mit akuter Tonsillopharyngitis (Streptokokkeninfektion, Diphtherie) oder akuter Lymphknoten- und Milzvergrößerung (Leukämie) müssen abgegrenzt werden. Das Exanthem ist meist morbilliform.

Therapie Bei gesicherter Diagnose ist nur eine symptomatische Behandlung erforderlich (Antipyretika). Aufgrund des Verdachts auf eine bakterielle Tonsillitis oder bakterielle Superinfektionen werden oft Antibiotika eingesetzt, jedoch lässt sich die Grundkrankheit dadurch nicht beeinflussen. Die Gabe von Ampicillin bei Mononucleosis infectiosa führt mit großer Häufigkeit zu einem stark juckenden morbilliformen Arzneimittelexanthem.

Komplikationen Es werden Myokarditis, Meningoenzephalitis und Polyneuritis beobachtet. Im Kindesalter treten diese allerdings selten auf, nur ausnahmsweise kommt es zu einer Hepatitis.

Prognose Die Prognose ist gut.

8.2.4 HIV-Infektionen und AIDS (Acquired Immune Deficiency Syndrome)

Übertragungswege Im Kindes- und Jugendalter können die Erreger von AIDS, die humanen Immundefektviren (HIV 1 und HIV 2), auf folgenden Wegen übertragen werden:
- von infizierten Müttern auf Kinder im Mutterleib oder unter der Geburt
- beim Stillen
- über infizierte Nadeln und Transfusionsbestecke
- über Transplantate
- durch Geschlechtsverkehr
- durch sexuellen Missbrauch
- über Gerinnungskonzentrate (bei Blutern) und andere Blutprodukte

Nachdem durch effektive Hitzebehandlung von Gerinnungskonzentraten und Antikörpertestung aller Blutspender kaum noch Infektionen über Blutprodukte auftreten werden, wird sich in Zukunft die Zahl der pädiatrischen Patienten parallel zur Zahl der HIV-infizierten Schwangeren entwickeln.

Erreger HIV sind Retroviren (RNS-Viren), die ihre Erbinformation mittels reverser Transkription in das menschliche Genom (DNS) einspeichern können und eine chronische Infektionskrankheit mit zunehmendem Immundefekt hervorrufen.

Pathogenese Wenn das HIV in den menschlichen Organismus eingedrungen ist, reagiert es spezifisch mit einem zellulären Rezeptor (CD4 = cluster of differentiation 4), der vorwiegend auf T-Helfer-Zellen, seltener auf Makrophagen, Nervenzellen u. a. exprimiert ist. Nachdem von der Virus-RNS mittels einer reversen Transkriptase eine DNS-Kopie angefertigt worden ist, kann diese in die menschliche DNS eingebaut werden. Mittels Transkription wird wieder Virus-RNS und schließlich ein neues HIV gebildet, das dann die Wirtszelle verlässt und neue Zellen infiziert. Folge dieser Virusausbreitung ist ein komplizierter Immundefekt, der vor allem B-Zellen, T-Zellen, Monozyten und Makrophagen betrifft. Die klinischen Symptome sind Folge dieses Immundefektes, mit Ausnahme der AIDS-Enzephalopathie, die durch HIV selbst hervorgerufen wird.

Die wichtigsten **immunologische Befunde** sind:
- **B-Zell-System:** Immunglobuline, insbesondere IgG und IgA, erhöht, spezifische Antikörper, z. B. nach Impfung, vermindert
- **T-Zell-System:** T-Helfer-Zellen (CD4 positiv) zunehmend vermindert, Verlust von helferzellabhängigen Funktionen

Klinik Die klinischen Symptome definieren die Krankheitsstadien nach der CDC-(Centers for Disease Control)Klassifikation:
- **Kategorie N:** Keine Symptome
- **Kategorie A:** Lymphadenopathie, Hepatosplenomegalie, Dermatitis, Parotisschwellungen, rezidivierende Infektionen der oberen Luftwege, Sinusitis oder Otitis media

- **Kategorie B**: Fieber > 1 Monat, Anämie, Leukopenie, Thrombopenie, Karditis, lymphoide interstitielle Pneumonie, Hepatitis, Nephropathie, Diarrhö, CMV-Infektion, H.-simplex-Infektionsrezidive, Zoster, komplizierte Windpocken, Meningitis, Pneumonie, Sepsis, persistierende Candidose, Toxoplasmose, Leiomyosarkom
- **Kategorie C**: AIDS-definierende Erkrankungen wie z. B. Pneumocystis-jiroveci-Pneumonie, primäre ZNS-Lymphome u. v. a.

Zusätzlich wird die altersbezogene T-Zellzahlverminderung zur CDC-Klassifikation der HIV-Infektion bei Kindern unter 13 Jahren herangezogen.

Diagnostik Bei einer von der Mutter übertragenen Infektion können beim Neugeborenen und Säugling die diaplazentar übertragenen mütterlichen HIV-IgG-Antikörper diagnostisch nicht verwertet werden. In diesem Alter muss der direkte quantitative Virusnachweis mit PCR versucht werden.

Therapie Wesentlich ist die frühzeitige Erkennung und konsequente Behandlung von Infektionen aller Art. Moderne HIV-Therapieschemata haben, mit Kombinationen aus mindestens 3 antiretroviral wirksamen Substanzen, eine hohe Effektivität und lebensverlängernde Wirkung. Bei risikoadaptierter antiretroviraler Therapie (HAART) einer HIV-infizier-

ten Schwangeren und prophylaktischer Gabe des Nukleosidanalogons Zidovudin an das Neugeborene, zusammen mit einer Schnittentbindung, beträgt die vertikale Transmissionsrate auf das Neugeborene nur noch 1–2 %. Eine Heilung oder einen Impfstoff gibt es bis heute nicht.

8.2.5 Virusinfektionen der Luftwege

Im Kindesalter spielen sich die meisten Infektionen an den Luftwegen ab. Im Durchschnitt macht jedes Kind jährlich mehrere derartige »Infekte« durch. Bevorzugt sind die Herbst- und Wintermonate.

Die vielfältigen Erkrankungen wie Rhinitis, Pharyngitis, Tonsillitis, Laryngitis, Tracheitis und Bronchitis werden als »grippale Infekte«, »Nasen-Rachen-Infekte« oder einfach »Virusinfekte« zusammengefasst und von verschiedenen Erregern hervorgerufen (◘ Tab. 8.3). Diese Virusinfektionen haben eine **Inkubationszeit** zwischen 2 und 7 Tagen und eine hohe Infektiosität gemeinsam, wobei Eintritts- und Austrittspforte meist der Respirationstrakt ist.

Grippe durch Influenzavirus

Erreger Influenzaviren sind Orthomyxoviren und werden den Typen A, B und C zugeordnet. Schwere Grippeinfektionen können bei Ausbrüchen der Influenzavirusstämme A oder B

◘ **Tab. 8.3** Erreger von Virusinfektionen der oberen und unteren Luftwege

Virusgruppe	Wichtige Typen	Symptome		
		Mundhöhle, Luftwege und Lunge	ZNS	Sonstige Organe
Myxoviren				
Influenza	A, A$_1$, A$_2$, B, C	Epidemische und endemische Grippe, Pneumonie	Enzephalitis	–
Parainfluenza	1–4	Rhinopharyngitis, Tracheobronchitis, Pneumonie, Krupp	Enzephalitis	–
RS-Viren	A, B	Rhinopharyngitis, Bronchiolitis, Pneumonie	–	–
Rhinoviren	1–30	Rhinopharyngitis, Tracheobronchitis, Pneumonie	–	Konjunktivitis
Adenoviren	1, 2, 5, 6	Endemisch Pharyngitis, Lymphadenitis, Infektionen von Gaumen- und Rachenmandeln	–	–
	3, 4, 7	Epidemisch	–	Pharyngokonjunktivalfieber
	7 a, 14, 21	Rhinopharyngitis, Pneumonie	–	Enteritis, Exantheme
Reoviren	1–3	Rhinopharyngitis	–	Otitis, Enteritis
Enteroviren				
ECHO-Viren	1–31	Rhinopharyngitis	Meningitis	Enteritis, Exantheme
Coxsackie A	1–23	Rhinopharyngitis, »Herpangina«	Meningitis	Exantheme
Coxsackie B	1–6	–	–	Epidemische Myalgie (Pleurodynie), Myokarditis
Polioviren	1–3	Rhinopharyngitis	Myelomeningoenzephalitis	–

auftreten, während Influenza-Virustyp C für Menschen weniger gefährlich ist. Weltweite Ausbrüche sind in jahrzehntelangen Abständen aufgetreten.

Klinik Das Fieber steigt unter Schüttelfrost überfallartig an, die Patienten leiden unter Kopf-, Rücken-, Kreuz- und Gliederschmerzen. Zum Gefühl des »Wundseins« im Hals und den Schmerzen hinter dem Brustbein kommt ein quälender, hartnäckiger trockener Husten.

Therapie In der Regel werden Influenzavirusinfektionen bei Kindern symptomatisch behandelt. Neuraminidase-Hemmstoffe, z. B. Zanamivir (zugelassen ab 5 Jahren) oder Oseltamivir (zugelassen ab 1 Jahr), werden in schweren Erkrankungsfällen oder bei Hochrisikopatienten therapeutisch verwendet.

Komplikationen Sie entstehen vor allem durch bakterielle Infektionen mit Haemophilus influenzae, Pneumokokken und Staphylokokken. Sie führen zur stenosierenden **Laryngotracheitis** (Grippekrupp), zur nekrotisierenden **Tracheobronchitis** und zur **Grippepneumonie**. Die Letalität war vor allem bei der Pandemie von 1918 erschreckend hoch (weltweit 20 Millionen Tote), die »Asiatische Grippe« von 1957 verlief weniger schwer. Zuletzt sorgte die von Mexiko ausgehende »Neue Grippe« mit dem Erreger H1N1 im Jahr 2009 für große internationale Beunruhigung, verlief aber in Mitteleuropa trotz einzelner schwerer Fälle insgesamt milder als erwartet.

Impfungen mit lebenden oder inaktivierten Viren sind zur Influenza-Prophylaxe verfügbar.

Parainfluenzaerkrankungen

Sie sind in Deutschland endemisch und führen zu weniger dramatischen Ausbrüchen. Klinisch beobachtet man fieberhafte Pharyngitiden, Bronchitiden und Pneumonien. Typ 1 und 2 sind für etwa die Hälfte der Fälle von stenosierender Laryngitis (Pseudokrupp) bei Kleinkindern verantwortlich.

RS-Viruserkrankungen

Die Bezeichnung leitet sich von »Respiratory Syncytial Virus« her. Der zytopathogene Effekt des Virus bedingt in vitro die Bildung von großen synzytialen Verbänden. Vor allem obstruktive Bronchiolitiden von Säuglingen und Kleinkindern (▶ Kap. 13.7.5) werden überwiegend durch RS-Viren ausgelöst. In schweren Fällen muss eine symptomatische Therapie erfolgen (O_2-Gabe, Beta-2-Sympathikomimetika), bei Frühgeborenen und Hochrisikopatienten kann in schwersten Fällen eine antivirale Behandlung mit Ribavirin erfolgen. Zur Prophylaxe ehemaliger Frühgeborener wird bei strenger Indikationsstellung ein humanisierter monoklonaler Antikörper (Palivizumab) empfohlen. Eine aktive Impfung ist bisher nicht zugelassen.

Adenoviruserkrankungen

Nicht alle Serotypen sind pathogen. Fieber und grippale Symptome sind führend. Schwere Pneumonien mit persistierenden Lungenschäden (Bronchiektasien) betreffen bevorzugt Immundefekte. Gastroenteritiden treten ebenfalls auf, mesenteriale Lymphadenitiden können zur Darminvagination führen.

8.2.6 Viruskrankheiten mit bevorzugter Beteiligung des ZNS

Poliomyelitis (»Kinderlähmung«)

Die Poliomyelitis ist eine akute Infektionskrankheit, bei der es durch Befall des ZNS zu schlaffen Lähmungen kommen kann.

Erreger Die Erreger sind Polioviren, von denen es die 3 Serotypen I, II und III gibt. Sie gehören zur Gruppe der Enteroviren.

Übertragung Die Übertragung der Poliomyelitis erfolgt meist durch Schmierinfektion, bei engem Kontakt, von Mensch zu Mensch. In Gegenden mit geringem zivilisatorischen Standard wurden die Kinder frühzeitig durchseucht (»Kinderlähmung«), die Erkrankung verläuft dabei meist inapparent.

Inkubationszeit Sie beträgt im Allgemeinen 1–2 Wochen.

Epidemiologie In der BRD wurden bis 1960 pro Jahr 2000–4000 Fälle gemeldet, seit Einführung der Impfung (▶ Abschn. 8.1.6) sank die Zahl praktisch auf Null ab. Durch Impfprogramme der WHO konnten viele Regionen weltweit für »poliofrei« erklärt werden (Europa seit 2002).

Pathogenese Nach der Infektion vermehrt sich das Virus im Epithel und im lymphoretikulären Gewebe des Pharynx und des Darmkanals. Meist bleibt die Erkrankung inapparent, hinterlässt aber eine typenspezifische Immunität. Gelangt das Virus durch die Blut-Liquor-Schranke, wird vor allem die graue Substanz (motorische Vorderhornzellen) befallen (polios: grau).

Klinik Die **Initialphase** der manifesten Erkrankung geht mit katarrhalischen Erscheinungen der Luftwege und Durchfall einher. Nach einem **Latenzstadium** setzt das **präparalytische Stadium** mit meningitischen Symptomen ein. Nur etwa jede 100.–200. Infektion führt zu Lähmungen, d. h. zum **paralytischen Stadium** (◻ Abb. 8.18).

Bei der **spinalen Form** sind bevorzugt die Beine betroffen (◻ Abb. 8.19), danach erst Arme und Rumpfmuskulatur. Beim Befall der Interkostalmuskeln entsteht eine periphere Atemlähmung (◻ Abb. 8.20). Bei der **bulbär-pontinen** Form kann es zur prognostisch ungünstigen zentralen Atemlähmung kommen.

Diagnostik Im Liquor findet sich eine Pleozytose von 10 bis zu einigen 100 überwiegend polynukleären Zellen. Die Eiweißvermehrung ist zu Beginn gering. Der Zuckergehalt des Liquors ist normal oder sogar erhöht.

Das Virus kann aus Rachenspülwasser oder Stuhl isoliert werden. Ein Anstieg der neutralisierenden und komplementbindenden Antikörper innerhalb von 14 Tagen stützt die Diagnose.

Therapie Eine spezifische Therapie gibt es nicht.

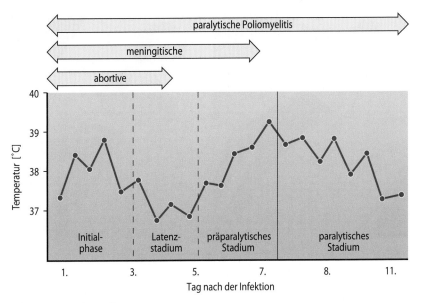

Abb. 8.18 Krankheitsverlauf bei Poliomyelitis

Prognose Etwa in jedem 2. Fall von paralytischer Poliomyelitis bleiben Restlähmungen bestehen.

Prophylaxe Die früher mit der oralen Schluckimpfung (Sabin) und seit 1998 mit dem inaktivierten Totimpfstoff (Salk) durchgeführte Impfprophylaxe ist von größter Wirksamkeit.

Coxsackieviruserkrankungen

Coxsackieviren gehören zur Gruppe der Enteroviren (■ Tab. 8.3). Die wichtigsten Erkrankungen, die durch sie hervorgerufen werden, sind die **Herpangina** (Fieber, Halsschmerzen,

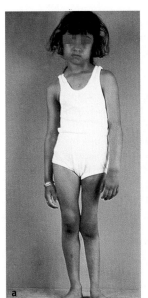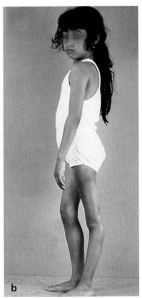

Abb. 8.19a,b Folgezustand nach Poliomyelitis

Bläschen am Gaumen), die **Sommergrippe** (Fieber, Pharyngitis, Tonsillitis, Rhinitis) und die **Hand-Fuß-Mund-Krankheit** (■ Abb. 8.21).

Die **Bornholmsche Krankheit** (Pleurodynie mit Fieber, Muskelschmerzen, abdominellen Beschwerden) wird von Erregern der Serogruppe B verursacht.

> Coxsackieviren können Myokarditiden, aseptische Meningitiden, Gastroenteritiden und respiratorische Infektionen hervorrufen.

ECHO-Viruserkrankungen

Ebenfalls zur Gruppe der Enteroviren gehören die ECHO-Viren (**Enteric Cytopathogenic Human Orphanvirus**) (■ Tab. 8.3). Sie rufen die gleichen Krankheitsbilder hervor wie die Coxsackieviren. Beide Virusgruppen verursachen wegen ihrer hohen Kontagiosität häufig nosokomiale Infektionen.

8.2.7 Zytomegalievirusinfektion

Erreger Die Erreger sind Zytomegalieviren (CMV), die zur Gruppe der Herpesviren gehören. CMV-Infektionen führen zu einer hohen Durchseuchung in der Bevölkerung.

Übertragung Sie erfolgt durch Blut (Transfusion), Speichel, Urin, genitale Sekrete, Spermien und Muttermilch. Die Primärinfektion einer Schwangeren kann zur fetalen Infektion führen (siehe TORCH, ► Kap. 4.10.1) (■ Abb. 8.22). Bis zu ca. 1 % aller Neugeborenen werden bei der Geburt infiziert, von ihnen erkranken etwa 10 % mit Symptomen, weitere 10 % nach einem z. T. monatelangen Intervall.

Klinik Die **akute Infektion** beginnt mit Fieber, gefolgt von Krankheitsgefühl, generalisierten Lymphknotenschwellungen

8

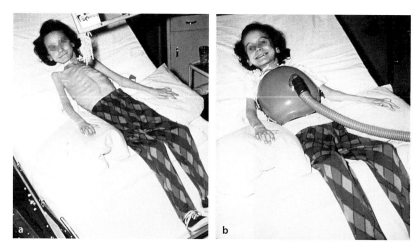

☐ **Abb. 8.20a,b Poliomyelitis. a** Schwerer und ausgedehnter Folgezustand mit schlaffen Lähmungen und Muskelatrophie. **b** Mechanische Atemhilfe

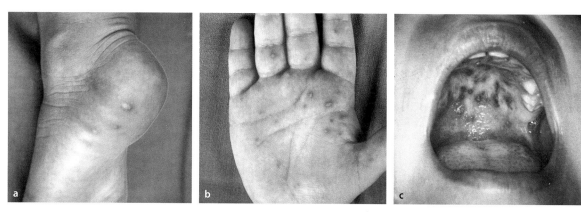

☐ **Abb. 8.21 Papulovesikuläre Effloreszenzen an a Fuß- und b Handflächen sowie am c Gaumen bei Coxsackie-A-Virusinfektion (Hand-Fuß-Mund-Krankheit)**

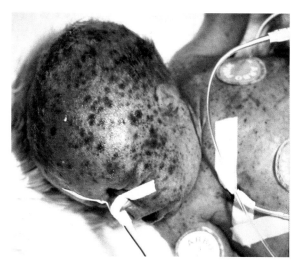

☐ **Abb. 8.22 Angeborene schwere Zytomegalieinfektion eines Neugeborenen mit schwerer Verbrauchskoagulopathie und Hautblutungen** (sog. »Blue-Berry-Muffin«-Phänomen, amerikanischer Blaubeerkuchen)

und einer Hepatosplenomegalie. Immundefekte Patienten (z. B. AIDS-Kranke, Immunsupprimierte, Transplantatempfänger) können Pneumonien, nekrotisierende Retinitiden oder Enterokolitiden erleiden.

Diagnostik Der Antigennachweis ist in Körperflüssigkeiten möglich (CMV-Antigen pp 65, CMV-early-antigen, CMV-PCR).

Therapie und Prophylaxe Die Behandlung mit Ganciclovir ist bei klinisch relevanten Infektionen angezeigt. Mit Hyperimmunglobulinen ist die Infektionsprophylaxe möglich. Leukozytenfilter reduzieren das Infektionsrisiko der Bluttransfusion. Ein Lebendimpfstoff ist in Entwicklung.

8.2.8 Rotavirusinfektionen

Erreger Rotaviren sind RNS-Viren mit den Gruppen A–F, wovon der Gruppe A die entscheidende klinische Bedeutung zukommt. Im Kindesalter sind Rotaviren der häufigste Erreger von Durchfall.

Übertragung Die **Infektion** erfolgt **von Mensch zu Mensch,** fäkaloral, aber auch durch Tröpfchen. Die Ausscheidung beträgt 1–2 Wochen, bei Frühgeborenen und Immundefekten allerdings Wochen bis Monate. Respiratorische Symptome sind oft vergesellschaftet.

Diagnostik Der Antigennachweis im Stuhl ist zuverlässig.

Therapie und Prophylaxe Wichtig ist die orale oder intravenöse Behandlung der Dehydratation. Im Krankenhaus werden erkrankte Kinder kohortiert, d. h. zusammengelegt und vom gleichen Personal versorgt. Nachdem erfolgreich erprobte Impfstoffe im Jahr 1999 wegen unerwarteter Nebenwirkungen (Invaginationen) wieder vom Markt genommen werden mussten, stehen inzwischen 2 weiterentwickelte orale Rotavirusvakzinen für Säuglinge unter 6 Monaten zur Verfügung.

8.2.9　Tollwutvirusinfektion (Rabies)

Erreger Die Erreger der Tollwut, die Lyssaviren, sind RNS-Viren.

Übertragung Sie erfolgt durch Biss, Kratzen und Schleimhautkontakt mit virushaltigem Speichel.

Klinik Nach einem uncharakteristischen Prodromalstadium folgt eine Enzephalitis (Depression, Halluzination, Reizbarkeit). Daran schließt sich ein paralytisches Stadium an, und durch die zentrale Ateminsuffizienz tritt unausweichlich der Tod ein.

Therapie und Prophylaxe Eine antivirale Behandlung gibt es nicht. Die passive Immunisierung erfolgt immer als Simultanprophylaxe, d. h. in Verbindung mit einer aktiven Impfung. Der Impfstoff besteht aus inaktivierten Viren. Beruflich exponierte Personen (Jäger, Waldarbeiter, Tierzüchter usw.) werden präexpositionell geimpft.

8.2.10　Frühsommer-Meningoenzephalitis (FSME)

Erreger Das FSME-Virus ist ein RNS-Virus.

Übertragung Überträger ist die **Zecke,** die in bewaldeten und auch im Winter nicht zu kalten Flussniederungen lebt.

Inkubationszeit Sie beträgt 1–8 Tage. Kinder erkranken weniger schwer als Erwachsene. Über regionäre Lymphknoten gelangt das Virus in das RES und hämatogen in das Gehirn.

Klinik Die Symptome der Meningoenzephalitis (Fieber, Somnolenz, Sprachstörung, Ataxie, Hirnnervenläsionen usw.) treten nach unspezifischem Beginn in einer zweiten Krankheitsphase auf.

Therapie und Prophylaxe Es gibt keine wirksame antivirale Therapie. Deshalb erfolgt die Behandlung einer FSME rein symptomatisch. Die früher verbreitete passive Prophylaxe mit Hyperimmunglobulin nach Zeckenstich wird nicht mehr empfohlen. Guten Schutz vermittelt die aktive FSME-Impfung bei gegebener Indikation (Risikogebiete, berufliche Exposition).

8.2.11　Seltener vorkommende Virusinfektionen

Das Spektrum der bei Kindern in unseren Breitengraden selten oder nicht vorkommenden Virusinfektionen ist weit, dazu gehören als Beispiel: HHV-8, virale hämorrhagische Fieber (z. B. Lassa-, Dengue- oder Ebola-Fieber), Hantavirusinfektionen.

> **Kernaussagen**
> - Virusinfektionen im Kindesalter umfassen eine Reihe bekannter sog. Kinderkrankheiten, z.B. Masern, Röteln, Mumps, Windpocken.
> - Im Kindesalter kommt es am häufigsten im Bereich der Luftwege, bevorzugt in den Herbst- und Wintermonaten, zu viralen Infektionen wie Rhinitis, Pharyngitis, Tonsillitis oder Bronchitis.
> - Erfreulicherweise nimmt die Zahl antiviral wirksamer Medikamente in den letzten Jahren zu, so dass u. a. für lebensbedrohliche Virusinfektionen wie HIV und für Infektionen durch Viren der Herpesgruppe erfolgreiche Behandlungen möglich werden.

8.3　Bakterielle Infektionskrankheiten

Der Verlauf einer klinisch manifesten bakteriellen Infektionskrankheit ist ein komplexes Ereignis. Ein potenzieller Erreger, der zur normalen Körperflora gehörte, nutzt einen Moment der Abwehrschwäche des Wirts aus, um sich massiv zu vermehren, in die Körperoberfläche einzudringen und an seinem Zielort ein charakteristisches Krankheitsbild auszulösen. Die Vorgänge des Infektionsweges, der Organschädigung, der Körperabwehr, des Aufbaus einer anhaltenden Immunität, der Organreparatur gehören zum klinischen und wissenschaftlichen Aufgabenfeld bei der Behandlung von erregerabhängigen Erkrankungen. Von einem oberflächlichen eitrigen Abszess bis zu einer lebensbedrohlichen eitrigen Meningitis muss jede Infektion ätiologisch diagnostiziert werden, um gezielt antibiotisch behandelt werden zu können.

Impfungen, Infektionskontrolle und Chemoprophylaxe sind zu wirksamen infektionsverhütenden Maßnahmen geworden. Die Epidemiologie lehrt uns, dass »neue« Infektionskrankheiten entdeckt werden (z. B. die Lyme-Borreliose) und »alte« wieder auftauchen (z. B. Diphtherieepidemien unter Ungeimpften in Russland).

8.3.1 Diphtherie

Die Diphtherie ist eine bakterielle Infektionskrankheit mit **pseudomembranösen Belägen** auf Tonsillen, Pharynx-, Larynx- und Nasenschleimhaut. Die Krankheitszeichen werden durch **Bakterientoxine** hervorgerufen und können zu neuro-, kardio- und nephrologischen Komplikationen führen. Die aktive Impfung hat die Krankheit weit zurückgedrängt. Bei nachlassenden Durchimpfungsraten einer Bevölkerung können Diphtherieinfektionen wieder aus Endemiegebieten in Osteuropa oder außereuropäisch eingeschleppt werden.

Erreger Die Diphtherie wird durch das grampositive Stäbchen **Corynebacterium diphtheriae** hervorgerufen, das das für die klinischen Manifestationen verantwortliche Exotoxin produziert. Nur durch Bakteriophagen infizierte Bakterien sind zur Toxinbildung fähig.

Übertragung Sie erfolgt meist als **Tröpfcheninfektion.** Nur der Mensch ist als Erregerreservoir bekannt. Erkrankungen in Ländern mit hohem Hygienestandard ereignen sich nur bei ungenügend Geimpften.

Inkubationszeit Sie beträgt 2–6 Tage. Unter antibiotischer Behandlung besteht die Kontagiosität für etwa 2 Tage, unbehandelt bis zu 4 Wochen.

Klinik Nach 1–2 Tage dauernden Prodromi (Fieber, Krankheitsgefühl, katarrhalische Symptome) kann es zu einer lokalen, progredienten oder toxischen Form der Diphtherie kommen. Zur **lokalen Diphtherie** zählen:

- **Tonsillen-** oder **Rachendiphtherie:** Auf Tonsillen, Uvula und Rachen übergreifend bilden sich grau-weiße, dickspeckige Pseudomembranen, die mit dem Spatel kaum abstreifbar sind (■ Abb. 8.23) und leicht bluten. Außerdem treten Fieber, Schluckbeschwerden, faulig-süßer Mundgeruch und schmerzhafte Kieferwinkellymphknotenschwellungen auf.
- **Nasendiphtherie:** Meist sind Säuglinge betroffen. Sie beginnt wie ein gewöhnlicher Schnupfen, danach bilden sich ein serös-eitriges, schließlich blutiges Sekret und kleine Membranfetzen am Naseneingang (■ Abb. 8.24).
- **Kehlkopfdiphtherie:** Die Membranbildung zieht meist vom Rachen abwärts. Es kommt schnell zu Heiserkeit, Aphonie, bellendem Husten (Krupp), inspiratorischem Stridor mit Dyspnoe und drohender Erstickung, die zur Intubation oder Tracheotomie zwingt.
- **Hautdiphtherien:** Sie stellen seltene, eher ungefährliche Sonderformen der lokalen Erkrankung dar, meist als Geschwür mit scharfem Rand und pseudomembranösem Belag, im Bereich von Nabel, Konjunktiven und vulvovaginaler Schleimhaut.

Die **progrediente Diphtherie** geht meist von einer Tonsillendiphtherie aus. Ihr dynamischer Charakter deutet sich dadurch an, dass sich an mehreren Stellen schnell konfluierende Membranen bilden. Toxinbedingte Komplikationen sind häu-

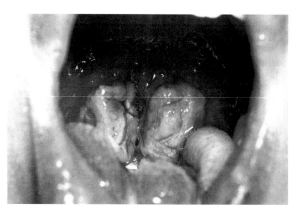

■ **Abb. 8.23** Membranen auf Tonsillen und Zungengrund bei Diphtherie. Schmutziggraue, großflächige und fest haftende Beläge

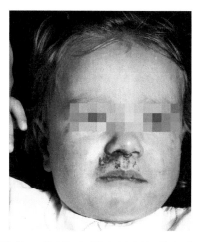

■ **Abb. 8.24** Nasendiphtherie, klinisch leichter Verlauf

figer und verursachen eine größere Letalität. Die **toxische** oder auch **maligne Diphtherie** entwickelt sich entweder aus lokalen Formen oder primär mit einem schwereren Krankheitsverlauf: Fieber, Ödeme, Nekrosen, Membranen (■ Abb. 8.25), Lymphknotenschwellungen sind ins Groteske gesteigert (Caesarenhals).

Komplikationen Etwa ab der 2. Krankheitswoche können exotoxinbedingte Komplikationen auftreten, wie Myokarditis (akute Herztodesfälle) und Polyneuritis (Paresen des Gaumensegels, der Schlund-, Augen- und Atemmuskulatur).

Diagnostik Entscheidend ist, dass das klinische Bild frühzeitig an eine Diphtherie denken lässt. Die Impfanamnese ist hilfreich. Mikroskopische Direktpräparate sind unzuverlässig. Abstriche sollen unter den Membranen erfolgen.

Therapie Komplikationen und die damit verbundene Letalität können durch die **sofortige Anwendung** des **Antitoxinserums** (vom Pferd) beeinflusst werden. Penicillin wird über 2 Wochen gegeben.

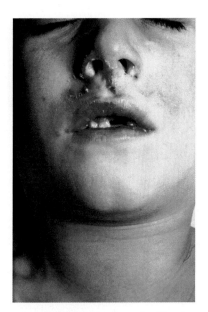

◘ Abb. 8.25 Toxische Diphtherie mit nasalen Membranen

Prophylaxe Die passive Immunisierung mit dem Antiserum ist bei Erkrankungshäufung z. B. intrafamiliär anzuraten. Gleichzeitig erfolgt eine aktive Immunisierung bzw. Auffrischimpfung.

❯ Die sicherste Prävention stellt die aktive Immunisierung aller Säuglinge dar. Ebenso wichtig sind die empfohlenen Auffrischungen bis ins Erwachsenenalter.

8.3.2 Keuchhusten (Pertussis)

Der Keuchhusten ist eine bakterielle Infektionskrankheit des Respirationstraktes, die – zumindest im Kindesalter – mit einer charakteristischen Hustenform abläuft: **stakkatoartige Hustenattacken** mit zwischengeschalteter, laut hörbarer Inspiration und oft abschließendem Erbrechen.

Erreger Der Erreger des Keuchhustens ist **Bordetella pertussis,** ein gramnegatives, pleomorphes, unbewegliches Stäbchen. Der Erreger vermehrt sich selektiv nur auf dem Flimmerepithel des Respirationstraktes. Je nach epidemiologischer Situation rufen auch Bordetella parapertussis und Bordetella bronchiseptica (kommt auch bei Tieren vor) Keuchhusten hervor. Strukturbausteine sowie ein Endo- und Ektotoxin des Erregers führen zur Schädigung des Flimmerepithels im Respirationstrakt und zur lokalen Entzündungsreaktion.

Übertragung Die stark kontagiöse Erkrankung wird als **Tröpfcheninfektion** nur von Mensch zu Mensch übertragen. Die Exposition führt in 70–80 % der Fälle zur Erkrankung, in Familien in bis zu 100 %. Kleinkinder sind am stärksten gefährdet. Da die Immunität nicht lebenslang besteht, erkranken auch

Erwachsene, oft aber nur mit anhaltendem, uncharakteristischem Husten; sie stellen ein wichtiges Erregerreservoir dar.

Die Ansteckungsfähigkeit ist im **Stadium catarrhale,** in dem die Infektion als Keuchhusten kaum erkennbar ist, am höchsten. Mit Eintritt in das **Stadium convulsivum** lässt sie rasch nach.

Klinik Der klassische Krankheitsverlauf lässt 3 charakteristische Stadien erkennen (◘ Tab. 8.4).
1. **Stadium catarrhale** oder **Prodromalstadium**: Es beginnt wie ein banaler Infekt.
2. **Stadium convulsivum**: Dieses verläuft meist ohne Fieber und kennzeichnet die Krankheit mit den paroxysmalen Hustenattacken: Nach einer tiefen Inspiration folgt ein Stakkatohusten mit 15–20 Hustenstößen. Das Gesicht des Kindes verfärbt sich rot, danach zyanotisch-blau und das Kind scheint zu ersticken, bis eine laut ziehende, krächzend-juchzende Inspiration erfolgt, die zu neuen Hustenstößen führen kann (»reprise«). Der Anfall wird oft durch Herauswürgen eines zähen Schleims oder durch Erbrechen beendet (◘ Abb. 8.26). Die Anfälle treten gehäuft nachts auf. Typisch sind Intervalle, in denen das Kind gesund erscheint. Klinisch besonders wichtig sind die Krankheitsverläufe bei jungen Säuglingen, die statt typischer Hustenanfälle oft nur »kläglich piepsen« oder lebensbedrohliche Apnoeanfälle durchmachen. Durch das gewaltsame Herausstrecken der Zunge im Hustenanfall kommt es, wenn das Kind schon Zähne hat, oft zu einem Zungenbandgeschwür (◘ Abb. 8.27). Die venöse Einflussstauung bei intrathorakaler Drucksteigerung kann zu Konjunktivalblutungen (◘ Abb. 8.28), Petechien im Kopfbereich und Nasenblutung führen. Die intraabdominellen Drucksteigerungen können – eher bei Säuglingen – zu Nabel- oder Leistenhernien, selten zu einem Rektumprolaps führen.
3. **Stadium decrementi**: Die Hustenanfälle nehmen an Zahl und Heftigkeit allmählich ab. Sensible Kinder können in diesem Krankheitsstadium jeden unbedeutenden Reiz zum Anlass für Hustenanfälle nehmen (»Keuchhusten-Tic«).

◘ Tab. 8.4 Klinische Stadien des Keuchhustens

Stadieneinteilung	Dauer	Klinische Zeichen
Inkubationszeit	5–10(–20) Tage	Fehlen
Stadium catarrhale	1–2 Wochen	Rhinitis, Konjunktivitis, Fieber, uncharakteristischer Husten (»Katarrh«)
Stadium convulsivum	3–6(–8) Wochen	Typische Hustenanfälle, Erbrechen, Leukozytose mit Lymphozytose
Stadium decrementi	2–4 Wochen	Nachlassender Husten, evtl. Husten-Tic

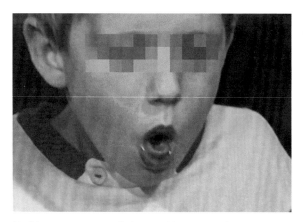

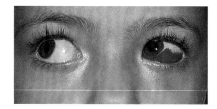

◻ Abb. 8.28 **Subkonjunktivale Blutung bei Pertussis**

◻ Abb. 8.26 **Hustenattacke bei Keuchhusten.** (Mit freundlicher Genehmigung des Verlages Hansisches Verlagskontor)

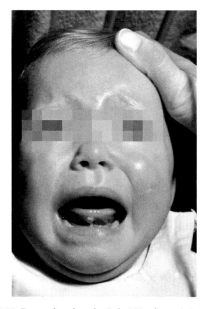

◻ Abb. 8.27 **Zungenbandgeschwür bei Säugling mit Pertussis.**
Bei Hustenanfällen scheuert die herausgestreckte Zungenunterseite über die Schneidezähne (Mit freundlicher Genehmigung von Prof. Dr. B. Stück, Berlin)

Komplikationen Die häufigsten Komplikationen sind Bronchitiden und Bronchopneumonien, hervorgerufen durch andere bakterielle Infektionserreger. Die interstitielle Keuchhustenpneumonie ist für die meisten Keuchhustentodesfälle im Säuglingsalter verantwortlich. Ebenso können chronisch-bronchitische Komplikationen, eitrige Otitiden, Atelektasen, Bronchiektasen, Emphysem sowie alveoläre Rupturen mit Pneumothorax entstehen.

Diagnostik Bei typischen Hustenanfällen im Stadium convulsivum ist die Diagnose einfach. Der Erregernachweis mittels Nasen-Rachenabstrich (Kultur oder PCR) gelingt am besten im Stadium catarrhale und sollte bei jedem Verdacht

durchgeführt werden. Die Antikörperdiagnostik ist erst 2–4 Wochen nach Erkrankungsbeginn und für die Akutdiagnostik nicht hilfreich. Im Blutbild findet sich meist eine hohe Leukozytose mit absoluter und relativer Lymphozytose, oft aber erst am Ende des Stadium catarrhale.

Differenzialdiagnose Differenzialdiagnostisch sind pertussiforme Hustenanfälle bei viraler Bronchiolitis (RS-, Adeno-, Parainfluenza-, Influenzaviren), Chlamydienpneumonie, zystischer Fibrose, Fremdkörperaspiration, Hiluslymphknotenvergrößerung und Tuberkulose zu bedenken.

Therapie Die antimikrobielle Therapie über 14 Tage (Erythromycin) kann im katarrhalischen Stadium zu einer mitigierten Verlaufsform führen. Im Stadium convulsivum läuft die Krankheit mit ihrer Eigengesetzlichkeit ab. Antibiotika unterbrechen aber in dieser Krankheitsphase die Infektiosität, auch Komplikationen scheinen durch Antibiotika seltener aufzutreten. Im Stadium convulsivum werden Säuglinge stationär behandelt (ruhige Umgebung, Anwesenheit der Mutter, häufige kleine Mahlzeiten, Sedierung, angefeuchtete Atmungsluft, Sauerstoffzufuhr). Hustenstillende Präparate, Mukolytika oder Hyperimmunseren sind nicht wirksam.

Prophylaxe Da es beim Keuchhusten keine transplazentar erworbene Immunität (»Nestschutz«) gibt, muss der junge Säugling sorgfältig vor der Infektion geschützt werden. Die aktive Immunisierung kann vom 3. Monat an durchgeführt werden. Nebenwirkungsarme azelluläre Impfstoffe haben den früher verwendeten reaktogenen Ganzkeimimpfstoff abgelöst. Wegen der zeitlich begrenzten Immunität nach Impfung wird seit 2010 von der STIKO auch die einmalige Auffrischimpfung von Erwachsenen gegen Pertussis empfohlen, um gefährdete Neugeborenen oder noch ungeimpfte Säuglinge vor einer Infektionsübertragung durch Pertussis-erkrankte Erwachsene zu bewahren.

Die Chemoprophylaxe mit Erythromycin geht über 10–14 Tage.

8.3.3 **Streptokokkeninfektionen**

Bei den hier zu besprechenden Infektionen handelt es sich ausschließlich um solche, die durch Erreger der **Lancefield-Gruppe A** hervorgerufen werden. Sie führen in der überwiegenden Zahl der Fälle zu einer akuten Infektion der oberen Luftwege, können aber aufgrund ihrer Virulenz und toxischen Eigenschaften sowie je nach Wirtsfaktoren und Eintrittspforte verschiedene Krankheitsbilder hervorrufen, wie z. B. Tonsillitis (☐ Abb. 8.29), Scharlach (☐ Abb. 8.30 bis ☐ Abb. 8.32), Erysipel, Impetigo, toxisches Schocksyndrom oder nekrotisierende Fasziitis. Streptokokkeninfektionen der **Gruppe B** bei Früh- und Neugeborenen ▸ Kap. 4.10.10.

> ❯ Die Streptokokken der Gruppe A werden auch als immunpathogenetischer Faktor des rheumatischen Fiebers, der Chorea minor und der Poststreptokokkenglomerulonephritis angesehen.

Erreger Streptokokken sind grampositive Kokken. Die klinisch wichtigsten Typen sind in ☐ Tab. 8.5 aufgeführt. Es gibt über 80 verschiedene M-Serotypen. Die **Klassifizierung nach Lancefield** erfolgt nach gruppenspezifischen Kohlenhydraten der Zellwand (A, B, C, D usw.).

Übertragung Standort der Streptokokken sind die oberen Luftwege des Menschen. 10–20 % der Bevölkerung sind symptomlose Keimträger. Die Übertragung erfolgt als **Tröpfcheninfektion.** Der Höhepunkt der Infektionsinzidenz dürfte nach dem Ende des 1. Lebensjahrzehnts erreicht sein und bis zum 3. Lebensjahrzehnt wieder abklingen. Ein hoher Kontagionsindex besteht bei engen Kontakten zwischen Menschen, z. B. in Kinderheimen oder Gemeinschaftsunterkünften.

Pathogenese Sie wird einerseits durch die typenspezifische, immunogene Wirkung der Oberflächen-M-Substanz geprägt, andererseits durch 3 typenspezifische pyrogene Exotoxine,

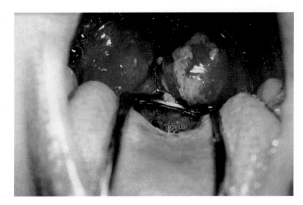

☐ **Abb. 8.29** Hochrot geschwollene und eitrig belegte Tonsillen bei A-Streptokokkeninfektion

die nicht an bestimmte A-Streptokokken gebunden sind. Die Virulenz beruht auf zellulären (Schleimhülle, Fimbrien, Zellwand) und extrazellulären Bestandteilen (Toxine, Enzyme).

Klinik **1. Lokale Manifestationen.** Im Säuglingsalter meist als Pharyngitis. Im Kleinkindesalter kommt es zu uncharakteristischen Rhinopharyngitiden, Lymphadenitiden, Sinusitiden und Otitis media. Zur Diagnose sind Nasopharyngealabstrich (Kultur oder Streptokokkenschnelltest) und Antistreptolysintiter (ASL) hilfreich. Das typische Bild der **Streptokokkenpharyngitis oder -angina** kommt etwa ab dem 3. Lebensjahr gehäuft vor. Nach einer **Inkubationszeit** von 2–4 Tagen treten Halsschmerzen, Fieber, Kopfschmerzen, Übelkeit, Erbrechen und nicht selten Bauchschmerzen auf. Bei älteren Kindern findet sich die **Streptokokkenimpetigo,** beginnend mit Bläschen, die anschließend eitrig verkrusten.

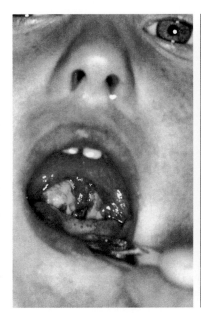

☐ **Abb. 8.30** Tonsillopharyngitis

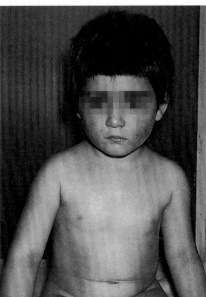

☐ **Abb. 8.31** Scharlach: fiebergerötete Wangen, blasses Kinn-Mund-Dreieck

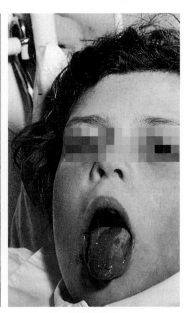

☐ **Abb. 8.32** Himbeerzunge bei Scharlach

◻ Tab. 8.5 Beispiele klinischer Streptokokkeninfektionen (S) mit ihrer Lancefield-Typisierung bzw. Hämolyseart

Lancefield-Gruppe	Spezies (z. B.)	Hämolyseart	Normaler Standort	Erkrankungen beim Menschen
A	S. pyogenes	β	Pharynx, Haut, Rektum	Tonsillitis, Pharyngitis, Impetigo, Sepsis, Otitis, Meningitis, Pneumonie, Endokarditis, Erysipel
B	S. agalactiae	β	Pharynx, Vagina, Rektum	Puerperalsepsis, Neugeborenensepsis, Meningitis, Osteomyelitis
C	S. equi	β	Pharynx, Vagina, Haut	Puerperalsepsis, Wundinfektion
Nicht typisierbar	S. viridans	α	Pharynx	Endokarditis

2. Scharlach. Die **Inkubationszeit** beträgt 2–4 Tage. Die Prodromi entsprechen meist einer Tonsillopharyngitis (◻ Abb. 8.30). Neben den bereits genannten Symptomen der Streptokokkenpharyngitis treten ein **Enanthem** mit düsterroter Färbung der Schleimhaut im Gaumen- und Rachenbereich sowie eine regionäre Lymphknotenreaktion auf. Das typische **Exanthem** entwickelt sich 12–48 h später. Es beginnt in den Beugefalten der Achsel und Leisten, breitet sich über den gesamten Körper aus und lässt ein **blasses Munddreieck** frei (◻ Abb. 8.31). Die Einzelefloreszenzen sind blass- bis hochrot – unter dem Glasspateldruck ist die Haut blassgelb – stecknadelkopfgroße Makulopapeln stehen dicht beieinander und fühlen sich sandpapier- oder samtartig an. Gelegentlich treten kleinste Petechien auf. Die anfangs belegte Zunge reinigt sich ab dem 3.–4. Krankheitstag vom Rand her und bietet schließlich das Bild der hochroten papillentragenden **Himbeerzunge** (◻ Abb. 8.32).

Die charakteristische **Hautschuppung** beginnt kleieförmig im Gesicht und am Körper um den 7. Tag und erreicht ihren Höhepunkt nach 2–3 Wochen, wobei sich Hände und Füße auch groblamellär schälen. Die Schuppung kann bis zu 8 Wochen bestehen (◻ Abb. 8.33).

Beim **toxischen Scharlach**, mit foudroyantem (foudre frz., der Blitz) Verlauf, Hyperpyrexie, Delir, Krämpfen und Hautblutungen, kann der Tod in den ersten Tagen auftreten. Bei der **septischen Form** finden sich septische Krankheitszeichen neben nekrotisierender Angina, Otitis media, Sinusitis oder Mastoiditis. Diese beiden Verlaufsformen kommen nur noch extrem selten vor.

3. Erysipel. Akute Hautinfektion, ausgehend von Verletzungen, manifestiert sich meist im Gesicht. Charakteristisch ist die rasch fortschreitende Rötung mit Schwellung, der erhabene und unregelmäßige, gegen die Umgebung aber scharf abgegrenzte Rand des Erythems. Fieber und allgemeine Krankheitszeichen kommen hinzu. Eine Immunität entwickelt sich nicht, die Rezidivneigung kann ausgeprägt sein. Rezidive im Bereich veröder Lymphbahnen (z. B. nach Bestrahlung oder Operation an regionären Lymphknoten).

Komplikationen Charakteristisch sind Lymphadenitiden, Otitiden, Sinusitiden, Peritonsillarabszesse, sehr viel seltener

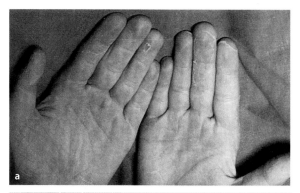

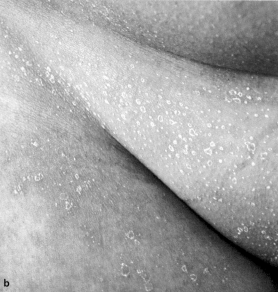

◻ Abb. 8.33a,b Charakteristische Schuppung nach Scharlach.
a Groblamellär an den Händen, **b** kleieartig in der Leistenbeuge

Osteomyelitis, Pneumonie, Sepsis, Meningitis und septische Arthritis nach einer hämatogenen Ausbreitung. Das **rheumatische Fieber**, die **Chorea minor** und die **akute Poststreptokokkenglomerulonephritis** sind immunologisch bedingte, heute seltene Spätkomplikationen, die nach 1–3 Wochen

Latenzzeit auftreten können. Eine **Nachuntersuchung** sollte deshalb 2–3 Wochen nach einer Streptokokkeninfektion erfolgen (Urinstatus, Blutdruck, Herzauskultation, Gelenkinspektion).

Diagnostik Neben der **bakteriologischen Kultur** bieten sich **Streptokokkenantigenschnelltests** zum direkten Erregernachweis an. Das typische **Blutbild** zeigt eine Neutrophilie mit Linksverschiebung, beim Scharlach nicht selten mit einer Eosinophilie. Serologisch wird 8–14 Tage nach Krankheitsbeginn nach einem Anstieg der Antistreptolysinantikörper gesucht. Antikörperbestimmungen gegen andere Enzyme (z. B. Hyaluronidase, DNAse, Streptokinase) verbessern die Aussagekraft.

Differenzialdiagnose Pharyngitiden müssen gegen Virusinfektionen (z. B. infektiöse Mononukleose) abgegrenzt werden.

Therapie Alle A-Streptokokken sind empfindlich gegenüber Penicillin. Obwohl sich sehr schnell eine klinische Besserung einstellt, ist wegen der möglichen Spätkomplikationen eine 10-tägige Behandlung zur definitiven Erregerelimination erforderlich. Als antibiotische Alternative können Oralcephalosporine über 5 Tage eingesetzt werden.

Prophylaxe Gegen Streptokokken gibt es keine aktive oder passive Immunisierung. Bei Scharlachausbruch in einer Gemeinschaftseinrichtung für Kinder oder in einer Familie ist die Chemoprophylaxe mit Oralpenicillin sinnvoll und wirksam.

8.3.4 Tetanus (Wundstarrkrampf)

Der Wundstarrkrampf ist eine mit **tonischen Muskelkrämpfen** einhergehende bakterielle toxämische Infektionskrankheit. Sie beruht auf einer **zentralnervösen Schädigung durch ein Exotoxin** (Tetanospasmin), das von einem anaeroben Sporenbildner, **Clostridium tetani,** gebildet wird, der über Haut- und Schleimhautverletzungen in den Körper eindringen kann.

Epidemiologie Der weltweit verbreitete Tetanus ist durch die aktive Impfung in industrialisierten Ländern selten geworden (10–20 Fälle/Jahr in Deutschland), während er in tropischen Ländern noch immer eine signifikante Todesursache darstellt, so z. B. bei den Neugeborenen ungeimpfter Mütter, mit dem Nabel als Eintrittspforte.

Erreger Clostridium tetani ist ein grampositives, anaerobes Bakterium mit der Fähigkeit zur Sporenbildung. Sein **Exotoxin** (Tetanospasmin) verhindert die Freisetzung von Transmittersubstanzen, die auf die motorischen Neurone hemmend wirken, wodurch die bekannten Muskelkrämpfe ausgelöst werden. Das Toxin benutzt die motorischen Nervenfasern als Leitschiene. Dieses an das Nervensystem gebundene Toxin kann durch Antitoxin nicht mehr neutralisiert werden.

Übertragung Tetanusbakterien gehören zur normalen Darmflora von Tieren und Menschen. Über kotverschmutzte Erde kommt es zur Schmierinfektion über taschenreiche Wunden, die anaerobes Wachstum begünstigen. Von Mensch zu Mensch ist Tetanus nicht ansteckend.

Inkubationszeit Sie beträgt im Mittel 5–14 Tage.

Klinik Die Erkrankung beginnt meist schleichend, mit neurovegetativen Störungen (Schwitzen, Schlaflosigkeit, Frösteln u. a.). Danach bildet sich eine Muskelsteifheit aus, die zuerst im Nacken zu beobachten ist. Es kommt zum Krampf der Massetermuskulatur (**Trismus**) und auch der mimischen Muskulatur (»**risus sardonicus**«) mit verkniffen-grinsendem Gesicht. Dazu kommen Zwerchfellkrämpfe und schließlich anfallsweise Muskelspasmen des gesamten Körpers, die 5–10 s dauern. Diese zwingen den Körper des Patienten bei vollem Bewusstsein und unter starken Schmerzen in einen Opisthotonus mit überstreckter Wirbelsäule (◼ Abb. 8.34 bis ◼ Abb. 8.36). Wirbelkörperfrakturen sind eine häufige Folge. Geringste äußere Reize können die Krämpfe auslösen. Akute Lebensbedrohung besteht bei Krämpfen der Atemmuskulatur, des Larynx und der Schlundmuskulatur.

> **Ein schneller Krankheitsbeginn mit Krämpfen spricht eher für eine schlechtere Prognose.**

Komplikationen Sekretverhalt und Aspirationen führen zu schweren Pneumonien. Die Letalität liegt bei 20–50 %, beim Neugeborenentetanus über 50 %.

Diagnostik Die Diagnose kann aufgrund des klinischen Bildes gestellt werden.

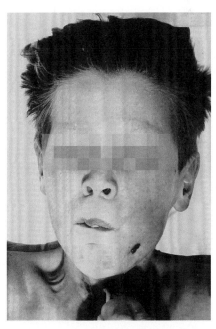

◼ **Abb. 8.34 Tetanus.** Trismus und Muskelspasmen der mimischen Muskulatur

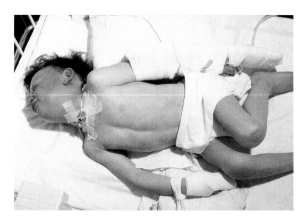

◘ Abb. 8.35 Tetanus mit opisthotoner Kopfhaltung. Tracheotomierter Junge mit überstreckter Wirbelsäule

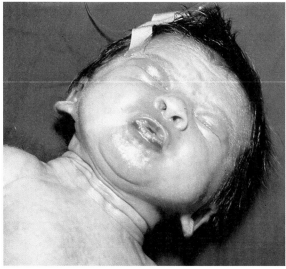

◘ Abb. 8.36 Tetanus neonatorum. Krampfhaft verzogenes Gesicht, zugespitzter Mund, angespannte Halsmuskulatur

Differenzialdiagnose Meningitis, Enzephalitis, rachitogene Tetanie, Tollwut und Vergiftungen (z. B. Strychnin) können differenzialdiagnostisch in Betracht kommen.

Therapie An erster Stelle stehen Sedierung, Muskelrelaxierung sowie pflegerische und intensivmedizinische Maßnahmen. Danach folgt die chirurgische Wundtoilette mit sofortiger Simultanimpfung (aktiv und passiv). Außerdem wird Penicillin G über 14 Tage i.v. verabreicht. Die Krankheit hinterlässt keine Immunität.

Prophylaxe Routinemäßig soll ab dem 3. Lebensmonat die Durchimpfung aller Säuglinge erfolgen (▶ Impfplan, ▶ Abschn. 8.1.6). Auffrischimpfungen sind bis ins Erwachsenenalter nötig.

8.3.5 Salmonellosen

Es handelt sich um bakterielle Infektionen, die primär den Gastrointestinaltrakt befallen und ein weites Spektrum von asymptomatischen Infektionen über Gastroenteritiden bis zur schweren Allgemeininfektion **(Typhus abdominalis)** hervorrufen können.

Erreger Salmonellen sind gramnegative Stäbchen. Über ihre Zellwandantigene (O-Antigene), Geißelantigene (H-Antigene) und Virulenzantigene (Vi) sind sie klassifizierbar. Bekannt sind über 2500 Serovare und mehrere Serogruppen (A bis D₁).

Übertragung Die Salmonellen sind bei Tier und Mensch weltweit verbreitet. Dabei ist z. B. **Salmonella typhi,** Erreger des Typhus abdominalis, ausschließlich menschenpathogen und hat beim Tier keinen Standort. Die Infektionsübertragung erfolgt hauptsächlich durch infizierte Nahrungsmittel (Geflügel, Ei, Milch usw.), aber auch durch Trinkwasser und führt daher oft zu Gruppenerkrankungen.

Es lassen sich 3 Krankheitsbilder mit fließenden Übergängen unterscheiden.

Salmonellengastroenteritis

Inkubationszeit Wenige **Stunden** bis wenige **Tage.**

Klinik Der Beginn ist meist akut mit Bauchschmerzen, Erbrechen und Durchfällen (◘ Abb. 8.37). Die Stühle sind wässrig-schleimig, manchmal blutig. Fieber, Kopfschmerzen, Krankheitsgefühl kommen hinzu. Das klinische Spektrum reicht von schweren bis zu harmlosen, kaum beachteten und kurzdauernden Diarrhöen.

Diagnostik Das **Blutbild** zeigt bei der Gastroenteritis meist eine **Leukozytose,** selten eine Leukopenie. Eine **Bakteriämie** ist nicht selten. Die definitive Diagnose erfolgt über Erregeranzüchtung und -identifizierung. Antikörpertests (z. B. ELISA) habe eine geringe Bedeutung. Molekularbiologische und Antigen-Nachweismethoden (z. B. PCR, Vi-Antigen) nehmen an Bedeutung zu. Der Erreger wird meist noch nach 2–6 Wochen im Stuhl nachgewiesen. **Dauerausscheider** (Erregernachweis über 6 Monate) sind bei Kindern sehr selten.

Therapie Die besteht in der adäquaten oralen oder parenteralen Rehydrierung. Die Indikation zur antibiotischen Behandlung besteht nur bei wirtsbedingten Risikofaktoren. Bei der unkritischen antibiotischen Behandlung leichter gastroenteritischer Fälle kann die Rezidivrate erhöht, die Resistenzentwicklung gefördert und vor allem die Ausscheidezeit und Dauerausscheiderrate erhöht werden.

> ❶ Cave
> Es besteht Meldepflicht (über das diagnostizierende Labor).

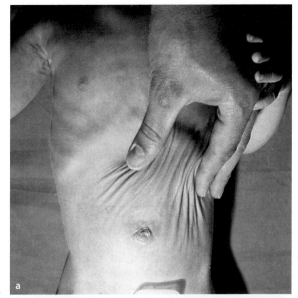
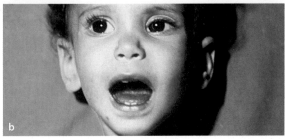

◘ Abb. 8.37a,b Schwere Exsikkose bei bakterieller Gastroenteritis. a Stehende Hautfalten und Hautturgorverlust. **b** Tiefliegende große Augen und trockene Mundschleimhaut

Typhus abdominalis

Der Typhus abdominalis wird vor allem von Salmonella typhi, seltener von Salmonella paratyphi A oder B hervorgerufen. Der Erreger des Typhus stammt nur aus menschlichen und nicht aus tierischen Quellen.

❯ Diese Infektionskrankheit ist als eine Allgemeininfektion anzusehen und unterscheidet sich damit grundlegend von den gastroenteritischen Salmonellosen.

Inkubationszeit Die mittlere **Inkubationszeit** beträgt 2 Wochen.

Klinik Je jünger der Patient, umso weniger zeigt er die klassischen Verlaufsformen des Erwachsenen. Der Krankheitsbeginn ist schleichend. Anfangs bestehen Fieber, Müdigkeit, Kopfschmerzen. Gelegentlich tritt eine Bronchitis oder Angina auf. Die Zunge ist dick weißlich belegt. Bei Fieber ist eine relative **Bradykardie** auffällig. Durchfälle (meist blutig) und Obstipation sind etwa gleich häufig. Erbsenbreistühle treten, wenn überhaupt, später auf, und bestehen nur kurze Zeit. Splenomegalie und vor allem enzephalitisartige **Störungen**

des Bewusstseins (Typhos: Dunst, Nebel) sind äußerst verdächtig. Die blassroten **Roseolen** sind zwar charakteristisch, müssen aber gesucht werden, vor allem an der Bauchhaut. Diese Roseolen sind Bakterienembolien in Kapillargefäßen, aus denen der Erreger gezüchtet werden kann. Für den **Fieberverlauf** ist die **Kontinua** zwar typisch, aber bei jüngeren Kindern viel seltener.

Diagnostik Das **Blutbild** zeigt Leukozytenwerte zwischen 5000 und 10 000/µl, mit Neutrophilie und Linksverschiebung und geht ab der 2. Woche in eine Lymphozytose über. Die Blutkultur ist mit Krankheitsbeginn positiv, der Stuhl und Urin oft erst nach 10–14 Tagen. Die Serologie erbringt den Antikörpernachweis nach etwa 2 Wochen Krankheitsverlauf.

Therapie In der Regel führt die antibiotische Therapie innerhalb von 3–5 Tagen zum Entfiebern. Antibiotika beeinflussen den Krankheitsverlauf hinsichtlich Dauer und Intensität entscheidend, wenn auch einzelne Rezidive nicht völlig verhindert werden können.

Komplikationen Gefürchtet sind Darmblutungen mit Perforation. Hämatogen können fokale Infektionen an allen anderen Organen auftreten.

Fokale Organinfektionen durch Salmonellen

Sie entstehen hämatogen. **Risikofaktoren** für invasive Infektionen sind u. a. Alter unter 1 Jahr, angeborene oder erworbene Immundefekte, hämolytische Anämien (z. B. Sichelzellkrankheit). Im Vordergrund der betroffenen Organe stehen **Knochen, Lunge, Mittelohr, Perikard, Nieren** und **Meningen**.

Prophylaxe Die Beachtung hygienischer Anforderungen bei der Zubereitung von Speisen und der Produktion von Lebensmitteln ist entscheidend. Die aktive Typhusimpfung mit Lebendimpfstoff und inaktiviertem Polysaccharidimpfstoff ist möglich.

8.3.6 Andere bakteriell bedingte Durchfallerkrankungen

Akute infektiöse Gastroenteritiden gehören zu den häufigsten Infektionskrankheiten des Menschen, mit einer in den Ländern der Dritten Welt erheblichen Mortalität. Neben der Diarrhö können vielfältige Krankheitszeichen durch Bakterien, Viren oder Protozoen hervorgerufen werden. Im Kindesalter überwiegen Viren als Infektionserreger bei weitem.

Staphylokokken (»akute Nahrungsmittelvergiftung«)

Erreger sind S.-aureus-Stämme, von denen 30 % Enterotoxine (A–H) bilden, die zu einer Nahrungsmittelintoxikation führen können. S. aureus vermehren sich in kontaminierten Speisen, besonders in Salaten und Mayonnaise, und bilden Enterotoxine. Die Erreger werden von Keimträgern übertragen, die z. B. an Pyodermien oder Panaritien erkrankt sind. Die hitzestabilen Toxine führen etwa 2–8 h nach Aufnahme zu akutem schweren Erbrechen, Koliken, Diarrhö.

> ❗ **Cave**
> In schweren Fällen kann es zum hypovolämischen Schock kommen.

In Nahrungsmittelresten können die Erreger nachgewiesen werden. Gruppeninfektionen geben einen Hinweis auf eine gemeinsame Infektionsquelle.

Die **Behandlung** erfolgt symptomatisch. Die Erkrankung klingt nach 12–48 h wieder ab. **Prophylaktisch** gilt das Einhalten der Lebensmittelhygiene als wirksamste Maßnahme.

Escherichia coli

Die Erreger Escherichia coli (E. coli) sind Bakterien mit O- und H-Antigenen. Nach den infektiösen Eigenschaften sind **2 Hauptgruppen** zu unterscheiden: **fakultativ pathogene** Stämme, die zur normalen Darmflora gehören, und **obligat pathogene** Stämme, die in 5 Varianten zu unterteilen sind.

- ETEC (enterotoxigene Stämme) sind die Erreger der »Reisediarrhö«
- EIEC (enteroinvasive E. coli) führen zu ruhrähnlichen schweren Krankheitsbildern
- EPEC (enteropathogene Stämme) findet man z. B. bei Säuglingsdiarrhöen mit protrahiertem Verlauf (»Dyspepsie-Coli«)
- EAEC (enteroaggregative E. coli) sind mit persistierender Diarrhö bei Säuglingen assoziiert
- EHEC (enterohämorrhagische E. coli) führen zur blutigen Diarrhö und hämorrhagischen Kolitis. Der Serotyp 0157:H7 hat einen signifikanten Anteil am **hämolytisch-urämischen Syndrom**.

> ❱ Die Rehydratation ist die wichtigste symptomatische Maßnahme.

Auf die Gabe von Antibiotika sollte wegen der großen Gefahr der Entstehung eines hämolytisch-urämischen Syndroms möglichst verzichtet werden.

> ❗ **Cave**
> Für E.-coli-Infektionen mit hämolytisch-urämischem Syndrom besteht Meldepflicht (◨ Tab. 8.1).

Campylobacter

Unter den Keimen der Campylobactergattung verursachen **Campylobacter jejuni** und **Campylobacter fetus** Durchfallerkrankungen. Diese gramnegativen Stäbchenbakterien haben ihren Standort in Haustieren und infizierten Menschen, werden aber auch über Nahrungsmittel übertragen. Nach einer **Inkubationszeit** von 1–8 Tagen kommt es akut zu Fieber und Durchfällen. Die Behandlung mit Erythromycin kürzt den Verlauf signifikant ab. Nach Wochen kann es zu einer postinfektiösen reaktiven Arthritis kommen, die mit HLA-B-27 in hohem Maße assoziiert ist und damit auf eine genetische Disposition weist. Weitere **immunreaktive Komplikationen** wie Guillain-Barré-Syndrom, Reiter-Syndrom oder ein Erythema

nodosum können die Rekonvaleszenz begleiten. Campylobacter fetus befällt bevorzugt Neugeborene und junge Säuglinge.

Yersinien

Für menschliche Erkrankungen spielen unter den Yersinien **Yersinia pestis** (Erreger der Pest) sowie **Y. enterocolitica** und **Y. pseudotuberculosis** als Enteritiserreger eine Rolle. Standort mit weiter Verbreitung sind Nager, Katzen und Vögel. Die Y. pseudotuberculosis ruft bei Kindern das Bild der Appendizitis hervor. Septische Verläufe sind bei Immundefekten bekannt. Postinfektiös können Erythema nodosum und Arthritiden auftreten. Der Erreger lässt sich in der **Blutkultur** nachweisen. Die Y.-enterocolitica-Enteritis betrifft bevorzugt Säuglinge und Kleinkinder bis zum 6. Lebensjahr, danach erst wieder Erwachsene. Eine antibiotische Behandlung ist bei anhaltenden Beschwerden angezeigt.

Shigellosen

Die Shigellen (Sh.) gehören zur Familie der Enterobacteriaceae. Biochemisch-serologisch werden 4 Subgruppen mit ihren Spezies unterschieden (Gruppe A: **Sh. dysenteriae**; Gruppe B: **Sh. flexneri**; Gruppe C: **Sh. boydii**; Gruppe D: **Sh. sonnei**). In Deutschland kommt vorwiegend **Sh. sonnei** vor, seltener **Sh. flexneri**. **Sh. dysenteriae** ist meist aus warmen Länder importiert. Alle Erreger produzieren ein **Enterotoxin**. Hauptansteckungsquelle sind Erkrankte oder Keimträger. Der Infektionsweg geht über Schmierinfektionen, aber auch über Nahrungsmittel und von Mensch zu Mensch.

Nach einer **Inkubationszeit** von etwa 36–72 h tritt eine akute ulzerierende Kolitis auf mit Leibschmerzen, Durchfällen, ausnahmsweise auch mit Erbrechen. Die wässrigschleimigen Stühle enthalten Blut und Eiter, sie fallen mit einem faden Geruch auf. Hohes Fieber ist selten, zerebrale Krampfanfälle kommen vor, meist in der akuten Phase der Wasserelektrolytentgleisung. Harmlosere Verläufe sind eher mit Sh. sonnei assoziiert.

> ❱ Meningitisch-enzephalitische Verläufe zählen zu den Komplikationen, ebenso wie Myokarditiden, Otitiden und Pneumonien.
> Sh. dysenteriae bildet das Shigatoxin 1 und kann ein hämolytisch-urämisches Syndrom auslösen.

Die **Diagnose** wird bakteriologisch in ganz frischen Stuhlproben gestellt. Die **Therapie** besteht in der **symptomatischen Rehydrierung** und der Gabe von **Antibiotika**.

Botulismus

Es handelt sich um eine durch das vom Erreger **Clostridium botulinum** gebildete **Botulinumtoxin** hervorgerufene **Lebensmittelvergiftung**. Infektionsquellen sind meist durch Sporen kontaminierte und ungenügend sterilisierte, unter Luftabschluss konservierte Lebensmittel, in denen es unter anaeroben Bedingungen zur Vermehrung und Toxinproduktion gekommen ist. Das mit der Nahrung aufgenommene Toxin bewirkt zuerst Mundtrockenheit, Übelkeit und Erbrechen, anschließend kommt es zu **Lähmungserscheinungen**, insbesondere Schluck- und Sprachstörungen und Diplopie.

Die Lähmungen breiten sich aus (Kopf, Nacken, Atemmuskeln). Die Symptome treten je nach Toxindosis nach 12–36 (auch bis 72) Stunden auf. Bei **Säuglingen** kann es bis zu einem Alter von 12 Monaten durch Aufnahme von Sporen (z. B. im Honig) zu einer Besiedlung des Darmes mit C. botulinum und Toxinresorption kommen.

> **Botulismus ist meldepflichtig.**

Therapie Bei Verdacht auf Botulismus sollte die Einweisung auf eine Intensivstation erfolgen (Beatmungsmöglichkeit). Behandelt wird mit einem polyvalenten Botulinum-Antitoxin vom Pferd. Der **Säuglingsbotulismus**, der sehr selten ist, wird nur pflegerisch versorgt (keine Gabe von Antitoxin). Antibiotika sind unwirksam.

❶ Cave
Säuglingen sollte im 1. Lebensjahr kein Honig verabreicht werden.

Antibiotikainduzierte Enterokolitiden

Sie können im Verlauf einer Antibiotikabehandlung durch Clostridium difficile mit den Toxinen A und B ausgelöst werden, mit einer sog. pseudomembranösen oder antibiotikainduzierten Enterokolitis. Die Behandlung besteht im Absetzen der Antibiotika und der oralen Gabe von Vancomycin oder Metronidazol. Die charakteristischen klinischen Zeichen bestehen in Meteorismus, abdominellen Krämpfen, blutiger Diarrhö, Fieber und toxischem Bild.

8.3.7 Legionellose (Legionärskrankheit)

Diese Krankheit wurde erstmals 1976 bei einem Treffen von Teilnehmern der American Legion Convention in einem Hotel in Philadelphia festgestellt, daher stammt der Name Legionärskrankheit.
Erkrankungen von Kindern sind selten.

Erreger Legionella pneumophila, ein Bazillus aus der Familie der Legionellaceae. Wasser ist das Hauptreservoir des Erregers.

Übertragung Die Infektionswege sind Luftbefeuchter, Klimaanlagen und Trinkwasser.

Inkubationszeit Sie beträgt 2–10 Tage.

Klinik Pneumonie mit hohem Fieber, es können schwere gastrointestinale, renale und zerebrale Begleiterscheinungen auftreten.

Diagnostik Der Erreger kann im Trachealsekret und Lungengewebe nachgewiesen werden (Direktnachweis, Kultur und PCR). Die Serologie ist meist nach 1–6 Wochen positiv.

Therapie Makrolidantibiotika (z. B. Erythromycin) sind Mittel der ersten Wahl.

8.3.8 Lyme-Borreliose

Erreger ist die Spirochäte Borrelia burgdorferi. Das Reservoir sind Nagetiere. Die Überträger sind vor allem Zecken, z. B. Ixodes ricinus (»Holzbock«) in stark durchseuchten Regionen.

Klinik ◻ Tab. 8.6.

Diagnostik Die Serologie ist unzuverlässig (Antikörpernachweis und Bestätigungstest, z. B. Westernblot) und für die frühe Akutdiagnostik bei einem Erythema migrans nicht hilfreich. Direktnachweis schwierig und kein Routinetest. Das klinische Bild ist führend.

Therapie Richtet sich nach dem Krankheitsstadium und den Organmanifestationen. Beim Erythema migrans und dem Lymphozytom: Amoxicillin, Cefuroxim, Makolide; bei Neuroborreliose, Arthritis, Karditis: Cefotaxim, Ceftriaxon, Penicillin G über 2–3 Wochen.
Die Infektion hinterlässt keine Immunität; Rezidive sind möglich.

8.3.9 Meningokokken-Infektionen

Neisseria meningitidis ist ein gramnegatives, diplokokkoides Bakterium mit den häufigsten Serogruppen A–C und X–Z, wobei in Deutschland die Serogruppen B (ca. 70 %) und C (ca. 20 %) überwiegen. Meningokokken gehören zur normalen Standortflora des Nasenrachenraumes. Von dieser Schleimhautbesiedlung ausgehend kann es zur Invasion kommen, zur hämatogenen Aussaat und zur Erregervermehrung, z. B. in den Meningen, Haut, Gelenken, Lungen u. a.

◻ **Tab. 8.6** Klinische Stadien und Organmanifestationen

Organ-system	Frühstadium		Spätstadium
	Lokalisiert	Generalisiert	
Haut	Erythema migrans (◻ Abb. 8.38)	Lympho-zytom (◻ Abb. 8.39)	(Akrodermatitis chronica atrophicans*)
Nerven-system		Fazialisparese Meningitis (Meningoradikulitis*)	Chronische Enzephalo-myelitis
Gelenke		Arthralgien Oligoarthritis	Chronisch-rezidivierende Arthritis
Sonstige		Karditis Myositis Augen-affektionen	

* im Unterschied zu Erwachsenen seltene Manifestation der Lyme-Borreliose im Kindesalter

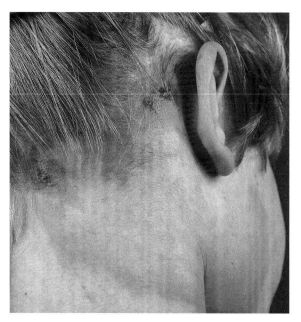

◪ **Abb. 8.38 Erythema migrans.** Handflächengroße wandernde Rötung hinter dem rechten Ohr, der Einstichstelle der Zecke. Der scharf begrenzte rote Rand ist etwas erhaben, das Zentrum des Erythems blasst seit Tagen ab

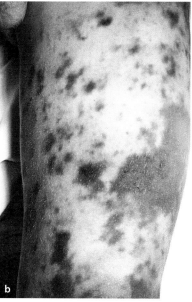

◪ **Abb. 8.39 Lymphozytom am Ohrläppchen mit Rötung und derber Infiltration als seltenere Hautmanifestation einer Lyme-Borreliose.** Persistiert im Gegensatz zum Erythema migrans oft über Wochen und Monate. Andere Prädilektionsorte sind z. B. Mamillen oder das Skrotum

Waterhouse-Friderichsen-Syndrom

Das Waterhouse-Friderichsen-Syndrom ist eine Sonderform einer **Meningokokkensepsis** (◪ Abb. 8.40) mit Endotoxinausschüttung, Vaskulitis, disseminierter Verbrauchskoagulopathie, Schock und Blutungen in die Nebennierenrinde. Eine gleichzeitige Meningitis ist möglich.

Klinik Innerhalb weniger Stunden kommt es zu einem petechialen Exanthem, das in großflächige Hautblutungen mit Nekrosen übergehen kann. Schock, Organversagen und pathologische Blutungsneigung treten in den Vordergrund. Die Letalität beträgt bis zu 95 %.

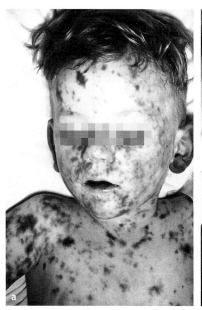

◪ **Abb. 8.40a,b Foudroyante Meningokokkensepsis (Waterhouse-Friderichsen-Syndrom).** Schwerstes Schocksyndrom innerhalb weniger Stunden mit Ausbildung flächenhafter Hautblutungen bei Verbrauchskoagulopathie und mit Nebennierenblutungen

Therapie Außer der frühzeitigen antibiotischen Behandlung ist eine konsequente Schocktherapie (Beatmung, Volumensubstitution, Katecholamine, Hydrocortison, Antithrombin III) erforderlich.

Impfstoffe sind – außer für den Serotyp B – verfügbar. Bei akuten Krankheitsfällen werden gefährdete Kontaktpersonen prophylaktisch mit z. B. Rifampicin (oral) über 2 Tage behandelt.

8.3.10 Haemophilus-influenzae-Infektionen

Der Erreger ist ein gramnegatives Stäbchen mit den bekapselten Serotypen A–F. Die invasiven Infektionen (Meningitis, Epiglottitis, Arthritis, Osteomyelitis, Zellulitis) werden meist durch den Typ b (Hib) hervorgerufen. Am häufigsten sind Säuglinge und Kleinkinder bis zum 6. Lebensjahr betroffen. H. influenzae gehört zur Normalflora des Rachenraumes.

Klinik Bis Ende der 1980er Jahre war H. influenzae der häufigste Erreger der bakteriellen **Meningitis** im Kindesalter. Die breite Durchimpfung ab dem Säuglingsalter hat diese Situation innerhalb weniger Jahre grundlegend geändert, invasive Infektionen sind um > 90 % zurückgegangen.

Therapie Die Behandlung erfolgt mit Cephalosporinen der 3. Generation (z. B. Cefotaxim).

Prophylaxe Als öffentlich empfohlene Impfung sollen alle Säuglinge ab dem 3. Monat mit einer **konjugierten Hib-Vakzine** (Polysaccharid mit einem Protein konjugiert für bessere Immunogenität) geimpft werden. Kontaktpersonen erhalten eine Chemoprophylaxe mit Rifampicin.

8.3.11 Bakteriämie und Sepsis

Definition Folgende Kriterien gehören zur Sepsisdefinition:
- **Primärer bakterieller Herd**: Dieser muss nicht mit der Eintrittspforte der Erreger identisch sein (z. B. Panaritium, gefolgt von Pneumonie, Lungenabszess als Sepsisherd).
- **Positive Blutkultur**: Ausdruck der hämatogenen Streuung, von septischen Symptomen begleitet (Fieber, Schüttelfrost, Krankheitsgefühl, Schock, Gerinnungsstörung u. a.). **Risikofaktoren der Sepsisentwicklung**: Sie bestehen bei immunsuppressiv behandelten Patienten: Zu unterscheiden sind dispositionelle und expositionelle Faktoren des Wirts (Patient) und die meist weniger bedeutsamen Virulenzfaktoren der Erreger. »Problemkeime« gibt es nur in wenigen Ausnahmen. Meist erkranken »Problempatienten« in »Problemsituationen« an opportunistischen Erregern ihrer körpereigenen, d. h. normalen Flora.
- **Sekundäre bakterielle Infektionsherde** (septisch-metastatisch): Sie befinden sich in Lunge, Herz, Skelett, Niere, Meningen, Gehirn u. a.

> Bei einer Sepsis hat sich innerhalb des Körpers ein Herd gebildet, von dem aus konstant oder periodisch pathogene Keime in den Kreislauf gelangen, und dadurch subjektive und objektive Krankheitszeichen auslösen.
> Demgegenüber ist eine Bakteriämie ein vorübergehendes Ereignis, ohne klinisch relevante Symptome (z. B. Eindringen von Bakterien in die Blutbahn beim Zähneputzen, bei einem chirurgischen Eingriff usw.).

Klinik Die Sepsis stellt weder ätiologisch noch pathogenetisch ein einheitliches Krankheitsbild dar. Mit dem Zusammenbruch der Abwehrsysteme beim Disponierten und dem nachfolgenden Organversagen stellt jede Sepsis eine **Notfallsituation** dar. Koagulasepositive Staphylokokken, Streptokokken, Meningokokken, Haemophilus influenzae und gramnegative Enterobakterien zählen zu den »**klassischen**« **Sepsiserregern**. Die schwersten klinischen Zeichen werden durch bakterielle Endo- oder Exotoxine hervorgerufen. Die meisten **opportunistisch-pathogenen Erreger** lassen eher eine schleichende, diskretere Symptomatik erkennen, zumindest im Sepsisbeginn (z. B. Candida albicans, koagulasenegative Staphylokokken, Serratia marcescens, Korynebakterien, Pseudomonas aeruginosa u. a.).

Für das praktische klinische Vorgehen ist es von Bedeutung, über sog. Risikofaktoren oder Eintrittspforten den Ausgangs- und Streuherd zu finden. Damit wird nicht nur der Infektionsherd beseitigt, sondern über Standardsituationen kann auf den wahrscheinlichsten Erreger geschlossen werden (�‎ Tab. 8.7).

Therapie Sobald alle diagnostischen Maßnahmen bei Verdacht auf eine Sepsis abgeschlossen sind (Blutkultur, Liquor, Urin-, Stuhlkultur u. a.), muss ohne Verzögerung die antimikrobielle Behandlung beginnen, die alle bei diesem Patienten denkbaren Erreger erfassen sollte (sog. empirische Therapie). In der Regel wird es eine Kombinationsbehandlung sein, die gramnegative und grampositive Erreger einschließt. Glückt der Erregernachweis, wird die Therapie nach Antibiogramm und individuellen Faktoren (z. B. Niereninsuffizienz, Liquor-

◻ **Tab. 8.7** Zu erwartende Erreger in verschiedenen klinischen Ausgangssituationen

Situation	Wahrscheinlicher Erreger
Ventrikuloatrialer Shunt	Staphylokokken, koagulasenegativ
Ventrikuloperitonealer Shunt	Erreger der Darmflora, aerob und anaerob
Zentraler Venenkatheter	Staphylococcus epidermidis
Blasenkatheter	Gramnegative Erreger
Intubation mit maschineller Beatmung	Staphylokokken, Pseudomonas aeruginosa
Agranulozytose	Pseudomonas aeruginosa

gängigkeit usw.) angepasst. Der infektiologische Patient mit einer bakteriellen Sepsis muss notfallmäßig auf der Intensivstation behandelt werden, um die vitalen Funktionen der wichtigsten Organe zu überwachen.

8.3.12 Tuberkulose

Die Tuberkulose (Tbc) ist eine akut beginnende und chronisch verlaufende bakterielle Infektionskrankheit, die ganz überwiegend durch das Mycobacterium tuberculosis hervorgerufen wird. Nach der Infektion, für die jeder Mensch – bevorzugt aber Kleinkinder und Adoleszente – empfänglich ist, können in allen Organen vielgestaltige Krankheitsbilder entstehen. Die Mehrzahl der Primärtuberkulosen betrifft die Lungen.

Erreger Erreger der Tuberkulose sind säurefeste Mykobakterien. Unter dem Begriff Mycobacterium-tuberculosis-Komplex werden M. tuberculosis, M. bovis und M. africanum zusammengefasst. Der häufigste Erreger der Tuberkulose ist M. tuberculosis. So genannte atypische Mykobakterien rufen nur ausnahmsweise pulmonale Infektionen hervor.

Epidemiologie Die Tuberkulose ist weltweit verbreitet. Jährlich erkranken ca. 8 Millionen Menschen neu mit 2–3 Millionen Toten pro Jahr, zu 90 % in den Entwicklungsländern. Dabei ist AIDS ein hoher Risikofaktor. Begünstigende Faktoren sind medizinische Unterversorgung, hohes Bevölkerungswachstum, Armut, Krieg und Migration. In Deutschland und vergleichbaren Industriestaaten hält demgegenüber der Rückgang der Neuerkrankungen an Tuberkulose seit Ende des 2. Weltkrieges kontinuierlich an (2011: über 4000 gemeldete Infektionen). Der Anstieg der Tuberkulose und der Erregerresistenzen in Osteuropa hat für Deutschland weiter eine aktuelle Relevanz (Migration).

Übertragung Sie erfolgt von Mensch zu Mensch überwiegend über **aerogene Exspirationströpfchen**, die beim Husten oder Niesen freigesetzt werden. Ob es z. B. im Haushalt von Tuberkulosepatienten mit Erregern im Sputum zur Infektion von Mitbewohnern kommt (ca. 30 %), hängt von Häufigkeit und Enge des Kontakts, Menge und Virulenz der Erreger und Risikofaktoren der exponierten Personen ab. **Risikofaktoren** sind Säuglingsalter, schwarze Rasse, Unterernährung, Immunsuppression, AIDS, Zustand nach Masern etc. Die **Ansteckungsfähigkeit** ist am höchsten, solange säurefeste Stäbchen im Direktpräparat (Sputum, Bronchialsekret, Magensaft) nachweisbar sind. Die Infektiosität ist wesentlich geringer, wenn der Keimnachweis nur noch kulturell oder molekularbiologisch (PCR) gelingt. Unter wirksamer Therapie klingt sie innerhalb von 2–3 Wochen rasch ab.

Inkubationszeit Sie kann Wochen bis Monate betragen. Reaktivierungen latenter Herde können auch nach Jahrzehnten auftreten. Zwischen Erstinfektion und positiver Tuberkulinreaktion vergehen 4–12 Wochen, im Mittel 6 Wochen.

Diagnostik Zum Nachweis einer Tuberkuloseinfektion ohne Erkrankung dient ausschließlich der **Tuberkulinhauttest.** Bei Tuberkuloseverdacht wird der nach Mendel-Mantoux intrakutan als Quaddel gesetzte Test (mit 0,1 ml = 2 Tuberkulineinheiten PPD-RT23) verwendet. Ein Test ist positiv, wenn sich nach 48–72 h eine tastbare Induration (nicht allein nur Rötung) von > 5 mm im Durchmesser gebildet hat. Starke Reaktionen können Blasen- oder Ulkusbildung hervorrufen. Die Interpretation kann durch Infektionen mit atypischen Mykobakterien oder durch vorausgegangene BCG-Impfungen erschwert sein.

Die **Röntgendiagnostik** spielt in der Erkennung und Verlaufsbeurteilung eine wesentliche Rolle. Sie ist die Methode der Wahl in der Früherkennung der Erkrankung und bei der Abklärung tuberkuloseverdächtiger Symptome (Müdigkeit, Gewichtsabnahme, Fieber, nächtliches Schwitzen, Husten länger als 3 Wochen, blutiger Auswurf etc.).

Der **bakteriologische Erregernachweis** ist aus Sputum, Bronchialsekret, Magensaft, Urin, Liquor, Pleuraexsudat u. a. Materialien möglich. Der mikroskopische Nachweis (Ziehl-Neelsen, Auraminfärbung und Immunfluoreszenz) wird immer durch eine Kultur ergänzt. Flüssigmedien verkürzen die Detektionszeit auf 1–2 Wochen und erhöhen die Sensitivität.

PCR-Methoden ermöglichen einen schnellen (48 h) und empfindlichen Erregernachweis, zusätzlich mit einer eindeutigen Erregeridentifikation. Sie sind allerdings kein Screeningverfahren und ersetzen nicht die Kultur.

Eine **Typidentifikation** (mit molekularbiologischen Methoden) erlaubt die Abschätzung der pathogenen Bedeutung des Erregers.

Resistenztestungen der Erreger sind für die Therapiefestlegung und zur Kontrolle auf erworbene Resistenzen erforderlich.

Primärtuberkulose der Lunge

Klinik Die primäre Infektion erfolgt in Ländern mit hoher Tbc-Inzidenz meist im frühen Kindesalter: Primärkomplex mit Primärinfiltrat = Hiluslymphknoten + Lymphangitis + Lungenherd (◻ Abb. 8.41 und ◻ Abb. 8.42). In 80 % der Fälle manifestiert sich die Tuberkulose als Lungen-Tbc, kann aber auch jedes andere Organ befallen.

Generalisierte Formen können bei ungünstiger Abwehrlage oder massiver Bakteriämie auftreten (lymphogene und hämatogene Aussaat). Beim pulmonalen Befall (**Miliartuberkulose**) sind im Röntgenbild multiple Miliartuberkel (◻ Abb. 8.43) zu sehen. Infiltrate sind in allen Organen (Haut, Leber, Milz, Chorioidea etc.) zu finden.

Die **tuberkulöse Meningitis** betrifft meist Säuglinge und Kleinkinder nach einer Primärinfektion. Wichtig ist es, bei einem unerwartet wesensveränderten und neurologisch auffällig werdenden Kind an diese Komplikation zu denken.

Bei Kindern mit guter medizinischer Versorgung sind **postprimäre Lungen-Tbc, Kavernenbildung** und **Phthise** (Bindegewebsproliferation, fibrotische Schrumpfung = »Lungenschwindsucht«) sehr seltene Ereignisse.

Extrapulmonale Organtuberkulosen, wie Halslymphknoten-Tbc, peritoneale Abdominal-Tbc, Urogenital-Tbc,

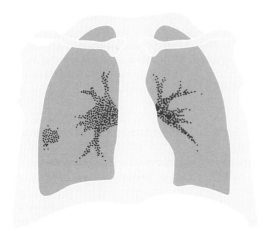

Abb. 8.41 Bipolares Stadium bei tuberkulösem Primärkomplex der rechten Lunge. Die lymphangitische Verbindung zwischen Primärherd und Hiluslymphknoten ist hier röntgenologisch (noch) nicht erkennbar

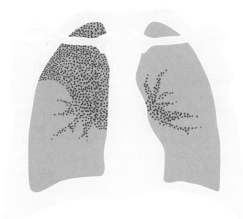

Abb. 8.42 Atelektase des rechten Oberlappens. Die Lymphknotentuberkulose des rechten Hilus war in den rechten Hauptbronchus eingebrochen. Infiziertes Gewebe ist in den Oberlappen aspiriert worden und hat zur Atelektase geführt

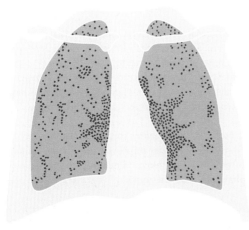

Abb. 8.43 Miliartuberkulose

Skelett-Tbc können nach hämatogener Streuung Jahre bis Jahrzehnte nach einer Primärinfektion auftreten.

Therapie Die **prophylaktische Gabe** von **Isoniacid** (INH) für alle Kinder mit einer positiv gewordenen Tuberkulinprobe (Tuberkulinkonversion) und ohne Hinweis auf eine aktive Erkrankung bietet in 80 % Schutz vor einer Erkrankung (sog. Generalisationsprophylaxe).

Die **Chemotherapie** wird im Allgemeinen über 6–9 Monate als Kombinationsbehandlung durchgeführt. Dabei soll die Medikamentenkombination eine Resistenzentwicklung verhindern. Die Medikamentenwahl erfolgt nach Erregertestung. Multiresistente Erreger nehmen auch in Deutschland leicht an Bedeutung zu (1996: 1,2 %, 2007: 2 %). Die Patientencompliance muss überwacht werden. Typische antituberkulöse Medikamente sind Isoniacid, Rifampicin, Pyrazinamid, Ethambutol u. a.

Prophylaxe Die beste Bekämpfung der Tuberkulose besteht in der Aufdeckung bisher unerkannter Tuberkulosepatienten. Gefährdete Personen (z. B. Kleinkinder) erhalten eine Chemoprophylaxe mit INH (sog. Expositionsprophylaxe).

> Bei jeder Neuerkrankung besteht Meldepflicht, um eine eingehende Untersuchung der Umgebung durchführen zu können (aktive Fallsuche).

Fallbeispiel

Anamnese Das 5¼ Jahre alte Mädchen hustet seit 2–3 Wochen und hat gelegentlich subfebrile Temperaturen. Bis auf eine gewisse Appetitlosigkeit ist sonst nichts auffällig. Als es aber erneut fiebert, wird das Mädchen dem Arzt vorgestellt, der eine Röntgenaufnahme des Thorax veranlasst. Dabei findet sich eine rechtsseitige »Pneumonie«, die trotz Behandlung mit Ampicillin nicht zurückgeht. Das Kind wird deshalb der Klinik überwiesen.

Befund Das Kind ist normal entwickelt. Über der Lunge findet sich physikalisch kein sicher pathologischer Befund. Bei der Röntgenuntersuchung fällt neben einer Verschattung im rechten Mittelfeld, die kranial glatt begrenzt ist, eine deutliche Schwellung der rechten Hiluslymphknoten auf. Der Tuberkulintest nach Mendel-Mantoux fällt stark positiv aus. Das Kind war nicht BCG geimpft. Der Erregernachweis gelingt im Nüchternmagensaft (Ziehl-Neelsen-Färbung, Nachweis säurefester Stäbchen).

Diagnose Progrediente Primärtuberkulose mit Bronchiallymphknotenbefall und Mittellappenatelektase.

Therapie Gaben von Isoniazid, Rifampicin und Pyrazinamid über 6–12 Monate.

Weiterer Verlauf Da die Eltern sehr zuverlässig sind, kann das Mädchen in ambulante Behandlung entlassen werden. Eine Bronchoskopie war nicht erforderlich geworden. Nach der Meldung ans Gesundheitsamt wurde bei der Großmutter eine offene Lungentuberkulose festgestellt. Die Prognose der Erkrankung des Kindes ist durchaus günstig.

Kernaussagen

- Die bekannten Infektionskrankheiten sind nicht verschwunden (z. B. Tuberkulose), neue Infektionen werden entdeckt (z. B. Lyme-Borreliose).
- Die Verfügbarkeit antibakterieller Chemotherapeutika (Antibiotika) hat den meisten bakteriellen Infektionen den größten Schrecken genommen.
- Das Wissensgebiet der bakteriell bedingten Infektionskrankheiten ist so umfangreich, dass die diagnostischen, therapeutischen und präventiven Maßnahmen nur in der Kooperation erfahrener Spezialisten optimal genutzt werden.

8.4   Infektionen durch Protozoen

Von den Protozoenerkrankungen sind in unseren Breitengraden die Toxoplasmose, die Lambliasis und die interstitielle Pneumonie durch Pneumocystis jiroveci die wichtigsten.

8.4.1   Toxoplasmose

> Kongenitale Toxoplasmose: Wegen der Gefahr der diaplazentaren Infektion ist die Primärinfektion einer Schwangeren von größter Bedeutung (▶ Kap. 4.10.8).

Erreger Der Erreger ist **Toxoplasma gondii**, ein bis zu 2 μm langes und gebogenes Protozoon.

Epidemiologie Toxoplasma gondii ist weltweit verbreitet und befällt sehr viele Warmblüter.

Übertragung Der Mensch infiziert sich entweder über ungenügend gekochtes Fleisch (Gewebezysten) oder über Katzenkot (Oozysten). Selten sind Infektionen über Transfusionen oder Organtransplantationen beschrieben.

Klinik Die Primärinfektion verläuft inapparent oder mit uncharakteristischen Krankheitszeichen: Fieber, Glieder- und Muskelschmerzen, Hepatosplenomegalie, Lymphknotenschwellungen. Bei AIDS-Patienten kann es über eine Reaktivierung zu Enzephalitis, nekrotisierender Retinitis und anderen Organbeteiligungen kommen.

Diagnostik Sie erfolgt serologisch durch den Antikörpernachweis, aber auch der direkte Antigennachweis ist möglich.

Therapie Unkomplizierte, postnatal erworbene Infektionen bedürfen keiner Behandlung. **Schwangere** mit einer Primärinfektion werden zum Schutz des Feten mit einem **plazentagängigen Antibiotikum** erfolgreich behandelt (Spiramycin). Organmanifestationen (z. B. Chorioretinitis) werden mit Pyrimethamin und Sulfadiazin (Sulfonamid) behandelt.

Prävention Kongenitale Infektionen können verhütet werden, wenn Primärinfektionen der Schwangeren verhindert werden. Wichtigste Präventivmaßnahmen umfassen: Fleisch kochen, Früchte und Gemüse waschen; Händewaschen nach Kontakt mit rohem Fleisch, Gemüse und Früchten; vor allem aber: Katzenkotkontakt vermeiden.

8.4.2   Sonstige Protozoenerkrankungen

Die **interstitielle plasmazelluläre Pneumonie** (▶ Kap. 13.8.3) wird durch den Erreger **Pneumocystis jiroveci** hervorgerufen.

Ursache der **Giardiasis (Lambliasis)** ist der Erreger **Giardia lamblia**. Dieser kommt ubiquitär vor, besiedelt Duodenum und Jejunum und kann in die Mukosazellen eindringen. Bauchschmerzen, Durchfälle und Malabsorption können die Folge sein. Zur Behandlung eignet sich Metronidazol.

Die folgenden Protozoenerkrankungen kommen vorwiegend in den Tropen und Subtropen vor und werden bei uns gelegentlich eingeschleppt (z. B. aus dem Mittelmeerraum): **Amöbenruhr** (Entamoeba histolytica), **Malaria** (Plasmodieninfektion) und **Kala-Azar** (Leishmaniose).

Kernaussagen

- Toxoplasmose, Lambliasis und Pneumozysteninfektionen sind in unseren Breitengraden die wichtigsten Protozoenerkrankungen.
- Aus den Tropen eingeschleppte Protozoenerkrankungen sind die Amöbenruhr, Malaria und Kala-Azar.

8.5   Infektionen durch Rickettsien

Rickettsien sind gramnegative Mikroorganismen, die sich intrazellulär vermehren. Beispiele der häufigsten Rickettsiosen in Mitteleuropa sind Q-Fieber, Mittelmeerfleckfieber und das klassische Fleckfieber (Rickettsia prowazekii), die durch akute oder chronische Fieberschübe gekennzeichnet sind.

Als Überträger der Rickettsien dienen Zecken, Läuse, Flöhe und Milben, als natürliches Reservoir Nagetiere und der Mensch. Eine Ausnahme macht das Q-Fieber (R. burnetii), hier sind Schaf, Ziege und Rind die Infektionserregerträger. Die Inhalation getrockneter Tierausscheidungen führt beim Menschen zur atypischen interstitiellen Pneumonie.

Klinik Fieber, Kopfschmerzen und Myalgien sind die häufigsten Symptome. Außer beim Q-Fieber tritt häufig ein makulopapulöses Exanthem hinzu. Pneumonien sind die Regel, Enzephalitiden die Ausnahme.

Diagnostik Mit der Komplementbindungsreaktion (KBR) und dem Immunfluoreszenztest wird der Antikörpernachweis geführt.

Therapie und Prophylaxe Tetrazykline (ab 9 Jahren) sind Mittel der 1. Wahl bei Rickettsiosen und verkürzen den Krankheitsverlauf. Die Entlausung ist die entscheidende prophylaktische Maßnahme beim Fleckfieber, das durch die Kleider- oder Kopflaus übertragen wird.

Kernaussagen
- In Mitteleuropa sind Q-Fieber, Mittelmeerfleckfieber und das klassische Fleckfieber die häufigsten Rickettsiosen.
- Typische Symptome der Rickettsiosen sind Fieber, Myalgien und Pneumonien.

8.6   Infektionen durch Pilze

Humanpathogene Pilze können Infektionen verursachen. Die wichtigsten Pilzerreger für den Menschen sind Candida und Aspergillus. Neben oberflächlichen können auch invasive und systemische Infektionen vorkommen. Risikofaktoren sind immunsuppressive Behandlungen und die Therapie mit Antibiotika. Der Krankheitsverlauf wird von der Grunderkrankung stark beeinflusst.

Dermatophyten, Hefen und Sproßpilze sowie Schimmelpilze umfassen das Spektrum der wichtigsten humanpathogenen Pilze. Sie können oberflächliche oder invasive, systemische Infektionen verursachen. Charakteristisch ist ihr opportunistisches Verhalten, d. h. als natürlich vorkommende Bewohner des Menschen nutzen sie exogene und endogene Risikofaktoren, um krankheitserregend invasiv zu werden, wie z. B. immunsuppressive Behandlungen oder langdauernde Antibiotikagaben mit Unterdrückung der körpereigenen Flora. Im Folgenden werden die wichtigsten Erreger, Candida und Aspergillus genauer beschrieben.

8.6.1   Candida-Infektionen

Außer dem bekanntesten Erreger, **Candida (C.) albicans,** sind auch C. tropicalis, C. parapsilosis, C. krusei potenziell pathogen. Bei ubiquitärer Verbreitung der Candida-Erreger und Kolonisierung der Haut und Schleimhäute des Menschen kommen invasive Infektionen praktisch aller Organe nur bei angeborenen oder erworbenen Immundefekten vor, bevorzugt bei gestörter Granulozyten- oder T-Zellfunktion (z. B. schwerer kombinierter Immundefekt, AIDS, Frühgeborene, zytostatische Therapie, Organtransplantierte). **Eintrittspforte** für die Erreger sind Haut oder Schleimhäute, vor allem des Intestinaltraktes.

> **Die wichtigsten klinischen Krankheitsbilder sind Candidosen der Haut, der Schleimhäute (Mundsoor, Soorösophagitis), Windeldermatitis oder eine Sepsis mit Absiedlung in inneren Organen (Pneumonie, Osteomyelitis, Endophthalmitis u. a.).**

Diagnostik Direktpräparate, kultureller Nachweis aus Abstrichen, Blut- und Urinkulturen sind für die Diagnose erforderlich, wobei die Blutkulturen trotz Sepsis häufig negativ sind. Die serologischen Methoden sind wenig sensitiv und wenig spezifisch.

Therapie Die Behandlungserfolge der lokalen Infektionen (z. B. Nystatin) sind günstiger als die der systemischen Infektionen (Amphotericin B, liposomales Amphotericin, Fluconazol, Voriconazol, Caspofungin). Die Prognose der Grunderkrankung beeinflusst sehr stark das Behandlungsergebnis.

8.6.2   Aspergillus-Infektionen

Aspergillus (A.) fumigatus ist der häufigste Infektionserreger unter den Schimmelpilzen, daneben sind A. flavus, A. niger, A. nidulans u. a. vertreten. Die charakteristischen Merkmale dieser Erreger sind ubiquitäres Vorkommen, saprophytäre Besiedlung der Schleimhaut, meist aerogene Infektionspforte und invasiver Organbefall, bevorzugt der oberen und unteren Atemwege (Nasennebenhöhlen, Lunge).

Kinder mit angeborener oder erworbener Granulozytenfunktionsstörung (z. B. einer septischen Granulomatose), einer Leukämie oder einer zystischen Fibrose werden bevorzugt von einer **invasiven Aspergillose** betroffen.

Bei der **allergischen Aspergillose** liegt ein ganz anderer pathogenetischer Vorgang vor, hierbei kommt es nicht zur Organinvasion und -destruktion. Die Symptome sind asthmaähnliche Beschwerden und kommen bei Atopikern oder Kindern mit zystischer Fibrose vor.

Diagnostik Mikroskopisch und mikrobiologisch-kulturell ist der Erregernachweis möglich, wobei immer die physiologische Kolonisation als Normalbefund und nur der Erregernachweis mit klinischen Symptomen als krankheitsspezifisch gewertet werden dürfen.

Therapie und Prognose Trotz Empfindlichkeit der Aspergillen auf Amphotericin B, Itraconazol u. a. ist die Prognose einer invasiven Aspergillose, vor allem auch abhängig von der Grundkrankheit, als schlecht zu bezeichnen.

Fallbeispiel

Anamnese Ein 12-jähriger Junge erhielt wegen eines Rezidivs einer akuten lymphatischen Leukämie eine Knochenmarktransplantation. Es ist der 15. Tage nach der bisher unkompliziert verlaufenen Transplantation. In den letzten 6–12 Stunden hat er Fieberschübe bis 39 °C entwickelt.

Befund Fieber bei einem transplantierten Patienten in der frühen Phase des Engraftments bedeutet zunächst immer, dass ein infektiologischer Notfall möglich ist. Bei der sorgfältigen klinischen Untersuchung fällt nur eine Tachypnoe mit Dyspnoe auf, bei normalem Auskultationsbefund der Lunge. Im Blutbild zeigt sich noch immer eine absolute Neutropenie und Thrombopenie,

▼

bedingt durch die medikamentöse Vorbehandlung zur Transplantation. Im Röntgenthoraxbild sind zwei Rundherde im rechten Mittellappen von ca. 2 cm Durchmesser zu sehen.

Verdachtsdiagnose Infektiöse Komplikation mit unbekanntem Erreger. Weiterführende Diagnostik ist sofort erforderlich. In der bronchoalveolären Lavage, die über eine kurzdauernde Bronchoskopie durchgeführt wird, finden sich Hyphen von Aspergillus-Spezies. Das Ergebnis der Kulturen kann Wochen dauern und auch dann negativ ausfallen.

Therapie Wegen der extremen Gefährdung des Patienten wird sofort mit einer antimykotischen Therapie begonnen (Amphotericin B). Da aber eventuell zusätzlich eine bakterielle Infektion vorliegen kann, werden auch Antibiotika empirisch angesetzt, gegen grampositive wie gramnegative Erreger (z. B. ein Cephalosporin der 3. Generation mit Pseudomonaswirksamkeit = Ceftazidim und ein Glykopeptid gegen grampositive Erreger = Teicoplanin).

Verlauf In den nächsten 2–3 Tagen zeigen sich im peripheren Blut die ersten Granulozyten und Thrombozyten. Das bedeutet, dass die Knochenmarktransplantation erfolgreich war. Die Zellen helfen entscheidend bei der Überwindung der Infektion. Nach 4 Wochen Therapie zeigt sich, dass der Patient die Leukämie überwunden hat und auch die Aspergillusinfektion. Ein so guter Ausgang ist leider nicht immer zu verzeichnen.

Kernaussagen
- Pilze gelten als typische opportunistische Infektionserreger, d. h. dass natürlich vorkommende Bewohner des Menschen zu lebensbedrohlichen Infektionen führen, wenn der Patient dafür empfänglich geworden ist. Ein gesunder Mensch würde nicht in gleicher Weise erkranken.
- Risikofaktoren sind immunsuppressive oder antibiotische Behandlungen.
- Die Grunderkrankung wirkt sich stark auf den Behandlungserfolg aus.

Erkrankungen des Immunsystems

U. Wahn, T. Kallinich, G. Hansen und V. Wahn

Erkrankungen des Immunsystems können bei verminderter Abwehrreaktion zu Immundefekten führen. Die überschießende Reaktion gegen fremde Antigene nennen wir »Allergie«. Eine vermehrte Reaktion gegen körpereigene Antigene kann zu Autoimmunerkrankungen führen.

Störungen im kindlichen Abwehrsystem lassen sich wie folgt charakterisieren:

- Bei einem **Immundefekt** sind die Abwehrreaktionen zu schwach oder fehlen ganz.
- Überreaktionen gegen Fremdantigene lösen **Allergien** aus.
- Überreaktionen gegen Autoantigene führen zur **Autoimmunität**.

9.1   Immundefekte

Immundefekte führen klinisch zu häufigen, schweren, destruierenden oder opportunistischen Infektionen. Solche Defekte können entweder nur ein oder auch mehrere Elemente unseres Abwehrsystems betreffen. Eine frühzeitige Diagnosestellung ist nötig, damit geeignete Behandlungsmaßnahmen wie Antibiotikagaben, Immunglobulinsubstitution, Injektionen hämatopoetischer Wachstumsfaktoren oder Stammzelltransplantation in die Wege geleitet werden können.

Bei allen ungewöhnlich häufigen, ungewöhnlich schweren, polytopen, destruierenden und/oder opportunistischen Infektionen sollten Immundefekte ausgeschlossen werden. Dasselbe gilt für den Fall, wenn bereits in einer Familie ein Kind mit einem Immundefekt diagnostiziert wurde. Die 12 klassischen Warnzeichen sind in ◘ Tab. 9.1 dargestellt. Weitere Informationen zum Thema »Immundefekte« findet man auf der Internetseite www.immundefekt.de.

9.1.1   Einteilung und Funktion menschlicher Abwehrmechanismen

Antikörper (Immunglobuline der Isotypen IgD, IgM, IgG, IgA und IgE) sind Träger spezifisch humoraler Immunreaktionen. Sie werden von Plasmazellen sezerniert, welche zunächst im Zuge eines Reifungsprozesses aus Vorläuferzellen (Prä-B-Zellen, B-Zellen) gebildet werden müssen. Reife B-Zellen bekommen Signale durch den Kontakt mit Antigen-spezifischen Helfer-T-Zellen, vom Antigen und von Zytokinen, die wiederum vorwiegend von Helferzellen gebildet werden (◘ Abb. 9.1). Antikörper sind gut löslich und können ihre Funktion ohne Anwesenheit der sie produzierenden Zellen ausüben (daher »humorale Immunität«). Die Immunantwort führt zunächst zur IgM-Bildung, nach dem sog. Switch zur Bildung von IgG, IgA und IgE (◘ Abb. 9.2).

Spezifisch zelluläre Immunreaktionen werden durch **T-Lymphozyten** (gemeinsamer Marker CD3) vermittelt. Solche Reaktionen können nur dort ablaufen, wo T-Zellen vorhanden sind (daher **zelluläre Immunität**). Für eine T-Zell-Aktivierung erhalten Helfer-T-Zellen zunächst ein Signal über den

◘ Tab. 9.1   12 Warnzeichen für primäre Immundefekte (nach V. Wahn)

1	Positive Familienanamnese für angeborene Immundefekte
2	≥ 8 eitrige Otitiden/Jahr (erste 3 Lebensjahre)
3	≥ 2 schwere Sinusitiden/Jahr
4	≥ 2 Pneumonien/Jahr
5	Begründete antibiotische Therapie ≥ 2 Monate ohne Effekt
6	Impfkomplikationen bei Lebendimpfungen* (insbesondere BCG, Rotaviren und Polio nach Sabin)
7	Gedeihstörung im Säuglingsalter, mit und ohne chronische Durchfälle
8	Rezidivierende tiefe Haut- oder Organabszesse
9	≥ 2 viszerale Infektionen (Meningitis, Osteomyelitis, septische Arthritis, Empyem, Sepsis)
10	Persistierende Candida-Infektionen an Haut oder Schleimhaut jenseits des 1. Lebensjahres
11	Chronische Graft-versus-Host-Reaktion (z. B. unklare Erytheme/Erythrodermie bei Neugeborenen/kleinen Säuglingen)
12	(Rezidivierende) systemische Infektionen mit atypischen Mykobakterien

* Lebendimpfungen werden in anderen Ländern oft routinemäßig durchgeführt.

T-Zell-Rezeptor, mit Hilfe dessen präsentierte Peptide erkannt werden, daneben bedarf es der Signale von Zytokinen wie Tumor-Nekrose-Faktor (TNF) und Interleukin-1 (IL-1) sowie kostimulatorischer Signale über Liganden, die auf Antigenpräsentierenden Zellen und T-Zellen vorhanden sind. Eine T-Zell-Proliferation kommt durch IL-2 nach Reaktion mit seinem Rezeptor zustande (◘ Abb. 9.3). Das komplette T-Zell-Repertoire ist bereits bei der Geburt vorhanden. Die T-Zell-Reifung vollzieht sich im Thymus im Zuge eines Selektionsprozesses, bei dem alle autoreaktiven T-Zell-Klone eliminiert werden. Nützliche, den Organismus gegen Mikroorganismen schützende Klone bleiben erhalten und verlassen den Thymus. Während der Reifung im Thymus verändern sich die Oberflächeneigenschaften der T-Zellen. Unterschiedliche Phänotypen haben unterschiedliche Funktionen (z. B. CD4-positive Zellen haben Helferfunktion, CD8-positive Zellen zytotoxische Funktion).

Granulozyten vermitteln unspezifisch zelluläre Abwehrreaktionen (Chemotaxis, Phagozytose, Mikrobizidie), insbesondere gegenüber Bakterien und Pilzen. Dazu wandern sie zunächst aus der Blutbahn aus, um an den Ort der Entzündung zu gelangen (◘ Abb. 9.4). Im Granulozyten wird nach Erregerkontakt der oxidative Stoffwechsel aktiviert: zwei lösliche Eiweiße (p47 und p67) werden phosphoryliert sowie transloziert und assoziieren sich danach mit Zytochrom-B-

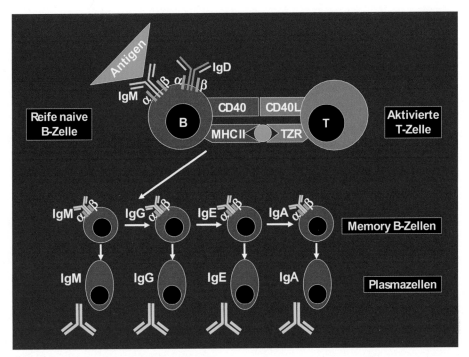

Abb. 9.1 Antikörper. Reife B-Zellen, die Oberflächen-IgM und -IgD tragen, können Vollantigene erkennen und präsentieren. T-Zellen werden dadurch aktiviert und stellen kostimulatorische Signale für die Ig-Synthese über CD40 und CD40-Ligand zur Verfügung. Danach kann zunächst IgM, nach dem sog. Switch von Plasmazellen auch IgG, IgE und IgA gebildet werden. Memory-B-Zellen sorgen dafür, dass bei erneutem Antigenkontakt eine verstärkte Immunantwort abläuft

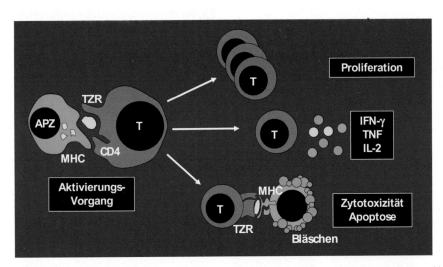

Abb. 9.2 Immunantwort. Nach Kontakt mit einem immunogenen Peptid erwerben T-Zellen verschiedene Funktionen: klonale Expansion (Proliferation), Zytokinsekretion, und schließlich die Zytotoxizität, z. B. mittels Apoptose (nach Nikolich-Zugich et al. Nat Rev Immunol 2004;4:123)

Komponenten (p22, gp91) zur Phagozytenoxidase (phox), die Elektronen auf O_2 überträgt, um den Sauerstoff zu aktivieren.

Natürliche Killerzellen (NK-Zellen) arbeiten ebenfalls unspezifisch und beteiligen sich an der Virus- und Tumorabwehr. Zudem können sie Zytokine produzieren.

Von den unspezifisch humoralen Abwehrsystemen ist das **Komplementsystem** das wichtigste. Es besteht aus einer Reihe von Enzymen, die zunächst in biologisch inaktiver Form vorliegen, bevor sie durch Aktivatoren modifiziert werden. Es gibt 3 Aktivierungswege, über welche die wichtigste Komponente C3 aktiviert wird (**Abb. 9.5**). Danach werden auch die terminalen Komponenten aktiviert, wodurch der zytolytische Komplex C5b–C9 entsteht. Das Komplementsystem hat im Wesentlichen folgende **Aufgaben:**

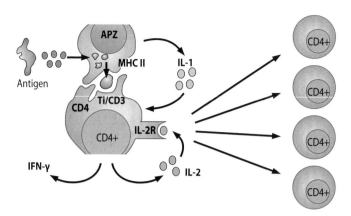

◘ Abb. 9.3 T-Zell-Proliferation. Zunächst wird ein Antigen von Antigen-präsentierenden Zellen aufgenommen, in Peptide zerlegt, und vom MHC-II-Molekül präsentiert. Diesen Komplex kann der T-Zell-Rezeptor erkennen. Akzessorisch erhält die T-Zelle ein stimulatorisches Signal von Interleukin 1 (IL-1). Nach Aktivierung kann die T-Zelle z. B. Interferon-γ (IFN-γ) produzieren, welches wiederum die Antigen-präsentierende Zelle (APZ) aktiviert. Daneben wird Interleukin 2 (IL-2) gebildet, welches den entscheidenden autokrinen Wachstumsfaktor für T-Zellen darstellt und zu deren klonaler Expansion beiträgt

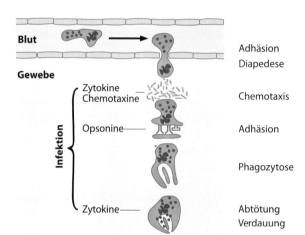

◘ Abb. 9.4 Phagozytose. Befinden sich im Gewebe Infektionserreger, müssen die Granulozyten zu deren Bekämpfung dorthin gelangen. Über einen molekular recht gut definierten Prozess verlassen sie die Blutbahn und wandern entlang eines Gradienten an verschiedenen chemotaktischen Stoffen zu den Erregern, mit denen sie über Fc- oder Komplementrezeptoren in Kontakt treten. Das Zytoplasma umfließt den Erreger, bis dieser vollständig intrazellulär aufgenommen ist. Spezifische Enzymsysteme führen dann zu dessen Abtötung und Verdauung

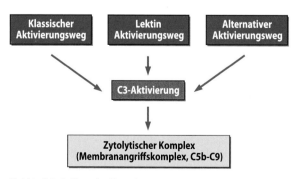

◘ Abb. 9.5 Aufbau des Komplementsystems

— Abwehr von Bakterien
— Elimination von Immunkomplexen
— Bildung biologisch aktiver Peptide (z. B. für Entzündungsreaktionen, oder Histaminfreisetzung)

Eine unkontrollierte Aktivierung der Komplementkaskade wird durch die Anwesenheit mehrerer **Inhibitoren** verhindert.

> Bei allen im Körper ablaufenden Infektionen kommt es immer zu einem Zusammenspiel verschiedener angeborener und erworbener Abwehrmechanismen.

9.1.2 Angeborene Immundefekte

Entsprechend einer internationalen Übereinkunft werden angeborene Immundefekte nach dem vorwiegend betroffenen Abwehrmechanismus eingeteilt. So finden wir Krankheiten von B-Lymphozyten, B/T-Lymphozyten in Kombination, Phagozyten (Granulozyten, Monozyten, Makrophagen), NK-Zellen und des Komplementsystems. Die antimykobakterielle Immunabwehr kann genetisch determinierte molekulare Störungen aufweisen. Hinzu kommen eine große Anzahl von Erkrankungen, bei denen immunologische Störungen regelhaft anzutreffen sind. Diese »experiments of nature« haben wesentlich zum Verständnis des Immunsystems beigetragen. Im Folgenden werden exemplarisch einige Defekte beschrieben.

B-Zell-Defekte (Antikörpermangelsyndrome)

Im Blut des Neugeborenen befinden sich nur wenige IgA und IgM. Dagegen entspricht der IgG-Spiegel dem der Mutter, da IgG von der Mutter diaplazentar übertragen wird und dem Neugeborenen den sog. »Nestschutz« verleiht. Die niedrigsten IgG-Spiegel werden mit 3–4 Monaten erreicht. Danach bildet das Kind – nach entsprechenden Antigenkontakten – zunehmend alle Antikörper selbst. Bei Frühgeborenen liegt nur ein unzureichender »Nestschutz« vor.

❯ Liegen die bei einem Kind gemessenen Immunglobulinspiegel unterhalb der jeweiligen Altersnorm, muss an einen B-Zell-Defekt oder kombinierten B/T-Zell-Defekt gedacht werden.

X-chromosomal vererbte Agammaglobulinämie (Typ Bruton, XLA)

Molekulare Ursache dieser Erkrankung sind Mutationen im Gen für die Bruton-Tyrosin-Kinase (btk), einem Enzym, das an der Signalübertragung zwischen B-Zellmembran und Zellinnerem beteiligt ist. Die Störung wird von weiblichen Konduktorinnen übertragen, nur Jungen erkranken. B-Zellen und Plasmazellen fehlen fast vollständig, während Prä-B-Zellen im Knochenmark nachweisbar sind. Alle Serumimmunglobuline sind bei XLA nur in Spuren vorhanden.

Klinik Betroffene Kinder neigen zu vorwiegend bakteriellen Infektionen, wenn sie durch passiv übertragene Antikörper von der Mutter nicht mehr ausreichend geschützt sind, also meist jenseits des 2. Trimenons. Es kommt zu Otitiden, Bronchitiden, Pneumonien, später Sinusitiden. Teilweise führen sonst apathogene Erreger zu Erkrankungen. Hinzu kommen Gastroenteritiden mit Malabsorption, seltener auch Arthritiden, Osteomyelitiden, Meningitiden, Empyeme und Septikämien. Durch die rezidivierenden pulmonalen Infektionen entwickeln sich schon in frühen Jahren Bronchiektasen, in deren Gefolge die Patienten in der Vergangenheit, als Immunglobuline zur Substitution nicht zur Verfügung standen, verstorben sind.

Diagnostik Bei der **klinischen Untersuchung** fällt die Hypoplasie des gesamten lymphatischen Gewebes auf (Lymphknoten, Milz, Tonsillen). Isohämagglutinine (Anti-A, Anti-B) fehlen, aktive Impfungen (z. B. gegen Diphtherie, Tetanus, Masern) führen nicht zur Bildung protektiv wirkender Antikörper.

❯ Die Poliolebendimpfung ist kontraindiziert, da Impfpoliomyelitiden beschrieben sind. Die BCG-Impfung darf im Prinzip durchgeführt werden (Impfungen, ▶ Kap. 8.1.6), ist aber bei uns nicht mehr Bestandteil des Impfplanes.

Therapie und Prognose Die Therapie besteht in der konsequenten antibiotischen Behandlung auftretender Infektionen. Hinzu kommt die vorbeugende lebenslange Substitution der fehlenden Antikörper mit Hilfe von Immunglobulinkonzentraten. Diese können auf intravenösem Weg alle 3–4 Wochen in einer Dosis von 0,3–0,4 g/kg KG verabreicht werden, oder aber subkutan wöchentlich mit etwa 0,1g/kg KG. Die **IgG-Spiegel** sollten **vor** der **Substitution** mindestens bei **600–800 mg/dl**, evtl. sogar deutlich höher. Ziel der Substitution ist die Verhinderung schwerer Infektionen. Die Prognose wird durch diese Maßnahmen erheblich verbessert, Kinder erreichen das Erwachsenenalter.

Common Variable Immunodeficiency – CVID (variables Immundefektsyndrom)

Unter diesem Begriff werden alle Formen von humoralen Immundefekten zusammengefasst, bei denen zumindest IgG und IgA, meist auch IgM stark vermindert sind und keine protektiven spezifischen Antikörper gebildet werden können. Störungen der zellulären Immunität kommen vor.

Pathogenese Sie ist uneinheitlich, molekulare Defekte sind nur bei einem Teil der Patienten definiert. Die Erkrankung kommt bei Jungen und Mädchen vor, in vielen Fällen wird die Erkrankung erst im Erwachsenenalter manifest.

Klinik Sie ist ähnlich wie bei der X-chromosomal vererbten Agammaglobulinämie, Infektionen können sich aber deutlich später manifestieren. Einzelne Patienten entwickeln neben der Infektneigung auch Erkrankungen des blutbildenden Systems (autoimmunhämolytische Anämie, Autoimmunthrombopenie, selten Autoimmunneutropenie) oder des Magen-Darm-Traktes (Lambliasis, nodulär-lymphatische Hyperplasie) sowie weitere Manifestationen.

Therapie Erfolgt wie bei der X-chromosomal vererbten Agammaglobulinämie. Ziel der Immunglobulinsubstitution ist auch hier die Verhinderung schwerer Infektionen und deren Folgen.

Selektiver IgA-Mangel

Mit rund 1:700 ist dies der häufigste Immundefekt. Der Vererbungsmodus kann dominant oder rezessiv sein, die Mehrzahl der Fälle tritt aber sporadisch auf.

Pathogenese IgA fehlt im Serum und in aller Regel auch in den exokrinen Sekreten, wo es normalerweise als sekretorisches IgA einen wichtigen Bestandteil der lokalen Immunabwehr darstellt. Andere Immunglobuline sind in normaler Menge vorhanden, die zelluläre Immunität ist meist normal.

Klinik Falls es bei Patienten überhaupt zu Symptomen kommt, finden sich rezidivierende Sinubronchitiden, gehäuft Zöliakie (▶ Kap. 14.8.3), Allergien oder Autoimmunerkrankungen.

Therapie Die Behandlung erfolgt symptomatisch.

❯ Die Gabe von Immunglobulinen zum Zwecke der Substitution ist, von wenigen Ausnahmen abgesehen (s. u.), kontraindiziert. Das verabreichte IgA kann in Einzelfällen die Bildung von Antikörpern gegen IgA fördern, was bei erneuter Exposition zu anaphylaktischen Reaktionen Anlass geben kann. Außerdem gelangt Serum-IgA nicht auf die Schleimhäute und hat somit keinen Nutzen.

Mangel an Immunglobulinsubklassen

Das menschliche IgG besteht aus 4 Subklassen. Diese werden als IgG1–IgG4 bezeichnet und haben unterschiedliche Aufgaben im Rahmen der humoralen Abwehr. So wirken IgG1 und IgG3 besonders gegen Proteinantigene, IgG2 besonders gegen Polysaccharidantigene. Selektive Defekte dieser Subklassen kommen vor, wobei im Kindesalter meist IgG2 (und damit Polysaccharidantikörper) und IgG4 vermindert sind. Nicht selten ist ein IgG2/IgG4-Defekt mit einem IgA-Mangel kombiniert. Nach solchen Defekten sollte bei allen Kindern über 3–4 Jahre mit auffälliger Neigung zu Infektionen im HNO-Bereich und im Respirationstrakt gefahndet werden. Eine Immunglobulinsubstitution (i.v. oder s.c.) hat sich in Fällen mit erheblicher Infektneigung (bekapselte Bakterien) bei gleichzeitig fehlenden Polysaccharidantikörpern als wirksam erwiesen.

Kombinierte B-/T-Zell-Defekte

Sind humorale und zelluläre Immunität in gleicher Weise gestört, sprechen wir von kombinierten Immundefekten. Durch das Fehlen der T-Zell-Funktion ist das Krankheitsbild noch gravierender als beim reinen B-Zell-Defekt.

> ❱❱ Das zu Erkrankungen führende Erregerspektrum ist bei kombinierten Immundefekten breiter, Virus-, Pilz- und parasitäre Infektionen haben einen viel größeren Stellenwert als bei reinen B-Zell-Defekten. Die Kinder erkranken bereits im Säuglingsalter an schweren, oft tödlich verlaufenden Infektionen.

Schwerer kombinierter Immundefekt (severe combined immunodeficiency: SCID)

Varianten kommen X-chromosomal oder autosomal-rezessiv vererbt vor. Die molekularen Ursachen sind inzwischen weitgehend bekannt. Betroffene Kinder werden bereits in den ersten Lebensmonaten durch Pneumonien, Diarrhöen, Dystrophie, Mykosen u. a. auffällig. Pneumonien können dabei auch durch klassische opportunistische Erreger wie Pneumocystis jiroveci hervorgerufen werden. Nach BCG-Impfung, die früher in Deutschland generell durchgeführt wurde, konnte es zu einer disseminierten, oft tödlichen Infektion (BCG-itis) kommen. Im Kind persistierende diaplazentar übertragene mütterliche Lymphozyten können eine chronische **Graft-versus-Host-Reaktion (GvHR)** verursachen, was bei der Diagnostik berücksichtigt werden muss. Über Bluttransfusionen ohne Leukozytenfilter und ohne Bestrahlung konnte früher eine akute und fast immer tödliche akute GvH-Reaktion hervorgerufen werden. Im Blutbild ist oft eine Lymphopenie und verminderte T-Zellen zu finden, dagegen können die B-Zellen numerisch durchaus normal oder sogar erhöht sein. Stimulationsversuche mit Mitogenen und Antigenen fallen meist stark abgeschwächt/negativ aus. Die Tuberkulinprobe zur Prüfung T-zellulärer Immunität (abzulesen nach 48 Stunden) bleibt trotz bestehender Tuberkulose oder nach BCG-Impfung negativ. Ohne spezifische Therapie versterben die Kinder meist schon im Säuglingsalter. Bei gesicherter Diagnose müssen die Patienten steril gepflegt werden. Als **therapeutische Maßnahme** kommt neben einer intensiven Chemotherapie bei Infektionen nur die Stammzelltransplantation – meist in Form einer Knochenmarktransplantation – in Betracht. Bluttransfusionen sollten nur mit bestrahlten und CMV-freien Konserven erfolgen. Bei zwei Varianten, dem **Adenosindesaminase-Mangel (ADA-Mangel)** und dem **X-chromosomal vererbten SCID** wurde die somatische Gentherapie mit Erfolg eingesetzt. Bei letzterer Erkrankung sind nach Gentherapie aber leider gehäuft Leukämien aufgetreten. Die Gentherapie muss bis auf weiteres als experimentell betrachtet werden.

Weitere gut definierte Störungen
DiGeorge-Syndrom

Synonyme CATCH22 = cardiac abnormality, abnormal facies, T cell deficiency, cleft palate, hypoparathyroidism aus einer 22q11 Mikrodeletion resultierend, 22q11.2-Mikrodeletionssyndrom.

Pathogenese Diese Mikrodeletion führt, sofern das Krankheitsbild komplett ausgeprägt ist, zu einer mangelhaften Entwicklung der 3. und 4. Schlundtasche mit Entwicklungsstörungen am Herz sowie an Nebenschilddrüsen und Thymus.

Klinik Erstes Zeichen ist oft der Hypoparathyreoidismus mit hypokalzämischen Krämpfen im Neugeborenenalter, oder aber Auswirkungen eines **Vitium cordis.** Die klinische Ausprägung und der Schweregrad des Immundefekts sind äußerst variabel, nur wenige Kinder haben einen schweren T-Zell-Defekt. Kinder mit DiGeorge-Syndrom haben eine auffällige Fazies mit Fischmund, tiefem Ohransatz, Hypertelorismus, Mikrognathie und antimongoloiden Lidachsen. Der Thymusschatten lässt sich röntgenologisch in schweren Fällen nicht abgrenzen. Im peripheren Blut findet man eine variabel ausgeprägte Lymphopenie und T-Lymphopenie, Stimulationsversuche mit T-Zell-Mitogenen können normale bis völlig fehlende Reaktionen liefern. Je nach Schweregrad sprechen wir von partiellem oder komplettem DiGeorge-Syndrom.

Diagnostik Die Diagnose wird über den Nachweis der Mikrodeletion gesichert. Als Erreger von Infektionen findet man neben Bakterien auch Viren und Pilze, die chemotherapeutisch angegangen werden.

Therapie Bei schwerem Immundefekt kommen auch prophylaktische Medikamente, z. B. gegen Pneumocystis jiroveci und andere Pilze, zum Einsatz. Neonatale Hypokalzämien werden akut mit Kalziumgaben behandelt, später durch Gaben von Vitamin D_3 in hoher Dosierung oder Vitamin D_3-Metaboliten. Herzfehler werden nach kinderkardiologischen Prinzipien behandelt. Bluttransfusionen sind beim schweren DiGeorge Syndrom wie beim SCID (schwerer kombinierter Immundefekt) zu handhaben. Bei schwerem T-Zell-Defekt ist der Versuch einer **immunologischen Rekonstitution** mit Hilfe der Stammzelltransplantation angezeigt.

Ataxia teleangiectatica (Louis-Bar-Syndrom)

Die Erkrankung wird autosomal-rezessiv vererbt. Sie ist charakterisiert durch eine ab dem 1. Jahr auftretende **zerebelläre Ataxie,** ab dem 3. Jahr nachweisbare **Teleangiektasien** (besonders Skleren) sowie rezidivierende sinupulmonale Infektionen als Folge von Störungen im B- und T-Zell-System. Chromosomenbrüche treten gehäuft auf, der DNA-Reparaturmechanismus ist defekt.

❯ Bei Patienten mit Ataxia teleangiectatica sollte wegen des defekten DNA-Reparaturmechanismus nur im äußersten Notfall eine Röntgen- oder CT-Untersuchung durchgeführt werden, da eine Radiosensitivität vorliegt und das Risiko zur Entwicklung lymphoretikulärer Tumoren gesteigert ist.

Eine spezifische Therapie ist nicht bekannt. Bei schwerem Antikörpermangel können Immunglobuline zur Infektreduktion versucht werden, wodurch allerdings neurologische Progression und Tumorentstehung nicht beeinflusst werden.

Immundefekt mit Thrombozytopenie und Ekzem (Wiskott-Aldrich-Syndrom)

Bei dieser X-chromosomalen Erkrankung liegt meist bereits bei Geburt eine **Thrombozytopenie** vor. Auch die Funktion der zu kleinen Thrombozyten ist gestört. Thrombopenie und -dysfunktion können schon früh zu schweren Blutungen beitragen. Als Ursache des Wiskott-Aldrich-Syndroms (WAS) gilt die insuffiziente Regulation des mutierten WAS-Proteins (WASP) durch eine GTPase.

Klinik Meist kommen neben schweren Blutungen im Laufe der ersten Lebensjahre Ekzem und die Neigung zu bakteriellen Infektionen in Form von Otitis media, Pneumonie, Meningitis und Sepsis hinzu. Die zelluläre Immunität ist zunächst normal. Im humoralen Bereich findet man eine Dysgammaglobulinämie mit vermindertem IgM, erhöhtem IgA und IgE. IgG ist normal. Charakteristisch ist das Fehlen von Isohämagglutininen trotz vorhandenem IgM sowie das Fehlen Polysaccharid-spezifischer Antikörper. Das Risiko zur Entwicklung von Malignomen ist erhöht.

Therapie Die Behandlung ist zunächst symptomatisch mit Antibiotika und Immunglobulinen, bei thrombopenischen Blutungen mit Kortikosteroiden. Mittels Splenektomie können bei älteren Kindern die Thrombozytenzahlen über lange Zeit gesteigert werden, wobei allerdings das erhöhte Infektionsrisiko nach Splenektomie (OPSI) auch Nachteile für den Patienten bietet. Bei schweren Blutungen oder Immundefekten sollte, wenn ein Spender vorhanden ist, frühzeitig eine Stammzelltransplantation versucht werden. Diese kann auch helfen, das eindeutig erhöhte Risiko für spätere maligne Erkrankungen zu reduzieren.

Phagozytosedefekte

Von klinischer Bedeutung sind die Veränderungen der **Granulozytenzahl** und **-funktion**.

Störungen der Granulozytenzahl

Liegen die peripheren Granulozytenzahlen unter 1500/μl, sprechen wir von **Neutropenie**, bei Zahlen **unter 500/μl** von **schwerer Neutropenie** oder **Agranulozytose**.

Ätiologie Ursächlich können Störungen der Granulozytenreifung im Knochenmark oder Störungen der Ausschleusung aus dem Knochenmark zugrunde liegen. Teilweise fallen gebildete Granulozyten bereits im Knochenmark einem gesteigerten programmierten Zelltod (Apoptose) zum Opfer. Differenzialdiagnostisch ist der periphere Verbrauch durch Autoantikörper zu bedenken.

Klinik Klinisch dominieren rezidivierende bakterielle Infektionen, seltener Pilzinfektionen. Dabei können schwerste Infektionen auftreten mit z. B. Pseudomonasnachweis, aber ohne Eiter (Eiter braucht Granulozyten). Die Abwehr von Virusinfektionen oder parasitären Infektionen ist, von einzelnen Ausnahmen abgesehen, intakt. Während im Differenzialblutbild die Neutrophilen stark vermindert sind oder fehlen, kann die Zahl der Eosinophilen oder Monozyten vermehrt sein (Kompensationsversuch?). Auch die Immunglobuline sind als Folge der chronisch-rezidivierenden Infektionen in der Regel erhöht.

Diagnostik Zum Ausschluss einer Autoimmunneutropenie wird man, insbesondere im Kleinkindalter, zunächst nach Granulozytenautoantikörpern (nicht ANCA wie bei der Diagnostik der Vaskulitis!) suchen. Sind diese nicht nachweisbar, ist zur Differenzierung der Störungen die Knochenmarkpunktion unerlässlich. Je jünger die Säuglinge sind, um so eher muss eine genetische Störung vermutet werden. Alloimmunneutropenie durch maternale Alloantikörper sind selten und zeitlich limitiert.

Agranulozytose Typ Kostmann

Das schwerste Krankheitsbild ist die autosomal-rezessiv erbliche Agranulozytose vom Typ Kostmann. Hierbei ist ohne spezifische Therapie mit einem letalen Verlauf meist in den ersten Lebensjahren zu rechnen. Im Knochenmark kommt es zu einem Stillstand der Entwicklung auf der Stufe der Myelozyten/Promyelozyten. Therapeutisch empfiehlt sich ein großzügiger Einsatz von Antibiotika bei manifesten Infektionen. Eine kausale Behandlung gelingt in fast allen Fällen mit der subkutanen Gabe von G-CSF (granulocyte colony-stimulating factor). Erfolge dieser Therapie werden getrübt durch die Entwicklung akuter myeloischer Leukämien. Alternative zu G-CSF ist die frühzeitige Stammzelltransplantation. Für Kinder, bei denen G-CSF primär nicht wirksam ist, bleibt ebenfalls die Möglichkeit der Stammzelltransplantation.

Chronisch benigne Neutropenie

Hier liegen zwar im infektfreien Intervall die absoluten Granulozytenwerte ebenfalls <500/ml, bei Infekten aber deutlich höher. Da das Knochenmark normal aussieht, liegt am ehesten eine Ausschleusungsstörung zugrunde. Die Prognose ist gut, weil keine lebensbedrohlichen Infektionen auftreten.

Störungen der Granulozytenfunktion
Adhäsions-Proteinmangel (LFA-1-Mangel)

Ursache dieses Immundefekts ist die Synthesestörung einer Gruppe von Zellmembranglykoproteinen auf Leukozyten. Diese Glykoproteine – Lymphozytenfunktionsantigen 1

(LFA-1), Komplementrezeptor Typ3 (CR3) und ein weiteres Molekül – sind aus einer gemeinsamen β-Kette und 3 unterschiedlichen α-Ketten zusammengesetzt. Die gemeinsame β-Kette (CD18) fehlt aufgrund eines autosomal-rezessiven Defekts. Alle Glykoproteine erfüllen normalerweise wichtige Funktionen bei der Interaktion von Abwehrzellen untereinander, sowie zwischen Abwehrzellen und Bakterien. Dadurch ist nicht nur die Phagozytenfunktion gestört, sondern auch die spezifische Immunität und die Aktivität der natürlichen Killerzellen.

Klinik Das erste auffällige Symptom ist der verzögerte Abfall des Nabelschnurrestes, meist jenseits der 3. Lebenswoche (normalerweise bis zum 14. Lebenstag). Später dominieren rezidivierende schwere bakterielle Infektionen. Ohne spezifische Behandlung führt die Erkrankung innerhalb der ersten Lebensjahre zum Tode. Bei partiellen Formen mit Restexpression von CD18 sind chronische Verläufe möglich.

Diagnostik Die Diagnose ergibt sich aus dem flowzytometrisch nachweisbaren Fehlen von LFA-1 (CD11a, CD18) auf Lymphozyten oder CR3 (CD11b, CD18) auf Monozyten. Weitere Funktionstests helfen bei der Quantifizierung des Defekts.

Therapie Für die Therapie haben Antibiotika nur palliativen Wert. Als kurative Maßnahme kommt nur die Stammzelltransplantation in Betracht. Gentherapeutische Ansätze erscheinen aufgrund tierexperimenteller Erfahrungen möglich.

Progressiv-septische Granulomatose (chronic granulomatous disease: CGD)

Bei diesem meist X-chromosomal-rezessiv, seltener autosomal-rezessiv vererbten Leiden können die morphologisch unauffälligen Granulozyten Bakterien zwar normal phagozytieren, aber aufgrund ätiologisch uneinheitlicher Enzymdefekte im oxidativen Stoffwechsel (meist gp91) nicht intrazellulär abtöten. Folge davon ist, dass bestimmte Bakterien und Pilze, die Katalase enthalten, intrazellulär überleben und, von Granulozyten transportiert, im gesamten Organismus septische Metastasen bilden. Unvollständig eliminierte Antigene bleiben im Gewebe und führen dort zur Bildung charakteristischer Granulome, die histologisch an tuberkulöse Granulome erinnern, bei der Ziehl-Neelsen-Färbung aber keine Mykobakterien enthalten.

Klinik Früher dominierten Infektionen mit Staphylokokken und anderen Bakterien (Pneumonien, Lymphadenitis, Leberabszesse, Sepsis, Osteomyelitis, Arthritis u. a.). Nachdem man mit Hilfe von prophylaktisch eingesetztem Trimethoprim/Sulfamethoxazol, Co-trimoxazol, in der Lage war, den Granulozyten eine begrenzte antibakterielle Aktivität zu verleihen, dominierten Infektionen mit Aspergillus spp. Prophylaktische lebenslange Gabe von Itraconazol reduzierte auch dieses Problem. Bei fortschreitender Erkrankung entwickeln sich charakteristische Granulome, welche Funktionsstörungen der

Lunge, des Magen-Darm-Traktes und der ableitenden Harnwege verursachen können.

Diagnostik Zur Diagnosestellung empfiehlt sich die quantitative Messung des oxidativen Stoffwechsels der Granulozyten, z. B. mit Hilfe der Flowzytometrie (sog. DHR-Test).

Therapie Bewährt hat sich die Langzeitprophylaxe mit Cotrimoxazol und Itraconazol. Trotzdem auftretende bakterielle Infektionen werden mit solchen Antibiotika behandelt, die sich in den Granulozyten anreichern und dort bakterizid wirken. Bei Pilzinfektionen werden geeignete Antimykotika verwendet. Ergänzend kommen in seltenen Notfällen Granulozytentransfusionen in Betracht. Die Stammzelltransplantation konnte bei frühzeitiger Transplantation mit HLA-genoidentischen Spendern mehrfach mit Erfolg durchgeführt werden. Versuche einer somatischen Gentherapie zeigten erste Erfolge bei Patienten, waren aber mit schweren Nebenwirkungen verbunden. Ihr zukünftiger Stellenwert bleibt aber noch abzuwarten.

Fallbeispiel

Anamnese Als der Junge mit 5 Jahren in unsere Behandlung kommt, hat er schon eine lange Leidensgeschichte mit immer wiederkehrenden eitrigen Infektionen hinter sich. Es begann schon im Säuglingsalter mit Hautabszessen und Furunkeln, die trotz antibiotischer Behandlung nur schwer heilten. Später kamen Lungenentzündungen hinzu, am Hals wurde wegen einer eitrigen Lymphadenitis colli bereits zweimal chirurgisch interveniert. Die Eltern sind gesund, ein entfernter Onkel soll mit einem ähnlichen Krankheitsbild früh verstorben sein. Wurden aus dem Eiter Bakterien angezüchtet, ließ sich fast regelmäßig Staphylococcus aureus nachweisen.

Befund Der Junge ist nach Perzentilen zu klein und macht einen leidenden, unkindlichen Eindruck. Er fiebert hoch und zeigt bei der klinischen Untersuchung ausgeprägte Lymphknotenschwellungen und eine Splenomegalie. Die Blutsenkung ist beschleunigt, die Immunglobuline erhöht, ebenso die Leukozyten mit einer ausgeprägten Neutrophilie. Die Morphologie der Granulozyten ist unauffällig. Eine histologische Untersuchung der Lymphknoten lässt Granulome mit Epitheloidzellen und Langerhans-Riesenzellen erkennen, die Ziehl-Neelsen-Färbung zeigt aber keine Mykobakterien. Der Befund lässt somit an eine Tuberkulose denken. Die Intrakutantestung mit gereinigtem Tuberkulin ist aber selbst beim GT 100 negativ. Schließlich zeigt ein Funktionstest der Granulozyten, dass diese nicht in der Lage sind, Sauerstoffmetaboliten wie H_2O_2 zu bilden.

Diagnose Progressiv septische Granulomatose.

Therapie Dauerprophylaxe mit Cotrimoxazol und Itraconazol.

Weiterer Verlauf Die akute bakterielle Infektion wird durch i.v. Antibiotika, die gut in die Granulozyten penetrieren, erfolgreich behandelt. Fünf Jahre später treten Schmerzen im linken Hüft-
▼

gelenk auf. Szintigraphisch wird eine Osteomyelitis nachgewiesen. Trotz antibiotischer Behandlung entwickelt sich wenige Wochen später eine pathologische Fraktur. Im Rahmen der offenen chirurgischen Korrektur erfolgt der Nachweis von Aspergillus fumigatus im Knochengewebe. Trotz antimykotischer Therapie Disseminierung der Aspergillen in die Lunge. Septisches Krankheitsbild, therapieresistente Gewichtsabnahme, schließlich Exitus letalis.

Komplementdefekte

Rund 25 verschiedene genetische Komplementdefekte sind bekannt. Patienten mit solchen Defekten fallen im Wesentlichen durch **3 Leitsymptome** auf:
- Rezidivierende bakterielle Infektionen
- Autoimmunerkrankungen (Immunkomplexerkrankungen)
- Angioödem (nicht allergisch)

Die Neigung zu **bakteriellen Infekten** beruht darauf, dass die antibakteriellen Eigenschaften des Komplements nicht optimal genutzt werden können. Werden Immunkomplexe durch Komplement nicht ausreichend aufgelöst und eliminiert, wird ihre Ablagerung im Gewebe begünstigt, und es kommt zu Immunkomplexerkrankungen. Fehlen Regulatorproteine, läuft eine spontane, unkontrollierte Komplementaktivierung sowie Synthese von Kallikrein ab. Insbesondere Kallikrein ist vasoaktiv und ruft spontane Schwellungszustände an Haut und Schleimhäuten hervor.

Klinik Der **häufigste Defekt** betrifft den **C1-Inhibitor** (C1-Inaktivator). Die Störung führt zum **hereditären Angioödem** (HAE), aber nicht zur gesteigerten Infektanfälligkeit. Die Patienten fallen durch spontan auftretende kutane Schwellungszustände von Gesicht und Extremitäten auf, eine allergische Ursache fehlt. Schwellungszustände am Darm können unter der Verdachtsdiagnose »Appendizitis« zur chirurgischen Intervention Anlass geben. Besonders gefürchtet sind Ödemzustände des Larynx, die zum Tode durch Ersticken führen können. Glukokortikoide oder Antihistaminika sind wirkungslos.

Der **nächsthäufige Defekt** (rund 1:40.000) betrifft das **C2**. Leitsymptome sind entweder Autoimmunerkrankungen oder schwere bakterielle Infekte.

Die **übrigen Komplementdefekte** treten noch seltener auf. Nach ihnen muss in erster Linie bei rezidivierender Meningokokkenmeningitis gesucht werden.

Diagnostik Zur Diagnostik wird das hämolytische Gesamtkomplement CH50 (Suchtest) verwendet, bei Verdacht auf hereditäres Angioödem wird der C1-Inhibitor (Antigen und Funktion) bestimmt.

Therapie Bei C1-Inhibitor-Defekten stehen in Akutsituationen gereinigte C1-Inhibitor-Konzentrate zur Verfügung. Zur Dauertherapie werden in einigen Ländern Danazol oder Tranexamsäure versucht, die aber in Deutschland nicht zugelassen sind.

Eine kausale Therapie des **C2-Defekts** ist wie auch für die weiteren Defekten nicht bekannt.

Bei **Defekten von C5–C9,** bei denen eine eindrucksvolle Neigung zu Meningokokkeninfektionen imponiert, wird eine Meningokokkenimpfung empfohlen.

Darüber hinaus bleiben nur symptomatische Maßnahmen.

Prognose Die Prognose der C-Defekte variiert stark: Sie reicht vom Tod im Säuglingsalter bis zu normaler Lebenserwartung.

9.1.3 Erworbene Immundefekte

Verschiedene Grunderkrankungen können die kindliche Abwehr so stark beeinträchtigen, dass eine gesteigerte Anfälligkeit gegenüber allen Arten von Infektionen resultiert.

Ursachen für erworbene Immundefekte sind:
- Mangel- und Fehlernährung
- Verbrennungen
- Virusinfektionen (z. B. Masern, Zytomegalie, AIDS)
- Maligne Tumoren und/oder zytostatische Behandlung
- Autoimmunerkrankungen inkl. Autoimmunneutropenie
- Umweltgifte

In den meisten Fällen ist der erworbene Immundefekt nur *passager* vorhanden und verschwindet mit Besserung der Grunderkrankung. Eine Ausnahme bildet die HIV-Infektion, die gesondert abgehandelt wird (▶ Kap. 8.2.4).

Kernaussagen
- Bei ungewöhnlich häufigen, schweren, destruierenden, polytopen, opportunistischen, chronischen oder therapierefraktären Infektionen muss daran gedacht werden, dass die Immunabwehr bei diesen Kindern gestört ist.
- Defekte können bei der Antikörperbildung, den T-Lymphozyten, den Granulozyten und beim Komplementsystem auftreten. Sie wurden in den letzten Jahren zunehmend auf molekularer Ebene definiert.
- Frühzeitige Diagnosestellung ist für viele Kinder lebensrettend, da eine ganze Palette wirksamer Therapiemaßnahmen zur Verfügung steht.

9.2 Allergische Erkrankungen

Als **Allergie** wird eine spezifische Änderung der Immunitätslage im Sinne einer krankmachenden Überempfindlichkeit bezeichnet. Eine genetische Disposition zur Überempfindlichkeit gegenüber natürlichen Allergenen der Umwelt, die mit Asthma, Rhinitis oder Neurodermitis assoziiert ist, wird **Atopie** genannt. Atopische Erkrankungen sind weit verbreitet und ein häufiges Gesundheitsproblem bei Säuglingen, Kindern und Jugendlichen. Ihre Bedeutung hat in den letzten Jahrzehnten vor allem in den Industrienationen zugenommen.

9.2.1   Allergische Reaktionstypen

Immunologische Reaktionen gegen endogene oder exogene Antigene werden, vorwiegend aus didaktischen Gründen, in **5 verschiedene Typen** gegliedert (◘ Tab. 9.2). Diese Reaktionsformen werden nicht nur zur Erklärung allergischer Krankheitserscheinungen herangezogen, sondern dienen auch dem Verständnis von Autoimmunerkrankungen.

Typ-I-Reaktion (Sofortreaktion)

Die Sofortreaktion (Typ I) ist die wichtigste für die Entstehung allergischer Krankheitsbilder, auch wenn andere Reaktionen im Organismus häufig parallel dazu ablaufen und sich gegenseitig beeinflussen. Im Zentrum der Typ-I-Reaktion steht das gegen ein Allergen gerichtete IgE. Das Allergen wird zunächst von einer Antigen-präsentierenden Zelle (z. B. B-Zelle) aufgenommen. Immunogene Peptide werden danach über das MHC-II-Molekül den Helfer-T-Zellen präsentiert (◘ Abb. 9.6). Das von T-Zellen sezernierte IL-4 induziert in B-Zellen in Verbindung mit sog. kostimulatorischen Signalen die IgE-Synthe-

se. IgE gelangt durch spezifische Rezeptorbindung auf die Oberfläche von Mastzellen und basophilen Leukozyten. Mastzellen als Effektorzellen bei der Sofortreaktion enthalten zum einen in spezifischen Granula präformierte Mediatoren (z. B. Histamin), zum anderen sind sie in der Lage, wichtige Mediatoren im Rahmen der Zellaktivierung aus dem Lipidstoffwechsel der Zellmembran freizusetzen (Prostaglandine, Leukotriene). Kommt eine durch IgE sensibilisierte Mastzelle mit einem Allergen in Kontakt, kann dieses 2 benachbarte IgE-Moleküle miteinander vernetzen (»bridging«), was Anlass für die Freisetzung bzw. Neusynthese von Mediatorsubstanzen ist. Auch Mediatoren aus Eosinophilen tragen zur allergischen Entzündung und klinischen Symptomatik bei.

Typ-II-Reaktion

Bei Typ-II-Reaktionen finden sich zytotoxische Antikörper, meist der IgG-Klasse, gegen die zu zerstörenden Zielzellen. Die eigentliche Zellzerstörung erfolgt unter Mitwirkung von entweder Komplement (z. B. autoimmunhämolytische Anämie) oder sog. Killerzellen (z. B. Rhesusinkompatibilität).

◘ Tab. 9.2 Typen von Überempfindlichkeitsreaktionen

Typ	Kurzbezeichnung	Mechanismus	Klinische Beispiele
I	Soforttyp	Degranulation von IgE-beladenen Mastzellen durch Allergene	Anaphylaktischer Schock
II	Zytotoxische Reaktion	Zellschaden durch zytotoxische Antikörper (IgG)	Immunhämolyse
III	Immunkomplextyp	Ablagerung von Immunkomplexen (IgG, IgM), Komplementaktivierung, Entzündung	Serumkrankheit, systemischer Lupus erythematodes
IV	Tuberkulintyp	Freisetzung von Mediatoren (Lymphokinen) aus spezifischen T-Lymphozyten	Tuberkulinreaktion, Transplantatabstoßung
V	Stimulatorische Immunreaktion	Reaktion mit Hormonrezeptoren, damit hormonartige Effekte	Hyperthyreose (Morbus Basedow)

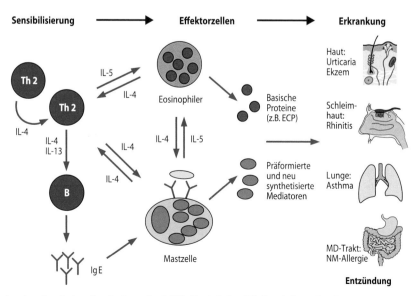

◘ Abb. 9.6 Regulation der allergischen Entzündung durch T-Helfer-2-Zellen (Th2) und deren Zytokine

Typ-III-Reaktion

Bei der Typ-III-Reaktion (Arthus-Reaktion) werden zunächst aus einem Antigen und Antikörpern der IgG- oder IgM-Klasse Immunkomplexe gebildet, die im Gewebe abgelagert werden können. Dort aktivieren sie Komplement, wobei weitere freigesetzte Mediatoren eine Entzündung verursachen.

Typ-IV-Reaktion

Bei Typ-IV-Reaktionen gelangen antigenspezifische T-Lymphozyten in Kontakt mit einem Antigen, bilden vor Ort ein zelluläres Infiltrat (Makrophagen, Lymphozyten) und setzen Zytokine frei.

Typ-V-Reaktion

Beim Typ V werden Autoantikörper gebildet, die gegen Hormonrezeptoren gerichtet sind. Reagiert ein solcher Antikörper mit dem Rezeptor, erfolgt dieselbe Stimulation wie bei der Reaktion des Hormons selbst.

9.2.2 Allgemeine diagnostische Maßnahmen

 Die allergologische Diagnostik umfasst in der Regel:
- Eine differenzierte Anamnese
- Hauttestung
- Verschiedene In-vitro-Tests
- Geeignete Provokationsmethoden, falls erforderlich

Anamnese

Eine subtile **Eigen-** und **Familienanamnese** ist der wichtigste Bestandteil der Diagnostik. Eine Atopie lässt sich danach leicht vermuten. Die Abhängigkeit der Krankheitssymptome von bestimmten Allergenkontakten (Pollensaison, Aufenthalt im Haus, Tierkontakt, Reaktion auf Insektenstiche, Nahrungsmittel und Medikamente) sowie die Besserung der Symptomatik bei Milieuwechsel oder Elimination verdächtiger Allergene sind diagnostisch hilfreich. Bei der **Pollenallergie** ist die Angabe des Beschwerdezeitraums, der mit dem Pollenflugkalender verglichen werden kann, von Bedeutung. Bei **Sensibilisierungen gegen tierische Allergene** ist zu berücksichtigen, dass tierisches Material (Rosshaarmatratzen, Felle etc.) ebenso als Allergenträger in Frage kommt wie lebende Tiere.

Hauttests

Die Dosisabhängigkeit verschiedener, durch Allergene induzierter Veränderungen muss bei einigen Verfahren berücksichtigt werden. Allergenextrakte, die in der Diagnostik verwendet werden, sollten gut standardisiert und charakterisiert sein. Bei Nahrungsmittelallergie kann zur Diagnostik der Einsatz frischer Nahrungsmittel sinnvoll sein. In der Kinderheilkunde kommt besonders dem **Prick-Test,** in wenigen Fällen auch dem **Intrakutantest** diagnostische Bedeutung zu. Der **Epikutantest** (»atopy patch test«) ist bei Patienten mit Kontaktekzemen und bei Neurodermitis/Nahrungsmittelallergie hilfreich. Wegen der Belastung der Kinder werden Haut-

tests bei Säuglingen und Kleinkindern zurückhaltend und fast nur bei Verdacht auf eine Nahrungsmittelallergie eingesetzt. Hauttests sind nicht aussagekräftig, wenn gleichzeitig Medikamente gegeben werden, die die Sofortreaktion unterdrücken (z. B. Glukokortikoide, Antihistaminika).

Prick-Test Bei diesem Test wird ein Tropfen eines Allergenextrakts auf die Volarseite des Unterarms aufgetropft und die Haut durch den Tropfen mit einer Prick-Lanzette kurz angestochen. Nach 15 min wird die Quaddelgröße abgelesen. Das Testspektrum richtet sich nach dem vorliegenden Krankheitsbild: Bei vermuteter Nahrungsmittelallergie oder schwerem atopischem Ekzem wird man sich auf Nahrungsmittel konzentrieren, bei Heuschnupfen und Asthma auf inhalative Allergene.

Intrakutantest Hierbei werden 0,03 ml einer Allergenlösung streng intrakutan injiziert. Der Test kommt praktisch nur bei der titrierten Testung von Insektengift oder Penicillindeterminanten zum Einsatz, wenn der Prick-Test negativ ausfällt.

In-vitro-Testungen

Insbesondere im Säuglings- und Kleinkindesalter (bis zu 5 Jahren) haben in-vitro-Verfahren große Bedeutung. Sie sind für Kinder oft weniger traumatisierend.

Gesamt-IgE im Serum Das Gesamt-IgE ist bei Allergien meist (aber nicht immer!) erhöht, aber auch bei anderen Erkrankungen (Parasitosen, einzelnen Immundefekten u. a. m.).

Allergenspezifische IgE-Antikörper im Serum Für die allergologische Routine-Diagnostik können inzwischen spezifische IgE-Antikörper gegen zahlreiche Inhalations- und Nahrungsmittelallergene auch als kostengünstige Such- oder Panelteste bestimmt werden. Der Nachweis allergenspezifischer IgE-Antikörper im Serum beweist allerdings lediglich die Sensibilisierung, nicht aber die klinische Aktualität für den Patienten. Als Methode hat sich der **Radio-Allergo-Sorbent-Test (RAST)** oder eine seiner Varianten bewährt. Die Untersuchung ist nur bei erhöhtem Gesamt-IgE sinnvoll.

Provokationsproben

Provokationsproben werden bei unklaren Fällen zum Nachweis der Aktualität einer Sensibilisierung durchgeführt. Sie erfolgen direkt am betroffenen Organ (Nase, Bronchien, orale Provokation). Es muss dabei berücksichtigt werden, dass die natürliche Exposition gegenüber Inhalations- und Nahrungsmittelallergenen im Labor nur bedingt simuliert werden kann. Provokationsproben sollten wegen der Dosisabhängigkeit der allergischen Reaktion titriert durchgeführt werden.

Nasale Provokation Die am besten reproduzierbare Methode ist das Aufsprühen eines trägerfreien wässrigen Allergenextrakts **auf die untere Nasenmuschel**, wobei die Reaktion sowohl rhinoskopisch (Ödem, Sekret, Rötung) als auch rhinomanometrisch (Messung des nasalen Strömungswiderstandes) beurteilt werden kann.

Bronchiale (inhalative) Provokation Sie wird nur dann durchgeführt, wenn aufgrund von Anamnese, Hauttest, RAST und evtl. nasaler und konjunktivaler Provokation keine Klarheit über die Relevanz einer Sensibilisierung erreicht werden kann, und wenn das Ergebnis praktische Konsequenzen für den Patienten erwarten lässt (z. B. Hyposensibilisierung, Entfernung eines liebgewonnenen Haustieres). Daraus ergibt sich, dass eine Indikation am ehesten bei Milben- oder Tierhaarsensibilisierungen besteht, weniger bei Pollen- oder Schimmelpilzsensibilisierungen. Mit Hilfe eines besonders geeigneten Inhaliergeräts wird eine definierte Menge einer wässrigen Allergenlösung in ansteigender Konzentration **in die Atemwege** appliziert. Die Atemwegsobstruktion kann spirometrisch oder bodyplethysmographisch gemessen werden (▶ Kap. 13.3). Die Reaktion erfolgt innerhalb einiger Minuten als Sofortreaktion und ist nach Bronchospasmolyse in der Regel rasch reversibel. Bei einem Teil der Patienten wird 4–8 h nach der Inhalation eine zweite, verzögerte Reaktion beobachtet, die als Ausdruck einer anhaltenden Mediatorwirkung oder einer durch zelluläre Infiltration ablaufenden Entzündungsreaktion gedeutet wird. Inhalative Allergenprovokationen dürfen wegen dieser Spätreaktionen nur unter stationären Bedingungen durchgeführt werden.

9.2.3 Atopische Krankheitsbilder

Das Risiko eines Neugeborenen an einer Atopie zu erkranken ist beim Vorliegen einer positiven Familienanamnese, d. h. wenn eine Atopie bei einem Verwandten 1. Grades vorliegt, deutlich erhöht.

Der Begriff »atopischer Marsch« nimmt Bezug auf die typische altersabhängige Sequenz von in Erscheinung tretender bestimmter atopischer Sensibilisierungen und Krankheitserscheinungen (◘ Abb. 9.7).

Mit dem Atopiebegriff (griechisch: atopos = ungewöhnlich) verbindet sich ein Spektrum von Krankheitserscheinungen, bei dem der Organismus häufig auf der Grundlage einer genetischen Prädisposition sowie von Umwelteinflüssen bei Allergenkontakt mit einer inadäquate Immunreaktion auf an sich harmlose Allergene reagiert, gegenüber denen der Gesunde tolerant ist. Allergische Erkrankungen manifestieren sich an der Haut (atopisches Ekzem), dem Gastrointestinaltrakt (Nahrungsmittelallergie), den Augen (allergische Konjunktivitis), den Atemwegen (allergische Rhinitis, Asthma bronchiale, ◘ Abb. 9.8) oder als systemische Reaktion (Anaphylaxie). Die kumulative Prävalenz atopischer Erkrankungen in Deutschland wird auf 25 % geschätzt.

Das atopische Ekzem (atopische Dermatitis, Neurodermitis)

Pathogenese Die Pathogenese der Erkrankung ist noch nicht abschließend geklärt. Wesentlich ist die genetische atopische Disposition. Bei einem Drittel der kaukasischen Bevölkerung mit atopischem Ekzem kann eine Mutation des Filaggrin-Gens nachgewiesen werden. **Filaggrin** spielt für die Aufrechterhaltung der epithelialen Barriere eine große Rolle,

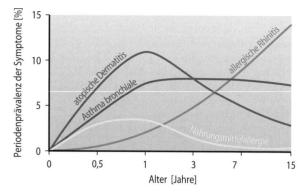

◘ **Abb. 9.7 Atopischer Marsch.** Natürlicher Verlauf der Atopiekrankheit im Kindesalter. In den ersten 3 Lebensjahren steht die atopische Dermatitis im Vordergrund, gelegentlich begleitet von einer Nahrungsmittelallergie. Im Kleinkind- und Schulalter wird der Krankheitsverlauf von allergischen Atemwegssymptomen bestimmt

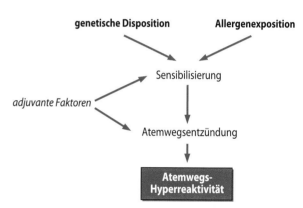

◘ **Abb. 9.8 Allergie und Atemwegshyperreaktivität**

und der Ausfall oder die Insuffizienz des Genproduktes ist pathogenetisch für das atopische Ekzem bedeutsam. Hinzu kommt bei ca. 1/3 der mittelschweren bis schweren Fälle als mit auslösender Faktor eine Nahrungsmittelallergie hinzu. Häufigste Nahrungsmittelallergene sind Eier, Milch, Weizen, Soja, Erdnuss und einige Fischarten. Bestimmte bakterielle Enterotoxine (sog. Superantigene) können bei Besiedlung der Haut die Freisetzung von inflammatorischen TH2-Zytokinen triggern. TH1-Zytokine wie Interferon-γ, welche die allergische Entzündung hemmen könnten, werden vermindert gebildet. Mediatorhaltige Zellen wie Eosinophile und Basophile zeigen eine erhöhte Bereitschaft, diese Entzündungsmediatoren auch freizusetzen.

> ❯ **Das atopische Ekzem ist in vielen Fällen die erste klinische Manifestation der Atopie.**

Klinik Bei dem atopischen Ekzem handelt es sich um eine chronisch entzündliche Hauterkrankung, die mit starkem Juckreiz einhergeht und häufig in der frühen Kindheit beginnt. Das klinische Erscheinungsbild ändert sich mit dem Alter des Patienten. Das **atopische Säuglingsekzem** hat einen stark exsudativen Charakter. Es finden sich alle Zeichen der akuten Dermatitis wie diffuse entzündliche Erytheme, Mikrovesikel, Erosionen, Krusten- und Schuppenbildung. Die Läsionen beginnen oft an den Wangen und im Scheitelbereich. Die symmetrisch, gelblich-weißen Krusten dort imponieren als sog. Milchschorf. Nach dem Säuglingszeit tritt der exsudative Charakter in den Hintergrund, und es dominieren entzündliche Gewebsinfiltrate bevorzugt in den Ellenbeugen, Kniekehlen, Handgelenken, im Gesicht, am Hals und an den Hand- und Fußrücken. Die übrige Haut ist auffallend trocken. Vorherrschendes subjektives Symptom ist der **quälende Juckreiz**, der oft zu erheblichem Kratzen mit Exkoriationen und Superinfektionen der Haut führt. Hierbei spielen besonders Staphylokokken und Herpesviren eine wichtige Rolle.

Diagnostik Hautteste sind oft wegen der alterierten Haut nicht einsetzbar. An erster Stelle steht daher die **serologische Diagnostik:** Der Nachweis von allergenspezifischem IgE gegen Nahrungsmittelallergene (Kuhmilch, Hühnereiweiß) oder Allergene der Umwelt (Tiere, Hausstaubmilben) gibt einen Hinweis auf eine bestehende Sensibilisierung. Die klinische Aktualität einer solchen Sensibilisierung muss aber in jedem Einzelfall überprüft und belegt werden. Keinesfalls ist die Erkrankung immer als Folge einer Kuhmilchallergie zu deuten!

In unklaren Fällen bzw. bei nicht durch IgE vermittelten Reaktionen (◘ Tab. 9.1) ist die pathogenetische Rolle von Nahrungsmitteln nur mit Hilfe des **oralen Provokationstests** nachzuweisen, wobei steigende Mengen des vermuteten Allergens im Doppelblindversuch unter stationären Bedingungen verabreicht werden. Bei relevanter Sensibilisierung kommt es innerhalb weniger Minuten (Sofortreaktion) oder einiger Stunden (Spätreaktion) zu einer Verschlechterung der Hautsymptomatik. Elimination des krank machenden Allergens mit Hilfe einer gut durchdachten Diät (**cave:** Mangelerscheinungen!) dagegen zieht eine Besserung nach sich. Bei positiver Reaktion sollte der Provokationstest regelmäßig wiederholt werden, damit eine Eliminiationsdiät nicht länger als unbedingt notwendig durchgeführt wird, um Mangel- oder Unterversorgung zu vermeiden.

Therapie Therapeutisch liegt das Schwergewicht auf einer Pflege der Haut (▶ Kap. 17.7). Bestehende Superinfektionen der Haut mit Bakterien, Herpesviren oder Pilzen sollten chemotherapeutisch behandelt werden. Bei relevanter Sensibilisierung gegen Kuhmilch ist bei Säuglingen die Gabe eines Proteinhydrolysats indiziert. Bei älteren Kindern mit fraglicher Sensibilisierung gegen Nahrungsmittel wird als Basis eine Kartoffel-Reis-Diät gewählt, bevor alle 2 Tage gezielt weitere Nahrungsbestandteile in die Diät eingeführt werden.

> Die Diät zur Therapie darf keine Bestandteile enthalten, die eine Exazerbation der Hautsymptome provoziert haben.

Rhinitis allergica

Die allergische Rhinitis stellt unter den atopischen Erkrankungen das häufigste Krankheitsbild dar. Die höchste Präva-lenz besteht in der Jugend und im frühen Erwachsenenalter, selten wird die Erkrankung vor dem 3. Lebensalter manifest. Sie kann ganzjährig oder saisonal auftreten und wird durch eine Sensibilisierung gegen Inhalationsallergene ausgelöst. Größte Bedeutung bei der Auslösung haben Gräserpollen, Getreidepollen und Pollen der Frühblüher (Birke, Erle, Haselnuss). Ganzjährige allergische Rhinitiden finden sich bei Hausstaubmilben- Schimmelpilz- oder Tierhaarallergie.

Klinik Die durch Allergenkontakt ausgelöste klinische Symptomatik reicht von einer behinderten Nasenatmung über häufige Niesanfälle bis zur serösen Sekretion mit Juckreiz der Nase. Häufig sind im Sinne einer allergischen Rhinokonjunktivitis auch die Augen mit Juckreiz, Rötung und Tränenfluss beteiligt.

Diagnostik Zur Diagnostik reichen meist Anamnese und der Hauttest aus, in Zweifelsfällen wird die Diagnose durch den Nachweis von spezifischem IgE und den nasalen Provokationstest gesichert.

Therapie Im Vordergrund steht die Lokalbehandlung mit topischen Kortikosteroiden sowie die systemische Gabe von Antihistaminika. Gute Erfolge können bei der allergischen Rhinitis über die spezifische Immuntherapie erzielt werden, die bei belastenden Beschwerden frühzeitig eingeleitet werden sollte.

Asthma bronchiale

In den westlichen Industrienationen ist das allergische Asthma bronchiale die häufigste chronische Erkrankung im Kindesalter. Die Mehrzahl der kindlichen Asthmatiker (▶ Kap. 13.7.7) zeigt Hinweise auf eine exogene allergische Sensibilisierung, wobei als **Allergenträger** neben der Hausstaubmilbe vor allem tierische Allergene und Pollen von Bedeutung sind. Die Erkrankung ist über eine chronische pulmonale Entzündung und eine reversible Obstruktion der Atemwege gekennzeichnet. Das hyperreagible Bronchialsystem der Asthhmatiker reagiert meist bei Allergenkontakt oder auch bei unspezifischen Triggern wie Anstrengung, Rauchexposition oder kalte Luft mit Atemnot oder Husten. Asthma bronchiale manifestiert sich meist im 4.–10. Lebensjahr, seltener auch noch danach. Mediatorsubstanzen der Mastzellen führen entweder direkt zur Bronchokonstriktion oder tragen zu einer längerfristigen Entzündung der Bronchialschleimhaut bei (◘ Abb. 9.9).

Diagnostik Neben der ausführlichen Anamnese ist ab dem 5. Lebensjahr die Messung der Lungenfunktion ggf. mit Bronchospasmolyse möglich, wobei die Lungenfunktion in Ruhe durch eine zweite Messung nach Inhalation mit einem $\beta 2$-Sympathomimetikum ergänzt wird. Zusätzlich sollte bei anamnestischen Hinweisen auf eine allergische Genese die allergologische Diagnostik (Prick-Test, RAST-Test) erfolgen.

Therapie Die Therapie erfolgt nach einem Stufenplan entsprechend den Leitlinien. Basis der Therapie ist die anti-

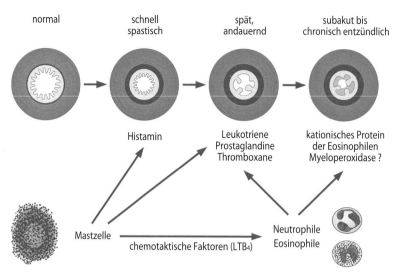

◻ Abb. 9.9 Einflüsse von Mediatoren und zellulären Elementen auf den Zustand des Bronchialsystems. Sie werden zu unterschiedlichen Zeitpunkten der bronchialen Obstruktion bedeutsam

inflammatorische Dauertherapie z. B. über inhalative Kortikosteroide oder Leukotrienrezeptor-Antagonisten sowie die bronchospasmolytische Bedarfstherapie über β2-Sympathomimetika.

Nahrungsmittelallergie

Sie tritt meist bereits im 1. Lebensjahr auf und kann über einige Jahre persistieren. Die Langzeitprognose ist in der Regel gut, und die Einhaltung einer Diät meist nur für einige Jahre erforderlich.

> Unter den Nahrungsmittelallergenen im Säuglingsalter spielen tierische Eiweiße wie Kuhmilchproteine (β-Laktoglobulin, Kasein) sowie Hühnereiweiß (Ovalbumin) die Hauptrolle.

Klinik Werden solche Allergene oral appliziert (orale Provokation), können dadurch Hauterscheinungen (Urtikaria), gastrointestinale (Erbrechen, Koliken, Durchfall) oder respiratorische Symptome (Rhinitis, Asthma) ausgelöst werden. Berichtet wird auch eine Migräne als Ausdruck einer Nahrungsmittelallergie, was allerdings umstritten ist.

Diagnostik Eingesetzt werden **Prick-Tests**, teilweise als Prick-to-Prick-Test: Die Prick-Nadel wird zuerst in das frische Nahrungsmittel getaucht und danach in die Haut des Patienten gestochen. Außerdem erfolgt der spezifische **IgE-Nachweis im Serum** und die Durchführung **oraler Provokationsteste**. Falls positiv, sollten sie 1-mal/Jahr wiederholt werden, da die meisten Kuhmilch- und Hühnereiweißallergien verschwinden.

Therapie Bei nachgewiesener Nahrungsmittelallergie (Provokation!) ist eine Karenz- bzw. Eliminationsdiät die Therapie der Wahl. Die klinische Relevanz einer Nahrungsmittelallergie, die sich oft über die Jahre verliert, sollte regelmäßig überprüft werden, um unnötige Diäten zu vermeiden.

Insektengiftallergie

Sensibilisierungen durch Insektengiftproteine, besonders von Bienen und Wespen, kommen bei Atopikern und Nichtatopikern in vermutlich gleicher Häufigkeit vor. Verstärkte **Lokalreaktionen** disponieren nur selten zu späteren anaphylaktischen Reaktionen und bedürfen keiner spezifischen Therapie. Hingegen sind **Allgemeinreaktionen** in jedem Fall diagnostisch abzuklären. Sie können von einer generalisierten Urtikaria bis zu schweren Schockzuständen mit Atemstillstand reichen.

Diagnostik Die notwendigen Untersuchungen umfassen neben der Anamnese die Bestimmung allergenspezifischer IgE-Antikörper im Serum, eine Hauttitration mit gereinigtem Bienen- oder Wespengift und im Zweifelsfall eine Provokation durch einen Insektenstich. Diese setzt die Möglichkeit intensivmedizinischer Intervention voraus, kann also nur unter stationären Bedingungen durchgeführt werden.

Therapie Die Hyposensibilisierungsbehandlung ist bei aufgetretener Allgemeinreaktion (nicht Lokalreaktion!) und nachgewiesener Sensibilisierung indiziert, in der Regel in Form der **Schnellhyposensibilisierung.** Dabei wird innerhalb 1 Woche die verabreichte Insektengiftdosis auf 100 µg (entspricht etwa dem Gift von 2 Insektenstichen) gesteigert und anschließend als Dauertherapie über 3 Jahre fortgeführt. Langfristig wird ein Abfall von allergenspezifischem IgE erreicht. Das vorhandene TH2-Zytokinsekretionsmuster verschiebt sich in Richtung auf ein TH1-Muster. Schwere anaphylaktische Reaktionen auf Insektengift kommen nach erfolgreicher Hyposensibilisierung praktisch nicht mehr vor.

Fallbeispiel

Anamnese Die Mutter stellt einen 9-jährigen Jungen vor, weil er beim Sport (Dauerlauf) nicht mehr so leistungsfähig ist wie früher und mehrfach das Laufen wegen Atemnot unterbrechen musste. Zudem meidet der Junge Haselnüsse, da er zweimal nach Genuss der Nüsse geschwollene Lippen und Augenlider entwickelt hatte. Vor 3 Jahren hatte der Junge nach einem Bienenstich eine Urtikaria mit Kreislaufschock entwickelt und war ins Krankenhaus gekommen.

Befund Der Junge ist altersgemäß entwickelt und weist keinen pathologischen Befund auf.
Lungenfunktionsdiagnostik. Leichte obstruktive Ventilationsstörung besonders in der Lungenperipherie. Nach Inhalation von 2 Hüben Salbutamol vollständige Normalisierung.

Pricktestung Deutliche Quaddelbildung bei Testung mit Frühblüherpollen (Hasel, Erle, Birke), Roggen- und Gräserpollen. Bei der titrierten Testung mit Insektengiften Quaddel von 3 mm Durchmesser bei Bienengift 300 μg/ml, keine Reaktion auf Wespengift.

Diagnose Allergisches Asthma bronchiale, Nahrungsmittelallergie (Haselnüsse, im Sinne eines Pollen-assoziierten oralen Allergiesyndroms) und Bienengiftallergie.

Therapie Dauertherapie mit 2×200 μg Budesonid pro Tag inhalativ. Vermeiden von Haselnüssen und Haselnussprodukten. Stationäre Aufnahme zur Schnellhyposensibilisierung mit Bienengift, danach ambulante Hyposensibilisierung über 3 Jahre. Ausstattung mit einem »Notfall-Set« (Adrenalin in Autoinjektor, Antihistaminikum, Kortikosteroid, ggf. β2-Sympathomimetikum)

Verlauf Nach 2 Wochen Therapie Zunahme der Belastbarkeit, nur noch selten Atemnot beim Sport. Bei einem erneuten Bienenstich kommt es zu einer ausgeprägten Schwellung von 10 cm Durchmesser an der Einstichstelle, aber zu keiner Allgemeinreaktion.

Urtikaria und Quincke-Ödem

Klinik Im Kindesalter tritt die **Urtikaria** zumeist in ihrer **akuten Form** auf, die einige Tage anhält und allmählich abklingt. Auslösend ist ein Infekt oder eine durch IgE vermittelte allergische Reaktion (▶ Abschn. 9.2.1). Von **Quincke-Ödem (Angioödem)** sprechen wir, wenn auch die tiefen Hautschichten mit beteiligt sind, mit diffuser Schwellung z. B. von Lippen oder Augenlidern.

Die **chronische Urtikaria,** die mehr als 6 Wochen besteht und über Monate und Jahre persistiert, ist im Kindesalter wesentlich seltener als bei Erwachsenen. Sie kann durch Allergene, häufiger jedoch durch nichtimmunologische Faktoren wie Berührung, Druck, Kälte, Wärme, körperliche Anstrengung oder Sonnenbestrahlung induziert werden. Gelegentlich können auch Autoimmunerkrankungen oder maligne Systemerkrankungen unter dieser Symptomatik manifest werden. Trotz Einsatzes eines umfangreichen diagnostischen Programms gelingt eine ätiologische Einordnung nur in etwa der Hälfte der Fälle.

Diagnostik Die Diagnose wird klinisch gestellt. Bei rezidivierenden kutanen Schwellungen ist differenzialdiagnostisch an das hereditäre Angioödem (HAE) zu denken.

Therapie Bei der chronisch idiopathischen Urtikaria empfiehlt sich der Einsatz nichtsedierender H_1-Antihistaminika (z. B. Cetirizin), ggf. in Kombination mit H_2-Antihistaminika, $β_2$-Mimetika oder Kortikosteroiden.

Arzneimittelunverträglichkeit

Ätiologie und Klassifikation Unverträglichkeitsreaktionen gegenüber Arzneimitteln können immunologisch vermittelt sein. Neben dem **anaphylaktischen Reaktionstyp** (Typ I) können **immunkomplexvermittelte** (Typ III) und **zelluläre Reaktionen** (Typ IV) eine Rolle spielen. Ähnelt das klinische Bild einer Allergie, wobei ein immunologischer Mechanismus aber nicht nachgewiesen werden kann, sprechen wir von **anaphylaktoider oder pseudoallergischer Reaktion** (Beispiele: Acetylsalicylsäure, Röntgenkontrastmittel). Bei der Anamnese müssen all diese Reaktionsformen bedacht werden.

Unter den IgE-vermittelten Unverträglichkeitsreaktionen gegenüber Arzneimitteln kommt der **Penicillinallergie** eine besondere Bedeutung zu. Penicillin fungiert dabei als Hapten, wird an Albumin als Träger gebunden und kann in dieser Form mediatorhaltige Zellen aktivieren.

Diagnostik Für die Diagnostik stehen nur wenige geeignete Extrakte für den Hauttest und den Nachweis von spezifischem IgE zur Verfügung. Ein Provokationstest erübrigt sich meist und ist zudem nicht ohne Risiko. In Fällen von pseudoallergischen Reaktionen dagegen kann die Diagnose nur durch den Provokationstest gestellt werden.

Differenzialdiagnose Die Penicillinallergie vom Soforttyp (selten gibt es auch Typ-III-Reaktionen) hat meistens nichts mit den im Kindesalter häufig beobachteten Exanthemen nach Gabe von Ampicillin (Ampicillin-Exanthem) zu tun: Diese treten in den meisten Fällen nach ca. 8-tägiger Ampicillintherapie auf. Die Ätiologie der Entstehung dieser Exantheme ist derzeit noch nicht geklärt. Beim Pfeiffer-Drüsenfieber (EBV-Infektion, ▶ Kap. 8.2.3) führt Ampicillin in fast 100 % der Fälle zum Exanthem.

Allergische und pseudoallergische Reaktionen auf Arzneimittel können durch Karenzmaßnahmen vermieden werden. Ein Ampicillinexanthem klingt meistens auch bei weiterer Verabreichung von Ampicillin ab.

Latexallergie

In den letzten Jahren wurde auch bei Kindern mehrfach über z. T. schwere allergische Reaktionen auf Latex berichtet. Besonders gefährdet sind Kinder mit Myelomeningozele, Hydrozephalus oder Shuntimplantation, aber auch Kinder, die schon früh operiert werden müssen, z. B. bei gastrointestinalen Fehlbildungen im ersten Lebensjahr. Atopische Kinder sind vermehrt gefährdet.

Klinik Die klinischen Reaktionen reichen von lokalen Schwellungen, z. B. beim Aufblasen eines Luftballons, bis hin zu schweren anaphylaktischen Schockreaktionen.

Diagnostik Die überwiegende Zahl der sensibilisierten Kinder lässt sich mittels Hauttest oder spezifischem IgE-Nachweis im Serum identifizieren.

Therapie Therapie der Wahl ist die Vermeidung aller Kontakte zu latexhaltigen Materialien. Im medizinischen Bereich ist zu fordern, dass gefährdete Kinder in latexfreier Umgebung (Operationshandschuhe) operiert werden. Diesen Forderungen wird bereits vielerorts Rechnung getragen.

Anaphylaktischer Schock

> ❯ Der anaphylaktische Schock ist keine eigenständige Krankheit, sondern die schwerste und bedrohlichste Form der systemischen Reaktion vom Soforttyp.

Ätiologie Im Kindesalter tritt er bei hochgradiger Sensibilisierung gegen Tierepithelien, Nahrungsmittel, Medikamente, Latex oder Insektengift auf.

Klinik Klinisch zeigen sich zunächst Juckreiz, Urtikaria oder eine Hautrötung (**Stadium I**). Danach treten Übelkeit und leichte Kreislaufreaktionen in Form von Tachykardie und Hypotension hinzu (**Stadium II**). Im **Stadium III** kommt es zum Erbrechen, schwerem Bronchospasmus, evtl. Defäkation, Zyanose und Schock, im **Stadium IV** zum Atem- und Herz-Kreislauf-Stillstand.

Therapie Jegliche Allergenzufuhr muss, falls möglich, sofort gestoppt werden, evtl. vorhandenes Allergen im Magen ggf. durch Spülung entfernt werden. Medikamentös verabreicht man bei beginnendem Schock zunächst parenteral Adrenalin, anschließend Kortikosteroide und Antihistaminika. Bei Atemnot zusätzlich Inhalation mit einem kurzwirksamen β2-Sympathomimetikum. Bei beginnenden Schockzeichen ist außerdem eine Volumensubstitution angezeigt, im schweren Schock (Stadium IV) sind Wiederbelebungsmaßnahmen erforderlich.

9.2.4 Therapeutische Prinzipien

Prävention

Die Prävention steht an erster Stelle unter den therapeutischen Prinzipien. Wir unterscheiden dabei:

- **Primärprävention,** damit eine Erkrankung erst gar nicht auftritt
- **Sekundärprävention,** mit der bei manifester Erkrankung ein erneuter Schub verhindert wird
- **Tertiärprävention,** mit Hilfe derer Rückfälle und Chronifizierung verhindert werden

Primärprävention Wenn Stillen nicht oder nicht ausreichend möglich ist, ist die Ernährung mit partiell oder extensiv hydrolysierter Säuglingsnahrung bei Säuglingen mit erhöhtem Atopierisiko bis zum vollendeten 4. Bis 6. Lebensmonat zu empfehlen. Für einen präventiven Effekt durch verzögerte Beikostnahrungszufuhr und die Meidung von potenten Nahrungsmittelallergenen im ersten Lebensjahr gibt es zur Zeit keine gesicherten Belege, so dass dies nicht empfohlen werden kann. Die Auswirkungen der Haustierhaltung bei Kindern mit erhöhtem Allergierisiko sind zur Zeit nicht sicher abschätzbar. Für die Katzenhaltung überwiegen die Studien, die einen negativen Einfluss sehen. Daher sollte bei Risikokindern die Katzenhaltung vermieden werden. Bei Hunden spricht die überwiegende Zahl der Studien eher nicht für ein gesteigertes Risiko. Aktives und passives Rauchen stellt einen Risikofaktor insbesondere für das Asthma dar und sollte deshalb unbedingt gemieden werden. Impfungen sollten nach den STIKO-Empfehlungen durchgeführt werden.

Karenzmaßnahmen

Bei bestehender Sensibilisierung und klinischer allergischer Reaktion sollte das krankmachende Allergen aus der Umgebung des Patienten entfernt werden, soweit dies möglich ist. Dies führt in der Regel zu Beschwerdefreiheit wie beispielsweise bei dem Säugling mit Kuhmilchallergie, der bei kuhmilchfreier Ernährung normal gedeiht. Analog wird auch bei anderen Sensibilisierungen vorgegangen (Entfernung von Haustieren, Hausstaubmilben etc.).

Hyposensibilisierung

Die Hyposensibilisierung ist zur Zeit die einzige kausale Therapie allergischer Erkrankungen. Sie hat das Ziel, den Zustand der Überempfindlichkeit zu mildern und Toleranz gegen das bestehende Allergen zu induzieren. Das Verfahren wird eingesetzt, wenn Karenzmaßnahmen nicht möglich sind (z. B. Pollenallergie).

> ❯ Unter Hyposensibilisierung (auch als »spezifische Immuntherapie« bezeichnet) versteht man die subkutane oder sublinguale Applikation von Allergenen, gegen die eine Überempfindlichkeit besteht, in unterschwelligen, allmählich ansteigenden Konzentrationen.

Die **klinische Wirksamkeit** der Hyposensibilisierung ist bei der allergischen Rhinokonjunktivitis, dem allergisch bedingten Asthma (Sensibilisierung durch Pollen- und Milbenallergene) sowie bei der Insektengiftallergie gut belegt. Der Einsatz dieser Therapie ist nur bei eindeutigem Nachweis der Sensibilisierung sowie der klinischen Aktualität derselben gerechtfertigt, meist bei Kindern jenseits des 6. Lebensjahrs (Ausnahme: Insektengiftallergie). Die Hyposensibilisierung erstreckt sich im Allgemeinen über 3 Jahre.

Unter den Lymphozyten beobachtet man nach der Hyposensibilisierung ein vermindertes Auftreten des TH2-Zellen (Interleukin-4-Produzenten) und eine verstärkte Bildung regulatorischer T-Zellen, die u. a. das regulatorische Zytokin IL-10 synthetisieren. In vivo findet man bei Hauttests und Provokationsproben eine Verminderung der allergenspezifischen Reagibilität (Verschiebung der Schwellendosis).

Pharmakotherapie

Verbleibende Symptome können durch Medikamente kontrolliert werden. Für das Asthma bronchiale werden die Prinzipien im ▶ Kap. 13.7.7 dargestellt.

> **Kernaussagen**
> — Atopische Erkrankungen entstehen auf dem Boden einer genetischen Veranlagung sowie Umweltfaktoren durch immunologische Überempfindlichkeitsreaktionen auf Allergene der Umwelt, die auf oralem, inhalativem oder parenteralem Weg in den Körper gelangen.
> — Mittels Anamnese, Hauttest spezifischen IgE-Nachweis und ggf. Provokationsmethoden wird das Allergie auslösende Agens identifiziert.
> — Wichtigstes Element der Behandlung ist die Allergenkarenz.
> — Ist Allergenkarenz nicht möglich, kommen bei den unterschiedlichen atopischen Krankheitsbildern (atopisches Ekzem, allergische Rhinitis, Asthma bronchiale, Nahrungsmittelallergie, Insektengiftallergie, Urtikaria u. a.) symptomatische Maßnahmen (Medikamente), in Einzelfällen auch die Hyposensibilisierung zum Einsatz.
> — Präventionsmaßnahmen können Häufigkeit und Schweregrad allergischer Erkrankungen vermindern.

9.3 Autoimmunerkrankungen

Autoimmunerkrankungen entstehen, wenn das Immunsystem gegen körpereigene Strukturen reagiert, d. h. »selbst« nicht als »selbst« erkannt sondern als »fremd« eingestuft wird. Fast alle Organe können von Autoimmunprozessen betroffen sein. Aufgrund des Organbefallmusters und nachweisbarer Autoantikörper werden Krankheitsbilder wie z. B. der systemische Lupus erythematodes oder die Dermatomyositis definiert. Eine immunsuppressive Therapie führt in den meisten Fällen zur Kontrolle der Krankheitserscheinungen.

9.3.1 Pathogenese, Diagnostik und Therapie von Autoimmunerkrankungen

Pathogenese von Autoimmunkrankheiten

Das menschliche Abwehrsystem ist unter normalen Umständen auf die Abwehr von Infektionserregern sowie die Elimination von Fremdantigenen programmiert. Zelluläre und humorale Immunreaktionen gegen körpereigene Strukturen kommen nicht zustande, weil entweder autoreaktive T-Zellen im Thymus entfernt wurden, das Immunsystem zum Autoantigen keinen Kontakt bekommt, oder aber das Autoantigen aktiv toleriert wird. Immuntoleranz wird bereits pränatal induziert und schützt den Körper vor Autoimmunreaktionen. Dieser immunologische Schutzmechanismus kann jedoch

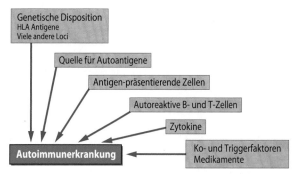

□ **Abb. 9.10 Autoimmunität.** Zur Entstehung von Autoimmunität tragen diverse pathogenetische Elemente bei. Verschiedene Genorte determinieren eine erbliche Disposition. Daneben müssen Autoantigene wie etwa Zellkernpartikel vorkommen und von Antigen-präsentierenden Zellen präsentiert werden. Autoreaktive T-Zellen erkennen Peptide, während B-Zellen ganze Autoantigene verarbeiten können. Zytokine verstärken die Hilfestellung von T-Zellen bei der Bildung von Autoantikörpern. Weitere mögliche Beiträge kommen von Triggerfaktoren wie z. B. Infektionen oder bestimmten Medikamenten

versagen, und eine Autoimmunerkrankung wird heute als Folge dieses Versagens von Toleranzmechanismen verstanden (□ Abb. 9.10).

Folgende Faktoren können einzeln oder in Kombination zur **Manifestation von Autoimmunphänomenen** beitragen:
— **Körpereigene Zellen** oder ihre Bestandteile werden durch eine Noxe aus ihrem Geweberverband herausgerissen und gelangen zum immunologisch kompetenten Gewebe, wo sie eine humorale oder zelluläre Autoimmunreaktion hervorrufen. So werden beispielsweise Autoantikörper gegen Herzmuskelstrukturen nach entzündlichen Herzaffektionen oder Herzoperationen beobachtet.
— **Exogene Einflüsse** (z. B. Virusinfekte, Medikamente) verändern körpereigene Strukturen und machen sie zu einem Autoantigen. Das Immunsystem erkennt diese alterierten Strukturen als fremd und reagiert mit einer Autoimmunreaktion. Die Erkennung solcher Autoantigene geschieht in vielen Fällen in Verbindung mit Strukturen des menschlichen HLA-Systems.
— **Strukturverwandtschaft**, sog. Sequenzhomologien zwischen körpereigenen Strukturen auf der einen und viralen oder bakteriellen Strukturen auf der anderen Seite, so dass bei der Immunantwort z. B. gegen ein Virus »Selbst«-Strukturen mit erkannt werden. Sequenzhomologien sind in der Natur vielfach nachgewiesen worden.
— **Immuntoleranz** kann auch **ohne exogene Einflüsse** verlorengehen, evtl. durch somatische Mutationen. Die Folge ist die Expansion und Proliferation von immunkompetenten autoreaktiven Lymphozyten, die sich gegen körpereigene Strukturen richten.
— Im Rahmen **unspezifischer Entzündungsvorgänge** kann es auf Zellen, die sonst keine HLA-Klasse-II-Antigene exprimieren, zur aberranten Klasse-II-Expression kommen. Solche Zellen sind befähigt, Autoantigene zu präsentieren.

Von Tiermodellen her weiß man, dass bestimmte Tiere zur Entwicklung von Autoimmunerkrankungen genetisch disponiert sind. Ein analoges Phänomen existiert beim Menschen: Das Vorhandensein bestimmter HLA-Antigene geht mit einer Neigung zur Entwicklung von Autoimmunreaktionen einher. Das erklärt sich damit, dass Autoantigene nur in Verbindung mit HLA-Antigenen gut erkannt und mit Immunreaktionen beantwortet werden.

Autoantikörper sind nur gelegentlich pathogenetisch bedeutsam, sie können möglicherweise auch als »**Epiphänome**« bei Abräumvorgängen von untergegangenem Gewebe fungieren. Die Untersuchung von Autoantikörpern im Serum trägt aber dazu bei, bestimmte Erkrankungen besser zu definieren.

Diagnostik von Autoimmunkrankheiten

Die Diagnose wird in der Regel aufgrund von etablierten **Diagnosekriterien** gestellt, die auf klinischen und serologischen Aspekten basieren.

Therapie von Autoimmunkrankheiten

Im Hinblick auf die Therapie muss bei allen Autoimmunerkrankungen geklärt werden, ob sie medikamentös induziert oder endogen entstanden sind. Im ersten Fall ist die Ausschaltung der exogenen Noxe kurativ, im zweiten Fall sind in der Regel immunsuppressive Maßnahmen erforderlich.

9.3.2 Systemischer Lupus erythematodes

Definition Der systemische Lupus erythematodes (SLE) ist gekennzeichnet durch den Befall mehrerer Organe, multiple Autoantikörper und eine große Zahl von Störungen im Bereich der humoralen und zellulären Immunität. Vom American College of Rheumatology wurden Klassifikationskriterien erarbeitet, die meist zur Definition des SLE herangezogen werden. Eine definitive Diagnose wird gestellt, wenn 4 der 11 Kriterien erfüllt sind. Oft kann allerdings erheblich früher bei Auftreten von nur 2 oder 3 Kriterien eine Verdachtsdiagnose gestellt und eine spezifische Behandlung eingeleitet werden. Die ▪ Tab. 9.3 fasst die 11 Kriterien zusammen.

Pathogenese Der Lupus erythematodes ist eine B-Zell-vermittelte Erkrankung, bei der Autoantikörper gegen Strukturen der Zellkerne eine wesentliche pathophysiologische Rolle spielen. Diese Autoantikörper können direkt zu Gewebeschädigung führen oder in Form von Immunkomplexen das Komplementsystem aktivieren und damit eine Vaskulitis oder Glomerulonephritis auslösen.

Klinik Das klinische Bild ist uneinheitlich: Jedes Zeichen kann Initialsymptom sein oder sich erst im Krankheitsverlauf manifestieren. Bei Kindern finden sich am häufigsten **Gelenk- und Hauterscheinungen** (▪ Abb. 9.11), **Fieber und Nierenbeteiligung** (▪ Abb. 9.12), gefolgt von den übrigen in ▪ Tab. 9.3 aufgeführten Zeichen und Befunden. Ebenso wie die klinischen Symptome sind auch die Verlaufsformen sehr variabel: Einige Kinder entwickeln einen langsam **schleichenden** Ver-

▪ **Tab. 9.3** Diagnosekriterien des systemischen Lupus erythematodes

Betroffenes Organ	Klinische Manifestation
Haut	1. Schmetterlingserythem im Gesicht 2. Diskoider Lupus (plaqueförmige Läsionen mit Rötung, Hyperkeratose, Pigmentverschiebung und Atrophie) 3. Photosensibilität (anamnestisch oder Befund)
Schleimhaut	4. Ulzerationen an der Mundschleimhaut (meist schmerzlos)
Gelenke	5. Arthritis
Seröse Haut	6a. Pleuritis 6b. Perikarditis
Niere	7. Chronische Glomerulonephritis
ZNS	8a. Krämpfe 8b. Psychosen
Hämatopoese	9a. Hämolytische Anämie 9b. Leukopenie < 4000/mm³ 9c. Thrombozytopenie < 100000/mm³
Autoimmunphänomene	10a. Anti-DNA-Antikörper 10b. Anti-Sm-Antikörper 10c. Anti-Phospholipid-Antikörper
Antinukleäre Antikörper	11. Meist mit homogenem oder peripherem Fluoreszenzmuster

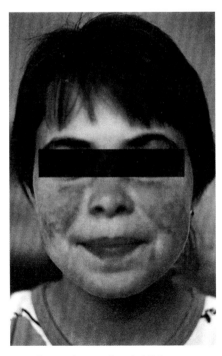

▪ **Abb. 9.11 Schmetterlingserythem bei SLE**

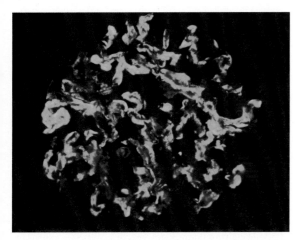

Abb. 9.12 Immunhistologischer Nachweis von konfluierenden IgG-Ablagerungen im Mesangium und entlang der glomerulären Basalmembran bei diffus-proliferativer Glomerulonephritis (Prof. Dr. R. Waldherr, Heidelberg)

lauf, es können aber auch in Einzelfällen **akut lebensbedrohliche** Situationen entstehen, etwa durch Krankheitsmanifestationen an Herz, Lunge, ZNS oder Nieren. Mädchen sind erheblich häufiger betroffen als Jungen.

Eine hohe Blutsenkungsgeschwindigkeit und die Hypergammaglobulinämie sind Ausdruck der **chronischen Entzündung**. Antinukleäre Antikörper werden bei mehr als 95 % der Patienten gefunden. Erhöhte Titer von Autoantikörpern gegen native Doppelstrang-DNA oder das Sm-Antigen sind weitgehend beweisend für einen SLE, aber sehr vom Krankheitsstadium und der Therapieintensität abhängig. Dasselbe gilt für das gesamthämolytische Komplement CH50 und die Komponenten C3 und C4, die bei aktiver Erkrankung fast immer als Folge von Komplementaktivierung und -verbrauch durch zirkulierende Immunkomplexe vermindert sind.

Therapie und Prognose Für Arthralgien können nichtsteroidale Antirheumatika verwendet werden. Zur Immunsuppression werden in erster Linie Glukokortikoide (oral, oder als hochdosierte intravenöse Pulstherapie.) eingesetzt. Bei milden Verlaufsformen sollten ergänzend Antimalariamittel (z. B. Hydroxychloroquin) hinzukommen, bei aggressiveren Verläufen ist der Einsatz von Immunsuppressiva (z. B. Azathioprin, Methotrexat, Cyclosporin A, Mycophenolat-Mofetil) oder Zytostatika (z. B. Zyklophosphamid, oral oder als i.v. Puls) gerechtfertigt. Bei terminaler Niereninsuffizienz kann eine Nierentransplantation erforderlich werden. Mit allen Maßnahmen gelingt es, 5-Jahresüberlebensraten von über 90 % zu erreichen.

Fallbeispiel

Anamnese Ein 15-jähriges Mädchen wurde uns mit einem seit 3 Monaten bestehenden fleckigen Ausschlag im Gesicht sowie zunehmenden schmerzhaften Schwellungen im Bereich der kleinen Fingergelenke und der oberen Sprunggelenke vorge-

▼

stellt. Seit wenigen Wochen wird eine periorbitale Schwellung beobachtet. Bereits seit einem Jahr besteht eine ausgeprägte Raynaud-Symptomatik. Die allgemeine Leistungsfähigkeit hatte in den letzten Monaten vor der Erstvorstellung deutlich abgenommen, die Patientin schlief zuletzt 11 Stunden am Tag.

Befund Altersgemäß entwickeltes, schlankes Mädchen. Deutliches Schmetterlingserythem, livide Verfärbung der Finger mit Rhagaden im Bereich der Nagelfalze, Arthritis im Bereich der kleinen Finger- und Zehengelenke. Die BSG ist stark beschleunigt, das Immunglobulin G ist mit 1756 mg/dl ebenso hoch. Das Blutbild weist eine Leukopenie von 3500/µl auf, der direkte Coombs-Test ist positiv. Antinukleäre Antikörper finden sich mit einem Titer von 1:10.240 stark positiv, auch die Antikörper gegen native Doppelstrang-DNA sind positiv. Die Werte für die Komplementfaktor C4 (27 mg/dl) und C4 (2 mg/dl) sind deutlich erniedrigt. In der Echokardiographie findet sich ein Perikarderguß.

Diagnose Systemischer Lupus erythematodes

Therapie und Verlauf Zunächst orale Kortikosteroide, Methotrexat und Hydroxychloroquin. Bei zunehmender Unverträglichkeit gegenüber Methotrexat Absetzen des Medikaments nach 9 Monaten. Aufgrund weiter bestehender Hautsymptomatik, einer weiteren Gewichtsabnahme sowie rezidivierender Kopfschmerzen Beginn einer Therapie mit Azathioprin. Nach 6 Monaten Entwicklung einer Proteinurie, daher Absetzen der Azathioprintherapie und Beginn einer Therapie mit Mycophenolatmofetil. Hierunter Remission der Nierenbeteiligung, aber trotz der Kombinationstherapie mit zusätzlichen täglichen oralen Steroiden noch intermittierende Hauteffloreszenzen.

9.3.3 Neonataler systemischer Lupus erythematodes

Auch beim Neugeborenen kann es durch diaplazentar übertragene Antikörper der Mutter zu SLE-Manifestationen kommen, wenn die Mutter an einem SLE leidet oder asymptomatische Trägerin von Autoantikörpern ist, die gegen SSA (früher Ro-Antigen; SS steht für Sjögren-Syndrom) und SSB (früher La-Antigen) gerichtet sind. Dominierende **Leitsymptome** sind:

- Transitorischer kutaner Lupus erythematodes
- AV-Block III. Grades bei Abwesenheit von Herzfehlern

Bei fast allen Kindern mit angeborenem AV-Block III. Grades und ihren Müttern lassen sich Antikörper gegen das SSA- oder SSB-Antigen nachweisen. Diese Antigene gehören zur Gruppe der pufferlöslichen Kernantigene und weisen Sequenz- und Epitophomologien zu myokardialen Strukturen im Erregungsleitungssystem auf. Während der kutane Lupus erythematodes (**Abb. 9.13**) und weitere extrakardiale Manifestationen ohne Therapie verschwinden, benötigt ein Teil der Säuglinge mit einem AV-Block III° eine Schrittmacherimplantation.

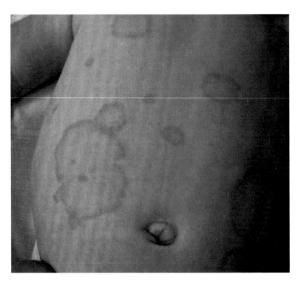

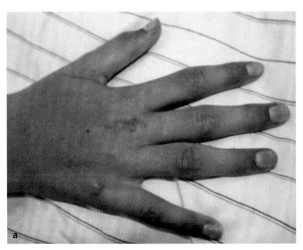

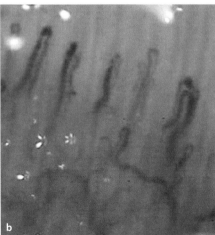

◘ Abb. 9.13 Transiente Hautläsionen bei neonatalem systemischen Lupus erythematodes bei einem 3 Monate alten Säugling

9.3.4 Juvenile Dermatomyositis und Polymyositis

Definition Die juvenile **Dermatomyositis (jDM)** ist eine mit erythematösen, indurativen und atrophischen Hautveränderungen einhergehende, nichteitrige Entzündung der Muskulatur. Wegen der charakteristischen Farbveränderungen an den Augenlidern wird sie auch als »**Lilakrankheit**« bezeichnet. Fehlen die Hauterscheinungen, spricht man von einer **juvenile Polymyositis (jPM)**.

Ätiologie und Pathogenese Dem aktuellen pathophysiologischen Verständnis folgend wird die jDM/jPM als Vaskulo-

pathie eingestuft. Es findet sich eine Vielzahl dermatomyositis-assoziierter und spezifischer Autoantikörper, so dass klassische autoimmunologische Mechanismen eine Rolle zu spielen scheinen. Eine besondere Bedeutung spielen hierbei die seltenen Jo-1-Antikörpern, welche sich gegen das zytoplasmatische Enzym Histidyl-t-RNS-Synthetase – ein für die Translation (Proteinsynthese) wichtiges Enzym – richten. Der Nachweis dieser Antikörper geht mit einem schweren Krankheitsverlauf unter Einbeziehung vieler Organe einher (»**Antisynthetasen-Syndrom**«). Von Interesse ist auch, dass bei einem hohen Prozentsatz von Kindern mit DM ein Mikrochimärismus mit Persistenz bestimmter maternaler Zellen nachgewiesen wurde. Damit wird eine gewisse Verwandtschaft zur chronischen Graft-versus-Host-Reaktion belegt.

Klinik Die Erkrankung kann sich wie der SLE **akut** oder **schleichend** manifestieren. Erstsymptome sind meist symmetrische stammbetonte **Muskelschwächen** und Muskelschmerzen in Verbindung mit ausgeprägtem subjektiven Krankheitsgefühl. Wenn **Hautmanifestationen** auftreten, zeigen sich diese bevorzugt periorbital mit schmetterlingförmiger Ausbreitung über die Wangen (»**heliotropes Exanthem**«) und über den Fingergelenken (»**Gottron-Papeln**«) (◘ Abb. 9.14a), eine Herz- und Gastrointestinalbeteiligung sowie Nieren- und Lungenfunktionsstörungen können hinzutreten. Ein Teil der betroffenen Kinder entwickelt Verkalkungen im Bereich der Subkutis, der Faszien und der Muskulatur, die schwere Behinderungen nach sich ziehen können. Unbehandelt weist die Erkrankung eine hohe Mortalität auf.

Diagnostik Muskelenzyme (Kreatinkinase, Aldolase) sind als Folge der Zerstörung von Muskelzellen im Plasma häufig erhöht, Dermatomyositis-spezifischer Autoantikörper stützen die Diagnose und erlauben prognostische Aussagen bezüglich weiterer Organmanifestationen. Die Elektromyographie ist

◘ Abb. 9.14a,b **Juvenile Dermatomyositis. a** Polyarthritis insbesondere der proximalen Interphalangealgelenke, Nagelbettveränderungen und Gottron-Papeln bei einem Patienten mit juveniler Dermatomyositis. **b** Nagelfalzmikroskopie: typische Veränderungen der Kapillaren im Bereich der Kapillarfalze bei juveniler Dermatomyositis mit Kaliberschwankungen, Ödemen, Torquierungen, vereinzelten Verzweigungen sowie Ektasien (mit freundlicher Genehmigung von Fr. PD Dr. K. Gerhold, Charité, Berlin) pathologisch. Die Darstellung entzündlicher Muskelveränderungen in der Sonographie bzw. Kernspintomographie kann bei klaren Fällen die früher obligat durchgeführte Muskelbiopsie ersetzen. Darüber hinaus kann die Kapillarfalzmikroskopie wertvolle Hinweise zur diagnostischen Einordnung liefern (◻ Abb. 9.14b). Im Gegensatz zum Erwachsenenalter ist die jDM sehr selten Ausdruck eines paraneoplastischen Syndroms, trotzdem sollten zugrundeliegende Malignome ausgeschlossen werden.

Therapie Zur Behandlung werden in erster Linie **Glukokortikoide** eingesetzt, initial entweder oral mit 2 mg/kg KG Prednisonäquivalent oder als i.v. Pulstherapie. Zur Reduktion der Steroid-Nebenwirkungen sollte unmittelbar eine Therapie mit Methotrexat eingeleitet werden. Bei unzureichender Kontrolle der entzündlichen Aktivität ist wie beim SLE ein rasche Therapieintensivierung nötig um drohende schwerwiegende Organmanifestationen zu vermeiden.

Prognose Die Überlebensrate liegt bei über 90 %, die meisten Kinder weisen nach überstandener Erkrankung keine Residuen mehr auf, bei einigen bleiben z. T. schwere Behinderungen.

Kernaussagen
- Autoimmunerkrankungen basieren auf einer krankhaften Reaktion des Immunsystems gegenüber körpereigenen Strukturen.
- Krankheiten können isoliert an einzelnen Organen oder aber als Systemerkrankung auftreten, wobei das Organbefallsmuster und bestimmte serologische Autoimmunphänomene zur Diagnosestellung beitragen.
- Zur Behandlung von Autoimmunerkrankungen werden immunsuppressive Maßnahmen eingesetzt.

9.4 Juvenile idiopathische Arthritis, rheumatisches Fieber und Differenzialdiagnosen

Rheumatische Entzündungen können sich an Gelenken, aber auch an inneren Organen manifestieren. Die wichtigste chronische rheumatische Erkrankung ist die juvenile idiopathische Arthritis (JIA). Sie wird gemäß klinischen und serologischen Kriterien in 7 Subtypen mit unterschiedlichem Verlauf und Prognose eingeteilt. Die Intensität der Therapie muss diesen Subtypen und der Aktivität der Erkrankung angepasst werden. Zur Verfügung stehen nichtsteroidale Antirheumatika, Glukokortikoide, Basistherapeutika (Immunsuppressiva, Biologika und Zytostatika) sowie immunmodulierende Maßnahmen. Bevor die Diagnose JIA gestellt wird, muss ein breites Spektrum von Differenzialdiagnosen ausgeschlossen worden sein.

9.4.1 Juvenile idiopathische Arthritis

Definition Von einer juvenilen idiopathischen Arthritis (JIA) spricht man, wenn bei einem Kind oder Jugendlichen (unter 16 Jahren) eine Gelenkentzündung über mindestens 6 Wochen persistiert. Andere mögliche Ursachen müssen ausgeschlossen werden. Somit handelt es sich bei der JIA um eine **Ausschlussdiagnose**. Bewusst wurde bei dieser Definition der Begriff »rheumatisch« vermieden, um zu unterstreichen, dass sich gelenksentzündliche Erkrankungen des Kindes- und Jugendalter in der Präsentation und im Verlauf oft deutlich von der rheumatoiden Arthritis des Erwachsenenalters unterscheiden.

In den betroffenen Gelenken kommt es zu Schwellungen, Schmerzen, Überwärmung und Bewegungseinschränkung (◻ Abb. 9.15, ◻ Abb. 9.16). Persistiert die zugrundeliegende Entzündung, sind Knorpel- und Knochendestruktion mit Ausbildung von **Fehlstellungen** und schließlich knöcherne **Ankylose** möglich (◻ Abb. 9.17). Bei einigen Patienten geht

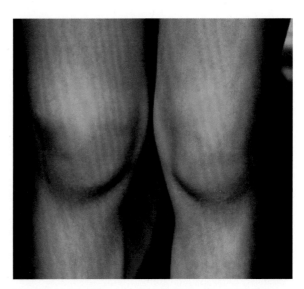

◻ **Abb. 9.15 Schwellung v. a. suprapatellar rechts bei einem Jungen mit Oligoarthritis**

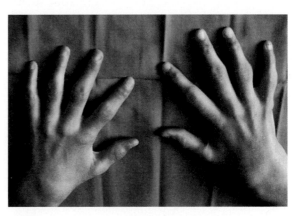

◻ **Abb. 9.16 Arthro- und Tendosynovitis bei seronegativer Polyarthritis**

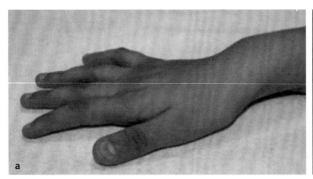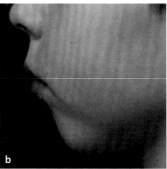

☐ Abb. 9.17a,b Langzeitfolgen einer persistierenden Arthritis. a Volardeviationen bei Handgelenksarthritis. **b** Retrognathie bei Kiefergelenksarthritis

die Erkrankung mit Fieberschüben einher. Auch das Auge und innere Organe können befallen sein und die Prognose wesentlich mitbestimmen.

> Bei der JIA ist die Arthritis eine »Manifestation einer entzündlichen Systemerkrankung am Gelenk«.

Häufigkeit Die internationalen Häufigkeitsangaben variieren erheblich. In Deutschland geht man davon aus, dass jährlich ca. 10 pro 100.000 Kinder und Jugendliche < 16 Jahren an einer JIA neu erkranken.

Pathogenes Wie der Name bereits impliziert, ist die Ätiologie der JIA nicht abschließend geklärt, es finden sich jedoch experimentelle Hinweise, dass die Störungen sowohl im Bereich der angeborenen als auch der erworbenen Immunität liegen können.

Klinik Aufgrund klinischer und serologischer Parameter erfolgt eine Unterteilung der Erkrankung in 7 Subtypen, die in ☐ Tab. 9.4 zusammengefasst sind.

Systemische Erkrankung (früher: Still-Syndrom) (ca. 6 % aller Patienten mit JIA) Charakteristisch für diesen, v. a. im Kleinkindesalter auftretenden Typ der JIA ist das hohe, meist intermittierende Fieber mit ein bis zwei Fieberzacken pro Tag. Den Fieberspitzen folgt häufig eine Untertemperatur. Die (Poly-)Arthritis kann anfänglich fehlen, so dass die Diagnosefindung häufig erschwert ist. Daher kann der manchmal flüchtige aber charakeristische Hautausschlag mit leicht erhabenen, lachsfarbenen, meist umschriebenen, gelegentlich konfluierenden z. T. aber auch urtikariell imponierenden Effloreszenzen initial wegweisend sein ☐ Abb. 9.18). Zu den Manifestationen an inneren Organen gehören die Serositis, besonders von Perikard und Pleura, eine Hepatosplenomegalie sowie eine Lymphadenopathie. Die serologisch fassbare Entzündungsaktivität ist hoch aber unspezifisch (BSG, CRP, Leuko- und Thrombozyten, Entzündungsanämie), stark erhöhte Ferritinwerte können möglicherweise diagnostisch hinweisend sein und die Abgrenzung zur Sepsis ermöglichen; neue Daten weisen daraufhin, dass Calgranuline (S100A12 und S100A8/9) die Inflammation bei dieser Erkrankung spezifisch detektie-

ren. Aufgrund der Überlappung der Befunde muss gegebenenfalls durch Knochenmarkspunktion ein Malignom ausgeschlossen werden. Die Entwicklung eines sekundären Makrophagenaktivierungssyndrom mit drohendem Multiorganversagen gilt aufgrund der schlechten Prognose und der daher notwendigen intensiven Therapie als »rheumatologischer Notfall«. Bei über der Hälfte der Patienten kann die Symptomatik nur durch eine andauernde intensive medikamentöse Therapie kontrolliert werden. Durch die Anwendung moderner Therapeutika ist die früher oft letal verlaufende Amyloidose zu einer Rarität geworden.

Persistierende Mon-/Oligoarthritis (45 %) Das Manifestationsalter mono- (nur 1 Gelenk) bzw. oligoartikulärer (2–4 Gelenke) Verlaufsformen liegt vorwiegend im Kleinkindesalter. Es besteht eine deutliche Mädchenwendigkeit. Betroffen sind insbesondere die Knie- und Sprunggelenke, seltener die Gelenke der oberen Extremitäten. Ca. 25 % entwickeln eine Uveitis, wobei der positive Nachweis von antinukleären Antikörpern (ANA) sowie der frühe Krankheitsbeginn als Risikofaktoren gelten.

Bei den jüngeren Mädchen entwickelt sich, insbesondere bei Vorhandensein antinukleärer Antikörper, gehäuft eine chronische Uveitis, die unbehandelt schwerwiegende Komplikationen verursachen kann (s. u.). Regelmäßige Spaltlampenuntersuchungen durch den Ophthalmologen sind daher wesentlicher Bestandteil der Verlaufsbeobachtung.

Erweiterte Oligoarthritis (7 %) Bei bis zu 20 % der Patienten mit einem initial oligoartikulärem Befall kommt es nach Ablauf eines ½ Jahres zu einer Arthritis in mehr als 4 Gelenken. Der weitere Verlauf entspricht dann der einer primär polyartikulären seronegativen Verlaufsform.

Seronegative Polyarthritis (13 %) Diese überwiegend bei Mädchen vorkommende Form zeichnet sich durch einen meist symmetrischen Gelenkbefall aus, wobei neben den kleinen Fingergelenken häufig u. a. die Kiefergelenke, die Halswirbelsäule sowie die Handgelenke mit deren Sehnen betroffen sind. Die Tendenz zur Gelenksdestruktion ist bei dieser Form weniger ausgeprägt als bei positivem Nachweis des Rheumafaktors. Eine Uveitis tritt bei 5–10 % der Kinder auf.

◻ Tab. 9.4 Klassifikation der idiopathischen Arthritiden des Kindesalters entsprechend den Empfehlungen der International League against Rheumatism (ILAR)

Erkrankung	Kriterien
1. Systemische Arthritis	Arthritis und intermittierendes Fieber über mindestens 2 Wochen und mindestens eines der folgenden Symptome: ■ Flüchtiger erythematöser Hautausschlag ■ Generalisierte Lymphknotenschwellung ■ Hepatomegalie und/oder Splenomegalie ■ Serositis
2. Oligoarthritis	Persistierende Oligoarthritis; während des gesamten Krankheitsverlaufs maximal 4 betroffene Gelenke Erweiterte Oligoarthritis: während der ersten 6 Monate der Erkrankung maximal 4 betroffene Gelenke, im weiteren Verlauf dann mehr als insgesamt 4 betroffene Gelenke
3. Seropositive Polyarthritis	Arthritis an ≥ 5 Gelenken innerhalb der ersten 6 Krankheitsmonate und positiver Nachweis des Rheumafaktors (mindestens 2 mal im Abstand von mindestens 3 Monaten gemessen)
4. Seronegative Polyarthritis	Arthritis an ≥ 5 Gelenken innerhalb der ersten 6 Krankheitsmonate und fehlender Nachweis des Rheumafaktors
5. Psoriasisarthritis	Arthritis und Psoriasis oder Arthritis sowie mindestens zwei der folgenden Symptome: ■ Daktylitis ■ Nageltüpfelung oder Onchyolyse ■ Psoriasis bei einem erstgradig Verwandten
6. Enthesitis-assoziierte Arthritis	Arthritis und Enthesitis oder Arthritis bzw. Enthesitis und mindestens zwei der folgenden Symptome: ■ Druckschmerz im Bereich der Iliosakralgelenke bzw. entzündlicher Rückenschmerz ■ Positiver Nachweis des HLA-B27-Antigens ■ Männliches Geschlecht älter als 6 Jahre ■ Akute (asymptomatische) anteriore Uveitis ■ Erstgradig Verwandter leidet an: ankylosierender Spondylitis, Enthesitis-assoziierter Arthritis, Sakroiliitis bei chronisch entzündlicher Darmerkrankung oder akuter anteriorer Uveitis
7. Undifferenzierte Arthritis	Arthritis, die nicht eindeutig zugeordnet werden kann

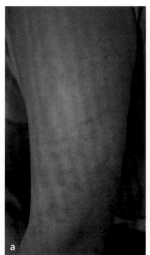
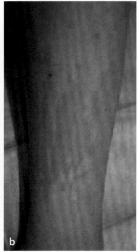

◻ Abb. 9.18a,b Systemische JIA. a Typisches fleckiges, zum Teil konfluierendes Exanthem bei systemischer JIA. **b** Positives Köbner-Phänomen

Seropositive Polyarthritis (2 %) Eine polyartikuläre Verlaufsform mit positivem Nachweis von Rheumafaktoren tritt insbesondere bei adoleszenten Mädchen auf. Die Form der JIA entspricht dem klinischen Bild der rheumatoiden Arthritis des Erwachsenenalters. Typisch und häufig führend ist der progrediente destruierend verlaufende Befall der Hand-, Finger- und Fußgelenke; große Gelenke sind seltener betroffen.

Psoriasisarthritis (8 %) Beim zeitgleichen Vorliegen einer Arthritis und einer Psoriasis kann die Diagnose dieser Verlaufsform gestellt werden. Allerdings kommt es bei fast allen Patienten zum sequentiellen Auftreten der Symptome, so dass beim Vorliegen einer Arthritis und dem Nachweis von Nagelveränderungen, einer Daktylitis (»Wurstfinger«) bzw. einer Psoriasis bei einem erstgradig Verwandten die Diagnose Psoriasisarthritis sine Psoriasis gemäß den Klassifikationskriterien gestellt werden kann. Meist beginnt die Arthritis oligoartikulär und geht später in eine unsymmetrische polyartikuläre Verlaufsform über.

Enthesitis-assoziierte Arthritis (15 %) Typischerweise erkranken bei dieser Verlaufsform ältere Jungen an einer **Mon-** oder **Oligoarthritis der unteren Extremitäten**, welche von

Zeichen einer Enthesitis (Entzündung der Sehnen, Sehnenscheiden und Sehnenansätze) begleitet werden. Prädilektionsstellen sind hierbei die Ansätze der Sehnen des M. triceps surae, des M. quadriceps femoris und des M. quadriceps femoris im Bereich der Tuberositas tibiae. Entzündliche Veränderungen im Bereich des Mittelfußes imponieren als **Tarsitis**. Eine Enthesitis im Bereich des Beckenkamms kann zu Bauchschmerzen führen. Erst im weiteren Verlauf entwickeln sich definitiv bei ca. 1/3 der Patienten die für das Erwachsenenalter typischen Zeichen einer Beteiligung des Achsenskeletts (Wirbelsäule bzw. Iliosakralgelenke), so dass die Diagnose einer **ankylosierenden Spondylitis** (Morbus Bechterew) häufig erst im Erwachsenenalter gestellt werden kann. Als extraartikuläre Manifestationen der enthesitis-assoziierten Verlaufsform sind insbesondere symptomatische akute Uveitiden, eine Herzbeteiligung (Aortitis) sowie chronisch entzündliche Darmerkrankungen bekannt. Somit kann **eine Spondylarthropathie** durch das Vorliegen unterschiedlichster Konstellationen diagnostiziert werden.

Ca. 2/3 der Patienten mit einer Enthesitis-assoziierten JIA weisen das HLA-Alloantigen B27 auf (Normalbevölkerung etwa 4 %), somit kann dieses zur Stützung einer Verdachtsdiagnose und zur korrekten Klassifikation herangezogen werden. Da HLA-B27 mit der Entwicklung einer ankylosierenden Spondylitis und einer Uveitis assoziiert ist, kann es darüber hinaus auch als prognostischer Parameter herangezogen werden.

Undifferenzierte Arthritis (3 %) Eine solche liegt vor, wenn die Symptomatik nicht eindeutig den vorangegangenen Formen zuzuordnen ist.

Fallbeispiel

Anamnese Ein 2-jähriges Mädchen begann vor 6 Wochen zu hinken. Nachdem sich das Gangbild rasch gebessert hatte, fiel den Eltern 4 Wochen später eine Schwellung im Bereich des linken Knies auf. Wieder war das Gangbild humpelnd, das Mädchen äußerte nie Schmerzen. Ansonsten sei das Kind in unbeeinträchtigtem Zustand.

Befund Altersentsprechend entwickeltes Kleinkind. Schwellung und Bewegungseinschränkung im Bereich des linken Knies, Schwellung des oberen Sprunggelenks auf derselben Seite, sonst unauffälliger Untersuchungsbefund. Antinukleäre Antikörper mit einem Titer von 1:640 erhöht, BSG mit 25/48 leicht beschleunigt, CRP mit 0,3 mg/dl im Normbereich. Blutbild unauffällig.
Spaltlampenuntersuchung beim Ophthalmologen. Nachweis von Entzündungszellen in der linken vorderen Augenkammer.

Diagnose Juvenile idiopathische Arthritis mit oligoartikulärer Verlaufsform und chronischer Iridozyklitis.

Therapie Proxen 10 mg/kg KG/Tag, am Auge nachts Kortison-Augensalbe, tagsüber Kortison-Augentropfen, zusätzlich abendlich Mydriatika-Augentropfen

▼

Verlauf Rascher Rückgang der intraokulären Entzündung, daher Ausschleichen der lokalen Kortikosteroidtherapie am Auge. Bei Persistenz der Arthritis Kortikosteroidinstillation (Triamcinolohexacetonid) in die betroffenen Gelenke. Danach rasche Befundbesserung. Fortführung der Therapie mit Proxen über weitere 6 Monate. Auch nach Beendigung der Therapie über eine Zeitraum von 3 Jahren komplette Remission.

Diagnostik Gemäß der Definition der JIA ist die Diagnose nur nach Ausschluss anderer Erkrankungen zu stellen (▶ Definition und ◻ Tab. 9.4). Es gibt keine Parameter, die die Diagnose beweisen. Allerdings können bestimmte serologische Untersuchungen die Diagnose unterstützen und erlauben die Klassifikation sowie Prognoseabschätzung bezüglich des Krankheitsverlaufs und der Pharmakotherapie:

Labordiagnostik: Entzündungsparameter (CRP, BSG, Leukozytose, Neutrophilie, Thrombozytose) sind insbesondere bei der systemischen und der seropositiven Verlaufsform erhöht, die anderen Formen können jedoch durch normale Inflammationsparameter nicht ausgeschlossen werden.

Antinukleäre Antikörper (ANA) haben einen Stellenwert bei der Abschätzung eines möglichen Uveitis-Risiko und können differenzialdiagnostische Hinweise auf das zugrunde liegen einer Kollagenose geben (▶ Abschn. 9.3.2). Da eine niedrig- bis mäßiggradige Erhöhung der ANA auch häufig bei gesunden Kindern zu finden ist, können sie jedoch nicht zur primären Diagnose herangezogen werden.

Rheumafaktoren sind Autoantikörper, welche gegen bestimmte Determinanten im Fc-Teil des IgG gerichtet sind. Bei der JIA sind sie im Gegensatz zur rheumatoiden Arthritis des Erwachsenenalters nur in 3–5 % der Fälle nachweisbar. Das Vorkommen von Rheumafaktoren ist nicht krankheitsspezifisch. Man findet sie auch bei verschiedenen anderen autoimmunologischen, infektiösen und malignen Erkrankungen. Der positive Nachweis des Rheumafaktors bei Polyarthritis lässt eine ungünstige Prognose hinsichtlich der Gelenke erwarten.

Antikörper gegen zyklische citrullinierte Peptide haben nach bisher vorliegenden Daten einen wesentlich geringeren Stellenwert in der (Früh-)Diagnostik einer rheumatischen Erkrankung als im Erwachsenenalter.

Das **humane Leukozytenantigen (HLA) B27** findet man bei ca. 20 % der Patienten mit JIA, insbesondere bei Adoleszenten mit seronegativer Oligoarthritis. Der Nachweis bedeutet klinisch ein gesteigertes **Uveitis- und Sakroileitisrisiko.** Etwa jeder 10.–20. kindliche Rheumatiker mit HLA-B27-Nachweis entwickelt später einen Morbus Bechterew. Wie andere serologische Marker auch, ist der HLA-B27-Nachweis nicht krankheitsspezifisch. Dieses Antigen kommt u. a. auch gehäuft bei den reaktiven Arthritiden vor (▶ Abschn. 9.4.3).

Gelenkpunktat Die Untersuchung des Gelenkpunktats ist insbesondere zur differenzialdiagnostischen Abgrenzung einer septischen Arthritis indiziert (▶ Abschn. 9.4.5).

Klinische Besonderheiten am Auge Bei der **JIA-assoziierten Uveitis** kommt es meist zu einer Entzündungsreaktion im Bereich der vorderen Augenkammer (anteriore Uveitis) mit Be-

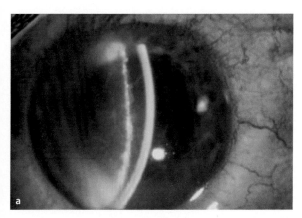 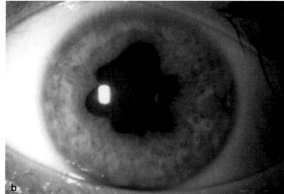

□ **Abb. 9.19a,b** Fibrinbeläge und Synechien als Folge einer anterioren Uveitis. (Mit freundlicher Genehmigung von Prof. U. Pleyer, Charité Berlin)

teiligung der dort liegenden Iris und des Ziliarkörpers (Iritis, Iridozyklitis, anteriore Zyklitis). Aufgrund der Inflammationsreaktion sowie möglicher Komplikationen (Katarakt, Glaukom, Bandkeratopathie, Synechien, Glaskörpertrübungen, Makulaödem, entzündliches Papillenödem, Ambylopie) droht ein Visusverlust bis hin zur völligen Blindheit (□ Abb. 9.19). Etwa 10 % aller Kinder mit einer JIA entwickeln im Verlauf eine Uveitis. Hierbei gelten folgende Konstellationen als prognostische Risikofaktoren: oligoartikuläre Verlaufsform, positiver ANA-Nachweis, früher Krankheitsbeginn. Da zum einen Uveitiden bei JIA in der Regel asymptomatisch verlaufen und daher den Familien nicht auffallen und zum anderen schwerwiegende Komplikationen insbesondere bei lange unerkannten Reizzuständen auftreten, wird ersichtlich, dass ein intensives, regelmäßiges Screening durch Ophthalmologen erfolgen muss. Die Abstände in denen eine Spaltlampenuntersuchung stattfinden soll variiert und richtet sich u. a. nach der Form der Arthritis und dem Alter des Patienten.

Therapie Die Behandlungsziele sind:
- Heilung oder Milderung der Entzündung
- Erhaltung der Beweglichkeit in den betroffenen Gelenken
- Vorbeugung von Deformitäten
- Nachhaltige Förderung der psychischen und körperlichen Entwicklung trotz der Einschränkungen durch die Krankheit

Allgemeinbehandlung: Eine Ruhigstellung entzündeter Gelenke ist nur in seltenen Einzelfällen erforderlich und nicht ohne Risiko: Kontrakturen und Muskelatrophie sind mögliche, schon nach wenigen Tagen auftretende Folgen. Dagegen ist ein frühzeitiger Einsatz der **Physiotherapie** geboten. Hierbei soll die aktive und/oder passive Bewegung der Ausbildung von Kontrakturen entgegenwirken. Durch die Stärkung der insuffizienten Muskulatur und die Entlastung verspannter Muskelgruppen kann ein regelhaftes Bewegungsausmaß bei muskulärer Balance erzielt werden. Unterstützt wird diese Arbeit durch physikalische Maßnahmen und die Aufnahme ergotherapeutischer Prinzipien. Die chronische Erkrankung

mit ihren möglichen Konsequenzen erfordert nicht selten eine psychologische Begleitung (□ Abb. 9.20).

Medikamentöse Behandlung Antirheumatika werden unterteilt in Substanzen, die antientzündlich wirken (**nichtsteroidale Antirheumatika und Steroide**), den Krankheitsverlauf aber nicht beeinflussen, und solche, die als sog. Basistherapeutika die Progression der Erkrankung selbst aufhalten oder verlangsamen (**Antimalariamittel, Sulfasalazin**). Besonders gut ist hierbei die Evidenz für die Wirksamkeit von Methotrexat. Die neue Substanzgruppe der **Biologika** hat die Therapie der JIA im letzten Jahrzehnt wesentlich geprägt und die Remissionsraten insbesondere bei schweren Verläufen ganz entscheidend verbessert.
- **Nichtsteroidale Antirheumatika:** Aufgrund ihrer analgetischen und entzündungs-hemmenden Aktivität werden diese Substanz häufig wirksam eingesetzt, wobei sie lediglich symptomatisch den Krankheitsverlauf beeinflussen. In der Kinderrheumatologie werden häufig folgende Substanzen eingesetzt: Naproxen, Ibuprofen, Indometacin, Diclofenac.
- **Glukokortokoide:** Sie sind die wirksamsten antiinflammatorischen Substanzen, können aber insbesondere bei Langzeitanwendung zu schweren, z. T. irreversiblen Nebenwirkungen führen. Sie sollten daher nur unter engmaschiger ärztlicher Überwachung eingesetzt werden: Die Applikation der **Glukokortokoide** erfolgt differenziert entsprechend der Indikation:
  - Hochdosierte intravenöse Glukokortokoidtherapie z. B. bei aktiver systemischer JIA oder schwerer Uveitis
  - Kontinuierliche orale Glukokortikoide bei hoher Krankheitsaktivität insbesondere bis zum Wirkaufbau einer Basistherapie
  - Intraartikuläre Instillation langwirksamer Glukokortikoide (z. B. mit Triamcinolonhexacetonid) insbesondere bei oligoartikuläre Arthritiden bzw. oligoartikulären Schüben
- **Basistherapeutika:** Aufgrund der mangelnden Evidenz für eine Wirkung sowie den potentiellen Nebenwirkungen spielen diese Medikamente bei der Behandlung der

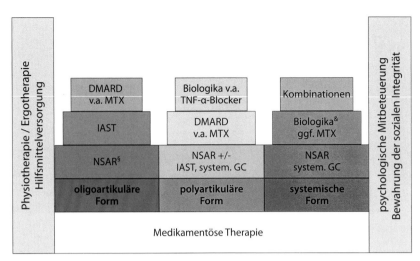

□ Abb. 9.20 Stufentherapie der JIA, angelehnt an die aktuellen Leitlinien. Die Säulen der Therapie sind grau hinterlegt. Es wird ersichtlich, dass sich die medikamentöse Therapie stufenweise intensiviert. *NSAR* nichtsteroidale Antirheumtika; *IAST* intraartikuläre Steroidtherapie, *DMARD* Disease Modifying Antirheumatic Drug (Basismedikament), *GC* Glukokortikoide, § symptomatische Therapie, als Monotherapie v. a. bis zur endgültigen Diagnosestellung, & frühzeitig

JIA mittlerweile eine untergeordnete Rolle. Lediglich das Sulfasalazin wird insbesondere bei HLA-B27-assoziierten Arthritiden gehäuft eingesetzt.

- **Immunsuppressiva:** In randomisierten Studien konnte die Effektivität des Methotrexats bei der Langzeittherapie der JIA eindrücklich demonstriert werden. Das Medikament weist ein gutes langfristiges Nebenwirkungsprofil auf; allerdings können unmittelbare Nebenwirkungen (Übelkeit/Erbrechen, Lebertoxizität) den Einsatz limitieren. Es wird bei etwa der Hälfte der Patienten mit einer JIA zur langfristigen Kontrolle der Entzündungsaktivität eingesetzt.
- **Biologika:** In den letzten Jahren hat diese Substanzgruppe insbesondere die Therapie schwerer refraktärer Verläufe günstig beeinflusst. Für die Therapie der aktiven therapierefraktären polyartikulären JIA sind derzeit folgenden Substanzen zugelassen: die TNF-α-blockierenden Substanzen Etanercept und Adalimumab (ab 2 bzw. 4 Jahren) sowie die T-Zell-inhibierende Substanz Abatacept (ab 6 Jahren). Zur Therapie der systemischen JIA ist die IL-6-blockierende Substanz Tocilizumab ab 2 Jahren zugelassen. Die aktuelle Entwicklung und Testung weiterer Zytokin-blockierender Substanzen wird in naher Zukunft den differenziellen Einsatz dieser und weiterer Medikamente ermöglichen.

Prognose In der Vor-Biologika-Ära wiesen ca. 50 % der Patienten im Erwachsenenalter eine aktive Erkrankung auf mit z. T. erheblichen Einschränkungen auf. Trotz der verbesserten Versorgung können aber auch heute noch lokale und systemische Wachstumsstörungen sowie Gelenksdeformitäten/Funktionsstörungen beobachtet werden, insbesondere die systemische Verlaufsform weist eine hohe Morbidität auf, komplizierte Verläufe können trotz moderner Therapeutika immer noch potenziell letal verlaufen. Bei Patienten mit Iri-

dozyklitis kann es zu bleibenden Schäden am Auge bis hin zur Blindheit kommen. Die Langzeitrisiken einer Zytokinblockade insbesondere hinsichtlich eines möglicherweise erhöhten Malignomrisikos kann zum jetzigen Zeitpunkt naturgemäß noch nicht abschließend evaluiert werden.

9.4.2 Rheumatisches Fieber

Pathogenese Die Besonderheit in der Pathogenese des rheumatischen Fiebers (RF) ist das Auftreten von Antikörpern, die sowohl mit den M-Proteinen der Streptokokken, wie auch mit körpereigenen Antigenen im Herzmuskel oder bestimmten Basalganglien im ZNS reagieren (»kreuzreagieren«) und so zur Entwicklung von Symptomen wie **Karditis** und **Chorea** (Veitstanz: unwillkürliche Zuckungen an den Extremitäten, Grimassieren) beitragen.

❯ Das rheumatische Fieber ist eine immunologische Folgeerkrankung, die sich wenige Wochen nach einer Infektion mit β-hämolysierenden Streptokokken der Gruppe A (Tonsillitis, Sinusitis, Bronchitis) entwickelt. Die wesentliche Bedeutung des RF liegt darin, dass aufgrund der niedrigen Inzidenz die Diagnose heutzutage insbesondere in den Industrieländern häufig verzögert gestellt wird.

Häufigkeit In der ersten Hälfte des 20. Jahrhunderten war das rheumatische Fieber noch für bis zu 5 % der Todesfälle bei Kindern und jungen Erwachsenen verantwortlich. Durch konsequenten Einsatz von Penicillin bei eitrigen Racheninfektionen und wohl v. a. infolge eines Wandels der Virulenzfaktoren der hämolysierenden Streptokokken ist das RF heutzutage in Mitteleuropa eine Rarität. Die aktuelle Inzidenz wird in den Industrieländern auf < 1–5/100.000 geschätzt.

☐ Tab. 9.5 Haupt- und Nebenkriterien des rheumatischen Fiebers (Jones-Kriterien 1992). Nachweis einer Streptokokkeninfektion durch Kultur, Schnelltest, Streptokokkenantikörpererhöhung oder -anstieg

Hauptkriterien	Nebenkriterien
Karditis*	Arthralgien
Polyarthritis	Fieber
Chorea minor	Erhöhung von BSG oder CRP
Erythema marginatum	PR-Intervall im EKG verlängert
Subkutane Noduli	(Karditisverdacht)

* klinische (auskultatorische) Diagnose

Klinik Zur Diagnose werden die in ☐ Tab. 9.5 aufgeführten Symptome herangezogen. Fast immer finden sich Fieber und unspezifische Entzündungszeichen im Blut. Die Arthritis zeigt häufig eine migratorische Charakteristik und manifestiert sich als gerötete, schmerzhafte Schwellung meist im Bereich der großen Gelenke. Die Karditis manifestiert sich in abnehmender Häufigkeit als Insuffizienz folgender Klappen: Mitralklappe, Mitral- und Aortenklappen, Aortenklappe. Beim Auftreten einer Chorea minor sind andere Ursachen auszuschließen. Das Auftreten eines Erythema marginatum ist hoch spezifisch aber wie die Präsenz subkutaner Knötchen nur selten zu beobachten. Gemäß den Jones-Kriterien wird der Nachweis einer vorangegangenen Streptokokkeninfektion gefordert.

Gesichert ist ein RF beim Vorliegen von:
- 2 Hauptkriterien oder
- 1 Hauptkriterium und 2 Nebenkriterien.

Therapie Die therapeutischen Maßnahmen beruhen auf drei Prinzipien:
- **Streptokokkeneradikation:** Penicillintherapie über 10 Tage
- **Antiphlogistische Therapie** der Karditis und systemischen Inflammation: entsprechend der Schwere und der Organbeteiligung mit Acetysalicylsäure oder Proxen über mindestens 3 Monate, ggf. additive Kortikosteroide
- **Reinfektionsprophylaxe:** am besten alle 28 Tage Benzathin-Penicillin G i.m., alternativ tägliche orale Penicillingabe in prophylaktischer Dosierung. Die Dauer richtet sich nach dem Vorhandensein und der Schwere der kardialen Beteiligung (mindestens 5 Jahre bis lebenslang)

9.4.3 Postinfektiöse (reaktive) Arthritiden

Definition Nach einer Infektion insbesondere im Bereich des Gastrointestinaltraktes, sowie des Urogenitalsystems kommt es zeitlich versetzt zu einer Oligoarthritis. Es handelt sich hierbei vorwiegend um eine postinfektiöse immunologische Reaktion bei einer erhöhten genetischen Suszeptibilität des betroffenen Individuums. Augenscheinlich wird dies durch den gehäuften Nachweis des genetisch fixierten HLA-B27-Antigens, wobei dieses jedoch keine zwingende Voraussetzung für das Auftreten einer reaktiven Arthritis darstellt. Die Lyme-Borreliose, das rheumatische Fieber (► Abschn. 9.4.2) und die virusinduzierten Arthritiden (► Abschn. 9.4.4) stellen Sonderformen bzw. Übergangsformen der reaktiven Arthritis dar. Hervorzuheben ist das **Reiter-Syndrom**, welches durch das gleichzeitige Auftreten einer Arthritis, einer Konjunktivitis, einer Urethritis sowie möglicher Hauteffloreszenzen (Erythema nodosum, Ulzerationen) charakterisiert ist.

Ätiologie und Pathogenese Arthritis und Gelenkbeschwerden können nach **Darminfektionen** mit Salmonellen, Shigellen, Yersinien und Campylobacter auftreten, im Adoleszentenalter können **Genitalinfektionen** mit Chlamydien, Ureaplasmen und Gonokokken eine Rolle spielen. Darüber hinaus gibt es noch eine Vielzahl weiterer Erreger, welche das Bild einer reaktiven Arthritis auslösen können. An dieser Stelle seien die klinisch relevanten Meningokokken- (auch bei chronischer Meningokokkämie), Streptokokken- (Poststreptokokken-reaktive Arthritis) sowie die Mykoplasmen-Infektionen genannt. Je nach Erreger scheinen mehr direkt infektiöse oder postinfektiös-autoimmunologische Mechanismen maßgebend für die Pathogenese der inflammatorischen Reaktion zu sein.

Klinik Die häufig schmerzhafte asymmetrische Oligoarthritis der unteren Extremitäten entwickelt sich typischerweise wenige Wochen nach einer Infektion und heilt bei ca. 1/3 der Patienten innerhalb von wenigen Wochen komplett aus. Rezidive treten bei ca. einem weiteren 1/3 der Patienten auf, chronisch progrediente polyartikuläre Verläufe können auftreten. Es kann zur Einbeziehung des Achsenskeletts kommen.

Darüber hinaus kann es zu einer Vielzahl **extraartikuläre Symptome** kommen: Allgemeinsymptome mit Fieber, Abgeschlagenheit und Gewichtsverlust, Enthesitis, Schleimhautläsionen (Mundschleimhaut, Urethra, Darm), Konjunktivitis, (meist symptomatische) Uveitis, Karditis, Erythema nodosum und Glomerulonephritis.

Diagnostik Der kulturelle Erregernachweis ist anzustreben, gelingt zum Zeitpunkt der manifesten Arthritis meist aber nicht mehr. **Serologische Untersuchungen** dienen dazu, den auslösenden Erreger durch Titeranstieg spezifischer Antikörper – insbesondere der IgA-Antwort - zu identifizieren. Der Nachweis des HLA-B27-Antigens ist insbesondere bei den hierzu assoziierten Formen, d. h. den urogenitale und gastrointestinalen Infektionen, in der Diagnosestellung hilfreich aber nicht beweisend. Insbesondere bei hohen serologische Inflammationsmarker und dem Vorliegen von Allgemeinsymptomen kann eine septische Arthritis nur durch eine diagnostische Gelenkspunktion abgegrenzt werden.

Therapie Nichtsteroidale Antirheumatika und systemisch oder lokal applizierte **Steroide** können initial zur Schmerztherapie und Entzündungshemmung eingesetzt werden. Aufgrund des natürlichen Verlaufs mit einer hohen Zahl an Spontanremissionen sollte die Indikation zur Basistherapie anfänglich zurückhaltend gestellt werden.

Eine besondere Erkrankung stellt die **Lyme-Arthritis** dar, die sich bei Kindern im Spätstadium der Infektion, d. h. Monate bis Jahre nach der Übertragung von Spirochäten (Borrelia burgdorferi) durch einen Zeckenbiss, manifestiert. Die Arthritis ist anfänglich häufig auf die großen Gelenke beschränkt und weist einen episodischen, springenden Charakter auf. Da zu diesem Zeitpunkt weitere auf eine Borreliose hinweisende Symptome nicht mehr zu finden sind (z. B. Erythema migrans, Lymphozytom) muss die Abgrenzung in aller Regel durch serologische Untersuchungen erfolgen (▶ Kap. 8.3.8). Die Therapie erfolgt intravenös mit Ceftriaxon (14 Tage) oder oral mit Amoxicillin (30 Tage) bzw. Doxycyclin (30 Tage) ab dem 10. Lebensjahr nach vollständigem Abschluss der Dentition.

9.4.4 Virusinduzierte para- und postinfektiöse Arthritiden

Definition Arthritische Symptome können im Rahmen von Virusinfektionen Ausdruck der Grundkrankheit sein (parainfektiös), oder aber im Gefolge einer solchen entstehen, wenn die Infektion bereits abgeklungen ist (postinfektiös). Neben den Wildviren können auch attenuierte Impfviren (z. B. Röteln) derartige Arthritiden auslösen.

Ätiologie und Pathogenese Die Symptomatik kann durch eine Reihe an Viren ausgelöst werden (◻ Tab. 9.6). Bei den parainfektiösen Arthritiden kann gelegentlich das Virus aus einem Gelenkpunktat kultiviert werden. Die direkte Virusinvasion in das betroffene Gelenk kann also ein Faktor in der Entzündungspathogenese sein. Die Abgrenzung zu postinfektiösen autoimmunologischen Reaktionen ist jedoch schwierig und wenig erforscht.

Klinik Im Gegensatz zur chronisch verlaufenden JIA sind die Infektarthritiden meist *transient* und heilen spontan aus. Oft bestehen nur **Arthralgien.** Fast nie entwickeln sich Erosionen oder bleibende Funktionsverluste. Ein typisches Beispiel ist die **Coxitis fugax**, eine passagere Arthritis des Hüftgelenks, welche häufig in der Folge eines Infekts auftritt. Die Kinder fallen durch ein Schonhinken und eine schmerzhafte Bewegungseinschränkung, insbesondere bei Abduktion und Innenrotation auf. Die Symptomatik ist in der Regel innerhalb von 1–2 Wochen regredient. Bei Fieber, erhöhten Inflammationswerten und/oder einer ausgeprägten Schmerzsymptomatik muss differenzialdiagnostisch eine septische Arthritis erwogen werden.

Spezifische Aspekte einiger virusinduzierter Arthritiden sind in ◻ Tab. 9.6 aufgeführt.

Diagnostik Die Ätiologie kann durch die begleitende Symptomatik sowie durch einen signifikanten Anstieg spezifischer Antikörper gesichert werden. Ein diagnostische Punktion mit möglichem Erregernachweis ist selten indiziert. Einige Infektarthritiden bleiben ätiologisch unklar.

Therapie Die Behandlung erfolgt in der Regel mit **nichtsteroidalen Antirheumatika.** Nur in seltenen Einzelfällen bedarf es weiterer Medikamente.

9.4.5 Septische Arthritis

Definition Die septische Arthritis setzt als akute Infektion eines Gelenks mit allen Zeichen einer Arthritis ein, wegweisend können der ausgeprägte (Spontan-)Schmerz und das begleitende Fieber sein. Sie entsteht meist auf hämatogenem Weg. Im Gelenkpunktat finden sich Bakterien oder selten Pilze sowie massenhaft Granulozyten (meist über 50000/mm^3).

> Jede akut aufgetretene Monarthritis ist zunächst als Verdachtsfall einer septischen Arthritis zu werten und gilt daher vorerst als Notfall. Über einer septischen Arthritis »sollte die Sonne nicht aufgehen«, d. h. eine Diagnostik und anschließende Therapie sollte unverzüglich eingeleitet werden.

Ätiologie Seit der Impfung gegen **Haemophilus influenzae Typ B** ist in allen Altersgruppen **Staphylococcus aureus** der wichtigste Erreger. Danach finden sich Streptokokken, Pneumokokken, Pseudomonas, Mykobakterien u. a.

Klinik Die Anamnese mit Fieber und schmerzhafter Schwellung sowie Bewegungseinschränkung eines Gelenks beträgt meist nur wenige Tage. Gelegentlich kommen aber auch protrahierte Verläufe vor, die große diagnostische Probleme bereiten können. Im Blut ist die BSG erhöht, meist – aber nicht

◻ **Tab. 9.6** Erreger virusinduzierter para- und postinfektiöser Arthritiden	
Hepatitis B und C	Polyartikulärer Befall während des Prodromalstadiums infolge einer Immunkomplex-Bildung mit möglicher kutaner Mitreaktion
Parvovirus B19	Zeitlich limitierter oligo- und polyartikulärer Befall mit schwieriger Differenzierung zur JIA
Rötelnvirus	Meist zeitlich limitierter schmerzhafter polyartikulärer Befall, deutlicher Rückgang der Inzidenz durch Impfung
Epstein-Barr-Virus	Polyartikulärer Befall, aufgrund der Systemmanifestation Differenzierung zu Kollagenosen und der systemischen JIA möglicherweise schwierig
Weitere Viren	Varizellen-, Influenza-, Adeno-, Arbo-, Pocken-, ECHO-, Coxsackie-, Zytomegalie-Virus

immer – findet sich eine Leukozytose (mit Linksverschiebung) und eine Erhöhung des C-reaktive Protein. Infektionsorte sind meistens die großen Gelenke (Knie, Hüfte, Ellbogen, Sprunggelenk). Die septische Arthritis jenseits des Säuglingsalters ist in der Regel eine Monarthritis.

Diagnostik Bei jedem Verdacht auf septische Arthritis muss zügig eine **Gelenkpunktion** zum kulturellen und mikroskopischen Erregernachweis sowie zur Leukozytenzählung und -differenzierung durchgeführt werden. Ergänzend zur Kultur des Gelenksaspirats werden mehrere **Blutkulturen** angelegt. Zur Abgrenzung einer Osteomyelitis eignet sich die Ultraschalluntersuchung und die Kernspintomographie, im konventionellen Röntgenbild zeigen sich osteomyelitische Herde meist erst nach 1–2 Wochen. Da das Vorliegen einer knöchernen Beteiligung möglicherweise ein operatives Herangehen erfordert, sollte die Bildgebung idealerweise zu Beginn der Diagnostik bzw. im frühen Verlauf durchgeführt werden.

Therapie Eine hochdosierte, initial intravenöse, sicher Staphylokokken-wirksame Antibiotikagabe ist so früh wie möglich einzuleiten. Die Dauer der antibiotischen Therapie (intravenös und per oralem) richtet sich nach der klinischen Besserung und der Normalisierung der Entzündungsparameter. Diese Maßnahme kann durch eine intraoperative Spülung, eine Fensterung der Kapsel (insbesondere bei Befall des Hüftgelenks), das Anlegen einer Säug-Spül-Drainage oder die Einlage einer Lasche ergänzt werden. Ruhigstellung betroffener Gelenke für ein paar Tage kann zur Schmerzlinderung beitragen. Je früher die Therapie einsetzt, desto geringer ist die Häufigkeit von Defektheilungen.

9.4.6 Familiäres Mittelmeerfieber

Definition Das familiäre Mittelmeerfieber ist eine vorwiegend autosomal-rezessiv vererbte entzündliche Systemerkrankung, die in erster Linie bei Juden, Armeniern, Türken und anderen ursprünglich im Mittleren Osten beheimateten ethnischen Gruppen angetroffen wird. Aufgrund der Migrationsbewegungen in den letzten Jahrzehnten ist die Erkrankung auch in Mitteleuropa heimisch geworden.

> Die Trias von rezidivierenden kurzanhaltenden Fieberschüben, Zeichen einer Serositis und Abstammung aus Ländern des Mittelmeerraumes sollten den Verdacht auf ein Familiäres Mittelmeerfieber lenken. Eine frühe Diagnosestellung und Therapieeinleitung beugt einer unnötigen Odyssée und einem drohenden Organverlust aufgrund einer Amyloidose vor.

Ätiologie Ursache sind Mutationen im sog. **MEFV-Gen** (MEditerranean FeVer-Gen). Funktionelle Defekte dieses Proteins erlauben rezidivierend auftretende, durch Granulozyten vermittelte Entzündungszustände an verschiedenen serösen Häuten.

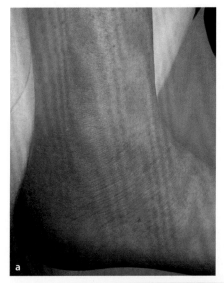

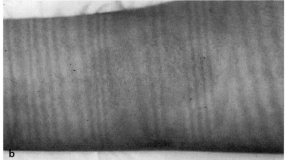

◻ **Abb. 9.21a,b Familiäres Mittelmeerfieber. a** Arthritis im Bereich des oberen Sprunggelenks. **b** Pseudoerysipel-artige Hautläsion

Klinik Die wichtigsten klinischen Symptome sind spontan auftretende Fieberattacken bis 40 °C mit einer Dauer von 12–72 Stunden. Diese sind im Kleinkindesalter begleitet von Bauchschmerzen (Peritonitis), später kommen Thoraschmerzen (Pleuritis) und Gelenkschwellungen (Arthritis) hinzu. Weitere Symptome sind u. a. Hodenschwellungen, Myalgien, (sterile) Meningitiden und erysipelartige Hautläsionen (◻ Abb. 9.21). Unbehandelt entwickeln viele Patienten bereits nach wenigen Jahren eine Sekundäramyloidose (AA-Typ), die schließlich zur Niereninsuffizienz führt.

Diagnostik Zur Diagnosestellung wurden in Analogie zum rheumatischen Fieber Kriterien entwickelt, die die Diagnose mit hoher Sensitivität und Spezifität stellen lassen. Molekularbiologische Verfahren zum Nachweis spezifischer Mutationen werden ergänzend eingesetzt.

Therapie Die Behandlung besteht in einer lebenslangen Dauertherapie mit **Colchicin**, wodurch sich Anzahl/Schwere der Attacken, aber auch das Risiko für eine Sekundäramyloidose deutlich senken lassen.

Kernaussagen
- Bei den chronischen Arthritiden des Kindesalters ist die juvenile idiopathische Arthritis die häufigste Erkrankung.
- Für die Diagnosestellung der JIA ist der differenzialdiagnostische Ausschluss vieler Erkrankungen erforderlich.
- Zur Therapie der JIA kommen neben der Physiotherapie antiphlogistische, immunsuppressive und immunmodulatorische Maßnahmen zum Einsatz.

9.5   Vaskulitiden

Vaskulitiden sind nichtinfektiöse Gefäßentzündungen, die sich klinisch ähnlich wie Autoimmunerkrankungen darstellen können und damit differenzialdiagnostisch von Bedeutung sind. Die im Kindesalter wichtigsten Vaskulitiden sind die Purpura Schönlein-Henoch sowie das Kawasaki-Syndrom. Alle anderen Formen sind sehr selten.

9.5.1   Pathogenese von Vaskulitiden

Viele Fragen nach der Pathogenese von kindlichen Vaskulitiden lassen sich derzeit noch nicht beantworten. Am besten verstanden ist wahrscheinlich die pathogenetische Funktion der gegen Proteinase 3 gerichteten ANCA (anti-neutrophil cytoplasmatic antibodies) bei der Wegener-Granulomatose, die aber im Kindesalter einen Rarität darstellt. Daher wird in ◘ Abb. 9.14 am Beispiel des Kawasaki-Syndroms illustriert, auf welchem Wege man sich bei dieser kindlichen Vaskulitis die Entwicklung eines Gefäßschadens vorstellen kann. Kli-

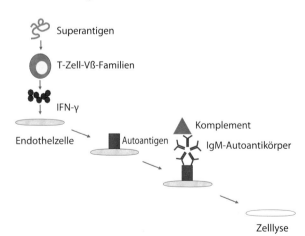

◘ **Abb. 9.22 Pathogenese des Kawasaki-Syndroms.** Superantigene können ganze T-Zell-Vβ-Familien zur Freisetzung exzessiver Mengen proinflammatorischer Zytokine wie IFN-γ veranlassen. Werden auf Endothelzellen (z. B. der Koronararterien) Autoantigene hochreguliert, können diese von IgM-Autoantikörper erkannt und mit Hilfe von Komplement lysiert werden

nisch sollen an dieser Stelle die beiden häufigsten Krankheitsbilder vorgestellt werden.

9.5.2   Purpura Schönlein-Henoch

Definition Es handelt sich um eine leukozytoklastische Vaskulitis mit dominierenden IgA-Ablagerungen in kleinen Gefäßen (Kapillaren, Venolen oder Arteriolen).

Ätiologie Sie ist unbekannt, vorangegangene Infektionen scheinen eine Triggerfunktion zu haben.

Klinik In der Mehrzahl der Fälle ist mit einem milden Krankheitsverlauf zu rechnen. Im Vordergrund steht eine palpable Purpura mit Effloreszenzen von Stecknadelkopf- bis Erbsengröße, die bevorzugt an der unteren Extremität auftreten. Petechiale Einblutung bis hin zu Eckymosen sind häufig zu identifizieren (◘ Abb. 9.23). Die Mehrzahl der Kinder entwickelt eine meist relativ mild verlaufende (Peri-)Arthritis bzw. isolierte Weichteilschwellungen. Schwerwiegend einzuschätzen sind kolikartige Bauchschmerzen als Ausdruck einer mesenterialen Vaskulitis mit Darmwandschwellung, die Vorboten transfusionsbedürftiger profuser Darmblutungen oder möglicherweise rezidivierende Invaginationen sein können. Eine Glomerulonephritis mit typischen Urinbefunden entwickeln 20 % der Kinder. Aus einer akuten kann sich eine chronische Glomerulonephritis entwickeln bis hin zur dialyse- oder transplantationspflichtigen terminalen Niereninsuffizienz. Weitere Organkomplikationen, hervorgerufen durch vaskulitische Blutungen (z. B. Hoden, ZNS), können vorkommen.

Diagnostik Beweisende Laboruntersuchungen fehlen. Die Diagnose wird **klinisch** gestellt, selten ist aus differenzialdiagnostischen Gründen eine **Hautbiopsie** erforderlich (◘ Tab. 9.7). Bei akuten Bauchschmerzen sollte sonographisch das Vorliegen einer Invagination ausgeschlossen werden. Bei chronischer Glomerulonephritis kann eine Nierenbiopsie zur Einschätzung des Schweregrades erforderlich sein.

Therapie Bei Arthralgien/Arthritis können für ein paar Tage nichtsteroidale Antirheumatika eingesetzt werden. Glukokortikoide kommen in erster Linie bei Abdominalkoliken und

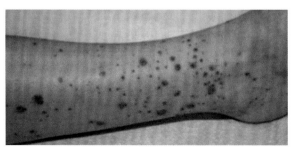

◘ **Abb. 9.23 Typische Purpura mit einzelnen Hämorrhagien bei Purpura Schönlein Henoch**

Tab. 9.7 Klassifikationskriterien kindlicher Vaskulitiden

Purpura Schönlein Henoch	Kawasaki-Syndrom
Palpable Purpura und mindestens eines der folgenden Symptome: — Diffuser Bauchschmerz — IgA-Ablagerung in Biopsien — Arthritis oder Arthralgien — Nierenbeteiligung (jede Hämaturie oder Proteinurie)	Fieber über mindestens 5 Tage und mindestens 4 der folgenden Symptome: — Hautveränderungen der peripheren Extremitäten oder im Windelbereich — Polymorphes Exanthem — Bilaterale Konjunktivitis — Veränderungen der Lippen und der Mundschleimhaut — Zervikale Lymphadenopathie

Darmblutungen zum Einsatz. Bei bestimmten Verlaufsformen der chronischen Glomerulonephritis können i.v. Steroidpulse oder Immunsuppressiva/Zytostatika erforderlich werden.

9.5.3 Kawasaki-Syndrom (mukokutanes Lymphknotensyndrom)

Definition Das Kawasaki-Syndrom (KS) ist eine akut auftretende nekrotisierende Vaskulitis von kleinen und mittleren Arterien. Bevorzugt erkranken ältere Säuglinge und Kleinkinder.

Ätiologie und Pathogenese Beides ist nicht abschließend geklärt. Einiges spricht dafür, dass sog. Superantigene (bakterielle Enterotoxine) eine exzessive Stimulation von T-Zellen mit nachfolgender Freisetzung großer Mengen proinflammatorischer Zytokine wie etwa Interferon-γ (IFN-γ) bewirken (⬛ Abb. 9.14). Die Suche nach einem möglichen infektiösen Agens war bisher erfolglos.

Klinik Die klassischen Zeichen sind antibiotikaresistentes Fieber > 5 Tage, eine häufig einseitige zervikale Lymphadenopathie (> 1,5 cm), konjunktivale Injektionen, und eine häufig flächige Arthritis der Hände und Füße. An Haut und Schleimhäuten finden sich folgende Symptome: ein polymorphes Exanthem, Palmar-/Plantarerytheme, schuppende Exantheme im Windelbereich, hochrote Lippen, eine Himbeerzunge sowie Enantheme (⬛ Abb. 9.24). Fast alle Manifestationen sind Frühsymptome, nur die lamellöse Schuppung der Haut wird erst nach ca. 2 Wochen beobachtet. Den kardialen Befunden kommt fraglos die größte Bedeutung zu, wobei sich diese ebenfalls erst im Verlauf der Erkrankung manifestieren und daher kein diagnostisches Frühsymptom darstellen. Bei der Diagnostik überragende Bedeutung hat die Echokardiographie, da durch sie die Entwicklung der gefürchteten **Koronaraneurysmen** früh entdeckt werden können. Weitere kardiale Veränderungen sowie **Viszeralmanifestationen** können vorkommen: meningeale Reizung mit Liquorpleozytose, Urethritis mit steriler Pyurie, Nephritis, unspezifische Magen-Darm-Symptome, Gallenblasenhydrops, paralytischer Ileus, leichte Transaminasenerhöhung und Ikterus, respiratorische Symptome und Lungeninfiltraten.

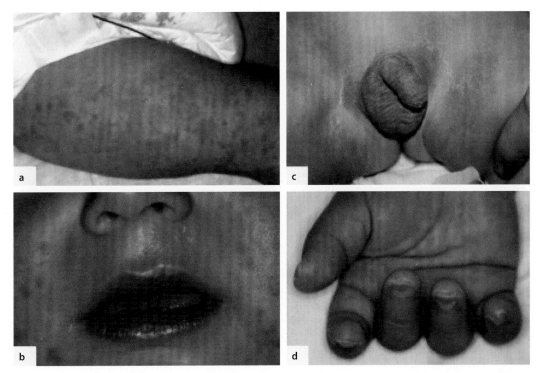

⬛ Abb. 9.24a–d Kutane Manifestationen des Kawasaki-Syndroms. a Polymorphes Exanthem. **b** Lacklippen. **c** Schuppendes Exanthem im Windelbereich. **d** Desquamation im Bereich der Fingerkuppen als späte Manifestation

Diagnostik Sie wird klinisch gestellt (◻ Tab. 9.7). Probleme bereiten oligosymptomatische Verläufe, die im Säuglingsalter bei ca. 1/3 der Fälle beobachtet werden (»**inkomplettes Kawasaki-Syndrom**«). Laborbefunde wie hohe BSG, hohes CRP, Anämie, Leukozytose, Thrombozytose, Hyperzytokinämie sind Ausdruck des Entzündungsprozesses, aber nicht krankheitsspezifisch.

Therapie Zentrales Ziel der Therapie ist die Verhinderung der Aneurysmen. Dieses Ziel wird in den meisten Fällen durch die Kombination von Acetylsalicylsäure mit hochdosierten intravenösen Immunglobulinen (HDIVIG) in einer Dosis von 2 g/kg KG erreicht. Dabei sollte HDIVIG so früh wie möglich innerhalb der ersten 10 Krankheitstage verabreicht werden. Der Stellenwert einer alternativen/additiven Therapie mit einem TNF-α-Blocker bzw. Steroiden ist derzeit Gegenstand von Untersuchungen. Acetylsalicylsäure wird initial in einer Dosis von 30–50 mg/kg bis zur Entfieberung verabreicht. Ab Fieberfreiheit wird die Dosis auf 3–5 mg/kg reduziert, was zur angestrebten Hemmung der Thrombozytenaggregation ausreicht. Acetylsalicylsäure kann bei nicht nachweisbaren Aneurysmen nach 6–8 Wochen abgesetzt werden.

> **❯** Insbesondere im Kleinkindesalter müssen nicht alle Diagnosekriterien eines Kawasaki-Syndroms erfüllt sein. Trotzdem muss auch in solchen begründeten Verdachtsfällen eine unmittelbare Therapie eingeleitet werden, um die Ausbildung arterieller Aneurysmata zu verhindern.

Kernaussagen
- Vaskulitiden sind nichtinfektiöse Gefäßentzündungen, die sich klinisch ähnlich wie Autoimmunerkrankungen zeigen.
- Die häufigsten Vaskulitiden im Kindesalter sind die Purpura Schönlein-Henoch sowie das Kawasaki-Syndrom.
- Für die Purpura Schönlein-Henoch ist eine palpable Purpura mit Effloreszenzen von Stecknadelkopf- bis Erbsengröße, bevorzugt an der unteren Extremität typisch. Hinzu kommt das Risiko für Glomerulonephritiden und Darmblutungen.
- Beim Kawasaki-Syndrom sind ein antibiotikaresistentes Fieber > 5 Tage sowie eine zervikale Lymphknotenschwellung klassische Zeichen, welche von einer Reihe mukokutaner Symptome begleitet werden. Ohne frühzeitige Therapie besteht das Risiko zur Entwicklung von Koronaraneurysmen.

9.6 Weitere mit Arthritis einhergehende Erkrankungen

Die Differenzialdiagnosen einer Gelenksschwellung mit und ohne Ergussbildung bzw. von Gelenksschmerzen sind mannigfaltig. Hierzu sei insbesondere auch auf die Kapitel der Kinderorthopädie, der Stoffwechselerkrankungen, der Hämostaseologie und der Onkologie verwiesen.

Hämatologische Erkrankungen

C. Niemeyer und C. Flotho

Anomalien der Erythrozytenmembran oder des Hämoglobins können chronische Anämien hervorrufen, die das Wachstum, die kindliche Entwicklung und die Lebensqualität ernsthaft beeinträchtigen. Linus Pauling entdeckte 1949 als Chemiker am California Institute of Technology, dass ein anomales Hämoglobin (HbS) das Krankheitsbild der Sichelzellanämie verursacht, und prägte in diesem Zusammenhang den Begriff der »molekularen Krankheit«. Daraus entwickelte sich die molekulare Genetik, die die gesamte Medizin bis heute entscheidend weitergebracht hat.

10.1   Physiologie der Blutbildung und Normalwerte

Obwohl das hämatopoetische System sehr komplex ist, kann allein durch die Anamnese, den körperlichen Untersuchungsbefund, die Beurteilung des Blutbildes und die mikroskopische Betrachtung des Blutausstrichs bei nahezu allen hämatologischen Erkrankungen im Kindesalter eine Einordnung des Krankheitsbildes erreicht werden. Voraussetzung sind Kenntnisse der physiologischen Veränderungen der Blutwerte in Abhängigkeit vom Lebensalter.

Die meisten Blutzellen haben nur eine begrenzte Lebensdauer (Erythrozyten 120 Tage, Granulozyten 5–8 Stunden, Throm-

bozyten 7–10 Tage), so dass eine ständige Neubildung hämatopoetischer Zellen gewährleistet sein muss. Ausgehend von wenigen pluripotenten hämatopoetischen Stammzellen werden unter zunehmender Einschränkung des Differenzierungspotenzials Progenitorzellen (sog. colony-forming units: CFU) und morphologisch differenzierbare Vorläuferzellen gebildet (◨ Abb. 10.1). Die Differenzierung steht unter der Kontrolle verschiedener Zytokine, die in Stromazellen, Lymphozyten und der Niere (Erythropoetin) produziert werden.

Die Entwicklung des hämatopoetischen Systems ist im Gegensatz zu den meisten Gewebetypen nicht mit der Embryonalentwicklung abgeschlossen, sondern verlagert sich vielmehr in unterschiedliche Gewebe. Die früheste **Hämatopoese** im Dottersack wird ab dem 2. Fetalmonat von der Blutbildung in der Leber und diese ab dem 5. Fetalmonat von der bleibenden Hämatopoese im Knochenmark abgelöst. Die **Hämoglobinkonzentration** steigt kontinuierlich bis zur Geburt, fällt postnatal in der sog. Trimenonreduktion bis zum Alter von 3–6 Monaten ab, um dann bis zum Erwachsenenalter langsam anzusteigen (◨ Abb. 10.2 und ◨ Tab. 10.1). Das mittlere korpuskuläre Volumen der Erythrozyten (MCV) verringert sich prä- und postnatal bis zum Alter von 1 Jahr, danach steigt es wie der Hämoglobinwert bis zum Erwachsenenalter langsam an. Nach embryonalen Hämoglobinen wird fetales Hämoglobin (HbF), ab den letzten Schwangerschaftswochen adultes Hämoglobin produziert (◨ Tab. 10.2). Das

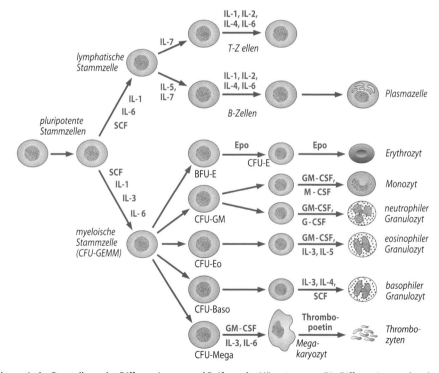

◨ **Abb. 10.1 Schematische Darstellung der Differenzierung und Reifung der Hämatopoese.** Die Differenzierung der pluripotenten Stammzelle erfolgt in eine lymphatische oder eine myeloische Stammzelle. Aus diesen gehen Progenitorzellen hervor. Da die Progenitorzellen im semisoliden Kulturmedium zu Kolonien reifer Zellen differenzieren, werden sie auch als CFU (colony-forming units) oder BFU (burst-forming units) bezeichnet. Progenitorzellen differenzieren sich zu morphologisch klassifizierbaren Vorläuferzellen. Die Differenzierung wird durch unterschiedliche Zytokine gesteuert. *IL* Interleukin, *SCF* Stammzellfaktor, *CSF* Kolonie-stimulierender Faktor, *EPO* Erythropoetin, *M* Monozyten, *Mega* Megakaryozyten, *E* Erythrozyten)

Tab. 10.1 Blutbildwerte in Abhängigkeit vom Lebensalter

Alter	Hämoglobin (g/dl)	Erythrozyten (× 10^{12}/l)	Hämatokrit (%)	MCV (fl)	Leukozyten (×10^9/l)
Geburt*	14,9–23,7	3,7–6,5	47–75	100–125	10–26
2 Wochen*	13,4–19,8	3,9–5,9	41,65	88–110	6–21
2 Monate*	9,4–13,0	3,1–4,3	28–42	84–98	5–15
6 Monate	10,0–13,0	3,8–4,9	30–38	73–84	6–17
1 Jahr	10,1–13,0	3,9–5,0	30–38	70–82	6–16
2–6 Jahre	11,0–13,8	3,9–5,0	32–40	72–87	6–17
6–12 Jahre	11,1–14,7	3,9–5,2	32–43	76–90	4,5–14,5
12–18 Jahre					
♀	12,1–15,1	4,1–5,1	35–44	77–94	4,5–13
♂	12,1–16,6	4,2–5,6	35–49	77–92	4,5–13

* reifes Neugeborenes. Frühgeborene zeigen in den ersten Lebenswochen niedrigere Werte (Ausnahme MCV).

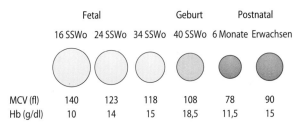

	Fetal			Geburt	Postnatal	
	16 SSWo	24 SSWo	34 SSWo	40 SSWo	6 Monate	Erwachsen
MCV (fl)	140	123	118	108	78	90
Hb (g/dl)	10	14	15	18,5	11,5	15

Abb. 10.2 Veränderungen von Hämoglobinkonzentration und mittlerem korpuskulärem Volumen (MCV) von der Geburt bis zum Erwachsenenalter

Tab. 10.2 Hämoglobin-Formen in verschiedenen Lebensaltern

Embryonalzeit	Hb Gower 1	ξ_2/ϵ_2	
	Hb Gower 2	α_2/ϵ_2	
	Hb Portland	ξ_2/γ_2	
Fetalzeit	HbF	α_2/γ_2	
Ab 6 Monate	HbA	α_2/β_2	Normal: 97 %
	HbA2	α_2/δ_2	Normal: 2–3 %
	HbF	α_2/γ_2	Normal: <0,5 %

Neugeborene hat noch 50–80 % HbF. Bei primärem (z. B. Fanconi-Anämie, Diamond-Blackfan-Anämie) oder sekundärem (z. B. nach Chemotherapie) Knochenmarkversagen und in Phasen der deutlich gesteigerten Regeneration (z. B. nach Erythroblastopenie) werden ähnlich wie in der Fetalzeit Erythrozyten mit hohem MCV und HbF gebildet (sog. Stresserythropoese). Die Zahl der **Leukozyten** und neutrophilen

Granulozyten zeigt nach Geburt innerhalb von 12 Stunden einen raschen Anstieg, gefolgt von einem Abfall auf die Ausgangswerte bis zum 5. Lebenstag. Im Alter von 2 Wochen bis 1 Jahr und bei afrikanischer Abstammung liegen die absoluten Granulozytenzahlen niedriger als im späteren Leben bzw. bei kaukasischen Vorfahren. Die Normwerte für **Thrombozyten** sind in jedem Lebensalter >130–150×10^9/μl. Bei Frühgeborenen und Kleinkindern mit Infektionen finden sich nicht selten Werte >1×10^{12}/l (1 Mio/μl), ohne dass ein Thromboserisiko oder Handlungsbedarf bestehen.

10.2 Erkrankungen der Erythropoese (Anämien)

Weltweit leiden viele Millionen Kinder an Anämien als Folge von Mangelernährung und Infektionen. Ein Eisendefizit ist der weltweit am häufigsten beobachtete Mangelzustand. So ist es kein Wunder, dass über das Metall viele Mythen und Halbwahrheiten kursieren: Weder der Verzehr von Spinat noch von Leber ist geeignet, einen Eisenmangel zu behandeln oder ihm vorzubeugen.

10.2.1 Basisdiagnostik und Einteilung der Anämien

Eine Anämie ist eine Verminderung der Hämoglobinkonzentration unter die Altersnorm (■ Tab. 10.1). Die klinischen Symptome einer Anämie ergeben sich weniger aus der Höhe der Hämoglobinkonzentration als aus der Geschwindigkeit des Hämoglobinabfalls (Kreislaufbelastung). Neben Anamnese und Untersuchungsbefund ist das Blutbild wegweisend. Aus der Hämoglobinkonzentration, der Erythrozytenzahl und dem Hämatokrit lassen sich die Indizes berechnen (■ Tab. 10.3). Das MCV beschreibt die Größe der Erythrozyten als mikro-, normo- oder

◘ Tab. 10.3 Berechnung der Erythrozytenindizes

MCV (mean corpuscular volume)	Normalwerte (◘ Tab. 10.1)	Hkt (%)×10 geteilt durch Erythrozytenzahl (×10^{12}/l)
MCH (mean corpuscular hemoglobin)	Altersabhängig ähnlich wie MCV — Geburt: 34 pg — 2 Jahre: 27 pg — Erwachsene: 30 pg	Hb (g/dl)×100 geteilt durch Erythrozytenzahl (×10^{12}/l)
MCHC (mean corpuscular hemoglobin concentration)	Normal 31–36 g/dl	Hb (g/dl)×100 geteilt durch Hkt (%)

Erythrozyten am gefärbten Blutausstrich nach Form, Größe und Inhalt ist unverzichtbar. Die Klassifizierung der Anämien kann anhand des MCV (◘ Tab. 10.4) oder der Ätiologie (◘ Tab. 10.5) erfolgen. In einigen Fällen muss die Diagnostik durch die Beurteilung des Knochenmarks ergänzt werden.

❯ Mit Kenntnis der altersabhängigen Normwerte kann jede Anämie anhand von Hämoglobinkonzentration, MCV, Retikulozytenzahl und Mikroskopie des Blutausstrichs eingeordnet werden. Weitere Laboruntersuchungen dienen ausschließlich dazu, die gestellte Verdachtsdiagnose zu beweisen. Ein MCV < 70 fl ist in jedem Lebensalter pathologisch.

makrozytär. Das MCH sagt aus, ob die Anämie hypo-, normo- oder hyperchrom ist. Das MCHC ist die zelluläre Hämoglobinkonzentration bezogen auf das Erythrozytenvolumen. Die Retikulozytenzahl gibt an, ob die Anämie normo-, hypo- oder hyperregenerativ ist. Die mikroskopische Beurteilung der

10.2.2 Mikrozytäre Anämien

Eisenmangelanämie

Die Eisenmangelanämie ist weltweit die häufigste Anämieform. Die mikrozytäre hypochrome Anämie (◘ Abb. 10.3) mit Retikulozytopenie ist Zeichen einer ausgeprägten Verminderung von Eisen im Organismus.

◘ Tab. 10.4 Klassifikation der Anämie nach dem mittleren Erythrozytenvolumen (MCV)

I. Mikrozytäre Anämien (MCV erniedrigt)	Eisenmangelanämie (nutritiv, chronischer Blutverlust) Thalassämien Sideroblastische Anämie Chronische Entzündung Chronische Bleivergiftung Einige kongenitale hämolytische Anämien mit instabilem Hämoglobin	
II. Makrozytäre Anämien (MCV erhöht)	Mit megaloblastären Veränderungen im Knochenmark	Vitamin-B$_{12}$-Mangel Folsäuremangel Hereditäre Orotazidurie Thiamin-sensitive Anämien
	Ohne megaloblastäre Veränderungen im Knochenmark	Aplastische Anämien Diamond-Blackfan-Anämie Dyserythropoetische Anämien Hypothyreose Lebererkrankung Bildungsstörung bei Markverdrängung (kann auch normozytär sein) Einige hämolytische Anämien mit starker Retikulozytose
III. Normozytäre Anämien (MCV normal)	Angeborene hämolytische Anämien	Membrandefekte Enzymdefekte Anomale Hämoglobine
	Erworbene hämolytische Anämien	Immunhämolytische Anämien Mikroangiopathische hämolytische Anämien
	Akuter Blutverlust Bildungsstörungen bei chronischer Niereninsuffizienz Bildungsstörungen bei Markverdrängung (kann auch makrozytär sein) Verteilungsstörungen (Poolen bzw. Sequestration in Organen)	

◘ Tab. 10.5 Klassifikation der Anämie nach ihrer Ätiologie

I. Störung der Zellproliferation mit Neubildung unter dem Bedarf Kennzeichen: Retikulozytopenie, aregeneratorische bzw. aplastische Anämie	Knochenmark-versagen	Aplastische Anämie (Verringerung aller Zellreihen): kongenital oder erworben Isolierte hypo- oder aregeneratorische Anämie (nur Erythropoese) Diamond-Blackfan-Anämie (kongenital),transitorische Erythroblasto-penie (erworben) Markverdrängung: Leukämie, Osteopetrose, Myelofibrose
	Störungen der Erythropoetin-produktion	Chronische Nierenerkrankung Hypothyreose, Hypophyseninsuffizienz Chronische Entzündung Eiweißmangel Hämoglobinmutationen mit erniedrigter Sauerstoffaffinität
II. Reifungs- und Produktionsstörung von Hämoglobin und/oder Erythrozyten Kennzeichen: Normabweichung von MCV und MCH	Störung der Hämo-globinisierung	Eisenmangel Thalassämie Sideroblastische Anämie Bleivergiftung
	Störung der Kern-reifung	Vitamin B_{12}: Mangel, kongenitale Stoffwechseldefekte Folsäure: Mangel, kongenitale Stoffwechseldefekte Orotazidurie Thiamin-sensitive megaloblastäre Anämien
III. Verkürzte Lebenszeit von Erythro-zyten und/oder Erythroblasten Kennzeichen: Hämolyse, Retiku-lozytose, ineffektive Erythropoese	Hereditäre hämoly-tische Anämien	Membrandefekte Enzymdefekte Hämoglobindefekte (Strukturvarianten wie Sichelzellerkrankung und instabile Hämoglobine, α-Thalassämie [HbH Krankheit])
	Erworbene hämo-lytische Anämien	Membranschäden (immunologische, mechanische, thermische, oxida-tive, toxische Schäden) Hämoglobinschäden (oxidative Schäden)
	Ineffektive Erythro-poese	Kongenitale dyserythropoetische Anämien Dyserythropoese bei kongenitalen erythropoetischen Erkrankungen (β-Thalassämie, hämolytische Anämien)
IV. Erythrozytenverlust und Verteilungsstörung Kennzeichen: keine typischen Merkmale	Akuter Blutverlust	
	Blutverdünnung	Iatrogen durch Infusion
	Verteilungsstörung	Poolen bzw. Sequestration in Organen

Ätiologie und Pathogenese Ursache ist meist eine unge-nügende Eisenaufnahme bei raschem Wachstum. Neben Frühgeborenen sind Kleinkinder bis zum 2. Lebensjahr und Adoleszenten betroffen. Obwohl heute vielen Nahrungs-

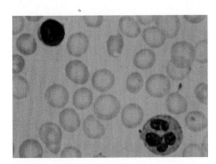

◘ Abb. 10.3 Anisozytose (unterschiedliche Größe), Mikrozytose und Hypochromie bei Eisenmangelanämie. *Rechts unten* ein seg-mentkerniger Granulozyt, *links oben* ein Lymphozyt

mitteln Eisen zugesetzt ist, kann eine einseitige Ernährung (auch Kuhmilch statt Stillen oder handelsübliche Säuglings-milchnahrungen) zum klinisch manifesten Eisenmangel füh-ren. Außerhalb der Zeiten schnellen Wachstums ist ein Eisen-mangel in der Regel durch erhöhte Blutverluste im Darm (entzündliche Darmerkrankungen, Meckel-Divertikel, Zölia-kie, Refluxösophagitis besonders bei Kindern mit zentralner-vöser Schädigung, Helicobacter-pylori-Gastritis), im Urin (Hochleistungssportler, Bilharziose) oder durch eine verstärk-te Menstruation bedingt.

Diagnostik Abgesehen von der typischen Blutbildkonstella-tion ist kein klinisch-chemischer Parameter allein beweisend für einen Eisenmangel. Die verlässlichsten Laborparameter sind ein erniedrigtes Serumferritin und eine verringerte Transferrinsättigung.

Therapie Die Therapie besteht – neben dem Ausschalten der Ursachen wie einer Mangelernährung oder von Blutverlusten

– aus der oralen Substitution zweiwertigen Eisens (Fe^{2+}) als Eisensulfat, -fumarat oder -glukonat mit 5 mg/kg/Tag in 3 Dosen. Die Einnahme erfolgt eine Stunde vor den Mahlzeiten. Fruchtsäfte und Vitamin C erhöhen die Eisenaufnahme, während durch Tee oder Kaffee die Komplexbildung verringert wird. Frühgeborene werden in der Regel ab der 2. Lebenswoche mit Eisen substituiert.

> Bei adäquater Eisensubstitution ist nach 10 Tagen eine Retikulozytose, nach 3 Wochen ein Hämoglobinanstieg zu beobachten. Der Erfolg der Behandlung einer Eisenmangelanämie ist zu dokumentieren. Da die Anämie die schwerste Form eines Eisenmangels darstellt, ist die Therapiedauer immer 3 Monate zur Auffüllung der Eisenspeicher.

Fallbeispiel

Anamnese Ein 16-jähriger Jugendlicher wird wegen einer Anämie trotz wiederholter Eisentherapie vorgestellt.

Befunde Bei der klinischen Untersuchung fällt abgesehen von Blässe eine fehlende Pubertätsentwicklung auf. Das Blutbild zeigt eine Hämoglobinkonzentration von 9,5 g/dl, MCV 62 fl, Retikulozytenzahl 1‰; das weiße Blutbild und die Thrombozytenzahl liegen im Normbereich. Im Blutausstrich findet sich eine ausgeprägte Hypochromie der Erythrozyten. Die Hämoccult-Untersuchung zeigt Blut im Stuhl. Auf genauere Befragung gibt der Junge an, häufiger Bauchschmerzen zu haben. In der Endoskopie und Histologie wird ein Morbus Crohn nachgewiesen.

Diagnose Morbus Crohn mit Eisenmangelanämie und Entwicklungsverzögerung.

Thalassämien

Die Thalassämien sind eine heterogene Gruppe von angeborenen Störungen der Hämoglobinsynthese mit verringerter Produktion einer oder mehrerer Globinketten. Die jeweilige Globinkette kann gar nicht (α^0- oder β^0-Thalassämie) oder nur verringert (α$^+$- oder β$^+$-Thalassämie) produziert werden. Die Pathophysiologie ergibt sich aus der Überschußbildung der anderen Globinketten mit Präzipitation als instabile Proteine. Es kommt zur Membranschädigung und Hämolyse peripherer Erythrozyten (vorwiegend bei den α-Thalassämien) oder zum vorzeitigen Untergang von Erythroblasten im Knochenmark (ineffektive Erythropoese, vorwiegend bei den β-Thalassämien).

Das Verbreitungsgebiet der α- und β-Thalassämien (Asien, Afrika und Mittelmeerraum) überlappt mit Regionen, in denen auch strukturelle Hämoglobinvarianten wie die Sichelzellerkrankung vorkommen. Dadurch ergibt sich eine Vielfalt von Vererbungsmöglichkeiten und klinischen Ausprägungsformen. Heterozygote Genträger sind meist symptomlos, während schwer betroffene Patienten homozygot oder gleichzeitig (compound) heterozygot für die α- und β-Thalassämie oder für eine der anderen Hämoglobinopathien sind. Nach klinischen Gesichtspunkten können die Thalassämien in 3 Gruppen eingeteilt werden (Tab. 10.6).

 Tab. 10.6 Klinische Einteilung der Thalassämien

Thalassaemia major	Schwere, transfusionsbedürftige Anämie
Thalassaemia minor	Normale Hämoglobinkonzentration und Mikrozytose bei symptomlosem Genträger
Thalassaemia intermedia	Mäßiggradige Anämie, nicht transfusionsbedürftig

β-Thalassämien

Die Liste der beschriebenen β-Globin-Genveränderungen auf Chromosom 11 bei Patienten mit β-Thalassämie umfasst mehr als 500 Varianten. Die Anämie bei homozygoten oder compound-heterozygoten Genträgern ist die Folge der ineffektiven Erythropoese und verkürzten Erythrozytenüberlebenszeit. Einige Erythroblasten behalten auch extrauterin die Fähigkeit zur Produktion von γ-Ketten. Da in diesen Zellen der α-Ketten-Überschuss durch die Bindung an γ-Ketten teilweise kompensiert wird, kommt es zur Selektion dieser Erythrozyten mit Hämoglobin F ($\alpha_2\gamma_2$), das 20–90 % des Gesamthämoglobins beträgt. Bei unbeeinträchtigter Produktion der δ-Ketten ist auch der Anteil von Hämoglobin A$_2$ ($\alpha_2\delta_2$) erhöht.

Klinik Kinder mit **β-Thalassaemia major** (Cooley-Anämie) fallen meist im 1. Lebensjahr mit Anämie (Hb 2–8 g/dl), Mikrozytose (MCV 40–60 fl), Hypochromie, Formveränderungen der Erthrozyten, Ausschwemmung von Normoblasten und moderater Retikulozytose auf (Abb. 10.4). Die Milz ist vergrößert und das Knochenmark zeigt eine ausgeprägte erythropoetische Hyperplasie.

Therapie Ohne adäquate **Transfusionstherapie** kommt es zur schweren Gedeihstörung mit zunehmender Hepatosplenomegalie (extramedulläre Hämatopoese) und ausgeprägter Erweiterung des Markraums besonders im Bereich der Kalotte (radiologisch sog. Bürstenschädel), des Stirnbeins und Oberkiefers (Mittelgesichtsverbreiterung, Abb. 10.5). Mit regelmäßigen, ca. 4-wöchentlichen Erythrozytentransfusionen bei

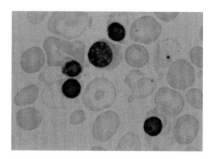

 Abb. 10.4 Unbehandelte homozygote β-Thalassämie. Blutbild mit vielen Normoblasten und einem Erythrozyten in Schießscheibenform (target cells) in der Mitte. Die Erythrozyten zeigen eine Poikilozytose (unterschiedliche Form), Anisozytose (unterschiedliche Größe) und Hypochromie

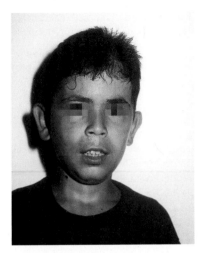

☐ **Abb. 10.5** **12-jähriger libanesischer Junge mit homozygoter β-Thalassämie.** Durch Erweiterung des Markraums kam es zur Verbreiterung des Mittelgesichtes und der Stirn

Hämoglobinwerten von >9 g/dl vor Transfusion kann meistens bis zur Pubertät ein regelmäßiges Wachstum erzielt werden.

Um die Folgen der transfusionsbedingten Hämosiderose wie Kardiomyopathie, Diabetes mellitus, Hypothyreose und Hypophyseninsuffizienz zu vermeiden, wird meist ab dem 3. Lebensjahr eine **Chelattherapie** mit täglich (nachts) über 8–12 Stunden kontinuierlich subkutan verabreichtem Deferoxamin notwendig. Alternativ ist mit Deferasirox ein Präparat zur oralen Chelattherapie verfügbar. Sein Stellenwert im Vergleich zur subkutanen Therapie kann noch nicht abschließend beurteilt werden, da aufgrund wechselnder gastrointestinaler Verträglichkeit häufig Compliance-Probleme auftreten.

Bei Patienten mit einem HLA-identischen Familienspender oder einem 10/10-HLA-kompatiblen Fremdspender besteht frühzeitig ab dem 2.–3. Lebensjahr die Indikation zur allogenen Stammzelltransplantation.

β-Globin-Mutationen mit weniger stark herabgesetzter β-Kettensynthese führen zur **Thalassaemia minor.** Diese Patienten haben bei normalen Hämoglobinkonzentrationen eine Mikrozytose der Erythrozyten. In der Hämoglobinelektrophorese zeigen sie eine **Erhöhung von Hämoglobin A$_2$** auf 4–6 % (das Doppelte der Norm) und oft eine moderate Erhöhung von Hämoglobin F. Um wiederholte Verwechslungen mit einer Eisenmangelanämie zu vermeiden, soll die Diagnose sicher dokumentiert werden. Eine genetische Beratung ist angezeigt, die pränatale Diagnostik bei Kenntnis der Gendefekte möglich.

> ❯ Die Lebenserwartung bei Thalassaemia major ist abhängig von der Compliance der täglich durchzuführenden Chelatbehandlung.

α-Thalassämien

Weil das α-Globin-Gen auf jedem Chromosom 16 doppelt vorhanden ist (αα/αα), ist die Genetik der α-Thalassämien komplizierter als die der β-Thalassämien. Die Pathophysiolo-

gie kann vereinfacht als einfacher Gen-Dosis-Effekt verstanden werden. Bei dem homozygoten Status der α^o-Thalassämie (--/--) ohne Produktion von α-Ketten werden Tetramere aus γ-Ketten (Hämoglobin Bart) gebildet, die als Homotetramere keine allosterischen Veränderungen durchmachen können und daher keinen Sauerstoff abgeben. Die Konstellation führt zum Hydrops fetalis. Eine Compound-Heterozygotie für die α^o- und α$^+$-Thalassämie (--/α-) geht mit weniger schwerer Imbalance einher und ist mit dem Leben vereinbar. Es bilden sich Homotetramere der β-Kette (HbH-Krankheit), die eine variable hämolytische Anämie bedingen. Ein Heterozygotenstatus für die α^o-Thalassämie (--/αα) und ein Homozygotenstatus für die α$^+$-Thalassämie (-α/-α) sind mit einer milden hämolytischen Anämie assoziiert.

10.2.3 Megaloblastäre Anämien (Vitamin-B$_{12}$- und Folsäure-Mangel)

Ätiologie Eine makrozytäre Anämie mit megaloblastären Veränderungen im Knochenmark (megaloblastäre Anämie) ist meist die Folge eines Vitamin-B$_{12}$-, seltener eines Folsäuremangels. Ein **nutritiver Vitamin-B$_{12}$-Mangel** kann besonders bei gestillten Kindern von Müttern mit vegetarischer Ernährung ohne Fleisch, Fisch, Milch, Käse oder Ei (Veganer) auftreten. **Folsäuremangel** tritt in der Regel in Verbindung mit Mangelernährung und Erkrankungen mit erhöhtem Umsatz (hämolytische Anämien) auf, angeborene Störungen im Folsäuremetabolismus sind selten.

Die hereditäre Orotazidurie (Defekt im Pyrimidinstoffwechsel) und die Thiamin-sensitiven Anämien (Defekte der Phosphorylierung von Thiamin) sind sehr seltene Ursachen megaloblastärer Anämien.

Klinik Während der Vitamin-B$_{12}$-Mangel bei der Mutter oft klinisch asymptomatisch ist, fällt der Säugling zunächst durch Irritabilität, Gedeihstörung, Entwicklungsverzögerung und Verlust von motorischen Fertigkeiten auf. Später treten eine makrozytäre Anämie, Neutropenie mit hypersegmentierten Granulozyten, Thrombozytopenie und im Knochenmark megaloblastäre Veränderungen mit vorzeitigem Zelluntergang hinzu. Ähnliche Symptome finden sich bei genetischen Defekten des Vitamin-B$_{12}$-Transports (Mangel an Intrinsic Factor, defekter Transport von Vitamin B$_{12}$ durch Enterozyten, Mangel am Transportprotein Transkobalamin II) oder bei Störungen des Vitamin-B$_{12}$-Metabolismus (verschiedene Formen der Methylmalonazidurie), wie auch bei erworbenen Formen der Malabsorption.

Therapie Die Therapie besteht jeweils aus der Substitution des Vitamins i.m. oder p.o.

10.2.4 Hyporegenerative Anämien

Die 3 wesentlichen Ursachen der isolierten hyporegenerativen Anämie im Kindesalter sind die Diamond-Blackfan-Anämie, die transitorische Erythroblastopenie und die aplastische Krise bei hämolytischer Anämie.

Angeborene hypoplastische Anämie (Diamond-Blackfan-Anämie) Die seltene angeborene hypoplastische Anämie (Diamond-Blackfan-Anämie) ist durch eine makrozytäre Anämie, Retikulozytopenie, Erhöhung von Hämoglobin F und Fehlen von roten Vorstufen im Knochenmark bei regelrechter Granulo- und Thrombozytopoese charakterisiert.

Klinik Die Kinder fallen meist im Alter von 2–3 Monaten, nahezu immer im ersten Lebensjahr, durch Blässe auf. Zirka 50 % der Patienten zeigen assoziierte Fehlbildungen (Gaumenspalte, Hypertelorismus, Daumenveränderungen) oder Minderwuchs, 10–20 % der Fälle sind familiär. Für den Pathomechanismus der Erkrankung sind Störungen der ribosomalen Biogenese verantwortlich (bei 25 % der Patienten ist das Gen des ribosomalen Proteins S19 mutiert).

Therapie Auf Prednisolon sprechen 70 % der Patienten gut an. Langfristig bleibt die Erythropoese bei 40 % der Patienten von (oft minimalen) Steroiddosen abhängig, 40 % der Patienten sind transfusionsabhängig und 20 % benötigen keine Therapie. Bei transfusionsabhängigen Patienten kann die Indikation zur hämatopoetischen Stammzelltransplantation bestehen.

Transitorische Erythroblastopenie des Kindesalters

Die transitorische Erythroblastopenie (Erythroblastophthise) des Kindesalters ist eine sehr häufige erworbene, **selbstlimitierende Erkrankung des Kleinkindes** (6 Monate bis 5 Jahre) unbekannter Pathogenese. Vermutlich postviral kommt es zum Sistieren der sonst regelrechten Erythropoese. Wegen der langsamen Entwicklung der normozytären Anämie mit Retikulozytopenie sind die Kinder an den niedrigen Hämoglobinwert erstaunlich gut adaptiert. Oft erfolgt die Diagnosestellung wenn die spontane Erholungsphase mit Retikulozytose schon eingesetzt hat. Eine Transfusion ist nur bei symptomatischen Kindern mit noch fehlender Regeneration und Hämoglobinkonzentrationen < 5 g/dl angezeigt.

Aplastische Krise bei hämolytischer Anämie

Ursache der aplastischen Krise bei hämolytischen Anämien ist eine **Infektion mit Parvovirus B19**, dem Erreger der Ringelröteln. Das Virus repliziert in erythropoetischen Progenitoren, die es lysiert. Bis zum Einsetzen der Antikörperantwort kommt es für 7–10 Tage zur Retikulozytopenie. Da bei hämolytischen Anämien die Erythrozytenüberlebenszeit verkürzt ist, fällt der Hämoglobinwert rasch ab. Gelegentlich müssen Kinder mit hämolytischer Anämie transfundiert werden. Abgesehen von der normozytären Anämie mit Retikulozytopenie kann auch eine durch peripheren Verbrauch entstandene Neutro- und Thrombozytopenie bestehen. Bei Patienten mit angeborenen oder erworbenen Immundefekten (HIV, Chemotherapie) kann bei Parvovirus-B19-Infektion durch Ausbleiben der Immunantwort eine chronische Anämie auftreten, die durch die Gabe von Antikörpern (Immunglobulinen)

erfolgreich behandelbar ist. Eine maternale Infektion mit Parvovirus B19 kann Ursache eines Hydrops fetalis sein.

 Cave
Kinder mit aplastischer Krise bei hämolytischer Anämie sind hochinfektiös und sollten keinen Kontakt zu Schwangeren haben.

Fallbeispiel

Anamnese Ein 15 Monate altes Mädchen wird zur Impfung vorgestellt. Schon der Arzthelferin fällt die extreme Blässe des Kindes auf. Die Mutter erklärt, ihre Tochter sei wie sie selbst ein blasser nordischer Typ.

Befunde Der Untersuchungsbefund des munteren und altersgerecht entwickelten Kindes ist abgesehen von einer leichten Tachykardie und einem 2/6 Systolikum mit p.m. über Erb unauffällig. Im Blutbild finden sich Hb 4,5 g/dl, MCV 79 fl, Retikulozyten 15‰ (normozytäre Anämie mit – für das Ausmaß der Anämie – zu niedriger Retikulozytenzahl). Weißes Blutbild mit Differenzierung, Thrombozytenzahl und Mikroskopie des Blutausstrichs ergeben Normwerte. Die Impfung wird verschoben, am Folgetag ist die Retikulozytenzahl auf 70‰ angestiegen.

Diagnose Transitorische Erythroblastopenie.

Therapie und Verlauf Unter der Diagnose transitorische Erythroblastopenie des Kindesalters wird der weitere Verlauf beobachtet. In den folgenden Wochen kommt es zur Normalisierung des Blutbilds, die Impfung wird nachgeholt.

10.2.5 Hämolytische Anämien bei Membrandefekten

Pathophysiologie Die Erythrozytenmembran besteht aus einer äußeren Lipidschicht und einem darunterliegenden Proteingeflecht, dem Zytoskelett (■ Abb. 10.6). Wesentliche Strukturproteine des Zytoskeletts sind Heterodimere aus α- und β-Spektrinketten. Ankyrine und andere Erythrozytenmembranproteine (z. B. Bande 3, Bande 4.1) verankern das Zytoskelett in der äußeren Fettschicht. Mutationen in den verschiedenen Proteinen können zur Membraninstabilität und damit zur hämolytischen Anämie führen.

Klassifikation Die Einteilung der hämolytischen Anämien erfolgt entsprechend der Formveränderung der Erythrozyten im Blutausstrich.

Hereditäre Sphärozytose (Kugelzellanämie)

Ätiologie und Pathogenese Sie wird autosomal-dominant oder -rezessiv vererbt und ist durch Kugelzellen (Sphärozyten) im Blutausstrich (■ Abb. 10.7) gekennzeichnet. Auf molekularer Ebene liegen ihr unterschiedliche Mutationen in den Genen für Ankyrin, Bande 3 und α- oder β-Spektrin zugrunde, die jeweils eine geschwächte vertikale Verankerung der äußeren Lipidschicht mit dem Zytoskelett zur Folge haben. Durch

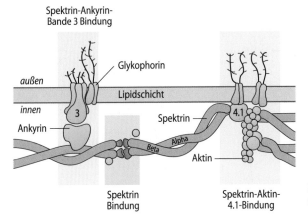

Abb. 10.6 Schematische Darstellung der Erythrozytenmembran

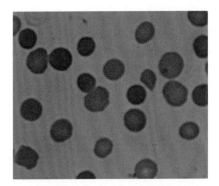

Abb. 10.7 Farbstoffdichte Kugelzellen bei hereditärer Sphärozytose

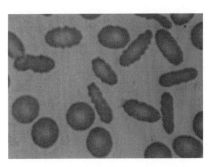

Abb. 10.8 Elliptozyten bei hereditärer Elliptozytose

Mikrovesikelbildung der Lipidschicht kommt es zum Membranverlust mit zunehmender Kugelform und verringerter Verformbarkeit der Erythrozyten. Dies führt besonders im Kapillarbett der Milz zur Stase der Kugelzellen und zur Phagozytose durch wandständige Makrophagen (extravaskuläre Hämolyse). Der Membranverlust mit einem herabgesetzten Verhältnis von Oberfläche zu Volumen verringert auch die osmotische Resistenz.

Häufigkeit Die hereditäre Sphärozytose ist die häufigste hämolytische Anämie in Nordeuropa (Inzidenz 30/100.000).

Klinik Die Anämie bei hereditärer Sphärozytose kann gering, moderat oder schwer mit ausgeprägter Splenomegalie, indirekter Hyperbilirubinämie und Ikterus sein. Langfristig bilden sich oft Gallensteine. Wie auch bei anderen chronischen hämolytischen Anämien sind 3 Arten von Exazerbationen der Anämie häufig (Tab. 10.7).

Diagnostik Die verminderte osmotische Resistenz wird als frühzeitige Hämolyse in Salzlösungen mit abnehmender Tonizität nachgewiesen.

Therapie und Verlauf Bei den meisten Patienten ist keine Therapie notwendig. Bei moderater oder schwerer Anämie kann durch eine Splenektomie das Ausmaß der Anämie verbessert und hämolytische Krisen verhindert werden. Wegen der Gefahr einer Postsplenektomie-Sepsis (▶ Kap. 8.3.11) wird die Indikation zur Splenektomie selten vor dem 6. Lebensjahr gestellt. Wenn chirurgischerseits möglich, sollte eine Teilsplenektomie durchgeführt werden.

Hereditäre Elliptozytose und Ovalozytose

Membranveränderungen, die zur hereditären Elliptozytose (Abb. 10.8) (1 % der Bevölkerung in Westafrika) oder Ovalozytose (15 % der Bewohner in einigen Regionen in Neuguinea) führen, bringen ähnlich wie einige Erythozytenenzymdefekte eine erhöhte Resistenz gegenüber Malaria mit sich und werden meist autosomal dominant vererbt.

Erythrozyten mit spitzförmigen Ausziehungen der Membran (Echinozyten, Akanthozyten) finden sich bei Lipidstoffwechselstörungen. Erythrozyten in Form von Schießscheibenzellen (target cells) mit einem erhöhten Verhältnis von

Tab. 10.7 Ursachen von Hämoglobinabfall (»Krise«) bei chronischer Hämolyse

Art der »Krise«	Anämie	Retikulozyten	Ikterus	Ursache	Kommentar
Hämolytisch	↑	↑	↑	Infektion mit verstärkter Phagozytose + vergrößerter Milz	Häufig, mild
Aplastisch	↑	↓	↓	Parvovirus B19	Nur einmal im Leben, bei ausgeprägter Hämolyse schwer
Megaloblastisch	↑	↓	↑	Relativer Folsäuremangel	Selten

Oberfläche zum Volumen kommen bei Lebererkrankungen und verringerter Hämoglobinsynthese (Thalassämie) vor.

> Ohne die mikroskopische Beurteilung des Blutausstrichs lassen sich Formveränderungen der Erythrozyten nicht diagnostizieren.

10.2.6 Hämolytische Anämie bei Enzymdefekten

Da der Erythrozyt weder Zellkern noch andere Zellorganellen wie Mitochondrien oder Ribosomen besitzt, fehlt ihm die Kapazität zur Zellreplikation, Proteinsynthese und oxidativen Phosphorylierung. Die einzige Energiequelle ist die anaerobe Glykolyse mit Produktion von ATP. Eine verringerte Produktion oder defekte Funktion der einzelnen Enzyme der Glykolyse können daher ursächlich für eine hämolytische Anämie sein.

Pyruvatkinasemangel

Der Pyruvatkinasemangel ist der häufigste Enzymdefekt der erythrozytären Glykolyse. Die schwere Form wird bereits im Neugeborenenalter diagnostiziert und kann eine lebenslange Transfusionsbedürftigkeit bedeuten. Eine Splenektomie bessert das Krankheitsbild nicht.

Glucose-6-Phosphat-Dehydrogenase-Mangel

Die Glucose-6-Phosphat-Dehydrogenase ist Bestandteil des Pentosephosphatwegs, der NADPH bereitstellt und ein reduzierendes Milieu im Zytoplasma aufrechterhält. Erythrozyten sind als Sauerstoffträger der oxidativen Schädigung besonders ausgesetzt. Ein G6PD-Mangel wirkt sich daher auch ausschließlich an den Erythrozyten aus, obwohl das Enzym ubiquitär produziert wird.

Die Vielzahl der Varianten des G6PD-Mangels werden X-chromosomal vererbt. Im Regelfall liegt bei den betroffenen Jungen keine Anämie vor, eine Hämolyse kann sich jedoch bei oxidativem Stress rasch entwickeln. Auslöser können Infektionen, Medikamente (Antimalaria-Mittel, Sulfonamide, Nitrofurantoin, Vitamin K, Acetylsalicylsäure) und Verzehr von Fava-Bohnen sein. In der Neonatalperiode wird häufig eine ausgeprägte Hyperbilirubinämie beobachtet. Der G6PD-Mangel ist die häufigste Ursache des Kernikterus in Afrika und Südostasien, Regionen mit hoher Prävalenz des Enzymdefekts.

Seltene Ursachen für eine hämolytische Anämie

Selten können auch Defekte im **Nukleotidstoffwechsel** (z. B. Pyrimidin-5'-Nukleotidase-Mangel) oder im **Glutathionstoffwechsel** zu angeborenen hämolytischen Anämien führen.

10.2.7 Mechanisch und toxisch bedingte Hämolysen

Eine Hämolyse kann neben **korpuskulären** (erythrozytären) Defekten auch durch **extrakorpuskuläre Veränderungen** ausgelöst werden (◘ Tab. 10.8). Im Blutausstrich imponieren

◘ Tab. 10.8 Ursachen der Hämolyse	
Korpuskulär	Membrandefekte
	Enzymdefekte
	Hämoglobinopathien
Extrakorpuskulär	Immunhämolyse
	Mikroangiopathie
	Toxine
	thermische Schädigung
	Hypersplenismus

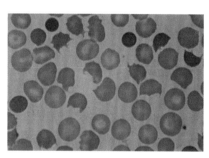

◘ Abb. 10.9 Fragmentozyten (Eierschalenformen) und Kugelzellen beim hämolytisch-urämischen Syndrom

Fragmentozyten (Eierschalen) (◘ Abb. 10.9). **Mechanisch** bedingte **Hämolysen** können bei angeborenen Herzfehlern oder künstlichen Herzklappen vorkommen. Bei Mikroangiopathien wie dem hämolytisch-urämischen Syndrom (▶ Kap. 15.5) ist die mechanische Hämolyse ein Leitsymptom. Auslöser der seltenen **toxischen Hämolysen** können **Bakterientoxine** (u. a. von Clostridien), bakterielle Neuraminidasen (u. a. von Pneumokokken), **Medikamente** (u. a. Chloroquin, Vitamin K) und **Gifte** sein.

10.2.8 Autoimmunhämolytische Anämien

Ätiologie und Pathogenese Immunhämolytische Anämien können durch **Alloantikörper** (z. B. Blutgruppenunverträglichkeit) oder häufiger **Autoantikörper** induziert werden.

Die Mehrzahl der **Autoantikörper** sind **IgG-Wärmeantikörper**, gelegentlich auch **IgG-** oder häufiger **IgM-Kälteantikörper** mit Komplementbindung. Autoimmunhämolytische Anämien treten meist nach Virusinfektionen auf. IgM-Antikörper werden nach Mykoplasmenpneumonien oder infektiöser Mononukleose beobachtet.

Diagnostik Der direkte Coombs-Test ist meist positiv, bei Anwesenheit von ungebundenen Antikörpern im Patientenserum auch der indirekte Coombs-Test. Im Blutausstrich zeigen sich Sphärozyten (Membranverlust durch Phagozytose der antikörper-/komplementbesetzten Erythrozytenoberfläche), Retikulozyten, gelegentlich auch Normoblasten.

Klinik Die schnelle Hämolyse mit rapidem Hämoglobinabfall kann frühzeitig zu Symptomen einer Anämie und Herzinsuffizienz führen, die Patienten zeigen einen Sklerenikterus.

Therapie und Verlauf Im Kleinkindesalter ist die Erkrankung meist selbstlimitierend, bei älteren Patienten kann sie im Rahmen von Kollagenosen wie dem Lupus erythematodes auftreten. Therapeutisch können Steroide eingesetzt werden. Bei niedrigen Hämoglobinwerten ist die Transfusion von Erythrozyten frühzeitig indiziert.

 Cave

Eine autoimmunhämolytische Anämie ist in ihrem Verlauf unberechenbar, sie kann aufgrund des raschen Hämoglobinabfalls mit nachfolgender Herzinsuffizienz jederzeit einen Notfall auslösen.

10.2.9 Sichelzellkrankheit und andere Hämoglobinopathien

Strukturanomalien der Globinketten des Hämoglobinmoleküls entstehen durch unterschiedliche Mutationen in den entsprechenden Genen. Die Folge sind Veränderungen in der Sequenz der Aminosäuren, die zu funktionellen (O_2- Transport) oder strukturellen (Stabilität, Aggregationsneigung) Störungen mit entsprechenden Krankheiten (Hämoglobinopathien) führen können. Von den über 700 bekannten Strukturvarianten lösen nur eine Minderzahl eine Erkrankung aus.

Sichelzellkrankheit

Ätiologie Bei der Sichelzellkrankheit kommt es durch Mutation im Codon für die Aminosäure an 6. Position der Globinkette zum Austausch von Glutaminsäure gegen Valin. Das resultierende HbS-Molekül ($\alpha_2\beta_2^S$) zeigt eine veränderte Ladung und unterliegt bei Deoxygenierung der intrazellulären längsgerichteten Aggregation (◘ Abb. 10.10).

Die Vererbung eines HbS-Gens durch ein Elternteil (Heterozygotie) mit 20–40 % HbS (und 60–80 % HbA) ist im

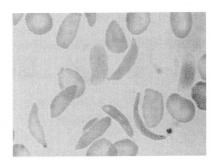

◘ Abb. 10.10 Sichelzellen (elongierte Erythrozyten) bei Sichelzellkrankheit (Homozygotie für HbS)

Allgemeinen harmlos, da bei normaler Oxygenierung keine Polymerisation der Hämoglobinmoleküle auftritt. Der Heterozygotenstatus bedingt jedoch einen Überlebensvorteil in Regionen mit Malaria, wodurch die primäre geographische Verteilung dieser häufigen Hämoglobinopathie in Zentralafrika verständlich wird.

Klinik Bei Homozygotie mit 90 % HbS (und 10 % HbF) treten rezidivierend akute Gefäßverschlusskrisen mit heftigen Schmerzattacken auf (◘ Tab. 10.9). Diese Organkrisen bedingen eine hohe Morbidität mit deutlich reduzierter Lebensqualität und Lebenserwartung. Im Erwachsenenalter stehen chronische Organschäden, insbesondere der Lunge mit Fibrose und pulmonaler Hypertension, im Vordergrund.

Therapie Unterkühlung und Sauerstoffmangel sind zu vermeiden. Bei Schmerzkrisen sind Schmerzmittel (oft Opiate) großzügig zu verwenden. Es ist auf eine ausreichende Hydrierung und Oxygenierung zu achten. Erythrozytentransfusionen sind nur bei wenigen Krisen (ZNS-Infarkt, Priapismus) oder vor Operationsnarkosen sinnvoll. Aufgrund von multiplen Milzinfarkten kommt es schon in den ersten Lebensmonaten zum Funktionsverlust der Milz (Autosplenektomie) mit hohem Risiko einer schweren Sepsis mit Kapselbakterien. Abgesehen von einer obligaten Penicillinprophylaxe im Vor-

---

◘ **Tab. 10.9** Krisen bei Sichelzellkrankheit

Knochen	Avaskuläre Nekrose von Knochenmark: ▬ Kleinkind: Daktylitis mit Schwellung über den kleinen Knochen der Hände und Füße ▬ Älterer Patient: lange Röhrenknochen (Hüftkopfnekrose), Sternum, Wirbelsäule, Becken
Thorax	Infektion, Infarkt, (Fett-)Embolie (aus Knochenmark), Sequestration In allen Lebensaltern, Hauptursache der frühen Mortalität
Abdomen	Akutes Abdomen, Ileus, oft in Assoziation mit Knocheninfarkt und Thoraxsyndrom Konservatives Management
ZNS	Infarkte größerer Gefäße mit Hemiplegie, oft bleibende neurologische Ausfälle Wegen Wiederholungsrisiko lebenslanges Transfusionsprogramm
Priapismus	Verlegung der Corpora cavernosa, frühzeitige chirurgische Drainage, sonst Impotenz
Milz	Besonders Kleinkinder vor erfolgter Autosplenektomie: Milzsequestration mit plötzlichem Hämoglobinabfall Frühzeitige Transfusion ist lebensrettend, hohe Mortalität

schulalter und der Immunisierung gegen Pneumokokken und Haemophilus influenzae sind Infektionen zügig antibiotisch zu behandeln. Osteomyelitiden (Salmonellen, Staphylokokken) treten gehäuft auf. Durch Gabe von Hydroxyharnstoff kann die HbF-Synthese in den Erythrozyten stimuliert und so der HbS-Anteil gesenkt werden; diese Therapieform kommt für Patienten mit ausgeprägten Schmerzkrisen in Frage.

> **Die Lebensqualität und Lebenserwartung der Patienten hängt wesentlich von der fachkundigen Behandlung und Betreuung ab. Diese Kinder sollen deshalb in ein hämatologisches Zentrum mit Erfahrung auf dem Gebiet der Sichelzellkrankheit überwiesen werden.**

Fallbeispiel

Anamnese Ein 5-jähriger Junge nigerianischer Abstammung mit bekannter homozygoter Sichelzellerkrankung (90 % HbS, 8 % HbF, 2 % HbA$_2$) zeigte bisher einen recht blanden klinischen Verlauf mit nur 3 stationären Aufenthalten wegen vasookklusiver Schmerzkrisen. Der Junge ist gegen Pneumokokken und Haemophilus influenzae geimpft und nimmt seine tägliche Penicillinprophylaxe (250 mg morgens und abends) gewissenhaft ein. An seinem 5. Geburtstag fällt ihm morgens beim Zähneputzen plötzlich die Zahnbürste aus der rechten Hand. Die Mutter findet das verstörte, weinende Kind auf dem Fußboden. Die sofortige Klinikeinweisung erfolgt.

Befund Der 5-jährige Junge weist einen reduzierten Allgemeinzustand auf und hat eine Lähmung der rechten Körperhälfte. Das notfallmäßig durchgeführte MRT zeigt einen Verschluss der A. carotis interna links.

Diagnose Verschluss der A. carotis interna links mit Lähmung der rechten Körperhälfte.

Therapie und Verlauf Innerhalb der nächsten Stunden wird ein Teilaustausch des Blutvolumens durchgeführt, um die HbS-Konzentration unter 30 % zu senken. Durch intensive Rehabilitation bessert sich die Hemiparese. Da die Gefahr eines erneuten ZNS-Infarkts in den kommenden Jahren sehr hoch ist, wird der Junge in ein Transfusionsprogramm aufgenommen. Die allogene Stammzelltransplantation von der HLA-identischen heterozygoten Schwester (35 % HbS, 62 % HbA, 2 % HbA$_2$, 1 % HbF) wird angestrebt.

SC-Krankheit

Zu ähnlichen Symptomen wie die homozygote Sichelzellerkrankung führt auch ein Compound-Heterozygotenstatus für HbS und HbC (SC-Krankheit) oder für HbS und β°-Thalassämie. Die HbC-Krankheit (Aminosäureaustausch an Position 6 der β-Globinkette von Glutaminsäure zu Lysin) ist bei westafrikanischer Abstammung die zweithäufigste Hämoglobinopathie und bei Homozygoten mit einer milden hämolytischen Anämie, Mikrozytose und Splenomegalie verbunden.

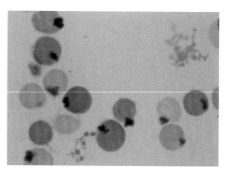

◘ Abb. 10.11 Intraerythrozytäre Heinz-Innenkörperchen (Färbung mit Brillantkresylblau) bei Hämoglobinopathie durch instabiles Hämoglobin

Instabile Hämoglobine

Sie verursachen im Heterozygotenstatus spontane oder medikamenteninduzierte Hämolysen, im Homozygotenstatus sind sie oft letal. Molekular liegt ihnen meist ein Aminosäureaustausch in der Häm-Tasche der β-Globinkette zugrunde. Nach Autooxydation zu Methämoglobin präzipitiert Hämoglobin zu sog. Heinz-Innenkörperchen (◘ Abb. 10.11). Hämoglobine mit abnormer Sauerstoffaffinität sind selten.

M-Hämoglobine

Bei den M-Hämoglobinen liegen Aminosäuresubstitutionen der Globinketten im Bereich der Bindung an Häm-Eisen vor, die eine permanente Oxydation des Eisens zu Fe^{3+} bedingen. Die resultierende **Methämoglobinämie** verursacht eine Zyanose. Sie muss von der toxischen Methämoglobinämie des jungen Säuglings (Nitritvergiftung) und enzymopenischen Formen (Mangel an Cytochrom-b$_5$-Reduktase oder Cytochrom b$_5$) abgegrenzt werden.

Während die HbM-Anomalie keine Therapie erfordert, wird bei **toxischer Methämoglobinämie des Säuglings** mit Methylenblau und bei den enzymopenischen Formen und hoher Methämoglobinkonzentration mit Ascorbinsäure oder Methylenblau behandelt.

10.2.10   Polyglobulie

Eine Vermehrung von Erythrozyten (Erythrozytose, Polyglobulie) erhöht die Blutviskosität und kann eine Hämodilution erfordern. Bei der Polyglobulie sind die Leukozyten- und Thrombozytenzahlen normal. Eine absolute Polyglobulie kann es bei Neugeborenen, zyanotischen Herzfehlern, pulmonaler Insuffizienz, Hämoglobinopathien mit hoher O$_2$-Affinität oder autonomer Erythropoetinbildung (Tumoren der Niere, Leber, zerebrale Angiome) geben. Die relative Polyglobulie entsteht über eine Reduktion des Plasmavolumens.

10.3 Erkrankungen der Granulopoese und Granulozytenfunktion

Die Neutrophilenzahlen liegen in den ersten 3 Lebenstagen physiologischerweise zwischen $8–15\times10^9$/l und fallen in den Folgetagen auf Werte von $1,5–5\times10^9$ /l ab. Im Rahmen von Infektionen kann es besonders beim Kleinkind zur Neutrophilie und Ausschwemmung unreifer Vorstufen kommen. Eine Neutrophilie kann auch bei akuten Hämolysen, Blutverlusten, Krampfanfällen oder bei einer Steroidtherapie und nach Splenektomie auftreten. Eine Eosinophilie kann bei Asthma, Heuschnupfen, Urtikaria, Laktoseintoleranz, Neurodermitis, Ekzem, Morbus Crohn sowie bei Befall mit Parasiten beobachtet werden. Das »hypereosinophile Syndrom« bezeichnet chronische Erkrankungen mit Eosinophilen $> 1,5\times10^9$/l und infiltrativer Gewebeschädigung (Herz, ZNS); teilweise handelt es sich um hämatopoetische Neoplasmen mit eosinophiler Proliferation, zum Beispiel ausgelöst durch eine Fusion der Gene FIP1L1 und PDGFRa. Manche Formen können erfolgreich mit dem Tyrosinkinasehemmer Imatinib behandelt werden. Eine isolierte Basophilie ($> 10\times10^9$/l) ist selten, kann aber auf ein myeloproliferative Erkrankung, insbesondere die Philadelphia-Chromosom-positive chronische myeloische Leukämie (CML), hinweisen.

10.3.1 Isolierte Neutropenien

Ätiologie Isolierte Neutropenien können angeboren oder erworben sein. Kinder mit **schwerer kongenitaler Neutropenie** fallen meist kurz nach der Geburt durch lebensbedrohliche bakterielle Infektionen auf. Genetisch liegen Keimbahnmutationen zugrunde, die sporadisch auftreten oder autosomal-dominant (ELA2, GFI1) bzw. autosomal-rezessiv (HAX1, G6PC3) vererbt werden.

Diagnostik Die absolute Granulozytenzahl ist $< 0,2\times10^9$/l. Es besteht eine Monozytose und Eosinophilie. Bei einem Teil der Patienten zeigt sich im Knochenmark ein Ausreifungsstopp auf Promyelozytenebene (Kostmann-Syndrom), bei anderen Patienten sind unterschiedliche Ausreifungsstörungen vorhanden.

Therapie Vor dem Einsatz von G-CSF starb die Mehrzahl der Patienten trotz antibiotischer Therapie im frühen Kindesalter. Mit der **täglichen Gabe von G-CSF s. c.** kann bei 90 % der Patienten eine absolute Granulozytenzahl von $> 1,5\times10^9$/l mit deutlich verbesserter Lebensqualität erzielt werden. Wie bei kongenitalen Erkrankungen des Knochenmarks mit Panzytopenie (► Kap. 10.7), besteht auch bei der schweren kongenitalen Neutropenie ein hohes Risiko, eine Leukämie zu entwickeln.

Zyklische Neutropenie

Klinik Sie ist eine seltene Erkrankung, die durch wiederholte Episoden (3–6 Tage, ca. alle 3 Wochen) einer schweren Neutropenie gekennzeichnet ist. Beim Abfall der Granulozyten kann eine Stomatitis mit Ulzerationen auftreten. Die Erkrankung wird durch (autosomal-dominant vererbte) Mutationen in ELA2 verursacht.

Therapie Die Erkrankung ist meist benigne und nicht therapiebedürftig.

10.3.2 Immunneutropenien

Der seltenen neonatalen **Alloimmunneutropenie** liegt ein der Rhesusinkompatibilität vergleichbarer Pathomechanismus zugrunde.

Die **Autoimmunneutropenie** ist eine selbstlimitierende Erkrankung des Kleinkindalters. Auslöser sind Autoantikörper mit Spezifität gegen unbekannte Neutrophilenantigene. Die Mehrzahl der Kinder ist beschwerdefrei, da bei Infektionen ausreichend Granulozyten aus dem Mark ausgeschwemmt werden. Differentialdiagnostisch ist die Erkrankung von Autoimmunpanzytopenien (in Verbindung mit weiteren Antikörpern gegen Erythrozyten und Thrombozyten) und von Autoimmunneutropenien bei meist älteren Kindern im Rahmen von Multisystemerkrankungen (Lupus erythematodes, rheumatoide Arthritis) abzugrenzen.

10.3.3 Neutropenie bei Virusinfektion

Die Neutropenie im Rahmen einer Virusinfektion ist die häufigste Neutropenie im Kindesalter. Neben der toxischen Granulierung von Granulozyten kommt es aufgrund des induzierten Gewebeschadens zum vermehrten Verbrauch von Neutrophilen. Auch bei bakterieller Sepsis kann ein toxischer Knochenmarkschaden auftreten.

10.3.4 Funktionelle Granulozytendefekte

Zu den funktionellen Granulozytendefekten gehören Leukozytenadhäsionsdefekte, Chemotaxisdefekte wie beim Chediak-Higashi-Syndrom und die septische Granulomatose (▶ Kap. 9.1.2) als Defekt des oxydativen Metabolismus.

10.3.5 Morphologische Auffälligkeiten der Granulozyten

Morphologische Auffälligkeiten finden sich besonders im Rahmen von Infektionen. Neben toxischen Granulationen werden **Döhle-Körperchen** (feine blass-blaue Einschlüsse) beobachtet. Bei der funktionell bedeutungslosen **Pelger-Huet-Kernanomalie** fehlt die Segmentierung der Kerne.

> **Kernaussagen**
> - Quantitative und qualitative Defekte der weißen Blutzellen manifestieren sich vorwiegend als schwere rezidivierende bakterielle Infektionen. Gehäufte banale Infekte sind nicht typisch für eine »Abwehrschwäche«.
> - Der therapeutische Einsatz des Wachstumsfaktors G-CSF hat die Prognose von verschiedenen Formen der Granulozytopenien deutlich verbessert.

10.4 Histiozytäre Erkrankungen

Das Monozyten-Makrophagen-System (retikuloendotheliales System) hat seinen Ursprung im Knochenmark (◻ Abb. 10.1). Über den Blutweg gelangen die Monozyten in die Organe und übernehmen dort verschiedene Aufgaben als Gewebsmakrophagen (Histiozyten). Zu den Histiozyten zählen die Kupffer-Sternzellen in der Leber, die Mikroglia im ZNS, die Langerhans-Zellen in der Haut und die Osteoklasten im Knochenmark.

Normale histiozytäre Zellen lassen sich in 2 Gruppen unterteilen: **antigenpräsentierende** (dendritische) **Zellen** und **antigenprozessierende Makrophagen**. Während quantitative oder qualitative Veränderungen der Monozyten im Blut in der Regel belanglos sind, können reaktive oder maligne histiozytäre Erkrankungen schwere Krankheitsbilder darstellen. Die **Langerhans-Zell-Histiozytose**, eine Erkrankung der dendritischen Zellen, ist im ▶ Kap. 11.13 beschrieben.

Hämophagozytäre Lymphohistiozytose (HLH)

Sie ist durch eine Gewebeinfiltration morphologisch benigner Histiozyten mit Hämophagozytose und eine Infiltration reifer Lymphozyten gekennzeichnet. Neben vererbten primären Formen (Keimbahnmutationen in PRF1, UNC13D, STX11, STXBP2) kann die HLH besonders bei immunkompromittierten Patienten sekundär infektionsassoziiert auftreten.

Klinik Symptome sind Fieber, Splenomegalie, Panzytopenie, Hypertriglyzeridämie, Hypofibrinogenämie und erhöhtes Ferritin.

Therapie Ohne eine zunächst immunsuppressive Behandlung und spätere allogene Stammzelltransplantation verläuft die primäre HLH rasch tödlich.

Maligne Histiozytosen

Sie sind abgesehen von der akuten Monoblastenleukämie selten.

> **Kernaussagen**
> - Die Histiozyten (Gewebemakrophagen) entstammen dem retikuloendothelialen System.
> - Zu den Histiozyten zählen die Kupffer-Sternzellen in der Leber, die Mikroglia im ZNS, die Langerhans-Zellen in der Haut und die Osteoklasten im Knochenmark.
> - Erkrankungen des histiozytären Systems gehören zu den seltenen und nicht einfach zu diagnostizierenden Krankheiten.

10.5 Erkrankungen der Milz

Die Milz ist ein lymphatisches und retikuloendotheliales Organ. Sie entfernt gealterte Zellen aus der Blutbahn und spielt eine wesentliche Rolle bei der Antigenpräsentation.

Verlust der Milzfunktion Ursachen können eine Agenesie (in Verbindung mit Situs inversus und/oder Herzfehlbildungen = Ivemark-Syndrom), Mikroinfarkte bei Sichelzellanämie oder Splenektomie sein. Als Folge kann es zu **schwer verlaufenden bakteriellen Infektionen**, insbesondere mit Pneumokokken und Haemophilus influenza kommen. Besonders gefährdet sind Kleinkinder. Bei diesen ist neben Impfungen gegen Pneumokokken, Meningokokken und H. influenzae eine tägliche Penicillinprophylaxe indiziert.

Splenomegalie Sie kommt im Kindesalter vorwiegend bei Infektionen mit Viren und Parasiten, hämatologischen Erkrankungen, rheumatoiden Systemerkrankungen und Thrombosen von Milzvene oder Pfortader vor.

Hypersplenismus Damit wird ein Zustand bezeichnet, bei dem es aufgrund einer ausgeprägten Splenomegalie zum vermehrten Abbau von Blutzellen in der Milz kommt.

> **Kernaussagen**
> - Bei einer funktionellen Asplenie besteht ein lebenslanges Risiko einer Postsplenektomiesepsis.
> - Auch nach Impfungen gegen Pneumokokken, Meningokokken und Haemophilus influenzae müssen Patienten ohne Milzfunktion bei allen hoch-
> ▼

fieberhaften Infektionen sofort eine antibiotische Behandlung beginnen.

- Ein orales Antibiotikum (z. B. Cephalosporin der 3. Generation) gehört in das Reisegepäck eines jeden Patienten mit funktioneller Asplenie.

10.6 Erkrankungen der Hämostase

Wesentliche Vorausstzung für die Blutstillung sind Thrombozytenadhäsion und -aggregation einererseits und die Bildung eines Fibrinnetzwerks andererseits. Eine fehlerhafte Fibrinbildung findet sich bei Störungen der plasmatischen Gerinnung (Koagulopathien). Während Thrombozytopenie oder -pathie durch Hämatome, Petechien und Schleimhautblutungen charakterisiert sind, zeichnen sich plasmatische Gerinnungsstörungen durch eine Tendenz zu Nachblutungen bei Verletzungen, Operationen und Zahnextraktionen, ausgedehnte Blutungen in große Gelenke und Muskeln sowie flächenhafte Blutungen aus.

10.6.1 Thrombozytopenie und Thrombozytose

Die Hauptfunktion der Thrombozyten besteht in der Einleitung der Blutstillung (Thrombozytenadhäsion und -aggregation). Thrombozytenwerte $<130–150×10^9$/l zeigen in jedem Lebensalter eine Thrombozytopenie an. Die maschinelle Zählung der Thrombozyten wird bei Werten unterhalb $30×10^9$/l ungenau, so dass eine mikroskopische Bestimmung angezeigt sein kann.

❯❯ Eine verlängerte Blutungszeit findet sich in Regel erst bei Thrombozytenzahlen $< 70×10^9$/l, spontane Blutungen bei $< 20/10^9$/l und lebensbedrohliche Blutungen bei $< 5×10^9$/l.

Ätiologie Die Ursache für eine Thrombozytopenie kann eine Produktionsstörung sein, häufiger ist jedoch ein Verbrauch. Eine Sequestrierung der Blutplättchen kommt selten als Ursache vor (◘ Tab. 10.10).

Klinik Die kongenitale **Produktionsstörung** der Thrombopoese kommt isoliert vor (Defekt in MPL, dem Gen für den Thrombopoetinrezeptor) oder geht mit Skelettanomalien der oberen Extremität (**Thrombozytopenie mit fehlendem Radius**; Deletion auf Chromosom 1q21.1) einher. Thrombozytopenien finden sich auch bei Thrombozytenfunktionsstörungen wie dem Bernard-Soulier-Syndrom, der May-Hegglin-Anomalie (Riesenthrombozyten, Einschlusskörperchen in Granulozyten) und dem Wiskott-Aldrich-Syndrom (▶ Kap. 9.1.2).

Therapie Die Therapie orientiert sich an der Grundkrankheit. Bei Thrombozytenzahlen unter $(20–)10×10^9$/l ist (außer bei Immunthrombozytopenien) in der Regel eine Thrombozytentransfusion indiziert. Bei den kongenitalen Formen

◘ **Tab. 10.10** Ursachen der Thrombozytopenie

Verringerte Produktion	Kongenital	Thrombozytopenie mit fehlendem Radius Erkrankungen mit primärem Knochenmarkversagen (▶ Abschn. 10.7.1) Bernard-Soulier-Syndrom May-Hegglin-Anomalie Wiskott-Aldrich-Syndrom
	Metabolisch	Methylmalonazidurie Ketotische Glyzinämie
	Erworben	Aplastische Anämie (▶ Abschn. 10.7.2) Knochenmarkinfiltration Medikamente, Bestrahlung Vitamin-B$_{12}$-, Folsäure-Mangel (▶ Abschn. 10.2.3)
Vermehrter Verbrauch	Immunologisch	Autoimmunthrombozytopenie (ITP) Neonatale Alloimmunthrombozytopenie Maternale Autoimmunthrombozytopenie Medikamenten-induziert Infektionsassoziiert
	Mechanisch	Mikroangiopathie (hämolytisch-urämisches Syndrom) Katheter, Prothesen Angeborene Herzfehler
	Verbrauch von Gerinnungsfaktoren	Disseminierte intravaskuläre Gerinnung
Sequestration		Hypersplenismus Hypothermie

kann unter Umständen eine hämatopoetische Stammzelltransplantation kurativ sein.

Immunthrombozytopenien

Ätiologie Immunthrombozytopenien finden sich besonders in der Neonatalperiode und im Kleinkind- und frühen Schulalter. Bei der **Alloimmunthrombozytopenie des Neugeborenen** liegt eine Immunisierung der Mutter gegen Thrombozytenantigene des Kindes, in 80 % der Fälle gegen HPA-1a (HPA = human platelet antigen) vor. Da Thrombozyten des Feten schon früh in der Schwangerschaft in den mütterlichen Kreislauf übertreten können, ist bei einer Alloimmunthrombozytopenie im Gegensatz zur Rhesusinkompatibilität schon das erste Kind betroffen. Zirka 20 % der Kinder erleiden eine Hirnblutung, oft schon in utero.

Therapie Sie besteht aus der Transfusion mütterlicher Thrombozyten. Bei einer **Autoimmunthrombozytopenie der Mutter** lösen die gegen ubiquitäre Thrombozytenantigene gerichteten Antikörper der Mutter beim Kind eine weniger schwere Thrombozytopenie und Blutungsneigung aus.

> ❯ Beim sonst gesunden Neugeborenen mit Thrombozytopenie ist nach einer Alloimmunisierung der Mutter durch Typisierung der Thrombozytenantigene bei Vater, Mutter und Kind zu fahnden.

Autoimmunthrombozytopenie (ITP)

Ätiologie Die ITP des Kleinkinds ist eine häufige, postinfektiös auftretende und meist selbstlimitierende Erkrankung. Autoantikörper oder Immunkomplexe binden an Fc-Rezeptoren der Thrombozytenoberfläche. Die so opsonierten Thrombozyten werden durch Makrophagen des retikuloendothelialen Systems schnell aus der Zirkulation entfernt (Verlustthrombozytopenie). Thrombozytenproduktion und Megakaryozytenzahl im Knochenmark sind kompensatorisch gesteigert.

Klinik Die unbeeinträchtigten Kinder fallen bei Thrombozytenwerten < 20×10⁹/l durch Hämatome, Petechien und Schleimhautblutungen auf. Hirnblutungen werden selten beobachtet, betroffen sind 0,5–1 % der Kinder. Der Untersuchungsbefund ist abgesehen von Blutungszeichen unauffällig. Rotes und weißes Blutbild zeigen altersentsprechende Normwerte.

Diagnostik Die Diagnose ITP ist nach Beurteilung von Klinik und Blutbild in der Regel eine Ausschlussdiagnose.

Therapie und Verlauf Bei Blutungen, die meist mit einer Thrombozytenzahl von ca. 10×10⁹/l einhergehen, kann eine i. v. Behandlung mit Immunglobulinen indiziert sein. Die infundierten Immunglobuline binden ebenfalls an die Fc-Rezeptoren der Makrophagen und führen somit kompetitiv und kurzfristig zum Thrombozytenanstieg. Als Alternative können auch Steroide eingesetzt weden. Vor Steroidgabe ist jedoch zum definitiven Ausschluss einer akuten lymphatischen Leukämie (ALL) eine Knochenmarkuntersuchung obligat, da eine Steroidmonotherapie bei ALL eine Remission, aber keine Heilung induzieren kann. Eine Spontanheilung der ITP ist bei 80–90 % der Kinder innerhalb von 6 Monaten zu erwarten.

Chronische Verläufe (> 6 Monate), auch als Morbus Werlhof bezeichnet, finden sich besonders bei adoleszenten Mädchen. In diesen Fällen kann eine Splenektomie oder immunsuppressive Therapie indiziert sein.

Fallbeispiel

Anamnese Ein 7-jähriger Junge wird von der Sportlehrerin in der Klinikambulanz vorgestellt. Bei multiplen Hämatomen an Beinen, Armen und auf dem Rücken des Kindes äußert die Lehrerin den Verdacht auf Kindesmisshandlung.

Befund Die klinische Untersuchung zeigt auch Mundschleimhautblutungen (sehr ungewöhnlich bei Kindesmisshandlung). Im Blutbild findet sich eine Thrombozytenzahl von 5×10⁹/l. Das rote und weiße Blutbild und die Mikroskopie des Blutausstrichs sind unauffällig.

Diagnose Autoimmunthrombozytopenie.

Therapie und Verlauf Die Eltern des Kindes werden über die Diagnose Autoimmunthrombozytopenie (ITP) informiert. Nach einer einmaligen Gabe von Immunglobulin i.v. kommt es zum raschen Anstieg der Blutplättchen gefolgt von einer Spontanheilung. Der Junge nimmt weiterhin am Sportunterricht teil.

Thrombozytosen

Sie können reaktiv bei Infektionen, Trauma, Autoimmunerkrankungen oder Medikamentengabe (Steroide) auftreten. Nicht selten liegen die Werte der Thrombozyten > 1×10¹²/l (1 Mio/µl). Sie haben im Kindesalter im allgemeinen keinen Krankheitswert und bedürfen keiner Therapie.

10.6.2 Funktionsstörungen der Thrombozyten

Angeborene Membrandefekte

Klinik Angeborene Membrandefekte führen nach geringfügigem Trauma zu vermehrten Hämatomen und Ekchymosen, Epistaxis, Schleimhautblutungen und Menorrhagien. Säuglinge sind meist noch symptomfrei.

Bei der **Thrombasthenie Glanzmann-Naegeli** ist der Komplex Glykoprotein (GP) IIb-IIIa, bei dem ebenfalls autosomal-rezessiv vererbten **Bernard-Soulier-Syndrom** der Komplex GP Ib-IX verringert. Letztere Erkrankung zeigt auch große, morphologisch auffällige Thrombozyten und eine Thrombozytopenie. **Störungen der Granulierung** (storage pool defect) verursachen leichte Blutungsneigungen. Beim genetisch heterogenen **Hermansky-Pudlak-Syndrom** sind die dichten Granula vermindert. Neben der moderaten Blutungsneigung besteht ein okulokutaner Albinismus und eine Ablagerung von Ceroid-Pigment in Makrophagen.

Therapie Die konservative Therapie steht immer im Vordergrund.

> ❗ **Cave**
> Thrombozytentransfusionen (möglichst HLA-identisch wegen der Gefahr der Alloimmunisierung) können lebensrettend sein.

Erworbene Defekte der Thrombozytenfunktion

Sie sind oft mit Thrombozytopenie und Veränderungen der plasmatischen Gerinnung vergesellschaftet, so dass die relative Bedeutung der einzelnen Komponenten in der Pathogenese der Blutungsneigung schwer zu gewichten ist. Nierenversagen, Lebererkrankungen, chronische Hypoglykämie und Medikamente (Azetylsalizylsäure, Indomethacin, Phenylbutazon, ß-Lactam-Antibiotika, Penicilline, Cephalosporine, Dextran, Heparin, Valproinsäure) können ursächlich sein.

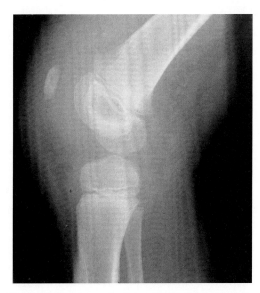

◻ **Abb. 10.12 Hämarthros des Kniegelenks bei Hämophilie B.** Gut erkennbar sind die ausgeprägte Weichteilschwellung und der Gelenkerguss im rechten Kniegelenk mit Abhebung der Patella

10.6.3 Plasmatische Gerinnungsstörungen

Hämophilie A und B

Ätiologie und Pathogenese Der Hämophilie A und B liegen Mutationen in den Genen für Faktor VIII bzw. IX mit entsprechend fehlender Gerinnungsaktivität zugrunde. Die Erkrankungen werden X-chromosomal vererbt und betreffen mit Ausnahmen nur Knaben. In 30 % der Fälle liegen Neumutationen vor. Die Hämophilie A zeigt eine Häufigkeit von 1/10.000 Knaben, die Hämophilie B 1/50.000. Der Schweregrad der Hämophilie wird je nach Faktoraktivität in eine leichte (Faktoraktivität 5–30 %), mittelschwere (1–5 %) und schwere Form (0–1 %) unterteilt.

Klinik Schwere Formen können schon in der Neonatalperiode durch Hirnblutung oder Blutung bei Zirkumzision auffallen. Ansonsten treten meist ab dem Krabbelalter erste Symptome mit Blutungen in Gelenke und aus Mund- oder Zungenläsionen auf. Bei älteren Kindern stehen wiederholte Blutungen in Knie-, Fuß- und Ellbogengelenke (◻ Abb. 10.12), in die Muskulatur des Iliopsoas und die Flexorengruppe am Unterarm (Kompartmentsyndrom) sowie Hirnblutungen und Hämaturie im Vordergrund.

Therapie und Verlauf Um spätere Kontrakturen zu vermeiden, ist ein Hämarthros sofort mit einer intravenösen Substitution des fehlenden Faktors zu behandeln. Neben Plasmaprodukten stehen gentechnisch hergestellte Konzentrate zur therapeutischen oder prophylaktischen Gabe (Heimbehandlung) zur Verfügung. Die Höhe der in vivo angestrebten Faktorkonzentration und die Dauer der Behandlung sind von der Art der zu behandelnden Blutung abhängig. Virusinfektionen und die Bildung von neutralisierenden Antikörpern (Hemmkörpern) stellen die wesentlichen Risiken einer Faktorensub-

stitution dar. Bei leichter Hämophilie A (nicht B) kann die i. v. oder nasale Administration von Desmopressin (DDAVP, 1-Deamino-8-D-Arginin-Vasopressin) zu einem für kleinere Blutungen oder Eingriffe ausreichenden Anstieg der Faktor-VIII-Konzentration führen. Ähnlich wie für Faktor VIII und IX sind auch für jeden anderen Gerinnungsfaktor Mangelzustände bekannt.

Von-Willebrand-Jürgens-Syndrom

Ätiologie und Pathogenese Die häufigste Gerinnungsstörung mit einer Prävalenz von 1 % in der Bevölkerung ist das Von-Willebrand-Jürgens-Syndrom. Der Von-Willebrand-Faktor (vWF) ist ein multifunktionales Adhäsionsprotein, das an verschiedene Liganden des Plasmas und der subendothelialen Matrix bindet. Der vWF wird aus Speichergranula der Endothelzellen sezerniert und bindet an Glykoprotein Ib auf der Thrombozytenoberfläche, um so die Plättchenadhäsion und -aggregation zu initiieren. Gleichzeitig ist der vWF ein Trägerprotein für Faktor VIII. Ein Mangel an vWF führt so auch zu einer verringerten Konzentration von Faktor VIII. Im Plasma zirkuliert der vWF in Form unterschiedlich großer Multimere. Das Gen, das für den vWF kodiert, ist sehr groß und posttranslationale Modifikationen sind zahlreich. Die resultierende Vielfalt der Defekte lässt sich laborchemisch und klinisch in 3 Hauptgruppen unterteilen (◻ Tab. 10.11), die unterschiedlich therapiert werden.

Klinik Patienten mit Typ 1 und 2 zeigen in erster Linie Schleimhautblutungen, Patienten mit Typ 3 einen der Hämophilie ähnlichen Blutungstyp.

Diagnostik Bei der sehr aufwendigen Diagnostik werden neben der Blutungszeit (verlängert) das Von-Willebrand-

□ **Tab. 10.11** Einteilung des Von-Willebrand-Jürgens-Syndroms

Typ 1	Verringerte Konzentration von vWF	80 % der Patienten
Typ 2	Synthese von Mutanten des vWF mit Auffälligkeiten bei der Multimerisierung (Typ 2A), der Bindung an Thrombozyten (Typ 2B) oder Faktor VIII	20 % der Patienten
Typ 3	Kompletter Mangel an vWF	Sehr selten

Antigen, der Ristocetin-Kofaktor, die Faktor-VIII-Konzentration und die Multimerbildung gemessen.

Therapie und Verlauf Bei vielen Typ-1-Patienten kann bei kleineren Blutungen oder Operationen eine adäquate Blutstillung durch Gabe von DDAVP erreicht werden. Durch DDAVP kommt es zur Erhöhung der Serumkonzentration von vWF und Faktor VIII (vermutlich Freisetzung aus Endothelzellen). Bei schweren Blutungen ist eine Substitution mit Faktorkonzentraten, in besonderen Situationen (Typ 2B) auch mit Thrombozyten, notwendig. Adjuvant wird mit antifibrinolytischen Substanzen (Tranexamsäure, Aminokapronsäure) behandelt.

Verbrauchskoagulopathie

Die Verbrauchskoagulopathie ist eine erworbene Koagulopathie, die im Kindesalter meist generalisiert und akut verläuft.

Ätiologie Auslöser ist in erster Linie eine bakterielle (z. B. Meningokokken) oder virale (Herpes simplex, Hepatitis, Zytomegalie) Sepsis.

Diagnostik In der Labordiagnostik spiegeln sich der Verbrauch von Gerinnungsfaktoren und die Fibrinolyse (verlängerte PTT, Erniedrigung von Quickwert, Antithrombin III, Plasminogen, Thrombozytopenie, Fibrinspaltprodukte) wider.

Therapie Sie besteht aus der Substitution von Gerinnungsfaktoren, die Antikoagulation mit Heparin ist umstritten.

Vitamin-K-Mangel

Ätiologie Ein Vitamin-K-Mangel außerhalb der Neonatalperiode wird meist durch eine Malabsorption (Zöliakie, Morbus Crohn, Mukoviszidose, Gallengangsatresie oder andere Gründe der biliären Obstruktion) verursacht.

Diagnostik Unter den Vitamin-K-abhängigen Faktoren fällt zuerst Faktor VII (niedriger Quick), dann die Faktoren II, IX und X (verlängerte PTT).

Bei schwerer Lebererkrankung sind alle Gerinnungsfaktoren – mit Ausnahme von Faktor VIII und vWF – erniedrigt.

Therapie Die Therapie der Wahl ist die Substitution von Vitamin K oral oder parenteral.

10.6.4 Thrombophilie

Thromboembolische Komplikationen im Kindesalter sind insgesamt selten.

Ätiologie Sie finden sich am häufigsten bei Säuglingen und Adoleszenten. Bei der Mehrzahl der Kinder mit venösen thromboembolischen Komplikationen bestehen schwerwiegende Erkrankungen mit mehr als einem Risikofaktor für die Entstehung einer Thrombose. Die häufigste direkte Ursache ist ein zentraler Venenkatheter.

Therapie Zur Verfügung stehen – wie auch im Erwachsenenalter – eine Therapie mit Heparin, die orale Antikoagulation und eine Thrombolysebehandlung. Da aussagekräftige klinische Studien bisher fehlen, wird die Therapie meist individuell gestaltet. Die Behandlung sollte Spezialisten überlassen werden.

Angeborene Störungen

Unter den angeborene Störungen mit einem erhöhten Risiko für Thromboembolien ist der Heterozygotenstatus für **Faktor-V-Leiden** am häufigsten. Die zugrundeliegende Punktmutation R506Q im Faktor-V-Gen bedingt eine Resistenz des aktivierten Faktor V gegenüber dem Abbau durch aktiviertes Protein C (**APC-Resistenz**). Mit großen regionalen Schwankungen findet sich die Faktor-V-Leiden-Mutation bei ca. 5 % der Bevölkerung und bei 20 % unselektionierter Patienten mit Thrombosen.

Die zweithäufigste angeborene Störung mit Thrombophilie ist die **Prothrombinmutante G20210A** (1 % der Bevölkerung). 7 % der Patienten mit Thrombosen haben sowohl das Faktor-V-R506Q- als auch das Prothrombin-G20210A-Allel. Die selteneren quantitativen und qualitativen Mängel von Antithrombin III, Protein C und Protein S entsprechen unterschiedlichen molekularen Defekten. Eine **Thrombophilie** wird über nicht ganz geklärte Mechanismen auch durch erhöhte Homocysteinspiegel verursacht; diese finden sich bei angeborenen Defekten der Cystathionin-b-Synthase (Homozystinurie) oder häufiger erworben bei Folsäure- oder Vitamin B_{12}-Mangel.

10.6.5 Vasopathien

Zu den vaskulären Erkrankungen, die mit Blutungsneigung einhergehen, gehören seltene **angeborene Krankheitsbilder** wie die **Teleangiectasia hereditaria** (Morbus Rendu-Osler) (Verminderung von Muskelzellen und elastischen Fasern in teleangiektatischen Gefäßen) und das **Ehlers-Danlos-Syndrom** (Kollagenstoffwechselstörungen). Sehr viel häufiger sind **erworbene Vaskulitiden** wie die **Purpura Schönlein-Henoch** und das **mukokutane Lymphknotensyndrom** (**Kawasaki-Syndrom**).

Erworbene Vaskulitiden

Purpura Schönlein-Henoch. Die Purpura Schönlein-Henoch ist eine generalisierte, schubartig verlaufende Vaskulitis der kleinen und mittleren Gefäße. Die Genese dieser rela-

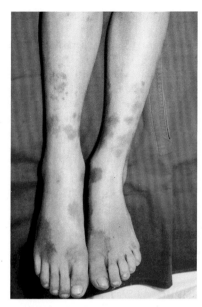

■ **Abb. 10.13 Purpurförmige Hautblutungen an den Streckseiten der unteren Extremität bei Purpura Schönlein-Henoch**

tiv häufigen Erkrankung im Klein- und Schulkindesalter ist unklar. Typisch sind **makulöse** und **papulöse Effloreszenzen** sowie **purpuraförmige Hautblutungen** besonders an der Streckseite der unteren Extremität (■ Abb. 10.13). Unterschiedliche Gelenke können mit schmerzhafter Schwellung und Bewegungseinschränkung betroffen sein (Purpura rheumatica). Die Vaskulitis der Mesenterialgefäße verursacht kolikartige Bauchschmerzen und kann zu blutigen Stühlen und Invagination führen (Purpura abdominalis). Eine **Nierenbeteiligung** (Schönlein-Henoch-Nephritis) ist bei der Hälfte der Patienten nachweisbar. Ein zerebraler Befall (Purpura cerebralis) ist selten. Die Erkrankung ist meistens selbstlimitierend und bedarf **keiner Therapie**. Bei Abdominalkoliken kann mit Steroiden behandelt werden. Für die Prognose ist im Wesentlichen der Verlauf der Nierenbeteiligung entscheidend.

Bei der **Purpura fulminans** kommt es zu plötzlichen flächenhaften Hautblutungen, die über ein Blasenstadium in flächenhafte Nekrosen übergehen.

❗ **Cave**
Die Purpura fulminans kann mit einer lebensbedrohlichen Schocksymptomatik einhergehen.

Die **Purpura necroticans** ist eine leichtere Verlaufsform der Purpura fulminans mit spontan abheilenden Haut- und Weichteilnekrosen.

Mukokutanes Lymphknotensyndrom (Kawasaki-Syndrom)

Das Kawasaki-Syndrom ist eine akut verlaufende Entzündung mit Multiorganbefall und Vaskulitis. Bei unklarer Ätiologie sind in erster Linie Kinder in den ersten beiden Lebensjahren betroffen.

Klinik Die 6 klinischen Hauptsymptome sind:
- hohes Fieber über 5 Tage
- Hautveränderungen an den Extremitäten (Palmar- und Plantarerythem, später Schuppung der Fingerspitzen)
- Exanthem am Stamm
- hochrote Lippen mit Enanthem und Erdbeerzunge
- Konjunktivitis
- zervikale Lymphadenopathie

Ein komplettes Kawasaki-Syndrom kann diagnostiziert werden, wenn **mindestens 4 Hauptsymptome** und der Nachweis von **Koronaraneurysmen** vorliegen. Die **klinischen Begleitsymptome** des Magen-Darm-Trakts (Erbrechen, Enteritis), der Gelenke (Schwellung), der Leber (Erhöhung der Transaminasen), der Niere (Leukozyturie, Proteinurie), des ZNS (Meningismus, Pleozytose) und des Herzens (Myokarditis, Perikarditis) sind meist weniger ausgeprägt.

Diagnostik Laborchemisch zeigen sich deutliche Entzündungszeichen mit stark erhöhter Blutsenkungsgeschwindigkeit, Leukozytose, Thrombozytose und Anämie.

Therapie Die Behandlung besteht aus einer Immunglobulingabe 2 g/kg einmalig kombiniert mit Azetylsalizylsäure 30–50 mg/kg bis zur Entfieberung, anschließend 5 mg/kg bis Echokardiographie und Laborwerte unauffällig sind. Die Prognose wird im Wesentlichen von der Hauptkomplikation, der Ausbildung von Aneurysmen der Koronararterien, bestimmt, die sich bei einem Teil der Patienten nicht zurückbilden, sondern zu Stenosen führen.

Kernaussagen

- Klinische Zeichen einer Thrombozytopenie oder -pathie sind Hämatome, Petechien und Schleimhautblutungen.
- Die Autoimmunthrombozytopenie (ITP) ist eine häufige, meist selbstlimitierende Krankheit im Kindesalter. Thrombozytosen bei Kindern sind im Allgemeinen reaktiv und bedürfen keiner Therapie.
- Die Tendenz zu Nachblutungen bei Verletzungen, Operationen und Zahnextraktionen sowie ausgedehnte Blutungen in große Gelenke und Muskeln und flächenhafte Blutungen sind Hinweis auf eine plasmatische Gerinnungsstörung.
- Ein entscheidender Faktor für die Prognose der Verbrauchskoagulopathie ist die frühe Diagnostik und die jeweils richtige Interpretation der Laborbefunde. Im Zweifelsfall immer einen Hämostaseologen um aktive Mitarbeit bitten.
- Vasopathien sind vaskulären Erkrankungen, die mit Blutungsneigung einhergehen können. Unter den Vasopathien wird das Kawasaki-Syndrom wegen seiner Seltenheit oft spät erkannt, wodurch sich die Prognose verschlechtern kann.

10.7   Panzytopenien

Panzytopenien liegt eine angeborene oder erworbene Produktionsstörung, eine Verdrängung des Knochenmarks durch maligne Zellen oder Faservermehrung, oder ein peripherer Verbrauch zugrunde.

10.7.1 Angeborene Erkrankungen mit primärem Knochenmarkversagen

Zu dieser heterogenen Gruppe angeborener Störungen der Hämatopoese gehören Erkrankungen mit Versagen aller (Panzytopenie) oder einer Zellreihe (◘ Tab. 10.12). Die Anämie ist immer makrozytär, das HbF meist erhöht. Einige Formen gehen mit hoher Wahrscheinlichkeit in ein myelodysplastisches Syndrom (MDS) oder eine akute myeloische Leukämie (AML) über. Die **allogene Stammzelltransplantation** kann die Zytopenie korrigieren, ist jedoch, je nach zugrundeliegender Erkrankung und Kompatibilität des Spenders, oft mit hoher Morbidität und Mortalität verbunden. Die molekularen Defekte der verschiedenen Krankheitsbilder sind zum Teil bekannt.

Fanconi-Anämie

Ätiologie Die Fanconi-Anämie, eine autosomal-rezessiv vererbte Krankheit mit einer Heterozygotenfrequenz von 1:200, ist durch eine erhöhte Chromosomenbrüchigkeit und Defekte der DNA-Reparatur in allen Körperzellen gekennzeichnet. Derzeit sind 16 Gene bekannt, die an der DNA-Reparatur beteiligt sind und bei einem Defekt das klinische Bild der Fanconi-Anämie auslösen. Bei >95 % der Patienten handelt es sich um Mutationen in FANCA, FANCC, FANCE oder FANCG.

Klinik Die Hälfte der Patienten zeigt assoziierte Auffälligkeiten wie z. B. Pigmentstörungen, Minderwuchs und Skelett-

anomalien. Das Knochenmarkversagen beginnt in unterschiedlichem Lebensalter zunächst mit Thrombozytopenie, gefolgt von Anämie und Leukopenie mit Neutropenie.

Therapie und Verlauf Die supportive Therapie besteht aus Androgenen, Zytokinen und Transfusionen. Eine Stammzelltransplantation kann die hämatologischen Veränderungen beheben, wenn sie vor der Entwicklung einer Leukämie und mit deutlich reduzierten Medikamenten- und Strahlendosen (wegen der genomischen Instabilität der Körperzellen) vorgenommen wird. Im Alter von 40 Jahren haben alle Patienten hämatologische Auffälligkeiten, die Hälfte hat ein MDS oder eine AML entwickelt. Auch bei erfolgreicher Transplantation besteht im späteren Leben ein erhebliches Risiko für solide Tumoren, insbesondere Plattenepithelkarzinome der Mundhöhle und des Pharynx sowie gynäkologische Tumoren.

Weitere Erkrankungen mit primärem Knochenmarkversagen

Shwachman-Diamond-Syndrom Bei dieser Krankheit liegen eine exokrine Pankreasinsuffizienz mit Kleinwuchs, eine Neutropenie oft mit Anämie und Thrombozytopenie, und Skelettanomalien vor. Bei gleichzeitigem Chemotaxisdefekt der Granulozyten stellen sich häufig schwere bakterielle Infektionen ein. Bei 90 % der Patienten finden sich verschiedene Mutationen im Gen SDBS auf Chromosom 7, häufig in kombiniert-heterozygotem Zustand.

Dyskeratosis congenita Sie zeigt ektodermale Veränderungen (retikuläre Hautpigmentierung, Leukoplakie der oralen Mukosa, Nageldystrophie) mit progressivem Knochenmarkversagen, das die Mortalität bestimmt. Ursächlich sind Mutationen verschiedener Gene, die die zelluläre Telomerasefunktion beeinträchtigen, was zu vorzeitigem Zelluntergang (auch hämatopoetischer Stammzellen) führt.

Amegakaryozytäre Thrombozytopenie Die Thrombozytopenie besteht oft schon bei Geburt. Die Panzytopenie entwickelt sich in den ersten Lebensjahren.

Auch andere genetische Erkrankungen wie das **Dubowitz-Syndrom** (auffällige Fazies, Ekzeme, Minderwuchs, Mikrozephalie), das **Seckel-Syndrom** (u. a. vogelähnliches Gesicht, mentale Retardierung) und die **retikuläre Dysgenesie** (schwerer kombinierter Immundefekt mit Lymphopenie und Neutropenie) können mit Panzytopenie einhergehen.

10.7.2 Erworbene aplastische Anämie

Eine Panzytopenie und eine verringerte Zellularität im Knochenmark sind (nach Ausschluss einer definierten angeborenen Erkrankung mit Knochenmarkversagen) die Kennzeichen einer erworbenen aplastischen Anämie.

Ätiologie und Pathogenese In >90 % der Fälle ist die Erkrankung idiopathisch. In einigen Fällen besteht eine Assoziation mit einer Hepatitis unklarer Genese. Identifizierbare

◘ Tab. 10.12 Erkrankungen mit angeborenem Knochenmarkversagen	
Panzytopenie	Fanconi-Anämie
	Shwachman-Diamond-Syndrom
	Dyskeratosis congenita
	Amegakaryozytäre Thrombozytopenie
	Andere genetische Syndrome: – Dubowitz-Syndrom – Seckel-Syndrom – Retikuläre Dysgenesie Familiäre aplastische Anämie
Zytopenie einer Zellreihe	Diamond-Blackfan-Anämie
	Kongenitale Neutropenie (Kostmann-Syndrom)
	Thrombozytopenie mit fehlendem Radius

Ursachen sind Virusinfektionen, Medikamente (Phenbutazon, Indomethazin, Chloramphenicol, Antikonvulsiva), Toxine (Pestizide, Farben) und das Vorliegen eines Thymoms. Pathophysiologisch liegt der aplastischen Anämie ein Versagen der hämatopoetischen Stammzellen zugrunde. Es gibt Befunde, die ein autoimmunologisches Geschehen als Mechanismus dieser Schädigung nahelegen.

Diagnostik Der Schweregrad einer aplastischen Anämie wird durch die absolute Granulozytenzahl (nicht durch die Hämoglobinkonzentration!) definiert. Bei der schweren aplastischen Anämie (SAA) ist die absolute Granulozytenzahl $< 0,5 \times 10^9$/l, bei der sehr schweren aplastischen Anämie (vSAA) $< 0,2 \times 10^9$/l. Eine wichtige Differentialdiagnose bei chronischer Knochenmarkinsuffizienz ist ein myelodysplastisches Syndrom (hypoplastische refraktäre Zytopenie).

Therapie und Verlauf Ohne frühzeitige Behandlung geht die aplastische Anämie durch Infektion und Blutung mit hoher Mortalität einher. Bei Vorhandensein eines HLA-identischen Familienspenders besteht die Indikation zur allogenen Stammzelltransplantation. Bei Fehlen eines passenden Familienspenders wird eine immunsuppressive Therapie mit Cyclosporin und heterologen Anti-T-Zell-Antikörpern (ATG = Antithymozytenglobulin) durchgeführt. Bei vSAA kann der Granulozyten-Kolonie-stimulierende Faktor (G-CSF) appliziert werden. Unter immunsuppressiver Behandlung steigen die Blutwerte über mehrere Wochen langsam an. Sowohl die Transplantation wie auch die immunsuppressive Therapie erzielen heute eine 5-Jahres-Überlebensrate von über 90 %. Nach immunsuppressiver Therapie muss jedoch mit Rezidiven und der Entwicklung klonaler maligner Knochenmarkerkrankungen gerechnet werden. Ähnlich wie bei onkologischen Erkrankungen werden auch Kinder mit erworbener aplastischer Anämie in multizentrischen Therapiestudien behandelt.

> Zur Diagnostik aplastischer Anämien ist neben der Knochenmarkaspiration auch die Knochenmarkbiopsie notwendig, um die Zellularität beurteilen zu können. Durch eine frühzeitige immunsuppressive Behandlung oder eine Stammzelltransplantation vom HLA-identischen Familienspender kann die Mehrzahl der Patienten mit einer erworbenen aplastischen Anämie geheilt werden. Eine probatorische Steroidtherapie ist bei Panzytopenie unklarer Genese nicht indiziert.

Kernaussagen
- Produktionsstörungen der Hämatopoese mit Zytopenie und verringerter Zellularität im Knochenmark können vorübergehend bei vielen Infektionskrankheiten beobachtet werden.
- Die erworbene aplastische Anämie ist eine immunologische Erkrankung, die mit längerfristiger Immun-
▼

suppression bei den meisten Kindern deutlich verbessert (partielles Ansprechen) oder korrigiert (komplettes Ansprechen) werden kann. Bei vorhandenem HLA-identischen Familienspender wird in erster Linie eine allogene Stammzelltransplantation empfohlen.
- Angeborene Erkrankungen mit Knochenmarkversagen, die alle 3 Zellreihen betreffen, gehen häufig mit anderen Fehlbildungen einher und prädisponieren auch für Leukämien und solide Tumoren. Auch hier kann eine frühzeitige allogene Stammzelltransplantation indiziert sein.

10.8 Transfusionstherapie

Die Transfusion von Blutbestandteilen ist ein wesentlicher Bestandteil der hämatologischen und onkologischen Therapie. Die Blutkomponenten werden aus Vollblutspenden (mit nachfolgender Separierung von Erythrozyten, Thrombozyten und Plasma) oder mittels Zellseparatoren (Gewinnung von Erythrozyten, Thrombozyten, Granulozyten oder Plasma) hergestellt.

Erythrozytenpräparate enthalten in der Regel 250 ml und haben einen Hämatokrit von 60–75 %. Sie sind bei **4°C** in Blutkühlschränken rüttelfrei zu lagern. Die Temperatur soll auch während des Transportes zwischen 1 und 10°C liegen.

Thrombozytenkonzentrate (TK) werden aus Vollblutspenden (Einzelspender-TK, Pool-TK) oder durch Thrombozytapherese hergestellt. Ein Einzelspender-TK enthält 60–80×10^9 Thrombozyten in 40–80 ml Plasma. Es entspricht 1/4–1/6 der therapeutischen Dosis für einen Erwachsenen. Deshalb werden sog. Pool-TK durch das Zusammenführen von 4–6 Einzelspender-TK hergestellt. **Apherese-TK** enthalten in der Regel 200–400×10^9 Thrombozyten eines Einzelspenders in 200–300 ml Plasma. Da das Apherese-TK nur das Infektions- und Immunisierungsrisiko eines Spenders hat, ist es einem Pool-TK vorzuziehen. Thrombozytenpräparate werden bei **Raumtemperatur** unter kontinuierlicher Bewegung auf einem Rüttler aufbewahrt. Für ein optimales Transfusionsergebnis ist eine möglichst **kurze Lagerung** anzustreben.

> Alle Erythrozyten- und Thrombozytenkonzentrate werden in den Blutbanken in funktionell geschlossenen Systemen von Leukozyten befreit. Durch die Leukozytendepletion wird das Risiko einer Immunisierung gegen Leukozytenantigene (HLA-Antigene) stark reduziert und die Übertragung zellständiger Viren (CMV, HHV-8, HTLV-I/II) weitgehend verhindert.

! Cave
Die Transfusion kontaminierender vermehrungsfähiger, immunkompetenter T-Lymphozyten kann bei immunkompromittierten Patienten zu einer tödlich verlaufenden Graft-versus-Host-Erkrankung (GVHD) (► Kap. 9.1.2) führen.

Bei kompatibler HLA-Konstellation, vor allem bei Blutsverwandten, kann in seltenen Fällen eine GVHD auch ohne Immunsuppression auftreten. Die Proliferation der T-Zellen und damit die GVHD kann durch Bestrahlung der Blutprodukte mit 30 Gy verhindert werden. **Bestrahlte zelluläre Blutprodukte** erhalten alle Frühgeborenen, Neugeborene mit Verdacht auf Immundefizienz, Kinder mit schwerem Immundefektsyndrom, Kinder mit Immunsuppression bei zytostatischer Therapie und Patienten mit gerichteten Blutspenden von Verwandten.

Die **gerichtete Familienspende** wird (auch bei gleicher Blutgruppe und CMV-Negativität) nach den Richtlinien des Bundesgesundheitsamts aufgrund des im Vergleich zum freiwilligen Spender angenommenen erhöhten Infektionsrisiko nicht empfohlen. Zusätzlich ist bekannt, dass bei allogener Stammzelltransplantation eine vorausgegangene Transfusion vom HLA-ähnlichen Familienspender zur Verhinderung des Engraftments führen kann. **Eigenblutspenden** können bei hämatologisch gesunden jugendlichen Patienten vor elektiver Operation sinnvoll sein.

In Deutschland wird bei Transfusion von Erythrozyten- und Thrombozytenpräparaten freiwilliger Spender das Risiko für eine **transfusionsbedingte Infektion** mit HIV mit 1/1 Mio und mit Hepatitis B-/C-Virus mit 1/100.000 angegeben. Das Infektionsrisiko nach Transfusion von Präparaten mit Einzelfaktoren, Immunglobulinen oder Albumin ist gering, aber nicht null.

Akute Transfusionsreaktionen wie eine **allergische Reaktion** auf lösliche Plasmabestandteile mit Urtikaria, Bronchospasmus oder anaphylaktische Reaktion sind nicht selten. Eine **febrile Reaktion** als Antwort auf lösliche Zytokine (IL-1β, IL-6, IL-8 und TNF) im Plasma findet sich bei bis zu 30 % aller Thrombozytentransfusionen.

G-CSF mobilisierte Granulozyten gesunder Spender können durch Zytapherese gewonnen werden und nach Transfusion bei Patienten mit schwerer Neutropenie und lebensbedrohlichen Infektionen kurzfristig zum Granulozytenanstieg führen.

Fresh frozen Plasma (FFP) enthält nach Auftauen keine intakten zellulären Bestandteile, so dass weder die Bestrahlung noch ein Leukozytenfilter notwendig sind.

❯ Aus Sicherheitsgründen erhalten in vielen Kliniken alle onkologisch/hämatologischen Patienten bestrahlte Blutprodukte.

Krebserkrankungen

C. Niemeyer und J. Rössler

Kinder und Jugendliche mit bösartigen Erkrankungen haben heute bei optimaler Therapie eine große Chance auf Heilung ihrer Erkrankung. Die in nur wenigen Jahrzehnten ganz erheblich verbesserte Prognose ist den Erfolgen der Grundlagenforschung, den konsequent verfolgten klinischen Behandlungsstudien sowie der intensiven Betreuung in spezialisierten Behandlungszentren für Kinder und Jugendliche mit Krebserkrankungen in Kinderkliniken zu verdanken.

11.1 Grundlagen und allgemeine Prinzipien onkologischer Therapie

An Krebs erkrankte Kinder und Jugendliche haben heute mit adäquater Behandlung eine hohe Heilungswahrscheinlichkeit. Voraussetzung für diese günstige Prognose sind die Diagnostik und Therapie innerhalb klinischer Studien an spezialisierten pädiatrisch-onkologischen Zentren. Einer von 1000 jungen Erwachsenen ist heute ein Überlebender einer Krebserkrankung im Kindes- oder Jugendalter. Mögliche Spätfolgen der Behandlung rücken daher zunehmend in den Mittelpunkt von Therapie und Nachsorge.

11.1.1 Epidemiologie

Jährlich erkranken 15 von 100.000 Kindern unter 15 Jahren an Krebs. In Deutschland sind dies 1700 Neuerkrankungen pro Jahr. Die Inzidenz der Krebserkrankungen ist im ersten Lebensjahr am höchsten und fällt bis zum Alter von 6 Jahren kontinuierlich ab, um bis in das Adoleszentenalter konstant zu bleiben. Dabei zeigen die einzelnen Erkrankungen recht unterschiedliche Altersgipfel (◻ Tab. 11.1). Aufgrund der Meldung aller pädiatrisch-onkologischer Patienten an das Kinderkrebsregister in Mainz stehen für Deutschland gute epidemiologische Daten zur Verfügung. Die **häufigsten Krebserkrankungen** bei Kindern und Jugendlichen sind **Leukämien**, **ZNS-Tumoren** und **Lymphome** (◻ Abb. 11.1). Karzinome, d. h. Tumoren der Haut und Schleimhäute, die von Epithelzellen ausgehen und bei Erwachsenen über 80 % aller Krebserkrankungen ausmachen, sind mit weniger als 1 % bei Kindern und Jugendlichen selten.

11.1.2 Ätiologie und Pathogenese

Die Ätiologie der einzelnen Krebserkrankungen im Kindesalter ist unbekannt. Es ist für viele dieser Neoplasien anzunehmen, dass Vorläuferzellen mit wesentlichen genetischen Merkmalen der späteren Krebszelle schon pränatal vorhanden sind. So konnte für akute Leukämien gezeigt werden, dass leukämiespezifische Translokationen schon bei der Geburt vorhanden sind. Einige dieser Fusionsgene sind etwa 100-mal häufiger im Blut gesunder Neugeborener nachweisbar als nach der Inzidenz dieser Leukämien zu erwarten wäre. Das zeigt, dass andere bisher unbekannte, postnatal wirksame Faktoren für den Ausbruch der Erkrankung verantwortlich

◻ **Tab. 11.1** Altersmedian (Jahre/Median) für die häufigsten Einzeldiagnosen der Krebserkrankungen bei Kindern und Jugendlichen unter 15 Jahren (aktualisierte Zahlen nach dem Jahresbericht des Deutschen Kinderkrebsregisters)

Einzeldiagnose	Altersmedian (Jahre)
Retinoblastom	1/2
Hepatoblastom	1/4
Neuroblastom	1/3
Nephroblastom	3/2
Ependymom	4/0
Primitive neuroektodermale Tumoren im ZNS	4/1
Akute lymphatische Leukämie (ALL)	4/9
Rhabdomyosarkom	5/1
Akute myeloische Leukämie (AML)	5/9
Medulloblastom	6/9
Astrozytom	7/3
Keimzelltumoren	9/2
Non-Hodgkin-Lymphom	9/4
Ewing-Sarkom	10/10
Osteosarkom	12/1
Morbus Hodgkin	12/6

sein müssen. Eine ähnliche Abfolge von prä- und postnatalen Mechanismen ist auch bei soliden Tumoren, die in Anlagestörungen entstehen, vorstellbar, z. B. bei Dysgerminomen in Gonadendysplasien und Nephroblastomen (Wilms-Tumoren) in Nephrogenese resten der Niere. Auch genetische Faktoren und damit familiäre Häufungen spielen in der Pathogenese der Krebserkrankungen bei Kindern und Jugendlichen

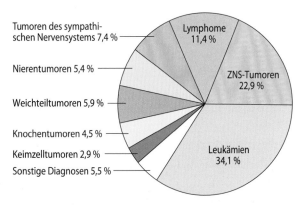

Tumoren des sympathischen Nervensystems 7,4 %
Nierentumoren 5,4 %
Weichteiltumoren 5,9 %
Knochentumoren 4,5 %
Keimzelltumoren 2,9 %
Sonstige Diagnosen 5,5 %
Lymphome 11,4 %
ZNS-Tumoren 22,9 %
Leukämien 34,1 %

◻ **Abb. 11.1 Relative Häufigkeit maligner Erkrankungen bei Kindern und Jugendlichen unter 15 Jahren nach Diagnosegruppen.** Aktualisierte Zahlen nach dem Jahresbericht des Deutschen Kinderkrebsregisters

eine große Rolle. So sind z. B. beim Li-Fraumeni-Syndrom Mammakarzinome junger Frauen mit Weichteilsarkomen, Osteosarkomen, Hirntumoren, akuten Leukämien oder dem adrenokortikalen Karzinom im Kindesalter assoziiert. Die Mehrzahl der betroffenen Patienten mit Li-Fraumeni-Syndrom hat in dem väterlichen oder mütterlichen Allel eine Keimbahnmutation im p53-Gen und erwirbt in den Krebszellen im anderen Allel eine zweite, somatische p53-Mutation (**Zwei-Mutationen-Theorie nach Knudson**). Auch Keimbahnmutationen in anderen Tumor-Suppressor-Genen sind assoziiert mit einer erhöhten Inzidenz bestimmter Krebserkrankungen im Kindesalter (◻ Tab. 11.2). Daneben haben Patienten mit angeborenen DNA-Reparaturdefekten (z. B. Fanconi-Anämie, Ataxia teleangiectatica) oder Immundefekten (z. B. Wiskott-Aldrich-Syndrom) ein erhöhtes Risiko an Leukämien, Lymphomen oder anderen Tumoren zu erkranken. Kinder mit Down-Syndrom erkranken 20-mal häufiger an akuten Leukämien als Kinder ohne Down-Syndrom.

Die Bedeutung exogener Faktoren in der Pathogenese der Krebserkrankungen im Kindes- und Jugendalter ist, abgesehen von der Hepatitis B beim hepatozellulärem Karzinom und der Exposition von Strahlen- oder Chemotherapie bei Zweiterkrankungen, wesentlich unklarer. So ist weiterhin umstritten, ob und in wie weit eine niedrigdosierte radioaktive Bestrahlung wie sie in der Nähe von Kernkraftwerken beobachtet wird, die Häufigkeit von Krebserkrankungen im Kindesalter erhöht.

11.1.3 Diagnostik

Bei dem Verdacht auf einen malignen Tumor wird zunächst die Ausdehnung des Prozesses mit bildgebenden Verfahren wie der **Magnetresonanztomographie** (MRT), **Computertomographie** (CT), Szintigraphie oder **Positronenemissionstomographie** (PET) exakt dargestellt.

Im nächsten Schritt wird eine **Biopsie** für diagnostische Zwecke durchgeführt. Hierzu wird das zu biopsierende Ge-

webe operativ freigelegt. Feinnadelbiopsien sind meist inadäquat, da zu wenig Gewebe gewonnen wird (Ausnahme: Schilddrüsentumoren). Das Biopsiematerial wird nicht nur (immun-)histologisch, sondern immer auch molekular- bzw. zytogenetisch untersucht.

> ❯ Nur bei Tumoren im Zentralnervensystem (ZNS) und sehr kleinen Tumoren außerhalb des ZNS wird die komplette Entfernung des histologisch noch unbekannten Tumors angestrebt.

Die Einordnung und damit weitere Therapie eines Tumors ist ganz entscheidend von der An- bzw. Abwesenheit molekularer Marker abhängig. Für die molekulargenetische Untersuchung muss ein Teil des Biopsats direkt nach Entnahme in flüssigem Stickstoff schockgefroren werden. Steht nach Biopsie ausschließlich formalinfixiertes Material zur Verfügung, können oft wesentliche prognostisch relevante und die Therapiestrategie bestimmende Untersuchungen nicht oder nur unvollständig durchgeführt werden.

Da die Tumormasse der meist schnell wachsenden Tumoren ein entscheidender prognostischer Parameter ist, muss eine Diagnostik ohne Verzögerung erfolgen. Aufgrund der sehr spezifischen und im Detail abgestimmten Diagnostik sind Kinder und Jugendliche mit Verdacht oder zum Ausschluss eines malignen Tumors schon zur Planung und Durchführung der Biopsie an ein pädiatrisch-onkologisches Zentrum zu überweisen. Eine enge Kooperation der beteiligten pädiatrisch-onkologischen Zentren mit Referenzeinrichtungen gewährleistet den notwendigen hohen diagnostischen Standard. Anforderungen an pädiatrisch-onkologischen Zentren sind durch einen Beschluss des Gemeinsamen Bundesausschluss (G-BA) geregelt.

Bei Leukämien und Lymphomen ist für die Zuordnung der Erkrankung neben zytologischen, zyto- und molekulargenetischen Untersuchungen auch die Charakterisierung der Oberflächenantigene der Leukämie- bzw. Lymphomzellen (Immunphänotypisierung) notwendig. Molekulare Marker oder die Immunphänotypisierung erlauben im Behandlungsverlauf den Nachweis der sog. minimalen Resterkrankung.

◻ **Tab. 11.2** Syndrome mit Keimbahnmutationen, die mit Krebserkrankungen im Kindes- und Jugendalter assoziiert sind

Syndrome	Gen mit Keimbahnmutation	Assoziierte Krebserkrankung
Retinoblastom	RB1	Retinoblastom, Pinealoblastom, Sarkome
Li-Fraumeni-Syndrom	p53	Sarkome, Hirntumoren, adrenokortikales Karzinom, Leukämien, Lymphome, Osteosarkom, Mammakarzinom
Denys-Drash-Syndrom	WT1	Nephroblastom (Wilms-Tumor)
Neurofibromatose Typ 1	NF1	Optikusgliom, Astrozytom, Glioblastom, Sarkome, maligner Nervenscheidentumor, JMML
Von-Hippel-Lindau-Syndrom	VHL	Nierenzellkarzinom, Hämangioblastom, Retinoangiom, Phäochromozytom
Adenomatöse polyposis coli	APC	Hepatoblastom, Kolonkarzinom, Hirntumoren
Multiple endokrine Neoplasie Typ 2	RET	Phäochromozytom, Schilddrüsenkarzinom

Bei einigen Tumoren können Immunmarker wie β-HCG bei Keimzelltumoren oder α-Fetoprotein beim Hepatoblastom in erhöhten Konzentrationen im Serum vorliegen. Beim Neuroblastom findet sich stadienabhängig eine Erhöhung der Katecholaminmetaboliten wie Vanillinmandelsäure und Homovanilinsäure in Urin und Blut.

Bei der raschen Proliferation der Tumoren im Kindesalter ist im Gegensatz zu Karzinomen des Erwachsenenalters eine Früherkennung (Vorsorge) bisher nicht möglich.

11.1.4 Prognose

Die Prognose eines Patienten mit einer Krebserkrankung wird zunächst durch die histologische Zuordnung der Erkrankung, die Anwesenheit spezifischer chromosomaler und molekularer Veränderungen, die Tumormasse und das Auftreten von Metastasen bestimmt. Der Ausdehnungsgrad des Tumors wird im Staging festgelegt und im **TNM-Schema** (tumor, lymph node, metastasis) beschrieben. Daneben sind für die einzelnen Tumorentitäten unterschiedliche Stadieneinteilungen bekannt. Die ◘ Tab. 11.3 gibt eine verallgemeinernde Übersicht einer oft angewandten Stadieneinteilung von I–IV wieder.

Ein entscheidender prognostischer Faktor ist abgesehen von den bereits genannten Faktoren die Geschwindigkeit des Ansprechens des Tumors oder der Leukämie auf die gewählte Therapie. Schnell ansprechende Erkrankungen zeigen generell eine bessere Prognose als langsam ansprechende. Wichtigster Prognosefaktor ist aber immer die Qualität der onkologischen Behandlung selbst.

11.1.5 Therapie

Die Behandlung onkologischer Erkrankungen bei Kindern und Jugendlichen erfolgt in Deutschland, Österreich und einigen Zentren der Schweiz entsprechend den Therapiestudien der Gesellschaft für Pädiatrische Onkologie und Hämatologie (GPOH). Nur durch prospektive Therapiestudien können die hohen Heilungsraten (◘ Tab. 11.4) gewährleistet und verbes-

◘ **Tab. 11.4** Geschätzte Überlebenswahrscheinlichkeit nach Diagnosen für Kinder und Jugendliche unter 15 Jahren (1980–2008). Aktualisierte Zahlen nach dem Jahresbericht des Deutschen Kinderkrebsregisters

Diagnose	Wahrscheinlichkeit des Überlebens nach 5 Jahren (%)
Retinoblastom	98
Hodgkin-Lymphom	98
Keimzelltumoren	95
Nephroblastom	93
Akute lymphatische Leukämie (ALL)	90
Non-Hodgkin-Lymphom	89
Astrozytome	79
Neuroblastom	79
Osteosarkom	76
ZNS-Tumoren	75
Ewing-Sarkom	72
Rhabdomyosarkom	71
Akute myeloische Leukämie (AML)	66

sert werden. Abgesehen von der Behandlung der akuten lymphatischen Leukämie (ALL), der häufigsten malignen Erkrankung im Kindesalter, liegt für jedes Krankheitsbild nur eine Therapiestudie vor. Aufgrund der Seltenheit onkologischer pädiatrischer Erkrankungen werden zunehmend weltweite Therapiestudien durchgeführt, um eine ausreichende Patientenzahl zu rekrutieren. Die Behandlung erfolgt generell stratifiziert in Therapiegruppen entsprechend dem Risiko einen Rückfall zu erleiden. Sie stützt sich auf die 3 Säulen **Chemotherapie**, **Operation** und **Strahlentherapie**.

Bedeutung der Chemotherapie Die rasche Proliferationsrate der Krebserkrankungen im Kindesalter gibt der chemotherapeutischen Behandlung einen besonderen Stellenwert, da die sich teilende Zelle allgemein empfindlicher für Zellgifte ist. In einem Therapiezyklus werden mehrere Zytostatika mit unterschiedlichem Wirkmechanismus und möglichst wenig überlappendem Nebenwirkungsspektrum kombiniert. Nach einer Erholungsphase kann erneut derselbe oder ein anderer Therapiezyklus appliziert werden.

Systemische Therapie vor Lokaltherapie Nach alleiniger kompletter Resektion solider Tumoren im Kindesalter und ohne Einsatz von Chemotherapie tritt in der Mehrzahl der Fälle später eine Metastasierung auf. Diese schon bei Diagnose anwesenden, aber nicht erkannten »Mikrometastasen« können durch eine der Operation folgende zytostatische (adju-

◘ **Tab. 11.3** Klinische Stadieneinteilung solider Tumoren (allgemein)

Stadium I	Tumor auf Ursprungsorgan begrenzt, komplett entfernt ohne mikroskopische Tumorreste
Stadium II	Tumor auf Ursprungsorgan begrenzt, mikroskopisch nicht komplett entfernt, und/oder lokaler Lymphknotenbefall
Stadium III	Tumor in Nachbarschaft eingewachsen, makroskopisch nicht komplett entfernt, und/oder regionaler Lymphknotenbefall
Stadium IV	Anwesenheit von Fernmetastasen

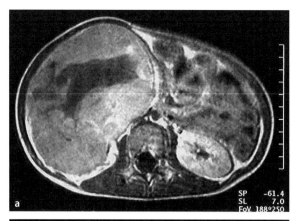

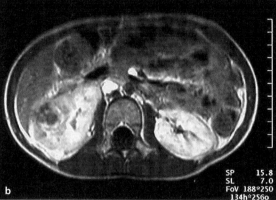

Abb. 11.2a,b MRT des Abdomens eines 6-jährigen Kindes mit **Nephroblastom.** Zum Zeitpunkt der Diagnose (**a**) und nach 4-wöchiger Chemotherapie (**b**). Der Tumor der rechten Niere zeigt Einblutungen und Nekrosen

vante) Chemotherapie erfolgreich behandelt werden. Um den Effekt der chemotherapeutischen Behandlung mit Verkleinerung des Tumors auch für die Operation zu nutzen und risikoreiche, verstümmelnde Operationen oder intraoperative Tumorrupturen (z. B. beim Nephroblastom) zu vermeiden, hat sich heute die präoperative (neoadjuvante) Chemotherapie durchgesetzt (◘ Abb. 11.2). Sie erlaubt auch das klinische und histologische Ansprechen des Tumors auf die eingesetzte Therapie als wesentlichen prognostischen Parameter zu beurteilen. Für Tumoren außerhalb des ZNS gilt daher, dass nach Diagnosestellung durch eine Biopsie zunächst eine mehrere Wochen dauernde chemotherapeutische Behandlung erfolgt. Erst im zweiten Schritt wird die operative Entfernung des meist verkleinerten und regressiv veränderten Tumors angestrebt. Postoperativ wird die zytostatische Therapie fortgesetzt.

Bei einigen Tumoren wird je nach Operabilität und klinischem und histologischem Tumoransprechen auf die präoperative Chemotherapie zusätzlich eine Strahlentherapie notwendig. Die Gesamtstrahlendosis ist abhängig von Tumorart und Therapiekonzept (Schädelbestrahlung bei ALL: 12 Gy, Hodgkin-Lymphom: 20–30 Gy, Rhabdomyosarkom: 45 Gy, Medulloblastom: 55 Gy). Die Bestrahlung wird immer frakti-

oniert an 5 Werktagen der Woche entweder »konventionell« in Fraktionen von 1,5–2 Gy oder hyperfraktioniert mit kleineren, zweimal pro Tag gegebenen Dosen appliziert.

Akute Nebenwirkungen und Supportivtherapie Mit Beginn einer zytostatischen Behandlung ist bei raschem Tumorwachstum und großer Zellmasse, z. B. bei Non-Hodgkin-Lymphomen, mit einem **Tumorlysesyndrom** zu rechnen. Durch Zellzerfall werden Laktatdehydrogenase (LDH), Phosphat, Kalium und Harnsäure aus den Tumorzellen freigesetzt. Hyperkaliämie, Hyperphosphatämie und nachfolgend Hypokalziämie, Uratnephropathie mit Niereninsuffizienz sind die oft lebensbedrohlichen Folgen. Neben einer ausreichenden Hydrierung und Alkalisierung kann eine Dialysebehandlung frühzeitig indiziert sein.

Die systemisch applizierte Chemotherapie schädigt nicht nur die maligne entartete Zelle, sondern auch gesunde, rasch proliferierende Gewebe, wie die hämatopoetischen Zellen im Knochenmark, Schleimhäute im Gastrointestinaltrakt und die Zellen der Haarwurzel. Hieraus ergeben sich die Nebenwirkungen Neutropenie mit Infektionsgefahr, Anämie und Thrombozytopenie mit Transfusionsbedürftigkeit, Mukositis und Haarverlust. Je nach eingesetzten Zytostatika besteht auch das Risiko einer Nephro- und Hepatotoxizität oder anderer Organschädigungen.

Infektionen durch Bakterien und Pilze Die therapiebedingten schwersten Komplikationen sind in erster Linie Folge von Infektionen bei Neutropenie und herabgesetzter Barrierefunktion der veränderten Schleimhäute. Häufigste Erreger der bakteriellen Sepsis sind heute die grampositiven Keime Staphylococcus aureus und Streptococcus viridans vor den gramnegativen Bakterien Klebsiella pneumoniae und Pseudomonas aeroginosa. Jeder Patient mit Fieber und Neutropenie ist unverzüglich intravenös antibiotisch mit einer Kombinationstherapie (Penicillin und Aminoglykosid) oder einem Breitspektrum-Cephalosporin zu behandeln. Bei persistierendem Fieber über 72 h ist eine intravenöse antimykotische Behandlung meist mit Amphotericin B indiziert. Invasive Pilzinfektionen mit Candida- oder Aspergillus-Spezies gehen mit hoher Mortalität einher. Der Einsatz von hämatopoetischen Wachstumsfaktoren wie G-CSF (granulocyte-colony-stimulating factor) kann die therapiebedingte Aplasie des Knochenmarks verkürzen. Zur Prophylaxe von Infektionen im Gastrointestinaltrakt werden orale Gaben von Nystatin oder Amphotericin B und nichtresorbierbare Antibiotika supportiv eingesetzt.

Virusinfektionen Die therapieinduzierte herabgesetzte Funktion des T-Zellsystems hat eine besondere Gefährdung immunsupprimierter Patienten für Infektionen mit Varizellazoster-Virus (VZV), Herpes-simplex-Virus (HSV), Zytomegalievirus (CMV) und Epstein-Barr-Virus (EBV) zur Folge. Während die VZV-Erstinfektion, Windpocken, früher oft tödlich verlief, kann eine viszerale VZV-Disseminationen heute durch eine i. v. Behandlung mit Acyclovir verhindert werden. Interstitiellen Pneumonien mit Pneumocystis carinii wird durch eine Trimethoprim/Sulfamethoxazol-Prophylaxe vorgebeugt.

Spätfolgen In der Regel sind die aufgeführten Nebenwirkungen vorübergehender Art. Auch wenn die Mehrzahl der geheilten Patienten nach Beendigung der Therapie keine wesentlichen gesundheitlichen Spätfolgen aufweist, so sind doch dosisabhängig langfristige Spätfolgen wie Kardiotoxizität, Infertilität, Neurotoxizität und orthopädische Probleme möglich (Tab. 11.5).

Eine schwerwiegende Spätfolge ist das Auftreten von Zweitmalignomen. Das kumulative Risiko nach der erfolgreichen Behandlung einer Krebserkrankung im Kindesalter innerhalb der nächsten 25 Jahre einen Zweittumor zu entwickeln, liegt je nach Untersuchung bei 3,7–12 %. Das Risiko ist abhängig von der Art der Ersterkrankung (am höchsten beim Retinoblastom mit Keimbahnmutation: 30–50 % Zweitmalignome innerhalb von 30 Jahren) und der Art der Therapie (am höchsten beim Ewing-Sarkom, am niedrigsten beim Nephroblastom). Kinder von ehemals erkrankten Patienten zeigen allgemein keine erhöhte Rate von Fehlbildungen und haben (mit Ausnahme der Erkrankungen mit Keimbahnmutation) kein wesentlich erhöhtes Risiko, selbst eine Krebserkrankung im Kindesalter zu entwickeln.

Psychosoziale Betreuung Bei der Lebensbedrohlichkeit der Erkrankung und der Intensität der Therapie kommt der psychosozialen Betreuung und Rehabilitation des Patienten und seiner Familie eine besondere Bedeutung zu. Ziel der Behandlung ist nicht nur die körperliche Heilung, sondern auch die seelische Gesundheit des Patienten, seiner Geschwister und der Eltern zu erhalten bzw. zu unterstützen. Die Betreuung der betroffenen Familien ist deshalb nur im multidisziplinären Team mit Beteiligung von Psychologen, Sozialarbeitern, Erziehern und Seelsorgern möglich. Auch sehr junge Kinder wissen um die Schwere ihrer Erkrankung und setzen sich altersentsprechend mit dem Tod auseinander. Spieltherapeutisch können Erlebtes, Ängste und Wünsche bearbeitet werden. Ohne Hoffnungen zu nehmen, sind wir Kindern, Jugendlichen und Eltern ehrliche Antworten auf ihre Fragen schuldig.

> **Kernaussagen**
> - Kinder und Jugendliche mit Krebserkrankungen werden ausschließlich in großen multizentrischen Studien betreut. Aufgrund der Erfassung nahezu aller Patienten im Kinderkrebsregister in Mainz liegen für Deutschland gute epidemiologische Daten vor.
> - Die Ergebnisse der intensiven Therapie von Leukämien und malignen Tumoren bei Kindern und Jugendlichen sind so überzeugend, dass alternative Therapieformen ohne belegbaren Nachweis einer Wirksamkeit als unverantwortlich abgelehnt werden müssen.
> - Die supportive Therapie und die interdisziplinäre Zusammenarbeit haben ganz wesentlich zur Senkung der Mortalität und zur Verbesserung der Lebensqualität der Patienten beigetragen.
> - Die tagesklinische Betreuung der Patienten wird, wann immer möglich, angestrebt.
> - Die psychosoziale Betreuung von leukämie- und tumorkranken Kindern und Jugendlichen und ihrer Familien hat einen hohen Stellenwert.

11.2 Leukämien

Leukämien bei Kindern und Jugendlichen repräsentieren ca. 35 % aller Krebserkrankungen in dieser Altersgruppe. Im Gegensatz zum Erwachsenenalter überwiegen die akuten Leukämien: 75 % der Leukämien sind akute lymphatische Leukämien (ALL), 15 % akute myeloische Leukämien (AML) und 10 % chronisch myeloische Leukämien (CML), juvenile myelomonozytäre Leukämien (JMML) oder myelodysplastische Syndrome (MDS).

11.2.1 Akute Leukämien

Klinik Akute Leukämien sind maligne Erkrankungen unreifer hämatopoetischer Progenitor- oder Vorläuferzellen. Sie sind durch eine fehlende Ausdifferenzierung und unregulierte Proliferation dieser Zellen gekennzeichnet. Durch Verdrängung der normalen Blutbildung im Knochenmark kommt es zu Anämie mit Blässe und Müdigkeit, Thrombozytopenie mit Blutungsneigung, Leukopenie mit Infektionen und Mukositis (Tab. 11.6). Über den Blutstrom infiltrieren leukämische Zellen alle Organe und führen u. a. zur Vergrößerungen von

Tab. 11.5 Mögliche organbezogene Spätfolgen nach onkologischer Therapie im Kindesalter

Spätfolge	Wesentliche Auslöser
Kardiomyopathie	Anthrazykline
Hörminderung	Cisplatin
Nierenfunktionsstörung	Ifosfamid
Orthopädische Probleme	Osteonekrosen nach Steroidtherapie Atrophie im Strahlenfeld Prothesen nach Knochenresektion
Wachstumsstörung	Strahlentherapie des Gehirns und der Wirbelsäule
Störung der Pubertätsentwicklung	Strahlentherapie des Gehirns
Infertilität	Alkylanzien (Cyclophosphamid), Procarbazin, Strahlentherapie der Gonaden
Neuropsychologische Störungen	Strahlentherapie des Gehirns, ZNS-wirksame Therapie bei Leukämie

◻ Tab. 11.6 Symptome bei akuter Leukämie

Allgemeinsymptome	Antriebslosigkeit Gewichtsverlust Fieber
Anämie	Blässe Müdigkeit Reduzierte körperliche Belastbarkeit
Granulozytopenie	Gehäufte Infektionen
Thrombozytopenie	Petechien Hämatome Nasenbluten
Organinfiltration	Hepatomegalie Splenomegalie Lymphadenopathie Knochenschmerzen Gelenkbeschwerden Hodenschwellung Atemnot, Stridor (Thymusinfiltration) Hautinfiltrate
Infiltration des ZNS	Hirnnervenausfälle Hirndruckzeichen: Erbrechen, Kopfschmerzen, Lethargie, Papillenödem

◻ Tab. 11.7 Immunphänotyp der ALL im Kindesalter

Immunphänotyp	Anteil der Patienten (%)
pro-B	5
common	60
prä-B	15
B	2
T	13

Im **Serum** sind Laktatdehydrogenase (LDH) und Harnsäure meist erhöht, gelegentlich auch Kalium und Phosphat (Tumorlysesyndrom).

In der **Röntgenaufnahme des Thorax** kann sich bei einer ALL der T-Zellreihe (T-ALL) ein Thymustumor zeigen. In den Röntgenbildern besonders der langen Röhrenknochen können charakteristische Veränderungen wie subperiostale Knochenneubildung, transversale metaphysäre Knochenverdichtungen (Wachstumsstörung) und Osteopenien beobachtet werden. Im MRT zeigt sich die leukämische Infiltration mit signalarmen Bezirken im Markraum. Letztere Untersuchungen sind allerdings für die Diagnostik einer Leukämie im Allgemeinen nicht indiziert.

Klassifikation Die Klassifikation der akuten Leukämien erfolgt entsprechend der unreifsten Zellelemente (Blasten) der betroffenen Zellreihe. Die Blasten werden morphologisch nach Zellgröße, Kernform, Chromatinstruktur, Größe und Zahl der Nukleolen sowie Breite, Basophilie und Vakuolisierung des Zytoplasmasaums beurteilt (◻ Abb. 11.3). Die morphologische Zuordnung wird durch immunhistochemische Untersuchungen, die Charakterisierung der Oberflächenantigene (Immunphänotypisierung, ◻ Tab. 11.7) und zyto- und molekulargenetische Analysen zum Nachweis von Chromosomenveränderungen erweitert. Wesentliche prognostische Bedeutung kommt dabei den genetischen Veränderungen der Leukämiezelle zu.

Differenzialdiagnose Wichtige Differenzialdiagnosen zur Leukämie im Kindesalter sind:
- Infektionen mit Epstein-Barr-Virus (infektiöse Mononukleose), Zytomegalievirus oder anderen Erregern
- Rheumatische Erkrankungen (mit Knochenschmerzen, Hepatosplenomegalie)
- Nichtmaligne hämatologische Erkrankungen wie die Autoimmunthrombozytopenie (ITP) und die Aplastische Anämie
- Knochenmarkinfiltrationen durch andere maligne Erkrankungen wie Neuroblastom oder Non-Hodgkin-Lymphom

11

Lymphknoten, Leber und Milz. Wechselnde Knochenschmerzen (Kleinkind ist unleidlich und will getragen werden) stehen oft im Vordergrund. Seltener sind klinisch erkennbare Infiltrationen des Hodens, der Haut, der Tränen- und Speicheldrüsen mit Protrusio bulbi (Mikulicz-Syndrom). Ein Befall des ZNS kann zu Kopfschmerzen, Erbrechen, Sehstörungen und Krampfanfällen führen. Im Allgemeinen ist die Anamnese kurz, die Symptome sind unspezifisch.

Diagnostik Während die Leukozytenzahl sehr variabel ist, zeigt sich meist eine Neutropenie, normozytäre Anämie mit Retikulozytopenie und Thrombozytopenie. Bei genauer mikroskopischer Durchsicht des peripheren Blutausstrichs finden sich oft Blasten. Für die exakte morphologische Zuordnung der Leukämie ist jedoch nahezu immer eine **Knochenmarkpunktion** oder **-biopsie** notwendig. Aufgrund der Verteilung des blutbildenden Markraums erfolgt die Punktion beim Neugeborenen und jungen Säugling im Bereich des Tibiakopfs, beim älteren Kind am hinteren oder vorderen Beckenkamm. Sternalpunktionen sind wegen der größeren Verletzungsgefahr obsolet. Eine akute Leukämie liegt definitionsgemäß vor, wenn die **Blastenpopulation > 30 % der Gesamtzellzahl** im Knochenmark beträgt. Bei der diagnostischen Knochenmarkpunktion muss genügend Knochenmarkblut für die Bestimmung des Immunphänotyps und zyto- und molekulargenetische Untersuchungen gewonnen werden.

Eine **Lumbalpunktion** gibt Aufschluss, ob ein gleichzeitiger ZNS-Befall vorliegt.

> **⟩** Wechselnde Knochenschmerzen sind ein häufiges Symptom der akuten Leukämie. Vor der Behandlung von rheumatischen Erkrankungen mit Kortikosteroiden ist immer eine Knochenmarkpunktion zum Ausschluss einer Leukämie durchzuführen.

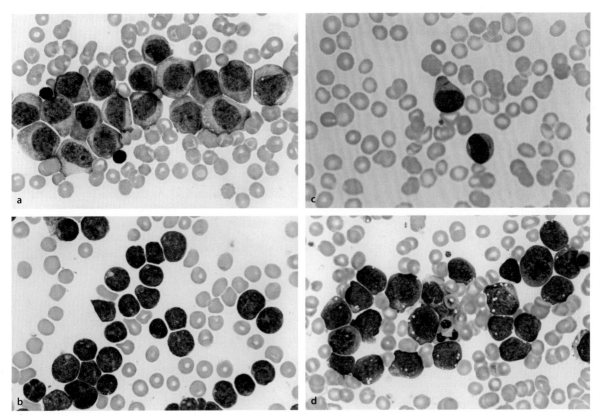

Abb. 11.3a–d Morphologie der akuten Leukämien. a Akute B-Zell-Vorläufer ALL mit schmalem Zytoplasmasaum, keinen oder selten Nukleolen im Kern. **b** Akute Myeloblastenleukämie, undifferenzierte Zellen mit Auerstäbchen, Nukleolen im Kern, breitem Zytoplasmasaum. **c** Akute B-ALL mit Vakuolisierung im basophilen Zytoplasma, Nukleolen im Kern. **d** Akute Monoblastenleukämie. Große, unregelmäßig geformte Kerne mit z. T. aufgelockerter Chromatinstruktur und Nukleolen sowie einem breiten basophilen Zytoplasmasaum

Therapieprinzipien Die Behandlung der akuten Leukämie besteht aus den Elementen **Induktion, Konsolidierung, ZNS-Behandlung** und **Erhaltungstherapie**. Ziel der Induktionstherapie ist die morphologische Remission (< 5 % Blasten im Knochenmark). Dies entspricht einer Reduktion der leukämischen Zellmasse von 10^{12} (ca. 1 kg) auf weniger als 10^{9} (ca. 1 g) Zellen. Die Induktion ist im Allgemeinen das intensivste Therapieelement, da die Geschwindigkeit der initialen Zytoreduktion wesentlich mit der Prognose korreliert. Die Intensität der Behandlung einer akuten Leukämie wird angepasst an das Risiko des Patienten, einen Rückfall zu erleiden, d. h. die Patienten werden in unterschiedlichen Risikogruppen behandelt.

Jede akute Leukämie infiltriert immer auch das ZNS. Da die Mehrzahl der Medikamente in den verwendeten Dosierungen die Blut-Hirn-Schranke nicht passiert, ist eine spezielle Behandlung des ZNS notwendig. Ohne ZNS-wirksame Therapie findet sich auch ohne initialen Nachweis von Leukämiezellen im Liquor bei bis zu 50 % der Patienten ein ZNS-Rezidiv. Beim **Nachweis von Leukämiezellen im Liquor** (»ZNS-Befall«) ist eine **intensivierte ZNS-Therapie** notwendig. Für die ZNS-Behandlung stehen 3 Komponenten zur Verfügung:

— Intrathekale Therapie (Methotrexat, Cytosin-Arabinosid, Dexamethason)

— Intravenös appliziertes hochdosiertes und damit liquorgängiges Methotrexat (ALL) Dexamethason und/oder Cytosin-Arabinosid (AML, ALL)

— Schädelbestrahlung

Auf eine Schädelbestrahlung kann zur Vermeidung von neuropsychologischen Spätfolgen heute bei der Mehrzahl der Kinder verzichtet werden.

Die **intensive Behandlungsphase** einer akuten Leukämie einschließlich ZNS-Therapie und Konsolidierung hat eine Dauer von **ca. 8 Monaten**. Die folgende, im wesentlichen **orale Erhaltungschemotherapie** hat die Aufgabe, residuelle Leukämiezellen abzutöten, gleichzeitig aber die normale Hämatopoese und das sich regenerierende Immunsystem nur wenig zu beeinträchtigen. Während der Erhaltungschemotherapie ist ein Schulbesuch wieder möglich, therapiebedingte Komplikationen sind in dieser Phase besonders unerwünscht. Die **Gesamtdauer der Therapie** bei akuter Leukämie beträgt **2 Jahre**.

Minimale Resterkrankung Leukämiezellen können durch ihre chromosomalen Translokationen (**Tab. 11.8**) und/oder ihre für den Leukämieklon spezifischen Rearrangements der Gene der Immunglobulinketten oder des T-Zell-Rezeptors charakterisiert werden. Der Einsatz der Polymerasekettenreaktion erlaubt es,

◘ Tab. 11.8 Chromosomenveränderungen bei ALL im Kindesalter

Chromosomen-veränderung	Betroffene Gene	Häufigkeit (%)
t(12;21)	TEL–AML1	22
t(1;19)	E2A–PBX1	5
14q11	TCRαδ	4
7q35	TCRβ	3
t(9;22)	BCR–ABL	4
t(4;11), t(11;19), t(1;11)	MLL (11q23)	6
t(8;14), t(2;8), t(8;22)	MYC (8q24)	2
Hyperdiploidie		25
Hypodiploidie		1
Andere		28

diese molekularen Marker auf einer Leukämiezelle unter 10^4–10^5 Knochenmarkzellen nachzuweisen. Prospektive Studien zeigten, dass bei Patienten in morphologischer Remission die Kinetik des Rückgangs der minimalen Resterkrankung wesentliche prognostische Bedeutung hat. Zurzeit laufende Studien zur Leukämiebehandlung nutzen den Nachweis der minimalen Resterkrankung zur Modifikation der Therapieintensität.

11.2.2 Akute lymphatische Leukämie (ALL)

Das mediane Alter bei Diagnosestellung einer ALL liegt bei 5 Jahren, die mediane Leukozytenzahl bei 10×10^9/l, 20 % der Patienten haben eine Leukozytenzahl von $\geq 50\times10^9$/l. Ein ZNS-Befall mit Blasten im Liquor findet sich bei Diagnosestellung bei 3 % der Kinder und Jugendlichen.

Immunphänotypische Charakterisierung Nach der morphologischen Zuordnung erlaubt die Charakterisierung des Immunphänotyps eine genauere Klassifizierung der ALL. Dabei weist die klonale leukämische Stammzelle (nahezu) alle phänotypischen und genotypischen Merkmale einer normalen Zelle der jeweiligen Zellreihe und Reifungsstufe auf (◘ Abb. 11.4).

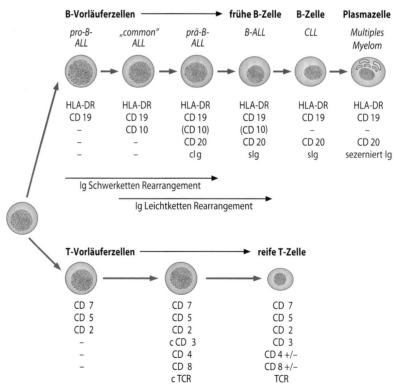

◘ Abb. 11.4 Vereinfachtes Schema der Differenzierung von B- und T- Lymphozyten. Aus einer bereits lymphatisch determinierten Progenitorzelle entwickeln sich über Vorläuferzellen reife B- und T-Lymphozyten. Für die B-Zelldifferenzierung ist die Expression der Oberflächenantigene, die Produktion von zytoplasmatischem (clg) oder Oberflächenimmunglobulin (slg) und das Rearrangement der Gene der Immunglobulin Schwer- und Leichtketten dargestellt. Für die T-Zelldifferenzierung ist neben verschiedenen Oberflächenantigenen auch die Expression von CD3 und dem T-Zellrezeptor im Zytoplasma (cCD3, cTCR) oder auf der Zelloberfläche (CD3, TCR) angegeben. Auf jeder Reifungsstufe können sich Leukämien entwickeln. Die Erkrankungen der reifen B-Zelle, die chronisch lymphatische Leukämie (CLL) und das multiple Myelom, kommen im Kindesalter nicht vor

Die Mehrzahl der ALL-Erkrankungen im Kindesalter entsprechen einer Entwicklungsstufe der B-Vorläuferzellen, bei der das
CD10-Antigen (common ALL), aber noch kein zytoplasmati-
sches Immunglobulin (prä-B-ALL) exprimiert wird (◘ Tab.
11.7). Unreifere Leukämien mit noch fehlender CD10-Expres-
sion (pro-B-ALL) finden sich besonders im Säuglingsalter. Leukämien der B-Vorläuferzellen und alle T-Zell-Leukämien im
Kindesalter werden mit gleicher Therapiestrategie behandelt.
Patienten mit T-ALL sind meist älter als 10 Jahre, bevorzugt
Knaben, und haben neben einem Mediastialtumor (Infiltration
des Thymus) meist eine höhere Leukozytenzahl. Leukämien
der Entwicklungsstufe früher B-Zellen mit Expression von
Oberflächenimmunglobulin (B-ALL), zeichnen sich durch eine
besondere Morphologie (◘ Abb. 11.3) und eine sehr hohe Proliferationsrate aus. Sie können als eine disseminierte Form der
Burkitt-Lymphome aufgefasst werden und erhalten wie diese
eine intensivere Behandlung als eine Prä-B/T-ALL.

Chromosomenveränderungen Bei zwei Drittel der Kinder
und Jugendlichen mit ALL finden sich in den Leukämiezellen
spezifische genetische Veränderungen (◘ Tab. 11.8). Dies sind
zum einen Hyperdiploidie (> 50 Chromosomen), zum anderen Translokationen mit daraus resultierenden Fusionsgenen,
die transformierende oder dysregulierende Wirkung haben,
oder Deletionen bzw. funktionelle Inaktivierungen von Tumor-Suppressor-Genen. Ein hyperdiploider Chromosomensatz und die Translokationen t(12;21) und t(1;19) gehen mit
einer günstigen Prognose einher. Demgegenüber sind die
Translokation t(9;22) (**Philadelphia-Chromosom**) und die
Translokationen, die das **MLL-Gen** auf Chromosom11q23 betreffen, unabhängig von anderen Risikofaktoren, prognostisch
ungünstig. Rearrangements im MLL-Gen finden sich besonders bei Leukämien im Säuglingsalter. T-Zell-Leukämien
weisen häufig Karyotypen mit Chromosomenbruchpunkten
in den Genen des T-Zellrezeptors auf. Bei der B-ALL wie auch
bei den Burkitt-Lymphomen finden sich in der Mehrzahl der
Fälle Translokationen, die das **c-myc-Protoonkogen** auf Chro-
mosom8q24 in den Genlokus der schweren (14q32) oder
leichten k-(2p12)- oder l-(22q11)-Immunglobulinkette verlagern. Die resultierende Überexpression von c-myc-Protoonkogen ist für den transformierten Phänotyp der Zelle entscheidend.

Therapie Die Behandlung der ALL erfolgt stratifiziert in
Risikogruppen entsprechend der Wahrscheinlichkeit des
Patienten, einen Rückfall der Erkrankung zu erleiden. Die bei
der Diagnosestellung bekannten Risikofaktoren sind das
Alter, die Leukozytenzahl und die Anwesenheit spezifischer
Chromosomenveränderungen. Der wesentlichste Risikofaktor ist jedoch das Ansprechen auf die Therapie. Die Studien
ALL-BFM (BFM für **B**erlin-**F**rankfurt-**M**ünster als erste teil-
nehmende Kliniken) haben seit 1970 zu einer kontinuierlichen Verbesserung der Prognose der Kinder und Jugendlichen mit ALL geführt wie auch wesentliche Impulse für die
Behandlung der ALL im Erwachsenenalter gegeben. Das Therapiekonzept wird heute in modifizierter Form in vielen Ländern Europas, Asiens, Nord- und Südamerikas eingesetzt.

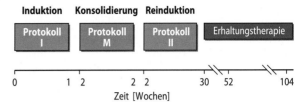

◘ **Abb. 11.5 Therapiestudien ALL-BFM.** Allgemeines Therapiekonzept, das modifiziert in den verschiedenen Studien zum Einsatz kommt

Das Therapiekonzept der Studien ALL-BFM sieht eine
intensive Induktionsbehandlung (Protokoll I), eine ZNS-Behandlung mit Hochdosis Methothrexat (Protokoll M), eine
Konsolidierungsbehandlung (Protokoll II) und eine Erhaltungstherapie mit oralem 6-Mercaptopurin und Methotrexat
vor (◘ Abb. 11.5). Die Gesamtlänge der Therapie beträgt
2 Jahre. Die Induktionstherapie der ALL-BFM-Studien beginnt mit einer 8-tägigen Prednison oder Dexamethason Vor-
phase (◘ Abb. 11.6). Das Ansprechen, d. h. die Reduktion der
Blasten im peripheren Blut unter dieser Therapie und der
Verlauf der minimalen Resterkrankung im Protokoll I und vor
Protokoll II, sind wesentliche prognostische Parameter, die
die Einteilung der Risikogruppen mit bestimmen.

Prognose Mit einer intensiven Behandlung wie der ALL-
BFM-95-Therapie können ca. 80 % aller Kinder und Jugendlichen mit prä-B/T-ALL geheilt werden (◘ Abb. 11.7). Rückfälle werden in der Regel zuerst in Blut und Knochenmark
diagnostiziert, gelegentlich sind primär ZNS und Hoden betroffen. Die Prognose beim Rezidiv ist u. a. von der Länge der
Erstremission abhängig.

Fallbeispiel

Anamnese Bei einem 2-jährigen Jungen traten akut Schmerzen
im linken Unterschenkel auf. Der Junge humpelte und wachte
mehrfach nachts wegen starker Schmerzen auf. In den folgenden Tagen wiederholten sich diese Episoden. Die Verdachtsdiagnose einer Koxitis wurde gestellt. 4 Wochen später trat inter-
mittierendes Fieber bis 40 °C hinzu.

Befund Das Blutbild zeigte eine Leukozytenzahl von 3,5×10^9/l,
der Hämoglobinwert lag bei 9,5 g/dl, die Thrombozytenzahl bei
110×10^9/l. Im Differenzialblut fanden sich Lymphozyten 82 %,
Monozyten 7 %, segmentkernige Granulozyten 6 %, Basophile
1 %, Eosinophile 4 %. Wegen der Leukopenie mit Neutropenie bei
geringgradiger Anämie und Thrombozytopenie erfolgte die
Überweisung in ein pädiatrisch-onkologisches Zentrum. Hier war
die Laktatdehydrogenase mit 450 U/l leicht erhöht. Die Knochenmarkpunktion zeigte eine Infiltration des Markraums mit Lym-
phoblasten, deren Immunphänotypisierung eine prä-B ALL ergab.
Molekulargenetisch konnte das Fusionsprodukt der Translokation
t(12;21) nachgewiesen werden. Ein ZNS-Befall bestand nicht.

Diagnose ALL.

Therapie Die Behandlung erfolgte entsprechend der Therapiestudie ALL-BFM 2000.

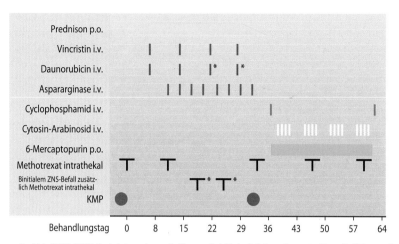

Abb. 11.6 Therapiestudie ALL-AIOP 2009. Induktionstherapie für pro-B ALL. Induktionstherapie (Protokoll I). Mit der Knochenmarkpunktion (KMP) am Behandlungstag 33 sollte eine morphologische Remission nachgewiesen werden. *Randomisation von 4 gegen 2 Gaben Daunorubicin

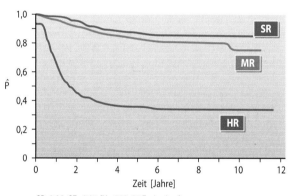

SR: 0,89, SE=0,01 (N= 758, 85 Ereignisse)

MR: 0,78, SE=0,01 (N=1157, 240 Ereignisse)

HR: 0,49, SE=0,03 (N= 254, 128 Ereignisse)

Abb. 11.7 Ereignisfreies Überleben in Therapiestudie ALL-BFM 95. Differenziert nach Kinder in der Standardrisikogruppe (SRG), der mittleren Risikogruppe (MRG) und der Hochrisikogruppe. Angegeben sind das Ereignisfreie Überleben (EFS) und die Standardabweichung (SE)

11.2.3 Akute myeloische Leukämie (AML)

Bei der Mehrzahl der Kinder und Jugendlichen mit AML tritt die Erkrankung ohne bekannte Prädisposition (de novo) auf. Trotz einer im Vergleich zur ALL intensiveren Behandlung erreichen nur 80 % dieser Patienten eine Remission, ca. 40 % können geheilt werden. Kinder mit Down-Syndrom haben ein 20fach erhöhtes Risiko an einer akuten Leukämie zu erkranken. Während ihre Prognose im Vergleich zu Kindern mit normalem konstitutionellem Karyotyp bei ALL etwas ungünstiger ist, zeigen sie bei AML ein besonders gutes Ansprechen auf Chemotherapeutika und konsekutiv hohe Heilungschancen nach Therapie mit reduzierter Intensität. Auch Patienten mit DNS-Reparaturdefekten (Fanconi-Anä-

mie, Bloom-Syndrom), Erkrankungen mit Knochenmarkversagen (kongenitale Neutropenie, Shwachman-Syndrom, erworbene aplastische Anämie) oder vorausgegangener Chemo- oder Strahlentherapie haben eine höhere Inzidenz myeloischer Neoplasien. Häufig geht diesen sekundären Leukämien ein myelodysplastisches Syndrom (MDS) voraus. Typische Chromosomenveränderungen in Leukämiezellen der sekundären Erkrankungen sind eine Monosomie 7 und Veränderungen an 11q23. Sekundäre MDS/AML-Erkrankungen sind prognostisch ungünstig, meist besteht eine Indikation zur Stammzelltransplantation.

11.2.4 Chronische Leukämien und myeloproliferative Syndrome

Die chronisch myeloische Leukämie (CML) mit der Translokation t(9,22) (Philadelphia-Chromosom) bzw. dem molekuargenetischen Äquivalent, dem BCR-ABL-Fusionsprodukt, unterscheidet sich im Kindesalter in Therapie und Verlauf nicht wesentlich von der des Erwachsenen. Die juvenile myelomonozytäre Leukämie (JMML) ist eine seltene Erkrankung des Kleinkindesalters. Sie kann mit der Neurofibromatose Typ I und dem Noonan-Syndrom assoziiert sein und zeichnet sich durch ausgeprägte Organinfiltrationen mit oft extremer Hepatosplenomegalie aus. Ohne Stammzelltransplantation verläuft die JMML in der Regel tödlich.

Hämatopoetische Stammzelltransplantation (SZT)

Die Indikation zur SZT bei der akuten Leukämie ist abhängig von den Heilungschancen bei der alleinigen Anwendung der Chemotherapie. In 1. Remission besteht nur selten eine Indikation zur allogenen SZT vom HLA-identischen Familien- oder Fremdspender. Ein wesentliches therapeutisches Element der allogenen SZT ist die immunologische Reaktion der transplantierten Spenderlymphozyten gegen residuelle

Leukämiezellen (Graft-versus-Leukemia). Da diese Reaktion bei einer autologen SZT fehlt, wird letztere bei der Behandlung akuter Leukämien im Kindesalter nicht eingesetzt. Bei der Vorbehandlung vor SZT (»Konditionierung«) kann bei ALL auf eine Ganzkörperbestrahlung nicht verzichtet werden (Ausnahme Kleinkinder). Die transplantierten hämatopoetischen Stammzellen können aus Knochenmark, Nabelschnurblut oder peripherem Blut nach Mobilisierung des Spenders mit dem Zytokin G-CSF stammen.

Kernaussagen

- Die akute lymphatische Leukämie (ALL) ist die häufigste Krebserkrankung des Kindesalters.
- Bei akuter Leukämie (ALL oder AML) ist immer auch das Zentralnervensystem (ZNS) befallen. Mit intrathekaler Therapie und intravenös applizierten Zytostatikakonzentrationen, die die Blut-Hirn-Schranke passieren, kann auf eine Schädelbestrahlung in vielen Fällen verzichtet werden. Beim Nachweis von Blasten im Liquor (»ZNS-Befall«) ist eine intensivere Behandlung des ZNS mit Schädelbestrahlung notwendig.
- Neben der Art der Chromosomenveränderungen ist die Geschwindigkeit des Ansprechens auf die antileukämische Therapie prognostisch relevant und wird zur Stratifizierung in unterschiedlich intensive Behandlungsarme eingesetzt.
- Wegen der guten Therapieerfolge mit alleiniger Chemotherapie ist die allogene Stammzelltransplantation in erster Remission bei ALL oder AML nur selten indiziert.

11.3 Non-Hodgkin-Lymphome (NHL)

Lymphome sind mit 13 % aller Krebserkrankungen die drittgrößte Diagnosegruppe maligner Erkrankungen bei Kindern und Jugendlichen. Zirka 60 % sind Non-Hodgkin-Lymphome, 40 % Hodgkin-Lymphome.

Epidemiologie Das NHL tritt bei Knaben 3-mal häufiger auf als bei Mädchen. Kinder mit angeborenen Immundefekten (Ataxia teleangiectasia, Wiskott-Aldrich-Syndrom, schwerer kombinierter Immundefekt, X-chromosomales lymphoproliferatives Syndrom), erworbenen Immundefekten (AIDS) und Patienten unter immunsuppressiver Therapie haben ein erhöhtes Risiko, ein NHL zu entwickeln. Einige dieser Lymphome sind bei Immundefizienz mit dem Epstein-Barr-Virus (EBV) assoziiert, mit dem Nachweis von EBV-Genom in Tumorzellen. Inzidenz und histologische Subtypen bei NHL zeigen weltweit eine sehr unterschiedliche geographische Verbreitung. Während das NHL in Japan selten ist, macht das NHL vom B-Zelltyp (Burkitt-Lymphom) in Zentralafrika ca. die Hälfte aller Krebserkrankungen bei Kindern aus.

Histopathologische Subtypen und ihre klinische Präsentation Das NHL im Kindesalter kann in 3 histologische und immunologische Subtypen unterteilt werden:

- Die **B-Zell-Lymphome**, ca. 60 % der NHL im Kindesalter, sind Lymphome reifer B-Zellen mit Expression von IgM auf der Zelloberfläche (◻ Abb. 11.4). Sie wurden 1958 von Burkitt bei afrikanischen Kindern beschrieben (Burkitt-Lymphom). Das Burkitt-Lymphom präsentiert sich in Mitteleuropa und Nordamerika in 90 % der Fälle als Abdominaltumor mit Schmerzen, Ileus oder Invagination. Seltener liegt ein Tumor im Bereich des Kiefers vor. Bei Dissemination mit mehr als 25 % Lymphomzellen im Knochenmark spricht man definitionsgemäß von B-ALL. Nahezu alle Burkitt-Lymphome/B-ALL zeigen eine Translokation bei der das c-myc-Gen involviert ist (◻ Tab. 11.8).
- Die **T-Zell-Lymphome**, ca. 30–40 % der NHL im Kindesalter, sind lymphoblastische Lymphome, die wie die T-ALL unreifen T-Zellen entsprechen (◻ Abb. 11.4). Sie präsentieren sich meist als Tumoren im vorderen Mediastinum, oft mit Pleuraerguss (◻ Abb. 11.8). Durch Kompression von Trachea und Bronchien können Stridor und Luftnot entstehen. Diese Kinder sind lebensgefährlich bedroht. Unter Vermeidung von Stress und Sedierung ist notfallmäßig auch ohne histologische Sicherung des Tumors eine zytostatische Therapie zu beginnen. Andere Hauptmanifestationsorte der T-NHL sind Leber und Milz.

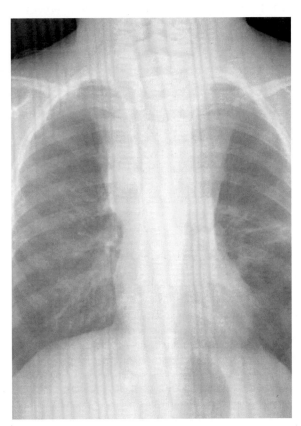

◻ **Abb. 11.8 Mediastinaltumor bei T-NHL.** Röntgenaufnahme des Thorax eines 7-jährigen Mädchens

— Die **großzellig anaplastischen Lymphome** sind eine kleine Gruppe von NHL, die durch die Oberflächenexpression des CD30 Antigens, auch Ki-1 genannt, charakterisiert sind (Ki-1-Lymphome). Sie können sich klinisch wie T-Zell- oder B-Zell-Lymphome präsentieren.

Therapie Die **B-Zell-Lymphome** sind extrem rasch proliferierende Tumoren mit meist großer Tumormasse. Entsprechend findet sich häufig ein Tumorlysesyndrom. Mit einer sehr intensiven zytostatischen Behandlung können heute 90 % aller Kinder und Jugendliche mit B-NHL/B-ALL geheilt werden. Die Behandlung der Kinder mit B-Zell-Lymphom ist wenigen spezialisierten pädiatrisch-onkologischen Zentren vorbehalten, da bei der für die hohen Heilungsrate notwendigen Therapieintensität therapiebedingte Todesfälle und Rezidive nahezu gleich häufig beobachtet werden. Rezidive treten früh, innerhalb eines Jahres nach Diagnose auf. **Großzellig anaplastische Lymphome** werden ähnlich wie B-Zell-Lymphome behandelt.

Die Therapie der **T-Zell-lymphoblastischen Lymphome** ist mit der der prä-B-/T-ALL weitestgehend identisch. Eine Strahlentherapie ist bei allen 3 histologischen Subtypen des NHL im Kindesalter in der Regel nicht indiziert.

Fallbeispiel

Anamnese Bei einem 5 Jahre alten Mädchen fiel der Mutter nach Verschlucken eines Bonbon eine erschwerte Atmung mit Röcheln und bellendem Husten auf. Der Hausarzt diagnostizierte eine Bronchitis und behandelte mit Spasmolytika. Nach kurzzeitiger Besserung verschlechterte sich die Atmung in der folgenden Nacht, eine Lippenzyanose bei Husten trat hinzu.

Befund Bei stationärer Einweisung war das afebrile Kind ruhig und aufmerksam. Der Allgemeinzustand war leicht reduziert. Es bestand in Ruhe ein diskreter in- und exspiratorischer Stridor, bei Aufregung eine rasch zunehmende Tachydyspnoe mit jugulären Einziehungen und besonders exspiratorischem Giemen. Die Röntgenaufnahme des Thorax zeigte einen großen Tumor im vorderen Mediastinum mit erheblicher Kompression der intrathorakalen Trachea und Verlagerung des Aortenbogens. Die Laktatdehydrogenase war mit 662 U/l, die Harnsäure mit 6,2 mg/dl erhöht, das Blutbild unauffällig. Der Versuch der Durchführung einer Computertomographie in Sedierung wurde bei zunehmender Unruhe und Dyspnoe des Kindes abgebrochen.

Verdachtsdiagnose Non-Hodgkin-Lymphom.

Therapie und Verlauf Unter dieser Verdachtsdiagnose wurde eine zytoreduktive Vorbehandlung mit Cyclophosphamid und Steroiden begonnen. Hierunter kam es bei rascher Größenreduktion des Tumors zur deutlichen Abnahme der Atemnot, so dass 4 Tage nach Therapiebeginn die Biopsie des Tumors zur histologischen Sicherung ohne Gefährdung der Patientin in Narkose möglich war. Es handelte sich um ein lymphoblastisches Lymphom der T-Zellreihe. Zytogenetisch konnte eine Translokation zwischen dem Gen des T-Zellrezeptor α in 14q11 und dem c-myc-Protoonkogen in 8q24 nachgewiesen werden.

Kernaussagen

— Kinder mit angeborenen Immundefekten, erworbenen Immundefekten (AIDS) und Patienten unter immunsuppressiver Therapie haben ein erhöhtes Risiko, ein NHL zu entwickeln.

— Das NHL im Kindesalters kann in 3 histologische und immunologische Subtypen unterteilt werden: B-Zell-, T-Zell- und großzellig anaplastische Lymphome.

— Mit einer oft sehr intensiven zytostatischen Behandlung können heute 90 % aller Kinder und Jugendliche mit NHL geheilt werden.

11.4 Hodgkin-Lymphome

Das Hodgkin-Lymphom, von seinem Namensgeber Hodgkin als Lymphogranuloma malignum beschrieben, zeigt eine bimodale Altersverteilung mit Erkrankungsgipfeln zwischen dem 15.–30. und 45.–55. Lebensjahr. Bei Kindern unter 5 Jahren kommt das Hodgkin-Lymphom nahezu nicht vor.

Histopathologie Zentral für die Diagnose des Hodgkin-Lymphoms ist die Reed-Sternberg-Zelle, eine große, multinukleäre Zelle mit großen Nukleoli mit einem blassen Hof. Sie ist die eigentliche Tumorzelle und in der Mehrzahl der Fälle klonal aus einer B-Zelle hervorgegangen. Wie das B-NHL ist auch das Hodgkin Lymphom mit Epstein-Barr-Virus assoziiert. Von den 4 histologischen Subtypen finden sich meist die Formen der nodulären Sklerose und gemischten Zellularität, seltener die lymphozytenreiche oder lymphozytenarme Form.

Klinik Die weitaus häufigste Präsentation des Hodgkin-Lymphoms ist die schmerzlose zervikale Lymphknotenschwellung. Meist besteht auch eine Mediastinalverbreiterung als Zeichen der Beteiligung der angrenzenden mediastinalen Lymphknoten (Stadium II bei 2 betroffenen Lymphknotenstationen). Benachbarte extralymphatische Strukturen wie Lunge oder Perikard können infiltriert sein (Stadium II$_E$). Das Hodgkin-Lymphom breitet sich von Lymphknotenstation zu Lymphknotenstation aus, ohne Lymphknoten zu überspringen. Bei einer Erkrankung beidseits des Zwerchfells liegt ein Stadium III vor, bei gleichzeitigem Milzbefall ein Stadium III$_S$. Das Stadium V bezeichnet den disseminierten extranodalen Befall meist im Knochenmark. Besonders die höheren Stadien gehen mit den Allgemeinsymptomen Fieber > 38,5°C, Nachtschweiß und Gewichtsverlust von > 10 % des Körpergewichts (B-Symptomatik) einher.

Diagnostik Die histologische Sicherung erfolgt an einem zu diagnostischen Zwecken operativ entfernten Lymphknoten. Die Ausdehnung des Lymphoms wird durch MRT/CT exakt beschrieben (◘ Abb. 11.9). Der Positronenemissionstomographie (PET) kommt sowohl in der Diagnostik wie auch bei der Beurteilung des Therapieansprechens eine zunehmende Bedeutung zu (◘ Abb. 11.10).

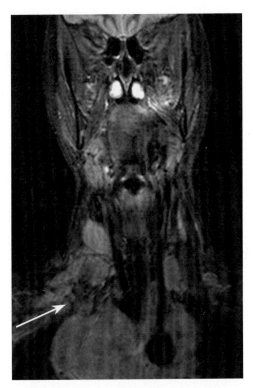

Abb. 11.9 Beidseitige zervikale (rechts > links) und mediastinale Hodgkin-Lymphome bei einer 15-jährigen Patientin (MRT)

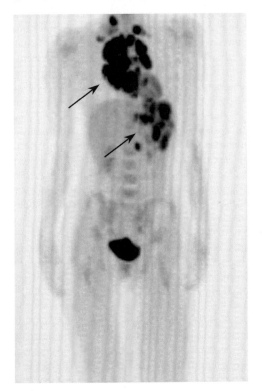

Abb. 11.10 PET-Untersuchung der 15-jährigen Patientin mit Morbus Hodgkin (☐ Abb. 11.9). Es ist auch ein Befall unterhalb des Zwerchfells (Milz, paraaortale Lymphknoten) nachweisbar

Therapie und Prognose Seit den 1970er Jahren konnten die meisten Patienten mit Hodgkin-Lymphom mit einer Strahlentherapie der betroffenen und angrenzenden Lymphknotenstationen mit 40–44 Gy geheilt werden. Im Strahlenfeld kommt es jedoch zum verringerten Wachstum von Weichteilen und Knochen. Orthopädische (Skoliose) und kosmetische Probleme sind die Folge. Ferner wird das Risiko, im Strahlenfeld einen Zweittumor (besonders Schilddrüsen- und Mammakarzinom) zu entwickeln, nach 30-jähriger Beobachtungszeit mit bis zu 35 % angegeben. Das Behandlungskonzept der Hodgkin-Lymphome bei Kindern und Jugendlichen kombiniert daher Radiotherapie mit systemischer Chemotherapie, und konnte so Strahlendosis (20–30 Gy) und -feldgröße deutlich verringern. Für die Hälfte der Kinder und Jugendliche mit Hodgkin-Lymphome kann heute auf eine Strahlentherapie verzichtet werden.

> Bei Heilungsraten von über 90 % ist die Behandlung jedes Patienten mit Hodgkin-Lymphom so zu optimieren, dass möglichst wenig Spätfolgen induziert werden.

Kernaussagen

— Für die Diagnose des Hodgkin-Lymphoms ist der Nachweis der Reed-Sternberg-Zelle von besonderer Bedeutung.
— Klinisch zeigt sich das Hodgkin-Lymphom meist als schmerzlose zervikale Lymphknotenschwellung.
— Während Patienten mit niedriggradigen Stadien und sehr gutem Therapieansprechen mit Chemotherapie allein geheilt werden können, erhalten die meisten Patienten nach Beendigung der Chemotherapie eine Strahlentherapie mit einer möglichst geringen Strahlendosis (20–30 Gy).

11.5 Tumoren des Zentralen Nervensystems (ZNS)

Tumoren des ZNS sind nach Leukämien die zweitgrößte Diagnosegruppe der Krebserkrankungen bei Kindern und Jugendlichen (☐ Abb. 11.1). Auch histologisch gutartige Tumoren dieser sehr heterogenen Gruppe sind für den Patienten meist bösartig, da sie zu neurologischen Ausfällen und zum Tod führen können. Die Behandlung der Patienten mit Hirntumoren kann nur durch eine interdisziplinäre Zusammenarbeit von Spezialisten aus Neuropädiatrie, pädiatrischer Onkologie, Neurochirurgie, Strahlentherapie, Neuroradiologie, Neuropathologie und Sozialpädiatrie erfolgen. Wie bei keiner anderen Diagnosegruppe steht neben der Heilung die Minimierung von Spätfolgen im Vordergrund der Therapiekonzepte.

Klinik Hirntumoren können zum einen durch Kompression oder Infiltration des normalen Hirngewebes, zum anderen durch Liquorzirkulationsstörungen mit nachfolgend erhöhtem Hirndruck symptomatisch werden. Erhöhter Hirndruck mit (Nüchtern-)Erbrechen, Kopfschmerzen und Sehstörungen (Papillenödem) treten besonders häufig bei rasch wachsenden Tumoren der Mittellinie und der hinteren Schädelgrube auf.

> **🛇 Cave**
> Bei morgendlichem Nüchternerbrechen (oft ohne Übelkeit) ist immer ein Hirntumor auszuschließen.

Infratentorielle Tumoren gehen häufig mit Gleichgewichtsstörungen, Nystagmus und Hirnnervenausfällen einher. Bei **supratentoriellen Tumoren** sind die Symptome je nach Lokalisation sehr vielfältig. Kopfschmerzen und Krampfanfälle stehen im Vordergrund, aber auch Wesensveränderung und Leistungsknick werden beobachtet. **Raumforderungen im Dienzephalon** (Hypophyse, Hypothalamus) können mit Anorexie, Bulimie, Gewichtsverlust, Somnolenz, Gedeihstörung, Minderwuchs, Diabetes insipidus, Pubertas praecox oder tarda einhergehen. Visusverlust durch Kompression des N. opticus oder Chiasma optici kann bei Tumoren im Hypothalamus auftreten.

Diagnostik Nach ausführlicher **Anamnese, körperlicher** und **neurologischer Untersuchung** mit Spiegelung des Augenhintergrunds zum Ausschluss von Hirndruck kann als erste orientierende Untersuchung bei Kindern mit **offener Fontanelle** die **Schädelsonographie** sinnvoll sein. Ansonsten ist das **MRT** mit und ohne Kontrastmittel die Bildgebung der Wahl (◻ Abb. 11.11), notfallmäßig kann auch ein CT durchgeführt werden. Eine präoperative angiographische Darstellung des Tumors ist im Allgemeinen nicht notwendig (Ausnahme Gefäßfehlbildungen). Bei Hirntumoren mit möglicher leptomeningealer Aussaat ist das MRT der gesamten Neuroachse mit Spinalkanal notwendig.

Klassifikation Die Einteilung der ZNS Tumoren basiert zunächst auf ihrer Histologie (◻ Tab. 11.9), molekulargenetische

◻ **Tab. 11.9** Prozentuale Häufigkeit der Hirntumoren

Hirntumor			Häufigkeit (%)
Glia-tumoren	Astro-zytome	Im Kleinhirn	10–20
		Supratentoriell, niedriggradig maligne	15–25
		Supratentoriell, hochgradig maligne	10–15
	Hirnstamm-gliome		10–20
Ependymome			5–10
Primitive neuroektodermale Tumoren (PNET) – Medulloblastom			10–20
Kraniopharyngome			6–9
Andere Tumoren			12–14

Charakteristika spielen jedoch eine zunehmende Rolle. Die Mehrzahl der Gliatumoren im Kindesalter sind Astrozytome, selten Oligodendrogliome. Eine histologische Unterteilung von I bis IV gibt einen Anhalt für die Bösartigkeit des Tumors (Grad I + II niedrig, Grad III + IV hochmaligne). Undifferenzierte Tumoren aus embryonalen neuroektodermalen Zellen werden unter dem Konzept der »primitiven neuroektodermalen Tumoren (PNET)« zusammengefasst. Zu der Gruppe der PNET gehören das Medulloblastom (Kleinhirn), der supratentorielle PNET, das Pinealoblastom (Vierhügelregion), das Retinoblastom (Retina) und der periphere PNET (außerhalb ZNS). Bei gleicher Histologie aber unterschiedlichen molekularen Veränderungen ist die Lokalisation des PNET wesentlich für dessen biologisches Verhalten und Prognose. Das Medulloblastom ist der häufigste PNET im ZNS.

Im Gegensatz zum Erwachsenenalter findet sich im Kindesalter ca. die Hälfte aller ZNS-Tumoren in der hinteren Schädelgrube in Kleinhirn und Hirnstamm (Medulloblastom, Astrozytom). Nur im Kleinkindalter und in der Adoleszenz überwiegen supratentorielle Tumoren.

Therapie Im Gegensatz zu soliden Tumoren außerhalb des ZNS, bei denen zunächst immer eine Biopsie und nur selten primär eine komplette Resektion des Tumors indiziert ist, werden Hirntumoren, wenn möglich schon initial, ohne Kenntnis der histologischen Diagnose makroskopisch komplett reseziert. Bei tiefer gelegenen oder diffus infiltrierenden Tumoren kann eine Resektion oder offene Biopsie unmöglich sein, so dass stereotaktisch diagnostisches Material entnommen werden muss. Nach der chirurgischen Resektion (wenn immer möglich) kommt der **Strahlentherapie** bei den meisten Tumoren eine besondere Bedeutung zu. Die Radiotherapie kann als **externe Bestrahlung** (Standard), als **Brachytherapie** (Einbringen von Strahlern, meist ^{125}Jod, in den Tumor)

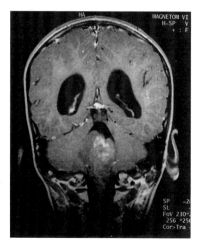

◻ **Abb. 11.11 MRT des Schädels eines 8-jährigen Jungen mit Medulloblastom.** Der kontrastmittelaufnehmende Tumor in der hinteren Schädelgrube (←) führte durch Obstruktion des IV.Ventrikels zum Hydrocephalus occlusus

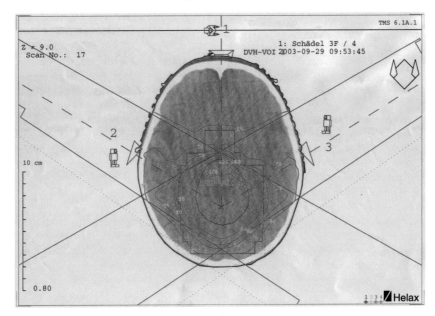

◘ Abb. 11.12 Strahlentherapie: Dreidimensionaler Bestrahlungsplanung eines Medulloblastoms mit Aufsättigung (Boost) der hinteren Schädelgrube

oder als **Radiochirurgie** (stereotaktische Bestrahlungstechnik mit rotierender hochenergetischer Photonenquelle oder multipler ^{60}Kobaldstrahler, sog. »gamma knife«) durchgeführt werden. Chemosensibel sind primitive neuroektodermale Tumoren (z. B. Medulloblastom), so dass bei diesen Tumoren eine zusätzliche zytostatische Behandlung indiziert ist. Bei jungen Kindern mit Gliomen kann eine zytostatische Therapie die später notwendig werdende Strahlentherapie oft hinauszögern.

11.5.1 Medulloblastom

Ätiologie und Pathogenese Das Medulloblastom ist ein PNET in der hinteren Schädelgrube. Es zeigt eine frühzeitige Dissemination in den Liquorraum, gelegentlich auch »Abtropfmetastasen« als solide Tumormassen im Subarachnoidalraum. Bei einem medianen Alter von 5 Jahren tritt das Medulloblastom nahezu ausschließlich in den ersten beiden Lebensjahrzehnten auf.

Klinik Bei häufigstem Sitz im Kleinhirnwurm mit Obstruktion des IV. Ventrikels sind die frühesten Symptome Hirndruckzeichen (Kopfschmerzen, (Nüchtern-) Erbrechen, Papillenödem, Müdigkeit), die bei zunächst intermittierendem Auftreten häufig übersehen werden. Später kommen eine Ataxie besonders der unteren Extremität, Doppelbilder und andere Hirnnervenausfälle (Hirnstamminfiltration) hinzu. Nackensteifigkeit und Schiefhals sind Zeichen der beginnenden Herniation der Kleinhirnhemisphären im Foramen magnum und müssen eine sofortige neurochirurgische Intervention zur Folge haben.

Therapie und Verlauf Die Behandlung der Patienten mit Medulloblastom besteht zunächst aus subokzipitaler Kraniotomie mit möglichst kompletter Entfernung des Tumors. Bis zu 40 % der Patienten haben postoperativ neurologische Symptome. Hierzu gehört auch das Posterior-Fossa-Syndrom mit Mutismus, Ataxie und Hemiparese, das sich oft erst nach Wochen langsam bessert. Der Resektion folgt eine Bestrahlung der gesamten Neuroachse mit 35 Gy mit einem Boost bis 55 Gy für die hintere Schädelgrube (◘ Abb. 11.12). Da das Medulloblastom chemosensibel ist, wird eine anschließende chemotherapeutische Behandlung zumindest bei allen Patienten mit großen, inkomplett resezierten oder metastasierten Tumoren standardmäßig durchgeführt. Bei Kindern unter 3 Jahren wird bei intensiver Chemotherapie auf eine Strahlentherapie meist ganz verzichtet. Die Wahrscheinlichkeit des Überlebens für alle Patienten mit Medulloblastom liegt bei 5 Jahren über 60 %. Allerdings zeigen viele Patienten intellektuelle und funktionelle neurologische Defizite.

Fallbeispiel

Anamnese Bei einem 10-jährigen Jungen ist nach Frühgeburt in der 32. Schwangerschaftswoche eine leichte zentrale Koordinationsstörung bekannt. Ferner besteht ein Strabismus alternans. Anfang Mai trat einmalig morgendliches Nüchternerbrechen auf, das sich 2 Wochen später wiederholte. In der Folge erbrach der Junge ca. einmal wöchtlich morgens. Anfang Juli traten linksseitige Kopfschmerzen hinzu. Es erfolgte die stationäre Einweisung bei Verdacht auf Hirndruck.

Befund Bei der Spiegelung des Augenhintergrunds zeigten sich beidseits Stauungspapillen. Im CT des Schädels fand sich
▼

ein 2,5×2,8 cm großer infratentorieller Tumor mit Verkalkungen, der den Kleinhirnwurm und das Velum medullare nach dorsal verdrängte, den IV. Ventrikel einengte und einen Hydrozephalus occlusus zur Folge hatte.

Diagnose Medulloblastom.

Therapie und Verlauf Der Junge wurde in ein pädiatrisch-onkologisches Zentrum verlegt. Die Neurochirurgen entfernen den Tumor makroskopisch komplett. Histologisch lag ein primitiver neuroektodermaler Tumor vor. Aufgrund der Lage im Kleinhirn wurde die Diagnose Medulloblastom gestellt. Das MRT des Spinalkanals zeigte keine (Abtropf-)Metastasen, jedoch fanden sich im Liquor 2 Wochen postoperativ noch Tumorzellen, weshalb von einer meningealen Aussaat ausgegangen werden musste. Drei Wochen postoperativ erfolgte die Strahlentherapie der gesamten Neuroachse mit 35 Gy und eine Aufsättigung in der Region des Primärtumors auf 55 Gy. Anschließend wurde eine mehrmonatige zytostatische Therapie durchgeführt.

11.5.2 Ependymome

Ependymome entstehen aus Zellen der ependymalen Auskleidung des Liquorsystems. Bei oft blumenkohlartiger Oberfläche wachsen sie lokal invasiv. Noch entscheidender als beim Medulloblastom ist die möglichst komplette Resektion. Eine postoperative Radiotherapie verbesserte die Wahrscheinlichkeit des Überlebens bei 5 Jahren auf 50–75 % für Patienten mit komplett resezierten Tumoren und 15–25 % für Patienten mit inkomplett resezierten Tumoren.

11.5.3 Astrozytome im Kleinhirn

Astrozytome im Kleinhirn sind in der Mehrzahl der Fälle histologisch niedriggradig maligne, langsam wachsend, gut umschrieben und oft zystisch. Bei kompletter chirurgischer Resektion kann eine Heilung angenommen werden. Ist nur eine inkomplette Resektion möglich (z. B. bei Hirnstamminfiltration), kann bei späterem weiterem Wachstum eine erneute Resektion oder eine Form der Radiotherapie eingesetzt werden.

11.5.4 Hirnstammgliome

Hirnstammgliome werden entsprechend ihres Aussehens im MRT, ihrer klinischen Präsentation, ihrer Lokalisation und ihres Wachstumsverhaltens klassifiziert. Zu 80 % handelt es sich um diffuse intrinsische Ponstumoren, die durch eine sehr kurze Anamnese mit multiplen Hirnnervenausfällen und einer 2-Jahres-Überlebensrate von nur 20 % gekennzeichnet sind.

11.5.5 Supratentorielle niedriggradig maligne Gliatumoren

Supratentorielle niedriggradig maligne Gliatumoren sind in der Mehrzahl Astrozytome. Wenn möglich, wird ihre komplette chirurgische Entfernung angestrebt. Bei inkompletter Resektion des Tumors ist im Allgemeinen eine beobachtende konservative Vorgehensweise angezeigt, da niedriggradig maligne Gliatumoren im Kindesalter selten zu höheren Malignitätsgraden fortschreiten. Bei weiterem Wachstum können später erneute chirurgische oder strahlentherapeutische Verfahren eingesetzt werden.

11.5.6 Supratentorielle hochgradig maligne Gliatumoren

Supratentorielle hochgradig maligne Gliatumoren sind in der Mehrzahl Astrozytome (Astrozytom Grad III = anaplastisches Astrozytom, Astrozytom Grad IV = Glioblastom). Oligodendrogliome, Gangliogliome und gemischte astrozytisch-oligodendrogliale Tumoren sind selten. Kopfschmerzen, Müdigkeit und Paresen sind die wesentlichen Symptome. Da auch in gut abgrenzbaren Neoplasien Tumorzellen mikroskopisch noch mehrere Zentimeter in scheinbar gesundem Gehirngewebe zu finden sind, hinterlässt auch die makroskopisch komplette Tumorresektion eine deutliche Tumormasse. Auch nach postoperativer externer Bestrahlung mit 50–60 Gy überleben nur 0–30 % der Patienten länger als 3 Jahre.

11.5.7 Gliome des N. opticus und Chiasma optici

Gliome des N. opticus und Chiasma optici machen bis 5 % der ZNS-Tumoren bei Kindern aus. Histologisch handelt es sich meist um niedriggradig maligne Astrozytome, die langsam in die Nachbarschaft (Frontalhirn, Hypothalamus, Thalamus) vordringen (❑ Abb. 11.13). In 50–80 % der Fälle sind sie mit Neurofibromatose Typ 1 (NF-1) assoziiert. Viele NF-1 Patienten fallen bei jährlichen ophtalmologischen Kontrolluntersuchungen mit einem Visusverlust oder einer Papillenabblassung auf. Später treten progredienter Visusverlust, Nystagmus und Amblyopie im betroffenen Auge hinzu. Bei Beteiligung des Zwischenhirns finden sich auch endokrinologische Störungen wie Wachstumsverzögerung und Pubertas praecox.

11.5.8 Kraniopharyngome

Ätiologie und Pathogenese Kraniopharyngome sind histologisch gutartige Tumoren, die im Bereich der Mittellinie aus den Resten des embryonalen Ductus craniopharyngicus (Rathke-Tasche) entstehen. Sie liegen meist supra-, seltener intrasellär oder sanduhrförmig, teils inner-, teils oberhalb der

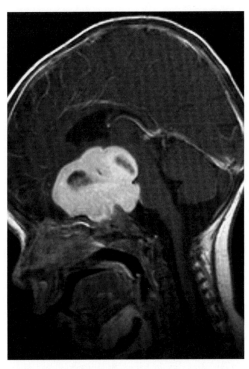

◘ Abb. 11.13 Optikusgliom: MRT des Schädels eines 6 Monate alten Jungen mit suprasellärer Raumforderung

Sella. Sie zeichnen sich durch langsames Wachstum, feste Kapsel, zystische Anteile und Verkalkungen in den soliden Anteilen aus.

Klinik Suprasselläre Tumoren sind klinisch frühzeitig durch Hirndruck (Hydrocephalus occlusus bei Verschluss des III. Ventrikels) und Sehstörungen (Gesichtsfeldeinschränkung, besonders häufig bitemporale Hemianopsie, Visusverlust bei Infiltration des Chiasma) gekennzeichnet. Intraselläre Kraniopharyngome führen durch Druck/Infiltration auf die Hypophyse zur Endokrinopathie (Wachstumsverzögerung, Diabetes insipidus), ehe sie das Diaphragma sellae durchbrechen und gegen das Chiasma und den III. Ventrikel emporwachsen. Die seitliche Röntgenaufnahme des Schädels kann sowohl Verkalkungen wie auch eine Erweiterung der Sella zeigen.

Therapie und Verlauf Therapieentscheidungen sind sehr individuell zu treffen. Eine vollständige chirurgische Resektion ist oft nicht möglich und auch nach vermeintlich kompletter operativer Entfernung ist die Rezidivrate hoch. Trotz des langsamen Wachstums des oft zystischen Tumors kann eine Strahlentherapie (externe Bestrahlung, Brachytherapie) den Krankheitsverlauf positiv beeinflussen. Als Folge des Tumors und seiner Therapie treten neben der Hypophyseninsuffizienz aufgrund der engen nachbarlichen Beziehungen nicht selten schwere hypothalamische Funktionsstörungen mit einer ausgeprägten Adipositas auf.

11.5.9 Weitere ZNS-Tumoren

Tumoren der Vierhügelregion Diese bilden bis zu 2 % der Tumoren im Kindesalter. Sie setzen sich zu 40–65 % aus Keimzelltumoren sowie aus PNET (Pinealoblastom) und Astrozytomen zusammen.

Primäre Keimzelltumoren Diese finden sich im ZNS bei Patienten im 2. und 3. Lebensjahrzehnt in der Vierhügelregion und suprasellär (▶ Abschn. 11.11). In etwa der Hälfte der Fälle handelt es sich um reine Germinome, sonst entsprechend dem hauptsächlich betroffenen Zelltyp um embryonale Karzinome, Dottersacktumoren, Chorionkarzinome und maligne Teratome. Je nach Anteil der Komponenten aus Dottersack und Trophoblast sind α-Fetoprotein und Choriongonadotropin (β-HCG) im Serum und Liquor erhöht. Klinische Symptome können entsprechend der Lokalisation Hirndruck (Aquäduktstenose), Sehstörungen und Pubertas praecox sein. Während reife Teratome nur chirurgisch behandelt werden, sind reine Germinome mit einer Strahlentherapie nahezu immer heilbar. Bei malignem Keimzellanteil wird neben der Radiotherapie auch eine zytostatische Behandlung vorgenommen.

Chorioplexus Tumoren Sie repräsentieren 2–3 % aller Hirntumoren im Kindesalter und 10–20 % der Hirntumoren im 1. Lebensjahr. Die Therapie der Wahl ist die komplette chirurgische Resektion.

Intramedulläre Tumoren des Rückenmarks Diese sind für 3–6 % der ZNS-Tumoren verantwortlich. Sie sind zu 70 % Astrozytome, sonst Ependymome, Oligodendrogliome, Gangliogliome und hochmaligne Gliome.

> **Kernaussagen**
> — Tumoren des ZNS sind nach Leukämien die zweitgrößte Diagnosegruppe der Krebserkrankungen bei Kindern und Jugendlichen.
> — Auch histologisch gutartige Tumoren dieser sehr heterogenen Gruppe sind für den Patienten meist bösartig, da sie zu neurologischen Ausfällen und zum Tod führen können.
> — Hirntumoren werden, wenn möglich schon initial, ohne Kenntnis der histologischen Diagnose makroskopisch komplett chirurgisch reseziert.
> — Nach der chirurgischen Resektion kommt der Strahlentherapie bei den meisten Tumoren eine besondere Bedeutung zu.
> — Die Behandlung der Patienten mit Hirntumoren kann nur durch eine interdisziplinäre Zusammenarbeit von Spezialisten aus Neuropädiatrie, pädiatrischer Onkologie, Neurochirurgie, Strahlentherapie, Neuroradiologie, Neuropathologie und Sozialpädiatrie erfolgen.
> — Wie bei keiner anderen Diagnosegruppe steht neben der Heilung die Minimierung von Spätfolgen im Vordergrund der Therapiekonzepte.

11.6   Retinoblastom

Das Retinoblastom ist ein maligner Tumor der embryonalen neuronalen Retina. Seine Häufigkeit liegt in Europa und den USA bei 1 pro 18.000 Lebendgeburten. In einigen Ländern Asiens, Afrikas und Lateinamerikas ist der Tumor deutlich häufiger. Das Retinoblastom ist ein angeborener Tumor, der ausschließlich im Säuglings- und Kleinkindesalters diagnostiziert wird (medianes Alter bei Diagnosestellung 1,3 Jahre).

Genetik Der Tumor tritt sporadisch, d. h. nichthereditär, oder hereditär mit autosomal-dominantem Erbgang und hoher Penetranz auf. Nichthereditäre Fälle sind unifokal und betreffen immer nur ein Auge, während hereditäre Fälle multifokal einseitig oder beidseitig auftreten. Betrachtet man alle Retinoblastome, sind ca. 60 % nichthereditär und einseitig, 25 % hereditär und beidseitig, und 15 % hereditär und (multifokal) einseitig. Patienten mit hereditärem Retinoblastom tragen eine Keimbahnmutation im Retinoblastom-Gen RB1, einem Regulator des Zellzyklus. Neben dieser, alle Körperzellen betreffenden Mutation im mütterlichen oder väterlichen Allel des RB1-Gens (»first hit« nach der Zwei-Mutationen-Theorie nach Knudson), tritt in den Zellen der Retina eine zweite, erworbene, somatische Mutation auf (»second hit«). Diese führt zum Funktionsverlust des RB1-Gens und damit zur neoplastischen Transformation. Keimbahnmutationen in dem mit 20 kb großen RB1-Gen sind sehr unterschiedlicher Art, so dass ihre molekulare Charakterisierung aufwendig sein kann. Ist jedoch die Mutation einer betroffenen Familie bekannt, so können Genträger unter Geschwistern und Kindern erkannt und regelmäßige fundoskopische Untersuchungen der Nichtbetroffenen (bei Kleinkindern in Narkose) vermieden werden. Patienten mit nichthereditärem Retinoblastom haben keine Keimbahnmutation, sondern erwerben in den Retinazellen in jedem Allel des RB1-Gens jeweils eine somatische Mutation.

Klinik Symptome des Retinoblastoms sind mit abnehmender Häufigkeit ein weißer Lichtreflex in der Pupille (Leukokorie, amaurotisches Katzenauge), Schielen, rotes entzündetes Auge, schmerzhaftes Auge bei Glaukom, und Sehverlust.

> ❯❯ Jedes Kind mit neu aufgetretenem Schielen ab dem 3. Lebensmonat ist einem Augenarzt zum Ausschluss eines Retinoblastoms notfallmäßig vorzustellen.

Diagnostik Der wesentliche diagnostische Schritt ist die Untersuchung des Auges mit dilatierter Pupille in Narkose durch einen erfahrenen Ophthalmologen. Ultraschall, CT und MRT können neben dem intraokularen Tumor auch eine mögliche Infiltration des N. opticus, der Orbita und des ZNS erfassen. Bei fortgeschrittenen Tumoren findet sich auch eine Metastasierung im Liquor, Knochenmark und Knochen.

Therapie Die Wahl der möglichen Therapieverfahren wie Photokoagulation, Kryotherapie, externe Radiotherapie, radioaktive Implantate, Enukleation und systemische Chemotherapie ist abhängig vom intra- und extraokulären Befund sowie Ein- oder Beidseitigkeit der Erkrankung. Ziel der Therapie ist es, die Sehkraft ohne Einbuße der Überlebenswahrscheinlichkeit zu erhalten. Bei beidseitigen Retinoblastomen wird daher oft ein konservatives Vorgehen gewählt, auch wenn die Sehkraft nur minimal ist. Die Enukleation ist beim Vorliegen eines Glaukoms, einer Infiltration der vorderen Augenabschnitte oder ausgedehnten Retinatumoren notwendig, und wird auch heute noch in der Mehrzahl der einseitigen Retinoblastome durchgeführt.

Prognose Die Überlebensrate für Kinder mit Retinoblastom liegt in Deutschland nach 5 Jahren bei 97 %. Keimbahnmutationen im RB1-Gen prädisponieren jedoch auch für das Auftreten anderer Tumoren, insbesondere Osteosarkomen. Daher haben Patienten mit hereditärem Retinoblastom eine Wahrscheinlichkeit von 30–50 % innerhalb von 30 Jahren an einem zweiten malignen Tumor zu erkranken.

Kernaussagen

- Das Retinoblastom ist ein maligner Tumor der embryonalen Retina, der ausschließlich im Säuglings- und Kleinkindesalters diagnostiziert wird.
- Die Wahl der möglichen Therapieverfahren hängt vom intra- und extraokulären Befund sowie der Ein- oder Beidseitigkeit der Erkrankung ab.
- Ziel der Therapie (Photokoagulation, Kryotherapie, externe Radiotherapie, radioaktive Implantate, Enukleation und systemische Chemotherapie) ist es, die Sehkraft ohne Einbuße der Überlebenswahrscheinlichkeit zu erhalten.

11.7   Weichteilsarkome

Die Weichteilsarkome sind eine heterogene Gruppe von Neoplasien, die knapp 7 % aller Krebserkrankungen im Kindesalter ausmachen. Etwa die Hälfte bis zwei Drittel der Tumoren sind Rhabdomyosarkome (RMS). Synovialsarkome, Fibrosarkome, Hämangiosarkome und andere nicht oder wenig chemosensible Weichteilsarkome sind seltener.

Rhabdomyosarkom (RMS)

Histologie Das RMS ist ein hochmaligner Tumor, der von primitiven mesenchymalen Zellen, die sich in quergestreifter Muskulatur differenzieren können, ausgeht. Histologischerseits **können 2 Subtypen** unterschieden werden, die **embryonalen** (80 %) und **alveolären** (20 %) **RMS**. Während die chromosomalen Veränderungen beim embryonalen RMS noch nicht bekannt sind, zeigt das wesentlich bösartigere alveoläre RMS eine Translokation t(2,13)(q35;q14).

Klinik und Diagnostik Das RMS kann an allen Körperstellen gefunden werden, auch dort, wo normalerweise keine

◻ Tab. 11.10 Lokalisation der Rhabdomyosarkome

Lokalisation		Häufigkeit (%)
Kopf und Hals		40
	Orbita	10
	Parameningeal	20
Stamm		10
Urogenital		20
	Blase/Prostata	12
	Paratestikulär	6
	Vagina/Uterus	2
Extremitäten		20
Andere		10

Kernaussagen

— Die Weichteilsarkome sind eine heterogene Gruppe von Neoplasien.

— Etwa die Hälfte bis zwei Drittel der Tumoren sind Rhabdomyosarkome (RMS). Synovialsarkome, Fibrosarkome, Hämangiosarkome sind bei Kindern und Jugendlichen seltener.

— Bei allen Tumoren wird die Chemotherapie meist neoadjuvant, d. h. schon vor der definitiven Lokaltherapie, eingesetzt. Die Wahl der Modalität der Lokalbehandlung, Operation oder Strahlentherapie, ist von der Tumorlokalisation abhängig.

quergestreiften Muskelzellen vorkommen. Die häufigsten Lokalisationen sind der Kopf/Hals und der Urogenitaltrakt (◻ Tab. 11.10). Die klinischen Symptome sind im Wesentlichen von der Lokalisation des Tumors abhängig. Tumoren der Orbita zeigen frühzeitig eine Protrusio bulbi, das RMS der Prostata einen Harnverhalt. Der Begriff »parameningeal« für bestimmte Tumoren der Kopf/Halsregion bezieht sich auf die mögliche direkte Tumorinfiltration der Schädelbasis und der Meningen. Nach der Beschreibung der Ausdehnung des Tumors in MRT und CT erfolgt die offene Biopsie für histologische und molekulargenetische Untersuchungen.

Therapiestrategie und Prognose Stadium, Lokalisation und histologischer Subtyp sind die wesentlichen prognostischen Parameter. Die Lokalisation bestimmt dabei sowohl das Stadium wie auch die Histologie. So sind die Tumoren der Orbita ausschließlich embryonale RMS und zeigen eine Heilungsrate von 90 %. Auch das RMS des Urogenitaltrakts ist vom embryonalen Subtyp, während der Tumor der Extremität meist ein alveoläres RMS ist und mit einem Überleben von nur 60 % einhergeht. Disseminierte Tumoren (Stadium IV) haben trotz intensiver Therapie eine ungünstige Prognose. Bei allen Tumoren wird die Chemotherapie meist neoadjuvant, d. h. schon vor der definitiven Lokaltherapie, eingesetzt. Die Wahl der Modalität der Lokalbehandlung, Operation oder Strahlentherapie, ist von der Tumorlokalisation abhängig. Während operative Maßnahmen beim RMS der Orbita keine Rolle spielen, kann bei höheren Stadien der Tumoren der Blase/Prostata auch eine verstümmelnde Operation wie eine Zystektomie indiziert sein, um die Morbidität einer Bestrahlung des Beckens zu vermeiden.

11.8 Maligne Knochentumoren

Die primär malignen Knochentumoren, ca. 10 % aller Neoplasien bei Kindern, Adoleszenten und jungen Erwachsenen, fallen in 2 große Kategorien: das Osteosarkom und das Ewing-Sarkom. Andere maligne Knochentumoren wie das Chondrosarkom sind in dieser Altersstufe selten. Das Osteosarkom ist ca. doppelt so häufig wie das Ewing-Sarkom. Bei beiden Tumoren ist das männliche Geschlecht 1,4-mal häufiger als das weibliche betroffen. Das früheste Symptom der malignen Knochentumoren ist der Schmerz im betroffenen Knochen. Der Schmerz ist anfänglich oft vorübergehender Natur, nimmt dann über Wochen an Intensität und Dauer zu. Später tritt eine Schwellung hinzu. Differenzialdiagnostisch sind immer eine Osteomyelitis, andere maligne Knochentumoren oder Metastasen, und eine Langerhans-Zell-Histiozytose auszuschließen.

11.8.1 Osteosarkom

Diagnostik Das Osteosarkom betrifft hauptsächlich die Metaphysen der langen Röhrenknochen, zu 60 % den distalen Femur und die proximale Tibia (◻ Abb. 11.14). Die Röntgenaufnahme zeigt eine Osteolyse (seltener Sklerosierung) mit Unterbrechung der Kortikalis und Periostreaktion (◻ Abb. 11.15). Im MRT/CT ist die Ausdehnung des Tumors im Markraum und den Weichteilen gut darstellbar (◻ Abb. 11.16). Die Ganzkörperszintigraphie mit ^{99}Technetiumdiphosphat zeigt eine Anreicherung im betroffenen Knochen und mögliche knöcherne Metastasen. Erkennbare Metastasen bei Diagnose sind bei 10–20 % der Patienten vorhanden, zu 90 % in der Lunge.

Die Diagnose Osteosarkom kann ausschließlich bioptisch gesichert werden. Das histologische Bild kann recht vielfältig sein, osteoblastisch, chondroblastisch, fibroblastisch differenzierte oder teleangiektatische Subtypen des Osteosarkoms sind beschrieben. Conditio sine qua non zur Diagnose Osteosarkom ist der Nachweis der Osteoidproduktion.

> Die WHO hat das Osteosarkom vereinfachend als malignen Tumor mit Osteoidproduktion definiert.

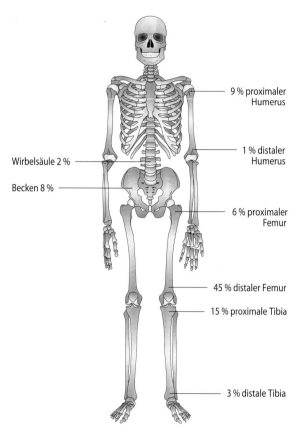

9 % proximaler
Humerus

1 % distaler
Humerus

Wirbelsäule 2 %

Becken 8 %

6 % proximaler
Femur

45 % distaler Femur

15 % proximale Tibia

3 % distale Tibia

◻ Abb. 11.14 Skelettale Verteilung des Osteosarkoms

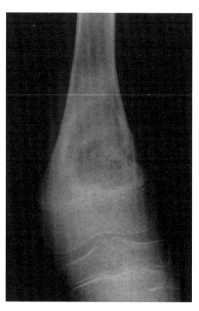

◻ Abb. 11.15 Röntgenaufnahme eines Osteosarkoms der distalen Femurmetaphyse: Osteolyse, Unterbrechung der Kortikalis und Periostreaktion

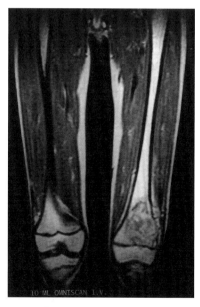

◻ Abb. 11.16 MRT des in ◻ Abb. 11.15 dargestellten Osteosarkoms des Femurs. Die intramedulläre Ausdehnung des Tumors mit Einbruch in die Epiphyse ist erkennbar

Mit Einsatz der Chemotherapie haben die histologischen Subtypen ihre prognostische Relevanz verloren.

Therapie Bei ausschließlich chirurgischer Behandlung (Amputation) eines Osteosarkoms überlebten 5 Jahre nach Diagnosestellung nur 20 % der Patienten. Nach Einführung einer der operativen Maßnahme folgenden (adjuvanten) Chemotherapie verbesserte sich das metastasenfreie Überleben auf 45–60 %. Heute hat sich das Therapiekonzept der präoperativen (neoadjuvanten) Chemotherapie durchgesetzt. Nach Diagnosestellung mittels Biopsie erfolgt vor der endgültigen chirurgischen Versorgung eine mehrwöchige zytostatische Behandlung. Hierdurch kann die Operabilität des Tumors verbessert und die Operation in Ruhe geplant werden. Zusätzlich erlaubt die präoperative Chemotherapie das histologische Therapieansprechen als wichtigen Prognosefaktor zu messen und die postoperative Therapie entsprechend zu modifizieren.

Auch nach Einführung der Chemotherapie ist die komplette chirurgische Entfernung des Tumors unabdingbare Voraussetzung für die Heilung des Patienten. Um Amputationen zu vermeiden und extremitätenerhaltend zu operieren, werden heute bevorzugt Resektionen mit Einsatz von Metallendoprothesen oder autologem Knochen (z. B. Fibula als Humerusersatz) durchgeführt. Bei Tumoren im Femur ist eine Ro-

tationsplastik möglich. Hierbei werden der Tumor und das Kniegelenk reseziert. Der verbliebene Femurstumpf wird mit der um 180° gedrehten proximalen Tibia verbunden, so dass das Fußgelenk nach hinten zeigt. Nach Anpassung einer Prothese übernimmt das Fußgelenk die Funktion des Kniegelenks. Bei wenig idealem kosmetischem Ergebnis erlaubt die

Rotationsplastik eine gute Funktion mit kaum gestörtem Gangbild und der Möglichkeit, Sportarten wie Skifahren oder Roller-Skating auszuüben.

Prognose Mit präoperativer Chemotherapie und Weiterentwicklung der orthopädischen und plastisch-chirurgischen Operationstechniken können heute 55–65 % aller Patienten mit Osteosarkom geheilt werden. Auch die Anwesenheit von Metastasen signalisiert nicht eine infauste Prognose. Zirka 30 % der Patienten mit Metastasen sind kurativ zu behandeln, wobei der kompletten Resektion von Lungenmetastasen eine besondere Bedeutung zukommt.

11.8.2 Ewing-Sarkome

Ewing-Sarkome sind nach den Osteosarkomen die zweithäufigsten Knochentumoren. Das skelettale Verteilungsmuster (◻ Abb. 11.17) zeigt die Betonung der flachen Knochen des Stamms (Becken 25 %, Thoraxwand 20 %). An den Röhrenknochen treten Ewing-Sarkome bevorzugt in Schaftmitte auf. Sie können auch als extraskelettale Weichteiltumoren, ähnlich wie das Rhabdomyosarkom, imponieren.

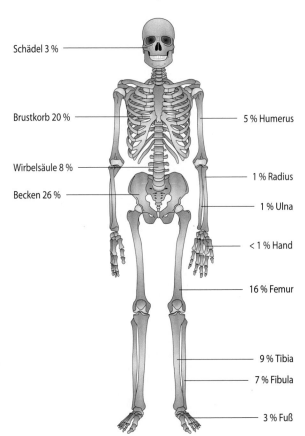

Schädel 3 %

Brustkorb 20 %   5 % Humerus

Wirbelsäule 8 %   1 % Radius

Becken 26 %   1 % Ulna

                        < 1 % Hand

                        16 % Femur

                        9 % Tibia

                        7 % Fibula

                        3 % Fuß

◻ **Abb. 11.17 Skelettale Verteilung der Tumoren der Ewing-Sarkom-Familie**

Histologie und Molekulargenetik Das klassische Ewing-Sarkom, 1921 von James Ewing beschrieben, wird histologisch repräsentiert durch »kleine runde blaue Zellen« mit spärlichem Zytoplasmasaum. Ohne Immunhistochemie sind diese Tumorzellen nicht von denen eines Non-Hodgkin-Lymphoms, einer akuten lymphatischen Leukämie, eines Rhabdomyosarkoms, eines Neuroblastoms oder eines Medulloblastoms abzugrenzen. Aktuell wird postuliert, dass sich die Tumorzelle aus einer mesenchymalen Stammzelle entwickelt, die eine unterschiedliche neuronale Differenzierung zeigen kann. Abhängig vom Differenzierungsgrad wird das atypische Ewing-Sarkom und der periphere primitive neuroektodermale Tumor (PNET) unterschieden.

Über 95 % der Ewing-Sarkome zeigen Translokationen, bei denen immer das Ewing-Sarkom-(EWS-) Gen auf Chromosom 22 involviert ist. In über 90 % der Fälle ist der Partner des EWS-Gens das FLI-1 Gen auf Chromosom11, in 5 % der Fälle das ERG-Gen auf Chromosom 21. FLI-1 und ERG sind Mitglied der ETS-Onkogen-Familie. Ewing-Sarkome metastasieren in die Knochen, das Knochenmark und die Lunge. Mit Hilfe der Polymerasekettenreaktion (PCR) oder Fluoreszenz-in-situ-Hybridisierung (FISH) können auch kleine Mengen an Tumorzellen durch ihre spezifischen chimären Fusionsgene nachgewiesen werden.

Therapie Nach der Diagnosesicherung durch Biopsie geht auch bei Ewing-Sarkomen der Lokaltherapie eine Chemotherapie voraus. Im Gegensatz zum Osteosarkom sind Ewing-Sarkome strahlensensibel, so dass Operation, perkutane Strahlentherapie oder beide Therapiemodalitäten eingesetzt werden können. Die Wahrscheinlichkeit des ereignisfreien Überlebens liegt für Patienten ohne Metastasen bei der Stellung der Diagnose bei 60 %, mit Metastasen bei 25 %. Therapiekonzepte mit Hochdosistherapie und autologer Blutstammzelltransplantation werden bei Hochrisikopatienten z. Zt. geprüft.

> **❯** Knochentumoren werden oft erst nach monatelanger Anamnese in fortgeschrittenen Stadien diagnostiziert, da die intermittierenden Schmerzen im betroffenen Knochen ärztlicherseits fehlinterpretiert werden. Normales Wachstum verursacht keine Schmerzen.

Fallbeispiel

Anamnese Eine 17-jährige Auszubildende klagte seit Oktober über Rückenschmerzen. Retrospektiv hätten geringgradige Schmerzen und gelegentliches Hinken auch schon im Sommer bestanden. Es wurde zunächst eine Infektion der Harnwege diagnostiziert und eine antibiotische Behandlung begonnen. Bei persistierenden Schmerzen wurde im November die Diagnose einer Bandscheibenprotrusion L4/5 rechts gestellt, und eine Physiotherapie begonnen. Die starken Schmerzen bestehen weiter und hinzu kommen ein Taubheitsgefühl im Gesäß und austrahlende Schmerzen in die Wade. Im Dezember wurde daraufhin ein Wurzelkompressionssyndroms S1 rechts diagnostiziert, antiinflammatorisch behandelt und die Physiotherapie

▼

fortgesetzt. Anfang Januar trat eine Weichteilschwellung rechts gluteal auf, es erfolgte die Klinikeinweisung.

Befund Im MRT stellte sich ein 10×10×10 cm großer Tumor im kleinen Becken ausgehend vom Os sacrum dar, der durch das Foramen obturatorium in die Glutealmuskulatur eingebrochen war. Nach Biopsie wurde die Diagnose eines Ewing-Sarkoms gestellt. Molekulargenetisch fand sich die typische Translokation t(11;22) vom Typ EWS/FLI-1.

Diagnose Ewing-Sarkom.

Therapie und Verlauf Unter der 16-wöchigen Chemotherapie bildete sich der Tumor auf etwa ein Drittel der Ursprungsgröße zurück. Es folgte die inkomplette Resektion des Tumors mit anschließender Strahlentherapie und weiterer Chemotherapie. Da bei der Diagnose schon Metastasen im Bereich der Leber bestanden, ist die Prognose ungünstig.

> **Kernaussagen**
> - Die primär malignen Knochentumoren fallen in 2 große Kategorien: das Osteosarkom und Ewing-Sarkome.
> - Das früheste Symptom der malignen Knochentumoren ist der Schmerz im betroffenen Knochen, anfänglich oft nur vorübergehend. Später tritt eine Schwellung hinzu.
> - Differenzialdiagnostisch sind immer eine Osteomyelitis, andere maligne Knochentumoren oder Metastasen, und eine Langerhans-Zell-Histiozytose auszuschließen.
> - Heute hat sich das Therapiekonzept der präoperativen (neoadjuvanten) Chemotherapie durchgesetzt.
> - Im Gegensatz zum Ewing-Sarkom ist das Osteosarkom wenig strahlensensibel. Beim Osteosarkom ist daher immer die komplette chirurgische Entfernung des Knochens Voraussetzung für die Heilung des Patienten.

11.9 Neuroblastom

Das Neuroblastom ist der häufigste extrakranielle solide Tumor des Kindesalters. Es ist ein Tumor des sympathischen Nervengewebes des Nebennierenmarks und der paravertebralen Ganglien. Ungefähr 70 % der Primärtumoren sind im Abdomen, 25 % im Thorax und 5 % im Becken lokalisiert. Die Mehrzahl der Neuroblastome wird zwischen dem 1. und 4. Lebensjahr diagnostiziert, 40 % im 1. Lebensjahr. Klinische Verläufe sind je nach Anwesenheit von Risikofaktoren sehr unterschiedlich. Einerseits kann das Neuroblastom spontan zum Ganglioneurom ausreifen, andererseits auch bei intensiver zytostatischer Behandlung therapieresistent werden.

Pathologie Histologisch besteht das Neuroblastom im Wesentlichen aus den beiden Zelltypen Neuroblast/Ganglienzelle und Schwann-Zelle. Das Neuroblastom gehört zu der Gruppe der »kleinen runden blauen Tumoren«. Die kleinen hyperchromatischen Tumorzellen mit schmalem Zytoplasma können dabei in Pseudorosetten zusammenliegen. Die Neuroblaste können eine variable Differenzierung in Richtung Ganglienzelle zeigen, das ausgereifte Ganglioneurom bildet das Ende des Spektrums der Differenzierung.

Genetische Veränderungen in Tumorzellen Bestimmte genetische Veränderungen der Tumorzellen haben prognostische Relevanz. So sind eine Amplifikation des N-myc-Protoonkogens oder ein Verlust von Material auf Chromosom 1p (Genort verschiedener Tumor-Suppressor-Gene) mit ungünstiger Prognose assoziiert.

Klinik Das klinische Bild bei Erstvorstellung kann sehr variabel sein. Abdominaltumoren präsentieren sich als Vorwölbung, Thorakaltumoren im hinteren Mediastinum oder zervikal fallen als Schwellung, Horner-Syndrom (Miosis, Ptosis) oder als Zufallsbefund im Röntgenbild des Thorax auf. Tumoren der paravertebralen Ganglien können durch die Foramina intervertebralia in den Spinalkanal einwachsen (Sanduhrtumor) und zur Markkompression mit Parästhesien, Paraplegie und Blasen- und Mastdarmlähmung führen. Das Neuroblastom metastasiert bevorzugt in Knochen, Lymphknoten und Knochenmark. Häufig finden sich auch (retro-)orbitale Metastasen, die mit typischen periorbitalen Ekchymosen (◘ Abb. 11.18) und Protrusio bulbi einhergehen. Neben Irritabilität präsentieren sich die Kinder oft mit Hinken (Knochenschmerz), gelegentlich auch mit Fieber. Säuglinge im Stadium IVS (s. u.) fallen meist durch eine ausgeprägte Hepatomegalie infolge von Lebermetastasen auf. Ein paraneoplastisches Opsoklonus-/Myoklonus-Syndrom mit Myoklonien, raschen Augenbewegungen und zerebellärer Ataxie tritt selten und besonders bei niedrigen Stadien auf.

Diagnostik Das Neuroblastom ist ein Katecholamine produzierender Tumor. Zirka 90–95 % der Patienten scheiden entsprechende Abbauprodukte im Urin aus. **Vanillinmandel-**

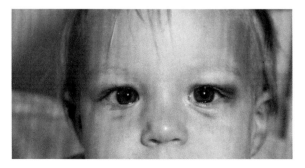

◘ Abb. 11.18 **3-jähriger Junge mit Neuroblastom im Stadium IV:** retroorbitale Metastasen, die zu beidseitigen periorbitalen Einblutungen führten

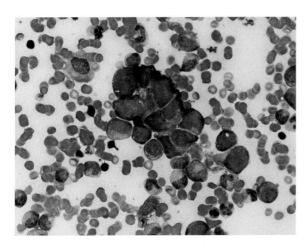

Abb. 11.19 Knochenmarkausstrich mit Nachweis von Tumorzellen (Neuroblastomnest)

Tab. 11.11 Überleben bei Neuroblastom in Abhängigkeit von Alter und Stadium. Ergebnisse der Therapiestudien NB 90–97 der Gesellschaft für Pädiatrische Onkologie und Hämatologie (GPOH) für 488 Kindern < 1 Jahr und 889 Kinder ≥ 1 Jahr. Angegeben ist die 5-Jahres-Überlebensrate mit Standardabweichung

Alter	Stadium	Anteil der Neuroblastome in der Altersgruppe (%)	5-Jahres-Überlebensrate (%)
< 1 Jahr	I–III	56	94 ± 2
	IV	15	64 ± 6
	IVS	29	86 ± 3
≥ 1 Jahr	I–III	50	87 ± 2
	IV	50	39 ± 3

säure und **Homovanillinsäure** sind die gebräuchlichsten Metabolite, deren Konzentration im **Serum** und **Urin** zur Diagnostik und Verlaufskontrolle bestimmt werden. Im Serum sind die Konzentrationen von LDH, Ferritin und neuronenspezifischer Enolase prognostisch relevant.

Nach **MRT/CT** zur Beschreibung der Ausdehnung des Tumor kann das Neuroblastom durch **Tumorbiopsie** oder Nachweis von **Tumorzellen im Knochenmark** (Abb. 11.19) diagnostiziert werden. In einer **Skelettszintigraphie** können Knochenmetastasen erkannt werden. Metajodbenzylguanidin (MIBG) ist eine Substanz, die hauptsächlich von Katecholamin produzierenden Zellen des sympathischen Nervensystems aufgenommen wird. Radioaktiv markiertes MIBG kann im Szintigramm Neuroblastomzellen mit hoher Sensitivität lokalisieren.

Stadieneinteilung, Therapie und Prognose Die Prognose eines Kindes mit Neuroblastom ist abhängig vom Alter, dem Stadium (Tab. 11.11) sowie der An- bzw. Abwesenheit der Amplifikation des N-myc-Protoonkogens und Verlust von Material auf Chromosom 1p. Säuglinge haben unabhängig vom Stadium eine Wahrscheinlichkeit des Überlebens von ca. 85 %, Kinder über einem Jahre von nur ca. 40 %. Patienten aller Altersgruppen mit nichtmetastasiertem Neuroblastom (Stadium I–III) zeigen bei Abwesenheit von N-myc-Amplifikation in den Tumorzellen 5 Jahre nach Diagnose eine Wahrscheinlichkeit des ereignisfreien Überlebens von 84 %, bei Anwesenheit von N-myc-Amplifikation von 42 %.

Patienten ohne diese ungünstigen molekularen Marker werden beim Vorliegen lokalisierter Stadien nach kompletter (Stadium I) oder inkompletter (Stadium II) Tumorresektion auch bei Beteiligung regionaler Lymphknoten ohne weitere Therapie beobachtet. Es wird angenommen, dass verbliebenes Tumorgewebe ausreift. Dieselbe Strategie wird heute auch bei Säuglingen mit ausgedehntem, nicht resezierbarem Tumor (Stadium III) verfolgt. Auch einige Säuglinge mit metastasierter Erkrankung haben eine relativ günstige Prognose (Tab. 11.11) und werden primär ohne zytostatische Behandlung beobachtet. Bei diesen Kindern liegt ein sog. Stadium IVS vor, bei dem die Tumoraussaat die Haut, die Leber und das Knochenmark, nicht aber die Knochen betrifft.

Bei Kindern über 1 Jahr mit Stadium III wird nach Resektion meist eine Chemotherapie bzw. Strahlentherapie angeschlossen. Für die große Gruppe der Kinder über 1 Jahr mit metastasierter Erkrankung (Stadium IV) führt auch eine intensive Chemotherapie mit autologer Stammzelltransplantation nur zu Überlebensraten von 30 %. Nachdem die Erkrankung anfänglich meist chemosensibel ist, stellen sich später zunehmend Resistenzen ein. Entsprechend ihrer ungünstigen Prognose erhalten alle Patienten mit N-myc-Amplifikation oder Verlust von Material auf Chromosom 1p unabhängig vom Stadium und Alter neben der Resektion des Primärtumors eine intensive zytostatische Behandlung.

> Die Prognose eines Kindes mit Neuroblastoms kann je nach Anwesenheit molekularer Veränderungen in Tumorzellen, Lebensalter und Stadium sehr unterschiedlich sein.

Kernaussagen
- Das Neuroblastom ist der häufigste extrakranielle solide Tumor des Kindesalters.
- Es ist ein Tumor des sympathischen Nervengewebes des Nebennierenmarks und der paravertebralen Ganglien.
- Die Mehrzahl der Neuroblastome wird zwischen dem 1. und 4. Lebensjahr diagnostiziert,
- Klinische Verläufe sind je nach Anwesenheit von Risikofaktoren und Alter sehr unterschiedlich.

11.10   Nierentumoren

In einer Monographie beschrieb M. Wilms (Charité, Berlin) 1899 die primären malignen Nierentumoren im Kindesalter. Seitdem sind diese Tumoren als Wilms-Tumoren bekannt. Heute bezeichnen wir als Wilms-Tumor das Nephroblastom, das von anderen Nierentumoren wie dem kongenitalen mesoblastischen Nephrom, dem Klarzellsarkom und dem Rhabdoidtumor der Niere abgegrenzt wird.

11.10.1   Das Nephroblastom (Wilms-Tumor)

Epidemiologie und Genetik Das Nephroblastom ist die bei weitem häufigste Neoplasie der Niere im Kindesalter. Das mediane Alter bei Diagnose beträgt 2,9 Jahre, 80 % der Patienten sind jünger als 5 Jahre. Nephroblastome können mit kongenitalen Fehlbildungen assoziiert sein. Hierzu gehören die Aniridie (1 % der Patienten mit Nephroblastom), urogenitale Fehlbildungen (4,7 %), Hemihypertrophie (2,4 %), das Beckwith-Wiedemann-Syndrom (Hemihypertrophie, Omphalozele, Makroglossie, Organomegalie), das Denys-Drash-Syndrom (nephrotisches Syndrom, Genitalfehlbildung) und das WAGR-Syndrom (Wilms-Tumor, Aniridie, urogenitale Fehlbildung, mentale Retardierung). Patienten mit WAGR-Syndrom haben eine konstitutionelle Deletion eines Allels, das auf Chromosom 11p13 das Aniridie-Gen PAX6 und das für die Urogenitalentwicklung wichtige WT1-Gen umfasst. Bei Patienten mit Denys-Drash-Syndrom besteht eine konstitutionelle Punktmutation in einem Allel des WT1-Gens. Durch eine zweite, in Nierenzellen erworbene Mutation des WT1-Gens in dem von der Keimbahnmutation nicht betroffenen Allel kann es zur malignen Transformation und damit Entstehung eines Nephroblastoms kommen (Zwei-Mutationen-Theorie nach Knudson). WT1-Mutationen sind jedoch nur bei 10–20 % der Nephroblastome ohne Fehlbildungen beschrieben. Bei der Mehrzahl dieser Tumoren und auch bei Patienten mit Hemihypertrophie und Beckwith-Wiedemann-Syndrom sind andere Genorte, wie z. B. WT2 auf 11p15 beteiligt.

Histogenese Das Nephroblastom kann sich aus persistierenden Resten des metanephrogenen Blastems, das zunächst hyper- dann neoplastisch wird, entwickeln. Nephrogeneseareste sind neben der Neoplasie in bis zu 40 % bei einseitigem Tumor und allen Fällen mit beidseitigem Tumor nachweisbar. Da aus dem metanephrogenen Blastem sowohl die epitheloiden Strukturen Tubuli und Glomeruli wie auch die mesenchymalen Stromaelemente entstehen, zeigen Nephroblastome neben undifferenziertem Blastem auch differenzierte Strukturen. Die histologische Klassifizierung in eine günstige, eine Standard- und eine ungünstige Histologie hat entscheidende therapeutische und prognostische Relevanz.

Makroskopisch sind Nephroblastome oft groß, heterogen im Aufbau, mit Pseudozysten sowie nekrotischen und hämorrhagischen Anteilen. Sie durchbrechen die Nierenkapsel, wachsen ins perirenale Fett oder brechen ins Nierenbecken ein (Hämaturie). Eine regionale Lymphknotenbeteiligung ist bei ausgedehnten lokalen Stadien häufig. Hämatogene Metastasen, besonders in der Lunge, kommen bei 8 % aller Tumoren vor. Durch Einbruch in die Nierenvene kann es auch zu langen soliden Tumorzapfen in der unteren Hohlvene kommen. In ca. 5 % der Fälle liegen bei Diagnosestellung (synchron) bilaterale Nephroblastome in beiden Nieren vor, in ca. 1 % zeigt sich später (metachron) in der primär nicht betroffenen Niere ein Nephroblastom.

Klinik Häufig fällt der Wilms-Tumor Eltern als schnell zunehmende Vorwölbung des Abdomens ihres unbeeinträchtigten Kleinkindes auf. Später können Bauchschmerzen, mikro- und makroskopische Hämaturie, Appetitlosigkeit und Hypertonus (Produktion von Renin im Tumor) auftreten. Bei der Untersuchung ist neben der vorsichtigen Palpation des Abdomens auch auf urogenitale Fehlbildungen zu achten.

Diagnostik und Differenzialdiagnose Der intrarenale Tumor kann in der Sonographie und im MRT/CT dargestellt werden (◘ Abb. 11.2). In der intravenösen Pyelographie ist eine Verdrängung der Kelchsysteme durch den Tumor ersichtlich. Differenzialdiagnostisch sind andere maligne Nierentumoren (mesoblastisches Nephrom, Klarzellsarkom, Rhabdoidtumor), benigne Raumforderungen der Niere (Hämatom, Zysten), aber auch das extrarenal gelegene Neuroblastom abzugrenzen. Bei der heute bevorzugt durchgeführten präoperativen Chemotherapie ohne vorhergehende histologische Sicherung kommt der initialen Bildgebung eine besondere Bedeutung zu.

Therapie und Prognose Mehr als 80 % der Kinder mit Nephroblastom können heute geheilt werden. Stadium und Histologie des Tumors sind die wesentlichen prognostischen Parameter. Bei den hohen Heilungsraten ist es das Ziel der großen Therapiestudien, die Spätfolgen der Behandlung zu reduzieren.

Da die primäre Operation des Nephroblastoms mit einer hohen Rate von Therapiekomplikationen, besonders Tumorrupturen, einhergeht und diagnostische Biopsien sich aus denselben Gründen verbieten, wird bei Verdacht auf ein Nephroblastom **ohne histologische Sicherung** zunächst eine **präoperative Chemotherapie** durchgeführt. Hierunter bildet sich bei der Mehrzahl der Patienten die Tumorgröße deutlich zurück, die Operabilität des Tumors verbessert sich. Nach transabdominalem, transperitonealem Zugang mit großer Inzision wird intraoperativ die **betroffene Niere** mit ihrem perirenalem Fettgewebe in toto **entfernt**, einzelne regionäre Lymphknoten zur Einordnung des Stadiums entnommen und die kontralaterale Niere inspiziert. Entsprechend des postoperativ festgesetzten Stadiums wird die chemotherapeutische Behandlung fortgesetzt. Wesentliche Zytostatika sind Vincristin, Actinomycin D und Anthrazykline. Auch wenn das Nephroblastom ein sehr strahlensensibler Tumor ist, wird auf eine Radiotherapie zur Vermeidung von Spätfolgen möglichst verzichtet. Sie ist indiziert bei Lymphknotenbefall, Tumoren mit lokalem Stadium III (Tumor hat Nierenkapsel und perirenales Fett durchbrochen) oder bei intraperitonealer Tumoraussaat durch Tumorruptur.

Spätfolgen ergeben sich im Wesentlichen durch die Notwendigkeit der Strahlentherapie. Sie bestehen aus skelettalen und muskulären Hypoplasien mit folgenden orthopädischen Problemen. Bei Frauen sind Fertilitätsstörungen und geburtshilfliche Komplikationen bekannt.

> Das Nephroblastom gehört zu den sehr rasch wachsenden Tumoren. Seine Größe kann sich in wenigen Tagen vervielfachen. Nach adäquater radiologischer Diagnostik ist eine präoperative Chemotherapie ohne histologische Sicherung angezeigt.

11.10.2 Andere Nierentumoren

Das **Klarzellsarkom** der Niere wird nicht zu den Wilms-Tumoren gerechnet. Es metastasiert bevorzugt in die Knochen und das Gehirn. Bei intensiver Chemo- und obligater Strahlentherapie können heute jedoch über 70 % der Kinder geheilt werden.

Der **atypische teratoid/rhabdoid Tumor (AT/RT) der Niere** (▶ Abschn. 11.15) ist ein hochmaligner Tumor des Säuglingsalters, der sehr früh metastasiert und auch trotz intensiver Behandlung mit schlechter Prognose einhergeht.

Das **kongenitale mesoblastische Nephrom** mit einem mittleren Alter der Patienten bei Diagnosestellung von nur 2 Monaten ist hingegen mit alleiniger Nephrektomie ausreichend behandelt.

Kernaussagen

- Das Nephroblastom ist die bei weitem häufigste Neoplasie der Niere im Kindesalter.
- Das Nephroblastom (Wilms-Tumor) wird von den anderen Nierentumoren wie dem kongenitalen mesoblastischen Nephrom, dem Klarzellsarkom und dem Rhabdoidtumor der Niere abgegrenzt.
- Mehr als 80 % der Kinder mit Nephroblastom können heute mit präoperativer Chemotherapie, anschließender operativer Entfernung der Niere und evtl. postoperativ fortgesetzter Chemotherapie geheilt werden.

11.11 Keimzelltumoren

Keimzelltumoren sind eine sehr heterogene Gruppe von Erkrankungen, die aus einer Urkeimzelle hervorgegangen sind (◻ Abb. 11.20). Sie finden sich in den Gonaden (30 %), im Steißbein (30 %) und im Gehirn (15 %). Während der embryonalen Entwicklung wandert die Urkeimzelle vom Dottersack zur Genitalleiste im Retroperitoneum, um als Gonade ins Becken oder Skrotum zu deszendieren. Extragonadale Keimzelltumoren entstehen aus versprengtem Gewebe nach fehlerhafter Migration oder gestörtem Deszensus.

Die Häufigkeit der verschiedenen histologischen Subtypen der Keimzelltumoren variiert mit dem Alter der Patienten. Benigne (reife) Teratome finden sich meist bei Geburt, oft im Be-

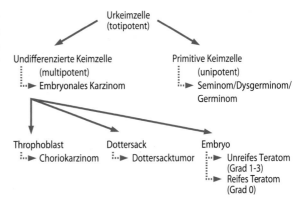

◻ **Abb. 11.20 Schematische Darstellung der Histogenese der Keimzelltumoren** (durchgezogene Linie = normale Differenzierung, gestrichelte Linie = maligne Transformation)

reich des Steißbeins. Sie werden mit dem Steißbein komplett reseziert. Die hochmalignen **Dottersacktumoren** finden sich bei Kindern < 2 Jahre ebenfalls im Steißbeinbereich und im Testis, bei älteren Kindern in den Ovarien und in der Vierhügelregion. Das **Chorionkarzinom** ist ein seltener, extrem aggressiver Tumor, der außerhalb des Kleinkindalters im Wesentlichen im Mediastinum und den Gonaden vorkommt. **Germinome**, ebenfalls maligne Tumoren, finden sich im Ovar und der Vierhügelregion. Sie sind für 20 % aller Ovarialtumoren und 60 % der intrakraniellen Keimzelltumoren im Kindesalter verantwortlich. Das **embryonale Karzinom** kann im Rahmen von histologisch gemischten Tumoren beobachtet werden. Tumoren mit Dottersackdifferenzierung produzieren α-Fetoprotein, Chorionkarzinome Choriongonadotropin (β-HCG).

Die **Therapie** der Keimzelltumoren wie das Überleben der Patienten ist abhängig von Lokalisation und Stadium. Für die testikulären Tumoren wird heute eine Heilungsrate von nahezu 100 % erreicht.

11.12 Lebertumoren

Tumoren der Leber können gutartig sein (z. B. Hämangiom, Hamartom, Adenom), in der Mehrzahl der Fälle sind sie im Kindesalter jedoch bösartig. Dabei spielen Lebermetastasen (z. B. Neuroblastom, Wilms-Tumor) zahlenmäßig eine größere Rolle als primäre maligne Lebertumoren. Letztere haben eine jährliche Inzidenz von 1,6 pro 1 Million Kinder unter 15 Jahre und sind in 90 % der Fälle Hepatoblastome oder hepatozelluläre Karzinome. Neben klinischen Zeichen wie Lebervergrößerung mit tastbarem Tumor im rechten Oberbauch, fehlender Gewichtszunahme oder Gewichtsverlust, Anämie und gelegentlich Bauchschmerzen ist bei Hepatoblastomen und hepatozellulären Karzinomem im Serum die Konzentration des Glykoproteins α-Fetoprotein (AFP), das physiologischerweise im Dottersack und in der fetalen Leber produziert wird, erhöht. Bei Diagnosestellung haben 90 % der Patienten mit Hepatoblastom und 60–90 % derjenigen mit hepatozellulären Karzinom ein erhöhtes AFP. Der Tumormarker AFP ist außerdem ein wesentlicher Verlaufsparameter unter bzw. nach der Therapie.

11.12.1 Hepatoblastom

Das Hepatoblastom, der häufigste primäre, maligne Lebertumor im Kindesalter, wird zu 45 % im 1. Lebensjahr, zu 80 % in den ersten 3 Lebensjahren diagnostiziert. Er kann mit Hemihypertrophie und Beckwith-Wiedemann-Syndrom assoziiert sein. Eine deutlich erhöhte Inzidenz findet sich auch in Familien mit adenomatöser Polyposis coli und Keimbahnmutation im APC-Gen. Das Hepatoblastom ist ein **embryonaler Tumor** mit epithelialen und mesenchymalen Anteilen, der meist solitär, gelegentlich aber auch multifokal auftritt.

Therapie und Prognose Die Therapie besteht aus einer kompletten Tumorresektion und je nach Stadium prä- und postoperativer Chemotherapie. Die Wahrscheinlichkeit des ereignisfreien Überlebens bei 5 Jahren liegt bei ca. 70 %.

11.12.2 Hepatozelluläres Karzinom

Das hepatozelluläre Karzinom tritt im Gegensatz zum Hepatoblastom meist bei Kindern über 5 Jahren auf. Es ist wie im Erwachsenenalter mit der Hepatitis-B-Infektion assoziiert, aber auch mit anderen chronischen Lebererkrankungen wie der hereditären Tyrosinämie (▶ Kap. 6.1.1), der Gallengangsatresie (▶ Kap. 14.10.2), der idiopathischen neonatalen Hepatitis und dem α1-Antitrypsinmangel (▶ Kap. 14.11.2). Der Tumor tritt meist multilokulär oder diffus infiltrierend auf, so dass in der Regel beide Leberlappen betroffen sind. Im Gegensatz zum Erwachsenenalter ist eine gleichzeitig bestehende Leberzirrhose die Ausnahme.

Therapie und Prognose Die einzige kurative Therapie ist die komplette chirurgische Resektion des Tumors, die in weniger als einem Drittel der Patienten erreicht werden kann. Bei Abwesenheit von Lungenmetastasen kann die Hepatektomie mit Lebertransplantation eine Therapiemöglichkeit darstellen. Patienten ohne komplette Tumorresektion sterben meist innerhalb von 12 Monaten nach Diagnosestellung. Eine chemotherapeutische Behandlung oder der Einsatz experimenteller Therapieverfahren konnte die Prognose bisher nicht wesentlich verbessern.

> **Kernaussagen**
> — Tumoren der Leber sind im Kindesalter in der Mehrzahl der Fälle bösartig.
> — Neben klinischen Zeichen (Lebervergrößerung mit tastbarem Tumor im rechten Oberbauch, Gewichtsverlust, Anämie, Bauchschmerzen) ist beim Hepatoblastom und beim hepatozellulärem Karzinom im Serum das α-Fetoprotein (AFP) erhöht.
> — Der Tumormarker AFP ist auch ein wesentlicher Verlaufsparameter für die Therapie.

11.13 Langerhans-Zell-Histiozytose

Die Langerhans-Zell-Histiozytose ist eine Erkrankung unklarer Ätiologie und Pathogenese, bei der es zur Ansammlung von dendritischen Zellen mit Langerhans-Zell-Phänotyp in unterschiedlichen Geweben und Organen kommt. Das klinische Bild ist sehr variabel, was die Zahl der früher gebräuchlichen Synonyme erklärt (Histiozytose X, eosinophiles Granulom, Hand-Schüller-Christian- oder Abt-Letterer-Siwe-Erkrankung).

Bei **Kleinkindern** ist die Langerhans-Zell-Histiozytose oft eine Systemerkrankung (Abt-Letterer-Siwe) mit Hepatosplenomegalie, Lebersynthesestörung mit Aszites und Ödemen, Lungeninfiltration und Panzytopenie bei Knochenmarkbeteiligung. Sie führt trotz intensiver Chemotherapie nicht selten zum Tode.

Bei etwas **älteren Kindern** liegt häufiger ein Hautbefall mit Otitis externa und Knochenläsionen vor (Hand-Schüller-Christian). Der Hautbefall ähnelt einer atopischen oder seborrhoischen Dermatitis, bräunliche Papeln können von wenigen Schuppen bedeckt sein. Die Knochen sind das am häufigsten infiltrierte Organ. Meist sind die Kalotte, das Mastoid, das Keilbein und die Periorbitalregion, aber auch die Wirbelkörper, lange Röhrenknochen, das Becken und die Rippen betroffen. Die Knochenläsionen imponieren als umschriebene osteolytische Bezirke, gelegentlich mit darüber liegender Weichteilschwellung (◘ Abb. 11.21). Ein Sklerosesaum zeigt den Heilungsprozess an.

Der bei **Jugendlichen** meist isoliert auftretende und symptomlose Knochenbefall wurde mit dem Synonym **eosinophiles Granulom** bezeichnet. Knochenläsionen bedürfen wie der Hautbefall meist keiner Behandlung, da sie spontan heilen. Gegebenenfalls ist eine Biopsie, Kürettage oder lokale Installation von Steroiden ausreichend. Bei Patienten mit systemischer Langerhans-Zell-Histiozytose, aber auch bei Kindern mit Knochenbefall der Kalotte kann sich vor, während oder auch nach der Erkrankung ein Diabetes insipidus entwickeln.

Die **Prognose** der Langerhans-Zell-Histiozytose ist abgesehen von der systemischen Erkrankung des Kleinkinds gut.

> **Kernaussagen**
> — Die Langerhans-Zell-Histiozytose ist eine Erkrankung unklarer Ätiologie und Pathogenese.
> — In Geweben und Organen kommt es zur Ansammlung von dendritischen Zellen mit Langerhans-Zell-Phänotyp.
> — Das klinische Bild ist sehr variabel.

11.14 Endokrine Tumoren

Schilddrüsenkarzinome im Kindesalter kommen besonders nach therapeutischer (z. B. nach Hodgkin-Lymphom) oder akzidenteller (Reaktorunglück in Tschernobyl) Bestrahlung vor. Meist handelt es sich um hoch differenzierte papilläre oder weniger differenzierte follikuläre Tumoren. Das medul-

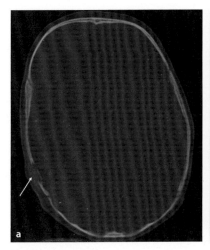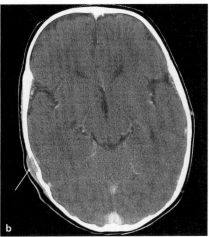

Abb. 11.21a,b CT eines Schädels eines 4 Monate alten Säuglings mit Nachweis einer Weichteilschwellung. Weichteilfenster (**a**) und Osteolyse (**b**, Knochenfenster) an der Schädelkalotte temporal rechts

läre Schilddrüsenkarzinom ist die häufigste Manifestation der mulitplen endokrinen Neoplasie (MEN) Typ 2 (**Tab. 11.2). Die Behandlung besteht ähnlich wie im Erwachsenenalter in erster Linie in einer Thyreoidektomie.

Nebennierenrindenkarzinome sind hormonaktiv und präsentieren sich mit Zeichen der Virilisierung/Feminisierung, cushingoider Fazies und Hyperaldosteronismus. Nach operativer Entfernung ist auf eine supportive Hormonsubstitution zu achten.

Karzinoidtumoren, meist in der Appendix gelegen, sind in der Regel benigne. Oft werden sie zufällig im Rahmen einer Appendektomie gefunden.

Tumoren des Pankreas wie Adenome und Adenokarzinome können mit entsprechenden Symptomen sowohl in exokrinen wie endokrinen Zellen entstehen.

11.15   Seltene Tumoren

Der **atypische teratoider/rhabdoider Tumor (AT/RT-Tumor)** ist ein embryonaler Tumor, der im Gehirn, der Niere oder den Weichteilen auftreten kann. Es sind überwiegend Kinder in den ersten Lebensjahren betroffen. In AT/RT-Tumoren werden Veränderungen des SMARCB1-Gens auf Chromosom 22q11.2 gefunden, die zu einer verminderten Expression dessen Genprodukts, des INI1-Proteins, führen. Der immunhistochemische Nachweis einer fehlenden INI1-Proteinexpression ist in der Mehrzahl der Fälle zur Abgrenzung gegenüber anderen Tumoren verwendbar. Grundvoraussetzung für eine Heilung eines AT/RT ist die komplette chirurgische Tumorentfernung. Verschiedene Polychemotherapieprotokolle kombiniert mit Strahlentherapie werden aktuell in Studien überprüft. Insgesamt ist die Prognose sehr schlecht.

Das **Nasenpharynxkarzinom** ist ein bei Kindern im Mittelmeerraum häufigerer Tumor, der mit dem Epstein-Barr-Virus assoziiert ist. Die meist jugendlichen Patienten präsentieren sich mit zervikaler Lymphadenopathie, Hörverlust, Otitis ex-

terna, behinderter Nasenatmung, Epistaxis und Schmerzen. Mit zytostatischer Therapie und Bestrahlung haben die Patienten auch ohne chirurgische Resektion eine günstige Prognose.

Die Behandlung der **malignen mesenchymalen Tumoren** wie des malignen Schwannoms (bei Neurofibromatose Typ I), des Fibrosarkoms, des Synovialsarkoms, Neurepithelioms, Liposarkoms, malignen Fibrohistiozytoms oder Hämangioperizytoms ist wie bei Erwachsenen primär chirurgischer Art.

11.16   Krebserkrankungen in der Adoleszenz und im jungen Erwachsenenalter

Das Spektrum der malignen Erkrankungen bei Jugendlichen und jungen Erwachsenen ist ähnlich (**Abb. 11.22). Während Erwachsene mit Ewing-Sarkom oder Osteosarkom in den entsprechenden Therapieoptimierungsstudien der pädiatrischen

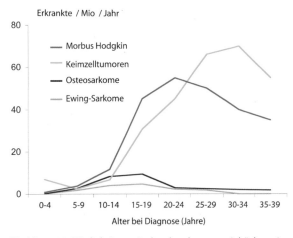

Abb. 11.22 Häufigkeit von Krebserkrankungen mit höchster Inzidenz im Adoleszentenalter

Onkologie behandelt werden, werden die 16- bis 18-Jährigen mit Leukämien und Lymphomen sowohl in pädiatrischen wie internistischen Institutionen in den entsprechenden Therapiestudien behandelt. Matched-Pair-Analysen für die einzelnen Krankheitsentitäten und verschiedene europäische oder nordamerikanische pädiatrische und internistische Studien zeigten jeweils einen Überlebensvorteil von 20–30 % für die in pädiatrisch-onkologischen Studien behandelten Patienten. Obwohl die Ursache hierfür vielfältig sein kann, scheinen Heranwachsende und junge Erwachsene in den internistischen Therapieprotokollen mit ihrem Altersspektrum bis ins hohe Erwachsenenalter oft untertherapiert zu sein. Die Behandlung von Adoleszenten und jungen Erwachsenen in einheitlichen Therapiestudien könnte eine wesentliche Aufgabe von integrativ arbeitenden Tumorzentren (»Comprehensive Cancer Center«) sein. Eine gemeinsame Betreuung durch Erwachsene- und Pädiatrische Onkologen könnte die Prognose der AYA (Adolescent Young Adults) in Zukunft verbessern.

11

Herz- und Kreislauferkrankungen

H.H. Kramer

Dem schlagenden Herzen als unmittelbar erfahr- und spürbarem Ausdruck des Lebens wurde in der europäischen Kulturgeschichte seit langem der Sitz der Gefühle zugesprochen.

12.1 Pädiatrisch-kardiologische Diagnostik

Herz- und Kreislauferkrankungen im Kindesalter umfassen die große Gruppe der angeborenen Herzfehler, die erworbenen Herz-Kreislauferkrankungen, die Störungen des Herzrhythmus und die Herz-Kreislauferkrankungen, die als »Begleiterkrankung« bei anderen Erkrankungen auftreten. 8–10 von 1000 Neugeborenen werden mit einem angeborenen Herzfehler geboren! Die apparativen diagnostischen Möglichkeiten haben sich in den letzten Jahrzehnten enorm verbessert. So haben Echokardiographie und Magnetresonanztherapie die früher fast regelhaft zur präoperativen Diagnostik erforderliche Herzkatheteruntersuchung in der Mehrzahl der Fälle unnötig gemacht. Trotz dieser Verbesserungen ist der Stellenwert der genauen Anamnese und umfassenden körperlichen Untersuchung, unverändert hoch.

> **Für die Diagnostik von Herz-Kreislauf-Erkrankungen steht eine Vielzahl von diagnostischen Methoden zur Verfügung. Aus Anamnese, Untersuchung, EKG und Echokardiographie kann fast immer eine akkurate Diagnose gestellt werden. Die diagnostischen Verfahren müssen unter Berücksichtigung des Lebensalters bewertet werden.**

12.1.1 Anamnese

Jede pädiatrisch kardiologische Untersuchung sollte mit einer gründlichen Erhebung der Anamnese beginnen. Nach der Familienanamnese (z. B. familiär gehäufte angeborene Herzfehler), der Schwangerschafts- und Geburtsanamnese, muss gezielt nach Zeichen einer Herzinsuffizienz gefragt werden. Ihre Symptome sind im Säuglingsalter Trinkschwäche, Gedeihstörung, beschleunigte und angestrengte Atmung (Einziehungen, Nasenflügeln) sowie vermehrtes Schwitzen. Nach dem 1. Lebensjahr ist außerdem nach Hinweisen für eine eingeschränkte körperliche Leistungsfähigkeit im Vergleich zu Gleichartigen wie vorzeitiger Erschöpfung und Belastungsdyspnoe sowie nach gesteigerter Infektanfälligkeit zu fragen. Über Veränderungen der Hautfarbe wie Blässe und Zyanose können die Eltern manchmal keine verlässliche Angaben machen. Gezielt muss nach Anfällen von Herzrasen, Schwindel und einer Synkope (Bewusstseinsverlust) gefragt werden. Nicht selten wird eine kardiale Synkope zunächst als Krampfanfall gedeutet.

12.1.2 Klinische Untersuchung

Inspektion

Die Inspektion erfasst **Stigmata** infolge eines übergeordneten Syndroms, das mit Herzfehlern assoziiert sein kann (z. B. Trisomie 21). Eine **Dystrophie** weist auf eine länger dauernde Herz-

insuffizienz hin, ein **Herzbuckel** infolge länger bestehender Herzvergrößerung ist heute sehr selten. Die **Hautfarbe** gibt Aufschluss über die periphere Durchblutung und den Sauerstoffgehalt des Blutes. Eine »zentrale« Zyanose - Beimischung von venösem zum arteriellen Blut durch einen Rechts-Links-Shunt - zeigt sich in einer Blaufärbung der Lippen und der Zunge, der Fingernägel und Zehen, bei sehr langem Bestehen in Trommelschlegelfingern und Uhrglasnägeln (◘ Abb. 12.1a). Eine »peripheren Zyanose« - vermehrte periphere Sauerstoffausschöpfung - unterscheidet sich von einer zentrale Zyanose dadurch, dass die Zunge rosig bleibt (◘ Abb. 12.1b). Auch Hauterscheinungen können wegweisend sein (z. B. Hautembolien bei Endokarditis). **Ödeme** entwickeln sich bei Säuglingen vornehmlich im Bereich der Augenlider und - bei starker Ausprägung - der

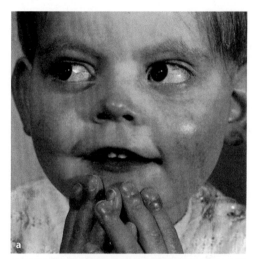

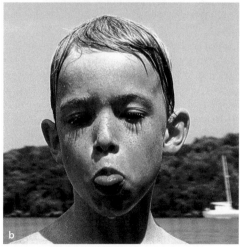

◘ **Abb. 12.1a,b Zentrale und periphere Zyanose. a Zentrale Zyanose:** Zyanotische Lippen und Finger, Trommelschlegelfinger und Uhrglasnägel, injizierte Konjuktiven; die ebenfalls zynotische Zunge ist nicht sichtbar. **b Periphere Zyanose:** Gesundes Kind, bei dem nach langem Baden zyanotische Lippen auffallen, die Zunge bleibt jedoch rosa. Es besteht eine periphere Zyanose durch periphere Vasokonstriktion und vermehrte Sauerstoffausschöpfung in der peripheren Strombahn (Normalbefund)

Flanken, bei älteren Kindern der Fußrücken. Bei einer oberen Einflussstauung sind kräftig gefüllte Halsvenen vorhanden. Zeichen der Herzinsuffizienz sind Tachypnoe und Dyspnoe (angestrengte Atmung mit Einziehungen und Nasenflügeln).

Palpation

Die Palpation eines präkordialen Schwirrens ist auf eine stark turbulente Blutströmung zurückzuführen, die sich auch in einem lauten pathologischen Herzgeräusch widerspiegelt. Essenziell ist die Palpation der Pulse. Der persistierende Ductus Botalli (Pulsus celer et altus) und die Aortenisthmusstenose (obere Extremitäten: kräftige Pulse; untere Extremitäten: abgeschwächte oder fehlende Pulse) können damit leicht diagnostiziert werden. Eine Pulsdifferenz zwischen oberer und unterer Extremität sollte durch die Blutdruckmessung objektiviert werden.

Die Palpation der Lebergröße (normal bis 1,5 cm unterhalb des Rippenbogens) ist unverzichtbarer Bestandteil jeder kardiologischen Untersuchung. Eine Hepatomegalie spricht für eine Herzinsuffizienz, eine Spenomegalie tritt hierbei selten auf. Die Lokalisation des Herzspitzenstoßes ermöglicht eine grobe Abschätzung der Herzgröße.

Auskultation

Die Auskultation des Herzens ist eine der wichtigsten Methoden für die klinische Diagnose angeborener Herzfehler. Die Auskultation erfolgt immer im Liegen und im Sitzen, um die Lageabhängigkeit von Geräuschen zu prüfen. Das Stethoskop wird beidseits entlang des Sternums vom 2. ICR nach kaudal und von dort zur Herzspitze (an mögliche Dextrokardie denken!) in kleinen Abständen aufgesetzt. Zusätzlich wird immer am Hals über den Karotiden und im Jugulum, am Rücken interskapulär links paravertebral (Isthmusstenose!) sowie über den Mittelfeldern beider Lungen abgehorcht, um die Ausstrahlung eines Herzgeräusches festzustellen.

Beurteilt wird zunächst, ob die **Herzaktion** rhythmisch und normfrequent ist. Danach erfolgt die Beurteilung der **Herztöne**. Wichtig ist die **atemvariable Spaltung des 2. Herztons** (Schluss von Aorten und Pulmonalklappe) zu erkennen, welche physiologisch mit der Inspiration zunimmt (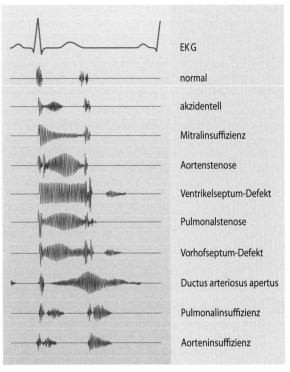 Abb. 12.2). Ein Verlust der atemvariablen Spaltung des 2. Herztons ist immer pathologisch und bedarf einer weitergehenden Abklärung.

> **Ein Verlust der atemvariablen Spaltung des 2. Herztons ist immer pathologisch und bedarf einer weitergehenden Abklärung.**

Weitere Herztöne können bei Kindern physiologisch sein (infolge frühdiastolischen Einstroms in die Ventrikel), sind aber bei deutlicher Ausprägung (Galopp-Rhythmus) Hinweis auf eine Herzinsuffizienz. **Klicks** sind hochfrequente frühsystolische Schallphänomene infolge Öffnung der Semilunarklappen bei Aorten- und Pulmonalstenose oder als mittsystolischer Klick bei Mitralprolaps.

Herzgeräusche werden durch turbulente Blutströmung hervorgerufen und werden zunächst nach ihrem zeitlichen Auftreten in systolisch und diastolisch klassifiziert und hinsichtlich Punctum maximum, Ausstrahlung, Frequenz (hoch-,

Abb. 12.2 Typische Geräuschbefunde

	EKG
	normal
	akzidentell
	Mitralinsuffizienz
	Aortenstenose
	Ventrikelseptum-Defekt
	Pulmonalstenose
	Vorhofseptum-Defekt
	Ductus arteriosus apertus
	Pulmonalinsuffizienz
	Aorteninsuffizienz

Tab. 12.1 Lautstärke von Herzgeräuschen	
Grad 1/6	Geräusch kann nur bei absoluter Stille gehört werden
Grad 2/6	Geräusch kann auch bei leisen Hintergrundgeräuschen gehört werden
Grad 3/6	Lautes Geräusch ohne präkordiales Schwirren
Grad 4/6	Lautes Geräusch mit präkordialem Schwirren
Grad 5/6	Sehr lautes Geräusch mit starkem präkordialem Schwirren
Grad 6/6	Distanzgeräusch, das ohne Aufsetzen des Stethoskops gehört werden kann

mittel-, niederfrequent) und Rauigkeit (rau/scharf, mäßig rau, weich) beurteilt. Die Lautstärke wird in 1/6-Graden angegeben (Tab. 12.1). Schließlich muss die exakte Beurteilung der Dauer und Form des Geräusches erfolgen (Abb. 12.2). Die Auskultation der Lunge erfasst z. B. feinblasige Rasselgeräusche als Stauungszeichen.

Perkussion

Durch Perkussion kann die Abschwächung des pulmonalen Klopfschalls jenseits des Säuglingsalters auf einen großen Pleuraerguss hinweisen. Zur Beurteilung der Herzgröße ist die Perkussion ungeeignet.

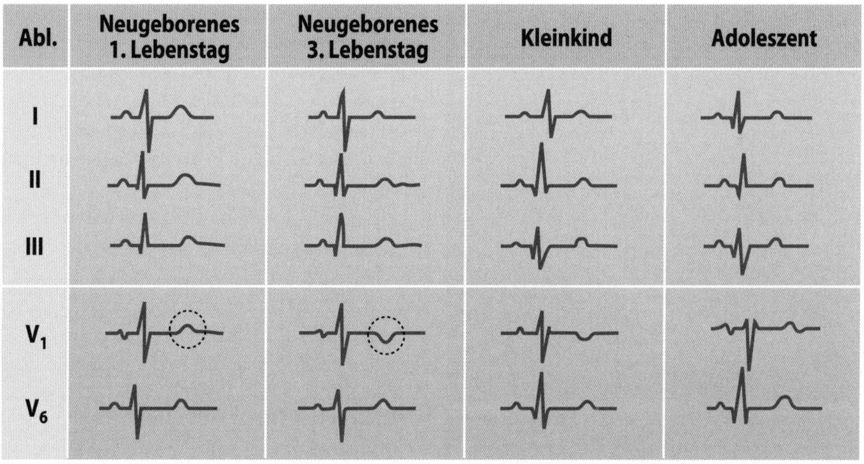

Abl.	Neugeborenes 1. Lebenstag	Neugeborenes 3. Lebenstag	Kleinkind	Adoleszent
I				
II				
III				
V_1				
V_6				

◘ Abb. 12.3 Das normale EKG beim Neugeborenen, Kleinkind, und Jugendlichen. Beachte die Änderung der T-Welle nach dem ersten Lebenstag und den Rückgang der physiologischen rechtsventrikulären Hypertrophie

12.1.3 Apparative Methoden

Einfache apparative Untersuchungen

Bei allen Patienten mit Verdacht auf einen Herzfehler, besonders bei Neugeborenen, sollte eine transkutane Messung der Sauerstoffsättigung erfolgen. Eine **Messung des Blutdruckes** an rechter oberer und unterer Extremität (vorzugsweise oszillometrisch, Manschettenbreite = 2/3 Oberarmlänge) gehört zu jeder kinderkardiologischen Untersuchung. Bei Vorliegen eines Hypertonus bzw. grenzwertigen Blutdruckwerten sollte eine 24-Stunden-Blutdruckmessung durchgeführt werden, um den zirkadianen Blutdruckverlauf und Blutdruckspitzen erfassen zu können. Die Messung von Herzfrequenz und Blutdruck im Liegen und nach plötzlichem Aufstehen (»Schellong-Test«) kann einen ersten Hinweis auf. eine orthostatische Dysregulation geben (▶ Abschn. 12.9.2).

Elektrokardiogramm (EKG)

Das EKG umfasst immer Standard- und Brustwandableitungen. Beurteilt werden der Rhythmus (rhythmisch, arrhythmisch) und die Frequenz der QRS-Komplexe (bradykard, normofrequent, tachykard). Jedem QRS-Komplex sollte eine P-Welle vorangehen. Die Zeiten werden in Ableitung II gemessen (P-, PQ-, QRS-, QT-Dauer). Schließlich wird die QRS-Achse bestimmt, die sich mit dem Lebensalter ändert. Der Hauptvektor des QRS-Komplexes wird aus der Höhe der Amplituden in den einzelnen Extremitätenableitungen bestimmt. Eine abnorme Richtung des in den einzelnen Altersstufen unterschiedlichen Hauptvektors spricht für ein pathologisches Verhältnis von rechts- und linksseitigem Ventrikelmyokard (z. B. Trikuspidalatresie, ▶ Abschn. 12.5.2), Fehllage des Herzens oder abnormer intrakardialer Erregungsleitung (z. B. AV-Septumdefekt). Beim gesunden Herzen wandelt sich das EKG von der physiologischen Rechtshypertrophie des Neugeborenen zum Erwachsenen-EKG mit überwiegenden linksventrikulären Potenzialen (◘ Abb. 12.3). Bei der Beurteilung der Repolarisation muss das Verhalten der T-Welle in V1 angeführt werden: diese

ist in den ersten 24 Stunden nach der Geburt positiv, wird dann negativ, um bei der Mehrzahl der Menschen um das 12. Lebensjahr herum wiederum positiv zu werden.

> **⊘ Cave**
> **Ein positives T in V1 ist nach dem 2. Lebenstag und vor der Pubertät meistens pathologisch.**

Die Beurteilung der Repolarisation kann etwa ab dem 5. Lebensjahr durch die Ableitung des EKG unter Belastung (z. B. auf dem Laufband) verfeinert werden. Zur Beurteilung von Rhythmusstörungen ist ein 24-Stunden-EKG (Holter-EKG) unverzichtbar, bei dem das EKG unter alltäglichen Belastungen kontinuierlich registriert wird.

Echokardiographie

Die Echokardiographie ist das wichtigste diagnostische Instrument der pädiatrischen Kardiologie. Sie erlaubt die ein- und zweidimensionale Untersuchung von Anatomie und Funktion des Herzens (◘ Abb. 12.4) und durch Farbdoppler die Darstellung der Blutflüsse im Herzen. Die sog. M-Mode-Echokardiographie, bei der ein anatomischer Schnitt der Strukturen gegenüber der Zeitachse auf dem Monitor abgebildet wird, ist wegen der so möglichen hohen zeitlichen Auflösung zur quantitativen Funktionsanalyse speziell des linken Ventrikels essenziell. Die Blutflussgeschwindigkeit wird mit dem gepulsten Doppler (PW-Doppler), bei dem in rascher Folge Ultraschallwellen vom gleichen Kristall des Schallkopfs gesendet und empfangen werden, oder mit dem CW-Doppler ermittelt, bei dem kontinuierlich Ultraschallwellen von verschiedenen Kristallen des Schallkopfs ausgesendet bzw. empfangen werden. Auf diese Weise können Druckgradienten im Bereich von Herz und Gefäßen nichtinvasiv bestimmt werden (Bernoulli-Gleichung $\Delta P = 4 \, Vmax^2$).

> **❯ Bei Kindern ist die Qualität der Bildgebung durch transthorakale Echokardiographie fast immer ausreichend.**

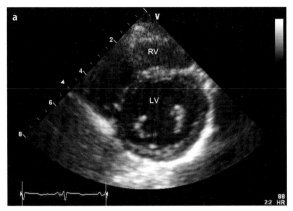

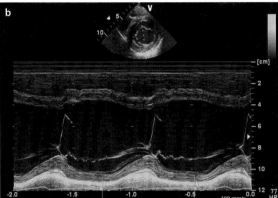

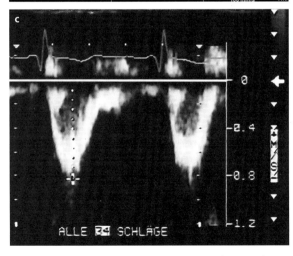

□ Abb. 12.4a–c Die Echokardiographie ist zur wichtigsten diagnostischen Methode der Kinderkardiologie geworden. a Die zweidimensionale Echokardiographie zeigt die Anatomie des Herzens. Das Bild zeigt den Querschnitt des linken Ventrikels (*LV*) und des davor gelegenen rechten Ventrikels (*RV*). **b** Mit der M-Mode Echokardiographie wird die Bewegung des Herzens an einer Stelle erfasst, so können Funktion und Dimensionen erfasst werden. **c** Mit der Doppler-Echokardiographie wird die Flussgeschwindigkeit bestimmt, so dass Druckgradienten über Herzklappen gemessen werden können. Das Bild zeigt einen Normalbefund, die Flussgeschwindigkeit über die Pulmonalklappe beträgt 0,9 m/s

Die transösophageale Echokardiographie ist heute integraler Bestandteil der intraoperativen Diagnostik und vieler katheterinterventioneler Behandlungsverfahren, wird jedoch bei speziellen Fragestellungen (z. B. endokarditische Vegetationen) und bei Jugendlichen mit schlechten transthorakalen Schallfenstern wegen der überlegenen Bildqualität diagnostisch benötigt.

Echokardiographische Untersuchungen können schon intrauterin vorgenommen werden, so dass angeborene Herzfehler während der Schwangerschaft diagnostiziert werden können. Der Anteil der bereits pränatal diagnostizierten Herzfehler erhöht sich zunehmend, was für die postnatale Versorgung speziell bei komplexen Fehlbildungen sehr vorteilhaft ist.

Herzkatheteruntersuchung

Die Angiokardiographie erfolgt mittels Röntgenkontrastmittel und dient der selektiven Darstellung der verschiedenen Herz- und Gefäßabschnitte. Technische Verbesserungen haben das Untersuchungsrisiko auf ein Minimum reduziert. Die kleinsten zur Verfügung stehenden Katheter haben einen Durchmesser von nur 1,3 mm (4 French). Man unterscheidet die Rechtsherzkatheterisierung nach perkutaner Punktion der V. femoralis (bei Neugeborenen erfolgt auch die Kathetereinlage über die Nabelvene) sowie die Linksherzkatheterisierung, die entweder über das Foramen ovale oder nach Punktion der A. femoralis durch retrograde Sondierung der Aorta und des linken Ventrikels erfolgt.

> Nach dem arteriellen Zugang ist speziell bei Neugeborenen und Säuglingen nach Untersuchungsende auf eine einwandfreie pulsatile Durchblutung des betreffenden Beins zu achten, um Komplikationen durch einen Gefäßverschluss zu vermeiden.

Die Bedeutung der **diagnostischen Herzkatheteruntersuchung** liegt in der Ermittlung von
- Druck in den verschiedenen Kreislaufabschnitten Druckgradienten,
- absoluten und relativen Blutflüssen (Herzzeitvolumen, Shuntgröße),
- Gefäßwiderständen im Körper- und Lungenkreislauf.

Aus der Messung der Sauerstoffsättigung und des Drucks in den einzelnen Herz- und Gefäßabschnitten (□ Abb. 12.5) lassen sich nach dem Fick-Prinzip bei Kenntnis (aus Grundumsatztabellen) bzw. Messung des Sauerstoffverbrauchs verschiedene Kreislaufgrößen bestimmen, z. B. das Groß- und Kreislaufminutenvolumen, Links-rechts- und Rechts-Links-Shunts sowie der Widerstand des Körper- und Lungenkreislaufs. Die Domäne der Herzkatheteruntersuchung ist heute die interventionelle Behandlung von Stenosen und intra- und extrakardialen Defekten, die eine Volumenbelastung des Herzens verursachen. Eine besondere Spezialität stellt die elektrophysiologische Untersuchung dar, die eine exakte Diagnose von Herzrhythmusstörungen und oft deren definitive Therapie durch Hochfrequenzablation erlaubt.

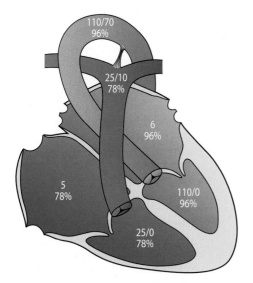

Abb. 12.5 Halbschematische Darstellung der Herzhöhlen und der großen Gefäße. Druckwerte in mmHg, systolisch und diastolisch, bei den Vorhöfen der Mitteldruck. Sauerstoffsättigung des Blutes in Prozent. Charakteristische Werte bei der Sondierung eines normal gebildeten kindlichen Herzens zum Vergleich für die pathologischen Werte bei angeborenen Herzfehlern

Röntgenverfahren und Magnetresonanztomographie

Während das Röntgenbild des Thorax noch vor 20 Jahren regelmäßig Bestandteil der pädiatrisch-kardiologischen Diagnostik war, wird es heute nur noch gelegentlich für Fragestellungen im Langzeitverlauf angefertigt. Computertomographische Verfahren, speziell das Spiral-CT sind aussagekräftiger, jedoch mit einer hohen Strahlenbelastung verbunden und werden selten angewendet. Mit der Magnetresonanztomographie gelingt dagegen die Untersuchung von Anatomie, Größe und Funktion der Herzkammern sowie Blutflüssen (z. B. auch Quantifizierung des Regurgitationsvolumens bei Klappeninsuffizienz) ohne Strahlenbelastung. Im Vergleich zur Echokardiographie ist der Zeitbedarf für die Akquisition der Bilddaten lang, so dass die Untersuchung von jungen Kindern in tiefer Sedierung erfolgen muss.

Labordiagnostik

Bei **schwerster Herzinsuffizienz** ist die Labordiagnostik entscheidend für die Erkennung eines Multiorganversagens Ein Nierenversagen zeigt sich in einem Anstieg von Kreatinin und Harnstoff, ein Leberversagen im Anstieg der Transaminasen (GOT, GPT, γGT) und in einer gestörten Syntheseleistung der Leber (z. B. Gerinnungsfaktoren).

Zeichen einer **Myokardschädigung** sind ein Anstieg der CK und der myokardspezifischen CK-MB (sollte nicht höher als 10% der CK sein). Bei erhöter CK-MB muss eine sog. Makro-CK als Normvariante ausgeschlossen werden. Hilfreich ist hier die Bestimmung des Troponins.

Bei **zyanotischen Vitien** müssen das Ausmaß einer Polyglobulie und Polyzythämie (Hämatokrit) und der oft assoziierte Eisenmangel überwacht werden. Die Veränderungen des roten Blutbildes stellen einen Kompensationsmechanismus für die Hypoxämie dar, sind aber auch die Ursache thrombotischer sowie embolischer, speziell zerebraler Komplikationen.

Zeichen einer **Myokardschädigung** sind ein Anstieg der CK und der myokardspezifischen CK-MB (sollte nicht höher als 10% der CK sein). Bei erhöter CK-MB muss eine sog. Makro-CK als Normvariante ausgeschlossen werden. Hilfreich ist hier die Bestimmung des Troponins.

Bei **schwerster Herzinsuffizienz** ist die rechtzeitige **Erkennung eines Multiorganversagens** von entscheidender Bedeutung für eine Intensivierung der Therapie bzw. die Implantation eines »assist device« (Kunstherzens) zur Überbrückung bis zur Herztransplantation. Ein Nierenversagen zeigt sich in einem Anstieg von Kreatinin und Harnstoff, ein Leberversagen im Anstieg der Transaminasen (GOT, GPT, γGT) und in einer gestörten Syntheseleistung der Leber (z. B. Gerinnungsfaktoren).

Neben der klassischen genetischen Untersuchung (Chromosomenanalyse) sind die modernen molekularbiologischen Methoden von zunehmender Bedeutung, weil für eine Vielzahl von Erkrankungen (Williams-Beuren-Syndrom: Elastin-Gen; Marfan-Syndrom: Fibrillin-Gen; diverse Gene bei Kardiomyopathien und langem QT-Syndrom) die molekulare Grundlage aufgeklärt ist.

> **Kernaussagen**
> — Die Diagnose von Herzerkrankungen im Kindesalter beruht auf Anamnese, klinischer Untersuchung, EKG und vor allem der Echokardiographie.
> — Das Röntgenbild des Thorax hat an Bedeutung verloren.
> — Die Magnetresonanztomographie hat heute zentrale Bedeutung für die Bildgebung und hämodynamische Analyse angeborener Herzfehler.
> — Die Herzkatheteruntersuchung dient der gezielten Diagnostik speziell im Neugeborenen- und jungen Säuglingsalter und wird in zunehmendem Maße als therapeutische Maßnahme eingesetzt.
> — Die Ergebnisse müssen unter Berücksichtigung der Normwerte für das jeweilige Lebensalter bewertet werden.

12.2 Kardiologische Therapie

> Die Therapie der Herzerkrankungen im Kindesalter umfasst sowohl konservative, imterventionelle als auch operative Verfahren. Durch eine Herztransplantation kann schwerstkranken Kinder eine kindgerechte Entwicklung ermöglicht werden.

12.2.1 Konservative Therapie

Herzinsuffizienz

Bei Herzinsuffizienz ist das Herz nicht in der Lage, die Gewebe mit genügend Blut zu versorgen, um den Gewebestoffwechsel in Ruhe oder unter Belastung sicherzustellen. Typische klinische Symptome der Herzinsuffizienz sind u.a. Dyspnoe, Tachykardie, Flüssigkeitsretention und Müdigkeit. Im Kindesalter sind angeborene Herzfehler die häufigste Ursache der Herzinsuffizienz. Hämodynamische Ursache ist vor allem die Volumenbelastung des Herzens, z. B. als Folge eines Links-Rechts-Shunts, der zu einer Lungenüberflutung führt.

Im Gegensatz zum Erwachsenen ist eine linksventrikuläre Dysfunktion bei Kindern relativ selten und wird dann meistens durch eine myokardiale Insuffizienz bei Kardiomyopathie, Myokarditis, Herzrhythmusstörung oder Stoffwechselerkrankung hervorgerufen.

Betarezeptor-Antagonisten (z. B. Metoprololsuccinat, Carvedilol) sind ein unverzichtbarer Bestandteil der medikamentösen Herzinsuffizienztherapie im Kindesalter, so auch bei herzinsuffizienten Säuglingen mit Links-Rechts-Shunt-Vitien und Kindern mit dilatativer Kardiomyopathie. Sie schützen das Herz vor einer für die Herzinsuffizienz typischen übermäßigen adrenergen Stimulation. Die Medikation muss einschleichend über mehrere Wochen erfolgen.

ACE-Hemmer sind ein Bestandteil der Herzinsuffizienztherapie bei Kindern mit linksventrikulären Dysfunktion (z. B. Kardiomyopathie) und einigen angeborenen Herzfehlern, speziell Mitralinsuffizienz. Kinder mit Links-Rechts-Shunt-Vitien profitieren von der Anwendung dagegen nicht nachweisbar.

Die Rolle des **Digitalis** ist in den letzten Jahren auch in der Behandlung der kindlichen Herzinsuffizienz deutlich in den Hintergrund getreten. Sein Einsatz bei angeborenen Herzfehlern beruht auf sehr frühen klinischen Studien und ist wegen der überwiegend normalen Myokardfunktion dieser Patienten heute umstritten, andererseits sprechen die Frequenzsenkung und neurohumoral modulierende Effekte für seine Verwendung.

Diuretika bewirken eine Reduzierung der Salz- und Wasserretention und führen zu einer Senkung der Vorlast. Meist wird Furosemid in einer Dosierung von 0,1 -1,0 mg/kg in 3-6 Einzeldosen gegeben. Die Dosierung richtet sich nach dem Effekt (Körpergewicht kontrollieren!). Kleinere Kinder benötigen bezogen auf das Körpergewicht höhere Dosen als ältere Kinder. Da Furosemid zu einem renalem Kaliumverlust führt, wird es mit Spironolacton (1-3 mg/kg) kombiniert.

Nicht zuletzt sind **supportive Maßnahmen** wie eine milde Sedierung zur Senkung des Sauerstoffbedarfs, eine Schräglagerung (Kopf erhöht) zur Erleichterung der Atmung und ein Andicken der Nahrung bei Trinkschwäche und rezidivierendem Erbrechen wirksame Hilfen für das herzinsuffiziente Kind. Auf eine den gesteigerten Kalorienbedarf berücksichtigende Ernährung ist zu achten.

Bei **akuter schwerer Herzinsuffizienz** kann durch die Gabe von Katecholaminen (z. B. Adrenalin, Dobutamin) und Phosphodiesterase-Hemmern (z. B. Enoximon, Milrinon) eine Verbesserung des Herzzeitvolumens erreicht werden.

Beeinflussung der System- oder Lungendurchblutung

Bei einigen Herzfehlern führt der postpartale Ductusverschluss zu einer lebensbedrohlichen Abnahme der System- oder Lungendurchblutung. Ein Beispiel für die ductusabhängige Systemdurchblutung ist die kritische Aortenisthmusstenose, für die ductusabhängige Lungendurchblutung die Pulmonalatresie. In beiden klinischen Situationen kann durch eine Prostaglandin-E1-Infusion der Ductus wieder eröffnet werden. Bei Frühgeborenen hingegen kann durch Prostaglandinsynthese-Hemmer (z. B. Indomethacin, Ibuprofen) ein Verschluss des Ductus Botalli herbeigeführt werden.

Beim Neugeborenen fällt der postpartal noch hohe pulmonale Gefäßwiderstand erst nach einigen Lebenstagen ab. Bei sog. Persistenz der fetalen Kreislaufverhältnisse kann er je nach Schwere des Krankheitsbildes durch Gabe von Sauerstoff, Beatmung mit Hyperventilation und Zusatz von Stickstoffmonoxid (NO) und ggf. Prostazyklin-Infusion gesenkt werden. Auch bei angeborenen Herzfehlern mit pulmonaler Hypertonie können diese Maßnahmen postoperativ erforderlich sein.

Bei einigen Herzfehlern (z. B. Fallot-Tetralogie) kann durch die Gabe von Betablockern (Propranolol, Atenolol) die Lungendurchblutung dann verbessert werden, wenn eine muskuläre Kontraktion des rechtsventrikulären Infundibulums zu einer pulmonalen Minderperfusion führt (▶ Abschn. 12.4.1).

Endokarditisprophylaxe

Bei einem Teil der Patienten mit angeborenen Herzfehlern ist das Risiko einer Endokarditis bei (zahn-)medizinischen Eingriffen, die zu relevanten Bakteriämien führen können, erhöht. Zu dieser sog. **Hochrisiko-Gruppe** gehören Patienten, deren Herzfehler unter Verwendung von klappentragenden oder klappenlosen Conduits oder mit einer Kunstklappe operativ versorgt wurden, sowie die heute seltenen zyanotischen Kinder, bei denen zur Verbesserung der Lungendurchblutung ein Shunt angelegt wurde. Deshalb erfolgt bei ihnen eine Endokarditisprophylaxe durch die einmalige Gabe eines für das potenzielle Erregerspektrum geeigneten Antibiotikums 30–60 min vor dem Eingriff. Dies gilt in besonderem Maß für Eingriffe im Bereich von Mund, Rachen und Atemwegen. Wegen der hier häufig saprophytisch vorhandenen Viridans-Streptokokken) eignen sich Amoxicillin in einer Dosis von 20 mg/kg (max. 2 g) oder ein orales Penicillin (50.000 E/kg, max. 2 Mega) Bei Penicillinallergie wird 20 mg/kg Clindamycin (max. 600 mg) verabreicht.

Arterielle Hypertonie

Eine arterielle Hypertonie liegt vor, wenn der systolische und/oder der diastolische Blutdruck bei wiederholten Messungen über der 95. Perzentile liegt. Eine milde Hypertonie liegt bei Werten von bis zu 10 mmHg und eine mittelschwere bei bis 30 mmHg über der 95. Perzentile vor. Eine schwere Hypertonie bei Werten darüber. Bei ängstlichen Kindern ist der Blutdruck oft situativ erhöht, die 24-h-Langzeit-Blutdruckmessung in der gewohnten Umgebung schafft Klarheit

◘ Tab. 12.2 Referenzwerte für die ambulante Blutdrucklangzeitmessung

Größe	Tag (8–20 Uhr) Perzentile		Nacht (0–6 Uhr) Perzentile		24-Stunden Perzentile	
(cm)	50	95	50	95	50	95
Jungen						
120	112/73	123/85	95/55	104/63	105/65	113/72
130	113/73	125/85	96/55	107/65	105/65	117/75
140	114/73	127/85	97/55	110/67	107/65	121/77
150	115/73	129/85	99/56	113/67	109/66	124/78
160	118/73	132/85	102/56	116/67	112/66	126/78
170	121/85	135/85	104/56	119/67	119/67	128/77
180	124/73	137/85	107/56	122/67	122/67	130/77
Mädchen						
120	111/72	120/84	96/55	107/66	103/65	113/73
130	112/72	124/84	97/55	109/66	105/66	117/73
140	114/72	126/84	98/55	111/66	108/66	120/76
150	115/73	128/84	99/55	112/66	110/66	122/76
160	116/73	131/84	100/55	113/66	111(66	124/76
170	118/73	134/84	101/55	113/66	112/66	124/76
180	120/74	131/84	103/55	114/66	113/66	124/76

(◘ Tab. 12.2). An der Regulation des Blutdrucks sind das Renin-Angiotensin-System, die natriuretischen Hormone sowie das zentrale und periphere sympathische und parasympathische Nervensystem beteiligt. Es muss zwischen einer primären (sog. essenziellen) und sekundären Hypertonie unterschieden werden. Eine **primäre Hypertonie** weisen 0,75% aller Kinder auf, bei 80% von ihnen lässt sich keine Ursache finden. Epidemiologische Untersuchungen und die bekannte familiäre Veranlagung sprechen für eine polygenetische Ursache der primären Hypertonie, die häufig bei gleichzeitiger Adipositas vorliegt. Die häufigste Ursache für eine **sekundäre Hypertonie** sind Erkrankungen der Niere. Hierzu zählen vor allem die akute und chronische Glomerulonephritis (z. B. auch Purpura-Schönlein-Henoch-Nephritis), chronische Niereninsuffizienz, Refluxnephropathie, polyzystische Nierendegeneration und Nierenhypoplasie. Die häufigste kardiovaskuläre Ursache ist die nicht erkannte Aortenisthmusstenose, gefolgt von Nierenarterienstenosen. Zu den endokrinen Ursachen sind Hyperthyreose, katecholaminproduzierende Tumoren (Phäochromoctom, Neuroblastom) und Erkrankungen der Nebennierenrinde (Cushing-Syndrom, adrenogenitales Syndrom, Hyperaldosteronismus) zu zählen. Auch eine zentrale Fehlsteuerung (Hirndruck, Hirntumor) kann eine Hypertonie verursachen. Je jünger der Patient und je schwerer der Hypertonus, desto wahrscheinlicher liegt eine sekundäre Hypertonie vor, die dann einer kausalen Behandlung zugeführt werden muss. In der Therapie der essenziellen Hypertonie sind eine Senkung des Kochsalzkonsums, oft eine Gewichtsreduktion und vermehrte sportliche Aktivität anzuraten. Eine Pharmakotherapie ist nur bei durch die genannten Maßnahmen nicht erfolgreich zu behandelnder mittelschwerer und schwerer arterieller Hypertonie indiziert. Sie erfolgt nach einem Stufenkonzept, das in ◘ Tab. 12.3 dargestellt ist.

◘ Tab. 12.3 Stufenkonzept der Pharmakotherapie der mittelschweren und schweren Hypertonie

Stufe I	Monotherapie	Mit Betarezeptorenblockern (z. B. Metoprolol, Bisoprolol)
		Oder mit Angiotensin-Converting-Enzym (ACE)-Hemmern, z. B. Captopril, Enalapril
		Oder mit Sartanen, z. B. Candesartan Oder mit Kalziumantagonisten, z. B. Amlodipin
Stufe II	Medikament der Stufe I plus Diuretikum (speziell Hydrochlorothiazid)	
Stufe III	2 Medikamente der Stufe I plus Diuretikum	

Beeinflussung der Blutgerinnung

Nach einer Vielzahl von Operationen und Interventionen ist eine passagere Beeinflussung der Blutgerinnung notwendig, bis es z. B. zur Endothelisierung eines Implantates gekommen ist. Nach der Implantation von künstlichen Herzklappen ist eine dauerhafte Antikoagulation notwendig.

- **Heparin:** Zur passageren Antikoagulation, intravenöse oder subkutane Applikation
  - Dosierung: 300–500 IE/kg/24 h
  - Kontrolle der Wirksamkeit: PTT > 45 s
- **Acetylsalicylsäure (ASS):** Thrombozytenaggregationshemmer
  - Dosierung: 2–3 mg/kg über einige Wochen bis Monate
- **Cumarin-Derivate:** Cumarin-Derivate (Phenprocoumon, Warfarin) hemmen die Synthese der Vitamin-K-abhängigen Gerinnungsfaktoren. Die Einstellung auf den therapeutischen Zielbereich ist durch häusliche Bestimmung der Prothrombinzeit aus Kapillarblut, angegeben als INR-Wert (international normalized ratio) wesentlich einfacher geworden. Die häufigste Indikation ist die Implantation einer mechanischen Kunstklappe. Der angestrebte INR-Wert liegt meist bei 2,5–4,0. Im Kindesalter ist das Blutungsrisiko höher als bei Erwachsenen. Vorsicht ist bei der Gabe von Barbituraten und butazolidinhaltigen Verbindungen wegen der Verdrängung aus der Eiweißbindung geboten, bei der Anwendung von Antibiotika muss beachtet werden, dass diese die Darmflora hemmen.

12.2.2 Interventionelle Therapie

Ballondilatation

Mit der Ballonkathetern (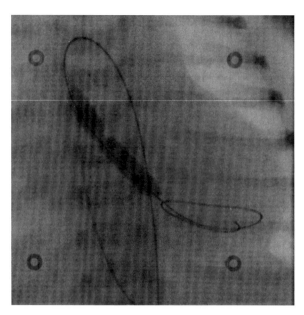 Abb. 12.6) können Gefäßstenosen (»Angioplastie«) und Klappenstenosen (»Valvuloplastie«) erweitert werden. Es kommt zum Einriss der stenosierten Klappe im Bereich der verwachsenen Kommissuren bzw. des stenosierten Gefäßes im Bereich von Endothel und Media bis zur umgebenden Adventitia. Risiken liegen in einer Klappeninsuffizienz nach Valvuloplastie und der Ausbildung eines Aneurysmas nach Angioplastie. Bei elastischen Stenosen kommt es nicht zum Wandeinriss, das Gefäß kann sich nach dem Aufdehnen wieder zusammenziehen, so dass die Angioplastie ineffektiv bleibt.

Stent-Implantation

Bei ineffektiver Angioplastie stellt die Stent-Implantation eine therapeutische Option dar (Stent = Gefäßstütze). Hier wird ein aufdehnbares Drahtgeflecht auf einen Ballonkatheter montiert, mit dem Ballon aufgedehnt und in die Stenose implantiert (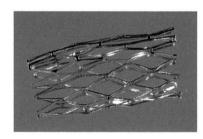 Abb. 12.7). Grundsätzlich sollte die Indikation zur Stent-Implantation unter sorgfältigster Abwägung therapeutischer Alternativen gestellt werden, da wegen des Wachstums der kindlichen Gefäße eine spätere Erweiterung des Stents durch Redilatation erforderlich ist, diese jedoch nicht in jedem Fall erfolgreich ist und dann eine chirurgische Entfernung erforderlich macht. Seit 2008 stehen auch in Stents mon-

■ Abb. 12.6 Ballondilatation einer kritischen Aortenstenose. Man erkennt gut die Einschnürung des Ballons in Höhe der stenotischen Klappe. Sie verschwindet, wenn der Ballon mit dem erforderlichen Druck von ca. 2 atm gefüllt wird. Dies deutet in der Regel darauf hin, dass die Eröffnung der verschmolzenen Kommissuren effektiv war

■ Abb. 12.7 Palmaz-Stent. Dieser Stent wurde bereits aufgedehnt, so dass das Maschenwerk gut erkannt werden kann. Der Stent wird auf einen Ballonkatheter gedrückt, in die Stenose eingeführt und vor Ort mit dem Ballonkatheter aufgedehnt

tierte biologische Klappen zur Verfügung, die katheterinterventionell zur Zeit in Pulmonalposition in eine zu einem früheren Zeitpunkt chirurgisch eingesetzte und nunmehr degenerierte Bioklappenprothese implantiert werden können.

Atrioseptostomie

Die interventionelle Vergrößerung eines Defektes im Vorhofseptum wird als Atrioseptostomie bezeichnet und wurde bereits 1965 erstmals von William Rashkind durchgeführt, um bei Neugeborenen mit Transposition der großen Arterien eine Durchmischung von venösem und arteriellem Blut zu ermöglichen. Ein dehnbarer Latex-Ballon wird von der Nabelvene oder V. femoralis durch das Foramen ovale in den linken Vorhof eingeführt, dort mit physiologischer Kochsalzlösung gefüllt und unter echokardiographischer Kontrolle ruckartig in den rechten Vorhof zurückgezogen. Hierdurch wird das Vor-

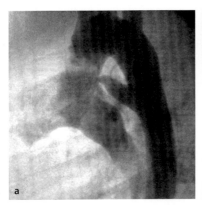
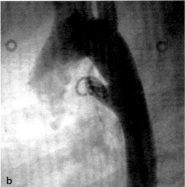

Abb. 12.8a,b Coils. a Mittelgroßer persistierender Ductus arteriosus Botalli. **b** Verschluss des Ductus mit einem sog. Coil, einer von einem Implantationssystem ablösbaren mit Dacron-Fädchen versehenen Metallspirale

hofseptum eingerissen. Nach dem Neugeborenenalter ist die Septostomie mit einem Latex-Ballon oft ineffektiv, es wird eine sog. »Blade-Septostomie« durchgeführt und das Vorhofseptum mit einem kleinen, ausklappbaren Messer aufgeschnitten.

Perforation von Atresien, Rekanalisierungen

Auch atretische Klappen und Gefäßverschlüsse können u. U. einer interventionellen Therapie zugänglich sein. Die Eröffnung einer atretischen Pulmonalklappe erfolgt, indem ein dünner Hochfrequenzkatheter zur Atresie vorgeführt wird, diese mittels Hochfrequenzenergie perforiert und anschließend mit einem Ballonkatheter erweitert wird.

Verschluss von Gefäßverbindungen

Für den interventionellen Verschluss von kleineren Gefäßverbindungen werden sog. Coils (Spiralen) verwendet (**Abb. 12.8**). Das sind Metallspiralen, die gestreckt in den Katheter eingebracht werden und bei Verlassen des Katheters ihre ursprüngliche Form wieder annehmen. Einige Coils sind über eine Schraubverbindung »ablösbar«, können also wieder in den Katheter zurückgezogen und neu positioniert werden, wenn die Positionierung nicht adäquat ist. Ein wichtiges Anwendungsgebiet stellt der Verschluss des persistierenden Ductus Botalli mit einem Durchmesser< 3 mm dar.

Verschluss von Defekten im Herzen

Für den Verschluss von intrakardialen Defekten, z. B. des Vorhof- oder Ventrikelseptums, wurde eine Vielzahl von Systemen entwickelt. Alle Systeme werden von körpereigenem Bindegewebe umschlossen und wachsen ein. Das sog. »**Amplatzer-System**« besteht aus Nitinol, einem Memory-Metall, und »klemmt« im Defekt ein, so dass sich das System im Defekt z. B. des Vorhof- oder Ventrikelseptums selbst zentriert und fixiert (**Abb. 12.9**). Andere Implantate bestehen aus 2 Schirmchen, die in einem Katheter zusammengefaltet werden (z. B. Cardioseal). Das distale Schirmchen wird im linken Vorhof geöffnet, das proximale Schirmchen im rechten Vorhof. Durch die gefederten Arme hält sich das Doppelschirmchen an dem den Defekt umgebenden Gewebe fest.

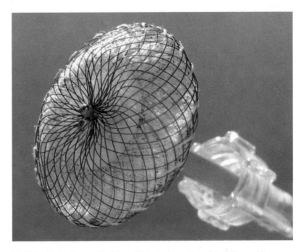

Abb. 12.9 Doppelschirm-System (sog. Amplatzer) zum Verschluss eines zentral gelegenen Vorhofscheidewanddefekts

Ablation von akzessorischen Leitungsbahnen

Durch elektrophysiologische Untersuchungstechniken können akzessorische Leitungsbahnen wie beim WPW-Syndrom exakt lokalisiert und durch eine Hochfrequenzapplikation zerstört werden. Damit können die durch sie ermöglichten Rhythmusstörungen kausal und definitiv behandelt werden.

12.2.3 Operative Verfahren

Obwohl eine zunehmende Zahl angeborener Herzfehler einer interventionellen Therapie zugänglich ist, muss die Mehrzahl – speziell bei komplexen Fehlbildungen – durch einen operativen Eingriff behandelt werden. Operatives und interventionelles Vorgehen ergänzen sich häufig. Speziell bei Säuglingen erlaubt die interventionelle Einbringung eines Implantats (z. B. zum VSD-Verschluss) nach Eröffnung des Brustkorbs die Operation ohne Herzlungenmaschine (sog. Hybridtechnik). Die operativen Techniken werden bei den einzelnen Herzfehlern besprochen.

12.2.4 Herztransplantation

Die Herztransplantation stellt eine Möglichkeit dar, schwerstkranken Kindern zu einer kindgerechten Lebensqualität zu verhelfen. Die notwendige Immunsuppression wird gut vertragen. Die Einschränkungen im täglichen Leben sind gering, die Ergebnisse gut. Ausschlusskriterien für eine Herztransplantation sind ein erhöhter pulmonal-vaskulärer Widerstand, Zeichen des Multiorganversagens, Chromosomenaberration bzw. weitere schwere Fehlbildungen, eine Infektion/Sepsis, neurologische Schädigung und ein anderweitiges schweres Grundleiden.

> **Kernaussagen**
> - Mit interventionellen Therapieverfahren können bei der Herzkatheteruntersuchung Stenosen von Herzklappen und Gefäßen effektiv behandelt werden.
> - Pathologische Gefäße und Defekte im Herzen können mit Implantaten verschlossen werden.
> - Bei schwerstkranken Kindern ist die Herztransplantation eine Möglichkeit, die Lebensqualität des Kindes zu verbessern.

12.3 Azyanotische Shuntvitien: angeborene Herzfehler mit Links-Rechts-Shunt

Angeborene Herzfehler mit reinem oder überwiegendem Links-Rechts-Shunt bedingen eine Fehlbelastung des Herzens, weil der Blutfluss durch die Lunge um den Links-Rechts-Shunt zunimmt. Eine Zyanose tritt typischerweise nicht auf. Nicht selten ist der pulmonale Blutfluss doppelt so hoch wie der systemische Blutfluss. Diese »pulmonale Rezirkulation« führt bei längerem Bestehen zu einem Umbau der Lungenarteriolen mit Anstieg des pulmonal-vaskulären Widerstands. Bei starker Druckerhöhung und massiver Überflutung der Lungenstrombahn kommt es oft bereits gegen Ende des ersten oder im Verlauf des zweiten Lebensjahrs zu irreversiblen Veränderungen der Lungenstrombahn. Sobald der Lungengefäßwiderstand den Systemwiderstand überschreitet, kehrt sich der Links-Rechts-Shunt in einen Rechts-Links-Shunt um, es kommt zur Zyanose. Diese »Shunt-Umkehr« wird als Eisenmenger-Reaktion bezeichnet. Sie bedingt Inoperabilität, da der Defekt als »Überlaufventil« benötigt wird. Wird der zugrunde liegende Defekt dennoch verschlossen, kommt es zur Dekompensation des rechten Ventrikels mit ggf. tödlichen Ausgang. Die einzige Therapiemöglichkeit stellt dann die sehr risikoreiche Lungentransplantation oder kombinierte Herz-Lungen-Transplantation dar. Klinisch zeigt sich eine Steigerung des Lungengefäßwiderstandes, also die Entwicklung einer Eisenmenger-Reaktion, daran, dass die Spaltung des 2. Herztons verlorengeht. Er erscheint singulär und knallend. Im EKG und Echokardiogramm zeigt sich eine zunehmende Rechtsherzbelastung.

12.3.1 Shunt zwischen den großen Arterien

Bei einem Shunt zwischen Aorta und Pulmonalarterie besteht meist ein hoher Druckgradient. Ist die Volumenbelastung groß, entwickeln die Kinder schon im ersten Lebensjahr eine Herzinsuffizienz. Die Auskultation ergibt ein systolisch-diastolisches Geräusch am linken oberen Sternalrand. Infolge des »Lecks« der Aorta findet sich bei einem großem Shunt eine hohe Blutdruckamplitude mit kräftigem Puls.

Das Risiko, eine Eisenmenger-Reaktion zu entwickeln, ist bei großem Shunt hoch (◘ Abb. 12.10). Bei ansteigendem pulmonalem Gefäßwiderstand wandelt sich das Geräusch vom systolisch-diastolischen Geräusch zum reinen Systolikum, weil kein diastolischer Blutfluss mehr erfolgt. Ein reines Systolikum wird auch bei Früh- und Neugeborenen beobachtet, bei denen der erhöhte Lungenwiderstand noch nicht abgefallen ist.

Persistierender Ductus arteriosus

Der Ductus arteriosus ist eine normale Struktur, durch die intrauterin das Blut aus dem rechten Ventrikel in die Aorta descendens (zu den Nabelarterien und damit zur Plazenta) gepumpt wird (◘ Abb. 12.11). Der Ductus schließt sich normalerweise in den ersten Tagen (bis Wochen) nach der Geburt. Bleibt der Verschluss aus, spricht man von einem »persistierenden Ductus arteriosus« (PDA).

Klinik Bei großem PDA bestehen Zeichen der Herzinsuffizienz, bei Frühgeborenen werden zusätzlich die pulmonalen Probleme durch die Rezirkulation des Blutes verstärkt (bronchopulmonale Dysplasie). Aufgrund des Lecks des aortalen Windkessels besteht eine hohe Blutdruckamplitude, die klinisch einen »Pulsus celer et altus« bewirkt. Im 2. ICR links und bei großem Shunt auch am Rücken paraskapulär links der Wirbelsäule ist ein systolisch-diastolisches Geräusch auskul-

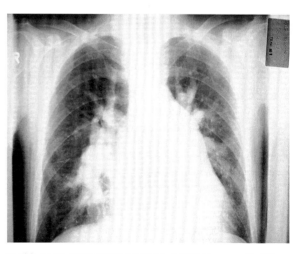

◘ Abb. 12.10 **Röntgenbild des Thorax bei Eisenmenger-Reaktion.** Die zentralen Gefäße sind erweitert und prominent, die peripheren Gefäße fehlen (sog. Kalibersprung)

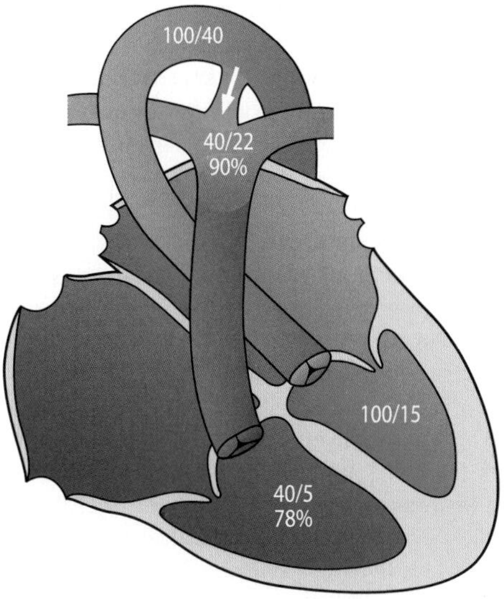

■ **Abb. 12.11 Ductus arteriosus Botalli apertus.** Charakteristische Hämodynamik mit großer Blutdruckamplitude in der Aorta und erhöhter Sauerstoffsättigung in der Pulmonalarterie. Interventionelle Therapie ■ Abb. 12.8

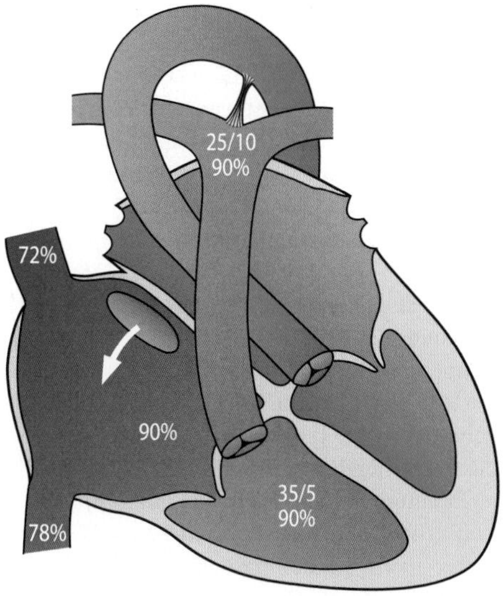

■ **Abb. 12.12 Vorhofseptumdefekt (Sekundumdefekt).** Charakteristische Hämodynamik mit erhöhter Sauerstoffsättigung im rechten Herzen. Drucksprung von 10 mmHg an der Pulmonalklappe. Das pulmonale Stromvolumen ist um den Faktor 3 größer als das systemische Stromvolumen

tierbar. Ein kleiner PDA ist oft ein Zufallsbefund bei einer echokardiographischen Routineuntersuchung. Bei Früh- und Neugeborenen mit noch erhöhtem Lungengefäßwiderstand findet sich ein reines Systolikum.

Diagnostik Im EKG besteht bei großem Shuntvolumen eine reine Linkshypertrophie, eventuell mit P-sinistroatriale. Durch Farbdoppler-Echokardiographie kann der Shunt des Ductus in die Pulmonalarterie dargestellt werden. Das Röntgenbild zeigt eine vermehrte Lungengefäßzeichnung und bei großem Shunt eine Kardiomegalie.

Therapie Beim kleinen Ductus kann abgewartet werden, ob es noch zum Spontanverschluss kommt. Sonst erfolgt ein interventioneller Verschluss, z. B. mit ablösbaren Spiralen (Cook-Coils) oder Nitinol-Propfen (z. B. Amplatzer Duct-Occluder). Ist kein Geräusch auskultierbar (sog. silenter Ductus), ist keine Behandlung erforderlich. Bei Früh- und Neugeborenen wird der pharmakologische Verschluss mit Prostaglandin-Synthese-Hemmern (Indomethazin oder Ibuprofen) vorgenommen, ansonsten der operative Verschluss (ggf. im Inkubator). Nach dem rechtzeitigen Ductus-Verschluss sind die Patienten als herzgesund zu betrachten.

Aortopulmonales Fenster

Definition Das aortopulmonale Fenster ist eine Kommunikation zwischen Aorta ascendens und dem Pulmonalarterienstamm bzw. der rechten Pulmonalarterie.

Klinik Die Hämodynamik entspricht einem persistierenden Ductus Botalli, schon beim Neugeborenen finden sich die Zeichen der schweren Herzinsuffizienz.

Diagnostik Im Echokardiogramm kann das aortopulmonale Fenster direkt dargestellt werden. Das Röntgenbild zeigt eine vermehrte Lungengefäßzeichnung und eine Kardiomegalie.

Therapie Es besteht in jedem Fall die Indikation zum operativen Verschluss mittels Patch oder direkter Naht. Nach dem rechtzeitigen Verschluss sind die Patienten als herzgesund zu betrachten.

12.3.2 Shunt auf Vorhofebene

Durch einen Shunt auf Vorhofebene kommt es zu einer Volumenbelastung des rechten Ventrikels, weil das vom rechten Ventrikel durch die Lunge gepumpte Blut wieder via linken und rechten Vorhof erneut in den rechten Ventrikel fließt (■ Abb. 12.12). Infolge des stark vergrößerten Blutflusses durch die Pulmonalklappe kommt es auskultatorisch zu einem Verlust der atemvariablen Spaltung des 2. Herztones, der nun weit und fixiert gespalten zu hören ist, und einem funktionellen Strömungsgeräusch über dem 2. ICR links (sog. relative Pulmonalstenose).

Vorhofseptumdefekt vom Sekundumtyp (ASD II)

Beim Vorhofseptumdefekt vom Sekundumtyp (ASD II) besteht ein echter Gewebedefekt in der Fossa ovalis, im Gegensatz zum offenen Foramen ovale, bei dem das Septum primum weiter als Ventil fungiert.

Klinik Typischerweise treten erst im Jugendlichen- bis Erwachsenenalter Symptome wie z. B. eine verminderte Belastbarkeit durch die rechtsventrikuläre Dysfunktion oder durch supraventrikuläre Rhythmusstörungen (Vorhofflattern) auf. Eher selten zeigen Kleinkinder klinische Auffälligkeiten, z. B. vermehrte Infektneigung oder leicht verminderte Belastbarkeit. Eine Herzinsuffizienz mit Gedeihstörung kommt nur ausnahmsweise im Säuglingsalter vor.

Diagnostik Die Diagnose wird meist aufgrund des **Auskultationsbefundes** gestellt. Es besteht ein raues, spindelförmiges Protomesosystolikum im 2.–3. ICR links (Grad 2/6–3/6). Diagnostisch entscheidend ist der weit und bei großem Shuntvolumen fixiert gespaltene 2. Herzton. Im EKG findet sich eine Rechtsherzbelastung mit rechtsventrikulärer Erregungsausbreitungsverzögerung (sog. inkompletter Rechtsschenkelblock). Im **Echokardiogramm** kann der Defekt anatomisch dargestellt werden (■ Abb. 12.13), der Farbdoppler weist den Links-Rechts-Shunt nach. Im heute nicht mehr obligatorischen **Röntgenbild** zeigt sich oft ein Normalbefund, bei großem Shunt eine verstärkte Lungengefäßzeichnung und Vergrößerung des Herzen.

Therapie Im 3. Lebensjahr erfolgt der interventionelle Verschluss mit einem für solche Defekte konstruierten Implantat, wenn eine rechtsventrikuläre Volumenbelastung und ein pulmonal-systemisches Blutflussverhältnis (Q_p/Q_s) > 1,5 vorliegt. Ist wegen der Größe oder ungünstigen Lage des Defektes keine interventionelle Behandlung möglich, erfolgt der operative Defektverschluss. Nach dem rechtzeitigen Verschluss sind keine Spätfolgen zu erwarten, bei Verschluss erst im Erwachsenenalter ist das Auftreten von supraventrikulären Rhythmusstörungen oft nicht zu vermeiden.

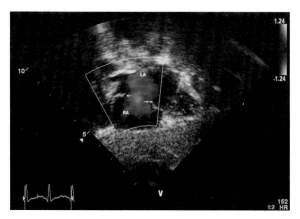

■ **Abb. 12.13 Transösophageales Echokardiogramm eines Vorhofseptumdefekts vom Sekundum-Typ.** Durch Farbdoppler (*rote Farbe*) dargestellter Links-Rechts-Shunt. *LA* linker Vorhof, *RA* rechter Vorhof

Anamnese Dreieinhalb Jahre altes Mädchen, das den Eltern vollkommen gesund erscheint. Das Kind hat sich normal entwickelt. Bis auf eine Neigung zu Infekten der oberen Luftwege finden sich keine Auffälligkeiten. Der Kinderarzt stellt ein Herzgeräusch fest.

Befund Altersgerecht normal entwickeltes Mädchen, keine Zyanose, keine Herzinsuffizienzzeichen. Erster Herzton normal, zweiter Herzton weit und fixiert gespalten: °3/6 Protomesosystolikum mit Punctum maximum im 2. ICR links, Diastole frei. Leber und Milz sind nicht vergrößert.

EKG Rechtstyp, inkompletter Rechtsschenkelblock. AV-Block I°.

Echokardiographie Zwei Vorhöfe, zwei Ventrikel, AV-Klappen unauffällig. Der rechte Ventrikel ist deutlich vergrößert. Sehr weite Pulmonalarterie. Keine Pulmonalstenose. Zentraler Defekt im Vorhofseptum.

Diagnose Vorhofseptumdefekt vom Sekundumtyp.

Weitere Diagnostik und Therapie Herzkatheteruntersuchung mit Angiokardiographie zum Ausschluss zusätzlicher Fehlbildungen (z. B. fehlmündende Lungenvenen). Der Links-Rechts-Shunt über dem Vorhofseptumdefekt beträgt 100%. Unter transösophagealer Echokardiographie wird der Defekt mit einem geeigneten Okkluder interventionell verschlossen.

Vorhofseptumdefekt vom Primumtyp (ASD I)

Dieser Vorhofseptumdefekt liegt unmittelbar über der AV-Klappenebene und bezieht diese in die Fehlbildung mit ein. Die AV-Klappen sind also bei der Fehlbildung mitbetroffen. Typischerweise findet sich ein Spalt im anterioren Mitralsegel, der zu einer Klappeninsuffizienz führen kann. Der ASD I stellt eine Unterform des AV-Septumdefektes dar.

Klinik Wie beim ASD II. Durch die Mitralinsuffizienz kann der Shunt allerdings bedeutsam verstärkt werden, so dass schon im Kleinkindesalter Symptome (Infektneigung, verminderte Belastbarkeit, Herzinsuffizienz) auftreten.

Diagnostik Wie beim ASD II, zusätzlich kann oft ein gießendes, hochfrequentes Mitralinsuffizienzgeräusch über der Herzspitze und in der linken Axilla gehört werden. Im **EKG** finden sich typischerweise ein überdrehter Linkstyp und eine Rechtsherzbelastung mit rechtsventrikulärer Erregungsausbreitungsverzögerung. Im **Echokardiogramm** werden der Defekt und der Spalt in der Mitralklappe dargestellt. Im heute nicht mehr obligatorischen **Röntgenbild** zeigt sich bei großem Shunt eine verstärkte Lungengefäßzeichnung und eine Vergrößerung des Herzen.

Therapie Operativer Verschluss des Defekts mit einem Patch und Nahtverschluss des Spalts in der Mitralklappe. Die Operation sollte ab dem 2. Lebensjahr vorgenommen werden, bei symptomatischen Patienten auch früher. Nach rechtzeitiger und erfolgreicher operativer Behandlung sind keine Spätfolgen zu erwarten, es sei denn es besteht eine residuelle Mitralinsuffizienz. Bei Operation erst im Erwachsenenalter ist das Auftreten von supraventrikulären Rhythmusstörungen oft nicht zu vermeiden.

Partielle Lungenvenenfehleinmündung

Eine oder mehrere – aber nicht alle – Lungenvenen münden fehl, also nicht in den linken Vorhof. Die Orte der Fehleinmündung entsprechen denen bei totaler Lungenvenenfehlmündung (► Kap. 12.4.5). Meist finden sich partielle Lungenvenenfehleinmündungen als assoziierte Fehlbildung bei Patienten mit Vorhofseptumdefekt. Die Symptome und klinischen Befunde entsprechen denen beim Vorhofseptumdefekt.

12.3.3 Shunt auf Ventrikelebene

> Ventrikelseptumdefekte werden nach ihrer Größe in **große** und **kleine** (Diameter >/< 50% des Aortenrings) unterteilt. Bei isoliert vorliegendem Defekt führt der Links-Rechts-Shunt zu einer Volumenbelastung des linken Ventrikels (◘ Abb. 12.14). Da der Lungengefäßwiderstand nach der Geburt erst langsam abfällt, nimmt der Links-Rechts-Shunt in den ersten Lebenswochen zu, so dass Symptome oft erst nach 4–6 Wochen auftreten bzw. zunehmen können. Bei großen Defekten mit hohem Shuntvolumen besteht das Risiko einer Eisenmenger-Reaktion.

Ventrikelseptumdefekt (VSD)

Die Mehrzahl der Ventrikelseptumdefekte (VSD) liegt »perimembranös« im Bereich des membranösen Septums unterhalb der Aortenklappe, seltener im rechtsventrikulären Ausflusstrakt (»Outlet-Septum«), im »Inlet-Septum« nahe der Trikuspidalklappe oder im muskulären Septum. Muskuläre Ventrikelseptumdefekte treten häufiger auch als multiple Defekte (bei sehr großer Zahl sog »Swiss-cheese-VSD«) auf. Funktionell werden Ventrikelseptumdefekte nach ihrer Größe unterschieden. Sehr große Defekte werden als »nichtdrucktrennend« bezeichnet, weil sich die Drucke im rechten und linken Ventrikel angleichen. Bei einem »drucktrennenden« Ventrikelseptumdefekt ist der Druck im rechten Ventrikel niedriger als im linken Ventrikel.

Klinik Bei **großem Defekt** kommt es in den ersten Lebenswochen zur zunehmenden Herzinsuffizienz (Tachydyspnoe, Trinkschwäche, Gedeihstörung, vermehrtes Schwitzen). Die erhöhte Atemarbeit und die konsekutive Trinkschwäche führen zur Gedeihstörung. Bei der Untersuchung fallen eine Hepatomegalie, Dyspnoe und ein Grad 2/6–3/6 Holosystolikum (mittelfrequent, mittelrau) im 3.–4. ICR links auf. Die zweite Komponente des 2. Herztons ist betont und bei hohem Links-Rechts-Shunt zunächst weit, mit zunehmender Erhöhung des pulmonalvaskulären Widerstands dann jedoch eng gespalten. Bei **kleinem Defekt** bestehen keine oder nur geringe Symptome (Infektneigung, vermehrtes Schwitzen). Bei sehr kleinem

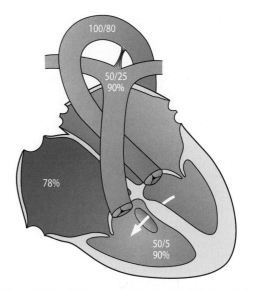

◘ **Abb. 12.14 Ventrikelseptumdefekt.** Charakteristische pathologische Abweichungen (◘ Abb. 12.5). Erhöhter Druck und erhöhte Sauerstoffsättigung in rechtem Ventrikel und Pulmonalaterie. Der Druck in der A. pulmonalis beträgt 50% des Aortendrucks, der Links-Rechts-Shunt in diesem Falle 65% des Lungenstromvolum

Defekt im Ventrikelseptum sind die Kinder völlig asymptomatisch, allein das laute Geräusch (Grad 3/6–5/6) ist auffällig (»viel Lärm um nichts«). Viele Ventrikelseptumdefekte (speziell im muskulären und perimembranösen Septum) können kleiner werden und sich spontan verschließen.

Diagnostik Das **EKG** ist bei kleinem Defekt normal. Bei drucktrennendem VSD mit großem Shuntvolumen zeigt das EKG eine linksventrikuläre Hypertrophie, erst bei großem VSD mit Druckangleich von linkem und rechtem Ventrikel eine biventrikuläre Hypertrophie. Im **Echokardiogramm** kann der Defekt mittels **Farbdoppler** dargestellt und anatomisch eingeordnet werden (◘ Abb. 12.15). Der Druckgradient über den VSD kann durch Doppler bestimmt und so bei zeitgleicher Blutdruckmessung der Druck im rechten Ventrikel und der Pulmonalstrombahn erfasst werden. Das Röntgenbild zeigt bei großem Shunt eine vermehrte Lungengefäßzeichnung, Kardiomegalie und einen vergrößerten linken Vorhof. Bei geringem Shunt ist das Röntgenbild normal. Bei einer Eisenmenger-Reaktion zeigen sich im Röntgenbild sehr kräftige zentrale Gefäße und ein prominentes Pulmonalsegment, während die periphere Gefäßzeichnung fast verschwindet (»Kalibersprung«, ◘ Abb. 12.10).

Therapie Bei einem großen Defekt erfolgt zunächst eine Therapie der Herzinsuffizienz (► Abschn. 12.2.1). Ist der Erfolg unzureichend, stellt der operative Verschluss mittels eines Flickens (sog. »Patch«) bereits ab dem Neugeborenenalter die Standardtherapie dar. Die wichtigste Komplikation liegt in der Verletzung des AV-Knotens bei der Nahtfixierung des Flickens, wodurch es zum kompletten AV-Block kommt und eine Schrittmacher-Implantation notwendig wird. Ein inter-

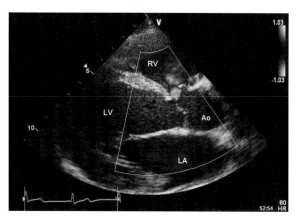

◙ **Abb. 12.15 Echokardiographische Darstellung eines subaortalen Ventrikelseptumdefektes.** Im membranösen Ventrikelseptum unterhalb der Aortenklappe besteht ein großer druckangleichender Defekt mit Links-Rechts-Shunt (im Farbdoppler rot dargestellt [Fluss zum Schallkopf hin]). *RV* rechter Ventrikel, *LV* linker Ventrikel, *Ao* Aorta, *LA* linker Vorhof

ventioneller Defektverschluss ist bei geeigneter Defektlokalisation (z. B. ausreichender Abstand zur Aortenklappe) möglich. Muskuläre Defekte werden oft spontan kleiner und bedürfen keiner Therapie.

Bei pulmonaler Widerstandserhöhung wird mittels Sauerstoffatmung, Prostazyklin-Infusion und NO-Beatmung untersucht, ob diese irreversibel ist. Ist dies der Fall, ist ein Verschluss des Defektes kontraindiziert: Er würde dem rechten Ventrikel sein Überlaufventil nehmen, eine tödliche Rechtsin-

suffizienz wäre die Folge. Die einzige Therapie stellt bei diesen Patienten die Lungen- oder kombinierte Herz-Lungen-Transplantation dar.

Nach rechtzeitiger und erfolgreicher operativer Behandlung sind keine Spätfolgen zu erwarten. Der häufig postoperativ vorhandene komplette Rechtsschenkelbock ist klinisch nicht relevant. Bei verspäteter Operation ist davon auszugehen, dass sich der pulmonalvaskuläre Widerstand nicht komplett normalisiert.

AV-Septumdefekt (AVSD)

Zu den AV-Septumdefekten (AVSD) zählt ein Spektrum von Herzfehlern, das durch fehlendes Vorhof- und Ventrikelseptumgewebe unmittelbar oberhalb und unterhalb der AV-Klappenebene gekennzeichnet ist. Zusätzlich sind beide AV-Klappen mit unterschiedlicher Schwere in die Entwicklungsstörung einbezogen. Das Spektrum der AV-Septumdefekte reicht vom Vorhofseptumdefekt vom Primumtyp (▶ Abschn. 12.3.2) bis hin zum kompletten AV-Kanal, bei dem Vorhof- und Ventrikelseptumdefekt ineinander übergehen und die Mitral- und Trikuspidalklappe durch eine gemeinsame AV-Klappe ersetzt sind (◙ Abb. 12.16). AV-Septumdefekte kommen gehäuft bei Patienten mit Trisomie 21 vor.

Klinik Beim kompletten AVSD besteht regelhaft ein großer Links-Rechts-Shunt auf Vorhof- und Ventrikelebene. Zusätzlich kann eine Insuffizienz der fehlgebildeten AV-Klappen, speziell des Mitralanteils, vorliegen. Die Zeichen einer ausgeprägten Herzinsuffizienz treten deshalb i. d. R. früh auf. Neben dem VSD-Geräusch kann oft ein Mitralinsuffizienzgeräusch über der Herzspitze gehört werden. Die Pulmonal-

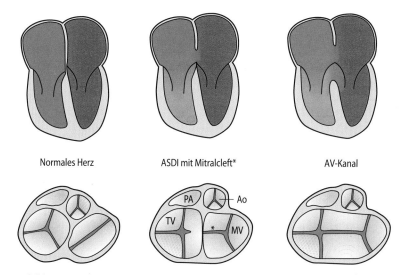

Normales Herz ASDI mit Mitralcleft* AV-Kanal

◙ **Abb. 12.16 AV-Septumdefekt (AVSD).** Die obere Reihe zeigt das Herz im sog. »Vierkammerblick«. Von links nach rechts sind dargestellt: die normale Anatomie (normales Herz), die Anatomie beim Vorhofseptumdefekt vom Primumtyp (ASD I) mit begleitendem Schlitz in der Mitralklappe (»Mitralcleft«) und der komplette AV-Kanal mit gemeinsamer AV-Klappe, Vorhofseptum- und Ventrikelseptumdefekt. Typischerweise setzen beim AVSD die »septalen« Anteile der Trikuspidal- und Mitralklappe auf gleicher Höhe an – dies ist im Echokardiogramm leicht zu erkennen. Die untere Reihe zeigt die Klappenebene von oben: beim normalen Herzen liegt die Aorta zum Teil zwischen Trikuspidal- und Mitralklappe, beim ASD I liegt die Aorta vor der Klappenebene, als Ausdruck der gemeinsamen Klappenanlage findet sich ein Schlitz in der Mitralklappe (*), beim AV-Kanal findet sich eine gemeinsame AV-Klappe. (*Ao* Aorta, *PA* Pulmonalis, *TV* Trikuspidalklappe, *MV* Mitralklappe)

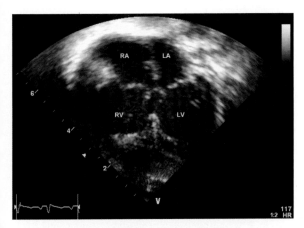

◘ Abb. 12.17 Echokardiographische Darstellung eines AV-Septumdefektes im Vierkammerblick. Unterhalb der Ebene der gemeinsamen AV-Klappe liegt ein großer Defekt des Kammerseptums, oberhalb dieser Ebene ein Defekt des Vorhofseptums. *RA* rechter Vorhof, *LA* linker Vorhof

ten Ventrikel. Außerdem findet sich ein Ventrikelseptumdefekt, der den einzigen Auslass aus dem linken Ventrikel darstellt. Da beide großen Arterien aus dem rechten Ventrikel entspringen, ist der Links-Rechts-Shunt allein vom Widerstandsverhältnis zwischen Lungen- und Körperkreislauf oder dem Vorliegen einer Pulmonalstenose abhängig. Im erstgenannten Fall kommt es zu einem massiven Links-rechts-Shunt, bei Pulmonalstenose kann eine Zyanose unterschiedlicher Stärke vorliegen.

Kernaussagen

— Zu den wichtigsten Herzfehlern mit vorwiegendem Links-Rechts-Shunt gehören der persistierende Ductus Botalli sowie Defekte im Vorhof- und Ventrikelseptum.
— Die Indikation für eine operative Behandlung hängt von der Schwere des Defektes und seinen physiologischen Auswirkungen ab.

komponente des 2. Herztons ist wie beim druckangleichenden VSD sehr laut.

Diagnostik Im **EKG** zeigt sich ein überdrehter Linkstyp, der pathognomonisch ist. Meist liegen die Zeichen einer biventrikulären Hypertrophie vor. Im **Echokardiogramm** können der Defekt, seine Ausdehnung und das Ausmaß der Fehlbildung der AV-Klappen dargestellt werden. Zur Darstellung der Morphologie des AV-Septumdefektes und der AV-Klappen ist die Echokardiographie der Herzkatheteruntersuchung weit überlegen (◘ Abb. 12.17). Die Farbdoppler-Echokardiographie zeigt den Shunt über den AVSD und das Ausmaß einer AV-Klappeninsuffizienz.

Therapie Kann die Herzinsuffizienz medikamentös beherrscht werden, erfolgt die operative Korrektur zwischen dem 3. und 6. Lebensmonat. Der Verschluss des Defekts im Vorhof- und Ventrikelseptum wird mittels Patch durchgeführt, zusätzlich werden zwei getrennte AV-Klappen geschaffen. Durch Verletzung des abnorm gelegenen AV-Knotens kann es zur kompletten AV-Blockierung kommen, so dass eine Schrittmacherimplantation notwendig wird. Das Operationsergebnis hängt wesentlich von der präoperativen Morphologie der AV-Klappen ab, bei starker Fehlbildung kann eine postoperative AV-Klappeninsuffizienz fortbestehen. Nach rechtzeitiger und erfolgreicher operativer Behandlung sind keine Spätfolgen zu erwarten, es sei denn es besteht eine residuelle Mitralinsuffizienz. Bei verspäteter Operation ist davon auszugehen, dass der pulmonal-vaskuläre Widerstand sich nicht komplett normalisiert.

Ursprung beider großen Arterien aus dem rechten Ventrikel (DORV)

Die Bezeichnung »Double Outlet Right Ventricle« (DORV) fasst eine heterogene Gruppe von Herzfehlern zusammen. Aorta und Pulmonalarterie entspringen beide aus dem rech-

Fallbeispiel

Anamnese Bei der Geburt war das Kind unauffällig. Die arteriellen Pulse waren normal tastbar, die Herztöne unauffällig. Ein Herzgeräusch wurde nicht gehört. In der 4. Lebenswoche fiel der Mutter eine zunehmende Trinkschwäche auf. Das Kind atmete schnell und musste das Trinken beim Stillen unterbrechen, weil dabei Luftnot auftrat. Das Kind schwitzte stark am Hinterkopf. Seit der 3. Lebenswoche kam es zu keiner Gewichtszunahme. Der Kinderarzt hörte ein systolisches Herzgeräusch.

Befund Säugling im Alter von 4 Wochen mit Tachydyspnoe, grau-blasses Munddreieck, Tachykardie, Pulse allseits leicht abgeschwächt. Gewichtszunahme seit der Geburt nur 210 g. Links parasternal hört man ein systolisches Geräusch (°3/6) mit Punctum maximum im 3.–4. ICR. Die 2. Komponente des zweiten Herztons ist akzentuiert. Die Leber ist 3 cm unter dem Rippenbogen tastbar.

EKG Sinusrhythmus, Frequenz 170/min., Steiltyp. Hohe R- und S-Zacken von V1 bis V6, positives T in allen Brustwandableitungen (biventrikuläre Hypertrophie).

Röntgenthorax Kardiomegalie, Herz-Thorax-Quotient über 0,65. Prominentes Pulmonalsegment, stark vermehrte Lungengefäßzeichnung.

Echokardiographie Im Ventrikelseptum findet sich ein Defekt mit einem Durchmesser von 8–10 mm. In der Farbdoppler-Echokardiographie kann ein ausgeprägter Links-Rechts-Shunt dargestellt werden. Linker Vorhof und linker Ventrikel sind deutlich vergrößert. Ein Druckgradient über dem Ventrikelseptumdefekt besteht nicht.

Diagnose Ventrikelseptumdefekt mit Druckangleich, ausgeprägte Herzinsuffizienz.

▼

Therapie Ein Teil der Nahrung wird sondiert. Es wird eine Herz-insuffizienztherapie mit Betablockern, Furosemid und Spirono-lacton eingeleitet. Der Oberkörper wird hoch gelagert.

Weiterer Verlauf Die Behandlung der Herzinsuffizienz ist wirksam, das Kind kann nach 10 Tagen aus der stationären Versorgung entlassen werden. Nach 4 Wochen wird es wegen unzureichenden Gedeihens und Tachypnoe erneut stationär aufgenommen. Der Ventrikelseptumdefekt zeigt echokardiographisch keinerlei Tendenz zur Verkleinerung. Der operative Verschluss ist indiziert und wird erfolgreich durchgeführt.

12.4 Zyanotische Shuntvitien: Angeborene Herzfehler mit Rechts-Links-Shunt

Zyanotische Herzfehler sind viel seltener als azyanotische Herzfehler. Besteht ein Shunt auf Ventrikelebene und ein stark behinderter Blutfluss in die Lungenstrombahn, z. B. durch eine ausgeprägte Pulmonalstenose, so kommt es zum Rechts-Links-Shunt. Eine Zyanose wird sichtbar, wenn mehr als 5 g% Hämoglobin im kapillären Blut (entsprechend 3,4 g% im arteriellen Blut) nicht mit Sauerstoff beladen sind. Eine Zyanose ist deshalb bei Polyglobulie wesentlich besser sichtbar als bei Anämie. Eine länger bestehende Zyanose führt zur Ausbildung von Trommelschlegelfingern und Uhrglasnägeln (Abb. 12.1) und zur Polyglobulie. Durch den Rechts-Links-Shunt können Blutgerinnsel, die sonst in der Lungenstrombahn »abgefangen« werden, in den Körperkreislauf gelangen und zu zerebralen Läsionen (Hirninfarkt, Hirnabszess) führen.

12.4.1 Fallot-Tetralogie und Pulmonalatresie mit Ventrikelseptumdefekt

Bei der Fallot-Tetralogie finden sich eine Pulmonalstenose (meist infundibulär und valvulär, gelegentlich supravalvulär) und ein Ventrikelseptumdefekt, über dem die Aorta »reitet«. Die Aorta entspringt also zum Teil aus dem rechten und zum Teil aus dem linken Ventrikel (Abb. 12.18). Entspringt die Aorta zu mehr als 50% aus dem rechten Ventrikel, wird der Herzfehler auch als »Double Outlet Right Ventricle« (DORV) eingeordnet.

Ist die Pulmonalstenose ausgeprägt oder liegt sogar eine Fallot-Tetralogie mit Pulmonalatresie vor, ist postnatal für eine ausreichende arterielle Sauerstoffversorgung die Lungendurchblutung über den Ductus arteriosus erforderlich (sog. ductusabhängige Lungenperfusion). Bei einer Subgruppe der Patienten mit diesem Herzfehler können stark vergrößerte Mediastinal- und Bronchialarterien (sog. aortopulmonale Kollateralen) vorliegen (Abb. 12.19), die mit den peripheren Lungenarterien verbunden sind und zur Lungendurchblutung beitragen.

Klinik Das Ausmaß der Zyanose hängt vom Schweregrad der Pulmonalstenose ab. Ist die Pulmonalstenose nur geringgradig, spricht man vom »Pink Fallot«, weil keine klinisch er-

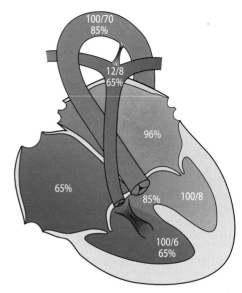

◘ Abb. 12.18 Fallot-Tetralogie. Verminderte Sauerstoffsättigung im venösen Blut, Systemdruck im rechten Ventrikel. Die überreitende Aorta erhält arteriell-venöses Mischblut. Niedriger Druck in der Pulmonalarterie. Der Rechts-Links-Shunt beträgt 35% des Körperkreislaufstromvolumens

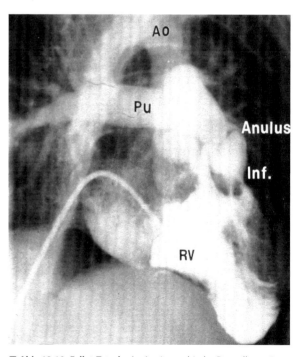

◘ Abb. 12.19 Fallot-Tetralogie. Angiographische Darstellung einer hochgradigen infundibulären und valvulären Pulmonalstenose bei Fallot-Tetralogie. Frühfüllung der in diesem Fall rechts deszendierenden Aorta (*Ao* Aorta, *Pu* Pulmonalarterie, *RV* rechter Ventrikel)

kennbare Zyanose besteht. Die Patienten fallen durch das laute Herzgeräusch auf. Bei hochgradiger Pulmonalstenose oder -atresie kommt es mit dem Verschluss des Ductus Botalli am 2.–4. Lebenstag zur schweren, oft, lebensbedrohlichen Zyanose. Die Auskultation ergibt oft einen singulären 2. Herzton, weil die verdickte Pulmonalklappe zu keinem Pulmonalschlusston führt. Die valvuläre und infundibuläre Pulmonalstenose verursachen ein raues, niederfrequentes Grad 3/6– 5/6 **holosystolisches Geräusch** mit Punctum maximum im 2.–3. ICR links. »Hypoxämische Anfälle« kommen durch eine kritische Zunahme der infundibulären Stenose zustande: Sie manifestieren sich durch eine starke Zunahme der Zyanose, die in schweren Fällen zu einem Bewusstseinsverlust führen kann. Ältere Kinder nahmen früher, als die korrigierende Operation erst im Vorschulalter erfolgte, die sog. Hockstellung ein.

Diagnostik Im **EKG** besteht eine ausgeprägte rechtsventrikuläre Hypertrophie. Das **Echokardiogramm** zeigt die den Ventrikelseptumdefekt, die überreitende Aorta, die infundibuläre und valvuläre Pulmonalstenose, sowie deren Schweregrad. Im **Röntgenbild** findet sich oft eine rechtsdeszendierende Aorta, ein fehlendes Pulmonalsegment, eine angehobene Herzspitze als Zeichen der Rechtshypertrophie und eine verminderter Lungengefäßzeichnung. Eine **Herzkatheteruntersuchung** zur selektiven Darstellung des rechtsventrikulären Ausflusstrakts und der Lungenarterien, zum Ausschluss von aortopulmonalen Kollateralen, zusätzlicher Ventrikelseptumdefekte und Fehlbildungen der Koronararterien ist indiziert.

Therapie Beim Neugeborenen mit ductusabhängiger Lungenperfusion wird der Ductus Botalli durch Infusion von Prostaglandin E1 offengehalten. Positiv inotrope Medikamente wie Digitalis sind bei der Fallot-Tetralogie kontraindiziert, weil sie einen hypoxämischen Anfall auslösen können. Die Therapie eines »hypoxämischen Anfalls« besteht in Sedierung (z. B. Morphin s.c.), Sauerstoffinsufflation und dadurch, dass die Knie des Kindes gegen seine Brust gepresst werden, um den systemischen Gefäßwiderstand zu erhöhen und dadurch den Rechts-Links-Shunt zu vermindern. Die Gabe eines Betablockers (z. B. Propranolol) dient akut der Lösung des Infundibulumspasmus und bis zur umgehenden Operation der Prophylaxe weiterer hypoxämischer Anfälle.

Bei **hochgradiger Zyanose** oder **hypoxämischen Anfällen** wird bei sehr jungen Säuglingen (< 3 Monate) ein sog. modifizierter Blalock-Taussig-Shunt in Form eines Goretex-Röhrchens zwischen rechter A. subclavia und rechter Pulmonalarterie geschaffen. Eine Alternative kann bei vorwiegend valvulärer Stenose eine Ballondilatation darstellen. Bei Vorliegen einer Pulmonalatresie kann in geeigneten Fällen die interventionelle Hochfrequenzeröffnung der Atresie vorgenommen werden.

Die **operative Korrektur** der Fallot-Tetralogie erfolgt im ersten Lebensjahr. Bei der Korrektur wird der Ventrikelseptumdefekt so verschlossen, dass die überreitende Aorta aus dem linken Ventrikel entspringt. Zur Behebung der infundi-

bulären Stenose wird eine infundibuläre Muskelresektion vorgenommen, die Pulmonalklappe kommissurotomiert und bei zu kleinem Klappenring ggf. eine sog. transanuläre Patch-Erweiterung des rechtsventrikulären Ausflusstrakts durchgeführt. Letztere hat oft eine relevante Pulmonalinsuffizienz mit konsekutiver Vergrößerung des rechten Ventrikels zur Folge.

Der **postoperative Verlauf** ist stark abhängig vom Operationsergebnis. Entwickelt sich keine oder nur eine geringe Pulmonalinsuffizienz, ist die Prognose gut und eine Reoperation unwahrscheinlich. Bei relevanter Pulmonalinsuffizienz ist die Versorgung mit einem klappentragenden Conduit zwischen rechtem Ventrikel und Pulmonalarterienstamm erforderlich.

12.4.2 Pulmonalatresie mit intaktem Ventrikelseptum

Bei der Pulmonalatresie mit intaktem Ventrikelseptum oder der sog. kritischen Pulmonalstenose (▶ Abschn. 12.6.1) besteht kein VSD (◻ Abb. 12.20). Wegen des fehlenden Ventrikelseptumdefektes kann sich der rechte Ventrikel nicht entleeren, er hat keinen Auslass und bleibt in sehr unterschiedlichem Ausmaß hypoplastisch. Über die häufig dysplastische Trikuspidalklappe kommt es zur Regurgitation des Blutes in den rechten Vorhof. Die Lungenperfusion erfolgt ausschließlich über den Ductus Botalli. Bei einem Teil der Patienten (10–15%) erfolgt die Koronarperfusion teilweise über aus dem rechten Ventrikel zur Koronarstrombahn verlaufende intramyokardiale Gefäßverbindungen (sog. Sinusoide).

Klinik Durch den Verschluss des Ductus Botalli kommt es innerhalb der ersten drei Lebenstage zur schweren, oft lebensbedrohlichen Zyanose. Der 2. Herzton ist singulär, zusätzlich kann die Trikuspidalinsuffizienz im 4. ICR rechts als dumpfes Holosystolikum gehört werden.

Diagnostik Der EKG-Befund ist nicht typisch und variiert nach Größe und Hypertrophie des rechten Ventrikels, der dilatierte Vorhof verursacht ein P-dextroatriale. Im Echokardiogramm kann die Anatomie dargestellt und die Größe des rechten Ventrikels abgeschätzt werden. Zur Beurteilung der Koronarperfusion und ggf. interventionellen Eröffnung der Pulmonalatresie ist eine Herzkatheteruntersuchung indiziert.

Therapie Zunächst erfolgt die Infusion von Prostaglandin E1 zum Offenhalten des Ductus Botalli. Das chirurgische Vorgehen besteht in der Anlage eines aortopulmonalen Shunts (▶ Abschn. 12.4.1) und ggf. der Eröffnung der Atresie. Alternativ kann die Eröffnung in geeigneten Fällen mit ausreichend großem rechten Ventrikel durch interventionelle Hochfrequenzperforation und Ballondilatation erfolgen, evtl. kombiniert mit einer Stent-Implantation in den Ductus Botalli. Der postoperative Verlauf ist stark abhängig von der Größe des rechten Ventrikels.

12

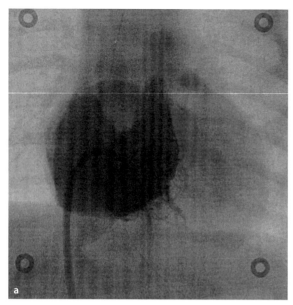

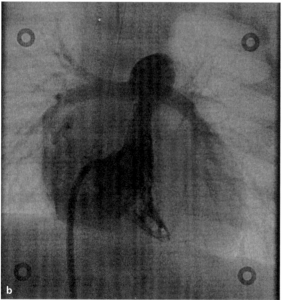

■ Abb. 12.20a,b Darstellung der interventionellen Eröffnung des rechtsventrikulären

12.4.3 Transposition der großen Arterien (d-TGA)

Bei der Transposition der großen Arterien (genauer: dextro-Transposition der großen Arterien: d-TGA) sind die großen Arterien vertauscht: die Aorta entspringt aus dem rechten, die Pulmonalarterie aus dem linken Ventrikel (■ Abb. 12.21). Körperkreislauf und Lungenkreislauf sind nicht hintereinander (»seriell«), sondern parallel geschaltet. Ohne Möglichkeit des Blutaustausches zwischen beiden Kreisläufen (z. B. Vorhofseptumdefekt, Ductus Botalli) ist dieser Herzfehler nicht mit dem Leben vereinbar. Unterschieden werden die »einfa-

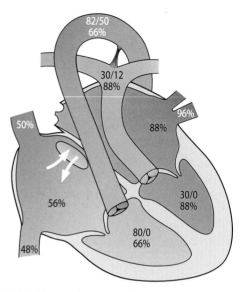

■ Abb. 12.21 Transposition der großen Arterien mit Vorhofseptumdefekt. Verminderter Sauerstoffgehalt im rechten Vorhof, arteriell-venöses Mischblut im linken Vorhof und in der Pulmonalarterie, die ihr Blut aus dem linken Ventrikel erhält. Systemdruck im rechten Ventrikel, verminderte Sauerstoffsättigung in der Aorta

che« Transposition, bei der sich außer einem offenen Ductus Botalli und einem Vorhofseptumdefekt keine assoziierten Fehlbildungen finden, und die »komplexe« Transposition, bei der als begleitende Fehlbildungen ein oder mehrere Ventrikelseptumdefekt(e), eine Pulmonalstenose bzw. Obstruktion im linksventrikulären Ausflusstrakt oder eine Aortenisthmustenose (seltener ein unterbrochener Aortenbogen) vorliegen.

Klinik Am 1.–4. Lebenstag kommt es mit dem Verschluss des Ductus Botalli bei unzureichender interatrialer Verbindung zur schweren, lebensbedrohlichen Zyanose. Der 2. Herzton ist wegen der dorsal liegenden Pulmonalklappe häufig nur singulär auskultierbar. Bei der komplexen Transposition werden die Symptome wesentlich von der Art der begleitenden Fehlbildungen beeinflusst. Die TGA ist beim männlichen Geschlecht häufiger.

Diagnostik Das **EKG** ist in der Regel normal. Im Echokardiogramm können die Transposition der großen Arterien und assoziierte Fehlbildungen dargestellt werden. Das **Röntgenbild** zeigt ein eiförmiges Herz mit schmalem Gefäßband, meist ist die Lungengefäßzeichnung vermehrt.

Therapie Zunächst erfolgt als lebensrettende Maßnahme die Infusion von Prostaglandin E1 zum Offenhalten des Ductus Botalli. Die Ballonatrioseptostomie (sog. »Rashkind«-Manöver) wird als Notfalleingriff bei schwerer Zyanose wegen unzureichender Größe der interatrialen Verbindung durchgeführt. Bei einfacher Transposition erfolgt die Korrekturoperation als »arterielle Switch-Operation« bereits in den ersten

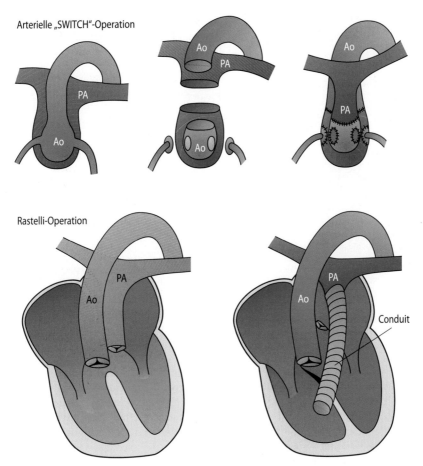

Abb. 12.22 Operative Korrektur der Transposition der großen Arterien. Bei der arteriellen »Switch«-Operation werden Aorta (*Ao*) und Pulmonalis (*PA*) durchtrennt und die Koronararterien mit »Manschetten« aus der Aorta herausgetrennt. Die Aorta wird mit dem (ehemaligen) Pulmonalis-Stamm anastomosiert, die »Manschetten« um die Koronarien werden eingenäht. Nachdem die Pulmonalarterienbifurkation vor die Aorta gezogen wurde, wird die Pulmonalis mit dem (ehemaligen) Aortenstumpf anastomosiert. Die bei der Entnahme der Koronarien entstandenen Defekte werden mit Perikard verschlossen. Bei der Rastelli-Operation wird der Ventrikelseptumdefekt so verschlossen, dass die Aorta aus dem linken Ventrikel entspringt. Die Pulmonalarterie wird verschlossen, ein »Conduit« auf den rechten Ventrikel aufgenäht und mit dem Pulmonalarterienstamm verbunden

Lebenstagen, bei Vorliegen eines großen Ventrikelseptumdefekts in den ersten Lebenswochen (■ Abb. 12.22). Bei der Kombination von großem Ventrikelseptumdefekt und Pulmonalstenose erfolgt eine »Rastelli-Operation«. Bis in die Mitte der 1980er Jahre des letzten Jahrhunderts wurde die »Vorhofumkehr-Operation nach Mustard oder Senning« vorgenommen, die wegen zahlreicher postoperativer Probleme heute nur noch bei besonderen Konstellationen zur Anwendung kommt.

Im postoperativen Verlauf sind bei gutem Ergebnis der arteriellen Switch-Operation einer Transposition ohne und mit Ventrikelseptumdefekt keine klinischen Probleme, speziell keine Reoperation zu erwarten, nach Rastelli-Operation sind Reoperationen zum Austausch des klappentragenden Conduits die Regel, da es zu klein wird oder durch degenerative Prozesse stenotisch oder insuffizient wird.

12.4.4 Truncus arteriosus communis

Beim Truncus arteriosus communis ist die Trennung zwischen Aorta und Pulmonalarterie vollkommen ausgeblieben. Aus dem Herzen entspringt nur ein Gefäß – der Truncus arteriosus (■ Abb. 12.23). Deshalb existiert auch nur eine Semilunarklappe – die Trunkusklappe. Diese Klappe, die embryologisch aus Anteilen der Aorten- und Pulmonalklappe besteht, hat oft 4 Taschen und ist in ca. einem Viertel der Fälle insuffizient. Beide Ventrikel sind über einen unterhalb der Trunkusklappe gelegenen Ventrikelseptumdefekt miteinander verbunden.

Klinik Meist kommt es in den ersten Lebenstagen bis -wochen zur schweren Herzinsuffizienz mit Dyspnoe und leichter Zyanose. Der 2. Herzton ist singulär, meist wird ein systolisches Geräusch im 3. ICR links und rechts gehört. Eine Eisenmenger-Reaktion kann sich schon in den ersten Lebensmonaten entwickeln.

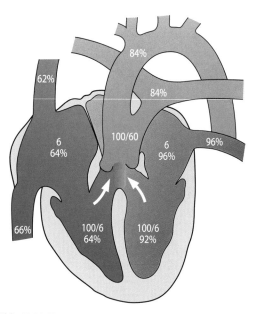

☐ **Abb. 12.23 Truncus arteriosus mit Sauerstoffsättigungs- und Blutdruckwerten.** Nur *ein* großer Arterienstamm verlässt das Herz und versorgt den Koronar-, den Lungen- und Körperkreislauf. Zwischen beiden Ventrikeln und dem kleinen und großen Kreislauf herrscht Druckgleichheit. Auch die Sauerstoffsättigungen sind infolge der Durchmischung in beiden Kreisläufen gleich. Das Venenmischblut zeigt meist eine erniedrigte O₂-Sättigung

Diagnostik Im **EKG** entwickelt sich im Verlauf eine biventrikuläre Hypertrophie. Das Echokardiogramm zeigt in der Regel alle anatomischen Details, eine Herzkatheteruntersuchung ist nur in Ausnahmefällen zur Klärung spezieller Fragen (z. B. Abgangsstenosen der Pulmonalarterien, Koronaranomalien) indiziert. Das **Röntgenbild** zeigt eine stark vermehrte Lungengefäßzeichnung.

Therapie Zunächst erfolgt eine Therapie der Herzinsuffizienz (▶ Abschn. 12.2.1). Bei unzureichendem Erfolg muss die Korrekturoperation durchgeführt werden. Der Ventrikelseptumdefekt wird so verschlossen, dass der Truncus arteriosus zur Aorta wird und aus dem linken Ventrikel entspringt. Der rechte Ventrikel wird mit den von der Aorta abgetrennten Pulmonalarterien durch ein Interponat (Homograft [menschliche Spenderklappe], Heterograft [z. B. Rinderjugularvenenklappe] bzw. ein einfaches Kunststoffrohr) verbunden. Das Risiko der Operation ist hoch. Im postoperativen Verlauf wird ein Austausch des Conduits erforderlich.

12.4.5 Totale Lungenvenenfehlmündung

Hier münden alle Lungenvenen fehlerhaft. Da keine Lungenvene in den linken Vorhof drainiert, kann nur über einen Vorhofseptumdefekt Blut in den linken Ventrikel gelangen. Die Lungenvenen sammeln sich oft hinter dem linken Vorhof zu einem »Konfluenz« und drainieren von dort gemeinsam an verschiedenen Stellen: obere Hohlvene, V. anonyma, Koronarvenensinus, rechter Vorhof, Pfortader oder V. cava inferior (☐ Abb. 12.24). Speziell bei den beiden letztgenannten Mündungsstellen besteht eine Obstruktion des Abflusses, so dass eine pulmonalvenöse Stauung resultiert.

Klinik Zeitpunkt und Schwere der klinischen Symptomatik hängen von der Relevanz der pulmonalvenösen Stauung ab. Bei schwerer Stauung verfallen die Neugeborenen mit respira-

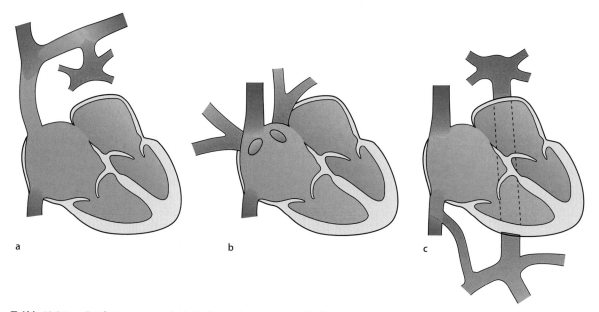

☐ **Abb. 12.24a–c Totale Lungenvenenfehlmündung. a** Lungenvenenfehlmündung in die V. anonyma (suprakardiale Form). **b** Lungenvenenfehlmündung in den rechten Vorhof (kardiale Form). **c** Lungenvenenfehlmündung in die Pfortader (infrakardiale Form)

torischer Insuffizienz und Zyanose bereits in den ersten Lebenstagen, bei fehlender Obstruktion zeigen die Kinder in den ersten Lebenswochen wegen der pulmonalen Hypertonie eine Gedeihstörung und Tachypnoe, jedoch nur eine geringe Zyanose. Nicht selten wird die Lungenvenenstauung zunächst als Pneumonie fehlinterpretiert; die feinblasigen Rasselgeräusche sind aber Folge des Lungenödems. Bei der Auskultation des Herzens findet sich ein meist leises Systolikum im 2.–3. ICR links, der 2. Herzton ist wegen der pulmonalen Hypertonie fixiert gespalten.

Diagnostik Im **EKG** zeigt sich eine schwere Rechtshypertrophie bei geringen linksventrikulären Potenzialen. Im **Echokardiogramm** findet sich ein massiv vergrößerter rechter Ventrikel. In den linken Vorhof münden keine Lungenvenen. Der Ort der abnormalen Lungenvenenfehleinmündung kann echokardiographisch dargestellt werden. Das **Röntgenbild** zeigt eine Kardiomegalie und Lungenstauung.

Therapie
Neugeborene mit schwerer pulmonalvenöser Stauung benötigen zur Behandlung des Lungenödems häufig eine maschinelle Beatmung. Operativ wird die Lungenvenenkonfluenz mit dem linken Vorhof anastomosiert und der Vorhofseptumdefekt verschlossen. Der postoperative Verlauf ist bei gutem Operationsergebnis ohne Probleme, Reoperationen sind sehr selten erforderlich.

> **Kernaussagen**
> — Wichtige Herzfehler mit vorwiegendem Rechts-Links-Shunt (Zyanose!) sind: Fallot-Tetralogie, Pulmonalatresie, Transposition der großen Arterien und Truncus arteriosus communis.
> — In allen Fällen ist eine frühe operative Korrektur erforderlich, um die Zyanose und ggf Herzinsuffizienz zu beseitigen.

12.5 Funktionell univentrikuläre Herzen: komplexe angeborene Herzfehler mit univentrikulärer Zirkulation

Eine anatomisch außerordentlich heterogene und komplexe Gruppe angeborener Herzfehler bilden die »funktionell univentrikulären« Herzfehler, bei denen nur ein Ventrikel funktionsfähig ist (»dominanter« Ventrikel), während der andere Ventrikel so unterentwickelt ist, dass er seiner ihm normalerweise zugedachten Funktion nicht nachkommen kann (»rudimentärer« Ventrikel). Morphologisch und embryologisch handelt es sich um ganz unterschiedliche Fehlbildungen mit einer funktionellen Gemeinsamkeit: diese Patienten müssen mit nur einem einzigen funktionsfähigen Ventrikel auskommen.

Eine Korrektur im eigentlichen Sinne ist bei diesen Herzfehlern nicht möglich. Die Lungenperfusion muss ohne Zwi-

schenschaltung eines Ventrikels erfolgen. Man spricht deshalb auch von einer »definitiven Palliation«, die darin besteht, dass das venöse Blut passiv ohne zwischengeschalteten Ventrikel durch die Lungenstrombahn geleitet wird. Dieser funktionelle Unterschied zu anderen Kreislaufsystemen ist so grundlegend, dass es sinnvoll ist, unterschiedliche Morphologien wegen der gemeinsamen therapeutischen Konsequenz zusammenzufassen.

12.5.1 Prinzip der definitiven Palliation bei univentrikulären Herzfehlern

Bei der definitiven operativen Palliation (Fontan-Operation und ihre Modifikationen) wird das venöse Gefäßsystem direkt mit dem Pulmonalarterien-System operativ verbunden. Das venöse Blut muss danach passiv durch die Lungenstrombahn fließen (◘ Abb. 12.25). Heute wird diese Behandlung im jungen Kleinkindalter vorgenommen, um den Ventrikel von Volumenarbeit zu entlasten und die Dauer der Zyanose zeitlich zu begrenzen.

Bei der ursprünglichen, nach dem Erfinder sog. Fontan-Operation wurde das rechte Herzohr mit der Pulmonalarterie anastomosiert und der Defekt im Vorhofseptum verschlossen. Sie wird heute in dieser Form nicht mehr durchgeführt, weil im Vorhof durch kreisende Blutströmung wertvolle Strömungsenergie verloren geht und die Vorhofdilatation zu schweren Rhythmusstörungen führt. Heute wird stattdessen

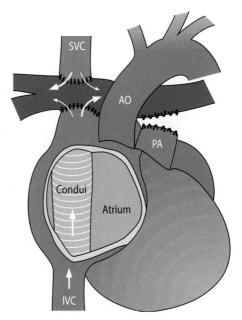

◘ **Abb. 12.25 Prinzip der definitiven Palliation bei univentrikulären Herzfehlern.** Bei der »totalen kavopulmonalen Anastomose« werden die obere Hohlvene (*SVC*) und untere Hohlvene (*IVC*) mit der Pulmonalarterie (*PA*) verbunden. Der Pulmonalarterienstamm wird verschlossen. Das venöse Blut fließt nach dieser Operation passiv durch die Lungenstrombahn

eine sog. **totale kavopulmonale Anastomose** geschaffen, und zwar meistens in 2 Schritten.

- Als **erster Schritt** wird im 1. Lebensjahr die obere Hohlvene mit den Pulmonalarterien anastomosiert und der Pulmonalarterienstamm unterbunden (sog. bidirektionale Glenn-Operation bzw. Hemifontan-Operation). Das Blut aus der oberen Körperhälfte fließt jetzt passiv in beide Lungenarterien.
- Als **2. Schritt** erfolgt im 2. oder 3. Lebensjahr die Komplettierung zur totalen kavopulmonalen Anastomose, indem ein intra- oder extrakardialer Tunnel geschaffen wird, durch den auch das Blut der unteren Körperhälfte in die Pulmonalarterie geleitet wird. Er beseitigt die zuvor bestehende Zyanose.

Infolge des erhöhten zentralen Venendrucks kann es nach beiden Operationsschritten zu Pleuraergüssen und Aszitesbildung kommen. Infolge der passiven Lungendurchblutung können die Patienten speziell bei Belastung kein normales Herzzeitvolumen generieren.

Durch den erhöhten zentralvenösen Druck sind die Leberenzyme oft leicht erhöht, in einigen Fällen kommt es im Spätverlauf zu einer Leberfibrose. Sehr selten ist heute der intestinale Proteinverlust (sog. »**Proteinverlust-Enteropathie**«) mit Aszites und Ödemen. Außerdem ist postoperativ und im Langzeitverlauf die Entwicklung einer Sinusknotendysfunktion oder supraventrikulärer Rhythmusstörungen zu überwachen, einige Patienten benötigen einen Herzschrittmacher. Die körperliche Leistungsfähigkeit ist regelmäßig eingeschränkt, bei der Mehrzahl der Patienten allerdings nur leicht. Sie haben meist eine gute Lebensqualität. Wegen der Vielzahl und Heterogenität der möglichen Probleme im Langzeitverlauf sind äußerst engmaschige spezialisierte Verlaufsuntersuchungen unabdingbar.

12.5.2 Zugrundeliegende Herzfehler

Die klinische Symptomatik nach der Geburt ist bei Herzfehlern mit Rechtsherzhypoplasie und ductusabhängiger Lungenperfusion durch eine mehr oder minder ausgeprägte Zyanose gekennzeichnet, dagegen bei Linksherzhypoplasie und ductusabhängiger Systemperfusion durch Zeichen von Herzinsuffizienz bis hin zum kardiogenen Schock.

Trikuspidalatresie

Die Trikuspidalatresie ist durch das Fehlen einer Verbindung zwischen rechtem Vorhof und Ventrikel charakterisiert (◨ Abb. 12.26). Das venöse Blut fließt durch einen Vorhofseptumdefekt in den linken Vorhof, mischt sich dort mit dem arterialisierten Blut und fließt als Mischblut in den dominanten linken Ventrikel. Der rudimentäre rechte Ventrikel wird über einen Ventrikelseptumdefekt erreicht. Bei der Trikuspidalatresie findet sich oft eine begleitende Pulmonalstenose oder -atresie, in 30% der Fälle zusätzlich eine Transpositionsstellung der großen Arterien. Die Stellung der großen Arterien und das Ausmaß einer Pulmonalstenose entscheiden weitgehend über die klinische Symptomatik: bei fehlender Pulmonalstenose überwiegt die Herzinsuffizienz, bei Pulmonalatresie ist dagegen die Zyanose das führende Symptom und es besteht eine ductusabhängige Lungenperfusion. Im EKG besteht typischerweise ein überdrehter Linkstyp.

Mitralatresie

Anstelle der Mitralklappe findet sich eine atretische Membran (imperforierte Klappe). Am häufigsten ist die Mitralatresie Bestandteil des hypoplastischen Linksherzsyndroms, tritt jedoch seltener auch mit einem normal großen linken Ventrikel und gleichzeitig vorhandenem VSD auf (◨ Abb. 12.26). Das Blut aus den Lungenvenen kann nur durch einen Vorhofsep-

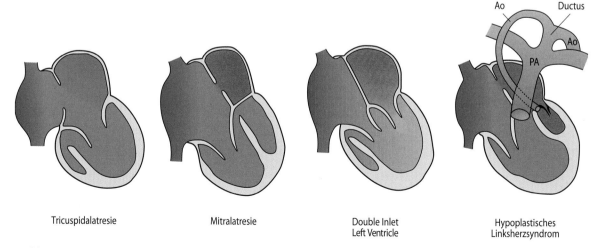

Tricuspidalatresie   Mitralatresie   Double Inlet Left Ventricle   Hypoplastisches Linksherzsyndrom

◨ **Abb. 12.26 Herzfehler, bei denen nur eine univentrikuläre operative Palliation möglich ist.** Von links nach rechts sind dargestellt: die Trikuspidalatresie mit einer nicht angelegten Verbindung zwischen rechtem Vorhof und Ventrikel, die Mitralatresie mit angelegter aber atretischer Verbindung zwischen linkem Vorhof und Ventrikel, der »double inlet left ventricle«, bei dem beide AV-Klappen in den linken Ventrikel führen, und das hypoplastische Linksherzsyndrom, bei dem die Mitral- und Aortenklappe funktionell verschlossen sind und die aszendierende Aorta nur mehr als Zufluss für die Koronarien retrograd durchblutet wird (*Ao* Aorta, *PA* Pulmonalarterie)

tumdefekt in den rechten Vorhof gelangen Bei Lungenvenenstauung kann eine **Ballonatrioseptostomie** oder **Blade-Atrioseptostomie** erforderlich sein.

»Double inlet left/right ventricle«

Beim »double inlet ventricle« ist die AV-Klappenebene so zu einer Seite verschoben, dass beide AV-Klappen in einen dominanten linken (ca. 80%) oder rechten (ca. 5%) Ventrikel oder einen Ventrikel anatomisch gemischter oder unbestimmbarer Morphologie (ca. 15%) münden. Bei einem dominanten linken Ventrikel füllt sich der rechte allein über einen Ventrikelseptumdefekt (◘ Abb. 12.26). Regelhaft liegen weitere Fehlbildungen vor, wie eine Pulmonalstenose bzw. -atresie, eine Transpositionsstellung der großen Arterien und Lungenvenenfehlmündungen, die die klinische Symptomatik bestimmen.

Hypoplastisches Linksherzsyndrom (»HLHS«)

Beim hypoplastischen Linksherzsyndrom sind Aorten- und Mitralklappe atretisch oder hochgradig stenotisch. Der linke Ventrikel hat weder einen normalen Einlass noch einen Auslass, deshalb bleibt er hypoplastisch (◘ Abb. 12.4a). Auch die Aorta ascendens bleibt hypoplastisch, weil sie nicht vom linken Ventrikel perfundiert wird (◘ Abb. 12.26). Das Blut aus den Lungenvenen kann nur über eine Lücke im Vorhofseptum in den rechten Vorhof abfließen und gelangt zusammen mit dem venösen Blut in den rechten Ventrikel. Er pumpt dieses Mischblut einerseits in die Lungenstrombahn sowie andererseits über den Ductus Botalli in die Aorta (ductusabhängige Systemperfusion). Aortenbogen und Aorta ascendens werden retrograd perfundiert; auf diesem Wege wird auch die Koronarperfusion gewährleistet.

Zur Vorbereitung auf die univentrikuläre operative Palliation muss zunächst im Rahmen der sog. Norwood-Operation aus der Pulmonalarterie und der hypoplastischen Aorta eine »Neo-Aorta« konstruiert werden.

Herzen mit hypoplastischem Ventrikel

Bei einigen Herzfehlern kann ein Ventrikel hypoplastisch bleiben und ungeeignet sein, seine eigentliche Aufgabe zu übernehmen. Beispiele sind die Pulmonalatresie mit intaktem Ventrikelseptum (▶ Abschn. 12.4.2), der »unbalanzierte« AV-Septumdefekt und der »double outlet right ventricle«. Ein linker Ventrikel wird als »hypoplastisch« angesehen, wenn er an der Bildung der Herzspitze nicht beteiligt ist.

Kernaussagen

- Bei komplexen angeborenen Herzfehlern mit nur einer funktionsfähigen Herzkammer besteht die Möglichkeit der Schaffung einer sog. Fontan-Zirkulation, bei der das venöse Blut passiv durch die Lungenstrombahn fließt.

12.6 Herzfehler ohne Shunt

Stenosen der Taschenklappen und der großen Arterien oder viel seltener der Semilunarklappen setzen dem Blutstrom ein Hindernis entgegen, so dass der Blutdruck vor der Stenose gesteigert werden muss. Es kommt zu einer Druckbelastung des Myokards, das mit einer Hypertrophie reagiert. Bei höhergradigen Stenosen kann der Patient das Herzzeitvolumen nicht mehr adäquat steigern, weil der notwendige hohe Druckanstieg vor der Stenose nicht erbracht werden kann. Es kommt zur Einschränkung der körperlichen Belastbarkeit. Bei einer Klappeninsuffizienz kommt es durch die Regurgitation zur Volumenbelastung des betroffenen Ventrikels.

12.6.1 Herzklappenfehler

Pulmonalstenose

Die valvuläre Pulmonalstenose kommt in allen Schweregraden vor: von einer leichten Verdickung und Verklebung der Klappentaschen, die zwar zu einem Herzgeräusch führt, aber keiner Therapie bedarf, bis hin zur fast verschlossenen Klappe, die nur noch eine minimale Restöffnung hat (◘ Abb. 12.27). Bei der Pulmonalstenose mit »dysplastischer« Pulmonalklappe, die oft Hinweis auf ein Noonan Syndrom ist (Verweis), sind die Klappensegel durch myxomatöse Aufquellung so verdickt, dass das Volumen der Taschenklappen die Stenose verursacht. Als Folge der rechtsventrikulären Myokardhypertrophie kann sich eine infundibuläre Pulmonalstenose entwickeln.

Klinik Die Symptome hängen vom Schweregrad der Stenose ab. Bei der sog. »kritischen« Pulmonalstenose des Neugeborenen kommt es mit dem Verschluss des Ductus Botalli in den ersten Lebenstagen zu einer schweren Herzinsuffizienz mit Zyanose durch einen Rechts-Links-Shunt über das offene Foramen ovale. Bei der klinischen Untersuchung zeigen sich Tachydyspnoe, Hepatomegalie und eine unterschiedlich stark ausgeprägte Zyanose. Das systolische Herzgeräusch bei kritischer Pulmonalstenose ist leise. Jenseits der Neugeborenenperiode sind die Kinder mit mittelschwerer Pulmonalstenose asymptomatisch oder in ihrer körperlichen Belastbarkeit leicht eingeschränkt. Sie fallen vor allem durch ein raues systolisches Austreibungsgeräusch im 2. ICR links auf, das gelegentlich zu präkordialem Schwirren führt. Ein Ejektions-Klick kann bei leichten bis mittelgradigen Stenosen kurz nach dem ersten Herzton gehört werden. Die 2. Komponente des 2. Herztons ist abgeschwächt.

Diagnostik Im **EKG** zeigt sich in Abhängigkeit vom Schweregrad der Stenose eine Rechtshypertrophie. Als Zeichen der rechtsventrikulären Repolarisationsstörung bleibt eine positive T-Welle in Ableitung V1 nach dem ersten Lebenstag bestehen (◘ Abb. 12.3). Das **Echokardiogramm** zeigt die Anatomie und Lokalisation der Stenose, mittels **CW-Doppler** kann der Druckgradient gemessen werden. Das **Röntgenbild** zeigt ein dilatiertes Pulmonalsegment und bei schwerer Stenose eine verminderte Gefäßzeichnung.

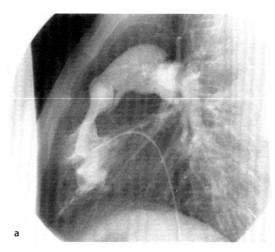
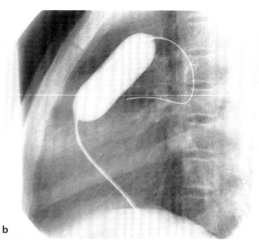

a   b

◻ Abb. 12.27a,b Ballondilatation bei valvulärer Pulmonalstenose. a Angiographische Darstellung der valvulären Pulmonalstenose, die Pulmonalklappe ist verdickt und zeigt wegen der verwachsenen Kommissuren eine »Domstellung«. **b** Ein Ballonkatheter mit einem Ballondurchmesser, der 30% über dem Durchmesser des Pulmonalklappenringes liegt, wurde mit einem Druck von 4 atm inflatiert

Therapie Nur bei Neugeborenen mit kritischer valvulärer Pulmonalstenose und ausgeprägter Zyanose ist eine Therapie mit Prostaglandin E1 zur Eröffnung des Ductus Botalli indiziert. Die kausale Therapie (Ballondilatation) muss umgehend erfolgen.

Eine Behandlungsindikation bei älteren Kindern besteht, wenn der invasiv gemessene systolische Gradient höher als 40 mmHg ist. Die Therapie besteht meistens in der Ballondilatation der Pulmonalstenose (◻ Abb. 12.27), die heute mit einem minimalen Risiko durchgeführt werden kann. Bei dysplastischer Pulmonalklappe ist die chirurgische Teilresektion von Klappengewebe indiziert.

Pulmonalinsuffizienz

Eine Pulmonalinsuffizienz entsteht vor allem nach operativen oder interventionellen Eingriffen. Sie führt durch den Rückfluss des Blutes aus der Pulmonalarterie zu einer Volumenbelastung des rechten Ventrikels. Das Geräusch ist ein meist relativ leises (Grad 2/6–3/6), gießendes Diastolikum, das am besten im 3. ICR links parasternal gehört wird.

Diagnostik Im **EKG** zeigt sich meist eine rechtsventrikuläre Erregungsausbreitungsverzögerung. Im **Echokardiogramm** können die Regurgitation und ihr Ausmaß semiquantitativ dargestellt werden. Durch ein **Kardio-MRT** kann das genaue Ausmaß der peripheren Regurgitation und der Vergrößerung des rechten Ventrikels bestimmt werden.

Therapie Bei schwerer Pulmonalinsuffizienz kommt ein biologischer **Klappenersatz** in Form eines Homo- oder Heterografts in Frage. Derartige Klappen können innerhalb weniger Jahre degenerieren und dann zur erneuten Pulmonalinsuffizienz und zusätzlich zu einer Pulmonalstenose führen, andererseits darf der rechte Ventrikel nicht durch die Schwere und Dauer der Volumenbelastung geschädigt werden. Heute werden als Hauptkriterien für den Zeitpunkt der Reoperation die

Überschreitung eines Grenzwerts des enddiastolischen rechtsventrikulären Volumens (160 ml/m² KOF) und eine progrediente Verbreiterung des QRS-Komplexes herangezogen.

Aortenstenose

Unter den verschiedenen Formen der Aortenstenose ist die Klappenstenose am häufigsten (◻ Abb. 12.28). Die Aortenklappe ist bikuspidal (hat also nur 2 Taschenklappen) oder trikuspidal angelegt, die Taschenklappen sind verdickt und miteinander verwachsen. Es kommt zur Druckbelastung des linken Ventrikels, zur linksventrikulären Hypertrophie und schließlich zur subendokardialen Ischämie. Die Morphologie der Klappe variiert stark, es finden sich Aortenklappen, bei denen keinerlei Kommissuren erkennbar sind und die als dicker Trichter mit einem kleinen zentralen Restlumen imponieren.

Einteilung Neben der valvulären Aortenstenose werden nach der Lokalisation der Stenose die supra- und subvalvuläre Aortenstenose unterschieden (◻ Abb. 12.28). Die subvalvuläre Aortenstenose ist durch fibröses, leistenförmiges Gewebe unterhalb der Aortenklappe oder durch eine asymmetrische Hypertrophie des Ventrikelseptums bedingt. Eine fibröse Leiste unterhalb der Aortenklappe führt neben einer Stenose oft sekundär zu einer Aorteninsuffizienz. Eine supravalvuläre Aortenstenose ist meist mit dem Williams-Beuren-Syndrom assoziiert (typische Gesichtsdysmorphie, Minderbegabung, periphere Pulmonalstenosen, Stenosen der Aortenbogengefäße und Nierenarterien). Dem Williams-Beuren-Syndrom liegt eine Mutation des Elastin-Gens zugrunde.

Klinik Bei hochgradiger Aortenstenose kommt es beim Neugeborenen zur linksventrikulären Dekompensation bis hin zum kardiogenem Schock. Das Herzgeräusch ist dann leise, weil der dekompensierte Ventrikel kein ausreichendes Herzzeitvolumen mehr erzeugt. Oft sind die Pulse kaum tastbar.

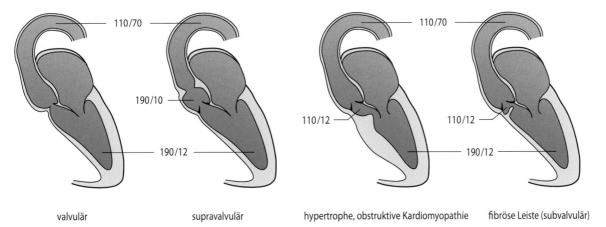

valvulär supravalvulär hypertrophe, obstruktive Kardiomyopathie fibröse Leiste (subvalvulär)

 Abb. 12.28 Varianten der Aortenstenose. Von links nach rechts: valvuläre Aortenstenose, bei der die Aortenklappe verdickt und verwachsen ist; die supravalvuläre Aortenstenose mit einer Einengung oberhalb des Bulbus aortae, die muskuläre Subaortenstenose (hypertrophe obstruktive Kardiomyopathie), die durch hypertrophierte Muskulatur des Ventrikelseptums bedingt ist, und die fibröse Subaortenstenose, die durch eine fibröse Leiste unterhalb der Aortenklappe bedingt ist

Nach der Neugeborenenperiode finden sich Zeichen einer eingeschränkten körperlichen Belastbarkeit, oft fehlen Symptome allerdings gänzlich. Dann fällt bei einer Routineuntersuchung das Herzgeräusch auf, typischerweise ein raues holosystolisches Austreibungsgeräusch im 2.–3. ICR rechts parasternal. Das Geräusch ist meist laut (Grad 3/6–5/6) und wird in die Karotiden fortgeleitet. Das Aortensegment des 2. Herztons ist leise, weil die veränderte Klappe einen abgeschwächten Schlusston erzeugt. Oft hört man im Geräusch einen frühsystolischen Klick als Extraton.

> ❗ **Cave**
> Das schwerwiegendste Symptom ist die Synkope bei Jugendlichen: bei Leistungssport, Ausdauerbelastungen und isometrischen Belastungen besteht das Risiko von akutem Kammerflimmern und einem »Sekunden-Herztod«. Die Aortenstenose ist einer der wenigen Herzfehler, bei denen ausdrücklich vor körperlichen Belastungen gewarnt werden muss.

Diagnostik Das **EKG** zeigt die Zeichen der Linkshypertrophie, bei ausgeprägtem Gradienten linksventrikuläre Repolarisationsstörungen (ST-Senkung mit negativem T in V5 und V6), als Hinweis auf eine subendokardialen Ischämie. Im **Echokardiogramm** können Lokalisation und das Ausmaß der Stenose erfasst werden. Die linksventrikuläre Hypertrophie und Funktion des linken Ventrikels werden echokardiographisch erfasst.

Therapie Bei der kritischen Aortenstenose des Neugeborenen kann ein Offenhalten des Ductus Botalli mittels Prostaglandin E1 (0,5–1 µg/kg×h) lebensrettend sein, der rechte Ventrikel versorgt dann die untere Körperhälfte über den Ductus Botalli mit Blut und entlastet somit den dekompensierten linken Ventrikel. Die **Ballondilatation** der valvulären Aortenstenose stellt heute eine therapeutische Option dar, die einem operativen Vorgehen ebenbürtig ist (❑ Abb. 12.7). Es kommt

dabei nicht selten zu einer Aorteninsuffizienz unterschiedlichen Schweregrades. Die **definitive Therapie** der valvulären Aortenstenose mit stärker veränderter Klappe stellt die **Klappenimplantation** dar. Ihr Nachteil ist, dass weder Kunstklappen noch biologische Klappen mitwachsen, Kunstklappen eine Dauerantikoagulation erfordern und biologische Klappen innerhalb weniger Jahren degenerieren können. Eine therapeutische **Alternative** stellt die **Ross-Operation** dar. Dabei wird die Pulmonalklappe des Patienten entnommen und in Aortenposition implantiert, während in Pulmonalisposition ein Homo- oder Heterograft versetzt wird. Die mittelfristigen Ergebnisse dieser Operation im Kindesalter sind ermutigend.

Aorteninsuffizienz

Neben der seltenen kongenitalen Aorteninsuffizienz aufgrund dysplastischer Taschenklappen mit überschüssigem Klappengewebe kommt eine Aorteninsuffizienz beim **Marfan-Syndrom** vor. Auch kann es durch den Prolaps einer Taschenklappe in einen subaortalen Ventrikelseptumdefekt zur Aorteninsuffizienz kommen. **Erworbene Ursachen** stellen die Aortenendokarditis, das rheumatische Fieber (► Kap. 9.4.2) und das Kawasaki-Syndrom (► Kap. 10.6.5) dar. Die häufigste Ursache einer Aorteninsuffizienz stellt eine chirurgische oder interventionelle Therapie der Aortenstenose dar, dann liegt meist ein sog. kombiniertes Aortenvitium vor.

Klinik Bei einer leichten Aorteninsuffizienz finden sich keine Symptome; bei einer deutlichen Aorteninsuffizienz besteht meist eine verminderte körperliche Belastbarkeit und Dyspnoe bei Belastung. Bei einer schweren Aorteninsuffizienz kommt es zum kardiogenen Schock. Je nach Ausmaß der Regurgitation finden sich bei der Untersuchung ein Pulsus celer et altus und ein erniedrigter diastolischer Blutdruck bei großer Blutdruckamplitude. Über dem Herzen ist ein leises, gießendes Diastolikum zu hören (Grad 2/6–3/6), am besten am sitzenden, vornübergebeugten Kind (4. ICR links).

Diagnostik Im **EKG** finden sich Zeichen der Linkshypertrophie bzw. linksventrikulären Volumenbelastung und ein P-mitrale. Bei schwerer Aorteninsuffizienz kommt es zu Repolarisationsstörungen. Im **Echokardiogramm** kann mittels Farbdoppler die Aorteninsuffizienz und im M-Mode die Vergrößerung des linken Ventrikels nachgewiesen werden.

Therapie Bei einer leichten Aorteninsuffizienz besteht keine Therapieindikation. Bei einer mäßigen Aorteninsuffizienz mit Vergrößerung des linken Ventrikels ist u. U. die Therapie mit einem Nachlastsenker (ACE-Hemmer, z. B. Captopril) indiziert, um das Vorwärtsschlagvolumen zu steigern und die Regurgitation zu reduzieren. Bei einer schweren Aorteninsuffizienz mit zunehmender Dilatation des linken Ventrikels kommen Aortenklappenrekonstruktion oder, wenn nicht möglich, ein Klappenersatz oder eine Ross-Operation in Frage.

Mitralklappenerkrankungen

Die seltene kongenitale Mitralstenose kommt meist kombiniert mit anderen Vitien (Aortenisthmusstenose, Subaortenstenose, Ventrikelseptumdefekt) vor. Erworbene Mitralvitien (z. B. infolge rheumatischen Fiebers (▶ Kap. 9.4.2) zeigen häufig eine Stenose und Insuffizienz. Eine Mitralinsuffizienz kann als Folge eines Mitralklappenprolaps, bei dem sich durch überschüssiges Segelmaterial oder zu lange Chordae tendineae die Mitralsegel in den linken Vorhof vorwölben, einer Mitralklappenendokarditis oder eines Marfan-Syndroms sowie nach Operation eines kompletten oder partiellen AV-Kanals auftreten.

Klinik Die Symptome beim Vorliegen einer Mitralstenose sind durch die pulmonalvenöse Stauung bedingt, welche zu ausgeprägter Dyspnoe, pulmonaler Druckerhöhung und ggf. zum Lungenödem führt. Bei Mitralinsuffizienz kann der volumenbelastete linke Ventrikel bei körperlicher Belastung das Herzzeitvolumen nicht adäquat steigern, so dass klinische Zeichen der Herzinsuffizienz auftreten.

Eine Mitralstenose führt meist zu einem rumpelnden Diastolikum, das verzögert nach dem 2. Herzton beginnt. Oft ist ein Mitralöffnungston zu hören. Die 2. Komponente des 2. Herztons ist bei pulmonaler Druckerhöhung betont. Bei Mitralinsuffizienz findet sich ein »gießendes«, bandförmiges Holosystolikum über der Herzspitze mit Ausstrahlung in die linke Axilla. Die Lautstärke beträgt meist Grad 2/6–3/6.

Diagnostik Das **EKG** zeigt bei bedeutsamer Mitralstenose oder -insuffizienz ein P-mitrale (P-Dauer über 100–120 ms). Bei Mitralinsuffizienz besteht eine Linkshypertrophie, während bei der überwiegenden Mitralstenose durch die Lungenstauung eine Rechtshypertrophie auftritt. Wegen der Vorhofüberdehnung kommt es zu supraventrikulären Rhythmusstörungen (▶ Abschn. 12.8). Das **Echokardiogramm** zeigt die anatomischen Veränderungen. Das Röntgenbild zeigt den vergrößerten linken Vorhof durch eine Aufspreizung der Trachealbifurkation und eine Impression des Ösophagus. Das **Röntgenbild** ist zur Beurteilung der Lungenstauung bei Mit-

ralvitien hilfreich: unscharfe Gefäßzeichnung, zentrale Transparenzminderung (»milchglasartig«) und sog. Kerley-Linien (Ergussbildung in den Interlobärspalten).

Therapie Bei mäßiger bzw. mittelgradiger Mitralinsuffizienz ist die Therapie mit einem Nachlastsenker (ACE-Hemmer, z. B. Captopril) indiziert, um den Auswurf in die Aorta zu steigern und die Regurgitation zu reduzieren. In schweren Fällen ist eine operative Behandlung möglichst durch Klappenrekonstruktion (z. B. Raffung des Mitralklappenrings, Naht eines Spaltes im anterioren Mitralsgel) oder ansonsten Kunstklappenersatz erforderlich.

Bei der Mitralstenose (kongenital und erworben) sind die rekonstruktiven operativen Ergebnisse meist schlecht, so dass nur ein Mitralklappenersatz in Frage kommt. Ein Mitralklappenersatz durch eine Kunstklappe ist im Kindesalter problematisch, da kein Wachstum des Klappenrings möglich ist und eine stärkere Antikoagulation als nach Aortenklappenersatz durchgeführt werden muss.

Trikuspidalklappenerkrankungen

Während eine Trikuspidalklappenstenose extrem selten ist, kommt eine Trikuspidalklappeninsuffizienz infolge einer Druckerhöhung im rechten Ventrikel (z. B. bei akuter oder chronischer pulmonaler Hypertonie) oder im Rahmen des Morbus Ebstein (der Ansatz der Trikuspidalklappe ist durch deren Verwachsung mit der Wand des rechten Ventrikels vom ursprünglichen Anulus in das Cavum des rechten Ventrikels verlagert, d. h. hierdurch kommt es bzur Atrialisierung von Teilen der Herzkammer), häufiger vor. Je nach Ausmaß der Insuffizienz kommt es zu Hepatomegalie und Ödemen, später folgen respiratorische Insuffizienz und Vorhofrhythmusstörungen.

12.6.2 Fehlbildungen des Aortenbogens

Aortenisthmusstenose

Eine Aortenisthmusstenose liegt im distalen Aortenbogen am Übergang zur Aorta descendens (◻ Abb. 12.30). Eine Aortenisthmusstenose entsteht durch in die Aorta versprengtes Ductusgewebe, das sich nach der Geburt zusammenzieht. Entsprechend der Lage zum Ductus Botalli werden verschiedene Formen der Aortenisthmusstenose unterschieden (◻ Abb. 12.29). Bei der postduktalen Form erfolgt die Durchblutung der unteren Körperhälfte über Kollateralgefäße (Interkostalarterien, A. mammaria), bei der prä- und juxtaduktalen Form erfolgt die Perfusion der unteren Körperhälfte über den Ductus Botalli. Verschließt sich dieser nach der Geburt, wird die untere Körperhälfte nicht mehr ausreichend durchblutet.

Klinik Bei neonataler Aortenisthmusstenose (meist prä- oder juxtaductale Form) kommt es mit dem Verschluss des Ductus Botalli zwischen dem 2.–14. Lebenstag zur Dekompensation mit Dyspnoe, schwerer Herzinsuffizienz und unter Umständen prärenalem Nierenversagen. Nach der Neugeborenenperiode

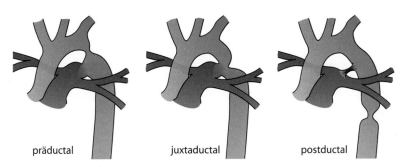

präductal   juxtaductal   postductal

Abb. 12.29 Einteilung der Aortenisthmusstenose. Von links nach rechts: präduktale, juxtaduktale und postduktale Form

fallen entweder Pulsdifferenz und Herzgeräusch bei einer Vorsorgeuntersuchung auf. Bei Kleinkindern treten Kopfschmerzen, Nasenbluten, manchmal kalte Füße und Wadenschmerzen bei körperlicher Belastung auf. Im Schulkindes- bis Jugendlichenalter zeigen sich Symptome einer Claudicatio intermittens. Ein zerebraler Insult aufgrund des Hypertonus ist das gravierendste Symptom im Erwachsenenalter.

> Leitsymptome der Aortenisthmusstenose sind arterieller Hypertonus an den oberen Extremitäten und verminderter Blutdruck an den unteren Extremitäten.

Diagnostik Meist kann die Diagnose allein durch die **Palpation der Pulse** gestellt werden: verstärkte Pulse an den oberen, kaum tastbare oder sogar fehlende Pulse an den unteren Extremitäten.

Bei der Auskultation fällt links paravertebral am Rücken ein systolisches Geräusch, das bei starker Stenose bis in die frühe Diastole reichen kann, auf. Im **EKG** findet sich beim älteren Säugling und Kind eine Linkshypertrophie. Im **Echokardiogramm** kann die Aortenisthmusstenose im Neugeborenen und Säuglingsalter meist gut dargestellt werden.

Therapie Beim kardial dekompensierten Neugeborenen mit Aortenisthmusstenose kann durch die Infusion von Prostglandin E1 der Ductus Botalli eröffnet und eine Rekompensation erreicht werden. Die **operative Therapie** der nativen Aortenisthmusstenose stellt die Therapie der Wahl dar. In den ersten postoperativen Stunden und Tagen kann im Kindesalter eine sog. »paradoxe« Hypertension bestehen, die auf eine Fehlreaktion der prästenotisch gelegenen Barorezeptoren zurückgeführt wird, welche an erhöhte Blutdruckwerte adaptiert sind. Die schwerwiegendste Komplikation der Operation ist die Paraplegie durch eine Ischämie des Rückenmarks.

Die **Ballondilatation** stellt bei der postoperativen Restenose (»recoarctation«) die Standardtherapie dar, während die initiale Ballondilatation bei nativer Aortenisthmusstenose umstritten ist. Bei Heranwachsenden und Erwachsenen stellt die **Stent-Implantation** in den Aortenisthmus eine therapeutische Alternative zu Ballondilatation und Operation dar.

Trotz erfolgreicher operativer oder interventioneller Behandlung kann der Patient nicht als geheilt angesehen werden, da wegen struktureller Anomalien der gesamten Aortenwand (Aortopathie) Spätfolgen (z. B. Dissektion) vorkommen können.

Fallbeispiel

Anamnese Nach normaler Schwangerschaft und normaler Geburt bemerkt die Kinderärztin bei dem gesund wirkenden männlichen Neugeborenen ein helles systolisches Geräusch im 2. ICR links infraklavikulär. Die arteriellen Pulse sind an den oberen und unteren Extremitäten normal tastbar. Am Ende der ersten Lebenswoche entwickelt sich eine zunehmende Tachypnoe und Trinkschwäche. Es fällt auf, dass die Windel nur selten feucht ist.

Befund 5 Tage altes Neugeborenes mit schwerer Tachydyspnoe. Feinblasige Rasselgeräusche über beiden Lungen. Keine Zyanose. Kräftige Pulse an beiden Armen, fehlende Femoralarterienpulse. Systolisches Geräusch im 2. ICR links infraklavikulär und links paravertebral am Rücken. Blutdruck am rechten Arm 98/52 mmHg, am rechten Bein 58/43 mmHg. Leber 4 cm unter dem rechten Rippenbogen.

Klinische Verdachtsdiagnose Aortenisthmusstenose.

EKG Sinusrhythmus mit 190 Schlägen/min, Rechtsachse, über das physiologische Maß hinausgehende rechtsventrikuläre Hypertrophie mit einer R-Zacke von 1,8 mV und positivem T in V1.

Röntgenthorax Kardiomegalie mit deutlicher Lungenvenenstauung (Lungenödem).

Echokardiographie Normale Anatomie des Herzens, offenes Foramen ovale. Der linke Vorhof und linke Ventrikel sind vergrößert. Die Aortenklappe ist bikuspidal angelegt, die Stenose am Aortenisthmus kann direkt dargestellt werden. Der Ductus arteriosus Botalli ist verschlossen.

Diagnose Präduktale Aortenisthmusstenose.

Therapie Wegen respiratorischer Insuffizienz Intubation und Beatmung, Pufferung der metabolischen Azidose. Intravenöse Gabe von Prostaglandin E1 zum Eröffnen des Ductus Botalli, Gabe von Dobutamin von Diuretika. Nach Besserung der klinischen Symptomatik zeigt sich im Echokardiogramm ein offener Ductus Botalli. Nach Rekompensation umgehende Operation: nach linkslateraler Thorakotomie wird der Ductus Botalli unterbunden und durchtrennt, die Aortenisthmusstenose reseziert und eine End-zu-End-Anastomose der Aorta durchgeführt.

▼

Weiterer Verlauf Zunächst problemloser Verlauf. Bei der oszillometrischen Blutdruckmessung zeigt sich kein Gradient zwischen oberer und unterer Extremität. Die Pulse sind allseits gut tastbar. Bei einer ambulanten Wiedervorstellung nach 3 Monaten sind die Leistenpulse abgeschwächt, die oszillometrische Blutdruckmessung ergibt einen Gradienten von 35 mmHg (systolisch). Die Angiokardiographie bestätigt eine erneute Aortenisthmusstenose. Es wird eine Ballondilatation der Reaortenisthmusstenose vorgenommen.

Unterbrochener Aortenbogen

Beim unterbrochenen Aortenbogen fehlt ein Segment des Aortenbogens (□ Abb. 12.30). Ein postnatales Überleben der Neugeborenen mit unterbrochenem Aortenbogen ist nur über den offenen Ductus Botalli möglich, über den die untere Körperhälfte und die Anteile des Aortenbogens hinter der Unterbrechung perfundiert werden. In der Mehrzahl der Fälle besteht zusätzlich ein großer Ventrikelseptumdefekt.

Klinik Schon beim Neugeborenen kommt es zur schweren Herzinsuffizienz.

Diagnostik Die Diagnose wird echokardiographisch gestellt.

Therapie Als initiale Therapie erfolgt die Prostaglandin-Infusion zum Offenhalten des Ductus Botalli. Die Korrektur erfolgt operativ.

Doppelter Aortenbogen, Ring- und Schlingenbildung

Vaskuläre Schlingen entstehen durch Fehlentwicklungen des embryologisch doppelt angelegten Aortenbogens und des doppelseitig angelegten Ductus Botalli. Durch die Ring- bzw. Schlingenbildung kommt es zur Tracheo- und Bronchomalazie.

❯❯ Die Symptome sind trotz unterschiedlicher Anatomie einheitlich: es besteht ein inspiratorischer Stridor mit Dyspnoe, selten besteht aufgrund einer Einengung von Trachea und Ösophagus eine Dysphagie.

Diagnostik Die Diagnose wird **echokardiographisch** und ggf. durch ein **Röntgenbild** mit Ösophagogramm gestellt. Die exakte Anatomie kann durch 3-D-Rekonstruktionen aus dem MRT dargestellt werden, ggf. ist eine zusätzliche angiographische Darstellung simultan mit einer Bronchographie/Bronchoskopie sinnvoll.

Therapie Die Therapie erfolgt operativ durch Ligatur und Durchtrennung der Schlinge nach lateraler Thorakotomie. Eine Resektion der veränderten Trachealknorpel ist nur in Ausnahmefällen erforderlich. Die klinische Symptomatik klingt postoperativ wegen der Chondromalazie erst nach mehreren Monaten ab.

Fehlursprung der linken Koronararterie aus der Pulmonalarterie

Bei dem sog. »Bland-White-Garland-Syndrom« entspringt die linke Koronararterie fehlerhaft aus der Pulmonalarterie. Mit dem postnatal fallenden Pulmonalarteriendruck kommt es zur Ischämie des linksventrikulären Myokards und zum Infarkt.

Klinik Zwischen der 2. Lebenswoche und dem 2. Lebensmonat fällt meist unerklärliches, plötzliches Schreien durch pektanginöse Beschwerden auf. Es entwickelt sich eine Herzinsuffizienz mit vermehrtem Schwitzen, Trinkschwäche und Dyspnoe. Das **EKG** zeigt die Zeichen der schweren **Myokardischämie** oder des **Myokardinfarktes**, mit Repolarisationsstörungen und einem R-Verlust. Eine angiographische Darstellung des fehlerhaften Ursprungs ist häufig erforderlich.

Therapie Bei den meist instabilen Patienten ist eine **umgehende Operation** mit Reimplantation des Ostiums der linken Koronararterie in die Aorta indiziert. Die Erholung der linksventrikulären Funktion hängt davon ab, ob sich das ischämische Myokard wieder erholen kann.

> **Kernaussagen**
> ▬ Herzfehler ohne Shunt sind vor allem Stenosen oder Insuffizienzen der Herzklappen.
> ▬ In Abhängigkeit vom Schweregrad der Stenose kommt es zu einer Druckbelastung der vorgeschalteten Herzkammer.
> ▬ Die Therapie richtet sich nach der Schwere der Erkrankung, in der Regel ist eine operative Korrektur erforderlich.

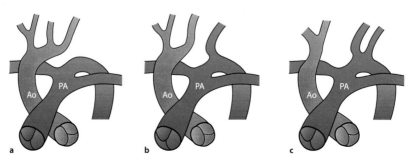

□ **Abb. 12.30a–c Unterbrochener Aortenbogen.** Unterbrechung nach Abgang: **a** der linken A. subclavia, **b** der linken A. carotis, **c** des Truncus brachiocephalicus

12.7 Kardiomyopathien und entzündliche Herzerkrankungen

Kardiomyopathien sind Herzmuskelerkrankungen, die nach funktionellen Kriterien in dilatative, restriktive und hypertrophe Kardiomyopathien unterteilt werden. Entzündliche Herzerkrankungen können durch Bakterien (Endokarditis) oder Viren (Myokarditis, Perikarditis) hervorgerufen werden sowie – bei uns sehr selten – als Folge einer vorangegangenen Infektion mit β-hämolysierende Streptokokken der Gruppe A im Rahmen des rheumatischen Fiebers vorkommen). Die Therapie erfolgt bei bakteriellen Entzündungen mit Antibiotika, ansonsten entsprechend der klinischen Symptomatik.

12.7.1 Kardiomyopathien

Dilatative Kardiomyopathien

Definition Der linke Ventrikel ist bei geringer oder fehlender Myokardhypertrophie massiv vergrößert und funktionell oft schwer eingeschränkt.

Ätiologie Sie kann nur bei einem Teil der Patienten geklärt werden (familiäre Formen, X-chromosomale Form, Myopathien, Stoffwechselerkrankungen, neurodegenerative Erkrankungen, Intoxikationen, endokrinologische Ursachen, abgelaufene Myokarditis).

Klinik Dilatative Kardiomyopathien können lange klinisch stumm bleiben. Gelegentlich zeigen die Kinder, eine verminderte Belastbarkeit oder unspezifische Symptome wie erhöhte Infektanfälligkeit, Müdigkeit und Lustlosigkeit, bis es zur Dekompensation mit allen Zeichen der Linksherzinsuffizienz kommt. Oft sind ein 3. Herzton (Galopprhythmus) und ein Mitralinsuffizienzgeräusch zu hören. Bei dekompensierter Kardiomyopathie finden sich die Zeichen der schweren Herzinsuffizienz mit Dyspnoe, Zentralisation und Ödemen bis hin zum kardiogenen Schock.

Diagnostik Im **EKG** zeigt sich eine Linkshypertrophie mit Repolarisationsstörung und ein P-mitrale. **Echokardiographisch** ist der linke Ventrikel vergrößert und weist eine schwache systolische Kontraktion auf. Im **Röntgenbild** fällt eine Kardiomegalie mit kardialer Stauung und vergrößertem linken Vorhof auf. Eine Herzkatheteruntersuchung ist ggf. zur Myokardbiopsie sinnvoll.

Therapie Zur Verbesserung der Ventrikelfunktion ist die Therapie mit einem ACE-Hemmer (z. B. Captopril) und Beta-Blocker indiziert. Zur Besserung der pulmonalen Kongestion dient die Gabe von Diuretika. Bei dekompensierter Kardiomyopathie ist eine Intensivtherapie mit Katecholaminen (Dobutamin, Adrenalin), einem Phosphodiesterase-Hemmer (Enoximon/Milrinon) und ggf. künstlicher Beatmung indiziert. Bei unbeherrschbarer Herzinsuffizienz kann die Implantation eines kreislaufunterstützenden Systems (»assist-device«) als Überbrückung zur Transplantation notwendig werden. Die Herztransplantation stellt die einzige »kurative« Therapie der ursächlich nicht behandelbaren Formen der dilatativen Kardiomyopathie dar.

Hypertrophe Kardiomyopathien

Definition Die primäre hypertrophe Kardiomyopathie ist eine genetisch bedingte, durch eine inadäquate Myokardhypertrophie gekennzeichnete Erkrankung, die oft im Bereich des Ventrikelseptums betont ist und dann zu einer Obstruktion der Ausflussbahn (Subaortenstenose) führt (HOCM).

Ätiologie und Pathogenese Histologisch verlieren die Herzmuskelfasern ihre Orientierung und verlaufen unregelmäßig. Eine Vielzahl kardialer Strukturproteine betreffender Gendefekte sind inzwischen für die HOCM bekannt. Im Kindesalter müssen einige besondere Erkrankungen berücksichtigt werden, die eine »klassische« hypertrophische Kardiomyopathie imitieren:

- Bei **Neugeborenen von diabetischen Müttern** und Neugeborenen mit Nesidioblastose (▶ Kap. 6, Hyperinsulinismus) kommt es zu einer Myokardhypertrophie, die bei Normalisierung der Insulinwerte zurückgeht.
- **Morbus Pompe** (Konsanguinität der Eltern, »floppy infant«, Glykogenspeicherung im Myokard), Manifestation beim Neugeborenen.
- **Glykogenspeicherkrankheiten** und spezifische **toxisch-medikamentöse Ursachen** (ACTH, Kortikosteroide).

Klinik Das Manifestationsalter der klassischen hypertrophischen (obstruktiven) Kardiomyopathie ist meistens das Jugend- und seltener das Säuglingsalter. Typisch sind Zeichen der kardialen Stauung (Dyspnoe, in schweren Fällen Lungenödem) und ein systolisches Herzgeräusch aufgrund der Subaortenstenose im 4. ICR links parasternal, zusätzlich besteht gelegentlich ein Mitralinsuffizienzgeräusch über dem Apex. Im EKG finden sich Zeichen einer ausgeprägten Linkshypertrophie, oft mit fehlenden Q-Zacken und Repolarisationsstörungen. Das Echokardiogramm zeigt die linksventrikuläre Hypertrophie, den Gradienten über der Stenose und die Mitralinsuffizienz. Eine Herzkatheteruntersuchung ist zur Klärung der Hämodynamik (Ausmaß der pulmonalvenösen Stauung, Gradient) und bei nichtobstruktiver Form zur Myokardbiopsie (Ausschluss von Systemerkrankungen) oft indiziert.

Therapie Eine hochdosierte Therapie mit Kalzium-Antagonisten oder Betablockern führt zur Abnahme der Obstruktion und verbessert die diastolische Füllung.

 Cave
Positiv-inotrope Medikamente sind bei HOCM kontraindiziert, körperliche Belastung kann zum Sekunden-Herztod führen.

Die **operative Therapie** besteht in der Myektomie der subvalvulären Muskulatur zur Behebung der Subaortenstenose. Eine Alternative zur operativen Myotomie stellt ab dem Jugendlichenalter die Embolisation des ersten Septalastes der linken Koronararterie dar (Myokarduntergang durch Infarzierung).

Restriktive Kardiomyopathien

Definition Bei den sehr seltenen restriktiven Kardiomyopathien ist die diastolische Dehnbarkeit der Ventrikel gestört. Die Ventrikel sind klein, die Vorhöfe grotesk dilatiert.

Ätiologie Sie bleibt fast immer unklar.

Klinik Die klinische Symptomatik ist durch die Stauung mit Lungenödem und rezidivierende Infekte charakterisiert. Bei Beginn der Erkrankung im Säuglingsalter ist die Prognose schlecht, bei älteren Kindern sieht man häufiger einen chronischen Verlauf.

Diagnostik Im **EKG** findet sich ein P-biatriale, das **Echokardiogramm** zeigt die massiv vergrößerten Vorhöfe bei kleinen Ventrikeln. Bei der **Herzkatheteruntersuchung** finden sich massiv erhöhte Füllungsdrucke.

> ❯ Die wichtigste Differenzialdiagnose stellt die konstriktive Perikarditis dar, die mit Hilfe der Myokardbiopsie abgegrenzt werden kann.

Therapie Eine gesicherte konservative Therapie gibt es nicht. Eine konsequente Therapie der Rhythmusstörungen, die durch die Vorhofüberdehnung unweigerlich auftreten, ist notwendig. Als definitive Therapie kommt allein die Herztransplantation in Frage.

12.7.2 Entzündliche Herzerkrankungen

Bakterielle Endokarditis

Definition Unter einer bakteriellen Endokarditis ist eine Entzündung im Bereich der Herzklappen, des muralen Endokards oder des Endothels der herznahen großen Arterien zu verstehen.

Ätiologie Bei nahezu allen kardiovaskulären Fehlbildungen bestehen im Bereich des Defekts turbulente Blutströmungen, die zu Läsionen des benachbarten Endokards bzw. Endothels führen können. Auf diesen Bezirken entwickeln sich thrombotische Auflagerungen, an die sich vor allem grampositive Bakterien anheften können (Abb. 12.31). Der häufigste prädisponierende Faktor ist im Kindesalter mit ca. 90% ein angeborener Herzfehler. Die Beschwerden sind anfangs mit oft nicht sehr hohem Fieber, Leistungsabfall und Appetitlosigkeit recht unspezifisch, so dass – mit Ausnahme des septischen Krankheitsbildes bei der Staphylococcus-aureus-Endokarditis – eine größere zeitliche Latenz bis zur Diagnosestellung bestehen kann. Oft wird das Fieber als Ausdruck eines »banalen« Infekts fehlgedeutet und fälschlicherweise mit Antibiotika behandelt, was zur Verschleierung des Krankheitsbildes und Verzögerung der Diagnosestellung beiträgt. Am stärksten für eine Endokarditis gefährdet sind Patienten, die bei der Operation des Herzfehlers eine künstliche Herzklappe, ein Kunststoff-Conduit oder eine systemisch-pulmonale Shunt-Verbindung erhalten haben oder die zu einem früheren Zeitpunkt bereits eine bakterielle Endokarditis durchgemacht haben (sog. Hochrisiko-Gruppe).

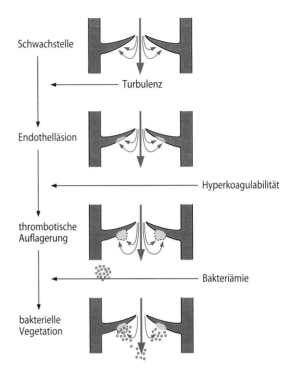

Abb. 12.31 Entstehungsmechanismus einer endokarditischen Vegetation. Turbulente Blutströmungen führen zu einer Endothelläsion mit thrombotischer Auflagerung, die im Falle einer Bakteriämie besiedelt werden kann

> ❗ **Cave**
> Bei Kindern mit angeborenem Herzfehler muss bei Fieber deshalb stets äußerst sorgfältig nach der Ursache gefahndet werden.

Diagnostik Bei der **klinischen Untersuchung** ist in ca. 40% der Fälle ein neues systolisches oder diastolisches Herzgeräusch als Hinweis auf eine Klappeninsuffizienz zu auskultieren. Weitere Symptome können eine Splenomegalie sowie durch Embolien bedingte neurologische Symptome, z. B. Paresen, Verwirrtheit oder Krampfanfälle sein. An **Laborbefunden** sind ein stark erhöhtes C-reaktives Protein, eine Leukozytose mit Linksverschiebung, eine Mikrohämaturie als Ausdruck einer immunologisch bedingten Glomerulonephritis und bei lang andauerndem Entzündungsprozess eine Anämie typisch.

Die **zweidimensionale Echokardiographie** ist bei positivem Befund, d. h. Erkennung endokarditischer Vegetationen speziell im Bereich der Herzklappen, ein wesentlicher Pfeiler der Diagnose. Im Kindesalter lassen sich in Zwei Drittel der Fälle Vegetationen nachweisen.

Der **Erregernachweis** erfolgt durch 4–6 im Abstand von 4 Stunden abgenommene **Blutkulturen**. Er gelingt in 90–95% der Fälle und ist für die Sicherung der Diagnose und gezielte Antibiotikatherapie unentbehrlich. Die häufigsten Erreger sind mit knapp 50% a-hämolysierende, d. h. vergrünend wachsende Viridans-Streptokokken und mit ca. 30% Staphylokokken, während Enterokokken bei Kindern – im Gegensatz zu Erwachsenen – selten sind.

Der **Ausgangsort der Infektion** ist häufig der Oropharynxbereich, in dem Viridans-Streptokokken saprophytisch leben. Die Eintrittspforte von Staphyokokken ist die Haut (Abszess, schwere Akne), von Enterokokken der Gastrointestinal- und Urogenitaltrakt.

Therapie Die antibiotische Behandlung muss mit bakterizid wirkenden Medikamenten gezielt gegen den nachgewiesenen Erreger gerichtet sein und einige erschwerende Bedingungen (keine Vaskularisation der Vegetationen) dieses Krankheitsbildes berücksichtigen. Bei Staphylococcus-aureus-Endokarditis ist wegen hohen Embolierisikos oder Ineffektivität der antibiotischen Behandlung häufig ein operativer Eingriff erforderlich. Die Therapiedauer beträgt bei Streptokokken im Regelfall 4 Wochen, bei Staphylokokken 6 Wochen.

Komplikationen Die bakterielle Endokarditis führt bei etwa der Hälfte der Patienten zu Komplikationen und Folgeschäden, deren Quote bei α-hämolysierenden Streptokokken ca. 30% beträgt, bei anderen Erregern jedoch bis doppelt so hoch ist. Hierzu gehören bei mehr als einem Drittel der Patienten eine Klappenzerstörung mit konsekutiver Klappeninsuffizienz. In diesen Fällen ist nicht selten später oder bei noch florider Endokarditis ein operativer Klappenersatz erforderlich.

❯ Weitere Indikationen für einen operativen Klappenersatz sind die ungenügende Effektivität der antibiotischen Therapie oder ein hohes Risiko einer systemischen Embolie durch Ablösung eines Teils der Vegetation. Die schwerste extrakardiale Komplikation ist eine Hirnembolie.

Die Vegetationen können auch in andere Körperregionen und die Lunge embolisieren. Eine renale Beteiligung ist in ca. 30% der Fälle an einer Mikrohämaturie erkennbar.

Prognose Die ernste Prognose der bakteriellen Endokarditis wird durch die hohe Letalität belegt, die zwischen 10% bei Streptokokkenendokarditis und 30% bei Staphylokokkenendokarditis schwankt.

Prävention Angesichts dieser ernsten Prognose sind alle Maßnahmen zur Prävention der bakteriellen Endokarditis zu ergreifen. Dabei sind 3 Aspekte von Bedeutung:
- Korrekturoperationen erfolgen heute meist im Säuglingsalter, auf palliative Maßnahmen, wie z. B. langfristige Versorgung mit systemisch-pulmonalen Shunts kann verzichtet werden. Nach Korrekturoperation ist das Endokarditisrisiko zwar nicht immer beseitigt, aber bei einer Vielzahl von Herzfehlern gesenkt.
- Größte Bedeutung hat eine gute Mund- und Zahnhygiene, da der Oropharynx Haupteintrittspforte der Endokarditiserreger ist.
- Der dritte Punkt betrifft den Sektor, für den der Begriff »Endokarditisprophylaxe« im eigentlichen Sinne gilt: Verschiedene (zahn-)medizinische Eingriffe bergen ein

beträchtliches Risiko einer Bakteriämie, die für einen herzgesunden Patienten in der Regel belanglos, für einen Teil der herzkranken Kinder (sog. Hochrisiko-Gruppe, s. o.) jedoch gefährlich ist, da es zu einer bakteriellen Besiedlung des Endokard- bzw. Endothels geschädigter kardiovaskulärer Strukturen kommen kann. Zur Verhinderung dieser Besiedlung muss zum Zeitpunkt des Auftretens der Bakteriämie eine ausreichende Serumkonzentration eines geeigneten Antibiotikums vorliegen. Dies wird durch eine einmalige Verabreichung eines für das potenzielle Keimspektrum adäquaten Antibiotikums vor dem Eingriff erreicht (▶ Abschn. 12.2.1).

Akute Myokarditis

Ätiologie Das Myokard ist mit Entzündungsherden durchsetzt, als deren Folge es zur akuten Ventrikeldilatation mit globaler Funktionseinschränkung kommt. Am häufigsten ist eine virale Genese (z. B. Sommergrippe durch Coxsackie-Viren, Parvovirus B19), seltener verursachen Bakterien oder Protozoen eine Myokarditis.

Klinik Die Myokarditis führt häufig zu einer teils schweren Herzinsuffizienz. Leise Herztöne, ein 3. und 4. Herzton sind typisch, oft kann eine Mitralinsuffizienz gehört werden.

Diagnostik Im **EKG** stehen Störungen der Erregungsleitung, Erregungsrückbildung und auffällig »gekerbte« T-Wellen sowie ventrikuläre Arrhythmien im Vordergrund. Bei begleitender Perikarditis bestehen ST-Hebungen. Im **Echokardiogramm** zeigt sich eine Dilatation des linken Ventrikels mit globaler Funktionseinschränkung, so dass die Myokarditis von einer dilatativen Kardiomyopathie nicht zu unterscheiden ist. Das **Röntgenbild** zeigt eine unspezifische Kardiomegalie und Lungenstauung. Eine **Herzkatheteruntersuchung**, kann zur bioptischen Sicherung der Diagnose (Myokardinfiltration, Virusgenomnachweis) indiziert sein.

Therapie Im Vordergrund steht die symptomatische medikamentöse Behandlung der Herzinsuffizienz. Ist diese konservativ nicht beherrschbar, ist die Implantation eines kreislaufunterstützenden Systems (»assist-device«) als Überbrückung bis zur Ausheilung der Myokarditis oder bis zur Herztransplantation indiziert. Bei Nachweis einer viralen Genese ist eine Therapie mit **Immunglobulinen** (Dosis 2 g/kg in 24 Std.) zu erwägen.

Rheumatisches Fieber

Ätiologie Das rheumatische Fieber stellt in Entwicklungsländern auch heute noch die wichtigste Ursache für eine Herzerkrankung im Kindes- und Jugendalter dar, während es in Ländern mit hohem Hygienestandard zu einer Rarität geworden ist. Die Krankheit folgt einer Infektion (meist Angina tonsillaris) mit Streptokokken der Gruppe A nach.

Klinik Die Herzbeteiligung ist die wichtigste Manifestation, die zu bleibenden Schäden führen kann. Am häufigsten sind die Mitral- und Aortenklappe betroffen. Initial kommt es zur

Klappeninsuffizienz, erst nach Wochen bis Monaten durch narbigen Umbau zur Stenose.

Diagnostik Die Diagnose wird anhand von Haupt- und Nebenkriterien gestellt (▶ Kap. 9.4.2). Im **EKG** findet sich typischerweise eine PQ-Verlängerung (Beteiligung des Reizleitungssystems). Im **Echokardiogramm** zeigen sich verdickte Klappensegel, oft eine eingeschränkte Ventrikelfunktion als Zeichen der Karditis und meist ein leichter Perikarderguss. Die **Laborbefunde** zeigen eine erhöhte Blutsenkungsgeschwindigkeit, einen CRP-Anstieg und erhöhten Antistreptolysin-Titer.

Therapie Die Therapie besteht in strenger Bettruhe und Verordnung von 100.000 IE/kg/Tag eines Oral-Penicillins für 10 Tage. Als antiphlogistische Therapie werden täglich 60–100 mg/kg Acetylsalicylsäure (Serumspiegel kontrollieren) und meist 2 mg/kg Prednison oder Prednisolon oral gegeben. Nach einem rheumatischen Fieber sollte eine Rezidivprophylaxe mit 2×400.000 IE eines Oral-Penicillins. Als antiphlogistische Therapie sollte die monatliche i.m. Gabe von 600.000 IE (bis 25 kg) bzw. 1,2 Mio IE Benzathyl-Penicillin erfolgen.

Perikarditis

Definition Entzündung des Perikards, die meist mit einem Perikarderguss einhergeht. Nach der Art des Ergusses werden die hämorrhagische, seröse und purulente Perikarditis unterschieden. Bleibt eine Ergussbildung aus, besteht eine Pericarditis sicca.

Ätiologie Die häufigste Ursache stellen **Virusinfektionen** dar (z. B. Coxsackieviren). Der Erguss ist meist serös, er kann aber auch hämorrhagisch sein. Seröse Begleitergüsse kommen des weiteren bei jeder »Polyserositis« vor.

Eine **bakterielle Perikarditis** tritt im Rahmen eines septischen Geschehens auf, der Erguss ist purulent und enthält als Erreger meist Staphylokokken oder Haemophilus influenzae.

Das **Postperikardiotomiesyndrom**, bei dem 1–3 Wochen nach einem herzchirurgischen Eingriff mit Perikarderöffnung ein seröser Perikarderguss auftritt, ist meistens eine selbstlimitierende Erkrankung.

Die tuberkulöse Perikarditis und ein Perikarderguss aufgrund eines Malignoms stellen eine Rarität dar.

Klinik Bei der Pericarditis sicca findet sich ein ohrnahes Reibegeräusch (wie Sandpapier) und es bestehen starke Schmerzen. Entsteht ein Erguss, verschwindet das Reibegeräusch und die Schmerzen lassen nach.

> ❯ Bei stärkerer Ergussbildung kommt es durch eine Behinderung der Ventrikelfüllung zur Einflussstauung (gestaute Jugularvenen, Hepatomegalie, Aszites, Pleuraergüsse) bis hin zur Perikardtamponade mit kardiogenem Schock.

Diagnostik Im **EKG** finden sich eine Niedervoltage und Zeichen der Außenschichtschädigung (ST-Hebungen). Diagnostisch entscheidend ist das **Echokardiogramm**, das den Perikarderguss sicher zeigt. Bei einem hämodynamisch bedeutsamen Perikarderguss (Tamponade) wird eine diastolische Kompression des rechten Ventrikels sichtbar. Für die Entstehung einer Tamponade ist die Geschwindigkeit, mit der der Perikarderguss entsteht, entscheidend und weniger die Ergussmenge. Aus diesem Grund ist die im Röntgenbild erkennbare Bocksbeutelbeutelform des Herzschattens kein guter Parameter für die hämodynamische Bedeutung. Bei Verdacht auf **purulenten** oder **hämorrhagischen Perikarderguss** ist eine **ultraschallgesteuerte Punktion** des **Perikardgusses** indiziert, um ggf. Erreger identifizieren zu können.

Therapie Bei der Pericarditis sicca erfolgt eine antiphlogische Therapie (z. B. mit Salicylaten) beim Perikarderguss eine Therapie mit Diuretika und Salicylaten. Bei einer bakteriellen Perikarditis ist die hochdosierte antibiotische Therapie nach Antibiogramm erforderlich. Bei Entwicklung einer Herztamponade ist die umgehende Perikardpunktion indiziert.

> **Kernaussagen**
> ▬ Kardiomyopathien sind Herzmuskelerkrankungen, die nach funktionellen Kriterien in dilatative, restriktive und hypertrophe Kardiomyopathien unterteilt werden.
> ▬ Die Erreger von entzündlichen Herzerkrankungen sind Bakterien (Endokarditis), Viren (Myokarditis, Perikarditis) und Kokken (z. B. Streptokokken).
> ▬ Die Therapie erfolgt bei bakteriellen Entzündungen mit Antibiotika, ansonsten entsprechend der klinischen Symptomatik.
> ▬ Patienten mit angeborenen Herzfehlern haben ein erhöhtes Risiko für eine bakterielle Endokarditis.
> ▬ Nur wenn ein stark erhöhtes Risiko besteht (sog. Hochrisiko-Gruppe), wird seit 2007 noch eine Endokarditisprophylaxe bei ärztlichen und zahnärztlichen Eingriffen, die zu Bakteriämien führen können, empfohlen.

12.8 Störungen des Herzrhythmus

Herzrhythmusstörungen stellen eine besondere Bedrohung dar, weil sie zur Synkope oder zum Sekunden-Herztod führen können. Die meisten Herzrhythmusstörungen sind heute einer befriedigenden Therapie zugänglich. Durch die elektrophysiologische Untersuchung und Ablation können viele Rhythmusstörungen kausal behandelt werden.

12.8.1 Primäre Erkrankungen des Herzrhythmus

Kongenitaler AV-Block

Beim kongenitalen AV-Block (◧ Abb. 12.34) kommt es schon intrauterin zur Entwicklung des kompletten AV-Blocks. Ursache ist meist ein mütterlicher systemischer Lupus erythema-

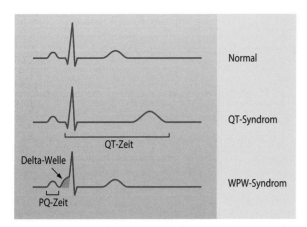

◘ Abb. 12.32 EKG. Normale Form, EKG bei (langem) QT-Syndrom mit verlängerter QT-Zeit und das typische EKG bei WPW-Syndrom mit verkürzter PQ-Zeit und Delta-Welle

todes (▸ Kap. 9.3.2), Autoantikörper der Mutter treten auf das Kind über und führen zur Zerstörung der Purkinje-Zellen des AV-Knotens. Meist besteht ein adäquater Ersatzrhythmus, der seinen Ursprung im His-Bündel nimmt. Die QRS-Komplexe sind dann schmal.

Long-QT-Syndrom

Das Long-QT-Syndrom zeichnet sich durch eine verlängerte QT-Zeit aus (◘ Abb. 12.32). Unter Belastung kann es zu ventrikulären Tachyarrhythmien kommen, die in typische »Torsades de pointes« und Kammerflimmern übergehen und zu Synkopen und plötzlichen Todesfällen führen können (◘ Abb. 12.35). Die Erkrankung kommt familiär gehäuft vor. Verschiedene Genloci wurden gefunden, die für ein Long-QT-Syndrom verantwortlich sind. Die verschiedenen Loci führen zu unterschiedlichen EKG-Veränderungen und erfordern eine unterschiedliche Therapie (Betablocker, Mexitil, Amiodaron). Bei fortbestehenden klinischen Symptomen ist die Implantation eines internen Kardioverters/Defibrillators indiziert.

WPW-Syndrom (Wolff-Parkinson-White-Syndrom)

Das WPW-Syndrom ist durch eine verkürzte PQ-Zeit und eine dem QRS-Komplex vorangehende delta-Welle gekennzeichnet (◘ Abb. 12.32). Neben dem AV-Knoten und His-Bündel besteht hier eine akzessorische Leitungsbahn, über die die elektrische Erregung von den Vorhöfen auf die Kammern erfolgen kann. Die vorzeitige Depolarisation des Ventrikelmyokards äußert sich in der delta-Welle. Durch eine kreisende Erregung (antegrade Leitung über den AV-Knoten, retrograde Leitung über die akzessorische Leitungsbahn) kommt es zu supraventrikulären Tachykardien (▸ Abschn. 12.8.3). Während der Tachykardie verschwindet die Delta-Welle meist.

12.8.2 Bradykarde Rhythmusstörungen

Bei bradykarden Rhythmusstörungen liegt die Herzfrequenz intermittierend oder dauerhaft unter der altersentsprechenden Norm.

Syndrom des kranken Sinusknotens (Sick-Sinus-Syndrom)

Die Erregung aus dem Sinusknoten bleibt intermittierend (für einige Schläge) oder dauerhaft aus. Nach einer Pause springt ein anderes Erregungsbildungszentrum aus dem Bereich der Vorhöfe oder des AV-Knotens ein (◘ Abb. 12.33). Lange Pausen können zu klinischen Symptomen bis hin zu Synkopen führen und eine Schrittmacherimplantation erfordern.

> ❯ Das Syndrom des kranken Sinusknotens darf nicht mit einem wandernden Schrittmacher verwechselt werden, der im Kindes- und Jugendlichenalter vollkommen normal ist. Dabei ändert sich die P-Morphologie von Schlag zu Schlag, ohne dass sich Pausen zeigen, die über die normale respiratorische Variabilität hinausgehen. Eine Therapieindikation besteht nicht.

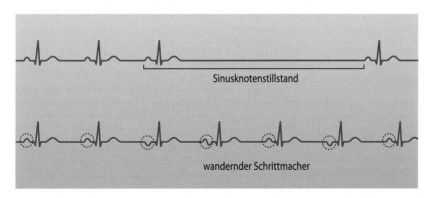

◘ Abb. 12.33 Sick-Sinus-Syndrom. Typisch ist ein intermittierender Sinusknotenstillstand, bis der Sinusrhythmus zurückkehrt. Ist der Sinusknotenstillstand lang genug, ohne dass ein Ersatzzentrum einspringt, kommt es zur Synkope. Im Gegensatz dazu finden sich beim wandernden Schrittmacher P-Wellen unterschiedlicher Morphologie, ohne dass Pausen auftreten

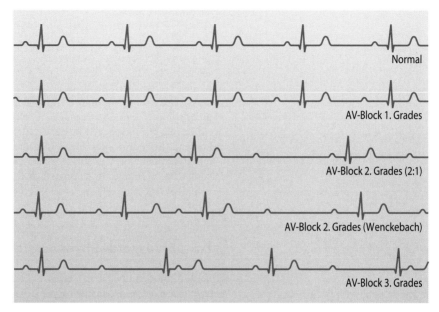

□ **Abb. 12.34 AV-Blockierungen Grad 1–3**

AV-Block

Einteilung Die Überleitung im AV-Knoten ist gestört. Der AV-Block wird in 3 Schweregrade eingeteilt (□ Abb. 12.34):

- **AV-Block 1. Grades:** verlängerte PQ-Zeit. Die Überleitung erfolgt normal, jeder P-Welle folgt also ein QRS-Komplex.
- **AV-Block 2. Grades:**
  - Beim **Typ I (Wenckebach-Periodik)** wird die PQ-Zeit von Schlag zu Schlag länger, bis eine P-Welle nicht mehr übergeleitet wird, also von keinem QRS-Komplex gefolgt wird.
  - Beim **Typ II (Mobitz)** werden intermittierend einzelne Kammerkomplexe nicht übergeleitet, der Ausfall folgt oft einer Regelmäßigkeit, d. h. jeder 2. oder 3. P-Welle folgt kein QRS-Komplex.
- **AV-Block 3. Grades:** Vorhöfe und Kammern kontrahieren vollkommen unabhängig voneinander, zwischen P-Wellen und QRS-Komplexen findet sich keinerlei Beziehung. Die QRS-Komplexe sind meist schenkelblockartig verbreitert und deformiert (Ersatzrhythmus entspringt im Ventrikel), können aber auch schlank, also normal sein, wenn der Ersatzrhythmus aus dem His-Bündel entspringt.

Ätiologie Ursachen sind herzchirurgische Eingriffe (VSD-Verschluss, Aortenklappenersatz), seltener eine Digitalisintoxikation oder Elektrolytstörungen (Hyperkaliämie).

Therapie Sie besteht bei persistierendem chirurgisch bedingten AV-Block in der Versorgung mit einem permanenten Schrittmacher, ansonsten in der Beseitigung der Ursache.

12.8.3 Tachykarde Rhythmusstörungen

Extrasystolen

Extrasystolen sind meist bedeutungslos, vor allem wenn sie unter Belastung ab- und nicht zunehmen. Andererseits können Extrasystolen Vorboten einer Tachykardie sein. Als Ursachen sind Elektrolytstörungen, Intoxikationen, Infektionen sowie eine Ischämie oder Narbe des Myokards zu nennen. Typisches Beispiel einer Intoxikation sind die ventrikulären Extrasystolen bei Digitalisintoxikation.

Supraventrikuläre Tachykardien

Supraventrikuläre Tachykardien treten überweigend paroxysmal auf und beruhen auf einer kreisenden Erregung zwischen Vorhof und Kammern. Es gibt 2 Formen dieser sog. Reentry-Tachykardien, wobei der elektrische Kreis entweder durch AV-Knoten und eine zusätzliche akzessorische Leitungsbahn, die außerhalb der Tachykardie im EKG anhand einer Delta-Welle (▶ Abschn. 12.8.1, Wolff-Parkinson-White-Syndrom) erkenntlich ist, gebildet wird oder das Reentry durch eine funktionelle Dissoziation des AV-Knotens in eine schnell und eine langsam leitende Bahn ermöglicht wird. Die Tachykardie wird durch eine atriale oder ventrikuläre Extrasystole ausgelöst und kann Sekunden, aber auch mehrere Stunden dauern. Die Kammerkomplexe sind schmal, die P-Wellen sind wegen der retrograden Vorhoferregung nicht oder am Ende des QRS-Komplexes erkennbar. Manifestationsgipfel sind die **Fetal- bis Säuglingszeit** und das **Schulalter**.

Die **fetale Tachykardie** muss über die Behandlung der Mutter mit Digoxin oder Antiarrhythmika (bes. Flecainid oder Sotalol) unterbrochen werden, wegen hoher Rezidivrate muss postpartal – auch bei erstmaliger Tachykardie nach der Geburt – über ca. 1 Jahr eine medikamentöse Prophylaxe erfolgen. Danach nimmt die Rezidivrate stark ab. Als Akutmaßnahme

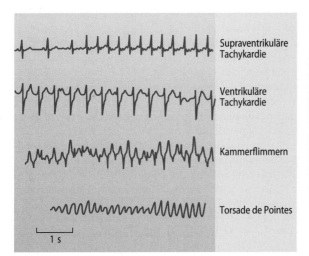

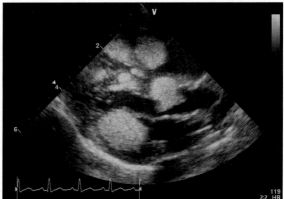

■ Abb. 12.36 Echokardiographische Darstellung multipler Herztumore bei tuberöser Hirnsklerose

■ Abb. 12.35 Supraventrikuläre, ventrikuläre Tachykardie, Kammerflimmern und Torsade de pointes. Bei der Torsade de pointes kommt es zu periodischen Änderungen der Flatterwellen, die an eine Schwebung erinnern

zur Unterbrechung parosysmaler Tachykardien hat sich die intravenöse Bolus-Injektion von Adenosin in allen Altersstufen bewährt, zuvor kann das ältere Kind zur Vagusstimulation Eiswasser trinken oder das Valsalva-Manöver ausüben. Bei Erfolglosigkeit dieser Maßnahmen ist eine elektrische Kardioversion durchzuführen. Zur medikamentösen Prophylaxe dienen Propafenon, Flecainid oder Sotalol, bei Therapieresistenz ist die Katheterablation des akzessorischen Bündels indiziert.

Vorhofflattern- und flimmern

Dem **Vorhofflattern** liegt ein intraatrialer Reentry-Mechanismus zugrunde, der zu einer Vorhoffrequenz von 250–350/min führt, die Kammerfrequenz liegt durch AV-Blockierung (oft 2:1-Block) in der Regel niedriger. Es tritt entweder bei sonst gesunden Neugeborenen oder nach chirurgischen Maßnahmen im Vorhofbereich bei herzkranken Kindern auf. Beide Formen erfordern nach Unterbrechung durch transösophageale Überstimulation oder externe Kardioversion eine prophylaktische Behandlung, bei der ersten Form mittels Digoxin für 6–12 Monate, bei der zweiten sehr schwer behandelbaren Form ist bei erfolgloser antiarrhythmischer Medikation nicht selten eine Katheterablation erforderlich.

Ein **Vorhofflimmern** ist im Kindesalter sehr selten und im **EKG** durch Flimmerwellen und eine absolute Arrhythmie gekennzeichnet. Die unter Antikoagulation vorzunehmende externe Kardioversion ist nicht immer erfolgreich, die Digitalisierung hat eine Verlangsamung der Herzfrequenz zum Ziel.

Ventrikuläre Tachykardien

Ventrikuläre Tachykardien zeichnen sich durch mehr als 3 konsekutive, beschleunigte ektopische breite Kammerkomplexe meist ohne Beziehung zwischen QRS-Komplex und P-Welle aus (■ Abb. 12.35). Ursachen sind Intoxikation, Elektrolytstörungen, Infektion oder Ischämie des Myokards,

myokardiale Narben nach Herzoperationen und Herztumore (■ Abb. 12.36). Sie können lebensbedrohlich sein und zu einer schweren Herzinsuffizienz oder zum Sekunden-Herztod führen. Zur akuten intravenösen Therapie kommen Lidocain (oder Mexitil) und Amiodaron in Frage. Bei schwerer Kreislaufdepression und Übergang in Kammerflattern erfolgt die elektrische Kardioversion.

Kammerflattern und -flimmern

Beim Kammerflattern ist zwischen den QRS-Komplexen keine isoelektrische Linie mehr erkennbar, beim Kammerflimmern finden sich unregelmäßige, ungeordnete Zacken unterschiedlicher Morphe (■ Abb. 12.35). Beide Rhythmusstörungen führen funktionell zu einem Herzstillstand, so dass die Herzmassage und sobald verfügbar sofortige Defibrillation notwendig sind. Medikamentös kommt eine Therapie mit Lidocain und Amiodaron in Frage.

> **Kernaussagen**
> — Eine zunehmende Zahl von Herzrhythmusstörungen kann heute nach elektrophysiologischer Untersuchung durch Hochfrequenzablation erfolgreich behandelt werden.

12.9 Funktionelle Störungen

Funktionelle Störungen des Herz-Kreislauf-Systems sind häufig und meist harmlos, führen jedoch zunächst oft zu einer starken Beunruhigung der Eltern. Ihre Diagnose und Behandlung setzt viel Einfühlsamkeit und Geschick voraus.

12.9.1 Akzidentelle Herzgeräusche

Akzidentelle Herzgeräusche sind normale Geräuschphänomene eines anatomisch und funktionell intakten Herzens. Sie entstehen durch Schwingungen an den Taschenklappen der Semilunarlappen (sog. »ejection murmurs«) oder an sog. »akzessorischen Sehnenfäden«. Letztere sind Sehnenfäden, die quer durch den linken Ventrikel verlaufen, also nicht zum Klappenapparat der Mitralklappe gehören. Verstärkt werden akzidentelle Herzgeräusche durch eine Steigerung des Herzzeitvolumens, also z. B. durch Fieber und eine Anämie, und wegen des gesteigerten Schlagvolumens durch eine Bradykardie.

Akzidentelle Herzgeräusche sind systolische Geräusche, die meist protomesosystolisch zu hören sind. Charakteristisch ist eine Lautstärke von Grad 2/6–3/6, ohne präkordiales Schwirren. Typischerweise handelt es sich um ein mittelfrequentes, sinusförmiges, weiches Geräusch mit einem musikalischen, oft »singenden« Klangcharakter. Diagnostisch hilfreich ist die Prüfung auf Lageabhängigkeit akzidenteller Herzgeräusche: Das Geräusch ist im Liegen deutlich lauter als im Sitzen und verschwindet oft im Sitzen ganz.

Ein weiteres, sehr häufig vorkommendes akzidentelles Herzgeräusch ist das »Nonnensausen«. Hierbei handelt es sich um ein systolisch-diastolisches venöses Strömungsgeräusch, das an der Einmündung der Jugularvenen in die obere Hohlvene entsteht und daher subklavikulär rechts parasternal, gelegentlich aber auch linksseitig auskultiert werden kann, so dass es mit dem kontinuierlichen Geräusch des Ductus arteriosus Botalli verwechselt werden könnte. Das Geräusch hat eine Lautstärke von Grad 2/6–3/6 und sistiert – im Gegensatz zum Ductus-Geräusch – im Sitzen, speziell bei starker Halswendung.

12.9.2 Orthostatische Dysregulation

Eine Synkope mit vorangehendem Schwindel, evtl. Gähnen, Schweißausbruch oder auch Kältegefühl wird bei Jugendlichen und Heranwachsenden beobachtet. Oft tritt ein derartiges Ereignis in überwärmten, schlecht belüfteten, stickigen Räumen auf, häufig bei gespannter Erwartung eines ängstigenden Ereignisses. Auch nach plötzlichem Aufstehen tritt oft eine orthostatische Dysregulation auf, die pathophysiologisch durch ein »Versacken« von 500–700 ml Blut in den unteren Extremitäten und im Splanchnikusgebiet erklärt wird. Untersucht werden kann dieses Phänomen durch den **Schellong-Test** (Messung von Blutdruck und Pulsfrequenz im Liegen und nach plötzlichem Aufstehen) oder durch aufwendigere **Kipptischuntersuchungen**. Wichtig ist, dass diese Neigung zu Synkopen oder Präsynkopen meist von allein wieder verschwindet, oft kann dieses Problem durch Verhaltensregeln (z. B. kein langer Aufenthalt in stickigen Räumen, Vermeidung abrupter Lagewechsel) beherrscht werden. Sportliche Betätigung und Wechselbäder werden empfohlen. Nur sehr selten ist eine Therapie mit Ergotaminpräparaten angebracht.

12.9.3 Stenokardien

»Herzschmerzen« oder Stenokardien sind für Patienten und Eltern besorgniserregend. Sie treten häufig zwischen dem

10.–16. Lebensjahr auf und werden meist präkordial über dem Erb-Punkt lokalisiert. Häufig treten die Beschwerden rezidivierend auf. Die Beschwerden sind oft atemabhängig und verstärken sich bei tiefer Inspiration. Sie treten aus der Ruhe heraus auf, manchmal auch nach Belastung, ihre Dauer ist meist auf 5–15 min limitiert. Oft ist die (unbekannte) Ursache psychogen verstärkt, was jedoch nicht bedeutet, dass der Patient »simuliert«, dafür werden die Beschwerden in dieser Altersgruppe zu konsistent geäußert. Die **Abklärung** sollte neben der ausführlichen **Anamnese** ein **Standard-EKG**, **Echokardiogramm**, ggf. Holter- und Belastungs-EKG umfassen. Anschließend ist in einem Gespräch den Eltern und Patienten zu erklären, dass derartige Beschwerden ungefährlich und selbstlimitierend sind.

Anders ist die Situation bei **akut auftretenden Stenokardien**, hier ist die Wahrscheinlichkeit einer organischen Genese wesentlich höher. Ausgeschlossen weden müssen: Perikarditis, Myokarditis, Pleuritis, Aortenstenose, hypertrophe Kardiomyopathie, funktionelle oder anatomische Störungen der Koronarperfusion (Fisteln, Hyperlipidämien, Koagulopathien, Kawasaki-Syndrom) und Rhythmusstörungen (Tachykardien, absolute Arrhythmie, Sinusknotenstillstand, intermittierender AV-Block). Auch an nichtkardiologische Erkrankungen wie eine Refluxösophagitis oder einen Lungeninfarkt bei nephrotischem Syndrom oder akuter myeloischer Leukämie sollte gedacht werden.

Kernaussagen

- Funktionelle Störungen des Herz-Kreislauf-Systems kommen häufig vor und sind meist harmlos.
- Da die Beschwerden Eltern und Kinder beunruhigen, sind für die Diagnose und Behandlung viel Einfühlsamkeit und Geschick erforderlich.
- Akut auftretende Beschwerden sind gründlich zu diagnostizieren, um eine organische Ursache auszuschließen.

12.10 Schock

Ein Schock führt sukzessiv zur Minderperfusion der peripheren Strombahn, der Nieren, der Leber und schließlich auch des Gehirns mit Verlust der jeweiligen Organfunktion. Er stellt die gemeinsame Endstrecke aller schweren Erkrankungen dar, bevor es zum Tode eines Menschen kommt.

12.10.1   Hypovolämischer Schock

Definition Der hypovolämische Schock ist duch ein vermindertes Intravasalvolumen bedingt. Durch die verminderte Vorlast kommt es zum Abfall des Herzzeitvolumens.

Ätiologie Blutungen nach Trauma oder Operationen, Verbrennungen, Dehydratation durch Gastroenteritis.

Klinik Zentralisation (kühle Extremitäten), Tachykardie, niedriger Blutdruck mit geringer Amplitude (Hypotension), niedrige Füllungsdrucke, das Bewusstsein kann eingetrübt sein.

Therapie Wenn möglich, sollte die Ursache beseitigt werden, bei Blutungen durch Kompressionsverband oder Abbinden der blutenden Extremität. Durch eine Kopftieflagerung wird der venöse Rückfluss zum Herzen verbessert. Möglichst schnell sollte ein peripherer, besser ein zentraler Zugang gelegt und mit einer Volumensubstitution begonnen werden: bei Blutungen durch Substitution von Blut (10–20 ml/kg) oder – wenn Blut nicht schnell verfügbar ist – durch Gabe von Ringerlösung oder Gelatinederivaten (10–20 ml/kg, ggf. wiederholen). Liegt die Ursache in einer Dehydratation, wird Ringer-Lösung (10–30 ml/kg) substituiert. Nach der initialen Therapie müssen die Elektrolyte gezielt infundiert werden.

> ❗ **Cave**
> Bei Hypernatriämie ist ein schneller Abfall des Serum-Natriums vermeiden.

Eine metabolische Azidose wird ggf. durch Pufferung mit Natriumbicarbonat ausgeglichen. Künstliche Beatmung kann erforderlich sein.

12.10.2 Kardiogener Schock

Ätiologie Postoperatives Myokardversagen, Myokarditis, dekompensierte Herzfehler, Herzrhythmusstörungen und Perikardtamponade führen zur verminderten Pumpleistung des Herzens.

Klinik Typischerweise finden sich Stauungszeichen wie eine Hepatosplenomegalie, Pleuraergüsse, ein Lungenödem, eine arterielle Hypotension und Tachykardie bei gleichzeitiger Zentralisation. Meist liegt bereits ein Multiorganversagen mit Nierenversagen und gestörter Leberfunktion vor.

Therapie Intubation und Beatmung zur Sicherstellung des Sauerstoffangebots sind praktisch immer notwendig. Die Herzfunktion kann durch die Gabe von Katecholaminen (Dobutamin/Adrenalin) sowie Phosphodiesterasehemmer (z. B. Enoximon) gebessert werden. Volumengaben stehen zunächst im Hintergrund, durch Diuretika kann ggf. die Vorlast gesenkt werden.

> ❯ Bei der prinzipiell sehr nützlichen Senkung der Nachlast, z. B. durch Natriumnitroprussid, darf der für die Organperfusion kritische arterielle Blutdruck nicht unterschritten werden.

Als Ultima-ratio-Therapie stehen heute die extrakardiale Membranoxygenation und im Falle eines persistierenden »low cardiac output« »assist devices« (Kunstherz) zur Verfügung.

12.10.3 Anaphylaktischer Schock

Definition Der anaphylaktische Schock ist eine allergische Reaktion, die ein Versagen des Herz-Kreislauf-Systems zur Folge hat.

Ätiologie Ursachen können Medikamente (auch Kontrastmittel), Insektengifte oder Nahrungsmittel sein.

Klinik Die Schocksymptome treten meist unmittelbar nach dem Kontakt mit dem Auslöser auf. Der plötzliche Blutdruckabfall führt zum Kreislaufversagen. Dabei kann es auch zum Bewusstseinsverlust kommen.

Therapie Sie umfasst die Schaffung eines sicheren venösen Zugangs, Erhöhung des intravasalen Volumens, Gabe von Adrenalin oder auch Noradrenalin, Hydrocortison und ggf. die Intubation.

12.10.4 Septischer Schock

Definition Der septische Schock stellt die gemeinsame Endstrecke der Sepsis dar.

Klinik Im Gegensatz zu anderen Schockformen findet sich eine warme Peripherie, der Blutdruck ist durch eine Paralyse der peripheren Strombahn niedrig, das Herzzeitvolumen gesteigert. Initial besteht ein »hyperdynames Kreislaufversagen«, erst später kommt es zur sekundären Zentralisation.

Therapie
Der septische Schock ist (neben dem anaphylaktischen Schock) die einzige Schockform, bei der eine Therapie mit Vasopressoren wie Noradrenalin angezeigt ist, die sonst streng kontraindiziert ist. Entscheidend ist eine kausale Therapie der Sepsis durch Antibiotika.

> **Kernaussagen**
> - Ein Schock führt sukzessive zur Minderperfusion aller Organe des Körpers mit konsekutivem Funktionsausfall.
> - Ein Schock kann hypovolämisch, kardiogen, anaphylaktisch oder septisch verursacht sein.
> - Der Schock stellt die gemeinsame Endstrecke aller schweren Erkrankungen dar, bevor es zum Tode eines Menschen kommt.

Fallquiz Kinder- und Jugendmedizin

Liebe Leserin, lieber Leser,

passend zur neuen Approbationsordnung ist im Lehrbuch »Koletzko: Kinder- und Jugendmedizin« ein Fallquiz mit authentischen Fällen aus einer Kinderklinik enthalten, wie sie Ihnen im PJ oder während der ärztlichen Tätigkeit täglich begegnen können.

Jeder Fall gliedert sich in vier Schritte. Auf der ersten Seite finden Sie die Anamnese des Falles. Auf der zweiten und dritten Seite werden die primären weiterführenden diagnostischen Schritte erklärt. Die Fallbeschreibung schließt auf der vierten Seite mit den Möglichkeiten zur Therapie. So können Sie den Ablauf, den Sie später in jeder Klinik oder Praxis im Schlaf beherrschen müssen, üben und Ihr Wissen anwenden und vertiefen. Nachfolgend 4 typische Seiten zur Orientierung:

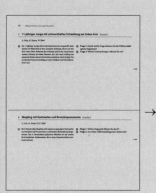 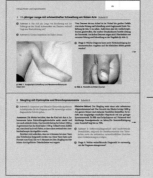 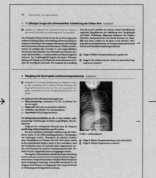 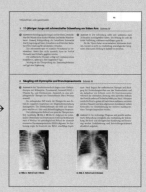

Schritt I:

- Erstkontakt mit dem Patienten, Anamnese.
- Welche Differentialdiagnosen kommen in Frage, welche weiteren diagnostischen Schritte werden eingeleitet?

Schritt II:

- Antworten zu Differentialdiagnosen und Maßnahmen.
- Darstellung erster diagnostischer Befunde und von Verdachtsdiagnosen.
- Welche weiterführende Diagnostik ist sinnvoll, wie lautet die endgültige Diagnose?

Schritt III:

- Antworten zur weiterführenden Diagnostik und Diagnosestellung.
- Darstellung der Diagnose.
- Welche Therapie ist jetzt angebracht.

Schritt IV:

- Antworten zur Therapie.
- Darstellung des weiteren Vorge hens und Abschluss des Falls.

Erklärung der Symbole:

- Frage
- Antwort
- Befunde und weitere Informationen zum Fall

Wir wünschen viel Spaß und Erfolg!

Ihr
Springer Lehrbuch-Team

1 Wachstumsdefizit bei einer Zwillingsschwester   Schritt I

S. Bachmann

⚙ In der Sprechstunde wird Ihnen ein kleines Mädchen zusammen mit seiner Zwillingsschwester vorgestellt. Das 11 Jahre und 2 Monate alte Mädchen ist mit 131 cm Länge kleiner als ihre Zwillingsschwester und zeigt im Gegensatz zu dieser noch keine Pubertätszeichen. Die Eltern sind besorgt, dass etwas bei ihr nicht in Ordnung sein könnte, und stellen sie deshalb in der Sprechstunde vor.

❓ **Frage 1:** Wie schätzen Sie die Körpergröße des Mädchens ein?

❓ **Frage 2:** Welche weiteren Informationen möchten Sie gewinnen, um die Situation einzuschätzen?

2 Das kleinste Mädchen in der Schulklasse   Schritt I

S. Bachmann, B. Koletzko

⚙ Ein 10 Jahre und 8 Monate altes Mädchen stellt sich mit der Mutter in der Sprechstunde vor. Sie ist besorgt, weil sie mit einer Körperhöhe von 1,28 m die Kleinste in der Schulklasse ist. Seit 2 Jahren hat sie die gleiche Kleidergröße.

❓ **Frage 1:** Wie schätzen Sie die Körpergröße des Mädchens ein?

❓ **Frage 2:** Welche weiteren Informationen möchten Sie gewinnen, um die Situation zu beurteilen?

1 Wachstumsdefizit bei einer Zwillingsschwester Schritt II

Antwort 1: Die Körpergröße des Mädchens liegt bei der 3. Perzentile für das Lebensalter und damit noch im normalen Bereich. Es handelt sich definitionsgemäß nicht um einen Kleinwuchs.

Antwort 2: Anamnestische Angaben zur Situation des Kindes, seiner Vorgeschichte, der Familienanamnese sowie klinischer Untersuchungsbefund.

Anamnese: Das Mädchen selbst sowie die Eltern geben an, dass sie eine gute körperliche Leistungsfähigkeit habe und gern Ballett tanze. Sie hat mäßigen Appetit, die Verdauung ist normal. Sie sei bis auf gelegentliche Infekte bisher immer gesund gewesen.

Die Zwillingsschwester ist mit 152 cm ca. 20 cm größer und zeigt bereits beginnende Pubertätszeichen.

Das Kind wurde in der 35. Woche durch Sectio als zweiter Zwilling mit einem Gewicht von 1440 g und einer Länge von 44 cm nach der Schwester (2200 g) geboren.

In der Familie sind bis auf einen Diabetes mellitus Typ 1 beim Großvater väterlicherseits keine Erkrankungen bekannt. Der Vater (170 cm) und die Mutter (169 cm) sind gesund. Die Menarche der Mutter erfolgte im Alter von 13 Jahren.

Klinischer Befund: Das 11 2/12 Jahre alte Mädchen zeigt einen guten Allgemein- und Ernährungszustand. Die Größe beträgt 130,9 cm (3. Perzentile), das Gewicht ist 26,8 kg (3.–10. Perzentile).

Unauffällige körperliche Befunde, keine Pubertätszeichen; RR 122/58 mmHg und Puls 85/min.

Frage 3: Wie ist die genetische Zielgröße des Kindes?

Frage 4: Welche weiteren Befunde könnten Ihnen bei der Einschätzung der Situation helfen?

2 Das kleinste Mädchen in der Schulklasse Schritt II

Antwort 1: Die Körpergröße des Mädchens liegt knapp unter der 3. Perzentile für das Lebensalter, d.h. es liegt ein Kleinwuchs vor.

Antwort 2: Anamnestische Angaben zur Situation des Kindes, seiner Vorgeschichte und der Familienanamnese sowie die Befunde der klinischen Untersuchung.

Anamnese: Nach Angaben des Mädchens und der Mutter geht es dem Kind gut, es fühlt sich wohl. Die Schulleistungen sind durchschnittlich (Schulnoten meist »befriedigend«). Sie ist sportlich, betreibt Jiu-Jitsu und reitet.

Das Kind wurde als zweites Kind gesunder Eltern nach unauffälligem Schwangerschaftsverlauf in der 40. Woche vaginal unkompliziert entbunden. Im Kinderuntersuchungsheft sind das Geburtsgewicht mit 2950 g, die Länge mit 48 cm und der APGAR-Index mit 10/10 angegeben. In den ersten Lebensmonaten habe sie viel gespuckt, später traten wiederholt Mittelohrentzündungen auf und sie sei je einmal an Windpocken und einer Harnwegsinfektion erkrankt. Auf den Verzehr von Erdbeeren habe sie zweimal mit einer Nesselsucht reagiert.

Die Großmutter mütterlicherseits ist an einem Kolonkarzinom erkrankt. Der zwölfjährige Bruder ist gesund und hat eine Körpergröße von 158 cm. Vater (173 cm) und Mutter (170 cm) sind gesund. Die Menarche der Mutter erfolgte im Alter von 14 Jahren.

Klinischer Befund: Das 10;8-jährige Mädchen (◘ Abb. 1) befindet sich in gutem Allgemein- und Ernährungszustand. Die Größe beträgt 128 cm (<3. Pz.). Das Mädchen wiegt 36,4 kg (50.–75. Pz.). Der Kopfumfang misst 53 cm (75. Pz.); RR

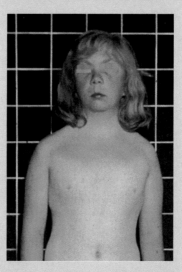

◘ **Abb. 1.** Mädchen mit Besorgnis über ihre geringe Körpergröße

112/63 mmHg, Puls 77/min. Kräftige Hals-Schulter-Partie, weiter Mamillenabstand, Syndaktilie 2. und 3. Finger beidseits. Pubertätsstadien C1 B1 P1. Sonst unauffällige Befunde.

Frage 3: Wie ist die genetische Zielgröße des Kindes?

Frage 4: Welche weiteren Befunde könnten Ihnen bei der Einschätzung der Situation helfen?

1 Wachstumsdefizit bei einer Zwillingsschwester Schritt III

❶ Antwort 3: Die erwartete Zielgröße entspricht 163 cm (mittlere Elterngröße minus 6,5 cm; bei Jungen plus 6,5 cm) plus/minus 8,5 cm.

❶ Antwort 4: Wachstumsverlauf, Skelettalter, Labor- und Hormonbefunde

✪ Wachstumsverlauf: Das Wachstum des Mädchens erfolgte entlang der 3. Perzentile (◨ Abb. 1).

    Skelettalter: Das aus der Röntgenaufnahme der linken Handwurzel bestimmte Skelettalter des 11;2-jährigen Mädchens liegt bei 10,0 Jahren und ist damit etwas retardiert.

    Labor: Blutbild, Elektrolyte, Leber-/Nierenparameter, Gesamteiweiß zeigen normale Werte. Das Ferritin ist mit 16 µg/l erniedrigt und ein Hinweis auf geringe Eisenspeicher. Die Werte für IgA, IGF-1, IGF-BP3, Cortisol sowie die Schilddrüsenparameter sind normal. Östradiol, LH und FSH sind sehr niedrig.

❓ Frage 5: Können Sie eine Verdachtsdiagnose stellen?
❓ Frage 6: Ist eine weitere Diagnostik anzuraten?
❓ Frage 7: Welche Diagnose ergibt sich daraus?
❓ Frage 8: Ist eine Therapie möglich?

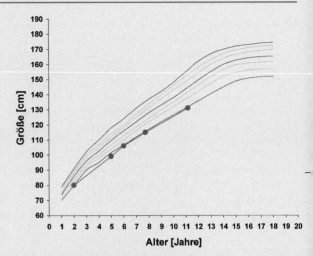
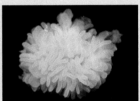

◨ **Abb. 1.** Wachstumskurve des Mädchens

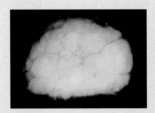

◨ **Abb. 2. Stereomikroskopie (8fache Vergrößerung) des Dünndarmbiopsates der Patientin.** Links: flache Mukosa bei Zöliakie. Rechts: zum Vergleich normales Präparat bei einem gesunden Kind

---

2 Das kleinste Mädchen in der Schulklasse Schritt III

❶ Antwort 3: Die erwartete Zielgröße entspricht 165 cm (mittlere Elterngröße minus 6,5 cm; bei Jungen plus 6,5 cm) plus/minus 8,5 cm (▶ Kap. 7.3).

❶ Antwort 4: Wachstumsverlauf, Skelettalter, Labor- und Hormonbefunde.

✪ Wachstumsverlauf: Das Wachstum des Mädchens erfolgte etwa entlang der 3. Perzentile (◨ Abb. 2).

    Skelettalter: Das aus der Röntgenaufnahme der linken Handwurzel bestimmte Skelettalter des 10;8-jährigen Mädchens liegt bei 10;6 Jahren.

    Labor: Blutbild, Elektrolyte, Leber-/Nierenparameter, Eisen, Ferritin, Eiweiß, IgA normal, t-Transglutaminase-Antikörper negativ. IGF-1, IGF-BP-3, Cortisol und Schilddrüsenparameter normal. Östradiol tief, LH und FSH erhöht.

❓ Frage 5: Können Sie eine Verdachtsdiagnose stellen?
❓ Frage 6: Ist eine weitere Diagnostik anzuraten?

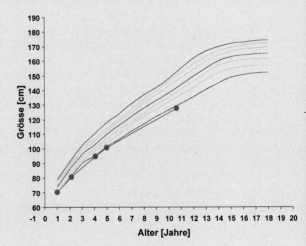

◨ **Abb. 2.** Wachstumskurve des Mädchens

1 Wachstumsdefizit bei einer Zwillingsschwester Schritt IV

❶ Antwort 5: Das Kind ist seit früher Kindheit parallel zur 3. Perzentile gewachsen, es liegt also keine erst in jüngerer Zeit wirksam gewordene Ursache für ein geringes Wachstum vor. Die Größe des Kindes liegt unter der aufgrund der Elterngröße erwarteten Größe und bleibt ebenso wie die Pubertätsentwicklung deutlich hinter der Schwester zurück. Die Laboruntersuchungen ergeben keine abnormen Hormonbefunde. Das normale IGF-1 spricht gegen einen Mangel an Wachstumshormon, die Befunde für Östradiol, LH und FSH sprechen für eine noch nicht begonnene Pubertät. Das niedrige Ferritin lässt an eine mögliche Malassimilation denken.

❶ Antwort 6: Die daraufhin bestimmten Transglutaminase-IgA-Antikörper zeigen mit 51 U/ml einen positiven Befund, der für das Vorliegen einer Zöliakie spricht.

❸ Es wird als weitere diagnostische Maßnahme eine Ösophagogastroduodenoskopie mit Dünndarmbiopsie durchgeführt. In der stereomikroskopischen Untersuchung zeigt sich eine flache Mukosa des Dünndarmepithels (❏ Abb. 2). Die histologische Untersuchung bestätigt eine herdförmige Villusatrophie der Duodenalschleimhaut mit starker Vermehrung der intraepithelialen Lymphozyten im Sinne entzündlicher Zellinfiltrate sowie einer Hypertrophie der Krypten.

❶ Antwort 7: Es liegt hier also eine – aufgrund der Wachstumskurve offensichtlich seit der frühen Kindheit manifeste – oligosymptomatische Zöliakie vor, die sich lediglich durch ein Wachstumsdefizit und einen klinisch noch nicht manifestierten Eisenmangel äußerte. Nach der hier erfolgten Diagnosesicherung bei der Patientin sollte auch bei Verwandten nach Zeichen einer oligosymptomatischen Zöliakie gefahndet und ggf. ein Antikörper-Screening durchgeführt werden, insbesondere beim Großvater, da Zöliakie und Typ-1-Diabetes gehäuft assoziiert auftreten.

❶ Antwort 8: Ja! Es wird eine lebenslang durchzuführende, streng glutenfreie Diät begonnen. Hierzu sind eine eingehende Information und Aufklärung der Patientin und der Familie und eine wiederholte praktische Schulung durch die pädiatrische Diätassistentin notwendig. Der Familie wird angeraten, auch mit der Selbsthilfeorganisation für Zöliakiepatienten in Kontakt zu treten, um zusätzliche Informationen, Kontakt mit anderen Betroffenen und Rückhalt zu gewinnen.

Weitere Informationen zum Krankheitsbild ▶ Kap. 14.8.3.

2 Das kleinste Mädchen in der Schulklasse Schritt IV

❶ Antwort 5: Das Kind ist seit früher Kindheit parallel zur 3. Perzentile gewachsen, es liegt also keine erst in jüngerer Zeit wirksam gewordene Ursache für ein geringes Wachstum vor. Die Größe des Kindes liegt unter der aufgrund der Elterngröße erwarteten Größe. Die Laboruntersuchungen ergeben keinen Hinweis auf eine zugrundeliegende Erkrankung, insbesondere sind keine abnormen Hormonbefunde nachweisbar. Das normale IGF-1 spricht gegen einen Mangel an Wachstumshormon (▶ Kap. 7.2.2), die Befunde für Östradiol, LH und FSH sprechen für eine beginnende Pubertät (▶ Kap. 1.2.6).

Die beobachteten äußeren Auffälligkeiten (❏ Abb. 1) lassen an eine Chromosomenstörung denken und sollten Anlass für eine Chromosomenanalyse geben. Der Karyotyp-Befund zeigt ein Mosaik 45X[24]/46XX[26] entsprechend einem Ullrich Turner Syndrom.

❶ Antwort 6: Durchgeführt werden ein EKG und eine Echokardiographie zur Suche nach einem Herzfehler (Normalbefund), eine Sonographie der Nieren und Harnwege zur Suche nach Fehlbildungen (Normalbefund) und eine Sonographie des inneren Genitale (keine Ovarien darstellbar) durchgeführt.

❷ Frage 7: Ist eine Therapie möglich?

❶ Antwort 7: Ja! Es wird eine Therapie mit täglicher subkutaner Injektion von rekombinantem humanen Wachstumshormon begonnen (1,8 mg hGH/d = 0,33 mg/kg/Woche).

Weitere Informationen zum Krankheitsbild ▶ Kap. 3.1.1.

3   Ein Säugling mit kleinen Augen   Schritt I

S. Koletzko, B. Koletzko

Der 3 Monate alte Junge wird vorgestellt, weil die Augen in den letzten Tagen ganz klein geworden sind (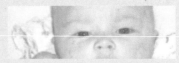 Abb. 1). Sonst geht es dem Kind eigentlich gut, es hat kein Fieber, ist nicht unruhig, schläft nachts gut. Der Mutter fällt lediglich eine in den letzten Tagen aufgetretene starke Müdigkeit auf, regelmäßig schläft das Kind beim Trinken des Fläschchens ein.

Abb. 1. Der 3 Monate alte Säugling mit kleinen Augen

Frage 1: Wodurch sind die kleinen Augen bedingt?
Frage 2: Welche dem Symptom zugrundeliegenden Ursachen müssen Sie erwägen?
Frage 3: Welche nächsten Schritte unternehmen Sie?

4   Ein Mädchen mit Hautausschlag   Schritt I

B. Koletzko

Eine Mutter bringt ihre 3-jährige Tochter in Ihre Sprechstunde. Das Mädchen hat seit 3 Tagen einen Infekt mit Husten, Schnupfen und zunächst leichtem Fieber, das gestern bis auf 39,2 °C anstieg. Das Kind fühlt sich nicht wohl, will nicht spielen, auch nicht essen, trinkt aber Saft und Wasser. Seit 2 Tagen erhält das Mädchen Fieberzäpfchen, Hustensaft und Nasentropfen sowie seit gestern auch ein Antibiotikum (Saft). Am Abend hat die Mutter dem Mädchen noch einen Wickel mit einer Lösung aus Menthol und Eukalyptus gemacht. Heute Morgen bemerkte die Mutter einen Hautausschlag (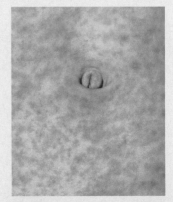 Abb. 1; 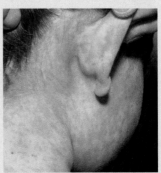 Abb. 2).

Frage 1: Beschreiben Sie den Ausschlag.
Frage 2: An welche Differenzialdiagnosen denken Sie?

Abb. 1. Hautausschlag am Abdomen

Abb. 2. Hautausschlag am Kopf

3 Ein Säugling mit kleinen Augen   Schritt II

Antwort 1: Die Augen erscheinen klein, weil die Augenlider angeschwollen sind. Nachdem es sich um eine symmetrische Schwellung handelt, keine lokale Rötung zu erkennen ist und keine Allgemeinsymptome wie Fieber berichtet werden, erscheint eine Infektion als Ursache unwahrscheinlich. Offenbar handelt es sich um Lidödeme.

Antwort 2: Lidödeme können bei Herzinsuffizienz auftreten, des Weiteren bei erniedrigter Plasmaeiweißkonzentration wie z.B. bei Mangelernährung, schwerer Leberschädigung mit beeinträchtigter Eiweißsynthese, renalem Eiweißverlust sowie durch Glomerulonephritis oder bei einer Eiweißverlustenteropathie.

Antwort 3: Erhebung der Anamnese, körperliche Untersuchung, kleine Labordiagnostik.

Anamnese: Der Säugling ist das zweite Kind gesunder Eltern. Bei der zweijährigen Schwester liegt eine leichte Neurodermitis vor, die unter regelmäßiger Anwendung von Hautcremes keine ernsten Probleme macht. Der Schwangerschaftsverlauf war bis auf regelmäßigen mütterlichen Konsum von ca. 15 Zigaretten/Tag unkompliziert. Das Kind wurde in der 39. Schwangerschaftswoche vaginal aus Hinterhauptslage mit einem Gewicht von 2950 g geboren, der APGAR –Index wird mit 8/10 angegeben. In den ersten Wochen wurde das Kind voll gestillt. Ab der 9. Lebenswoche wurde eine Pre-Nahrung zugefüttert.

Seit dem Alter von 10 Wochen ist das Kind abgestillt und erhält ausschließlich eine 1er-Flaschennahrung. Ab dem 10. Lebenstag hat der Junge regelmäßig täglich eine Tablette mit Vitamin D und Fluorid erhalten. In der letzten Woche seien sehr zahlreiche weiche Stühle abgesetzt worden, seit 3–4 Tagen wirken die Augen so klein.

Klinischer Befund: Etwas schläfriger, 3 Monate alter Säugling in insgesamt gutem Allgemein- und Ernährungszustand. Gewicht 5,2 kg, Länge 58 cm, Puls 148/min. Ausgeprägte Lidödeme, milde prätibiale Ödeme, Herztöne rein, rhythmisch, 1/6 musikalisches Strömungsgeräusch über dem 3. Interkostalraum links, Leberrand 1 cm unter dem Rippenbogen tastbar, keine Venenstauung. Weißliche Beläge auf der Zunge, milde Windeldermatitis. Sonst altersgemäß unauffällige Befunde.

Laborbefunde: Hämoglobin 11,2 g/l, Hämatokrit 36 %, Leukozyten 11,7 G/l, Thrombozyten 380 G/l. Differenzialblutbild: Segmentkernige 52 %, Lymphozyten 34 %, Eosinophile 12 %, Monozyten 2 %. Gesamtweiweiß 2,8 g/dl, Albumin 1,2 g/dl, ALAT 42 U/l, Bilirubin 0,7 mg/dl, RAST negativ. Urinstix ohne pathologischen Befund.

Frage 4: Was halten Sie für die Ursache der Veränderung?
Frage 5: Wie lässt sich die Verdachtsdiagnose sichern?

---

4 Ein Mädchen mit Hautausschlag   Schritt II

Antwort 1: An der Bauchhaut findet sich ein hellroter Ausschlag. Die Effloreszenzen erscheinen leicht erhaben und gehen zum Teil ineinander über. Bläschen sind nicht erkennbar.

Antwort 2: Differenzialdiagnostisch kommt ein infektiös bedingter flächenhafter Ausschlag ohne Bläschenbildung, z.B. durch Röteln, Scharlach oder Masern infrage, aber auch ein Arzneimittelexanthem durch das verabreichte Antibiotikum oder eine Kontaktdermatitis durch Bestandteile des angewandten Wickels.

Frage 3: Welche anamnestischen Angaben sollten Sie zusätzlich erfragen?
Frage 4: Welche weiteren Schritte unternehmen Sie?

3 Ein Säugling mit kleinen Augen Schritt III

Antwort 4: Die klinischen Befunde ergeben keinen Hinweis auf eine den Lidödemen zugrunde liegende Herzinsuffizienz. Die Lebergröße ist für das Alter normal, eine Venenstauung ist nicht aufgefallen, ein leises musikalisches Strömungsgeräusch ist ein Normalbefund. Bei verbleibenden Zweifeln kann Sicherheit durch ein EKG und eine Echokardiographie gewonnen werden.

Erniedrigtes Gesamteiweiß und vermindertes Albumin im Plasma führen zur Ödembildung. Bei normalem Ernährungszustand und bislang normalem Gedeihen scheidet eine globale Mangelernährung als Ursache aus. Bei normalen Werten für ALAT und Bilirubin bestehen keine Anhaltspunkte für eine Leberschädigung. Der normale Urinbefund spricht gegen einen renalen Eiweißverlust. Als mögliche Ursache ist ein vermehrter enteraler Eiweißverlust zu vermuten.

Weißliche Beläge auf der Zunge, die mit dem Spatel nicht abwischbar sind, weisen auf eine Soorinfektion hin. Davon müssen weißliche Milchreste nach dem Trinken abgegrenzt werden, die sich abwischen lassen. Auch eine Dermatitis im Windelbereich, wie sie hier vorliegt, kann durch eine Soorinfektion unterhalten werden.

Antwort 5: Ein enteraler Eiweißverlust geht mit einer vermehrten Ausscheidung von α1-Antitrypsin in das Darmlumen einher. In einer Stuhlprobe ist α1-Antitrypsin sehr stark vermehrt, was die Verdachtsdiagnose eines enteralen Eiweißverlustes sichert.

Frage 6: Welche Ursache ist für den enteralen Eiweißverlust wahrscheinlich?

Frage 7: Was ist therapeutisch zu tun?

4 Ein Mädchen mit Hautausschlag Schritt III

Antwort 3: Wichtige **anamnestische Fragen** für die Diagnosestellung sind:
1. Liegen in der Familie Allergien vor?
2. Hat das Kind früher einmal allergische Reaktionen gezeigt, z. B. Hautausschlag, Heuschnupfen oder Asthma?
3. Bestand Kontakt zu anderen Kindern mit fieberhaften Erkrankungen oder Hautausschlag?
4. Welche Impfungen sind durchgeführt worden?

Die **Antworten** lauten:
Zu 1. Der Vater des Mädchens gibt an, dass bei ihm in jedem Frühjahr Tränen und Jucken der Augen auftritt.
Zu 2. Beim Kind sind bisher keine allergischen Reaktionen beobachtet worden.
Zu 3. Am vorhergehenden Wochenende (vor 5 Tagen) war die Familie bei einer Taufe, bei der die Cousine des Mädchens mit hohem Fieber erkrankte und während der Familienfeier überwiegend auf dem Sofa schlief.
Zu 4. Das Kind wurde dreimal gegen Diphtherie, Tetanus und Pertussis (azellulär) sowie gegen Haemophilus influenzae B, Hepatitis B und Polio geimpft.

Antwort 4: Bis zum Beweis des Gegenteils muss bei einem Kind mit Hautausschlag und Fieber eine infektiöse Erkrankung angenommen werden, so dass im Wartezimmer und in der Sprechstunde eine strikte Isolierung von anderen Patienten und ihren Familien erfolgen muss. Nach der Konsultation ist das Sprechzimmer gründlich zu lüften

und die Untersuchungsliege und andere Gegenstände, mit denen der Patient Kontakt hatte, gründlich zu desinfizieren.

Das Kind ist vollständig zu untersuchen sowie eine Blut- und Urinuntersuchung zu veranlassen.

Untersuchungsbefunde: Das dreijährige Mädchen ist im guten Ernährungszustand, zeigt aber einen reduzierten Allgemeinzustand, ist missmutig und wirkt müde. Die Körpertemperatur beträgt 39,6 °C. Auffallend sind stark gerötete Konjunktiven. Die Augen tränen. Das Kind hustet. Der flächige Hautausschlag zeigt sich am ganzen Körper mit etwas stärker wirkender Ausprägung an der oberen Körperhälfte (◘ Abb. 2). Es besteht kein Juckreiz. Trommelfelle bds. gefäßinjiziert, der Rachen ist etwas gerötet. Herz, Lunge und Abdomen sind ohne pathologische Befunde.

Laborbefunde:
Blut: Hämoglobin 10,7 g/dl, Erythrozyten 3,7 T/l, MCV 84 fl, Leukozyten 3,7 G/l, Segmentierte 65%, Eosinophile 4%, Basophile 1%, Monozyten 4%, Lymphozyten 36%. Na 133 mmol/l, K 3,3 mmol/l, Cl 104 mmol/l, GOT (AST) 32 U/l, GPT (ALT) 14 U/l, alkal. Phosphatase 197 U/l, IgA 97,6 mg/dl, IgE 120 IU/ml.
Urin: 15 Leukozyten/µl, Nitrit negativ, Eiweiß ++, Keton ++.

Frage 5: Welche Erkrankung liegt vor?

Frage 6: Welcher weitere Verlauf ist zu erwarten?

Frage 7: Welche Aussagen können zur Entstehung gemacht werden?

Frage 8: Welche weiteren Maßnahmen sind notwendig?

3 Ein Säugling mit kleinen Augen   Schritt IV

Antwort 6: Nachdem das Kind bisher gut gedieh und die Ödeme erst kurz vor der Vorstellung auftraten, ist eine angeborene Ursache für den enteralen Eiweißverlust wie z. B. eine angeborene Lymphangiektasie nicht wahrscheinlich.

Eine Malrotation des Darmes kann intermittierend durch Aufstau zu einem Eiweißverlust führen. Die röntgenologisch durchgeführte Magen-Darm-Passage zeigte keine Malrotation.

Als Ursache eines enteralen Eiweißverlustes kommt eine Nahrungsmittelallergie infrage. Aufgrund des Auftretens nach der Einführung einer Säuglingsnahrung auf Kuhmilcheiweißbasis ist an eine Kuhmilcheiweißallergie zu denken. Die erhöhte Eosinophilenzahl im Blut sowie das Vorliegen einer atopischen Dermatitis bei der Schwester stärken den Verdacht auf eine allergische Reaktion. Eine normale Serumkonzentration an IgE und an spezifischem IgE (hier normales RAST-Ergebnis) sprechen nicht gegen eine Nahrungsmittelallergie, die auch ohne erhöhtes Serum-IgE auftritt, ganz besonders auch bei gastrointestinalen Manifestationen.

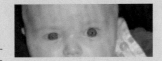

Abb. 2. Nach zweiwöchiger Ernährung mit therapeutischer hypoallergener Formelnahrung zeigt der Säugling eine vollständige Rückbildung der Lidödeme

Rauchen in der Umgebung von Kindern ist mit erhöhtem Risiko für eine Allergieentwicklung assoziiert. Die Diagnose einer Nahrungsmittelallergie wird durch ein Ansprechen der Symptome auf eine Elimination des verursachenden Antigens und ggf. ein Wiederauftreten nach erneuter Zufuhr des ursächlichen Nahrungsmittels/ Nahrungsmittelbestandteiles gesichert.

Antwort 7: Die Säuglingsnahrung auf Kuhmilchbasis wird vollständig aus der Ernährung entfernt und durch eine therapeutische hypoallergene Säuglingsnahrung auf der Basis eines hochgradig hydrolysierten Eiweißes oder, wie in diesem Fall verwendet, auf der Basis einer Aminosäurenmischung ersetzt. Das Kind sprach auf die Allergenelimination sehr gut an, die Ödeme verschwanden vollständig (Abb. 2).

Weitere Informationen zum Fall: Bei einer etwas später erfolgten kontrollierten Belastung mit einer kuhmilchbasierten Säuglingsnahrung traten die Symptome erneut auf, so dass für die folgenden Monate eine konsequent kuhmilcheiweißfreie Ernährung mit Elimination aller kuhmilchproteinhaltigen Lebensmittel, d. h. aller Milchprodukte einschließlich Butter, Sahne, Käse, Eiscreme etc. eingehalten wird. Die Prognose der im Säuglingsalter auftretenden Kuhmilcheiweißallergie ist gut, die allermeisten betroffenen Kinder tolerieren nach einer strengen Eliminationsdiät im Laufe des zweiten Lebensjahres oder danach wieder Kuhmilcheiweiß. Deshalb ist nach einem größeren Zeitintervall eine erneute kontrollierte Belastung unter ärztlicher Aufsicht (Cave: anaphylaktische Reaktion möglich) vorzusehen.

Weitere Informationen zum Krankheitsbild ▶ Kap. 9.2.3.

4 Ein Mädchen mit Hautausschlag   Schritt IV

Antwort 5: Das über den ganzen Körper ausgedehnte Exanthem spricht gegen eine durch den Wickel ausgelöste Kontaktdermatitis. Ein Arzneimittelexanthem durch Ampicillin oder Amoxicillin kann sich mit ausgedehnten flächigen Effloreszenzen manifestieren, hier ist jedoch Juckreiz zu erwarten, der bei der Patientin nicht besteht. Es sind keine Bläschen erkennbar, so dass kein Anhalt für Varizellen oder Herpes besteht. Das Exanthem ist nicht feinfleckig wie bei Röteln, Exanthema subitum oder Scharlach. Die Morphe des Exanthems mit retroaurikulärem Auftreten und in Kombination mit Konjunktivitis, hohem Fieber und Allgemeinsymptomen nach vorhergehender Prodromalphase spricht für eine Maserninfektion. Typisch für Masern sind auch die beobachtete Leukopenie mit hohem Anteil neutrophiler Leukozyten sowie die leichte Proteinurie.

Antwort 6: Das Exanthem beginnt sich nach etwa 3 Tagen allmählich zurückzubilden. Der Verlauf ist in der Regel problemlos. Als Komplikationen können eine Masernenzephalitis sowie aufgrund der durch Masern induzierten Ab-

wehrschwäche sekundäre Infektionen (z. B. Pneumonie, Otitis media) auftreten. In seltenen Fällen ist Jahre nach einer Maserninfektion als Slow-Virus-Erkrankung eine nicht kausal behandelbare, stets tödlich verlaufende subakut sklerosierende Panenzephalitis beobachtet worden.

Antwort 7: Der Kontakt mit der fiebernden Cousine vor 5 Tagen kann nicht zur jetzt aufgetretenen Masernerkrankung geführt haben. Die Inkubationszeit beträgt 9–12 Tage bis zum Beginn der ersten Symptome und 12–15 Tage bis zum Auftreten des Exanthems. Das Auftreten der Erkrankung hätte durch eine regelhaft durchgeführte Masernimpfung verhindert werden können und sollen.

Antwort 8: Die Erkrankung ist während des Prodromalstadiums und für die Dauer von 3–5 Tagen nach Ausbruch des Exanthems kontagiös, so dass die Patientin für diesen Zeitraum streng von bislang nicht infizierten und nicht geimpften Personen isoliert bleiben muss.

Nach der Rekonvaleszenz des Mädchens sollten die fehlenden Impfungen ergänzt werden.

Weitere Informationen zum Krankheitsbild ▶ Kap. 8.2.1.

5 7-jähriger Junge mit Anfallsleiden und Bauchschmerzen Schritt I

A. Schrauder, C. Strehlau, F. Gunzer, L. Grigull und S. Glüer

Ein 7-jähriger türkischer Junge wird stationär zur Überwachung bei Exazerbation eines bekannten Anfallsleidens im Rahmen eines fieberhaften Infekts aufgenommen. Die Mutter berichtet bei der Aufnahme, dass der Junge seit Monaten über rezidivierende Bauchschmerzen klagt. Zweimal seien auch Durchfall und Erbrechen aufgetreten.

Frage 1: Welche Untersuchungen veranlassen Sie zur Abklärung der rezidivierenden Bauchschmerzen?

6 13-jähriger Knabe mit psychomotorischer Retardierung Schritt I

D. Schmidt, F. Jochum, R. Stenger, C. Fusch

Der 13-jährige, schwer psychomotorisch retardierte Knabe mit infantiler Zerebralparese wird zur ambulanten Kontrolluntersuchung vorgestellt. Seit der letzten Vorstellung haben sich keine neuen Gesichtspunkte ergeben. Der Junge wird zu Hause gepflegt, besucht tagsüber eine Fördereinrichtung und erhält dort regelmäßig krankengymnastische Übungsbehandlungen zur Prävention von Gelenkkontrakturen. Nebenbei berichteten die Eltern, dass sie seit dem Vortag die knapp 4 cm lange Arretierungsschraube der Sitzgurthalterung für den Knaben vermissen.

Frage 1: Welchen Verdacht haben Sie?
Frage 2: Welche diagnostischen Maßnahmen ergreifen Sie?

5 7-jähriger Junge mit Anfallsleiden und Bauchschmerzen Schritt II

Antwort 1: Neben der Anamnese und gründlichen klinischen Untersuchung ist ein Differenzialblutbild diagnostisch zur Klärung der Symptome von Bedeutung.

Anamnese: Der Junge wurde wegen hohem Fieber bis 39 °C und erhöhter Krampfbereitschaft mit gehäuften kleinen astatischen Anfällen in die Klinik eingewiesen. Bekannt ist eine seit dem 3. Lebensjahr bestehende Epilepsie (astatische und Grand-mal-Anfälle). Die Medikation besteht in Valproinsäure 2×600 mg, Ethosuximid 3×250 mg, Sultiam 3×50 mg.

Seit einiger Zeit treten Bauchschmerzen mit Übelkeit und Erbrechen auf. Manchmal kommt zu Durchfällen, aber auch zur Obstipation. Der Junge hat keinen Appetit und er hat abgenommen.

Die **klinische Untersuchung** ergibt einen leicht reduzierten Allgemeinzustand mit einem Körpergewicht von 24,1 kg (50.–75.Perzentile für türkische Patienten) und einer Körperlänge 122 cm (50. Perzentile für türkische Patienten). Es besteht eine spastische Hemiparese rechts sowie psychomotorische Retardierung.

Der Junge zeigt Symptome eines fieberhaften Infekts der oberen Luftwege. Das Abdomen ist bei der Untersuchung unauffällig. Bei der Untersuchung fällt auf, dass der Junge versucht, sich am Po zu kratzen. Auf Nachfrage äußert er, dass es dort ständig juckt.

Das **Differenzialblutbild** ist unauffällig, keine Eosinophilie; Elektrolyte, Protein, Leber- und Nierenwerte im Normbereich. Valproinsäurespiegel mit 93 mg/l sowie Ethosuximidspiegel mit 85 mg/l normwertig.

Frage 2: Welche weiteren diagnostischen Schritte halten Sie für wichtig?

Frage 3: Wie lautet Ihre Diagnose.

6 13-jähriger Knabe mit psychomotorischer Retardierung Schritt II

Antwort 1: Wenn die Arretierungsschraube nicht aufgefunden wird, muss auch an eine Ingestion durch den behinderten Jungen gedacht werden.

Antwort 2: Gründliche klinische Untersuchung, ggf. Durchführung bildgebender Untersuchungsverfahren.

Anamnese: Eine sprachliche Verständigung mit dem Jungen ist nicht möglich. Die Eltern berichteten, dass wegen bestehender Schluckbeschwerden die orale Fütterung des Kindes mit passierter Kost erfolgt. Der Knabe hat seine Nahrung unverändert zu sich genommen und in der Nacht ruhig geschlafen.

Bei der **klinischen Untersuchung** sind keine Auffälligkeiten feststellbar, der Auskultationsbefund ist normal.

Trotz fehlender Beschwerden wird eine Röntgenaufnahme des Thorax und des Abdomens angefordert, um die metallische Schraube ggf. aufzufinden. Auf der Thoraxaufnahme (◨ Abb. 1) zeigt sich die gesuchte Arretierungsschraube im Bereich der oberen Ösophagusenge. Daraufhin wird auf eine Abdomenaufnahme verzichtet.

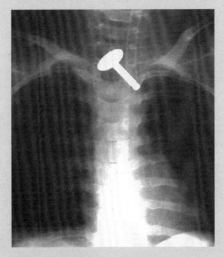

◨ Abb. 1. Röntgenthorax a.-p.

Frage 3: Wie formulieren Sie Ihre Diagnose?

5 7-jähriger Junge mit Anfallsleiden und Bauchschmerzen Schritt III

❶ **Antwort 2:** Zunächst waren die Bauchschmerzen nicht zu klären, aber am 5. Tag wurde ein peranaler Abgang eines ca. 25 cm langen gelbweißen »Wurms« (◪ Abb. 1) mit eindrucksvoller Eigenbeweglichkeit beobachtet.

❶ **Antwort 3:** Die mikrobiologische Untersuchung ergab, dass es sich um den Rinderbandwurm (Taenia saginata) handelt (◪ Abb. 2). Wurmeier wurden nicht nachgewiesen.
  Die **Diagnose** lautet: Befall mit dem Rinderbandwurm (Taenia saginata).

❓ **Frage 4:** Welche Therapie leiten Sie ein?

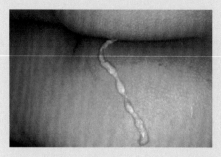

◪ **Abb. 1.** Vitaler und eigenbeweglicher, gelbweißer Bandwurm mit gut sichtbaren Proglottiden

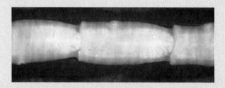

◪ **Abb. 2.** Proglottide mikroskopisch, ungefärbt; Uterus mit weitverzweigten Seitenästen

6 13-jähriger Knabe mit psychomotorischer Retardierung Schritt III

❶ **Antwort 3:** Fremdkörper im Ösophagus ohne Angabe von Beschwerden bei stark behindertem Kind.

❓ **Frage 4:** Welche Risiken drohen?
❓ **Frage 5:** Welches Vorgehen ist angezeigt?

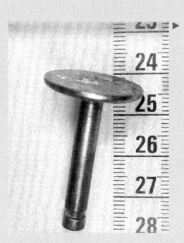

◪ **Abb. 2.** Gurtfixierung

5   7-jähriger Junge mit Anfallsleiden und Bauchschmerzen   Schritt IV

Antwort 4: Verabreichung von Niclosamid einmal 2 g p.o.

Zur Therapie reicht eine einmalige Gabe eines Anti-helminthikums. Mittel der Wahl ist Praziquantel (10 mg/ kg KG) oder Niclosamid (ab 6 Jahre einmal 2 g p.o., 2–6 Jahre einmal 1 g p.o., unter 2 Jahre einmal 0,5 g p.o.). Beide Medikamente sind insgesamt sehr gut verträglich. Der Erfolg sollte 1 Woche und 4 Monate nach der Therapie durch Stuhluntersuchungen auf Proglottiden und Wurm-eier belegt werden.

Weitere Informationen zum Fall: Zu den bekanntesten Band-würmern (Cestoden) des Menschen gehören Taenia saginata (Rinderbandwurm) und Taenia solium (Schweinebandwurm). Sie siedeln sich im Dünndarm an. An einen ca. 1–2 mm großen Kopf (Skolex), der mit 4 Saugnäpfen (beim Schweineband-wurm zusätzlich mit einem Hakenkranz) ausgestattet ist, schließen sich die Keimzonen (Proglottiden) an, die innerhalb von 3–4 Monaten zu einer Kette von 3–4 m (Schweineband-wurm) oder von 6–10 m und mehr (Rinderbandwurm) wach-sen können. Die Larve von T. solium entwickelt sich im Schwein, die von T. saginata im Rind, wenn diese mit Wurmeiern konta-minierte menschliche Exkremente zu sich nehmen. Die aus dem Ei stammenden Embryonen durchbohren die Darmwand und gelangen auf dem Blutweg meist in die Muskulatur der Tiere. Nach 2–4 Monaten entsteht das 3–10 mm große Finnen-stadium. Der Genuss von rohem finnenhaltigem Schweine-oder Rindfleisch führt zum Bandwurmbefall. Geschlechtsreif werden die Würmer nur im Menschen. Schwein bzw. Rind sind Zwischenwirte. Beim Schweinebandwurm kann auch der Mensch durch den Genuss von Bandwurmeiern zum Zwi-schenwirt werden, was zum Krankheitsbild der Zystizerkose führen kann.

Weitere Informationen zum Krankheitsbild ▶ Kap. 14.7.2.

6   13-jähriger Knabe mit psychomotorischer Retardierung   Schritt IV

Antwort 4: Obwohl sich die Schraube im Bereich der obe-ren Ösophagusenge befindet, lässt das behinderte Kind keine klinischen Beschwerden erkennen. Es bestehen je-doch die Risiken, dass sich der Fremdkörper bewegen und Komplikationen auslösen kann oder an der vorhandenen Position eine Perforation der Ösophaguswand mit Me-diastinitis verursacht.

Antwort 5: Der Fremdkörper muss baldmöglichst entfernt werden. Dafür geeignet ist die obere Endoskopie.

Befunde und weitere Informationen zum Fall: Der Fremd-körper (◻ Abb. 2) wurde endoskopisch mit Hilfe einer Fasszan-ge gegriffen und entfernt. 3 Tage später Kontrollösophagosko-pie, wobei sich lediglich kleine oberflächliche Schleimhautero-sionen im oberen Ösophagusdrittel zeigten.

Kinder mit psychomotorischer Retardierung haben ein erhöhtes Risiko für Fremdkörperingestionen. Typische klini-sche Zeichen können fehlen oder im Rahmen der Behinderung fehlgedeutet werden. Den Angaben von Eltern bzw. Betreuern muss besondere Aufmerksamkeit entgegen gebracht werden. Ohne die genauen Angaben der Eltern wäre die symptomlose Fremdkörperingestion in dem dargestellten Fall sicherlich zu-nächst unentdeckt geblieben. Es hätte leicht zu einem kompli-zierten Verlauf kommen können.

Fremdkörperingestionen sind im Kindesalter häufig. Die meisten verschluckten Fremdkörper passieren Speiseröhre und Magen-Darm-Kanal ohne wesentliche Behinderung und gehen nach 2–7 Tagen spontan mit dem Stuhl ab.

Kritische Stellen bei der Passage des Ösophagus sind ins-besondere die 3 anatomischen Engen: Cricopharynx, Tracheal-bifurkation und unterer Ösophagussphinkter. Dabei verblei-ben Fremdkörper überwiegend im Bereich des zervikalen Ösophagus unmittelbar unterhalb des Cricopharynx. Etwa 98–99 % der ösophagealen Fremdkörper können erfolgreich endoskopisch entfernt werden. Seltene aber schwerwiegende Komplikationen sind Perforation, Mediastinitis, Abszesse oder das Entstehen von Fisteln.

Kinder mit psychomotorischer Retardierung, assoziiertem regressiven Verhalten und ausreichenden motorischen Fähig-keiten haben zusätzliche Risikofaktoren für eine Fremdkörper-ingestion. Dazu gehören:

- verminderte Kontrolle der »Hand-zu-Mund-Koordination«
- verlängerte orale Phase
- gestörte Fähigkeit, zwischen »essbar« und »nicht essbar« zu unterscheiden
- Störungen des Schluckaktes

Typische klinische Zeichen wie Husten, Salivation, Dysphagie, Stridor oder Erbrechen fehlen bei psychomotorisch retardier-ten Kindern häufig oder werden im Rahmen der Behinderung fehlgedeutet. Im Zweifelsfall muß die Retention eines Fremdkörpers im Ösophagus durch bildgebende Diagnostik ausgeschlossen werden.

Cave: Nichtmetallische Fremdkörper (z. B. Spielzeugteile aus Kunststoffen) sind bei konventioneller Röntgenuntersuchung nicht schattengebend.

Weitere Informationen zu diesem Krankheitsbild ▶ Kap. 14.3.1.

7 Größendifferenz der Hoden bei einem 10-jährigen Jungen   Schritt I

M. Kirschstein und M. Hof

Beim Baden bemerkt ein bis dahin gesunder 10-jähriger Junge erstmalig eine Größendifferenz der Hoden. Schmerzen waren nicht vorhanden. Die Eltern stellten den Jungen daraufhin dem Kinder- und Jugendarzt vor.

Frage 1: Welche Verdachtsdiagnosen stellen Sie?

Frage 2: Was ist diagnostisch zur Klärung des Befundes sinnvoll?

8 7-jähriges Mädchen mit Ödemen und Fieber   Schritt I

C. Böhme, G. Meyer-Rath, K. Magdorf, W. Luck, V. Krenn, U. Wahn, R. Keitzer

Ein 7-jähriges Mädchen wird mit Ödemen im Gesicht und an den Unterschenkeln sowie Fieber in der Sprechstunde vorgestellt. Seit 6 Wochen treten dünnflüssige Stühle auf und das Mädchen ist ungewöhnlich müde und antriebsarm. Die Eltern des in Berlin geborenen Kindes stammen aus dem Libanon.

Frage 1: An welche Verdachtsdiagnosen denken Sie?

Frage 2: Welche primären diagnostischen Schritte leiten Sie ein?

7 Größendifferenz der Hoden bei einem 10-jährigen Jungen Schritt II

❗ **Antwort 1:** Differenzialdiagnostisch ist an eine Hydrozele, eine Orchitis bzw. Epididymitis, eine traumatisch bedingte Hodenschwellung, eine Gefäßstauung und einen gut- oder bösartigen Tumor zu denken. Beim Fehlen von Schmerzen, Überwärmung und Hautverfärbung besteht in erster Linie der Verdacht einer malignen Erkrankung, z. B. eines Keimzelltumors.

❗ **Antwort 2:** Neben dem Blutbild und der Urinuntersuchung sind die Sonographie der Hoden und eine Biopsie aus dem vergrößerten Hoden zur Klärung durchzuführen.

🔄 **Anamnese:** Der Junge erinnert sich an kein vorangegangenes Trauma. Die Mutter berichtet, dass im Neugeborenenalter eine beidseitige Hydrozele vorhanden war und im Säuglingsalter eine linksseitige Herniotomie durchgeführt wurde.

Klinischer Befund: Guter AZ und EZ. Internorganisch kein pathologischer Befund. Unauffälliger Lymphknotenstatus. Präpubertäres Genitale, Tanner-Stadium PH1, Hoden beidseits glatt begrenzt, nicht druckdolent, Skrotum nicht gerötet, Hodenvolumen rechts 5 ml, links 1,5 ml, von unauffälliger Konsistenz.

Blutuntersuchung: AFP und HCG mehrfach im Normbereich. Werte für LH, FSH und Testosteron im präpubertären Bereich. Blutbild und CRP unauffällig.

Urinstatus: Unauffällig.

Hodensonographie: Multiple echogene, diffus in beiden Hoden verteilte Herde mit einem Durchmesser von 1 mm ohne Schallauslöschung. (»snow storm testis«). Unauffällige farb-kodierte Dopplersonographie der Hodengefäße (◻ Abb. 1 und 2).

Hodenbiopsat: Altersentsprechend entwickeltes Hodengewebe, narbige Verwachsung mit der Haut als Rest einer früheren Hydrozele.

❓ **Frage 3:** Wie lautet Ihre Diagnose?

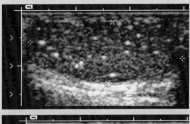
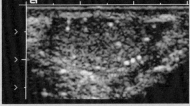

◻ **Abb. 1 und 2.** Sonographie des rechten (oben) und linken (unten) Hodens (Längsschnitt). Multiple, diffus verteilte intratestikuläre hyperechogene Foci (»snow storm testis«) ohne Schallauslöschung

---

8 7-jähriges Mädchen mit Ödemen und Fieber Schritt II

❗ **Antwort 1:** Der dünnflüssige Stuhl und das Fieber lassen an eine infektiöse gasteroenterologische Erkrankung denken, die Ödeme können auch von einer Herz-Kreislauf-Erkrankung oder einer Nierenfunktionsstörung verursacht sein.

❗ **Antwort 2:** Zuerst sollte eine gründliche Anamnese sowie klinische Untersuchung erfolgen, um gezielt die weiteren diagnostischen Schritte festzulegen.

Anamnese: Nach Angaben der Mutter ist das Mädchen bisher nicht krank gewesen. Beim weiteren gezielten Nachfragen nach den Lebensumständen wird berichtet, dass sich die Patientin 10 Monate vor der stationären Aufnahme im Libanon aufgehalten hat. Dort hat sie u. a. nicht pasteurisierte, ungekochte Kuhmilch zu sich genommen.

Klinische Untersuchung: Der Untersuchungsbefund ergibt einen reduzierten Allgemein- und Ernährungszustand mit blassem Hautkolorit (◻ Abb. 1), reduziertem Hautturgor und beidseitigen Lid- und Unterschenkelödemen. Die Patientin gibt bei der abdominellen Palpation einen diffusen

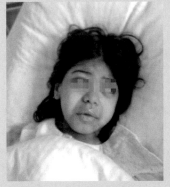

◻ **Abb. 1.** Patientin vor der Therapie

Druckschmerz an, die Peristaltik ist lebhaft. Pathologische Resistenzen oder eine Hepatosplenomegalie bestehen nicht. Der übrige Status ist altersgemäß unauffällig.

❓ **Frage 3:** Wie gehen Sie weiter diagnostisch vor?
❓ **Frage 4:** Welche Verdachtsdiagnose stellen Sie?

7 Größendifferenz der Hoden bei einem 10-jährigen Jungen Schritt III

❶ **Antwort 3:** Die Diagnose lautet testikuläre Mikrolithiasis.

Die testikuläre Mikrolithiasis ist ein seltener, meist bilateraler Befund bei Jungen und Männern. Die zunehmende Häufigkeit von Ultraschalluntersuchungen bei der Diagnostik verschiedener Hodenerkrankungen hat in den letzten Jahren zu einer rapide steigenden Zahl meist zufällig entdeckter Fälle von testikulärer Mikrolithiasis geführt.

❓ **Frage 4:** Welche Therapie ist notwendig?

8 7-jähriges Mädchen mit Ödemen und Fieber Schritt III

❶ **Antwort 3:** Blutbilduntersuchung sowie Bestimmung des Hb-, Eisen- und Ferritingehaltes des Blutes, Tuberkulintest (GT-10-Test), Röntgenuntersuchung von Thorax und Abdomen, und Abdomensonographie.

🔬 Das **Blutbild** zeigte eine mikrozytäre Anämie mit einer Hämoglobinkonzentration von 7,4 g/dl, einer erniedrigten Eisen- und erhöhten Ferritinkonzentration. Das C-reaktive Protein war mit 15 mg/dl deutlich erhöht, Albumin mit 1,8 g/dl stark erniedrigt.

Die Reaktion auf den **GT-10-Test** war bei der Patientin ungewöhnlich: Auf eine flüchtige, erythematöse Starkreaktion ohne Induration 16 Stunden nach Anlage des Tests folgte ein Verschwinden der Reaktion nach 72 Stunden. Nach weiteren 4 Tagen entwickelte dieser sowie ein zweiter, am Folgetag angelegter Tuberkulintest ein kokardenförmiges, induriertes Erythem mit zentraler Ulzeration entsprechend einer sehr späten Starkreaktion (◨ Abb. 2).

Röntgenuntersuchungen des **Thorax** und des **Abdomens** ergaben Normalbefunde.

In der **Abdomensonographie** wurden eine Splenomegalie, eine vergrößerte, hyperechogene Leber, eine dem terminalen Ileum entsprechende, deutlich wandverdickte Darmschlinge mit verminderter Motilität sowie freie Flüssigkeit im linken Unterbauch gesehen.

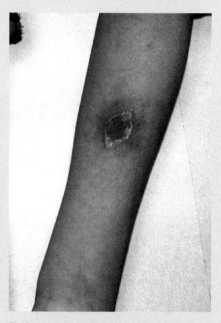

◨ **Abb. 2.** Tuberkulintest mit 10 TE GT zum Ablesungszeitpunkt: Entstehung einer deutlichen Rötung und Induration mit zentraler Ulzeration

❶ **Antwort 4:** Verdacht auf eine abdominelle Tuberkulose, d. h. eine mykobakterielle Infektion mit Mycobacterium bovis.

❓ **Frage 5:** Welche Therapiemaßnahmen ergreifen Sie?

7 Größendifferenz der Hoden bei einem 10-jährigen Jungen Schritt IV

❶ Antwort 4: Eine Therapie ist nicht erforderlich, aber es sollten halbjährliche **Sonographiekontrollen** sowie die **Bestimmung der Tumormarker AFP und HCG** erfolgen und bei Vorliegen pathologischer Befunde eine **Hodenbiopsie** durchgeführt werden.

✪ Weitere Informationen zum Fall: Die Ätiologie der Entwicklung von Mikrokalzifikationen in den Hoden, die aus Hämotoxylin, Glykoprotein und Kalkablagerungen in den Tubuli seminiferi bestehen, ist unklar. Sowohl benigne wie auch maligne Hodenerkrankungen wie Kryptorchismus, Hypogonadismus, Hodentorsion, Carcinoma in situ und Keimzelltumoren werden mit einer testikulären Mikrolithiasis assoziiert. Bei bis zu 45% aller Keimzelltumoren des Hodens wird eine koexistente testikuläre Mikrolithiasis gefunden. Da sie als mögliche Präkanzerose anzusehen ist, wird in den USA z. Zt. eine prospektive Multizenterbeobachtungsstudie durchgeführt, die vorläufig nach im Mittel 27,6 Monaten bei keinem der bei Studieneintritt 6 Monate bis 21 Jahre alten Jungen und Männer die Entwicklung eines Keimzelltumors nachweisen konnte.

8 7-jähriges Mädchen mit Ödemen und Fieber Schritt IV

❶ Antwort 5: Bei einem hochgradigen klinischen Verdacht auf eine mykobakterielle Infektion sollte bereits initial eine kombinierte Therapie aus Methylprednisolon und Vierfachtherapie mit Rifampicin, Isoniazid, Ethambutol und Pyrazinamid erfolgen.

✪ Weitere Informationen zum Fall: Die kulturelle Bestätigung der Diagnose erfolgte, nachdem die Patientin bereits 9 Tage antituberkulostatisch behandelt worden war. Erst nach drei negativen Stuhlproben konnten im vierten untersuchten Stuhl Mykobakterien kulturell nachgewiesen werden. Der kulturelle Befund wurde durch ein spezifisches Amplifikat für Mykobakterien-DNA in der PCR bestätigt. Die kulturelle Differenzierung identifizierte Mycobacterium bovis.

Nach Kenntnis der Differenzierung und Resistenzlage erfolgte eine Fortsetzung als Dreifachtherapie ohne Pyrazinamid. Unter der Therapie besserte sich der klinische Zustand rasch: Die Ödeme bildeten sich im Lauf der ersten Woche zurück (❑ Abb. 3), die Bauchschmerzen waren rückläufig und die mikrozytäre Anämie sowie die Hypalbuminämie normalisierten sich. Bei Wiedervorstellung nach einer Woche war die Patientin beschwerdefrei. Die tuberkulostatische Dreifachtherapie wurde über 2 Monate fortgesetzt, im Anschluss wurde über weitere 4 Monate mit einer Zweifachtherapie mit Isoniazid und Rifampicin behandelt.

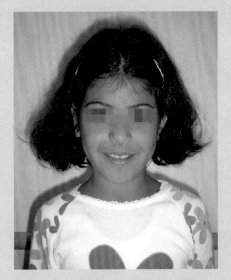

❑ **Abb. 3.** Patientin 2 Wochen nach Therapiebeginn

Weitere Informationen zum Krankheitsbild ► Kap. 8.3.12.

9 7-jähriger Junge mit Atembeschwerden und Husten Schritt I

B. Koletzko

Ein 7-jähriger Junge wird von beiden Eltern am Sonntagabend des ersten warmen Wochenendes im April in der Notfallambulanz vorgestellt. Die Familie war seit dem späten Vormittag bis zum frühen Abend zum Grillen im Stadtpark. Dort tränten ihm die Augen, er nieste und hustete. Am Abend zu Hause verschlechterten sich die Beschwerden, er bekam kaum noch Luft und der Husten wurde heftiger.

Frage 1: Welche Verdachtsdiagnose stellen Sie?

Frage 2: Wie gehen Sie weiter vor?

10 Kleinkind mit pfeifenden Atemgeräuschen und Atemnot in der Nacht Schritt I

B. Koletzko

Ein 2 ½ jähriger Junge wird wegen merkwürdiger Atemgeräusche und zunehmendem Ringen nach Luft gegen 2 Uhr morgens in der Notfallambulanz vorgestellt. Er war seit 2 Tagen etwas heiser. In der vorhergehenden Nacht hatte die Mutter beim schlafenden Kind schon trockenen Husten und ein pfeifendes Atemgeräusch bemerkt. Tagsüber war der Junge aber völlig in Ordnung, spielte fröhlich, hatte guten Appetit und zeigte kein Fieber. In der heutigen Nacht traten etwa seit Mitternacht wieder ein zunehmender trockener Husten und das pfeifende Atemgeräusch auf. Der Junge war aufgewacht und bekam schlecht Luft. Die besorgten Eltern stellen daraufhin den Jungen in der Notfallambulanz vor.

Frage 1: Welche Differenzialdiagnosen erwägen Sie in erster Linie?

Frage 2: Welche ersten Schritte unternehmen Sie?

9 7-jähriger Junge mit Atembeschwerden und Husten Schritt II

Antwort 1: Die Anamnese spricht für eine allergische Reaktion auf inhalative Allergene (»Frühblüher«) mit allergischer Rhinitis und Asthma bronchiale

Antwort 2: Beurteilung des Zustandes des Kindes, Erhebung der Vorgeschichte und des Untersuchungsbefundes.

Anamnese: Der Junge ist das erste Kind gesunder Eltern. Bislang hatte er keine Episoden mit Atemnot. Schwangerschaft, bisherige Entwicklung, Eintragungen im Vorsorgeheft unauffällig. Vor 2–3 Wochen Durchfall, dünnere Stühle. Es bestand kein Fieber, kein Schnupfen, bis zum Vortag kein Husten. Impfungen gegen Diphtherie, Tetanus, Pertussis, Masern, Mumps, und Röteln wurden durchgeführt. Der Junge besucht den Kindergarten.

Klinischer Befund: Guter EZ, eingeschränkter AZ mit mäßig starker Dyspnoe. Temperatur 37,2 °C. Geschwollene Lippen und Augenlider. Mehrere kleine Lymphknoten submandibulär. Atemgeräusch schwach und leise, verlängertes Exspirium, hypersonorer Klopfschall. Sauerstoffsättigung im Ambulanzzimmer 91 %.

Frage 3: Wie erklären Sie den Atemwegsbefund?

Frage 4: Welche Erstversorgung ist sinnvoll?

→

10 Kleinkind mit pfeifenden Atemgeräuschen und Atemnot in der Nacht Schritt II

Antwort 1: Fremdkörperaspiration, Asthma bronchiale, Laryngitis acuta, Epiglottitis, Pertussis.

Antwort 2: Ersteinschätzung des Zustandes des Kindes mit Prüfung der Vitalzeichen, Bestimmung der Sauerstoffsättigung, ggf. Erstmaßnahmen.

Ersteinschätzung: Waches, erregtes Kind in sehr angestrengtem Zustand, blass, schwitzend, sitzt nach Luft ringend auf der Untersuchungsliege. Bei der Einatmung lautes, pfeifendes Geräusch sowie ausgeprägte interkostale und juguläre Einziehungen, Puls ca. 180/min, RR 125/80 mmHg, Sauerstoffsättigung 86 %.

Frage 3: Welche Maßnahmen ergreifen Sie als Erstes?

Frage 4: Welche weiteren diagnostischen Schritte unternehmen Sie?

→

9   7-jähriger Junge mit Atembeschwerden und Husten   Schritt III

❗ **Antwort 3:** Es handelt sich um eine stille Obstruktion. Aufgrund der ausgeprägten bronchialen Obstruktion liegt eine reduzierte Lungenbelüftung mit abgeschwächtem Atemgeräusch vor.

❗ **Antwort 4:** Sauerstoffgabe, Inhalation mit bronchodilatatorischem Medikament, bei nicht ausreichendem Ansprechen zusätzlich Kortikoidgabe inhalativ oder systemisch.

🔄 Nach der Inhalation mit Salbutamol im Ambulanzzimmer ist ein deutliches exspiratorisches Giemen als Zeichen für eine verbesserte Lungenbelüftung hörbar.

❓ **Frage 3:** Welche ergänzende Diagnostik sollte durchgeführt werden?

❓ **Frage 4:** Welche weitere Therapie ist sinnvoll?

---

10 Kleinkind mit pfeifenden Atemgeräuschen und Atemnot in der Nacht   Schritt III

❗ **Antwort 3:** Herstellen einer ruhigen Atmosphäre und Sauerstoffgabe über einen vorgehaltenen Trichter. Falls das Kind den Trichter nicht toleriert ist der Einsatz einer Nasenbrille möglich.

❗ **Antwort 4:** Ergänzung der Anamnese, Untersuchungsbefund, kleines Labor.

🔄 **Weitere Anamnese:** Der Junge ist das erste Kind der gesunden Eltern und hatte bislang keine Episoden mit Atemnot. Schwangerschaft, bisherige Entwicklung, Eintragungen im Vorsorgeheft sind unauffällig. Vor 2–3 Wochen Durchfall, dünnere Stühle. Es bestand kein Fieber, kein Schnupfen, bis zum Vortag kein Husten. Impfungen gegen Diphtherie, Tetanus, Pertussis, Masern, Mumps, und Röteln wurden durchgeführt. Der Junge besucht den Kindergarten.

Klinischer Befund: Guter EZ, eingeschränkter AZ. Zwei vergrößerte Lymphknoten mit einem Durchmesser von ca. 2 cm am Kieferwinkel tastbar. Lunge seitengleich belüftet, keine Rasselgeräusche, aber fortgeleitetes Pfeifen bei der Inspiration. Starke Heiserkeit, bellender Husten, keine kloßige Sprache.

Laborbefunde: Hb 12,5 g/dl, Leukozyten 11,1 G/l, Thrombozyten 312 G/l, C-reaktives Protein 0,8 mg/dl.

❓ **Frage 4:** Welche Diagnose stellen Sie?

❓ **Frage 5:** Welche Therapie ist angezeigt?

❓ **Frage 6:** Welche Impfungen sollten ergänzt werden?

9 7-jähriger Junge mit Atembeschwerden und Husten Schritt IV

Antwort 3: Durchführung einer kleinen Labordiagnostik, um Hinweise auf eine Infektion zu finden. Durchführung einer Lungenfunktionsuntersuchung, Allergietestung (Pricktest).

Laborbefunde: Leukozyten 9,0 G/l Erythrozyten 5,0 G/l Hämoglobin 8,0 g/dl, Hämatokrit 27,3 %, MCV 52,9 μm^3, Thrombozyten 312 G/l, maschinelles Differenzialblutbild Neutrophile 37 %, Lymphozyten 48 %, Eosinophile 4 %, Monozyten 11 %.

Lungenfunktionsuntersuchung (□ Abb. 1): Am 2. Tag nach Therapiebeginn initial (blaue Kurve) deutliche obstruktive Atembehinderung, nach Inhalation von Salbutamol (rote Kurve) deutliche Verbesserung im Sinne eines Ansprechens der Bronchialobstruktion.

Pricktest: Stark positive Reaktion (5 mm Durchmesser) auf Gräsermischung, Roggen, Birke; mäßig positive Reaktion (3 mm Durchmesser) auf Hasel, Erle, Buche.

Antwort 4: Beim vorliegenden allergischen Asthma bronchiale ist bis zur Symptombesserung eine konsequente Inhalationstherapie mit antientzündlicher Komponente (z. B. Budesonid) und bronchodilatatorischer Komponente (z. B. Salbutamol) angezeigt, je nach Befund ggf. auch eine Inhalationstherapie im Intervall. Soweit realisierbar sollte eine Minimierung der Allergenexposition angestrebt werden (nach Allergenidentifikation z. B. durch Pricktest). Der Junge benötigt eine regelmäßige und engmaschige Be-

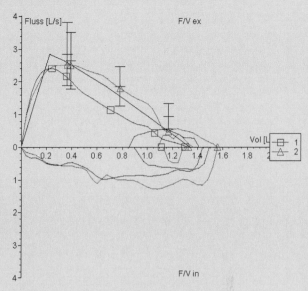

□ **Abb. 1.** Lungenfunktionstest

treuung hinsichtlich seiner pulmonalen und allgemeinen Situation von einem auf diesem Gebiet erfahrenen Kinder- und Jugendarzt.

Weitere Informationen zum Krankheitsbild ▶ Kap. 9.2.3, Kap. 13.7.7.

10 Kleinkind mit pfeifenden Atemgeräuschen und Atemnot in der Nacht Schritt IV

Antwort 4: Die wahrscheinliche Diagnose ist Laryngitis acuta (Pseudokrupp). Für eine in der Regel durch Virusinfektion ausgelöste Laryngitis acuta spricht der bellende Husten, der inspiratorische Stridor, das Auftreten in der Nacht im Kleinkindalter und das Fehlen von Indikatoren einer bakteriellen Infektion im Labor.

Eine Fremdkörperaspiration mit Lokalisation im Bereich des Larynx muss differenzialdiagnostisch weiter in Betracht gezogen werden, weil auch diese sekundär zu einer entzündlichen Schwellung mit den Zeichen einer Laryngitis führen kann. Der bellende Husten und die Heiserkeit sind jedoch eher für eine infektiöse Ursache typisch.

Beim Asthma bronchiale erwartet man keinen inspiratorischen Stridor, sondern eine exspiratorische Atembehinderung.

Die Epiglottitis ist eine in der Regel hochakut verlaufende bakterielle Infektion (meist durch Haemophilus influenzae Typ B) mit kloßiger Sprache, sich oft rasch verschlechternder Luftnot und Zeichen der bakteriellen Infektion im Labor.

Pertussis ist im Anfallsstadium durch einen stakkatoartigen Husten gekennzeichnet.

Antwort 5: Eine Inhalation mit Suprarenin führt zum raschen Rückgang der Larynxschwellung und zur Besserung der Luftnot. Der Effekt hält oft nur kurzfristig an, eine stationäre Überwachung ist deshalb dringend indiziert. Zur Förderung der Rückbildung der entzündlichen Schwellung werden häufig Prednison-Suppositorien rektal verabreicht.

Antwort 6: Die erfolgten Impfungen sind unvollständig. Ergänzt werden sollten Impfungen gegen Haemophilus influenzae Typ B und Hepatitis B.

Weitere Informationen zum Krankheitsbild ▶ Kap. 13.7.2.

11 11-jähriger Junge mit schmerzhafter Schwellung am linken Arm Schritt I

A. Mey, H. Heyne, W. Eberl

Ein 11-jähriger Junge wird in der Sprechstunde vorgestellt. Beim Spielen im Wald fand er eine schwarze Schlange, die er auf den Arm nahm. Beim Anfassen der Schlange spürte der Junge einen starken Schmerz im linken Daumen, der sich rasch entlang der gesamten linken oberen Extremität ausbreitete. Nach einiger Zeit wurde dem Kind schwindelig, es traten Übelkeit und Schweißausbruch auf.

Frage 1: Durch welche Fragen können Sie die Differenzialdiagnose eingrenzen?

Frage 2: Welche Untersuchungen nehmen Sie vor?

12 Säugling mit Dystrophie und Bronchopneumonie Schritt I

S. Lutz, R. Schnrz, P. G. Kühl

Ein 6 Monate alter Säugling wird wegen ausgeprägter Dystrophie und Verdacht auf Pneumonie zur stationären Behandlung eingewiesen. Das in Deutschland geborene Mädchen ist das zweite Kind kurdischer Asylbewerber, die in einer Gemeinschaftsunterkunft wohnen.

Frage 1: Welche primären diagnostischen Maßnahmen führen Sie durch?

Frage 2: An welche Differenzialdiagnosen denken Sie?

11 11-jähriger Junge mit schmerzhafter Schwellung am linken Arm Schritt II

Antwort 1: Hat sich der Junge vor Berührung mit der Schlange an der Hand, insbesondere am Daumen verletzt? Liegt eine Bissverletzung vor?

Antwort 2: Genaue Inspektion des linken Armes.

Vom Daumen bis zur Achsel ist im Verlauf der großen Gefäße eine starke Rötung und Schwellung sowie beginnende livide Verfärbung (◨ Abb. 1) zu sehen. Außerdem sind die Axillarlymphknoten geschwollen. Ein starker Druckschmerz besteht entlang der Extremität. Am linken Daumen zeigen sich 2 Hautdefekte mit extremer Rötung und Schwellung an der Nagelfalz (◨ Abb. 2).

Frage 3: Welche Diagnose kann unter Berücksichtigung der anamnestischen Angaben und des klinischen Bildes gestellt werden? ⟶

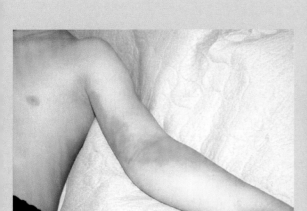

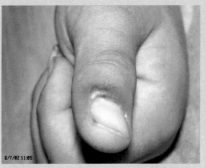

◨ **Abb. 1.** Ausgeprägte Schwellung und Hämatomverfärbung am linken Arm

◨ **Abb. 2.** Bissstelle am linken Daumen

---

12 Säugling mit Dystrophie und Bronchopneumonie Schritt II

Antwort 1: Anamnese und klinische Untersuchung können Anhaltspunkte für die Diagnose und für notwendige weitere diagnostische Schritte geben.

Anamnese: Die Mutter berichtet, dass das Kind seit dem 4. Lebensmonat keine Entwicklungsfortschritte mehr macht und nur noch schlecht trinke. Das Gewicht betrug bei Geburt 3300 g. Zugenommen hat das Kind bisher 1700 g. Gehäuft treten Infekte auf, manchmal auch mit Fieber, so dass schon zweimal eine Antibiotikatherapie durchgeführt wurde.

Berichtet wird außerdem, dass vor 4 Monaten bei einer Tante eine Tuberkulose festgestellt worden war. Diese Tante hatte auch Kontakt zum Kind. Ein vor 3 Monaten bei dem Säugling und der Mutter durchgeführter Tuberkulintest war negativ.

Klinischer Befund. Der Säugling weist einen sehr reduzierten Allgemeinzustand auf. Das Gewicht des Kindes beträgt 5000 g. Am ganzen Körper sind stehende Hautfalten feststellbar. Es besteht eine ausgeprägte muskuläre Hypotonie mit nur geringer Spontanmotorik. Es fällt eine Tachydyspnoe auf. Pulmonal sind feinblasige Rasselgeräusche zu hören. Die Sauerstoffsättigung unter Raumluft liegt bei ca. 70%.

Antwort 2: Differenzialdiagnostisch sind rezidivierende Bronchitiden, aufgrund der Familienanamnese eine Tuberkulose sowie die zahlreichen unterschiedlichen Ursachen einer Gedeihstörung zu erwägen. ⟶

Frage 3: Welche weiterführende Diagnostik ist notwendig, um die Diagnose einzugrenzen?

11 11-jähriger Junge mit schmerzhafter Schwellung am linken Arm Schritt III

Antwort 3: Aufgrund der Anamnese und berücksichtigend, dass die Kreuzotter die häufigste in Deutschland vorkommende Giftschlange ist, (nur im südlichen Schwarzwald kommt noch die Aspisviper vor) lautet die Diagnose: Biss durch Kreuzotter mit hämorrhagischer Lymphangitis.

Die Kreuzotter (Vipera berus) ist eine bis zu 60 cm lange graurotbraune Schlange (selten auch einfarbig schwarz) mit Zickzackmuster am Hinterkopf. Bevorzugter Lebensraum sind Feuchtgebiete (Kreuzottern können auch schwimmen), Wälder und Steinbrüche. Sie verfügen über 2 frontale 2–5 mm lange Giftzähne, die sich beim Biss aufstellen. Das Gift besteht aus Proteasen, Esterasen, Hyaluronidasen, L-Aminooxidasen und hämorrhagischen Faktoren. Das Vergiftungsbild beginnt mit rascher Ödemausbildung und Rötung um die Bissmarke sowie Schmerzen im Bereich der betroffenen Extremität. Die Zunahme der Schwellung kann bis zu 24 h anhalten. Im weiteren Verlauf Schwellung der regionalen Lymphknoten mit Ausbildung einer Lymphangitis und livider Verfärbung. Allgemeine Symptome wie Übelkeit, Erbrechen, Bauchschmerzen und Diarrhö kommen vor. Todesfälle sind selten (zuletzt vor 30 Jahren in der Schweiz). Allerdings können Komplikationen wie Kompartmentsyndrom sowie Schock und Herzrhythmusstörungen auftreten.

Frage 4: Welche Therapiemaßnahmen ergreifen Sie?
Frage 5: Wie schätzen Sie den Verlauf ein und welche Prognose ist zu erwarten?

12 Säugling mit Dystrophie und Bronchopneumonie Schritt III

Antwort 3: Zur weiteren Eingrenzung der Diagnose werden im Blut Leukozten und C-reaktives Protein bestimmt, der Magensaft untersucht sowie eine Urin- und Liquorkultur angelegt. Außerdem wird eine Röntgenthoraxaufnahme veranlasst.

Die Ergebnisse der **Laboruntersuchungen** sind:
- **Blutuntersuchung:** Leukozyten 27,6 G/l, C-reaktives Protein 4,6 mg/dl.
- **Magensaft:** Nachweis von säurefesten Stäbchen.
- **Urinkultur:** Mischkultur (V.a. Kontamination).
- **Liquorkultur:** Kein Erregerwachstum.

Die **Röntgenthoraxaufnahme** (◻ Abb. 1) zeigt multiple, wattebauschartige Verdichtungen in beiden Lungenflügeln, teils konfluierend.

Aufgrund der vorliegenden Befunde kann die Diagnose **grobfleckige Miliartuberkulose** gestellt werden.

Bei einer atypischen pulmonalen Infektion muss die Tuberkulose immer in die differenzialdiagnostischen Überlegungen mit einbezogen werden. Wenngleich die jährliche Inzidenz einer Neuinfektion bei Kindern mit 0,03–0,1% relativ niedrig ist (bei ausländischen Bürgern jedoch 4- bis 5-mal höher), muss die Dunkelziffer doch als wesentlich höher angenommen werden und besonders bei positiver Familienanamnese dem Verdacht auf eine Lungentuberkulose nachgegangen werden.

Ein negativer Tuberkulintest schließt eine akute Erkrankung hierbei nicht aus, da es bei einem abwehrgeschwächten Organismus zu einer Anergie kommen kann (Beispiel Miliartuberkulose durch hämatogene Streuung). Letztendlich beweisend für die Diagnose sind Kulturen aus Magensaft, Urin, Liquor und Stuhl in Verbindung mit Röntgenbild und Klinik.

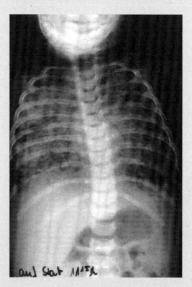

◻ **Abb. 1.** Aufnahmebefund

Frage 4: Welche Therapiemaßnahmen sind erforderlich?
Frage 5: Welche Prognose ist zu erwarten?

11 11-jähriger Junge mit schmerzhafter Schwellung am linken Arm Schritt IV

❶ **Antwort 4:** Beruhigung des Jungen und der Eltern. Desinfektion der Wunde ohne starkes Wischen und steriler Wundverband. Danach Ruhigstellung der betroffenen Extremität durch Lagerung auf einer Armschiene und Bettruhe. Stationäre Überwachung für mindestens 3 Stunden.

Zur Schmerztherapie ist zunächst Paracetamol zu verabreichen. Wenn dies nicht ausreicht, kann im Verlauf Tramadol und Pethidin gegeben werden.

Die antibiotische Therapie erfolgt mit Cephalosporinen zunächst i.v., später p.o. über insgesamt 5 Tage.

Wichtig ist die Überprüfung des Tetanusimpfschutzes und ggf. eine Ergänzung.

Die Gabe eines Antiserums ist indiziert bei Blutdruckabfall, langanhaltenden ernsten gastrointestinalen Symptomen, ZNS-Symptomen, Azidose, Hämolyse, Blutgerinnungsstörungen oder relevanten EKG-Veränderungen

❶ **Antwort 5:** Die Schwellung sollte sich spätestens nach 24 Stunden zurückgebildet haben. Die Rötung als auch die livide Verfärbung verblassen und klingen ganz ab.

Da die Vipern keine neurotoxischen Substanzen besitzen, kommt es nicht zur Ausbildung neurologischer Symptome. Eine rasche Heilung ist deshalb zu erwarten.

12 Säugling mit Dystrophie und Bronchopneumonie Schritt IV

❶ **Antwort 4:** Bei Tuberkuloseverdacht Beginn einer Vierfachtherapie mit Rifampicin, Pyrazinamid, Isoniazid (INH) + Vitamin B_6, und Streptomycin. Zusätzlich ist eine antiphlogistische Therapie mit Dexamethason über 6 Wochen sinnvoll.

Im vorliegenden Fall wurde die Therapie bis zum Erhalt des negativen Ergebnisses der Magensaftuntersuchung durchgeführt. Die Zweifachtherapie mit INH und Rifampicin wird bis zu 1 Jahr nach Behandlungsbeginn fortgesetzt.

Der radiologische Befund war unter der Therapie deutlich rückläufig (◻ Abb. 2, ◻ Abb. 3). Aufgrund der potenziellen Ototoxizität von Streptomycin wurde das Medikament nach 4 Wochen bei pathologischem Befund der akustisch evozierten Hirnstammpotenziale (BERA) abgesetzt. Vor Entlassung zeigte die Kontrolle der BERA unauffällige Ergebnisse. Nach Beginn der antibiotischen

Therapie und Rückgang der Entzündungszeichen war das Trinkverhalten und die Aufnahme von Breikost sowie die Gewichtszunahme während der stationären Betreuung sehr zufriedenstellend; das Gewicht stieg im Verlauf auf 6480 g. Nach 3 Monaten wurde das Kind in gutem AZ nach Hause entlassen, nachdem mit dem Hausarzt und dem allgemeinen Sozialdienst weitere Kontrollen zur Gewährleistung der weiteren medikamentösen Therapie besprochen wurden.

❶ **Antwort 5:** Die rechtzeitige Diagnose und gezielte antibiotische Behandlung ermöglicht eine Ausheilung der Erkrankung. Bei kind- und altersgerechter Ernährung und Betreuung werden Gedeihstörung und Entwicklungsrückstand allmählich aufgeholt.

Weitere Informationen zum Krankheitsbild ▸ Kap. 8.3.12.

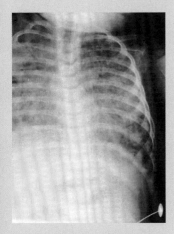

◻ **Abb. 2.** Befund nach 1 Monat

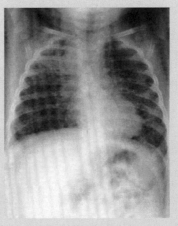

◻ **Abb. 3.** Befund nach 3 Monaten

13 Striae distensae bei einem Mädchen in der Pubertät Schritt I

B. Liebezeit, T. Rohrer, H.G. Dörr

Eine 13,5-jährige Jugendliche stellt sich wegen seit 10 Monaten bestehenden Striae an den unteren Extremitäten und am Abdomen vor (◘ Abb. 1a–d).

Es werden keine Vorerkrankungen angegeben. Menarche im Alter von 11 Jahren, der Zyklus ist regelmäßig. Keine Einnahme von Kontrazeptiva.

Frage 1: Welche Untersuchungen nehmen Sie vor?

Frage 2: Welche Verdachtsdiagnose ziehen Sie in Erwägung?

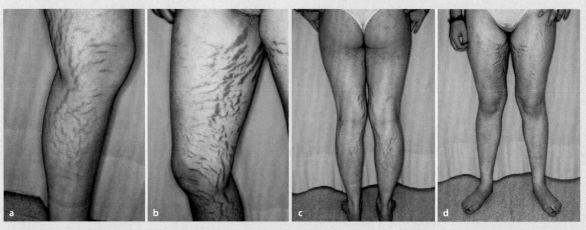

◘ **Abb. 1a–d.** Ausgeprägte Striae distensae vor allem an den medialen Oberschenkeln, aber auch im Bereich des Abdomens

---

14 15-jähriges Mädchen mit Bauchschmerzen Schritt I

B. Koletzko, S. Koletzko

Ein 15-jähriges Mädchen wird wegen starker Bauchschmerzen und Übelkeit vorgestellt. Vor etwa einer Woche erkrankte das Mädchen mit Fieber bis 39,5°C, Halsschmerzen, Husten und Schnupfen. Das Kind blieb über 3 Tage überwiegend im Bett und bekam von der Mutter Nasentropfen (Xylometazolin), Hustensaft (Acetylcystein) und Grippetabletten (Acetylsalicylsäure). Das Fieber klang ab, aber dem Mädchen ging es nicht besser. Das Kind klagt seitdem vor allem in der Nacht über starke Bauchschmerzen, die im Oberbauch rechts lokalisiert werden. Die Bauchschmerzen werden nach dem Essen nicht besser, sondern eher schlechter, so dass das Kind nicht recht essen mag.

Frage 1: Welche Untersuchungen veranlassen Sie?

Frage 2: An welche Diagnose denken Sie?

13 Striae distensae bei einem Mädchen in der Pubertät Schritt II

Antwort 1: Anamnestisch ist nach Medikamenten zu fragen, die in der Vergangenheit eingenommen wurden und eine klinische Untersuchung vorzunehmen.

Die Frage nach **Medikamenteneinnahme** in zurückliegender Zeit ergibt folgende Aussage: Vor etwa 10 Monaten war ein pruriginöses Ekzem topisch mit dem halogenierten Glukokortikoid Triamcinolonacetat 0,1 % (vom Dermatologen verordnet) unter großflächiger (Beine und Unterarme) Anwendung 2-mal/Tag über 8 Monate behandelt worden. Vor 2 Monaten wurde diese Therapie beendet. Die Striae werden seit 1 Woche lokal mit harnstoffhaltiger Salbe (10 %) behandelt.

Bei der **klinischen Untersuchung** werden zusätzlich folgende Befunde erhoben:

Körperhöhe: 157,5 cm (25. Perzentile)

Körpergewicht: 54,6 kg (80. Perzentile), der sich daraus ergebende BMI 22 (1 Standardabweichung über dem Median für Alter und Geschlecht)

Blutdruck: 106/65 mmHg, Puls 83/min

Akne im Gesichtsbereich, homogene Fettverteilung, unauffällige allgemeinpädiatrische Untersuchung. Maturer Reifestatus.

Antwort 2: Überproduktion der Nebennierenrindenhormone entweder ausgehend von einer gestörten Funktion der Nebennierenrinde oder des Hypophysenvorderlappens.

Frage 3: Welche weiterführende Diagnostik schlagen Sie vor?

Frage 4: Wie lautet Ihre Diagnose?

14 15-jähriges Mädchen mit Bauchschmerzen Schritt II

Antwort 1: Klinische Untersuchung, kleines Labor, Haemoccult-Untersuchung des Stuhls.

Klinischer Befund: Blasses, krank wirkendes Mädchen in reduziertem Allgemeinzustand, das von der Liege nicht aufstehen mag. Länge 165 cm (P50), Gewicht 59 kg (P75), RR 105/50 mmHg. Etwas geröteter Rachen, anguläre Lymphknoten bds. mäßig vergrößert, nicht druckdolent. Herz- und Lungenauskultation unauffällig. Das Kind klagt über Oberbauchschmerzen. Abdomen weich, Leberrand am Rippenbogen tastbar, keine Resistenzen, Druckschmerz rechts oberhalb des Nabels, Darmgeräusche unauffällig.

Laborbefund: Leukozyten 16,0 G/l, Erythrozyten 3,2 G/l, Hämoglobin 9,6 g/dl, Hämatokrit 29,1 %, MCV 84 fl, Thrombozyten 523 G/l, Differenzialblutbild: Segmentierte 47 %, Eosinophile 4 %, Basophile 1 %, Monozyten 6 %, Lymphozyten 42 %. Na 141 mmol/l, K 3,9 mmol/l, Cl 107 mmol/l, Blutzucker 76 mg/dl, Harnstoff-N 12 mg/dl, Kreatinin 0,8 mg/dl, GOT (AST) 39 U/l, GPT (ALT) 25 U/l, alkalische Phosphatase 236 U/l. Urin (Stix) Keton +, sonst unauffällig.

Haemoccult-Untersuchung des Stuhls: positiv.

Antwort 2: Schmerzen im rechten Oberbauch nachts und postprandial mit Übelkeit lassen an ein Ulcus duodeni denken. Die beim Infekt erfolgte Gabe von Acetylsalicylsäure könnte Ulkusmanifestation und Blutung getriggert haben.

Frage 3: Welcher Verdacht ist aufgrund des Laborbefundes zu stellen?

Frage 4: Welche anamnestische Angabe ist deswegen ergänzend zu erfragen?

Frage 5: Welche diagnostische Untersuchung veranlassen Sie als Nächstes?

13 Striae distensae bei einem Mädchen in der Pubertät   Schritt III

Antwort 3: Zum Ausschluss von hormonellen Erkrankungen sowie Veränderungen der Nebennieren ist eine Ultraschalluntersuchung der Nebennieren sinnvoll. Außerdem basale Hormonanalysen, ein 24-h-Sammelurin und ein ACTH-Test.

Die Ergebnisse dieser Untersuchung fallen wie folgt aus:
Ultraschall der Nebennieren: Nebennieren beidseits homogen, keine Raumforderung.
Basale Hormonanalysen: Werte für Serumkortisol, Plasma-ACTH, Gonadotropine, Östradiol, Prolaktin, TSH und freies Thyroxin im Normbereich.
24-h-Sammelurin: Es wurde eine normale Ausscheidung von Kortisol und Kortisolmetaboliten festgestellt.
ACTH-Test (0→60 min): Normaler Kortisolanstieg.

Antwort 4: Ein endogener Kortisolüberschuss konnte ausgeschlossen werden. Aufgrund des Verlaufs ist am ehesten von Nebenwirkungen der lokalen Steroidanwendung auszugehen. Die Diagnose lautet deshalb: Striae distensae bei Zustand nach iatrogenem Cushing-Syndrom durch Triamcinolonacetattherapie.

Frage 5: Welche therapeutischen Maßnahmen schlagen Sie vor?

14 15-jähriges Mädchen mit Bauchschmerzen   Schritt III

Antwort 3: Der positive Haemoccultbefund mit dem etwas unterhalb des Referenzbereiches liegenden Ergebnis für Erythrozyten, Hämoglobin und Hämatokrit lassen gemeinsam mit dem klinischen Verdacht auf ein Ulcus duodeni und der Blässe an das mögliche Vorliegen einer Ulkusblutung denken. Bei frischer Blutung liegt oftmals noch keine starke Verminderung von Erythrozyten, Hämoglobin und Hämatokrit vor, und das MCV ist noch normal.
Antwort 4: Sind Stuhlauffälligkeiten beobachtet worden? Das Mädchen gibt an, dass der Stuhl gestern ganz dunkel, fast schwarz gefärbt gewesen sei.
Antwort 5: In Anbetracht des bestehenden Risikos einer erneuten Blutung sollte unverzüglich eine Ösophagogastroduodenoskopie durch einen erfahrenen pädiatrischen Gastroenterologen sowie eine Diagnostik auf Helicobacter pylori durchgeführt werden. Blutdruck und Puls sind regelmäßig zu überwachen, der Hämoglobinwert ist zu kontrollieren.

Befund der Ösophagogastroduodenoskopie: Makroskopisch fibrinbelegtes Ulkus ohne Gefäßstumpf im Duodenum, das zum Zeitpunkt der Untersuchung nicht blutet. (◼ Abb. 1). Der aus der Biopsie durchgeführte Urease-Schnelltest zeigt ein positives Ergebnis, auch in der Histologie ist der Keimnachweis positiv. Die Kultur zeigt Wachstum von Helicobacter pylori, das später eintreffende Ergebnis der Resistenztestung eine Empfindlichkeit gegenüber Amoxicillin und Clarithromycin.

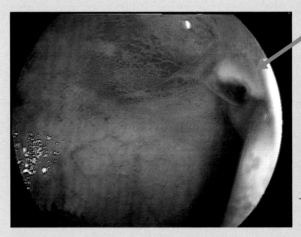

◼ **Abb. 1.** Die obere Endoskopie zeigt ein fibrinbelegtes Ulcus duodeni (Pfeil) ohne Gefäßstumpf auf stark geröteter, entzündeter Schleimhaut (Duodenitis)

Frage 6: Welche Therapie ist durchzuführen?
Frage 7: Welche weitere Untersuchung sollte durchgeführt werden?
Frage 8: Wie schätzen Sie die Prognose ein?

13 Striae distensae bei einem Mädchen in der Pubertät Schritt IV

Antwort 5: Bei normaler Nebennierenrindenfunktion und fehlendem Hinweis für anhaltende systemische Steroidwirkungen Fortsetzung der lokalen dermatologischen Behandlung der Striae mit harnstoffhaltiger Salbe (10 %).

Weitere Informationen zum Fall: Striae sind in der Adoleszenz kein seltener Befund. Unter dem Einfluss von Sexualhormonen kommt es zu Änderungen der Körperzusammensetzung im Sinne einer raschen Zunahme an subkutanem Fettgewebe und Ausbildung eines weiblichen Fettverteilungstypus. Striae stellen irreversible Hautschädigungen durch Risse der elastischen Fasern des Bindegewebes dar. Die Hautveränderungen sind typischerweise an Gesäß, Hüfte und Außenseiten der Oberschenkel lokalisiert. Das ungewöhnliche Verteilungsmuster der Striae bei der vorgestellten Patientin ließ eine an-dere, exogene Ursache vermuten. Das Ausmaß des Befundes sowie die Medikamentenanamnese sind ein Anlass für eine sorgfältige weiterführende Diagnostik.

Triamcinolon-Creme ist als Auslöser eines iatrogenen Cushing-Syndroms beschrieben, insbesondere bei längerfristiger und großflächiger Anwendung. Das Risiko systemischer Nebenwirkungen wird bisher bei dieser Substanz kontrovers diskutiert. Die uneinheitliche Beurteilung der Gefährdung durch transdermale Resorption könnte auf den unterschiedlich langen Behandlungszeitraum bei den beschriebenen Patienten zurückzuführen sein. Auch bei mittelpotenten Steroiden sollte im Fall einer längerfristigen Anwendung die Therapieindikation kritisch überprüft werden.

Weitere Informationen zu diesem Krankheitsbild ▶ Kap. 17.10.3.

14 15-jähriges Mädchen mit Bauchschmerzen Schritt IV

Antwort 6: Zur Minderung des Risikos einer erneuten Ulkusblutung ist die hochdosierte Gabe eines Protonenpumpeninhibitors erforderlich (z. B. 4 × 20 mg Omeprazol i.v.). Während eine symptomlose Helicobacter-pylori-Infektion keine unbedingte Indikation zur Keimeradikation darstellt, ist bei Vorliegen eines Ulkusleidens eine einwöchige Dreifachtherapie mit Protonenpumpeninhibitor und zwei Antibiotika (z. B. Amoxycillin und Clarithromycin) dringend indiziert. Bei vorliegendem Ulcus wird sofort behandelt und ggf. nach Vorliegen der Ergebnisse des Antibiogramms eine Umstellung der Therapie vorgenommen.

Antwort 7: Der Erfolg der durchgeführten Keimeradikation ist nach 4–8 Wochen durch einen nicht invasiven diagnostischen Test (^{13}C-Harnstoff-Atemtest oder Antigennachweis im Stuhl) zu überprüfen. Im Falle einer Erregerpersistenz wird nach einem Ulcus unbedingt eine erneute Eradikationstherapie vorgenommen.

Antwort 8: Unter der Gabe des Protonenpumpeninhibitors kommt es in der Regel zu einer sehr raschen Besserung der Beschwerden. Eine erfolgreiche Eradikation der Helicobacter-pylori-Infektion mit der Dreifachtherapie führt regelmäßig auch zu einer raschen und dauerhaften Abheilung des Ulcus. Deshalb ist eine Kontrollendoskopie nicht erforderlich, wenn die Beschwerden abklingen. Es darf erwartet werden, dass das Mädchen die mäßige Anämie ohne Hinweis auf vorbestehenden Eisenmangel (normales MCV) bald ausgeglichen hat.

Weitere Informationen zum Krankheitsbild: ▶ Kap. 14.8.1.

15 5-jähriges Vorschulkind mit Ausschlag Schritt I

A. Kienast

Der 5 Jahre alter Junge hat seit mehreren Monaten einen Ausschlag im Gesicht (■ Abb. 1), der bereits vom Hautarzt mit einer Cortison-haltigen Creme behandelt wurde. Zusätzlich benutzt die Mutter täglich eine Kinder-Pflegecreme. Trotzdem sei
es zu einer deutlichen Zunahme des Befundes gekommen.

Frage 1: An welche Differenzialdiagnosen denken Sie?

Frage 2: Welche Untersuchungen führen Sie durch?

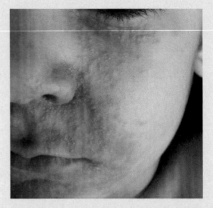

■ **Abb. 1.** Trotz Cortison-Salbe fortbestehender Hautausschlag
im Gesicht bei einem 5-jährigen Jungen

16 Müdigkeit bei einem Schuljungen Schritt I

B. Koletzko

Der 11-jährige Junge, der die fünfte Klasse der Realschule besucht, hat sich ebenso wie sein 16-jähriger Bruder bisher unauffällig entwickelt ohne schwerwiegende Erkrankungen.
Jetzt wird er in der kinder- und jugendärztlichen Praxis vorgestellt mit Fieber seit 2 Tagen, zuletzt bis 39°C, und einer Schwellung am Hals rechts. Er fühle sich müde und abgeschlagen.

Bei der Untersuchung findet sich eine ausgeprägte
Lymphknotenschwellung rechts zervikal, der Pharynx ist leicht
gerötet, die Trommelfelle sind beidseits unauffällig.

Frage 1: Woran denken Sie?

Frage 2: Welche Behandlung kommt in Frage?

15 5-jähriges Vorschulkind mit Ausschlag Schritt II

Antwort 1: Mögliche Differenzialdiagnosen stellen ein Kontaktekzem nach Anwendung verschiedener Externa, eine seborrhoische Dermatitis, eine periorale Dermatitis aggraviert durch Behandlung mit topischen Steroiden und pflegenden Externa sowie eine Acne vulgaris dar.

Antwort 2: Es handelt sich um eine klinische Diagnose, weitere Untersuchungen oder eine Hautbiopsie sind in der Regel nicht notwendig.

Die klinische Untersuchung zeigt perioral sowie perinasal und im Bereich der Augenlider erythematöse Maculae und Papeln sowie vereinzelt auch Vesikel, mäßiger Juckreiz. Übriger orientierender pädiatrischer und dermatologischer Status unauffällig.

Frage 3: Welche Diagnose stellen Sie?

Frage 4: Was spricht gegen die Differenzialdiagnose eines Kontaktekzems?

---

16 Müdigkeit bei einem Schuljungen Schritt II

Antwort 1: Eine Lymphadenitis colli tritt im Kindesalter häufig auf. In etwa 90 % liegt eine unspezifische Entzündung vor. Eine Lymphadenitis colli mit Fieber kann durch Viren (z. B. EBV) oder Bakterien (z. B. Staphylokokken, Streptokokken) verursacht werden. Weitere infektiöse Ursachen sind Tuberkulose, Toxoplasmose sowie eine begleitende Lymphadenitis bei Masern, Röteln oder Mononukleose.

Antwort 2: Bei Verdacht auf eine fieberhafte, bakteriell verursachte Lymphadenitis colli ist eine antibiotische Therapie angezeigt. Im Falle einer Abszedierung, erkennbar durch den Tastbefund (Fluktuation) bzw. durch Ultraschalluntersuchung, wird eine Eröffnung und Ableitung des Eiters angestrebt.

Der Junge wird in die Kinder- und Jugendabteilung des örtlichen Krankenhauses stationär aufgenommen. Die Laboruntersuchung zeigt ein erhöhtes C-reaktives Protein (9,1 mg/dl) und eine beschleunigte Blutsenkung (49 mm/min), das Blutbild ist unauffällig bis auf einen hohen Anteil an segmentierten Leukozyten (78 %). Er wird über fünf Tage intravenös mit Cefuroxim behandelt. Das Fieber geht rasch zurück, ab dem dritten Tag ist er fieberfrei. Die Lymphknotenschwellung bildet sich langsam zurück. Weiterhin ist der Junge allerdings sehr müde und abgeschlagen. Er wird nach Hause entlassen mit der Empfehlung, für eine weitere Woche ein orales Cephalosporin einzunehmen und bis zur Erholung des Allgemeinzustandes auf den Schulbesuch zu verzichten.

Nach einer Woche wird er zur Kontrolluntersuchung in der kinder- und jugendärztlichen Praxis vorgestellt. Er ist weiter fieberfrei aber noch immer antriebsarm, hat wenig Appetit und seit der ersten Vorstellung 1 kg Gewicht abgenommen. Die Lymphknotenschwellung an der rechten Halsseite hat an Größe deutlich zugenommen, ist aber bei der Untersuchung nicht druckempfindlich und nicht schmerzhaft. Eine Fluktuation ist nicht tastbar.

Frage 3: An welche Differenzialdiagnosen denken Sie?

Frage 4: Welche weiteren Schritte unternehmen Sie?

15 5-jähriges Vorschulkind mit Ausschlag Schritt III

❶ **Antwort 3:** Aufgrund des klinischen Bildes in Verbindung mit der typischen Anamnese stellt sich die Diagnose einer perioralen Dermatitis nach Gebrauch von fetthaltigen Externa und topischen Glukokortikosteroiden.

❶ **Antwort 4:** Ein Kontaktekzem ist meist scharf begrenzt und zeigt häufig, besonders bei chronischem Verlauf, ein schuppendes Bild. Außerdem zeigt sich in der Regel eine Besserung nach Anwendung steroidhaltiger Externa, in diesem Fall führten diese aber zu einer Aggravation des Befundes.

🔄 **Steroidinduzierte periorale Dermatitis.** Die periorale Dermatitis wird auch als Rosazea-artige Dermatitis bezeichnet. Der Begriff wurde erstmals 1964 durch Mihan und Ayres verwendet, allerdings wurden vorher bereits Fälle gleicher Symptomatik publiziert. Die genaue Ätiologie der Erkrankung ist unklar, es handelt sich um eine entzündliche Reaktion auf verschiedene exogene Faktoren. Der häufigste äußere, auslösende Faktor ist eine Vorbehandlung mit topischen Steroiden im Gesicht. Es wurden auch Fälle nach Inhalation von Kortikosteroiden beschrieben. Häufig ist anamnestisch nur eine intensive pflegende, meist fettreiche Vorbehandlung zu eruieren.

Klinisch zeigt sich eine Irritation der Haut mit zunächst flüchtigen perioralen, häufig auch perinasalen und periokulären Erythemen sowie im Verlauf auch Papeln und in schweren Fällen Vesikeln und Papulopusteln. Der direkt an die Lippen angrenzende Bereich ist häufig, aber nicht immer ausgespart. Werden die Hautveränderungen zusätzlich gepflegt und gefettet, so kommt es zu einer Zunahme des Befundes mit Quellung der Gesichtshaut. Insbesondere eine im Verlauf häufig einsetzende glukokortikoidhaltige Lokaltherapie führt zu einer weiteren Verschlechterung und Chronifizierung.

Die granulomatöse Form einer perioralen Dermatitis geht mit diskreten, kleinen, eher hautfarbenen Papeln ohne Erythem einher und tritt häufiger bei dunkel pigmentierten Kindern auf.

❓ **Frage 5:** Wie sehen die therapeutischen Maßnahmen aus?
❓ **Frage 6:** Wie schätzen Sie die Prognose ein?

16 Müdigkeit bei einem Schuljungen Schritt III

❶ **Antwort 3:** Es ist insbesondere an atypische Infektionen und an maligne Erkrankungen zu denken.

❶ **Antwort 4:** Sinnvoll erscheinen eine Ultraschalluntersuchung der Halsregion und eine Röntgenthoraxaufnahme.

🔄 Im Ultraschall zeigen sich zervikal rechts deutlich vergrößerte Lymphknoten, die bis zu 3,2 cm messen, ohne Anhalt für Einschmelzung. Die Röntgenthoraxaufnahme (◻ Abb. 1), zeigt glatt abgrenzbare und normal gewölbte Zwerchfelle, die Außensinus sind frei. Im kostophrenischen Winkel retrokardial rechts zeigt sich eine weichteildichte Raumforderung. Das Mediastinum ist massiv verbreitert. Die Lungen ansonsten seitengleich belüftet und unauffällig. Leichte Trachealeinengung. Am knöchernen Thoraxskelett sind keine Besonderheiten erkennbar.

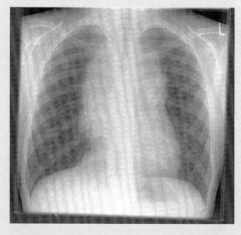

◻ **Abb. 1.** Röntgenthoraxaufnahme: Ausgangsbefund

❓ **Frage 5:** Welche Verdachtsdiagnose erwägen Sie?
❓ **Frage 6:** Welche weiteren Schritte sind erforderlich?

15 5-jähriges Vorschulkind mit Ausschlag Schritt IV

❶ Antwort 5: Die Therapie besteht in einem sofortigen Absetzen des lokalen Steroids und einem Verzicht auf fetthaltige pflegende Externa. Eine juckreizlindernde Lokaltherapie kann z. B. mit Schwarztee-Umschlägen durchgeführt werden. In hartnäckigen Fällen kann topisch Pimecrolimus oder Metronidazol-Gel angewendet werden. Insgesamt sollten so wenig wie möglich Externa in dem betroffenen Bereich verwendet werden.

❶ Antwort 6: Unter der genannten Therapie heilen die Hautveränderungen in der Regel ab, allerdings kann es initial zu einer Zunahme der Symptomatik nach Absetzen des Steroids kommen.

16 Müdigkeit bei einem Schuljungen Schritt IV

❶ Antwort 5: Die Befunde lassen an ein malignes Lymphom denken.

❶ Antwort 6: Zur weiteren Abklärung ist der Patient zeitnah an ein kinderonkologiches Zentrum zu überweisen, wo die weiteren diagnostischen Maßnahmen einschließlich Biopsie vorgenommen werden können.

⊜ Die Sonographie des Abdomens zeigt eine große Leber mit echoreichem Parenchym und eine inhomogene Milz mit herdförmigen echoarmen Arealen, die als Milzbefall bei Lymphom gewertet werden. Das MRT des Thorax zeigt ausgedehnte mediastinale und hiläre Lymphknotenpakete, die zu einer subtotalen Kompression der V. cava superior führen. Weitere kleine Lymphknoten finden sich auch im vorderen und hinteren Mediastinum supradiaphragmal, nicht aber infradiaphragmal. Der histopathologische Befund der zervikal entnommenen Lymphknotenbiopsie zeigt Hogkin-artige blastäre Zellen mit prominenten Nukleolen und eingebuchteten Kernen. Die immunhistologische Befunde sprechen für ein großzelliges B-Zell-Lymphom. Es wird die Behandlung in Anlehnung an das Therapieschema für B-Zell-Lymphome der BFM-Studiengruppe begonnen. Mit dieser Therapie werden erfahrungsgemäß Remissionsraten von etwa 70 % erreicht. Im Falle von Rezidiven, die zumeist innerhalb weniger Monate auftreten, ist eine intensive Zweittherapie und eine Knochenmarktransplantation indiziert.

17 Jucken am Rücken bei einem 4-jährigen Mädchen   Schritt I

A. Kienast

Das 4-jährige Mädchen stellt sich in der Sprechstunde mit seit 2 Tagen bestehenden, juckenden Hautveränderungen im Bereich des rechten Lumbalbereichs vor (◻ Abb. 1). Vor 3 Tagen habe sie für 2 Tage erhöhte Temperatur gezeigt.

Frage 1: An welche möglichen Differenzialdiagnosen denken Sie?

Frage 2: Durch welche Fragen ergänzen Sie die Anamnese?

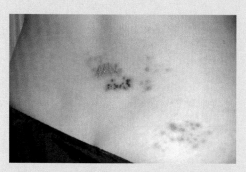

◻ **Abb. 1.** Juckende Hautveränderungen am Rücken

18 Säugling mit Atemnot   Schritt I

B. Koletzko

Das zweite Kind der Eltern wird nach unauffälligem Schwangerschaftsverlauf in der 40. Schwangerschaftswoche vaginal geboren. Geburtsgewicht 3730 g, Länge 51 cm, Kopfumfang 35 cm, Apgar-Score 8/9/10. Nach anfänglicher Anpassungsstörung wird der gestillte Knabe in gutem Zustand am 2. Tag mit der Mutter nach Hause entlassen. Das Kind entwickelt sich in den Augen der Eltern zu Hause normal.

Am 13. Lebenstag fallen der Hebamme bei ihrem Hausbesuch deutliche sternale Einziehungen bei rosiger Hautfarbe auf. Die Eltern berichten, dass der Junge am Vortag kräftig gespuckt habe. Die Hebamme veranlasst die Einweisung in die Kinderklinik.

Bei der Aufnahmeuntersuchung in der Kinderklinik weist der knapp 2 Wochen alte männliche Säugling einen reduzierten Allgemeinzustand auf und wirkt schlapp, zeigt Jammern, eine leichte Tachypnoe, mäßige juguläre und subkostale Einziehungen, eine verlegte Nasenatmung und ein beidseits etwa seitengleich abgeschwächtes Atemgeräusch. Die Temperatur beträgt 37,1°C, Die transkutan gemessene Sauerstoffsättigung beträgt 84 %, das Kind erhält eine Sauerstoffzufuhr über eine Nasenbrille.

Frage 1: An welche Differenzialdiagnosen denken Sie?

Frage 2: Welche Untersuchungen würden Sie als erste diagnostische Maßnahmen in der Praxis veranlassen?

17 Jucken am Rücken bei einem 4-jährigen Mädchen Schritt II

❶ **Antwort 1:** Aufgrund des vesikulären Erscheinungsbildes kommen eine Herpes-simplex-Virusinfektion sowie ein Herpes zoster in Frage. Gelegentlich führen auch Coxsackie-Virusinfektionen zu einem ähnlichen klinischen Bild.

❶ **Antwort 2:** Hat das Mädchen bereits Varizellen gehabt? War die Mutter in der Schwangerschaft an Varizellen erkrankt?

❸ Der Untersuchungsbefund zeigt ein deutlich dermatomal begrenztes Areal mit erythematösen Maculae, Papeln und Papulovesikeln.

❷ **Frage 3:** Welche Diagnose stellen Sie?
❷ **Frage 4:** Welche diagnostischen Maßnahmen führen Sie durch?

18 Säugling mit Atemnot Schritt II

❶ **Antwort 1:** Bei einem zwei Wochen alten reifgeborenen Säugling wird eine Tachydyspnoe häufig durch Infektionen hervorgerufen (bakteriell u. a. durch E. coli, Staph. aureus, B-Streptokokken, Pneumokokken, viral u. a. durch RS-Viren). Aufgrund der Anamnese mit vorausgegangenem starkem Spucken ist auch an eine Aspirationspneumonie zu denken. Differenzialdiagnostisch sind besonders auch angeborene Fehlbildungen im Bereich von Herz, Gefäßen und Lunge sowie angeborene Erkrankungen wie zystische Fibrose oder andere angeborene Stoffwechselerkrankungen z. B. mit respiratorisch kompensierter metabolischer Azidose zu erwägen.

❶ **Antwort 2:** Die eingehende klinische Untersuchung wird durch Laboruntersuchungen ergänzt, bei der nach Hinweisen auf eine Infektion (Blutbild, C-reaktives Protein) und gestörtem Säure-Basen-Haushalt gesucht wird. Bei klinischem Infektionsverdacht kann eine Erregersuche sinnvoll sein (Rachen- und Nasenabstrich, RSV-Test, besonders bei Fieber auch Blutkultur). Eine Röntgenaufnahme des Thorax kann weiter Aufschlüsse zur pulmonalen Situation geben. Bei Verdacht auf kardiale Ursache kann eine Echokardiographie wegweisende Informationen liefern. Bei Verdacht auf zystische Fibrose kann ein Schweißtest und eine Bestimmung des immunreaktiven Trypsins weiterführen.

❸ Die durchgeführten Laboruntersuchungen zeigen ein altersgemäß unauffälliges Blutbild, ein C-reaktives Protein von 0,8 mg/dl, in der Blutgasanalyse in pCO_2 von 50 mmHg, eine auf 149 U/l erhöhte GOT (ASAT) und eine auf 382 U/l erhöhte CK, sonst im Wesentlichen unauffällige Befunde. Die Ergebnisse des postnatal durchgeführten Neugeborenenscreenings sowie Schweißtest und immunreaktives Trypsin sind unauffällig.
   Es wird eine Röntgenthoraxaufnahme im Liegen durchgeführt (◻ Abb. 1).

❷ **Frage 3:** Wie interpretieren Sie das Röntgenbild?
❷ **Frage 4:** Welche weiteren Schritte unternehmen Sie?

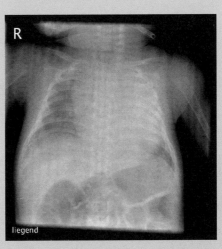

◻ **Abb. 1.** Röntgenthoraxaufnahme: Ausgangsbefund

17 Jucken am Rücken bei einem 4-jährigen Mädchen   Schritt III

Antwort 3: Es handelt sich um einen Herpes zoster, eine Reaktivierung des Varizella-Zoster-Virus (VZV).

Antwort 4: Die Diagnose wird in der Regel klinisch gestellt, in Zweifelsfällen kann ein VZV-Direktnachweis per PCR erfolgen.

Herpes zoster (Gürtelrose). Der Zoster beruht auf einer endogenen Reaktivierung von Varizella-Zoster-Viren, die nach erfolgter Erstinfektion lebenslang in den Gliazellen der spinalen Ganglien persistieren. Im Rahmen der Reaktivierung kommt es typischerweise zu streng dermatomal begrenzten Papeln, Papulovesikeln und Vesikeln. Gelegentlich treten einige Tage vor Manifestation der Hautefloreszenzen unspezifische Prodromi wie Fieber, Abgeschlagenheit und Lymphknotenschwellungen auf. Bei Kindern sind die bei Erwachsenen üblichen neuralgischen Schmerzen eine Ausnahme. Bei immundefizienten Patienten kann es zu einem generalisierten Krankheitsbild kommen. Eine intrauterine oder frühkindliche Varizellen-Infektion erhöht das Risiko, an einem Zoster zu erkranken, bei Säuglingen und Kleinkindern um das 20-Fache. Ist zum Zeitpunkt der Manifestation des Herpes zoster noch eine mütterliche Leihimmunität vorhanden, so zeigt sich in den meisten Fällen ein abgeschwächtes Krankheitsbild mit nur vereinzelten Hautläsionen.

Frage 5: Wie sehen die therapeutischen Maßnahmen aus?

Frage 6: In welchen Fällen würden Sie eine antivirale Therapie durchführen? Welche Komplikationen eines Herpes zoster kennen Sie?

18 Säugling mit Atemnot   Schritt III

Antwort 3: Auf der gering verdrehten Röntgenthoraxaufnahme im Liegen ist der Herz- und Mediastinalschatten stark verbreitert. Bei dem jungen Säugling trägt wohl auch ein großer Thymus zu diesem Schatten bei, die Größe des Thymus ist allerdings nicht ganz sicher abgrenzbar. Offenbar ist auch der Herzschatten massiv verbreitert. Paramediastinal beidseits bestehen auch Belüftungsstörungen in beiden Oberlappen, links ist vermutlich der gesamte Oberlappen atelektatisch. Es zeigt sich auch eine dreieckförmige Verdichtung im Bereich des linken Unterlappens. Rechts parakardial sind betonte Gefäße erkennbar.

Antwort 4: Eine Echokardiographie kann weitere wegweisende Informationen liefern.

Das EKG zeigt Hypertrophiezeichen. Die durchgeführte Echokardiographie zeigt im Mediastinum einen ausladenden Thymus sowie eine Hypertrophe Kardiomyopathie mit deutlicher Hypertrophie von Septum sowie Vorder- und Hinterwand ohne höhergradige Klappeninsuffizienzen oder Stenosen. Es liegen keine Ausflusstraktobstruktionen des linken und des rechten Ventrikels vor.

Im Rahmen der Ursachenabklärung wird die Anamnese ergänzt: die Eltern sind Cousin und Cousine (Verwandte ersten Grades). Im weiteren Verlauf bleibt der niedrige Muskeltonus auch nach Stabilisierung des Allgemeinzustandes bestehen. Daraufhin wird die Untersuchung der sauren α-1,4-Glukosidase in Lymphozyten aus einer venösen Blutprobe veranlasst. Es zeigt sich ein auf 0,3 nml/h/mg Protein verminderter Wert als Hinweis auf eine Myopathie bei Mangel an lysosomaler saurer Maltase (Glykogenose Typ II, Morbus Pompe). Die Diagnose wird gesichert durch den Nachweis einer homozygoten, für Morbus Pompe typischen Mutation im Gen der α-Glukosidase (Chromosm 17q25).

In der Stoffwechselabteilung der benachbarten Universitätsklinik für Kinder und Jugendliche wird eine wöchentliche intravenöse Enzymersatztherapie mit rekombinanter saurer α-1,4-Glukosidase begonnen, initial mit 20 mg/kg Körpergewicht, dann mit 40 mg/kg Körpergewicht. Die Infusionen werden gut toleriert. Nach drei Gaben ist der klinische Zustand des Kindes nicht wesentlich verändert, es persistiert eine Sauerstoffabhängigkeit. Die Kontrolle der Echokardiographie zeigt eine leichtgradige Verbesserung der kardialen Hypertrophie im Vergleich zum Vorbefund.

Frage 5: Welche Aussagen zur Prognose sind möglich?

Frage 6: Welche weiteren Informationen sollten Sie den Eltern zugänglich machen?

17 Jucken am Rücken bei einem 4-jährigen Mädchen Schritt IV

Antwort 5: Der unkomplizierte Zoster bei immungesunden Kindern vor der Pubertät bedarf keiner antiviralen Therapie. Eine analgetische Behandlung kann nach individuellem Bedarf erfolgen, die Lokaltherapie sollte mit antipruriginösen und adstringierenden Externa (z. B. Tannolact® Lotio) erfolgen.

Antwort 6: Bei Patienten mit Immundefizienz (medikamentöse immunsuppressive Therapie, angeborener Immundefekt, HIV-Infektion) und bei auftretenden Komplikationen sowie bei Erwachsenen ist eine antivirale Therapie durchzuführen.

Die häufigsten Komplikationen sind eine bakterielle Superinfektion, bei einer Lokalisation im Bereich des Auges ein Zoster ophthalmicus mit der Gefahr der Bildung von Hornhautnarben und bei Manifestation im Bereich des Ohres ein Zoster oticus mit drohender Hypakusis und Schwindel.

18 Säugling mit Atemnot Schritt IV

Antwort 5: Es liegt eine frühe, infantile Manifestation des Morbus Pompe in der Neugeborenenperiode vor mit lysosomaler Speicherung von Glykogen, die zu ausgeprägter Kardiomegalie und Herzinsuffizienz sowie Hypotonie der Skelettmuskulatur (»floppy infant«) führt. Unbehandelt liegt die mittlere Lebenserwartung bei Manifestation im Säuglingsalter bei 9 Monaten, mit einer Spanne von 1 Monat bis zu wenigen Jahren. Die intravenöse Enzymersatztherapie kann die lysosomale Glykogenspeicherung reduzieren, die Muskelfunktion fördern (bei besserem Ansprechen der Herzmuskulatur als der Skelettmuskulatur) und die Überlebenschancen erheblich verbessern. Der Therapieerfolg ist interindividuell unterschiedlich ausgeprägt und lässt sich für den einzelnen Säugling nicht voraussagen, etwa ein Drittel der behandelten Kinder mit infantiler Form des Morbus Pompe spricht auf die Enzymersatztherapie nicht an. Eine Aussage über den Therapieeffekt, der sich erst allmählich einstellen kann, kann nach nur drei Gaben noch nicht getroffen werden.

Antwort 6: Es ist eine genetische Beratung erforderlich, welche die Eltern auf das erwartete Wiederholungsrisiko von 25 % bei weiteren Schwangerschaften aufmerksam macht (autosomal rezessiver Erbgang bei konsanguinen Eltern, die offenbar beide heterozygote Mutationsträger sind).

Die Eltern sollten auf bestehende Selbsthilfegruppen aufmerksam gemacht werden, in der sich von der Erkrankung betroffene Familien organisieren, Informationen austauschen und sich gegenseitig unterstützen.

19 **Junge mit Halsweh und Fieber**   Schritt I

B. Koletzko

Der 6-jährige Junge, dem es am Samstag noch gut ging, klagt am Sonntag über Halsschmerzen. Das Schlucken macht Beschwerden, er mag keine festen Speisen mehr essen und trinkt mit Mühe. Am Sonntag Abend ist das Fieber bis auf 38,8°C gestiegen. Am Morgen des heutigen Montag haben die Eltern einen Hautausschlag bemerkt und stellen das Kind bei der Kinder- und Jugendärztin vor.

Das fiebernde Kind wirkt bei der Untersuchung ernsthaft krank. Der Pharynx ist hochrot, die Zunge ist belegt, die Lymphknoten am Kieferwinkel sind vergrößert. Die Haut zeigt ein blass- bis hochrotes, feinfleckiges Exanthem, welches an den Innenseiten der Oberschenkel stärker ausgeprägt ist als an den Außenseiten (■ Abb. 1).

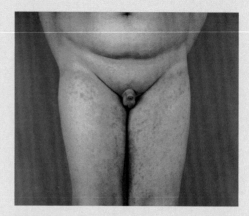

■ **Abb. 1.** Exanthem am Oberschenkel mit Betonung der Innenseiten

Frage 1: An welche Diagnose denken Sie?
Frage 2: Welche Maßnahmen unternehmen Sie?

19 Junge mit Halsweh und Fieber   Schritt II

Antwort 1: Eine Angina mit Exanthem kann durch eine Virusinfektion ausgelöst werden, bei der feinfleckige und flüchtige Hautausschläge beobachtet werden. Die hier erhobenen Befunde und die Morphe des Exanthems sowie die Bevorzugung der Innenseiten der oberen und unteren Extremitäten sprechen für eine Scharlacherkrankung, verursacht durch Gruppe-A-Streptokokken. Typisch für das Scharlachexanthem ist auch eine blasse Aussparung des Mundbereiches (»blasses Munddreieck«), welches oft eindrucksvoll mit den hochroten Wangen kontrastiert.

Antwort 2: Bei Zweifeln an der Diagnose kann der Nachweis von Streptokokken aus einem ein Rachenabstrich durch einen Schnelltest oder eine Kultur versucht werden. Allerdings können auch Träger von Streptokokken eine durch Viren bedingte Tonsillitis mit begleitendem Virusexanthem entwickeln. Im Falle einer klinisch gestellten Diagnose ist eine antibiotische Therapie mit Penicillin V über 10 Tage erforderlich. Alternativ können orale Cephalosporine oder Clindamycin eingesetzt werden.

Der Junge bekommt Penicillin-V-Saft per os (3×600.000 IE/Tag) und ist nach 24 Stunden fieberfrei, am folgenden Tag (Mittwoch) geht es immer wieder ganz gut, er hat Appetit, mag alles essen und spielt normal.

Frage 3: Wie lange muss er die antibiotische Therapie noch weiterführen?

Frage 4: Kann die drei Monate alte Schwester angesteckt werden?

Frage 5: Wann kann er wieder in die Schule gehen?   →

19 Junge mit Halsweh und Fieber   Schritt III

Antwort 3: Die Penicillintherapie ist auch bei rascher Entfieberung und Rückbildung der weiteren klinischen Symptome unbedingt für 10 Tage fortzusetzen, um die auslösenden A-Streptokokken tatsächlich zu eliminieren und eitrigen Komplikationen (z. B. nekrotisierende Angina, Sinusitis, Mastoiditis, Pneumonie, nekrotisierende Fasziitis) vorzubeugen.

Antwort 4: Säuglinge in den ersten etwa 6 Monaten, deren Mütter Antikörper gegen Scharlacherreger tragen, haben einen »Nestschutz« und erkranken in der Regel nicht an Scharlach.

Antwort 5: An Scharlach erkrankte Kinder, die nicht antibiotisch behandelt werden, gelten drei Wochen lang als infektiös. Die Übertragung erfolgt meist als Tröpfcheninfektion mit Sekreten und durch direkten Kontakt, kann aber auch über Gegenstände wie z. B. Spielsachen erfolgen. Mit einer Antibiotikatherapie kann bei einem Verschwinden der Krankheitszeichen schon ab dem zweiten Therapietag ein Besuch von Gemeinschaftseinrichtungen wie Schule und Kindergarten erfolgen.

Der Junge, dem es gut geht und der inzwischen wieder die Grundschule besucht, zeigt eine Woche nach Erkrankungsbeginn stark gerötete und geschwollene Zunge (»Himbeerzunge«). In den folgenden Tagen beginnt die Haut, sich abzuschälen, zunächst am Hals und dann auch am restlichen Körper. An Händen und Füßen lassen sich oft ganze Fetzen abziehen, während sich am Bauch feine Schuppen ablösen. Dieses Abschuppen dauert etwa drei Wochen.

Frage 6: Welche weiteren Maßnahmen sind erforderlich?

Frage 7: Ist eine Prophylaxe des Scharlach möglich?

19 Junge mit Halsweh und Fieber   Schritt IV

Antwort 6: Die Abschuppung der Haut ist selbstlimitierend und erfordert keine spezifische Therapie, oft werden zur Pflege Hautcremes verwendet. Neben den eitrigen Komplikationen, denen durch die Antibiotikagabe vorgebeugt werden kann, besteht das Risiko immunologischer Spätkomplikationen, die auch nach Antibiotikatherapie auftreten. Nach 1–3 Wochen können das heute nur noch selten beobachtete rheumatische Fieber bzw. eine Chorea minor auftreten, ebenso die akute Poststreptokokkenglomerulonephritis. Deshalb wird eine ärztliche klinische Untersuchung etwa 2–3 Wochen nach Beginn der Scharlacherkrankung empfohlen, bei der auch Blutdruck und Urinbefund überprüft werden sollten.

Antwort 7: Eine Impfung gegen Scharlach steht nicht zur Verfügung. Die Erkrankung hinterlässt eine bleibende Immunität. Da unterschiedliche Serotypen von A-Streptokokken Scharlach auslösen, kann aber eine erneute Scharlacherkrankung auftreten. Die Infektionsübertragung kann durch allgemeine Hygienemaßnahmen, durch antibiotische Behandlung und durch die konsequente Abschirmung Erkrankter während der Dauer der Infektiosität hintan gehalten werden. Die Inkubationszeit beträgt in der Regel 3–5 Tage.

Erkrankungen
der Atemwegsorgane

M.A. Mall und D. Reinhardt

Das Asthma bronchiale gehört zu den häufigsten chronischen Erkrankungen im Kindes- und Jugendalter. Der maximale Atemfluss bei der Ausatmung (»peak flow«) ist beim Asthma bronchiale durch eine akute oder chronische Atemwegsobstruktion vermindert.

13.1 Altersabhängige Besonderheiten

Erkrankungen der Atemwege stellen die häufigste Ursache zur Vorstellung eines Kindes beim Kinderarzt dar. Die klinischen Krankheitsbilder prägen neben pathogenetischen Faktoren auch altersabhängige Besonderheiten, die das Symptommuster und die Therapie sowie das Vorkommen spezifischer Erkrankungsformen in den einzelnen Lebensaltersklassen bestimmen.

Obwohl die Lumina der Atemwege bezogen auf das Körpergewicht bei Kindern relativ groß sind, ist der absolute Durchmesser der Bronchien klein. Der **Atemwegswiderstand** ist dementsprechend bereits im Normalzustand **hoch** und erreicht erst im Schulalter Erwachsenenwerte. Nach dem Hagen-Poiseuille-Gesetz ist der Atemwegswiderstand indirekt proportional zur 4. Potenz des Atemwegsradius ($R \sim 1/r^4$). Aus diesem Grund führen bei Säuglingen und Kleinkindern kleine Änderungen des Atemwegsdurchmessers durch Schleimhautschwellung und Mukusobstruktion bei vermehrter Schleimproduktion bereits zu großen Änderungen des Atemwegswiderstands und wirken sich daher stärker aus als im späteren Lebensalter und sind häufiger mit einer exspiratorischen Dyspnoe verbunden. Begünstigend für die Entstehung einer **Atemwegseinengung** im Rahmen von Infekten wirken sich auch eine verstärkte Reaktionsbereitschaft der Schleimhäute sowie eine geringe elastische Retraktionskraft der Lunge aus, so dass es schon unter Ruheatmung zu einem Verschluss der Bronchien kommen kann.

Die normale **Atemfrequenz** beträgt beim Neugeborenen 40–50/min, mit einem Vierteljahr 35–40/min, mit 1 Jahr 30–35/min und beim 6-Jährigen 25/min. Die relative Hyperventilation ist notwendig, weil infolge der mehr horizontalen Stellung der Rippen zunächst beim Neugeborenen und Säugling nur die Möglichkeit zur Zwerchfellatmung besteht. Erst im Kleinkindesalter herrscht eine thorakoabdominelle Atmung vor, der später der thorakale Erwachsenentypus folgt.

Kinder machen eine **immunologische Reifung** durch, die erst nach ca. 10 Jahren abgeschlossen ist und verschiedene Elemente der humoralen und zellulären Immunabwehr betrifft. Gehäufte Infekte im Kindesalter sind somit, wenn sie nicht eine gewisse Häufigkeit und Schwere überschreiten, »normal« und lediglich Ausdruck dafür, dass sich das Immunsystem zum Erwerb einer Immunität mit den Keimen auseinandersetzen muss.

> **Kernaussagen**
> - Altersabhängige anatomische Gegebenheiten und eine Unreife des humoralen Immunsystems begünstigen Atemwegsinfektionen im Kindesalter.

13.2 Differenzialdiagnostische Symptomatologie

Die Symptome, die sich bei Atemwegs- und Lungenerkrankungen im Kindesalter zeigen, sind außerordentlich vielfältig und nur in wenigen Fällen sind sie spezifisch (◘ Tab. 13.1). Generell gilt, dass die Symptome umso unspezifischer sind, je jünger das Kind ist. Durch gezieltes Befragen der Mutter bzw. der Eltern, bei fortgeschrittenem Alter auch der Kinder, bekommen manche Symptome jedoch eine bestimmte Wertigkeit, die entweder zur Diagnose führen oder weiterreichende diagnostische Schritte einleiten. Selbstverständlich ist stets eine sorgfältige Familienanamnese (ähnliche Infekte, Rauchen, Allergien etc.) zu erheben.

Hohes **Fieber** (über 39,5°C) sagt nichts über den Schweregrad der Erkrankung aus, sondern findet sich bei Kindern meist schon bei »banalen« Infekten der oberen Luftwege. **Schmerzangaben** von Kindern sind häufig irreführend. Bedingt durch Mitreaktion der Mesenteriallymphknoten werden von vielen Kindern häufig Bauchschmerzen bei Infekten der Atemwege angegeben. Gelegentlich findet sich bei schweren Infekten auch eine Mitreaktion der Meningen, so dass zunächst die Diagnose einer Meningitis gestellt wird.

◘ **Tab. 13.1** Auf eine akute oder eine chronische Erkrankung des Atemwegstraktes hinweisende Symptome

Akute Erkrankung	Chronische Erkrankung
Husten	Chronischer Husten
Fieber	Persistierendes Fieber
Trink- und Essunlust	Minderwuchs bzw. Wachstumsverzögerung
Tachypnoe/Dyspnoe	Dystrophie
Nasenflügeln	Trommelschlegelfinger
Interkostale Einziehungen	Persistierende Lungenüberblähung
Sternale Retraktionen	Hypoxämie, evtl. mit Zyanose
»Pfeifen«	Persistierende Lungenfunktionsveränderungen
Stridor	Persistierende radiologische Veränderungen
Zyanose	
Abgeschwächtes Atemgeräusch	
Thoraxschmerzen	
Bauchschmerzen	
Erbrechen	
Ileus	
Meningismus	

Unter den Krankheitssymptomen der Atmungsorgane spielt der **Husten** eine wichtige Rolle, da die Art des Hustens Hinweise auf die Lokalisation und das Ausmaß der Krankheit gibt. **Trockener Husten**, der ohne Schleimbewegung einhergeht, wird häufig durch einen entzündlichen Reizzustand in Pharynx und Trachea ausgelöst. **Pharyngealer Husten** äußert sich meist als anstoßendes Hüsteln oder Räuspern, während ein klassischer Krupphusten meist als bellender Husten imponiert, der mit freier oder heiserer Stimme einhergehen kann.

❯❯ Tritt trockener Husten oder auch Räuspern rezidivierend oder chronisch auf, muss auch an eine mono-symptomatische Form des Asthma bronchiale (»cough variant asthma«) gedacht werden.

Bei einem **produktiven, sekretfördernden Husten** muss unterschieden werden, ob dieser durch Schleimproduktion im Rachen oder in den Bronchien ausgelöst wird. Ein Krampfhusten mit Produktion von **zähem Sekret** tritt beim Keuchhusten, Asthma bronchiale und bei der Mukoviszidose auf. Nicht selten findet er sich auch als pertussiformer Husten bei Infekten mit Adenoviren oder bei Neugeborenen, die im Rahmen einer Infektion mit Chlamydia trachomatis eine Pneumonie entwickelt haben.

Seröses Sekret deutet auf eine Entzündung viraler Genese hin, während bei anhaltendem Auswurf gelblich eitrigen Sekrets eine bakterielle Primär- oder Superinfektion angenommen werden muss.

Dyspnoe und **Ateminsuffizienz** entwickeln sich entweder aufgrund einer Einschränkung der Atemfläche (z. B. Pneumonie, Lungenödem) oder aufgrund einer Verlegung der Atemwege. Eine vorwiegend **inspiratorische Dyspnoe** mit einem stimmhaften oder zischenden **Stridor** weist auf eine extrathorakale Einengung der Atemwege oberhalb der oberen Thoraxapertur hin. Diese kann entweder auf einer Entzündung (subglottische Laryngitis: Pseudokrupp), auf einer angeborenen Weichheit des Kehlkopfknorpels (Laryngomalazie) oder auf einer Kompression von außen (Gefäß, Tumor) beruhen. Einer vorwiegend **exspiratorischen Dyspnoe** liegt eine Einengung der intrathorakalen Atemwege durch Bronchialspasmen, Schleimhautschwellung, Sekretverlegung oder Bronchialkompression zugrunde. Bei allen Formen des Hustens sowie in- und/oder exspiratorischer Atembehinderung muss auch an eine Fremdkörperaspiration gedacht werden.

Kernaussagen

— Leitsymptome von Atemwegserkrankungen im Kindesalter sind Husten, der je nach Erkrankung eine unterschiedliche Charakteristik aufweisen kann, sowie Atemnot in Form von Tachypnoe, Dyspnoe, in- oder expiratorischer Stridor.

— Die Symptome von Erkrankungen der Atemwege sind häufig unspezifisch und erfordern besonders bei lang anhaltender Symptomatik umfassende diagnostische Maßnahmen.

13.3 Diagnostik

Eine sorgfältige Anamnese sowie die Auskultation von Bronchien und Lunge sind ebenso wie die Inspektion von Ohren-, Nasen-, Mund- und Rachenraum sowie von Haut, Weichteilen und knöchernem Thorax bei allen Atemwegserkrankungen obligat. Persistieren die Symptome über einen längeren Zeitraum, sind spezifische diagnostische Maßnahmen erforderlich.

Aus der Tatsache, dass Infektionen die häufigste Ursache von Atemwegserkrankungen darstellen, wird deutlich, dass sich aufwendige diagnostische Maßnahmen bei akuten Atemwegserkrankungen in den weitaus meisten Fällen erübrigen. Die Frage, ob eine bakterielle oder eine virale Infektion vorliegt, muss aufgrund der klinischen Daten und der **Laborbefunde** (Blutbild, BSG, CRP) beantwortet werden. Der direkte Erregernachweis ist schwierig und zudem problematisch.

Eine **Thoraxübersichtsaufnahme** gehört zu den Basisuntersuchungen der Lunge. Sie sollte bei schweren und unklaren Verläufen von Atemwegserkrankungen eingesetzt werden. Sie wird zunächst im sagittalen, bei gezielten Fragestellungen auch im seitlichen Strahlengang angefertigt. Zur Beurteilung des Schweregrads akuter Ventilationsstörungen kommt die **Blutgasanalyse** (kapillär oder arteriell) und die **Pulsoxymetrie** zum Einsatz. Bei rezidivierenden obstruktiven Bronchitiden, aber auch beim rezidivierenden Pseudokrupp, sind Allergien durch **Allergietests** auszuschließen. Dies erfolgt je nach Alter des Kindes durch Hauttests (Pricktest), Serumuntersuchungen und Provokationstests mit Allergenextrakten.

Eine hochauflösende **Computertomographie** bleibt dem Nachweis von Bronchiektasen wie bei der Mukoviszidose oder intrathorakalen Raumforderungen vorbehalten. Alternativ kommt die **Magnetresonanztomographie** (MRT) auch zur Untersuchung der Lunge zunehmend als strahlenfreie Methode zum Einsatz.

Spirometrische und ganzkörperplethysmographische Untersuchungen scheitern bei Kindern unter 6 Jahren häufig an der mangelnden Bereitwilligkeit zur Mitarbeit. Bei älteren Kindern sind sie wie bei Erwachsenen einzusetzen und geben zuweilen wichtige diagnostische, therapeutische und prognostische Hinweise, insbesondere beim Asthma bronchiale, bei Mukoviszidose und bei interstitiellen Lungenerkrankungen.

Bei der **Spirometrie** werden im Rahmen verschiedener, einfacher Atemmanöver die **statischen** (wie groß ist ein bestimmtes Volumen?) und **dynamischen Lungenvolumina** (in welcher Zeit wird ein bestimmtes Volumen ein- bzw. ausgeatmet?) gemessen. Der bekannteste spirometrisch bestimmte statische Lungenfunktionsparameter ist die **Vitalkapazität**, d. h. das maximal ventilierbare Lungenvolumen. Das **forcierte exspiratorische Volumen** der ersten Sekunde (FEV_1) stellt das meist verwendete dynamische Lungenvolumen dar (◘ Abb. 13.1). Trägt man den Atemfluss (l/s) auf der Ordinate gegen das Volumen (l) auf der Abszisse auf, erhält man die Fluss-Volumen-Kurve (◘ Abb. 13.2). Der **Fluss-Volumen-Kurve** kann man entnehmen, dass der Peak Flow, d. h. der exspiratorische Spitzenfluss schon sehr rasch zu Beginn der Exspiration erfolgt und ein lungengesunder Mensch nach einer Sekunde

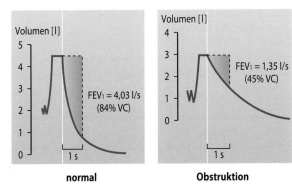

◻ Abb. 13.1 Einsekundenkapazität bei Atemwegsgesunden sowie bei obstruktiver Ventilationsstörung. Sowohl das absolute Volumen (l/s), das in 1 Sekunde bei forcierter Exspiration ausgeatmet werden kann (FEV$_1$), als auch der auf die Vitalkapazität (VC) bezogene 1-s-Wert (»Tiffeneau«-Index) sollten zur Beurteilung von Ventilationsstörungen beachtet werden

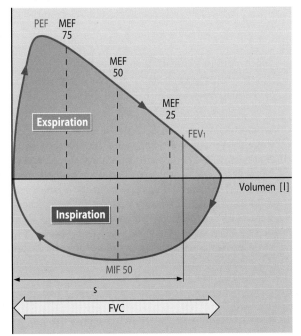

◻ Abb. 13.2 Schematische Darstellung einer Fluss-Volumen-Kurve

PEF   Maximaler exspiratorischer Spitzenfluss (peak expiratory flow)

MEF   Maximaler exspiratorischer Fluss (forced mid expiratory flow); bei 25, 50 bzw. 75 % der Vitalkapazität

FEV$_1$ Absolute exspiratorische Sekundenkapazität (forced expiratory volume)

MIF   Maximaler Fluss (forced mid inspiratory flow) bei 50 % der inspirierten VC

FVC   Forcierte exspiratorische Vitalkapazität (forced expiratory vital capacity)

nahezu seine forcierte Vitalkapazität ausgeatmet hat. Aus ◻ Abb. 13.2 sind der exspiratorische Spitzenfluss (Peak Expiratory Flow: PEF) und der maximale exspiratorische Fluss (MEF) bei 75, 50 und 25 % der in der Lunge verbleibenden Vitalkapazität (MEF 75, 50 und 25) zu ermitteln. MIF 50 % ist definiert als mittlerer inspiratorischer Flow bei 50 % der Vitalkapazität (VC). Bei obstruktiven und restriktiven Lungenerkrankungen zeigen die Fluss-Volumen-Kurven charakteristische Veränderungen (◻ Abb. 13.3).

Bei einer Reihe von Kindern müssen zur Diagnose weitere Maßnahmen eingesetzt werden, insbesondere wenn rezidivierende oder chronische Atemwegserkrankungen vorliegen, die auch invasiv sein können, wie z. B. eine **Bronchoskopie** bei Verdacht auf eine Fremdkörperaspiration bzw. eine Einengung von Trachea oder Bronchien oder eine **Herzkatheteruntersuchung mit Gefäßdarstellung** zur Abklärung einer Gefäßfehlbildung.

> Eine Mukoviszidose als Ursache eines chronischen Hustens oder rezidivierender Obstruktionen wird häufig übersehen, so dass in unklaren Fällen mit dieser Symptomatik ein **Schweißtest (Iontophorese)** durchgeführt werden muss (▶ Abschn. 13.7.8).

Zur Abklärung eines gastroösophagealen Refluxes können spezielle **endoskopische Untersuchungen** (Ösophagogastroduodenoskopie), **Röntgenuntersuchungen** (Breischluck) bzw. eine **Sonographie** beitragen, hinweisend ist eine pathologische **24-Stunden-pH-Metrie** im unteren Ösophagus

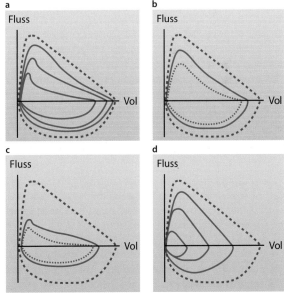

◻ Abb. 13.3a–d Fluss-Volumen-Kurven bei obstruktiven und restriktiven Lungenerkrankungen. a Verschiedengradige obstruktive Ventilationsstörungen. **b** Weitgehend reversible obstruktive Ventilationsstörung nach Inhalation von β$_2$-Sympathomimetika. **c** Teilweise reversible obstruktive Ventilationsstörung. Altersentsprechende Fluss-Volumen-Kurve: rot gestrichelt. In **b** und **c** geben die blau gestrichelten Linien die Kurven der Patienten, die durchgezogenen blauen Linien die Werte nach Inhalation von β$_2$-Sympathomimetika an. **d** Verschiedengradige restriktive Ventilationsstörung

(Häufung bzw. Verlängerung von Refluxepisoden). Die einzelnen zur Verfügung stehenden Techniken zur gestuften Abklärung von Erkrankungen des Atemtraktes erfordern spezifische Indikationen und sind häufig nur in Spezialabteilungen durchführbar.

Kernaussagen
- Die häufigste Ursache von akuten Atemwegserkrankungen sind Infektionen, weshalb sich aufwendige diagnostische Maßnahmen in den weitaus meisten Fällen erübrigen.
- Spezifische diagnostische Maßnahmen sind Thoraxübersichtsaufnahme, CT, Allergietests, Spirometrie und Ganzkörperplethysmographie sowie invasive Untersuchungen wie Bronchoskopie, Herzkatheteruntersuchungen mit Gefäßdarstellung und die 24-Stunden-pH-Metrie.
- Ein chronischer Husten unklarer Genese kann auf eine Mukoviszidose hinweisen. Eine Klärung bringt die Iontophorese (Schweißtest).

13.4 Angeborene Fehlbildungen

Fehlbildungen der Atemwegsorgane sind relativ selten. In den meisten Fällen verursachen sie bereits Symptome im Neugeborenen- oder frühen Säuglingsalter. Gelegentlich kommt es erst im Rahmen eines Infektes zur Symptommanifestation. Gemeinsam ist den meisten Fehlbildungen der Stridor. Dieser kann in- oder exspiratorisch sein und ist gekennzeichnet durch eine stimmhafte zischende oder pfeifende Atemphase. Engen im oberen Atemwegsbereich verursachen einen inspiratorischen, Engen im unteren intrathorakalen Atemwegsbereich einen exspiratorischen Stridor.

13.4.1 Angeborene Anomalien der Nase

Während angeborene Formveränderungen der Nase, wie z. B. eine Plattnase oder unvollständige Spaltbildungen, keine wesentlichen Behinderungen verursachen, ist die **Choanalatresie** von erheblicher klinischer Bedeutung.

Klinik Bereits ein einseitiger Choanalverschluss führt zu Atembehinderung, schleimig-eitriger Absonderung und Trinkschwierigkeiten.

> Bei totaler Choanalatresie können lebensbedrohliche Komplikationen auftreten. Es kommt zu gefährlichen Atemstörungen mit Zyanose, Hypoxie und Aspirationspneumonien sowie zu deutlichen Gedeihstörungen.

Therapie Nur bei rein membranösem Verschluss verspricht eine Durchstoßung von der Nase her Erfolg. In der Regel ist eine eingreifendere plastische Operation erforderlich.

13.4.2 Angeborene Fehlbildungen des Kehlkopfes

Hinweis auf eine angeborene Fehlbildung des Kehlkopfes ist eine schwere inspiratorische Atembehinderung bei jungen Säuglingen.

Ätiologie Verhältnismäßig häufig ist der **Stridor connatus**, der in den meisten Fällen auf einer angeborenen Weichheit der Epiglottis und des Kehlkopfknorpels (**Laryngomalazie**) beruht. Außerhalb des Kehlkopfes gelegene Ursachen sind seltener.

Klinik Die Säuglinge lassen ein ziehendes »juchzendes« oder schnarchendes, stimmhaftes Nebengeräusch bei der Einatmung hören, das mit Einziehungen im Jugulum und im Epigastrium einhergeht. Der Stridor ist lageabhängig. Meist hört man ihn, wenn das Kind auf dem Rücken liegt, in Bauchlage dagegen bessert er sich. So sehr die Eltern diese laute Atembehinderung beunruhigt, so wenig ist im Allgemeinen eine besondere Behandlung erforderlich, da sich die Weichheit des Knorpels innerhalb des 1. Lebensjahres allmählich von selbst verliert.

 Cave
Die Symptome können sich bei einem Infekt der oberen Luftwege auch akut und bedrohlich verschlimmern, wenn die Schleimhaut stärker anschwillt.

Differenzialdiagnose Eine ausgeprägte Symptomatik, ein bedrohlicher Verlauf und eine Progredienz sprechen gegen eine Laryngomalazie als Ursache des Stridors. In diesem Fall müssen andere Ursachen wie **Häm-** und **Lymphangiome, Anomalien mediastinaler Gefäße**, eine konnatale **Struma** oder eine geburtstraumatische **Rekurrensparese** u. a. ausgeschlossen werden. Auch **kongenitale Diaphragmen,** eine Art Segelbildung zwischen den Stimmlippen oder in sehr seltenen Fällen zwischen den Taschenbändern, und **kongenitale Zysten** des Larynx können Stridor und Heiserkeit verursachen, die eine operative Therapie erfordern.

13.4.3 Angeborene Fehlbildungen von Luftröhre und Bronchien

Ätiologie Angeborene **Stenosen** durch Druck von außen, die einen Stridor verursachen können, sind oft auf Fehlbildungen der Aorta (doppelter Aortenbogen), des Truncus brachiocephalicus (Fehlabgang) oder der Pulmonalarterie (abnormer Abgang und Verlauf der linken Pulmonalarterie) zurückzuführen. Eine angeborene Weichheit der Trachealwand (**Tracheomalazie**) kann – ähnlich wie bei der entsprechenden Veränderung des Kehlkopfes – bereits in den ersten Lebenswochen zu Stenoseerscheinungen mit Atembehinderung und in- bzw. exspiratorischem Stridor führen.

> Häufigste Ursache eines angeborenen inspiratorischen Stridors ist eine Knorpelweichheit des Kehlkopfes und/oder der Luftröhre (Laryngo-Tracheomalazie). Da sich die Knorpelwand im Laufe des 1. Lebensjahres verfestigt, werden die Symptome sukzessive geringer. Ist dies nicht der Fall, müssen andere Ursachen diagnostisch abgeklärt werden.

Diagnostik Die Diagnose wird durch eine Tracheobronchoskopie (Pulsationen im Bereich der Einengung durch aberrierende Gefäße) gesichert. MRT bzw. CT sowie die Angiographie ermöglichen den Ausschluss einer Kompression von außen als Ursache der Stenose. Durch einen Breischluck bzw. Instillation von Kontrastmittel oder ^{99m}Tc in den Ösophagus können auch angeborene ösophagotracheale Fisteln nachgewiesen werden, die in der Regel mit einer Atresie der Speiseröhre vergesellschaftet sind, aber auch isoliert bei intaktem Ösophagus vorkommen. Hustenattacken, Erstickungsanfälle beim Trinken und rezidivierende Lungenentzündungen weisen auf diese Veränderung hin.

Therapie Außer einer Behandlung sekundärer Infekte ist keine besondere Therapie erforderlich, die Trachealwand festigt sich im Laufe des 1. Lebensjahres von selbst.

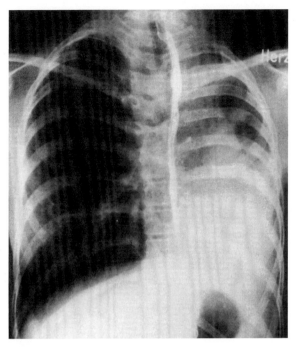

◻ **Abb. 13.4 Lungenaplasie links.** Homogene Verschattung der linken Thoraxseite mit Verlagerung der Mediastinalorgane nach links. Der Ösophagus ist mit Kontrastmittel gefüllt. Anteile der rechten Lunge sind in den linken oberen Thoraxraum verlagert

13.4.4 Angeborene Fehlbildungen der Lunge

Lungenhypoplasie und Lungenaplasie

Einseitiger (partieller oder totaler) Lungenmangel (**Lungenaplasie**, ◻ Abb. 13.4) ist mit dem Leben vereinbar, jedoch stirbt ein Großteil der Patienten bereits im Kindesalter an sekundären Entzündungen der hypoplastischen Lunge. Zunächst wird das Fehlen einer Lunge jedoch nicht bemerkt. Im Thoraxröntgenbild fällt dann die einseitige homogene Verschattung einer Thoraxhälfte auf.

Partielle Bildungsfehler der Lunge (**Lungenhypoplasie**) und Anomalien der Lappung kommen häufiger vor und sind klinisch fast immer ohne Bedeutung. Hat ein Lungenteil, der von Gefäßen des großen Kreislaufs versorgt wird, keinen Anschluss an das Bronchialsystem, so spricht man von **Lungensequestration**. Auch hier fallen die Kinder durch rezidivierende Infektionen, z. B. Pneumonien, auf.

Waben- und Zystenlunge

Definition Solitäre und multiple Zysten der Lunge sind Fehlbildungen des Bronchialbaumes, bei denen die Endoknospenbildung gestört ist.

Solitäre Zysten mit oder meist ohne Flüssigkeitsspiegel entstehen nach heutiger Ansicht überwiegend sekundär auf entzündlicher Basis. Durch einen Ventilmechanismus kommt es hierbei zu einer Aufblähung des mit Epithel ausgekleideten Hohlraumes (sog. Pneumatozele, postpneumonische Pseudozyste, Pneumopathia bullosa). Die **Diagnose** wird erst im **Röntgenbild** gestellt. Eine **Therapie** erübrigt sich in der Regel, da auch große Spannungszysten spontan zurückgehen können.

Wabenlunge Klinisch treten bei der Wabenlunge infolge mangelhafter Belüftung und häufiger Entzündungen schon frühzeitig Krankheitserscheinungen (rezidivierende Infekte, Pneumonien mit deutlicher Atemnot) auf. Die **Diagnose** dieser auch als **zystisch-adenomatöse Malformation** bezeichneten Fehlbildung einer Lunge oder eines Lungenlappens wird röntgenologisch gestellt.

Kongenitales lobäres Emphysem

Definition Beim kongenitalen lobären Emphysem handelt es sich um eine Überblähung eines Lungenlappens durch einen Ventilmechanismus mit »Air trapping« in dem betroffenen Lappen. Das Atemgeräusch über der betroffenen Seite ist abgeschwächt.

Ätiologie In Frage kommen u. a. Knorpeldysplasien oder andere Anomalien der versorgenden Bronchien, Obstruktion durch Mukus oder Kompression von außen, z. B. durch pathologisch vergrößerte Lymphknoten oder Gefäßanomalien. Oftmals ist keine Ursache nachweisbar. Histologisch findet man eine starke Überblähung der Alveolen.

Klinik Schon im frühen Säuglingsalter besteht eine Dyspnoe, gelegentlich unter dem Bilde einer »spastischen Bronchitis«.

❶ **Cave**
Im Falle eines hinzutretenden Infekts kann das Emphysem bedrohliche Ausmaße annehmen.

Diagnostik Röntgenologisch sieht man eine konstant nachzuweisende, übermäßige Ausdehnung des entsprechenden Lungenlappens, meist des linken Oberlappens, seltener des rechten Ober- bzw. Mittellappens mit Herniation des betroffenen Lappens in das Mediastinum.

Therapie Bei ausgeprägten Fällen sind die Kinder nur durch eine **Lobektomie** am Leben zu erhalten.

> **Kernaussagen**
> - Fehlbildungen der Atemwegsorgane sind relativ selten.
> - Symptome zeigen sich meist schon im Neugeborenen- oder frühen Säuglingsalter, meist als Stridor. Dieser kann in- oder exspiratorisch sein und ist gekennzeichnet durch eine stimmhafte zischende oder pfeifende Atemphase.
> - Bei Lungenfehlbildungen sind neben Dyspnoe rezidivierende Infektionen, z. B. Pneumonien hinweisende Symptome.

13.5 »Banaler« Atemwegsinfekt

Als »banale« oder »grippale« Infekte werden Atemwegsinfekte bezeichnet, die durch eine Vielzahl von Viren verursacht werden, (meist absteigend) Nase, Rachen, Kehlkopf und Bronchien befallen und umso häufiger auftreten, je jünger das Kind und je stärker die Exposition ist.

Synonyme Grippaler oder banaler Atemwegsinfekt sowie laienhaft »Erkältung« oder »Verkühlung«.

Häufigkeit Aufgrund der bestehenden anatomischen, funktionellen und immunologischen Besonderheiten erkranken ein Kleinkind etwa 6- bis 8-mal, ein 9-jähriges Kind etwa 3- bis 4-mal und ein 12-jähriges Kind etwa 1- bis 2-mal im Jahr an einem Infekt der Atemwege. Diese Häufigkeit kann in Abhängigkeit von der Exposition (Winter, Kindergarten, Schule, Geschwister) noch zunehmen.

Ätiologie Die Atemwegsinfekte sind in der Regel viraler Genese. Den einzelnen Viren oder Virusgruppen lassen sich anatomische Prädispositionsstellen zuordnen (◘ Tab. 13.2).

Klinik In der Regel sind mehrere Atemwegsabschnitte betroffen, wobei die Infekte meist »absteigenden« Charakter zeigen. Ein initiales Fieber mit Schnupfen kann daher nach wenigen Tagen von Husten, Heiserkeit, Giemen und Brummen begleitet werden. Die Immunität bei Virusinfekten ist meist nur von kurzer Dauer, so dass es zu wiederholten Reinfektionen kommen kann.

Therapie Die Behandlung erfolgt symptomatisch. Neben einer Senkung des Fiebers (Wadenwickel, Ibuprofen, Paracetamol) und Freihalten der Nasenatmung durch zeitlich begrenzten lokalen Einsatz von α-Sympathomimetika (Xylometazolin, Oxymetazolin) und Koch- bzw. Meersalz-Nasentropfen werden zur Verflüssigung des Schleims im Bereich der Bronchien reichlich Flüssigkeit und medikamentös Sekretolytika (N-Azetylzystein, Ambroxol) verabreicht. Sekretolytika werden jedoch eher zu viel verordnet. Ihr Einsatz sollte kritisch erfolgen, z. B. wenn zur Erleichterung des Abhustens von sehr zähem Sekret dieses verflüssigt werden soll. Die Inhalationsbehandlung durch Atemluftbefeuchtung mit isotonem Kochsalz (NaCl 0,9 %) stellt eine ergänzende Maßnahme dar. Hustensedativa (Codein) sollten ebenfalls restriktiv verordnet werden, da die Funktion des Hustens als Schutzreflex und Reinigungsmechanismus gehemmt wird. Sie sind deshalb nur in Ausnahmefällen bei trockenem Reizhusten indiziert.

> ❶ **Cave**
> Antibiotika sollten nur bei komplizierten Infekten oder bakteriellen Superinfektionen verabreicht werden.

Bei rezidivierendem bzw. chronischem Husten muss eine andere Ursache, wie z. B. ein Fremdkörper, ein Asthma bronchiale oder eine Mukoviszidose ausgeschlossen werden.

◘ **Tab. 13.2** Zuordnung von Virusinfektionen zu anatomischen Prädispositionsorten im Atemwegtrakt

Viren	»Banaler« Infekt	Pharyngitis	Subglottische Laryngitis (Krupp)	Bronchiolitis des Säuglings	Obstruktive Bronchitis	Pneumonie
Influenza	+	+	+		+	+
Parainfluenza	++	+	+++	++	+	++
RS	++		+	+++	+	++
Rhino	+++				++	
Adeno		+++	+			+

Kernaussagen

- Akute Atemwegsinfektionen sind meistens (60–90 %) viraler Genese und bedürfen dann keiner Antibiotikatherapie.
- Der altersabhängige »Häufigkeitsgipfel« liegt im Säuglings- und Kleinkindesalter.
- Die symptomatische Therapie umfasst Fiebersenkung (Wadenwickel, Ibuprofen, Paracetamol), Freihalten der Nasenatmung (NaCl, α-Sympathomimetika) und Sekretolyse (N-Azetylzystein, Ambroxol, Inhalation).
- Hustensedativa dürfen nur bei trockenem Reizhusten, nicht bei produktivem Husten eingesetzt werden.

13.6 Erkrankungen von Ohren, Nase und Rachen

Die akute Rhinopharyngitis kann besonders im Säuglingsalter zu einer erheblichen Beeinträchtigung führen. Zahlreiche Viren als Auslöser können Bakterien den Weg bahnen. Chronische Rhinopharyngitiden können als Folge einer Rachenmandelhyperplasie auftreten. Führen sie zu einer ständigen Behinderung der Nasenatmung, ist eine Adenotomie zu erwägen. Die Indikation zu einer Tonsillektomie bei chronischer Tonsillitis ist im jungen Kindesalter strenger zu stellen. Nasennebenhöhlenentzündungen werden im Rahmen von Luftwegsinfekten als katarrhalische Sinusitiden beobachtet. Die akute eitrige Sinusitis ist eine bakterielle Entzündung durch Pneumokokken, Haemophilus influenzae oder Moraxella catarrhalis. Staphylokokken, Streptokokken oder Viren lassen sich seltener aus dem Exsudat isolieren. Die Spontanheilungsrate ist hoch, bei schwerem Verlauf sind Antibiotika indiziert. Bei Mitbeteiligung der Bronchien spricht man von Sinubronchitis.

13.6.1 Entzündungen der äußeren Nase, Nasenbluten, Fremdkörper

Nasenfurunkel

Nasenfurunkel können auch im Kindesalter durch Komplikationen (Venen- und Sinusthrombose) gefährlich werden.

 Cave
Keine Ausdrück- und Inzisionsversuche, sondern rechtzeitig Verabreichung von Antibiotika.

Nasenbluten (Epistaxis)

Nasenbluten ist bei Kindern ein häufiges Ereignis, das spontan, durch leichte Traumen oder als Begleiterscheinung fieberhafter Erkrankungen vorkommt. Oft sind Gefäßektasien am Locus Kiesselbachii die Ursache.

> Stets muss man an allgemeine Blutungsursachen denken und eine Gerinnungsstörung ausschließen.

Therapie Feuchte Kompressen auf den Nasenrücken und den Nacken. Tampon in beide Nasenlöcher (!) mit Druck auf die Nasenwände, lokal wirksame Hämostyptika anwenden. Die Ätzung mit Trichloressigsäure oder Elektrokoagulation bleiben dem Hals-Nasen-Ohren-Arzt vorbehalten.

Fremdkörper

Fremdkörper gelangen beim spielenden Kleinkind sehr leicht in einen Nasengang und können hier längere Zeit unbemerkt liegenbleiben. Einseitige fötide Nasensekretion ist verdächtig auf Fremdkörper! Ihre Entfernung muss oft dem Facharzt überlassen bleiben.

13.6.2 Entzündungen der Nase, des Rachens und der Nebenhöhlen

Akute Rhinopharyngitis

Ätiologie Als Ursache der Rhinopharyngitis kommen in erster Linie **Viren** (Adeno-, Influenza- und Parainfluenzaviren) in Frage. Sie können aber durch Schleimhautveränderungen auch **Bakterien** den Weg bahnen, so dass es zur eitrigen Rhinopharyngitis kommt, u. a. durch Pneumokokken, Streptokokken und Staphylokokken.

Klinik Behinderung der Nasenatmung (»Schnorcheln«), vermehrte Nasensekretion und Trinkschwierigkeiten führen rasch zur Diagnose eines Schnupfens (**Rhinitis**). Da die katarrhalische Entzündung aber höchst selten auf die Nasenschleimhaut beschränkt bleibt, ist fast immer eine **Rhinopharyngitis** vorhanden, die sich – zumindest bei Säuglingen – rasch auf die Schleimhäute der übrigen Atemwege und des Ohres fortsetzen kann. So verdient in dieser Altersstufe jeder **Infekt der oberen Luftwege** sorgfältige Beachtung.

Diagnostik Neben Allgemeinerscheinungen wie Fieber, Spielunlust, Mattigkeit, Appetitmangel und Schlafstörungen führen Symptome wie Husten, Schnupfen und Heiserkeit zur Diagnose. Im Säuglingsalter kommen oft Erbrechen und Durchfälle hinzu. Bei der Racheninspektion sieht man eine Rötung und Granulierung der Rachenhinterwand, oft auch eine Schwellung der Seitenstränge und eine Schleimstraße.

Therapie Nur bei erkennbarer eitriger Komplikation und bei Fortschreiten des Katarrhs auf die unteren Atemwege werden Antibiotika eingesetzt. Empfehlenswert sind, vor allem bei starker Schleimhautreaktion mit Trinkschwierigkeiten, ein kurzfristiger Einsatz (über maximal 5 Tage) **abschwellende Nasentropfen** (Xylometazolin, Oxymetazolin), die den Sekretabfluss aus den Nasennebenhöhlen fördern.

 Cave
Vor einem zu häufigen Gebrauch von abschwellenden Nasentropfen ist jedoch zu warnen, da es zu Schleimhautreizungen kommen kann und beim Dauergebrauch die Gefahr einer Rhinitis atrophicans (Ozaena, Caryza foetida) besteht.

Gegen Hauteinreibungen mit Wirkstoffen ätherischer Öle, deren Dämpfe eine Sekretolyse bedingen, ist nichts einzuwenden, lokale Reizungen sind jedoch möglich. Temperatursteigerungen über 39 °C hinaus sollten mit Wadenwickeln und/oder Antipyretika, z. B. mit Paracetamol oder Ibuprofen bekämpft werden.

Chronische Rhinopharyngitis

Ätiologie Rasch aufeinander folgende Infektionen und eine entsprechende Disposition können zu einem chronischen Nasen-Rachen-Katarrh mit ständiger, schleimig-eitriger Sekretion führen. Aber auch eine **Rachenmandelhyperplasie** und eine **chronische Tonsillitis** können die Ursache sein.

Differenzialdiagnose Bei chronischer Rhinopharyngitis im Säuglingsalter – vor allem mit Blutbeimengungen im Nasensekret – sollte an Diphtherie und Lues connata gedacht werden, auch wenn diese Ursachen heute extrem selten sind.

Therapie Infektionsprophylaxe (z. B. zeitweiliges Fernbleiben vom Kindergarten!), Förderung der Abwehrkräfte und bei Indikation auch eine Adenotomie bzw. Adenotonsillektomie (► Abschn. 13.6.3) können therapeutisch eingesetzt werden.

Allergische Rhinopharyngitis Charakteristisch sind Schleimhautschwellung und seröse Sekretion, die evtl. begleitet werden von Manifestationen an anderen Organen (Konjunktivitis, Asthma, Ekzem). Bei ganzjährigem Auftreten kommen Allergene des häuslichen Milieus (Hausstaubmilbe), bei saisonalem Auftreten Pollen (Bäume, Sträucher, Gräser, Getreide) in Frage. **Antiallergische Maßnahmen sind**: orale Antihistaminika, evtl. topische Glukokortikoide, Hyposensibilisierung.

Sinusitis

Klinik Eine Sinusitis kann **akut** oder **chronisch** auftreten. Der bei weitem überwiegende Teil der akuten Formen verläuft im Rahmen eines allgemeinen **katarrhalischen Atemwegsinfektes**. Bei alleiniger Berücksichtigung der klinischen Symptome (Fieber, Schnupfen, der auch eitrig aussehen kann, Schleimstraße an der Rachenhinterwand, Husten, Kopfschmerzen) bleibt es hier gewöhnlich bei dieser Diagnose.

Differenzialdiagnose Ergibt sich bei einer Röntgenuntersuchung der Nasennebenhöhlen und der Lungen eine Trübung der Sinus und eine entsprechende Hilusreaktion bzw. eine vermehrte peribronchiale Zeichnung, so liegt eine **Sinubronchitis** bzw. ein sinubronchiales Syndrom vor (► Abschn. 13.7.7).

Therapie Eine spezielle Behandlung der Nasennebenhöhlen ist nicht erforderlich. Abschwellende Nasentropfen oder Inhalationen, z. B. mit Kamille können zu einer Symptombesserung führen. Die klinischen und röntgenologischen Zeichen klingen im Allgemeinen innerhalb von 2–3 Wochen spontan ab.

Akute eitrige Sinusitis Diese kommt selten vor. Bei der Entstehung dieses Krankheitsbildes ist die anatomische Entwick-

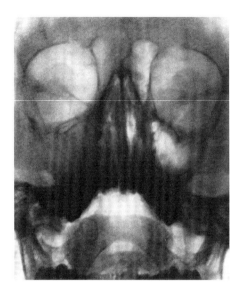

☐ **Abb. 13.5 Sinusitis maxillaris.** Die rechte Kieferhöhle ist homogen verschattet (12-jähriges Kind)

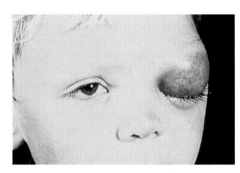

☐ **Abb. 13.6 Orbitaphlegmone** als Folge einer Sinusitis ethmoidalis

lung zu beachten. Die Sinus maxillares, Sinus ethmoidales und der Sinus sphenoidalis sind schon bei der Geburt angelegt, während sich der Sinus frontalis erst um das Ende des 1. Lebensjahres auszubilden beginnt. Aufgrund der weiteren Ausbildung der pneumatischen Hohlräume mit dem Lebensalter treten Siebbeinentzündungen schon im Säuglingsalter, Kieferhöhlenentzündungen etwa vom 3. Lebensjahr an und Stirnhöhlenentzündungen ab dem 8. Lebensjahr auf (☐ Abb. 13.5). Beim Aufsteigen der Infektion von den Sinus kann sich ein bedrohliches Krankheitsbild entwickeln, das klinisch mit einer Schwellung der Wange, des Nasenrückens und der Periorbitalregion (☐ Abb. 13.6) sowie hohen, gelegentlich septischen Temperaturen einhergeht. Hier liegt eine bakterielle Entzündung durch Pneumokokken, Haemophilus influenzae oder Moraxella catarrhalis, seltener durch Streptokokken oder Staphylokokken vor. Während die komplikationslose akute Sinusitis eine hohe Spontanheilungsrate aufweist, ist in diesen schweren Fällen eine sofortige Antibiotikatherapie, zunächst möglichst i.v. appliziert (z. B. Aminopenicillin ± β-Laktamasehemmer oder Cefuroxim), indiziert. Oft wird zusätzlich auch eine Kieferhöhlendrainage mit -spülungen erforderlich. Die gefürchteten Komplikationen (Periorbitalabszess, subdurales Empyem, Hirnabszess) lassen sich mit der Antibiotikatherapie in der Regel verhindern.

Akute eitrige Siebbeinzellenentzündung Die **Symptome** beim **Säugling** sind Rötung und Schwellung des inneren Lidwinkels. Differenzialdiagnostisch ist sie abzugrenzen von Dakryozystitis, Orbitalphlegmone oder Oberkieferosteomyelitis. Die **Therapie** besteht in der Gabe von Antibiotika.

Chronische Sinusitis Zu unterscheiden ist zwischen der chronisch-rezidivierenden Form im Rahmen rezidivierender Infekte der oberen Luftwege und der echten chronischen Sinusitis, die zumeist auf einer anders gearteten Grundkrankheit beruht.

Differenzialdiagnose Ausgeschlossen werden müssen u. a. eine Allergie, ein Immunmangel, die Mukoviszidose und die **primäre Ziliendyskinesie (PCD)**. Letztere, auch als »**Syndrom der immotilen Zilien**« beschrieben, wurde zuerst beim **Kartagener-Syndrom** beobachtet, zu dem ein Situs inversus visceralis, Bronchiektasen, eine Sinubronchitis und eine Otitis gehören. Da für eine Zilienimmotilität mit einer entsprechenden klinischen Symptomatik ein Situs inversus nicht obligat ist (50 % Penetranz), wurde das Syndrom mit dem Begriff der primären Ziliendyskinesie bzw. des immotilen Ziliensyndroms belegt. Die hierbei vorliegende elektronenoptisch nachweisbare Fehlbildung der Zilien, die mit einer messbaren Herabsetzung der Motilität verbunden ist, kann schon in den ersten Lebenstagen zu bronchialer Obstruktion und zu Bronchopneumonien führen. Bei gesicherter Diagnose entspricht die Therapie der Atemwegserkrankung bei primärer Ziliendyskinesie im Wesentlichen der bei Mukoviszidose (▶ Abschn. 13.7.6).

Retropharyngealabszess

Der Retropharyngealabszess ist ein akutes, oft schwer zu erkennendes Krankheitsbild, das bei Säuglingen und Kleinkindern vorkommt und von retropharyngealen Lymphknoten ausgeht.

Klinik Die Krankheit beginnt plötzlich, häufig im Anschluss an eine Rhinopharyngitis bzw. eine Entzündung der Rachenmandel (Angina retronasalis) mit Schluckstörungen, hohem Fieber und Atembehinderung (Rasseln, »Schnorcheln«). Die mehr seitliche Vorwölbung der Rachenhinterwand ist oft nur mit dem Finger zu palpieren.

Therapie Wenn die Gabe von Antibiotika (i.v.!) kurzfristig keine Besserung bringt, muss der Abszess punktiert bzw. inzidiert werden.

Bienen- und Wespenstiche

Bienen- und Wespenstiche kommen bei Kindern nicht selten vor.

> ❯ Ist der Stich im Mund- oder Rachengebiet erfolgt, kann es in kürzester Zeit zu einer bedrohlichen Atemnot kommen. Rasches Handeln ist notwendig: Herunterdrücken der Zunge bzw. Einführung eines Guedel-Tubus und Injektion von 20–100 mg Prednisolon oder Methylprednisolon (je nach Alter des Kindes). Danach sofortige Klinikeinweisung. Bei Schwellung des Kehlkopfeinganges muss hier (unter Fortsetzung der Kortisoninjektion) evtl. intubiert oder sogar tracheotomiert werden.

Ähnliche Erscheinungen können auch im Rahmen eines angioneurotischen Ödems (Quincke-Ödem) auftreten.

Bei einigen Kindern entwickelt sich nach Bienen-, Wespen- und Hornissenstichen eine **Allergie**, die bei wiederholten Stichen zu lebensgefährlichen systemischen Reaktionen führen kann.

Therapie Bei akuter Symptomatik ist eine Schockbehandlung erforderlich. Ist durch die Anamnese sowie den Nachweis einer spezifischen Sensibilisierung im Prick-Test und RAST (Bestimmung spezifischer IgE-Antikörper mit dem sog. Radio-Allergo-Sorbent Test) auf das Insektengift eine Allergie gesichert, sollte unter stationären Bedingungen eine Hyposensibilisierung mit entsprechenden Extrakten durchgeführt werden.

Verätzungen und Verbrühungen

Ist eine Verätzung oder Verbrühung des Rachengebietes nachgewiesen, wird neben einer parenteralen Flüssigkeitszufuhr eine Behandlung mit Antibiotika und Glukokortikoiden eingeleitet. Ist die Umgebung des Kehlkopfes von der Verletzung mit erfasst, kann es zu Atemnot kommen und evtl. eine Tracheotomie erforderlich sein.

13.6.3 Erkrankungen der Rachenmandel

Eine Vergrößerung der Rachenmandel wird im Volksmund mit den Begriffen »Polypen« oder »Wucherung« belegt. Die Rachenmandel besteht aus »adenoidem« Gewebe und liegt an der oberen Epipharynxbegrenzung. Als lymphatisches Organ beteiligt sie sich an der Infektionsabwehr. Sie wird daher von allen Entzündungen des Nasen-Rachen-Raumes, besonders im Säuglingsalter, mitbetroffen. In der Regel bildet sie sich im Laufe des späteren Kindesalters spontan zurück.

Angina retronasalis

Klinik Die akute Entzündung der Rachenmandel ist klinisch oft nur zu vermuten.

Diagnostik Diagnostische Hinweise sind Mundatmung, nasale Sprache, eine Schleimeiterstraße an der Rachenhinterwand und vergrößerte, schmerzhafte Nackenlymphknoten. Die Anschwellung der Rachenmandel selbst ist im akuten Stadium nur durch eine **Rachenspiegelung** sichtbar zu machen.

Therapie Zur Freihaltung des otonasopharyngealen Systems empfehlen sich bei Begleitrhinitis abschwellende Nasentropfen und Inhalation. Bei Hinweisen auf ein bakterielles Geschehen müssen Antibiotika gegeben werden.

Rachenmandelhyperplasie

Wiederholte Entzündungen der Rachenmandel führen zu einer bleibenden Vergrößerung, deren Entstehung durch konstitutionelle Faktoren begünstigt wird. Sie ist häufig mit einer Hyperplasie der Gaumenmandeln gekoppelt und verursacht charakteristische klinische Erscheinungen.

Klinik Im Vordergrund steht eine Behinderung der Nasenatmung, in deren Gefolge sich Entzündungen des Rachens, Dauerschnupfen mit Sinusitis, Tubenkatarrh, Otitiden und Bronchitiden einstellen. Die Kinder schnarchen nachts, haben eine näselnde Sprache und mit ihrem geöffneten Mund einen typischen Gesichtsausdruck (**Facies adenoidea,** ◘ Abb. 13.7). Das Hörvermögen ist oft deutlich beeinträchtigt. Der durch die Atembehinderung gestörte Nachtschlaf und die ständigen Infekte lösen eine Reihe von Allgemeinerscheinungen aus wie Konzentrationsschwäche, schnelle Ermüdbarkeit, Essunlust und nachlassende Schulleistungen. Wegen des nicht gerade intelligenten Gesichtsausdrucks werden die Kinder häufig unterschätzt. Die klinischen Erscheinungen bilden sich nach Beseitigung des Passagehindernisses wieder zurück.

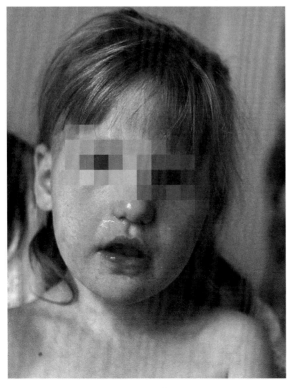

◘ Abb. 13.7 Typische Facies adenoidea

Diagnostik Die Diagnose wird durch eine Spiegelung und zuweilen auch durch eine Röntgenaufnahme erhärtet.

Therapie Konservative Behandlungsmaßnahmen, wie etwa die Verabreichung von topischen Glukokortikoiden, haben nur selten Erfolg. Die Methode der Wahl ist eine operative Entfernung des Rachenmandelpolsters, die **Adenotomie.** Dieser Eingriff kann in dringenden Fällen auch schon bei Säuglingen und Kleinkindern durchgeführt werden, wird aber in der Regel erst nach dem 2. Lebensjahr angewandt.

Indikationen zur Adenotomie

- Hyperplasie mit Behinderung der Nasenatmung
- rezidivierende oder chronische Entzündung der Rachenmandel
- rezidivierende oder chronische Mittelohrentzündung, rezidivierender Tuben-Mittelohr-Katarrh, Rhinitiden, Sinusitiden und Bronchitiden bei Rachenmandelhyperplasie, Hörminderung
- obstruktive Schlafapnoe

13.6.4 Entzündungen der Gaumenmandeln (Angina tonsillaris)

Entzündungen der Gaumenmandeln sind im Kindesalter sehr häufig Teilerscheinungen von Infektionen der oberen Luftwege mit Befall des gesamten lymphatischen Rachenrings, sie können aber auch als örtlich begrenzte Krankheit auftreten.

Akute Entzündungen

Tonsillitis catarrhalis Die einfache katarrhalische Angina geht mit Rötung und Schwellung der Tonsillen, aber ohne Stippchenbildung, einher und ist zumeist mit einer Pharyngitis kombiniert. Viren sind die häufigsten Erreger. Je jünger das Kind ist, desto seltener klagt es über Halsweh. Eine Racheninspektion mit dem Mundspatel ist daher bei jedem akut fieberhaft Erkrankten unerlässlich! Eine fleckige, intensive Rötung des weichen Gaumens ist verdächtig auf eine Streptokokkenangina!

Angina follicularis sive lacunaris Die eitrige Angina beginnt in der Regel mit einem katarrhalischen Vorstadium, das allerdings sehr kurz sein kann. Die geröteten und geschwollenen Tonsillen sind auf dem Höhepunkt der Erkrankung mit eitrigen Stippchen bzw. Pfröpfen oder größeren Belägen bedeckt. Gleichzeitig schwellen unter hohem Fieber auch die Kieferwinkellymphknoten an. Nicht selten sind Erbrechen und Bauchschmerzen. Eine akute eitrige Angina heilt unter **antibiotischer Behandlung** in einigen Tagen komplikationslos ab.

Als **Folgekrankheiten** unbehandelter Tonsillitiden können Nephritis, rheumatisches Fieber, Sepsis und Peritonsillarabszess, kenntlich an hochgradigen Schluckbeschwerden, Kieferklemme, Speichelfluss und Vorwölbung des weichen Gaumens auftreten.

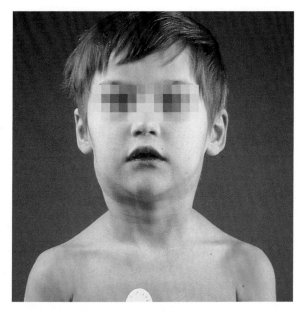

◘ Abb. 13.8 Halslymphknotenschwellung bei einem 5-jährigen Jungen mit infektiöser Mononukleose

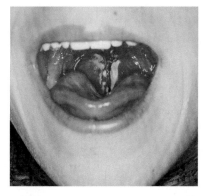

◘ Abb. 13.9 Angina lacunaris bei infektiöser Mononukleose

❯ Jede eitrige Angina sollte, da meist eine Streptokokkeninfektion vorliegt, mit Antibiotika (Penicillin oder Cephalosporin) behandelt werden.

Örtliche Maßnahmen wie Halswickel oder bei älteren Kindern Mundspülungen sind hilfreich, aber von untergeordneter Bedeutung.

Differenzialdiagnose Bei jeder follikulären bzw. lakunären Angina muss an die heute häufiger vorkommende **infektiöse Mononukleose** (▶ Kap. 8.2.3) gedacht werden (◘ Abb. 13.8 und ◘ Abb. 13.9). Sehr selten ist dagegen heute eine Rachendiphtherie.

Angina ulceromembranacea (Plaut-Vincent) Erreger sind Fusobactium Plaut-Vincenti und Borrelia Vincenti. Diese seltenere, bei älteren Kindern vorkommende Anginaform ver-

läuft mit leichteren Allgemeinerscheinungen und einseitiger Ulkusbildung einer Tonsille. Sie verursacht stärkere Schluckbeschwerden und fötiden Mundgeruch. Bei Einsatz von Penicillin ist die Prognose günstig.

Seitenstrangangina Die lymphatischen Seitenstränge der Rachenhinterwand erkranken im Rahmen einer Pharyngitis mit. Diese Reaktion tritt stärker hervor, wenn es sich um Patienten handelt, bei denen die Gaumenmandeln entfernt wurden.

Herpangina Die Herpangina wird durch eine Coxsackie-A-Virus-Infektion hervorgerufen. Sie betrifft die gesamte Mundschleimhaut, vor allem aber die Gaumenbögen und gelegentlich die Tonsillen, auf denen sich charakteristische Bläschen bzw. flache Ulzera mit dunkelrotem Hof ausbilden. Fieber und Abgeschlagenheit sind die Regel. Die Krankheit dauert jedoch nur wenige Tage und verläuft komplikationslos. Ein Nachweis des Virus im Stuhl oder von Antikörpern im Serum erübrigt sich angesichts der charakteristischen klinischen Zeichen. Die Therapie ist symptomatisch.

Rezidivierende Entzündungen

Rezidivierende Tonsillitiden führen in der Regel zu einer Hypertrophie der Tonsillen. Deren Größe allein berechtigt jedoch nicht zur Diagnose »chronische Tonsillitis«. Vielmehr ist die häufig zu findende Hyperplasie der Gaumenmandeln – teilweise mit Belägen – Ausdruck einer ständigen Auseinandersetzung mit Erregern und daher von immunologischer Bedeutung.

❯ Die Indikation zur Tonsillektomie muss vorsichtig gestellt werden. Sie ist erst gegeben, wenn:
  ▬ mindestens 3 schwere Tonsillitiden innerhalb eines Jahres durchgemacht werden
  ▬ ein Retrotonsillarabszess vorliegt
  ▬ dauerhafte Allgemeinerscheinungen bzw. eine Herdwirkung (Nephritis, rheumatisches Fieber) bestehen
  ▬ durch hyperplastische Mandeln Atmung, Nahrungsaufnahme und Sprechen behindert sind.

13.6.5 Krankheiten des äußeren Ohres

Fremdkörper

Beim Kleinkind können alle möglichen Fremdkörper in den Gehörgang gelangen und dort eine Zeitlang symptomlos festsitzen. Auch ein verhärteter **Zeruminalpfropf** kann als Fremdkörper imponieren.

Entzündungen

Die Gehörgangsentzündung, die **Otitis externa,** kann isoliert (z. B. Schwimmbadotitis) oder als sekundäres Ereignis bei der eitrigen Otitis media bzw. als Teilerscheinung bei Dermatitis seborrhoides oder endogenem Ekzem (Psoriasis) auftreten. Im Säuglingsalter kann bei stärkerer Absonderung die Differenzialdiagnose gegenüber der Otitis media schwierig sein. Sekretausspülung, lokale Pinselungen oder Salbenbehandlung kommen therapeutisch in Betracht.

13.6.6 Krankheiten des Mittelohres

Otitis media acuta

Pathogenese Die akute Entzündung des Mittelohrs ist – besonders im Säuglingsalter – eine der häufigsten Krankheiten überhaupt. Sie entsteht durch Fortleitung einer Entzündung vom Nasen-Rachen-Raum aus und wird in der Regel im Anschluss an eine Virusinfektion durch eine bakterielle Superinfektion mit Pneumokokken, Streptokokken, Haemophilus influenzae, aber auch durch andere Keime hervorgerufen. Sie beginnt bei älteren Kindern oft als **Tubenkatarrh** mit Verlegung der Ohrtrompete. Die katarrhalische Entzündung (**Otitis media catarrhalis**) kann mehr oder weniger schnell in die eitrige Form (**Otitis media purulenta**) übergehen.

Klinik Oft finden sich klinische Allgemeinerscheinungen wie Fieber, Unruhe, Schlafstörungen, heftiges Schreien, Erbrechen und Enteritis. Berührungsempfindlichkeit und meningeale Symptome können sich hinzugesellen. Gelegentlich wird der Arzt aber auch durch plötzliche Eitersekretion aus dem Gehörgang (»Ohrlaufen«) bei Perforation des Trommelfells nach relativ geringen Krankheitssymptomen überrascht.

Diagnostik Für die Diagnose ist besonders im Säuglingsalter die Schmerzhaftigkeit bei Druck auf den Tragus ein wichtiger Hinweis. Sie wird gesichert durch den Trommelfellbefund bei der Otoskopie: Rötung, Blasenbildung und Vorwölbung, Perforation.

Therapie Bei **unkomplizierter akuter Otitis media** werden systemisch Analgetika bzw. Antipyretika (Paracetamol) und abschwellende Nasentropfen verabreicht. Schmerzstillende Ohrentropfen, die das Trommelfellbild nicht verändern dürfen (z. B. Otalgan), haben keinen gesicherten Effekt. Nur **selten** ist bei entsprechender Indikation eine **Parazentese** vonnöten, z. B. beim vorgewölbtem Trommelfell, beim Ausbleiben der Spontanperforation oder einer Fazialislähmung zu Beginn der Erkrankung. Bei stärkeren Allgemeinerscheinungen und klinisch erkannter Otitis media purulenta muss entsprechend den erfahrungsgemäß verantwortlichen Erregern mit Amoxicillin oder Cephalosporinen behandelt werden.

Bei **rezidivierenden Otitiden** kann eine Rachenmandelhyperplasie als begünstigender Faktor im Spiel sein. In diesem Fall ist eine Adenotomie hilfreich.

Komplikationen Seltene Komplikationen sind eine Mastoiditis, Meningitis oder ein Hörverlust.

Mastoiditis

Länger anhaltendes Fieber und ein verzögerter Krankheitsverlauf bei einer Otitis sind verdächtig auf eine Komplikation, in erster Linie auf eine Mastoiditis.

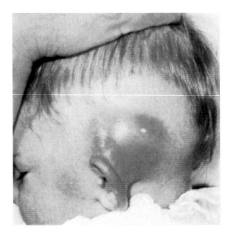

☐ **Abb. 13.10 Mastoiditis (stark fortgeschritten).** Rötung, Überwärmung und druckschmerzhafter Weichteilschwellung über dem Mastoid

Klinik Das Übergreifen der Entzündung auf das Antrum und den Warzenfortsatz verrät sich zumeist durch lokale Symptome: Verdrängung der Ohrmuschel (☐ Abb. 13.10), ödematöse Schwellung und Druckempfindlichkeit über dem Warzenfortsatz. Ein CT ist obligat. Therapeutisch muss eine intravenöse Antibiotikatherapie zur Anwendung kommen. Wenn kurzfristig keine Besserung eintritt, muss eine Antrotomie erwogen werden.

> ❯ Bei Säuglingen zieht die Mittelohrentzündung mitunter Durchfall als Begleitsymptom nach sich.

Eine blande verlaufende Warzenfortsatzentzündung bezeichnet man als **okkulte Mastoiditis**. Sie tritt bei Säuglingen gelegentlich als Ursache schwerer Gedeihstörungen mit Durchfall in Erscheinung.

Komplikationen Seltene Komplikationen sind die **otogene Meningitis purulenta** bzw. der **otogene Hirnabszess** und die **septische Sinusthrombose**. Beide erfordern eine sofortige operative Behandlung.

Die Triade aus Otitis media, Lähmung des M. rectus externus und Schmerzen in der homolateralen Orbita werden durch eine Petrositis verursacht und als Gradenigo-Syndrom bezeichnet.

Otitis media chronica

Sie ist als selbständiges Krankheitsbild anzusehen. Während bei der akuten Otitis media Schleimhauteiterungen im Vordergrund stehen, ist der Verlauf der chronischen Otitis media durch knochenzerstörende Prozesse bestimmt (**Cholesteatom**). Eine operative Therapie ist unumgänglich. Als therapieresistenter Erreger ist vor allen Dingen Pseudomonas aeruginosa anzusehen. Die Trommelfellperforation ist bei der akuten Form in der Regel zentral, bei der chronischen randständig gelegen.

Eine Schwerhörigkeit durch eine Schallleitungsstörung im Gefolge einer Mittelohrentzündung sollte möglichst schon in der pädiatrischen Praxis durch den Rinne-Versuch oder mit Hilfe einfacher audiometrischer Untersuchungen (Screening-audiometer) getestet werden.

Seromukotympanon

Synonyme Seromuköse Mittelohrentzündung, Paukener-guss.

Definition Form der chronischen Otitis exsudativa mit rasch auftretender Schwerhörigkeit als Leitsymptom.

Pathogenese Pathogenetisch kommt es offenbar durch Belüftungsstörungen (Adenoide, Tubeninsuffizienz) in der Paukenhöhle zur Absonderung eines sterilen Ergusses von gallertig-muköser Konsistenz, der Eiweiß, Cholesterin und Mukopolysaccharide enthält.

Klinik Am häufigsten sind 4- bis 8-jährige Kinder betroffen. Die Eltern klagen über eine zunehmende Unaufmerksamkeit oder einen schulischen Leistungsabfall ihres Kindes, das oft auf Fragen (oder Geräusche) nicht reagiert. Der kleine Patient empfindet dabei keine Schmerzen und äußert daher selbst auch keine Beschwerden.

Diagnostik Der Trommelfellbefund ist beim Seromukotympanon völlig uncharakteristisch. Die Diagnose kann deshalb nur über den Nachweis einer **Schallleitungsschwerhörigkeit** gestellt werden. Ergänzende audiometrische Untersuchungen sind die **Impedanzaudiometrie** und die **Tympanometrie**.

Therapie Beim Verdacht auf einen Paukenhöhlenerguss wird eine probatorische Parazentese mit Sekretabsaugung vorgenommen. Falls sich der Paukenhöhlenerguss als mukös erweisen sollte, wird ein Paukenhöhlenröhrchen aus Kunststoff mit angewulsteten Rändern in die Parazenteseöffnung eingesetzt, das mehrere Wochen liegenbleiben muss. Diese Maßnahme normalisiert das Hörvermögen und führt zur Abheilung der exsudativen Schleimhautentzündung.

13.6.7 Krankheiten des Innenohres

Ätiologie Erkrankungen des Hör- und Gleichgewichtsorgans treten bei Kindern als angeborene und erworbene Störungen in Erscheinung. Schwere **angeborene Hörschäden** sind entweder erbbedingt oder pränatal exogen entstanden (z. B. Rötelnembryopathie, ▶ Kap. 4.10.2). **Postnatal erworbene Schwerhörigkeit** bzw. **Taubheit** kann durch zerebrale Erkrankungen (Meningitis, Enzephalitis), toxische Schäden (z. B. Aminoglykoride), Mumps oder eine chronische Otitis media oder auch durch Gendefekte (X-chromosomal-dominant: Alport-Syndrom) verursacht sein.

Diagnostik Häufig weisen erst Sprech- und Sprachstörungen auf Hörschäden hin. Besteht der Verdacht auf eine Hörstörung, so ist eine Audiometrie indiziert. Bei Säuglingen müssen otoakustische Potenziale abgeleitet werden. Für die Diagnose

von **Vestibularisschäden** mit Gleichgewichtsstörungen ist u. a. die Untersuchung auf Spontannystagmus wichtig.

Kernaussagen

- Die akute Rhinopharyngitis kann besonders im Säuglingsalter zu einer erheblichen Beeinträchtigung führen. Zahlreiche Viren als Auslöser können Bakterien den Weg bahnen.
- Bei akuter katarrhalischer Sinusitis führen abschwellende Nasentropfen und Inhalationen zur Symptombesserung.
- Die akute eitrige Sinusitis ist in der Regel eine bakterielle Entzündung durch Pneumokokken, Haemophilus influenzae oder Moraxella catarrhalis. Die Spontanheilungsrate ist hoch. Bei schwerem Verlauf mit hohem Fieber ist eine Antibiotikatherapie indiziert, nicht selten ist auch eine operative Kieferhöhlendrainage erforderlich.
- Eine entzündliche Rachenmandelhyperplasie findet sich häufig im frühen Kindesalter und bildet sich meist mit zunehmendem Alter zurück. Eine operative Adenotomie ist nur dann angezeigt, wenn bei einer dauerhaften Rachenmandelhyperplasie eine chronische Entzündung, eine Behinderung der Nasenatmung oder chronisch rezidivierende Mittelohrentzündungen, Sinusitiden und Bronchitiden vorliegen.
- Die Ursachen der eitrigen Angina tonsillaris sind fast immer Streptokokkeninfektionen, die mit Penicillin oder Oralcephalosporinen behandelt werden. Die Indikation zur operativen Tonsillektomie muss zurückhaltend gestellt werden, gegeben ist sie beim Auftreten von mindestens 3 schweren, hochfieberhaften Tonsilliden im Laufe eines Jahres, bei einem Retrotonsillarabszess, dauerhaften Begleitkomplikationen (Nephritis, rheumatisches Fieber) oder bei durch extrem große Tonsillen bedingter Behinderung von Atmung, Sprechen und Ernährung.

13.7 Erkrankungen von Kehlkopf, Trachea und Bronchien

Das Kruppsyndrom spielt unter den akuten Notfallsituationen im Kindesalter eine bedeutende Rolle. Am häufigsten ist die subglottische Laryngitis, die auf einer Virusinfektion beruht und meist gutartig verläuft. Der rezidivierende Krupp (»spasmodic«) ist häufig durch Allergien bedingt und ebenfalls gutartig, während der bakteriell bedingte Krupp meist progredient ist. Die supraglottische Laryngitis (Epiglottitis) kann rasch zu einer dramatischen Verschlechterung führen, hat in den letzten Jahren jedoch aufgrund einer hohen Durchimmunisierungsrate mit einem HiB-Impfstoff im Rahmen der Grundimmunisierung an Häufigkeit rapide abgenommen. Differenzialdiagnostisch ist bei allen Laryngitiden an die seltene Kehlkopfdiphtherie zu denken.

▼

Unter den Tracheobronchitiden bedürfen die obstruktive Form und die Bronchiolitis besonderer Therapiemaßnahmen. Am schwersten betroffen sind Kinder mit maligner stenosierender Laryngotracheobronchitis. Bei der chronischen Bronchitis ist auch an Bronchiektasen und eine Mukoviszidose zu denken. Das Asthma bronchiale ist die häufigste chronische Erkrankung der Atemwege im Kindesalter. Ihm liegt eine chronisch eosinophile Entzündung mit einer Hyperreagibilität des Bronchialsystems, meist als Folge einer Allergie, zugrunde. Im Gegensatz zur Typ-I-Allergie des Asthma bronchiale beruht die seltene allergische Alveolitis auf einer allergischen Reaktion der Lunge vom Typ III, z. B. gegenüber Aktinomyzeten (Farmerlunge) oder Taubenkot (Taubenzüchterlunge).

13.7.1 Tumoren des Kehlkopfes

Gutartige **Papillome** an den Stimmbändern sind bei Kindern selten. Sie führen zu Heiserkeit und bei ausgedehntem Befall zu inspiratorischem Stridor. Die Behandlung besteht in einer mehrfach durchzuführenden Abtragung und/oder in der Gabe von Leukozyteninterferon.

Häufiger sind die sog. **Sänger- bzw. Schreiknötchen,** fibromatöse Gebilde am Stimmbandrand. Sie bilden sich bei Stimmschonung meist von selbst zurück.

13.7.2 Entzündungen des Kehlkopfes

Kruppsyndrom

Definition Unter der Bezeichnung Kruppsyndrom werden verschiedene Krankheitsbilder mit einer Stenosierung im oberen Atemwegstrakt zusammengefasst, die als **Leitsymptome** Husten und eine inspiratorische Atemnot aufweisen. Trotz dieser Symptomatik unterscheiden sich die Krankheitsbilder aufgrund der Lokalisation der Entzündung, der Ätiologie und auch einiger klinischer Symptome.

Bei der **subglottischen Laryngitis** (Pseudokrupp) kommt es – meist in den Abendstunden oder nachts – nach initialen Infektzeichen, oder auch ohne Vorboten, zu einem bellenden Husten, der – je nach Schweregrad (■ Tab. 13.3) – von einer mehr oder weniger stark ausgeprägten inspiratorischen Atembehinderung mit Stridor gefolgt werden kann.

Ätiologie Ursache ist eine Virusinfektion, meist mit Parainfluenzaviren. Kommt durch absteigende Infektion und Beteiligung von Trachea und Bronchien eine exspiratorische Atembehinderung hinzu, so spricht man von einer Laryngotracheitis oder Laryngotracheobronchitis. Ein zu Rezidiven neigender Krupp (»spasmodic croup«) wird oft durch Allergien ausgelöst. Er weist meist einen gutartigen und kurzen Verlauf auf.

Von der Kruppkrankheit werden ältere Säuglinge und Kleinkinder betroffen, Knaben häufiger als Mädchen, dicke Kinder häufiger als schlanke.

Differenzialdiagnose Maligne Laryngotracheobronchitis (► Abschn. 13.7.6). Bei der Kehlkopfdiphtherie entwickelt sich die Larynxstenose langsamer (■ Tab. 13.3). Akute Atemnot mit inspiratorischem Stridor wird auch durch einen hochsitzenden Fremdkörper oder durch ein Glottisödem hervorgerufen, das wiederum durch eine eitrige Entzündung der Umgebung (z. B. Zungengrund), Einatmen ätzender Dämpfe, Verbrühung, Insektenstich oder Intubation bei Inhalationsnarkose bedingt sein kann. Ferner ist an einen Laryngospasmus bei rachitogener Tetanie zu denken.

Therapie Die Therapie richtet sich nach dem Stadium der Krankheit. In einigen Fällen kann der Krupp nach kurzem, bedrohlichem Atemnotanfall rasch wieder abklingen. In anderen Fällen kann sich ein lebensgefährliches Erstickungsbild

13

■ Tab. 13.3 Differenzialdiagnose des Kruppsyndroms

	Subglottische Laryngitis (Pseudokrupp)			Supraglottische Laryngitis (Epiglottitis)	Kehlkopfdiphtherie
	Viraler Krupp	Bakterieller Krupp	»Spasmodic« Krupp		
Lebensalter	6 Monate bis 3 Jahre	2–6 Jahre	2–6 Jahre	2–6 Jahre	Jedes Alter
Häufigkeit	Häufig	Selten	Weniger häufig	Weniger häufig	Selten
Ätiologie	Viren (Parainfluenza)	Bakterien (Staphylokokken, Haemophilus influenzae)	Allergie	Bakterien (Haemophilus influenzae Typ B)	Corynebacterium diphteriae
Stimme	Heiser	Heiser	Heiser	Kloßig	Aphonisch
Leukozyten	Normal	Erhöht	Normal	Stark erhöht	Mäßig erhöht
Verlauf	Meist gutartig Besserung nach 1–3 Tagen	Meist progredienter Verlauf	Stets gutartig Besserung nach Stunden	Progredienter Verlauf mit zunehmender Verschlechterung, fast immer ist die Intubation oder Tracheotomie erforderlich	Verschiedene Formen: 1. lokalisiert 2. progredient 3. toxisch: Intubation und Tracheotomie

Tab. 13.4 Stadieneinteilung und Therapie der subglottischen Laryngitis (Pseudokrupp)

	Stadium I	Stadium II	Stadium III	Stadium IV
Symptome	Bellender Husten oder Schluckbe-schwerden	Stridor Einziehungen im Jugulum, Epigastrium	Stridor zusätzlich Einziehungen der seitlichen Thoraxpartien Atemnot Tachykardie Hautblässe Unruhe, Angst	Stridor Maximale inspiratorische Einziehungen Höchste Atemnot Puls klein, frequent Zyanose Sopor
Therapie	Frischluft Sedierung Sekretolyse (orale Flüssig-keitszufuhr)	Zusätzlich: Kalt-luftverneblung Glukokortikoide (Prednison: Rectodelt)	Zusätzlich: Glukokortikoide i.v. Adrenalin-Inhalation (InfectoKrupp®) O₂-Gabe Parenterale Flüssigkeitszufuhr	Zusätzlich: Intubation und Beatmung, im Notfall Tracheotomie Evtl. Antibiotika i.v.

mit Tachykardie, graublasser Hautfarbe und Apathie entwickeln. Da es durch Verschleppung der Krankheit immer wieder zu Todesfällen kommt, muss sofort eine Therapie einsetzen, die sich an den Schweregraden orientiert (◘ Tab. 13.4).

 Cave
Jeder Krupp sollte möglichst stationär in einer Kinderklinik behandelt werden.

Im Wesentlichen besteht die Therapie in einer **Beruhigung** von Kind und Mutter, ggf. unterstützt durch eine medikamentöse **Sedierung** (Promethazin, Chloralhydrat, Diazepam, Barbiturate), **abschwellenden Maßnahmen** durch die Gabe von **Glukokortikoiden** (Prednison, Prednisolon) und **Adrenalin-Inhalationslösung** (InfectoKrupp®), Gabe von **angefeuchtetem O₂** und **Sekretverflüssigung** durch ausreichende Flüssigkeitszufuhr. Die Maßnahmen sollten stets unter Intubationsbereitschaft durchgeführt werden. Bei den schwersten Formen sind eine Intubation und Beatmung oder im Notfall eine Tracheotomie nicht zu umgehen.

Akute phlegmonöse Epiglottitis

Ätiologie Die akute Epiglottitis ist ein schweres Krankheitsbild, das als seltene Sonderform des Kruppsyndroms gelten kann und durch **Haemophilus influenzae Typ B** hervorgerufen wird. Sie kommt zu jeder Jahreszeit vor und betrifft in erster Linie Kleinkinder von 2–6 Jahren, die meist plötzlich aus voller Gesundheit oder nach einem banalen Infekt mit kloßiger Sprache und Schluckschmerzen erkranken. Aufgrund der Schwere der Erkrankung und auch der durch Haemophilus influenzae Typ B verursachten Meningitis wird heute im Säuglingsalter zusammen mit den anderen Impfungen eine aktive Immunisierung mit einem HiB-Impfstoff empfohlen. Die Inzidenz der Erkrankung ist, bedingt durch die Durchimmunisierung in den letzten Jahren, erheblich zurückgegangen.

Pathogenese Pathologisch-anatomisch liegt der akuten Epiglottitis ein starkes supraglottisches Ödem mit leukozytärer Infiltration zugrunde, das auch auf den Retropharynx übergehen und teilweise abszedieren kann.

Klinik Das klinische Bild verschlechtert sich rasch, oft vergehen von den ersten Symptomen bis zur Atemnot nur wenige Stunden. Nach einem inspiratorischen Stridor (schnarchende Einatmung) mit oder ohne Heiserkeit findet sich fast immer auch ein **exspiratorisches Röcheln** (**Karcheln**). Anders als bei der akuten Laryngitis ist **kein** bellender Husten vorhanden, vielmehr werden Schmerzen beim Schlucken (auch in die Ohren ausstrahlend) angegeben oder ständige Schluckbewegungen beobachtet. Auch eine schmerzhafte Schwellung der Hyoidgegend und Kieferwinkelödeme mit Lymphknotenschwellung können vorhanden sein. Die Körpertemperatur bewegt sich zwischen 38 und 40 °C.

Diagnostik Die Epiglottisschwellung ist gelegentlich bei der **Racheninspektion** zu sehen und imponiert bei der Laryngoskopie als eine prall geschwollene Kugel, die einer Kirsche ähnlich sieht (◘ Abb. 13.11). Die Racheninspektion darf nur in Tracheotomiebereitschaft vorgenommen werden. Einfacher ist eine seitliche **Röntgenaufnahme** des Halses bei gestrecktem Kopf, die gleichfalls die geschwollene Epiglottis sichtbar macht. Im **Blutbild** besteht fast immer eine ausgeprägte Leukozytose (15.000–20.000 oder mehr), die in differenzialdiagnostischer Hinsicht von Bedeutung ist (◘ Tab. 13.3).

Therapie Angesichts des septischen Bildes und der bakteriellen Genese ist, zusätzlich zu einer hochdosierten Therapie mit Glukokortikoiden, eine sofortige Antibiotikabehandlung notwendig. Da derzeit ca. 3–5 % der Haemophilus-influenzae-Stämme in Deutschland β-Laktamase bilden sollte mit einem Cephalosporin der 3. Generation (Cefotaxim, Ceftriaxon) oder einem Aminopenicillin + β-Laktamasehemmer behandelt werden. Außerdem muss das Kind sediert werden. Fast immer ist eine Intubation, seltener eine Tracheotomie, erforderlich. Man wählt dabei einen Nasotrachealtubus aus, dessen Größe eine Nummer unter der altersgemäßen Durchschnittsgröße liegen sollte. Nach der Intubation sind Feuchtluftvernebelung (Ultraschall) und tracheales Absaugen sowie anhaltende Sedierung vordringlich.

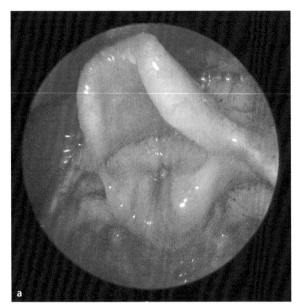

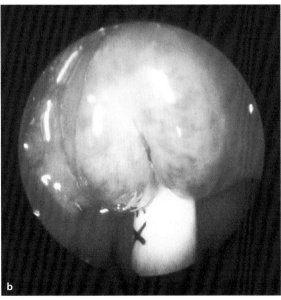

◘ Abb. 13.11a, b Epiglottisschwellung. a Normale Epiglottis mit Kehlkopfeingang. **b** Massiv geschwollene Epiglottis mit liegendem Tubus im Kehlkopfeingang bei Epiglottitis

> Akute Infekte oder Allergien im Bereich des Larynx kommen fast ausschließlich im Kleinkindalter vor. Ein bellender Husten, Heiserkeit sowie ein mehr oder weniger stark ausgeprägter inspiratorischer Stridor können innerhalb kurzer Zeit zur Atemnot führen, die ein sofortiges therapeutisches Handeln erfordert. Differenzialdiagnostisch muss beim Kruppsyndrom zwischen der klassischen subglottischen Laryngitis (»Pseudokrupp«), dem sog. »Spasmodic« Krupp und der Epiglottitis unterschieden werden.

Fallbeispiel

Anamnese 3,5 Jahre altes Mädchen. 2 Wochen vor der stationären Aufnahme »Erkältung«. 13 Tage später Kopf- und Ohrenschmerzen sowie Schluckbeschwerden, kloßige Sprache. Am Aufnahmetag Dyspnoe sowie inspiratorische Einziehungen der Rippen und des Sternums.

Befund Bei der Aufnahme massive inspiratorische Dyspnoe, Kind wollte sich nicht hinlegen, stützte sich mit den Händen ab. Speichelfluss. Nach gewaltsamem Hinlegen zur Untersuchung Zyanose und Bradykardie. Beim Versuch der orotrachealen Notintubation sah man die geschwollene Epiglottis. Intubation erst möglich mit einem Neugeborenentubus. Temperatur 39,5 °C, Leukozytose von 16 000 Leukozyten/µl, BSG 28 mm, CRP 48 mg/l.

Diagnose Epiglottitis.

Therapie und Verlauf Belassen des Tubus und Beatmung. Anlegen eines Dauertropfes über eine intravenöse Braunüle. Zufuhr von reichlich Flüssigkeit. Therapie mit Glukokortikoiden (Prednison) 6 mg/kg KG/24 h für 2 Tage, danach ausschleichend. Cefotaxim 150 mg/kg KG/24 h i.v. für 10 Tage, inhalative Gabe von Adrenalin (InfectoKrupp®) mehrmals täglich. Nach 2 Tagen nasotracheale Umintubation, Extubation nach 5 Tagen.

13.7.3 Fremdkörper der Luftwege

Fremdkörperaspirationen in die Luftwege sind bei Kleinkindern nicht selten. Meist sind es kleinere Gebilde, die die Glottis passieren: Münzen, Nägel oder Nahrungsmittel, vor allem Nüsse.

Klinik Die Eltern werden auf das Ereignis in der Regel durch einen starken Hustenanfall aufmerksam, dem in Abständen weitere, keuchhustenähnliche Attacken folgen. Gelegentlich wird eine Fremdkörperaspiration als Krupp oder als Asthma verkannt.

Diagnostik Bei der **klinischen Untersuchung** fallen auf der betroffenen Seite häufig ein hypersonoren Klopfschall und ein abgeschwächtes Atemgeräusch auf, da ein größerer Bronchialfremdkörper zunächst eine **Ventilstenose** hervorrufen kann. Stets ist eine **Röntgenaufnahme** angezeigt. Hier findet sich meist eine Blähung mit erhöhter Transparenz auf der betroffenen Seite. Bei zunehmender Überblähung verlagert sich das Mediastinum insbesondere bei Exspiration zur gesunden Seite (◘ Abb. 13.29). Am häufigsten befinden sich die Fremdkörper im rechten Hauptbronchus, seltener im linken oder in Larynx und Trachea. Bei einem Teil der Fälle ist trotz auffälliger klinischer Symptomatik kein röntgenologischer Hinweis zu finden.

> Wird die Aspiration nicht entdeckt, kommt es auf dem Boden von Atelektasen zu Infektionen, die zu chronisch-rezidivierenden Pneumonien und Bronchiektasenbildung führen können.

Therapie Fremdkörper müssen mit Hilfe der Bronchoskopie extrahiert werden.

Fallbeispiel

Anamnese 3,5-jähriger Junge. Atemnot, Husten seit 14 Tagen. Temperatur 39,5 °C seit 2 Tagen, unter Amoxicillin keine Besserung, stationäre Einweisung.

Befund Tachypnoischer Junge, inspiratorisch reichlich feuchte Rasselgeräusche, rechts mehr als links. Leukozytose, BSG und CRP erhöht. Das Röntgenthoraxbild zeigt massive Infiltration beidseits parakardial.

Therapie Intravenöse Therapie mit Cefotaxim. Geringfügige Besserung. Nach 4 Tagen Verschlechterung, Auftreten einer Zyanose und massive Atemnot mit pH-Abfall auf 7,14, pCO_2-Anstieg auf 65 mmHg. Röntgenthorax: massive Überblähung der rechten Lunge mit Herniation ins Mediastinum.

Diagnose Verdacht auf Fremdkörperaspiration.

Weitere Therapie und Verlauf Sofortige Bronchoskopie in Narkose. Entfernung einer Erdnuss aus dem rechten Hauptbronchus. Absaugen von reichlich eitrigem Sekret. Fortführen der Antibiotikatherapie. Entlassung nach 4 weiteren Tagen.

13.7.4 Akute Entzündungen des Tracheobronchialbaums

Akute Tracheobronchitis, akute Bronchitis

Klinik Die akute Tracheobronchitis ist eine sehr häufige Kinderkrankheit, die nicht primär entsteht, sondern an eine Rhinopharyngitis anschließt. Wenn die Symptome der Pharyngotracheitis abgeklungen sind, bleibt die Bronchitis – auch bei unkompliziertem Verlauf – noch einige Tage bestehen. Der zunächst trockene, vor allem nächtliche Husten wird allmählich lockerer und fördert – jedenfalls bei älteren Kindern – schleimiges bis eitriges Sekret zutage.

Diagnostik Bei der **Auskultation** sind über den Lungen Rhonchi sonori (Brummen und Giemen) oder auch mittel- bis grobblasige Rasselgeräusche zu hören. Das Allgemeinbefinden der Kinder ist gestört, ihre Temperatur jedoch oft nur anfangs erhöht. Nach höchstens 2 Wochen sind im Allgemeinen die Symptome verschwunden.

Therapie Je nach Symptomatik sind Inhalationen über einen Düsenvernebler, z. B. mit isotonem Kochsalz (NaCl 0,9 %) und/oder die Gabe von sekretverdünnenden Hustensäften angezeigt. Hustensedativa (Codein) hemmen die Funktion des Hustens als Schutzreflex und Reinigungsmechanismus und sollten deshalb nur in Ausnahmefällen bei trockenem, nichtproduktivem Reizhusten verabreicht werden. Bei Fieber, grünlichgelblichem Nasensekret und/oder Auswurf sind Antibiotika oft nicht zu umgehen.

Obstruktive Bronchitis

Synonyme Asthmatische Bronchitis, spastische Bronchitis.

Bei zahlreichen Säuglingen und Kleinkindern wird die akute Bronchitis durch eine Verengung der Atemwege kompliziert. Daran sind in dieser Altersgruppe vornehmlich eine Schleimhautschwellung und intraluminale Obstruktion durch gesteigerte Schleimsekretion, weniger ein Bronchospasmus, beteiligt. Die Diagnose »spastische« Bronchitis ist daher irreführend. Obwohl ein asthmaähnliches Bild entsteht, ist auch der synonym gebrauchte Begriff »asthmatiforme« Bronchitis nicht korrekt, da nur etwa 30 % der Kinder, die im Säuglingsalter eine obstruktive Bronchitis hatten, später ein Asthma bronchiale entwickeln.

Pathogenese Ursache sind virale Infektionen mit Parainfluenzaviren, Adenoviren oder Viren der Echo- bzw. Coxsackiegruppe.

Klinik Klinisch zeigen die Patienten Giemen, Brummen und/oder Pfeifen (»wheezy bronchitis«) im Exspirium, die z. T. mit erheblicher Atemnot einhergehen können (Abb. 13.12).

Voraussagen darüber, welche Kinder später ein Asthma entwickeln, sind schwer zu treffen. Bei Erhöhung des IgE, atopischen Reaktionen an anderen Organen (Ekzem), schweren, rezidivierenden Verläufen und Allergien bei Verwandten 1. Grades ist ein hohes Risiko anzunehmen. Darüber hinaus stellt Passivrauchexposition einen erheblichen Risikofaktor dar.

Therapie Im akuten Stadium wird eine Inhalationstherapie mit Salbutamol (β_2-Sympathomimetikum) in isotoner Kochsalz-Lösung (NaCl 0,9 %) über einen Düsenvernebler

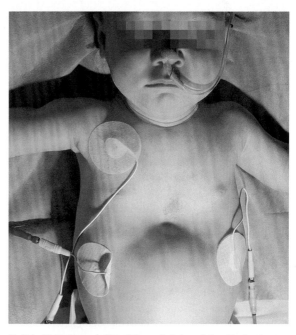

 Abb. 13.12 Sternale Retraktionen bei obstruktiver Tracheobronchitis eines 6 Monate alten Säuglings

oder alternativ als Dosieraerosol über einen Spacer, plus je nach Schwere der Symptomatik auch die Gabe von Gluko-kortikoiden (2 mg/kg KG/24 h p.o. oder i.v.) sowie Sauerstoff-Gabe empfohlen. Bei produktivem Husten kann eine Sekretolyse mit N-Azetylzystein oder Ambroxol (p.o.) sinnvoll sein.

Bronchiolitis

Definition Die Bronchiolitis kann als **schwerste Form** der akuten obstruktiven Bronchitis bezeichnet werden. Sie ruft bei Säuglingen und jüngeren Kleinkindern ein bedrohliches Krankheitsbild hervor, das bei einer ausgedehnten Entzündung der Bronchiolen wie die schwer verlaufende Erstmanifestation eines Asthma bronchiale imponiert. Pathophysiologisch steht eine Obstruktion der kleinen Atemwege durch Schleimhautödem und Mukus-Plugging im Vordergrund.

Ätiologie Auslösende Ursachen sind RSV, gelegentlich Parainfluenzaviren und sekundär vermutlich Bakterien. Im Nasen-Rachen-Schleim der Patienten wird häufig Haemophilus influenzae nachgewiesen.

Klinik Im klinischen Bild stehen Fieber, schwere exspiratorische Dyspnoe, Nasenflügeln und blasszyanotisches Hautkolorit im Vordergrund, die durch eine Obstruktion der peripheren Atemwege mit konsekutiver extremer Überblähung bedingt sind. Bei der Auskultation hört man kein Giemen wie bei der obstruktiven Bronchitis, sondern ein feinblasiges Rasseln oder ein sehr leises Atemgeräusch mit deutlich verlängertem Exspirium (»stumme Obstruktion«).

Diagnostik Auf dem **Röntgenbild** ist die Hiluszeichnung verstärkt (Peribronchitis), die Lungenperipherie gebläht. Wenn auch einzelne Symptome denen der spastischen Bronchitis ähneln, so verläuft doch die Bronchiolitis im Allgemeinen wesentlich schwerer. Die exspiratorische Atembehinderung wird nicht durch einen Spasmus, sondern durch die stenosierende Schleimhautentzündung und Mukusobstruktion der Bronchiolen hervorgerufen.

Therapie Die Therapie der Bronchiolitis beim Säugling ist weiterhin unbefriedigend. Im Vordergrund stehen O_2-Gabe über Nasenbrille mit dem Ziel, die Sauerstoffsättigung > 93 % zu halten, und parenterale Flüssigkeitszufuhr. Darüber hinaus zeigt mukolytische Inhalationstherapie mit hypertoner Kochsalzlösung (NaCl 3 %, 4 ml, 3- bis 4-mal täglich) in neueren Studien signifikante Therapieeffekte. Bronchodilatatoren und Glukokortikoide sind in der Regel wirkungslos, bei schweren Verläufen ist jedoch ein Therapieversuch gerechtfertigt. Bakterielle Sekundärinfektionen müssen mit Antibiotika behandelt werden.

> Eine Atemwegsobstruktion im Säuglingsalter ist meistens die Folge einer viralen Infektion, seltener von Allergien, Fehlbildungen oder einer zystischen Fibrose.

Maligne, stenosierende Laryngotracheobronchitis

Ätiologie Dieses schwere Krankheitsbild betrifft nur Kleinkinder und wird vermutlich durch Viren in Kombination mit Haemophilus influenzae B und Streptokokken ausgelöst.

Klinik Die Erkrankung kann auch als schwere progrediente Form des Kehlkopfkrupps bezeichnet werden: Schwellung, Sekret- und Membranbildung greifen rasch auf die Bronchien über. Damit tritt die exspiratorische Komponente des Stridors mehr in den Vordergrund.

Therapie Die Tracheotomie bringt hier nicht sofort Linderung, erlaubt aber doch ein besseres Absaugen des tiefersitzenden zähen Sekrets. Die parenterale Gabe von Glukokortikoiden und Antibiotika ist obligat.

13.7.5 Chronische Entzündungen des Tracheobronchialbaums (bronchitisches Syndrom)

Chronische Bronchitis

Definition Die Kriterien für die chronische (rezidivierende) Bronchitis bzw. komplizierte Bronchitis mit rekurrierendem Verlauf sind: Wiederholungen von 3 Episoden von mindestens 14-tägiger Dauer innerhalb eines Jahres.

Eine **chronische Bronchitis** ist bei Kindern im Allgemeinen ein Bronchialkatarrh, der länger als 3 Monate während eines Jahres anhält. Sinubronchitis, Bronchiektasen, Fremdkörper etc. müssen ursächlich ausgeschlossen werden. Oft ist eine Schädigung der Bronchialwand, etwa durch Keuchhusten oder mit sog. »asthmogenen« Viren (Adeno-, Parainfluenza-, RS-Viren) vorangegangen, die das Entstehen eines **hyperreagiblen Bronchialsystems** begünstigen. Ursache dieser Hyperreagibilität ist eine chronische Entzündung der Bronchialschleimhaut. Differenzialdiagnostisch müssen bei chronischen Hustenbeschwerden im Säuglings- und Kleinkindalter ein gastroösophagealer Reflux (GÖR), Aspiration im Rahmen der Nahrungsaufnahme sowie angeborene Fehlbildungen der Atemwege und altersunabhängig eine Mukoviszidose, primäre Ziliendyskinesie, Immundefekte und eine Fremdkörperaspiration in Betracht gezogen werden. Fraglos gibt es daneben aber auch eine familiäre Organdisposition: Einzelne Kinder erkranken – ohne fassbare Vorschädigung und Grunderkrankung – im Anschluss an »banale« Infekte immer wieder an einer akuten Bronchitis.

Die **Bronchiolitis** stellt eine Sonderform mit schwerem Verlauf und relativer Therapieresistenz dar. Im Gefolge dieser durch RS-Viren bedingten Entzündung der kleinen Atemwege entsteht häufig eine bronchiale Hyperreagibilität, die chronische Atemwegssymptome unterhält.

Sinubronchitis

Bei diesem Krankheitsbild sind Nasennebenhöhlen und Luftwege gemeinsam befallen.

Ätiologie Es wird vermutet, dass die Sinusitis durch die abfließenden Sekrete direkt, oder indirekt auf hämatogenem Wege, die Bronchitis unterhält, so dass ein chronisch-rezidivierendes Leiden entsteht.

Klinik Symptome sind Husten, vor allem attackenweise in der Nacht, längerdauernder Schnupfen, Kopfschmerzen, Druckempfindlichkeit der Oberkiefer (Sinusitis maxillaris). Bei allen Kindern mit anhaltendem Schnupfen oder behinderter Nasenatmung und chronischer Bronchitis ist an eine Sinubronchitis zu denken.

Diagnostik Die Diagnose wird durch die Röntgenbefunde erhärtet: Verschattungen der Nebenhöhlen (von begrenztem Wert) und ein Infekthilus (Peribronchitis), der durch einen verbreiterten, fleckig verdichteten und zur Peripherie grobstreifig aufgefaserten Hilusschatten gekennzeichnet ist. Auch bei anderen akuten und chronischen Entzündungen der Atemwege finden sich Infekthili, so dass dieser Befund nicht als spezifisch zu werten ist. Ein CT oder MRT ermöglicht die sichere Diagnose einer Sinusitis, jedoch ist die Durchführung wegen der hohen Kosten sorgfältig abzuwägen. Bei persistierenden Symptomen nach adäquater antibiotischer Therapie muss differenzialdiagnostisch an eine Mukoviszidose, eine primäre Ziliendyskinesie und an Immundefekte gedacht werden.

Therapie und Prognose Bei rechtzeitiger Behandlung mit Antibiotika ist die Prognose der Sinubronchitis gut. Spontane Abheilung ist möglich. In der Regel wird eine Besserung jedoch erst nach Beseitigung der Sinusitis erzielt (▶ Abschn. 13.6.2). Eine Klimakur kann günstig sein.

Bronchiektasen

Pathogenese Bei Bronchiektasen handelt es sich um erworbene, irreversible Veränderungen der Bronchialwand, welche zu einem lokalen Defekt der mukoziliären Clearance führen und damit eine Prädilektionsstelle für rezidivierende oder chronische bronchopulmonalen Infektionen darstellen. Als Ursachen von Bronchiektasen kommen u. a. schwer verlaufende akute virale (z. B. Adenoviren, Masern) und bakterielle (z. B. Pertussis, Mykoplasmen) Infektionen, chronische bakteriellen Infektionen im Rahmen angeborener Erkrankungen (Mukoviszidose, primärer Ziliendyskinesie, Immundefekte), Asthma bronchiale, Fremdkörperaspiration oder rezidivierende Aspiration bei Zerebralparese in Betracht.

Klinik Chronischer Husten mit morgendlicher Entleerung von reichlichem, meist eitrigem Sputum ist bei älteren Kindern charakteristisch. Jüngere Kinder verschlucken den Auswurf meistens. Auskultatorisch finden sich ständig Rasselgeräusche an umschriebenen Stellen, z. B. über den Unterfeldern. Es treten immer wieder Exazerbationen mit Fieber und Pneumonien auf. Die Kinder magern ab und entwickeln im fortgeschrittenen Krankheitsstadium aufgrund einer chronischen Hypoxie eine Akrozyanose mit Uhrglasnägeln und Trommelschlegelfingern.

Diagnostik **Röntgenologisch** sind wechselnde Verdichtungen und eine ausgesprochen wabige Struktur in den Unterfeldern verdächtige, aber nicht beweisende Befunde. Diese werden erst durch die **Computertomographie** durch den Nachweis von zylindrischen (möglicherweise reversibel) oder sackförmigen (irreversibel) Bronchialwanderweiterungen geliefert.

Therapie Therapeutisch von Bedeutung ist die Sekretolyse durch regelmäßige Atemphysiotherapie und mukolytische Inhalationstherapie, z. B. mit hypertones Kochsalzlösung (NaCl 6 %), und eine konsequente Antibiotikatherapie nach bakteriologischer Diagnostik und Resistogramm. Eine partielle Lungenresektion kommt nur bei nicht beeinflussbaren, lokalisierten Prozessen, nicht aber bei generalisierten Bronchiektasen in Frage.

13.7.6 Mukoviszidose (zystische Fibrose)

Pathogenese Die Mukoviszidose oder zystischen Fibrose (CF) ist die häufigste tödlich verlaufende Erbkrankheit bei Kaukasiern, bei der es infolge einer abnormen Zusammensetzung der Sekrete exokriner Drüsen und anderer epithelialer Organe zur Obstruktion der Drüsenausführungsgänge mit zystisch-fibröser Umwandlung kommt. In den Atemwegen kommt es zusätzlich zu einer chronischen bakteriellen Infektion und Entzündungsreaktion und über 90 % der Morbidität und Mortalität der Mukoviszidose werden weiterhin durch die chronische Lungenerkrankung bestimmt. Die Erkrankung wird durch Mutationen im CFTR (Cystic Fibrosis Transmembrane Conductance Regulator)-Gen verursacht und autosomal-rezessiv vererbt. Die Häufigkeit liegt bei etwa 1:2500 und in Deutschland sind ca. 8000 Patienten betroffen.

Bereits 1989 ist es gelungen, den **Gendefekt** auf einem engumgrenzten Abschnitt des langen Arms von Chromosom 7 zu lokalisieren. Neben einer Hauptmutation (ΔF508), die in unseren Bereichen ca. 70 % aller CF-Allele betrifft, in südlichen Ländern jedoch weniger häufig zu finden ist, gibt es zahlreiche weitere Mutationen – bisher wurden über 1200 entdeckt – die teilweise unterschiedliche klinische Verläufe zeigen. Insbesondere Mutationen, welche mit einer CFTR-Restfunktion einhergehen, sind mit langfristiger Pankreassuffizienz und dadurch bedingt einem milderen Krankheitsverlauf assoziiert. CFTR-Mutationen führen wie bei ΔF508 zu einer »falsche« Proteinfaltung und dadurch einem gestörten intrazellulären Transport an die Zelloberfläche, sodass das fehlerhafte CFTR-Protein nicht in die Zellmembran eingebaut wird oder – je nach Mutationstyp – zu einer gestörten Proteinsynthese bzw. einer defekten oder reduzierten Funktion des CFTR-Proteins in der Zellmembran. Das CFTR-Protein ist in seiner Struktur aufgeklärt (◘ Abb. 13.13) und bildet in zahlreichen epithelialen Organen einen cAMP-abhängigen Cl^--Kanal und steuert in den Atemwegen die Aktivität von epithelialen Na^+-Kanälen (ENaC). Diese Ionentransportvorgänge spielen eine wichtige Rolle bei der normalen Befeuchtung der Schleimhautoberflächen, welche in den betroffenen Organen eine

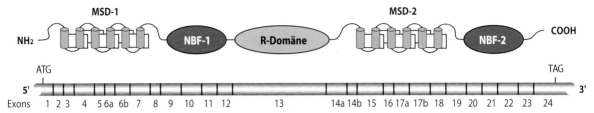

◘ Abb. 13.13 Das CFTR-Gen. Das CFTR (Cystic Fibrosis Transmembrane Conductance Regulator)-Gen besteht aus 27 Exons, liegt auf dem langen Arm von Chromosom 7 und kodiert für ein Protein, welches in der luminalen Membran zahlreicher Epithelien einen cAMP-abhängigen Cl⁻-Kanal bildet und in den Atemwegen zusätzlich die Funktion von epithelialen Na⁺-Kanälen (ENaC) reguliert. Durch Regulation des Ionentransports spielt CFTR eine Schlüsselrolle bei der normalen Befeuchtung von Schleimhautoberflächen, welche in sekretorischen Drüsen und anderen Epithelien eine Grundvoraussetzung für eine normale Organfunktion darstellt. Bei der häufigsten Mutation in CFTR-Gen kommt es durch Deletion von 3 Basenpaaren des insgesamt 250.000 Basenpaare enthaltenden Gens in Exon 10 zur Deletion von Phenylalanin in Position 508 des CFTR-Proteins (ΔF508). Insgesamt setzt sich CFTR aus 1480 Aminosäuren zusammen. Das Fehlen von Phenylalanin (ΔF508) ist dafür verantwortlich, dass das Protein falsch gefaltet und nicht an die Zellmembran transportiert wird. Bei anderen Mutationstypen ist die intrazelluläre Proteinsynthese oder der Transport zur Zellmembran durch andere Mechanismen gestört und/oder es werden CFTR-Cl⁻-Kanäle mit defekter oder reduzierter Cl⁻-Leitfähigkeit in die Zellmembran eingebaut. CFTR besteht jeweils aus zwei membranspannenden Domänen (MSD), zwei Nukleotid-bindenden Domänen (NBF) sowie einer regulatorischen Domäne (R), über welche der Cl⁻-Kanal durch cAMP-abhängige Phosphorylierung aktiviert wird. Der Defekt bei der ΔF508-Mutation ist in der NBF-1-Region lokalisiert

Grundvoraussetzung für die normale Organfunktion darstellt. Mutationen im CFTR-Gen führen entsprechend zu einer Ionentransportstörung, welche mit einer verminderten epithelialen Cl⁻Leitfähigkeit und in den Atemwegen zusätzlich mit gesteigerter Na⁺-Resorption einhergeht.

Dieser **CF-Basisdefekt** führt zu einer erhöhten Viskosität der Sekrete von Pankreas, submukösen Bronchialdrüsen, Drüsen des Verdauungstraktes und anderer exokriner Drüsen, sowie der charakteristischen Steigerung der Na⁺- und Cl⁻-Konzentration im Schweiß. Die dadurch bedingte, Verlegung der Ausführungsgänge des **Pankreas** führt oftmals schon intrauterin zu einer Pankreatitis mit zystisch-fibrotischem Umbau und exokriner Pankreasinsuffizienz, die Inselzellen bleiben jedoch zunächst intakt. Die Dünndarmschleimhaut ist ebenfalls von einem zähviskösen Sekret überzogen. In den **Atemwegen** führt die verminderte Cl⁻-Sekretion und gesteigerte Na⁺-Resorption zu einer Austrocknung des Atemwegsoberflächenfilms und über diesen Mechanismus zu einer Beeinträchtigung der mukoziliären Clearance (◘ Abb. 13.14). Durch die Störung dieses wichtigen Abwehrsystems der **Lunge** kommt es zur fixierten Mukusobstruktion der kleinen Atemwege und in der Folge zu bakteriellen Infektionen, welche mit einer chronischen pulmonalen Inflammation einhergehen. Die chronische Obstruktion und Entzündung der Atemwege zieht in der **Lunge** schwerwiegende **anatomische Veränderungen** nach sich. Hierzu gehören ein obstruktives Emphysem, lobuläre und segmentale Atelektasen, lobuläre Pneumonien, eine chronisch-eitrige Bronchitis, Bronchiektasen und eine fortschreitende Zerstörung des Lungenparenchyms (◘ Abb. 13.15 und ◘ Abb. 13.16). Die Atemfunktion wird zunehmend gestört, und schließlich resultiert daraus eine Ateminsuffizienz mit pulmonaler Hypertonie und Rechtsherzdekompensation (chronisches Cor pulmonale).

Klinik In ca.10 % aller Fälle von Mukoviszidose setzen die Erscheinungen sogleich nach der Geburt ein: Beim **Mekoniumileus** ist das Mekonium durch die abnorme Zusammenset-

zung der Sekrete von zäher und kittartiger Konsistenz. Es haftet fest an der Darmwand, z. B. des unteren Ileums vor der Bauhin-Klappe. Beim Kontrasteinlauf erkennt man, dass der Dickdarm nicht vollständig entwickelt ist (Mikrokolon). Die Therapie besteht zunächst in konservativen Maßnahmen, z. B. rektalen Einläufen mit einer 10 %igen N-Azetylzystein- oder

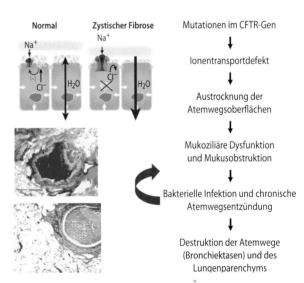

◘ Abb. 13.14 Pathogenese der CF-Lungenerkrankung. CFTR bildet einen cAMP-abhängigen Cl⁻-Kanal und reguliert den epithelialen Na⁺-Kanal (ENaC) in den Atemwegen. Diese Funktionen sind essenziell für eine normalen Befeuchtung der Atemwegsoberflächen und eine normale mukoziliäre Clearance, welche einen wichtigen Abwehrmechanismus der Lunge gegen Infektionen darstellt. Der durch CFTR-Mutationen verursachte Ionentransportdefekt führt zur Austrocknung des Mukus und des Atemwegsoberflächenfilms und dadurch zu einer Störung der mukoziliären Clearance. Es kommt zur Mukusobstruktion der Atemwege und in deren Folge zu einer chronischen bakteriellen Infektion und Atemwegsentzündung. Die chronische Entzündungsreaktion führt zur Ausbildung von Bronchiektasen und progredienten Destruktion des Lungenparenchyms

13

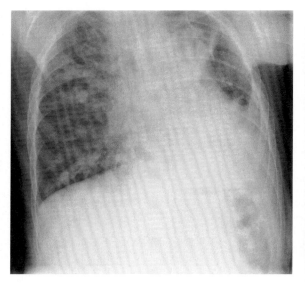

Abb. 13.15 Thoraxübersichtsaufnahme bei einem 4-jährigen Jungen mit Mukoviszidose. Komplette Verschattung des linken Lungenunterfeldes bei Pneumonie im Rahmen einer schweren Exazerbation. Weitere Infiltrationen rechts und links parakardial. Rechts bis in die Peripherie hineinreichende fleckförmige Infiltrate als Folge von Sekretverhalt und wabige Strukturen als Hinweis auf Bronchiektasien

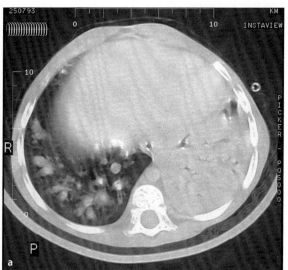

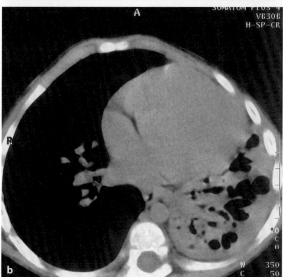

Abb. 13.16a, b Thorakales CT bei einem 4-jährigen Jungen mit Mukoviszidose (**Abb. 13.15**). **a** Lungenfenster: Sekretverhalt in den Bronchiektasien basal rechts und Atelektase bzw. karnefizierte Lunge im Bereich des Lungenunterlappens links. **b** Weichteilfenster (nativ): positives Aerobronchogramm in den Bronchiektasien bei karnefiziertem, atelektatischem Lungenunterlappen links

gastrografinhaltigen Lösung bzw. in der operativen Beseitigung des eingedickten Mekoniums.

Nach den ersten Lebenswochen manifestiert sich die zystische Fibrose hauptsächlich **mit intestinalen oder pulmonalen Symptomen**, die in der Regel miteinander kombiniert sind (**Abb. 13.17**):

— **Intestinale Symptome** entstehen durch die exokrine Pankreasinsuffizienz (Verminderung der Verdauungsenzyme) und dadurch bedingter Maldigestion und Malabsorption. Alle Nahrungsbestandteile, besonders Fette, werden nur ungenügend in ihre resorbierbaren Bestandteile gespalten. Durchfälle mit massigen, übelriechenden und fettglänzenden Stühlen treten infolge osmotischer Wirksamkeit und bakterieller Zersetzung der in den Dickdarm gelangenden, nicht verdauten Nahrungsreste auf. Die Folgen der chronischen Verdauungsinsuffizienz sind ein vorgewölbtes Abdomen, Abmagerung und Minderwuchs. Bei jeder Gedeihstörung im Säuglingsalter sollte daher auch an eine Mukoviszidose gedacht werden. Ein **Rektumprolaps** wird bei Kindern mit unbehandelter Pankreasinsuffizienz häufig beobachtet. Der Appetit ist auffallend gut.

— **Pulmonale Symptome** sind meist mit intestinalen Erscheinungen kombiniert. Es gibt aber auch Mukoviszidosepatienten, bei denen die bronchopulmonalen Symptome allein ausgebildet sind. Charakteristisch für diese Form ist das Nebeneinander verschiedenartiger anatomischer Veränderungen, die sich im Gefolge der Bronchialobstruktion und sekundärer, zumeist infektbedingter Entzündungen einstellen und bei deutlicher Ausprä-

gung (nicht dagegen in den Anfangsstadien) ein typisches Röntgenbild mit Emphysem und disseminierten bronchopneumonischen bzw. atelektatischen Herden hervorrufen (**Abb. 13.18**). Neben dem Schweißtest und einer Lungenfunktionsprüfung ist daher das Röntgenverfahren die wichtigste diagnostische Maßnahme. Bei nicht eindeutigen Schweißtests (3 Tests sind obligat) kann eine molekulargenetische Untersuchung des CFTR-Gens oder Messungen der CFTR-Funktion (CF-Basisdefekt) im Nasenepithel (nasale Potenzialdifferenz-Messung) oder in Rektumschleimhautbiopsien (Ussingkammer-Messung) weiterhelfen.

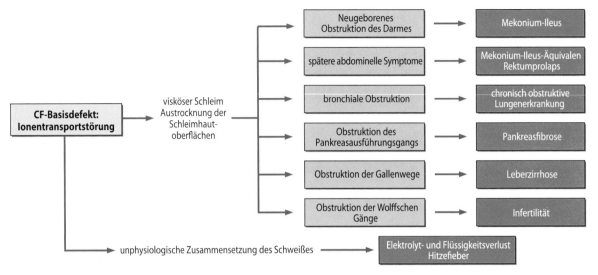

Abb. 13.17 Klinische Manifestationsformen der zystischen Fibrose

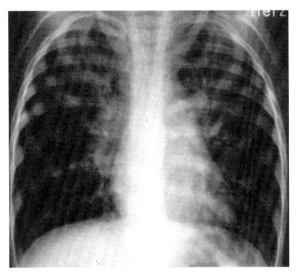

Abb. 13.18 Mukoviszidose bei einem 6-jährigen Jungen. Die Thoraxaufnahme zeigt diffuse, fleckig-streifige Verdichtungen und eine periphere Überblähung

> Entscheidend für die Prognose ist die frühe Diagnosesstellung und langfristig die chronische Besiedlung der Atemwege mit einer mukoiden Form von Pseudomonas aeruginosa, die im Erwachsenenalter weiterhin bei etwa 90 % der Fälle nachgewiesen werden kann. Rezidivierende Infektionen und eine hierdurch bedingte Destruktion der Lunge, die mit zunehmender Bronchiektasenbildung einhergehen, bestimmen das klinische Bild beim älteren CF-Patienten.

Ein **Frühsymptom** ist der **quälende Husten**, der an Pertussis erinnert, so dass immer wieder Kinder mit zystischer Fibrose unter der Diagnose eines hartnäckigen Keuchhustens in die Klinik kommen. In späteren Krankheitsstadien weisen die Fassform des Thorax, Uhrglasnägel, Trommelschlegelfinger, gelegentliche Zyanose, Dyspnoe und (bei der Auskultation hörbare) Atemnebengeräusche auf den fortschreitenden bronchopulmonalen Prozess hin. Dieser Vorgang wird durch sekundäre Luftweginfekte gefördert. Die Entstehung von zunächst intermittierenden und später chronischen bakteriellen **Bronchitiden und Pneumonien**, vor allem durch Staphylococcus aureus, Haemophilus influenzae und Pseudomonas aeruginosa, wird durch das zähvisköse Bronchialsekret und den Defekt der mukoziliären Clearance begünstigt. Die Erreger bilden u. a. Proteasen und Toxine mit nekrotisierenden Eigenschaften, so dass der Entstehung von Bronchiektasen Vorschub geleistet wird. Infolge der Beteiligung der Schleimhäute der oberen Luftwege besteht meist eine **chronische Sinusitis** und häufig Nasenpolypen.

Komplikationen Bei hohen Außentemperaturen oder hohem Fieber kann es zu einem Salzverlustsyndrom mit Kreislaufkollaps kommen, da mit dem Schweiß große Mengen von Kochsalz und Kalium verlorengehen. Nicht selten ist im späteren Alter das sog. **Mekonium-Ileus-Äquivalent** (distale intestinale Obstruktion: DIOS), bei dem sich im Caecum-Colon-descendens-Bereich verhärtete Stuhlmengen stauen, die zu Obstipation und starken Schmerzen führen. Bei gleichzeitigem Befall der intrahepatischen Gallengänge kann es vor allem im 2. Lebensjahrzehnt zur biliären **Leberzirrhose** mit portaler Hypertension und Blutungen aus Ösophagusvarizen kommen. Die wichtigsten pulmonalen Komplikationen wurden bereits erwähnt. Sie führen zu einer pulmonalen Insuffizienz und aufgrund der damit verbundenen chronischen Hypoxie sowie eines erhöhten pulmonalen Drucks zu sekundären Herzveränderungen (**Cor pulmonale**), die als hauptsächliche Todesursache anzusehen sind.

Etwa 10 % aller CF-Patienten machen im Laufe ihres Lebens eine **allergische bronchopulmonale Aspergillose**

(ABPA) durch. Im Rahmen einer Besiedlung (nicht Infektion!) des Atemwegstraktes mit Aspergillus fumigatus (Af) kommt es zu einer spezifischen Sensibilisierung gegenüber Af und Erhöhung des spezifischen sowie des Gesamt-IgE (> 1000 kU/l) und präzipitierenden Antikörpern gegenüber Af. Die Folgen sind eine ausgeprägte Obstruktion der Atemwege im Sinne eines Asthma bronchiale, pulmonale Infiltrationen, Ausbildung von Atelektasen sowie Entleerung von bräunlich-bröseligem Sputum. Eine Therapie mit Glukokortikoiden und Itraconazol (unter Antibiotikaschutz) ist in solchen Fällen unumgänglich.

Wenn sich pleuranahe Emphysemblasen in den Pleuraspalt entleeren, kommt es zum gefürchteten **Pneumothorax**. In manchen Fällen ist eine thorakoskopisch durchgeführte **Pleurodese** (Verklebung der beiden Pleurablätter) z. B. mit einem Tetracyclin notwendig.

In seltenen Fällen kann eine Mukoviszidose schon im Kindesalter mit einem **CF-related Diabetes mellitus** (CFRDM) vergesellschaftet sein. Im Adoleszenz- und Erwachsenenalter wird diese Komplikation häufiger (10–20 %) angetroffen. Pathophysiologisch spielt die fortschreitende chronisch-entzündliche Destruktion des Pankreasgewebes eine Rolle. Während der Diabetes zu Beginn oftmals vorübergehend noch mit oralen Antidiabetika behandelt werden kann, ist eine Insulinbehandlung langfristig in der Regel unumgänglich. Insbesondere im Erwachsenenalter spielt die Osteoporose als weitere Komplikation eine Rolle. Bei männlichen Patienten liegt durch eine kongenitale Aplasie des Vas deferens (CBAVD) eine Infertilität vor.

Atypische Verläufe Als atypisch werden Krankheitsbilder bezeichnet, die mono- oder oligosymptomatisch verlaufen bzw. erst später manifest werden. Dies kann einerseits durch eine Genotyp-Phänotyp-Korrelation erklärt werden. So bleiben Patienten mit CFTR-Mutationen, die mit einer Restfunktion einhergehen (sog. milde Mutationen) in der Regel bis in das Erwachsenenalter Pankreas-suffizient. Andererseits gibt es zunehmend Hinweise darauf, dass der Krankheitsverlauf auch bei Mukoviszidose-Patienten mit sog. schweren CFTR-Mutationen (z. B. ΔF508) durch andere krankheitsmodifizierende Gene günstig oder ungünstig beeinflusst werden kann. Diese atypischen Verläufe stellen in der Praxis oftmals eine differenzialdiagnostische Herausforderung dar.

Diagnostik Das Vollbild der Mukoviszidose mit gleichzeitigem Vorhandensein intestinaler und pulmonaler Symptome ist relativ leicht zu erkennen. Pertussiformer Husten und voluminöse, oft periodisch durchfällige, fettglänzende Stühle mit fauligem Geruch sollten stets den Verdacht auf eine zystische Fibrose lenken. Beweisend für die Diagnose ist der Nachweis einer CFTR-Funktionsstörung. Hierbei stellt der Schweißtest (Pilokarpin-Iontophorese) mit Bestimmung der Cl⁻-Konzentration im Schweiß weiterhin die Standard-Methode dar. Der Schweißtest sollte möglichst 3-mal durchgeführt werden. Eine Cl⁻-Konzentration > 60 mmol/l ist pathologisch. Bei atypischen Verlaufsformen werden nicht selten Cl⁻-Werte im Intermediärbereich (30–60 mmol/l beob-

achtet), eine Cl⁻-Konzentration < 30 mmol/l spricht gegen das Vorliegen einer Mukoviszidose. Die Diagnose kann auch durch den Nachweis von 2 krankheitsverursachenden Mutationen im CFTR-Gen gestellt werden. Da zu erwarten ist, dass in den nächsten Jahren zumindest für einzelne CFTR-Mutationen spezifische Therapien zur pharmakologischen Korrektur oder Verbesserung der Funktion von CFTR (sog. Korrektoren und Verstärker, z. B. Ivacaftor (VX-770) für die Mutante G551D) zur Verfügung stehen werden, sollte die molekulargenetische Aufklärung des Gendefekts angestrebt werden. Weiterführende Untersuchungen der CFTR-Funktion in der Nasenschleimhaut (nasale Potenzialdifferenz-Messung) oder in Rektumschleimhautbiopsien (Ussingkammer-Messung) sind speziellen Fragestellungen vorbehalten und nur an wenigen Zentren durchführbar.

> ⓘ **Cave**
> In den ersten 6 Lebenswochen kann die Kochsalzkonzentration im Schweiß oftmals noch nicht zuverlässig bestimmt werden.

In 80–90 % der Fälle wird ferner eine exokrine Pankreasinsuffizienz mit pathologisch herabgesetzter Aktivität der Verdauungsenzyme gefunden. Diese kann am einfachsten durch die Messung der **Pankreaselastasegehaltes im Stuhl** nachgewiesen werden.

> ❯ Entscheidend für die Prognose der zystischen Fibrose sind die frühe Diagnose, die möglichst schon bei Neugeborenen und jungen Säuglingen erfolgen sollte, und ein früher Therapiebeginn.

Eine frühe Diagnose gelingt im Allgemeinen leicht, wenn ein Mekoniumileus beobachtet wurde oder wenn es sich um zunächst noch gesund erscheinende Geschwister von bekannten Mukoviszidosepatienten handelt. Ein generelles **Neugeborenenscreening auf Mukoviszidose** ist bereits in vielen Ländern eingeführt, erlaubt einen frühen Therapiebeginn und hat einen positiven Effekt auf den Krankheitsverlauf. Die Untersuchung besteht in der Regel in der kombinierten Bestimmung von immunreaktivem Trypsinogens (IRT) und Screening nach CFTR-Mutationen in der DNA aus einem nach der Geburt entnommenen Blutstropfen. Bei einem positiven Resultat muss die Diagnose in jedem Falle mit einem Schweißtest bestätigt oder ausgeschlossen werden. In Deutschland ist das Screening auf Mukoviszidose bisher nicht im Neugeborenenscreening enthalten.

Durch eine **Pränataldiagnostik** mit Hilfe einer DNA-Typisierung (Amniozentese in der 16. oder Chorionzottenbiopsie in der 10.–12. Schwangerschaftswoche) lässt sich, vorausgesetzt die Familie ist genetisch »informativ«, mit an Sicherheit grenzender Wahrscheinlichkeit voraussagen, ob das Kind ein CF-Anlageträger ist oder nicht.

Therapie Die derzeitige Behandlung richtet sich gegen die einzelnen Symptome, sollte aber frühzeitig, möglichst schon vor der Ausbildung klinischer Krankheitszeichen, einsetzen. Gentherapeutische Verfahren zur Korrektur des Basisdefekts waren bisher nicht erfolgreich. Dagegen werden derzeit mehrere neue Wirkstoffe zur pharmakologischen Korrektur (sog. Korrektoren, z. B. PTC124 oder VX-809) bzw. Verbesserung der Funktion von mutiertem CFTR (sog. Verstärker, z. B. Ivacaftor [VX-770]) aktiv in präklinischen und klinischen Studien untersucht. Vorläufige Ergebnisse lassen erwarten, dass in den nächsten Jahren zumindest für eine Untergruppe von Mukoviszidosepatienten mit spezifischen CFTR-Mutationen effektive Therapien zur Verfügung stehen werden (individualisierte Therapie).

Pankreasenzymsubstitution und Ernährung Bei Pankreasinsuffizienz ist die Substitution von Verdauungsenzymen (Kreon) in ausreichender Dosierung (Anpassung an den Fettgehalt der Nahrung) bis zur Stuhlnormalisierung erforderlich. Die Enzyme werden den Kindern während der Mahlzeiten verabreicht. Die Dosis sollte so gewählt werden, dass die Kinder eine ausreichende Gewichtszunahme bei 2 bis maximal 3 Stuhlentleerungen pro Tag haben. Darüber hinaus ist eine erhöhte Zufuhr von fettlöslichen Vitaminen (A, D, E, K) erforderlich. Da die Patienten aufgrund der erhöhten Atemarbeit einen gesteigerten Energieverbrauch haben, sind häufigere Mahlzeiten mit relativ hoher Kalorienzufuhr angezeigt. Ggf. ist die Zufuhr einer hochkalorischen Ergänzungsnahrung erforderlich. Trotz der gestörten Fettverdauung sollten 40 % des Kalorienbedarfs durch Fettkalorien abgedeckt werden. Die Fettverdauung ist durch die Pankreasenzymsubstitution zu steuern. Die Nahrung sollte ferner gut gesalzen sein (besonders bei stärkerem Schwitzen im Sommer). Zur Vorbeugung oder Behandlung der Lebererkrankung kommt Ursodesoxycholsäure zur Einsatz.

Behandlung der Lungenerkrankung Ziele sind:
- Herabsetzung der Viskosität des Bronchialsekrets (Mukolyse)
- Beseitigung vorhandener Sekretstauungen (Bronchialtoilette)
- Bekämpfung von hinzutretenden lokalen und allgemeinen Infektionen
- Stärkung der Abwehrkraft des Körpers

Im Einzelnen haben sich hierbei folgende **Verfahren** bewährt:
- **Sekretolyse**: Regelmäßige Inhalation mit hypertoner Kochsalzlösung (NaCl 6 %, z. B. MucoClear 6 %) und DNASe (Pulmozyme). Hypertone Kochsalzlösung führt durch einen osmotischen Effekt zur Verbesserung der Befeuchtung der Atemwege, sodass der Schleim besser gelöst und abgehustet werden kann. Inhalative DNASe spaltet die von Entzündungszellen freigesetzte DNA in den Atemwegen und führt somit ebenfalls zu einer verminderten Viskosität des Mukus.
- **Inhalation von β_2-Sympathomimetika**: Dadurch wird eine Verringerung der Obstruktion durch eine zilienstimulierende Wirkung und eine Bronchospasmolyse bewirkt. Insbesondere vor hypertonem Kochsalz sollte mit β_2-Sympathomimetika inhaliert werden, da es sonst bei etwa 10 % der Patienten zu einem Bronchospasmus kommen kann.

- **Antibiotika**: Sie werden lokale und systemisch zur Infektionsbekämpfung eingesetzt. Lokal erfolgt dies nach der Bronchialtoilette durch eine Inhalation von Tobramycin oder Colistin, die eine gute Pseudomonaswirksamkeit aufweisen. Das Vorliegen von Erregern und deren Empfindlichkeit sollte möglichst regelmäßig (mindestens alle 3 Monate) durch eine bakteriologische Sputumuntersuchung getestet werden. Jede orale **antibiotische Behandlung** sollte genügend hoch dosiert und ausreichend lange durchgeführt werden. Sie kann auf verschiedenen Wegen erfolgen:
  - **Intermittierende** bzw. **Intervalltherapie**: bei jeder Verschlechterung des Allgemeinbefindens, anhaltenden Temperatursteigerungen, sog. banalen Infekten, pathologischen Sputumbefunden. Dauer: mindestens 3 Wochen.
  - **Kontinuierliche Therapie**: bei Kindern in fortgeschrittenen Krankheitsstadien und oftmals schon nach dem Auftreten von 2–3 behandlungsbedürftigen Infekten pro Jahr). In erster Linie werden dabei unter Berücksichtigung des Antibiogramms Cotrimoxazol, penicillasestabile Penicilline sowie Cefalosporine der zweiten Generation (z. B. Cefuroxim) angewandt.
  - Die **chronische Pseudomonas-Infektion der Lunge** stellt heute weiter eines der größten und letztlich lebensentscheidenden Probleme dar. Deshalb sollte beim Erstnachweis von Pseudomonas aeruginosa immer der Versuch einer sofortigen **Eradikationstherapie** erfolgen. Durch die Kombination eines inhalativen Antibiotikums (Colistin oder Tobramycin) mit Ciprofloxacin p.o., oder einer kombinierten i.v. antibiotischen Therapie mit Ceftazidim und Tobramycin kann in den meisten Fällen eine erfolgreiche Eradikation erreicht und die chronische Pseudomonas-Infektion bis ins Jugendlichen- bzw. Erwachsenenalter verschoben werden. Bei Patienten mit chronischer Infektion mit Pseudomonas oder anderen Problemkeimen sollte eine regelmäßige **Suppressionstherapie** mit inhalativen Antibiotika oder i.v. Antibiosen im Intervall von 3–4 Monaten erfolgen, um die Keimlast in der Lunge zu senken und damit den Stimulus für die Entzündungsreaktion zu reduzieren.
- **Infektionsprophylaxe**: Bei der roborierenden Allgemeinbehandlung der Mukoviszidosekinder darf nicht vergessen werden, dass hier auch eine Infektionsprophylaxe durch aktive Schutzimpfungen von besonderem Wert ist. Neben den empfohlenen Standardimpfungen gehört hierzu auch die jährliche Grippeimpfung.
- Im **fortgeschrittenen Stadium** empfehlen sich langzeitige O_2-Gaben (mindestens 8 h täglich) zur Senkung des pulmonalen Hochdrucks bei Cor pulmonale und damit zur kardialen Entlastung. Die **Lungentransplantation** ist therapeutisches Mittel der letzten Wahl. Aufgrund häufiger Abstoßungsreaktionen ist die Langzeitprognose nach Lungentransplantation weiterhin eingeschränkt.

13

Physiotherapie Von größter Bedeutung ist die Physiotherapie mit Lagerungsdrainage, Thoraxklopf- und Vibrationsmassage sowie Atemgymnastik und genügend Bewegung im Freien. Die sehr wichtige **Thoraxklopfmassage** muss auch von den Eltern erlernt und täglich nach der Kochsalzinhalation durchgeführt werden. Hierbei ist auf verschiedene Lagerungspositionen des Patienten zu achten, die jeweils mindestens 2 min lang beibehalten werden sollten. Bei der »**autogenen Drainage**« wird durch eine dem autogenen Training verwandte Methode ohne fremde Hilfe durch den Patienten selbst Schleim expektoriert, während beim sog. »**Huffing**« mit Hilfe der forcierten Exspirationstechnik Schleim nach außen befördert wird.

Der **Flatter** ist ein tabakpfeifenähnliches Gerät, in dessen Kopf eine Metallkugel liegt, die sich während Ex- und Inspiration rhythmisch hebt bzw. senkt. Die so erzeugten Schwingungen übertragen sich auf das Bronchialsystem und mobilisieren so den Schleim.

Alle Behandlungsmaßnahmen setzen eine enge **Zusammenarbeit** zwischen **Klinik**, **CF-Ambulanz**, **Hausarzt** und **Eltern** voraus. Diese wird besonders durch die Deutsche Gesellschaft zur Bekämpfung der Mukoviszidose e. V. gefördert.

Prognose Die Prognose hängt davon ab, wie früh die Krankheit diagnostiziert wird und ob bereits irreversible Lungenveränderungen zum Zeitpunkt der Diagnosestellung vorhanden sind. Gelingt es, die Diagnose schon vor den ersten bronchopulmonalen Symptomen zu ermitteln und werden alle Maßnahmen zur Verhütung solcher Lungenveränderungen konsequent durchgeführt, so können fast alle dieser Patienten das Erwachsenenalter erreichen. Durch eine ständige Verbesserung und Weiterentwicklung der symptomorientierten Therapie (z. B. inhalative Mukolytika und Antibiotika) und der Verbesserung der Versorgung in spezialisierten Mukoviszidose-Zentren ist es bereits gelungen, die mittlere Lebenserwartung der Patienten im Deutschland auf knapp über 40 Jahre zu steigern. Aufgrund der zahlreichen Wirkstoffe, die sich derzeit in der aktiven präklinischen und klinischen Prüfung befinden, bestehen realistische Aussichten, in den nächsten Jahren eine effektive kausale Therapie des CF-Basisdefekts in die Klinik zu bringen. Wenn dieser Schritt erfolgreich vollzogen werden kann, wäre die Mukoviszidose auch ein Beispiel dafür, wie eine angeborene tödliche Erkrankung durch eine enge Zusammenarbeit von Klinikern und Forschern in eine behandelbare Erkrankung verwandelt werden kann.

> **Kernaussagen**
> - Die Mukoviszidose (zystische Fibrose) ist mit einer Inzidenz von 1 auf 2500 Geburten eine der häufigsten tödlich verlaufenden Erbkrankheiten.
> - Der Erbgang ist autosomal-rezessiv. Der Gendefekt liegt auf dem langen Arm von Chromosom 7. Bei der in unseren Breiten häufigsten Mutation (ΔF508) besteht eine Fehlsynthese eines Membranproteins, das einen cAMP-regulierten Cl⁻-Kanal bildet. Hierdurch kommt es zu einer falschen Zusammensetzung des Sekrets der exokrinen Drüsen.
> - Hauptsächlich betroffen sind die Bauchspeicheldrüse und die Atemwege.
> - Die pulmonalen Komplikationen im Gefüge einer früher oder später einsetzenden chronischen Besiedlung mit Pseudomonas aeruginosa bestimmen die Morbidität und Mortalität der Erkrankung.
> - Die mittlere Lebenserwartung liegt in Deutschland durch stetige Verbesserung der symptomatischen Therapien mittlerweile bei knapp über 40 Jahren.

Fallbeispiel

Anamnese 8 Monate alter Säugling, der seit Beginn des 5. Lebensmonats kaum an Gewicht zugenommen hat. Von der 50. auf die 20. Perzentile innerhalb von 2½ Monaten abgerutscht. Entleert große, teilweise fettglänzende, stark stinkende Stühle. Ein Atemwegsinfekt mit Husten vor 3 Wochen. Mutter gibt an, beim Schmusen falle ihr Salzgeschmack auf.

Befund Dystropher Säugling. HNO-Bereich unauffällig. Lunge auskultatorisch und radiologisch unauffällig. Schweißtest 2-mal im Abstand von 14 Tagen pathologisch: Cl⁻-Konzentration im Schweiß 95 bzw. 110 mmol/l (normal: bis 30 mmol/l, Intermediärbereich 30–60 mmol/l).

Diagnose Mukoviszidose (zystische Fibrose).

Therapie Pankreasenzymsubstitution (z. B. Kreon) nach Stuhlkonsistenz und Gewichtsverhalten. Substitution fettlöslicher Vitamine (nach Serumwerten).

Weiteres Vorgehen Kontrolle in 6–8 Wochen. Nochmal Wiederholung des Schweißtest, evtl. molekularbiologische Diagnostik. Nasen- und Rachenabstrich auf bakterielle Erreger (Staph. aureus, Haem. influenzae, Pseudomonas aer.). Weitere Therapie nach Symptomatik, z. B. mukolytische Inhalationstherapie (Salbutamol, hypertones NaCl, DNAse) und Antibiotikatherapie.

13.7.7 Asthma bronchiale

Definition Das Asthma bronchiale ist definiert als eine anfallsweise auftretende oder chronische Atemwegsobstruktion, die auf einer chronischen, meist eosinophilen Entzündung der Atemwege beruht und von einer Hyperreagibilität des Bronchialsystems begleitet wird.

Die Obstruktion wird durch Spasmen der glatten Muskulatur, eine Schwellung der Bronchialschleimhaut und intraluminale Obstruktion durch eine vermehrte Produktion von Mukus verursacht. Die einzelnen Faktoren, die eine Erhöhung des bronchialen Strömungswiderstandes bedingen, können dabei eine unterschiedliche Wertigkeit besitzen.

Häufigkeit Aufgrund aktueller Inzidenzschätzungen muss davon ausgegangen werden, dass in Deutschland bei etwa 10 % aller Kinder ein Asthma bronchiale vorliegt. Im Kindesalter ist es somit die häufigste chronische Erkrankung überhaupt. Nach prospektiven Untersuchungen kann angenommen werden, dass etwa 40–50 % der Kinder ihr Asthma im Jugend- und Erwachsenenalter verlieren.

Ätiologie Aufgrund ätiologischer Gesichtspunkte wird das Asthma eingeteilt in eine **allergische (extrinsische) Form** (vermittelt durch Allergene), eine **nicht-allergische (intrinsische) Form** (häufig durch Atemwegsinfekte getriggert, Allergien sind nicht nachweisbar) und eine **Mischform**. Zwar können bei 85 % der asthmatischen Kinder allergische Sensibilisierungen nachgewiesen werden, doch nur bei 20 % sind Allergien die ausschließliche Ursache der Symptome. Bei 15 % der asthmatischen Kinder besteht eine Hyperreagibilität der Bronchien, ohne dass sich Allergien finden lassen. Diese Form wird als intrinsisches Asthma bezeichnet. Der **Manifestationsgipfel** für die Entwicklung des allergischen Asthma bronchiale liegt in einem Altersbereich von 2–7 Jahren, im Erwachsenenalter ist die Bedeutung einer Allergie als Ursache eines Asthma bronchiale geringer.

Es wird geschätzt, dass etwa 30 % der Säuglinge und Kleinkinder, die rezidivierende obstruktive Bronchitiden haben, später ein Asthma bronchiale entwickeln. Ganz sicher spielt für die Entwicklung einer Allergie neben **Umweltfaktoren** eine **genetische Disposition** eine wichtige Rolle. Es wird angenommen, dass für die Vererbung das Modell der komplexen, multifaktoriellen Vererbung mit Schwellenwert besteht, so wie sie auch für die Weitergabe von Körpermerkmalen existiert. Die Wahrscheinlichkeit, dass sich ein Asthma aus einer Säuglingsbronchitis entwickelt, nimmt mit einer Atopie bei Familienangehörigen ersten Grades zu, darüber hinaus aber auch dann, wenn eine atopische Manifestation an anderen Organen existiert (atopische Dermatitis, allergische Rhinokonjunktivitis) und schwere und langanhaltende virusbedingte Bronchitiden (RS-Viren) im Säuglingsalter bestanden. Es wird vermutet, dass Kinder allergischer Eltern einerseits besonders empfänglich für Infektionen mit RS-Viren sind, andererseits durch die RS-Virus-bedingten Bronchiolitiden allergische Sensibilisierungsvorgänge in Gang gesetzt werden.

Pathogenese Träger der Typ-I-Allergie (Atopie) ist der IgE-Antikörper (▶ Kap. 9.2.1). Auch wenn noch lange nicht alle Details zur Entstehung von Allergien geklärt sind, so ist der Ablauf einer allergischen Reaktion und die dabei involvierten Komponenten bekannt, der in vereinfachender Darstellung folgendermaßen aussehen könnte (◻ Abb. 13.19).

Von der Umwelt aufgenommenes Allergen bindet einerseits über IgE an den niederaffinen IgE-Rezeptor auf einer Reihe verschiedener Zelltypen. Von diesen sind Makrophagen in der Lage, den Komplex aus Rezeptor, IgE und Antigen zu internalisieren, das Antigen enzymatisch zu zerlegen und durch das MHCII-Molekül den T-Helferzellen zu präsentie-

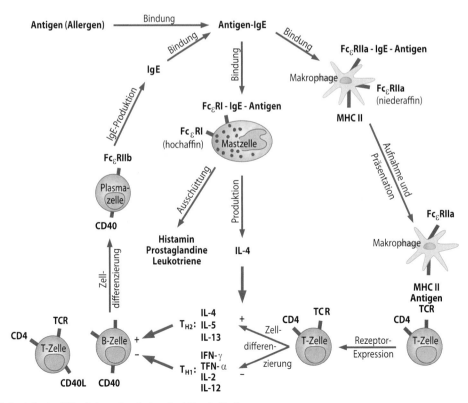

◻ **Abb. 13.19** Postulierter Ablauf einer allergischen Reaktion (▶ Text)

ren. Dadurch werden diese T-Zellen aktiviert und exprimieren den CD40-Liganden.

Andererseits bindet Allergen über IgE an den hochaffinen IgE-Rezeptor auf Mastzellen und Basophilen. Dies führt durch Kreuzvernetzung der Rezeptoren zur Zellaktivierung und letztendlich zur Freisetzung von Mediatoren. Zu letzteren zählen z. B. Histamin als sog. präformierter Mediator, der für die Frühsymptome der allergischen Reaktion verantwortlich ist, sowie Prostaglandine und Leukotriene, die die Symptome der Spätphase hervorrufen.

Die **Spät-** oder **verzögerte Phase** wird als **Entzündungsreaktion** der Atemwegsschleimhäute nach Provokationsreiz verstanden, vermittelt durch die primär im Rahmen der Sofortreaktion freigesetzten Mediatoren und das konsekutive Zellinfiltrat mit sekundärer Mediatorfreisetzung. Die Wertigkeit der beiden IgE-abhängigen Reaktionstypen ist abhängig von der Art der Allergie und der Organmanifestation. So fand sich z. B. bei Kindern mit einem Hausstaubmilbenasthma nach Allergenprovokation bei ⅓ der Patienten nur eine Sofort-, bei ⅓ eine verzögerte Reaktion und bei dem restlichen Drittel eine sog. duale Reaktion, die aus einem Sofort- und einem Spätanteil bestand.

Außerdem werden Interleukine (IL) produziert. Von diesen bewirkt Interleukin 4 eine Differenzierung der genannten aktivierten T-Helferzelle zum Subtyp TH_2, der Interleukin 4, 5 und 13 produziert. Diese Interleukine lösen bei einer reifen B-Zelle nach deren Kontakt mit einer aktivierten T-Zelle einen Immunglobulin-Switch zur IgE-Produktion aus. Darüber hinaus spielt Interleukin 5 eine wichtige Rolle bei der Rekrutierung von Eosinophile und Interleukin 13 bei der Becherzellhyperplasie und gesteigerten Mukussekretion. Antagonisiert wird diese Reaktion durch von TH_1-Zellen sezerniertes Interferon-γ, Tumor-Nekrose-Faktor-α und Interleukin 2.

Durch die Mediatoren der Frühphase wird in erster Linie ein Muskelspasmus bedingt. Die **Mediatoren** der protrahiert verlaufenden **Spätphase** setzen auch entzündliche Vorgänge in Gang, die insbesondere die **bronchiale Hyperreagibilität** auslösen bzw. aufrechterhalten.

Bei Aufschlüsselung der spezifischen IgE-Sensibilisierungen kommt vor allem einer Allergie auf Pollen (Gräser, Roggen, Frühblüher), Hausstaubmilben und Tierhaaren eine Bedeutung zu. Auch Nahrungsmittelallergien spielen bei Kindern offenbar eine größere Rolle als beim Erwachsenen. In Frage kommen vor allem Hühnereiweiß-, Kuhmilcheiweiß-, Erdnuss-, Fisch- und Hülsenfruchtallergien.

Charakteristisch ist für nahezu alle asthmatischen Kinder, dass sich eine Hyperreagibilität des Bronchialsystems einstellt. Dies bedingt, dass neben Allergien auch andere Faktoren ein Asthma auslösen können. Eine gesteigerte Ansprechbarkeit des Bronchialsystems besteht insbesondere gegenüber körperlicher Anstrengung (Anstrengungsasthma), Infektionen, Temperatureinflüssen (Kälte und Witterungsumschwung), Zigarettenrauch (Passivrauchen!), sowie verschiedenen Agenzien wie Histamin, Metacholin und Ozon. Auch hormonelle Faktoren können eine auslösende Rolle spielen. So findet sich bei manchen Mädchen eine Verschlechterung der Symptomatik mit Anfallsauslösung während der Menstruation. Die Rolle der Psyche wird manchmal überschätzt. Nach den gegenwärtigen Vorstellungen muss davon ausgegangen werden, dass sich das Psychogramm des asthmatischen Kindes nicht von dem anderer Kinder mit chronischen Erkrankungen unterscheidet. Die Krankheit selbst kann insbesondere bei schlechter Asthmakontrolle durch die soziale Isolation zu einer Verminderung von Selbstwertgefühl und Selbstvertrauen führen, was sekundär auf die Familie zurückwirkt und eine Überprotektion des kranken Kindes zur Folge hat. Dies wiederum mündet in einen Circulus vitiosus von Folge und Ursache psychischer Veränderungen ein und verstärkt die Isolation.

Klinik Nach dem klinischen Verlauf muss beim Asthma bronchiale unterschieden werden zwischen Asthmaanfällen mit ihrer Sonderform, dem Status asthmaticus und intermittierenden bzw. chronischen Hustenbeschwerden.

Im **Asthmaanfall** sitzen die Kinder mit Ruhedyspnoe und maximal geblähtem Thorax aufrecht im Bett und ringen mit ängstlichem Blick nach Luft. Daneben bestehen ein kraftloser Reizhusten und eine blasse bis zyanotische Verfärbung der Haut.

Diagnostik Das Asthma bronchiale ist primär eine klinische Diagnose. Ein detailliertes und ausführliches ärztliches Gespräch gibt Auskunft über die Art und Häufigkeit der Beschwerden, Ort, Zeit und Anlässe der Symptomatik. Die Diagnose wird durch den physikalischen **Untersuchungsbefund** unterstützt: hypersonorer Klopfschall über den Lungen, tiefstehende Lungengrenzen, abgeschwächtes Atemgeräusch mit verlängertem, giemendem Exspirium. Das **Röntgenbild** ergibt eine maximale Lungenblähung, Tiefstand der Zwerchfellgrenzen, eine kleine Herzfigur und Zeichen einer Peribronchitis. Es kommt vor, dass ein Patient im Status asthmaticus verstirbt (Mortalität 1 %). Zwischen den einzelnen Anfällen können die Kinder ganz unauffällig sein. Im fortgeschrittenen Stadium bleiben dagegen Thoraxverformung (Fassthorax) und erhöhtes Residualvolumen auch im Intervall bestehen. Wenn irreversible Schäden vorliegen, ist die Prognose weniger günstig.

Bei Verdacht auf das Vorliegen einer Allergie werden gezielte Expositionsprüfungen an der Haut vorgenommen (**Prick-Test**). Mit dem **RAST** (Radio-Allergo-Sorbent-Test) können Allergen-spezifische IgE-Antikörper im Blut erfasst werden. Wenn Tests keine eindeutige Klärung der Allergenkonstellation erbringen, können inhalative **Allergenprovokationstests** durchgeführt werden.

Lungenfunktionsuntersuchungen sind von der aktiven Mitarbeit abhängig und daher nur bei älteren Kindern (etwa ab dem 4.–6. Lebensjahr) möglich und spielen ab diesem Alter eine wichtige Rolle bei Diagnosestellung und Monitoring. Die spirometrische Messung verschiedener Exspirationsvolumina, insbesondere der Einsekundenkapazität (FEV1) und des Tiffeneau-Index (FEV1/VC) (◻ Abb. 13.2) ist weiterhin das gebräuchlichste Maß für die Schweregradbeurteilung einer Atemwegsobstruktion. Zur Selbstkontrolle unter häuslichen

Bedingungen kann die maximale exspiratorische Flussge-schwindigkeit (Peak flow) mit einem einfach zu handhaben-den Peak-flow-Meter bestimmt werden. Dieser Parameter ist jedoch weniger aussagefähig als die Lungenfunktionsprüfung in der Praxis.

Neben der **Spirometrie** kommt in Spezialambulanzen die **Ganzkörperplethysmographie** zur Anwendung, mit der der Atemwegswiderstand, das intrathorakale Gasvolumen (ITGV), das Residualvolumen (RV) und die totale Lungenka-pazität (TLC) bestimmt werden kann. Hierdurch können wei-tere Zeichen einer obstruktiven Ventilationsstörung, wie er-höhter Atemwegswiderstand oder erhöhtes Residualvolumen, erkannt und dadurch die Asthmakontrolle verbessert werden.

Um die Diagnose eines Asthma bronchiale zu sichern soll in der Lungenfunktionsprüfung eine variable, (partiell) rever-sible und/oder belastungsabhängige Atemwegsobstruktion nachgewiesen werden. Hierfür können folgende Kriterien he-rangezogen werden:

- Nachweis einer Obstruktion (FEV1/VC < 75 %), die sich nach Inhalation mit einem kurzwirksamen β-Sympathomimetikum (Salbutamol) signifikant bessert (FEV1 ↑, Atemwegswiderstand ↓)
- Bei Nichtansprechen auf ein kurzwirksamen β-Sympathomimetikum, wird die Reversibilität der Obs-truktion in einer stabilen Phase der Erkrankung nach mindestens 4-wöchiger Behandlung mit einem inhalati-ven Kortikosteroid (z. B. Budesonid) getestet (FEV1 ↑, Atemwegswiderstand ↓)
- Bei typischer Anamnese und normaler Lungenfunktion in der Ausgangsuntersuchung kann die Diagnose durch den Nachweis einer bronchialen Hyperreagibilität gesi-chert werden. Hierfür werden Provokationstests wie Me-tacholin-Inhalation oder standardisierte Laufbandbelas-tung eingesetzt (FEV1 ↓, Atemwegswiderstand ↑).

Therapie Die Behandlung des Asthma bronchiale hat dessen multifaktorielle Genese zu berücksichtigen und sowohl die Beseitigung des akuten Anfalls als auch die Verhinderung sei-ner Wiederkehr zum Ziel.

Therapie des Asthmaanfalls und Status asthmaticus Bron-chodilatation kann meist durch Inhalieren von β₂-Sympathomimetika (z. B. Salbutamol als Dosieraerosol, am besten mit Inhalationshilfe oder über einen Düsenvernebler verabreicht, in kurzen Abständen, z. B. alle 20-30 min) er-reicht werden. Anhand der Reaktion auf die Bronchospasmo-lyse kann die Schwere des Asthmaanfalles abgeschätzt wer-den. Lässt die Atemnot nach Bronchospasmolyse dauerhaft nach, so handelt es sich um einen leichteren Anfall. Wird in-nerhalb von 15 min keine Besserung der Atembeschwerden erzielt, so handelt es sich um einen schweren **Asthmaanfall** oder einen drohenden **Status asthmaticus** und es ist eine um-gehende Einweisung in ein Krankenhaus erforderlich. Die Behandlung stützt sich dann im Wesentlichen auf Kortikoste-roide, Sauerstoffgabe und Sekretolyse:

- **Glukokortikoide** werden in hoher Dosis initial i.v., da-nach oral zugeführt.

- **Sauerstoffzufuhr** in angefeuchteter Form über einen Vernebler bei Abfall der O_2-Sättigung unter 93 %.
- **Atemerleichternde Lagerung** in sitzender Position.
- Parenterale altersentsprechend ausreichende **Flüssig-keitszufuhr**
- Bei ausbleibender Besserung der Obstruktion zusätzlich Inhalation mit **Ipratropriumbromid** und ggf. **Theophyl-lin i.v.**
- Auf das Kind beruhigend einwirken, ggf. leichtes **Sedieren**, z. B. mit Diazepam (Valium) i.v. oder Chloralhydrat rektal.

❯ Während der akute Asthmaanfall sich mit diesen Maßnahmen in der Regel gut beseitigen lässt, kann beim Status asthmaticus gelegentlich trotz konse-quenter Behandlung eine Atemdekompensation eintreten. Sie kündigt sich an, wenn sich eine respiratorische Azidose mit Anstieg des pCO_2 ent-wickelt. Die Atemdekompensation macht eine Intubation, das Absaugen des Schleims aus den tiefen Bronchialwegen und eine maschinelle Beatmung erforderlich.

Therapie des chronischen Asthma bronchiale Ziel der Dau-ertherapie des Asthma bronchiale ist eine vollständige bzw. bestmögliche Asthmakontrolle (◘ Tab. 13.5) um die Lebens-qualität der Kinder zu verbessern, möglichst eine normale Lungenfunktion zu erreichen, die krankheitsbedingte Beein-trächtigung der Alltagsaktivitäten und der körperlichen und seelischen zu vermeiden sowie die Progredienz der Erkran-kung zu verhindern. Die Behandlung besteht in einer Stufen-therapie, die auf einer verlaufsorientierten Therapieanpas-sung nach dem Prinzip **so viel wie nötig, so wenig wie mög-lich** basiert (◘ Abb. 13.20).

Einen Sonderfall stellt die Therapie von **Säuglingen und Kleinkindern** mit rezidivierenden Atemwegsobstruktionen (»episodic wheeze«) auf dem Boden eines hyperreagiblen Bronchialsystems dar, da in diesem Alter noch keine Lungen-funktionsprüfung durchgeführt werden kann. Hier empfiehlt sich zusätzlich zur bedarfsweisen Inhalation von kurzwirksa-men β₂-Sympathomimetika (z. B. Salbutamol) während der akuten Episoden, ein Behandlungsversuch mit einer antiin-flammatorischen Dauertherapie mit einem Leukotrienanta-gonisten (Montelukast p.o.) oder inhalativen Kortikosteroi-den (z. B. Budesonid, Fluticason). Es ist jedoch zu bedenken, dass nur ein Teil der Patienten mit »episodic wheeze« im wei-teren Verlauf ein Asthma bronchiale entwickelt. Die **Inhalati-onstherapie** wird über ein entsprechendes Inhalationsgerät (Düsenvernebler, z. B. Pari-Boy) oder über sog. Inhalations-hilfen (z. B. Babyhaler®) als Dosieraerosole verabreicht. Sprühstöße des entsprechenden Dosieraerosols werden in ein solches Reservoir (Spacer, ◘ Abb. 13.21) gegeben, und das Kind atmet dann über eine Maske oder besser ein Mundstück bei der Inspiration, während der sich – bedingt durch den Inspirationssog – ein Ventil öffnet, das Arzneimittel ein. Auf diese Weise können antientzündliche (topische Glukokortiko-ide) und bronchodilatatorische (β₂-Sympathomimetika, Para-sympatholytika) Wirkstoffe, allein oder in Kombination, ver-abreicht werden.

◻ Tab. 13.5 Grad der Asthmakontrolle

Kriterium	Kontrolliertes Asthma (alle Kriterien erfüllt)	Teilweise kontrolliertes Asthma (1–2 Kriterien innerhalb einer Woche erfüllt)	Unkontrolliertes Asthma
Symptome tagsüber	Keine	> 2× pro Woche	≥ 3 Kriterien des »teilweise kontrollierten Asthmas« innerhalb 1 Woche erfüllt
Einschränkung von Alltagsaktivitäten	Keine	Irgendeine	
Nächtliche Symptome/Erwachen	Keine	Irgendeine	
Einsatz einer Bedarfsmedikation/ Notfallbehandlung	Keine	> 2× pro Woche	
Lungenfunktion (PEF oder FEV_1)	Normal	< 80 % des Sollwerts (FEV_1) oder des persönlichen Bestwerts (PEF)	
Exazerbation	Keine	≥ 1 pro Jahr	1 pro Woche

FEV_1: ◻ Abb. 13.1
PEF: maximale exspiratorische Flussgeschwindigkeit (peak flow)

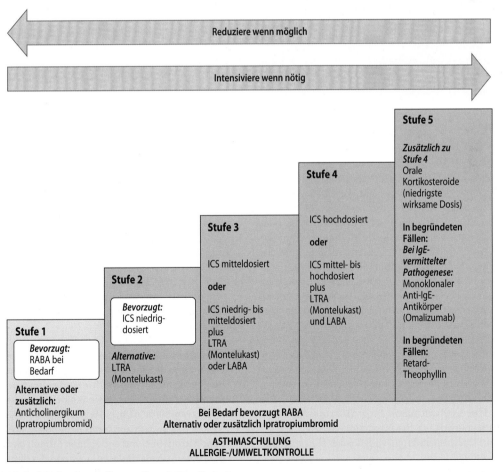

◻ Abb. 13.20 Stufenplan der medikamentösen Asthmatherapie

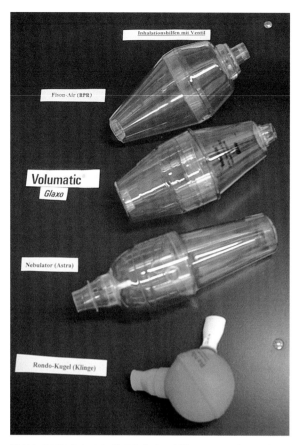

Abb. 13.21 Beispiele für Inhalationshilfen mit Ventil. Von oben: Fison-Air (RPR), Volumatic (Glaxo), Nebulator (Astra) Rondo-Kugel (Klinge)

In Anlehnung an internationale Leitlinien orientiert sich die Therapie des Asthma bronchiale bei **älteren Kindern** (> 4 Jahre) heute am Grad der Asthmakontrolle (◼ Tab. 13.5). Diese Einteilung beruht auf klinisch einfach zu erfassenden Parametern unter Berücksichtigung der Lungenfunktion (FEV_1), wobei zwischen kontrolliertem Asthma, teilweise kontrolliertem Asthma und unkontrolliertem Asthma unterschieden wird. Es hat sich gezeigt, dass sich diese Klassifikation in der Praxis besser für die Verlaufskontrolle und Therapieanpassung eignet, als die früher verwendete Einteilung nach dem Asthma Schweregrad.

Die medikamentöse Therapie orientiert sich an einem Stufenschema, wobei die Therapie unter regelmäßigen Verlaufskontrollen bei unzureichender Asthmakontrolle intensiviert und bei kontrolliertem Asthma stufenweise reduziert wird (◼ Abb. 13.20).

- In der Stufe 1 werden nur bei Bedarf kurzwirksame β_2-Sympathomimetika (z. B. Salbutamol) oder Anticholinergika (Ipratropiumbromid), evtl. auch in Kombination eingesetzt.
- In den Stufen 2 bis 5 wird diese Bedarfstherapie mit einer antiinflammatorischen Dauertherapie kombiniert, welche auf einem inhalativen Kortikosteroid (ICS) ba-

siert. Ist das Asthma unzureichend kontrolliert, wird die Therapie durch stufenweise Erhöhung der ICS-Dosis und/oder Kombination mit einem Leukotrienantagonisten (Montelukast) und/oder einem langwirksamen β_2-Sympathomimetikum (z. B. Salmeterol, Formoterol) gesteigert.

- Bei bisher unbehandelten Patienten mit unkontrolliertem Asthma wird die Therapie in der Regel auf Stufe 3 begonnen.
- Eine Dauertherapie mit systemischen Glukokortikoiden (Stufe 5) darf wegen der Gefahr schwerer Nebenwirkungen (iatrogenes Cushing-Syndrom) nur dann verabreicht werden, wenn die Asthmakontrolle trotz Ausschöpfung aller Therapieoptionen in der Stufe 4 unzureichend bleibt.
- In begründeten Fällen kommt in der Stufe 5 auch eine Behandlung mit Anti-IgE-Antikörpern (Omalizumab) oder Retard-Theophyllin zum Einsatz (◼ Abb. 13.20).

Jedes Kind sollte möglichst so eingestellt werden, dass eine volle körperliche Belastungsfähigkeit erreicht wird. Dadurch, dass das Kind spiel- und sportfähig gemacht wird, kann es sich in die Gruppe Gleichaltriger eingliedern und kommt aus seiner sozialen Isolation heraus. Hierzu kann auch ein angemessenes **körperliches Trainingsprogramm** beitragen, das die körperliche Verfassung verbessert und die Empfindlichkeit gegenüber körperlicher Anstrengung reduziert. Zur Optimierung des Therapieerfolgs sollten die Kinder und Eltern auch an einer Asthmaschulung teilnehmen. Atemphysiotherapie, Klimakuren im Hochgebirge oder an der See sowie bei Indikation eine Psychotherapie (Verhaltenstherapie und autogenes Training) ergänzen das Spektrum der Therapiemaßnahmen.

Bei nachgewiesener Allergie muss selbstverständlich auch versucht werden, möglichst eine **Allergenkarenz bzw. Reduktion**, z. B. durch Verwendung von milbenallergenundurchlässigen Bezügen von Matratzen, Decken und Kissen (Encasing) bei Hausstaubmilbenallergie, zu erreichen. Eine **Hyposensibilisierung** ist angezeigt, wenn eine Karenz oder Elimination von Allergenen nicht möglich ist und wenn die Schwere des Krankheitsbildes in einem angemessenen Verhältnis zum Aufwand und den Kosten der Therapie steht. Da die Effektivität einer oralen Hyposensibilisierung bei Kindern und Jugendlichen noch nicht abschließend geklärt und die Compliance oft eingeschränkt ist, sollte einer parenteralen Applikation der Allergenextrakte (ab 5. Lebensjahr) der Vorzug gegeben werden.

> **Das Asthma bronchiale ist die häufigste chronische Erkrankung des Kindesalters. Sie ist gekennzeichnet durch eine anfallsweise auftretende oder chronische Atemwegsobstruktion, die mit einer bronchialen Hyperreagibilität, d. h. einer gesteigerten Ansprechbarkeit des Bronchialsystems gegenüber verschiedenen exogenen und endogenen Stimuli einhergeht. Das Asthma des Kindes wird in der Regel durch Allergien ausgelöst. Diese unterhalten die Hyperreagibilität.**
>
> ▼

Das Ziel der Therapie sollte in einer Prävention bestehen. Allergenkarenz, medikamentöse und physiotherapeutische Maßnahmen sowie eine gezielte Hyposensibilisierung müssen individuell dem Bedarf angepasst werden.

Fallbeispiel

Anamnese 5,5 Jahre alter Junge. Im Anschluss an einen Keuchhusten vor 7 Monaten ständiges Husten, 2-malig, für einige Tage, obstruktive Bronchitis. Husten insbesondere abends und nachts sowie nach körperlicher Belastung, verstärkt in kalter Luft. Vater hat Heuschnupfen, als Kind häufig Bronchitiden.

Befund Altersgemäß entwickelter Junge. Hustet mehrmals während der Untersuchung trocken. Lunge auskultatorisch unauffällig. Röntgenthorax ohne pathologischen Befund. Lungenfunktion in Ruhe normal, nach 6-Minuten-Laufbandbelastung Atemnot, in der Lungenfunktion Abfall des Tiffeneau-Werts (FEV1/VC) auf 62 % und signifikante Erhöhung des Atemwegswiderstandes. Prick-Test: positive Reaktion auf Hausstaubmilbe.

Diagnose Asthma bronchiale mit hyperreagiblem Bronchialsystem bei Hausstaubmilbenallergie, wahrscheinlich ausgelöst durch einen Keuchhusten.

Therapie Dauertherapie mit täglichen Inhalationen mit einem niedrigdosierten inhalativen Kortikosteroid. Hausstaubmilben-Sanierung im häuslichen Bereich. Bei der Kontrolle der Lungenfunktion nach 2 Monaten ist die Laufbandbelastung normal.

13.7.8 Exogene allergische Alveolitis (Typ-III-Allergie)

Definition Diese im Kindesalter seltene Erkrankung stellt pathophysiologisch eine chronische Lungenentzündung dar, die vorwiegend das Interstitium betrifft und teilweise mit einer Alveolarzellproliferation und einer Schädigung der Bronchiolen einhergeht.

Ätiologie Ursache ist eine allergische Reaktion (Typ III) der Lunge auf organische Staubpartikel. Am bekanntesten sind die sog. **Farmerlunge** und die **Vogelhalterlunge**. Die Farmerlunge wird durch aerophile Aktinomyzeten aus verschimmeltem Heu und die Vogelhalterlunge durch Vogelkot bzw. -federn (z. B. von Tauben → Taubenzüchterlunge) verursacht.

Klinik Im klinischen Bild fallen die Patienten durch trockenen Husten sowie Kurzatmigkeit, zunächst bei Belastung, später auch in Ruhe, auf. Müdigkeit, Appetitlosigkeit und Gewichtsabnahme sind unspezifische Symptome.

Diagnostik **Laborchemisch** fallen eine beschleunigte BSG, eine Leukozytose und ein erhöhtes IgG auf. **Röntgenologisch** besteht eine charakteristisch feinfleckige und feinretikuläre Zeichnung mit einer milchglasartigen beidseitigen Eintrü-

bung, die am sensitivsten mittels hochauflösender CT (HR-CT) nachgewiesen werden kann. Bei der **Lungenfunktionsprüfung** zeigen sich – im Gegensatz zum Asthma – Hinweise für eine restriktive Ventilationsstörung mit einer Reduktion der Vitalkapazität sowie eine gestörte Diffusion. Diagnostisch wertvoll ist der **serologische** Nachweis von präzipitierenden Antikörpern gegen potenzielle krankheitsauslösende Antigene. In der **bronchoalveolären Lavage** (BAL) zeigt sich charakteristischerweise eine Lymphozytose mit erniedrigter CD4+/CD8+-Ratio (< 1,0; Norm: 2,3).

> **❯** Kann die Diagnose aufgrund dieser Untersuchungen nicht zweifelsfrei gestellt werden, ist eine histologische Untersuchung nach transbronchialer oder offener Lungenbiopsie erforderlich.

Therapie und Prognose Die wichtigste therapeutische Maßnahme ist die Vermeidung der Allergenexposition. Im akuten Stadium ist eine systemische Behandlung mit Prednison (1–2 mg/kg/Tag) bis zur signifikanten Besserung der Lungenfunktion empfohlen. Nach sukzessiver »Heruntertitration« der Dosis ist oft für längere Zeit eine Therapie mit 0,2 mg/kg Prednison jeden 2. Tag, evtl. im Wechsel mit inhalativen Steroiden erforderlich. Die besten Erfolge bringt, sofern dies möglich ist, eine Expositionsprophylaxe. Wenn dies nicht möglich ist, ist die Prognose oft mäßig bis schlecht.

Fallbeispiel

Anamnese 10 Jahre alter Junge. Vor 4 Monaten Beginn mit grippalem Infekt einhergehend mit Husten und Fieber. Anhaltende Appetitlosigkeit, Müdigkeit. Gewichtsabnahme seither etwa 6 kg. Zunehmende Belastungsdyspnoe, seit einigen Wochen Situationen mit generalisierter Zyanose in Ruhe. Bei gezieltem Nachfragen Hinweis auf große Kakteensammlung und andere Topfpflanzen im Haushalt der Familie.

Befund Blasser, krank wirkender Junge in reduziertem Allgemeinzustand. Angedeutetes Nasenflügeln sowie Lippenzyanose. Inspiratorisches »Knarren« über allen Lungenpartien. Blutsenkung, Leukozyten und Immunglobuline (IgG) erhöht. In der Röntgenthoraxaufnahme symmetrische, milchglasartige Eintrübung beider Lungen. In der Lungenfunktion zeigte sich als Hinweis auf eine restriktive Lungenfunktionsänderung eine starke Erniedrigung der Vitalkapazität. FEV1 und der Atemwegswiderstand waren normal. Der arterielle pO2 war in Ruhe erniedrigt. In der Immunelektrophorese und in der Doppeldiffusionstechnik nach Ouchterlony konnten präzipitierende Antikörper gegen Aktinomyzeten als Hinweis auf eine Typ-III-Allergie nachgewiesen werden.

Diagnose Allergische Alveolitis (Farmerlunge).

Therapie und Verlauf Therapie mit 2 mg/kg/24 h. Prednison für 10 Tage, Übergang auf 0,2 mg/kg/24 h für weitere 3 Monate unter ständiger Lungenfunktionskontrolle. Gleichzeitig Sanierung im häuslichen Bereich durch Entfernen aller Pflanzen. Sukzessive Besserung und vollständige Normalisierung der Lungenfunktion nach 5 Monaten.

Kernaussagen

- Dem Kruppsyndrom mit inspiratorischer Atemnot liegt häufig eine virale Laryngitis acuta oder ein allergischer spasmodischer Krupp zugrunde, abzugrenzen ist die hochakut verlaufende phlegmonöse Epiglottitis mit hoher Mortalität.
- Bei der Mukoviszidose (zystische Fibrose, CF) liegt in Folge der Fehlfunktion des CFTR-Proteins in den exokrinen Drüsen ein Defekt der cAMP-vermittelten Cl$^-$-Sekretion und in den Atemwegen zusätzlich eine gesteigerte Na$^+$-Resorption vor. Hierdurch kommt es zur Dehydratation der Schleimhautoberflächen mit Ausbildung von zähen, eingedickten Sekreten und in der Folge zu Mukusobstruktion der Atemwege mit chronischer bakterieller Infektion, Inflammation und progredienter pulmonaler Destruktion, Pankreasfibrose mit exokriner Pankreasinsuffizienz sowie anderen Organmanifestationen. Eine frühe Diagnosestellung (z. B. durch den Schweißtest) wird unbedingt angestrebt, um die notwendige intensive Therapie frühzeitig zu beginnen und die Prognose günstig zu beeinflussen.
- Asthma bronchiale ist durch anfallsweise oder chronische Atemwegsobstruktion als Folge einer chronisch eosinophilen Entzündung mit bronchialer Hyperreagibilität gekennzeichnet. Auslösende Faktoren sind vor allem Allergien, daneben Infektionen, körperliche Anstrengungen, Tabakrauch und andere Luftverschmutzungen sowie Temperatureinflüsse. Bei chronischen Beschwerden ist eine konsequente Langzeittherapie unbedingt erforderlich, um das Risiko von Dauerschäden zu reduzieren.

13.8   Erkrankungen der Lunge

Bronchopneumonien kommen in jedem Alter vor, Lappen- und Segmentpneumonien beim Schulkind häufiger als beim Kleinkind. Bei der bakteriellen Bronchopneumonie des jungen Säuglings sind Enterobakterien, Staphylococcus aureus und B-Streptokokken die entscheidenden Erreger. Bei der Pneumonie des Kleinkindes ist Haemophilus influenzae ein häufiger Erreger, beim Schulkind kommen vor allem Pneumokokken und Mykoplasmen als Erreger in Frage. Viruspneumonien kommen in allen Altersklassen vor, sowohl primär als auch in Begleitung anderer Krankheiten. Zu den Sonderformen gehören die Pilzpneumonien, insbesondere beim immunsupprimierten Patienten, und die Pneumocystis-jiroveci-Pneumonie. Lungenemphysem und -atelektase sind meist Begleiterscheinungen anderer Lungenkrankheiten. Beim Lungenabszess kommt es zu umschriebenen Einschmelzungen von Lungengewebe. Lungenfibrosen betreffen das interstitielle Bindegewebe der Lunge; sie können idiopathisch oder Folge anderer Erkrankungen sein.

Definition Eine Pneumonie beruht auf einer akuten oder chronischen Entzündung der Lunge, die den Alveolarraum und/oder das Interstitium umfasst.

Epidemiologie Die Erkrankungsrate liegt im 1. Lebensjahr besonders hoch und nimmt dann sukzessive ab. Auf 1000 Kinder kommen im Vorschulalter 40, im Schulkindalter 10–15 Erkrankungen/Jahr. Die Lungenentzündungen stehen bezüglich der Sterblichkeitsrate an 5. Stelle und damit an 1. Stelle aller Infektionskrankheiten.

Ätiologie Neben viralen und bakteriellen Infektionen kommen allergische, chemische und physikalische Reize als Ursachen von Pneumonien in Frage.

Klinik Je nach Schweregrad und Alter bestehen die klinischen Hauptsymptome in Fieber, Husten, Tachypnoe, interkostalen Einziehungen und Zyanose. Gelegentlich führen Symptome wie Meningismus und akute abdominelle Beschwerden zu Fehldeutungen.

Klassifikation Die Einteilung berücksichtigen Lokalisation, Röntgenmorphologie, Lebensalter und Erregerspektrum.

13.8.1 Lokalisation und Röntgenmorphologie der Pneumonien

Unter diesem Gesichtspunkt lassen sich die Pneumonien in folgende Formen unterteilen:

- **Bronchopneumonien** bilden das Hauptkontingent der Lungenentzündungen im Säuglings- und Kleinkindalter, kommen jedoch in allen Lebensalterklassen, zunehmend auch im Schulkindalter, vor. In der Mehrzahl entstehen sie bronchogen, selten hämatogen. Bei der Auskultation hört man je nach Ausdehnung der Pneumonie bronchitische Nebengeräusche, teils aber auch feinblasige Rasselgeräusche. Nicht selten kann auch kein Auskultationsbefund erhoben werden, vor allem wenn es sich um **zentrale** Bronchopneumonien handelt. Das Röntgenbild (◘ Abb. 13.22) ist vielgestaltig und zeigt alle Übergangsformen von der Verdichtung beider Hili mit oder ohne hilifugale Streifenzeichnung bis zur vielherdig disseminierten miliaren Infiltration (◘ Abb. 13.23).
- Die **Lappen- und Segmentpneumonien** sind Ausdruck einer »reifen« Reaktion des Organismus. Sie finden sich im Kleinkind-, häufiger jedoch im Schulkindalter. Als Erreger dieser, heute seltener werdenden, Verlaufsformen der Pneumonie kommen vor allem Pneumokokken in Frage. Bei der Auskultation bietet sich ein klassischer pneumonischer Befund mit Schallverkürzung, Knisterrasseln und reichlich feuchten, feinblasigen Rasselgeräuschen (RG). Röntgenologisch sieht man bei einer geringen Hilusreaktion flächenhafte Verschattungen, denen anatomisch eine Exsudation in die Alveolen (Hepatisation) entspricht. Die Lappen- oder Segmentgrenzen werden meist eingehalten (◘ Abb. 13.24). Pleurarandstreifen als Ausdruck einer entzündlichen Rippenfellbeteiligung aufgrund von kleinen Abszessbildungen sind häufig.

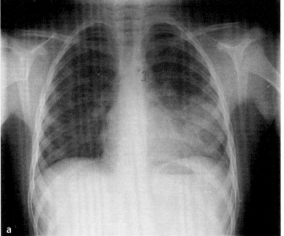

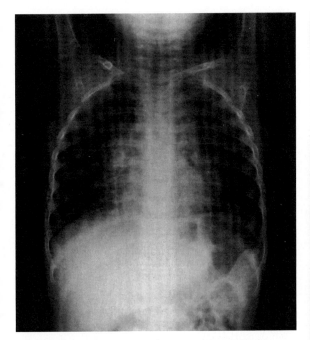

Abb. 13.22 Zentrale Bronchopneumonie beidseits bei einem 1½-jährigen Jungen

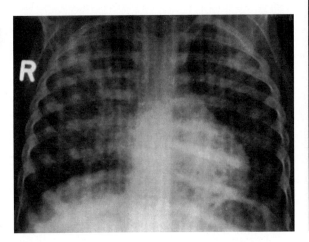

Abb. 13.23 Miliare Bronchopneumonie mit diffusen, fleckförmigen Infiltrationen bei einem 7-jährigen Jungen

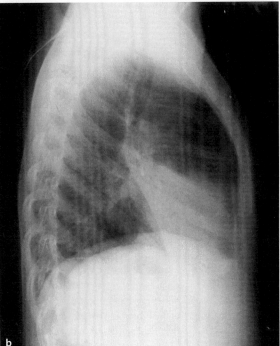

Abb. 13.24a, b Lobärpneumonie des linken Lungenunterlappens. a p.a. und **b** seitliche Lungenaufnahme

Fallbeispiel

Anamnese 7-jähriges Mädchen. Plötzlicher Krankheitsbeginn mit hohem Fieber, »Hüsteln«, starken Bauchschmerzen.

Befund Tachypnoisches, fieberndes Mädchen in reduziertem Allgemeinzustand. Abdomen palpatorisch und sonographisch frei. Über der Lunge auskultatorisch kein pathologischer Befund. Hb 9 g/dl, Leukozyten 18.000/µl, Linksverschiebung im Differenzialblutbild. Im Röntgenthoraxbild zentrale Pneumonie. In der a.p. Ansicht auf den Herzschatten projiziert, im seitlichen Bild im Retrokardialraum zu lokalisieren.

▼

Diagnose Zentrale Bronchopneumonie.

Therapie Unter oraler Antibiotikatherapie (Amoxicillin) nach 2 Tagen Entfieberung, nach 7 Tagen röntgenologisch kein Hinweis mehr auf pneumonische Infiltration, Hb normalisiert (Hb initial erniedrigt, sog. »Infektanämie«[1]).

---

1   Durch Speicherung des Eisens in Zellen des Monozyten-Makrophagen-Systems wird bei ausgeprägten oder chronischen Infekten weniger Eisen für die Hb-Bildung bereit gestellt.

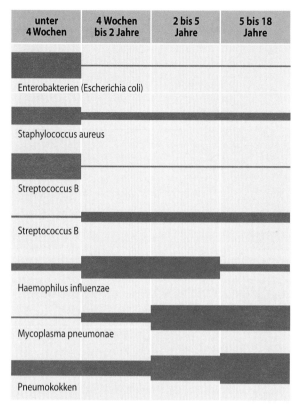

unter 4 Wochen	4 Wochen bis 2 Jahre	2 bis 5 Jahre	5 bis 18 Jahre

Enterobakterien (Escherichia coli)

Staphylococcus aureus

Streptococcus B

Streptococcus B

Haemophilus influenzae

Mycoplasma pneumonae

Pneumokokken

◾ **Abb. 13.25 Altersabhängiges Erregerspektrum für bakterielle Pneumonien im Kindesalter**

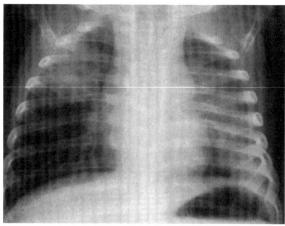

◾ **Abb. 13.26 Pneumonie beidseits links mit Pleurabeteiligung (Pleuropneumonie), 5 Monate alter Säugling**

13.8.2 Einteilung der Pneumonien nach dem Lebensalter

Die röntgenmorphologischen Kriterien geben zwar zuweilen aufgrund ihrer Charakteristika einige Hinweise auf den möglichen Erreger, sind jedoch in der Regel nicht verlässlich. Da das Alter des Kindes das Erregerspektrum der Pneumonien mit bestimmt, erscheint die Einteilung nach dem Lebensalter im Hinblick auf die notwendige Antibiotikatherapie aufgrund des wahrscheinlichen Erregers am sinnvollsten (◾ Abb. 13.25).

Neugeborene Beim Neugeborenen kann eine Pneumonie bereits pränatal durch eine transplazentare Infektion (Listeriose, Zytomegalie, Röteln), sowie konnatal durch aszendierende Keime (Enterobakterien, Streptokokken der Gruppe B) ausgelöst werden. Darüber hinaus sind postnatale Infektionen durch aerogene und hämatogene Infektionen (Staphylokokken) sowie durch Aspiration von Fruchtwasser oder Erbrochenem möglich.

Bei der **B-Streptokokken-Pneumonie**, die häufig im Rahmen der Frühform der B-Streptokokken-Sepsis auftritt, findet man röntgenologisch ein feinretikuläres Infiltrationsmuster, das dem Atemnotsyndrom bei einem Surfactantmangel oder einer transitorischen Tachypnoe bei einer verzögerten Flüssigkeitsresorption aus den Lungen, besonders nach Sektio (»fluid-lung«), entspricht.

Die **Staphylokokkenpneumonie**, die die höchste Sterblichkeitsrate aller bakteriellen Pneumonien hat, tritt meist als Folge einer Hospitalisation oder als eine Primärinfektion auf. Der Manifestationsgipfel liegt zwar im 1. Lebensmonat, die Staphylokokkenpneumonie kommt aber in allen Lebensaltersklassen vor, insbesondere wenn eine Immunsuppression vorliegt. Wie bei der B-Streptokokken-Pneumonie und auch anderen Pneumonien besteht die Symptomatik eines Atemnotsyndroms mit interkostalen Einziehungen, Tachypnoe, Zyanose und Ateminsuffizienz. Fieber und Husten sind in dieser Altersgruppe nicht obligat. Röntgenologisch sieht man auf der betroffenen Seite eine schleierartige oder mehr streifig-fleckige Trübung der Lunge oft mit lateralem Pleurarandstreifen als Ausdruck einer Pleurabeteiligung (◾ Abb. 13.26). Häufig bestehen intrapulmonale Abszesse, die bei pleuranahem Sitz zu einem **Pyopneumothorax** führen können. **Pneumatozelen**, die durch Untergang von Alveolarsepten entstehen, können als dünnrandige Hohlräume noch Monate nach einer durchgemachten Infektion nachgewiesen werden (◾ Abb. 13.27).

Problemkeime wie z. B. **Pseudomonas aeruginosa** und **Klebsiellen** werden bei Frühgeborenen auf Intensivstationen als Folge einer Hospitalisation, Pseudomonas auch bei Mukoviszidose gesehen.

❯ Aufgrund des häufig foudroyanten Verlaufs der Neugeborenenpneumonie muss eine **sofortige Antibiotikatherapie** unter stationären Bedingungen erfolgen.

Bei noch unbekanntem Erreger besteht die Behandlung der Neugeborenenpneumonie in der Regel in der Kombination von Ampicillin und einem Aminoglykosid; es können jedoch auch Cephalosporine der 3. Generation wie etwa Cefotaxim in Kombination mit einem Aminoglykosid verabreicht werden.

Säugling und junges Kleinkind Die Pneumonien des Säuglings und des jungen Kleinkindes sind zum großen Teil **viraler Genese**. Im Säuglingsalter haben RS-Viren, später Parainflu-

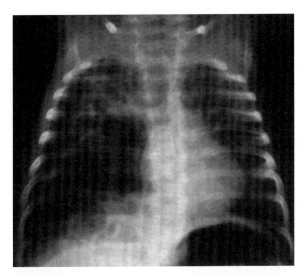

■ **Abb. 13.27** Pneumothorax und Pneumatozelen rechts im Gefolge einer abszedierenden Pneumonie bei einem 2 Monate alten Säugling

enzaviren vom Typ 1 und 3 eine Prädominanz. Zumeist kommt es 1–2 Wochen nach dem primären Infekt zu einer sekundären **bakteriellen Superinfektion.** Unabhängig davon, ob die bakterielle Infektion primär oder sekundär erfolgt, spielen **Haemophilus influenzae, Pneumokokken und Mykoplasmen**, in seltenen Fällen auch **Staphylokokken** eine Rolle. In diesem Lebensalter äußert sich die **klinische Symptomatik** meist während der kalten Jahreszeit mit hohem Fieber bis zu 41 °C. Der Husten ist initial trocken, später wird er produktiv und geht mit Auswurf einher. Häufig sind dies die einzigen Symptome, und es überrascht die Diskrepanz zu einem ausgedehnten Röntgenbefund. Zuweilen sieht man jedoch auch schwere Krankheitsverläufe, die mit einer starken Beeinträchtigung des Allgemeinbefindens, Bauchschmerzen und Erbrechen einhergehen, sowie einem Meningismus aufgrund der Mitreaktion der Meningen. **Röntgenologisch** sieht man alle Formen der Bronchopneumonien, von der zentralen Hilusverdichtung bis zur miliaren Infiltration. Segment- oder gar Lobärpneumonien sind in diesen Altersgruppen sehr selten. Als Antibiotika kommen bei dem genannten Erregerspektrum Aminopenicilline ± β-Laktamase-Hemmer oder ein Staphylokokken-wirksames Cephalosporin (z. B. Cefuroximaxetil) und bei Unwirksamkeit Umsetzen auf bzw. Kombination mit Erythromycin in Frage. Bei septischem Verlauf wird, solange der Erreger unbekannt ist, eine **Antibiotikatherapie** in der gleichen Zusammensetzung wie auch bei den Neugeborenenpneumonien erforderlich.

Schulalter Im Schulalter spielen als Pneumonieerreger in erster Linie **Pneumokokken** und **Mykoplasmen**, gelegentlich auch **Haemophilus influenzae**, eine Rolle. Viren als primäre Erreger von Pneumonien sind etwas seltener. Der **klinische Verlauf** reicht von einer geringgradigen Symptomatik, wie man sie auch bei Infekten des oberen Atemwegstraktes findet, bis zu einem ausgeprägten pneumonischen Krankheitsbild.

Infektionen mit Mykoplasmen sind charakterisiert durch einen verzögerten schleichenden Verlauf, der wie ein grippaler Infekt imponiert und bei mäßigem Krankheitsgefühl und Gliederschmerzen bis zur völligen Ausprägung mehrere Tage benötigt. **Röntgenologisch** sieht man in den meisten Fällen bronchopneumonische Verlaufsformen, bei Infektionen mit Pneumokokken auch klassische Segment- oder Lappenpneumonien. Bei einer Mykoplasmeninfektion findet sich röntgenologisch eine **interstitielle Pneumonie** mit einem retikulären Verschattungsmuster um die Hili und flächenhaften milchglasförmigen Eintrübungen. Die **kalkulierte Antibiotikatherapie** der ambulant erworbenen Pneumonie bei unbekanntem Erreger entspricht der des Kleinkinds (s. oben). Der früher empfohlene Beginn einer Mykoplasmen-wirksamen Monotherapie mit Erythromycin als Breitspektrumantibiotikum wird aufgrund der hohen Resistenz von Pneumokokken gegen Makrolide nicht mehr empfohlen (Ausnahme: Mykoplasmen-Epidemie).

13.8.3 Besondere Pneumonieformen

Die sog. **atypischen Pneumonien** werden durch spezifische Erreger ausgelöst und aufgrund eines besonderen klinischen Verlaufs von den primär bakteriellen Pneumonien abgetrennt. Ätiologisch lassen sich folgende Krankheitsformen unterscheiden.

Mykoplasmapneumonie Der Erreger ist Mycoplasma pneumoniae. Sie stellt die häufigste atypische Pneumonie des Kleinkindes, mehr noch des Schulkindes, dar.

Chlamydienpneumonie Sie wird durch Chlamydia trachomatis verursacht, einem Erreger, der sich bei vielen Frauen in der Zervixschleimhaut findet. Während der Geburt kann es zur Infektion des Kindes kommen. Bei etwa 50 % der von einer Pneumonie betroffenen Kinder besteht eine begleitende Einschlusskörperkonjunktivitis. Für die Entwicklung der Pneumonie ist charakteristisch, dass sie zwischen der 4. und 11. Lebenswoche ohne Fieber auftritt, jedoch mit Tachypnoe und einem stakkatoartigen Husten einhergeht. Im peripheren Blutbild besteht häufig eine Eosinophilie. **Röntgenologisch** finden sich beidseits deutliche Zeichen der Überblähung neben bilateralen hilifugalen Infiltrationen. Die **Diagnose** wird gesichert durch Isolation des Erregers aus dem Sputum oder durch die Bestimmung spezifischer IgM-Chlamydien-Antikörper. Die **Therapie** von Chlamydien- und Mykoplasmenpneumonien besteht in der Gabe von Makrolidantiobiotika (z. B. Erythromycin).

Ornithosepneumonie Ebenfalls zu der Gruppe der Chlamydien (Chlamydia psittaci) gehört der Erreger der Ornithosepneumonie. Die Übertragung erfolgt durch Wild- und Hausvögel, bei Übertragung durch Papageien spricht man von **Psittakose**. Charakteristisch ist ein grippeähnlicher Verlauf, mit oder ohne deutlich beeinträchtigtes Allgemeinbefinden. **Röntgenologisch** sieht man streifige oder großflächige diffuse Verdichtungen. Die **Diagnose** erfolgt serologisch durch Bestimmung der KBR. Die **Behandlung** besteht in der Gabe von Erythromycin.

Legionärspneumonie Ähnlich verläuft die Legionärspneumonie, deren Erreger das gramnegative Bakterium Legionella pneumophila ist. Diese Pneumonieform treten besonders bei immunsupprimierten Patienten auf. Die **Therapie** der Wahl besteht in der Gabe von Erythromycin (40–60 mg/kg KG).

Pneumocystis-jiroveci-Pneumonie Die **interstitielle Pneumonie** durch Pneumocystis-jiroveci (früher Pneumocystis-carinii; PCP) ist eine typische opportunistische Infektion bei immundefizienten Patienten. Sie kam früher fast nur bei Säuglingen des ersten Lebenshalbjahres, vor allem bei Frühgeborenen, vor und war wegen ihrer hohen Kontagiosität und ihres bösartigen Verlaufs sehr gefürchtet. Heute findet sich diese Erkrankung besonders bei Patienten mit einer angeborenen oder erworbenen **Immunschwäche** (Therapie mit Zytostatika oder Immunsuppressiva, AIDS, zellulärer Immundefekt).

Klinik Die Symptome der Krankheit sind Beschleunigung der Atemfrequenz, Appetitlosigkeit bzw. Trinkunlust. Husten und Zyanose sind unspezifische Symptome. Im Blutbild findet sich eine absolute Eosinophilie. Fieber besteht meist nicht. Auskultatorisch ist zunächst über den Lungen ein normales Atemgeräusch zu hören, später kommt feinblasiges Rasseln hinzu. Neben einem akut verlaufenden Krankheitsbild gibt es eine **schleichend verlaufende Form**, die bis zur vollen Ausbildung des Krankheitsbildes mehrere Wochen benötigt. Die Inkubationszeit beträgt mehrere Wochen.

Diagnostik Charakteristisch ist das **Röntgenbild**, das durch eine Blähung der Unterfelder und eine beidseitige, symmetrisch angeordnete Fleck- und Streifenzeichnung infolge von interstitiellen Infiltrationen (◘ Abb. 13.28), Alveolarexsudaten und Atelektasen gekennzeichnet ist. Den Beweis für die Diagnose erbringt der **Nachweis von Pneumocystis jiroveci** in der bronchoalveolären Lavage oder im Lungengewebe. Pathologisch-anatomisch findet sich ein verbreitetes, mit mononukleären Zellen angereichertes Interstitium. Die Alveolen sind mit schaumigem Material angefüllt, in dem sich regelmäßig Pneumozysten finden.

Therapie Die Behandlung erfolgt mit Trimethoprim-Sulfamethoxozol (TMP-SMX) über 21 Tage, die übrigen Maßnahmen sind symptomatisch. Immunsupprimierte Patienten mit Risiko für eine Pneumocystis-jiroveci-Pneumonie sollten eine Prophylaxe erhalten (TMP-SMX oral oder Inhalation mit Pentamidin).

Verlaufsform bei AIDS Neben dieser Verlaufsform zeigen Kinder mit AIDS auch eine protrahiert verlaufende **lymphoide Hyperplasie** mit einem nodulären interstitiellen Reaktionsmuster der Lunge. Diese pulmonale Komplikation bei AIDS beruht wahrscheinlich auf einer persistierenden Infek-

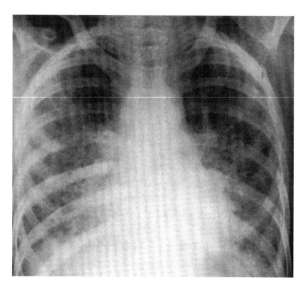

◘ **Abb. 13.28 Interstitielle Pneumonie mit fleckiger, teilweise milchglasartiger Trübung beider Lungen.** 14-jähriger Junge mit Leukämie unter immunsuppressiver Therapie

tion mit Epstein-Barr-Viren. Der Verlauf ist protrahierter und insgesamt günstiger als bei der **Pneumocystis-jiroveci-Pneumonie.**

Viruspneumonien

Viren stellen wahrscheinlich die häufigsten Erreger bei älteren Säuglingen und Kleinkindern dar, aber auch im Schulalter treten sie als primäre Erreger nahezu in gleichem Umfange wie Bakterien auf. Es besteht eine charakteristische **Altersverteilung** bestimmter Viren, wobei RS-Viren im Säuglingsalter, Parainfluenza-Typ-3-Viren im Kleinkindalter und Parainfluenza-Typ-1-Viren im Schulalter eine auslösende Rolle spielen. Selten kommen Lungenentzündungen als Begleiterkrankung bei virusbedingten Kinderkrankheiten wie etwa bei Masern und Varizellen vor.

Diagnostik Die Unterscheidung zwischen primären Viruspneumonien und bakteriellen Pneumonien bzw. Superinfektionen ist schwierig und in der Regel durch eine Röntgenaufnahme nicht zu treffen. Für eine bakterielle Infektion sprechen akuter Beginn, hohes Fieber, eine Leukozytose mit einer Linksverschiebung, eine starke Erhöhung der Blutsenkung, ein deutlich erhöhtes CRP sowie ein schwerer klinischer Verlauf. Auch eine Lobärpneumonie und ein Pleuraerguss sprechen eher für einen bakteriellen Erreger.

Therapie Patienten mit einer Viruspneumonie sind häufig nur leicht krank und müssen nicht unbedingt sofort antibiotisch behandelt werden. Insbesondere bei Kleinkindern mit niedrigen Entzündungsparametern (d. h. gering erhöhtes CRP und geringe Leukozytose) ist die Wahrscheinlichkeit einer viralen Genese hoch. Hier kann bei stabilem Allgemeinzustand zunächst der weitere klinische Verlauf über 24–48 h beobachtet werden. Wegen der Schwierigkeit des Erregernachweises und der Abgrenzung zu bakteriellen Pneumonien ist die Indikation für eine Antibiotikatherapie jedoch großzügig zu stellen.

Pilzpneumonien

Diese Pneumonieformen werden bei immunsupprimierten Patienten beobachtet, wenn z. B. eine schwere Allgemeinerkrankung wie etwa eine maligne Tumorerkrankung zugrunde liegt oder wenn über einen längeren Zeitraum eine Behandlung mit Zytostatika, Immunsuppressiva oder Antibiotika durchgeführt wurde. Die häufigsten Erreger von Pilzpneumonien sind Candida und Aspergillus spp. An diese Pneumonieformen ist bei immunsupprimierten Patienten zu denken sowie dann, wenn unter einer antibiotischen Therapie Pneumonien protrahiert verlaufen und sich sogar in ihrer Symptomatik noch verschlechtern. Die Verdachtsdiagnose muss erhärtet werden durch mikrobiologische Untersuchungen der bronchoalveolären Lavage (BAL), durch Blutkulturen oder durch transbronchial bzw. offen gewonnenes Lungenmaterial.

13.8.4 Air trapping und Atelektase

Eine vermehrte Luftfülle (Air trapping) und ein verminderter Luftgehalt (Atelektase) sind in der Regel Begleiterscheinungen anderer Lungenkrankheiten. **Air trapping** (Überblähung), entsteht entweder kompensatorisch, wenn andere Lungenteile weniger lufthaltig sind, im Gefolge obstruktiver Atemwegserkrankungen wie Asthma bronchiale oder Mukoviszidose, oder bei vorübergehenden Ventilverschlüssen von Bronchien durch Fremdkörper oder Tumoren. Hier kann die Luft aufgrund der intrathorakalen Druckverhältnisse bei Inspiration noch eingeatmet, jedoch nicht mehr ausgeatmet werden und der betroffene Lungenabschnitt wird überbläht. In der körperlichen Untersuchung ist der Klopfschall hypersonor, das Atemgeräusch ist abgeschwächt. Im Gegensatz zum echten **Emphysem**, welches mit dem Verlust von Alveolarsepten einhergeht, ist die vermehrte Luftfülle beim Air trapping nach Behebung der Obstruktion reversibel. Auch die Ursachen der **Atelektasen** sind zahlreich. Durch eine komplette Obstruktion des Atemwegslumens durch Entzündung (Mukus plugging), Fremdkörper oder Tumoren werden entweder eine ganze Lungenhälfte, einzelne Lappensegmente oder auch kleinere Teile der Lungen von der Ventilation abgeschnitten. In den nicht mehr belüfteten Lungenarealen wird die Luft resorbiert und es kommt zur Verdichtung des Lungengewebes, welche bei entsprechender Ausdehnung klinisch durch eine Klopfschalldämpfung und ein verschärftes Atemgeräusch imponieren kann.

Fremdkörperaspirationen Sie kommen im Säuglingsalter durch Verschlucken von flüssiger oder breiiger Nahrung, im Kleinkindalter von Erdnüssen oder anderen Fremdkörpern häufig vor.

Klinik Bei einem Teil der Kinder führt dies zu einem akuten Krankheitsbild, das mit Atemnot wie bei einem Krupphustensyndrom oder einem Asthmaanfall einhergeht. In diesen Fäl-

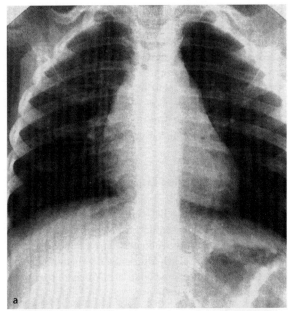

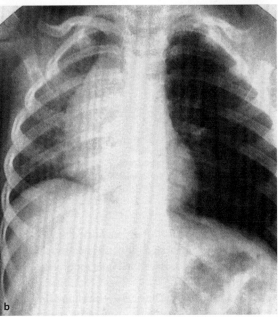

◻ Abb. 13.29a, b **Röntgenthorax in Inspiration und Exspiration.** **a** In Inspiration kein Hinweis für eine Atelektase, deshalb liegt keine totale Bronchoobstruktion vor. **b** In Exspiration starke Überblähung links mit Verschiebung des Mediastinums nach rechts. Ursache: Ventilmechanismus des im linken Bronchus liegenden Fremdkörpers

len ist meist der Röntgenbefund charakteristisch. Aufgrund der Verlegung eines Bronchus entsteht eine **Ventilstenose**, so dass in der Exspirationsaufnahme eine Überblähung des entsprechenden Lungenanteils mit Herniation der Lunge in das Mediastinum zustande kommt (◻ Abb. 13.29). Wenn keine Ventilstenose entsteht, kann sich ein chronisches Krankheitsbild entwickeln, das wie ein rezidivierender Atemwegsinfekt imponiert.

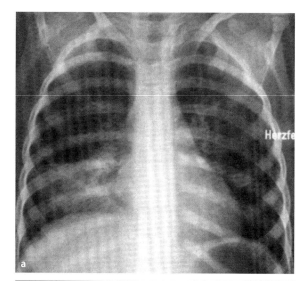

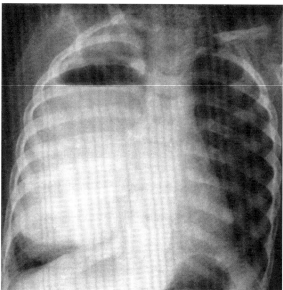

Abb. 13.31 Lungenabszess in der rechten Lunge mit Flüssigkeitsspiegel

Klinik Die klinischen Symptome werden geprägt von rezidivierenden Pneumonien.

Therapie Die Therapie besteht in einer Sekretolyse durch Medikamente und Atemphysiotherapie, bei Superinfektion auch in einer Antibiotikatherapie. Gegebenenfalls muss eine Bronchoskopie mit Entfernung der Obstruktion durchgeführt werden.

13.8.5 Lungenabszess, Lungengangrän

Definition Ein Abszess der Lunge ist definiert als umschriebener Einschmelzungsprozess von Lungengewebe, der von einer Membran umgeben ist. Eine Besiedlung mit Anaerobiern führt zu einer Lungengangrän.

Ätiologie Fremdkörperaspirationen, Bronchiektasen und metastatische Absiedlungen bei septischen Erkrankungen sind die häufigsten Ursachen. Entsprechend treten Abszesse solitär oder multipel auf.

Klinik Die klinischen Symptome sind vielgestaltig. Regelmäßig vorhanden sind hartnäckiges Fieber und ein Hustenreiz. Gelegentlich kann man auch bei jüngeren Kindern das Aushusten bzw. Erbrechen des eitrigen Inhalts eines Abszesses bemerken, nachdem dieser Anschluss an das Bronchialsystem erhalten hat.

Diagnostik Die Diagnose wird röntgenologisch gestellt. Solitärabszesse verursachen zunächst kompakte Rundherde. Nach Durchbruch in einen Bronchus sieht man Hohlraumfiguren mit horizontalem Flüssigkeitsspiegel (Abb. 13.31).

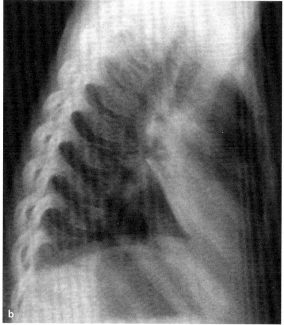

Abb. 13.30a, b Mittellappensyndrom. Atelektase und Pneumonie des rechten Mittellappens durch Verschluss des Mittellappenbronchus bei einem 3-jährigen Mädchen. **a** Sagittaler Strahlengang. **b** Seitlicher Strahlengang

Diagnostik Röntgenologisch sieht man in diesen Fällen lediglich Zeichen wie bei einer Bronchitis oder Pneumonie.

Mittellappensyndrom Eine Sonderform der Atelektase ist das sog. Mittellappensyndrom, bei dem es aufgrund des gestreckt verlaufenden, relativ engen und nahezu rechtwinklig vom Zwischenbronchus abgehenden rechten Mittellappenbronchus im Rahmen von Entzündungen zu einer Obstruktion (Mukus plugging) und als Folge zu einer Atelektase mit konsekutiven Infektionen kommt (Abb. 13.30).

Differenzialdiagnose Postpneumonische **Pneumatozelen** (sog. **Pneumopathia bullosa**) und angeborene Solitärzysten, die keinen Flüssigkeitsspiegel aufweisen, müssen abgegrenzt werden.

Therapie Lungenabszesse können in der Regel konservativ mit **Antibiotika** behandelt werden. Meist erfolgt eine spontane Drainage des Abszesses durch einen Bronchus. Bei Durchbruch in den Pleuraraum entsteht ein Pyopneumothorax.

13.8.6 Eosinophiles Lungeninfiltrat (Morbus Löffler)

Selten werden zufällig bei einer Röntgenuntersuchung flüchtige Infiltrationen entdeckt, die als allergische Reaktion auf Wurmlarven der im Menschen lebenden Nematoden (z. B. Ascaris lumbriloides) bei deren Wanderung durch die Lunge aufzufassen sind und mit leichten, uncharakteristischen klinischen Erscheinungen einhergehen. Wurmeier sind erst 8–12 Wochen später im Stuhl zu finden (▶ Kap. 14.7.2).

13.8.7 Lungenfibrosen

Definition Sie sind durch eine Fibrose des interstitiellen Bindegewebes gekennzeichnet, die schließlich zu einer Ateminsuffizienz führt und haben einen chronisch-progredienten Verlauf.

Vorkommen Sie treten **sekundär** im Verlauf von Speicherkrankheiten und Kollagenosen auf oder stellen das Endstadium einer exogen allergischen Alveolitis (▶ Abschn. 13.7.8) dar.

Selten handelt es sich um eigenständige Krankheitsbilder, wie z. B. die **idiopathische Lungenhämosiderose**, die durch periodisches Fieber, Atemnot, Husten und Hämoptoe gekennzeichnet ist oder die **idiopathische pulmonale Fibrose** (IPF), die mit Husten, Dyspnoe und Zyanose einhergeht und ausgeprägte Verdichtungen im Röntgenbild hervorruft.

Wilson-Mikity-Syndrom Selten wird das Krankheitsbild bei nicht beatmeten Frühgeborenen (pulmonale Dysmaturität) beobachtet. Es ist gekennzeichnet durch einen zystischen Umbau der Lungen, insbesondere der Lungenunterfelder.

Bronchopulmonale Dysplasie Sie wird auch als sog. Beatmungs- oder besser Umbaulunge bezeichnet, die als Folge einer Beatmung oder hochdosierter O_2-Gaben bei Frühgeborenen entsteht (▶ Kap. 4.6.3).

Klinik Das klinische Bild ist gekennzeichnet durch Dyspnoe und Zyanose. Die Kinder leiden unter Umständen noch mehrere Jahre an rezidivierenden obstruktiven Bronchitiden und Pneumonien (chronische Lungenerkrankungen nach Beatmung) und sind bei schweren Formen O_2-abhängig.

Prognose Die Prognose ist günstig, die Symptome werden mit zunehmendem zeitlichem Abstand von der Beatmung immer geringer. Ein erhöhtes Risiko für die Entwicklung von chronisch-obstruktiven Atemwegserkrankungen (Asthma, COPD) und eine erhöhte Anfälligkeit für Atemwegsinfekte bleibt jedoch bis ins Erwachsenenalter bestehen.

> ❯ Das Wilson-Mikity-Syndrom und die bronchopulmonale Dysplasie (BPD) werden auch dem Begriff der »chronic lung disease (CLD)« des Frühgeborenen subsumiert.

13.8.8 Lungentumoren

Primär in der Lunge entstandene, von Bronchuswand oder Alveolarepithel ausgehende, gutartige oder bösartige Tumoren sind im Kindesalter ausgesprochen selten. Metastasen von malignen Knochen-, Nieren- und Nebennierentumoren kommen häufiger vor. Nicht nur Rundherde, sondern auch andere, länger bestehende, ungeklärte Verschattungen des Röntgenbilds sind hierauf verdächtig.

Kernaussagen

- Pneumonien sind definiert als akute oder chronische Entzündungen der Lunge, die den Alveolarraum oder das Interstitium umfassen.
- Als Ursachen kommen infektiöse, allergische, physikalische oder chemische Reize in Frage.
- Das Erregerspektrum wird (mit) bestimmt durch das Lebensalter der Patienten.
- Klinisch führende Symptome sind Husten, Fieber und Tachypnoe.
- Bronchopneumonien kommen in jedem Lebensalter vor, die selteneren Lobär- und Segmentpneumonien dagegen erst im Kleinkind- und vor allem im Schulkindalter.
- Differenzialdiagnostisch sind atypische Pneumonien (Mykoplasmen, Chlamydien, Legionellen) und bei Patienten mit Abwehrschwäche oder schwerer Grundkrankheit auch Pneumocystis-jiroveci-Pneumonien und Pilzpneumonien zu erwägen.
- Primärtumoren der Lunge sind im Kindesalter selten, häufiger kommen Metastasen von malignen Knochen-, Nieren- und Nebennierentumoren vor.

13.9 Erkrankungen der Pleura

Die Pleura ist vor allem bei entzündlichen Lungenerkrankungen häufig mitbetroffen und kann Veränderungen hervorrufen, die im Vordergrund der klinischen Erscheinungen stehen. Die Skala reicht von der Pleuritis sicca bis zur Pleuritis exsudativa, die zu Verdrängungen führt. Bei serofibrinösen Ergüssen muss auch an

▼

Tuberkulose als Ursache gedacht werden. Eitrige Pleuritiden sind bakteriell bedingt. Transsudate entstehen in der Regel sekundär; sie sind nichtentzündlicher Natur. Ein Pneumothorax kann »spontan« schon beim Neugeborenen auftreten, im späteren Kindesalter kommen unterschiedliche Ursachen in Frage.

Pleuritis sicca

Eine **trockene, fibrinöse Begleitpleuritis** mit charakteristischem Auskultationsbefund (Pleuraknarren) ist gelegentlich bei einer kruppösen Pneumonie älterer Kinder festzustellen. Röntgenologisch sichtbare Randstreifen sind nur bei stärkerer fibrinöser Auflagerung vorhanden.

Pleuritis exsudativa

Eine **seröse, nichteitrige Pleuritis** mit geringer Exsudatbildung kommt bei Pneumonien aller Altersklassen und verschiedener Genese vor.

Diagnostik Sie wird in erster Linie röntgenologisch erkannt, besonders wenn sie nicht kostal, sondern interlobär lokalisiert ist. Größere seröse Pleuraexsudate sind dagegen auch bei der physikalischen Untersuchung aufgrund der Klopfschalldämpfung, der Aufhebung oder starken Abschwächung des Atemgeräuschs und des Fehlens des Stimmfremitus gut nachzuweisen. Das Röntgenbild zeigt ausgedehnte Verschattungen, u. U. mit Verdrängung des Mediastinums.

> ❯ Ausgedehnte serofibrinöse Pleuritiden sind auch bei Kindern fast immer tuberkulösen Ursprungs.

Therapie Die Therapie muss antituberkulös sein (▶ Kap. 8.3.12). Laufende Entlastungspunktionen sollen nur bei stärkeren Verdrängungserscheinungen vorgenommen werden. Oft setzt bereits eine Probepunktion, die aus diagnostischen Gründen stets erforderlich ist, einen stärkeren resorptiven Reiz!

Pleuritis purulenta (Pleuraempyem)

Die Mehrzahl der im Gefolge von Pneumonien auftretenden Pleuritiden ist bakteriell bedingt. Das Probepunktat ist oft zunächst trübserös und nicht sofort eitrig. Früher herrschten als Erreger **Pneumokokken** vor, heute sind es **Staphylokokken.** Dementsprechend hat sich auch das klinische Bild gewandelt. Das Pneumokokkenempyem folgt der Pneumonie, das Staphylokokkenempyem dagegen ist oft schon sofort bei den ersten pneumonischen Erscheinungen vorhanden. Bei ihm entwickelt sich auch häufig – infolge Durchbruchs einer subpleuralen Abszedierung oder artifiziell bei einer Pleurapunktion – ein **Pyopneumothorax,** der bei Fehlen von pleuralen Verwachsungen schnell in einen bedrohlichen Spannungspneumothorax übergehen kann.

Therapie Die **Antibiotikatherapie** richtet sich nach der Grundkrankheit. Jeder signifikante Pleuraerguss muss auch aus diagnostischen Gründen punktiert werden. Falls bei Nachlaufen eine zweite Punktion erforderlich wird, wir eine Thoraxdrainage eingelegt, über welche bei unvollständiger Entleerung und Septenbildung (fibropurulentes oder organisiertes Empyem) eine intrapleurale Fibrinolyse (Instillation von Urokinase 100.000 IE) durchgeführt werden kann. Bei ausbleibendem Erfolg ist in seltenen Fällen ein thorakoskopisches Débridement des Empyems erforderlich.

Hydrothorax

Beim **entzündlichen Erguss** (Exsudat) beträgt das spezifische Gewicht über 1014, und die Rivalta-Probe fällt **positiv** aus: Die Essigsäurelösung trübt sich milchig durch den eiweißreichen Exsudattropfen. Beim Transsudat dagegen fällt diese Reaktion negativ aus, das spezifische Gewicht liegt unter 1007. **Nichtentzündliche Ergüsse** in die Pleurahöhle entstehen bei Kindern aus kardialer Ursache, bei schweren Hypoproteinämien mit allgemeiner Ödemneigung, bei Nephrose und bei pleuralen Tumormetastasen, in diesem Falle häufig mit Blutbeimengung. – Sehr selten entsteht ein **Chylothorax** durch Stauung oder Verletzung des Ductus thoracicus oder des Ductus lymphaticus dexter.

Pneumothorax

Eine Luftansammlung innerhalb der Pleurablätter kommt stets durch einen Einriss des Lungenfells zustande. Sie kann sowohl beim Neugeborenen als auch im späteren Kindesalter auftreten. Geläufige Ursachen sind Beatmungsfolgen beim Atemnotsyndrom, abszedierende Pneumonien (▶ Staphylokokkenpneumonie) und therapeutische Eingriffe (z. B. Lungenpunktion, Tracheotomie, Subklaviakatheter).

Aber auch ein sog. **idiopathischer Spontanpneumothorax** kommt bei älteren Kindern vor. Klinisch bedeutungsvoll wird die intrapleurale Luftansammlung durch die Größe und die dadurch bedingten Verdrängungserscheinungen: das Mediastinum wird zur Gegenseite verdrängt und die gesunde Lunge komprimiert, zusätzlich wird der venöse Rückstrom und das Herzzeitvolumen reduziert.

> ❯ Beim **Spannungspneumothorax** können sie eine äußerst bedrohliche Dyspnoe hervorrufen. Der Pleuradefekt wirkt hier wie ein Ventil: Nur Inspirationsluft strömt in den Pleuraraum nach und erhöht weiter dessen Druck. Eine sofortige Entlastungspunktion und Anlage einer Thoraxsaugdrainage ist erforderlich.

Eine **Dyspnoe beim Neugeborenen** wird gelegentlich durch einen perinatal entstandenen »Spontan«-Pneumothorax verursacht. Hieran muss vor allem auch im Rahmen der perinatalen Intensivtherapie gedacht werden, wo die künstliche Beatmung zu einem Spannungspneumothorax führen kann. Ohne Röntgenaufnahme (◘ Abb. 13.27) ist hier die Diagnose nicht zu stellen. Entlastungspunktionen oder eine Thoraxsaugdrainage können notwendig werden.

> **Kernaussagen**
> ▬ Die Pleura ist bei entzündlichen Lungenerkrankungen häufig mitbetroffen und kann zu Veränderungen führen wie der Pleuritis sicca oder Pleuritis exsudativa, die zu Verdrängungen führt.
> ▼

- Bei serofibrinösen Ergüssen muss auch an eine Tuberkulose als Ursache gedacht werden.
- Ein Pneumothorax kann »spontan« schon beim Neugeborenen auftreten.

13.10 Erkrankungen des Mediastinums

Die Thymushyperplasie des jungen Säuglings führt zu einer Verbreiterung des Mediastinums. Sie ist im Gegensatz zu den im Mediastinum vorkommenden Tumoren (wie Teratomen, Lymphangiomen, Neurofibromen u. a.) gutartig. Beim Pneumomediastinum dringt Luft ins Mediastinum vor, gleichzeitig können Pneumothorax und Hautemphysem bestehen.

Entzündungen

Eine **akute Mediastinitis** ist eine bedrohliche Erkrankung. Sie entsteht meist durch Fortleitung einer Entzündung aus der Umgebung oder nach Verletzung des Mittelfells, etwa durch Ösophagusperforation nach Fremdkörpereinklemmung oder Verätzung.

Tumoren

Im Säuglingsalter ist am häufigsten die gutartige **Thymushyperplasie** (◻ Abb. 13.32). Sie verursacht nur bei konzentrischer Einengung der Luftröhre eine Atembehinderung und bedarf lediglich in diesem sehr seltenen Falle einer Behandlung. Eine **kurzfristige Kortisontherapie** führt in der Regel zur (vorübergehenden) Verkleinerung des Organs. Keinesfalls darf eine Röntgenbestrahlung durchgeführt werden, weil dadurch später ein Schilddrüsenkarzinom entstehen kann.

Der Thymushyperplasie kommt in der **Röntgendiagnostik** des Thorax besondere Bedeutung zu: Die von ihr verursachten vielgestaltigen Mittelschattendekonfigurationen müssen bei der Beurteilung von Herzgröße und Hilusbild stets mit berücksichtigt werden.

Andere im **vorderen bis mittleren Mediastinum** vorkommende Tumoren können **Thymome, Teratome, Lymphangiome, bronchogene** oder **Perikardzysten** sein. Darüber hinaus manifestieren sich häufig Hodgkin- und Non-Hodgkin-Lymphome primär in diesem Bereich.

Im **hinteren Mediastinum** finden sich **Neurinome, Neurofibrome, bronchogene** und **enterogene Zysten**.

Pneumomediastinum

Ein **Mediastinalemphysem** (seltener ein Pneumoperikard) entsteht entweder **spontan** aus den gleichen Ursachen wie der Spontanpneumothorax bei Neugeborenen oder als **Komplikation** bei Asthma bronchiale und bei liegender Trachealkanüle nach Tracheotomie. Die Luft dringt hier ebenfalls durch eine Verletzung von den Atemwegen her – vermutlich entlang den Gefäßscheiden – in das Mediastinum vor. Zum Teil besteht gleichzeitig ein Pneumothorax oder ein Hautemphysem – besonders am Hals und an den seitlichen Thoraxpartien.

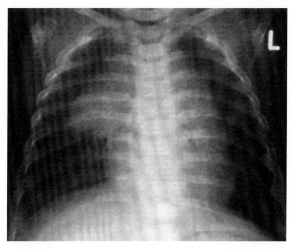

◻ **Abb. 13.32 Thymushyperplasie.** mit Verbreiterung des Mediastinums v. a. nach rechts, dort kaudal vom Mittellappenspalt begrenzt bei einem 6 Monate alten Säugling

Kernaussagen
- Die Thymushyperplasie kommt im Säuglingsalter am häufigsten vor und ist gutartig.
- Im Mediastinum vorkommende Tumoren sind Teratome, Lymphangiome, Neurofibrome u. a., häufig manifestieren sich Hodgkin- und Non-Hodgkin-Lymphome primär in diesem Bereich.
- Beim Pneumomediastinum dringt Luft ins Mediastinum vor, gleichzeitig können Pneumothorax und Hautemphysem bestehen.

Erkrankungen des Verdauungstraktes

S. Koletzko, W. Nützenadel

Das Erreichen der Stuhlkontinenz, ein für Eltern und Umgebung wichtiger Meilenstein bei der kindlichen Entwicklung, wird in einem allmählichen Reifungs- und Lernprozess im Allgemeinen bis zum Alter von 4 Jahren erworben.

14.1 Leitsymptome

Symptome gastrointestinaler Erkrankungen sind vielfältig, oft uncharakteristisch und können auch bei einer Vielzahl von Erkrankungen anderer Organsysteme beobachtet werden. Anhand der Symptome kann nicht immer zwischen funktionellen Beschwerden und Zeichen einer Organerkrankung unterschieden werden. Die Kenntnis des zeitlichen Ablaufs, der Qualität und Quantität der Symptome und das Vorhandensein von Alarmsymptomen und Alarmbefunden hilft bei der Differenzialdiagnose.

Gestörte Funktionen des Verdauungstraktes führen oft zu mangelnder Nährstoffaufnahme mit Gewichtsstillstand, Wachstumsretardierung, Pubertas tarda, Anämie und Störungen anderer Organsysteme.

14.1.1 Erbrechen

Erbrechen ist im Kleinkindesalter ein häufiges Symptom – oft Begleitsymptom zahlreicher Erkrankungen, aber auch singuläres Symptom gastrointestinaler Erkrankungen.

Die ◨ Tab. 14.1 enthält die wichtigsten Differenzialdiagnosen des Erbrechens. Folgende **Sonderformen** des Erbrechens im Kindesalter werden unterschieden:

- Das **atonische Erbrechen oder Spucken des Säuglings** ist ein eher passives Herauslaufen von Nahrung aus dem Mund mit sichtbar werdendem gastroösophagealen Reflux, was typisch für eine Insuffizienz des unteren Ösophagussphinkters ist (▶ Abschn. 14.6.1).
- Im Gegensatz dazu steht das »**schwallartige Erbrechen**«, das durch eine starke Antiperistaltik hervorgerufen wird. Hierbei sind im Säuglingsalter differenzialdiagnostisch u. a. Passagestörungen, z. B. idiopathische Pylorushypertrophie (▶ Abschn. 14.6.3), Duodenalstenose (▶ Abschn. 14.4.2) oder eine infektiöse Gastroenteritis (▶ Abschn. 14.7.1) zu bedenken. Galliges Erbrechen ist ein Alarm-

symptom und deutet auf ein Passagehindernis distal der Papilla vateri hin (z. B. bei Malrotation [▶ Abschn. 14.4.2], Ileus [▶ Abschn. 14.6.4]).

> ❗ **Cave**
> **Erbrechen von Galle, Blut und Hämatin sowie morgendliches Nüchternerbrechen sind Alarmsymptome, die eine umgehende Abklärung erfordern.**

Wird die aus dem Magen in den Oropharynx refluxierte Nahrung wieder verschluckt, spricht man von **Regurgitation**. Bei der **Rumination**, die in jeder Altersklasse auftreten kann, erfolgt das Hochbringen von Mageninhalt willkürlich. Es kann Ausdruck einer psychischen Störung sein. Bei neurologisch gesunden Kinder ist es oft eine Angewohnheit, die sich z. T. verselbstständigt hat.

Azetonämisches Erbrechen Es wird durch eine katabole Stoffwechsellage (Hungern, viraler Infekt) bei meist schlanken Kindern ausgelöst. Fehlende oder unzureichende Kohlenhydratzufuhr führt zur Erschöpfung der Glykogenreserven mit nachfolgender Lipolyse, Ketonkörperbildung und Azidose, die weiteres Erbrechen fördert. **Differenzialdiagnostisch** müssen **Infektionen** (Meningitis, Harnwegsinfektionen etc.), **Stoffwechselerkrankungen** und das **zyklische Erbrechen** ausgeschlossen werden

Klinik Klinisch findet sich eine milde Dehydratation, metabolische Azidose, Azetongeruch, Neigung zu Hypoglykämie und ein positiver Azetonnachweis im Urin.

Therapie Therapeutisch sind Kohlenhydrate in Form gesüßter Getränke (Tee oder Säfte) oder in Wasser gelöste Oligosaccharide (Maltodextrin, bis 25 %ig) löffelweise zu verabreichen. Bei unstillbarem Erbrechen und Dehydratation kann eine intravenöse Zufuhr erforderlich werden.

> ⏩ **Starkes Erbrechen gefährdet das Kind durch Wasser- und Elektrolytverluste. Infolge unzureichender Kohlenhydratzufuhr kommt es bei jungen Kindern häufig zu Azetonämie mit metabolischer Azidose. Bei rezidivierendem und häufigen Erbrechen besteht die Gefahr der Unterernährung.**

◨ **Tab. 14.1** Ursachen mit Beispielen für Erbrechen im Säuglings- und Kindesalter

Entzündung	Gastritis, Enteritis, Harnwegsinfektionen, Appendizitis, Peritonitis, Pankreatitis, Nahrungsmittelallergie
Kardiainsuffizienz	Inadäquate Relaxation oder verminderter Druck des unteren Ösophagusphinkters, Hiatushernie
Mechanische und funktionelle Passagestörungen	Kongenitale oder erworbenen Stenosen im Darmtrakt, Pylorushypertrophie, Malrotation, Ileus, Invagination, Volvulus, Morbus Hirschsprung
Zentralnervös	Hirndruck, Hirntumoren, Meningitis, Enzephalitis, psychische Störungen, Anorexia nervosa
Metabolisch/Endokrin	Hyperammonämie, Organazidämie, ketonämisches Erbrechen, adrenogenitales Syndrom
Reflektorisch	Nierensteinkolik, inkarzerierte Hernie, Torsion des Hodens oder eines Leistenovars
Medikamentös oder toxisch	Überdosierung (Digitalis, Euphyllin), Nebenwirkung (Zytostatika), Vergiftung

14.1.2 Bauchschmerzen

Akut auftretende oder chronisch rezidivierende Bauchschmerzen können durch eine Vielzahl von Organerkrankungen innerhalb und außerhalb des Verdauungstraktes hervorgerufen werden. Funktionelle Störungen (▶ Abschn. 14.5) sind sehr häufig und können in jedem Alter auftreten.

Eine sorgfältige Anamnese und körperliche Untersuchung sind entscheidend für eine gezielte Diagnostik, bzw. noch wichtiger für das Unterlassen von überflüssigen, das Kind belastende Untersuchungen. Finden sich keine **Alarmsymptome** oder **Alarmbefunde**, reichen wenige Laboruntersuchungen, um eine Organerkrankung auszuschließen.

Wichtige anamnestische Parameter bei Kindern mit Bauchschmerzen

- Schmerzen: Lokalisation? Charakter? Dauer? Tageszeit? Abhängigkeit von Mahlzeiten oder Defäkation oder anderer Aktivität? Begleitsymptome wie Blässe, Übelkeit, Schwindel, Müdigkeit? Was macht es besser oder schlechter?
- Stuhlverhalten: Frequenz? Konsistenz? Blut- oder Schleimbeimengungen?
- Beeinflussung durch Nahrungsaufnahme oder bestimmte Nahrungsmittel (Milch, Sorbit, hohe Fruktosezufuhr): Appetit, besondere Diät?
- Allgemeine Leistungsfähigkeit: Müdigkeit?
- Gewichtsverlust
- Entwicklung: Längen- und Pubertätsentwicklung, Menarche, Menstruationsverhalten?
- Andere Beschwerden: Fieber? Sodbrennen? Kopfschmerzen? Sehstörungen? Gelenkschmerzen? Hauterscheinungen? Husten? Rezidivierende Aphthen? Dysurie? Enuresis?
- Frühere Bauchoperation oder Trauma?
- Psychosoziale Situation: Familie, Freunde, Schule, Beruf
- Familienanamnese: Ulkus, Magenkarzinom, chronische Darmerkrankungen, funktionelle Schmerzsyndrome?

Alarmsymptome, die bei Kindern >3 Jahre an eine Organerkrankung denken lassen sollten

- Rezidivierendes Erbrechen (blutig, gallig)
- Blutige oder schleimig-weiche Stühle, nächtlicher Stuhlgang
- Bauchschmerzen vom Nabel entfernt
- Schmerzen wecken Patient nachts auf
- Extraintestinale Beschwerden: Fieber, Gelenkschmerzen, Hauterscheinungen, rezidivierende Aphthen im Mund, Dysurie
- Gewichtsverlust, Abknicken der Wachstumskurve
- Leistungsknick

Alarmbefunde, die an eine Organerkrankung denken lassen sollten

- Blut im Stuhl (auch okkultes)
- Anämie, Eisenmangel
- Entzündungszeichen oder Leberwerte erhöht
- Perianale Veränderungen: Fissur, Mariske, Fistel, Abszess
- Uhrglasnägel
- Hautzeichen einer Lebererkrankung (Spider naevi, Palmarerythem) oder Darmerkrankung (Erythema nodosum, Pyoderma gangraenosum)
- Positive Familienanamnese für Ulkus, Magenkarzinom, chronisch-entzündliche Darmerkrankung

 Cave
Bei akuten Schmerzen und bei vorhandenen Alarmzeichen muss die Diagnostik gezielt ausgeweitet. Bei rezidivierenden Bauchschmerzen gezielt nach Alarmsymptomen und Alarmbefunden suchen.

14.1.3 Gastrointestinale Blutungen

Blutungen können im gesamten Verdauungstrakt auftreten.

Ätiologie Ursachen sind u. a. Ulzera, erosive Ösophagitis oder Gastritis, infektiöse oder chronisch entzündliche Darmerkrankungen, Polypen, Invagination, Gefäßfehlbildungen, Meckel-Divertikel, Purpura Schönlein-Henoch, Analfissuren.

Einteilung Zu unterscheiden ist zwischen:
- **akuter Blutung** mit Zeichen der normozytären Anämie und drohendem Schock (z. B. bei Blutung aus einem Ulkus oder Ösophagus- oder Fundusvarizen) und
- **chronischer Blutung** mit okkultem oder sichtbarem Blutverlust im Stuhl und mikrozytärer Anämie als Zeichen des Eisenmangels.

Hämatinerbrechen wird durch verschlucktes Blut (z. B. bei Nasenbluten oder Zahnextraktion) oder eine Blutungsursache aus dem Ösophagus, Magen oder Duodenum verursacht.

Teerstühle sind Zeichen einer massiven Blutung aus dem oberen Gastrointestinaltrakt.

Als **Meläna** bezeichnet man eine akute intestinale Blutung mit Absetzen mehrerer Teerstühle und meist raschem Sistieren des Symptoms.

Bei **peranaler Blutung** ist die Blutungsquelle meist im distalen Darm gelegen (z. B. bei Darminfektionen, Colitis ulcerosa, Morbus Crohn, Darmpolypen, Invagination, Purpura Schoenlein-Henoch und Meckel-Divertikel). Hellrote, oft fadenförmige Blutauflagerungen auf normal geformten oder gar hartem Stuhl sind typisch für Analfissuren; Hämorrhoiden sind bei Kindern sehr selten.

> ❯ Bluterbrechen oder blutige Stühle erfordern immer eine diagnostische Abklärung.

14.1.4 Durchfall

Durchfall entsteht durch vermehrten Verlust von Flüssigkeit und Elektrolyten im Stuhl und führt zu einer veränderten Stuhlkonsistenz (weich bis flüssig) und meist auch Frequenz (3 oder mehr pro Tag oder öfter als für dieses Individuum normal). Im Säuglingsalter, besonders bei ausschließlicher Muttermilchernährung, können z. B. häufige und weiche Stühle einen Normalbefund darstellen.

Ätiologie Die Mehrzahl akuter Diarrhöen wird durch **virale** oder **bakterielle Darminfektionen** verursacht. Aber auch **toxische** oder **allergische Reaktionen** auf **Lebensmittel** oder **Allgemeinerkrankungen** können einen akuten Durchfall verursachen. Halten Durchfälle länger als 3 Wochen an, spricht man von **chronischem Durchfall**. Bei chronischem Durchfall müssen funktionelle Störungen (Reizdarmsyndrom, ▶ Abschn. 14.5.1) von Organerkrankungen oder biochemischen Störungen unterschieden werden.

Diagnostik Entscheidend für die diagnostische Abklärung ist der Beginn der Durchfälle. Bei Beginn in den ersten 4 Lebenswochen handelt es sich oft um angeborene, in der Regel seltene Störungen des Darmes (z. B. isolierte Resorptionsdefekte, Differenzierungsstörungen der Schleimhaut) oder des Pankreas sowie Immundefektsyndrome. Auch bei Beginn zwischen dem 2.–6. Monat können noch kongenitale Störungen die Ursache sein (z. B. zystische Fibrose, primärer Saccharase-Isomaltase-Mangel in der Dünndarmschleimhaut). Mit zunehmendem Alter werden erworbene Erkrankungen (z. B. Kuhmilchproteinintoleranz, postenteritisches Syndrom, Zöliakie) häufiger.

> ❯ Je jünger das Kind ist, um so größer ist die Gefahr einer Dehydratation, einer Elektrolytentgleisung und einer Gedeihstörung mit irreversiblen Folgen. Der frühzeitige Beginn einer kausalen und/oder symptomatischen Therapie ist entscheidend für die Prognose des Kindes.

14.1.5 Obstipation

Stuhlfrequenz und -konsistenz zeigen eine starke Abhängigkeit von Alter, Ernährung, Medikamenteneinnahme und ggf. bestehender Grundkrankheit. Gesunde voll gestillte Säuglinge können bis 8-mal täglich oder nur alle 10 Tage Stuhl entleeren. Kleinkinder und Schulkinder entleeren 1- bis 3-mal täglich Stuhl oder auch nur alle 2 Tage. Unter Obstipation versteht man eine unvollständige Entleerung des distalen Dickdarmes bei der Defäkation. Bei einer Symptomatik über 2 Monate spricht man von **chronischer Obstipation**. Charakteristisch ist eine Retention von meist hartem Stuhl in der Ampulle. Die

◨ **Tab. 14.2** Ursachen einer Obstipation im Kindesalter

Funktionell	keine Ursache erkennbar
Exogene Störfaktoren	Änderung des Tagesrhythmus, Kuhmilchunverträglichkeit, perianale Entzündung wie Rhagaden, Fissuren, Medikamente (besonders antikonvulsive)
Kolorektale Erkrankungen	Morbus Hirschsprung, andere Neuropathien oder Myopathien des Darmes, stenosierende Prozesse
Allgemeinerkrankungen	Hypothyreose, Elektrolyt- und Flüssigkeitsstörungen, ZNS-Läsionen, Spina bifida, Immobilisation, Myopathien, Bauchwanddefekte

Ansammlung von Stuhlmassen kann erheblich sein und zur Überdehnung der Ampulle führen (◨ Abb. 14.14b). Durch Fäulnisprozesse entsteht nicht selten weicher Stuhl, der sich vom Kind unbemerkt in mehr oder weniger großen Portionen z. T. mehrmals täglich in die Unterwäsche entleert (**Überlaufinkontinenz**).

> ❯ Einkoten und Stuhlschmieren im Sinne einer Überlaufenkopresis sind Spätsymptome einer chronischen Obstipation.

Ätiologie Die Ursachen der Obstipation sind vielfältig (◨ Tab. 14.2). Bei Beginn in der Neugeborenenzeit, verspätetem Mekoniumabgang oder Subileuszeichen muss ein Morbus Hirschsprung (Aganglionose, ▶ Abschn. 14.6.5) umgehend ausgeschlossen werden. Im älteren Säuglingsalter und Kleinkindesalter sind es meist situative Störfaktoren, perianale Läsionen, eine Kuhmilchunverträglichkeit oder funktionelle Störungen, die zu einer Obstipation führen. Bei frühem und konsequentem Therapiebeginn ist die Prognose ausgezeichnet.

> ❯ Bei Beginn der Obstipation in der Neugeborenenzeit muss umgehend ein Morbus Hirschsprung ausgeschlossen werden.

Kernaussagen
- Symptome wie Erbrechen, Bauchschmerzen, Durchfall und Verstopfung sind sehr häufig, aber unspezifisch. Sie können auf Erkrankungen innerhalb und außerhalb des Verdauungstraktes hinweisen.
- Organerkrankungen müssen von funktionellen Störungen unterschieden werden. Ergeben Anamnese und Untersuchungsbefund Alarmsymptome oder -befunde, muss unverzüglich eine weitergehende Diagnostik veranlasst werden.

14.2 Gastroenterologische Diagnostik

Die am Symptom orientierte Anamnese einschließlich der Ernährungsanamnese und die Berücksichtigung der vorausgegangenen somatischen Entwicklung ermöglichen häufig schon ein zielgerichtetes differenzialdiagnostisches Vorgehen. Bei der klinischen Befunderhebung sind die abdominelle Palpation, die Auskultation und Perkussion des Abdomens sowie die perianale Inspektion ggf. mit rektaler digitaler Untersuchung von besonderer Bedeutung.

14.2.1 Bildgebende Verfahren

Bildgebende Verfahren sind Sonographie, Röntgenuntersuchungen mit und ohne Kontrastmittel, Endoskopie, Videokapselendoskopie, Szintigraphie, seltener Computertomographie, MRT und Angiographie.

Die schmerzlose, nichtinvasive **Sonographie** eignet sich besonders zur Erfassung der Organgröße und von Strukturveränderungen von Leber, Milz und Pankreas, zur Feststellung von Erweiterungen der Gallen- und Pankreaswege, zur Aufdeckung von Zysten, Tumoren, Abszessen und Aszites sowie zur Diagnose der Pylorushypertrophie und Invagination.

Röntgenuntersuchungen haben ihre Domäne bei Erkrankungen des Dünn- und Dickdarms, sollten aber wenn möglich durch nicht mit Röntgenstrahlen belastete Verfahren ersetzt werden. Die Übersichtsaufnahme, z. B. in verschiedenen Körperlagen erlaubt die Diagnose von Ileus, Perforationen, schattengebenden Fremdkörpern, intraabdominellen Verkalkungen und der Duodenalatresie. Zur Erkennung von Passagestörungen, Lageanomalien, und z. T. gestörter Motilität oder Fisteln werden Untersuchungen mit Kontrastmitteln eingesetzt.

Die **Endoskopie** lässt Erkrankungen der Schleimhaut des Ösophagus, Magens, Duodenums und Dickdarms erkennen und ist heute auch in der Pädiatrie Standardmethode. Sie erlaubt gleichzeitig eine **Gewebeentnahme** zur histologischen Untersuchung. Diese kann im Rektum auch mittels blinder **Saugbiopsie** ohne Endoskopie erfolgen. Mit der **Feinnadeltechnik nach Meninghini** kann Lebergewebe gewonnen werden. Neben den **morphologischen Untersuchungen** sind aus den gewonnenen Gewebeproben **enzymatische Untersuchungen** bei Verdacht auf Stoffwechselerkrankungen möglich.

Die **endoskopisch retrograde Cholangiopankreatographie (ERCP)** und die **perkutane transhepatische Cholangiographie** können Gallenwegs- und Pankreaserkrankungen aufdecken.

Die **Kernspintomographie (MRT)** und viel seltener die **Computertomographie** haben besonders bei intraabdominellen Tumoren und Abszessen ihren Stellenwert. Die MRT-Enterographie mit Kontrastmittelgabe ist die Standarduntersuchung für die Dünndarmdarstellung bei Morbus Crohn

Szintigraphische Untersuchungen eignen sich zur Abklärung des Meckel-Divertikels, für die Magenentleerungsuntersuchung und gelegentlich noch bei Gallengangsatresie.

Angio-MRT, seltener **Angiographie** und digitale Subtraktionsangiographie werden zur Abklärung von Gefäßprozessen (z. B. Pfortaderstenosen, Blutung) benötigt.

14.2.2 Funktionsdiagnostik

Stuhluntersuchungen Bei chronischen Durchfällen oder Verdacht auf Malabsorption kann Stuhl auf eine vermehrte Ausscheidung von Kohlenhydraten (reduzierende Substanzen) und Fett untersucht werden. Die Bestimmung des Fettresorptionskoeffizienten durch Bestimmung des Stuhlfettes erfordert eine Bilanz von Fettzufuhr durch quantitatives Nahrungsmittelprotokoll und fäkale Fettausscheidung über 72 Stunden. Die Normalwerte liegen bei einem Resorptionskoeffizienten von > 93 %. Eine verminderte Ausscheidung von pankreasspezifischer Elastase im Stuhl ist hinweisend auf eine exokrine Pankreasinsuffizienz.

Atemtests Eine Maldigestion von Laktose, Saccharose oder eine Malabsorption von Fruktose (▶ Abschn. 14.9.1) wird durch pathologischen Anstieg von H_2 innerhalb von 3 Stunden nach oraler Belastung erkannt. Atemtests mit durch stabile, nicht radioaktive Isotope markierten Testsubstanzen sind ohne Risiko und werden daher in der Pädiatrie zunehmend eingesetzt (Beispiel: ^{13}C-Harnstoff-Atemtest zum Nachweis einer Helicobacter-pylori-Infektion, ^{13}C-Azetat-Atemtest zur Magenentleerungsmessung).

Langzeit-pH-Metrie Die pH-Messung im Ösophagus mittels Sonde und kontinuierlicher Registrierung der pH-Werte über 24 h erlaubt die Bestimmung der Refluxdauer und -häufigkeit.

Manometrie Hauptindikationen zur Druckmessung im Ösophagus ist eine Dysphagie, zur anorektalen Manometrie der Ausschluss eines M. Hirschsprung oder eine Stuhlinkontinenz.

> **Kernaussagen**
> - Beim Auftreten von Erbrechen, Durchfall oder Obstipation in der Neugeborenenperiode liegen häufig ernste, angeborene Organerkrankungen (anatomisch, biochemisch) vor, die rasch abgeklärt werden müssen.
> - Die Anamnese ermöglicht häufig schon ein zielgerichtetes differenzialdiagnostisches Vorgehen.
> - Bei der klinischen Befunderhebung sind die abdominelle Palpation, die Auskultation und Perkussion des Abdomens sowie die perianale Inspektion ggf. mit rektaler digitaler Untersuchung von besonderer Bedeutung.
> - Bildgebende Verfahren (z. B. Sonographie, Röntgenuntersuchungen, CT und MRT, Endoskopie) und die Funktionsdiagnostik (z. B. Stuhluntersuchungen, Atemtest oder Langzeit-pH-Metrie) werden differenziert zur weiteren Diagnostik eingesetzt.

14.3 Fremdkörper und Verätzungen

Fremdkörper werden von Kindern meist unbemerkt verschluckt. Der Abgang ist in den meisten Fällen spontan und komplikationslos. Meist treten keine Symptome auf. Die Ingestion von Laugen oder Säuren verursacht Läsionen im Ösophagus, deren Ausmaß möglichst innerhalb von 24 Stunden festgestellt werden sollte. Die Behandlung mit Steroiden und Antibiotika hängt von dem Grad der Schädigung der Schleimhaut ab.

14.3.1 Ingestion von Fremdkörpern

Zahllose **Fremdkörper** werden von Kindern meist unbemerkt **verschluckt**, ihr Abgang erfolgt fast immer spontan und komplikationslos. Problematisch sind Fremdkörper, die nicht mehr transportiert werden und sich im Ösophagus, Magen oder selten vor der Bauhin-Klappe befinden (◘ Abb. 14.1). Bei Fremdkörpern im **Ösophagus** werden häufig, aber nicht immer Speicheln und Dysphagie beobachtet. Eine Röntgenaufnahme, die den Pharynx und Magen einschließen sollte, kann röntgendichte Fremdkörper (Münzen, Knopfbatterien, Nadeln, Nägel usw.) lokalisieren. Im Ösophagus impaktierte Fremdkörper sollten möglichst rasch endoskopisch entfernt werden. Bei im **Magen** liegenden stumpfen Fremdkörpern kann bis zu 3 Wochen abgewartet werden, weil ihr Abgang meist doch noch spontan erfolgt. Quecksilber- und Lithium-haltige Knopfbatterien sollten wegen entstehender Schleimhautulzerationen und der Gefahr der Intoxikation endoskopisch aus dem Magen entfernt werden.

> ❯ Eine Ingestion von Fremdkörpern ist häufig und nicht selten symptomlos. Bei Lokalisation im Ösophagus muss der Fremdkörper möglichst rasch endoskopisch entfernt werden.

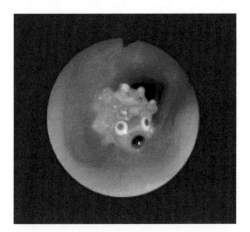

◘ Abb. 14.1 Fremdkörper im Ösophagus. Zur Überraschung des Endoskopikers fand sich dieser Fremdkörper bei einem Kleinkind mit akut auftretender Dysphagie im Ösophagus. Die Passage des Fremdkörpers wäre aufgrund der Größe sicher möglich gewesen, jedoch waren die Stacheln des Igels in die Schleimhaut eingedrungen und dadurch war er festgehalten worden

14.3.2 Verätzungen durch Laugen und Säuren

Ingestionen mit **Laugen** und **Säuren** führen häufig zu Läsionen der Ösophagusschleimhaut, z. T. auch des Magens. Eine obere Endoskopie sollte innerhalb von 24 h erfolgen. Bei Nachweis von ulzerierenden Läsionen ist die Behandlung mit Steroiden und Antibiotika indiziert und eine orale Ernährung bis zur Abheilung auszusetzen. Erforderlich sind Nachuntersuchungen wegen möglicher Strikturbildung und des Risikos einer Karzinomentwicklung auf dem Narbengewebe.

> ❯ Bei Laugen- oder Säurenverätzung ist das Ausmaß durch eine obere Endoskopie innerhalb von 24 Stunden festzustellen.

Kernaussagen

- ▬ Die akzidentelle Ingestion von Fremdkörpern, ätzenden Substanzen oder Flüssigkeiten betrifft meist Kleinkinder.
- ▬ Ein in der Speiseröhre impaktierter Fremdkörper (Röntgen) muss sofort entfernt werden. Bei Verätzungen ist innerhalb von 24 Stunden eine obere Endoskopie durchzuführen, um das Ausmaß der Schleimhautschädigung zu erfassen.
- ▬ Bei der Ingestion von Laugen oder Säuren sind oft Läsionen im Ösophagus die Folge. Das Ausmaß sollte möglichst innerhalb von 24 Stunden festgestellt werden. Die Behandlung mit Steroiden und Antibiotika hängt von der Schädigung ab

---

14.4 Angeborene Fehlbildungen des Gastrointestinaltrakts

Fehlbildungen des Intestinaltraktes sind nach Herzfehlern und Fehlbildungen der Niere die dritthäufigste Malformation. Sie sind nicht selten mit anderen Fehlbildungen assoziiert und damit auch Teilsymptome klinischer Syndrome, z. B. bei Chromosomenaberration. Ein Polyhydramnion kann Hinweis für eine intestinale Obstruktion sein, da verschlucktes Fruchtwasser unter diesen Bedingungen nicht mehr resorbiert wird.

14.4.1 Fehlbildungen des Ösophagus (Ösophagusatresie)

Definition Die **Ösophagusatresie** ist eine **kongenitale Unterbrechung der Kontinuität** des Ösophagus von unterschiedlicher Länge, meist mit **Fistelbildung** zur Trachea.

Häufigkeit Die Häufigkeit beträgt etwa 1:3000.

Formen Die wichtigsten Formen sind aus ◘ Abb. 14.2 zu erkennen. Extrem selten sind die weiteren Fehlbildungen der

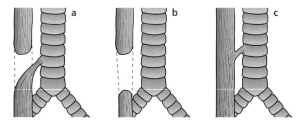

Abb. 14.2a–c Formen der Ösophagusatresie. a Ösophagusatresie mit distaler ösophagotracheaer Fistel. Fast 9 von 10 Kindern mit Ösophagusfehlbildung haben diese Form. **b** Isolierte Atresie ohne Fistel. Seltene Form der Ösophagusatresie. **c** Ösophagotracheale Fistel ohne Atresie des Ösophagus (H-Fistel)

Speiseröhre: Ösophagusatresie mit proximaler oder mit proximaler *und* distaler Fistel oder eine angeborene muskulofibröse Stenose. Kombinationen mit anderen Fehlbildungen sind nicht selten. Eine häufige Fehlbildungskombination liegt bei der VACTERL-Assoziation vor mit Fehlbildungen der Wirbelsäule (**V**ertebra), **A**nalatresie, Herzfehler (**C**ardial), Ösophagusatresie (Tracheo-**E**sophageal), und Fehlbildungen der Niere (**R**enal) und der Gliedmaßen (**L**imbs).

Klinik Die betroffenen Neugeborenen, häufig Frühgeborene aus Schwangerschaften mit Polyhydramnion, fallen durch Speicheln, Husten – besonders nach einem **kontraindizierten Fütterungsversuch** –, Zyanose infolge Aspiration und Verschlechterung des Allgemeinzustandes auf. Bei isolierter H-Fistel (◘ Abb. 14.2c) sind wiederholte Aspirationspneumonien hinweisend.

Diagnostik Die Verdachtsdiagnose kann durch Versuch der Magensondierung mit rigider Sonde gestellt werden (federnder Widerstand nach nur wenigen Zentimeter, fehlende Aspiration von Magensaft). Ein Röntgenbild des Thorax mit Abdomen mit einer im oberen Blindsack liegenden röntgendichten Sonde bestätigt die Diagnose. Die Luftfüllung im Darm weist auf das Vorliegen einer Fistel hin.

Therapie Die Operation muss wegen Aspirationsgefahr möglichst früh erfolgen. Die Kinder werden bis zur Operation parenteral ernährt, der Speichel wird kontinuierlich abgesaugt. Meist ist eine primäre End-zu-End-Anastomose möglich, die Fistel wird verschlossen. Postoperative Stenosen im Anastomosenbereich oder eine gastroösophageale Refluxkrankheit mit Aspirationsgefahr sind nicht selten und erfordern eine langjährige Überwachung der Kinder.

> Die Ösophagusatresie findet sich in verschiedenen Formen meist mit Fistelbildung zur Trachea. Die drohende Aspiration erfordert eine frühe Operation. Durch Echokardiographie und Sonographie des Abdomens sollten Fehlbildungen am Herzen, Niere und ableitenden Harnwegen ausgeschlossen werden.

14.4.2 Fehlbildungen des Dünndarms

Duplikaturen

Diese sind embryonal entstandene und meist kurzstreckige Doppelungen des Intestinums mit tubulärer oder zystischer Struktur und einem Wandaufbau, der dem des Darmtraktes entspricht. Am häufigsten sind sie im Bereich des Dünndarms und finden sich immer dorsal des normalen Darmes. Die klinischen **Symptome** entsprechen einer Raumforderung. Häufig sind Duplikaturen auch Zufallsbefunde, etwa bei einer sonographischen Untersuchung. Bei Anschluss an das Darmlumen kann es zur bakteriellen Besiedlung der Zyste mit möglicher Malabsorption kommen (**Syndrom der blinden Schlinge**). Die **Therapie** ist chirurgisch.

Drehungsanomalien (Malrotation oder Non-Rotation)

Drehungsanomalien sind Folge der gestörten fetalen Drehung des Darms um die Nabelschleife. Häufig findet sich ein Mesenterium commune infolge fehlender Verwachsungen des Mesokolons mit der Abdominalhinterwand. Klinisch können diese Fehlbildungen stumm bleiben. Die mangelnde Fixation führt zur Passagebehinderung mit krampfartigen Bauchschmerzen und galligem Erbrechen. Im ungünstigen Falle kann sich ein **Volvulus** entwickeln. Dieser ist oft schwierig zu diagnostizieren, bedarf aber wegen der Gefahr ausgedehnter vaskulärer Schäden einer frühen Operation, da sonst große Darmabschnitte reseziert werden müssen. Bei Appendizitis und vorliegender Malrotation kann die Schmerzsymptomatik an untypischer Stelle im linken Unter- oder Mittelbauch lokalisiert sein und die Diagnosestellung erschweren.

Duodenalatresie

Definition Die Duodenalatresie ist ein Lumenverschluss des Duodenums infolge fehlender Rekanalisierung des Darmlumens in der 5. bis 6. Schwangerschaftswoche.

Häufigkeit Sie beträgt etwa 1:5000, bei Trisomie 21 beträgt die Inzidenz fast 20 %.

Klinik Die Kinder fallen durch galliges Erbrechen in den ersten Lebenstagen auf. Bei der Inspektion kontrastiert der aufgetriebene Oberbauch mit einem eher eingefallenen Unterbauch.

Diagnostik Die Röntgenübersichtsaufnahme des Abdomens ohne Kontrastmittel ist bei Duodenalatresie typisch. Es finden sich 2 Luft-Flüssigkeits-Spiegel im Magen und Bulbus duodeni gelegen (»double-bubble«; ◘ Abb. 14.3). Bei inkomplettem Verschluss durch Stenose oder Membran werden die Kinder z. T. erst später, z. B. bei Fütterung fester Kost, symptomatisch.

Therapie Die Therapie ist immer chirurgisch.

Andere Formen der Duodenalstenose

Diese kommen beim **intraluminaler Membran**, beim **Pancreas anulare** oder anderen das Duodenum extern komprimie-

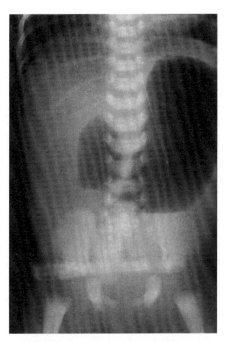

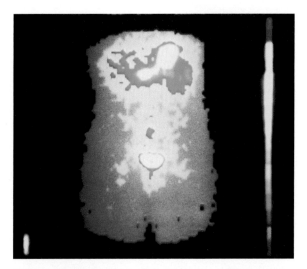

☐ **Abb. 14.4 Szintigraphische Darstellung eines Meckel-Divertikels.** Anreicherung des Nukleotids *(blaue Farbe)* in Magen und Blase sowie unterhalb des Nabels als Nachweis der ektopen Magenschleimhaut im Divertikel

☐ **Abb. 14.3 Röntgenaufnahme eines Neugeborenen (hängend) mit »Double-bubble-Zeichen« bei Duodenalatresie.** Zu erkennen sind Flüssigkeitsspiegel im Magen und Duodenum, ansonsten ist das Abdomen luftleer (Magensonde und Nabelklemme sichtbar)

renden Prozesse vor. Neben der Duodenalatresie finden sich seltener auch **Atresien** im Bereich des **Jejunums** und **Ileums**.

Dünndarmatresie

Fehlbildungen des Dünndarms betreffen 1 auf 1000 Neugeborene. Unterschieden werden membranöse von strangförmigen Atresien und komplexen Fehlbildungen wie multiplen Atresien oder eine Apple-peel-Malformation, bei dem der Dünndarm sich helixartig um ein Gefäß gedreht hat.

❯ Duodenalstenosen und Lageanomalien des Dünndarms fallen klinisch durch galliges Erbrechen auf. Beim oft begleitend vorliegenden Mesenterium commune kann es zum Volvulus mit dem Risiko einer Darmischämie kommen.

Meckel-Divertikel

Definition Das Meckel-Divertikel ist eine Ausstülpung des Ileums infolge unvollständiger Involution des **Ductus omphaloentericus**. Persistiert dieser in ganzer Länge, kommt es zur Sekretion und/oder Stuhlentleerung aus dem Nabel. Die Persistenz im mittleren Anteil kann zur Zystenbildung führen. Bleibt der darmwärts gelegene Teil offen, spricht man von einem Meckel-Divertikel, das klein, aber auch einige Zentimeter lang sein kann. Es liegt 80–120 cm proximal der Bauhin-Klappe.

Häufigkeit 1–3 % alle Menschen haben ein Meckel-Divertikel, aber nur 4 % dieser Personen entwickeln Komplikationen, meistens in den ersten 2–4 Lebensjahren, Jungen häufiger als Mädchen.

Klinik Klinisch besteht eine akute Darmblutung meist ohne weitere Symptome. Selten sind chronische Blutverluste.

Komplikationen Dazu gehören ein Obstruktionsileus oder Entzündungen mit Perforationsgefahr und schweren intestinalen Blutungen. Diese sind Folge von peptischen Ulzera bei heterotop im Divertikel liegender Magenschleimhaut.

Diagnostik Der Nachweis des Divertikels ist röntgenologisch kaum möglich. Bei der szintigraphischen Untersuchung reichert sich die ektope Magenschleimhaut in ca. 70 % der Fälle mit dem Radionukleotid (^{99m}Tc-Pertechnat) an (☐ Abb. 14.4).

Therapie Bei Komplikationen ist die Therapie chirurgisch.

❯ Das Meckel-Divertikel ist ein Rest des nicht zurückgebildeten Ductus omphaloentericus. Es bleibt meist klinisch stumm. Entzündungen und Ulzerationen der Schleimhaut können zu Darmblutungen führen.

14.4.3 Fehlbildungen des Dickdarms

Analatresien

Pathogenese Analatresien beruhen auf einer gestörten Entwicklung des urorektalen Septums mit Fehlmündung (»Fistelbildung«) in der anoperinealen Region, der Vulva oder Vagina bei Mädchen oder in die Urethra beim Jungen (☐ Abb. 14.5). Begleitend treten nicht selten andere Fehlbildungen auf, z. B. im Rahmen einer VACTERL-Assoziation (▸ Abschn. 14.4.1).

Häufigkeit Sie beträgt ca. 1 auf 5000 Neugeborene.

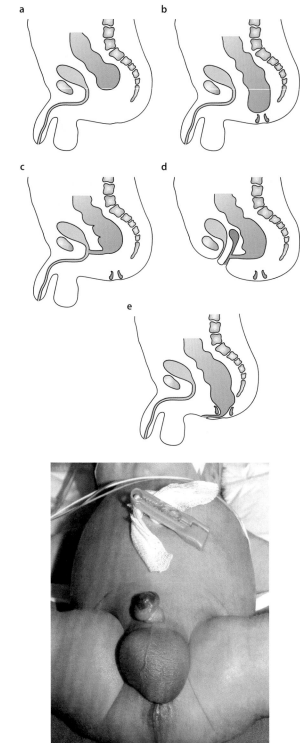

■ Abb. 14.5a–f Beispiele für anorektale Fehlbildungen. a Rektumatresie, **b** Analatresie mit angelegtem Sphinkter, **c** Analatresie mit Rektourethralfistel, **d** Analatresie mit Rektovaginalfistel, **e** imperforierter Anus mit Fistelöffnung am Damm. **f** Männlicher Säugling mit Analatresie und mit Fistelöffnung am Damm entsprechend **e**

Klinik Je nach Länge des atretischen Darmstückes findet sich eine dünne Membran bei normal angelegtem Sphinkter oder nur ein Hautgrübchen an der Stelle des normalen Anus. Bei Fistelbildung entleert sich Stuhl an anderer Stelle, so dass eine Ileussituation innerhalb der ersten Lebenstage nicht auftritt. Die Ausdehnung der Atresie kann im Alter von 24 Stunden mittels Röntgenbild im seitlichen Strahlengang bei Hochlagerung der Analregion durch die bis zum Verschluss im Rektum aufsteigende Luft sichtbar gemacht werden. Eine isolierte Analstenose äußert sich durch eine hartnäckige Obstipation mit Beginn in der frühen Säuglingszeit.

Therapie und Prognose Die Therapie ist chirurgisch, die Prognose durch Kontinenzprobleme bei hoher Atresie beeinträchtigt.

> Analatresien sind operativ zu korrigierende angeborene Verschlüsse des Enddarmes.

Hernien und Bauchwanddefekte

Definition Als Hernien bezeichnet man den Durchtritt abdomineller Organe mit Peritoneum durch eine normalerweise vorhandene Pforte (Bruchpforte) bzw. einen Bauchwandoder Zwerchfelldefekt.

Leistenhernie Bei etwa 1–2 % aller Kinder und bis zu 30 % der Frühgeborenen tritt im Laufe des ersten Lebensjahres eine indirekte Leistenhernie auf. Jungen sind 6-mal häufiger betroffen als Mädchen. Durch den inneren Leistenring schiebt sich beim Schreien und Pressen eine Darmschlinge, bei Mädchen auch das Ovar, in den nichtobliterierten Processus vaginalis. In der Leiste ist eine Schwellung erkennbar. Der Bruchinhalt sollte bei ruhigem Kind reponiert werden. »Indirekte Leistenhernien« mit Austritt von Darm, Netz oder Ovar in den offenen Processus vaginalis treten überwiegend im jungen Säuglingsalter auf.

> **Cave**
> Unruhe, anhaltendes Schreien, Erbrechen oder Zeichen eines Ileus weisen auf eine Einklemmung hin, die immer die Indikation für eine sofortige Operation darstellt.

Auch bei gut reponierbaren Brüchen sollte mit der Operation nicht zu lange gewartet werden, um diese ernste Komplikation zu vermeiden.

Nabelhernie Im Gegensatz zur Leistenhernie inkarzeriert eine Nabelhernie nur sehr selten. Auch vom unvollständigen Verschluss des Nabelrings sind Frühgeborene sehr viel häufiger betroffen als reifgeborene Kinder. Ein Nabelbruch verursacht keine Beschwerden, so dass zunächst kein Handlungsbedarf besteht. Die Prognose ist exzellent mit einem Spontanverschluss bis zum 4. Lebensjahr bei 80 % der betroffenen Kinder. Der operative Verschluss ist nur bei fehlendem Spontanverschluss oder sehr großen Hernien indiziert.

> **Nabelhernien** bilden sich meist spontan bis zum 4. Lebensjahr zurück und müssen nur bei relevanten Beschwerden operiert werden.

Omphalozele Bei unvollständiger Rückbildung des großen Nabelbruches während der Embryonalentwicklung verbleiben Bauchorgane, meist Anteile von Dünndarm, Dickdarm und Leber in dem Bruchsack, der in die Nabelschnur übergeht. Andere angeborene Fehlbildungen am Herzen oder Urogenitalsystem sind nicht selten. Die Omphalozele gehört zusammen mit der Makroglossie und dem Gigantismus zur Trias beim Wiedemann-Beckwith-Syndrom. Die Therapie besteht im operativen Verschluss der Bauchwand.

Gastroschisis Bei diesem Bauchwanddefekt seitlich der normal inserierenden Nabelschnur sind die prolabierten Bauchorgane nicht häufig bedeckt und damit stärker durch Verletzung und Infektion gefährdet. Wird die Diagnose pränatal durch Sonographie gestellt, wird das Kind durch Sectio in einem großen Zentrum entbunden und sofort durch einen erfahrenen Kinderchirurgen operativ versorgt. Drehungsanomalien des Darmes und Motilitätsstörungen trotz erfolgreicher operativer Versorgung sind häufig.

Hiatushernie Bei der angeborenen Hiatushernie klaffen die Zwerchfellschenkel um den Durchtritt der Speiseröhre und ermöglichen eine permanente (fixierte) oder intermittierende Herniation (Gleithernie) von Magenanteilen in den Thoraxraum. Da die Kontraktion der Zwerchfellschenkel in Höhe des unteren Ösophagussphinkters eine wichtige Funktion zur Aufrechterhaltung des Druckgradienten zwischen Bauchraum und Thoraxraum hat, ist die Hiatushernie ein großer Risikofaktor für die Entstehung einer gastroösophagealen Refluxkrankheit (► Abschn. 14.6.1). Gleithernien können sich im Laufe der ersten Lebensjahre zurückbilden bzw. stabilisieren; durch eine **säuresuppressive Therapie** müssen jedoch eine Ösophagitis und ihre Folgen verhindert werden. Fixierte Hernien mit einem größeren Magenanteil oberhalb des Zwerchfells oder paraoösophageale Hernien stellen stets eine Operationsindikation dar.

Zwerchfellhernie Ähnlich wie die Bauchwanddefekte entsteht auch der Defekt im Zwerchfell während der Embryonalzeit und ist entsprechend häufig mit anderen Fehlbildungen (Non-Rotation des Darmes) assoziiert. Klinisch fallen die Kinder postnatal durch Tachypnoe und Zyanose auf. Eine Thoraxaufnahme zeigt das Ausmaß der intrathorakal gelegenen Bauchorgane, die nicht selten eine Mediastinalverlagerung bewirken. Die **Therapie** ist eine möglichst rasche Rückverlagerung der Bauchorgane und Verschluss des Zwerchfelldefektes. Für die **Prognose** des Kindes entscheidend ist das Ausmaß der Lungenhypoplasie und die damit verbundenen Gefahr der postpartalen Hypoxie.

> Bei Kindern müssen alle Hernien mit Ausnahme der Nabelhernie rasch nach Diagnose operiert werden.

Kernaussagen

- Ein Polyhydramnion kann Hinweis für eine intestinale Obstruktion sein.
- Das Meckel-Divertikel ist ein Rest des nicht zurückgebildeten Ductus omphaloentericus. Es bleibt meist klinisch stumm. Entzündungen und Ulzerationen der Schleimhaut können zu Darmblutungen führen.
- Atresien des Darmes, fixierte Hernien und Bauchwanddefekte (Omphalozele, Gastroschisis) sind Operationsindikationen.

14.5 Funktionelle Störungen

Als funktionell werden Beschwerden bezeichnet, denen keine organische oder biochemische Veränderung zugrunde liegt. Funktionelle abdominelle Beschwerdekomplexe werden unterschieden in: Bauchschmerzen, Durchfälle und Defäkationsstörungen. Bauchbeschwerden werden nach der klinischen Symptomatik unterteilt in funktionelle Dyspepsie, Reizdarmsyndrom und funktionelle Bauchschmerzen. Sonderformen sind die Dreimonatskoliken des jungen Säuglings und der irritable Darm des Kleinkindes. Die Ursachen funktioneller Beschwerden sind unklar. Diskutiert werden Motilitätsstörungen, eine viszerale Hypersensitivität, eine gestörte Interaktion zwischen dem enteralen und zentralen Nervensystem und psychische Störungen.

14.5.1 Funktionelle Bauchschmerzen, funktionelle Dyspepsie und Reizdarmsyndrom

Etwa 10–15 % aller Schulkinder leiden unter chronisch rezidivierenden Bauchschmerzen. Die häufigste Ursache sind **funktionelle Bauchbeschwerden.** Sie werden nach der Rome-III-Klassifikation eingeteilt in funktionelle Dyspepsie, abdominelle Migräne, Reizdarm oder irritabler Darm und funktionelle Bauchschmerzen.

Definition Folgende Kriterien müssen bei **funktionellen Bauchschmerzen** erfüllt sein:
- keine oder nur gelegentliche Assoziation der Schmerzen mit physiologischen Ereignissen wie Mahlzeiten, Menstruation, Defäkation etc.,
- die Kriterien für andere funktionelle Beschwerden werden nicht erfüllt,
- kein Hinweis auf entzündliche, anatomische, metabolische oder neoplastische Veränderungen am Gastrointestinaltrakt,
- die Schmerzen treten rezidivierend auf, mindestens 1-mal pro Woche über 2 Monate.

Die Schmerzen sind meist periumbilikal und dauern von wenigen Minuten bis gelegentlich zu Stunden. Ihr Charakter ist dumpf oder stechend, sie sind nicht an eine bestimmte Aktivität des Kindes gebunden. Die Schmerzen mögen das Kind am Einschlafen hindern, wecken es aber nachts nicht auf. Die Kinder sind während der Schmerzepisoden z. T. blass oder geben Schwindel, Übelkeit, Müdigkeit und Kopfschmerzen an. Überdurchschnittlich häufig leiden die Kinder oder anderen Familienmitgliedern an funktionelle Beschwerden (z. B. Kopfschmerzen).

Funktionelle Dyspepsie Sie ist definiert durch persistierende oder rezidivierende Oberbauchbeschwerden ohne Assoziation zur Defäkation oder Änderung von Stuhlfrequenz oder Stuhlkonsistenz. Die Beschwerden müssen mindestens 1 mal pro Woche über mindestens 2 Monate auftreten, ohne Hinweis auf organische Erkrankung.

Reizdarmsyndrom (»irritable bowel syndrome«: IBS) Es bezeichnet abdominelle Schmerzen oder Missempfindungen, assoziiert mit mindestens 2 der folgenden Kriterien bei mindestens 25% der Zeit über eine Dauer von mindestens 2 Monaten.
- Beschwerden bessern sich durch Defäkation
- Beginn assoziiert mit Änderung der Stuhlfrequenz
- Beginn assoziiert mit Änderung der Stuhlkonsistenz

Diagnostik Durch ausführliche Anamnese, Untersuchungsbefund und kleines Laborprogramm müssen Alarmsymptome und Alarmbefunde ausgeschlossen werden (▶ Übersichten in ▶ Abschn. 14.1.2).

Therapie Eltern und Kind muss die Angst vor einer Organerkrankung genommen und das Konzept der angeborenen oder erworbenen Überempfindlichkeit des Darmes erklärt und Bewältigungsstrategien mitgegeben werden. Eine Verstärkung durch die Umgebung (Eltern, Lehrer, Ärzte) ist zu vermeiden.

14.5.2 Dreimonatskoliken

Pathophysiologie Dreimonatskoliken beginnen meist um die 2. Lebenswoche, erreichen ihren Höhepunkt um die 6. Woche und klingen gegen Ende des 3. Lebensmonats ab. Die Ursache ist letztlich ungeklärt. Die Altersabhängigkeit weist die Koliken möglicherweise als Symptom des reifenden enterischen Nervensystems mit Hypersensitivität oder Dysmotilität. Betroffen sind gestillte und nicht gestillte Kinder aller Sozialschichten. Wichtige Differenzialdiagnosen sind bei Flaschenfütterung eine Kuhmilchweißallergie oder bei vermehrtem Spucken eine Refluxösophagitis.

Klinik Die betroffenen Säuglinge schreien während und nach der Fütterung mit einer Gesamtschreidauer von 3–6 Stunden pro Tag und lassen sich nur schwer beruhigen. Das Abdomen ist häufig meteoristisch gebläht als Folge des vermehrten Schreiens. Die Kinder gedeihen gut und zeigen keine Alarmsymptome als Hinweis für eine Organerkrankung

Therapie Eine spezifische Therapie ist bei der selbstlimitierenden Symptomatik nicht erforderlich. Die häufig erschöpften Mütter sollten möglichst entlastet und über die Harmlo-

sigkeit des Symptoms aufgeklärt werden. Eine Reizüberflutung des Säuglings ist zu meiden. Die Eltern müssen ausdrücklich darauf hingewiesen werden, dass sie das Kind nicht schütteln (Gefahr der Hirnblutung).

14.5.3 Irritabler Darm des Kleinkindes

Klinik Das typische Alter von betroffenen Kindern liegt zwischen 9 und 36 Monaten (»Krabbler-Diarrhö«). Die Stuhlbeschaffenheit wechselt von wässrigen, z. T. auch schleimigen zu normal geformten Stühlen mit unverdauten Nahrungsbestandteilen (»carrots and peas stools«). Bei Kleinkindern beginnen diese Stuhlunregelmäßigkeiten häufig nach einer akuten Gastroenteritis und persistieren für Monate. Das Gedeihen ist ungestört, Zeichen der Fehlverdauung (Steatorrhö, Gedeihstörung, Anämie) oder allgemeine Krankheitszeichen und Bauchschmerzen fehlen. Die Beziehung zum Reizdarm des Adoleszenten oder Erwachsenen ist nicht ganz klar.

Therapie Die Kinder sollten eine altersgerecht normale, keinesfalls fettreduzierte Kost erhalten. Auf excessive Zufuhr von Flüssigkeit, besonders Fruchtsäfte (Fruktose!), sollte verzichtet werden. Die Symptome verschwinden ohne spezifische Therapie, jedoch oft erst nach Monaten.

14.5.4 Funktionelle Obstipation

Pathophysiologie Die Obstipation beginnt oft im älteren Säuglings- oder im Kleinkindesalter. Die auslösenden Ursachen sind vielgestaltig: perianale Läsionen nach einer Durchfallerkrankung oder schmerzhafte Analrhagaden durch harte Skybala oder ein von kleinen Kindern oft als schmerzhaft erlebter Defäkationsdrang. Die meisten Kinder versuchen durch **aktive Rückhaltemanöver** eine Defäkation zu verhindern, was zu einer Verstärkung des Kreislaufs »harter, großkalibriger Stuhl – schmerzhafte Entleerung – Vermeidung des Stuhlgangs« beiträgt. Einige Kleinkinder benutzen die Stuhlverweigerung als Machtmittel gegen ihre Eltern. Nach Monaten oder Jahren der Stuhlimpaktion kann es zur sekundären Megalisierung des Enddarms kommen, der Defäkationsdrang bleibt aus, eine Überlaufinkontinenz entsteht. Das Problem hat sich, unabhängig von der Ursache, verselbstständigt.

Klinik Die Stuhlfrequenz ist vermindert, die Stühle sind z. T. hart und großkalibrig. Bei der körperlichen Untersuchung tastet man Skybala oder auch einen »Tumor« im Unterbauch. Der rektale Tastbefund mit stuhlgefüllter Ampulle ist typisch. Durch Verdrängung der Blase entsteht z. T. eine Enuresis. **Störungen der psychosozialen Entwicklung**, Selbstwertprobleme und sekundäre Verhaltensauffälligkeiten sind häufig. Einige Kinder mit Obstipation leiden auch unter Bauchschmerzen und schlechtem Appetit.

Therapie Wegen der Folgeprobleme muss diese funktionelle Störung so früh und konsequent wie möglich behandelt werden. Bei Stuhlimpaktion wird der Darm durch Macrogol (Polyethylenglykol = PEG 3300–4000) in hoher Dosierung von 1–1,5 g/kg KG über 3–4 Tage gereinigt. Alternativen sind Sorbit-Klysmen, bei Säuglingen auch ein Mikroklistier. Bei ängstlichen Kindern erfolgt das Klysma in Sedierung (z. B. mit Midazolam per os), um eine Traumatisierung zu vermeiden. Anschließend wird der Stuhl über Wochen oder Monate durch osmotisch wirkende Substanzen wie Macrogol (0,4–0,8 g/kg KG/Tag) oder Laktulosesirup (ca. 2 ml/kg KG/Tag) weich gehalten. Die Kost sollte möglichst faserreich (Vollkornprodukte, Obst, Gemüse) und die Trinkmenge (Wasser, Tee, verdünnte Säfte) ausreichend sein. Ein hoher Milchkonsum ist zu vermeiden. Die Prognose ist um so günstiger, je früher die Obstipation behandelt wird.

❯ Funktionelle abdominelle Beschwerden wie rezidivierende periumbilikale Bauchschmerzen, Reizdarm oder chronische Obstipation sind häufiger Grund für eine ärztliche Konsultation. Eine Organerkrankung kann meist durch Anamnese und Untersuchungsbefund ausgeschlossen werden. Eine Obstipation ist konsequent zu behandeln, um Folgeschäden zu verhindern.

Kernaussagen

— Als funktionelle Beschwerden werden gastrointestinale Symptome bezeichnet, denen keine organische oder biochemische Veränderung zugrunde liegt. Die Ursachen sind unklar. Diskutiert werden Motilitätsstörungen, eine viszerale Hypersensitivität, eine gestörte Interaktion zwischen dem enteralen und zentralen Nervensystem und psychische Störungen.
— Funktionelle Bauchbeschwerden werden nach der klinischen Symptomatik unterteilt in funktionelle Dyspepsie, Reizdarmsyndrom und funktionelle Bauchschmerzen. Sonderformen sind die Dreimonatskoliken des jungen Säuglings und der irritable Darm des Kleinkindes.

14.6 Motilitätsstörungen

Motilitätsstörungen können angeboren oder erworben sein, sich auf einzelne Darmabschnitte beschränken oder den gesamten Darm erfassen. Sie sind Folge einer Myopathie der Darmmuskelschichten, einer Störung des enterischen oder extrinsischen Nervensystems oder einer hormonellen bzw. immunologischen Störung. Die Funktionen des Gastrointestinaltraktes, nämlich Transport, Absorption, exo- und endokrine Sekretion sowie seine Regulation hängen voneinander ab. So beeinträchtigt z. B. eine übermäßige Sekretion die Motilität oder eine Motilitätsstörung kann eine Malabsorption zur Folge haben. Lokalisation und Ursache der Motilitätsstörung bestimmen die klinischen Symptome: Übelkeit, Erbrechen, Bauchschmerzen, geblähtes Abdomen, Durchfall, Obstipation, Ileus und Gedeihstörung.

14.6.1 Gastroösophageale Refluxkrankheit

Pathophysiologie Die häufigste Motilitätsstörung der Speiseröhre ist die Insuffizienz des unteren Ösophagussphinkters mit gastroösophagealer Refluxkrankheit (GÖRK). Der untere Ösophagussphinkter (UÖS) liegt normalerweise in Höhe der Zwerchfellschenkel und stellt eine wichtige Druckbarriere zwischen Magen und Thorax dar. Der UÖS öffnet sich beim Abschlucken, damit Flüssigkeit, Nahrung oder Speichel in den Magen eintreten kann. Relaxiert der UÖS ohne Schluckakt (inadäquate Sphinkterrelaxation), kann Mageninhalt in die Speiseröhre treten (gastroösophagealer Reflux). Solch **physiologischer Reflux** tritt mehrmals täglich auf, besonders nach Mahlzeiten. Von **pathologischem Reflux** spricht man, wenn diese Refluxepisoden zu oft vorkommen oder das Refluxat zu lange in der Speiseröhre verbleibt. Behandlungsbedürftig ist nur die **gastroösophageale Refluxkrankheit (GÖRK).** Eine GÖRK beim pädiatrischen Patienten liegt vor, wenn der Reflux vom Mageninhalt Beschwerden (z. B. Sodbrennen) Heiserkeit) oder Komplikationen (z. B. Ösophagitis, Aspirationspneumonie, Gedeihstörung, chronischer Husten) verursacht. Sekundäre Motilitätsstörungen z. B. bei Muskeldystrophie oder Sklerodermie, die zu einer Refluxkrankheit prädisponieren, sind im Kindesalter selten.

Risikogruppen für die Entwicklung einer Refluxkrankheit sind in der ▶ Übersicht aufgeführt. Klaffende Zwerchfellschenkel oder Hernien (◘ Abb. 14.6) prädisponieren für eine GÖRK. Genaue Häufigkeitsangaben im Kindesalter gibt es nicht, die Dunkelziffer ist aber gerade bei pädiatrischen Patienten, die ihre Beschwerden nicht artikulieren können (Säuglinge, junge oder behinderte Kinder), sehr hoch.

Kinder mit erhöhtem Risiko für eine Refluxkrankheit

— Junge Säuglinge mit häufigem Spucken
— Kinder mit operierter Ösophagusatresie
— Kinder mit chronischer Lungenerkrankung (Asthma, zystische Fibrose)
— Kinder mit Zerebralparese oder schwerer zerebraler Störung, z. B. Cornelia-de-Lange-Syndrom
— Kinder mit angeborener oder erworbener Hiatushernie
— Kinder mit ausgeprägter Skoliose

Klinik Die klinische Manifestation ist vielfältig und stark vom Alter des Kindes abhängig: Säuglinge und Kinder mental retardierte Kinder zeigen Unruhe und Schmerzäußerungen bei den Mahlzeiten oder beim Aufstoßen. Sie spucken oder erbrechen vermehrt, verweigern die Nahrungsaufnahme und entwickeln oft eine Gedeihstörung. Hämatinfäden im Gespuckten sind bereits Spätzeichen. Ältere Kinder geben Sodbrennen, Regurgitationen und saures Aufstoßen an. Einige Kinder haben nur pulmonale Symptome mit chronischem, oft nächtlichen Husten und rezidivierenden Pneumonien.

Diagnostik Kinder mit klinischem Verdacht auf eine Refluxösophagitis sollten endoskopiert werden, um den Schwere-

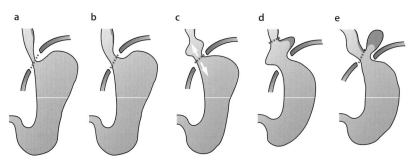

◘ Abb. 14.6a–e Störungen der Kardiainsuffizienz und Hiatushernien: a normale Kardia, **b** offene klaffende Kardia, **c** Gleithernie, Teile des Magens befinden sich zeitweise kranial des Zwerchfells, **d** fixierte Hernie mit epiphrenischem Magenanteil, **e** paraösophageale Hernie

grad der Ösophagitis zu bestimmen. Das therapeutische Vorgehen hängt stark davon ab, ob nur eine Rötung der Schleimhaut oder schwere Ulzerationen mit dem Risiko einer narbigen Stenosierung (◘ Abb. 14.7) für die Symptome verantwortlich sind. Dabei werden Biopsien aus Duodenum, Magen und Ösophagus entnommen, um andere Grundkrankheiten für die Motilitätsstörung (sekundäre Refluxkrankheit z. B. bei Nahrungsmittelallergie oder Zöliakie) auszuschließen. Bei Kindern mit pulmonologischen Symptomen kann eine 24-h-pH-Metrie evtl. kombiniert mit einer intraluminalen Impedanzmessung klären, ob ein pathologischer Reflux vorliegt (◘ Abb. 14.8).

> **❯** Der Röntgenbreischluck, eine Sonographie und eine 24-h-pH-Metrie sind nicht geeignet, eine gastroösophageale Refluxkrankheit zu beweisen oder auszuschließen.

Therapie Bei vermehrt spuckenden Säuglingen im ersten Lebenshalbjahr ohne Zeichen einer Refluxkrankheit kann zunächst abgewartet und durch Schräglagerung und evtl. Andicken der Flaschenmahlzeit, z. B. mit Johannisbrotkernmehl,

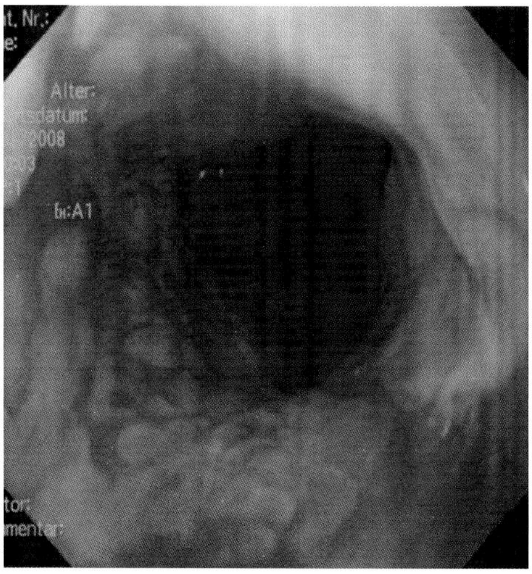

das Spucken vermindert werden, bis mit Reifung der Funktion des unteren Ösophagussphinkters eine spontane Besserung auftritt. Die probatorische Gabe von säuresuppressiven Medikamenten wie Protonenpumpenhemmern (PPI) wird nicht empfohlen. Bei endoskopisch nachgewiesener Ösophagitis sollte, unabhängig vom Alter, eine suffiziente säuresuppressive Therapie mit einem PPI oder als 2. Wahl H_2-Rezeptorantagonisten durchgeführt werden. Bei großer Hernie, wiederholten Aspirationen oder häufigen Rezidiven nach Absetzen der Medikamente jenseits des 2. Lebensjahrs sollte eine **chirurgische Therapie** (z. B. partielle Fundoplikation nach Thal) erwogen werden.

> **❯** Die Ösophagitis ist fast immer Folge eines pathologischen gastroösophagealen Refluxes und kann bereits bei jungen Säuglingen auftreten. Vor Therapie mit einem säuresuppressivem Medikament im Säuglings- und Kleinkindesalter und bei retardierten Kindern sollte endoskopiert werden.

14.6.2 Achalasie

Definition Die Achalasie ist definiert als fehlende oder unvollständige Relaxation des unteren Ösophagussphinkters beim Schlucken.

Pathophysiologie Durch einen meist unbekannten Mechanismus gehen Nervenzellen im Bereich der Kardia zugrunde, die Stickoxid (NO) als Transmitter enthalten. Die Achalasie ist im Kindesalter selten. Sie kann angeboren sein, später in jedem Alter auftreten oder im Rahmen des autosomal-rezessiven **Triple-A-Syndroms** (**A**lakrimie, **A**chalasie, **A**drenale Insuffizienz) vorkommen.

Klinik Es entwickelt sich eine zunehmende Dysphagie, zunächst für feste Speisen, später auch für Getränke mit Regurgitationen von nicht angedauten Speisen. Retrosternale Schmerzen und nächtliche Aspirationen mit chronischer Lungenerkrankung sind weitere Symptome.

Diagnostik Die Diagnose sollte durch eine Ösophagusmanometrie mit Nachweis der fehlenden Relaxation, einen Ösopha-

◘ Abb. 14.7 Schwere Ösophagitis und klaffende Kardia bei einem 8 Monate alten Jungen mit Zerebralparese

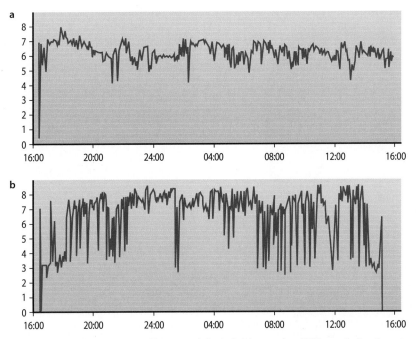

a Obere Kurve

b Untere Kurve

☐ **Abb. 14.8a,b Ösophagus-pH-Metrie** für Messung und kontinuierliche Aufzeichnung der pH-Werte mit einer im unteren Ösophagus liegenden Sonde. Die Vertikalachse zeigt die Tageszeiten. **a** *Obere Kurve*: Normalbefund ohne saure Refluxe, alle pH-Werte > 4,0. **b** *Untere Kurve:* Bei 3-jährigem Kind mit chronischem Husten: zahlreiche Refluxe mit pH < 4,0, relative Refluxzeit 12 % (Zeitraum mit Werten < 4/gesamte Messzeit, Normwert <5 %), mehrere Refluxe von > 5 min Dauer

gusbreischluck mit weitgestelltem, nach unten spitz zulaufendem Ösophagus (Vogelschnabelzeichen; ☐ Abb. 14.9) und eine obere Endoskopie zum Ausschluss anderer Ursachen (angeborene oder erworbene Stenosen) gestellt werden.

Therapie Die Therapie besteht in einer Ballondilatation. Bei Versagen oder raschem Rezidiv nach 2–3 Dilatationen sollte eine Myotomie des unteren Sphinkters nach Heller mit Semifundoplikation durchgeführt werden.

> ❯ Eine Achalasie im Kindesalter ist selten und wird daher häufig erst spät erkannt. Sie kann vom Neugeborenenalter bis zur Adoleszenz auftreten.

14.6.3 Pylorushypertrophie

Pathophysiologie Eine Hypertrophie der Ringmuskulatur im Pylorus bedingt das Hauptsymptom dieser Erkrankung – das schwallartige Erbrechen. Da nur Kinder im Alter von der 2.–15. Lebenswoche betroffen sind, ist eine Entwicklungsstörung als Ursache naheliegend. Bei etwa 5 % der Erkrankten liegen Geschwister- oder Elternerkrankungen vor. Die Pylorushypertrophie tritt bei Knaben 5-mal häufiger auf und hat eine geschätzte Inzidenz von 1:800.

Klinik Das typische Symptom der Pylorushypertrophie ist schwallartiges Erbrechen großer Mengen meist angedauter, säuerlich riechender Nahrung. Dieses Erbrechen unterschei-

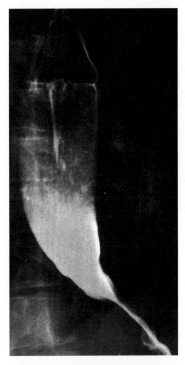

☐ **Abb. 14.9** Achalasie bei einem 13-jährigen Mädchen, die als Anorexia nervosa bei starker Gewichtsabnahme und Essverweigerung fehldiagnostiziert wurde. Die Flüssigkeit steht in der stark erweiterten Speiseröhre, das Kontrastmittel sinkt darin ab und tritt nur fadenförmig in den Magen (sog. Sektglas- oder Vogelschnabelform)

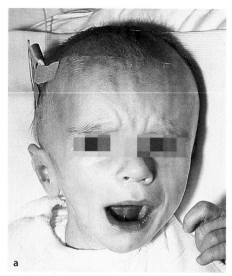

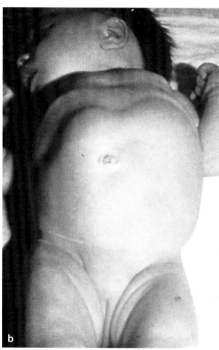

Abb. 14.10a,b Pylorushypertrophie. a Typische Fazies mit ernstem Gesichtsausdruck, Stirnrunzeln und krankem Eindruck. **b** Gefüllter Oberbauch, etwas flacher Unterbauch, sichtbare Peristaltik des Magens

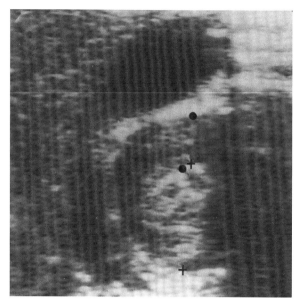

Abb. 14.11 Sonographisches Bild einer Pylorushypertrophie (vergrößert). *Links* Lebergewebe und die Gallenblase. Verbindung von + nach + gibt den verlängerten Pyloruskanal mit 19,4 mm an, die Distanz zwischen den Punkten die Dicke der Pyloruswand mit 6,1 mm

Tumor rechts oberhalb des Nabels, der dem verdickten Pylorus entspricht. Beim nackt liegenden Säugling lässt sich nach der Fütterung die Magenperistaltik durch die Bauchwand erkennen (■ Abb. 14.10b).

Diagnostik Die Diagnose kann fast immer sonographisch gestellt werden: äußerer Pylorusdurchmesser > 4 mm, verlängerter Pyloruskanal > 14 mm (■ Abb. 14.11). In unklaren Fällen sollte eine Röntgendiagnostik erfolgen.

Therapie Die Therapie ist bei allen schweren Fällen **chirurgisch** mit Durchtrennung der hypertrophen Ringmuskulatur ohne Verletzung der Schleimhaut (**Pyloromyotomie** nach Weber-Ramstedt).

Prognose Die Prognose ist im Allgemeinen sehr gut.

> Symptome der Pylorushypertrophie sind schwallartiges Erbrechen, hypochlorämische Alkalose und Dehydratation in der 2.–15. Lebenswoche. Jungen sind häufiger betroffen. Die Therapie ist die Pyloromyotomie.

Fallbeispiel

Anamnese Im Alter von 6 Wochen wird der männliche Säugling vorgestellt, weil er seit 1 Woche täglich 2- bis 3-mal heftig nicht gallig erbricht.

Befund Das Kind ist unruhig, trinkt jedoch nach dem Erbrechen gut. Der Hautturgor ist leicht vermindert.

▼

det sich gut vom Spucken bei Kardiainsuffizienz. Die Kinder sind unruhig, unzufrieden und zeigen oft einen ernsten Gesichtsausdruck mit Stirnrunzeln (■ Abb. 14.10a). Bei schwerem und lang andauerndem Verlauf nimmt die Stuhlgangfrequenz ab (Pseudoobstipation), Gewichtsverlust und Dehydratation sind häufig. Typisch sind eine metabolische Alkalose durch Hypochlorämie, später im Verlauf auch Hyponatriämie und Hypokaliämie. Der vorgewölbte Magen lässt sich nach dem Trinken oft tasten, gelegentlich auch ein olivengroßer

Laborwerte Natrium 130 mmol/l, Chlorid 88 mmol/l und Kalium 3,2 mmol/l. pH 7,53, Basenexzess +9, pCO_2 5 mmHg. Die Sonographie lässt eine verdickte Muskulatur des Pylorus und eine Verlängerung des Pyloruskanals erkennen.

Diagnose Idiopathische Pylorushypertrophie. Die zahlreichen Differenzialdiagnosen des Erbrechens im Kindesalter sind eher unwahrscheinlich, da die Art des Erbrechens, typisches Alter, die hypochlorämische Alkalose und der Sonographiebefund eindeutig auf diese Diagnose hinweisen.

Therapie Korrektur der Elektrolytverschiebung durch intravenöse Natriumchloridgabe, danach Pyloromyotomie.

Weiterer Verlauf Geheilt.

14.6.4 Ileus und Invagination

Die Verlegung des Darmlumens führt zum mechanischen, eine gestörte Darmmotorik zum paralytischen Ileus.

Die wichtigsten Ursachen beider Ileusformen finden sich in ◘ Tab. 14.3.

Mechanischer Ileus

Klinik Auf die lokalisierte Obstruktion bei mechanischem Ileus reagiert der proximal gelegene Darm mit vermehrter Peristaltik (auskultatorisch hochgestellte Darmgeräusche); sie verursacht krampfartige Schmerzen; Erbrechen – oft gallig oder mit Stuhl kontaminiert – ist ein Hauptsymptom. Das Abdomen ist meist druckschmerzhaft und gebläht, Abgang von Stuhl und Luft fehlen.

Diagnostik Das **Röntgenbild** in Linksseitlage zeigt die prästenotisch erweiterten Darmschlingen mit Flüssigkeits-Luft-Spiegeln. Die prästenotisch gedehnte Darmwand führt zur Wandschädigung mit der Gefahr der Durchwanderungsperitonitis.

Therapie Die Therapie hängt von der Ursache ab. Während bei einigen Formen eine konservative Therapie mit Entlastung durch Einläufe erfolgreich sein kann (z. B. Mekoniumileus, Invagination), muss bei Versagen oder anderen Situationen sofort operiert werden (z. B. Volvulus, inkarzerierte Hernie).

Paralytischer Ileus

Klinik Beim paralytischen Ileus ist das Abdomen diffus schmerzhaft und weniger gespannt, auskultatorisch sind nur spärliche oder keine Darmgeräusche hörbar.

Diagnostik Im **Röntgenbild** sind zahlreiche, gleichmäßig verteilte Luft-Flüssigkeits-Spiegel ohne extreme Erweiterung des Darmlumens zu sehen.

Therapie Die Therapie muss die Grundkrankheit berücksichtigen. Grundsätzlich sind Nahrungskarenz, Ableitung des Mageninhalts durch eine offene Magensonde und intravenöse Flüssigkeitszufuhr erforderlich.

> ❯ Der gestörte Transport des Darminhalts führt zum Ileus mit intraluminaler Flüssigkeits- und Gasansammlung. Bei mechanischem Ileus besteht eine intra- oder extraluminare Obstruktion, bei paralytischem Ileus ist die Darmmotorik gestört. Ein Mekoniumileus bei zystischer Fibrose und der Morbus Hirschsprung sind neben Darmatresien die wichtigsten Differenzialdiagnosen beim Ileus in den ersten Lebenstagen.

Sonderform des Ileus: Invagination

Pathophysiologie und Vorkommen Die Invagination mit Einstülpung eines proximalen Darmabschnittes in ein distal gelegenes Segment ist meist ileokolisch, selten ileoileal oder kolokolisch. Sie bedingt einen gestörten venösen Rückfluss, Schwellung und Blutung der Schleimhaut, Darmwandnekrose und drohende Perforation mit Peritonitis. Die Kinder erkranken bevorzugt im Alter von 3–24 Monaten ohne strenge Altersgrenze. Jungen sind 3-mal häufiger betroffen als Mädchen.

Ätiologie Die Ätiologie ist unbekannt, selten finden sich Polypen, ein Meckel-Divertikel oder ein Lymphosarkom als Kopf des Invaginats. Enteritiden und Lymphadenitis mesenterialis werden begleitend oder auslösend beobachtet, eine gestörte Darmmotilität könnte dabei für die Invagination bedeutsam sein. Patienten mit zystischer Fibrose haben ein deutlich erhöhtes Risiko für eine Invagination, die wiederholt auftreten kann. Eine spontane Reposition wird gelegentlich beobachtet.

◘ **Tab. 14.3** Ursachen eines Ileus im Kindesalter	
Mechanisch	Paralytisch
Briden	Peritonitis
Inkarzerierte Hernie	Enteritis
Duplikatur, Meckel-Divertikel	Pankreatitis
Malrotation, Volvulus	Diabetische Ketoazidose
Invagination	Hypokaliämie
Tumoren, Polypen, Bezoar	Morbus Schoenlein-Henoch
Stenosen bei Morbus Crohn	Trauma, Schock, postoperativ
Mekonium, Stuhl bei Mukoviszidose	Neuropathien und Myopathien des Darmes
Angeborene Atresie, Stenose, Membran	Nieren- oder Gallensteinkolik
Pankreas anulare	Schwere Infektion (Enterokolitis, Sepsis u. a.)
Arteria-mesenterica-Syndrom	Medikamente

Klinik Die Klinik der Invagination umfasst die **Trias krampfartige Bauchschmerzen, Erbrechen** und **blutige Stühle**, kann aber auch sehr variabel sein. Ein meist völlig gesundes Kind schreit schrill auf, erbricht und zeigt durch Unruhe oder Schreien intermittierende Schmerzen an. Zwischen den Attacken sind die Patienten meist auffällig ruhig und apathisch. Bei der klinischen Untersuchung kann oft eine Resistenz im Oberbauch getastet werden, die rektale Untersuchung weist in der Spätphase Blut am untersuchenden Finger auf. Ein bis mehrere blutige Stühle können zur **Fehldiagnose Gastroenteritis** führen.

❯ Bei der Invagination führt die Einstülpung eines proximalen in einen distalen Darmabschnitt zur Ileussymptomatik. Die meisten Fälle sind ileozökale Invaginationen im späten Säuglingsalter. Der peranale Blutabgang ist ein Spätsymptom.

Diagnostik Die Diagnose kann sonographisch gestellt werden (◘ Abb. 14.12), das Röntgenbild ist typisch mit einem luftleeren rechten oberen Abdomen und Zeichen eines Dünndarmileus.

Therapie Therapeutisch wird primär versucht, eine Reposition mittels hydrostatischem Druck zu erreichen. Dabei wird unter Druck Luft oder Flüssigkeit über ein Darmrohr in das Kolon eingebracht. Die Reposition des Invaginats wird entweder durch Ultraschall oder bei Verwendung von Kontrastmittel unter Röntgenkontrolle beobachtet und dokumentiert (◘ Abb. 14.13). Gelingt dies nicht oder bestehen Zeichen der Perforation und Peritonitis, muss operiert werden.

❯ Die Therapie der Invagination erfolgt im Frühstadium durch hydrostatische Reposition, bei Versagen oder im Spätstadium operativ.

Fallbeispiel

Anamnese Der 8 Monate alte Säugling wird vorgestellt, weil er vor 8 Stunden plötzlich aufschrie. Seitdem ist er verändert, weniger aktiv und jammert immer wieder anfallsweise.

Befund Abwehrspannung und fragliche Resistenz im rechten Oberbauch tastbar. Bei der rektalen Untersuchung findet sich etwas blutiger Stuhl am Handschuh. Die Sonographie zeigt eine Doppelung der Darmwand, im Längsschnitt lässt sich ein Invaginat nachweisen.

Diagnose Akute Invagination.

Therapie Die Reposition gelingt mit hydrostatischem Druck nach Füllung des Kolons unter sonographischer Kontrolle.

Verlauf Nach einer Beobachtungszeit von 48 h kann der Säugling gesund entlassen werden. Kein Rezidiv.

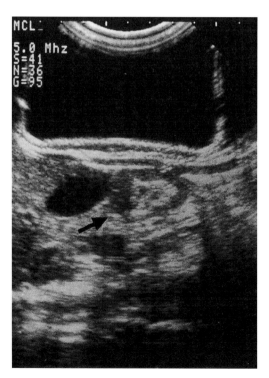

◘ **Abb. 14.12 Sonographisches Bild bei Invagination.** *Links* Lebergewebe und die Gallenblase. Mit *Pfeil* gekennzeichnet das im Querkolon liegende Invaginat. Die verdickte Darmwand und das Invaginat ergeben eine »schießscheibenartige« Figur

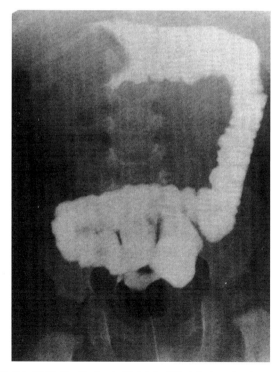

◘ **Abb. 14.13 Der Kontrastmitteleinlauf lässt die Invagination erkennen:** Füllungsdefekt im Colon transversum durch den Kopf des Invaginates mit krebsscherenförmiger Aussparung des Kontrastmittels

14.6.5 Morbus Hirschsprung

Ätiologie Der Morbus Hirschsprung ist eine heterogene genetische Erkrankung mit einer gestörten pränatalen Migration und Reifung der Zellen des enterischen Nervensystems aus dem Vagussegment der Neuralleiste. Die resultierende **Aganglionose** im distalen Segment führt zu einer fehlenden Relaxation und damit zur Engstellung des Darms sowie zu gestörtem Stuhltransport im betroffenen Abschnitt. Die proximal gelegenen Abschnitte sind durch Stuhlaufstau stark erweitert: Es entsteht ein Megakolon (◘ Abb. 14.5). Der Erbgang ist teils autosomaldominant (RET-Gen), teils autosomal-rezessiv (Endothelin-B-Gen). Bei 10–15 % der Patienten mit Morbus Hirschsprung kann eine der verantwortlichen Mutationen nachgewiesen werden, bei langstreckiger Aganglionose auch häufiger.

Häufigkeit Sie beträgt 1:5000 mit einem Überwiegen männlicher Säuglinge von 3:1. In ca. 80 % der Fälle beschränkt sich die Aganglionose auf Rektum und Sigmoid, bei nur 5–8 % ist der gesamte Dickdarm, noch seltener sind auch Teile des Dünndarms betroffen.

> **Der Morbus Hirschsprung (Aganglionose) ist eine heterogene Erkrankung. Eine ursächliche Mutation kann nur bei ca. 10 % der betroffenen Kinder nachgewiesen werden.**

Klinik Die Kinder fallen meist in den ersten Lebenstagen durch ein aufgetriebenes Abdomen, einen verzögerten Mekoniumabgang oder einen Ileus auf. Wird der Darm nicht durch einen künstlichen Darmausgang entlastet, kann sich eine schwere Enterokolitis mit Sepsis entwickeln. Bei kurzem aganglionären Segment können die Kinder auch erst mit dem Abstillen symptomatisch werden. Der rektale Tastbefund ist typisch mit hohem Sphinktertonus, leerer Rektumampulle bei stuhlgefülltem Abdomen.

Diagnostik Die Diagnose wird durch **Saugbiopsien** aus dem Rektum gestellt werden: Intramurale Ganglienzellen lassen sich nicht darstellen, die enzymhistochemische Darstellung der Acetylcholinesterase-positiven Nervenfasern ist ver-

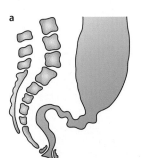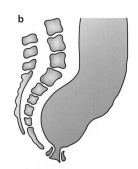

◘ **Abb. 14.14a,b Seitliches Schema einer Röntgenaufnahme nach Kontrasteinlauf. a** Megakolon bei Morbus Hirschsprung: enges aganglionäres Segment im Rektosigmoid, **b** Megakolon bei chronischer funktioneller Obstipation: starke Erweiterung bis zum Schließmuskel

mehrt. Bei der **Rektummanometrie** fehlt der Relaxationsreflex des Sphincter internus nach rektaler Dehnung. Präoperativ kann durch einen **Kolonkontrasteinlauf** ohne vorheriges Abführen die Länge des aganglionären Segmentes abgeschätzt werden (◘ Abb. 14.14a). Ein sekundäres Megakolon wird auch bei schwerer Obstipation und anderen Passagestörungen beobachtet, jedoch fehlt das enge Segment (◘ Abb. 14.14b).

Therapie Die Therapie ist chirurgisch. Entweder wird ein Anus praeter proximal des aganglionären Segmentes (intraoperative Histologie!) angelegt oder bei kurzem aganglionärem Segment primär peranal der aganglionäre Darmabschnitt reseziert. Spätere Obstipationsprobleme sind nicht selten.

> **Bei einer in der Neonatalzeit beginnenden schweren Obstipation oder einer Subileussymptomatik muss möglichst rasch ein Morbus Hirschsprung ausgeschlossen oder bewiesen werden, um lebensbedrohliche Komplikationen zu vermeiden.**

Fallbeispiel

Anamnese Der 5 Monate alte Säugling wird wegen Stuhlverhaltung vorgestellt. Mäßiges Gedeihen und wenig Stuhlprobleme bis zum 3. Lebensmonat unter Brustmilchernährung. Seit Flaschenfütterung schlechtes Gedeihen und zunehmende Entleerungsprobleme, gelegentliches Erbrechen. Das Kind hat nur einmal pro Woche Stuhlgang.

Befund Das Abdomen ist vorgewölbt, lebhafte Darmgeräusche sind zu hören. Bei der rektalen Untersuchung findet sich eine leere Ampulle, der Analsphinkter ist relativ eng.

Röntgen Die Leeraufnahme zeigt geblähte Dünn- und Dickdarmschlingen; keine Luftfüllung des Rektums im Seitenbild mit angehobener Steißbeinregion. Die Röntgenkontrastdarstellung weist auf ein aganglionäres Segment distal des mittleren Sigmas hin. Dieser Verdacht wird durch die Rektumbiopsie bestätigt.

Diagnose Morbus Hirschsprung infolge Aganglionose.

Therapie Operative Resektion des aganglionären Segments mit Anastomose.

Weiterer Verlauf Beschwerdefrei, gutes Gedeihen.

14.6.6 Seltene Motilitätsstörungen

Neben der Aganglionose, die eine einfach zu diagnostizierende Innervationsstörung ist, gibt es noch verschiedene andere Erkrankungen der extrinsischen oder intrinsischen Darminnervation (**intestinale Neuropathien**) oder der Darmmuskelschichten (**intestinale Myopathien**), die zu einer pathologischen Motilität führen. Die pathogenetische Zuordnung ist schwierig und erfordert meistens Ganzwandbiopsien. Nur wenige Formen sind bisher molekulargenetisch definiert. Für die Symptomatik ist es entscheidend, ob nur einzelne Darmabschnitte oder Dünn- und Dickdarm betroffen sind. Es besteht eine Kombination aus Bauchschmerzen, geblähtem Abdomen, Erbrechen, Obstipation, Durchfällen, und nicht selten kommt es zur Gedeihstörung. Die schwerste Form der Motilitätsstörung ist die **chronische intestinale Pseudoobstruktion** mit einer Subileus- oder Ileussymptomatik, ohne dass eine Obstruktion nachgewiesen werden kann. Die **Therapie** ist **symptomatisch**, z. T. muss durch ein Ileostome der Darm entlastet und/oder parenteral ernährt werden.

> **Kernaussagen**
> ▬ Ein gastroösophagealer Reflux (GÖR) ist ein physiologisches Ereignis, das besonders postprandial durch eine inadäquate Relaxation des unteren Ösophagussphinkters auftritt.
> ▬ Führt ein GÖR zu Beschwerden (z. B. Sodbrennen) oder Komplikationen (z. B. Ösophagitis, rezidivierenden Aspirationen), spricht man von einer gastroösophagealen Refluxkrankheit (GÖRK). Diese muss behandelt werden.
> ▬ Die Pylorushypertrophie macht sich durch schwallartiges Erbrechen zwischen der 2.-15. Lebenswoche bemerkbar. Typisch ist eine metabolische Alkalose.
> ▬ Der Morbus Hirschsprung manifestiert sich meist in der Neonatalzeit mit verspätetem Mekoniumabgang, Subileus oder Stuhlverhalt, z. B. im Wechsel mit explosionsartigen Entleerungen. Unbehandelt können lebensbedrohliche Komplikationen (Enterokolitis, Sepsis mit Meningitis) auftreten. Die Therapie ist immer die Resektion des aganglionären Darmabschnittes.

14.7   Akut entzündliche Erkrankungen des Gastrointestinaltraktes

Die akute Gastroenteritis (Brechdurchfall) ist eine der häufigsten Erkrankungen im Säuglings- und Kleinkindesalter und in den Ländern der dritten Welt mit einer hohen Mortalität verbunden. In unseren Breiten sind meist Viren (Rotavirus, Norovirus, Adenovirus), seltener Bakterien die Ursache der Darminfektion. Intestinale Wasser- und Salzverluste führen zur Exsikkose und metabolischen Azidose. Die frühe orale Rehydratation mit anschließender Nahrungszufuhr sind die wichtigsten Therapiemaßnahmen, um Komplikationen und ein postenteritisches Syndrom zu vermeiden. Eine antimikrobielle Therapie ist nur in Ausnahmefällen notwendig.
Die Appendizitis im Kindesalter ist wegen atypischer Symptome oft schwierig zu diagnostizieren. Sie ist selten bei Kindern unter 2 Jahren.

14.7.1 Akute Gastroenteritis durch Bakterien und Viren

Vorkommen und Häufigkeit Die **infektiöse Gastroenteritis** ist neben den Luftwegsinfektionen die häufigste pädiatrische Erkrankung. Eine hohe Morbidität besteht heute noch in den

Ländern der Dritten Welt. Unter den Bedingungen mäßiger Hygiene und drohender Unterernährung ist die Gastroenteritis weltweit eine der häufigsten Todesursachen im Kindesalter mit einer geschätzten Inzidenz von 5–10 Millionen Kindern pro Jahr.

Ätiologie Die Erkrankung wird bei jungen Kindern in unseren Breiten am häufigsten durch Viren, z. B. Rotaviren (▶ Abb. 14.15), seltener durch Bakterien oder Parasiten hervorgerufen (▶ Tab. 14.4). Bei 30–50 % aller Enteritiden kann keine Erreger nachgewiesen werden. Klinisch kann zwischen wässrigen (meisten durch Viren und die häufigen bakteriellen Erreger) und blutigen (Shigellen, Clostridien, gelegentlich Salmonellen) Durchfällen unterschieden werden. Viren werden von den Enterozyten aufgenommen und vermehren sich in der Wirtszelle, die zerstört wird. Dabei werden Viren freigesetzt, die andere Enterozyten infizieren können. Die virale Gastroenteritis führt daher häufig zu einem Schleimhautschaden im Dünndarm. Bei Bakterien spielt die rezeptorvermittelte Adhäsion an der Schleimhaut mit Kolonisation, z. T. Invasion und Toxinbildung eine große Rolle. Dünn- und Dickdarm können betroffen sein.

> ❯ Die häufigsten Durchfallserreger im Säuglings- und Kleinkindesalter sind Rotaviren, die bei zunehmender Impfung gegen Rotavirus durch Noro- und Adenoviren abgelöst werden.

Klinik Trotz unterschiedlicher Ätiologie ist das klinische Krankheitsbild eher uniform. Säuglinge und Kleinkinder erkranken im Schnitt 1–3 mal pro Jahr an einer infektiösen Gastroenteritis, bis sich ein Immunschutz entwickelt hat. Häufig zusammen mit Zeichen des Atemwegsinfektes kommt es zu Erbrechen, Fieber und wässrigen, selten blutigen Durchfällen. Erbrechen, Diarrhö und mangelnde Flüssigkeits- und Nährstoffaufnahme führen zur **Dehydratation**, wobei nach klinischen Zeichen zwischen leichter bis mäßiggradiger und schwerer Dehydratation unterschieden wird (▶ Tab. 14.5). Bei etwa ¾ der Fälle liegt eine **isotone** Dehydratation vor, bei 10 - 15 % eine **hypotone** und bei den übrigen Kindern die gefährlichere **hypertone Dehydratation** mit einem Serumnatrium > 160 mmol/l. Letztere ist Folge des Wasserverlustes mit dem Stuhl, dessen Natriumgehalt (ca. 50–70 mmol/l) die Natrium-

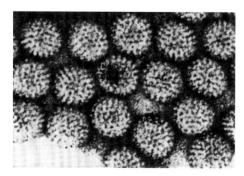

▶ **Abb. 14.15 Rotaviren.** Elektronenmikroskopische Darstellung in einem Stuhlausstrich

◘ Tab. 14.4 Häufigkeit verschiedener Erreger bei Gastroenteritis im Kindesalter

Erreger		Häufigkeit (%)
Viren	Rotavirus	30–50
	Enteroviren	5–15
	Adenovirus	5–10
	Norovirus	3–5
Bakterien und Parasiten	Enteropathogene Escherichia coli	5–10
	Salmonellen	5–10
	Seltene Erreger*	5–10
	Unbekannt	30–50

* Seltene Erreger sind: Koronaviren, Shigellen, Amöben, Campylobacter jejunii, Yersinia enterocolitica, Clostridium difficile, Lamblien, Kryptosporidien

konzentration des extrazellulären Wassers unterschreitet. Bei eingeschränkter renaler Regulation des Salzhaushaltes ergeben die hypotonen Wasserverluste über den Darm eine hypertone Dehydratation. Die hypertone Dehydratation geht oft mit zerebraler Symptomatik (Krämpfe, Bewusstlosigkeit, hohes Fieber) einher. Bikarbonatverluste im Darm und Hypoperfusion können zur schweren metabolischen Azidose führen.

Diagnostik Vor Beginn der Therapie wird das Kind unbekleidet gewogen und der Flüssigkeitsverlust als Prozent vom Körpergewicht errechnet (bei bekanntem Vorgewicht) oder nach den klinischen Zeichen abgeschätzt (◘ Tab. 14.5). Bei schwerer Form und/oder i.v. Rehydrierung sollten der Säuren-Basen-Haushalt, Elektrolyte, Nierenwerte und ein Blutbild bestimmt werden. Ein Erregernachweis aus dem Stuhl sollte bei schweren Allgemeinsymptomen, stark blutigen Durchfällen, bei Epi- oder Endemien, bei Erkrankungen institutionalisierter oder immunkompromittierter Kinder, stationären Patienten und nach Aufenthalt in den Tropen oder Subtropen angestrebt werden.

> Der Schweregrad der Dehydratation wird durch die klinische Untersuchung eingeschätzt. Die sichersten Zeichen sind eine verlängerte Kapillarfüllungszeit, ein verminderter Hautturgor und eine vertiefe Azidoseatmung.

Therapie Wenn immer medizinisch vertretbar, sollte die Therapie ambulant oder in einer Notfallambulanz mit Überwachung der Therapie bis zum Abschluss der Rehydrierung und erster Nahrungsaufnahme erfolgen. Jedes stationär aufgenommene Kind mit infektiöser Gastroenteritis stellt durch nosokomiale Infektion eine Gefahr für andere stationäre Patienten dar. Die orale oder intragastral über eine Sonde gegebene Rehydratationstherapie ist der i.v. Therapie wegen ihrer hohen Effizienz, ihrer nutritiven Wirkung auf die geschädigte Darmschleimhaut, der einfachen und kostengünstigen Durchführung und ihrer Sicherheit bei leichter und mäßiggradiger Dehydratation überlegen. Sie kann bereits bei Säuglingen > 2500 g durchgeführt werden und ist bei isotoner, hypotoner und hypertoner Dehydratation anwendbar.

Antibiotika sind in der Regel nur bei septischen Krankheitsverläufen, bakteriellen Enteritiden von Säuglingen unter 4 Monaten oder bei Kindern mit schweren Grunderkrankungen oder Immundefizienz sowie bei Typhus, Cholera, Amöbiasis, Shigellosis und Clostridieninfektion mit positivem Toxinnachweis jenseits des Säuglingsalters indiziert. Einige probiotische Bakterien, z. B. Lactobacillus GG, und der Enkephalinasehemmer Racecadotril kürzen beim frühen Einsatz den Krankheitsverlauf ab und sind besonders bei mittelschweren Verläufen eine sinnvolle Ergänzung zur Rehydratationslösung.

Orale Rehydratation Die Zusammensetzung der hypoosmolaren oralen Rehydratationslösung (ORL) berücksichtigt die Stuhlverluste. Sie enthält pro Liter: 45–60 mmol Natrium (in der WHO-Lösung 75 mmol/l), ≥ 25 mmol Chlorid, 20 mmol Kalium, 10 mmol Zitrat (aus dem im Körper Bikarbonat gebildet wird) und Kohlenhydrate in Form von Glukose (74–111 mmol) oder in komplexer Form, z. B. als Reisstärke oder Karottenmus. Die Kombination von Natrium und Glukose stimuliert die Natriumabsorption (gekoppelter Natrium/Glukose oder Galaktose-Transporter). Die intestinale Wasserauf-

◘ Tab. 14.5 Schweregrad der Dehydratation

Keine Dehydratation	Leicht bis mittelschwere Dehydratation	Schwere Dehydratation
Gewichtsverlust < 3 %	Gewichtsverlust 3–8 % (zunehmend von oben nach unten)	Gewichtsverlust ≥ 9 %
Keine Zeichen der Dehydratation erkennbar	Trockene Schleimhäute Eingesunkene Augen Stark verminderter Tränenfluss Verminderter Hautturgor (Hautfalten stehen 1–2 s) Veränderter Neurostatus (Lethargie, Irritabilität) Tiefe Azidoseatmung	Zunehmende Zeichen wie bei mäßiger Dehydratation plus: ■ Stehende Hautfalten > 2 s ■ Somnolenz, Koma, Krämpfe ■ Herabgesetzte periphere Perfusion, Zentralisation ■ Kapillarfüllungszeit > 2 s ■ Kreislaufkollaps

nahme folgt passiv dem osmotischen Gradienten nach Natriumresorption. Innerhalb von 3–4 h sollte der geschätzte Flüssigkeitsverlust (z. B. 5 % des Körpergewichtes) auszugleichen und die Rehydrierung abgeschlossen sein. Gestillte Kinder werden zusätzlich an die Brust angelegt.

Parenterale Rehydratation Sie sollte schweren Fällen mit Schock oder Bewusstseinstrübung und Kindern mit unstillbarem Erbrechen vorbehalten bleiben. Bei Hypovolämie und Schock werden 20 ml/kg KG 0,9 %ige NaCl-Lösung aus der Hand injiziert, danach je nach Elektrolytstatus weiter mit reiner 0,9 %ige NaCl Lösung oder 1:1 mit 5 % Glukose gemischt infundiert. Der Kaliumzusatz erfolgt erst nach der ersten Blasenentleerung und Zeichen der normalen Nierenfunktion. Bei ausgeprägter Hypernatriämie erfolgt die erste intravenöse Flüssigkeitszufuhr mit physiologischer Kochsalzlösung, die Rehydrierung muss sehr viel langsamer über 1–2 Tage erfolgen, um der Entwicklung eines Hirnödems vorzubeugen.

Nahrungszufuhr Da die Enterozyten zu 2/3 ihre Energie aus dem Lumen beziehen, ist eine frühe orale Nahrungsgabe wichtig für die Erholung der infektiös verursachten Schleimhautläsionen. Die Nahrungszufuhr erfolgt nach der Rehydratation, längere Nahrungspausen von >4–6 h müssen vermieden werden. Säuglinge erhalten die Milchnahrung, die sie auch vor Beginn des Durchfalls erhalten haben, also Muttermilch oder eine unverdünnte Säuglingsmilchformel. Kleinkinder bekommen adäquate Kost mit Verzicht auf Säfte und sehr süße Speise. Eine Fettrestriktion ist nicht notwendig. Anhaltende Flüssigkeitsverluste durch Erbrechen und Durchfall werden als orale Rehydratationslösung zwischen den Mahlzeiten substituiert.

Die **Gastroenteritis größerer Kinder** verläuft meist weniger akut, eine schwere Dehydratation ist selten. Die auslösenden Erreger entsprechen eher denen, die auch im Erwachsenenalter gefunden werden. Nach der oralen Rehydratation sollte der Nahrungsaufbau mit komplexen Kohlenhydraten beginnen und zügig auf Normalkost umgestellt werden. Nach bakteriellen Infektionen (z. B. Yersinien, Campylobacter jejunii) kann über Wochen und Monate nach Ausheilung der Infektion noch eine Überempfindlichkeit mit postprandialen Bauchschmerzen bestehen bleiben.

Beim **postenteritischen Syndrom** erholen sich die Kinder nach der akuten Phase nicht ausreichend. Die meist schleimig-wässrigen Durchfälle persistieren länger als 2 Wochen (chronischer Durchfall), es kommt zur Gedeihstörung. Betroffen sind vor allem Kinder aus Entwicklungsländer, die durch Malnutrition oder begleitende andere Infektionskrankheiten, besonders Masern, geschwächt sind. Diese Kinder profitieren durch den Zusatz von Zink zur ORL. Die frühe Rehydratation und Nahrungszufuhr stellt die wichtigste Prophylaxe für die Entwicklung eines postenteritischen Syndroms dar. Gut gemeinte, aber unangemessene diätetische Restriktionen, besonders eine Fettreduktion, verstärken in unseren Breiten häufig die Gedeihstörung und unterhalten die Durchfälle.

Differenzialdiagnose Bei chronischen Durchfällen muss an eine vorübergehende sekundäre Laktosemaldigestion, eine Kuhmilcheiweißallergie oder Zöliakie gedacht werden.

Prophylaxe Eine orale Rotavirusimpfung im 3., 4. und 5. Lebensmonat erreicht eine Schutzrate von >90% für schwer verlaufende Infektionen und die Notwendigkeit einer stationären Aufnahme.

> **Kernaussagen**
> — Bei der akuten Gastroenteritis sind die rasche orale Rehydratation über 3 h und anschließende Nahrungszufuhr die wichtigsten Maßnahmen, um akute Komplikationen wie Dehydratation mit Elektrolytentgleisung, Krampfanfälle und Spätfolgen wie postenteritisches Syndrom und Gedeihstörung zu vermeiden.

14.7.2 Helminthosen und Protozoeninfektionen

Das Auftreten von Erkrankungen mit Nematoden (Rundwürmern), Zestoden (Bandwürmern) und Protozoen ist von den allgemeinen Hygienebedingungen abhängig. In Mitteleuropa sind Oxyuren und Lamblien relativ häufig, Askaridenbefall wird gelegentlich beobachtet, Tänienbefall ist eher selten. Eine Amöbiasis wird überwiegend nach Aufenthalt in tropischen und subtropischen Ländern beobachtet. Die Echinokokkose führt zur Zystenbildung in der Leber und anderen Organen.

Oxyuriasis (Enterobiasis)

Pathogenese Oxyuren (Enterobius vermicularis, Madenwürmer) sind 5–10 mm lange weißliche fadenförmige Würmer (■ Abb. 14.16), die meist im Stuhl oder perianal gefunden

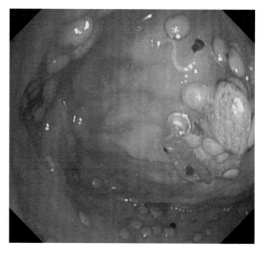

■ **Abb. 14.16** Zufallsbefund eines Madenwurms bei Koloskopie eines 2-jährigen Mädchens. Bei schlechter Darmreinigung erkennt man noch Tomatenschale und verschiedene Körner

werden. Die Infektion erfolgt über aufgenommene Wurmeier, die im Duodenum und Dünndarm in einem 5- bis 12-wöchigen Zyklus heranreifen. Die weiblichen Würmer legen nachts Eier in der Perianalregion ab und verursachen Pruritus. Durch Kratzen mit den Fingern und über kontaminierte Wäsche kommt es häufig zu Reinfektionen. Die Kontagiosität ist hoch.

Klinik Kardinalsymptom ist der **anale Juckreiz**, andere Beschwerden fehlen in der Regel.

Diagnostik Die Würmer finden sich auf frischem Stuhl oder nachts perianal. Der Nachweis der Wurmeier kann mit einem auf den Anus aufgeklebten Tesafilmstreifen durchgeführt werden.

Therapie 100 mg Mebendazol als Einzeldosis für 3 Tage ist in der Regel ausreichend. Es ist auf Körperhygiene (konsequentes Waschen der Hände nach jedem Stuhlgang, Fingernägel kürzen) und Sanierung der Umgebung (häufiger Wechsel von Wäsche, Schlafbekleidung und Bettwäsche) zu achten. Kontaktpersonen sollten gleichzeitig behandelt werden. Wegen der Reinfektionsgefahr sollte die Therapie nach 2–4 Wochen wiederholt werden.

> **Kernaussagen**
> ━ Oxyuren sind fadenförmige weißliche Parasiten, die im Enddarm leben und perianal oder auf dem Stuhl gefunden werden. Hauptsymptom ist der perianale Juckreiz.

Askariasis

Pathogenese Die Eier des Spulwurms (Ascaris lumbricoides) werden mit der Nahrung aufgenommen, aus ihnen schlüpfen im Dünndarm die Larven, die die Darmwand durchbohren und in die Lunge gelangen. Dort passieren sie die Alveolarwand und wandern über das Bronchialsystem nach proximal, werden verschluckt und gelangen somit wieder in den Darm, in welchem sie sich zu geschlechtsreifen Würmern entwickeln. Die Eier werden mit dem Stuhl ausgeschieden, benötigen zur Eireifung einen gewissen Zeitraum im Freien und gelangen besonders über kopfgedüngtes Gemüse erneut in den Organismus.

Klinik Die Krankheitszeichen sind meistens leicht. Die Passage der Larven im Organismus führt häufig zur Eosinophilie, die Passage durch die Lunge kann flüchtige Infiltrate hervorrufen (**Löffler-Syndrom**). Bei massivem Befall treten Bauchschmerzen und Gewichtsabnahme auf, selten auch ein Obstruktionsileus.

Diagnostik Die Würmer (männlich bis zu 20 cm, weiblich bis zu 40 cm lang) finden sich gelegentlich im Stuhl. Die Eier werden am besten in der obersten Schicht einer Stuhlaufschwemmung gefunden.

Therapie Die Therapie erfolgt mit Mebendazol, Albendazol oder Pyrantelembonat.

> ❯ Askariden sind bis zu 20–40 cm lange Würmer, die überwiegend im Dünndarm leben. Aus den Eiern schlüpfen Larven, die erst nach Passage durch die Darmwand in die Lunge als reife Würmer den Darm erreichen.

Befall mit Rinderbandwurm (Taenia saginata)

Pathogenese Zur Infektion mit **Taenia saginata** (Rinderbandwurm) kommt es durch Aufnahme der Finnen bei Genuss von rohem oder ungenügend gekochtem Rindfleisch. Im Dünndarm erfolgt das Wachstum zu einem mehrere Meter langen, in Proglottiden gegliederten Wurm. Die eiertragenden Proglottiden finden sich im Stuhl (bandnudelartige 2 cm lange Gebilde mit einem verzweigten Uterus). Die Eier müssen vom Rind als Zwischenwirt aufgenommen werden, damit es erneut zur Finnenbildung kommen kann.

Infektionen mit **Taenia solium** (Schweinebandwurm) mit der Gefahr einer **Zystizerkose** und mit **Trichuris trichura** (Peitschenwurm) sind bei uns sehr selten.

Klinik Die Symptome bei Rinderbandwurmbefall sind meist gering, gelegentlich kommt es zur Abmagerung und Anämie.

Therapie Die Therapie erfolgt mit Praziquantel als Einmalgabe

> ❯ Die Taenia saginata ist ein mehrere Meter langer Wurm des Dünndarms, der Zwischenwirt ist das Rind. Infektionen mit Taenia solium und Trichuris sind selten.

Lambliasis (Giardia lamblia)

Pathogenese Infektionen mit Giardia lamblia kommen weltweit vor, besonders in Gebieten mit warmem Klima. Aus einer Zyste entwickelt sich im oberen Dünndarm der Trophozyt, der zur Zottenschädigung führen kann und so die Symptome verursacht.

Diagnostik Die Diagnose wird durch den Nachweis der Zysten im Stuhl gestellt. Der Trophozyt kann im Duodenalsekret oder einer Duodenalbiopsie gefunden werden.

Klinik Oft bleibt die Infektion asymptomatisch. Bei jungen Kindern oder bei Immunschwäche können sich chronische Durchfälle durch Malabsorption und eine Gedeihstörung entwickeln.

Therapie Die Behandlung erfolgt mit Metronidazol (15–20 mg/kg KG/Tag) für eine Woche.

Infektionen mit Giardia lamblia finden sich weltweit. Die Symptome ähneln einer akuten oder auch chronischen Diarrhö.

Amöbiasis (Entamoeba histolytica)

Pathogenese Die Infektion kommt weltweit vor. Sie erfolgt über die Ingestion von Zysten aus fäkal kontaminiertem Material, besonders bei mangelhafter Klärung von Abwässern. Im Darm entwickeln sich die vermehrungsfähigen Trophozoiten.

Klinik Die Klinik umfasst asymptomatische Träger (Zystenform) und solche mit krampfartigen Bauchschmerzen (Tenesmen), Fieber, blutig-schleimigen Durchfällen bei ulzerierender Kolitis (**Amöbenruhr**), Perforation und Abszessen in Leber, Lunge und Gehirn.

Diagnostik Nachweis von Zysten oder Trophozyten im Stuhl oder Biopsiematerial des Rektums.

Therapie Die Therapie kann erfolgreich mit Metronidazol (30–40 mg/kg für 1 Woche) durchgeführt werden.

❯ Die Erreger (Entamoeba histolytica) leben als transmissive zystische Form oder als penetrierende Trophozoiten im Kolon. Die penetrierenden Trophozyten führen zu Kolitis und gelegentlich zur Abszessbildung in Leber und anderen Organen.

Echinokokkose

Pathogenese Die Echinokokkenerkrankung ist eine Infektion mit dem Larvenstadium von Hundebandwurm (E. granulosus) und Fuchsbandwurm (E. multilocularis). Dies führt zu Zystenbildung in Leber, Lunge und anderen Organen. Die Infektion erfolgt häufig über mit Fäkalien vom infizierten Hund oder Fuchs kontaminierte Nahrungsmittel (Beeren und Pilze).

Klinik Lange Inkubationszeiten sind die Regel. Die Verdachtsdiagnose ist oft ein Zufallsbefund bei der Bildgebung (Sonographie). Zysten finden sich überwiegend in der Leber, vereinzelt große bei E. granulosus, multiple kleine bei E. multilocularis. Durch Verdrängung kann ein cholestatischer Ikterus entstehen.

Diagnostik Die Diagnose wird durch bildgebende Verfahren gestellt und meist durch positive serologische Verfahren gesichert. Es finden sich leichte Abweichungen der Transaminasen und häufig eine Eosinophilie.

Therapie Bei isolierten Zysten ist eine operative Entfernung im gesunden Gewebe unter antiparasitärer Therapie anzustreben. Therapeutisch wirksam ist Albendazol (10–15 mg/kg für einige Monate, evtl. mehrere Therapiezyklen).

❯ Die Echinokokkenerkrankungen durch den Hundebandwurm oder den Fuchsbandwurm führen zur Zystenbildung in der Leber und Lunge, nur selten in anderen Organen.

14.7.3 Appendizitis

Pathogenese Für die Pathogenese der Appendizitis ist eine Lumenverlegung des Wurmfortsatzes durch Schleimhautschwellung, impaktierten Darminhalt, Hyperplasie der Lymphfollikel und Fremdkörper von Bedeutung. Pathologisch-anatomisch findet sich eine durch Darmkeime verursachte Entzündung, die phlegmonös wird, zur Abszessbildung (**paratyphlitischer Abszess**) neigt und bei Perforation zur Peritonitis führt. Alle Altersgruppen sind betroffen. Bei Kindern unter 2 Jahren ist eine Appendizitis selten, meist ist die Appendix bei Diagnose bereits perforiert. Bevorzugt ist das Alter zwischen 10 und 15 Jahren. Es besteht eine familiäre Häufung.

Klinik Die Kinder klagen bei **subakuter oder akuter Appendizitis** über Bauchschmerzen, die im Mittelbauch beginnen können, sich aber dann auf den rechten unteren Quadranten lokalisieren. Übelkeit und Erbrechen treten fast immer auf. Die Kinder winkeln das rechte Bein an und vermeiden die Belastung beim Gehen. Einbeinhüpfen rechts ist meist nicht möglich. Bei beginnender Peritonitis wird der Bauchschmerz mehr diffus mit beginnender Abwehrspannung.

Diagnostik Es findet sich bei der Untersuchung ein lokalisierter Druckschmerz im rechten Unterbauch und nicht selten ein Klopf- und Loslassschmerz auf der Gegenseite. Die rektale Untersuchung zeigt eine Druckempfindlichkeit rechts. Eine axilläre-rektale Temperaturdifferenz von > 1 °C ist ein häufiger, aber nicht obligater Befund. Die Diagnose ist leicht bei typischer Symptomatik.

❯ Fehldiagnosen sind aber wegen des oft uncharakteristischen Symptombildes besonders beim Kleinkind oder bei atypischer Lage der Appendix nicht selten. Dadurch können Komplikationen wie Abszessbildung, Perforation und Peritonitis entstehen.

Die **Laborparameter** sind unspezifisch mit einer mäßigen Leukozytose und leichten CRP-Erhöhung. Eine **Ultraschalluntersuchung** durch einen erfahrenen Untersucher kann hilfreich sein. Im Zweifel muss das Kind stationär aufgenommen und alle 2–4 h erneut untersucht werden.

Differenzialdiagnose Wichtige Differenzialdiagnosen sind eine beginnende infektiöse Gastroenteritis, eine chronische Obstipation, eine Harnwegsinfektion, eine Lymphadenitis mesenterialis, eine basale Pneumonie oder eine metabolische Entgleisung bei Diabetes mellitus.

Therapie Die Therapie ist chirurgisch. Ob laparoskopisch oder konventionell vorgegangen wird, hängt von der Erfahrung des Operateurs und den begleitenden Komplikationen ab.

Kernaussagen

- Die akute infektiöse Gastroenteritis ist eine der häufigsten Erkrankungen im Säuglings- und Kleinkindesalter.
- Ursache der Darminfektion sind meist Viren (Rotavirus, Norovirus, Adenovirus), gefolgt von Bakterien, selten Parasiten.
- Intestinale Wasser- und Salzverluste führen zur Exsikkose und Azidose. Die orale Rehydratation über 3 h mit anschließender Nahrungszufuhr sind die wichtigsten Therapiemaßnahmen, um Komplikationen und ein postenteritisches Syndrom zu vermeiden.
- Das Auftreten von Erkrankungen mit Nematoden, Zestoden und Protozoen ist von den allgemeinen Hygienebedingungen abhängig. Oxyuren und Lamblien sind in Mitteleuropa relativ häufig, gelegentlich tritt Askaridenbefall auf, Tänienbefall eher selten. Eine Amöbiasis wird überwiegend nach Aufenthalt in tropischen und subtropischen Ländern beobachtet. Die Echinokokkose führt zur Zystenbildung in der Leber und anderen Organen.
- Eine Entzündung des Wurmfortsatzes (Appendizitis) kann subakut oder akut mit Gefahr der Abszessbildung, Perforation und Peritonitis auftreten. Fehldiagnosen sind wegen atypischer Symptomatik besonders bei jungen Kindern häufig.

14.8 Chronisch entzündliche Erkrankungen des Gastrointestinaltraktes

14.8.1 Gastritis und peptisches Ulkus

Die Gastritis ist eine histologische Diagnose. Bei der akuten Gastritis finden sich Granulozyten, während die chronische Gastritis durch Infiltration der Magenschleimhaut mit Lymphozyten und Plasmazellen gekennzeichnet ist. Die Klassifikation der Gastritis bezieht nicht nur die Topographie (Antrum, Korpus oder gesamter Magen) und Histologie, sondern auch endoskopische Befunde (z. B. erosive oder hämorrhagische Gastritis) mit ein. In Abhängigkeit von der Ursache der Gastritis werden verschiedene Formen der Gastritis unterschieden, auf deren Boden ein Ulkusleiden entstehen kann. Als Ulkus bezeichnet man einen makroskopisch sichtbaren, meist mit Fibrin belegten Schleimhautdefekt, der über die Epithelschicht in die Tiefe geht. Nach der Lokalisation werden Magen- und Duodenalulzera unterschieden.

Gastritis und Ulkus bei Helicobacter-pylori-Infektion

Pathogenese Die Infektion mit dem gramnegativen Bakterium ist weltweit die häufigste Ursache einer chronischen Gastritis im Kindes- und Erwachsenenalter. Etwa die Hälfte der Weltbevölkerung ist mit Helicobacter pylori infiziert, mit einem deutlich höheren Anteil in Entwicklungsländern mit schlechten hygienischen Verhältnissen im Vergleich zu Industrieländern. Die Infektion wird in der Regel in der frühen Kindheit erworben, häufig durch eine infizierte Mutter oder ältere Geschwister, und persistiert meistens lebenslang, wenn nicht gezielt therapiert wird. In Deutschland sind nur 4–6 % der 6- bis 7-jährigen Kinder mit deutschen Eltern, aber ~30 % der in Deutschland lebenden türkischen Kinder sind infiziert, d. h. auch innerhalb Deutschlands bestehen große Unterschiede in der Infektionsrate.

Der Keim zeigt ein sehr starke genetische Variabilität mit unterschiedlicher Enzymausstattung, Pathogenitäts- und Virulenzfaktoren. Die chronische Helicobacter-pylori-Infektion führt bei einigen Personen zu einer vermehrten Säuresekretion mit gastraler Metaplasie im Duodenum und erhöhtem Risiko für ein Duodenalulkus. Bei anderen Personen besonders mit Pangastritis vermindert sich langfristig die Säureproduktion, es entsteht eine Schleimhautatrophie im Magen, auf deren Boden sich in Einzelfällen nach Jahrzehnten über eine intestinale Metaplasie ein Magenkarzinom entwickeln kann. Im Kindes- und Jugendalter gibt es diese Komplikation noch nicht. Eine weitere seltene Komplikation der Infektion ist das MALT-(»mucosa associated lymphoid tissue«-)Lymphom.

Klinik Die chronische Gastritis durch eine Helicobacter-pylori-Infektion verursacht bei den meisten Kindern und Erwachsenen keine Beschwerden. Zahlreiche epidemiologische Studien haben keinen Zusammenhang bei Kindern zwischen der Infektion und Bauchschmerzen gefunden. Nur bei einer kleinen Minderheit der infizierten Kinder kommt es zu Beschwerden oder zu Komplikationen der Infektion wie Eisenmangelanämie oder Ulkusentwicklung. Kinder mit Ulkus sind meistens älter als 12 Jahre, haben Oberbauchschmerzen, die postprandial oder auch nachts auftreten, mit gelegentlich auch Übelkeit und Erbrechen. Teerstühle oder ein plötzlicher Hämoglobinabfall weisen auf eine Ulkusblutung hin.

> Die Helicobacter-pylori-Infektion wird meist im frühen Kindesalter erworben. Infizierte Familienangehörige und ein niedriger sozioökonomischer Status sind die wichtigsten Risikofaktoren. Die Infektion verursacht eine chronische Gastritis, aber keine spezifischen Symptome. Die Entwicklung eines Ulkus als Komplikation ist bei Kindern seltener als bei Erwachsenen. Eine »Test-and-treat«-Strategie ohne Endoskopie wird bei Kindern abgelehnt.

Diagnostik Die Infektion kann durch aus Magenschleimhautbiopsien (z. B. histologisch, kulturelle Anzucht mit Möglichkeit der antibiotischen Resistenztestung, PCR basierte Methoden) und nicht invasiv durch einen ^{13}C-Harnstoffatemtest oder Stuhltest nachgewiesen werden. Die Serologie ist bei Kindern unter 12 Jahren nicht zuverlässig. Antibiotika oder säuresuppressive Medikamente müssen 4 bzw. 2 Wochen vor Testung abgesetzt werden. Endoskopisch zeigen die meisten eine Nodularität der Antrumschleimhaut, die auch als »Gänsehautmagen« bezeichnet wird (◨ Abb. 14.17).

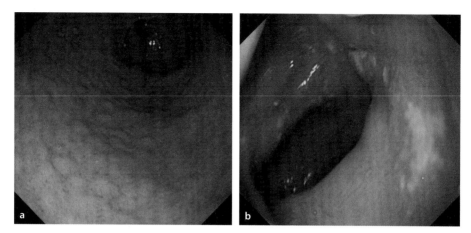

◨ **Abb. 14.17a,b Helicobacter-pylori-Infektion. a** Antrumgastritis mit nodulärer Schleimhautoberfläche (»Gänsehaut«). **b** Duodenitis mit zahlreichen Erosionen und flachen Ulzerationen bei 14-jährigem vietnamesischem Jungen

Therapie Eine Eradikationstherapie ist indiziert bei Kindern, wenn ein Ulkus, Erosionen oder andere Komplikationen nachgewiesen wurden, die Beschwerden bei alleiniger Gastritis stark sind und andere Ursachen dafür ausgeschlossen wurden oder wenn eine positive Familienanamnese für ein Magenkarzinom. Ein sog. »Test-and-treat-Vorgehen«, d. h. die Behandlung aufgrund eines nicht invasiven Tests, wird bei Kindern abgelehnt.

Wegen der bei Kindern hohen antibiotischen Resistenzrate von Helicobacter-pylori-Stämmen gegen Clarithromycin und Metronidazol empfiehlt sich die Auswahl des Antibiotikums nach kultureller Anzucht und Resistenztestung. Wie im Erwachsenenalter besteht die Therapie aus einer Behandlung mit einem Protonenpumpenhemmer und zwei Antibiotika (Amoxicillin plus Clarithromycin oder bei Clarithromycin-resistentem Keim Metronidazol) für 1–2 Wochen. Der Therapieerfolg sollte 4–8 Wochen nach Ende der Therapie mit einem nichtinvasiven Test (^{13}C-Harnstoffatemtest oder Stuhltest) überprüft werden. Bei erfolgreicher Keimeradikation heilen Duodenalulzera problemlos ab und brauchen endoskopisch nicht kontrolliert werden. Ein Ulkusrezidiv nach ausgeheilter Infektion ist sehr selten. Die Gefahr einer Reinfektion ist auch bei Kindern nach erfolgreicher Eradikation des Keimes gering (< 3 % pro Jahr). Eine Testung und Therapie von Familienmitgliedern wird nicht empfohlen.

❯ Diagnostik und Therapie einer Helicobacter-pylori-Infektion sind bei starken Beschwerden oder endoskopischem Nachweis eines Ulkus gerechtfertigt. Die Wahl des Antibiotikums richtet sich nach dem Ergebnis der Resistenztestung.

Andere Formen einer Gastritis

Verschiedene **Noxen** (z. B. Alkohol), **Medikamente** (z. B. Acetylsalizylsäure), andere **infektiöse Erreger** (z. B. Zytomegalievirus) oder ein **galliger Reflux** aus dem Duodenum (chemische Gastritis) können eine akute Gastritis mit Infiltration von Granulozyten hervorrufen. Eine Sonderform ist die durch

starken **körperlichen Stress** (z. B. bei schweren Verbrennungen, großen Operationen) oder auch durch **Ischämie** ausgelöste Gastritis, auf deren Boden sich häufig auch erosive oder ulzeröse Läsionen entwickeln können. Bei Früh- und Neugeborenen nach protrahierter oder komplizierter Geburt finden sich diese stressbedingten Veränderungen nicht selten. Wird die auslösende Noxe beseitigt, heilt die akute Gastritis problemlos ab.

Sonderformen der **chronischen Gastritis** finden sich bei verschiedenen Grundkrankheiten wie beim **Morbus Crohn**, bei der **eosinophilen Gastroenteropathie** und bei Leberzirrhose mit **portaler Hypertension** (Stauungsgastritis). Die **atrophische Gastritis** mit intestinaler Metaplasie ist bei Kindern eine Rarität und betrifft vor allem solche mit autoimmuner Endokrinopathie oder mit Immundefekt (z. B. Morbus Bruton, gemeinem variablem Immundefekt). Wegweisend kann dabei eine magalozytäre Anämie bei Vitamin-B_{12}-Mangel sein.

❯ Die Diagnose Gastritis wird histologisch, nicht klinisch gestellt. Bei der akuten Gastritis finden sich überwiegend Granulozyten, während die chronische Gastritis durch Infiltration der Magenschleimhaut mit Lymphozyten und Plasmazellen gekennzeichnet ist. Histologie und klinische Beschwerden korrelieren schlecht miteinander. Die Ursachen bestimmen die Therapie und die Prognose der Gastritis.

14.8.2 Nahrungsmittelallergie

Etwa 2–8 % aller Kinder entwickeln eine allergische, d. h. immunologische Reaktion auf Nahrungsmittel. Die allergischen Reaktionen können sich an der Haut (z. B. Neurodermitis, Urtikaria), den Atemwegen (z. B. Bronchialobstruktion), systemisch (Anaphylaxie) oder am Gastrointestinaltrakt abspielen. Am Verdauungstrakt kann jeder Abschnitt von der Mundhöhle bis zum Anus isoliert oder in Kombination betroffen sein.

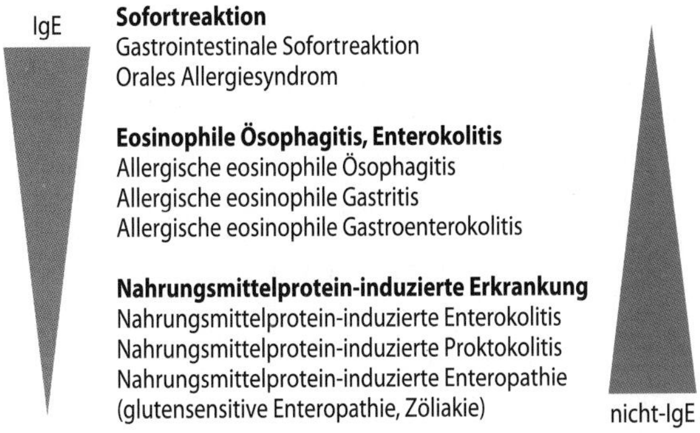

IgE

Sofortreaktion
Gastrointestinale Sofortreaktion
Orales Allergiesyndrom

Eosinophile Ösophagitis, Enterokolitis
Allergische eosinophile Ösophagitis
Allergische eosinophile Gastritis
Allergische eosinophile Gastroenterokolitis

Nahrungsmittelprotein-induzierte Erkrankung
Nahrungsmittelprotein-induzierte Enterokolitis
Nahrungsmittelprotein-induzierte Proktokolitis
Nahrungsmittelprotein-induzierte Enteropathie
(glutensensitive Enteropathie, Zöliakie)

nicht-IgE

�‣ Abb. 14.18 Klassifikation gastrointestinaler Erkrankungen im Kindesalter durch immunologisch hervorgerufene Nahrungsmittelunverträglichkeiten

❯ Die Kuhmilcheiweißallergie ist die häufigste Form der Nahrungsmittelallergie im Kindesalter und betrifft etwa 1–3 % aller Säuglinge.

Pathogenese Nach dem Pathomechanismus unterscheidet man IgE-vermittelte **Reaktionen vom Soforttyp**, die in der Regel innerhalb von 30 bis maximal 120 min nach Ingestion des Nahrungsmittels auftreten, und **Spätreaktionen**, durch Zellen oder Immunkomplexe vermittelte immunologische Reaktionen. Auch Kombinationen von IgE und zellulär ausgelösten Immunreaktionen kommen vor. ◨ Abb. 14.18 gibt eine Übersicht über die im Verdauungstrakt auftretenden Erkrankungen als Folge einer Nahrungsmittelallergie.

IgE-vermittelte Reaktionen am Gastrointestinaltrakt betreffen vorwiegend Atopiker mit anderen allergischen Erkrankungen wie Asthma, allergischer Rhinitis und Neurodermitis. So findet sich ein orales Allergiesyndrom mit Brennen und Jucken in der Mund- und Rachenschleimhaut nach Ingestion kreuzreagierender Nahrungsmittel bei ca. 40 % der Pollenallergiker. Die Mischformen und nicht-IgE-vermittelten Manifestationen mit eosinophiler Infiltration erfordern in der Regel eine obere und/oder untere Endoskopie mit Biopsie zur

Diagnose und Ausschluss anderer entzündlicher Erkrankungen (z. B. Abgrenzung der eosinophilen Ösophagitis [◨ Abb. 14.19] von einer Refluxösophagitis). Die glutensensitive Enteropathie oder Zöliakie nimmt als autoimmune Erkrankung eine Sonderstellung ein, gehört aber per definitionem zu den durch Nahrungsmittel ausgelösten, immunologisch bedingten Erkrankungen.

❯ Nur wenige Nahrungsmittel lösen 80 % der Nahrungsmittelallergien aus. Bei Säuglingen sind das Kuhmilchweiß, Hühnerei und Soja, später kommen Weizen, Erdnüsse, Walnüsse, Fisch und Schalentiere hinzu.

Klinik Die klinischen Symptome der Nahrungsmittelallergie mit Manifestation am Gastrointestinaltrakt sind vielfältig, unspezifisch und abhängig vom betroffenen Magen-Darm-Abschnitt: Übelkeit, Erbrechen, Durchfall mit schleimigen, massigen oder auch blutigen Stühlen, Obstipation, Bauchschmerzen, Schreien, Unruhe, Nahrungsverweigerung und Gedeihstörung.

Diagnostik Bei Auftreten von z. B. **perioraler Rötung** oder **Schwellung von Lippen und Augenlidern (Quinckeödem)** oder **urtikariellen Hautveränderungen** am Körper innerhalb weniger Minuten nach Aufnahme des angeschuldigten Nahrungsmittels ist die Diagnosestellung einer **Sofortreaktion** einfach. Bei positivem spezifischem IgE auf das Nahrungsmittel rechtfertigt das ein Eliminationsdiät. Bei unspezifischen Symptomen wie z. B. Durchfall, Bauchschmerzen, Obstipation, einer Neurodermitis, muss das verdächtige Nahrungsmittel eliminiert werden. Bessern sich die Symptome unter Allergenkarenz muss eine Allergenbelastung unter ärztlicher Aufsicht erfolgen. Nur wenn die Symptome reproduzierbar sind, ist eine längerfristige Eliminationsdiät gerechtfertigt. Bei Kindern jenseits des Säuglingsalters empfiehlt sich eine Placebo kontrollierte Doppelblindbelastung. Der Haut-Prick-Test und der RAST-Test zum Nachweis von spezifischen IgE-Antikörpern zeigen nur eine Sensibilisierung, können aber eine Nahrungsmittelallergie für sich alleine weder beweisen noch aus-

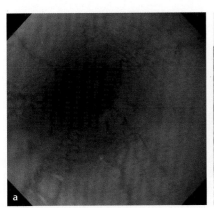

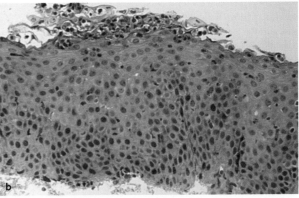

◨ Abb. 14.19 Eosinophile Ösophagitis. a Endoskopisches Bild mit den charakteristischen Längsfurchen ohne Rötung oder Erosionen. **b** Histologisches Bild mit dichter Ansammlung von Eosinophilen. Es müssen > 15 Eosinophile pro »high power field« gezählt werden, um die Diagnose einer eosinophilien Ösophagitis zu stellen

schließen. Sie sind für die nicht-IgE-vermittelten Reaktionen ungeeignet.

Therapie Die Therapie besteht in einer konsequenten Allergenkarenz. Nicht gestillte Säuglinge mit **Kuhmilcheiweißallergie** erhalten als Ersatz eine Formelnahrung, bei der das Milcheiweiß hochgradig gespalten wurde (extensives Hydrolysat) (z. B. Althera, Aptamil Pepti) oder nur Aminosäuren enthält (z. B. Neocate, Aptamil Pregomin AS). Eine sog. HA (hypoallergene)-Nahrung mit nur schwach hydrolysiertem Eiweiß ist nicht geeignet. Eine Säuglingsformula auf Sojabasis sollte erst im 2. Lebenshalbjahr gegeben werden, wenn ein großer Anteil der Energiezufuhr aus Beikost besteht. Die Beikost muss streng frei von Kuhmilchweiß sein. Alle ca. 6 Monate sollten ärztlich kontrollierte Allergenbelastungen stattfinden, da sich die Allergie bei über 80 % der Kinder innerhalb der ersten 3 Lebensjahre wieder verliert. Allergien gegen Erdnuss, Weizen, Fisch und Schalentiere bestehen meistens über Jahre oder lebenslang. Eine versehentliche Exposition kann bei Atopikern zu lebensbedrohlichen Reaktionen führen.

> ❯ Die Therapie bei Nahrungsmittelallergie ist die konsequente Allergenkarenz. Bei Säuglingen mit Kuhmilcheiweißallergie muss als Ersatzmilch eine Formel mit hochhydrolysiertem Eiweiß oder nur Aminosäuren als Stickstoffquelle verabreicht werden.

14.8.3 Zöliakie

Definition und Ätiologie Die Zöliakie ist eine **immunologisch bedingte Systemerkrankung** ausgelöst durch **Gluten** des Weizens und Prolamine verwandter Getreide (Roggen, Dinkel, Gerste) bei genetisch prädisponierten Individuen. Die Krankheit ist charakterisiert durch eine unterschiedliche Kombinationen von klinischen Symptomen, immunologischen Markern (**zöliakiespezifische Antikörper**), **HLA-DQ2- bzw. -DQ8-Positivität** und einer Enteropathie. Zöliakiespezifische Antikörper umfassen Autoantikörper gegen Gewebstransglutaminase Type 2 (TG2), gegen Endomysium (EMA) und Antikörper gegen deamidierte Gliadin-Peptide (DGP). Unter glutenfreier Kost regeneriert die Dünndarmschleimhaut, und klinische Symptome sowie zöliakiespezifische Antikörper bilden sich zurück. Eine erneute Glutenexposition lässt die Veränderungen wieder auftreten.

Die alte Unterscheidung zwischen klassischer und atypischer Zöliakie ist zugunsten der folgenden Einteilung verlassen:

- **Zöliakie mit gastrointestinaler Manifestation:** z. B. chronische Durchfälle, Meteorismus, Obstipation
- **Zöliakie mit extraintestinaler Manifestion:** z. B. Kleinwuchs, Anämie, Osteoporose
- **Silente oder asymptomatische Zöliakie:** keine Zeichen oder Symptome, aber sonst werden alle Kriterien der Diagnose erfüllt mit Enteropathie, HLA-DQ2/DQ8-Positivität, positiven zöliakiespezifischen Antikörpern
- **Latente Zöliakie:** keine Zeichen oder Symptome und eine normale Duodenalschleimhaut bei positiven zöliakiespezischen Antikörper. Unter exogenen Triggern (z. B. Virusinfektionen) oder vermehrter Glutenzufuhr kann die latente in eine silente oder klinisch manifeste Form übergehen.
- **Refraktäre Zöliakie:** Diese Form wurde nur bei erwachsenen Zöliakiepatienten mit persistierender Zottenatrophie oder erneuter Zottenatrophie trotz streng glutenfreier Diät beschrieben. Ein Nichteinhalten der glutenfreien Kost und ein intestinales Lymphom sind differenzialdiagnostisch immer auszuschließen.

Häufigkeit In Europa liegt die Prävalenz bei etwa 1 auf 100 (–200) Personen, Mädchen sind häufiger betroffen als Jungen. Die Konkordanzrate bei monozygoten Zwillingen liegt bei fast 50 %. Welche exogenen Faktoren neben der Glutenzufuhr die Erkrankung zur Manifestation bringen, ist nicht bekannt. Bei folgenden Situationen oder Erkrankungen sollte gezielt auf eine Zöliakie untersucht werden, da die Häufigkeit mit 4–12 % deutlich über dem Risiko der Allgemeinbevölkerung liegt:

- Verwandte 1. Grades von an Zöliakie Erkrankten
- Typ-1-Diabetes mellitus
- Selektiver IgA-Mangel
- Dermatitis herpetiformis Duhring
- Vitiligo
- Autoimmune Schilddrüsenerkrankungen
- Autoimmune Erkrankungen der Leber und Gallenwege
- Trisomie 21
- Ullrich-Turner-Syndrom
- Williams-Beuren-Syndrom

Pathogenese Bei Patienten mit Zöliakie führt die Glutenaufnahme mit der Nahrung zu einer Transformation der Dünndarmschleimhaut mit Verkürzung der Zotten, Verlängerung der Krypten, kubisch geformten Enterozyten, Verlust des Bürstensaumes und einer starken Zunahme der Lymphozyten im Stroma sowie der intraepithelial liegenden Lymphozyten (>25 pro 100 Enterozyten). Die histologischen Kriterien werden nach den sogenannten Marsh-Kritieren eingeteilt: Marsh 0 normale Schleimhaut, Marsh 1 Vermehrung der intraepithelialen Lymphozyten, Marsh 2 plus Kryptenverlängerung, Marsh 3 plus Zottenatrophie. Die bei der Zöliakie typische HLA-Konstellation DQ2 und oder DQ8 auf immunkompetenten Zellen erkennt und bindet bestimmte Peptide, die bei der Spaltung von Gliadin durch die Gewebstransglutaminase in den Enterozyten entstehen. Durch diese Bindung wird in der Lamina propria durch Freisetzung verschiedene Zytokine eine **zytotoxische Reaktion** ausgelöst, die die beschriebene morphologische und funktionelle Transformation der Mukosa bewirkt.

> ❯ Bei der genetisch determinierten, durch die Zufuhr von Gluten ausgelösten Zöliakie erfolgt ein immunologisch vermittelter Umbau der Dünndarmschleimhaut mit Zottenatrophie, Kryptenelongation und konsekutiver Malabsorption. Eine extraintestinale Manifestation an zahlreichen anderen Organsystemen ist häufig.

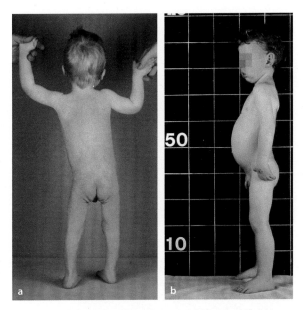

◨ **Abb. 14.20a,b Klinisches Erscheinungsbild bei zwei Kleinkindern mit Zöliakie. a** Dystrophie mit »Tabaksbeutelgesäß«. **b** Eutrophes Kind mit geblähtem Abdomen

Klinik Entsprechend der Glutenexposition mit Beginn der Breifütterung kann die Symptomatik in klassischen Fällen bereits ab dem 8.–9. Lebensmonat beginnen. Gastrointestinale und extraintestinale Symptome können in jedem Lebensalter auftreten. Die meisten Symptome sind unspezifisch. Da die zöliakiespezifische Antikörper sehr sensitiv und spezifisch sind, sollte bei Symptomen oder Erkrankungen ohne andere Erklärung auf Zöliakie untersucht werden (◨ Abb. 14.20):

- Gedeihstörung
- Inappetenz, Gewichtsverlust, bei Kindern mangelnde Gewichtszunahme
- Kleinwuchs, verminderte Wachstumsgeschwindigkeit
- Pubertas tarda
- Müdigkeit, Leistungsinsuffizienz
- Persistierende dyspeptische Beschwerden einschließlich Übelkeit und Erbrechen
- Chronische oder rezidivierende Diarrhö
- Geblähtes Abdomen
- Nicht anders erklärte Anämie, Eisenmangel
- Erhöhte Transaminasen unklarer Ursache
- Zahnschmelzdefekte
- Osteoporose, Frakturen ohne adäquates Trauma

Misslaunigkeit und Verhaltensauffälligkeiten sind typisch für die Zöliakie, während sie bei anderen Malabsorptionssyndromen kaum beobachtet werden. Weitere Symptome können eine chronische Obstipation, rezidivierende Aphthen und Bauchschmerzen sein. Neben der Eisenmangelanämie können andere Nahrungsfaktoren wie Eiweiß, Albumin, Kalzium, Spurenelemente oder Vitamine vermindert sein und sekundäre Komplikationen hervorrufen. Die Unterernährung ist durch die verminderte Resorptionsfläche infolge Zottenver-

kürzung sowie den Funktionsverlust der gestörten Bürstensaummembran leicht erklärt.

Diagnostik Die Bestimmung der **IgA-Antikörper gegen Endomysium (EMA) und die Gewebstransglutaminase** Typ 2 (TG2) im Serum unter Normalkost zeigen eine hohe diagnostische Spezifität und Sensitivität für die Diagnose der Zöliakie. Dabei muss der bei Zöliakie gehäuft auftretende selektive IgA-Mangel durch Bestimmung von IgA im Serum ausgeschlossen werden, da bei IgA-Mangel diese spezifischen IgA-Antikörper ebenfalls fehlen. Die Höhe der Antikörpertiter korreliert mit der Schwere der Schleimhautschädigung. Eine Zöliakie ohne spezifische Antikörper ist sehr selten. Bei starker Symptomatik müssen aber Schleimhautbiopsien auch bei negativer Serologie durchgeführt werden.

Vor Beginn einer glutenfreien Diät ist die Diagnose einer Zöliakie eindeutig zu sichern, um die Durchführung einer lebenslangen glutenfreien Diät zu rechtfertigen. In der Regel geschieht das bei positivem Antikörperbefund durch Dünndarmbiopsien aus Bulbus und Pars descendens duodeni. Die neuen Diagnosekriterien für Kinder geben bei typischer Klinik eines Malabsorptionssyndroms und sehr hohem TG2-Titer in mindestens 2 getrennten Blutentnahmen und positivem HLA-Nachweis die Option einer sicheren Diagnose ohne Biopsie.

Biopsien zum Nachweis der morphologischen Veränderungen an der Dünndarmmukosa (◨ Abb. 14.21) werden meist endoskopisch, gelegentlich noch mittels Saugbiopsie gewonnen. Differenzialdiagnostisch sind bei nachgewiesener Zottenatrophie besonders im jungen Kindesalter andere Malabsorptionssyndrome, besonders eine Enteropathie bei Kuhmilcheiweißallergie, zu beachten.

Nach Glutenelimination normalisieren sich Dünndarmmorphologie und die zöliakiespezifischen Antikörper, ebenso wie alle klinischen Symptome einschließlich der psychischen Auffälligkeiten. Bei unklarer initialer Diagnose ist eine Reexposition mit Gluten zur Provokation mit bioptischem Nachweis der typischen Schleimhautveränderungen und Anstieg der Antikörper erforderlich.

❯ **Die Diagnose der Zöliakie beruht auf folgenden Kriterien:**
- **Typische klinische Symptome oder Laborbefunde (z. B. Eisenmangelanämie)**
- **Positive Endomysium- und/oder Gewebstransglutaminaseantikörper im Serum**
- **Typische Schleimhautmorphologie (Marsh 2 oder 3)**
- **Positiver HLA-Typ (DQ2 und/oder DQ8)**

Therapie Die Therapie beinhaltet das strikte **Meiden von Gluten** durch Weglassen von Weizen-, Dinkel-, Roggen-, und Gersteprodukten. Gluten-freie Haferprodukte werden von den meisten Zöliakiepatienten toleriert, eine Kontamination im Herstellungsprozess muss ausgeschlossen sein. Alternative Kohlenhydrate sind Mais, Reis, gereinigte Weizenstärke und Buchweizen. Dies erfordert die eigene Herstellung von Brot und Backwaren oder den Kauf relativ teurer glutenfreier Produkte. Zu meiden sind auch Teigwaren und Produkte mit

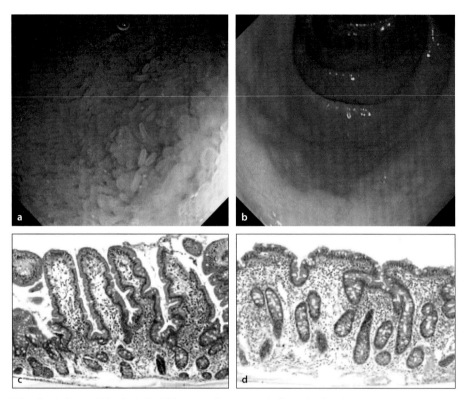

Abb. 14.21 Makroskopisches und histologische Bild aus Duodenum. a Endoskopisch erkennbar normale Zotten. **b** Glänzende Schleimhaut, keine Zotten sichtbar, Nodularität der Schleimhaut durch lymphatische Hyperplasie. **c** Normale Schleimhaut mit einem Zotten zu Krypten Verhältnis von 3:1 (Marsh 0). **d** Verkürzte plumpe Zotten mit Verlängerung der Krypten (Marsh 3)

»verstecktem« Mehlgehalt, z. B. nichtgereinigte Weizenstärke in zahlreichen industriell hergestellten Nahrungsmitteln.

⊕ Cave
Die Diät muss lebenslang und konsequent durchgeführt werden.

Die Einhaltung der Diät ist angesichts geringer oder fehlender Symptome bei Diätfehlern oder initial silenter Zöliakie oft schwierig. Patienten mit unzureichender Diätführung bleiben z. T. kleinwüchsig, entwickeln eine Osteoporose mit erhöhter Frakturrate, haben eine verminderte Fertilität bzw. Probleme in der Schwangerschaft mit Risiko für Frühgeburtlichkeit und neigen zu psychischen Auffälligkeiten.

Epidemiologische Untersuchungen weisen darauf hin, dass bei Patienten unter unzulänglicher Diät das Risiko für die Entwicklung anderer Autoimmunerkrankungen und maligner Darmlymphome im Vergleich zu Zöliakiepatienten unter strikter glutenfreier Diät erhöht ist.

❯❯ Die Malabsorption bei Zöliakie kann Gedeihstörung, Wachstumsstillstand, geblähtes Abdomen, Durchfälle, Eisenmangelanämie und anderen Symptomen einer gestörten Nährstoffaufnahme verursachen. Appetitmangel und psychische Auffälligkeiten, aber auch Zeichen einer Dysmotilität (Obstipation, Dyspepsie) sind häufig bei Kindern.

Monosymptomatische Erkrankungen und silente Formen ohne oder mit minimalen klinischen Symptomen werden oft nicht oder sehr spät erkannt. Die Therapie erfolgt mit einer lebenslangen glutenfreien Diät.

Fallbeispiel
Anamnese Der Säugling wurde bis zum 5. Lebensmonat gestillt, erhielt dann Flaschen- und Breinahrung. Mit 10 Monaten beginnend weiche massige Stühle, schlechte Gewichtszunahme, Appetitlosigkeit und auffällige Missmutigkeit.

Befund Dystrophes, 13 Monate altes blasses Kind mit ausladendem Abdomen. Gewebetransglutaminase-IgA im Serum sind mit 7-fach über der Norm positiv. Die Dünndarmbiopsie zeigt eine subtotale Zottenatrophie.

Diagnose Zöliakie (glutensensitive Enteropathie).

Verlauf Glutenfreie Diät lässt die Symptome nach 2–3 Monaten schwinden. Gutes Gedeihen. Lebenslange Diät erforderlich.

14.8.4 Morbus Crohn und Colitis ulcerosa

Morbus Crohn und Colitis ulcerosa sind zwei unterschiedliche, chronisch entzündliche Darmerkrankungen (CED), die

□ Tab. 14.6 Charakteristika der Colitis ulcerosa und des Morbus Crohn

	Colitis ulcerosa	Morbus Crohn
Lokalisation	Kolon	Gesamter Gastro-intestinaltrakt
Ausdehnung der Entzündung	Kontinuierlich	Segmental
Tiefe der Entzündung	Mukosa und Submukosa	transmural
Häufigster Erkrankungs-beginn (in Jahren)	15–25	15–25
Prävalenz (pro 100 000 Einwohner)	35–100	10–100
Konkordanz bei mono-zygoten Zwillingen (%)	6	58
Chirurgische Darmresektion	Kurativ	Nicht kurativ

□ Tab. 14.7 Häufigkeit der Symptome bei Diagnose eines Morbus Crohn im Kindesalter

Symptome	Häufigkeit [%]
Rezidivierende Bauchschmerzen	80–90
Gewichtsabnahme, Malnutrition	70–80
Durchfälle	65–75
Inappetenz	50–60
Fieber	50–70
Wachstumsrate/Pubertät verzögert	60/20
Mariske, Analfissur, Analabszess	20–25
Rezidivierende Aphthen im Mund	20–25
Uhrglasnägel	ca. 20
Arthritiden, Arthralgien	ca. 20

jedoch einige Gemeinsamkeiten aufweisen (□ Tab. 14.6). Gelingt bei alleiniger Entzündung des Dickdarms die Zuordnung zu einer der beiden Krankheiten nicht, spricht man von einer unklassifizierbaren CED (CED-U). Pathogenetisch spielen sowohl genetische Faktoren, Umwelteinflüsse, z. B. Rauchen, frühkindliche Ernährung und Lebensumstände, und eine immunologische Dysregulation mit Barrierestörung im Darm eine Rolle. Die Erkrankungen manifestieren sich in jedem Alter, bei ca. 15 % der Betroffenen bereits im Kindes- und Jugendalter. Beide Erkrankungen haben einen schubhaften chronischen Verlauf. Obwohl Morbus Crohn und Colitis ulcerosa keine psychischen Ursachen haben, sind die Erkrankungen so belastend für Kind und Familie, dass im Behandlungsteam ein Kinderpsychologe den Kindern und Familien zur Seite stehen sollte.

Morbus Crohn

In Ländern mit westlichem Lebensstil nimmt der Morbus Crohn deutlich an Häufigkeit zu, besonders in den jungen Altersgruppen unter 10 Jahren. Jungen sind etwas häufiger betroffen als Mädchen. Die Hygienehypothese ist ein Erklärungsmodell, das Umwelt- und Lebensstileinflüsse in den Mittelpunkt der Ätiologie stellt.

Pathogenese Pathologisch-anatomisch findet sich eine transmurale, oft das Mesenterium einbeziehende Entzündung mit Bildung von Riesenzellen-enthaltenden Granulomen, Ulzerationen und Fissuren. Die Tiefe der Entzündung führt zu intramuralen und intraperitonealen Abszessen, Fisteln (enteroenterale und enterokutane) besonders im Analbereich sowie zur Entstehung von narbigen Stenosen. Die krankhaften Abschnitte sind häufig diskontinuierlich verteilt mit Bevorzugung von terminalem Ileum und Colon ascendens; ein Befall aller Abschnitte des Gastrointestinaltraktes einschließlich der

Mundhöhle ist möglich. Bei Kindern und Jugendlichen findet sich bei Diagnose häufiger als bei Erwachsenen ein ausgedehnter Befall von Dünn- und Dickdarm und bei 40–50 % auch des oberen Verdauungstraktes (Speiseröhre, Magen, Duodenum).

Klinik Die Hauptsymptome bei Manifestation im Kindesalter sind in □ Tab. 14.7 aufgeführt. Unspezifische Symptome wie Gelenkschmerzen, Wachstumsretardierung oder Leistungsabfall können die einzige Manifestation sein. Der Untersuchungsbefund ergibt häufig eine druckschmerzhafte Resistenz im rechten Unterbauch, bei 30 % perianale (Mariken, Fissuren) oder orale Veränderungen (Aphthen). Seltene extraintestinale Manifestationen sind am Auge (Uveitis, Iridozyklitis) oder an der Haut (Erythema nodosum) lokalisiert.

Diagnostik Entzündungszeichen (Erhöhung von BKS, CRP, Thrombozytose, Leukozytose), Anämie, Eisenmangel, Hypalbuminämie, positive Anti-Sacchachomyces-cerevisiae-Antikörper (ASCA) sind die wichtigsten Laborparameter.

> Bei Diagnose haben 9 % aller Kinder normale Blutwerte, bei leichtem M. Crohn sogar 21 % Sensitiver als Entzündungswerte im Blut sind fäkale Marker, wie z. B. ein erhöhtes Calprotectin im Stuhl.

Bei Diagnose muss das Ausmaß des Darmbefalls und der Krankheitsaktivität durch **eine obere und untere Endoskopie mit Intubation des terminalen Ileums und Stufenbiopsien**, sowie eine Bildgebung des Dünndarms erhoben werden. Endoskopisch finden sich aphthöse Läsionen und längsfissurale flache oder auch tiefe Ulzerationen (□ Abb. 14.22) z. T. bereits narbige Stenosen. Für die Dünndarmdarstellung ist die bevorzugte Untersuchung eine **MRT-Enterographie,** bei an-

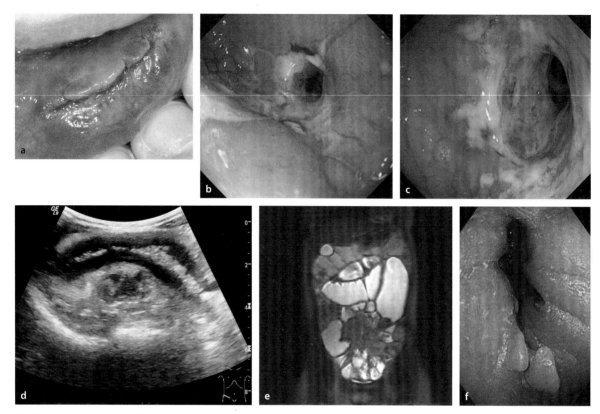

◻ Abb. 14.22a–f Morbus Crohn. a Crohn-Läsionen an der Unterlippe, histologisch fanden sich Granulome **b.** Magenausgangsstenose mit Ulzera und Pflastersteinrelief bei 14-jährigem Mädchen, die über Monate nur flüssig ernährbar war. **c** Endoskopisches Bild mit Ulzera mit erkennbarer Stenose im Kolon, im Vordergrund normale Schleimhaut. **d** Sonographische Bild der Darmwandverdickung im terminalen Ileum bei Morbus Crohn. **e** Die MRT-Enterographie bei dem 15-jährigen Mädchen zeigt eine hochgradige Stenose im Jejunum mit prästenotischer Dilation der flüssigkeitsgefüllten Dünndarmschlingen. **f** Typische Mariske mit darunter liegender Fissur bei M. Crohn

okutanen Fisteln ein Beckenboden-MRT mit Kontrastmittelgabe. Die Sonographie, besonders die kontrastmittelgestützte Untersuchung, ist für die initiale Diagnostik des Dünndarms nicht ausreichend, eignet sich aber sehr gut für die Verlaufskontrolle. Falls diese Untersuchungen nicht informativ sind, aber weiterhin der Verdacht auf einen M. Crohn besteht, kann ein Videokapselendoskopie Crohn-typische Läsionen im Dünndarm nachweisen. Besonders die invasiven Untersuchungen müssen kindgerecht und fachkompetent durchgeführt werden.

Differenzialdiagnose Es müssen infektiöse Darmerkrankungen (z. B. durch Yersinien oder Campylobacter jejunii serologisch und durch Stuhluntersuchungen), die Colitis ulcerosa und eine Darmtuberkulose (Tuberkulin-Test) ausgeschlossen werden. Die unspezifische postinfektiöse Lymphadenitis mesenterialis kann mit sehr ähnlichen Symptomen einhergehen, verläuft jedoch nicht chronisch.

Therapie Unterschieden wird zwischen der Therapie eines akuten Schubes und der Erhaltungstherapie. Die Therapie der ersten Wahl bei Neudiagnose ist die exklusive Ernährungstherapie. Dabei erhalten die Kinder per os oder per Magensonde über 8 Wochen ausschließlich eine Flüssignahrung, mit anschießendem langsamem Kostaufbau. Darunter kommen ca. 80 % der Kinder in Remission, gleichzeitig wird die häufig bestehende Malnutrition beseitigt und das Wachstum stimuliert. Die Alternative ist die systemische Kortikosteroidtherapie, die jedoch mehr Nebenwirkungen hat und häufig zu einer Steroidabhängigkeit führt. In leichten Fällen können topische Steroide (Budesonid) bei Befall des terminalen Ileum oder Mesalazin bei Dickdarmbefall eingesetzt werden. Um Rezidiven vorzubeugen werden Immunsuppressiva wie Azathioprin oder bei Unverträglichkeit Methotrexat s.c. eingesetzt. Bei Fisteln sollte kombiniert chirurgisch (Fadeneinlage) und medikamentös (Antibiotika und Antikörpern gegen TNF-α, z. B. Infliximab) vorgegangen werden. Auch bei therapierefraktärem und schwerem Verlauf sollten frühzeitig TNF-α-Blocker eingesetzt werden, ehe irreversible Darmschäden entstehen. Bei Versagen konservativer Therapie, aber auch bei ausgeprägter Wachstumsretardierung und isolierten narbigen Stenosen ist die **Resektion betroffener Segmente** zu erwägen. Die Therapie erreicht im besten Falle Symptomfreiheit und Remission der Entzündung, jedoch ist die Erkrankung durch chronischen Verlauf oder häufige Rezidive auch nach Resektion gekennzeichnet.

> Der Morbus Crohn ist eine chronisch-entzündliche Erkrankung des gesamten Verdauungstraktes mit transmuraler Entzündung und Neigung zu Fistel- und Stenosenbildung.

Die klinischen Symptome sind Bauchschmerzen, Fieber, Durchfälle, Leistungsknick, perianale Veränderungen und Wachstumsretardierung. Normale Blutwerte schließen die Erkrankung nicht aus. Therapeutisch werden die exklusive Ernährungstherapie, 5-Aminosalicylsäurepräparate, Ernährungstherapie, lokal und selten systemisch Kortikosteroide, Antibiotika, Azathioprin, TNF-α-Antikörper und operative Verfahren eingesetzt.

Fallbeispiel

Anamnese Das 13 Jahre alte Mädchen wird vorgestellt, weil es in den letzten 3 Monaten 3 kg an Gewicht abnahm, adynam und depressiv wurde. Der Appetit ist sehr schlecht, eine Anorexia nervosa wurde vermutet; die eingehende Anamnese deckt jedoch Bauchschmerzen und gelegentliche weiche Stühle auf.

Befund Kleinwüchsig, untergewichtig, beginnende Pubertät. Die Laboruntersuchungen zeigen eine Erhöhung der Blutsenkungsgeschwindigkeit, Anämie und Hypalbuminämie. Die Magenspiegelung zeigte Crohn-typische Veränderungen im Duodenum, die Ileokoloskopie Ulzerationen im terminalen Ileum und Zökum und zahlreiche aphthöse Läsionen in verschiedenen Kolonabschnitten. Die MRT-Enterographie bestätigte den Ileozökalbefall und zeigte eine befallene Jejunumschlinge.

Diagnose Ileokolitis bei Morbus Crohn mit Befall von Duodenum und Jejunum.

Therapie und weiterer Verlauf Nach Behandlung mit 8-wöchiger Ernährungstherapie und langfristiger Behandlung mit Azathioprin ist das Mädchen für 2 Jahre beschwerdefrei mit gutem Wachstum und Fortschreiten der Pubertät. Mit 15 Jahren schweres Rezidiv. Erneutes Ansprechen auf Ernährungstherapie, jedoch Rezidiv 6 Monate später mit Ausdehnen der Crohn-Ulzera im Colon descendens und Sigma. Daher Entschluss zur Infliximabtherapie.

Colitis ulcerosa

Die Häufigkeit der Colitis ulcerosa hat im Gegensatz zum Morbus Crohn in den letzten Jahrzehnten nicht zugenommen.

Pathogenese Pathologisch-anatomisch ist die Entzündung auf die Mukosa des Kolons beschränkt. Die Ausdehnung der Entzündung ist kontinuierlich und nicht segmental wie beim Morbus Crohn, die distalen Darmabschnitte sind am schwersten betroffen. Bei Beginn im Kindes- und Jugendalter ist eine isolierte Proktitis selten, bei 70% ist bereits der gesamte Dickdarm betroffen (**Pankolitis**). Bei jungen Kindern kann das Rektum ausgespart sein. Makroskopisch findet sich eine Rötung und Schwellung der Schleimhaut mit Verminderung der Gefäßzeichnung und flache Ulzerationen mit Fibrinbelägen. Bei langjährigem Verlauf die Haustrierung aufgehoben und es können sich Pseudopolypen ausbilden (◘ Abb. 14.23). Histologisch finden sich typisch Kryptenabszesse und eine gestörte Kryptenarchitektur. Fistel- und Abszessbildung sind eher selten. Eine gefürchtete Komplikation ist das **toxische Megakolon** mit Dilatation einzelner Kolonabschnitte. Dabei bestehen Ileussymptomatik und die Gefahr der Perforation.

Klinik und Verlauf Blutige Durchfälle mit Schleim sind bei Colitis ulcerosa charakteristisch. Je nach Schwere der Erkrankung können nächtlicher Stuhlgang, Tenesmen, Bauchschmerzen, Fieber, Anorexie und Gewichtsverlust hinzutreten. Extraintestinale Symptome wie Arthralgien, Pyoderma gangraenosum, Leberbeteiligung, besonders eine primär sklerosierende Cholangitis und Iritis kommen vor. Der **Verlauf** ist ebenso wie bei Morbus Crohn chronisch oder durch Rezidive gekennzeichnet. Bei hoher Krankheitsaktivität muss nach mehr als 10-jährigem Verlauf mit der Entstehung von Epitheldysplasien und Kolonkarzinom gerechnet werden.

Diagnostik Die **Laboruntersuchungen** zeigen eine Anämie, Eisenmangel und Hypalbuminämie, seltener als bei Morbus Crohn systemische Entzündungszeichen (BSG, CRP). Die

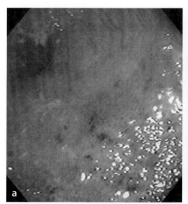
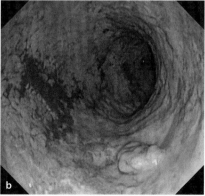
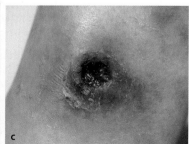

◘ **Abb. 14.23a–c Endoskopischer Befund einer Colitis ulcerosa. a** Leichtgradige Kolitis mit granulärer Schleimhaut, etwas Fibrin und minimaler Blutung, aufgehobener Gefäßzeichnung. **b** Schwere Kolitis mit Blutung, fibrinbelegten Ulzerationen und fehlender Haustrierung. Im Vordergrund ein entzündlicher Pseudopolyp. **c** Pyoderma gangraenosum bei Colitis ulcerosa

Calprotectinkonzentration im Stuhl ist erhöht und ein sehr sensitiver Marker, jedoch unspezifisch, d. h. bei Darminfektionen ebenfalls erhöht. Nach Ausschluss von Infektionen oder bei Symptomdauer über 3–4 Wochen sollte eine obere und untere Endoskopie mit Stufenbiopsien erfolgen. Ein Magenbeteiligung in Form einer hämorrhagischen Gastritis ist bei Kindern mit Colitis ulcerosa möglich. Sind die endoskopischen und histologischen Befunde typisch für eine Colitis ulcerosa kann auf eine Bildgebung des Dünndarms verzichtet werden.

Differenzialdiagnose Es sind infektiöse Ursachen, bei jungen Kindern auch allergische Kolitiden oder Immundefekte abzugrenzen.

Therapie Auch bei der Colitis ulcerosa wird zwischen Therapie des akuten Schubes und Erhaltungstherapie unterschieden. Je nach Schweregrad und Ausdehnung der Kolitis werden Mesalazin oder Salazosulfapyridin oral oder als Einläufe oder Suppositorien und topische oder stystemische Kortikosteroiden eingesetzt. Zur Rezidivprophylaxe sollte Mesalazin oder Salazosulfapryridin, bei der seltenen Unverträglichkeit Probiotika langfristig eingesetzt werden. Bei Pankolitis oder schwerem Schub werden von Beginn auch Immunsuppressiva wie Azathioprin empfohlen. Ein schwerer Schub muss stationär mit i.v. Gabe von Steroiden behandelt werden. Kommt es nicht innerhalb weniger Tage zum Ansprechen müssen nach Ausschluss infektiöser Komplikationen, vor allem einer Infektion mit Clostridium difficile oder CMV, eine Therapieeskalation durch TNFα-Antikörper (Infliximab) oder Cyclosporin erwogen werden. Eine Notfallkolektomie mit ihrem hohen Risiko ist durch dieses Vorgehen sehr selten geworden.

Die **operative Therapie** ist bei toxischem Megakolon mit Perforation unumgänglich. Bei schwerem Verlauf, Steroidabhängigkeit und fehlendem Ansprechen auf Azathioprin und TNFα-Antikörper ist die elektive **Kolektomie** mit Anlage eines ilealen Pouches zu erwägen. Über postoperative Probleme, besonders in den ersten Monaten mit häufigem Stuhlgang und Stuhlinkontenz, aber auch eine eingeschränkte Fertiliät bei weiblichen Patienten und das Risiko einer Pouchitis, muss aufgeklärt werden.

> Bei der Colitis ulcerosa finden sich kontinuierliche ulzeröse Schleimhautentzündungen, die bei Kindern in drei Viertel der Patienten bereits bei Diagnosestellung den gesamten Darm betreffen.

Klinische Symptome und Zeichen sind die Durchfälle, die mit Zunahme der Entzündung blutig werden, Bauchschmerzen und Tenesmen, eine Eisenmangelanämie, selten Fieber und Arthralgien. Die medikamentöse Therapie erfolgt mit 5-Aminosalizylsäure (Mesalazin, Salazosulfapyridin), Steroiden und Immunsuppressiva, bei schwerem Verlauf auch TNFα-Antikörpern oder Cyclosporin. Rezidive sind häufig. Eine Kolektomie ist kurativ, aber postoperative Probleme sind häufig.

Kernaussagen

- Der Schweregrad einer akuten Gastroenteritis im Kindesalter wird klinisch erfasst. Die frühe orale Rehydrierung über 3–4 h und unverzüglich anschließendem Nahrungsaufbau vermindern Früh- und Spätkomplikationen. Die i.v. Rehydrierung ist der oralen Therapie unterlegen und sollte nur in Ausnahmefällen und bei schwerer Dehydrierung durchgeführt werden.

- Die Infektion mit Helicobacter pylori wird ganz überwiegend im frühen Kindesalter erworben, ohne Intervention persistiert sie meist lebenslang. Die Infektion verursachte eine chronische, oft asymptomatische Gastritis. Ein Teil der infizierten Kinder entwickelt als Komplikation ein peptisches Magen- oder Duodenalulkus. Die Wahl der Antibiotika sollte sich an dem Ergebnis der Resistenztestung orientieren.

- Eine Kuhmilchweißallergie tritt bei 1–3 % aller Säuglinge auf. Unter Allergenkarenz, bei der Kuhmilcheiweiß durch eine Säuglingsformel mit extensiv hydrolysiertem Eiweiß, verliert sich die Allergie bei 80–90 % der Kinder in den ersten drei Lebensjahren.

- Die glutensensitive Enteropathie (Zöliakie) betrifft etwa 1:100 Kinder, nur 10–20 % werden durch klinische Symptome einer Malabsorption erfasst. Die lebenslang durchzuführende glutenfreie Diät bewirkt Symptomfreiheit und verhindert Spätfolgen.

- Patienten mit Morbus Crohn und Colitis ulcerosa entwickeln in etwa 15% der Fälle die Erkrankung schon im Kindes- und Jugendalter. Besonders der Morbus Crohn wird wegen der unspezifischen Symptome noch immer zu spät erkannt.

14.9 Nichtentzündliche Darmerkrankungen

Zu den nichtentzündlichen Darmerkrankungen gehören neben einer gestörten Kohlenhydratverarbeitung das seltene Kurzdarmsyndrom und polypöse Darmerkrankungen.

14.9.1 Maldigestion und Malabsorption von Kohlenhydraten

Störungen der sich schrittweise vollziehenden Kohlenhydratverdauung – Spaltung von komplexen Kohlenhydraten zu Di- und Trisacchariden durch Pankreasamylase, Spaltung der Disaccharide zu Monosacchariden durch die im Bürstensaum der Enterozyten gelegenen Disaccharidasen Laktase, Saccharase und Isomaltase und Resorption der Monosaccharide – können zu Durchfällen führen. Diese Kohlenhydratunverträglichkeiten durch gestörte Digestion und Resorption müssen von Metabolisierungsstörungen von Zuckern in der Leber und Transporterdefekten im Hirn unterschieden werden (Tab. 14.8).

■ Tab. 14.8 Störungen der Absorption, Digestion, Metabolisierung und des Transports von Kohlenhydraten in Abhängigkeit vom Alter bei klinischer Manifestation

	Alter bei Manifestation der Symptome		
	1.–7. Lebenstag	3.–8. Lebensmonat nach Zufuhr von Fruktose- und Saccharose-haltiger Kost	4.–15. Lebensjahr
Disaccharidase-Mangel	Kongenitaler Laktasemangel	Saccharase-Isomaltase-Mangel	Adulte Form des Laktasemangels
Transporterdefekt in Enterozyten	Glukose-Galaktose-Malabsorption (SLGT1)	Fruktose-Malabsorption, Fanconi-Bickel-Syndrom (GLUT2)	
Metabolisierungsstörung in der Leber	Galaktosämie	Hereditäre Fruktoseintoleranz (Aldolase-B-Mangel)	
Transporterdefekt im ZNS		GLUT1-Mangel: epileptische Enzephalopathie	

Kohlenhydrate im Kolon bewirken eine osmotische Diarrhö. Die Stühle enthalten unresorbierte Zucker und sind deutlich sauer infolge hoher Konzentration an kurzkettigen Fettsäuren (Milchsäure, Buttersäure, Propionsäure), die durch bakterielle Degradation aus den Kohlenhydraten entstehen.

❯ Unresorbierte Kohlenhydrate werden im Dickdarm von Darmbakterien verstoffwechselt. Es entstehen Gase und kurzkettige Fettsäure mit den klinischen Symptomen Meteorismus, Bauchschmerzen und sauren Durchfällen. Osmotische Durchfälle sistieren bei Nahrungskarenz während eine sekretorische Diarrhö bei voll parenteraler Ernährung weiterbesteht.

Bei der kongenitalen **Glukose-Galaktose-Malabsorption** fehlt das Transportsystem für diese Monosaccharide im Bürstensaum der Enterozyten und der Nierentubuluszellen. Die Symptome mit profusen wässrigen Durchfällen beginnen mit der ersten Fütterung, eine Glukosurie ist obligat. Fruktose wird als einziges Kohlenhydrat toleriert.

Bei der **Laktosemaldigestion** durch verminderte Aktivität der Laktase werden verschiedene Formen unterschieden. Beim seltenen autosomal-rezessiv vererbtem **kongenitalen Laktasemangel (primäre Frühform)** beginnen die profusen wässrigen Durchfälle mit der ersten Milchfütterung. Die **primäre Spätform des Laktasemangels** wird autosomal-rezessiv vererbt und manifestiert sich erst ab dem ca. 5. Lebensjahr, wenn genetisch determiniert die Laktaseaktivität abnimmt. Die noch vorhandene Restaktivität bestimmt die Menge des noch tolerierten Milchzuckers, bei dem noch keine Symptome auftreten. Die Mehrzahl der Weltbevölkerung gehört dieser genetischen Variante an mit einer besonders hohen Prävalenz in Asien und Afrika. In Mittel- und Nordeuropa überwiegt mit etwa 85 % der Bevölkerung die genetische Form, bei der eine hohe Laktaseaktivität noch bis in das hohe Alter bestehen bleibt. Die genetisch bedingten primären Formen des Laktasemangels sind von den **sekundären Formen** zu unterscheiden, bei denen die Aktivitäten der Disaccharidasen als Folge eines Mukosaschadens (z. B. Zottenatrophie bei Zöliakie) vermindert sind.

Beim autosomal-rezessiv vererbten **Saccharase-Isomaltase-Mangel** beginnen die Durchfälle bei der ersten Kochzucker- bzw. Stärkegabe, d. h. nach Breifütterung oder bei Fütterung von Säuglingsnahrung mit Kochzucker.

Bei der **Fruktosemalabsorption** treten Diarrhöen und Bauchschmerzen bei hohem Anteil von freier Fruktose in der Nahrung (besonders häufig nach Genuss von Fruchtsaftgetränken) auf. Auch Sorbit kann ähnliche Symptome hervorrufen. Fruktose wird über den GLUT-5-Transporter in die Darmzellen aufgenommen und gemeinsam mit Glukose über den GLUT-2-Transporter aus der Darmzelle ausgeschleust. Der genaue molekulare Mechanismus der Fruktosemalabsorption ist ungeklärt. Auffällig ist, dass Fruktose in Disaccharidbindung – wie bei Kochzucker – häufig problemlos vertragen wird.

Diagnostik Die Diagnose der Kohlenhydratmalabsorption ergibt sich meist aus der Nahrungsanamnese. Unter Karenz des angeschuldigten Zuckers verschwinden die Symptome vollständig. Enzymatische Bestimmungen der Disaccharidasenaktivität in der bioptisch gewonnenen Mukosa können einen Disaccharidasemangel bestätigen. Beim H_2-Atemtest wird Wasserstoff in der Atemluft bestimmt. Nach Genuss der verdächtigen Kohlenhydrate steigt das H_2 in der Atemluft an. Es wird aus unresorbierten Kohlenhydraten durch bakteriellen Stoffwechsel im Kolon freigesetzt. Für die adulte Form der Hypolaktasie (Laktoseintoleranz) steht ein genetischer Test zur Verfügung.

Therapie Die Therapie besteht in Elimination der entsprechenden Zucker. Kohlenhydrat-freie Säuglingsmilchnahrungen, denen das tolerierte Kohlenhydrat zugesetzt wird, stehen zur Verfügung. Bei Laktosemaldigestion muss bei Reduktion von Milchprodukten auf eine entsprechende Kalziumsubstitution geachtet werden. Am schwierigsten ist die Diät bei Saccharase-Isomaltase-Mangel, da nicht nur Saccharose, sondern auch stärkehaltige Lebensmittel reduziert werden müssen. Eine orale Enzymersatztherapie ist bei den beiden letztgenannten Erkrankungen möglich.

14.9.2 Kurzdarmsyndrom

Das angeborene Kurzdarmsyndrom ist selten. Meist ist das Kurzdarmsyndrom Folge ausgedehnter Dünndarmresektionen (z. B. nach Operationen wegen Volvulus oder nekrotisierender Enterokolitis, Morbus Crohn u. a.). Das Ausmaß der Malabsorption ist abhängig von der Länge des resezierten Dünndarmes und Dickdarms; bis 50 % Resektion ist häufig eine rasche enterale Ernährung möglich, bei 10–50 % verbleibendem Darmes ist meist eine langfristige parenterale Ernährung erforderlich und bei einer Restlänge von weniger als 10 % wird eine spätere vollständige enterale Ernährung selten erreicht. Die Adaptation des Darmes für eine ausreichende Resorptionsfunktion wird durch frühzeitige orale Teilernährung gefördert. Der Adaptationsprozess ist eine Kombination aus Funktionszuwachs im Restdarm und Längenwachstum des Darmes. Die langfristige parenterale Ernährung bedeutet eine erhebliche Morbidität durch Katheterinfektion, Thrombosen, metabolische Störungen und eine Hepatopathie mit Cholestase bis zur Leberzirrhose. Operative Verfahren mit Verlängerung des Restdarmes sollten frühzeitig erwogen werden, wenn eine orale Ernährung nicht vollständig erreichbar ist. Die Dünndarmtransplantation hat noch eine hohe Mortalität und ist daher nur eine therapeutische Option für Patienten, bei denen die parenterale Ernährung wegen Komplikationen nicht möglich ist.

> Das kongenitale und durch Darmresektion erworbene Kurzdarmsyndrom bedingt oft eine schwere Malabsorption. Ein Überleben ist häufig nur mit einer langfristigen parenteralen Ernährung möglich. Durch Adaptation der intestinalen Funktion und chirurgische Verfahren der Darmverlängerung können die meisten Patienten langfristig eine vollständige enterale Ernährung erreichen.

14.9.3 Polypöse Darmerkrankungen

Polypen sind im Kindesalter eher selten. Ihr Hauptsymptom ist die Blutung, bei großen Polypen auch die intestinale Obstruktion und Invagination. **Juvenile Polypen** treten meist vereinzelt im distalen Kolon auf (■ Abb. 14.24), selten in anderen Darmabschnitten Sie sind gutartige Hamartome ohne maligne Entartungstendenz. Die Diagnose wird meist endoskopisch gestellt. Die Therapie erfolgt durch eine endoskopische Abtragung mit Elektroschlinge.

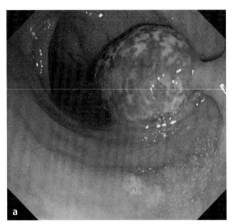
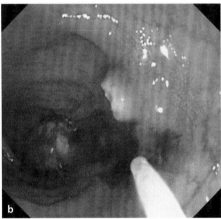

■ **Abb. 14.24 Gestielter juveniler Polyp im Sigmabereich** bei 6-jährigem Mädchen. **a** Der Polyp ist isoliert und umgeben von gesunder Schleimhaut. **b** Der Polyp wird mit einer Elektroschlinge am Stil gefasst und abgetragen

> Juvenile Polypen sind gutartige Hamatome ohne maligne Entartungstendenz. Sie finden sich meist bei Kleinkindern im linksseitigen Kolon. Hauptsymptom sind Blut- und Schleimauflagerung auf normalem Stuhl. Nach endoskopischer Abtragung durch Elektroschlinge sind die Kinder geheilt.

Verschiedene Erkrankungen mit zahlreichen Polypen im Darm sind autosomal-dominant vererbt und können sich bereits im Kindesalter manifestieren.

Bei der **familiären adenomatösen Polyposis** (FAP) finden sich Hunderte von kleinen Polypen im Kolon. Da eine maligne Entartung immer auftritt, wird die Proktokolektomie im 2. Lebensjahrzehnt empfohlen. Bei bekannter Mutation des FAP-Gens in einer Familie kann die Diagnose mittels DNA-Analyse bei weiteren Familienmitgliedern gestellt werden. Das **Gardner-Syndrom** ist durch adenomatöse Polypen des Magens und Darms mit Tendenz zur malignen Umwandlung sowie durch zahlreiche Fett-, Bindegewebe- und Knochentumoren charakterisiert. Das **Peutz-Jeghers-Syndrom** ist durch kleinfleckige Hyperpigmentationen, besonders perioral, an der Mundschleimhaut und perianal gekennzeichnet, mit zahlreichen Polypen (Hamartomen) im gesamten Darmtrakt. Die Patienten haben ein deutlich erhöhtes Malignomrisiko für verschiedene Karzinome innerhalb und außerhalb des Magen-Darm-Trakts. Auch bei der **juvenilen Poliposis coli** handelt es sich bei den Polypen um Hamatome, jedoch können adenomatöse Anteile auftreten, die ein erhöhtes Karzinomrisiko verursachen.

Kernaussagen

- Eine Kohlenhydratfehlverdauung (z. B. Fruktosemalabsorption oder Laktosemaldigestion) ist charakterisiert durch saure, weiche Stühle (pH ≤ 6), Meteorismus und Bauchschmerzen.
- Das kongenitale und durch Darmresektion erworbene Kurzdarmsyndrom bedingt oft eine schwere Malabsorption. Ein Überleben ist häufig nur mit einer langfristigen parenteralen Ernährung möglich.
- Juvenile Polypen sind gutartige Harmatome ohne maligne Entartungstendenz. Hauptsymptom sind Blut- und Schleimauflagerung auf normalem Stuhl. Nach endoskopischer Abtragung durch Elektroschlinge sind die Kinder geheilt.

14.10 Erkrankungen der Gallenwege und Gallenblase

Eine Cholestase kann Folge einer intra- oder extrahepatischen Galleabflussstörung (obstruktive Cholestase) sein oder primär das Leberparenchym betreffen. Die klinischen Zeichen einer Lebererkrankung sind oft unspezifisch mit Schmerzen im rechten Oberbauch, Übelkeit, Erbrechen, Appetitlosigkeit und allgemeiner Abgeschlagenheit. Spezifische Hinweise sind ein Ikterus und eine Vergrößerung oder Verhärtung der Leber.

Mögliche Ursachen der Cholestase

- **Obstruktion des Galleflusses**
  - Choledochuszyste und Mündungsanomalien
  - Extrahepatische Gallengangsatresie
  - Gallengangshypoplasie
  - Choledocholithiasis
  - Zystische Fibrose
  - Primär sklerosierende Cholangitis
  - Tumoren
- **Hepatozelluläre Ursache**
  - Infektiöse Hepatitis
  - Hereditäre Störungen der Gallensäurensekretion
  - α1-Antitrypsinmangel
  - Morbus Wilson
  - Zystische Fibrose
  - Autoimmune Hepatitis
  - Toxische oder medikamentöse Schädigung

14.10.1 Fehlbildungen der Gallenwege

Choledochuszysten und Mündungsanomalien

Definition Choledochuszysten sind angeborene oder erworbene sackförmige Erweiterungen des Gallengangsystems, die selten und meist ohne andere Fehlbildungen auftreten und verschiedene Formen haben können.

Ätiologie Die Ursachen sind unklar, eine Anlagestörung der Gallenwegswand oder eine pathologische Mündung von Gallen- und Pankreasgang mit Aufstau werden vermutet. Ein Sonderform sind isolierte multiple Ektasien der intrahepatischen Gallengänge mit oder ohne Fibrose der Leber (**Caroli-Syndrom**). Polyzystische Nierenveränderungen können im Rahmen dieses Fehlbildungssyndroms vorkommen.

Klinik Die häufigsten Symptome sind ein Ikterus durch Abflussstörung mit oder ohne entfärbte Stühle, Erbrechen, Oberbauchschmerzen, eine Hepatomegalie oder ein tastbarer Tumor. Cholangitiden oder eine Pankreatitis können sich akut manifestieren.

Diagnostik Sonographisch können intra- und extrahepatische Gallengangszysten gut erkannt werden. Bei isolierten Mündungsanomalien ist zunächst die nichtinvasive MRCP (Magnetresonanz-Cholangiopankreatikographie) indiziert, nur bei weiter bestehender diagnostischer Unsicherheit eine ERC(P) (extrahepatische retrograde Cholangio(pankreatiko) graphie) mit endoskopischer Sondierung der Papilla Vateri und Einspritzen von Kontrastmittel.

Therapie Die Therapie besteht in einer kompletten operativen Entfernung der veränderten extrahepatischen Gallengangwege einschließlich der Gallenblase mit Anastomose des Dünndarms. Verbleibende dysplastische Anteile sind ein Risiko für die Entstehung eines Gallengangskarzinoms.

Gallengangshypoplasie und Alagille-Syndrom

Eine angeborene Gallengangshypoplasie kann isoliert oder häufiger im Rahmen des autosomal-dominant vererbten **Alagille-Syndroms** auftreten. **Typisch** für dieses Syndrom sind folgende **Symptome**, die in verschiedener Ausprägung vorkommen können: chronische Cholestase, auffällige Gesichtsform mit hoher Stirn (◘ Abb. 14.25), Hypoplasie oder periphere Stenosen der Pulmonalarterien, andere Herzvitien, Embryotoxon (heller Trübungsring an der Kornea), Gedeihstörung, Wirbelsäulenfehlbildung mit Schmetterlingswirbeln, geistige Retardierung, Hypogonadismus und gelegentlich Nierensymptome. Im Rahmen der Cholestase kann es einem schweren Pruritus und einer schweren Hypercholesterinämie mit Cholesterinablagerungen mit Xanthomen kommen. Die Mutation für die Erkrankung konnte auf dem Jagged-1-Gen (Chromosom 22q12) gefunden werden. Dieses kodiert für einen zellulären Membranrezeptor, der in der Regulation der Zelldifferenzierung während der Embryogenese wichtig ist. Die gefundenen Mutationen sind zahlreich und korrelieren

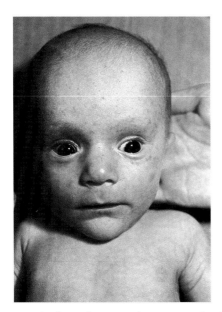

■ **Abb. 14.25 Alagille-Syndrom.** Typische Fazies eines Säuglings mit prominenter Stirn, leichtem Hypertelorismus, etwas tiefliegenden Augen, Sattelnase und kleinem Kinn

nicht mit der Schwere der Symptomatik. Die **Therapie** ist **symptomatisch**, in Einzelfällen ist eine Lebertransplantation notwendig.

14.10.2 Extrahepatische Gallengangsatresie

Ätiologie und Häufigkeit Die Ätiologie dieser Erkrankung mit einer geschätzten Häufigkeit von 1:10.000 ist unbekannt. Ein infektiöses Agens, prä- oder postnatal erworben, soll die Entwicklung der fortschreitenden Obliteration auslösen. Assoziationen zu anderen Fehlbildungen (Polyspleniesyndrom, Situs inversus, Edwards-Syndrom) sind möglich. Mädchen sind häufiger betroffen als Jungen. Die fibröse Obliteration kann alle Gallenwege (80 %) oder einzelne Segmente (20 %) betreffen.

Klinik Die jungen Säuglinge zeigen einen persistierenden oder nach einem freien Intervall in den ersten Lebenswochen erneut auftretenden Ikterus mit acholischen, d. h. cremefarbenen Stühlen, einer vergrößerten und meist derben Leber, dunklen Urin, erhöhte Werte für konjugiertes und unkonjugiertes Bilirubin, Gallensäuren, Transaminasen, alkalische Phosphatase und γGT. Die bei Geburt normal gewichtigen Kinder gedeihen zunehmend schlechter und entwickeln einen Mangel an fettlöslichen Vitaminen mit Gerinnungsstörung, starken Juckreiz und ohne Intervention rasch eine Leberzirrhose mit portaler Hypertension und Aszites.

Diagnostik Die Sonographie lässt meistens keine Gallenblase darstellen. Die Diagnose erfordert den Nachweis fehlenden

Gallenflusses, z. B. mittels **Ausscheidungsszintigraphie** oder intraoperativ. In der **Leberbiopsie** zeigen sich histologisch typische, aber nicht pathognomonische Befunde mit Gallengangsproliferation, Cholestase, Entzündungszeichen und Galleseen.

Therapie Bei dringendem Verdacht oder gesicherter Diagnose der biliären Atresie muss vor dem 2. Lebensmonat operiert werden, um das rasche Fortschreiten zur Leberzirrhose zu verhindern. Die **intraoperative Cholangiographie** lässt zwischen korrigierbarer Situation (partieller Atresie) und vollständigem Verschluss mit der Notwendigkeit einer Portoenterostomie unterscheiden. Dabei werden durch Resektion der Leberpforte kleinere intrahepatische Gallenwege eröffnet und diese über eine angenähte Roux-Y-Anastomose mit dem Jejunum verbunden (Operation nach Kasai). Dies führt häufig zu einem verbesserten Gallenfluss mit Auftreten gefärbter Stühle und Rückgang oder Normalisierung der Cholestasesymptome. Die Lebenserwartung mit der eigenen Leber verbessert sich deutlich, doch ist langfristiges Überleben meist nur mit einer Transplantation möglich.

> ❯ Die extrahepatische Gallengangsatresie ist eine chronisch progrediente Cholangiopathie mit fortschreitender fibröser Obliteration der extra- und später intrahepatischen Abschnitte der Gallenwege.

Die Erkrankung beginnt vor oder um den Zeitpunkt der Geburt und führt über ein Cholestasesyndrom zur biliären Leberzirrhose. Eine Diagnosestellung vor der 8. Lebenswoche ermöglicht die palliative Portoenterostomie, bei Versagen bleibt nur die Lebertransplantation.

14.10.3 Gallensteine und Cholezystitis

Gallensteine sind im Kindesalter seltener als im Erwachsenenalter. Sie können aber in jedem Lebensalter diagnostiziert werden und Komplikationen verursachen. Unterschieden werden bilirubinhaltige Pigmentsteine, die meist Folge eines hämolytischen Prozesses sind, von Cholesterinsteinen, die vorwiegend bei älteren Kindern beobachtet werden, und gemischte Steine.

Klinik Meist bleiben Gallensteine klinisch stumm. Gelegentlich verursachen sie eine Entzündung der Gallenblase (Cholezystitis) oder verursachen bei Abgang in die Gallenwege eine Obstruktion mit Ikterus, Koliken, Erbrechen, Fieber und bei Steineinklemmung im Ductus communis auch eine Pankreatitis.

Diagnostik Sonographisch lassen sich auch nur wenige Millimeter große Gallensteine nachweisen. Eine Röntgenleeraufnahme des Abdomen klärt, ob es sich um verkalkte und damit röntgendichte Steine (meist Pigment- oder gemischte Steine) handelt oder nicht.

Therapie Nur symptomatische Gallenblasensteine sollten entfernt werden. Bei Cholezystitis wird antibiotisch behandelt und im entzündungsfreien Intervall laparoskopisch oder offen eine Cholezystektomie durchgeführt. Im Choledochus befindlich Steine, die nicht innerhalb von Stunden spontan abgehen werden endoskopisch retrograd durch ERC nach Papillotomie entfernt.

> **Nur symptomatische Gallenblasensteine müssen operativ durch Cholezystektomie entfernt werden.**

Kernaussagen
- Die klinischen Zeichen einer Lebererkrankung sind oft unspezifisch: Schmerzen im rechten Oberbauch, Übelkeit, Erbrechen, Appetitlosigkeit und allgemeine Abgeschlagenheit. Spezifische Hinweise sind Ikterus und Vergrößerung oder Verhärtung der Leber.
- Die extrahepatische Gallengangsatresie beginnt um den Zeitpunkt der Geburt und führt über ein Cholestasesyndrom zur Leberzirrhose. Bei jedem Kind mit Ikterus muss spätestens mit 3 Wochen eine Bestimmung des direkten Bilirubins zum Ausschluss einer Cholestase durchgeführt werden.
- Gallensteine bleiben meist klinisch stumm, können aber gelegentlich eine Entzündung der Gallenblase (Cholezystitis) verursachen oder bei Abgang in die Gallenwege eine Obstruktion mit Koliken, Erbrechen und Ikterus. Eine operative Entfernung ist nur bei symptomatischen Gallensteinen erforderlich.

14.11 Erkrankungen der Leber

Die Leber ist das zentrale Stoffwechselorgan des Körpers mit lebenswichtigen Synthese-, Abbau- und Entgiftungsfunktionen. Bei akuter oder chronischer Leberinsuffizienz kommt es zur Hyperbilirubinämie, Ammoniakintoxikation, Hypoglykämie und Gerinnungsstörung als Folge einer Synthesestörung. Eine chronische Lebererkrankung kann unabhängig von der Ursache zur Zirrhose mit portaler Hypertension und ihren Folgen führen. Eine rettende Lebertransplantation wird erfolgreich bereits bei jungen Säuglingen durchgeführt.

14.11.1 Infektiöse Hepatitis

Die wichtigsten Charakteristika der Virushepatitiden sind in ◘ Tab. 14.9 aufgeführt.

> **Klinisch bedeutungsvoll sind in Mitteleuropa vor allem die Hepatitis A, B und C, sehr selten die Hepatitis D bei gleichzeitig bestehender Hepatitis B.**

Hepatitis A

Die Infektiosität der Hepatitis A ist hoch. Der Infektionsweg ist vorwiegend fäkal-oral, mit hoher Virusausscheidung vor Krankheitsausbruch. Die überwiegende Zahl Infizierter bleibt asymptomatisch oder anikterisch mit unspezifischen Symptomen. Die Erkrankung ist selten geworden, ein Infektionsrisiko besteht heute vorwiegend durch Fernreisen in Länder mit niedrigem Hygienestatus.

Klinik Nach einem Prodromalstadium mit Übelkeit, selten Erbrechen, Fieber, Abgeschlagenheit, zuweilen Gelenkbeschwerden kommt es nach wenigen Tagen zu Bauchschmerzen, Ikterus, dunklem Urin und Stuhlentfärbung. Die Leber ist tastbar vergrößert, oft auch druckdolent. Die Transaminasen sind erhöht.

Die Krankheit dauert etwa 2–4 Wochen, ein zweigipfliger Verlauf mit erneutem Ikterus und Transaminasenanstieg kommt vor. Fulminante Verläufe mit Leberversagen und postnekrotischer Zirrhoseentstehung sind sehr selten. Seltene Komplikationen sind Myokarditis, Enzephalopathie, Kryoglobulinämie und ein postinfektiöses Guillain-Barré Syndrom. Bei Neugeborenen und jungen Kindern verläuft die Infektion meist asymptomatisch.

Diagnostik Anti-HAV-IgM ist nur wenige Wochen im Serum nachweisbar, während Anti-HAV-IgG lebenslang persistiert und Immunität beweist.

Therapie Eine spezifische Therapie existiert nicht. Bettruhe und eingeschränkte Aktivität sind nur bei stärkerem Krankheitsgefühl erforderlich. Normales Immunglobulin gibt noch 10 Tage nach Exposition Schutz. Eine aktive Impfung ist mög-

---

◘ **Tab. 14.9** Charakteristika der Hepatitis A–E

Diagnose	Virusfamilie	Inkubationszeit	Chronizität	Diagnostik	Therapie	Aktive Impfung
Hepatitis A (HAV)	RNS	3–4 Wochen	Nein	Anti-HAV	Nein	Ja
Hepatitis B (HBV)	DNS	6–30 Wochen	Ja, sehr häufig bei vertikaler Infektion	HBsAg HBeAg, Anti-HBe, Anti-HBc HBV-DNS	α-Interferon	Ja
Hepatitis C (HCV)	RNS	2–26 Wochen	Ja	Anti-HCV, HCV-RNS	α-Interferon und Ribaverin	Nein
Hepatitis D (HDV)	RNS	Unbekannt	Ja, häufig	Anti-HDV HDV-RNS	Nein	Nein
Hepatitis E (HEV)	RNS	2–8 Wochen	Nein	Anti-HEV	Nein	Nein

lich und empfiehlt sich bei bestehender Lebererkrankung anderer Ursache und ggf. bei Fernreisen in Risikoländer.

> Die Hepatitis-A-Infektion verläuft meist leicht, oft ohne Krankheitssymptome, Impfungen (aktive und passive) sind möglich. Die Krankheit heilt aus und hinterlässt eine lebenslange Immunität.

Hepatitis B

Die Hepatitis kann akut verlaufen und ausheilen oder zu einer chronischen Leberentzündung führen. Durch Impfprogramme nimmt die Infektion weltweit ab. Der Infektionsweg erfolgt vorwiegend parenteral durch Blut oder Blutprodukte oder vertikal unter der Geburt bei infektiöser Mutter. Neugeborene von Müttern mit HBe-Antigen haben ein hohes Infektionsrisiko von etwa 90 %, bei anti-HBe-positiven Müttern noch etwa 20 %.

Klinik Die Symptome gleichen denen der Hepatitis A; der Verlauf ist häufig asymptomatisch oder anikterisch, aber auch hochakute Verläufe mit Leberversagen kommen vor. Selten sind extrahepatische Manifestationen: Panzytopenie, Karditis, Panarteritis, Glomerulonephritis und Polyneuritis. Beim **Cianotti-Crosti-Syndrom** tritt ein papuläres Exanthem im Gesicht und an den Extremitäten auf. Bei chronischer Hepatitis finden sich wechselnd erhöhte Transaminasen, ein Übergang in eine Zirrhose nach längerem Verlauf ist möglich.

Diagnostik Die Diagnose der Infektion und des Infektionsstatus erfolgt über die in ◻ Tab. 14.9 genannten Parameter: Anti-HBc-IgM weist auf eine frische Infektion. Neben den serologischen Parametern sind Bilirubin, Transaminasen und Parameter der Leberfunktion für die Beurteilung wichtig.

Für die **Verlaufsbeurteilung** eignen sich verschiedene serologische Parameter. Anti-HBc entwickelt sich etwa 6–8 Wochen nach der Infektion. HBs-Ag und HBe-Ag zeigen zusammen mit hohen Konzentrationen vom DNA-Virus eine hohe Infektiosität des Patienten und sind meist mit dem Vorliegen einer chronischen Hepatitis verbunden. Anti-HBe und Anti-HBs sprechen für beginnende bzw. erfolgte Ausheilung, erkennbar an einer starken Abnahme bzw. dem Verschwinden der Viruslast, nachweisbar durch quantitative Bestimmung von Virus-DNS. Bei Infektionen im frühen Kindesalter sind eine lange Persistenz von HBe-Ag als Ausdruck einer chronischer Hepatitis häufig. Viele Patienten mit chronischer Hepatitis B sind nicht ikterisch und können interkurrent auch normale Transaminasen haben.

Zusätzliche Informationen zum Ausmaß der Erkrankung und der drohenden Zirrhose ergeben sich aus der Leberhistologie. Das Auftreten einer Zirrhose und eines hepatozellulären Karzinoms im Kindesalter sind möglich.

Therapie Bei Nachweis von HBe-Antigen und Hbs-Antigen über 6 Monate kann durch eine Interferon-α-Therapie eine Konversion zu Anti-HBe in etwa 30–40 % der Kinder erreicht werden, bei 10 % auch eine komplette Viruselimination. Mit dieser Therapie hofft man, das Risiko der Zirrhose und des hepazellulären Karzinoms zu senken. Nebenwirkungen wie Fieber und Grippe-ähnliche Symptome sind häufig. Kontraindikationen der Therapie sind Alter < 2 Jahre, Autoimmunerkrankungen, eine dekompensierte Leberzirrhose und Knochenmarksinsuffizienz. Virustatika wie Lamivedin und besonders neuere Entwicklungen, die weniger Resistenzen erzeugen, sind Alternativen bei Unverträglichkeit.

Die aktive Impfung gegen Hepatitis B gehört in Deutschland zu den öffentlich empfohlenen Impfungen. Sie wird im Rahmen der Grundimmunisierung als Bestandteil der Sechsfachimpfung verabreicht.

> Neugeborenen von Müttern mit HBV-Infektion und nach Exposition (z. B. Verletzung durch Nadelstich) muss so rasch wie möglich, d. h. möglichst im Kreissaal aber innerhalb von 12 h Hepatitis-B-Hyperimmunglobulin (passive Immunisation) simultan mit einer aktiven Impfung gegeben werden. Die aktiven Auffrischimpfungen erfolgen nach 1 und 6 Monaten.

Hepatitis C

Infektionswege sind Bluttransfusionen, Übertragung von der Mutter auf das Kind und andere parenterale Infektionswege. Die Infektion verläuft meist klinisch stumm oder mit geringen unspezifischen Symptomen. Zufällig entdeckte Transaminasenerhöhungen oder eine intrafamiliäre Erkrankung mit Screening der Familienmitglieder führen häufig zur Diagnose. Eine chronische Infektion, auch mit Ausgang in Zirrhose, entwickelt sich bei einem Teil der Patienten – die Risikofaktoren (Infektionsmodus, Alter der Patienten etc.) sind unbekannt. Die **Diagnose** einer noch aktiven Infektion erfolgt durch Nachweis von Virus-RNA. Verschiedene Subtypen des Hepatitis C Virus sind differenzierbar, die prognostisch unterschiedlich bewertet werden. Die **Therapie** kann mit Ribavirin plus α-Interferon ab 3 Jahren erfolgen, wenn keine Kontraindikationen vorliegen. Viruselimination und Besserung der Transaminasen lassen sich damit in 30–50 % erreichen.

> Eine aktive oder passive Immunisation gegen Hepatitis C existiert nicht.

Seltenen Formen der infektiösen Hepatitis

Das **Delta-Hepatitisvirus** (HDV) ist ein Einzelstrang RNA-Virus mit Bestandteilen des Hepatitis-B-Virus. Die Virusreplikation ist deshalb nur bei Hepatitis-B-Virusträgern möglich. Parenterale Übertragung ist üblich und kommt überwiegend im Mittleren Osten, Ostasien, Afrika sowie in den Balkan- und Mittelmeerländern vor. Die Infektion kann als Ko- oder Superinfektion bei Hepatitis-B-Infizierten zur Aggravation der Hepatitissymptome führen. Die Koinfektion verläuft häufig mit einem zweigipfligen Verlauf der Transaminasen, die Superinfektion führt zu einem Aufflammen der Hepatitis. Die zusätzliche Infektion verschlechtert die Prognose der Hepatitis B. Neugeborene können von Hepatitis-D-positiven Müttern angesteckt werden. Eine spezifische Therapie existiert nicht.

Der Verlauf der **Hepatitis E** ist dem der Hepatitis A ähnlich. Kinder erkranken selten. Diese Form der Hepatitis kommt überwiegend im ostasiatischen Raum, Südamerika und Afrika, zunehmend häufiger auch in Europa vor.

Auch andere Viren können eine akute Hepatitis hervorrufen, z. B. EBV, CMV, Herpesviren, Adenoviren etc. Chronische Verläufe kommen jedoch nicht vor.

Neugeborenenhepatitis

Erkrankungen mit Ikterus und Transaminasenerhöhung sind im Neugeborenenalter nicht selten und haben eine breite Differenzialdiagnose. Bei etwa 30 % der Patienten gelingt trotz intensiver Diagnostik auf infektiöse Erreger oder Stoffwechselerkrankungen keine ätiologische Abklärung, und man spricht von einer Neugeborenenhepatitis. Eine prä- oder perinatale Infektion wird in vielen Fällen als Ursache vermutet. Riesenzellen werden oft bei der **Leberbiopsie** gefunden. Sie sind aber nicht pathognomonisch und spiegeln nur eine Reaktion des unreifen Lebergewebes auf eine Noxe wider, da sie auch bei anderen Erkrankungen und Gallengangatresie beobachtet werden. Sowohl Heilung wie Ausgang in eine chronische Erkrankung mit Zirrhose sind möglich.

> Die Neugeborenenhepatitis ist ätiologisch uneinheitlich und meist nicht durch einen Hepatitis-A–E-Virus verursacht. Stoffwechselerkrankungen müssen ausgeschlossen sein

14.11.2 Metabolische Lebererkrankungen

Verschiedene metabolische Erkrankungen manifestieren sich ausschließlich oder überwiegend an der Leber. Einige werden in diesem Abschnitt besprochen. Bei anderen Erkrankungen z. B. mit Störungen im Stoffwechsel verschiedener Aminosäuren, des Harnstoffzyklus, verschiedener Kohlenhydrate (z. B. Fruktoseintoleranz, Galaktosämie), kann es zu schweren Leberfunktionsstörungen bis zur Zirrhose und Insuffizienz kommen. Diese Erkrankungen werden im ▶ Kap. 6 beschrieben.

Bei den **progredienten familiären intrahepatischen Cholestasen** können bislang molekulargenetisch drei Formen (PFIC 1–3) differenziert werden. Biochemisch liegen Defekte der kannikulären Transporter für Gallensäuren, Phospholipide und/oder organische Anionen vor. Die klinische Differenzierung der Subtypen ist schwierig. Der Pruritus ist bei hohen Serumgallensäuren meist ausgeprägt. Patienten mit PFIC 1 und 3 haben normale oder gering erhöhte Werte für γGT und Cholesterin, ein Befund, der bei cholestatischer Lebererkrankung nicht erwartet wird. **Therapeutisch** werden Ursodesoxycholsäure (15-20 mg/kg) und operative Verfahren zur Ableitung der Galle und/oder Unterbrechung des enterohepatischen Kreislaufes genutzt. Häufig ist eine Lebertransplantation erforderlich.

Kongenitale Fibrosen (Bindegewebsvermehrung ohne Zirrhose) können mit und ohne Zeichen der klinischen Cholestase auftreten. Chrakteristischerweise beginnt bei einem Teil der Patienten die Symptomatik mit Ikterus um das 6. Lebensjahr. Leberfibrose mit Zystenbildung findet sich bei Patienten mit polyzystischen Nierenerkrankungen.

Bilirubinstoffwechselstörungen mit fehlender oder verminderter Glukuronyltransferase finden sich beim **Crigler-Najjar-Syndrom**. Es besteht eine unkonjugierte Bilirubinämie bei Typ 1 von Werten > 18 mg/dl, bei Typ II meist zwischen 10–15 mg/dl. Bei hohen Bilirubinwerten droht eine Bilirubinenzephalopathie. Phenobarbital kann die Konjugationsleistung besonders bei Typ II steigern. Lichttherapie ist bei Werten über 20 mg/dl erforderlich, der Effekt der Lichttherapie lässt mit zunehmendem Alter nach. Eine Lebertransplantation kann den Defekt beseitigen.

Kaum Krankheitswert hat das mit 3% in der Bevölkerung relativ häufige **Gilbert-Meulengracht-Syndrom** mit unkonjugierter Bilirubinämie bis maximal 6 mg/dl, besonders bei Belastungssituationen wie langer Nüchternheit, Menstruation oder interkurrenten Infekten. Unspezifische Symptome wie Bauchbeschwerden, Übelkeit und Abgeschlagenheit kommen vor, besonders bei Jugendlichen. Die UDPG-Transferase Aktivität ist auf 10–30% reduziert.

Das **Dubin-Johnson-** und das **Rotor-Syndrom** sind seltene autosomal rezessive Erkrankungen, denen eine Exkretionsstörung für konjugiertes Bilirubin vor. Die Ätiologie ist ungeklärt, weitere klinische Symptome sind selten. Eine Therapie ist nicht erforderlich. Die Prognose ist gut.

> Zahlreiche Stoffwechselstörungen der Kohlenhydrate, Aminosäuren und Lipide führen zur Funktionsbeeinträchtigung der Leber. Bilirubinkonjugation und -exkretion sind bei Crigler-Najjar-, Gilbert-Meulengracht-, Dubin-Johnson und Rotor-Syndrom gestört. Der sog. Stillikterus bei Muttermilch-ernährten jungen Säuglingen mit Erhöhung des indirekten Bilirubin ist häufig und immer benigne. Eine Cholestase muss durch Bestimmung des direkten Bilirubin spätestens mit 3 Wochen ausgeschlossen werden.

α_1-Antitrypsinmangel

Pathophysiologie Der Proteinaseninhibitor α_1-Antitrypsin – ein Glykoprotein im Plasma mit einem Molekulargewicht von 54.000 – wird in der Leber synthetisiert und besitzt eine Aktivität gegen die Leukozytenelastase. Seine Synthese unterliegt der genetischen Kontrolle verschiedener Allele PiZ, PiM, PiS und anderer. Bei Homozygotie für PiZ (PiZZ) liegen die Serumwerte für α_1-Antitrypsin < 70 mg/dl, bei Heterozygotie (PiZM) zwischen 70–150 mg/dl und bei Vorliegen von PiMM bei 150–350 mg/dl. Andere Allelkonstellationen zeigen differente Werte, in Mitteleuropa überwiegen aber PiM und PiZ-Allele. Bei der Mangelkrankheit mit Homozygotie (PiZZ) akkumuliert α_1-Antitrypsin in der Leber. Das Lungengewebe wird durch die ungehinderte proteolytische Wirkung der neutrophilen Elastase geschädigt. Die Häufigkeit dieser Erkrankung beträgt ~ 1:2000. Über 70 verschiedene Mutationen des Gendefektes sind bekannt.

Klinik Etwa 15–20 % der Homozygoten des Mangeltyps PiZZ entwickeln in den ersten 2 Lebensmonaten eine **chronische**

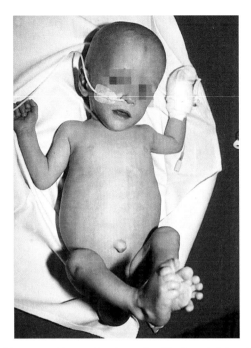

■ Abb. 14.26 9 Monate alter dystropher Säugling mit Leberzirrhose und Aszites als Folge eines α_1-Antitrypsinmangels (PiZZ). Man erkennt die verstärkte Venenzeichnung auf dem ausladenden Abdomen und die Nabelhernie. Zwei Wochen nach der Aufnahme wurde der Junge erfolgreich lebertransplantiert

Lebererkrankung mit Transaminasen- und Bilirubinerhöhung. Die Leberbiopsie zeigt Riesenzellen, Fibrose und gespeichertes α_1-Antitrypsin. Die Cholestase kann passager sein, doch schreitet bei einem Teil der betroffenen Kinder die Erkrankung fort, evtl. bis zur Ausbildung einer **Zirrhose** bereits im 1 Lebensjahr (■ Abb. 14.26). Im Alter von 20–40 Jahren entwickelt sich bei der Mehrzahl auch bis dahin asymptomatischer Patienten ein **Lungenemphysem**.

Diagnostik Sie ist über die Bestimmung des α_1-Antitrypsins im Serum und die Subtypisierung der Allele möglich.

Therapie Eine spezifische Therapie der Lebererkrankung existiert nicht. Bei Leberinsuffizienz bleibt nur die Lebertransplantation.

> **❶ Cave**
> Die Kinder müssen strikt von Passivrauchen geschützt werden. Die obligat heterozygoten Eltern sollten, falls sie Raucher sind, umgehend den Zigarettenkonsum einstellen.

Morbus Wilson – hepatolentikuläre Degeneration

Ätiologie Diese autosomal-rezessiv vererbte Erkrankung mit einer Häufigkeit von ca. 1 auf 30.000 beruht auf einer Mutation des ATP7B-Gens auf Chromosom 13, das für die (kupfertransportierende) ATPase-7B kodiert. Fehlende Ausschleu

sung des Kupfers führt zur Kupferspeicherung, erst in der Leber, später auch in Hirn (Nuclei caudatus und lentiformis), Kornea und Nieren.

Klinik Nach einer Latenzphase – asymptomatischer Kupferspeicherung – kann es ab dem 6. Lebensjahr zu klinischen Symptomen kommen: hepatitisähnliches Krankheitsbild mit Bilirubin- und Transaminasenerhöhung und meist Entwicklung einer **chronischen Hepatopathie** mit Übergang in Zirrhose. Selten sind fulminante Verlaufsformen mit begleitender Hämolyse. Die neurologischen Symptome – Tremor, nachlassende Schulleistungen, Störungen der Feinmotorik, psychische Alterierung – treten meist erst in oder nach der Pubertät auf. Die hepatische Erstmanifestation überwiegt im Kindesalter. Andere primäre Manifestationen wie Nierenerkrankungen mit Proteinurie und Fanconi-Syndrom sind selten.

Diagnostik Die Transaminasen können bereits bei asymptomatischen Kleinkindern erhöht sein. Zur Diagnose führen niedriges Serumzäruloplasmin (< 20 mg/dl), hohes freies Se­rumkupfer bei normalem oder gar erniedrigtem Gesamtkup­fer im Serum und eine hohe Kupferausscheidung im Urin (> 100 μg/d) und Zeichen der Hämolyse (erniedrigtes Haptoglobin). Zäruloplasmin und Kupfer im Serum können auch normal sein. Bei unklaren Befunden muss der Kupfergehalt in einem Leberbiopsat bestimmt werden. Die Ablagerung des Kupfers in der Kornea kann als Kayser-Fleischer-Ring erst nach dem 10. Lebensjahr erkannt werden.

Therapie Die Therapie erfolgt mit dem kupferbindenden D-Penicillamin (20–35 mg/kg/d) oder Trientine (40–50 mg/kg/d). Bei Unverträglichkeit kann nach Entkupferung die Therapie mit Zinksalzen, die die Kupferresorption hemmen, weitergeführt werden. Eine frühe Therapie vor Ausbildung einer Zirrhose führt zu einer günstigen Prognose.

Tyrosinämie Typ 1 – hepatorenale Tyrosinämie

Die autosomal-rezessive vererbte Tyrosinämie Typ 1 beruht auf einem Defekt der Fumaryl-acetoacetat-Hydroxylase, einem im Körper weit verbreiteten Enzym mit hoher Aktivität in Leber und Niere (► Kap. 6).

> **❯** Die autosomal-rezessiv vererbten Krankheiten Morbus Wilson und α_1-Antitrypsinmangel können zur Leberzirrhose führen.

14.11.3 Chronische Autoimmunhepatitis und primär sklerosierende Cholangitis

Pathophysiologie Wie bei anderen Autoimmunerkrankungen kommt es zum Toleranzverlust gegen körpereigenes Gewebe: bei der **chronischen Autoimmunhepatitis (CAH)** gegen Leberzellgewebe, bei der selteneren primär **sklerosierenden Cholangitis (PSC)** gegen Gallengangsepithelien. Als **Overlap-Syndrom** bezeichnet man, wenn Elemente der CAH und der

PSC vorliegen. Eine genetische Prädisposition mit Assoziation an die humanen Leukozytenantigene (HLA) B8, DR3 und DR4 spielt eine große Rolle. Als auslösende Faktoren des Autoimmunprozesses werden verschiedene hepatotrope Viren und andere exogene Faktoren diskutiert. Anhand des Autoantikörperprofils werden verschiedene Subtypen der CAH unterschieden.

Klinik Jedes Alter kann betroffen sein, die meisten Kinder sind bei Diagnose im Schulalter. Der Krankheitsbeginn der CAH ist meistens schleichend mit Müdigkeit, Appetit- und Gewichtsverlust, Oberbauchschmerzen als Folge der Lebervergrößerung oder als akute Hepatitis mit Leberversagen. Ein Ikterus und Hautzeichen der Lebererkrankung wie Spider naevi und Palmarerythem weisen auf ein fortgeschrittenes Stadium hin. Begleitend kommen andere immunologisch vermittelte Erkrankungen (Thyreoditis, Glomerulonephritis, hämolytische Anämien, Vitiligo, Polyendokrinopathien, Colitis ulcerosa, Zöliakie) vor. Bei der PSC kann neben den unspezifischen Symptomen ein Pruritus wegweisend sein.

Diagnostik Erhöhung von Transaminasen und IgG sind bei der CAH meist, aber nicht immer vorhanden. Bei Subtyp 1 finden sich ANA (antinukleare Antikörper) und/oder SMA (Smooth-Muscle-Antiköper), bei Typ 2 LKM1-Antikörper (Liver-Kidney-mikrosomale Anitkörper). Die Histologie ist charakterisiert durch portale Entzündung (Mottenfraßnekrosen) sowie durch Nekrose und Fibrose zwischen portaler und zentraler Zone des Leberläppchens (Brückennekrosen). Bei der PSC überwiegen die Zeichen der Cholestase mit Erhöhung von γGT, Bilirubin und der Gallensäuren. Die Bildgebung der Gallenwege mittels hochauflösender MRCP oder ERCP zeigt typische Veränderungen der kleinen und größeren Gallenwege mit Kalibersprüngen und Abbruch als Zeichen der Obliteration

Therapie Die langfristige Therapie mit Prednisolon und Azathioprin hat die Prognose der CAH wesentlich verbessert; unbehandelt ist ein Ausgang in Zirrhose häufig. Leider hat ein großer Teil der mit CAH diagnostizierten Kinder zum Zeitpunkt der Diagnose bereits eine Zirrhose. Ihnen kann langfristig nur durch eine Lebertransplantation geholfen werden. Bei der PCS wird Ursodesoxycholsäure bis maximal 20 mg/kg KG gegeben, die Wirksamkeit einer Immunsuppression ist nicht gesichert.

> ❯ Bei Erhöhung der Transaminasen müssen behandelbare Erkrankungen immer ausgeschlossen werden. Dazu gehören der Morbus Wilson und die chronische Autoimmunhepatitis.

14.11.4 Lebertumoren

Der häufigste Lebertumor des Kindesalters ist mit etwa 40 % das bösartige embryonale **Hepatoblastom**, während das **Leberzellkarzinom** bei Kindern sehr selten ist und fast nur bei

bestehender Grundkrankheit mit Zirrhose (z. B. bei Hepatitis B, Tyrosinämie Typ 1) beobachtet wird. Eine Erhöhung von α_1-Fetoprotein ist hinweisend.

Gutartige Tumoren sind vor allem Hämangiome und Hämangioendotheliome, die durch ihr postpartales Wachstum und arteriovenöse Kurzschlüsse eine Herzinsuffizienz verursachen können und daher mit Kortikosteroiden und α-Interferon behandelt werden müssen. Andere gutartige Tumoren sind **Adenome**, besonders bei Patienten mit Glykogenspeicherkrankheit, und die **fokale noduläre Hyperplasie**.

Kernaussagen

- Bei Neugeborenen mit einem Ikterus über die 2. Lebenswoche hinaus muss durch Bestimmung des direkten Bilirubins nach einer Cholestase gefahndet werden.
- Bei Säuglingen mit Gallengangsatresie ist die palliative Portoenterostomie nach Kasai so früh wie möglich durchzuführen, spätestens aber in der 8. Lebenswoche.
- Eine Transaminasenerhöhung im Kindesalter ist unbedingt abklärungsbedürftig, um behandelbare chronische Lebererkrankungen (Autoimmunhepatitis, Morbus Wilson, Tyrosinämie u. a. Stoffwechselerkrankungen) frühzeitig zu erkennen.
- Impfungen gegen Hepatitis B sind für alle Kinder, gegen Hepatitis A bei Risikokindern empfohlen. Neugeborene von Hepatitis-B-infizierten Müttern werden am ersten Lebenstag aktiv und passiv geimpft.

14.12 Erkrankungen der Bauchspeicheldrüse

Die Pankreasfunktion umfasst einen endokrinen (▶ Diabetes mellitus, ▶ Kap. 6.2.5) und einen exokrinen Teil. Die exokrine Sekretion über den Pankreasausführungsgang beinhaltet Wasser, Bikarbonat, Elektrolyte und die zahlreichen verschiedenen Verdauungsenzyme. Die häufigste Ursache einer exokrinen Pankreasinsuffizienz im Kindesalter ist die zystische Fibrose und das Shwachman-Diamond-Syndrom. Kongenitale Defekte der Lipase und anderer Enzyme sind selten. Eine akute Pankreatitis entzündlicher und toxischer Genese ist im Kindesalter seltener als bei Erwachsenen.

14.12.1 Fehlbildungen und Verletzungen des Pankreas

Ätiologie Kongenitale Anomalien des Pankreas finden sich bei unvollständiger Verschmelzung der kranialen und kaudalen Pankreasanteile. Das **Pancreas anulare** führt zur Kompression des Duodenums mit galligem Erbrechen und Ileussymptomen. Eine fehlende Verschmelzung der Pankreasgänge resultiert in einem **Pancreas divisum** und kann wie eine **Mündungsanomalie** des Pankreasganges Ursache einer obstruktiv bedingten Pankreatitis sein. Selten sind angeborene Zysten und Agenesie.

Ein stumpfes Bauchtrauma (z. B. Sturz über Fahrradlenker) führt gelegentlich zur **Pankreaspseudozystenbildung** mit zeitlichem Intervall zum Unfallereignis.

Diagnostik Für die Pankreaszysten ist der Ultraschall diagnostisch führend, bei Pankreasganganomalien ist für die Diagnose eine MRCP oder auch ERCP notwendig.

> ❯ Fehlbildungen des Pankreas sind das Pancreas anulare und Variationen der Mündung des Pankreasganges in den Dünndarm (Pancreas divisum, langer gemeinsamer Ausführungsgang mit dem Choledochus). Bei stumpfem Bauchtrauma können sich Pseudozysten im Pankreas entwickeln.

14.12.2   Akute Pankreatitis

Pathogenese Wesentlich für die Pathogenese der akuten Pankreatitis sind Autodigestionen und intraparenchymatöse Enzymaktivierung. Vom Schweregrad wird die leichte, oft selbstlimitierende interstitielle Pankreatis mit Ödem des Organs von der seltenen schweren Entzündung mit hämorrhagischen Nekrosen unterschieden.

Ätiologie Ursachen sind Infektionen (Mumps, Epstein-Barr-Virus, Coxsackie B, Röteln u. a.), metabolische Störungen (Urämie, Hyperlipidämie, Hyperkalzämie), genetische Erkrankungen, Medikamente (Azathioprin, Valproat, Sulfonamide, Asparaginase, Zytostatika u. a.), Autoimmunpankreatitis sowie Obstruktionen des Pankreasganges, z. B. bei Cholelithiasis.

> ❯ Ursachen der akuten Pankreatitis im Kindesalter sind Virusinfektionen, Medikamente, Hypertriglyzeridämien und Obstruktionen des Ductus pancreaticus.

Klinik Die Anamnese ist durch Erbrechen, Übelkeit und heftige Abdominalschmerzen charakterisiert. Bei der klinischen Untersuchung finden sich ein gespannter Oberbauch und Druckschmerz, wenig oder fehlende Darmgeräusche, Pleuraergüsse, Aszites und nicht selten Symptome des hypovolämischen Schocks.

Diagnostik Die Lipase im Serum ist erhöht, die Höhe korreliert aber nicht immer mit dem Schweregrad. Alarmzeichen sind eine Hyperglykämie und eine Hypokalzämie. Sonographisch findet sich ein vergrößertes Organ und erhöhte Echogenität. CT und MRT zeigen ebenfalls typische Veränderungen und lassen Fehlbildungen und Zysten erkennen.

Therapie Bei der leichten Pankreatitis genügt die i.v. Gabe von Flüssigkeit bei kurzfristiger Nahrungskarenz, orientiert an den Schmerzen und nicht an den Laborwerten, bei Bedarf

Analgetika. Die schwere Pankreatitis ist lebensbedrohlich und mit einer hohen Komplikationsrate, vor allem Infektionen, behaftet. Eine spezifische medikamentöse Therapie existiert nicht. Neben Analgesie sowie Bekämpfung von Schock und Stoffwechselentgleisungen ist eine Antibiotikaprophylaxe zu beginnen. Eine langfristige parenterale Ernährung wurde zugunsten einer enteralen Ernährung über eine Sonde verlassen, sofern die Schmerzen das zulassen.

14.12.3   Chronische Pankreatitis

Pathogenese Bei der chronischen Pankreatitis hält der Entzündungsprozess an oder eine akute Pankreatitis rezidiviert häufiger. Dieses führt zur bindegewebiger und/oder fettiger Umwandlung des Parenchyms mit Sklerose, Verkalkungen und Funktionsverlust (Pankreasinsuffizienz).

Ätiologie Ursachen sind meist genetische Erkrankungen wie die **zystische Fibrose** oder die autosomal dominant vererbte **hereditäre rekurrierende Pankreatitis**, bei der Mutationen auf dem Gen für das kationische Trypsinogen (Chromosom 7) nachwiesen werden können. Dies führt zur fehlenden Inaktivierung des Trypsins. Aber auch obstruktive Veränderungen des Gangsystems können langfristig zur Pankreasschädigung führen. Bei der seltenen **Autoimmunpankreatitis** finden sich IgG4 Erhöhung und Antikörper gegen Carbanhydrase. Die **juvenile tropische Pankreatitis** wird vorwiegend in Indien beobachtet, ein begleitender Diabetes mellitus ist häufig.

Klinik Die klinischen Symptome bestehen meist aus chronischen oder wiederholten heftigen Bauchschmerzen, initial gelegentlich als akute Pankreatitis auftretend. Über die Jahre entwickeln sich Zeichen der Maldigestion bei Ausbildung einer exokrinen Pankreasinsuffizienz.

Diagnostik Während der klinischen Symptomatik ist die Lipase im Serum erhöht. Bildgebende Verfahren (evtl. mit MRCP) und Pankreasfunktionstests geben Auskunft über Ursachen und Ausmaß der Organschädigung. Schweißtest und molekulargenetische Untersuchungen ergänzen die Ursachensuche.

Therapie Die Autoimmunpankreatitis wird mit Kortikosteroiden behandelt. Bei den übrigen Formen gibt es keine spezifische Therapie, soweit sie nicht auf die auslösende Erkrankung gerichtet ist. Bei Symptomen sind Schmerzmittel indiziert, eventuell vorübergehend Nahrungskarenz und eine fettreduzierte Kost.

> ❯ Die hereditäre Pankreatitis kann bereits im Kleinkindesalter zu rezidivierenden Pankreatitisschüben führen. Der Gendefekt im Trypsinogen-Gen kann nachgewiesen werden.

14.12.4 Exokrine Pankreasinsuffizienz

Ätiologie Das exokrine Pankreas verfügt über eine große Reservekapazität. Eine Insuffizienz mit Steatorrhö tritt erst auf, wenn die Lipasesekretion auf 1–3 % des Normalwertes abgefallen ist. Die häufigste Ursache im Kindesalter ist die **zystische Fibrose (Mukoviszidose)** (▶ Kap. 13.7.6). Etwa die Hälfte der betroffenen Kinder kommt bereits mit einer Insuffizienz des Organs zur Welt, bei weiteren 35 % manifestiert sie sich bis zum Ende des 1. Lebensjahres. Die übrigen Patienten haben noch eine verbleibende Restfunktion und können durch Obstruktion des Sekrets im Gangsystem rezidivierende Pankreatitiden entwickeln, die letztlich auch zur Pankreasinsuffizienz führen.

Beim autosomal-rezessiv vererbten **Shwachmann-Diamond-Syndrom** besteht eine globale Pankreasinsuffizienz bei fettiger Degeneration, Dysplasie des Knochenmarkes (Leukopenie, Anämie, Thrombozytopenie) und dem Risiko einer Leukämie, Thoraxdystrophie, metaphysäre Veränderungen und Zahnschmelzdefekten, Wachstumsretardierung und andere Symptome. Selten sind kongenitale Defekte mit **isoliertem Lipase-** und **Trypsinogenmangel**.

Klinik Eine Steatorrhö mit fettig glänzenden, massigen Stühle, Blähungen, Gedeihstörung, gelegentlich auch Zeichen eine Eiweißfehlverdauung mit Hypoproteinämie und Ödemen stehen im Vordergrund.

Diagnostik Die Bestimmung der humanen pankreasspezifischen Elastase im Stuhl ist eine sensitive und einfache Untersuchung, während nur mit der quantitativen Stuhlfettbestimmung eine Steatorrhö sicher nachgewiesen werden kann. Die fettlöslichen Vitamine A und E, evtl. auch D, sind oft erniedrigt.

Therapie Die Substitution mit Pankreasenzymen in Form von säuregeschützten Pellets (z. B. Kreon) ist auch schon bei Säuglingen möglich. Fettlösliche Vitamine müssen bei zystischer Fibrose trotz Enzymgabe gegeben werden.

Kernaussagen
- Eine exokrine Pankreasinsuffizienz zeigt sich in Fettmalabsorption mit Steatorrhö, Unterernährung mit Ödemen und Hypoproteinämie.
- Die zystische Fibrose (Mukoviszidose) ist die häufigste Ursache einer exokrinen Pankreasinsuffizienz im Kindesalter.
- Die Therapie erfolgt mit Pankreasenzymsubstitution.

Erkrankungen der Niere und ableitenden Harnwege

J. Dötsch und B.L. Zimmerhackl[†1]

1   Besonderer Dank geht an Frau Dr. F. Körber für die Überlassung der sonographischen und radiologischen Abbildungen

Der Pädiater Theodor Escherich beobachtete 1894 bei sieben Kindern eine »Zystitis« mit Eiterausscheidung im Urin, in dem die von ihm entdeckten Colibakterien (Escherichia coli) ausgeschieden wurden. In der Folgezeit änderte sich die Bezeichnung der fieberhaften Harnwegsinfektion mit der sich wandelnden Auffassung über ihre Entstehung von Pyelozystitis über Pyelitis hin zur Pyelonephritis.

15.1 Untersuchungsmethoden

Die Niere erhält die Homöostase des Salz-Wassers- und des Säure-Basen-Haushaltes, welche durch Fehlbildungen und Erkrankungen gestört werden kann (Neigung zu Ödemen oder Azidose). Je nach Störung glomerulärer, interstitieller oder tubulärer Funktonen entwickeln sich unterschiedliche klinische und laborchemische Störungen.

Fallbeispiel

Anamnese Der 7-jähriger Thilo wird mit nachlassenden Urinmengen, bierbraunem Urin und Schmerzen in den Flanken vorgestellt. Der Junge habe 3 kg an Gewicht zugenommen.

Befund Bei der klinischen Untersuchung fallen ein Bluthochdruck (145/95 mmHg) sowie Lid- und prätibiale Ödeme auf. Die Analyse des Spontanurins lässt mikroskopisch viele dysmorphe Erythrozyten und Erythrozytenzylinder erkennen. Die biochemische Urinanalyse des 24-h-Sammelurins zeigt eine Ausscheidung von 700 mg Eiweiß/m^2/24 h. Elektrolyte und Kreatinin im Serum sind normal.

Diagnose Die Befunde sind charakteristisch für eine akute Glomerulonephritis (▶ Abschn. 15.4), für die Erythrozytenzylinder pathognomonisch sind.

Therapie Der Patient wird symptomatisch antihypertensiv und mit Flüssigkeitsrestriktion behandelt.

Verlauf Nach zwei Wochen sind nur noch wenige Erythrozyten im Spontanurin nachzuweisen, die Symptomatik hat sich zurückentwickelt.

15.1.1 Urinanalysen

Spontanurin Er ist erst beim kooperationsfähigen Kind möglich! Wird beim Säugling oder Kleinkind ein sauberer Urin benötigt, ist in der Regel ein Katheterurin oder ein Blasenpunktionsurin angezeigt. Aus dem nach Säuberung des Genitale mit physiologischer Kochsalzlösung gewonnene **Mittelstrahlurin** können folgende Befunde ermittelt werden:

- Leukozytenzahl pro mm^3
- Erythrozytenzahl und Morphologie
- Spezifisches Gewicht und der Urinosmolalität
- Gesamteiweiß, Albumin, Glucose, Aminosäuren, Calcium, Phosphat, Natrium, Kalium
- Oxalat, Citrat

Die Messung der **Natriumkonzentration** wird zur Einschätzung der Ausscheidungsfunktion erweitert durch die Bestimmung der fraktionellen Natriumausscheidung. Analog wird zur Bestimmung der fraktionellen Kaliumexkretion verfahren.

$$FE_{Na} \frac{Urin_{Na} \times Serum_{Krea}}{Urin_{Krea} \times Serum_{Na}} \times 100 \, (\%)$$

Die **Erythrozytenmorphologie** (Mikroskop) zur Bestimmung von isomorphen und dysmorphen Erythrozyten hilft bei der Diagnostik der Hämaturie, um zwischen Blutung aus dem Harntrakt und einer glomerulären Hämatuie zu unterscheiden.

24-Sundensammelurin/Quantitative Bestimmung der Urinmenge Die quantitative Bestimmung der Urinmenge unter gleichzeitiger Gewichtskontrolle ist ein wichtiger Bestandteil der täglichen Überwachung bei gestörter Flüssigkeitsbilanz. Bei Säuglingen und Kleinkindern muss in der Regel mittels Katheter gesammelt werden. Der 24-Stunden Sammelurin erlaubt darüber hinaus die genauere Bestimmung von tageszeitlich schwankenden Substanzen (z. B. Eiweiß, Calcium und weitere steinbildende Substanzen).

Mikrobiologische Untersuchung Aus dem Spontanurin (s. o.) wird eine Bakterienkultur bei 37°C angelegt. Nach 24 Stunden werden die Keimzahlen pro ml bestimmt. Pathologisch sind beim MittelstrahlUrin $\geq 10^5$ Keime/ml in Reinkultur. Zuverlässiger ist ein steril gewonnener Urin durch Blasenpunktion bzw. durch Blasenkatheterisierung. Hier gelten bereits geringere Keimzahlen als pathologisch.

Glomeruläre Filtrationsrate Die glomeruläre Filtrationsrate (GFR) wird durch die Kreatinin-Clearance bestimmt. Man erhält diese durch eine quantitative Urinsammlung über 24 Stunden und Messung der Urinkreatinin- und Serumkreatininkonzentration. Eine orientierende Bestimmung der glomerulären Filtrationsrate wird mit Hilfe der Formel nach G. Schwarz berechnet.

GFR (ml/min × 1,73 m^2) = a × Körperlänge (cm)/Krea (mg/dl)

a = 0,33 Frühgeborene ≤ 1 Jahr
a = 0,45 ≤ 1 Jahr
a = 0,55 (2–16 Jahre, m.)
a = 0,55 (2–21 Jahre, w.)
a = 0,70 (17–21 Jahre, m.)

15.1.2 Blutanalysen

Im Blut wird die Bestimmung des **Serum-Kreatinins** als erste orientierende Maßnahme zur Beurteilung der globalen Nierenfunktion verwendet (s. o). Neben dem Kreatinin ist die Bestimmung des **Serumharnstoffs** und der Harnsäure relevant. Die **Blutgasanalyse** mit pH-Wert, Standardbikarbonat, pCO$_2$ reflektiert die Fähigkeit der Niere, saure Valenzen auszuscheiden. Die **Serumelektrolyte** informieren über die Zusammenhänge von Natriumkonzentration und Nierenfunktion sowie über die Fähigkeit der Niere, Kalium auszuscheiden (Hyperkaliämie bei Nierenversagen). Die **Serumeiweiß und- albuminbestimmung** dienen der Beurteilung des Ausmaßes an renalem Eiweißverlust.

15.1.3 Bildgebung

Sonographie Die Sonographie eignet sich zur Bestimmung der Lage, der Größe und der Struktur der Nieren. Fehlbildungen mit Erweiterung der Nierenkelche und des Nierenbeckens sowie der Harnleiter oder zystische Malformationen lassen sich durch diese Methode schon intrauterin erkennen. Strukturelle Veränderungen geben Aufschluss über parenchymatöse Erkrankungen, Ödembildungen und Tumoren. Mit Hilfe einer Dopplersonographie sind arterieller Blutfluss und venöser Abfluss einzuschätzen.

Röntgendurchleuchtungsuntersuchungen Die **Miktionszystourethrographie** nach Kontrastmitteleingabe in die Blase durch einen transurethralen oder suprapubischen Blasenkatheter informiert über die Kontur der Blase und den Verschlussmechanismus zwischen Blase und Harnleiter. Sie dient der Aufdeckung eines vesikoureteralen Refluxes und der Darstellung der Harnröhre (v. a. zum Ausschluss Harnröhrenklappen).

Magnetresonanztomographie Zur präziseren morphologischen Beurteilung der ableitenden Harnwege hat in den letzten Jahren die magnetresonanztomographische Urographie die traditionelle intravenöse Pyelographie weitgehend abgelöst, insbesondere in der Darstellung von Harnabflussstörungen.

Computertomographie Bei der Frage nach kleinsten Konkrementen, die dem sonographischen Nachweis entgehen, insbesondere im Harnleiter, ist die Durchführung einer Low-dose-Computertomographie indiziert.

Nuklearmedizinische Verfahren Nuklearmedizinische Untersuchungen werden verwendet, um seitengetrennte Funktionsanalysen durchzuführen und den Zeitablauf der Ausscheidungsfunktion der Niere zu untersuchen. Heute findet meistens die Untersuchung mit MAG 3 statt. Besonders relevant ist die Isotopen-Clearance nach Furosemid-Applikation zur Beurteilung der Überwindung eines obstruktiven Hindernisses der ableitenden Harnwege. Der präzisere Nachweis von Parenchymdefekten erfolgt über die DMSA Szintigraphie.

15.1.4 Nierenbiopsie

Eine Nierenbiopsie wird unter sonographischer Kontrolle durchgeführt. Die histologische Untersuchung eines Nierenbiopsiezylinders hilft zur Diagnose bei unklaren, persistierenden und chronisch verlaufenden glomerulär-parenchymatösen und interstitiellen Nierenerkrankungen.

Kernaussagen
- Für die Diagnostik von Störungen der Nierenfunktion sind Urin- und Blutanalysen geeignet.
- Für Erkrankungen von Niere und Harnwegen stehen bildgebende Verfahren wie Sonographie, radiologische und nuklearmedizinische Verfahren sowie die Nierenbiopsie zur Verfügung.

15.2 Angeborene Fehlbildungen der Nieren und ableitenden Harnwege einschließlich genetischer Erkrankungen

Angeborene Fehlbildungen der Nieren und ableitenden Harnwege lassen sich schon intrauterin durch Ultraschall aufdecken, so dass gleich nach der Geburt alle wesentlichen diagnostischen Maßnahmen durchgeführt werden können.

Fallbeispiel

Anamnese Bei der vor 3 Tagen geborenen Anna-Lena war schon pränatal in der 20. SSW der zystische Umbau der rechten Niere aufgefallen. Im weiteren Verlauf zeigt sich immer eine regelrechte Fruchtwassermenge als Zeichen einer insgesamt adäquaten Wasserausscheidung durch die Niere.

Befund Nachgeburtlich normalisiert sich die Urinausscheidung. Auch der übrige körperliche Befund bei Anna-Lena ist unauffällig. Bei der Ultraschalluntersuchung zeigt sich neben der zystisch veränderten rechten Niere eine oberhalb der Größennorm liegende linke Niere mit normaler Struktur. Das Serumkreatinin ist bereits auf 0,5 mg/dl abgefallen.

Diagnose Bei Anna-Lena liegt eine einseitige multizystische Nierendysplasie (▶ Abschn. 15.2.3) vor.

Therapie Die Nierendysplasie hat eine gute Prognose und bedarf keiner Behandlung.

Verlauf Einmal im Jahr wird bei Anna-Lena die Funktion der gesunden Niere kontrolliert.

15.2.1 Grundlagen der Nierenentwicklung

Die reifen menschlichen Nieren und Harnleiter entstehen aus der dritten Nierenanlage, die aus dem nephrogenen Blastem und der Verschmelzung der Ureterknospe hervorgeht. Danach entwickeln sich tubuläre und glomeruläre Strukturen mit Anschluss an Sammelrohre, Nierenkelche und ableitende Harnwege. Kontrolliert wird dieser Vorgang durch die synchronisierte Aktivität einer Reihe von Transkriptionsfaktoren, deren Störung eine pathologische Entwicklung von Nieren und ableitenden Harnwegen bewirkt. Die Nieren nehmen ihre Funktion im Gestationsalter zwischen der 11. und 13. Schwan-

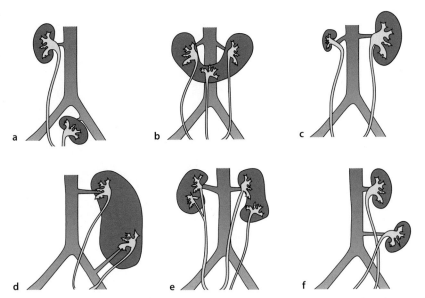

Abb. 15.1a–f Lageanomalien der Niere. a Beckenniere, **b** Hufeisenniere, **c** einseitige Hypoplasie, kontralaterale Hyperplasie (DD: Schrumpfniere), **d** einseitige Verschmelzungsniere, **e** gedoppeltes Nierenbecken mit Ureter fissus bzw. Ureter duplex, **f** gekreuzte Heterotopie der rechten Niere

gerschaftswoche auf. Signifikante Flüssigkeitsmengen für das Fruchtwasservolumen werden ab der 16. bis 18. Schwangerschaftswoche produziert.

Heute ist außerdem bekannt, dass Funktionsstörungen von Zilien an monozilierten Tubulus- und Sammelrohrzellen eine entscheidende Rolle bei der Genese zystischer Nierenerkrankungen spielen, da diese Störungen eine zielgerichtete Strukturentwicklung verhindern.

15.2.2 Entwicklungsstörungen

Nur bei korrektem Zusammenspiel von »Nephroblastem« und »Ureterknospe« entwickeln sich ein normales Nierensystem und normale ableitende Harnwege. Bei Störungen dieser Entwicklung kommt es daher regelhaft zu Störungen **beider Systeme** (**CAKUT** = congenital anomalies of kidney and urinary tract).

Lageanomalien

Eine einfache Ektopie bedeutet eine Verlagerung der Nierenanlage zum Beispiel in das kleine Becken (Beckenniere). In der Regel ist die Funktion nicht beeinträchtigt. Bisweilen besteht eine partielle oder komplette Fehlrotation der Niere oder es kommen andere urologische Fehlanlagen des Harnleiters hinzu.

Fusionsanomalien

Es kann zur Verschmelzung der beiden Nierenanlagen kommen, welche die Aszension der Nieren während der Nephrogenese behindert. Bei Ausbildung einer breiten Parenchymbrücke kommen die Nieren in tiefer Beckenlage (Kuchenniere) zu liegen. Verschmelzen jedoch nur die unteren Nierenpole durch eine kleine Verbindung behindert die A. mesenterica

inferior die weitere Aszension (Hufeisenniere) (■ Abb. 15.1). Diese funktionell häufig nicht bedeutsamen Fehlbildungen werden zufällig entdeckt.

15.2.3 Anlagestörungen der Niere

Einseitige Nierenagenesie

Die einseitige Nierenagenesie kommt mit einer Häufigkeit von 1:450 bis 1:1800 Lebendgeborenen vor. Die Ursache ist eine Fehlentwicklung des primitiven Harnleiters und des metanephrogenen Blastems. Meist sind auch der gleichseitige Harnleiter und das Nierenparenchym nicht angelegt. Die kontralaterale Niere ist kompensatorisch hypertrophiert. Die Diagnose kann auch pränatal durch Sonographie erkannt werden, meist aber wird die Diagnose zufällig gestellt, da die einseitig fehlende Niere keine Symptome macht. Eine Therapie ist nicht nötig und möglich.

Bilaterale Nierenagenesie

Das Fehlen beider Nieren ist mit dem extrauterinen Leben nicht vereinbar. Intrauterin besteht eine Oligo- oder Anhydramnie. Die Folge ist ein komplexe Fehlbildung, die **Potter-Sequenz**, mit weitem Augenabstand, Abflachung und Verbreiterung der Nase, schmalen Händen, schmalem, hypoplastischem Thorax. Die Kinder sterben häufig kurz nach der Geburt an einer Lungenhypoplasie mit konsekutiver Ateminsuffizienz. Das Syndrom ist nicht spezifisch für die bilaterale Nierenagenesie, sondern kann auch bei verschiedenen bilateralen schweren Nierenfehlbildungen auftreten, die mit einer verminderten Harnproduktion einhergehen. Die Diagnose ist pränatal erkennbar. Ein Schwangerschaftsabbruch muss je nach Begleitpathologie erwogen werden.

Nierenhypoplasie

Darunter versteht man eine insgesamt kleinere Niere mit einer verminderten Anzahl von Glomeruli und Nephronen, die als solche aber normal angelegt sind. Auch die Zahl der Nierenkelche ist vermindert. Liegt eine solche Fehlbildung bilateral vor, besteht häufig eine globale Nierenfunktionseinschränkung. Schon im frühen Kindesalter oder im Laufe der Jugend kann es zu progredienter Niereninsuffizienz mit Indikation zur Dialyse und Transplantation kommen (s. u.). Neben der angeborenen Hypoplasie kann es andere Ursachen einer Wachstumsstörung der Nieren geben, die z. B. sekundäre Folge der Refluxnephropathie, von Nierenvenenthrombosen und v. a. dysplastischen Nierenanlagen sein kann.

Nierendysplasie

Unter Dysplasie versteht man Fehlbildungen im Sinne metanephrogener Differenzierungsstörungen, die im Wesentlichen histologisch definiert sind, meist hypoplastisch und zum Teil zystisch sein können. Bei der histologischen Untersuchung findet man primitive glomeruläre und tubuläre Elemente, Knorpelanlagen, glatte Muskelzellen und Mikrozysten. Dysplastische Anlagen können segmental oder diffus die gesamte Niere betreffen. Nicht selten sind mit einer Nierendysplasie auch Anlagestörungen des Harnleiters und der Harnröhre (z. B. Harnröhrenklappen) verbunden. Die bilaterale Nierendysplasie stellt die häufigste Ursache der chronischen Niereninsuffizienz im Kindesalter dar.

> ▶ Angeborene Fehlbildungen, die durch zystische oder dilatative Veränderungen der Nieren oder ableitenden Harnwege auffallen, können schon intrauterin per Ultraschall diagnostiziert werden. Das interdisziplinäre Management zwischen Pädiatrie, Urologie und bildgebender Diagnostik ist die wichtigste Voraussetzung für eine Optimierung der Behandlungsmöglichkeiten.

Multizystische Nierendysplasie

Diese Fehlbildung tritt in der Regel einseitig auf. Die Nierenanlage besteht aus zahlreichen, unterschiedlich großen flüssigkeitsgefüllten Zysten, die nicht miteinander kommunizieren. Eine Verbindung zum ableitenden Harnsystem besteht nicht. Der Ureter ist meistens atretisch. Das Nierenorgan kann anfangs normal groß sein (◘ Abb. 15.2). Sowohl bei der radiologischen wie auch bei der nuklearmedizinischen Untersuchung wird keine Nierenfunktion nachgewiesen (stumme Niere). Eine bioptische Klärung ist nicht nötig. Eine therapeutische Nierenentfernung ist ebenfalls nicht indiziert. Im Verlaufe von Jahren kann ein Schrumpfungsprozess beobachtet werden, so dass diese Nierenanlagen später zu kleinen bindegewebigen Strukturen schrumpfen.

Polyzystische Nierenerkrankungen (»Zystennieren«, PKD)

Durch eine genetische Veränderung aller Nierenzellen sind immer beide Nieren betroffen. Die polyzystischen Nierenerkrankungen werden eingeteilt in autosomal recessive poly-

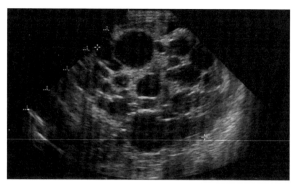

◘ Abb. 15.2 Sonographisches Bild einer multizystischen Nierendysplasie (MCDK). Zur Darstellung kommen zahlreiche zystische Gebilde mit Gewebebrücken. Eine Nierenparenchymstruktur ist nicht richtig erkennbar. Ein Harnleiterquerschnitt ist nicht dargestellt

◘ Tab. 15.1 Familiäre polyzystische Nierenerkrankungen

Erkrankung	Chromosom	Gen	Protein
ARPKD: Autosomal-rezessive polyzystische Nierenerkrankung (Kidney Disease)	6	PKHD1	Polyduktin
ADPKD: Autosomal-dominante polyzystische Nierenerkrankung	16 4	PKD1 PKD2	
TSC: Tuberöse Sklerosekomplex	9 16	TSC1 TSC2	Hamartin Tuberin

cystic kidney disease (ARPKD) und autosomal dominant polycystic kidney disease (ADPKD) (◘ Tab. 15.1).

Autosomal recessive polycystic kidney disease

Die ARPKD wird häufig schon pränatal durch eine starke Nierenorganvergrößerung erkennbar. Neugeborene fallen durch ein vorgewölbtes Abdomen und riesige, tastbare Nierenorgane auf. Kombiniert besteht eine kongenitale Leberfibrose. Je nach Stärke der Manifestation besteht schon sehr früh eine schwere Niereninsuffizienz. Die Häufigkeit wird auf 1:6.000 bis 1:40.000 geschätzt.

Ätiologie und Pathogenese Für die Erkrankung ist ein rezessives Gen (PKHD1) verantwortlich, das auf Chromosom 6 p21.1-p12 lokalisiert ist.

Klinik Die Symptome sind geprägt durch das Ausmaß der anfangs bestehenden Niereninsuffizienz und den meist erheblich erhöhten Blutdruck. Die Vergrößerung der Nieren kann sogar zu so schwerer Atembehinderung führen, dass eine frühzeitige bilaterale Nephrektomie zur Lebensrettung erwogen werden muss (◘ Abb. 15.3).

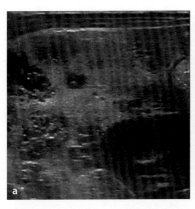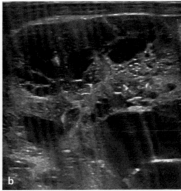

◻ **Abb. 15.3a,b Sonographie bei polyzystischen Nierenerkrankungen bei ARPKD (autosomal-rezessiv vererbten polyzystischen Nieren).** Die Nieren sind bilateral vergrößert. Das Parenchym ist verdichtet. Typisch ist das wechselnde Ultraschallmuster (sog. Pfeffer-Salz-Muster)

Diagnostik Sonographisch findet man eine feinfleckige Verdichtung mit mikrozystischen Veränderungen (»Pfeffer-und-Salz-Muster«). Die Organe sind derb induriert. Die Nierenfunktion ist eingeschränkt. Die Serum-Kreatininwerte steigen. Es kann eine schwere Oligurie bestehen. Die Eltern müssen auf das Vorhandensein von zystischen Nierenerkrankungen untersucht werden, um schon früh die Abgrenzung zur dominanten Form zu zeigen. Eine molekulargenetische Untersuchung mit vollständiger Familienuntersuchung kann eine pränatale Diagnostik ermöglichen.

Therapie Die Therapie besteht in der Behandlung der Niereninsuffizienz und des arteriellen Hypertonus (s. u.). Bei frühzeitiger Nephrektomie steht die Dialysebehandlung im Vordergrund (s. u.). Eine genaue Flüssigkeitsbilanz und eine hochkalorische Ernährung sind die Voraussetzung für eine adäquate Entwicklung des Kindes.

Prognose Die Prognose hängt vom Zeitpunkt der sich manifestierenden Niereninsuffizienz ab. In einzelnen Fällen tritt die terminale Niereninsuffizienz erst im späteren Kindes- oder im Jugendalter auf, in der Mehrzahl müssen die Patienten schon im Säuglingsalter bilateral nephrektomiert und einer Dialyse- bzw. Transplantationsbehandlung zugeführt werden.

Autosomal dominant polycystic kidney disease

Die ADPKD manifestiert sich im mittleren Erwachsenenalter. Die Prävalenz wird mit 1:1.000 angegeben.

Ätiologie und Pathogenese Das PKD1 Gen wird auf dem Chromosom 16 p13.3 kodiert, das Genprodukt ist Polycystin. Ein 2. Genort liegt auf dem Chromosom 4 q21–23. Die Gene für PKD1 und tuberöse Sklerose-Typ 2 (TSC2) liegen auf Chromosom 16 p13.3 in unmittelbarer Nachbarschaft, so dass beide Erkrankungen gelichzeitig auftreten können (sog. **contiguous gene syndrome**). Je nach Größe der Deletion kann sich die ADPKD sehr früh manifestieren (ca. 4%) und dann differenzialdiagnostisch zur ARPKD Schwierigkeiten machen. Hilfreich ist die Erstellung eines Stammbaumes. Bei dominanter Vererbung ist in der Regel ein Elternteil betroffen.

Im Zweifel sollten die Eltern einer nephrologischen Untersuchung unterzogen werden.

Klinik Erstes Symptom ist meist erhöhter Blutdruck. Im Verlaufe von Jahren kommt es zunehmend zur Niereninsuffizienz, die im vierten bis fünften Lebensjahrzehnt terminal wird. Die Nieren können extrem vergrößert sein.

Diagnostik Die ersten Symptome sind häufig durch einen mittelschweren arteriellen Hypertonus bestimmt. Die Sonographie der Nieren zeigt Parenchymzysten unterschiedlicher Größe, die sich in unterschiedlichem Alter manifestieren, mit gleichzeitiger Vergrößerung der Nieren. Eine Familienuntersuchung mit Manifestation in mehreren Generationen erleichtert die Verdachtsdiagnose. Eine pränatale Diagnose ist möglich hätte in den meisten Fällen jedoch keine unmittelbare Konsequenz. Bei Kindern können schon im frühen Alter zystische Veränderungen erkennbar werden, noch bevor eine klinische Symptomatik vorliegt.

Therapie und Prognose Die Überwachung und kontinuierlich gute pharmakologische Einstellung des Blutdrucks ist die beste Voraussetzung für ein nur langsames Fortschreiten zur Niereninsuffizienz. Bei Familienuntersuchung und frühzeitiger Diagnose ist die behutsame Überwachung des Kindes wichtig. Frühzeitige genetische Untersuchungen sollten erst nach fachkompetenter humangenetischer Beratung erfolgen.

Nephronophthise

Definition Es handelt sich um eine autosomal-rezessive zystische Nierenerkrankung mit zystischer Degeneration im Rinden-Mark-Bereich.

Ätiologie und Pathogenese Mittlerweile wurden mehrere Gendefekte identifiziert, die alle eine Störung der ziliären Funktion in den Sammelrohren bewirken. Im Endeffekt resultiert eine tubulär-zystische Degeneration des Nierenmarks mit fortschreitender interstitieller Fibrose. Die Prävalenz ist mit 0,1:100.000 zwar selten, doch führt die Erkrankung regelhaft zu einem chronischen Nierenversagen im Kindesalter.

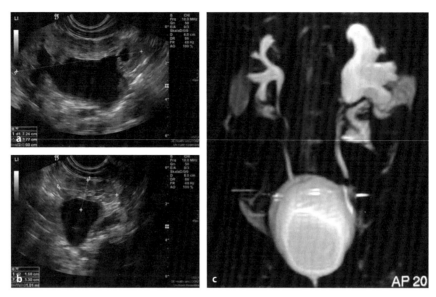

◻ Abb. 15.4a–c Hydronephrose bei ureteropelviner Stenose. a,b Gezeigt ist das sonographische Darstellung eines erweiterten Nierenbeckens mit erweiterten und unscharfen Nierenkelchen in zwei Ebenen. **c** Darstellung der Hydronephrose in der MR-Urographie

Klinik Die klinischen Symptome beginnen mit Polyurie, Polydipsie und Wachstumsretardierung. Ein frühes Symptom kann eine sekundäre Enuresis nocturna sein. Spezielle Verlaufsformen existieren (z. B. mit Retinitis pigmentosa beim Senior-Löken-Syndrom).

Diagnostik Die Diagnose wird durch die typische Histologie und molekulargenetisch gestellt.

Prognose Die Krankheit führt im Kindesalter zwischen 10 und 15 Jahren zur Niereninsuffizienz.

15.2.4 Anlagestörungen des ableitenden Harnsystems

Pyelektasie und Hydronephrose bei Ureterabgangsstenose

Die Ureterabgangsstenose (UPS, Uretero-Pelvine-Stenose) ist die häufigste Ursache für eine Nierenbeckenerweiterung Die Ausprägung reicht von leichten Nierenbeckenerweiterung ohne Erweiterung des Kelchsystems mit normalen Nierenparenchym bis hin zur kompletten Hydronephrose (Wassersackniere) mit nur geringen Parenchymsaum (◻ Abb. 15.4).

Ätiologie und Pathogenese Die Ursache ist eine innere Fibrose der Verbindung zwischen Nierenbecken und Harnleiter, die eine Störung der peristaltischen Harnableitung vom Nierenbecken in den Harnleiter hervorruft. Bisweilen liegt die Ursache in einem aberrierenden Gefäß, das eine Abknickung des Harnleiters verursacht. Die Obstruktion bedingt eine passagere Erhöhung des intrapelvinen Druckes, der zur Dilatation des Nierenbeckens und der Nierenkelche führt.

Klinik Die einseitige Pyelektasie hat selbst im Stadium der Hydronephrose meist wenige klinische Symptome. Gelegentlich treten Harnwegsinfekte auf. Das Auftreten einer arteriellen Hypertonie oder Niereninsuffizienz ist unwahrscheinlich. Bei beidseitigem Auftreten, beispielsweise als Folge von Urethralklappen oder beim Prune-Belly-Syndrom (▶ Abschn. 15.2.5), sind schwerwiegende Folgen wie Niereninsuffizienz und arterielle Hypertonie häufig.

Diagnostik und Prognose Die Pyelektasie ist pränatal erkennbar. Postnatal wird die Diagnose durch eine Sonographie erhärtet. Eine persistierende über 1,2 cm liegende zentrale Pyelektasie im Transversaldurchmesser stellt 4–6 Wochen postnatal die Indikation zur Durchführung einer Diureseszintigraphie (MAG3) dar. Nur für den Fall eines fehlenden Abflusses des Radionukleotids sind sonographische Folgeuntersuchungen und nach ca. 3–6 Monaten eine Kontrollszintigraphie indiziert. Bei deutlicher Funktionseinbuße kann eine interventionelle Urinableitung (Nephrostomie) indiziert sein. Wenn die Abflussbehinderung persistiert ist eine Korrekturoperation notwendig. Die allermeisten der pränatal diagnostizierten Nierenbeckenerweiterungen erweisen sich postnatal als funktionell nicht relevant und behindern nicht die funktionelle Weiterentwicklung der Niere.

Megaureter

Die Erweiterung des Harnleiters hat verschiedene Ursachen. Man spricht von primären und sekundären Megaureteren. Bei primären Formen liegt die Ursache in einer Stenose im Bereich der ureterovesikalen Verbindung, bisweilen in Kombination mit einer Hydronephrose. Ein Megaureter kann ein- oder beidseitig auftreten (◻ Abb. 15.5). Eine Ultraschalldiagnose ist pränatal möglich. Häufig wird die Diagnose im Rahmen von Harnwegsinfektionen gestellt. Sekundäre Formen

15

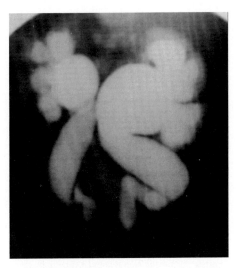

◨ **Abb. 15.5 Bilaterale Megaureter.** Gezeigt wird ein Miktionszystouretrogramm mit Füllung der Blase und Darstellung der kontrastmittelgefüllten beidseitigen refluxiven Harnleiter, die mäanderläufig geschlängelt und deutlich dilatiert zur Darstellung kommen

des Megaureters sind Folge eines vesiko-ureteralen Refluxes (s. u.) oder einer Obstruktion unterhalb der Blase (z. B. Urethralklappen, s. u.). Andere Formen der Megaureteren bedürfen einer genauen funktionellen Diagnostik (Ultraschall, Radiologie und Nuklearmedizin).

Doppelanlagen der Nieren und Harnleiter

Eine Verdoppelung des Harnleiters als Ureter duplex mit zwei Mündungen oder als Ureter fissus mit einer Mündung in die Blase mit entsprechend gedoppeltem Nierenbecken (»Doppelniere«) ist die häufigste allgemeine Fehlbildung im Bereich der ableitenden Harnwege. Sie kommt bei einem auf 150 Menschen vor. Nach dem **Weigert-Meier-Gesetz** kreuzen die beiden Harnleiter im Verlaufe ihre Wege. Der zum unteren Pol der Niere gehörende Harnleiter mündet proximal vom Harnleiter des oberen Pols. In der großen Mehrzahl sind diese Fehlbildungen asymptomatisch. Häufig kommt es aber zu begleitenden Fehlentwicklungen im Bereich der Harnleiter. Hierbei kann eine Mündungsstenose zur Ausbildung einer Ureterozele (◨ Abb. 15.6) führen, die Anlass gibt zur Obstruktion des anderen Harnleiters, der als Megaureter sichtbar wird. Die dystope Mündung einer oder beider Ureteren kann zu unkontrollierter Harnentleerung oder zu rezidivierenden Harnwegsinfektionen führen (▶ Abschn. 15.12). Bei Patienten mit nachweisbaren, wiederholten Harnwegsinfektionen und sonographischem Hinweis für eine Doppelanlage ist eine operative Korrektur vorzunehmen. Nicht selten liegt eine Doppelanlage der Nieren vor, bei der der eine Teil – meist der obere – so funktionsschwach ist, dass er sich den ersten sonographischen und radiologischen Untersuchungen entzieht.

Vesikoureteraler Reflux

Definition Beim vesikoureteralen Reflux besteht ein retrograder Rückfluss von Urin in den Harnleiter.

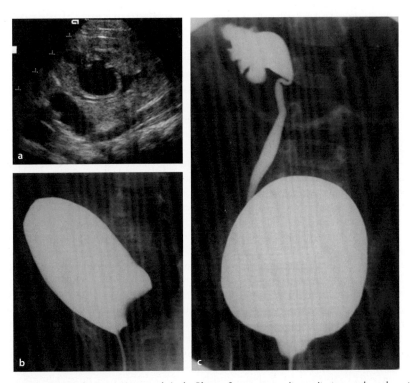

◨ **Abb. 15.6a–c Doppelanlage der Harnleiter mit Ureterozele in der Blase. a** Sonogramm mit erweitertem und verplumptem Nierenbecken. **b** Das MCU zeigt einen vesikoureteralen Reflux in die erweiterte Nierenanlage. **c** In der Seitaufnahme fällt im unteren Bereich der Blase wird eine kontrastmittelausgesparte Blase auf. Hierbei handelt es sich um die typische Ureterozele bei Doppelanlage

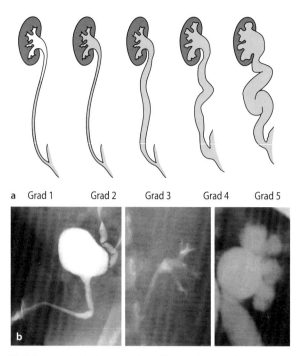

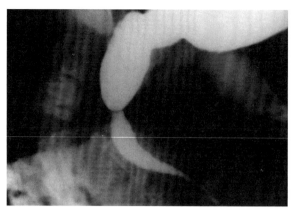

□ **Abb. 15.8 Posteriore Urethralklappen bei Jungen.** Es handelt sich um ein Miktionszystourethrogramm bei Füllung der Blase mit Kontrastmittel. Nach Ziehen des Katheters wird die kontrastmittelgefüllte Urethra sichtbar mit stenosierender Einengung im proximalen Drittel und prästenotischer Dilatation dieses Anteils der Harnröhre

a   Grad 1   Grad 2   Grad 3   Grad 4   Grad 5

□ **Abb. 15.7a,b Vesikoureteraler Reflux. a** Schematische Darstellung der Schweregrade des vesikoureteralen Refluxes. **b** Beispiele für ein-, zwei- und viertgradigen Reflux (*von links nach rechts*)

Ätiologie und Pathogenese Die Ursache liegt in einer Fehlanlage des Orificiums des Ureters in der Blasenwand als Folge einer Fehlposition der Ureterknospe im Bereich des Wolff-Ganges. Das Ureterostium ist lateralisiert und nach proximal verlagert. Dadurch wird der submuköse Tunnel verkürzt, und der physiologische Verschluss ist insuffizient.

Klinik Die Diagnose wird bei Patienten im Rahmen von urologischen Fehlbildungen oder nach Harnwegsinfektionen gestellt.

Diagnostik Die diagnostische Methode der Wahl ist das Miktionszysturethrogramm. Sonographische Methoden sind möglich, aber sehr zeitaufwendig. Zudem lassen sie eine Beurteilung der Urethra zum Ausschluss von Harnröhrenklappen nicht zu. Es werden 5 Schweregrade des vesikoureteralen Refluxes unterschieden (□ Abb. 15.7).

Therapie Beim vesikoureteralen Reflux (VUR) der Grade I–III besteht eine hohe Spontanheilung (»Maturation«). Die Frage, in welchen Fällen eine operative Korrektur des VUR notwendig ist oder ob eine Antibiotikaprophylaxe zur Verhinderung von Harnwegsinfekten vorzuziehen ist, wird weiter kontrovers diskutiert. Insgesamt nimmt aber die Zahl operativer Korrekturen weltweit ab. Eine weitere Alternative ist die Unterspritzung der Ureterostien mit körperfremdem Material (Polysaccharide® Deflux), mit der Erfolgsraten bis zu 80 % erzielt werden. Bei VUR Grad IV–V ist meist eine operative Korrektur notwendig. Bei höhergradigem Reflux ist häufig von einer gleichzeitigen Störung des Nierenparenchyms aus-

zugehen (▶ Abschn. 15.2.2). Obwohl diese Veränderungen oft mit dem Begriff »Refluxnephropathie« bezeichnet werden, treten sie meist nicht sekundär als Folge des Refluxes auf sondern sind angeborene Entwicklungsstörungen (CACUT s. o.). Allerdings sind Infektionen des Parenchyms ein hoher Risikofaktor für einen weiteren Funktionsverlust.

15.2.5 Harnröhrenfehlbildungen

Urethralklappen

Die schwerste Form der Harnwegsobstruktion sind Urethralklappen in der proximalen Harnröhre des Jungen (□ Abb. 15.8). Auch hierbei geht man heutzutage davon aus, dass eine begleitende Nierenschädigung weniger durch den Aufstau als durch eine gleichzeitige Fehlanlage im Sinne einer Nierendysplasie bedingt ist (s. o.)

Klinik Pränatal fallen die mäanderförmig dilatierten Harnleiter und die beidseitigen Hydronephrosen auf. Nach Geburt werden eine stark vergrößerte Blase mit Blasenwandverdickung und Pseudodivertikeln sowie in der Regel bilaterale Megaureteren erkennbar. Die Ureteren sind meist beidseits oder einseitig refluxiv, und die Dilatation der Harnwege reicht bis ins Nierenbecken mit unterschiedlichem Ausmaß der Nierenparenchymschädigung, bis zu hochgradiger, bilateraler Hydronephrose. Die Obstruktion in der vorderen Harnröhre führt zu einem erhöhten Druck bei der Harnentleerung mit deutlicher Dilatation der proximalen Harnröhre und Kalibersprung im Bereich der Urethralklappen. Diese Harnwegssysteme sind hochgradig infektionsgefährdet. Daher ist die **Diagnostik unmittelbar nach der Geburt** zu beginnen und gegebenenfalls eine therapeutische Harnableitung durchzuführen.

Therapie Eine suprabubische Harnableitung oder in Ausnahmefällen eine transurethrale Anlage eines Blasenkatheters ist das Mittel der ersten Wahl. Bei noch normaler Nierenfunktion kann die transurethrale Klappenresektion das wesentliche therapeutische Prinzip sein. Häufig besteht schon mit der Diagnose durch die begleitende Dysplasie eine erhebliche Nierenfunktionseinschränkung, die innerhalb des Säuglings- und Kleinkindesalters zur terminalen Insuffizienz führt. Ein wichtiges Ziel der therapeutischen Betreuung ist die Vermeidung jedes Harnwegsinfektes, da diese Ursache für weitere schwere Parenchymschäden sein können. Zudem muss bei chronischer Niereninsuffizienz die Nierenersatztherapie rechtzeitig begonnen werden (▶ Abschn. 15.16).

Prune-belly-Syndrom (Bauchdeckenaplasie-Syndrom)

Definition Die Muskelaplasie geht mit einer nichtobstruktiven Erweiterung der ableitenden Harnwege und beidseitig nach intraabdominal verlagerten Hoden (Kryptorchismus) einher.

Häufigkeit Die Inzidenz wird mit 1 auf 30–40 000 männliche Geburten angegeben.

Klinik Das Spektrum der Harnwegsfehlbildungen kann sehr variieren, mit fast keiner Auffälligkeit bis zum Fehlen der Harnröhre und schweren hypo- und dysplastischen Veränderungen der Nieren und der ableitenden Harnwege. Die Diagnose wird klinisch gestellt.

Therapie und Prognose Die Therapie richtet sich nach der Beteiligung der Nieren und ableitenden Harnwege. Die Prognose ist wesentlich abhängig vom Ausmaß der Nierenfunktionsstörung. Blasenentleerungsprobleme bleiben meist lebenslang bestehen.

Kernaussagen

- Angeborene Fehlbildungen der Nieren und ableitenden Harnwege lassen sich schon intrauterin durch Ultraschall aufdecken, so dass gleich nach der Geburt alle wesentlichen diagnostischen Maßnahmen durchgeführt werden können.
- Die schwerste Form der Harnwegsobstruktion sind Urethralklappen in der proximalen Harnröhre des Jungen. Je nach Ausmaß der begleitenden Dysplasie (CACUT) kommt es schon früh zu einer Parenchymschädigung beider Nieren.

Fallbeispiel

Anamnese Der drei Wochen alte Felix präsentiert sich mit plötzlichem galligem Erbrechen, Blässe und Fieber. Vorstellung in der Klinik.

Befund Reduzierter Allgemeinzustand. Berührungsempfindlich, weinerlich, blass. Temperatur 38,1°C.
▼

Diagnostik Leukozyten im Blut 15.000/µl, C-reaktives Protein 80 mg/l. In der Blutkultur kein Keimwachstum. Urin: Massenhaft Leukozyten. Zahlreiche Leukozytenzylinder. Erythrozyten 25/ml. In der Urinkultur 10^6 Keime/ml (Pseudomonas aeruginosa). In der Ultrasonographie deutlich erweiterte Harnleiter und muskelstarke Harnblase. Beide Nierenbecken verplumpt und erweitert.

Therapie Eine nach 10-tägiger intravenöser Antibiotikatherapie durchgeführte Miktionszystourographie beweist die Verdachtsdiagnose Urethralklappen.

15.3 Nephrotisches Syndrom

Das nephrotische Syndrom ist gekennzeichnet durch die Symptome Ödeme, Aszites, Hypalbuminämie. Der renale Eiweißverlust führt zu herabgesetztem onkotischen Druck und damit zur Wassereinlagerung im Gewebe (Ödeme, ❏ Abb. 15.9). Eine Klassifikation der zugrunde liegenden Ursachen zeigt ❏ Tab. 15.2.

Fallbeispiel

Anamnese Die 4 Jahre alte Britta hatte von 3 Wochen einen Infekt der oberen Luftwege. Seit einer Woche Bauchschmerzen, Abgeschlagenheit, schäumender Urin, zunehmende Schwellung der Beine.
Befunde. Bei der Untersuchung fallen diskrete Lidödeme und deutliche Unterschenkelödeme auf. Im Urinstatus Protein dreifach positiv, Mikrohämaturie, Gesamteiweiß 3,9 g/dl, Cholesterin 495 mg/dl, Triglyzeride 463 mg/dl. Ultrasonographie des Bauches: geringe Aszitesmengen.

Diagnose Nephrotisches Syndrom mit großer Proteinurie, Hypoproteinämie, Hypalbuminämie und Hyperlipoproteinämie.

Therapie Prednison 60 mg/m² KOF/Tag in 3 Gaben über 6 Wochen, anschließend alternierende Therapie (Prednison 40 mg/m² KOF jeden 2. Tag) über 6 Wochen.

Verlauf Britta spricht gut auf die Behandlung an. Nach drei Monaten kommt es jedoch zu einem Rezidiv des nephrotischen Syndroms. Britta erhält ein Rezidivtherapie (s. unten).

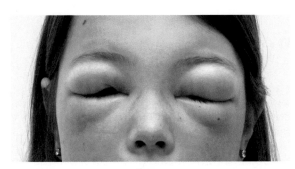

❏ **Abb. 15.9 Nephrotisches Syndrom.** Ausgeprägtes Lidödem bei einem 7-jährigen Mädchen

☐ Tab. 15.2 Einteilung der nephrotischen Syndrome

Form des nephrotischen Syndroms	Ursachen
Primäre nephrotische Syndrome	Minimalläsion Fokal-segmentale glomeruläre Sklerose Membranoproliferierende Glomerulo-nephritis Membranöse Glomerulonephritis
Sekundäre nephrotische Syndrome	HUS (hämolytisch-urämisches Syndrom) Anti-Basalmembran-Glomerulonephritis IgA-Nephropathie
Infektiöse Ursachen	Postinfektiöse Glomerulonephritis Lepra Lues Hepatitis B CMV (Zytomegalievirus) EBV (Epstein-Barr-Virus) Malaria Toxoplasmose Schistosomiasis Hantavirus
Tumorassoziiert	NHL (Non-Hodgkin-Lymphom) Leukämien
Medikamenten-induziert	Gold D-Penicillamin
Systemerkran-kungen	Lupus erythematodes Schönlein-Henoch-Purpura Polyarteriitis nodosa Takayasu-Syndrom Amyloidose Diabetes mellitus
Familiäre Formen	Alport-Syndrom Nail-patella-Syndrom Sichelzellanämie Kongenitale Nephrose vom Finnischen Typ Denys-Drash-Syndrom
Kreislauf-bedingt	Nierenvenenthrombose Herzinsuffizienz

15

❯ Die Symptomtrias Ödeme, große Proteinurie und Hypalbuminämie kennzeichnen das nephrotische Syndrom.

Verschiedene Ursachen können die glomerulären Kapillaren durchlässig werden lassen für Eiweiß und damit zu einem Absinken des onkotischen Druckes und zur Ödembildung Anlass geben. Am häufigsten ist ein Ansprechen auf Glukokortikoide zu erwarten. Nur in seltenen Fällen ist eine Nierenbiopsie notwendig, um die morphologischen Unterschiede zu diagnostizieren.

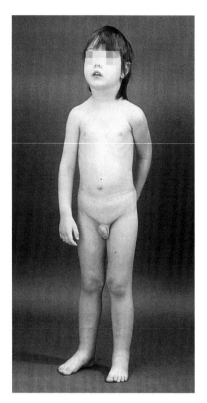

☐ Abb. 15.10 Ödeme bei einem Kind mit nephrotischem Syndrom. Es sind deutlich sichtbar die Lidödeme und die Striemen der Strumpfhose am Unterbauch. Auch prätibiale Ödeme sind vorhanden

15.3.1 Minimal-Läsion-Glomerulopathie (Minimal-Change-Glomerulonephritis)

Klinik Die Krankheit manifestiert sich bevorzugt im Kleinkindesalter, mit einem Altersgipfel zwischen 1. und 5. Lebensjahr. Jungen sind doppelt so häufig betroffen wie Mädchen. Auffällig ist die Ödembildung (☐ Abb. 15.10). Die Urinproduktion ist häufig entsprechend vermindert. Die Allgemeinsymptome können relativ milde sein. Die Gewichtszunahme mit steigendem Durst und verminderter Harnproduktion ist Folge der Einlagerung interstieller Flüssigkeit. Fieber tritt meist nicht auf, allerdings können Virusinfekte der Manifestation der Erkrankung vorausgehen.

❯ Das nephrotische Syndrom bei Minimalläsionen (minimal change glomerulonephritis: MCGN) zeigt spricht gut auf die Behandlung mit Steroiden an (über 90 %).

Diagnostik Im Urin ist der quantitative Nachweis von Eiweiß mit Hilfe der Trockenchemie (Teststreifen) schnell möglich. Die Eiweißkonzentration ist im Urin stark erhöht über 1 g/m² Körperoberfläche/Tag. In der Zählkammer wird bei 30 % der Patienten in den ersten Tagen eine Mikrohämaturie gefunden.

Im Serum ist die Gesamt-Protein-Konzentration vermindert auf < 50 g/l, die Albuminkonzentration auf < 25 g/l. Cholesterin und Lipide sind deutlich erhöht. Die Proteinelektrophorese zeigt eine Hypalbuminämie mit relativer Erhöhung hochmolekularer Globuline, wie α2-Globuline. Die Kreatininkonzentration ist anfangs normal, kann aber erhöht sein bei starkem Aszites und starker Gewichtszunahme. Der Urin ist durch die hohe Eiweißkonzentration häufig schaumig und bei Oligurie dunkel gefärbt. Oft besteht eine Thrombophilie mit niedrigem AT-III, hohem α2-Makroglobulin und hohem Fibrinogen.

Differenzialdiagnose Das nephrotische Syndrom kann Symptom einer Vielzahl von anderen Glomerulopathien sein (◘ Tab. 15.2). Die Serumkonzentration des Komplements (C3) und ggf. die Bestimmung von DNS-Doppelstrang-Antikörpern (zum Ausschluss systemischer Lupus erythematodes) helfen bei der Suche nach immunpathogenetischen Mechanismen. Eine **Nierenbiopsie** ist bei der typischen Präsentation zunächst nicht indiziert. Bei Hinweis auf eine andere Verlaufsform ist diese jedoch schon vor Einsatz eines Therapieversuches angezeigt.

Immunsuppressive Therapie Die Behandlung beginnt mit Gabe von hochdosiertem Prednison 60 mg/m^2 KOF pro Tag, auf 3 Einzeldosen verteilt. Diese hohe Prednisondosis wird für 6 Wochen beibehalten. Daran schließt sich für weitere 6 Wochen die Prednisongabe in einer Dosierung von 40 mg/m^2 KOF jeden 2. Tag alternierend in einer Dosis morgens an. Über 90 % aller Patienten verlieren ihre Eiweißausscheidung (sie sind **steroid-sensibel**). Bleibt die Proteinurie unverändert bestehen und sind die Ödeme weiter vorhanden, handelt es sich um ein **steroid-resistentes nephrotisches Syndrom**. Jetzt ist eine Nierenbiopsie indiziert, um differenzialdiagnostisch andere Formen des NS zu definieren. Kommt es kurz nach Absetzen der Steroide zu einem Rezidiv des NS, wird eine Rezidiv-Steroid-Therapie durchgeführt (60 mg/m^2 bis der Urin 3 Tage frei von Eiweiß ist, anschließend 40 mg/m^2 alternierend jeden 2. Tag für 4 Wochen). Kommt es zu häufigen Rezidiven (> 4 Rezidive pro Jahr) oder besteht eine Steroidabhängigkeit (Rezidiv unter alternierender Therapie oder innerhalb 14 Tagen nach Absetzen), wird die Therapie mit anderen Immunsuppressiva durchgeführt. Cyclophosphamid in einer Dosis von 2 mg/kg KG für 12 Wochen führt in 30–60 % zu einer langanhaltenden Remission. Wenn es auch danach zu Rückfällen kommt, ist eine Behandlung mit Cyclosporin A in einer Dosis von 5 mg/kg KG und Tag indiziert. Der Cyclosporin-A-Blutspiegel soll auf Werte zwischen 80–120 ng/ml eingestellt werden. Diese Behandlung muss dann langfristig vorgenommen werden, da es nach Absetzen in > 90 % der Fälle zu Rückfällen kommt. Neuerdings wird auch Mycofenolat Mofetil eingesetzt ist aber dem Cyclosporin wahrscheinlich nicht überlegen.

Ödemtherapie Bei schweren Ödemen mit ausgeprägtem Aszites, Pleuraergüssen, oder einem prärenalen Nierenversagen kann die Wasserausscheidung zu Beginn durch den Einsatz von 20 %iger Albuminlösung (1 g Albumin pro kg KG in 45–60 min i.v.), anschließend Furosemid 1–2 mg/KG i.v. im Bolus gefördert werden.

Komplikationen Durch den Verlust an gerinnungshemmenden Faktoren kann es bei schweren Ödemen mit Aszites und hoher Prednisontherapie zum Auftreten von Thrombosen und thromboembolischen Komplikationen kommen. Daher sollen die Patienten keine Bettruhe halten. Bei anhaltendem Aszites besteht die Gefahr einer bakteriellen Peritonitis, meist ausgelöst durch Streptococcus pneumoniae.

Prognose Beim steroidsensiblen nephrotischen Syndrom wird 1/3 der Patienten nach einer Episode gesund, 1/3 hat seltene Rezidive, die wieder mit Steroiden behandelt werden und 1/3 der Patienten ist steroidabhängig oder hat so häufig Rückfälle, dass eine weitergehende immunsuppressive Therapie durchgeführt werden muss. Die weiteren Komplikationen sind jeweils bedingt durch die notwendige immunsuppressive Therapie. Bei Langzeitbehandlung mit Prednison stehen die glukokortikoidbedingten Nebenwirkungen mit cushingoider Facies, Kleinwuchs, Steroiddiabetes, Infektanfälligkeit und Thromboseneigung im Vordergrund. Eine Langzeit- oder Dauerbehandlung mit Cyclosporin A schließt die Möglichkeit von hierdurch bedingten Nebenwirkungen wie Hirsutismus, Gingivahyperplasie, Hypomagnesiämie u. a. ein.

15.3.2 Steroidresistentes nephrotisches Syndrom

Die morphologische Diagnose zeigt verschiedene Glomerulopathien, die meist von einer Minimal-Läsion zu unterscheiden sind (◘ Abb. 15.11). Eine häufige Diagnose ist die **fokal-segmentale Glomerulosklerose (FSGS).** Es handelt sich hierbei um eine Glomerulopathie, deren Genese unterschiedlich ist. Neben einer vererbten familiären Formen, (z. B. Podocin-Mutation und verschiedene weitere deren Zahl sich ständig erhöht), liegen häufig idiopathische Ursachen vor, bei denen z. T. humoraler Faktor als pathogenetisches Prinzip vermutet wird. Das nephrotische Syndrom ist schwerwiegend, eine wirksame Therapie ist bei den potentiell durch einen humoralen Faktor verursachten Formen durch Entfernung desselben (Plasmapherese) möglich. Medikaments ist Cyclosporin A in hoher Dosierung das Mittel der Wahl. Die genetischen Formen zeigen ein deutlich schlechteres Therapieansprechen. Bei manchen Kindern mit schwerem Verlauf kommt es innerhalb weniger Jahre zur zunehmenden Funktionseinschränkung der Niere. Bei terminaler Niereninsuffizienz ist die Indikation zu Dialyse und Transplantation gegeben.

Andere Verlaufsformen des nephrotischen Syndroms, die nicht oder schlecht auf Steroide ansprechen, gehören in den Formenkreis verschiedener chronischer Glomerulonephritiden (▶ Abschn. 15.4) mit unterschiedlichen Pathomorphologien in der Histologie. Eine besondere Form geht einher mit einer **membranösen Glomerulopathie**, die idiopathisch auftritt oder im Rahmen chronischer Infektionen wie z. B. Hepatitis B.

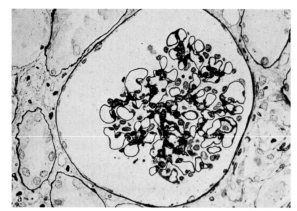

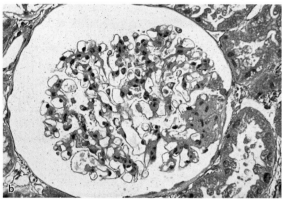

■ **Abb. 15.11a,b** Histologische Bilder von nephrotischen Syndromen. **a** »Minimal-Change«-nephrotisches Syndrom. Deutlich sichtbar sind die zarten Basalmembranen und die normale mesangiale Zellzahl. Im Bereich der Tubuli ist eine Fetteinlagerung in die Tubuluszellen durch die Leerräume angedeutet. **b** Fokale Sklerose. Wie bei **a** zarte Basalmembran und kaum zelluläre Vermehrung der Mesangiumzellen. In einem Segment eine Sklerosierung im Bereich des Mesangiums

15.3.3 Kongenitales nephrotisches Syndrom

Ätiologie und Pathogenese Das kongenitale nephrotische Syndrom ist definiert durch ein Auftreten innerhalb der ersten 3 Lebensmonate. Es wird in der Regel autosomal rezessiv vererbt. Die zugrunde liegenden Gendefekte decken sich großenteils mit denen des steroidresistenten nephrotischen Syndroms. Für das sog. nephrotische Syndrom vom finnischen Typ heißt das durch Mutation veränderte Genprodukt Nephrin. Eine pränatale Diagnostik ist bei bekanntem Gendefekt möglich. Die morphologischen Veränderungen sind oft schon in der Frühschwangerschaft in der Niere des Feten nachweisbar.

Klinik Die Neugeborenen entwickeln schon Stunden nach der Geburt eine starke Proteinurie mit Proteinkonzentrationen bis zu 20 g/l im Urin. Die Hypoproteinämie (Albuminkonzentration < 15 g/l) führt zu hochgradigen Ödemen mit Oligurie und hoher Infektionsgefährdung. In der Niere werden typisch Mikrozysten gesehen mit minimalen glomerulären Veränderungen.

Therapie und Prognose Eine hochkalorische Ernährung, Flüssigkeitsbilanzierung und Infektprophylaxe stehen an erster Stelle. Selbst bei sorgfältigster Pflege tritt meist eine Gedeihstörung auf. Die frühzeitige, innerhalb der ersten Lebensmonate durchgeführte bilaterale Nephrektomie, anschließende Peritonealdialyse und schließlich Transplantation hat zu einer Überlebensverlängerung dieser Patienten von über 80% geführt. Die Gesamtprognose ist dann gleich der Morbidität und Mortalität nierentransplantierter Patienten im 1. Lebensjahr.

> **Kernaussagen**
> ▬ Nephrotische Syndrome können sehr unterschiedliche pathogenetische Ursachen haben. Mit Abstand am häufigsten ist im Kindesalter das teroidsensible nephrotische Syndrom meist Minimal Change Glomerulopathie.
> ▬ Diagnostisch wegweisende Leitsymptome sind Ödemneigung, große Proteinurie und Hypalbuminämie. Nur selten ist primär eine Nierenbiopsie indiziert.

15.4   Glomerulonephritis und hereditäre Glomerulopathien

Bei der Glomerulonephritis handelt es sich um einen entzündlich-inflammatorischen Prozess, der zu einer Zellvermehrung glomerulärer Mesangiumzellen, zur Ansammlung von Leukozyten und Makrophagen sowie zur Proliferation von glomerulären Epithelzellen führt. Der Entzündungsprozess kann akut oder schleichend beginnen, nach kurzer Zeit wieder ausheilen oder chronisch verlaufen.

Fallbeispiel

Anamnese Bei dem 7-jährige Paul kommt es 2 Wochen nach einer unbehandelten Angina tonsillaris zum Auftreten eines bierbraunen Urins. Gleichzeitig bemerkt die Mutter geschwollene Augenlider und dass Paul die Schuhe nicht mehr passen.

Befund In der Arztpraxis hat Paul gegenüber der letzten Vorstellung vor 2 Wochen 3 kg zugenommen. Pauls Blutdruck ist 150/95 mmHg. Im Urin finden sich massenhaft dysmorph Erythrozyten und Erythrozytenzylinder, sowie eine mäßig Eiweißausscheidung. Im Serum ist die Eiweißkonzentration normal, Kreatinin ist mit 1,3 mg/dl erhöht und das C3-Komplement erniedrigt.

Diagnose Akute postinfektiöse Glomerulonephritis.

Therapie Nach stationärer Einweisung wird der Junge mit einem ACE-Hemmer antihypertensiv behandelt, erhält Furosemid als Diuretikum und hält gelockerte Bettruhe.

Verlauf Nach 1 Woche bestehen sind die Ödeme abgeklungen, die Nierenfunktion hat sich stabilisiert. Eine Mikrohämaturie besteht auch 2 Jahre später noch.

15

◻ Tab. 15.3 Einteilung der Glomerulonephritiden (GN)

Formen der Glomerulonephritis	Ursachen
Infektiösbedingt	Postinfektiöse Glomerulonephritis Lues Hepatitis B
Chronische Glomerulonephritiden	Mesangioproliferative GN Membranoproliferative GN IgA-Nephropathie
Systemerkrankungen	Hämolytisch-urämisches Syndrom Schönlein-Henoch-Purpura Systemischer Lupus erythematodes Wegener-Granulomatose Arteriitis nodosa
Hereditäre Formen	Alport-Syndrom Komplement-Defekte

Ätiologie Ursachen können immunologische Reaktionen auf bakterielle Erreger oder Systemerkrankungen mit unterschiedlicher immunpathogenetischer Ursache darstellen. ◻ Tab. 15.3 zeigt die verschiedenen Formen und Ursachen.

❯❯ Ein entzündlicher Prozess im Bereich der glomerulären Strukturen wird häufig im Kindesalter durch Streptokokken ausgelöst. Die passagere Komplementerniedrigung und die typischen Urinbefunde machen die Diagnose eindeutig. Die Prognose ist sehr gut. Bei persistierender Symptomatik sind verschiedene chronische Verlaufsformen der Glomerulonephritis zu differenzieren. Im Rahmen von Systemerkrankungen wie Kollagenosen kann es zur Beteiligung der Nieren mit sehr schwer verlaufenden Glomerulonephritiden kommen.

15.4.1 Akute postinfektiöse Glomerulonephritis

Ätiologie und Pathogenese Nach einer abgelaufenen bakteriellen Infektion meist durch Streptokokken und Staphylokokken (Angina tonsillaris, Impetigo) kann es zu einer entzündlichen Reaktion der Glomerula kommen. Ausgelöst durch bakterielle Antigene kommt es durch Bindung von Komplement (C3) zur Bildung von lokalen Immunkomplexen. Daraus resultiert eine mesangiale Entzündung mit Erhöhung der glomerulären Permeabilität, die sich in einer Proteinurie und Hämaturie äußert. Meist ist das Auftreten dieser Immunkomplexe 2–6 Wochen nach dem Infekt zu erwarten.

❯❯ — Nephrotisches Syndrom = Trias: Ödeme, Proteinurie, Hypoalbuminämie.
— Nephritisches Syndrom = Trias: Hämaturie, Hypertonie, Nierenfunktionseinschränkung.

Klinik Bei ausgeprägtem Verlauf fallen zunächst Lidödeme auf. Es kommt zur Oligurie, die Patienten fühlen sich krank, entwickeln Kopfschmerzen. Der Blutdruck ist über die Altersnorm erhöht. Selten können zerebrale Krampfanfälle ein erstes klinisches Zeichen sein.

Diagnostik Laborchemisch sind folgende Befunde typisch. Serum-Harnstoff und -Kreatinin erhöht, die C3-Komponente des Komplements erniedrigt. Die Blutsenkungsgeschwindigkeit ist beschleunigt. Im Spontanurin werden Erythrozyten (Mikrohämaturie bis 1000 Ery/mm^3, Makrohämaturie > 1000 Ery/mm^3) gefunden. Im Urinsediment sind Erythrozytenzylinder nachweisbar. Die Erythrozytenmorphogie zeigt dysmorphe Erythrozyten. Protein im Urin ist im Teststreifen 1- bis 3fach positiv (0,5–1 g/l).

Die glomeruläre Filtrationsrate (GFR) gemessen mit der Kreatinin-Clearance ist eingeschränkt. Nur selten besteht eine Anurie, meist jedoch eine Oligurie.

Differenzialdiagnose Die Differenzialdiagnosen der akuten postinfektiösen Glomerulonephritis sind in ◻ Tab. 15.4 dargestellt.

Therapie Die Behandlung richtet sich nach dem Ausmaß der Nierenfunktionseinschränkung und dem Ausmaß der Ödeme. Wichtig ist eine Flüssigkeitsbilanzierung (Einfuhr gleich Ausfuhr plus Perspiratio insensibilis, E = A + 400–600 ml/m^2/24 h). Bei Hypertonie erfolgt eine antihypertensive Behandlung. Eine antibiotische Behandlung ist nur noch dann indiziert, wenn eine Persistenz eines bakteriellen Infektes vorliegt. Als Mittel der Wahl wird Penicillin G (80.000 IE/kg KG p.o.) verabreicht.

Prognose Nach wenigen Tagen bis Wochen geht die Symptomatik zurück, die Urinbefunde bessern sich, eine Mikrohämaturie kann noch über Jahre persistieren und ist in Abwesenheit einer Proteinurie meist harmlos. In > 95 % heilt die Krankheit symptomlos aus. Nur in wenigen Einzelfällen kann es zu persistierenden Symptomen kommen, die eine Abgrenzung zu chronischen Verlaufsformen schwierig machen.

15.4.2 Perakute Glomerulonephritis

Synonyme Rapid-progressive Glomerulonephritis (RPGN).

Klinik Selten verläuft die postinfektiöse GN so schwer, dass es in wenigen Tagen zur Niereninsuffizienz kommt. Neben der ausgeprägten Oligurie bis Anurie besteht regelmäßig eine Makrohämaturie und Proteinurie. Im Urinsediment finden sich massenhaft Erythrozytenzylinder. Der Blutdruck ist erhöht. Im Serum sind harnpflichtige Substanzen wie Kreatinin und Harnstoff erhöht. Nicht immer ist die Infektion gesichert. Bei unklarer Diagnose zeigt sich in der Nierenbiopsie das typische Bild der extrakapillären proliferativen und nekrotisierenden Glomerulonephritis mit Halbmondbildungen des Kapselepithels (◻ Abb. 15.12)

⬛ Tab. 15.4 Differenzialdiagnosen der akuten postinfektiösen Glomerulonephritis (APGN) (modifiziert nach N. Webb: Clinical Nephrology. Elsevier 2003)

	APGN	Purpura Schönlein-Henoch	IgA-Nephropathie	MPGB	SLE	ANCA-positive GN
Typisches mittleres Alter	5–15	4–14	10–20	8–20	15–20	12–20
Infektion vorausgehend	Ja	35%	Meist bei Infektion	Meistens	Selten	Meistens
Makrohämaturie	30%	20%	50–80%	20–50%	<10%	30%
Nephrotisches Syndrom*	5%	5–10%	<10%	30–50%	0–50% (abhängig von der histologischen Klassifikation)	<10%
Serum C3	Erniedrigt	Normal	Normal	Erniedrigt	Erniedrigt	Normal
Serum C4	Normal	Normal	Normal	Normal/erniedrigt	Erniedrigt	Normal
Serologische Parameter	Antisteptolysin, Antistaphylolysin	Nein	Nein	Nein	ANA, Anti-DNA	ANCA
Extrarenale Symptome	Selten	Ja	Selten	Selten	Regelmäßig	Regelmäßig

* Einige dieser Daten sind Schätzungen, da epidemiologische Daten fehlen.
C3/C4: Komplementfaktoren
MPGN: Membranoproliferative Glomerulonephritis

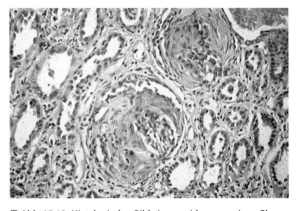

⬛ Abb. 15.12 Histologisches Bild einer rapid-progressiven Glomerulonephritis (formalinfixiert). Sichtbar wird die Kompression der glomerulären Kapillarschlingen durch die konzentrische Einengung aufgrund der Epithelzellproliferation und Sklerosierung. Interstitiell zeigt sich eine Fibrose und eine Tubuluszell-Atrophie

Differenzialdiagnose Es können auch andere Ursachen der RPGN zugrunde liegen, z. B. Systemerkrankungen wie Schönlein-Henoch-Purpura, Goodpasture-Syndrom, Lupus erythematodes, oder Wegener-Granulomatose.

Therapie Bei dieser besonders schweren Verlaufsform ist eine Dialysetherapie notwendig (▶ Abschn. 15.15). In Einzelfällen wird auch je nach Grundkrankheit eine Plasmapherese

durchgeführt. Im Vordergrund des therapeutischen Vorgehens stehen die Flüssigkeitsbilanzierung, die Einstellung des Blutdruckes und die Prophylaxe des Lungenödems. Die Patienten sind häufig multimorbide. Die Wirksamkeit von immunsuppressiver Therapie abhängig von der Grundkrankheit. Bei persistierenden Infekten ist eventuell eine kausale antibiotische Therapie gerechtfertigt.

Prognose Die Prognose ist bei Kindern nicht immer ungünstig. Nach wenigen Tagen bis Wochen kann es zur langsamen Erholung der Nierenfunktion kommen. Histologisch findet man dann häufig narbige Veränderungen in den Glomeruli. Ein großer Teil dieser Patienten behält jedoch eine eingeschränkte Nierenfunktion zurück oder bleibt terminal niereninsuffizient.

15.4.3 Chronische Glomerulonephritiden

Chronische inflammatorische Prozesse der Nierenglomeruli sind pathogenetisch nicht eindeutig definiert. Als isolierte Form verlaufen sie im Kindesalter häufig oligosymptomatisch, ohne Beeinträchtigung des Allgemeinbefindens. In der ⬛ Tab. 15.3 sind die verschiedenen Verlaufsformen zusammengestellt. Nach Dokumentation der pathologischen Urinbefunde mit Erythrozyturie, Proteinurie, mit und ohne Einschränkung der Nierenfunktion und mit und ohne Hypertonus müssen differenzialdiagnostisch folgende Erkrankungen ausgeschlossen werden.

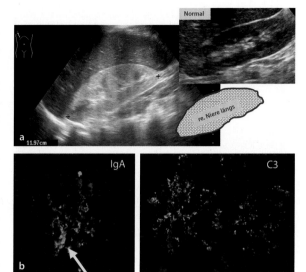

Abb. 15.13a,b Sonographie der rechten Niere bei IgA-Nephropathie mit akutem Nierenversagen. a Auf der linken Seite Patient mit IgA-Nephropathie, auf der rechten Seite ein altersentsprechendes gesundes Kind. **b** Nachweis von Immunglobulin A mittels Immunfluoreszenz in einem Glomerulum. Die grün erscheinenden Veränderungen entsprechen den Immunkomplexen mit Immunglobulin A. Auf der rechten Seite Nachweis von Komplement C3. Dies ist als Hinweis zu werten, dass auch bei der IgA-Nephropathie die lokalen Veränderungen in der Niere Folge der Komplementaktivierung sind. Immunkomplexe führen zu einer Aktivierung des alternativen Komplementweges mit der Bildung von C5b-9 und dem sog. Membrane Attack Complex. Dieser führt zu einer zytotoxischen Reaktion im glomerulären Apparat

IgA-Nephritis (auch IgA-Nephropathie)

Eine speziell abzugrenzende Verlaufsform einer chronischen Glomerulonephritis wird unter dem Begriff der IgA-Nephritis oder IgA-Nephropathie beschrieben (Morbus Berger). Es handelt sich dabei um eine häufig oligosymptomatisch verlaufende Glomerulonephritis, die meist zufällig entdeckt wird (◻ Abb. 15.13).

Klinik Die klinischen Erscheinungen sind schleichend oder gar nicht vorhanden. Es beginnt mit einer Mikrohämaturie, während interkurrierender Infekte tritt häufig eine Makrohämaturie auf. In der Erythrozytenmorphologie im Urin findet man als Ausdruck der Glomerulonephritis vorwiegend dysmorphe Erythrozyten. Der Blutdruck ist meist nicht erhöht. Neben der Hämaturie findet sich eine mäßige Proteinurie von 0,5–1 g pro Tag. Die Kinder sind subjektiv nicht beeinträchtigt.

> **IgA-Nephropathie:** Rezidivierende Makrohämaturieschübe, häufig infektassoziiert, im Intervall Mikrohämaturie.

Diagnostik Bei **schweren** Verläufen (Kreatininanstieg, persistierende Makrohämaturie, persistierende große Proteinurie) ist eine Nierenbiopsie indiziert. Bei der Nierenbiopsie

wird histologisch eine mesangio-proliferative Glomerulonephritis, immunhistologisch mit IgA-Ablagerungen im Bereich der Mesangiumzellen gefunden. **Differenzialdiagnostisch** kommt eine Glomerulonephritis nach durchgemachter Purpura Schönlein-Henoch in Frage. Häufig war die akute Vaskulitis so blande, dass in der Vorgeschichte die Diagnose noch nicht gestellt wurde. Klinisch lässt sich eine IgA-Nephritis nicht von einer Glomerulonephritis nach oder bei Purpura Schönlein-Henoch unterscheiden.

Therapie Bei anhaltender Proteinurie bzw. bei anhaltenden klinischen Symptomen (Ödeme, arterielle Hypertonie) ist eine symptomatische Therapie mittels ACE-Hemmern oder Angiotensinrezeptorblockern (ARB) empfehlenswert. Die Ergebnisse von Studien bei Erwachsenen weisen darauf hin, dass bei einer Verringerung der Eiweißausscheidung auch die Nierenüberlebensrate verbessert wird. Bei schweren Verläufen (z. B. hoher Halbmondanteil, nephrotisches Syndrom) ist eine immunsuppressive Therapie indiziert.

Prognose Im Kindesalter bleibt diese Form der Glomerulonephritis oligosymptomatisch schleichend. Über viele Jahre beobachtet man meist keine Nierenfunktionsverschlechterung. Bei einem großen Teil der Patienten verschwinden alle Symptome. Allerdings ist davon auszugehen, dass ca. 25% der Patienten innerhalb von 20 Jahren ohne entsprechende Therapie terminal niereninsuffizient werden.

Andere chronische Glomerulonephritiden

Chronische Verlaufsformen einer Glomerulonephritis, deren Ursache nicht mit einer Infektion (Hepatitis B u. a.) oder immunpathogenetisch definiert ist, werden auf Grund der verschiedenen morphologischen Kriterien unterschieden (◻ Tab. 15.3). Man unterscheidet eine **membranoproliferative Glomerulonephritis** (MPGN) und eine **membranösen Form**. Eine differenzierte Therapie erwartet man in den nächsten Jahren aufgrund einer stärkeren ätiopathogenetischen Einteilung. Je nach Schweregrad sind mehr oder minder intensive immunsuppressive Regime sinnvoll.

15.4.4 Glomerulonephritis bei Systemerkrankungen

Purpura Schönlein-Henoch

Ätiologie und Pathogenese Häufigste Ursache einer Glomerulonephritis im Rahmen von systemischen Erkrankungen ist die Purpura Schönlein-Hennoch. Die genaue Pathogenese dieser Vaskulitis ist unklar, sie tritt einige Wochen nach Infektionen, aber auch nach Einnahme von verschiedenen Medikamenten oder ohne erkennbaren Anlass auf. Die Analogie zur IgA-Nephropathie ist zumindest von histologischer Seite eklatant. Die Unterscheidung dieser beiden Erkrankungen durch den Pathologen ist nicht möglich. In Analogie zur IgA-Nephropathie geht man jedoch davon aus, dass Immunkomplexablagerungen im Mesangium der Niere eine ursächliche Rolle spielen. Nach wie vor bleibt unklar, warum diese Erkran-

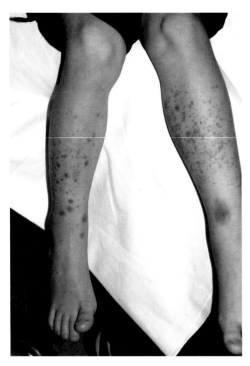

◨ Abb. 15.14 Petechien bei Purpura Schönlein-Henoch

kungsformen weltweit zunehmen und bei Erwachsenen in manchen Ländern die häufigste Ursache für ein terminales Nierenversagen sind.

Klinik Häufige Symptome sind akute Abdominalkoliken, häufig gepaart mit einer hämorrhagischen Kolitis, mit Arthritiden der großen Gelenke und mit einer kutanen Vaskulitis, bevorzugt an den unteren Extremitäten (◨ Abb. 15.14), im Skrotalbereich und dem Unterbauch. In 20–50 % aller Fälle kommt es innerhalb von 1–2 Wochen erstmalig zu einer Mikrohämaturie, bisweilen Proteinurie. Nur extrem selten tritt ein nephrotisches Syndrom mit Makrohämaturie auf. Selten kommt es bei diesen Kindern zu einem akuten Nierenversagen im Sinne einer perakuten Glomerulonephritis.

Diagnostik Die Diagnostik zeigt im Urin die typischen Veränderungen einer Glomerulonephritis mit mäßiger Proteinurie, Hämaturie, Erythrozytenzylinder und dysmorphen Erythrozyten. Eine Nierenbiopsie ist normalerweise nicht indiziert, sondern nur in Ausnahmefällen bei schwereren Verläufen (Kreatininanstieg, persistierende Makrohämaturie, persistierende große Proteinurie). In der Nierenhistologie werden die Zeichen einer mesangioproliferativen Glomerulonephritis mit Zellproliferation und Immunkomplexablagerungen der Immunglobuline der IgA-Klasse gefunden.

Therapie Die Therapie richtet sich nach den abdominalen Symptomen. Kolikartige Bauchschmerzen sind mit Prednison 2 mg/kg für 14 Tage meist gut beherrschbar. Die Glomerulonephritis wird bei schwerem Verlauf in Analogie zur

IgA-Nephritis behandelt. Hierzu gehören aggressive Therapieversuche mit Zytostatika und Immunsuppressiva wie eine Hochdosis-Steroidbehandlung. Jedoch existieren bislang keine randomisierten Studien. Prophylaktische Steroide sind nicht hilfreich. Wesentlich ist die gute medikamentöse Einstellung einer eventuell vorhandenen arteriellen Hypertonie (► Abschn. 15.8).

Prognose Die Prognose ist häufig gut, nach wenigen Tagen bis Wochen verschwindet bei vielen Kindern die Nierensymptomatik, nur eine Mikrohämaturie persistiert sehr häufig, ist aber unkritisch. Vereinzelt kommt es innerhalb weniger Wochen zur Niereninsuffizienz. Wie nach der IgA-Nephritis kann es jedoch auch nach vielen Jahren zu einer fortschreitenden chronischen Niereninsuffizienz kommen, daher wird eine jährliche Dauerbeobachtung empfohlen.

Systemischer Lupus erythematodes (SLE)

Hierbei handelt es sich um eine Autoimmunerkrankung aus dem Formenkreis der Kollagenosen. Autoantikörper gegen DNS (Desoxyribonukleinsäure) sind im Serum erhöht. Manifestationen sind ein schmetterlingsförmigen Erythem an den Wangen, eine Polyarthritis mit Bewegungseinschränkung, eine Peri- und Myokarditis, neurologische Symptome und eine Glomerulonephritis.

> ❯ Beim SLE im Kindesalter sind renale Symptome sehr häufig: nephrotisches Syndrom mit Ödemen, Kreatininausscheidung, Mikrohämaturie, Proteinurie und Erythrozytenzylinder.

Klinik Subfebrile Temperaturen, Gewichtsabnahme, Gelenkschmerzen sind die Hauptsymptome zu Beginn.

Diagnostik Neben einem pathologischen Urinbefund (Proteinurie und glomeruläre Hämaturie) finden sich ein Komplement C3-Erniedrigung und erhöhte Autoantikörper gegen DNS. Die Nierenhistologie unterschiedliche Schweregrade einer Glomerulonephritis. Klassifiziert wird nach die WHO-Schema von I–V. Die schwerste Form (WHO IV!) ist eine diffus-proliferative Glomerulonephritis mit extrakapillärer Zellproliferation und Drahtschlingen-Phänomen entlang der glomerulären Basalmembran. Das Ausmaß der Nierenbeteiligung entscheidet über die Prognose und Chancen der Therapie.

Therapie Die Therapie besteht aus einer immunsuppressiven Behandlung. Je nach Schweregrad wird hierbei unterschiedlich vorgegangen. Bei sehr schwerer Lupus-Nephritis (WHO IV) oder schweren Rezidiven werden nach Hochdosissteroidgabe 6–10 Cyclophosphamid-Bolusinjektionen zu im Abstand von 3–4 Wochen verabreicht. In der Dauertherapie kommen Prednison in Kombination mit Azathioprin oder Mycophenolat Mofetil zur Anwendung, um über viele Jahre die Krankheit zu kontrollieren.

Prognose Die Prognose ist abhängig vom Schweregrade und dem Ansprechen auf die immunsuppressive Therapie. Für die meisten Patienten ist eine lebenslange Therapie notwendig. Eine schwere unbehandelte Lupusnephritis ist mit einem fast 100%-igen Risiko einer terminalen Niereninsuffizienz uns einer sehr hohen Letalität behaftet.

Panarteritis nodosa

Diese Vaskulitis ist im Kindesalter extrem selten und geht einher mit einem schweren Krankheitsbild, mit akutem Nierenversagen, mit Hypertension, Makrohämaturie und Proteinurie. Die Pathogenese ist unbekannt, medikamentös allergische oder infektiöse Ursachen werden angeschuldigt.

15.4.5 Hereditäre Glomerulopathie (Alport-Syndrom)

Ätiologie und Pathogenese Es handelt sich um eine vererbte Erkrankung, bei der der Defekt meist auf Mutationen des Xq21.2–22.1. beruht und die α-5-Kette des Typ-IV-Kollagens defekt ist (COL4A5). Neben den X-chromosomal vererbten Formen gibt es autosomal rezessiv vererbte Defekte, kodiert auf dem Chromosom 4.

Klinik Die klinischen Symptome sind zunächst eine Mikrohämaturie, später eine Proteinurie. Die zum Syndrom gehörige Innenohrschwerhörigkeit kann sehr früh vorhanden sein und nimmt mit dem Krankheitsverlauf langsam zu. Bei Jungen tritt die Niereninsuffizienz im Alter von 10–20 Jahren ein, bei Mädchen besteht über viele Jahre eine Hämaturie ohne Einschränkung der Nierenfunktion. Die molekulargenetische Diagnostik ist heute auch pränatal möglich.

Therapie In den letzten Jahren hat die frühzeitige Behandlung mit ACE-Hemmern oder Angiotensin-Rezeptorantagonisten eine deutliche Verbesserung der Prognose bewirkt. Eine kausale Therapie besteht noch nicht.

Kernaussagen
- Die entzündlich-inflammatorischen Prozesse bei der Glomerulonephritis führen zu einer Zellvermehrung glomerulärer Mesangiumzellen, zur Ansammlung von Leukozyten und Makrophagen sowie zur Proliferation von glomerulären Epithelzellen führt.
- Der Entzündungsprozess kann akut oder schleichend beginnen, nach kurzer Zeit wieder ausheilen oder chronisch verlaufen.

15.5 Hämolytisch-urämisches Syndrom (HUS)

Die häufigste Ursache des akuten renalen Nierenversagens im Kindesalter ist das hämolytisch-urämische Syndrom (HUS), das in ca. 90 % mit einer Infektion durch enterohämorrhagische E. coli (EHEC) assoziiert ist.

Fallbeispiel

Anamnese Vorstellung der 2 Jahre alten Liliane. Ein Tag nach Rückkehr von einer Reise nach Tunesien erstmals wässriger Durchfall, im weiteren Verlauf weicher Stuhl, 5 Tage später rezidivierendes Erbrechen mit Diarrhö. Einweisung in die Klinik mit Verdacht auf Exsikkose.

Befund Diskrete Fußrückenödeme, sonstiger internistischer Untersuchungsstatus unauffällig. Hämoglobin 7,9 g/dl, Thrombozyten 31.000. Im Ausstrich Fragmentozyten, Serum-Kreatinin 3,56 mg/dl, Harnstoff 133 mg/dl, LDH (Lactatdehydrogenase) 2745 Einheiten/l. Nachweis von Shigatoxin.

Diagnose Hämolytisch-urämisches Syndrom nach Diarrhö.

Therapie Hämodialyse über Sheldon-Katheter, Einstellung des Blutdrucks mit Antihypertensiva, Erythrozytensubstitution, Furosemid bei Beginn der Diurese.

Verlauf Entlassung nach 14 Tagen mit normaler Nierenfunktion.

Ätiologie und Pathogenese Die Pathogenese des hämolytisch-urämischen Syndroms ist noch nicht eindeutig verstanden. Bei infektassoziierten Formen spielen E.-coli-Erreger der Gruppe O 157 und andere pathogene Kolikeime eine kausale Rolle (EHEC = Enterohämorrhagische Escherichia coli). Das von diesen Bakterien produzierte Shigatoxin 1 und 2 hat einen schädigenden Effekt auf die Endothelien der glomerulären und arteriellen Gefäße der Niere und auch tubuläre Strukturen. Die folgende Endothelzellschwellung führt zu subendothelialen Fibrinablagerungen, zur Leukozytenadhäsion mit Freisetzung von leukozytären Proteasen sowie Aktivierung von Gerinnungsfaktoren. Erythrozyten und Thrombozyten werden durch Toxine und mechanisch geschädigt.

Bei rekurrierenden Formen, bei atypischen Verläufen und beim familiären Auftreten ist von einer genetischen Variante auszugehen. Mutationen werden z. B. im Komplementsystem (Faktor H, I, MCP-1) beschrieben. Diese Formen haben generell eine schlechtere Prognose mit Nierenfunktionseinschränkung, arterieller Hypertonie und einen erhöhte Letalitätsrisiko.

Klinik Nach einer häufig hämorrhagischen Gastroenteritis tritt innerhalb weniger Tage eine Oligurie bis Anurie auf. Die Kinder sehen blass-gelb aus. Die atypischen Varianten verlaufen in der Regel ohne Gastroenteritis im Vorfeld.

Diagnostik Das Labor zeigt die Anämie mit Werten bis zu 5–6 g/dl Hämoglobin, eine Thrombozytopenie und eine Erhöhung der harnpflichtigen Substanzen. Es kommt zur Hämoglobin- und Proteinurie. Der Blutdruck ist häufig erhöht. Der Abfall des Hämoglobins ist die Folge einer hämolytischen Anämie mit erhöhten LDH-Werten, erniedrigten Haptoglobinwerten und dem Auftreten von Fragmentozyten (Schistozyten) im peripheren Blutausstrich.

Therapie Die Therapie konzentriert sich auf die Beherrschung des Nierenversagens. Eine strenge Flüssigkeitsbilanzierung ist die erste Maßnahme. Zur Diuresesteigerung wird Furosemid in einer Dosis von 2–10 mg/kg verabreicht. Meist ist sehr schnell eine Dialysetherapie notwendig. Alternativ kommen Peritonealdialyse und Hämofiltration in Frage. Nur bei starker Überwässerung mit Anzeichen eines Lungenödems ist die Hämofiltration vorzuziehen. Die Hypertonie muss schnell und wirksam behandelt werden, da Komplikationen, insbesondere im Bereich des ZNS, auch durch hypertensive Krisen verursacht werden können.

Prognose Die Prognose im Kleinkindesalter ist zunächst gut, doch kommt es nur in 60 % zur Ausheilung ohne Folgeschäden (Langzeitschäden der Nierenfunktion, hohe Blutdruckwerte).

15.6   Interstitielle Nephritiden

Es handelt sich meist um entzündliche Erkrankungen des interstitiellen Nierengewebes. Bei der chronischen Verlaufsform kann es auch zu einer interstitiellen Fibrose kommen.

Fallbeispiel

Anamnese Der 7-jährige Maximilian erhält wegen einer superinfizierten Bronchitis seit 7 Tagen ein Cephalosporin. Seit 2 Tagen nässt er nachts wieder ein und trinkt tagsüber bis zu vier Liter Flüssigkeit. Die Eltern fürchten einen Diabetes mellitus und stellen den Jungen dem Kinderarzt vor.

Befund Kein Anhalt auf eine Hyperglykämie, jedoch eine Hypokaliämie, eine Hyponatriämie und mäßig erhöhtes Kreatinin. Der Urin zeigt auffallend hohe Natrium- und Kaliumverluste und die Ausscheidung von tubulären Proteinen.

Diagnose Eine wegen der Niereninsuffizienz durchgeführte Nierenbiopsie zeigt das Bild einer akuten interstitiellen Nephritis.

Therapie Prednison.

Verlauf Nach einer 2-wöchentlichen Therapie verschwinden das nächtliche Einnässen und die Polydipsie.

15.6.1 Tubulointerstitielle Nephritis

Ätiologie und Pathogenese Es handelt es sich um eine meist lymphozytäre interstitielle Nierenerkrankung, die sich bevorzugt auf den tubulären und interstitiellen Apparat beschränkt und die Glomerula weitgehend ausschließt. Pathogenetisch liegen meistens toxisch-allergische Reaktionen vor. Sie tritt im Rahmen von Infektionskrankheiten auf oder ist induziert durch verschiedene Medikamente wie Antibiotika (v. a. Cephalosporine), Diuretika, Antikonvulsiva und andere. Neben interstitiellen Veränderungen bei Glomerulonephritiden tritt dieses eigenständige Krankheitsbild im Rahmen pyelonephritischer Prozesse oder im Rahmen von Systemerkrankungen (v. a. in Verbindung mit Iridozyklitis) auf.

Klinik Das Krankheitsbild ist ein akut entzündliches Geschehen mit Fieber und allgemeinem Krankheitsgefühl, Schmerzen sind meist nicht vorhanden. Bei der Untersuchung fällt die allgemeine Blässe auf. Die Patienten sind abgeschlagen und haben Gewicht verloren. Eine Polydipsie und Polyurie kann über Wochen anhalten.

Diagnostik Die Nieren sind vergrößert, sonographisch erscheint eine strukturelle Auflockerung und eine verschwommene Marklagerzeichnung. Labormedizinisch liegen Zeichen einer Entzündungsreaktion mit beschleunigter Blutsenkungsgeschwindigkeit, Verschiebung der Proteinelektrophorese und einer Eosinophilie im Blutbild vor. Die Urindiagnostik zeigt eine mittelschwere Proteinurie mit bevorzugter Ausscheidung von tubulären Proteinen. Nicht selten sind eine Mikrohämaturie sowie eine Leukozyturie vorhanden. Die glomeruläre Filtration kann erheblich eingeschränkt sein. Als weitere Folge eines tubulären Schadens bestehen eine Glukosurie und eine Hyperaminoazidurie. Die Harnkonzentrierungsfähigkeit ist eingeschränkt. Bei unklarer Genese ist die Durchführung einer Nierenbiopsie indiziert. Histologisch findet man interstitielle Rundzellinfiltrate und ein interstitielles Ödem.

Therapie Die Behandlung zielt auf die Ursachen. Im Vordergrund steht dabei eine eventuell zugrunde liegende Infektion. Bei einem Hinweis auf allergische Reaktionen auf Medikamente müssen diese sofort abgesetzt werden. Ein Versuch mit 2 mg/kg Prednison für 2–4 Wochen kann indiziert sein, obwohl es keine randomisierten Studien für den Effekt gibt. Gerade bei Kindern wird bei der Mehrzahl eine Spontanremission nach Wochen bis Monaten beobachtet.

15.6.2 Chronisch-interstitielle Nephritis

Die chronischen Verlaufsformen entsprechen vermutlich einer autoaggressiven Erkrankung. **Histomorphologisch** liegt eine interstitielle Fibrose neben lymphozytären Infiltraten vor. **Klinisch** sind die Patienten häufig unauffällig. Liegt eine überwiegende Fibrose vor, sind therapeutische Versuche meist wirkungslos. Der Verlauf kann sehr langsam chronisch verlaufen, bei lange stabiler Nierenfunktion. **Ursache** derartiger chronisch fibrosierender Veränderungen können durchgeführte Zytostatikabehandlungen bei malignen Erkrankungen oder eine abgelaufene Strahlentherapie darstellen. Daneben sind stoffwechselbedingte chronische Nierengewebsschäden wie bei der Oxalose oder bei der Gicht möglich. Im Rahmen von rheumatischen Erkrankungen wie beim Sjögren-Syndrom und insbesondere der Sarkoidose werden chronisch-tubulointerstitielle Nephritiden beobachtet. Bei diesen Patienten kann eine Steroidbehandlung sinnvoll sein.

15.7 Nierenvenenthrombose

Dieses meist akute Krankheitsbild tritt am häufigsten bei Neugeborenen im Rahmen von schweren Erkrankungen mit Asphyxie, Dehydratation, Schock und Sepsis auf. Es kommt gehäuft vor bei Kindern diabetischer Mütter. Im Kindesalter kann es bei schweren nephrotischen Syndromen und schweren zyanotischen Herzfehlern auftreten. Genetisch bedingte Koagulopathien wie die APC (Aktiviertes Protein C)-Resistenz stellen einen Risikofaktor dar. Das thrombotische Geschehen beginnt meist intrarenal in den kleinen Venen.

Fallbeispiel

Anamnese Nach sehr protrahierter Entbindung und schwieriger postnataler Anpassung entwickelt die 3 Tage alte Annalena hat plötzlich einen dunkelrot verfärbten Urin.

Befund Bei näherer Analyse zeigt sich eine ausgeprägte Hämaturie. Die Nieren sind im Ultraschall beide deutlich vergrößert und zeigen eine verwaschene Struktur.

Diagnose Die venösen Flüsse in den Nieren sind massiv eingeschränkt und bestätigen die bilaterale Nierenvenenthrombose.

Therapie Eine sofort durchgeführte Fibrinolyse ist von einer schweren metabolischen Azidose mit Beatmungspflicht begleitet, führt aber zu einer weitgehenden Durchgängigkeit der Nieren.

Verlauf Im Alter von einem Jahr zeigt sich bei Annalena eine kompensierte chronische Niereninsuffizienz, sie entwickelt sich allerdings körperlich und neurologisch altersentsprechend

Ätiologie Ursache der Thrombusbildung können eine Endothelzellschädigung in Kombination mit Hyperkoagulobilität wie beim nephrotischen Syndrom oder bei genetischen Defekten sein.

Klinik Der Krankheitsprozess beginnt plötzlich mit einer Makrohämaturie und einseitiger oder bilateraler Nierenschwellung. Häufig kommt es durch die venöse Thrombose zu einer starken Ausscheidung von Eiweiß und Entwicklung eines sekundären nephrotischen Syndroms. Bei bilateralem Befall tritt sehr schnell die Niereninsuffizienz ein.

Diagnostik Im Rahmen eines schweren Krankheitsbildes kann die Diagnose durch die plötzlich auftretende Hämaturie vermutet werden. In der Sonographie zeigt sich ein- oder beidseitig eine deutliche Vergrößerung der Niere. Dopplerso-

nographische Untersuchungen zeigen den verminderten venösen Fluss und einen fehlenden oder sogar negativen diastolischen Fluss in der Arterie. **Differenzialdiagnostisch** muss an andere Ursachen der Hämaturie gedacht werden.

Therapie Beim einseitigen Befall ist Abwarten angemessen. Bei beidseitigem Befall sind Versuche mit Fibrinolyse oder gar operative Verfahren möglich, die aber mit hohen Komplikationsrisiken behaftet sind. Eine antikoagulatorische Therapie mit LMW-Heparin wird empfohlen.

Prognose Bei beidseitigem Befall besteht das Risiko der Entwicklung einer terminalen Niereninsuffizienz. Bei einseitigem Befall kommt es häufig zu Dauerschäden dieser Niere mit sekundären Schrumpfungsprozessen. Eine sekundäre Hypertonie kann die Folge sein. Es gibt aber auch Verläufe mit kompletter Restitution der Nierenfunktion.

15.8 Renal bedingte Hypertonie

Ein erhöhter Blutdruck im Kindesalter ist selten essenziell, oft durch organische Erkrankungen z. B. der Niere bedingt. Erst im Jugendalter wird die essenzielle Hypertonie häufiger als die sekundäre Hypertonie. Nach Klärung der Diagnose ist eine konsequente Einstellung des Blutdruckes notwendig, da der chronische Verlauf der Nierenerkrankung so günstig beeinflusst werden kann.

Fallbeispiel

Anamnese Die 12-jährige Johanna hat seit einigen Wochen zunehmende Kopfschmerzen und zeigt auch schlechtere Leistungen in der Schule. Die Eltern wenden sich an einen befreundeten Hals-Nasen-Ohren-Arzt, der keine Auffälligkeiten findet und einen Neurologen empfiehlt. Dieser überweist an einen Radiologen, der ein Kernspintomogramm bei Verdacht auf Hirntumor durchführt. 2 Tage, nachdem sich der Verdacht nicht bestätigt hat, erleidet Johanna einen generalisierten Krampfanfall, der zur Einweisung in die Kinderklinik führt.

Befund Schon bei Aufnahme liegt ein Blutdruck von 210/130 mmHg vor, der nun langsam gesenkt wird. In der Anamnese finden sich gehäufte fieberhafte Harnwegsinfekte und das Kreatinin ist mit 4,3 mg/dl deutlich erhöht. In der

▼

Ultraschalluntersuchung finden sich kleine dysplastische Nieren.

Diagnose Hypertensive Krise mit Krampfanfall bei chronischer Niereninsuffizienz.

Therapie Es wird eine Therapie mit einem ACE-Hemmer (Ramipril) und einem Betarezeptorblocker (Atenolol) gestartet.

Verlauf Die Kopfschmerzen verschwinden allmählich, bei einem Blutdruck von 110/70 mmHg liegt das Kreatinin 1 Jahr später bei 1,8 mg/dl.

Definition Eine pathologische Erhöhung des Blutdruckwertes liegt vor, wenn der individuell gemessene Blutdruck über dem altersentsprechenden Normbereich (◻ Tab. 15.5) liegt. Die Blutdruckwerte schwanken innerhalb des Tages und der Nacht zum Teil erheblich. Daher soll eine über 24 Stunden kontinuierliche Blutdruckmessung durchgeführt werden. Dabei ist auf die richtige Manschettengröße entsprechend des Alters zu achten (◻ Tab. 15.6).

Ätiologie Im Säuglings- und Kleinkindesalter (mit abnehmender Inzidenz bei älter werdenden Jugendlichen) ist der dominierende Anteil der Patienten mit arterieller Hypertonie durch Erkrankungen der Niere ausgelöst (◻ Tab. 15.7 und

◻ Tab. 15.5 Klassifikation der arteriellen Hypertonie bei Kindern und Jugendlichen

	Perzentile
Normal	< 90.
Prähypertonie	90.–< 95.
Stadium-1-Hypertonie	95.–< 99.
Stadium-2-Hypertonie	> 99.

◻ Tab. 15.6 Manschettengrößen zur Messung des arteriellen Blutdrucks

	Manschetten-breite (cm)	Manschetten-länge (cm)	Arm-umfang (cm)
Neugeborenes	4	8	10
Säugling	6	12	15
Kleinkind	9	18	22
Schulkind	10	24	26
Adoleszent	13	30	34
Erwachsener	16	38	44
Übergewichtiger Erwachsener	20	42	52

◻ Tab. 15.7 Erkrankungen mit passageren Blutdruckerhöhungen

Ursachen	Erkrankungen
Renal	Akute Glomerulonephritis Purpura Schönlein-Henoch Hämolytisch-urämisches Syndrom Nierentransplantation Urologische Operationen Pyelonephritis Nierentrauma Tumorinfiltrate der Niere
Toxisch-medikamentös	Kokain Orale Kontrazeptiva Amphetamine Kortikosteroide Cyclosporin
Zentralnervöse oder vegetative Ursachen	Erhöhter intrakranieller Druck Verbrennungen Guillain-Barré-Syndrom Enzephalitis

◻ Tab. 15.8 Chronische Formen einer Hypertonie

Ursachen	Erkrankungen
Renal	Chronische Pyelonephritis Chronische Glomerulonephritis Hydronephrose Kongenitale dysplastische Niere Vesikoureteraler Reflux Segmentale Nierenhypoplasie Harnleiterobstruktion Nierentumoren Nierentrauma Transplantatabstoßung Systemischer Lupus erythematodes
Vaskulär	Aortenisthmusstenose Nierenarterienstenosen (fibromuskuläre Dysplasie, Thrombosen, Aneurysmen) Nabelarterienkatheterisierung mit Thrombose Neurofibromatose Nierenvenenthrombose Vaskulitis
Endokrin	Hyperthyreose Hyperparathyreodismus Kongenitale Nierenrindenhyperplasie Cushing-Syndrom Hyperaldosteronismus Phäochromozytom Liddle-Syndrom
ZNS	Intrazerebrale Raumforderung Hirnblutung Zustand nach Hirnverletzung Essenzielle Hypertonie Genetische, familiäre Disposition Niedrige Reninkonzentration

15

Tab. 15.8). Daneben gibt es seltenere Formen genetischer Disposition zur Hypertonie mit familiären Belastungen sowie endokrin-hormonelle Ursachen. Bei Nierenparenchymerkrankungen können transiente hypertone Phasen beobachtet werden wie z. B. bei akuter Glomerulonephritis, Purpura Schönlein-Henoch, hämolytisch-urämischem Syndrom (HUS), akutem Nierenversagen und nach urologischen Operationen. Das Ausmaß der Blutdruckerhöhung ist häufig volumenabhängig. Schwere Formen der Hypertonie werden beobachtet bei der progressiven Form der Glomerulonephritis, chronischem Nierenversagen und nach Nierentransplantation. Als eigenständige Untergruppe sind die renovaskulären Formen der Hypertonie zu definieren. Hier liegen primäre Gefäßfehlbildungen oder sekundäre Gefäßveränderungen vor.

Klinik Ein Hypertonus ist klinisch meist nicht auffällig. Erst bei schwerem Bluthochdruck treten Symptome wie Kopfschmerzen, Schwindel, Polydipsie, Polyurie, Sehstörungen, Ateminsuffizienz auf. Bei einem krisenhaften Anstieg (**hypertensive Krise**) kann es zusätzlich zu Krampfanfällen und Koma kommen. Bei der klinischen Untersuchung wird gegebenenfalls eine Retinopathie und eine linksventrikuläre Herzhypertophie festgestellt, deren Ausmaß über die vermutliche vorausgehende Dauer der Hypertonie Auskunft gibt.

Diagnostik Liegt bei Kindern ein Hypertonus vor, ist aufgrund der Häufigkeit dieser Erkrankung an eine renale Ursache zu denken. Hierzu sind die notwendigen **Serum- und Urinanalysen** durchzuführen. Eine **Ultraschalldiagnostik** stellt orientierend den Hinweis für eine einseitig kleine Niere oder dysplastische Niere fest, oder der Befund von Zystennieren (► Abschn. 15.2.3) wird damit dokumentiert. Bei Verdacht auf eine renovaskuläre Hypertonie mit Nierenarterienstenose kann die **Isotopennephrographie** mit Captopril einen Hinweis geben. Die diagnostische Sicherung gelingt durch die Darstellung der Nierenarterie mit Hilfe einer Angio-MRT oder einer Substraktionsangiographie (► Abb. 15.15). Die Serumbestimmung auf Renin und Aldosteron gibt Aufschluss über einen vorhandenen Hyperreninismus und Hyperaldosteronismus.

Therapie Die Behandlung des arteriellen Bluthochdrucks im Kindesalter richtet sich auch nach der zugrundeliegenden Erkrankung, die den Hochdruck ausgelöst hat (► Kap. 12). Bei Nachweis einer renovaskulären Hypertonie wird eine vorhandene Stenose auf dem Boden einer fibromuskulären Dysplasie versuchsweise durch eine angioplastische Therapie, d. h. eine Vasodilatation während eines Nierenarterienkatheters oder die Einlage eines Stents behandelt.

> **Wesentlich ist bei den nicht ursächlich zu behebenden renal bedingten Hypertonieursachen eine konsequente medikamentöse Senkung des Blutdrucks.**

Supportive Maßnahmen zur Senkung des arteriellen Blutdrucks Bei Übergewicht ist eine umfassende Ernährungsberatung und Umstellung der Lebensgewohnheiten unter Einbeziehung von sportlicher Aktivität anzustreben. Insbe-

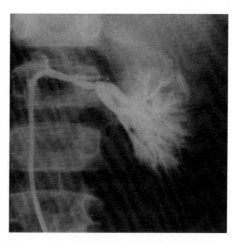

Abb. 15.15 Angiographie bei Nierenarterienstenose. Dargestellt ist die Gefäßverteilung in der Niere und eine Einengung der Nierenarterie etwa 1,5 cm nach Abgang aus der Aorta mit poststenotischer Dilatation

sondere bei latenter Hypertonie bzw. bei Grenzwerten und dem Vorliegen einer Adipositas sollte durch nichtmedikamentöse Maßnahmen versucht werden, den Blutdruck zu senken.

Medikamentöse Behandlung Werden die Grenzwerte regelmäßig überschritten, erfolgt die Therapie der Hochdruckerkrankung medikamentös (► Übersicht). Die Behandlung erfolgt als Kombinationstherapie (► Abb. 15.16), wobei am Anfang eine Therapie mit **einem Basistherapeutikum** steht. Zu diesen zählen β-**Rezeptorenblocker, ACE-Hemmer, Calciumantagonisten** und **Diuretika**. Die Behandlung des leichten bis mittelschweren Hochdrucks mit β-Blockern bzw. ACE-Hemmern ist aus pathophysiologischen Überlegungen besonders günstig, da der Hochdruck im Kindesalter meist reninbedingt ist. So kann beispielsweise bei der autosomalrezessiven polyzystischen Nierenerkrankung (ARPKD) der Hochdruck alleine durch die Gabe eines ACE-Hemmers behandelbar sein. Besonders sinnvoll ist der Einsatz von ACE-Hemmern und Angiotensinrezeptor Antagonisten auch deswegen, da diese zusätzlich zur antihypertensiven eine antiproteinurische Wirkung entfalten. Sind durch diese Maßnahmen die Blutdruckwerte nicht zu normalisieren, so ist eine Kombinationstherapie notwendig. Hierbei sollten die spezifischen Nebenwirkungen der Medikamente in Betracht gezogen werden. So neigen Calciumantagonisten zur Steigerung der Herzfrequenz, während β-Blocker diese senken, so dass die Kombination β-Blocker/Calciumantagonist sinnvoll ist. Aus diesen Überlegungen ergeben sich folgende Kombinationen: β-Blocker + Calciumantagonist, β-Blocker + Diuretikum, ACE-Hemmer + Diuretikum. Sollten Zweierkombinationen nicht ausreichen, so ist an eine Dreierkombination zu denken: β-Blocker + Diuretikum + Vasodilatator, Calciumantagonist + ACE-Hemmer + Vasodilatator, ACE-Hemmer + Diuretikum + Calciumantagonist, Vasodilatator + Diuretikum + zentralwirksames Antihypertensivum (Clonidin).

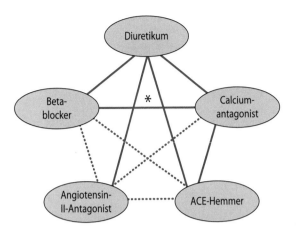

* Kombination nur für Dihydropyridine sinnvoll
——————— Kombination synergistisch
·············· Kombination möglich

⬛ **Abb. 15.16** Kombinationstherapie bei renaler arterieller Hypertonie

Indikationen für eine antihypertensive medikamentöse Therapie bei arterieller Hypertonie

- Symptomatische Hypertonie
- Sekundäre Hypertonie
- Hypertonie mit Zeichen von Organschädigungen
- Diabetes mellitus Typ 1 und 2
- Proteinurie und chronische Niereninsuffizienz
- Persistierende Hypertonie trotz Therapieversuch mit nichtmedikamentösen Maßnahmen

Prognose Die Einstellung des Hypertonus ist essenziell für alle akuten und chronischen Nierenerkrankungen, insbesondere auch bei Patienten nach Nierentransplantation. Eine konsequente Überwachung der Werte ist notwendig. Wenn es gelingt, den Blutdruck zu normalisieren, ist die Langzeitprognose aller chronischen Nierenerkrankungen wesentlich verbessert.

Kernaussagen
- Eine arterielle Hypertonie im Kindesalter beruht meist auf Erkrankungen der Niere und der Nierengefäße.
- Eine genaue Klärung der Diagnose ist wegen der Langzeitkonsequenzen und der Therapieplanung unbedingt notwendig.
- Die Behandlung richtet sich auch im Kindesalter nach der zugrundeliegenden Erkrankung, die den Hochdruck ausgelöst hat.
- Werden die Grenzwerte wiederholt überschritten, erfolgt die Therapie medikamentös wenn nötig als Kombinationstherapie.

15.9   Nephrolithiasis

Die Ablagerung von Steinen in den Hohlraumsystemen der Niere und der ableitenden Harnwege, im Nierenbecken, Harnleiter oder der Blase hat unterschiedliche Ursachen. Man unterscheidet Steinbildungen durch Infektionen im Bereich der ableitenden Harnwege und stoffwechselbedingte Steinleiden. Nur selten sind die Symptome eines Steinleidens durch eine akute Passage mit schmerzhaften Symptomen erkennbar. Meistens führen eine isoliert aufgetretene Hämaturie oder noch häufiger Harnwegsinfektionen zum Nachweis eines oder mehrere Steine im Bereich der ableitenden Harnwege. Harnwegsobstruktionen mit Dilatation des Harnleiters oder des Nierenbeckens sind eines der häufigsten klinischen Symptome. Harnwegsinfektionen mit Proteus mirabilis sind bei Nierensteinen häufig.

❯ Die Nierensteinerkrankung im Kindesalter ist selten. Eine Ursache sind infektionsbedingte Steinbildungen. Daneben kommen Stoffwechselstörungen in Frage, die bei Nephrolithiasis abgeklärt werden müssen.

Fallbeispiel

Anamnese Nach einer akuten Nierenbeckenentzündung fallen bei dem 18 Monate alten Tim eine anhaltende Mikrohämaturie und 2 schallauslöschende Konkremente in einer Niere auf.

Befund Die Analyse des Urins fördert eine Hyperoxalurie zutage.

Diagnose Nephrolithiasis.

Therapie Ein Therapieversuch mit Pyridoxin misslingt. Immer wieder kommt es zu Episoden mit starken Bauchschmerzen. Die Nephrolithiasis breitet sich aus, jedoch bleibt verschlechtert sich die Nierenfunktion nur langsam. Mit 6 Jahren wird eine Lebertransplantation durchgeführt, die Oxalatausscheidung sinkt im folgenden Jahr und die Nierensteine lösen sich auf.

Verlauf Eine schwere chronische Niereninsuffizienz und Nierenersatztherapie kann somit verhindert werden. Tim muss zeitlebens eine immunsuppressive Therapie einnehmen.

Klinik Eine Hämaturie ist häufig das erste Symptom eines Steinleidens. Im Urin finden sich isomorphe Erythrozyten (uniform wie im peripheren Blut), was dafür spricht dass die Erythrozyten aus dem System der ableitenden Harnwege stammen und nicht den glomerulären Filter passiert haben.

Diagnostik Die Diagnostik bei Verdacht auf ein Steinleiden wird mit der **Nierensonographie** begonnen. Je nach Größe des Steins zeigt sich dabei ein Schallschattenphänomen. Bei Verdacht auf Vorliegen eines Steins im Bereich des Nierenbeckens oder des Harnleiters oder der Blase ist im Anschluss eine komplette Diagnostik, die verschiedene radiologische Methoden mit einschließen kann, indiziert. Die abdominelle Röntgenübersichtsaufnahme stellt ein Konkrement dann besonders gut dar, wenn es calciumhaltig ist, wird aber nur noch

15

selten diagnostisch eingesetzt. Da die Harnstauung sonographisch zu erfassen ist, ist die intravenöse Pyelographie nicht mehr indiziert. Stattdessen kann zur Lokalisation eines Steines die Computertomographie (CT) durchgeführt werden, die eine wesentlich höhere Sensitivität in der Darstellung kleiner Steine hat. Wird sie als »Low-dose-CT« durchgeführt, ist die Strahlenbelastung nicht höher als die einer konventionellen Pyelographie mit mehreren Aufnahmen. Bei Abgang eines Steines wird eine biochemische Steinanalyse auf den Gehalt von Calciumphosphat, Magnesiumammoniumoxalat, Harnsäure sowie Zystin durchgeführt. Noch wichtiger ist die Urinanalyse (Calcium-Kreatinin-Quotient, Oxalat- und Zystinausscheidung); sie kann zugrundeliegende Ursachen aufdecken. Die infektassoziierten Steine sind sehr häufig. Jedoch ist häufig nicht klar, ob die Steine eine Folge der Harnwegsinfektion oder ihre Ursache darstellen. In über 75 % sind die Kinder bei Diagnosestellung unter 5 Jahre alt. Der Altersgipfel liegt bei 2 Jahren. Von diesen Kindern sind 80 % männlich und 93 % haben eine akute Harnwegsinfektion bei Diagnosestellung. Mit 85 % liegt der Stein in den oberen Harnwegen, meistens im Nierenbecken. Die Steine bestehen überwiegend aus organischer Matrix und anorganischen Salzen (Struvit, Magnesiumammoniumphosphat, Apatit und als Basis Calciumphosphat). Je nach Befund muss in solchen Fällen die sekundäre Folge einer Harnwegsobstruktion und Nierenbeckendilatation evaluiert werden.

> **Metabolische Ursachen für Nierensteine**
> - Zystinurie
> - Oxalose
> - Renal-tubuläre Azidose
> - Harnsäurestoffwechselstörungen
> - Xanthinsteine
> - Hyperkalziurie

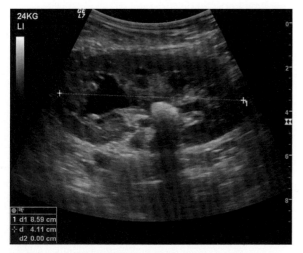

○ **Abb. 15.17 Sonographisches Bild eines Nierenkonkrementes.** Typisch für calciumhaltige Nierensteine ist die Schallauslöschung

15.9.1 Calciumsteine

Calciumsteine sind häufig Ausdruck einer zugrundeliegenden Stoffwechselerkrankung. **Hauptursachen** für eine calciumhaltige Nephrolithiasis und Nephrokalzinose sind:
- Hyperkalzämische Zustände
- Renal-tubuläre Azidose Typ I
- Genetische Resorptionsstörung von Calcium und Magnesium (Claudin-19-Mutation)
- Hyperlaktaturie

> ⊙ Die Hyperkalzämie kann Ausdruck eines Hyperparathyreoidismus, einer Vitamin-D-Intoxikation, einer Immobilisierung bei Phosphatdiabetes, einer idiopathischen Hyperkalzämie, einer Hypophosphatasie oder tumorinduziert sein.

Hyperkalziurie Eine Hyperkalziurie liegt immer dann vor, wenn mehr als 4–6 mg Calcium/kg/24 h ausgeschieden werden oder im Spontanurin der Calcium-Kreatinin-Quotient > 0,7 mmol beträgt. Die Ausscheidungsmengen können jedoch ausgesprochen schwanken. Eine Hyperkalziurie bei normalen Serum-Calciumwerten kann auftreten bei Vitamin-D-Überdosierung, beim Cushing-Syndrom, bei neoplasieinduzierten tumorösen Infiltraten, durch eine renal-tubuläre Azidose, beim Bartter-Syndrom, bei der Dent-Erkrankung (▶ Abschn. 15.10.3) und bei der X-gebundenen Nephrolithiasis. Eine sog. **idiopathische Form** der Hyperkalziurie existiert in 2 verschiedenen **Varianten**: eine **absorptive Hyperkalziurie**, bei der eine erhöhte gastrointestinale Calciumabsorption stattfindet und eine rein **renale Form**, bei der die primäre tubuläre Resorption vermindert ist. Bei der Kombination von Nephrolithiasis und Nephrokalzinose liegt der Verdacht auf eine distale Form der renal-tubulären Azidose (▶ Abschn. 15.11) vor. **Differenzialdiagnostisch** muss hier an die primäre Hyperoxalurie gedacht werden.

15.9.2 Primäre Hyperoxalurie (PH)

Definition Die primäre Hyperoxalurie ist eine autosomal-rezessive Erkrankung, die durch gesteigerte Oxalsäureausscheidung (über 1 mmol/24 h/1,73 m² Körperoberfläche) gekennzeichnet ist.

Klinik Es treten wiederholt Calciumoxalatsteine sowie eine Nephrokalzinose auf. Meist kommt es schon früh es zur Nierenfunktionsverschlechterung und zum Nierenversagen. Episoden mit Harnwegsobstruktion und kolikartigen Schmerzen können der Diagnosestellung vorausgehen.

Zwei Formen werden unterschieden:
- **PH-Typ I** ist charakterisiert durch die zusätzliche Ausscheidung von Glyoxylsäure und Glykolsäure. Hier liegt ein Defekt des peroxysomalen Enzyms Alanin-Glyoxylat-Aminotransferase vor (AGT). Das Gen (AGX1) kodiert auf dem Chromosom 2 q37.3.
- **PH-Typ II**: Bei der primären Hyperoxalurie Typ II kommt es zu einer vermehrten Ausscheidung von L-Glycerat. Hier liegt ein Defekt der D-Glyceratdehydrogenase vor.

Diagnostik Die Diagnose wird durch die Messung der Ausscheidung von Oxalsäure im 24-h-Urin, ggf. durch eine Enzymbestimmung im Lebergewebe bzw. durch molekulargenetische Bestimmung bestätigt.

Therapie Wenige Typ-1-Patienten sprechen auf hohe Dosen Pyridoxin an. Die Mehrzahl der Patienten gerät früh im Kindesalter in die Niereninsuffizienz. Voraussetzungen für eine erfolgreiche Transplantation sind am besten gegeben durch eine gemeinsame Nieren- und Lebertransplantation, um damit den Enzymdefekt gleichzeitig zu beheben.

15.9.3 Zystinsteine

Siehe unter Zystinurie (▶ Kap. 6).

15.9.4 Andere Ursachen der Steinbildung

Harnsäuresteine können Ausdruck eines vermehrten Anfalls von Urinmetaboliten bei **Lymphomen** und **Leukämien** sein oder primär bei Störungen des **Harnsäurestoffwechsels** mit Hyperurikämie. Beim **Lesch-Nyhan-Syndrom** ist das Enzym Hypoxanthin-guanin-phosphoryltransferase defekt. Bei der Glykogenose Typ 1 kann es zur Hyperurikämie kommen und damit Anlass zur Harnsäuresteinbildung sein. Beim selten vorkommenden Adenin-Phosphoribosyl-Transferase-Defekt kommt es zur Bildung des relativ unlöslichen Dihydroxyadenin, das vermehrt ausgeschieden wird. Xanthinsteine können auftreten bei Xanthinoxidase-Defekt.

> **Kernaussagen**
> – Harnleitersteine sind im Kindesalter selten.
> – Bei Harnsteinen ist die Suche nach Stoffwechselstörungen oder Fehlbildungen der ableitenden Harnwege wichtig, um gezielte therapeutische und präventive Maßnahmen durchzuführen.

15.10 Tubulopathien

Renal-tubuläre Erkrankungen sind angeborene oder erworbene Störungen des renal-tubulären Transportsystems. Sie kommen isoliert als Einzeldefekte oder im Rahmen von Systemerkrankungen mit multiplen Störungen vor. In letzter Zeit sind wesentliche Erkrankungen dieses Formenkreises durch molekulargenetische Befunde nosologisch neu definiert worden.
Tubuläre Erkrankungen fallen durch sehr unterschiedliche Symptome auf. Bei Verlust an Wasser, wie beim Diabetes insipidus, kommt es im frühen Säuglingsalter zu Gedeihstörungen mit subfebrilen Temperaturen. Gestörte Aminosäureausscheidungen machen entweder keine Symptome oder sind – wie bei der Zystinurie – Ursache für Steinbildungen. Stoffwechselbedingte
▼

sekundäre Tubulopathien wie die Zystinose führen zu einem progredienten Nierengewebsverlust und zum Nierenversagen. Häufig kann ein Großteil der isolierten Transportdefekte molekulargenetisch differenziert werden.

Fallbeispiel

Anamnese Bereits in der 20. Schwangerschaftswoche fällt bei Lucas' Mutter ein Polyhydramnion auf, das trotz Abpunktieren von Fruchtwasser zu frühzeitigen Wehen und einer Geburt von Lucas bereits in der 27. SSW führt.

Befund Neben einem Atemnotsyndrom fallen eine ausgeprägte Polyurie und ein schwer zu kontrollierender Verlust von Natrium und Kalium auf. Es liegt eine hypochlorämische Alkalose vor. Im Urin findet sich neben sehr hohen Natrium und Kaliumkonzentrationen eine erhöhte Prostaglandinausscheidung.

Diagnose Diese Kombination liegt den Verdacht auf eine hereditäre Salzverlusttubulopathie (sog. Bartter-Syndrom) bei Lucas nahe.

Therapie Der Beginn einer Therapie mit Indometacin führt zu einer deutlichen Besserung der Polyurie und des Salzverlustes.

Verlauf Leider ist es im Rahmen der starken Flüssigkeitsschwankungen zu einer Hirnblutung bei Lucas gekommen. Im Alter 5 Jahren ist die Tubulopathie unter Indometacin gut kontrolliert, Lucas geht in einen integrativen Kindergarten.

15.10.1 Debré-de-Toni-Fanconi-Syndrom

Tubuläre Transportstörungen führen zu Störungen des Knochenstoffwechsels. Eine charakteristische Frühsymptomatik fehlt meist. **Differenzialdiagnostisch** muss an idiopathische Formen ohne bekannte metabolische Ursache gedacht werden. Ein genetischer Defekt ist beschrieben worden (Glucose-Transporter GLUT 2).

Therapie Sie richtet sich gezielt nach den zugrunde liegenden Veränderungen. Das Ziel ist die Substitution von Elektrolyten (Calcium, Phosphat), welche durch den Defekt verloren gehen sowie Hormonsubstitutionstherapien, z. B. Vitamin D_3.

Prognose Die Prognose für diese Verlaufsform ist günstiger, da keine progrediente Niereninsuffizienz auftritt. Sekundäre Formen des Fanconi-Syndroms können durch toxische Schäden (z. B. durch Schwermetalle und Medikamente) auftreten und sind meist reversibel.

15.10.2 Lowe-Syndrom (okulo-zerebro-renales Syndrom)

Dieser X-chromosomal-rezessiv vererbte Defekt bei Jungen geht mit Mikrophthalmus, Katarakt, Glaukom, Muskelhypotonie und einem Fanconi-Syndrom einher. Das Gen (OCRL1 auf Xq25–26 kodiert) wurde kloniert. Das Genprodukt ist das Protein Inositolphosphonat-5-phosphatase. Die Kinder sind meist durch die schwere muskuläre Hypotonie, durch eine mentale Retardierung und Sehstörungen stark behindert. Der Schweregrad kann aber sehr unterschiedlich sein. Eine kausale Therapie ist nicht möglich.

15.10.3 Dent-Erkrankung

Es handelt sich um eine X-chromosomal gebundene Nephrolithiasis mit partiellem Fanconi-Syndrom, tubulärer Proteinurie und Entwicklung einer progredienten Niereninsuffizienz im jungen Erwachsenenalter. Die Erkrankung wird durch eine Mutation im Gen für den Chloridkanal CLCN5, das auf dem Chromosom Xp11 kodiert, verursacht. Die Nephrolithiasis ist zu behandeln, das Fortschreiten der Erkrankung kann jedoch nicht durch eine kausale Therapie beeinflusst werden.

15.10.4 Störungen des Aminosäuretransportes

Die häufigste Form der Aminosäuretransportstörung ist die **Zystinurie.** Andere Aminosäuretransportstörungen sind klinisch nicht relevant und werden meist durch zufällige Untersuchungen oder im Rahmen übergeordneter metabolischer Erkrankungen erkannt (Hartnup-Erkrankung, isolierte Glyzinurie).

15.10.5 Renale Glukosurie

Es handelt sich um eine angeborene isolierte Störung der renalen Glucoseresorption. Pathogenetisch liegen den Störungen Defekte in verschiedenen Glucose-Kotransportern zugrunde. Man unterscheidet 3 Typen. Beim **Typ A** ist sowohl die Schwelle für den Glucoseübertritt erniedrigt als auch die maximale Resorptionskapazität vermindert. Beim **Typ B** ist nur die Resorptionsschwelle vermindert, während das Resorptionsmaximum erhalten ist. Eine extrem seltene Form wird als **Typ 0** bezeichnet, da die Glucoseresorption vollständig gestört ist.

Klinik Die Glukosurien machen keine klinischen Symptome, sondern gehen ohne krankheitsbedingte Veränderungen und ohne Beeinträchtigung der Lebenssituation einher.

Diagnostik Sie wird durch enzymatische Glucosebestimmungen im Urin definiert.

Differenzialdiagnose Es muss jede Glukosurie als Teilaspekt eines komplexen tubulären Schadens gewertet werden (Fanconi-Syndrom, toxischer Tubulusschaden).

Therapie Ist nicht notwendig.

15.10.6 Nephrogener Diabetes insipidus

Definition Die Erkrankung beruht auf einem defekten Ansprechen des distalen Nephrons auf das antidiuretische Hormon Vasopressin.

Pathogenese Durch den Wasserverlust sind insbesondere Säuglinge und Kleinkinder gefährdet und in ihrem Wachstum gestört. Die Substitution von Wasser kann bei Säuglingen und Kleinkindern zwei bis drei Liter pro Tag betragen. Die häufigste Form ist X-chromosomal vererbt und beruht auf einem Defekt des Vasopressin-Rezeptor-Gens. Eine seltenere Form wird autosomal-rezessiv vererbt und beruht auf einem defekten Wasserkanal Aquaporin II.

Klinik Die Kinder fallen als Säuglinge durch Gedeihstörungen, Polyurie, Polydipsie und Neigung zu Exsikkose auf. Der große Wasserverlust geht mit einer Erhöhung der Körpertemperatur einher.

Diagnostik Der Urin ist hyposthenurisch, das spezifische Gewicht erreicht nur 1002–1004. Bei Verdacht wird ein Konzentrationstest durchgeführt. Wenn nach Applikation von synthetischem Vasopressin (dDAVP, Minirin®) das spezifische Gewicht nicht über 1010 ansteigt, ist die Diagnose wahrscheinlich. Wegen der humangenetischen Beratung ist eine molekulargenetische Diagnostik relevant.

Therapie Die Therapie sieht eine ausreichende Substitution von Wasser vor. Die erforderlichen Trinkmengen können gerade von Säuglingen häufig nicht selbständig erreicht werden. Indomethacin in Kombination mit Hydrochlorothiazid führt in der Regel zu einer Reduktion des Urinvolumens und damit zu einer Erleichterung der Wassersubstitution. Gelingt es, den Flüssigkeitshaushalt in Balance zu halten, ist die Prognose gut. Bei mangelnder Substitution gerade im frühen Säuglingsalter mit wiederholten Episoden schwerer Exsikkose kann es zu Störungen der psychomotorischen Entwicklung kommen.

15.10.7 Bartter-Syndrome (BS)

Definition Diese primären Salzverlust-Tubulopathien sind durch Polyurie, Hypokaliämie, Hyponatriämie, hypokaliämische Alkalose, Muskelhypotonie und späteren Kleinwuchs geprägt.

Ätiologie und Pathogenese Die verschiedenen Erkrankungen werden autosomal-rezessiv vererbt mit verschiedenen Mutationen an den Transportkanälen für Elektrolyte im aufsteigenden Schenkel der Henle-Schleife. Vier Varianten des BS sind heute bekannt. Das BS-Typ-1 wird durch eine Mutation im Gen (SLC12A1) für den Na/K/2 Cl-Kotransporter (NKCC2) ausgelöst. Es handelt sich bei diesem Transporter um den sogenannten Furosemid-Rezeptor. Der Typ 2 wird durch Mutationen im Gen (KJNJ1) für den Kaliumkanal (ROMK) verursacht. Das BS-Typ-3 beruht auf Mutationen im Gen (CLCNKB) für den basolateralen Chloridkanal (CLCKb). Der Typ IV ist assoziiert mit Innenohrschwerhörigkeit und beruht auf einer defekten β-Untereinheit eines Chloridkanals (ClC-kb).

Klinik Die klinischen Symptome können sehr variabel sein. Antenatale Verlaufsformen weisen intrauterin häufig ein Polyhydramnion auf. Postnatal zeigen sie schwere Elektrolytverluste mit Neigung zur Exsikkose, Durstfieber, Erbrechen und Gedeihstörungen sowie Wachstumsretardierung.

Diagnostik Die Diagnose wird durch den Nachweis der Elektrolytstörungen mit Hyponatriämie, Hypokaliämie und metabolischer Alkalose gestellt. Serum-Renin- und Aldosteronwerte sind deutlich erhöht. Der Blutdruck ist normal. Häufig findet man eine Hyperkalziurie und später eine Nephrokalzinose. Die Urinausscheidung für Prostaglandine ist bei einigen Patienten deutlich gesteigert. Die Diagnose kann durch molekulargenetische Diagnostik des spezifischen Defektes gesichert werden.

Therapie und Prognose Der Flüssigkeitsverlust kann bei Neugeborenen und Säuglingen erheblich sein. Eine ausreichende Flüssigkeits- und Salzzufuhr ist daher wichtig. Die Natrium- und Kalium-Menge kann bis zu dem 4- bis 6-fachen des normalen Bedarfs betragen.

Indomethazin (2–5 mg/kg KG/Tag) ist bei den schweren Verläufen häufig wirksam. Bei einigen Patienten kann auch der Einsatz von Spironolacton sinnvoll sein. Bei exakter Kontrolle des Gewichtsverlaufs und der Salzzufuhr ist die Prognose günstig. Bei unkontrollierter Indomethazin-Gabe kann es zur Einschränkung der glomerulären Filtration kommen bis hin zum Nierenversagen.

15.10.8   Gitelman-Syndrom

Definition Beim Gitelman-Syndrom handelt es sich um eine Tubulopathie, die bevorzugt im Adoleszentenalter und bei Erwachsenen auftritt.

Ätiologie Die Ursache liegt in einem molekularen Defekt des Gens des Thiazid-sensitiven Na-Cl Kotransporters (NCCT) im distalen Konvolut.

Klinik Symptome sind Müdigkeit, Muskelschwäche, tetanische Episoden und Kleinwuchs. Auch hier kommt es zur Hypokaliämie in Kombination mit einer Hypokalziurie und Hypomagnesiämie.

Therapie und Prognose Magnesium und Kalium werden substituiert. Die Prognose ist günstig.

> **Kernaussagen**
> - Tubulopathien beeinträchtigen den renalen Wasser- und Salztransport.
> - Genetische Störungen sind heute molekulargenetisch differenzierbar.

15.11   Renal-tubuläre Azidose (RTA)

Störungen der Bicarbonatresorption oder der Säuresekretion sind die pathogenetischen Mechanismen einer renal-tubulär-bedingten Azidose. Sie tritt isoliert als einzige Störung des renal-tubulären Transportes auf oder im Zusammenhang mit komplexen Tubulopathien wie beim Fanconi-Syndrom (▶ Abschn. 15.10.1) und in Kombination mit Störungen der Calciumexkretion. Im Einzelnen werden folgende eigenständige RTA unterschieden.

Fallbeispiel

Anamnese Lisa ist 12 Monate alt und wie 6 kg. Sie sollte ihr Geburtsgewicht von 3,4 g eigentlich schon in etwa verdreifacht haben. Vieles wurde schon untersucht, eine Zöliakie wurde wie auch eine zystische Fibrose wurde in der Praxis bereits ausgeschlossen.

Befund Bei der Vorstellung in der Klinik zeigt die Blutgasanalyse eine ausgeprägte metabolische Azidose. Das Bicarbonat ist deutlich erniedrigt. Der Ultraschall der Nieren fördert eine Nephrokalzinose zutage.

Diagnose Renal-tubuläre Azidose.

Therapie Ausgleich der metabolischen Azidose durch die Gabe von Natriumbicarbonat.

Verlauf Lisa gewinnt an Appetit und nimmt innerhalb der nächsten 4 Wochen etwa 1 kg an Gewicht zu.

15.11.1   Proximale renal-tubuläre Azidose (RTA Typ 2)

Pathogenese Pathogenetisch liegt eine Störung der Bicarbonatresorption zugrunde. Diese Form tritt selten und bevorzugt bei unreifen Frühgeborenen oder Säuglingen auf. Die verminderte Resorptionskapazität für Bicarbonat führt zur Senkung der Standard-Bicarbonat-Konzentration auf Werte um 14–18 mmol/l.

Klinik Die klinischen Symptome sind geprägt durch Gedeihstörungen, Neigung zu Erbrechen und Muskelhypotonie. Die Diagnose wird durch den Nachweis der erniedrigten Bikarbonat-Konzentration im Serum gestellt. Der Urin-pH-Wert kann bis auf 5 unter Säurebelastung absinken. Die Säuresekretion des distalen Tubulus ist nicht gestört.

Therapie Die Therapie besteht aus einer Substitution von Natrium-Bikarbonat oral mit 3–4 mmol/kg KG/Tag.

Prognose Die Prognose ist gut, die Symptome gehen häufig nach Wochen oder Monaten zurück. Diese Form der RTA ist Teilsymptom von komplexen Tubulopathien wie bei Fanconi-Syndrom, der Zystinose u. a. Die Therapie des Bikarbonatverlustes ist identisch.

15

15.11.2 Renal-tubuläre Azidose Typ 4

Verschiedene Formen gehen mit einer verminderten Exkretion titrierbarer Säuren und einer Hyperkaliämie einher. Die RTA Typ 4 tritt bei chronisch-interstitiellen Nephritiden und beim **Pseudohypoaldosteronismus Typ 1 (PHA Typ 1)** auf.

Therapie Die Therapie ist unterschiedlich. Bei Aldosteronmangel muss ein Mineralokortikoid gegeben werden. Beim PHA Typ 1 reicht eine ausreichende Natriumchlorid-Zufuhr. Eine Einschränkung der Kaliumzufuhr senkt meist den Kalium-Wert.

15.11.3 Distale renal-tubuläre Azidose (RTA Typ 1)

Ätiologie und Pathogenese Bei dieser Form der RTA liegt eine Störung der Säuresekretion im Sammelrohr vor. Der Urin-pH kann nicht unter 6 gesenkt werden. Eine autosomal-dominante Form wird durch einen genetischen Defekt im Gen (SLC4A1, Chlorid-Bicarbonat Austauscher) für den Anionenaustauscher 1 hervorgerufen. Eine autosomal-rezessive Form geht auf einen genetischen Defekt der vakuolären Protonen-ATPase zurück, kombiniert mit Innenohrschwerhörigkeit.

Klinik Gedeihstörungen, Polyurie und der Nachweis einer Nephrokalzinose sind Leitsymptome. Der Urin kann auch unter Säurebelastung nicht unter den pH-Wert 6 angesäuert werden.

Therapie und Prognose Die Behandlung erfolgt mit 1-molarer Lösung von Natrium-Bicarbonat (3–4 mmol/kg und Tag in mehreren Dosen) zum Ausgleich der Azidose. Die Prognose ist häufig gut, bisweilen nimmt die Nephrokalzinose (◘ Abb. 15.18) trotz der Therapie zu.

> **Indikationen für eine antihypertensive medikamentöse Therapie bei arterieller Hypertonie**
> - Symptomatische Hypertonie
> - Sekundäre Hypertonie
> - Hypertonie mit Zeichen von Organschädigungen
> - Diabetes mellitus Typ 1 und 2
> - Proteinurie und chronische Niereninsuffizienz
> - Persistierende Hypertonie trotz Therapieversuch mit nichtmedikamentösen Maßnahmen

> **Kernaussagen**
> - Einer renal-tubulär-bedingte Azidose beruht auf Störungen der Bicarbonatresorption oder der Säuresekretion.
> - Sie tritt isoliert als einzige Störung des renal-tubulären Transportes auf oder im Zusammenhang mit komplexen Tubulopathien wie beim Fanconi-Syndrom.

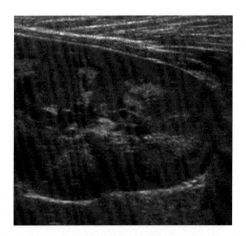

◘ **Abb. 15.18 Sonographie bei Nephrokalzinose.** Die Darstellung zeigt die Schallresonanzphänomene bei Kalkablagerung im Bereich des Nierenmarks und der Rindenmarkgrenze. Die echodichten Strukturen mit einer dorsalen Schallauflösung sind als typische Veränderungen der Nephrokalzinose vorhanden

15.12 Harnwegsinfektionen

Harnwegsinfektionen treten akut oder rezidivierend auf. Es handelt sich um entzündliche Reaktionen im Nierenbecken, den Harnleitern oder der Blase und Harnröhre. Bakterien des Darmes, wie E.coli, Enterokokken, Pseudomonas aeroginosa und Proteus mirabilis sind die häufigsten Erreger. Auch Pilze können selten Auslöser sein. Die Diagnose wird durch den Nachweis der entzündlichen Reaktion und den mikrobiologischen Nachweis des Erregers gestellt.

Fallbeispiel

Anamnese Der 5 Wochen alte Linus stellt sich vor mit akutem Erkrankungsbeginn, einen Tag vor stationärer Aufnahme Fieber bis 40°C.

Befund Reduzierter Allgemeinzustand, hoch fiebernd. Extremitäten blass und kühl. Puls über 200/Minute. Leukozyten im Blut 5200/µl, 27 % Stäbe, 7 % Segmentkernige. C-reaktives Protein 15 mg/dl. Lumbalpunktion: Liquor klar, 20 Zellen/µl. Urin: 350 Leukozyten/µl, Urinkultur: 10^5 gramnegative Stäbchen/ml. Blutkultur: Escherichia coli. Ultrasonographie der Nieren: kein Nachweis einer obstruktiven Uropathie Nieren sind nicht vergrößert.

Diagnose Urosepsis mit Escherichia coli bei normaler Anlage der Nieren und ableitenden Harnwege.

Therapie Antibiotische Behandlung, zunächst mit Aminopenicillin und Aminoglycosid, nach Erregeranalyse mit Ampicillin.

Verlauf Im Alter von 9 Monaten hat Linus erneut eine akute Pyelonephritis, die aber frühzeitig erkannt und behandelt wird. Nach dem ersten Lebensjahr treten bei dem Jungen keine weiteren Pyelonephritiden auf.

Ätiologie und Pathogenese Die bakterielle Besiedelung erfolgt bei Neugeborenen häufig hämatogen, nach der Neonatalperiode meist aszendierend über die Urethra. Bei Neugeborenen sind Jungen bis zu 3-mal, im Kleinkindesalter dagegen Mädchen bis zu 20-mal häufiger betroffen. Begünstigend für die Entwicklung von Infektionen der Harnwege sind Fehlbildungen der ableitenden Harnwege, insbesondere die mit Harnwegsobstruktion. Pathogenetisch werden einerseits Wirtsfaktoren, die das Einnisten und Haften von Bakterien begünstigen, vermutet, andererseits werden die Fimbrien der Kolibakterien, die Pili Typ II, für die besondere Pathogenität dieser Bakterien für das Uroepithel der weiblichen Harnröhre und Harnblase verantwortlich gemacht. Jede Entleerungsstörung der Harnblase aufgrund einer Obstruktion der Harnröhre oder eine funktionelle Störung bei pathologischer Innervation (neurogene Blase, Spina bifida) begünstigt die Entwicklung von Harnwegsinfektionen.

> Die bakterielle Besiedlung der unteren Harnwege führt häufig zu entzündlichen Reaktionen wie Brennen beim Wasserlassen Ist die Niere betroffen führt dies häufig zu Fieber und allgemeinen Krankheitssymptomen. Die Diagnostik erfolgt durch Untersuchungen des Urins und führt sofort zur antibiotischen Behandlung. Eine ultrasonographische Untersuchung der Nieren und ableitenden Harnwege lässt schnell angeborene Fehlbildungen und Stauungsnieren erkennen und weitere diagnostische Schritte einleiten.

Symptomatische Harnwegsinfektionen

Klinik Neugeborene und junge Säuglinge zeigen unspezifische Symptome, wie Erbrechen, Gewichtsverlust, mittelhohes Fieber. Die Hautfarbe ist oft grau-blass. Ein septisches Krankheitsbild kann sich entwickeln. Eine Oligurie kann der erste Hinweis auf eine Infektion der Harnwege sein. Bei älteren Kindern jenseits des Neugeborenenalters bis ins Kleinkindesalter treten spezifische Symptome der Infektion in den Vordergrund. Dabei sind Symptome der Strangurie, d. h. schmerzhafte Harnentleerung, Dysurie, unkontrollierte Harnentleerung und das Harnträufeln typisch. Hinzu kommen das Wiederauftreten eines Einnässens (▶ Abschn. 15.13). Ein Flankenschmerz ist im Kindesalter selten, vielmehr werden häufig unlokalisierte Bauchschmerzen und Fieber angegeben als Hinweis auf eine Infektion auch der oberen Harnwege, einer Pyelonephritis.

Diagnostik Die Diagnose wird gestellt durch den Nachweis einer signifikanten Erhöhung der Leukozytenzahlen im Urin. Die signifikante Bakteriuruie ist definiert als > 50 000 Keime/mm³ im »Mittelstrahlurin«. Bei suprapubischer Blasenpunktion oder durch Katheter gewonnenen Urinproben ist jede Keimzahl pathologisch. Im Kindesalter sind Monokulturen vorherrschend. Mischkulturen mit mehreren signifikant vermehrten Keimen treten, wenn überhaupt, bei Stoma-Trägern auf mit Ileum-Conduits, Vesikostomata oder Blasendauerkathetern.

Die Unterscheidung, ob es sich ausschließlich um eine Infektion der Blase und Harnröhre handelt (**unterer Harnwegsinfekt**) oder auch die Harnleiter und das Nierenbecken bzw. die Niere selbst beteiligt sind (**oberer Harnwegsinfekt, Pyelonephritis**) ist nicht immer einfach. Fieber, Schmerzen, eine beschleunigte Blutsenkung, erhöhte Konzentrationen von C-reaktivem Protein (CRP) im Serum sowie eine Leukozytose mit Linksverschiebung sind Hinweis für einen oberen Harnwegsinfekt. Sonographisch weist die echodichte Struktur und eine verwaschene Mark-Rinden-Grenze einer oder beider Nieren auf eine Pyelonephritis hin.

Therapie Die Therapie der Harnwegsinfekte wird vor Nachweis des Erregers blind durchgeführt. Bei Neugeborenen und jungen Säuglingen wird eine breite antibiotische Behandlung beispielsweise mit Piperacillin oder Ampicillin und Aminoglycosiden begonnen, wenn ein septisches Krankheitsbild vorliegt. Bei einfachen Infektionen reicht jenseits des Säuglingsalters eine Monotherapie mit einem Cephalosporin der 2. oder 3. Generation. Im späteren Säuglings- und Kleinkindesalter erfolgt die Anfangsbehandlung mit TMP/Sulfamethoxazol (bei unterem Harnwergsinfekt), Ampicillin + Clavulansäure oder Cephalosporin. Nach mikrobiologischer Identifikation des Erregers wird die Therapie angepasst.

Die Überwachung potenzieller Nierenparenchymschäden erfolgt durch wiederholte sonographische Untersuchungen der Nieren, der Nierengröße und Verlauf des Nierenwachstums.

Prognose Harnwegsinfekte können rezidivieren. Die Neigung zum Rezidiv ist durch Risikofaktoren bestimmt. Hierzu gehören Fehlbildungen der ableitenden Harnwege, Harnentleerungsstörungen, Einnässen und Harnwegsobstruktionen. Die Neigung zum Rezidiv kann aber auch konstitutionell bedingt sein. Hier werden lokal immunologische Faktoren der Harnröhre und der Blase vermutet. Das Risiko von wiederholten Infektionen ist einerseits eine chronisch veränderte Blasenschleimhaut, zum anderen beim Vorliegen eines vesikoureteralen Refluxes die wiederholte Pyelonephritis mit Entstehung von Nierenparenchymnarben, der Refluxnephropathie. Die Folge kann bei über Jahre rezidivierenden Pyelonephritiden die Entwicklung einer renalen Hypertonie sein (▶ Abschn. 15.8).

Prophylaxe Sie wird durch konsequente Langzeit-Behandlung mit Antibiotika erreicht, Trimethoprim abends in 1 Dosis oder Nitrofurantoin. Bei Neugeborenen oder sehr jungen Säuglingen kommt ein Cephalosporin zum Einsatz. Präventive Maßnahmen sind zusätzlich regelmäßige Blasen- und Stuhlentleerung, schnelles Wechseln von nasser Wäsche und Blasentraining bei funktionellen Blasenentleerungsstörungen (s. unten).

Asymptomatische Bakteriurie

Definition Kinder mit wiederholter signifikant erhöhter Keimzahl im Mittelstrahlurin und ohne Beschwerden.

Diagnostik Die Befunde werden durch Routine-Kontroll-Untersuchungen erhoben. Die Patienten haben vereinzelt eine mäßige Leukozyturie. Die Blasenkontur ist in der Sonographie unauffällig. Bei Vorliegen eines Refluxes oder einer Harnstauung sind diese Befunde sehr genau zu kontrollieren, da aus diesen asymptomatischen Verläufen auch schwere Pyelonephritiden entstehen können. Unter kontrollierten Bedingungen ist ein derartiger Befund auch ohne konsequente Antibiotikatherapie zu beobachten.

Therapie Eventuell Antibiotika, insbesondere bei unklarer Situation. Steigerung der Diurese.

> **Kernaussagen**
> - Infektionen der ableitenden Harnwege gehören zu den häufigsten Erkrankungen im Kindesalter. Nach dem Säuglingsalter sind Mädchen besonders häufig betroffen.
> - Bei wiederholter Infektneigung muss an organische Fehlbildungen der Nieren und ableitenden Harnwege gedacht werden, insbesondere muss ein vesikoureteraler Reflux ausgeschlossen werden.
> - Eine konsequente antibiotische Behandlung und auch Prophylaxe helfen, chronische Nierenveränderungen zu vermeiden.

15.13 Einnässen

Der nächtlichen Enuresis liegt meist keine organische Ursache zugrunde. Tritt eine das Einnässen jedoch tagsüber (damit als Inkontinenz) auf, müssen Fehlbildungen, insbesondere der Harnleitermündung und der Blasenentleerung ausgeschlossen werden.

Fallbeispiel

Anamnese Der 7-jährige Alexander nässt immer noch an 3–4 Tagen nachts ein. Morgens wacht er im klatschnassen Bett auf und hat in der Nacht nichts bemerkt. Bei Nachfragen erzählt Alexanders Vater, auch noch bis zum 8 Lebensjahr nachts eingenässt zu haben.

Diagnose Eine primäre Enuresis nocturna wird diagnostiziert.

Therapie Es wird die Therapie mit einer Klingelhose begonnen, die schrill läutet, sobald Urin ins Bett geht. Nun wird Alexander immer bei Urinabgang in der Nacht von den Eltern geweckt und zur Toilette begleitet.

Verlauf Nach 2 Monaten wacht er selbst auf und geht nachts auf die Toilette, sobald die Blase voll ist.

Fallbeispiel

Anamnese Die 5-jährige Yvonne ist seit ihrem 3. Lebensjahr tagsüber trocken. Seit 2 Monaten nässt sie jedoch mehrfach

▼

täglich ein, hat einen starken Urindrang und der Urin stinkt bisweilen. Einmal wurde eine Blasenentzündung antibiotisch über einige Tage behandelt, daraufhin war die Symptomatik einige Tage besser.

Befund Bei der Vorstellung hat Yvonne 100 Leukozyten/µl im Urin, die Blasenwand ist sonographisch verdickt.

Diagnose Dranginkontinenz bei rezidivierenden Zystitiden.

Therapie Es wird ein antibiotische Prophylaxe mit Trimethoprim begonnen (s. o.).

Verlauf Nach 2 Wochen ist das Einnässen verschwunden.

Definition Etwa 10 % aller Kinder sind mit 5–6 Jahren noch nicht dauerhaft kontinent. Man unterscheidet das Einnässen während des Tages vom der nächtlichen Einnässen bei sehr tiefem Schlaf und fehlendem Aufwachen bei voller Blase und spricht von einer **Inkontinenz** bzw. einer **isolierten Enuresis nocturna**.

Ätiologie Die Ätiologie der klassischen primären Enuresis nocturna liegt in einer fehlenden Aufweckreaktion bei voller Blase in der Nacht (fehlende Arousal-Reaktion) und ist eine bei Jungen wesentlich häufigere Reifungsverzögerung. Ohne Hinweis auf organische Ursachen sind genetische Dispositionen vermutet worden, da häufig familiäre Belastungen mit einem dominanten Erbgang beschrieben wurden.

Hingegen ist die Inkontinenz während des Tages multifaktoriell. Neben den funktionellen Blasenentleerungsstörungen z. B. bei rezidivierenden Harnwegsinfekten müssen organische Ursachen ausgeschlossen werden.

> **Ursachen von Blasenentleerungsstörungen**
> - Funktionelle Blasenentleerungsstörung
> - »Nonneurogenic neurogenic bladder«
> - Neurogene Blasenfunktionsstörung
> - Spina bifida occulta
> - Tethered-cord-Syndrom
> - Fehlbildungen der unteren Harnwege

Klinik Bei der **primären Enuresis nocturna** liegt nur nächtliches Einnässen vor. Die Patienten werden im nassen Bett nicht wach. Tagsüber findet kein Einnässen statt.

Die Symptome der **Inkontinenz** sind sehr variabel. Bei den **funktionellen Blasenentleerungsstörungen** unterscheidet man zwischen Detrusor-Hypertonizität und Detrusor-Hyperreflexie. Bei diesen Patienten findet man keine eindeutige neurogene Störung (nonneurogenic neurogenic bladder), jedoch sind die funktionellen Auswirkungen der unkontrollierten Harnentleerung und der Neigung zu Harnwegsinfekten ähnlich wie bei neurogener Entleerungsstörung. Bei den erwiesenen **neurogenen Ursachen** (Spina bifida, Spina bifida occulta etc.) kommt es je nach Höhe des Querschnitts

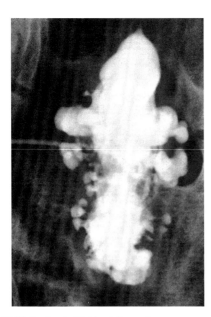

Abb. 15.19 Kontrastmitteldarstellung einer neurogenen Blase (»**Christbaumblase**«). Dargestellt ist die Kontrastdarstellung der Blase bei Miktionszystourethrogramm. Die ausgeprägte kraniokaudale Verlängerung der Blase mit den Kontrastmittelaussparungen entlang der Wand und die Kontrastmittelflecken als Ausdruck von Pseudodivertikeln

zu unterschiedlichen neurogenen Störungen mit Sphinkter-Detrusor-Dyssynergie-Folgen. Meist ist die Blasenausgangsfunktion obstruktiv gestört mit sekundärer Veränderung der Blasenmuskulatur im Sinne einer Balkenblase sowie mit Ausbildung von Blasen-Pseudodivertikeln (**Abb. 15.19).

Diagnostik Bei einem Kind mit primärer Enuresis nocturna ist eine genaue Anamnese oft schon diagnostisch.

Nach ausführlicher Anamnese mit Führung eines »Einnäss«-Kalenders und Erfassung aller bisherigen Therapiemaßnahmen, erfolgt eine funktionelle Untersuchung. Diese schließt eine orientierende Analyse der Nierenfunktion, eine Ultraschalldarstellung der Nieren und der Blase ein. Die Beobachtung der Harnentleerung (im Strahl, oder tröpfelnd) als auch eine Funktionsprüfung der Harnentleerung mit Hilfe der Urodynamik und des »Uroflow« geben Aufschluss über die Koordinierung der Blasenentleerung. Kommt es zur pathologischen Ausscheidungskurve, schließt sich daran eine radiologische Darstellung der Blase, der Harnröhre und der oberen Harnwege an, um Fehlbildungen sowie Konturveränderungen der Blasenschleimhaut zu erfassen (**Abb. 15.19).

Therapie Bei der primären Enuresis nocturna stehen v. a. zwei Möglichkeiten zur Verfügung:
- Therapie mit einem **Klingelgerät**, das das Einnässen anzeigt. Nach dem Einnässen wird der Patient von den Eltern wach zur Toilette gebracht. Nach einigen Wochen bis Monaten stellt sich eine Arousal-Reaktion bei voller Blase ein.

- Medikamentöse Therapie mit **dDAVP** (Minirin®) intranasal oder oral abends vor dem Schlafen

Der Wirkmechanismus der dDAVP-Therapie beruht auf der Vorstellung, dass Kinder mit nächtlicher Enuresis möglicherweise eine Tendenz zu einem zu niedrigen Vasopressin-Spiegel während des Schlafens haben. Allerdings kommt es nach Absetzen der Minirin-Therapie sehr häufig zu Rückfällen.

Bei **rezidivierenden Zystitiden** ohne weitere Fehlbildungen ist eine antibiotische Reinfektionsprophylaxe sinnvoll. Die Behandlung organisch bedingter und insbesondere **neurogener Blasenentleerungsstörungen** mit unkontrollierter Enuresis ist kompliziert. Pharmakologisch kann der Versuch mit Oxybutinin gemacht werden, um die Detrusoraktivität zu blockieren (anticholinergisch). Der wichtigste Fortschritt liegt heute in der frühen Anwendung der mehrfach täglich wiederholten »reinen« **Blasenkatheterisierung**. Beim Säugling und Kleinkind werden die Eltern dazu angeleitet. Ältere Kinder führen das Katheterisieren selbst durch. Das oberste Ziel dieser organischen Störungen ist die Vermeidung von Harnwegsinfekten und von sekundären Folgen der chronischen Zystitis, des sekundären vesikoureteralen Refluxes (▶ Abschn. 15.2.4) und wiederholter Pyelonephritiden. Bei gutem Training kann die große Mehrzahl aller Spina-bifida-Patienten heute weitgehend infektfrei gehalten werden. Schwieriger kann die Situation bei Jungen sein. Hier sind gegebenenfalls urologische Ableitungsoperationen notwendig. Hier kommt anfangs eine Zystostomie, später Blasenkontinenz-Operationen wie der »Mainz-Pouch« und eine Ileostomie in Frage.

Prognose Die Prognose hängt sehr stark von der Ursache ab: Die nicht organisch bedingte Enuresis nocturna hat insgesamt eine gute Prognose. Diese ist geprägt durch die zu erwartende Reifung. Die Therapieerfolge durch die Kombination aus Verhaltenstherapie und medikamentöser Therapie sind insgesamt befriedigend. Bei angeborenen neurogenen Störungen ist eine Heilung nur selten erreichbar. Das Ziel ist eine so weit wie möglich persistierende Infektfreiheit. Auch die Eingliederung in das altersentsprechende soziale Umfeld gelingt in der Regel.

> **Kernaussagen**
> - Enuresis und Inkontinenz sind im frühen Kindesalter häufig.
> - Während die nächtliche Enuresis meist keine organische Ursache hat, muss bei der Inkontinenz tagsüber auch an Fehlbildungen, insbesondere der Harnleitermündung und der Blasenentleerung gedacht werden.
> - Die Behandlung der Enuresis nocturna besteht aus der Kombination von Verhaltenstherapie und medikamentöser Therapie.

15.14 Akutes Nierenversagen (ANV)

Bei entzündlichen Erkrankungen wie dem hämolytisch-urämischen Syndrom oder auch als Folge eines Schockzustandes, insbesondere bei Neugeborenen, kann ein akutes Nierenversagen auftreten. Die Stabilisierung des Kreislaufes, die angemessene Hydrierung und Bilanzierung helfen die kritische Phase zu überwinden. Heute können bei Kindern in jedem Alter Dialyseverfahren eingesetzt werden.

Fallbeispiel

Anamnese Die 9 Jahre alte Franziska wird nach Sturz über den Fahrradlenker im Kreislaufschock in die Klinik gebracht.

Befund Bei der sofort durchgeführten Sonographie findet sich eine stark blutende Milzruptur, so dass Franziska sofort transfundiert und operiert werden muss. Im Anschluss ist Lena noch einige Tage beatmungspflichtig (Schocklunge), das Kreatinin steigt bei Oligurie beständig weiter.

Diagnose Akute, zunächst prärenale Niereninsuffizienz bei Kreislaufschock, Übergang in akute tubuläre Nekrose.

Therapie Aufgrund der eintretenden deutlichen Überwässerung muss Franziska dialysiert werden.

Verlauf Erst nach 3 Wochen beginnt langsam wieder eine relevante Urinausscheidung, wenige Tage später eine Polyurie mit großen Natrium und Kaliumverlusten. Nach 2 Monaten ist Franziskas Nierenfunktion wieder normalisiert, sie verlässt die Klinik.

Definition Unter akutem Nierenversagen wird die akute Erhöhung der Retentionswerte (Kreatinin, Harnstoff) verstanden, die in der Regel mit einer Reduktion der Urinproduktion einhergeht. Obwohl die Oligurie bzw. Anurie meist das akute Nierenversagen begleitet, ist ein Rückgang der Urinproduktion nicht notwendigerweise vorhanden. Eine **Oligurie** liegt vor, wenn das Urinvolumen unter 0,5 ml/kg und Stunde oder < 240 ml/m2 KOF pro 24 Std. beträgt. Von **Anurie** spricht man bei einer Diurese von < 0,2 ml/kg und Stunde bzw. 100 ml/m2 KOF/24 Std. Eine Sonderform des akuten Nierenversagens ist die **akute tubuläre Nekrose**. Die direkte Schädigung des tubulären Epithels ist oft Folge eines Schockgeschehens, einer Sepsis oder in zunehmendem Maße auch nach toxischen Einflüssen. Hierbei spielen Medikamente eine wesentliche Rolle (Immunsuppressiva, Zytostatika, Antibiotika, Antimykotika)

> ❯ Ein akutes Nierenversagen kann es von Geburt bis zum Ende der Entwicklung durch verschiedene Ursachen geben. In der Neugeborenenperiode sind es häufig schwere septische Infektionen und Schockzustände. Später kann es das hämolytisch-urämische Syndrom sein oder Volumenverluste nach Unfällen oder toxischen Veränderungen. Das Wichtigste ist die frühzeitige Wiederherstellung

eines normalen Kreislaufs und die Kontrolle des Elektrolyt- und Wasserhaushaltes unter Einstellung des Blutdrucks. Dialyseverfahren sind heute in jeder Altersgruppe möglich und führen erfolgreich zur Wiederherstellung einer notwendigen Nierenfunktion.

Epidemiologie In Deutschland wird eine Inzidenz von 20–25 pro 1 Million Kinder und Jugendliche unter 15 Jahren angegeben. Die Letalität bei Kindern mit akutem Nierenversagen aufgrund von Schocknieren beträgt noch 27 %.

Pathogenese Man unterscheidet prärenale, renale und postrenale Ursachen. Die prärenale Ursache des ANV ist mit ca. 70 % die häufigste. In der Regel liegt eine inadäquate Perfusion der Niere z. B. als Folge einer arteriellen Hypotension vor. Da das Nierenmark einen hohen Sauerstoffverbrauch besitzt und die Reservekapazität der Durchblutung unterhalb der Autoregulationsgrenze sehr begrenzt ist, kommt es konsekutiv zu einer tubulären Schädigung, der akuten tubulären Nekrose. Aus einem prärenalen Nierenversagen kann ein intrarenales Nierenversagen werden. Die Unterscheidung der beiden Zustände ist an Hand von wenigen Urin- und Serum-Parametern möglich (◻ Tab. 15.9). Ein im eigentlichen Sinne intrinsisches ANV wird bei 25 %, eine postrenale Ursache bei ca. 5 % der Patienten diagnostiziert.

Pathophysiologisch ist der molekulare Mechanismus der Epithelzellschädigung beim ischämischen Nierenversagen durch die Störung des Energiehaushaltes und die sekundäre Zellschädigung erklärt. Durch Zelldetritus kann es zur tubulären Obstruktion kommen.

Klinik Die Oligurie bzw. Anurie sowie Zeichen der Überwässerung mit Ödemen und Aszites sind die wesentlichen klinischen Symptome. Häufig besteht ein Hypertonus mit zerebralen Symptomen, wie zerebralen Krampfanfällen. Die Urämie kann zu Übelkeit und Erbrechen führen. Meist klagen die Kinder über Kopfschmerzen.

Diagnostik Bei der klinischen Untersuchung ist auf Zeichen der Überwässerung und auf Ödeme zu achten. Bei klinisch ausgeprägten Symptomen und sonographisch nachweisbarem Aszites ist bereits von einer Überwässerung von ca. 5–10 % der Körpergewichtes auszugehen. Die arterielle Hypertonie, ein Lungenödem, ein Hirnödem und Krampfanfälle weisen auf lebensbedrohliche Komplikationen hin. Im Serum sind Kreatinin und Harnstoff erhöht. Weitere Symptome der Niereninsuffizienz (Urämie) treten erst nach einigen Tagen auf (Urämietoxine).

 Cave
Die Störung des Elektrolythaushaltes bedingt die akute Gefahr einer Hyperkaliämie mit akutem Herzstillstand.

Therapie Die Indikation zur **Dialyse** wird durch klinische und Laborparameter bestimmt. Liegt eine Überwässerung mit Lungenödem oder eine Hyperkaliämie mit Kaliumkonzentra-

◘ Tab. 15.9 Ursachen des akuten Nierenversagens im Kindesalter

Ursachen	Erkrankungen
Prärenal	Akute Blutung
	Anorexie (Mangelescheinung)
	Arterielle Hypertonie
	Dehydratation z. B. bei Durchfallserkrankungen
	Herzinsuffizienz
	Herzversagen
	Hypoproteinämie
	Nephrotisches Syndrom
	Hypovolämie
	Schock
	Schwere Fehlernährung
	Trauma
	Septischer Schock
	Schwere Infektionen
Renal	Akute Glomerulonephritis
	Akute tubuläre Nekrose
	Nierenblutungen
	Hämoytisch-urämisches Syndrom
	Interstitielle Nephritis (allergische Reaktion, infektassoziiert)
	Nephrotoxine (Medikamente, Schwermetalle, Pflanzentoxine, Röntgenkontrastmittel, organische Lösungsmittel)
	Papillennekrose
	Pyelonephritis
Postrenal	Obstruktion des Ausflusstrakte durch:
	▬ Hämatom
	▬ Harntraktfehlbildungen (Urethralklappen, Ureterozele, Ureterabgangsstenose)
	▬ Tumor
	Kristallurie
	Steine
	Trauma

Prognose und Verlauf Die Dauer des akuten Nierenversagens ist von der Ursache abhängig. Beim Nierenversagen in Folge einer akuten tubulären Nekrose (ATN) nach einem akuten Schockgeschehen ist die Dauer der Anurie auf maximal 4 Wochen beschränkt. Beim HUS ist die Dauer der Dialysepflichtigkeit meist 1–3 Wochen. Die Letalität beim akuten Nierenversagen ist von der zugrunde liegenden Ursache abhängig. So ist beim Nierenversagen im Rahmen einer schweren Sepsis die Letalität aufgrund des oft bestehenden Multiorganversagen noch immer > 40 %. Beim hämolytisch-urämischen Syndrom hingegen liegt die akute Letalität durch die Verbesserung der Therapie bei 1–3 %.

> **Kernaussagen**
> ▬ Ein akutes Nierenversagen tritt im Rahmen von entzündlichen Erkrankungen wie dem hämolytisch-urämischen Syndrom oder auch als Folge eines Schockzustandes, insbesondere bei Neugeborenen, auf.
> ▬ Die Stabilisierung des Kreislaufes, die angemessene Hydrierung und Bilanzierung helfen die kritische Phase zu überwinden. Heute können bei Kindern in jedem Alter Dialyseverfahren eingesetzt werden.

15.15 Chronische Niereninsuffizienz

Angeborenen Fehlbildungen der Niere oder erworbenen Störungen der Nierenfunktion führen zur chronischen Niereninsuffizienz. Die frühzeitige Erkennung ist für die Therapie und Prävention wichtig zur Verhinderung von Sekundärschäden und damit verbunden Wachstumsstörungen.

Definition Ab einer glomerulären Filtrationsrate (GFR) von < 80 % der Altersnorm wird von einer chronischen Niereninsuffizienz ausgegangen. Die Niereninsuffizienz wird in 5 Stadien eingeteilt (◘ Tab. 15.10).

tionen über 7 mmol/l vor, ist die Indikation zur Dialysetherapie gegeben.

Bei einer postrenalen Ursache ist die **Beseitigung der Obstruktion** die eigentliche Therapie. Bei Situationen in denen eine prärenale Ursache vorliegt, ist die Behebung der prärenalen Symptomatik die Therapie der Wahl. Die adäquate Flüssigkeits- und Elektrolytbilanzierung ist entscheidend. Unter Gewichtskontrolle wird die Einfuhr an der Ausfuhr orientiert. Bei Überwässerung muss die Bilanz negativ sein.

Eine **Hyperkaliämie** kann bis zur Realisierung einer Dialysetherapie durch orale und rektale Zufuhr eines Ionenaustauscherharzes (Resonium®) sowie durch intravenöse Infusionen mit Glucose 20 % unter Zusatz von 0,1 IE Altinsulin/kg/h gesenkt werden. Solange noch eine Diurese vorhanden ist, sollte hochdosiert Furosemid (2 mg/kg KG als Einzelgabe) appliziert werden. Auch der Ausgleich einer metabolischen Azidose mit Natriumbicarbonat senkt durch einen intrazellulären Kaliumshift dessen extrazelluläre Konzentration.

◘ Tab. 15.10 Stadien der chronischen Niereninsuffizienz (chronic kidney disease: CDK)

Stadium	Symptome	Glomeruläre Filtrationsrate (GFR) (Angabe in: ml/min/1,73 m²)
1	Normale GFR	90
2	Meist asymptomatisch	Zwischen 60 und 89
3		Zwischen 30 und 59
4		Zwischen 15 und 29
5	Terminale Niereninsuffizienz (end-stage renal disease: ESRD)	Weniger als 15

15

Ätiologie und Pathogenese Die Ursachen der chronischen Niereninsuffizienz sind abhängig vom Lebensalter. In der Säuglingsperiode sind es meist angeborene Fehlbildungen der Nieren und des Harntraktes. Im Kleinkind- und Schulalter sind es überwiegend chronische Glomerulonephritiden, HUS mit Übergang in die terminale Niereninsuffizienz, irreversible nephrotoxische Zustände und angeborene Tubulopathien (z. B. Zystinose). Die klinischen Symptome sind daher von der Grunderkrankung und dem Alter bei Beginn der Niereninsuffizienz abhängig.

> Eine chronische Niereninsuffizienz ist die Folge von angeborenen oder im Kindesalter erworbenen schweren Nierenparenchymerkrankungen. Die frühzeitige Beherrschung der sekundären Folgen wie Calcium-Phosphat-Stoffwechselstörungen, der renalen Anämie und der Wachstumsstörungen machen es heute möglich, die sekundären Konsequenzen gut zu kompensieren. Eine Dialysebehandlung und Transplantation ist fast für jedes Alter heute möglich.

Klinik Das klinische Bild weist die folgende Symptomatik auf:
- Ausfall der Ausscheidungsfunktion von Flüssigkeit und harnpflichtigen Substanzen mit Störung der Harnkonzentrierung
- Störung des Elektrolythaushaltes (Hyperkaliämie), Ödemneigung, metabolische Azidose
- Störung der Erythropoetinsynthese und Entwicklung einer renalen Anämie
- Vitamin-D-Stoffwechselstörung mit Hyperphosphatämie, Hypokalzämie, Hyperparathyreoidismus (renale Rachitis)
- Malnutrition durch urämische Anorexie
- Wachstumsretardierung
- Störung der Pubertätsentwicklung
- Toxische Organschäden durch Urämietoxine
- Hypertonie mit zunehmender Kreislaufbelastung und Entwicklung einer Herzinsuffizienz
- Zerebrale Krampfanfälle
- Urämische Gastritis

Therapie Folgende Behandlungsstrategien sind erforderlich:
- **Kontrolle des Elektrolyt- und Säure-Basen-Haushaltes:** Durch genaue Bilanzierung der Flüssigkeitszufuhr kann die Neigung zur Wasserretention und Ödembildung kontrolliert werden. Diuretika wie Furosemid, anfangs in einer Dosis von 1–2 mg/kg pro Tag, erleichtern die Kontrolle der Bilanz. Bei metabolischer Azidose wird Natrium-Bikarbonat verabreicht.
- **Behandlung der Anämie:** Bei Hämoglobinwerten unter 10 g % ist die Behandlung mit Erythropoetin (ab 100 IE/kg 3-mal/Woche s.c.) indiziert. Je nach Ansprechen ist die Dosis langsam zu erhöhen. Auf einen ausgeglichenen Eisenstoffwechsel ist zu achten. Die Substitution von Fe^{2+} (2–6 mg(kg/Tag)) ist meist notwendig.
- **Behandlung der renalen Osteopathie:** Bei Hyperphosphatämie wird Calciumcarbonat verabreicht. Zusätzlich

wird aktives Vitamin D (Calcitriol) in einer Dosis von 10–50 µg/kg/Tag gegeben.
- **Behandlung der Hypertonie:** Eine strikte Einstellung des Blutdrucks ist zur Vermeidung von Komplikationen einerseits und zur Verlangsamung der Progression des Nierenleidens notwendig. Die Behandlung erfolgt nach einem Stufenplan (▸ Abschn. 15.8).
- **Behandlung der sekundären Gedeihstörung:** Eine Reduktion der Eiweißzufuhr auf 1–1,5 g/kg pro Tag kann eventuell die Progression der Nierenerkrankung verlangsamen. Häufig ist aber die Inappetenz und Anorexie im Vordergrund.
- **Behandlung der multifaktoriellen Wachstumsretardierung:** u. a. durch adäquate Kalorienzufuhr, Ausgleich der metabolischen Azidose und mit Wachstumshormon behandelt.

Kernaussagen
- Die chronische Niereninsuffizienz im Kindesalter beruht auf angeborenen Fehlbildungen oder erworbenen Störungen.
- Die frühzeitige Erkennung dient der angemessenen Therapie und Prävention von Sekundärschäden wie Störungen des Calciumphosphatstoffwechsels, der renalen Anämie und Wachstumsstörungen.

15.16   Nierenersatztherapie

»Nierenersatztherapie« ist der Überbegriff für alle Therapieformen, die zur Behandlung der terminalen Niereninsuffizienz heute möglich sind. Dies sind die verschiedenen Formen der Dialyse und die Nierentransplantation. Infolge der technischen Verbesserungen der Dialysematerialien und der zur Verfügung stehenden Maschinen kann heute jedem Patient eine Nierenersatztherapie angeboten werden. Für Kinder ist die Peritonealdialyse meist die angemessene Form der Ersatztherapie. Unter gewissen medizinischen Gegebenheiten muss allerdings auch bei Säuglingen auf die Hämodialyse ausgewichen werden. Generell sollte eine Dialyse bei Kindern mit dem Ziel vorgenommen werden, eine rasche Nierentransplantation durchzuführen. Die geistige und körperliche Entwicklung und die persönliche Lebensqualität ist mit einem gut funktionierenden Nierentransplantat jeder Form der Dialyse überlegen.

15.16.1   Hämodialyse

Bei der Hämodialyse wird eine Blutreinigung mit Hilfe eines extrakorporalen Hämofilters durchgeführt. Die verschiedenen Formen der Hämodialyse unterscheiden sich prinzipiell nicht von den Systemen der Erwachsenenmedizin. Die zur Verfügung stehenden Dialysatoren werden für alle Altersgruppen hergestellt. Der derzeit kleinste Hämofilter hat ein (Blut-)Füllvolumen von ca. 6 ml. Die notwendigen Schlauchsysteme wurden ebenfalls an die besonderen Gegebenheiten des Kindesalters angepasst. In der Regel ist das Füllvolumen der Schlauchsysteme für Kinder ca. 50 % der von Erwachsenensystemen. Das minimale extrakorporale Volumen liegt im Moment < 50 ml für Routinedialysesysteme.

Formen der Hämodialyse

Bei der Hämodialyse werden die harnpflichtigen Substanzen über eine semipermeable Membran (Hämofilter) entlang eines Konzentrationsgefälles mittels Diffusion entfernt. Die Flüssigkeit wird hierbei durch die Beeinflussung des transmembranösen Druckes filtriert (Ultrafiltrat). **Sonderformen** der Dialyse sind **Hämofiltration** und **Hämodiafiltration**.

Die **Durchführung der Hämodialyse** im Kindesalter setzt einen adäquaten Zugang an das Gefäßsystem voraus. Für Kinder ab dem Kindergartenalter wird bei permanenter Dialyse ein Gefäßzugang über eine chirurgisch angelegte arteriovenöse Fistel angestrebt. Bei kleineren Kindern oder bei akuter Notwendigkeit der Dauerdialyse stehen verschiedene Formen von Dialysekathetern zur Verfügung. Generell ist die Dialyse mit Kathetern auch über mehrere Monate möglich. Die Komplikationsrate, insbesondere die Thrombosierung, ist allerdings relativ hoch. Eine Antikoagulation kann das Risiko der Katheterthrombose und die Gefahr der Embolie verringern. Die Gefahren der pharmakologischen Antikoagulation, insbesondere die der Hirnblutung, sind bei Patienten mit Niereninsuffizienz als Folge der urämischen Störung der Blutgerinnung erhöht.

15.16.2 Peritonealdialyse

Innerhalb der letzten 15 Jahre hat sich die Peritonealdialyse als bevorzugtes technisches Behandlungsverfahren der chronischen Niereninsuffizienz etabliert. Das Verfahren beruht auf der Tatsache, dass das Peritoneum als Austauschmembran genutzt werden kann. Hierbei wird in den Peritonealraum eine adäquate Dialyseflüssigkeit instilliert und nach Austausch der harnpflichtigen Substanzen wieder entleert. Prinzipiell können alle Formen der Peritonealdialyse wie sie bei Erwachsenen möglich sind auch beim Kind durchgeführt werden. Die Durchführung der Peritonealdialyse setzt allerdings einen sicheren Zugang zum Peritonealraum voraus. Verschiedene Kathetersysteme wurden auch für Neugeborene entwickelt. Die Peritonealdialyse ist mit nicht unwesentlichen Komplikationen belastet. Neben der Obstruktion des Katheters ist die Peritonitis eine wesentliche Gefahr. Die Infektion des Peritonealraumes kann hierbei durch Kontamination der Dialysatflüssigkeit entlang des implantierten Katheters als sog. »Tunnelinfektion« erfolgen. Nur durch sorgfältige Wechsel der Dialysebeutel, durch richtige Implantation des Dialysekatheters und durch konsequente Pflege der Kathetereintrittsstelle wird diese Gefahr verringert.

Formen der Peritonealdialyse (PD)

Bei der üblichen Form der PD wird der Austausch der Dialyseflüssigkeit, welche in den Peritonealraum instilliert wird, alle 4–8 Stunden vorgenommen. Die Verweilzeit ist hierbei am Tage kürzer und zum Erreichen einer gewissen Schlaflänge während der Nacht länger. Daraus resultieren in der Regel 4 Flüssigkeitswechsel pro 24 Stunden. Diese zyklische ambulante PD wird als **CAPD** bezeichnet. Diese Form ist für alle Altersgruppen möglich. In leicht modifizierter Form kann die CAPD auch zur akuten Behandlung von Nierenversagen, auch im Früh- und Neugeborenenalter, genutzt werden. Als Dauerdialyseform ist die CAPD für Kinder mit dem Problem assoziiert, dass die Freizügigkeit durch die mehrmaligen Beutelwechsel eingeschränkt ist. Das Infektionsrisiko ist dadurch ebenfalls leicht erhöht. Die für Kinder besser geeignete Form der PD wird nur für eine gewisse Zeit pro Tag durchgeführt. Die in der Regel nachts durchgeführte zyklische PD erhöht die Effektivität der Dialyse durch eine Erhöhung der Austauschfrequenz und eine Verkürzung der Verweilzeit der Dialyseflüssigkeit (60–100 min). Die häufigen Flüssigkeitswechsel werden mit automatischen Cyclern durch die Angehörigen und bei älteren Patienten von diesen selbstständig durchgeführt (**CCPD**). Durch die Verbesserung der technischen Voraussetzungen und durch die Verringerungen der Maße der Cycler ist diese Dialyseform die bevorzugte Form der Dialyse im Kindesalter.

> **Kernaussagen**
> - Für Kinder ist die Peritonealdialyse in der Regel die angemessene Form der Nierenersatztherapie.
> - Generell sollte eine Dialyse bei Kindern mit dem Ziel vorgenommen werden, eine rasche Nierentransplantation durchzuführen.
> - Die geistige und körperliche Entwicklung und die persönliche Lebensqualität ist mit einem gut funktionierenden Nierentransplantat jeder Form der Dialyse überlegen.

15.17 Nierentransplantation

Bei terminaler Niereninsuffizienz ist das gegebene Ziel einer Langzeitdialysebehandlung die Nierentransplantation. Die Langzeiterfolgsraten der Nierentransplantation sind bei Lebendspende signifikant besser, als bei Leichennierenspende. Die Überlebensraten haben sich durch die Verfeinerung der Immunsuppression innerhalb der letzten 20 Jahre in beiden Transplantationsgruppen signifikant verbessert.

Fallbeispiel

Anamnese Der jetzt 5 Jahre alte Lars musste aufgrund beidseitiger Nierendysplasie bei Urethralklappen schon mit 10 Monaten mit Peritonealdialyse behandelt werden. Mit 15 Monaten hatte er eine erste Peritonitis, der kurz darauf die nächste Peritonitis mit dem gleichen Keim folgte und einen Wechsel des Katheters nötig machte. Im Alter von 2 Jahren bei einem Gewicht von 10 kg wurde Lars bei Eurotransplant für eine Nie-

▼

rentransplantation angemeldet. Mit vier Jahren kam es durch peritoneale Verwachsungen immer wieder zu Schwierigkeiten bei der Peritonealdialyse, so dass eine Hämodialyse notwendig wurde.

Therapie Jetzt erhält Lars die Niere einer 43-jährigen Motorradfahrerin ohne relevante Vorerkrankungen. Von nun beginnt eine lebenslange immunsuppressive Behandlung.

Verlauf Nach einem ersten Jahr mit der neuen Niere, in dem Lars aufgrund von Gastroenteritiden zweimal stationär die Klinik aufsuchen muss, entwickelt sich der Junge sehr gut. Er wird in die Regelschule eingeschult und zeigt mittlere Leistungen. 5 Jahre nach der Transplantation ist seine Nierenfunktion weiterhin gut.

Zur **Vorbereitung** auf die Transplantation ist eine Überprüfung des Impfstatus und ggf. die Wiederholung von Impfungen wichtig. Insbesondere bei chronischer Niereninsuffizienz ist die Erfolgsquote von Impfungen generell schlechter als bei gesunden Kindern.

Im Rahmen der Transplantation ist eine **Abstoßungsprophylaxe** durch eine Kombination von Medikamenten durchzuführen.

> ❗ **Cave**
> Die Immunsuppression muss lebenslang durchgeführt werden.

Die **Nebenwirkungsspektren** der verwendeten Medikamente sind medikamentenspezifisch und führen zu einem deutlich erhöhten Risiko für virale und bakterielle Infektionen. Die wichtigsten **Medikamente** sind **Cyclosporin A** und **Tacrolimus** in Kombination mit **Prednison** und **Mycophenolat Mofetil**. Neu sind mTOR-Inhibitoren wie Sirolimus und Everolimus.

Spätfolgen der Immunsuppression sind insbesondere lymphoproliferative Erkrankungen. Das Malignomrisiko wird in größeren Untersuchungen bei ca. 2 % angegeben, wobei exakte Zahlen für das Kindesalter nicht erhoben wurden. Es scheint jedoch, dass die Gabe einer Induktionstherapie bzw. die zusätzliche Gabe von Antikörpern (ATG, OKT3) im Rahmen einer Abstoßungstherapie ein erhöhtes Risiko für sekundäre Malignome beinhaltet.

Der **Erfolg einer Nierentransplantation** lässt sich am ehesten an der Integration, der persönlichen Einschätzung der Lebensqualität und der späteren sozialen Kompetenz ableiten. Nach Nierentransplantation ist die Lebensqualität gegenüber den Dialyseverfahren insgesamt als besser eingestuft.

> ➲ Die meisten Patienten können nach der erfolgreichen Transplantation eine weitgehend normale Entwicklung durchlaufen.

Insgesamt lässt sich nach einer Nierentransplantation oft ein Aufholwachstum (catch up growth) erreichen. Die Mehrzahl der Patienten liegt aber mit ihrer Endlänge in den unteren Perzentilenbereichen.

> **Kernaussagen**
> - Bei terminaler Niereninsuffizienz ist das gegebene Ziel einer Langzeitdialysebehandlung die Nierentransplantation.
> - Zur Vorbereitung auf die Transplantation ist eine Überprüfung des Impfstatus und ggf. die Wiederholung von Impfungen wichtig.
> - Zur Abstoßungsprophylaxe ist die Immunsuppression lebenslang durchzuführen. Die wichtigsten Medikamente sind Cyclosporin A und Tacrolimus in Kombination mit Prednison und Mycophenolat Mofetil.

15.18 Fehlbildungen und Erkrankungen des äußeren Genitales

Fehlbildungen des äußeren Genitale treten bei Jungen und Mädchen auf. Äußerlich sichtbare Fehlbildungen bedürfen immer einer genauen Untersuchung im Hinblick auf innere Fehlbildungen. Dies ist begründet durch die entwicklungsbiologische Verbindung der Entwicklung von Nieren, ableitenden Harnwegen und Genitale.

Fallbeispiel

Anamnese Der 2 Jahre alte Johannes wird zur Korrektur einer Hypospadie in die Klinik aufgenommen.

Befund Bei der Aufnahme fällt eine große Proteinurie und eine Niereninsuffizienz auf. Sonographisch sind die Nieren groß und verwaschen, in einer Niere fällt ein Tumor auf.

Therapie Statt der Hypospadieoperation erfolgt eine Tumornephrektomie, die einen Wilms-Tumor zutage fördert.

Diagnose Die molekulargenetische Analyse erbringt eine Wilms-Tumor-Gen-1-Mutation, die typischerweise die Kombination Wilmstumor, nephrotisches Syndrom und Hypospadie verursacht.

Verlauf Nachdem Johannes terminal niereninsuffizient ist und der Peritonealdialyse bedarf, wird auch die 2. Niere entfernt (erhöhtes Malignomrisiko). Johannes wartet derzeit auf die Nierentransplantation.

15.18.1 Erkrankungen des männlichen Genitale

Phimose

Eine Präputialverklebung ist bei Neugeborenen und Säuglingen physiologisch. Sie löst sich in den ersten Lebensjahren spontan.

Definition Eine hochgradige Vorhautverengung, die sich durch eine Ballonbildung beim Miktionieren darstellt und mit

Balanitiden einhergehen kann, gilt als eigentliche primäre angeborene Phimose. Bei Fortbestehen dieser Enge nach dem 3. Lebensjahr mit distaler enger Vorhaut spricht man von **kongenitaler Phimose**.

> ❗ **Cave**
> Bei vorzeitiger Manipulation und gewaltsamer Dehnung der Vorhaut kann es zu Einrissen der Haut und zur sekundären Narbenphimose kommen.

Diagnostik Die Diagnose wird im entsprechenden Alter durch ein behutsames, vorsichtiges Überstreifen des Präputiums über die Glans gestellt. Gelingt dieses nicht und zeigt sich ein rüsselförmiges, nicht zu öffnendes Vorhautstück, liegt der Befund einer Phimose vor. Lässt sich dagegen die Vorhaut leicht auseinanderdrängen, ist der Befund der physiologischen Verklebung vorhanden.

Therapie Bei Vorhandensein von Miktionsstörungen, rezidivierenden entzündlichen Veränderungen im Sinne einer Balanitis und bei Vorliegen einer narbigen Phimose (Sekundärphimose) ist eine operative Zirkumzision indiziert.

Balanitis

Definition Hierbei handelt es sich um eine Entzündung im Bereich der Glans und des Präputiums, meist im Rahmen einer bestehenden primären oder sekundären Phimose.

Klinik Der distale Anteil des Penis ist hochrot geschwollen und schmerzhaft.

Therapie Die Therapie beruht auf systemischer Antibiotikagabe (z. B. Ampicillin mit Clavulansure) und in feuchten Camillosan- und Kochsalzumschlägen. Nach Abklingen muss gegebenenfalls die operative Korrektur der Phimose durchgeführt werden.

Paraphimose

Bei zu engem Präputium und manuellem Überstreifen über die Glans kann es zur Einengung hinter der Glans kommen (◧ Abb. 15.20). Infolge venöser Abflussbehinderung kann der

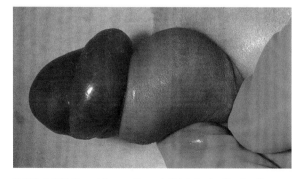

◧ **Abb. 15.20 Paraphimose.** Dargestellt ist die ringförmige Einschnürung des Penis mit Schwellung des Präputiums und blau-livider Verfärbung der Glans penis (Mit freundlicher Genehmigung von Prof. Dr. A. Frankenschmidt, Urolog. Univ.-Klinik, Freiburg)

distale Anteil des Penis so stark anschwellen, dass die Vorhaut nicht mehr vorgezogen werden kann. Der Penis wird ödematös, glasig-livide verfärbt. Wenn dieser Zustand länger anhält, kann es zu Ulzerationen und zu schweren Entzündungen kommen, im schlimmsten Fall auch zur Nekrose.

Therapie Bei ausreichender Sedierung oder auch in Narkose muss versucht werden, das Ödem zu vermindern und nach Vorlagen von feuchten Kompressen langsam eine Reposition des Präputiums über die Glans zu ermöglichen. Mit der Behandlung darf nicht zu lange gewartet werden, da es sich um ein hochakutes Krankheitsbild handelt, gegebenenfalls muss der Schnürring hinter der Glans operativ eingeschnitten werden und eine anschließende Zirkumzision vorgenommen werden.

Hypospadie

Ätiologie Die Hypospadie ist das Ergebnis einer Entwicklungsstörung, bei der die Harnröhrenmündung nicht an der Spitze der Glans penis, sondern je nach Ausprägung an der Unterseite des Penisschaftes oder im Bereich des Skrotalansatzes mündet. Es wird daher die Hypospadia glandis, coronaria, pinealis, scrotalis oder perinealis unterschieden. Je nach Ausprägung fehlt teilweise oder ganz das Corpus spongiosum. Anstatt des Corpus spongiosum liegt ein bindegewebiger Strang vor, die sog. Chorolla, die zu einer Abweichung des Penisschaftes mit einer Krümmung nach kordal führt.

Klinik Die Krümmung verhindert eine Erektion, das Präputium ist geteilt und bildet eine Schürze um die Glans (◧ Abb. 15.21). Bisweilen ist die Harnröhrenöffnung, der Meatus, verengt. Der Harnstrahl, entweder an der Unterseite des Penis oder skrotal, ist nur dünn und weicht von der geraden Richtung ab.

Differenzialdiagnose Differenzialdiagnostisch ist bei schweren Hypospadien mit Mündungen des Meatus im Skrotalbereich an eine Symptomatik eines Mikropenis zu denken, wobei dieses auch eine Fehlbildung bei weiblichem Genitale wie z. B. beim adrenogenitalen Syndrom darstellen kann. Diagnostisch ist eine Chromosomenanalyse und ggf. zielgerichtete molekulargenetische Untersuchungen notwendig.

> ❯ Entscheidend ist die Abklärung weiterer assoziierter Fehlbildungen an Nieren und Harnwegen sowie von Nierenfunktionsstörungen.

Therapie Bei vorliegender Meatusstenose muss diese frühzeitig beseitigt werden. Das oberste Ziel eines therapeutisch chirurgischen Vorgehens ist die Begradigung des Penisschaftes, die Ermöglichung eines kräftigen, gebündelten und orthograden Harnstrahls und eine optimierte Kosmetik. Eine Frühkorrektur in den ersten beiden Lebensjahren ist indiziert. Hierbei wird ein fehlender Harnröhrenanteil aus distaler Schafthaut oder innerem Vorhautblatt gebildet. Gegebenenfalls sind Schleimhauttransplantate aus Harnblase oder Mundhöhle nötig.

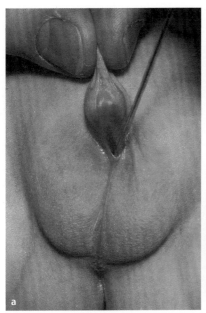
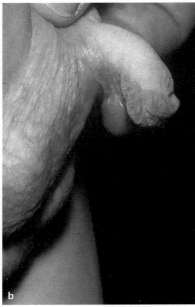

◘ **Abb. 15.21 Hypospadie. a** Ansicht der Fehlbildung von vorn im Bereich des Ansatzes der Harnröhre. Die Sonde stellt das Orificium urethrae dar. Auf der Glans penis ist kein Orificium erkennbar. **b** Laterale Ansicht: Dargestellt ist die Schürze des zweigeteilten Präputiums (Mit freundlicher Genehmigung von Prof. Dr. A. Frankenschmidt, Urolog. Univ.-Klinik Freiburg)

Epispadie

Definition Bei der Epispadie handelt es sich um eine dorsale Fehlbildung der Harnröhre. Sie tritt meistens in Kombination mit einer Blasenexstrophie auf.

Klinik Die Urethra ist gespalten und liegt vor den Corpora cavernosa. Die Spalte ist meist neben dem Blasenhals fortgesetzt und die Kinder sind inkontinent. Der Penis ist dabei nach dorsal abgeknickt und zu klein. Bei der Aufsicht ist die Schleimhaut der Urethrarinne sichtbar.

Therapie Das therapeutische Vorgehen ist ähnlich wie bei der Hypospadie. Das Ziel ist eine Begradigung des Schaftes und ein Verschluss der Rinne. Bei primärer Inkontinenz müssen Kontinenzplastiken am Blasenhals durchgeführt werden.

Blasenexstrophie

Definition Bei der Blasenexstrophie liegt eine Fehlbildung der Kloakenmembran vor.

Klinik Die Bauchwand ist offen und im Defekt liegt die breit offene Blase, von der die Hinterwand und das Trigonum mit Mündung der Harnleiter offen daliegt (◘ Abb. 15.22). Diese Schleimhäute setzen sich kontinuierlich in die offene gespaltene Harnröhre fort. Der muskuläre Kontinenzapparat fehlt; ebenso die Symphyse, so dass die Schambeinäste weit auseinander klaffen. Die Folge einer solchen Fehlbildung ist eine meist refluxive Verbindung zwischen Blasenstruktur und Harnleitern mit einer hochgradigen Neigung zu Infektionen, auch der oberen Harnwege.

Therapie Das Ziel ist, durch operativ-rekonstruktive Maßnahmen den Blasenverschluss herzustellen, die Harnröhre und den Penisschaftes zu rekonstruieren sowie eine Kontinenz zu erreichen. Das gelingt unter spezifischen Voraussetzungen nur in gut der Hälfte der Fälle. Falls ein solches operatives Verfahren misslingt, muss zur Erhaltung der beidseitigen

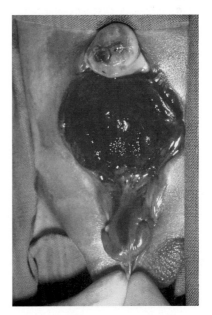

◘ **Abb. 15.22 Blasenexstrophie.** Photographie von oben auf die rot gefärbte Platte des Blasenrestes mit Mündung der Ureteren und Darstellung der nach oben gespaltenen Harnröhre

Nierenfunktion eine hohe Harnableitung erfolgen, um damit ein normales Gedeihen des Kindes zu ermöglichen.

> **Kernaussagen**
>
> — Eine Phimose ist in der Regel eine physiologische Enge der männlichen Vorhaut. Nur selten sind extreme angeborene Stenosen vorhanden, die einer chirurgischen Intervention bedürfen.
> — Eine Paraphimose ist immer ein Notfall, der klinisch versorgt werden muss.
> — Bei angeborenen Fehlbildungen wie Hypospadie und Blasenexstrophie sind schon kurz nach der Geburt die rekonstruktiven operativen Maßnahmen mit den entsprechenden Ärzten der Urologie zu planen.

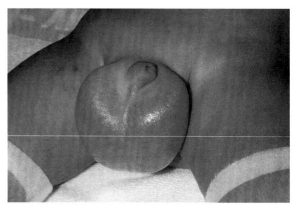

Abb. 15.23 Hydrozele. Deutliche Schwellung des Skrotums, jedoch keine Rötung

Lageanomalien des Hodens

Pathogenese Bei etwa 10 % der Neugeborenen sind noch nicht beide oder nur ein Hoden in das Skrotum deszendiert (**Maldescensus testis**). Der Descensus testis ist hormonell gesteuert. Bei Frühgeborenen ist der Hodenhochstand noch sehr viel häufiger. Bei der **Retentio testis** verharrt der Hoden auf seinem normalen Weg durch den Leistenkanal ins Skrotum entweder im Leistenkanal oder auch im Bauchraum. Liegt der Hoden außerhalb dieses normalen Weges, spricht man von einer **Hodenektopie.** Ein **Gleithoden** liegt vor, wenn es mechanisch gelingt, den Hoden jeweils in das Skrotum vorzubringen, der jedoch nach Ablassen des Zuges wieder in seine ursprüngliche Lage zurückweicht.

Ein **Pendelhoden** ist definiert durch die Tatsache, dass der Hoden normalerweise hochsteht, aber von Zeit zu Zeit im Skrotum erscheint, je nach Cremaster-Tonus. Er ist leicht zu mobilisieren. Hierbei handelt s sich um eine Normvariante

Diagnostik Der Maldescensus testis wird gemeinsam mit einem offenen Processus vaginalis diagnostiziert. Neben der manuellen Palpation dient häufig die **Ultraschalldiagnose** dazu, den Nachweis für das Vorhandensein eines Hodens zu erbringen. In Zweifelsfällen kann bei beidseitigem nichtpalpablem Hoden eine **Kernspintomographie** durchgeführt werden, häufig wird jedoch die direkte Operation vorgezogen. Dieses ist insbesondere dann anzuraten, wenn eine operative Hodenverlagerung ansteht.

Therapie Das Ziel ist, bis zum Ende des ersten Lebensjahres beide Hoden im Skrotum zu verlagern. Als erste Maßnahme kann eine Therapie mit humanem Choriongonatropin (HCG) als intramuskuläre Therapie in Kombination mit intranasalem GnRH erfolgreich sein. Bei mangelndem Therapieerfolg ist die baldige operative Verlagerung des Hodens indiziert.

Hydrozele

Ätiologie Bei der Hydrozele (Wasserbruch) existiert ein pathologisches Transsudat zwischen den serösen Hodenhöhlen oder innerhalb eines aberrierenden Processus vaginalis. Das letztere ist die häufigste Ursache bei kindlichen Formen.

Klinik Die Symptome sind ausgezeichnet durch eine prallelastische schmerzlose Schwellung des Skrotums (Abb. 15.23).

Diagnostik Die Diaphanoskopie, d. h. die Durchleuchtung, ist positiv. Sonographisch ist die Diagnose der Hydrozele eindeutig zu stellen und gegen eine Leistenhernie oder Spermatozele zu differenzieren.

Therapie Bei Neugeborenen und Säuglingen kann zunächst abgewartet werden. Bleibt die Hydrozele bis über das erste Lebensjahr hinaus bestehen, ist eine operative Entfernung indiziert.

> ❶ **Cave**
>
> Eine Hydrozele ist eine häufig vorkommende, geringe Fehlbildung, die zunächst keiner operativen Korrektur bedarf. Erst bei Persistieren im zweiten Lebensjahr sollte diese beseitigt werden, da sie ein Anlass für die gefährliche Hodentorsion sein kann, die immer ein Notfall ist und innerhalb von 6 Stunden operativ versorgt werden muss.

Hodentorsion

Ätiologie Hierbei handelt es sich um ein hochakutes Ereignis, häufig ausgelöst durch das Vorhandensein einer Hydrozele und anderer Hemmungsfehlbildungen. Bei der Torquierung des Samenstranges kommt es innerhalb kurzer Zeit zu einer venösen Stauung des Hodens und des Nebenhodens mit einer folgenschweren ischämischen oder hämorrhagischen Minderdurchblutung (❏ Abb. 15.24). Innerhalb weniger Stunden kann es zum Funktionsverlust kommen.

Klinik Das Krankheitsbild ist sehr schmerzhaft. Das Kind oder der Säugling schreit.

Diagnostik Die Diagnose ist klinisch zu stellen. Dopplersonographisch kann der fehlende venöse Rückstrom festgestellt werden. Die Methode ist aber nicht absolut zuverlässig.

15

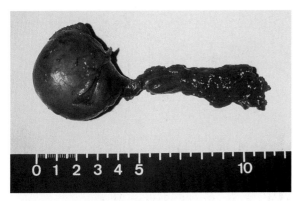

□ Abb. 15.24 Hodentorsion. Operationspräparat des livide verfärbten und nekrotisch veränderten Hodens nach tagelanger Unterbrechung der Durchblutung nach Hodentorsion

Therapie Das Krankheitsbild ist eine absolute dringliche Operationsindikation. Zur Erhaltung des Hodens muss eine Detorquierung und Orchidopexie vorgenommen werden. Letztere erfolgt wegen des erhöhten Risikos auch kontralateral.

Orchitis und Epididymitis

Es handelt sich um akut entzündliche Veränderungen im Bereich des Hodens. Eine kann viral wie z. B. durch Mumps ausgelöst werden. Bei der Epididymitis sind häufig aszendierte Bakterien verursachend. Daher ist eine antibiotische Therapie z. B. mit Ampicillin und Clavulansäure notwendig. Orchitis und Epididymitis lassen sich sonographisch durch eine Organvergrößerung und eine Mehrperfusion diagnostizieren und so von anderen Differentialdiagnosen des akuten Skrotums abgrenzen.

15.18.2 Erkrankungen des weiblichen Genitale

Labiensynechie

Klinik Diese funktionelle anatomische Veränderung ist die häufigste Ursache einer Verengung des Introitus vaginae. Sie kann Ursache für wiederholte Vulvovaginitiden sein. Diese wiederum können dann Mitauslöser für rezidivierende Harnwegsinfekte sein.

Therapie Je älter die Kinder werden und mit Eintritt in die Pubertät verändert sich der vaginale pH-Wert meistens zum sauren Bereich hin und die Verklebungen verschwinden von selbst. Erfolgt dies nicht, kann die Verwendung von topisch aufgetragenem östrogenhaltigen Cremes in über 90 % der Fälle eine sehr schnelle Lösung der Verklebung erreichen.

Hymenalatresie

Klinik Diese ist die schwerwiegende Form der angeborenen Stenosen im Vaginalbereich. Das anfallende Sekret kann nicht abfließen. Dies kann zum Hydrometrokolpos führen. Dabei

wölbt sich das Hymenalhäutchen vor und das Sekret schimmert gelb durch. Seltener kommt es bei der ersten Menstruationsblutung zu dem Phänomen des Hämatokolpos.

Diagnostik Sie ist leicht durch Inspektion zu stellen.

Therapie Sie erfolgt durch eine Inzision oder eine partielle Exzision des Hymens.

> **Kernaussagen**
> ▬ Fehlbildungen des äußeren Genitale treten bei Jungen und Mädchen auf.
> ▬ Bei Jungen ist eine echte Phimose extrem selten.
> ▬ Fehlbildungen der Harnröhre als Symptom einer Hypospadie erfordern frühzeitige chirurgische Beratung und Therapie.

15.19 Tumoren im Bereich der Nieren und ableitenden Harnwege

Zu den Tumoren im Bereich der Nieren und ableitenden Harnwege gehören das Nephroblastom, auch Wilms-Tumor genannt, und die tuberöse Sklerose. Das Nephroblastom ist die häufigste Neoplasie der Niere im Kindesalter. Die tuberöse Sklerose ist eine Multiorganerkrankung.

15.19.1 Nephroblastom (Wilms-Tumor)

Es handelt sich um einen hochmalignen, embryonalen Mischgewebstumor, der in etwa 5–7 % aller Malignome im Kindesalter betrifft. Das häufigste Prädilektionsalter sind die ersten 3 Lebensjahre (▶ Kap. 12). Gelegentlich findet sich eine Kombination mit kongenitalem nephrotischen Syndrom und Hypospadie bei einer Wilms-Tumor Gen 1 Mutation.

15.19.2 Tuberöse Sklerose

Synonyme Tuberöse Sklerose Complex (TSC), Morbus Bourneville-Pringle.

Definition Die tuberöse Sklerose ist eine Multiorganerkrankung, bei der jedes Organ betroffen sein kann.

Ätiologie Zwei Gene werden für die Erkrankung verantwortlich gemacht, TSC 1 auf Chromosom 9 q34 und TSC 2 auf Chromosom 16 p13.3.

Häufigkeit Die Inzidenz in Europa wird mit 1:6000 angegeben, wobei starke regionale Unterschiede vorhanden sind.

Klinik Die Mitbeteiligung des Nierenparenchyms ist für das Langzeitüberleben der Patienten von wesentlicher Bedeutung.

Zirka 60 % der Patienten mit TSC haben eine Nierenbeteiligung. Die beiden wesentlichen strukturellen Veränderungen sind zystische Nierenveränderungen und Angiomyolipome (AML). AML haben die klinische Problematik, dass sie von bösartigen Nierentumoren nur histologisch differenziert werden können. Sie wachsen nicht invasiv innerhalb der Nierenkapsel. Die wesentliche Gefahr geht von akuten Blutungen aus, die im zweiten Lebensjahrzehnt beginnen. Diese können lebensbedrohlich sein.

Bösartige Tumoren mit Invasion in regionale Lymphknoten beziehungsweise mit echter Metastasierung im Sinne von renalen Zellkarzinomen sind bei Patienten mit TSC vereinzelt berichtet worden. Auf Grund der Rarität dieser Berichte ist bei Patienten mit TSC und Nierentumoren ein individuelles Vorgehen notwendig.

Diagnostik Die Nierenpunktion zur besseren Beurteilung ist obsolet, da bei Patienten in der Regel Angiomyolipomstrukturen vorliegen. Punktionen dieser Strukturen haben ein deutlich erhöhtes Blutungsrisiko mit der Gefahr der Notwendigkeit der Nephrektomie nach der Nierenpunktion. In der Regel ist eine Diagnostik mit spezieller **Magnetresonanztomographietechnik** mit Einbeziehung von fettbetonten Sequenzen hilfreich in der Beurteilung der Tumore. AML haben einen Fettanteil, der den Karzinomen fehlt. Da diese Tumore langsam wachsenden Charakter besitzen, ist eine kurzfristige Kontrolle der auffälligen Befunde gerechtfertigt.

Therapie Die Therapie der Wahl ist die selektive Embolisation.

»Contiguous gene syndrome«

Ätiologie Eine kleine Gruppe von Patienten mit TSC und Nierenveränderungen haben als Ursache eine Deletion des TSC-2-Gens und des benachbarten autosomal-dominanten familiären Zystennierengens (ARPKD, PKD-1-Gen).

Klinik Diese Patienten fallen mit tumorösen Nierenveränderungen (AML und Zysten) bereits im ersten Lebensjahr auf. Fast alle Patienten werden innerhalb der ersten beiden Lebensjahrzehnte terminal niereninsuffizient und sind dialysepflichtig.

Therapie Eine Nierentransplantationen dieser Patienten ist erfolgreich möglich. Eine Rekurrenz der Grunderkrankung wurde nicht beobachtet.

Kernaussagen

- Das Nephroblastom ist die häufigste Neoplasie der Niere.
- Die tuberöse Sklerose ist eine Multiorganerkrankung.

Knochen und Gelenke

F. Niethard und U.G. Stauffer

Störungen der Skelettentwicklung aufgrund konstitutioneller Systemerkrankungen können zu schweren Deformierungen und Kleinwuchs führen. Betroffene, durch ihre Erkrankung behinderte Menschen, können jedoch mit hoher Intelligenz und vielseitigen Begabungen ausgezeichnet sein. So war Francois Cuvillies d. Ältere, als Hofbaumeister in München der Schöpfer formvollendeter Bauwerke des Rokoko wie des Residenztheaters und der Amalienburg, hochgradig kleinwüchsig, wahrscheinlich aufgrund einer Achrondoplasie (»Kammerzwerg«). Der zugrundeliegende Gendefekt bei Achondroplasie wurde inzwischen auf dem kurzen Arm des Chromosoms 4 (4p 16) lokalisiert.

16.1 Allgemeine Skelettentwicklung

Die Entwicklung des knöchernen Skelettes erfolgt durch Umwandlung des embryonalen Mesenchyms (desmale Ossifikation, z. B.Schädelknochen) oder auch durch Umwandlung von Knorpel- in Knochengewebe (chondrale Ossifikation, z. B. Röhrenknochen). Von besonderem Interesse für die Kinderorthopädie ist die enchondrale Ossifikation der Röhrenknochen. Sie ist verantwortlich für das Längenwachstum der Knochen und die Formentwicklung der Gelenke.

Der Gestaltwandel des Kindes und Jugendlichen findet in den Wachstumszonen des Skeletts statt. Deren Aufbau erklärt die Physiologie der Wachstumsvorgänge (vgl. ▶ Kap. 1 und 7), die in der Regel einen gesetzmäßigen Verlauf erkennen lassen:
- Das Wachstum verläuft nach der Geburt in 3 Phasen: in den ersten 5 Lebensjahren rasch, zwischen dem 5. und 10. Lebensjahr gleichmäßig langsam und im pubertären Wachstumsschub erneut schnell. In den Phasen des raschen Wachstums ist das Skelett besonders verformbar. Deformitäten können sich in dieser Zeit schnell verschlechtern, aber durch therapeutische Maßnahmen auch gut beeinflusst werden. Die Pubertät wird durch

die Plastizität des Skeletts zusammen mit dem Körpergewicht und der körperlichen Aktivität der Jugendlichen zur »Krisenzeit der Skelettentwicklung«.
- Die Entwicklung der Knochen ist zeitlich programmiert, so dass anhand der Skelettdaten (Röntgen linke Hand a.-p.) das biologische Alter bestimmt werden kann.
- Das biologische Alter (Skelettalter) definiert die »Wachstumsreserve«, d. h. die noch bis zum Wachstumsabschluss zur Verfügung stehende Zeit. Bleibende Wachstumsstörungen wirken sich umso stärker aus, je größer die Wachstumsreserve ist.

Das Längenwachstum geht von den ähnlich aufgebauten Wachstumszonen der Röhrenknochen und der Wirbelsäule aus. Die Röhrenknochen sind in Diaphyse sowie Metaphyse und Epiphyse gegliedert, die jeweils eine eigene Blutversorgung besitzen. Zwischen Meta- und Epiphyse liegt die Wachstumszone (»Wachstumsfuge, Wachstumsplatte«) mit mehreren Knorpelzellschichten (Proliferations-, Reifungs-, Degenerations- und Verkalkungszone). Das Längenwachstum erfolgt in der epiphysennahen Proliferationszone (▶ Abb. 16.1). Jede Schädigung dieses Bereiches führt zu Störungen des Längenwachstums, bei asymmetrischem Befall auch zu Achsenabweichungen der Extremität oder der Wirbelsäule. Das Wachstum wird von den Kräften der Muskulatur und damit auch von neuromotorischen Störungen ganz wesentlich moduliert (z. B. lähmungsbedingte Deformitäten). Wichtige Ursachen von **epiphysären Wachstumsstörungen** sind:
- **Endogene Faktoren:**
    - Genetische Störungen der Knorpelphysiologie (Skelettdysplasien, z. B. Achondroplasie),
    - Hormonelle Störungen (z. B. hypophysärer Minderwuchs)
    - Störungen des Vitaminmetabolismus (z. B. Rachitis)
- **Exogene Faktoren:**
    - Traumatische Läsionen der Wachstumszonen

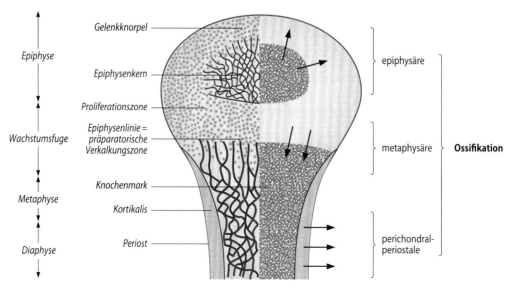

■ **Abb. 16.1 Normale Ossifikation**

- Körpergewicht
- Körperliche Aktivität
- Neuromotorische Störungen mit den Auswirkungen eines Muskelungleichgewichtes
- Durchblutungsstörungen der Epiphysenregion
- Infektionen

Die frühzeitige Erkennung von Wachstumsstörungen ist von besonderer Bedeutung, um Fehlentwicklungen der Gelenke zu vermeiden (präarthrotische Deformität). In der Regel ist dies durch die klinische und evtl. röntgenologische Untersuchung möglich. In besonderen Situationen (epiphysäre Durchblutungsstörungen, Infektionen) kann auch eine weiterführende Untersuchung sinnvoll sein (Kernspintomographie).

> **Kernaussagen**
> - Wachstum verläuft in Phasen. Die Wachstumsreserve ist entscheidend für die Prognose von Wachstumsschäden.
> - Die Anatomie der Wachstumszonen gewährleistet den gesetzmäßigen Ablauf der Wachstumsprozesse.
> - Jede Störung im Bereich der Wachstumszonen führt auch zu Störungen des Längenwachstums.

16.2 Angeborene Skelettanomalien

Angeborene Skelettanomalien werden bei den Vorsorgeuntersuchungen U1 und U2 häufig diagnostiziert. Es handelt sich um eine Gruppe äußerst unterschiedlicher Fehlanlagen und Fehlentwicklungen, die zwar angeboren sind, aber z. T. erst im Säuglings- oder Kleinkindesalter manifest werden. Sie werden unterteilt in:

- **Skelettdysplasien**: angeborene systemische Entwicklungsstörungen des Knorpel- und Knochengewebes (**Gewebedefekte**)
- **Dystostosen**: angeborene, lokal begrenzte Entwicklungsstörungen einzelner Knochen (**Organdefekte**)

16.2.1 Skelettdysplasien (Osteochondrodysplasien)

Epidemiologie 1:2000 bis 1:5000 Geburten.

Ätiologie und Pathogenese Ursache ist eine Fehlanlage oder fehlgeleitete Entwicklung der Knorpel-Knochen-Zelle, die zur Klassifikation in epiphysäre oder metaphysäre Dysplasien bzw. Skelettdysplasien mit verminderter Knochendichte (Osteogenesis imperfecta) oder vermehrter Knochendichte (Osteopetrosis) führt.

Klinik Leitsymptome sind der disproportionierte Minderwuchs und das Vorliegen sog. Stigmata (fehlende Ähnlichkeit mit Familienangehörigen). Das Erscheinungsbild wird von den jeweils gestörten Ossifikationsvorgängen geprägt. Daraus resultiert ein großer Formenreichtum der Anomalien. Fast alle Patienten sind lebenslang von orthopädischen Problemen betroffen.

Diagnostik
Die Verdachtsdiagnose ergibt sich aus der Anamnese (Bewegungsmangel des Fetus, Polyhydramnion, familiäre Häufung), dem klinischen Befund (Minderwuchs, Stigmata) und der röntgenologischen Untersuchung, die eine Klassifikation durch den Vergleich mit sog. Dyplasieatlanten ermöglicht.

Bei den **epiphysären Dysplasien** steht die Wachstumsstörung im Bereich der Röhrenknochen und der Wirbelsäule im Vordergrund. Es kommt zu deformierten, manchmal multizentrisch angelegten Epiphysen, insbesondere an den stärker belasteten Gelenken, z. B. den Hüftgelenken (z. B. Morbus Fairbank, Morbus Ribbing-Müller). Differenzialdiagnostisch ist der Morbus Perthes zu bedenken.

Die **Achondroplasie (Chondrodystrophie)** ist eine Fehlentwicklung des proliferierenden Knorpels der Wachstumsfuge. Charakteristisch für dieses relativ häufige Krankheitsbild (2–4/ 100.000 Neugeborene) ist daher ein stark reduziertes Längenwachstum (durchschnittliche Körperlänge 130 cm). Alle Röhrenknochen bleiben kurz, während die Wirbelsäule nur wenig verkürzt ist. Die Entwicklungsstörung betrifft auch die knorpelig präformierte Schädelbasis, während die bindegewebig angelegten Schädelknochen normal wachsen. Daraus resultiert der typische disproportionierte Zwergwuchs mit charakteristischer Schädel- und Gesichtsform (◘ Abb. 16.2). Wegen ihrer körperlichen Auffälligkeiten bei normaler Intelligenz sind Achondroplastiker seit jeher als Zirkusclowns bekannt.

Orthopädisch stehen zusätzlich zu der Verkürzung die Achsabweichungen der Extremitäten im Vordergrund, an der Wirbelsäule die Hyperlordose und der enge Spinalkanal evtl. mit drohender Lähmung. Eine kausale Therapie ist nicht möglich. Bei Achsenabweichungen im Bereich der unteren Extremitäten werden diese mit dem Ziel einer verbesserten Gehfähigkeit ausgegradet. Dabei ist gleichzeitig auch eine Verlängerungsosteotomie möglich. Mit dem Ilizarov-Fixateur externe können Verlängerungen an den Beinen von etwa 20 cm erreicht werden. Damit ist eine bessere Integration der Betroffenen in das Alltagsleben möglich (Sitzhöhe eines Stuhles, Einsteigen in den Bus usw.). Im Durchschnitt muss für jeden Zentimeter Verlängerung ein Monat Behandlungsdauer eingeplant werden. Im Erwachsenenalter sind u. U. Wirbelsäuleneingriffe wegen einer häufig auftretenden Spinalkanalstenose nötig.

Bei der **Osteogenesis imperfecta (Glasknochenkrankheit)** handelt es sich um eine diaphysäre Dysplasie aufgrund einer Störung der periostalen Knochenformation. **Leitsymptom** ist eine **abnorme Knochenbrüchigkeit**, die bereits intrauterin auftreten kann. Die Röhrenknochen wirken im Röntgenbild durch die äußerst zarte Kortikalis wie gläsern. Je nach Typ bestehen zusätzlich blaue Skleren, Hördefekte durch Otosklerose und Störungen der Zahnentwicklung.

Die früher vorgenommene Einteilung nach Typ Lobstein (Osteogenesis imperfecta tarda) und Typ Vrolik (Osteogenesis

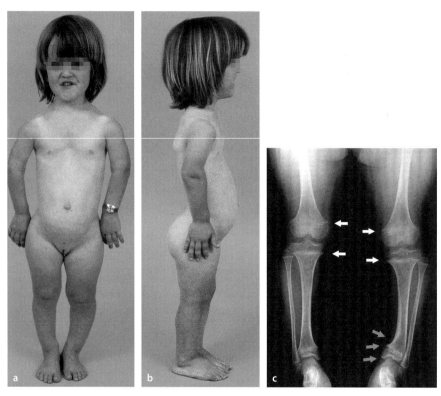

◙ **Abb. 16.2a–c Achondroplasie. a** und **b** Körperproportionen des Zwergwuches. **c** Röntgenbild der Ober- und Unterschenkel mit Verbreiterung der Metaphysen (*weiße Pfeile*), Crura vara und Fehlstellung des linken oberen Sprunggelenkes (*grüne Pfeile*)

imperfecta letalis) wird heute ersetzt durch eine Klassifikation nach Vererbungsgang, Frakturneigung und anderen Symptomen. Es werden **7 Typen** unterschieden, wobei Typ 1 und 4 eine relativ gute, Typ 2, 3 und 5 eine schlechtere Prognose haben (◙ Tab. 16.1). Bei den prognostisch günstigen Formen treten erst in den ersten beiden Lebensjahren Brüche nach Bagatelltraumen ein, vor allem an den unteren Extremitäten. Infolge der Frakturhäufigkeit und der mangelnden Knochendichte kommt es zu hochgradigen Verbiegungen und Verkürzungen, insbesondere der langen Röhrenknochen. Auch an der Wirbelsäule treten starke Abweichungen in der Frontal-

und Sagittalebene auf. Am Kopf besteht ein breiter Stirnschädel, der ungewöhnlich weich ist (Kautschukschädel), Nähte und Fontanellen sind weit offen (◙ Abb. 16.3).

Eine kausale **Therapie** ist nicht bekannt. Die medikamentöse Behandlung mit Bisphosphonaten soll die Anzahl der Knochenbrüche verringern. Die orthopädische Behandlung strebt die Vertikalisierung der Kinder an. Dementsprechend müssen die Frakturen versorgt sowie gleichzeitig Verkürzungen oder Verbiegungen verhindert werden (◙ Abb. 16.3c). Wenn die anatomische Achse nicht mit der mechanischen Achse übereinstimmt, kommt es frühzeitig zu Ermüdungszo-

◙ **Tab. 16.1** Osteogenesis imperfecta, Unterteilung in 4 Typen (fachliche Beratung: Prof. Dr. J.-U. Walther, Kinderklinik der LMU München)

	I	II	III	IV
Vererbung	Autosomal-dominant	Meist autosomal-dominant, Neumutation	Meist autosomal-dominant	Autosomal-dominant
Blaue Skleren	+	+	Wechselnd	–
Otosklerose	±		+	(+)
Opaleszentes Dentin	±		+	+
Manifestation	Kindheit	Pränatal, evtl. tot geboren	Geburt	Geburt oder später
Verlauf	Besserung in der Pubertät	Meist letal	Progrediente Deformierung	Besserung in der Pubertät

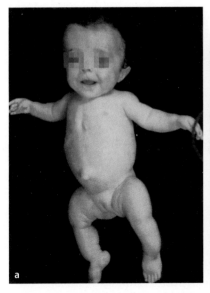
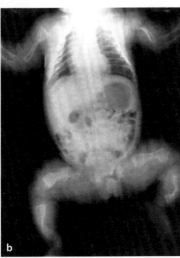
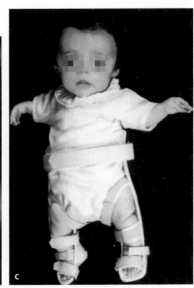

Abb. 16.3a–c Osteogenesis imperfecta Typ II. Ein 6 Monate altem Säugling mit multiplen Frakturen und Deformierungen (**b**). Lagerung in einer Liegeschale (**c**)

nen des Knochens und zur Refraktur. Als Methode der Wahl haben sich intramedulläre Schienungen durch Nägel bewährt.

Die **Osteopetrosis (Mamorknochenkrankheit, Albers-Schönberg-Erkrankung)** ist eine generalisierte Skeletterkrankung mit Verdichtung der Knochenstruktur. Es handelt sich um eine metaphysäre Dysplasie, bei der die Primärspongiosa nicht oder ungenügend resorbiert wird. Es entsteht eine generalisierte Osteosklerose und eine Modellierungsstörung der Knochenenden.

Es werden eine schwere, autosomal-rezessiv vererbte Form mit frühzeitiger Manifestation und einem schnellen Fortschreiten sowie eine milde autosomal-dominant vererbte Form mit späterer Manifestation sowie geringen oder keinen klinischen Symptomen und nur leichter Störung der metaphysären Modellierung unterschieden.

Da das Knochenmark als Blutbildungsort mehr oder weniger ausfällt, kommt es infolge gesteigerter extramedullärer Blutbildung zur Hepatosplenomegalie. Überraschende Früherfolge können mit Knochenmarktransplantationen beobachtet werden. Langfristige Beobachtungen hierzu liegen noch nicht vor.

Die **Dysplasia cleidocranialis (»Dysostosis« cleidocranialis)** ist eine autosomal-dominant vererbte, systemische Skeletterkrankung besonders der bindegewebig präformierten Knochen mit Befall des Schädels und der Schlüsselbeine sowie variablen Begleitfehlbildungen an Wirbelsäule und distalen Gliedmaßen. Sie wird fälschlicherweise häufig den Dysostosen zugeordnet.

Das Erscheinungsbild mit großem Kopf und hervorspringenden Stirnhöckern sowie die Hypermobilität des Schultergürtels wegen der fehlenden Schlüsselbeine sind typisch. Die Betroffenen können die Schultern vor der Brust zusammenführen (**Abb. 16.4**). Eine Therapie ist nicht erforderlich, da keine Beschwerden bestehen.

> **Kernaussagen**
> - Skelettdysplasien sind systemische Entwicklungsstörungen des Knorpel-Knochen-Gewebes (Gewebedefekte). Skelettdysostosen sind lokalisierte Fehlanlagen einzelner Knochen (Organdefekte).
> - Bei den Skelettdysplasien erklären Art und Umfang der Gewebestörung die Vielfalt klinischer Erscheinungsformen.
> - Leitsymptome der Skelettdysplasien sind der disproportionierte Minderwuchs und das Vorliegen von Stigmata.

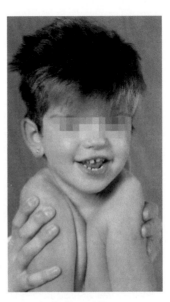

Abb. 16.4 Dysostosis cleidocranialis

16.2.2 Dysostosen

Bei Dysostosen handelt es sich um angeborene Entwicklungsstörungen einzelner Knochen. Sie werden nach ihrer vorwiegenden Lokalisation eingeteilt in:

- Dysostosen mit kranialer und Gesichtsbeteiligung (z. B. Akrozepholosyndaktylie, Apert-Syndrom)
- Dysostosen mit vorwiegend axialem Befall (z. B. Klippel-Feil-Syndrom)
- Dysostosen mit vorwiegendem Extremitätenbefall (Dysmelien)

Kombinationen mit anderen Fehlbildungen kommen vor.

Dysostosen mit kranialer und Gesichtsbeteiligung entstehen durch den vorzeitigen Verschluss der Schädelnähte (Kraniosynostose). Der vorzeitige Verschluss der Koronarnaht führt zu einer Verbreiterung des Schädels (Abb. 16.5b), der vorzeitige Verschluss der Sagittalnaht zu einer Verlängerung des Schädels (Abb. 16.5c), weil der Schädel jeweils in Richtung der vorzeitig verschlossenen Naht übermäßig wächst. Gleichzeitiger Verschluss von Koronar- und Sagittalnaht führt zum Wachstum in die Höhe, dem Turmschädel (Akrozephalie). Bei einseitigem Befall von Nähten resultieren Asymmetrien. Der prämature Verschluss der Frontalnaht führt zu einem Trigonozephalus: die Stirn verläuft spitz dreieckig nach vorn zu.

Bei einem Teil der Kraniosynostosen kommt es zu einer Erhöhung des Schädelinnendruckes, insbesondere dann, wenn mehrere Nähte betroffen sind. Folgen einer solchen Kraniostenose können Erbrechen, Krämpfe und Somnolenz sein. Der Grad der Liquorstauung ist am Pupillenbefund ablesbar. In solchen Fällen ist eine neurochirurgische Entlastungsoperation erforderlich. Bei partiellen oder einseitigen Kraniosynostosen ist aus kosmetischen Gründen eine Operation zu erwägen. Kraniosynostosen können in Kombination mit anderen Fehlbildungen auftreten.

Bei der **Dysostosis craniofacialis (Morbus Crouzon)** entwickelt sich infolge einer prämaturen Nahtsynostose ein Turmschädel. Die Erhöhung des Schädelinnendruckes – rönt-

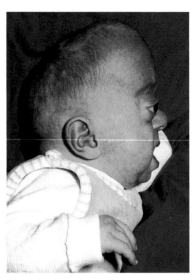

 Abb. 16.6 Dysostosis craniofacialis (Morbus Crouzon).
(Prof. Dr. Mühlbauer, Städt. Krankenhaus München-Bogenhausen)

genologisch erkennbar am Wabenschädel – kann zur Optikusatrophie führen. Die Gesichtsform ist charakterisiert durch die hohe Stirn, den Exophthalmus bei Hypertelorismus, die wie ein Papageienschnabel gebogene Nase und die Oberkieferhypoplasie (Abb. 16.6).

Die **Akrozephalosyndaktylie (Apert-Syndrom)** ist autosomal-dominant erblich. Neben dem Turmschädel bestehen ausgeprägte Syndaktylien an Händen und Füßen; in schwerster Form als Löffelhand, bei der alle Finger weichteilig oder knöchern miteinander verbunden sind. Die orthopädisch-chirurgischen Eingriffe sind auf die Herstellung einer funktionstüchtigen Hand durch die Trennung der Syndaktylien gerichtet.

Als typisches Beispiel für die **Dysostosen mit vorwiegend axialem Befall** gilt das **Klippel-Feil-Syndrom**. Es handelt sich um eine angeborene Fehlbildung mit Blockwirbeln der Hals- und oberen Brustwirbelsäule. Klinisch fallen der kurze Hals,

16

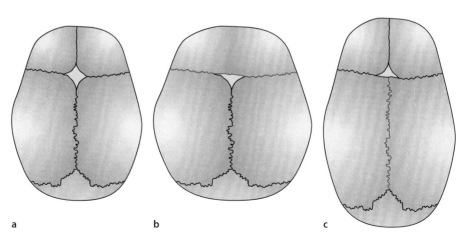

a   b   c

 Abb. 16.5a–c Schädelnähte. a Säuglingsschädel mit normalen Nähten, **b** Prämature Synostose der Koronarnaht: Brachyzephalus,
c Prämature Synostose der Sagittalnaht: Dolichozephalus

der tiefe Haaransatz, evtl. ein Pterygium colli und vor allem die Bewegungseinschränkung der Halswirbelsäule auf. Gelegentlich besteht bei asymmetrischen Blockwirbeln eine Skoliose der HWS und der oberen BWS mit Schiefhals. Differenzialdiagnostisch ist der muskuläre Schiefhals abzugrenzen. Das Syndrom ist häufig vergesellschaftet mit Bogenschlussstörungen an der Wirbelsäule und einem Schulterblatthochstand (Sprengel-Deformität). Bei unbeeinträchtigter Wirbelsäulenform ist eine Therapie nicht erforderlich. Liegt eine Skoliose vor, ist u. U. eine Wachstumslenkung durch Orthesen notwendig. Operationen gehen mit einem erhöhten Risiko neurologischer Komplikationen einher und sind nur selten erforderlich.

Die angeborenen **Gliedmaßenfehlbildungen (Dysmelien)** werden den **Dysostosen mit vorwiegendem Extremitätenbefall** zugeordnet. Entsprechend ihrem klinischen Erscheinungsbild werden sie eingeteilt in:

- Fehler in der Bildung von Teilen (Gliedmaßendefekte)
- Fehler in der Differenzierung und Separation von Teilen
- Überentwicklungen (qualitativ: formal regelrecht, aber zu groß angelegt, z. B. Riesenwuchs; quantitativ: Mehrfachanlagen, z. B. Polydaktylie)
- Unterentwicklungen
- Amniotische Abschnürungen

Gliedmaßendefekte sind die schwerwiegendste Ausprägung der angeborenen Extremitätenfehlbildungen. Bei transversalen Gliedmaßendefekten sind Teile der Extremitäten in der Transversalebene nicht angelegt oder abgeschnürt (»wie amputiert«). Bei longitudinalen Defekten handelt es sich um Minderanlagen oder das Fehlen einzelner proximaler bzw. distaler Extremitätenabschnitte.

Die **klinische Bedeutung** der **transversalen Gliedmaßendefekte** ist abhängig von der Höhe des Defekts. Perodaktylien (partielles Fehlen der Phalangen) sind in der Regel ausschließlich ein kosmetisches Problem, da die Funktion der Extremitäten nicht auffällig behindert ist. Der häufigste Gliedmaßendefekt überhaupt ist der angeborene kurze Unterarmstumpf (Peromelie). Ziel der Behandlung ist es, das beidhändige »Begreifen« für die Kinder frühzeitig zu ermöglichen. Hierfür ist ein altersabhängiges Rehabilitationsprogramm erforderlich, das die psychomotorische Entwicklung der Kinder berücksichtigt. Bei einer Amelie (totales Fehlen einer ganzen Gliedmaße) der oberen bzw. unteren Extremität sind individuelle, aufwendige Prothesenversorgungen möglich. Die klinischen Auswirkungen der **longitudinalen Gliedmaßendefekte** sind sowohl von der Länge der Extremität als auch von der Gelenk- und Muskelfunktion abhängig. Wenn einzelne Skelettelemente fehlen, kommt es nämlich immer zu einer Fehlentwicklung der benachbarten Gelenke mit begleitenden Bewegungseinschränkungen und Achsenfehlern.

Die **Phokomelie** ist ein besonders schwerwiegender longitudinaler Defekt. Die langen Röhrenknochen fehlen, so dass die Hand bzw. der Fuß oder Teile von ihnen unmittelbar am Rumpf ansetzen (»Robbengliedmaße«).

Bei der **Ektromelie** fehlen einzelne oder mehrere Röhrenknochen ganz oder teilweise (Strahldefekte). Daraus resultieren Gliedmaßenfehlstellungen und Kontrakturen, z. B. bei der

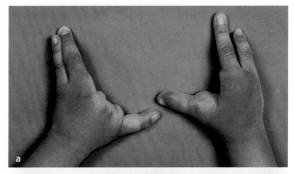
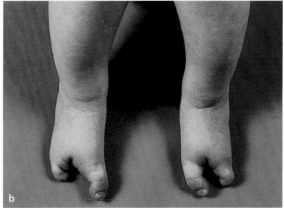

☐ Abb. 16.7a, b Spalthand (a) und Spaltfuß (b)

Klumphand: Durch Hypoplasie oder Aplasie der Speiche weicht die Hand nach radial ab. Die radialen Fingerstrahlen können fehlen. Bei guter Fingerfunktion ist eine operative Versorgung möglich. Sonst bietet der Klemmgriff zwischen Klumphand und Unterarm eine gute Ersatzfunktion.

Bei **Spalthand** und **Spaltfuß** liegen Defekte der ventralen Hand- bzw. Fußstrahlen (zentraler longitudinaler Gliedmaßendefekt) vor. Die Spalthand ist in der Regel funktionell nicht wesentlich beeinträchtigt. Beim Spaltfuß sind Einlagenversorgung oder u. U. plastische Operationen für die verbesserte Schuhversorgung notwendig (☐ Abb. 16.7).

Der **angeborene Femurdefekt (proximaler fokaler Femurdefekt: PFFD)** kann in unterschiedlicher Ausprägung von der geringen Hypoplasie des Oberschenkels bis zum vollständigen Fehlen des Oberschenkelknochens und begleitenden Fehlbildungen am Unterschenkel und Fuß vorliegen (☐ Abb. 16.8). Die ausgeprägten Längendifferenzen werden durch Orthoprothesen abgefangen. In geeigneten Fällen ist eine operative Rekonstruktion zur Verbesserung der Funktionalität der Extremität möglich (z. B. Borggreve-Umkehrplastik), bei der durch Drehung des Beines um 180° das Sprunggelenk funktionell zum Kniegelenk wird.

Hypoplasien und Aplasien von Tibia und Fibula gehen mit Verkürzung des Unterschenkels und Achsenfehlstellungen von Knie- und Sprunggelenk einher. Bei der Fehlanlage der Fibula bestehen häufig laterale Strahlendefekte am Fuß, der Fuß steht in Valgusstellung. Bei der Fehlanlage der Tibia (☐ Abb. 16.9) verhält es sich umgekehrt. Bei den meisten der

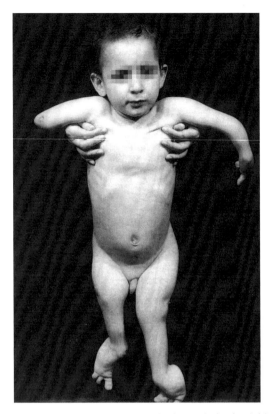

Fehlbildungen sind rekonstruktive Maßnahmen durch Korrektur- und Verlängerungsosteotomien erfolgversprechend.

Fehler in der Differenzierung und Separation von Teilen liegen bei der **Syndaktylie** vor. Dabei handelt es sich um häutige oder knöcherne Verbindung von Finger- oder Zehengliedern (kutane bzw. ossäre Syndaktylie). Die stärkste Ausprägung der Syndaktylie ist die Löffelhand, z. B. beim Apert-Syndrom. Für eine verbesserte Funktionsfähigkeit müssen Syndaktylien der Hand meistens operativ angegangen werden.

Als quantitative **Überschussfehlbildungen** werden die **Polydaktylien** an der oberen und unteren Extremität in unterschiedlicher Ausprägung angetroffen. Überzählige Finger und Zehen können funktionslos (z. B. Pendeldaumen) aber auch mit voller Funktion angelegt sein. Für die Funktionalität der Hand und die verbesserte Schuhversorgung sind meist operative Abtragungen der überzähligen Strahlen erforderlich.

Der **Riesenwuchs** ist eine qualitative Überschussfehlbildung. Er tritt fast nur einseitig vom Befall einer Fingerphalange bis zum Befall der gesamten Körperhälfte auf. Unter Umständen können groteske Ausmaße der Vergrößerung von Skelettabschnitten erreicht werden. Dann sind operative Maßnahmen durch Verödung von Wachstumszonen, Weichteilreduktionen, in Extremfällen auch Amputationen erforderlich.

Aufgrund von Verklebungen zwischen Amnion und Embryo oder Fehlentwicklung des Amnions (amniotische Abschnürungen) kann es intrauterin zur völligen oder teilweisen Abschnürung von Gliedmaßen oder zu Schnürfurchen kommen. Bei der Gefahr peripherer Durchblutungsstörungen müssen die Strukturen unmittelbar nach Geburt operativ entlastet werden.

◘ **Abb. 16.8** 4-jähriger Junge mit verschiedenen Gliedmaßendefekten. Peromelie am rechten Arm, Hypoplasie der linken Ulna mit Strahlendefekt und ulnarer Klumphand, Femurhypoplasie rechts, partiellem Fibuladefekt bds., Valgusfehlstellung und Strahlendefekt an beiden Füßen

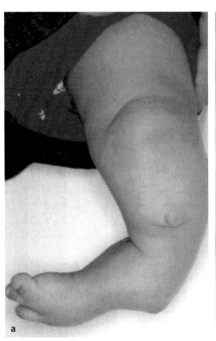

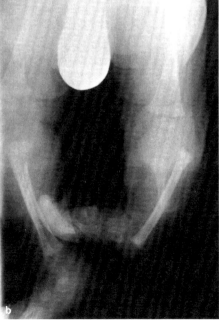

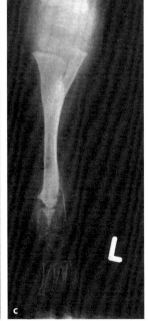

◘ **Abb. 16.9** Partielle Tibiaaplasie links. **a** Klumpfußstellung vor, **b** und **c** nach Fibula-pro-Tibia-Operation

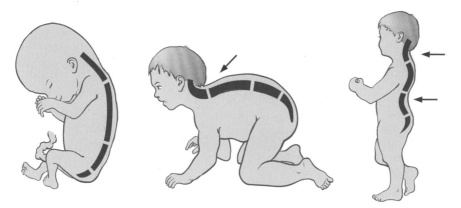

◘ Abb. 16.10 Wirbelsäulenentwicklung. Die primär einbogig C-förmig gekrümmte Wirbelsäule in utero weist nach Vertikalisierung schließlich 4 Krümmungen auf

Kernaussagen

- Dysostosen sind lokalisierte Fehlanlagen einzelner Knochen. Es handelt sich somit um Organdefekte.
- Dysostosen können vorwiegend den Schädel, die Wirbelsäule bzw. die Extremitäten in unterschiedlicher Form und Ausprägung betreffen.
- Dysostosen am Schädel mit vorzeitigem Schluss der Koronar- und/oder Sagittalnaht führen zu unterschiedlichen Formveränderungen des Schädels.
- Zu den wichtigsten Dysostosen mit vorwiegendem Befall der Wirbelsäule zählt das Klippel-Feil-Syndrom.
- Die Gliedmaßenfehlbildungen (Dysmelien) werden in Gliedmaßendefekte, Differenzierungsfehler, Duplikationen, Überentwicklungen, Unterentwicklungen und amniotische Abschnürungen eingeteilt.

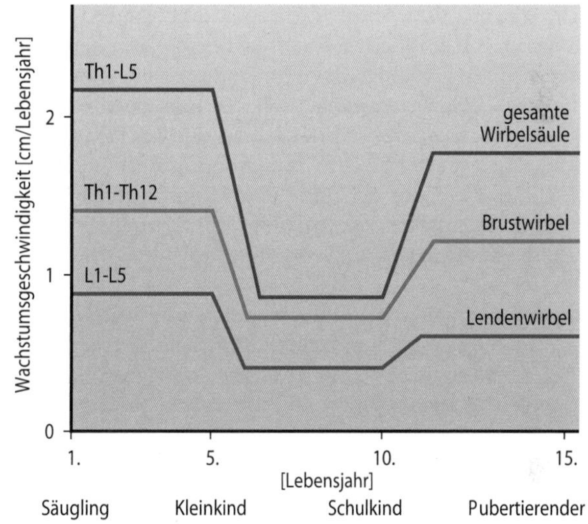

◘ Abb. 16.11 Wachstumsgeschwindigkeit. Lendenwirbelsäule (blau), Brustwirbelsäule (*grün*) und beide kombiniert (*rot*) in Zentimeter pro Lebensjahr

16.3 Wirbelsäulenerkrankungen

Die Wirbelsäulenform verändert sich während des Wachstumsalters ständig. Bei Geburt ist die Wirbelsäule durch die intrauterine Lage einbogig, C-förmig, kyphotisch gekrümmt. Mit Beginn des Krabbelalters tritt die Halswirbelsäulenlordose durch die Erhebung des Kopfes hinzu. Mit der Vertikalisierung im 2. Lebensjahr entsteht die Lendenlordose, so dass die Wirbelsäule nun 4 Krümmungen aufweist (Halslordose, Brustkyphose, Lendenlordose, Sakralkyphose; ◘ Abb. 16.10).

Das Wirbelsäulenwachstum hat einen trizyklischen Verlauf. Unmittelbar nach der Geburt ist die Wachstumsrate am größten und verlangsamt sich bis zum 5. Lebensjahr. Zwischen dem 5. und 10. Lebensjahr ist das Wachstum gleichbleibend auf niedrigem Niveau, um während des pubertären Wachstumsschubes nochmals erheblich anzusteigen (◘ Abb. 16.11). Die Pubertät gilt daher als Risikozeit für die Entwicklung von Wirbelsäulendeformitäten.

16.3.1 Wirbelsäulenhaltung und Beinlängendifferenz

Definition Die Körperhaltung ist gesellschaftliche und kulturelle Ausdrucksform. Die Definition der Haltung, deren Befundung und prognostische Bewertung sind daher schwer zu standardisieren.

Aus orthopädischer Sicht werden eine **normale Haltung**, eine **Fehlhaltung** und **Fehlformen** voneinander unterschieden (◘ Tab. 16.2). Der Begriff der **Haltungsschwäche** orientiert sich in erster Linie an der Formvariante des Rundrückens. Dabei wird postuliert, dass das dauerhafte Sitzen oder Stehen mit gerundetem Rücken infolge muskulärer Insuffizienz zum Fehlwachstum der Wirbelsäule und damit zur Entwicklung einer Fehlform (Kyphose) führen kann.

◻ Tab. 16.2 Klassifikation von Haltung und Haltungsstörungen

	Morphologisch	Funktionell
Normale Haltung	Harmonische, physiologische Krümmungen der Wirbelsäule (Lordosierung, Kyphosierung)	Mit minimaler Haltungsleistung ohne Kompensationsarbeit der Muskulatur
Fehlhaltung (funktionelle, fehlerhafte Formvarianten)	Rundrücken Hohlrunder Rücken Flachrücken Skoliotische Schiefhaltung	Funktionell bedingte Abweichungen von den physiologischen Krümmungen (ausgleichbar)
Fehlformen	Skoliose Kyphose Lordose	Fixierte Abweichung von den normalen Krümmungen

Epidemiologie Bei definitorischen Schwierigkeiten sind die Angaben zur Häufigkeit von Fehlhaltungen und Haltungsschwäche sehr variabel und liegen zwischen 20 und 80 %. Ein Vergleich von historischen Untersuchungsreihen scheint anzudeuten, dass Haltungsschwächen und vor allem daraus resultierende Schmerzsyndrome an der Wirbelsäule bei Jugendlichen zunehmen. Dies ist der Grund für die Berücksichtigung der Haltungsproblematik im Rahmen der Jugendgesundheitsberatung. Die Sorge der Eltern über »krumme Kinder« ist darüber hinaus einer der häufigsten Gründe für die Vorstellung der Kinder beim Arzt.

Klinik Leitsymptom der Fehlhaltung ist die Abweichung der Wirbelsäule von der Normalform. Kinder mit einem Rundrücken (◻ Abb. 16.12) fallen durch die starke Rundung der gesamten, aber insbesondere der Brustwirbelsäule auf. Die Schultern fallen nach vorne, dementsprechend ist die Brustmuskulatur verkürzt. Der Bauch wölbt sich vor. Bei starker Ausprägung des Rundrückens können sekundär zahlreiche vegetative Symptome auftreten, die unter dem Begriff des sternokostalen Belastungssyndroms (Brügger) zusammengefasst werden: eingeschränkte Atembreite, Darmträgheit, allgemeine Konzentrations- und Leistungsschwäche.

Beim **Hohlrundrücken** besteht neben der vermehrten Brustkyphose eine ausgleichende Lendenlordose. Die Wirbelsäule steht damit zwar »im Lot«, im Zusammenhang mit der Hohlkrümmung der Lendenwirbelsäule können allerdings Schmerzen in diesem Bereich auftreten. Ein hohlrunder Rücken ist aber auch häufig Durchgangsstadium der normalen Entwicklung der Wirbelsäulenform im 2. und 3. Lebensjahr.

Der **Flachrücken** ist selten. Die Krümmungen von Brust- und Lendenwirbelsäule sind vermindert, die Leistungsfähig-

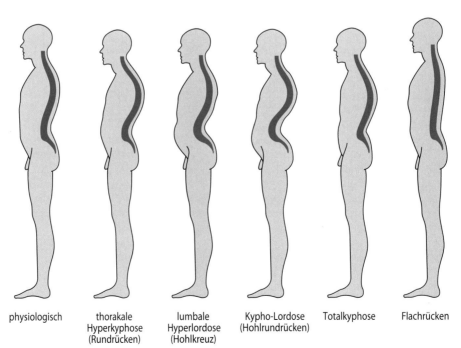

physiologisch   thorakale Hyperkyphose (Rundrücken)   lumbale Hyperlordose (Hohlkreuz)   Kypho-Lordose (Hohlrundrücken)   Totalkyphose   Flachrücken

◻ Abb. 16.12 Haltungstypen

keit der Wirbelsäule ist eingeschränkt. Sekundärfolgen sind aber nicht bekannt.

Bei der **skoliotischen Schiefhaltung** (oder auch **Seitkrümmung**) der Wirbelsäule handelt es sich um eine Fehlhaltung infolge von Beinverkürzung und Beckenschiefstand. Anlagebedingte (idiopathische) Beinlängenunterschiede bis zu 1 cm sind bei Jugendlichen häufig. Solange sie nicht zu einer nachweisbaren Krümmung der Wirbelsäule führen, sind sie ohne Bedeutung. Jede erworbene Beinverkürzung von mehr als 0,5 cm, die zu einer sekundären Seitkrümmung der Wirbelsäule führt, soll jedoch durch Schuheinlagen oder Absatzerhöhung ausgeglichen werden. Die Schiefhaltungen der Wirbelsäule durch Beinlängendifferenz sind anfänglich immer völlig ausgleichbar. Bei länger bestehender und nicht korrigierter Schrägstellung des Beckens und Krümmung der Wirbelsäule kann es jedoch auch zum Fehlwachstum und damit zur nicht mehr ausgleichbaren Skoliose kommen (▶ Abschn. 16.3.3).

Diagnostik Die Entwicklung der definitiven Wirbelsäulenform wird von zahlreichen Faktoren beeinflusst: überwiegende Schlaflage im Säuglingsalter, motorischer Entwicklungszustand, Entwicklung der Hüftgelenke mit Hüftbeugekontraktur. Bei der Beurteilung der Wirbelsäulenform handelt es sich daher stets um die Momentaufnahme eines Entwicklungsprozesses. In Zweifelsfällen ist eine Beobachtung erforderlich.

Zum Zeitpunkt der beginnenden Vertikalisierung ist der Befund einer Hohlrundrückenbildung mit vorgewölbtem Bauch bei bestehender Hüftbeugekontraktur und Antetorsionssyndrom typisch. Bei ihrer neuromotorischen Unreife zeigen Kinder vor der Einschulung ein sehr stark schwankendes Bild der individuellen Körperhaltung.

> ❯ Fehlhaltungen und Haltungsschwäche lassen sich in der Regel nicht vor dem 6. bis 8. Lebensjahr beurteilen.

Für die Untersuchung der muskulären Leistungsfähigkeit wird der **Haltungstest nach Matthiass** eingesetzt. Dabei wird das Kind aufgefordert, in aufrechter Stellung die Arme waagerecht vor dem Rumpf zu halten. Kann diese Position über 30 Sekunden gehalten werden, wird das Kind als »haltungsgesund« eingestuft. Eine Haltungsschwäche liegt vor, wenn diese Position weniger als 30 Sekunden gehalten werden kann. Dabei fallen die Schultern nach hinten, der Rücken geht ins Hohlkreuz, das Becken verkippt (◻ Abb. 16.13).

Die Abgrenzung zwischen der noch ausgleichbaren Wirbelsäulenfehlhaltung von der Fehlform wird durch den **Vorschiebeversuch** überprüft. Das Kind setzt sich dabei zunächst auf die Fersen. Die Hände werden flach auf den Boden gelegt und die Wirbelsäule durchgedrückt. Bleibt dabei eine Rundung der Wirbelsäule bestehen, ist diese als fixiert und erster Hinweis auf eine Fehlform zu deuten.

Bei ausgeprägten Fehlhaltungen und bei Fehlformen ist eine radiologische Untersuchung der Wirbelsäule im Stand empfehlenswert. Hierbei geht es insbesondere um die Abgrenzung von Strukturfehlern der Wirbelsäule (angeborene Fehlformen, sekundäre Fixation mit Wachstumsstörungen der Wirbelsäule, Morbus Scheuermann).

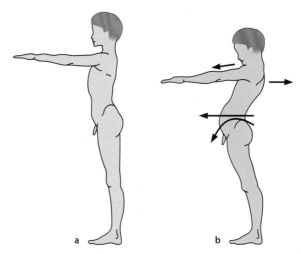

◻ **Abb. 16.13a,b Haltungstest nach Matthias. a** 30 Sekunden horizontales Halten der vorgestreckten Arme ohne Positionierungsverlust der Wirbelsäule. **b** Position bei Haltungsschwäche

Therapie Kinder mit leichteren Formen der Haltungsschwäche sollten zur Bewegung ermuntert werden. Dabei ist weniger die Art der sportlichen Betätigung als vielmehr die Dosis von Bedeutung: »Alles, was Spaß macht, hilft«. Bei ausgeprägten Formen sind krankengymnastische Übungsprogramme notwendig. Bei drohender Dekompensation und Übergang zu Fehlformen (Kyphose, Morbus Scheuermann) sind auch Rumpforthesenversorgungen zur Wachstumslenkung notwendig.

16.3.2 Kyphose

Definition Fixierte Form der normalen Wirbelsäulenrundung (Brustkyphose), daher sprachlich korrekt als Hyperkyphose zu bezeichnen. Sie tritt meist als Folge einer Scheuermann-Erkrankung auf.

Klinik Auffällig ist die starke Rundung der Brustwirbelsäule. Wenn das Kind mit dem Rücken an der Wand steht, erreicht der Kopf u. U. die Wand nicht (sog. Flèche). Kompensatorisch kann neben der Hyperkyphose der Brustwirbelsäule eine Hyperlordose der Lendenwirbelsäule als fixierte Form bestehen. Beim Vorneigen ist die Wirbelsäulenkrümmung besonders deutlich erkennbar. Wie bei der Haltungsschwäche fallen die Schultern nach vorn, ventrale Strukturen sind verkürzt, der Bauch wölbt sich vor. Die Wirbelsäulenform ist jedoch nicht mehr ausgleichbar. Beim Vorschiebeversuch bleibt die Kyphose erhalten.

Bei der **fixierten Kyphose** ist eine röntgenologische Untersuchung erforderlich. Sie dient zum Ausschluss von angeborenen Wirbelsäulenfehlbildungen (z. B. Blockwirbel) oder des Morbus Scheuermann. Beim **Morbus Scheuermann** kommt es zur Wachstumsstörung an Deck- und Grundplatten der Wirbelkörper. Diese bleiben im Wachstum zurück, so dass sich der Bandscheibenkern in die entstehenden Dellen

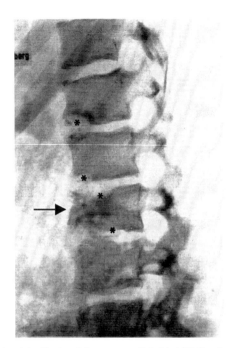

◻ Abb. 16.14 Morbus Scheuermann. Keilwirbel *(Pfeil)* und Schmorl-Knötchen *(Stern)*

(Schmorl-Knötchen) verlagert. Dadurch nimmt die Höhe der Bandscheiben ab. Die Belastung an den vorderen Wachstumsabschnitten nimmt zu, die Wirbelkörper werden keilförmig (◻ Abb. 16.14). Die Beweglichkeit in den Bandscheibensegmenten nimmt ab. Durch Keilform und Bandscheibenverschleiß entsteht der fixierte Rundrücken. Die Scheuermann Erkrankung kann in nur einem, aber auch in vielen Segmenten der Wirbelsäule auftreten. Bei ausschließlichem Befall der Brustwirbelsäule entsteht die typische thorakale Kyphose. Bei ausschließlichem Befall der Lendenwirbelsäule resultiert ein Flachrücken durch Verminderung der Lendenlordose und kompensatorische Gradstellung der Brustkyphose.

Therapie Das Behandlungsprogramm ist vom Ausmaß der Kyphose abhängig. Hierzu wird in den seitlichen Röntgenaufnahmen der Krümmungswinkel durch Anlegen von Tangenten an die meist geneigten Wirbel bestimmt. Die Behandlung setzt bei Krümmungswinkeln über 40° ein. Bei stärksten Krümmungswinkeln ist Orthesenversorgung zur Aufrichtung und Wachstumslenkung der Wirbelsäule und ggf. sogar operative Versorgung erforderlich.

16.3.3 Skoliose

Definition Die Skoliose ist eine seitliche Verkrümmung der Wirbelsäule mit Fixation und Torsion.

Ätiologie Bei 85 % der Skoliosen ist die Ursache nicht bekannt **(idiopathische Skoliose)**. Die restlichen 15 % verteilen sich auf Skoliosen durch Störungen der knöchernen Struktur

(**osteopathische Skoliosen**, z. B. angeborene Wirbelfehlbildungen), der muskulären Führung (**myopathische Skoliosen**, z. B. Muskeldystrophie) oder durch Muskelungleichgewichte infolge von neurologischen Erkrankungen (**neuropathische Skoliosen**, z. B. infantile Zerebralparese, Poliomyelitis).

Epidemiologie Skoliosen von über 10° werden bei etwa 1 von 1000 Kindern beobachtet. Die idiopathische Skoliose ist bei Mädchen viermal häufiger als bei Jungen.

Klinik Bei den nichtidiopathischen Skoliosen wird die Wirbelsäulenverkrümmung in der Regel im Zusammenhang mit der bekannten Ursache entdeckt. Die idiopathische Skoliose entwickelt sich häufig unbemerkt und schleichend. Die Progression der Wirbelsäulenkrümmung ist direkt mit dem Wirbelsäulenwachstum verknüpft. Dementsprechend kommt es im 1. und 3. Lebensjahrfünft zum raschen Fortschreiten der Krümmung, während die während des 5. bis 10. Lebensjahres auftretenden Krümmungen zunächst lange Zeit statisch bleiben können. Die **Prognose** hängt entscheidend von der sog. Wachstumsreserve ab. Je früher die Skoliose auftritt, umso stärker ist die Wahrscheinlichkeit der Progression. Dementsprechend werden infantile Skoliosen (bis zum 4. Lebensjahr) und juvenile (bis zum 10. Lebensjahr mit einer schlechten Prognose von der prognostisch günstigeren Adoleszentenskoliose (oberhalb des 10. Lebensjahres) abgegrenzt. Während des pubertären Wachstumsschubes kommt es dann zur unerwarteten und raschen Progredienz. Der Krümmungswinkel kann innerhalb kurzer Zeit operationspflichtige Ausmaße erreichen (◻ Abb. 16.15).

> ❯ Eine häufige Fehleinschätzung betrifft Skoliosen, die zum Zeitpunkt der Einschulung erstmals beobachtet, sich bei einer ersten Kontrolle kaum verschlechtert haben und sich dann der weiteren Beobachtung entziehen.

Die **idiopathische Skoliose** ist zunächst lediglich eine Deformierung. Die Kinder leiden nicht unter Beschwerden. Sie wird erkannt durch den **Vorbeugetest**. Dabei wird das Kind aufgefordert, sich nach vornüber zu beugen. Der ärztliche Untersucher betrachtet das Rückenprofil tangential (◻ Abb. 16.16). Jede Verdrehung der Rumpfachse, die durch ein asymmetrisches Thoraxprofil (beginnender Rippenbuckel) oder Lendenprofil (sog. Lendenwulst) auffällt, ist auf eine beginnende Skoliose verdächtig und muss radiologisch untersucht werden. Gerade eben erkennbare Torsionen entsprechen häufig bereits einer seitlichen Verkrümmung von bis zu 20°, die damit bereits korsettpflichtig ist. Unbehandelte Skoliosen führen bis Ende des Wachstums zur starken Zunahme der Wirbelsäulenkrümmung. Auch nach Wachstumsende kann es bei stärker ausgeprägten Skoliosen zur Verschlechterung durch Abbauvorgänge im Bandscheiben- oder Wirbelkörperbereich kommen, die pro Jahr zwischen 1/2 bis 1° erreichen können. Eine Wirbelsäulenkrümmung von 50° im 15. Lebensjahr würde sich dementsprechend auf über 90° im 55. Lebensjahr verschlechtern können. Dies liefert die Begründung für die operativ stabilisierenden Maßnahmen.

16

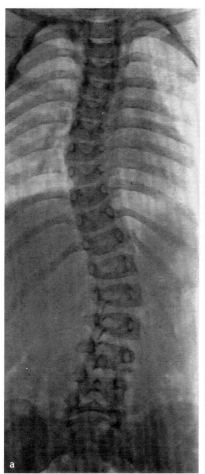
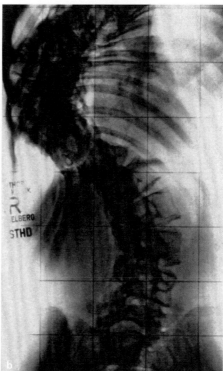

◨ **Abb. 16.15a, b** Verlauf einer unbehandelten idiopathischen Skoliose

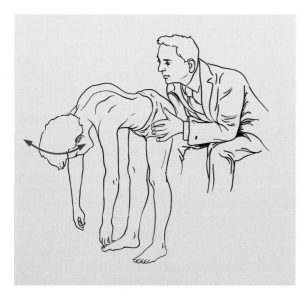

◨ **Abb. 16.16 Vorbeugetest.** Bei tangentialer Betrachtung des Rückenprofils in Vorbeugung ist die Torsion der Skoliose am ehesten zu erkennen (Rippenbuckel, Lendenwulst)

Bei hochgradigen Skoliosen drohen erhebliche Einschränkung der Vitalkapazität, damit eine Überlastung des Herz-Lungen-Kreislaufes sowie ein Cor pulmonale mit Einschränkung der Lebensqualität und der Lebenserwartung.

Therapie Die Therapie ist vom Alter des Kindes, dem Restwachstum und dem Ausmaß der Krümmung abhängig. Das Restwachstum wird nach der Erhebung der biologischen Skelettdaten (Röntgen linke Hand a.-p.) bestimmt. Das Ausmaß der Krümmung wird nach Cobb erfasst: Tangenten an die in der Aufsichtsaufnahme der Wirbelsäule am meisten zur Horizontale geneigten Wirbel ergeben den Krümmungswinkel. Bei Krümmungen bis 20° ist eine physiotherapeutische Behandlung angezeigt. Krümmung bis 40° (lumbal) oder 50° (thorakal) werden mit Rumpforthesen behandelt und dienen der Wachstumslenkung. Das Ziel der Korsettbehandlung ist eine Verhinderung der Progression. Verschiedene Korsetttypen stehen zur Verfügung.

❗ **Cave**
Bereits eingetretene Krümmungen können mit der Korsettbehandlung in der Regel nicht rückgängig gemacht werden.

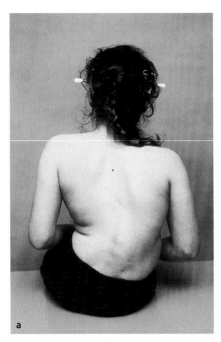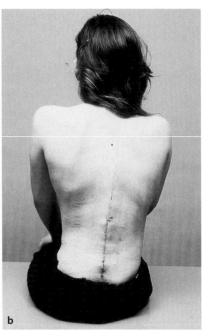

a   b

■ **Abb. 16.17a, b Lähmungsskoliose prä- und postoperativ. a** Vor der Operation kollabierende Wirbelsäule mit erheblicher Einengung von Abdomen und Thorax. **b** Postoperativ entsprechende Längenzunahme des Rumpfes

Oberhalb der genannten Krümmungswinkel ist wegen der zu erwartenden weiteren Progression und der Auswirkungen auf die lumbale Statik und Schmerzentstehung bei Lumbalskoliosen eine **operative Versorgung** anzuraten. Diese kann durch Korrektur von ventral, von dorsal oder auch kombiniert in Abhängigkeit von der Form und dem Ausmaß der Skoliose durchgeführt werden. Die bedrohliche **Komplikation** der Skolioseoperation ist eine Querschnittlähmung, die bei etwa 1 % aller Operationen und darunter insbesondere bei den hochgradigen Krümmungen von über 90° auftreten kann.

Für die **nichtidiopathischen Skoliosen** gelten eigene Indikationen. Osteopathische Skoliosen durch Fehlbildungen bei der Geburt zeigen häufig eine recht rasche Progredienz und müssen bereits vor dem 5. Lebensjahr operativ angegangen werden. Eine frühe Operation ist auch erforderlich bei Lähmungsskoliosen (■ Abb. 16.17), die zur raschen Progression neigen (sog. »collapsing spine«) und bei Skoliosen durch Neurofibromatose, die unbehandelt in einem hohen Prozentsatz von Querschnittlähmungen bedroht werden.

16.3.4 Spondylolyse/Spondylolisthese

Definition Die Spondylolyse ist eine Spaltbildung im Wirbelbogenbereich. Sie kann zur Lockerung des Wirbelsäulengefüges und zum Wirbelgleiten (Spondylolisthese) führen.

Klinik In über 90 % tritt die Spondylolyse im lumbosakralen Übergang bei L5 und L4 auf. Die Spaltbildung in der sog. Interartikularportion ist eine Entwicklungsstörung der Wirbelsäule, die durch deren Abknickung im Zusammenhang mit dem aufrechten Gang entsteht. Im Kleinkindesalter wird bei dem unkoordinierten Gangablauf die untere Lendenwirbelsäule hyperlordotisch beansprucht, wobei die Wirbelbögen Ermüdungsfrakturen erleiden können. Im jugendlichen Alter können entsprechende Ermüdungszonen bei Leistungssportlern (Turnern, Speerwerfern) entstehen. Dementsprechend ist die Spondylolyse bei der weißen Bevölkerung mit 5 % sehr häufig.

Nur bei einem kleinen Prozentsatz kommt es zum Wirbelgleiten (■ Abb. 16.18). Dies entsteht, wenn die stabilisierenden Strukturen von Bandscheiben und lumbosakralen Bändern nachgeben und sich die Wirbelkörper gegeneinander verschieben. Dann ist ein Abkippen des Wirbelkörpers bis in das kleine Becken möglich, wodurch bei Frauen ein Geburtshindernis entsteht. **Leitsymptome** sind **Schmerzen** im **lumbosakralen Übergang** mit Beginn des Gleitvorganges, bei fortgeschrittenem Gleitvorgang auch Bewegungseinschränkungen der Wirbelsäule und neurologische Defizite mit sog. Hüftlendenstreckssteife und ausgeprägte Abweichung von der normalen Wirbelsäulenform (bei asymmetrischem Gleitvorgang auch Skoliosen).

❯ Bei wiederholt auftretenden tief lumbalen Schmerzen, die meist erst während des Schulalters auftreten, ist eine röntgenologische Untersuchung zu empfehlen.

Die alleinige Spondylolyse bedarf keiner spezifischen Behandlung. Mit dem Eintreten eines Gleitvorganges ist jedoch sorgfältige Beobachtung notwendig. In diesem Fall und vor allem bei einer beginnenden Kippung des höher gelegenen über dem darunter gelegenen Wirbelkörper sind operative Maßnahmen

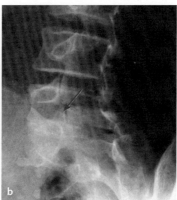

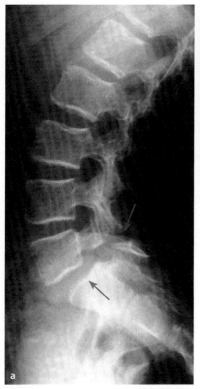

Abb. 16.18a, b Röntgenbild einer Spondylolisthesis. L5 Grad 1 nach Meyerding (*grüner Pfeil*) (**a**) und Spaltbildung (*rote Pfeile*) in der Pars interarticularis des Wirbelbogens (**a, b**)

erforderlich. Eine Ausheilung der Spondylolyse kann mit konservativen Mitteln nur in seltenen Fällen erreicht werden.

Therapie Sie ist vom Ausmaß der Verschiebung und den begleitenden neurologischen Symptomen sowie von der statischen Wirbelsäulenstörung abhängig. Beim beginnenden Gleitprozess ist eine Versteifung des betroffenen Wirbelsäulensegmentes in situ indiziert, die bei Jugendlichen zur raschen Ausheilung und völligen Wiederherstellung führt. Bei fortgeschrittenen Gleitprozessen und einem völligen Abrutschen des Wirbelkörpers in das kleine Becken (Spondyloptose) ist eine Reposition des Gleitwirbels erforderlich, die durch kombinierte ventral-dorsale Operationsverfahren erreicht werden kann.

16.3.5 Schiefhals

Definition Seitkrümmung und Verdrehung der Halswirbelsäule, die vor allem durch die Neigung und Verdrehung des Kopfes, in fortgeschrittenen Fällen auch die Verziehung der Gesichtsachse (Gesichtsskoliose) auffällt.

Ätiologie Als Ursachen kommen vor allem die einseitige Verkürzung des M. sternocleidomastoideus, aber auch Wirbelsäulenfehlbildungen und funktionelle Störungen der Halswirbelsäulenbeweglichkeit in Frage.

Klinik Der angeborene Schiefhals entsteht als Folge einer einseitigen Kompression des M. sternocleidomastoideus (Druck durch den Unterkiefer) bei frühem Eintritt in das kleine Becken oder im Geburtskanal. Unmittelbar nach der Geburt ist die Deformität meistens noch nicht erkennbar. Sie wird mit den strukturellen Veränderungen im Muskel ab dem 3. Lebensmonat offensichtlich und durch die dann in der Regel sich ergebende einseitige Lagerung des Kindes (Schräglagedeformität) unterstützt. Der Kopf ist zur kranken Seite des Muskels geneigt und zur Gegenseite rotiert. Bei der Untersuchung findet man eine strangartige Verhärtung des M. sternocleidomastoideus.

> ❶ **Cave**
> Wenn die strangartige Verhärtung des M. sternocleidomastoideus fehlt, muss eine Wirbelsäulenfehlbildung als Ursache ausgeschlossen werden. Dies erfordert ein Röntgenbild.

Bei später aufgetretenen Schiefhälsen kommen eine Verursachung durch Blockierung der Wirbelgelenke nach Überbeanspruchung (Sport), aber auch eine reaktive Blockierung durch Infektionen (Grisel-Syndrom) in Frage (akuter Schiefhals).

Unbehandelt kommt es beim angeborenen Schiefhals zur Verziehung der Gesichts- und Augenachse. Da die Wachstumsreserve des Schädels gering ist, muss frühzeitig eine Wiederherstellung der normalen Anatomie angestrebt werden.

Therapie Beim angeborenen Schiefhals ist bei über 90 % der Säuglinge ein Erfolg durch intensive krankengymnastische Übungsbehandlung (vorwiegend mit neurophysiologischer Technik nach Vojta) zu erreichen. Bleibt die krankengymnastische Behandlung ohne Erfolg, ist gegen Ende des 1. Lebensjahres eine operative Behandlung durch biterminale Tenotomie des M. sternocleidomastoideus angezeigt.

Für die Behandlung von **Schiefhälsen bei Halswirbelsäulenskoliose**n eignen sich Halsorthesen aus Weichschaum. **Funktionelle Schiefhälse** werden entsprechend der Grunderkrankung und mit physiotherapeutischen Maßnahmen behandelt. Eine sorgfältige Überprüfung der Symptome ist erforderlich. Das sog. kopfgelenkinduzierte Schräglagesyndrom (Kiss-Syndrom) hat eine gute Spontanremissionsquote und wird häufig therapeutisch überbewertet.

> **Kernaussagen**
> — Die Wirbelsäulenform ändert sich während des Wachstums stetig. Die klinische Beurteilung insbesondere der Wirbelsäulenhaltung muss sich daher immer am Alter orientieren.
> — Das Wirbelsäulenwachstum verläuft in Schüben. Während des pubertären Wachstumsschubes kommt es fast regelmäßig zur Verschlechterung bestehender Wirbelsäulendeformitäten.
> — Früherkennung von Kyphose (Morbus Scheuermann), Skoliose und Spondylolisthese sind daher von besonderer Bedeutung.

16.4   Hüftgelenkerkrankungen

Hüftgelenkerkrankungen im Kindesalter sind die häufigste Ursache für die vorzeitige, sekundäre Koxarthrose des Erwachsenen. Die angeborene Hüftgelenksluxation und -dysplasie sind Erkrankungen des 1. Lebensjahres, der Morbus Perthes tritt schwerpunktmäßig um das 5. Lebensjahr auf, die Epiphysenlösung zum Zeitpunkt des präpubertären Wachstumsschubes. Deformitäten, die nach den genannten Erkrankungen verbleiben, stören die Biomechanik des Hüftgelenkes, führen zur eingeschränkten Belastungsfähigkeit, zu Schmerzen bereits im Jugendalter und erfordern häufig sekundär operative Maßnahmen, u. U. auch den frühzeitigen Hüftgelenkersatz. Vorbeugende Maßnahmen und frühzeitige adäquate Behandlungen sind daher von großer Bedeutung.

16.4.1 Angeborene Hüftgelenksdysplasie und -luxation

Definition Bei der Hüftgelenksdysplasie handelt es sich um eine angeborene Fehlanlage des Hüftgelenks, die sich vor allem durch eine verminderte Pfannentiefe (**Pfannendysplasie**) auswirkt. Begleitend kann eine Fehlanlage mit Steilstellung und Verdrehung des Schenkelhalses (**Coxa valga et antetorta**)

vorliegen. Bei ungünstiger Konstellation kann sich aus der Hüftgelenksdysplasie eine Dislokation des Hüftkopfes aus der Pfanne (**Subluxation** oder **Luxation**) ergeben.

Epidemiologie Die Hüftgelenksanomalien gehören zu den häufigsten Diagnosen im Rahmen des Früherkennungsprogramms für Kinder. Die Inzidenz von Hüftgelenksluxationen und -dysplasien liegt in Deutschland bei etwa 2 %. In sog. Luxationsnestern (Sachsen) kann sie deutlich höher sein. Bei sonographischer Diagnostik wird die physiologische Reifungsverzögerung des Hüftgelenkes miterfasst. Daraus ergeben sich die Angaben von bis zu 20 % pathologischer Hüftgelenke.

Ätiologie und Pathogenese Hüftgelenksluxationen können im Zusammenhang mit Fehlbildungssyndromen als **echte angeborene Hüftgelenksverrenkung** auftreten. Sie sind dann bereits während der Embryonalphase entstanden, haben zum Zeitpunkt der Geburt bereits erhebliche Deformitäten verursacht und fallen in der Regel durch hochgradige Kontrakturen, z. B. Arthrogryposis multiplex congenita, auf. Bei der **sog. angeborenen Hüftgelenksverrenkung** können mechanische und endogene Faktoren vor der Geburt die postpartale Entstehung der Hüftgelenksverrenkung begünstigen. Als endogene Faktoren bestehen neben der genetisch bedingten Disposition zur Pfannendysplasie eine Disposition zur Lockerung des Hüftgelenkes für weibliche Feten (Östrogen- und Relaxinproduktion). Als mechanische Faktoren können alle Raumbehinderungen durch Zwangslagen (Beckenendlage, Schräglagen, Oligohydramnion) zur Bewegungsbehinderung des Hüftgelenkes und frühzeitige Fixation in Zwangstellung führen. Die derart beeinflussten Kinder zeigen häufig die Zeichen des Schräglagesyndroms (sog. Siebener-Syndrom nach Mau als Kombination von Hüftdysplasie mit Gesichts- und Schädeldeformitäten, Schiefhals, Skoliose, Thoraxasymmetrie und Fußdeformitäten).

Bei vorliegender pränataler Disposition kann sich nach der Geburt aus der Dysplasie eine Luxation entwickeln. Besonders begünstigend ist die vorzeitige Streckstellung im Hüftgelenk. Bei Völkern, die ihre Säuglinge mit gestreckten Beinchen auf ein Wickelbrett binden, können Hüftgelenksluxationsraten bis zu 40 % beobachtet werden. Andererseits ist die sog. Hüftgelenksluxation im asiatischen Raum fast unbekannt. Dort werden die Kinder nach der Geburt frühzeitig in Tüchern mit angebeugten Hüftgelenken getragen.

Klinik Leitsymptome der Hüftgelenksdysplasie und -luxation sind Instabilität, Bewegungseinschränkung und Kontraktur sowie Dislokation.

Bei Geburt sind in der Regel nur die seltenen embryonalen Hüftgelenksluxationen durch Dislokation und starke Bewegungseinschränkung leicht erkennbar. Bei der sog. angeborenen Hüftgelenksluxation steht die Lockerung der Hüftgelenkskapsel bei vorliegender flacher Pfanne im Vordergrund, die durch die Instabilitätszeichen (Roser-Ortolani- bzw. Barlow-Zeichen) nachgewiesen wird. Der Säugling liegt dabei auf dem Rücken. Das Beinchen wird mit der Hand umgriffen und

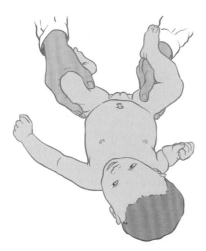

◘ Abb. 16.19 Instabilitätszeichen Hüfte. Schnappen bei Abspreizung in Beugung (Roser-Ortolani-Zeichen) oder Dislokation des
Hüftkopfes bei Druck nach dorsal (Barlow-Zeichen

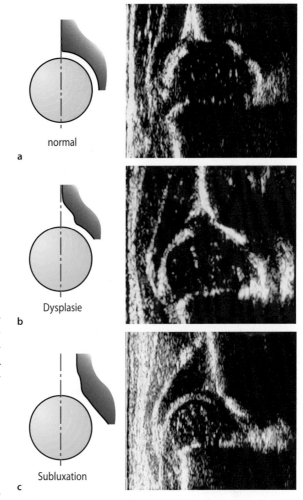

a normal

b Dysplasie

c Subluxation

◘ Abb. 16.20a–c Ultraschallbefunde der kindlichen Hüftgelenks-
region. a Normal: Korrekt ausgebildeter knöcherner Pfannenerker.
Adäquat in der Gelenkpfanne lokalisierter Hüftkopf im Alter von
2 Monaten. b Dysplasie: Knöchernes Azetabulum lateral deformiert.
Überdachung des Femurkopfes nicht optimal. Alter 4 Wochen. c Subluxation: Azetabulum sehr steil. Knöcherner Pfannenerker fehlt. Hüftkopf stark lateralisiert und leicht nach kranial verlagert. Alter 7 Tage

die Hüfte bei 90°-Beugung von der Abspreizung in die An-
spreizung gebracht. Dabei kann ein Schnapphänomen (Roser-
Ortolani-Zeichen) oder beim Druck nach hinten eine Dislokation (Barlow-Zeichen) nachgewiesen werden (◘ Abb.
16.19). Diese Hüften sind hinsichtlich der weiteren Entwicklung gefährdet.

❯ Bei auffälliger Familien- oder Schwangerschafts-
anamnese (insbesondere Beckenendlage sowie Instabilität bei U1 und U2) muss nach den Leitlinien
frühzeitig eine Ultraschalluntersuchung des kindlichen Hüftgelenkes erfolgen (◘ Abb. 16.20).

Mit der Ultraschalluntersuchung können frühzeitig Verknö-
cherungsrückstände des Pfannendaches erkannt und behandelt werden.

Bei den nur gering dislozierten Hüften kommt es im weiteren Verlauf zur leichten Bewegungseinschränkung durch
neurophysiologische Reflexe, die als Abspreizbehinderung
auffällt. Bei Dislokation des Hüftgelenkes als Subluxation oder
Luxation kann auch die unterschiedliche Einstellung des
Hüftkopfes zur Pfanne und zum Becken getastet werden. Diese Veränderungen treten in der Regel nach der U3 auf, bei der
die Hüftgelenke zum sonographischen Screening anstehen.

❯ Unbehandelte Hüftgelenksluxationen führen zur
Kontraktur des Hüftgelenkes sowie zur Beinverkürzung mit Schwäche der Abspreizmuskulatur und
dementsprechend positivem Trendelenburg-Zei-
chen und -Hinken. Bei beidseitigem Befall zeigt sich
der Enten- oder Watschelgang.

Therapie Sie ist abhängig vom Alter und Befund. Bei Säuglingen ergibt sich der Befund aus den klinischen Zeichen der
Instabilität und dem morphologischen Befund des Sono-
gramms oder des Röntgenbildes (◘ Abb. 16.21). Die Einzelheiten sind in den Leitlinien für das sonographische Screening
festgelegt.

Bei den geringen Dysplasien und Instabilitäten unmittelbar nach der Geburt reichen leichte Spreizhosen. Bei der Dysplasie und Subluxation von Säuglingen ab der 6.-12. Lebenswoche sind die Reposition und Retention des Hüftkopfes mit
verschiedenen Bandagen und Schienen möglich. Bei vollständig luxiertem Hüftgelenk ist eine geschlossene Reposition und
anschließende stabile Retention bis zur morphologischen
Anpassung des Hüftgelenkes erforderlich. Versagt die geschlossene Reposition sind operative Maßnahmen zur Einstellung des Hüftkopfes notwendig, die zur Vermeidung einer
Hüftkopfnekrose erst nach Auftreten des Hüftkopfkernes
durchgeführt werden sollten.

Die Hüftkopfnekrose ist eine Durchblutungsstörung des
Hüftkopfkernes, die zur Wachstumsstörung des gesamten
Hüftgelenkes und zur frühzeitigen Arthrose führen kann. Ziel

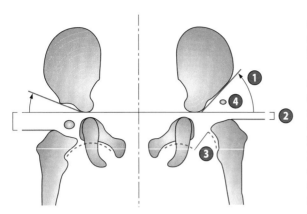

◘ Abb. 16.21 Schematische Zeichnung der bei Hüftgelenksluxation verwertbaren Röntgenbefunde (eine exakte seitengleiche Einstellung vorausgesetzt). Normalbefunde links blau, pathologische Befunde rechts rot: *1* Pfannendachwinkel größer als 30°; *2* Hochstand und Lateralisation des Femurs; *3* Unterbrechung der Shenton-Ménard-Linie; *4* Hypoplasie des Epiphysenkerns

jeglicher Behandlung muss es daher sein, die Behandlung so schonend wie möglich durchzuführen.

Wenn Restdysplasien bei Kindern jenseits des 2. Lebensjahres verbleiben, stehen verschiedene operative Verfahren zur anatomischen Wiederherstellung des Hüftgelenkes zur Verfügung, in erster Linie Eingriffe am Pfannendach zur Verbesserung der Pfannendysplasie.

16.4.2 Morbus Perthes

Definition Es handelt sich um eine Wachstumsstörung des Hüftkopfes als Folge einer Durchblutungsstörung (aseptische Osteochondronekrose).

Epidemiologie Die Erkrankung tritt vorwiegend in der weißen Bevölkerung mit einer Häufigkeit von 1:1200 Kindern

auf. Die Altersverteilung zeigt einen deutlichen Gipfel zwischen dem 5. und 6. Lebensjahr. Jungen sind viermal häufiger betroffen als Mädchen.

Ätiologie und Pathogenese Auslöser der Erkrankung ist eine Durchblutungsstörung des Hüftkopfes unbekannter Ursache. Es kommt zur Nekrose der Knochenbälkchen und zum Sistieren des Wachstums. Durch das Zurückbleiben des Hüftkopfkernes verbreitert sich der Gelenkspalt (**Initialstadium**). Mit der Organisation der Nekrose kommt es zur Sinterung der Knochenbälkchen und Verdichtung (**Kondensationsstadium**), danach zur Auflösung von Knochenbälkchen (**Fragmentationsstadium**), schließlich zum Wiederaufbau (**Reparationsstadium**) und zur **Ausheilung** (◘ Abb. 16.22). Diese Stadien werden uniform in sehr unterschiedlichen Zeitabschnitten von Monaten bis zu 5 Jahren durchlaufen. Der Krankheitsverlauf ist bei Kindern unter dem 4. Lebensjahr grundsätzlich günstig, da der Hüftkopf und damit die Nekrose noch klein sind und letztere schnell repariert werden kann, zumal auch Körpergewicht und körperliche Belastung geringer sind.

> Bei Kindern oberhalb des 8. Lebensjahres verlaufen die Krankheitsstadien des Morbus Perthes prognostisch ungünstig.

Es kommt durch die Sinterung der Nekrose zur Hüftkopfdeformität, die wegen der limitierten Wachstumsreserve des Hüftgelenkes nicht mehr vollständig repariert werden kann. In diesen Fällen sind Früharthrosen im 4. Lebensjahrzehnt möglich, die sogar mit einem Hüftgelenkersatz versorgt werden müssen.

Klinik Führende Symptome des Morbus Perthes sind **Hinken** und **Schmerzen** in **Hüft-** und **Kniegelenk**. Bei jüngeren Kindern wird von den Eltern häufig nur das Hinken bemerkt. Bei älteren Kindern stehen der Schmerz in der Leistenbeuge oder im Oberschenkel- und Kniebereich im Vordergrund.

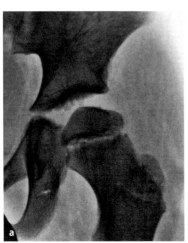
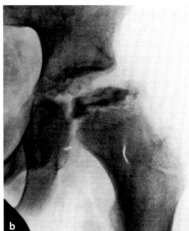
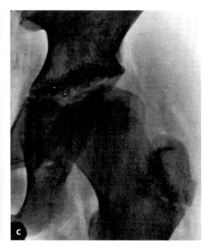

◘ Abb. 16.22a–c Perthes-Stadien. a Kondensationsstadium, **b** Fragmentationsstadium, **c** Ausheilungsstadium

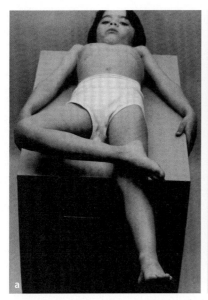 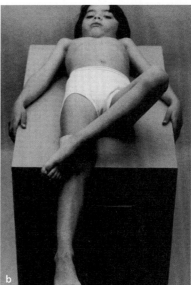

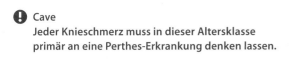 **Abb. 16.23a, b Vierer-Zeichen.** Beim Überschlagen der Beine fällt eine Einschränkung der Abspreizbarkeit auf (*links*)

> **Cave**
> **Jeder Knieschmerz muss in dieser Altersklasse**
> **primär an eine Perthes-Erkrankung denken lassen.**

Bei der Untersuchung wird vor allem die Hüftgelenksbeweglichkeit überprüft. Bereits im frühen Stadium der Erkrankung zeigt sich eine Einschränkung der Abduktion und Außenrotation, die in Form des sog. positiven **Vierer-Zeichens** (◘ Abb. 16.23) erkennbar wird. Dabei wird das betroffene Bein im Hüftgelenk gebeugt und die Ferse auf das Kniegelenk des gegenseitigen Beines gelegt. Wenn das Kniegelenk dabei nicht nach außen fallen kann, liegt eine entsprechende Kontraktur vor, die auf eine Perthes-Erkrankung verdächtig ist. **Differenzialdiagnostisch** ist eine flüchtige Hüftgelenksentzündung (**Coxitis fugax**) auszuschließen. Sie kann begleitend bei allgemeinen Infektionen im Hals-, Nasen-, Rachen- oder Abdominalraum als flüchtige Synovialitis auftreten. Üblicherweise bildet sie sich aber innerhalb von einer Woche zurück. Anfänglich kann sie bei der Ultraschalluntersuchung aufgrund einer Ergussbildung mit einem beginnenden Morbus Perthes verwechselt werden. In Zweifelsfällen kann eine kernspintomographische Untersuchung die Frühveränderung des Perthes-Krankheitsbildes erkennbar machen. Für die Therapieentscheidung spielt die kernspintomographische Untersuchung bisher jedoch keine Rolle und ist daher verzichtbar.

Therapie Eine kausale Therapie ist nicht möglich. Die Behandlung versucht die sich aus der verminderten Belastungsfähigkeit des Hüftkopfes und der daraus resultierenden Deformierbarkeit ergebenden Konsequenzen anzugehen. Wegen der günstigen Prognose bei Kindern unterhalb des 4. Lebensjahres ist in der Regel lediglich Beobachtung und Schonung (kein Sport, kein Hüpfen oder Springen in der Freizeit) notwendig. Im Verlauf ist stets die Beweglichkeit des Hüftgelen-

kes zu kontrollieren. Bei jeder Adduktionskontraktur muss eine krankengymnastische Übungsbehandlung einsetzen, um das Hüftgelenk wieder in allen Richtungen ausreichend beweglich zu machen; denn nur ein frei bewegliches Hüftgelenk wird auch ein Kugelgelenk.

Bei älteren Kindern mit röntgenologisch erkennbaren Risikozeichen (ausgedehnter Hüftkopfbefall, beginnende Subluxation, metaphysäre Beteiligung) und schlechter Beweglichkeit ist die operative der konservativen Behandlung überlegen. Ziel ist die zentrierte Einstellung des Hüftkopfes, um die remodellierende Potenz der Hüftpfanne zu nutzen. Dies kann durch Beckenosteotomien (nach Salter, Dreifach-Beckenosteotomie) in Kombination mit intertrochanteren Osteotomien erzielt werden. Bei älteren Kindern ist diese Behandlung primär anzustreben. Auch in der Nachbehandlung ist großes Augenmerk auf die Hüftgelenksbeweglichkeit zu richten.

Ausschließlich entlastende Orthesenbehandlung (z. B. Thomas-Splint, Mainzer-Orthese) ist für Kinder der mittleren Altersgruppe ohne eingetretene Deformierung und ohne Risikozeichen indiziert. Deren Ergebnisse haben allerdings enttäuscht.

16.4.3 Epiphysiolysis capitis femoris

Definition Abrutsch der Hüftkopfepiphyse vom Schenkelhals, der akut (**Epiphysiolysis capitis femoris acuta**) oder auch chronisch (**Epiphysiolysis capitis femoris lenta**) auftreten kann.

Ätiologie und Pathogenese Die Erkrankung tritt vorwiegend während des präpubertären Wachstumsschubes auf. Dabei kommt es im Zusammenhang mit dem starken Längenwachstum zur Verdickung der Knorpelzellsäulen und zur

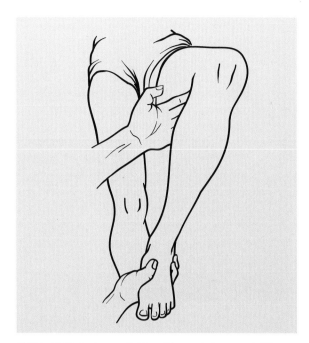

Abb. 16.24 Drehmann-Zeichen. Diagnostisch aussagekräftigstes Zeichen bei der körperlichen Untersuchung in Rückenlage ist das Ausweichen der Hüfte in eine Außenrotations- und Abduktionsstellung bei Hüftflexion (positives Drehmann-Zeichen)

mechanischen Schwächung dieser Region. Die Erkrankung tritt daher bei Jugendlichen mit sehr raschem Wachstumsschub und konstitutionellen Auffälligkeiten (Dystrophia adiposogenitalis, eunuchoider Hochwuchs) gehäuft auf. Die Hüftkopfepiphyse gleitet nach dorsal unten, was zur Außendrehkontraktur und Verkürzung des Beines führt.

Klinik Bei der akuten Form ist die Anamnese typisch. Besondere Belastungen bei Sport und Spiel (Weitsprung, Verdrehung des Beines) führen zur plötzlichen Belastungsunfähigkeit und hochgradigen Schmerzhaftigkeit im Bereich der Hüfte. Bei der Lenta-Form ist die Entwicklung schleichend. Anfänglich bestehen ziehende Schmerzen im Hüft-, Oberschenkel- und Kniebereich, bis die Gangbehinderung deutlich wird.

Diagnostik Bei der Untersuchung in Rückenlage fallen die Außendrehung und eingeschränkte Innendrehfähigkeit des betroffenen Beines auf. Gleichzeitig besteht eine Anspreizkontraktur. Typisch ist das positive **Drehmann-Zeichen**: Bei Beugung im Hüftgelenk kommt es zur erzwungenen Außendrehung und Abduktion des Beines (◘ Abb. 16.24). Die Epiphysenlösung lässt sich röntgenologisch darstellen. Das Ausmaß der Dislokation wird durch den sog. Epiphysengleitwinkel klassifiziert.

> ❯ Zwingend erforderlich ist die Abbildung des Schenkelhalses in 2 Ebenen, weil sich bei der Aufsichtsaufnahme der isolierte Gleitprozess nach hinten dem Nachweis entziehen kann.

Therapie Jede diagnostizierte Epiphysenlösung ist behandlungsbedürftig. Die Art der Behandlung hängt vom Ausmaß der Dislokation ab. Bei geringen Dislokationen der Epiphyse wird eine operative Fixation der Epiphyse (Drähte, Schrauben) zur Vorbeugung eines weiteren Gleitprozesses durchgeführt. Bei fortgeschrittenem Gleitprozess mit begleitenden Kontrakturen ist auch eine Wiederherstellung der Hüftgelenksmechanik durch Osteotomien angezeigt. Nur bei geringen Dislokationen und kurz vor Wachstumsabschluss kann beobachtet werden.

Da der Gleitprozess häufig doppelseitig auftritt, ist auch bei nur einseitig diagnostiziertem Epiphysengleiten die prophylaktische Fixation der Gegenseite erforderlich, wenn sich die Jugendlichen noch deutlich vor dem Wachstumsabschluss befinden.

> **Kernaussagen**
> — Hüftgelenkserkrankungen des Kindes- und Jugendlichenalters sind besonders häufige Ursachen eines vorzeitigen Gelenkverschleißes im Erwachsenenalter.
> — Die Behandlungsergebnisse der sog. angeborenen Hüftgelenksluxation und -dysplasie sind bei Früherkennung sehr gut. Der Frühdiagnostik durch das Ultraschallscreening kommt daher eine besondere Bedeutung zu.
> — Die Perthes-Erkrankung ist eine Wachstumsstörung der Hüftkopfepiphyse, die bei Kleinkindern prognostisch günstig ist und meist konservativ behandelt werden kann, bei älteren Kindern und Jugendlichen allerdings häufig zur Deformierung des Hüftkopfes führt und eine Operation erfordert.
> — Die Epiphysenlösung des Hüftkopfes kann akut auftreten, aber auch schleichend verlaufen. Bei klinischem Verdacht ist immer eine Röntgendarstellung in 2 Ebenen erforderlich, um auch Frühformen des Hüftkopfgleitens erkennen zu können.

16.5 Kniegelenkerkrankungen

Das Kniegelenk wird im Kleinkindes- und Kindesalter vorwiegend durch Beinachsenfehler betroffen, im jugendlichen Alter sind Verletzungen der Wachstumszonen häufig.

16.5.1 Beinachsenfehler

Definition Beim Kniegelenk des Jugendlichen und Erwachsenen liegen Hüftkopf-, Kniegelenk- und Sprunggelenkmittelpunkt auf einer mechanischen Achse (Mikulicz-Linie). Abweichungen im O-Sinne werden als Varus-, im X-Sinne als Valgusfehlstellung bezeichnet.

Ätiologie und Pathogenese Bis zum Erreichen der normalen anatomischen Beinachse des Erwachsenen durchläuft das

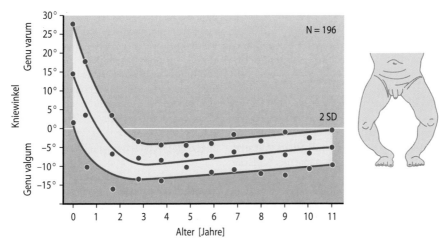

Abb. 16.25 Umwegige Beinachsenentwicklung. Nach der Geburt kommt es zur Umbildung des primären Genu varum über das Genu valgum zur Ausbildung des physiologischen Genu valgum

kindliche Kniegelenk eine umwegige Beinachsenentwicklung: intrauterin lagebedingt kommen die Säuglinge mit einem Genu varum zur Welt, entwickeln danach bis zum Einschulungsalter ein Genu valgum, das schließlich in die normale Beinachse des Jugendlichen einmündet. Beinachsenprobleme innerhalb dieses Streubereiches bedürfen lediglich der Beobachtung (**❑** Abb. 16.25).

Pathologische Entwicklungen fallen durch eine fortbestehende und zunehmende Achsenabweichung auf. Sie kann idiopathisch, durch neurologische Grunderkrankungen oder posttraumatisch bedingt sein.

Klinik Im Vordergrund steht die Deformität. Beschwerden werden meist nicht angegeben. Bei hochgradigen Deformitäten können begleitend Bandlockerungen am Kniegelenk bestehen. Zur Objektivierung und präoperativ ist eine Röntgenstandaufnahme angezeigt.

Therapie Bei Ausreißern der physiologischen Beinachsenentwicklung im Kleinkindes- und Kindesalter ist eine Nachtschalenlagerung zur Wachstumslenkung angezeigt. Bei Beinachsenfehlern infolge von Läsionen der Wachstumsfugen ist eine exakte Analyse der Schädigung und entsprechende Planung des orthopädisch-chirurgischen Vorgehens unter Berücksichtigung der zu erwartenden Deformität und Beinverkürzung notwendig (evtl. kombinierte Korrektur- und Verlängerungsosteotomie).

16.5.2 Osteochondrosis dissecans

Definition Durchblutungsstörung der subchondralen Gelenkfläche an Femurkondyle oder Patella mit der Folge einer lokalisierten Osteochondronekrose. Bei Auslösung des abgestorbenen Knorpel-Knochen-Bereiches kommt es zur Disseziierung eines freien Gelenkkörpers (Corpus librum).

Klinik Bei Beginn der Erkrankung bestehen Knieschmerzen, die als Knochenschmerz imponieren können oder auch auf die lokalisierte Synovialitis infolge des Knorpelschadens zurückzuführen sind. Zu diesem Zeitpunkt ist die Erkrankung röntgenologisch häufig noch nicht erkennbar. Das Kernspintomogramm zeigt die Veränderung im Frühzustand, die Kontrastmitteldarstellung mit Gadonlinium gibt Auskunft über die Vaskularisation und damit die Vitalität des Fragmentes (**❑** Abb. 16.26). Sie ist wichtige Information für die Behandlungsstrategie.

Therapie Bei jungen Kindern unterhalb des 10. Lebensjahres mit ausreichender Wachstumsreserve und bei kernspintomographisch nachweisbarer Vaskularisation des Bereichs ist eine konservative Behandlung mit konsequenter Entlastung des Kniegelenkes erfolgversprechend. Bei älteren Kindern und insbesondere bei völliger Avitalität des Fragmentes ist eine orthopädisch-chirurgische Behandlung (Anbohrung, Spongiosaumkehrplastik) angezeigt. Bei ausgelöstem Dissekat wird dieses entweder replantiert oder bei Inkongruenz auch entfernt.

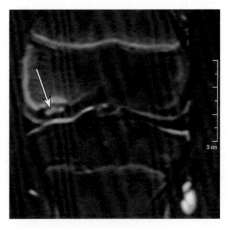

Abb. 16.26 Osteochondrosis dissecans mit noch vitaler Osteonekrose *(Pfeil)* im Kernspintomogramm

16.5.3 Morbus Schlatter

Definition Aseptische Chondronekrose der Tibiaapophyse, die vorwiegend präpubertär und bei starker mechanischer Belastung auftritt.

Klinik Anfänglich bestehen Schmerzen unmittelbar über der Schienbeinrauhigkeit. Später kommt es hier auch zur Schwellung. Sie entsteht als Folge der starken mechanischen Beanspruchung im Übergangsbereich zwischen Patellarsehne und knorpeligen Ansatz am Schienbein durch starke mechanische Beanspruchung (Leistungssport, Körpergewicht) und die Auflockerung der knorpeligen Strukturen infolge des präpubertären Wachstumsschubes. Die Erkrankung ist prognostisch günstig und wird lediglich durch den gelegentlich lang andauernden Schmerzzustand kompliziert. Sie hinterlässt am Kniegelenk selbst keine Schäden.

Therapie Bei beginnenden Beschwerden Schonung durch Sportkarenz, bei anhaltenden Beschwerden Ruhigstellung des Kniegelenkes in Schiene, ggf. sogar Entlastung und lokal physikalische Behandlung.

> **Kernaussagen**
> - Beinachsenfehler müssen von idiopathischen Beinachsen durch die Berücksichtigung der umwegigen Beinachsenentwicklung abgegrenzt werden.
> - Die Osteochondrosis dissecans des Kniegelenkes hat eine günstige Prognose bei großer Wachstumsreserve.
> - Der Morbus Schlatter imponiert durch die Schmerzhaftigkeit im Bereich der Schienbeinrauigkeit, hinterlässt jedoch keine Schäden im Kniegelenk.

16.6 Fußerkrankungen

Bei der Mehrzahl der Fußerkrankungen handelt es sich um Deformitäten, die angeboren oder erworben als Folge von Lähmungen (infantile Zerebralparese, Myelomeningozele) oder Systemerkrankungen (Arthrogryposis multiplex congenita) auftreten. Die Hälfte der endgültigen Fußlänge ist bereits mit 1–1½ Jahren erreicht. Dies erfordert eine Frühbehandlung der angeborenen Deformitäten.

16.6.1 Knick-Senk-Fuß

Definition Fehlstellung des kindlichen Fußes mit Abflachung des Längsgewölbes und vermehrter X-Stellung des Rückfußes.

Klinik Die Eltern sind über den »Plattfuß« besorgt. Bei schweren Ausprägungen werden Schmerzen nach längerem Gehen im Fußgewölbe angegeben. Auffällig ist die am Schuhinnenrand vorzeitig und vermehrt abgelaufene Sohle. Bei Betrachtung des Gangablaufes »schlurfen« die Kinder. Der Fuß wird nicht abgerollt. Es kommt nicht zur Ausbildung eines Fußgewölbes.

Therapie Die klinische Bedeutung des Knick-Senk-Fußes ist umstritten. Leichtere Formen können auch im Erwachsenenalter gut kompensiert werden und bedürfen keiner Behandlung. Bei den ausgeprägten Knick-Senk-Füßen hypotoner Kinder ist allerdings eine unterstützende Einlagenversorgung angezeigt (Weichschaumeinlagen).

16.6.2 Klumpfuß

Definition Fußdeformität mit Verkürzung des Fußinnenrandes (Supination und Adduktion, Spitzfuß und Varusstellung des Rückfußes), die angeboren oder bei neurologischen Grunderkrankungen auch erworben sein kann.

Klinik Der angeborene Klumpfuß ist unmittelbar nach Geburt unverkennbar (□ Abb. 16.27). Zusätzlich zur Fußdeformität liegt immer eine erhebliche Verschmächtigung der Wadenmuskulatur vor. Der Klumpfuß ist abzugrenzen von leichten Klumpfußfehlhaltungen oder dem sog. Kletterfuß, der als Folge der intrauterinen Raumbehinderung entsteht und sich bei lockeren Weichteilverhältnissen innerhalb einiger Lebenswochen spontan korrigiert.

Therapie Der angeborene Klumpfuß muss unmittelbar nach der Geburt zunächst mit täglich, später in größeren Intervallen wechselnden (Gips-) Verbänden redressiert werden. Als vorteilhaft hat sich auch eine funktionelle Behandlung mit Bewegungsschienen erwiesen. Ziel ist es, die Deformität soweit wie möglich zu beseitigen.

> Bei 50–80 % der Klumpfüße verbleiben Restdeformitäten, die beim Erreichen einer Fußlänge von 8 cm operiert werden.

Bei der Behandlung nach Ponseti wird frühzeitig eine Achillessehnenverlängerung durchgeführt und anschließend weiter redressiert.

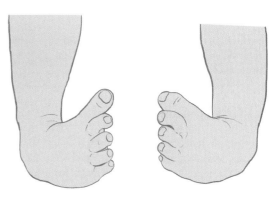

□ **Abb. 16.27 Doppelseitiger Klumpfuß.** Klinischer Aspekt beim Säugling

16.6.3 Hackenfuß

Definition Prognostisch günstige Fußdeformität mit Tiefstand der Ferse.

Klinik Die Deformität wird bei raumbeengenden Lagen unmittelbar nach Geburt festgestellt. Der Fußrücken kann an der Unterschenkelvorderfläche angelegt werden. Bei intakter Muskulatur ist die Prognose günstig. Die Deformität bildet sich innerhalb der ersten Monate spontan zurück.

Therapie In den meisten Fällen ist eine Behandlung nicht erforderlich. Persistiert der Hackenfuß, muss eine neurologische Grunderkrankung (z. B. Spina bifida) ausgeschlossen werden. Die Behandlung erfolgt durch Krankengymnastik und Nachtlagerungsschienen in Plantarstellung des Fußes.

16.6.4 Neurogene Fußdeformitäten

Definition Bei allen neuromuskulären Grunderkrankungen ist bei bestehendem Muskelungleichgewicht im Fußbereich die Entstehung einer Fußdeformität möglich.

Klinik Die häufigsten neuromuskulären Fußdeformitäten betreffen die infantile Zerebralparese. In Abhängigkeit von Lähmungsmuster können sehr unterschiedliche Deformitäten entstehen, die jeweils einer spezifisch konservativen oder orthopädisch-chirurgischen Behandlung bedürfen.

Kernaussagen

- Angeborene Fußdeformitäten müssen früh behandelt werden, da der Fuß bereits mit 1–1½ Jahren die Hälfte seiner endgültigen Länge erreicht hat.
- Der kindliche Knick-Senk-Fuß ist häufig, bei geringer Ausprägung aber klinisch ohne weitreichende Relevanz.
- Der angeborene Klumpfuß erfordert eine sofortige, konsequente Redressionsbehandlung. Restdeformitäten müssen operativ angegangen werden.
- Neurologische Fußdeformitäten erfordern eine individuelle konservative und evtl. operative Versorgung.

16.7 Grundzüge der Behandlung kindlicher Frakturen

Kinderfrakturen konsolidieren wesentlich schneller als beim Erwachsenen. Je jünger die Kinder, desto kürzer ist die Heilungszeit. Gelenksversteifungen kommen bei Kindern auch nach längerer Immobilisation kaum vor. Pseudarthrosen und Sudeck-Dystrophien sind extrem selten. Fehlstellungen können durch Wiederaufrichtung der Epiphysen und vermehrtes Längenwachstum teilweise oder ganz ausgeglichen werden. Die Frakturbehandlung ist bei Kindern deshalb allgemein konservativer als beim Erwachsenen.

Zwischen den Frakturen bei Erwachsenen und bei Kindern bestehen einige prinzipielle Unterschiede:
- Kinderfrakturen konsolidieren wesentlich schneller als beim Erwachsenen. Je jünger die Kinder, desto kürzer ist die Heilungszeit.
- Gelenksversteifungen, gefürchtet bei Erwachsenen, kommen bei Kindern auch nach längerer Immobilisation kaum vor.
- Peudarthrosen und Sudeck-Dystrophien sind extrem selten.
- Fehlstellungen ad axim, ad latus und ad longitudinem können durch Wiederaufrichtung der Epiphysen und vermehrtes Längenwachstum teilweise oder ganz ausgeglichen werden. Rotationsfehler bleiben dagegen auch bei Kindern bestehen.

Die **Frakturbehandlung** ist bei Kindern deshalb allgemein konservativer als beim Erwachsenen. Durch manuelle Reposition und Gipsverbände kann häufig ein gutes Heilungsergebnis erzielt werden. Die früher bei Kinderfrakturen weit verbreitete Extensionsbehandlung ist heute dagegen weitgehend verlassen. Sie wurde durch schonende, wenig invasive, zum Teil speziell für Kinder entwickelte halbgeschlossene Osteosyntheseverfahren ersetzt (Spickdrahtosteosynthese, Fixateur externe, Embrochage centromédullaire élastique stable: ECMES; ◘ Abb. 16.28).

Die **Nachbehandlung** von Kinderfrakturen unterscheidet sich grundsätzlich von derjenigen bei Erwachsenen. Sie soll möglichst einfach sein. Massagen, passive Bewegungsübungen und weitere physiotherapeutische Maßnahmen sind wegen der kurzen Immobilisationszeit und der geringen Tendenz zu Gelenksversteifungen meist nicht nötig. Als beste Physiotherapie wirken die aktiven Bewegungen des Kindes selbst. Sie ergeben die besten funktionellen Resultate. Da die Kinder andererseits noch im Wachstum sind, müssen die Frakturen über längere Zeit, meist etwa 2–4 Jahre, in besonderen Fällen sogar bis Wachstumsabschluss, in großen Abständen kontrolliert werden (sekundäre Deformitäten, Beinlängenunterschiede etc.).

In ◘ Tab. 16.3 sind die therapeutischen Richtlinien zur Behandlung von Kinderfrakturen schematisch zusammengestellt.

Kernaussagen

- Kinderfrakturen konsolidieren schneller als beim Erwachsenen. Je jünger die Kinder, desto kürzer die Heilungszeit. Gelenksversteifungen, gefürchtet beim Erwachsenen, kommen bei Kindern auch nach längerer Immobilisation kaum vor. Pseudarthrosen und Sudeck-Dystrophien sind extrem selten.
- Fehlstellungen können durch Wiederaufrichtung der Epiphysen und vermehrtes Längenwachstum teilweise oder ganz ausgeglichen werden. Rotationsfehler bleiben dagegen auch bei Kindern bestehen.
- Da Kinder noch im Wachstum sind, müssen die Frakturen über längere Zeit, meist 2–4 Jahre, in besonderen Fällen bis zum Wachstumsabschluss, kontrolliert werden.

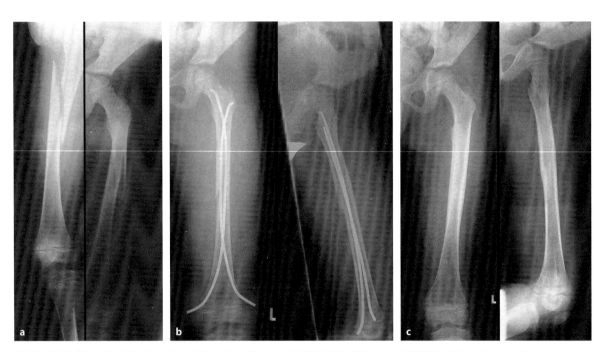

◨ Abb. 16.28 Oberschenkelfraktur eines 9 Jahre alten Kindes. a Unfallbild, **b** Stabilisation mit ECMES, **c** Spätresultat nach Materialentfernung 4 Monate später

Gelenknahe Frakturen

Unter gelenknahen Frakturen versteht man Frakturen, die die Epiphysenfuge einbeziehen. Im Hinblick auf die operative oder konservative Behandlung solcher Frakturen hat sich die Einteilung in Epiphysenlösungen und in Epiphysenfrakturen bewährt (◨ Abb. 16.29). Epiphysenlösungen (**Fraktur Typ 1 und 2**) können oft konservativ mit einer geschlossenen Reposition behandelt werden, da die Epiphyse selbst intakt geblieben ist. Beim Typ 3 und 4 hingegen liegt eine Epiphysenfraktur vor (◨ Abb. 16.29). Der Bruch geht durch die Epiphysenfuge hindurch. Wenn Knochenbrücken in der Fuge mit nachfolgenden Wachstumsstörungen vermieden werden sollen, muss eine anatomische Reposition erfolgen. Diese kann meist nur auf operativem Wege erreicht werden. Als Mittel zur Osteosynthese haben sich neben Schrauben besonders auch Kirschner-Drähte bewährt. Sie finden in der harten kindlichen Spongiosa einen guten Halt. Muss die Epiphysenfuge durchquert werden, so kommen nur noch Kirschner-Drähte in Frage. Durch Schrauben würde es zur Schädigung der Fuge und frühzeitiger Verknöcherung kommen. Die folgenschwerste Fraktur ist die Kompressionsfraktur der Epiphysenfuge (Typ 5). Vergleichsaufnahmen mit der gesunden Seite erleichtern die nicht immer einfache Diagnose. Oft ist die Epiphysenfuge so geschädigt, dass es zu schweren Wachstumsstörungen kommt. Langzeitkontrollen über Monate, evtl. Jahre sind deshalb absolut notwendig. Später können orthopädische Korrektureingriffe unumgänglich werden.

Kernaussagen

— Gelenknahe Frakturen sind Frakturen, die die Epiphysenfuge miteinbeziehen. Sie werden in Epiphysenlösungen und Epiphysenfrakturen eingeteilt.

— Epiphysenlösungen (Frakturtyp 1 und 2) können allgemein konservativ behandelt werden, da die Epiphyse selbst intakt geblieben ist. Bei den Epiphysenfrakturen (Typ 3 und 4) geht der Bruch durch die Epiphysenfuge hindurch. Deshalb muss eine anatomische Reposition, meist auf operativem Wege, erfolgen.

16.8 Trichterbrust (Pectus excavatum)

Die Ätiologie der Trichterbrust ist unklar. Die körperliche Leistungsfähigkeit der Kinder ist meist nicht beeinträchtigt. Die Indikation zur chirurgischen Korrektur ist deshalb vorwiegend psychologisch und kosmetisch bedingt. Nur bei ganz ausgeprägten Fällen kann es zur Behinderung der Füllungsphase des rechten Vorhofs und zu einer Einschränkung der Lungenfunktion kommen.

Definition Die Trichterbrust ist eine rinnen- oder schüsselförmige Deformität der vorderen Brustwand, der übrige Brustkorb erscheint häufig abgeflacht (◨ Abb. 16.30).

Ätiologie Die Ätiologie der Trichterbrust ist unklar, gelegentlich kann sie familiär auftreten. Die Mehrzahl der Trichterbrustträger sind eher zarte und muskelschwache Kinder.

◻ Tab. 16.3 Therapeutische Richtlinien zur Behandlung von Kinderfrakturen (Chirurgische Klinik, Universitäts-Kinderspital Zürich)

Fraktur	Therapie
Frakturen der oberen Extremitäten	
Klavikula	Konservativ, Rucksackverband 2–3 Wochen
Humerus proximal	Meist konservativ, Desault, Gilchrist für 2–3 Wochen, gelegentlich operativ (Embrochage centromédullaire élastique stable: ECMES)
Humerusschaft	Meist konservativ, Desault für 3 Wochen, evtl. ECMES, bei Radialisparese operativ
Humerusfraktur transkondylär	
– Unkomplizierte Fälle	Reposition nach Blount, dorsale Oberarmgipsschiene für 3 Wochen, bei ungünstiger Stelle operativ
– Komplizierte Fälle (Durchblutungsstörungen), Nervenläsionen	Primär operativ
Humerusfrakturen distal intraartikulär	Meist operativ
Condylus radialis, Epicondylus ulnaris	Operativ bei Dislokation mehr als Epicondylus ulnaris 2 mm
Olekranonfraktur	Wenn disloziert, operativ
Vorderarm	Meist konservativ (dorsale Oberarmgipsschiene), gelegentlich operativ (Spickung mit Kirschner-Drähten, evt. ECMES)
Finger	Meist konservativ
Stamm	
Wirbelsäulenfrakturen	Meist konservativ
Beckenfrakturen	Meist konservativ
Untere Extremitäten	
Schenkelhalsfrakturen	Operativ (Spickdrähte, Zugschrauben, evtl. Winkelplatten)
Femurschaftfrakturen	1.–4. Lebensjahr konservativ (Overhead-Extension, »Weberbock«). Ab 5. Lebensjahr operativ (ECMES), evtl. Fixateur externe
Patella	
– Undisloziert	Konservativ
– Disloziert	Operativ (Zuggurtungsosteosynthese)
Eminentia intercondylica	Wenn disloziert, operativ (arthroskopisch)
Unterschenkelfrakturen	Allgemein konservativ (Oberschenkelgips 4–6 Wochen), evtl. ECMES oder Fixateur externe
Malleolarfrakturen	Epiphysiolysen (Frakturtyp I und II) meist konservativ. Epiphysenfrakturen (Frakturtyp III und IV) wenn disloziert, operativ
Fuß- und Zehenfrakturen	Konservativ

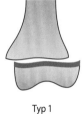 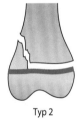 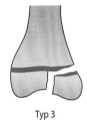 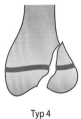 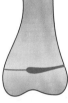

Typ 1   Typ 2   Typ 3   Typ 4   Typ 5

◻ Abb. 16.29 Einteilung der kindlichen Gelenkfrakturen (nach Salter). Typ 1: reine Epiphysenlösung, **Typ 2**: Epiphysenlösung mit metaphysärem Fragment, **Typ 3**: Der Bruch geht durch die Epiphysenfuge bis ins Gelenk – Epiphysenfraktur. **Typ 4**: Der Bruch geht von der Metaphyse durch die Epiphysenfuge und die Epiphyse bis ins Gelenk – Epiphysenfraktur. **Typ 5**: Stauchung der Epiphysenfuge in der Längsachse

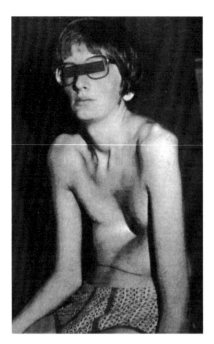

◻ **Abb. 16.30 Trichterbrust**

Klinik Nicht selten zeigen sie eine typische **Haltungskyphose** im Bereich der Brustwirbelsäule und eine entsprechende Gegenbiegung im Bereich der Lendenwirbelsäule sowie etwas schlaffe Bauchdecken und nach vorn hängende Schultern. In diesen Fällen erscheint die Trichterbrust als Teilsymptom der allgemeinen Konstitution. Weniger häufig handelt es sich um **isolierte lokale Fehlbildungen** bei sonst normalem oder sogar athletischem Habitus. Bei einem Teil der Fälle ist die Fehlbildung bereits bei der Geburt vorhanden, bei anderen tritt sie erst im Verlaufe der ersten Lebensjahre auf. Meist zeigt sie eine fortschreitende Tendenz bis gegen Wachstumsabschluss. Durch die zunehmende Einziehung des Brustbeins wird das **Herz** nach hinten und links verdrängt und oft leicht gedreht. Im EKG erscheinen Reizleitungsstörungen und überhöhte Vorhofzacken. Die körperliche Leistungsfähigkeit ist jedoch nur selten beeinträchtigt. Untersuchungen haben gezeigt, dass, entgegen früheren Annahmen, auch im höheren Lebensalter keine bedrohlichen Störungen von Kreislauf und Atmung auftreten. Nur bei ganz ausgeprägten Trichterbrustformen kann es zu einer Behinderung der Füllung des rechten Vorhofs in der Diastole kommen, was allenfalls eine Leistungsminderung bei Dauerbelastung in Einzelfällen mit sich bringen kann.

Therapie Die Operationsindikation ist deshalb vorwiegend **kosmetisch**. Da die Fehlbildung sehr auffällig sein kann, ergeben sich für die Träger nicht selten **psychologische Probleme**. Kinder mit Trichterbrust werden gelegentlich von Spiel- und Schulkameraden geneckt und ausgelacht, werden deshalb ängstlich und unsicher, wagen nicht mehr sich auszuziehen, gehen nicht baden usw. Diese subjektiven psychologischen Gesichtspunkte sind bei der Stellung der Operationsindikation mit zu berücksichtigen.

Über das optimale Alter einer etwaigen operativen Korrektur besteht heute noch keine Übereinstimmung. Nachhaltige Ergebnisse gibt es bei Operation frühestens nach dem 8. Lebensjahr. Sie besteht in der Hebung des Trichters und der Fixation der angehobenen Brustwand, minimal invasiv in der Technik nach Nuss.

16.9 Osteomyelitis

Die Osteomyelitis ist im Kindesalter wesentlich häufiger als beim Erwachsenen. Etwa eines von 5000 Kindern unter 13 Jahren wird davon betroffen. Die Kenntnis dieses Krankheitsbildes ist besonders wichtig, da der rechtzeitige Therapiebeginn für den Verlauf im hohen Maße mitentscheidend ist. Die Früherfassung der Osteomyelitis gelingt in der Regel nur durch eine Magnetresonanztomographie (MRT) oder durch eine Knochenszintigraphie. Das Ziel der frühzeitigen Behandlung der Osteomyelitis ist die Restitutio ad integrum ohne Knochenzerstörung. Allerdings wird dieses Ziel auch heute noch trotz moderner Diagnostik, Frühdiagnose und Frühbehandlung nicht immer erreicht. Einzelne Fälle können ungünstig verlaufen, Übergänge in chronische Stadien sind möglich und immer noch kommt es in vereinzelten Fällen zur Invalidität durch definitive Schädigung von Epiphysen und Gelenken.

16.9.1 **Akute hämatogene Osteomyelitis**

Die Osteomyelitis beginnt im Knochenmark. Die Art der Ausbreitung der Osteomyelitis ist altersabhängig. Im **Säuglingsalter** durchbricht der Infekt die Metaphysen-Epiphysen-Grenze und kann entlang der A. nutricia zur septischen Arthritis führen. Im **Kleinkindesalter** sind die perforierenden Arterienäste zurückgebildet, die Epiphysenfuge ist gefäßlos und wirkt deshalb als Barriere für die Ausbreitung der Osteomyelitis. Erst im **späteren Kindesalter** und in der Adoleszenz kann die Infektion wiederum ins Gelenk durchbrechen, weil dann die schützende Epiphysenfuge verschlossen ist. ◻ Abb. 16.31 zeigt schematisch die Ausbreitungswege.

Klinik Hohes Fieber und Schüttelfrost können die Erkrankung einleiten. Innerhalb weniger Stunden entstehen erhebliche Schmerzen, und die befallenen Extremitäten schwellen an. Rötung und regionale Lymphknotenschwellung folgen nach etwa 24 h, Leukozytose, erhöhte BSG und C-reaktives Protein weisen auf die Entzündung hin. Dieses klassische Bild ist jedoch nicht immer vorhanden, so dass auch bei allen unbestimmten Knochenschmerzen immer an eine Osteomyelitis gedacht werden muss.

> ❯ Die Früherfassung der Osteomyelitis gelingt in der Regel nur durch eine Magnetresonanztomographie (MRT) oder eine Knochenszintigraphie. Das konventionelle Röntgenbild zeigt zu Beginn der Erkrankung noch keine Knochenveränderungen, wohl aber Weichteilbeteiligung. Bei jedem Verdacht auf
> ▼

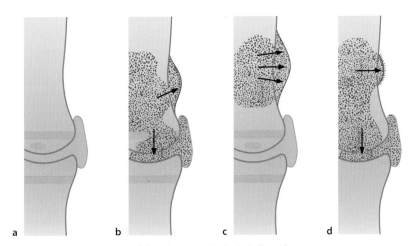

Abb. 16.31a–d Ausbreitungswege der Osteomyelitis in den verschiedenen Lebensaltern.
a Normale Verhältnisse im kindlichen Gelenk. **b** Ausbreitung beim Säugling. **c** Ausbreitung beim Kleinkind: Gelenk frei. **d** Ausbreitung beim Adoleszenten und Erwachsenen

eine Osteomyelitis muss eine Blutkultur und eine lokale Punktion des Knochens für die bakteriologische Untersuchung durchgeführt werden.

Diagnostik Eine frühzeitige Magnetresonanztomographie bestätigt oder schließt die Diagnose Osteomyelitis aus (■ Abb. 16.32). Besteht der Verdacht auf eine multifokale Osteomyelitis, so ist eine Ganzkörperszintigraphie zu empfehlen. Wegen der Mehrdurchblutung zeigt sich dabei eine Anreicherung des Technetiums schon in den ersten Tagen nach Krankheitsbeginn (■ Abb. 16.33). Das konventionelle Röntgenbild zeigt zu Beginn der Erkrankung noch keine Knochenveränderungen, wohl aber die Weichteilbeteiligung: Im Gegensatz zur gesunden Seite sind an der befallenen Ext-

remität die Muskelsepten durch das entzündliche Ödem verwaschen (■ Abb. 16.32a). Erst nach etwa 2 Wochen sind am Knochen fleckförmige Aufhellungen und zarte periostale Begleitlamellen sichtbar (■ Abb. 16.34). Bei jedem Verdacht auf eine Osteomyelitis muss eine Blutkultur und eine lokale Punktion des Knochens zur Materialgewinnung für die bakteriologische Untersuchung im Entzündungsherd angelegt werden. Dabei müssen sowohl aerobe als auch anaerobe Bakterien gesucht werden. Der am häufigsten gefundene Erreger (über 80 %) ist Staphylococcus aureus. Seltener finden sich Haemophilus influenzae, Streptokokken, Salmonellen u. a.

> **Ein möglichst frühzeitiger Therapiebeginn ist mitentscheidend für den weiteren Verlauf.**

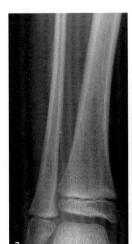
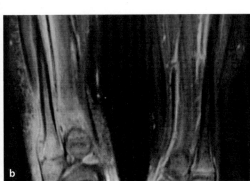
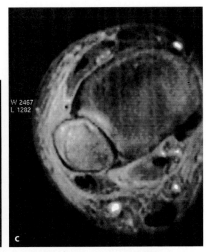

Abb. 16.32a–c Osteomyelitis. Befund eines 5 Jahre und 4 Monate alten Mädchens. Rötung, Schwellung, Überwärmung am rechten Unterschenkel vorwiegend lateral, febril. **a Röntgen:** starke Weichteilschwellung lateral, vollständig aufgehobene Grenze zwischen tiefen und oberflächlichen Weichteilstrukturen. **b MR koronal:** kontrastverstärkt mit Fettunterdrückung: 3,5-mm-Schnitt in analoger Ebene zu a. Signalhyperintensität (durch i. v.-Kontrast) in der distalen Fibulametaphyse und angrenzenden Weichteilen rechts. **c MR** (gleiche Technik wie in **b**): axiales Korrelat, Signalhyperintensität zusätzlich in begrenzter benachbarter Kortikalis der Tibia

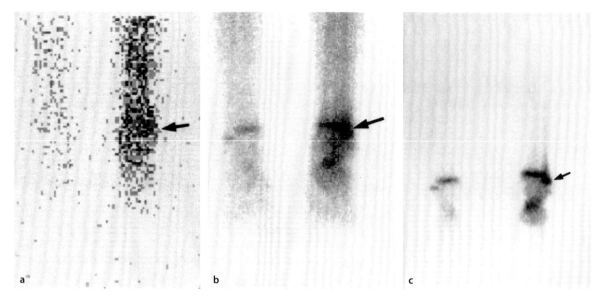

Abb. 16.33a–c Akute Osteomyelitis der rechten distalen Fibulametaphyse.
Das Röntgenbild eines 8-jährigen Jungen war ossär noch unauffällig. Durchführung einer **Dreiphasen-Szintigraphie**, dorsale Ansicht (postero-anterior). **a Perfusionsphase:** 30 s nach Beginn der Injektion starke Hyperaktivität der rechten Unterschenkelregion. Pfeil auf Höhe der distalen Unterschenkelpartie: Hyperperfusion. **b Frühphase:** ca. 2 min nach Injektion sind Weichteile mit radioaktiver Substanz »überflutet«, rechts vermehrt. Mehranreicherung im Bereich von Osteoblastenaktivität, links physiologisch, rechts abnorm; massiv in der Region des infektiösen Prozesses (*Pfeil*). **c Spätphase:** ca. 2 h nach Injektion sind die Weichteile entspeichert. Zonen der Osteoblastenaktivität mit Mehranreicherung, rechts abnorm, besonders distale Fibulapartie betreffend (*Pfeil*). Osteomyelitischer Herd in distaler Fibulametaphyse, oberhalb des Pfeils. Übrige Hyperaktivität reaktiv, inkl. Kalkaneusapophyse

Therapie Die Behandlung wird unmittelbar nach Anlegen der Blutkultur, der Knochenpunktion und der radiologischen Untersuchung eingeleitet. Sie besteht in einer hochdosierten und genügend lange verabreichten **Antibiotikabehandlung** und im Regelfall einer Ruhigstellung. Wird bei der Punktion bereits Eiter gefunden, so muss der Herd chirurgisch saniert und eine Drainage eingelegt werden. Zur Verlaufskontrolle dient neben den klinischen Befunden vor allem die BSG und der Verlauf des C-reaktiven Proteins. Die Antibiotikatherapie dauert meist 6–8 Wochen. Allgemein wird empfohlen, die Behandlung mindestens die ersten 2 Wochen intravenös durchzuführen.

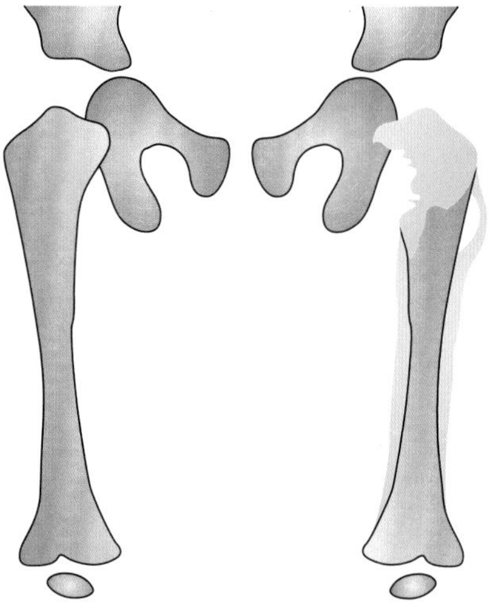

Prognose Die moderne Therapie mit Antibiotika hat der Osteomyelitis ihren Schrecken genommen. Bei Frühdiagnose und konsequenter Behandlung ist heute die Prognose allgemein günstig. Bei verspätetem Behandlungsbeginn kommt es jedoch auch heute noch zu Defektheilungen. Besonders bei jungen Säuglingen mit Osteomyelitis im Hüftgelenkbereich können **Thrombosen** der epiphysenversorgenden Gefäße auftreten, die später trotz Abheilung der Entzündung zu Fehlstellungen und Fehlentwicklungen der Gelenke führen. Alle Kinder mit Osteomyelitis sollten später über Jahre nachkontrolliert werden, um etwaige Folgen wie Fehlwachstum, Epiphysenfugenverschlüsse etc. rechtzeitig zu erkennen.

Fallbeispiel

Anamnese Der 7-jährige Junge erkrankt fieberhaft und klagt über Schmerzen beim Gehen. Der Schmerz wird im linken Bein angegeben, kann aber nicht genau lokalisiert werden. Eine Röntgenaufnahme des Beines zeigt am Knochen keinen pathologischen Befund, die Weichteilzeichnung ist vielleicht etwas verwaschen. Ein Virusinfekt mit Arthralgie wird angenommen. **Therapie:** Fieberzäpfchen und Bettruhe. Nach 2 Tagen hat der Junge Schüttelfrost, das Fieber steigt steil an.

▼

Abb. 16.34 Osteomyelitis des linken Oberschenkels bei einem 1 Monat alten Kind. Schematische Darstellung der Zerstörung von Spongiosa und Kortikalis, periostale Auflagerungen

16

Befund Bei der Klinikaufnahme findet sich ein Druckschmerz über der linken Tibia proximal. Leukozytose, BSG und CRP stark erhöht. Die Knochenszintigraphie mit ^{99m}Tc ergibt eine starke Anreicherung über der Tibia proximal.

Diagnose Akute hämatogene Osteomyelitis.

Therapie Nach Knochenpunktion und Abnahme einer Blutkultur sofortiger Beginn einer intravenösen Antibiotikatherapie. Da als Erreger Staphylococcus aureus am wahrscheinlichsten ist und dieser häufig penicillinasefest ist, wird Oxacillin 80 mg/kg KG/Tag gegeben. Strenge Bettruhe mit Schienenlagerung des Beines. Die Blutkultur ergibt Staphylococcus aureus penicillinempfindlich. Es kann daher auf Penicillin G übergegangen werden. Die Röntgenaufnahme zeigt jetzt an der Tibia eine fleckige Osteolyse mit periostaler Abhebung. Nach 2 Tagen tritt Entfieberung ein. Nach 1 und 2 Wochen deutlicher Rückgang der BSG, daher nach 3 Wochen Übergang zu oraler Penicillin-Behandlung für weitere 3 Wochen. Ein operativer Eingriff ist nicht erforderlich.

Prognose Volle Ausheilung, keine Rückfallgefahr.

16.9.2 Chronische Osteomyelitis

Auftreten als Folgeerscheinung

Sie kann als Folge einer verspätet behandelten akuten Osteomyelitis auftreten und verläuft dann mit rezidivierenden Fisteln und Bildung von **Knochensequestern** oft über Jahre und Jahrzehnte. Im Röntgenbild zeigen sich die Knochenzerstörungen mit Sequesterbildung, umgeben von erheblichen Sklerosierungsbezirken, die eine wirksame Antibiotikakonzentration am Entzündungsherd verhindern.

Therapie Eine Sequestrotomie ist unumgänglich; die Knochenhöhle wird ausgemeißelt und mit Spongiosa ausgefüllt. Um Antibiotika in besonders hoher Konzentration an den Krankheitsort zu bringen, werden antibiotikahaltige Substanzen (Schwämme, Ketten) eingelegt.

Primäres Auftreten

Die chronische Osteomyelitis kann auch **primär** auftreten. In diesen Fällen (◘ Abb. 16.35) ist der klinische Befund häufig sehr diskret, im Blut und lokal finden sich meist keine Bakterien.

Therapie Die Behandlung erfolgt ebenfalls durch Ruhigstellung und Antibiotikatherapie.

Plasmazelluläre Osteomyelitis

Sie ist eine Unterform der chronischen Osteomyelitis mit schleichendem Beginn und nur geringen Entzündungszeichen. Dabei sind besonders epiphysenfugennahe Metaphysenbereiche betroffen.

Therapie Bei dieser speziellen Form ist die chirurgische Ausräumung und anschließende Ruhigstellung, evtl. kombiniert mit Antibiotikatherapie, indiziert.

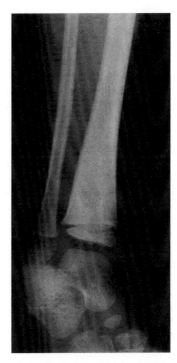

◘ **Abb. 16.35 Chronische Osteomyelitis bei 3-jährigem Knaben.** Röntgenaufnahme der distale Tibia und Sprunggelenksregion rechts seitlich. Typischer Aufhellungsherd mit leichter Randsklerose in der distalen Metaphyse, über die Epiphysenfuge auf die Epiphyse übergreifend

> **Kernaussagen**
> — Die bei Kindern häufiger als bei Erwachsenen auftretende Osteomyelitis kann im Frühstadium meist nur durch eine Magnetresonanztomographie oder durch eine Szintigraphie nachgewiesen werden.
> — Ein früher Behandlungsbeginn ist für den Verlauf entscheidend.
> — Übergänge in chronische Stadien und damit Schädigung von Epiphysen und Gelenken sind möglich.

16.10 Knochentumoren

Knochentumoren treten bei Kindern häufiger auf als bei Erwachsenen. Sie sind zu etwa 80 % benigne, in 20 % maligne. Es ist wichtig, dass der Arzt bei unklaren Skelettbeschwerden auch an die Möglichkeit eines Knochentumors denkt. Die frühzeitige Diagnose eines malignen Knochentumors ist entscheidend, ob eine die Extremität erhaltende Operation noch in Frage kommt. Was für die Entwicklung und Lebensqualität des Patienten von entscheidender Bedeutung ist. Die diagnostische Herausforderung an den erstuntersuchenden Arzt ist hier deshalb besonders groß.

❯ Die malignen Knochentumoren machen rund 10 % der malignen Erkrankungen im Kindesalter aus.

16.10.1   Gutartige Knochentumoren

Die 4 häufigsten gutartigen Knochengeschwülste bei Kindern sind die Osteochondrome oder kartilaginären Exostosen, die juvenilen Knochenzysten, das nicht ossifizierende Knochenfibrom und das Osteoidosteom. Wesentlich seltener sind andere gutartige Knochentumoren wie Enchondrome, aneurysmatische Knochenzysten.

Osteochondrom (kartilaginäre Exostose)

Das Osteochondrom ist der häufigste gutartige Knochentumor bei Kindern. Knaben sind häufiger betroffen als Mädchen.

Ätiologie Die Exostosenkrankheit ist familiär und dominant vererbt. Es kommen jedoch auch zahlreiche sporadische Fälle vor.

Klinik Osteochondrome können einzeln oder multipel auftreten. Isolierte Osteochondrome sitzen bevorzugt an den knienahen Metaphysen der langen Röhrenknochen und im Bereich der proximalen Humerusmetaphyse. Die **Auswüchse** bestehen aus lockerer Spongiosa, die von einer meist dünnen Kortikalis begrenzt ist. Ihre Kuppen sind von Knorpel überzogen. Diese **Knorpelschicht** verkalkt nach Wachstumsabschluss. Im Verlaufe des **Wachstums** schiebt sich die Exostose langsam diaphysenwärts. Sie wächst so lange, wie der sie tragende Knochen wächst. Gelegentlich kann sie das Wachstum des Knochens, von dem sie ausgeht, hemmen. Dies kann zu Verkürzungen und Verkrümmungen einzelner Knochen, bei multiplem Befall sogar zu **Minderwuchs** führen.

Exostosen sind meist schmerzlos, sie werden deshalb häufig rein zufällig entdeckt. Nur selten machen sie **Druckerscheinungen** an Sehnen, Muskeln und Nerven und führen dann zu entsprechenden Beschwerden.

Therapie Wenn Exostosen Beschwerden verursachen oder zu Funktionsbeeinträchtigungen führen, müssen sie frühzeitig chirurgisch abgetragen werden. In allen übrigen Fällen sollte die Operation erst in oder nach der Pubertät erfolgen, da bei früheren Operationen Rezidive relativ häufig sind. Solitäre Exostosen sollten nach Wachstumsabschluss, auch wenn sie keine Beschwerden machen, abgetragen werden, da sie später in etwa 1 % maligne entarten.

Solitäre juvenile Knochenzyste

Sie ist eine typische Erkrankung des kindlichen Skeletts. Bevorzugte Lokalisation sind die proximalen Metaphysen der langen Röhrenknochen, besonders Humerus, Femur und Tibia (◘ Abb. 16.36).

Diagnostik Das **Röntgenbild** zeigt scharf begrenzte rundliche Aufhellungsherde mit meist ausgebuchteter, verdünnter Kortikalis. Eine periostale Reaktion fehlt immer. Die Zysten überschreiten die Epiphysenfugen nie. Mit dem Wachstum wandern sie langsam diaphysenwärts. Der **Zysteninhalt** besteht in gelblicher Flüssigkeit, der Zystenrand ist von einer samtartigen Membran von retikulärem Bindegewebe ausgekleidet. Die Knochenzysten machen keine Beschwerden. So-

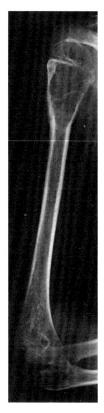

◘ **Abb. 16.36 Solitäre juvenile Knochenzyste in der proximalen Humerusmetaphyse bei einem 8-jährigen Knaben.** Mehrkammerige Zyste, die bis an die Epiphysenfuge reicht, stark verdünnte Kortikalis, periostale Reaktion lateral nach Zysteninfraktion

genannte spontane Schmerzen sind meist kleinere Infraktionen der Zysten. In der Mehrzahl aller Fälle werden die Zysten deshalb erst entdeckt, wenn sie zu einer pathologischen Fraktur geführt haben.

Therapie Wird eine Knochenzyste zufällig entdeckt, so soll nur frühzeitig operiert werden, falls die Gefahr einer **Spontanfraktur** droht. In allen anderen Fällen soll besser abgewartet werden, bis zwischen Epiphysenfuge und Zystenrand ein Saum von normalem Knochengewebe gebildet ist, damit bei der Ausräumung der Höhle nicht die Wachstumszone mitverletzt wird. Bei Spontanfrakturen wird meist die Frakturheilung abgewartet. Nur ausnahmsweise kommt es mit der Frakturheilung auch zu einer Ausheilung der Zyste. In der Regel muss diese später operativ behandelt werden. Dabei wird die auskleidende Membran sorgfältig ausgekratzt und der Defekt mit autologer Spongiosa oder auch mit Trikalziumphosphatgranulat, einem Knochenersatz, aufgefüllt.

> ❯ Die solitäre juvenile Knochenzyste ist eine typische Erkrankung des kindlichen Skeletts. Bevorzugte Lokalisationen sind die proximalen Metaphysen der langen Röhrenknochen, insbesondere Humerus, Femur und Tibia.

Nichtossifizierendes Knochenfibrom

Klinik Auch diese gutartigen Tumore sind relativ häufig. Sie sitzen bevorzugt im Bereich der distalen **Femurmetaphyse** und in der proximalen und distalen **Tibiametaphyse**. Sie werden meist als Zufallsbefunde entdeckt und machen keine Beschwerden. Nur ausnahmsweise kommen bei großen Knochenfibromen Spontanfrakturen vor. Das Knochenfibrom liegt immer exzentrisch.

Die **Kombination** von einem nichtossifizierenden Knochenfibrom (fibröse Dysplasie), Café-au-lait-Flecken und Pubertas praecox ist als **Albright-Syndrom** bekannt.

Besonders häufig ist der sog. **fibröse Kortikalisdefekt**. Es handelt sich dabei um ein Knochenfibrom, das auf die Kortikalis beschränkt ist. Fibröse Kortikalisdefekte verschwinden im Verlaufe des Wachstums spontan.

Diagnostik Im Röntgenbild sind einzelne oder multiple, traubenförmig aneinandergereihte Aufhellungen unterschiedlicher Größe zu sehen. Die Kortikalis darüber ist meist etwas verdünnt, aber immer intakt. Eine periostale Reaktion fehlt immer. Gegen die Spongiosa ist das Knochenfibrom meist durch einen schmalen sklerotischen Randsaum begrenzt. Histologisch findet sich zellreiches, in Strängen und Wirbeln angeordnetes fibröses Gewebe.

Therapie Kleinere Knochenfibrome, die die Statik und die Festigkeit des Knochens nicht gefährden, erfordern keine Therapie. Größere Defekte müssen ausgekratzt und mit autologer Spongiosa oder Knochenersatzmaterial aufgefüllt werden.

> ❱ Nichtossifizierende Knochenfibrome sitzen bevorzugt im Bereich der distalen Femurmetaphyse und in der distalen Tibiametaphyse. Besonders häufig ist der fibröse Kortikalisdefekt.

Osteoidosteom

Im Vergleich mit den vorangehenden Tumoren ist das Osteoidosteom eher selten, seine Kenntnis ist jedoch wichtig. Knaben sind häufiger betroffen als Mädchen.

Klinik Klinisch bestehen hartnäckige, lokalisierte, in klassischen Fällen vorwiegend nachts auftretende Schmerzen und eine druckschmerzhafte leichte Knochenauftreibung. Eine Verwechslung mit einer chronischen Osteomyelitis ist gelegentlich möglich.

Diagnostik Das Osteoidosteom zeigt ein charakteristisches **Röntgenbild**. Um einen kleinen Aufhellungsherd (Nidus) findet sich eine ausgeprägte perifokale Sklerosierung mit spindeliger Auftreibung der Kortikalis. Bevorzugte Lokalisationen sind Femur und Tibia, das Osteoidosteom kann jedoch prinzipiell überall am ganzen Skelett mit Ausnahme des Schädels vorkommen.

> ❱ Hartnäckige lokalisierte, vorwiegend nachts auftretende Schmerzen und eine druckschmerzhafte leichte Knochenauftreibung sind klassische klinische Befunde für ein Osteoidosteom!

Therapie Sie besteht in der chirurgischen Exzision des Herdes und bringt die prompte Heilung.

Eosinophiles Granulom

Das eosinophile Granulom ist eine Erscheinungsform der **Langhans-Zell-Histiozytose** (▶ Kap. 11.13).

Klinik Klinische Erscheinungen fehlen meist.

Diagnostik Im **Röntgenbild** sieht man unregelmäßige, aber scharf begrenzte Aufhellungen mit sklerotischem Saum. Einzelne oder multiple Herde finden sich in Knochenmark und Spongiosa, besonders des Schädels, des Beckens, der Rippen und der Wirbelkörper. Der histologische Befund ist durch Granulationsgewebe mit Histiozyten, Riesenzellen und eosinophilen Leukozyten gekennzeichnet.

Therapie Beim eosinophilen Granulom genügt die chirurgische Exzision. Bei den übrigen Erscheinungsformen der Langhans-Zell-Histiozytose kommen neben der operativen Entfernung zusätzlich Kortikosteroide, Zytostatika und eventuell auch eine Röntgenbestrahlung in Frage. Die Behandlung richtet sich nach der Klinik, der Zahl der Herde und dem Befall weiterer Strukturen wie Leber, Haut oder Lunge.

16.10.2 Maligne Knochentumoren

> ❱ Die wichtigsten malignen Knochentumoren im Kindesalter sind das Osteosarkom und das Ewing-Sarkom. Diese beiden Tumoren sind bei Kindern häufiger als bei Erwachsenen. Heute lassen sich in etwa 50–60 % der Fälle definitive Heilungen erzielen.

Das Osteosarkom und das Ewing-Sarkom gehören zu den bösartigsten Geschwülsten im Kindesalter, auch wenn sich die Prognose in den letzten Jahren besonders dank der Fortschritte in der **Chemotherapie** verbessert hat. Mit dem Einsatz aller heute bekannten Mittel lassen sich in etwa 50–60 % der Fälle definitive Heilungen erzielen. Drohen Misserfolge, besteht die Gefahr, dass sich die Eltern in ihrer Verzweiflung an alle möglichen Wunderheiler wenden, die gelegentlich die Leiden der Kinder nur noch vergrößern. Es kommt deshalb darauf an, dass zwischen Patienten, Eltern und dem behandelnden Ärzteteam eine zuverlässige Vertrauensbasis zustande kommt.

Osteosarkom

Das Osteosarkom geht von den Osteoblasten der Markhöhle der Havers-Kanäle und des Periosts aus und führt meist recht schnell zu voluminösen Tumoren (◻ Abb. 16.37). Histologisch findet sich ein stark polymorphes Gewebe aus Spindelzellen und Riesenzellen, Inseln aus hyalinem, knorpeligem oder knöchernem Material mit Ablagerung von pathologischem Osteoid. In mehr als ⅔ der Fälle lokalisieren sich die Osteosarkome um das Kniegelenk.

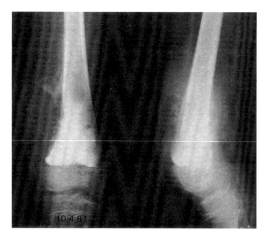

☐ **Abb. 16.37 Osteosarkom bei einem 9-jährigen Knaben.**
Destruktion und Apposition am distalen Femur

❯ Osteosarkome haben ihr Maximum im 2. Lebensjahrzehnt, der Phase des größten Umbaus, Anbaus
und der Knochenmodellierung: Sie sind die typischen Tumore des wachsenden Skeletts.

Klinik Klinisch bestehen lokale Schmerzen und eine meist
schnell zunehmende derbe, druckdolente und überwärmte
Schwellung.

Diagnostik Das **Röntgenbild** zeigt neben der Weichteilschwellung und meist ausgedehnten osteolytischen Herden
häufig eine starke, vom abgehobenen Periost ausgehende Knochenneubildung, z. T. als feine Knochensporne (sog. **Spicu-
lae**). Das osteogene Sarkom metastasiert früh in die Lungen.

Therapie Die Therapie des Osteosarkoms umfasst eine **Kom-
binations-Chemotherapie** und die radikale **chirurgische Entfernung** des tumortragenden Knochenabschnitts (COSS-
Schema: Cooperative Osteosarkom Studie In vielen Fällen ist
es so möglich, die betroffene Extremität zu erhalten. Die Röntgenbestrahlung wurde vollkommen fallengelassen, da sie bei
den Osteosarkomen nicht genügend wirksam ist. Treten solitäre oder multiple Lungenmetastasen auf, so sollen diese chirurgisch entfernt werden. In größeren Serien beträgt die definitive Heilungsquote etwa 70 %, bei Patienten mit solitären
Lungenmetastasen gegen 50 %.

Ewing-Sarkom

❯ Das Ewing-Sarkom ist der häufigste maligne
Knochentumor bei Kindern unter 15 Jahren.

Klinik Klinisch bestehen Schmerzen sowie eine Schwellung
und Überwärmung der betroffenen Extremität. Die Patienten
sind überdies gelegentlich subfebril. Eine Verwechslung mit
einer subakuten Osteomyelitis ist deshalb möglich.

Diagnostik Im **Röntgenbild** zeigt die Spongiosa fleckige
Aufhellungen, die Kortikalis ist aufgelockert, die Knochen-

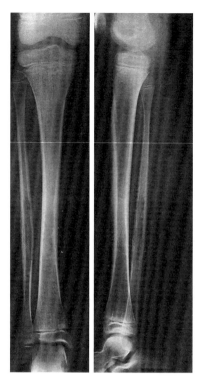

☐ **Abb. 16.38 Ewing-Sarkom der Fibula bei einem 8-jährigen
Knaben.** Sagittale und laterale Röntgenaufnahmen. Verwaschene
Knochenstruktur, aufgetriebene Fibula, verdünnte Kortikalis

struktur verwischt. Frühzeitig kommt es zu subperiostalen
Neubildungen, die in besonders typischen Fällen zwiebelscha-
lenförmig geschichtet erscheinen. Das Ewing-Sarkom betrifft
etwa zur Hälfte die Diaphysen der **langen Röhrenknochen** –
Femur, Tibia, Humerus –, zur anderen die platten und **kurzen
Knochen** wie Becken, Rippen, Skapula und Wirbel (☐ Abb.
16.38). **Histologisch** besteht der Tumor aus dicht gedrängten
kleinen Rundzellen, die in ihrer rosettenartigen Anordnung
gelegentlich an ein Neuroblastom erinnern können.

Therapie Nach bioptischer Sicherung der Diagnose besteht
die Behandlung in der Verbindung von **systemischer Kombi-
nations-Chemotherapie und Lokaltherapie.** Das Ewing-
Sarkom ist grundsätzlich strahlensensibel, die Radiokurabili-
tät hängt jedoch von der Tumormasse ab. Die Operation bietet
daher – insbesondere bei größeren Tumoren – eine höhere
Sicherheit der lokalen Tumorkontrolle. Der Lokaltherapie
wird oft eine chemotherapeutische Initialphase vorangestellt,
um die systemische Therapie ohne Verzögerung einzuleiten
und den Primärtumor zu verkleinern. Nach der Lokaltherapie
wird die Chemotherapie über einen Zeitraum von 10–12 Monaten fortgesetzt. Die 5-Jahres-Heilung beträgt beim Ewing-
Sarkom heute 50–60 %. Metastasen treten meist innerhalb
von 2 Jahren auf und befallen die Lunge und das Skelett. Lungenmetastasen erfordern eine Lungenbestrahlung, singuläre
Metastasen sind u. U. eine Indikation für eine chirurgische
Entfernung.

16

Kernaussagen

- Die im Kindesalter vergleichsweise häufigen Knochentumoren sind zu 80 % benigne (v. a. Osteochondrome, kartilaginäre Exostosen, juvenile Knochenzysten, nichtossifizierende Knochenfibrome und Osteoidosteome).
- Bei Kindern auftretende maligne Knochentumoren (v. a. Osteosarkom und Ewing-Sarkom) haben heute eine Heilungschance von 50–70 %.

Fallbeispiel

Anamnese Der 8-jährige Junge war sportlich immer schon recht aktiv. Vor 2 Wochen kam er vom Fußballspiel nach Hause und klagte über Schmerzen im rechten Bein. Die Mutter machte kalte Umschläge. In den nächsten Tagen begann der Junge zu hinken, eine leichte Schwellung des rechten Unterschenkels ließ an einen Bluterguss denken.

Befund Normal entwickelter Junge. Am rechten Unterschenkel außen geringe Überwärmung und fragliche Schwellung. Die **Röntgenaufnahme** (Abb. 16.38) zeigt eine aufgetriebene Fibula mit verwaschener Knochenstruktur. Die **Biopsie** ergibt einen uniformen klein- und rundzelligen Knochentumor.

Diagnose Ewing-Sarkom.

Therapie Nach einer intensiven Induktionschemotherapie mit dem Ziel der Tumorverkleinerung zeigt die neue MRT-Untersuchung, dass eine Resektion im Gesunden möglich ist. Die distalen $\frac{2}{3}$ der Fibula werden entfernt und die Gelenkgabel mit dem proximalen Fibuladrittel neu gebildet. Anschließend erfolgt eine Strahlentherapie mit 40 Gray und eine Chemotherapie über 10 Monate.

Verlauf Metastasen treten in den nächsten 4 Jahren nicht auf. Der Junge ist normal gehfähig.

Prognose Günstig.

Hauterkrankungen bei Kindern

A. Kienast und P. Höger

Dermatologische Probleme gehören mit zu den häufigsten Gründen für Konsultationen des niedergelassenen Kinderarztes. Trotzdem besteht immer noch ein großes Defizit in der Ausbildung dieser fächerüberschreitenden Subspezialität. Kinderdermatologie umfasst sowohl die Dermatologie am Kind als auch die Pädiatrie an der Haut, so dass eine intensive interdisziplinäre Zusammenarbeit in Diagnostik und Therapie notwendig ist. »Spuren an der Haut zu lesen« und darüber »den Organismus zu verstehen« ist eine der entscheidenden Aufgaben der Dermatologie. Im folgenden Kapitel werden einige der dermatologischen Probleme angesprochen, mit denen der Kinderarzt im Alltag häufig konfrontiert wird.

17.1 Besonderheiten der kindlichen Haut und Grundlagen der Lokaltherapie

Im Laufe des kindlichen Wachstums finden verschiedene Reifungsprozesse der Haut statt, die sowohl Einfluss auf die Manifestation von Hauterkrankungen als auch auf deren Behandlung haben.

Die **Epidermis** des reifen Neugeborenen hat eine Dicke von etwa 40–50 µm. Ihre Dicke und namentlich die Dicke des Str. corneum nimmt in den ersten Lebensmonaten kontinuierlich zu. Wichtiger noch als die absolute Dicke der Epidermis ist die zunehmende Vernetzung von Epidermis und Dermis durch Ausbildung der sogenannten Reteleisten. Dieser Prozess nimmt etwa 3–4 Monate in Anspruch. Solange die Schichten noch unzureichend vernetzt sind, kann die Epidermis leicht durch Scherkräfte von der Dermis getrennt werden. So kommt es z. B. durch Entfernen von Elektroden oder Pflasterverbänden in den ersten Lebenswochen leicht zu Einblutungen und viele Neugeborene weisen (harmlose) Saugblasen an den Lippen auf. Verschiedene Dermatosen (Skabies, Lues, Mastozytose) gehen in den ersten Lebensmonaten mit einer Blasenbildung einher.

Der **pH-Wert** der Hautoberfläche ist bei Neugeborenen noch leicht alkalisch; er erreicht erst nach 4–6 Lebenswochen den physiologischen pH-Wert von 5,2–5,5. Obwohl alle Schweißdrüsen bei Geburt angelegt sind, ist die transkutane Thermoregulation bei Neugeborenen und Säuglingen noch eingeschränkt. Die Induktionsschwelle zum Schwitzen liegt deutlich höher als beim Erwachsenen. Auch ist die Fähigkeit, durch Vasokonstriktion Wärmestrahlung zu vermindern, bei Neugeborenen noch nicht ausgereift. Die Zahl der Talgdrüsen ist von Geburt an konstant. Die Talgdrüsen sind jedoch postnatal unter dem Einfluss maternaler Androgene hyperplastisch. Dies begünstigt die Entstehung der Acne neonatorum.

Topische Therapie Die anatomischen und funktionellen Besonderheiten der Haut des Säuglings und Kleinkindes sind von Relevanz für die Lokaltherapie. Die transkutane Aufnahme von Wirkstoffen wird durch den Wirkstoff selbst (Molekülgröße, Lipophilie), durch Applikationsort und -fläche, und durch die Struktur der epidermalen Barriere beeinflusst. Die

gewichtsbezogene Körperoberfläche eines jungen Säuglings ist fast dreimal so groß wie die eines Erwachsenen, so dass bei gleicher Wirkstoffmenge die Gefahr der systemischen Resorption deutlich erhöht ist.

Die transkutane Penetration wird durch die bei Säuglingen sehr dicht stehenden Talgdrüsen erleichtert, deren Mündung an der Hautoberfläche unverhornt ist. Besonders talgdrüsenreich sind Gesicht, Kopfhaut und Genitalbereich. Defekte der epidermalen Barriere wie sie bei Ekzemen, Ichthyosis, Epidermolysis und vielen akuten Hautveränderungen auftreten, fördern die transkutane Penetration. Okklusion, wie sie natürlicherweise in den Intertrigines vorkommt bzw. artifiziell durch das Tragen von Windeln herbeigeführt wird, erleichtert ebenso die transkutane Penetration. Wirkstoffzusätze wie Harnstoff- und Salicylsäure können zusätzlich resorptionsfördernd wirken.

In ◘ Tab. 17.1 sind potenziell toxische Lokaltherapeutika zusammengestellt.

Die häufig verordneten topischen Steroide lassen sich in vier Wirkstoffklassen einteilen:

- I. Schwach (z. B. Hydrocortisonacetat)
- II. Mittelstark (z. B. Prednicarbat)
- III. Stark (z. B.Mometason)
- IV. Sehr stark (z. B. Clobetasol)

Im Kindesalter werden nur die Klassen I und II, selten III und so gut wie nie Klasse IV eingesetzt**.** Mit dem sog. »**Therapeutischen Index**«, der das Verhältnis zwischen Wirkungen und Nebenwirkungen widerspiegelt, lassen sich qualitative Unterschiede innerhalb der einzelnen Wirkstoffklassen kennzeichnen. Im Kindesalter sollten nur topische Steroide mit einem Therapeutischen Index von 2,0 eingesetzt werden, hierzu zählen Hydrocortison-Butyrat, -Buteprat, Prednicarbat, Methylprednisolonaceponat und Momethasonfuroat.

◘ **Tab. 17.1** Im Säuglingsalter potenziell toxische Lokaltherapeutika und mögliche Nebenwirkungen

Lokaltherapeutika	Mögliche Nebenwirkungen
Benzo-/Prilo-, Lidocain	Methämoglobinämie
Alkohol	Hautnekrosen und neurotoxisch
Benzylbenzoat	Neurotoxisch
Clioquinol	Neurotoxisch
Hexachlorophen	Neurotoxisch
Neomycin	Neuro-, nephro-, ototoxisch
Povidon-Jod	Hypothyreose
Salicylsäure	Metabolische Azidose
Silber-Sulfadiazin	Kernikterus, Argyrie
Calcipotriol	Hyperkalzämie

17.2 Hautveränderungen bei Neugeborenen

Viele Hauterscheinungen bei Neugeborenen sind Ausdruck von Adaptationsvorgängen und daher transitorisch.

17.2.1 Transitorische Pustulosen

Erythema toxicum neonatorum

Das Erythema toxicum ist eine zwischen dem ersten und vierten Lebenstag auftretende selbstlimitierende pustulöse Erkrankung, die bis zu 70 % der reifen Neugeborenen betrifft. Frühgeborene sind seltener betroffen.

Ätiologie Ätiologisch handelt es sich möglicherweise um eine überschießende Reaktion des Immunsystems auf die Erstbesiedlung mit apathogenen Keimen.

Klinik Gekennzeichnet ist sie durch wellenförmig aufschießende erythematöse Maculae, Papeln, Vesikel und Pusteln (◘ Abb. 17.1), die oberkörper- und stammbetont auftreten und nach einigen Tagen abheilen. Das Allgemeinbefinden ist nicht beeinträchtigt. Im Unterschied zur transitorischen neonatalen Pustulose ist der palmoplantare Bereich ausgespart. Der sterile Vesikelinhalt weist im Ausstrich zahlreiche eosinophile Granulozyten auf. In ca. 20 % der Fälle besteht auch eine periphere Eosinophilie.

Diagnostik Die Diagnose wird klinisch gestellt.

Therapie Eine Therapie ist nicht notwendig.

Transitorische neonatale pustulöse Melanose

Klinik Die transitorische neonatale pustulöse Melanose manifestiert sich im Gegensatz zum Erythema toxicum neonatorum bereits bei Geburt in Form von Vesikeln und Pusteln, die keinen roten Hof haben. Die Läsionen sind bevorzugt im Gesicht, an Hals und oberem Thorax, gluteal sowie palmoplantar lokalisiert. Sie verkrusten spontan innerhalb einiger Tage und heilen schuppend ab. Häufig persistieren für einige Monate hyperpigmentierte Maculae. Der sterile Bläscheninhalt zeigt eine ausgeprägte Neutrophilie.

Therapie Eine Therapie ist nicht indiziert.

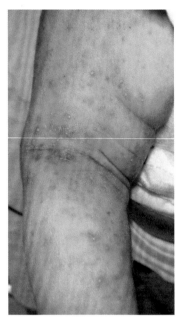

◘ **Abb. 17.1 Erythema toxicum neonatorum.** Kleine Pusteln und erythematöse Papeln bei einem 3 Tage alten Neugeborenen

Neonatale zephale Pustulose

Synonyme Pityrosporum-Follikulitis, Acne neonatorum.

Erreger und Übertragung Der neonatalen zephalen Pustulose liegt eine Besiedlung mit der lipophilen Hefe **Pityrosporum ovale** (Syn.: Malassezia furfur) zugrunde, die talgdrüsenreiche Areale der Haut, insbesondere der Kopfhaut, bevorzugt und fakultativ pathogen ist. Überträger sind enge Bezugspersonen. Prädisponierend wirken die unter dem postnatalen maternalen Androgeneinfluss stehenden hyperplastischen Talgdrüsen des Neugeborenen.

Klinik Die Kinder entwickeln im Unterschied zur transitorischen pustulösen Melanose und dem Erythema toxicum neonatorum erst im Alter von 2–4 Wochen eine akneiforme Follikulitis im Bereich des Gesichts, des Nackens und des Capillitiums (◘ Abb. 17.2). Meist kommt es im Verlauf von 3–4 Wochen zur Spontanremission.

Windeldermatitis

Inzidenz Bis zu 35 % aller Kinder erkranken im Verlauf der ersten beiden Lebensjahre ein- oder mehrmals an einer Windeldermatitis. Die höchste Prävalenz liegt zwischen dem 9. und 12. Lebensmonat. Prädisponierende Faktoren sind Mazeration der Haut durch anhaltende Feuchtigkeit, Alkalisierung der Hautoberfläche durch Ammoniak, Irritation durch bakterielle Lipasen und Proteasen sowie sekundäre Kolonisation der vorgeschädigten Haut durch **Candida albicans**.

Klinik Klinisch imponieren Rötung und erythematöse Papeln im Anogenitalbereich (◘ Abb. 17.3), die im Falle einer Super-

17

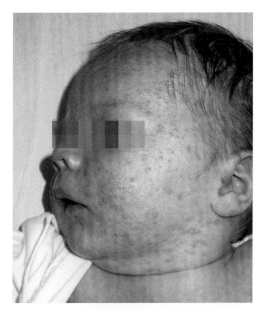

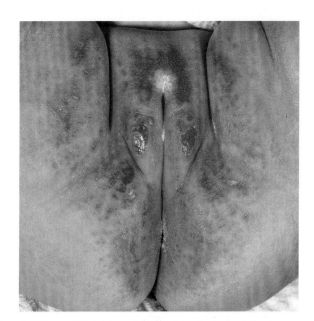

◻ **Abb. 17.2 Neonatale zephale Pustulose.** Pusteln und Papeln auf erythematösem Untergrund

◻ **Abb. 17.3 Windeldermatitis.** Deutliches Erythem mit Erosionen sowohl gluteal als auch genital

infektion durch C. albicans eine randständige Schuppung aufweisen und sich auch auf Abdomen und Oberschenkel ausbreiten können. In schweren Fällen können Erosionen und Ulzera entstehen. Differenzialdiagnostisch kommen eine seborrhoisches Ekzem, eine Psoriasis vulgaris, die Langerhans-Zell-Histiozytose sowie eine Zinkmangeldermatitis in Betracht.

Prophylaxe und Therapie Es sind verschiedene Punkte zu bedenken, die in ◻ Tab. 17.2 aufgeführt sind.

Aplasia cutis congenita

Inzidenz Die Inzidenz der Aplasia cutis liegt bei 1 : 5000.

Definition Es handelt sich um eine mangelhafte Anlage bzw. das Fehlen von Haut in einem umschriebenen Bezirk.

Ätiologie Die Ätiologie ist ungeklärt. Assoziationen mit schwerwiegenden embryonalen Malformationen (Omphalozele, Gastroschisis, Spina bifida), Chromosomenanomalien, nävoiden Fehlbildungen, exogenen embryotoxischen Ursachen (Novaminsulfon, Thyreostatika) und geburtstraumatischen Ursachen kommen vor.

Klinik Meist handelt es sich um solitäre Defekte, die die Kopfhaut betreffen. Der Schweregrad reicht vom kompletten Fehlen aller Hautschichten einschließlich Schädelknochen und Dura bis zur Minderanlage von Epidermis und Dermis. Komplikationen (Infektionen, erosive Blutungen) sind selten. Gelegentlich ist die Aplasia cutis mit einer kleinen Enzephalozele assoziiert, die sonographisch ausgeschlossen werden sollte.

◻ **Tab. 17.2** Prophylaxe und Therapie der Windeldermatitis

A	Air	Soviel Luft wie möglich, möglichst häufiger Windelwechsel (mindestens alle 2–3 h).
B	Barriers	Bei Irritation der Haut sollte bei jedem Wickeln einen Hautschutz aufgetragen werden, weiche oder hydrophile Zinkpaste ist empfehlenswert.
C	Cleansing	Reinigung mit Wasser und/oder Öl. Wenn Reinigungstücher benutzt werden, sollten diese alkohol- und duftstofffrei sein. Tägliches kurzes Baden ist sinnvoll.
D	Diapers	Windeln mit absorbierendem Gel reduzieren die Inzidenz und verkürzen den Verlauf der Windeldermatitis. Im Gegensatz zu Stoffwindeln führen Papier- bzw. Gelwindeln nachgewiesenermaßen zu einer geringeren Feuchtigkeit im Str. corneum und zu geringerer Reibung.
E	Education	Entscheidend ist die Aufklärung der Eltern über die Punkte A bis D.
F	Fungal infections	Gibt es Zeichen für eine Candida- Besiedlung oder sprechen die Hautveränderungen nicht auf die genannten Pflegemaßnahmen an, sollte eine lokale antimykotische Therapie (Clotrimazol, Miconazol oder Nystatin) erfolgen.

Therapie Bei rezidivierenden Superinfektionen oder erheblicher kosmetischer Beeinträchtigung bei größeren Defekten Exzision und plastische Deckung der Aplasie-Herde nach vorhergehender Bildgebung.

> **Kernaussagen**
> ▬ Das Erythema toxicum neonatorum, die transitorische neonatale pustulöse Melanose und die neonatale zephale Pustulose bedürfen in der Regel keiner Therapie.
> ▬ Eine Windeldermatitis ist in den meisten Fällen durch adäquate Pflegemaßnahmen zu behandeln.

17.3 Bakterielle Infektionen

Bakterielle Hauterkrankungen gehören weltweit zu den häufigsten Infektionen.

17.3.1 Infektionen durch Staphylokokken und Streptokokken

Impetigo contagiosa

> ❯ Die Impetigo contagiosa ist die häufigste bakterielle Hauterkrankung bei Kindern. Prädilektionsstellen sind Nabel, Gesicht und Hautfalten. Die Inkubationszeit liegt zwischen ein und drei Tagen.

Erreger Man unterscheidet eine bullöse und eine nicht-bullöse Form. Die erstere wird durch S. aureus hervorgerufen, die nichtbullöse Form überwiegend durch pyogenes, gelegentlich durch Mischinfektionen mit S. aureus.

Pathogenese und Klinik Die Blasenbildung wird durch ein bakterielles Exotoxin (Exfoliatin) ausgelöst, das selektiv die interzellulären Verbindungen (Desmogleine) der oberen Epidermis spaltet. Die unmittelbar subkorneal gelegenen Blasen reißen jedoch schnell, so dass meist nur noch eine Erosion mit randständigen Blasenresten erkennbar ist (◘ Abb. 17.4). Im Falle der nicht-bullösen Form zeigen sich die typischen »honiggelben Krusten« auf erythematösem Grund. Eintrittspforten der Erreger sind kleine Verletzungen, Kratzexkoriationen oder Insektenstiche; die nichtbullöse Form tritt häufig nach vorangehenden Herpesinfektionen auf. Komplikationen können sowohl lokal in Form tiefer Weichteilentzündungen als auch systemisch in Form einer generalisierten exfoliativen Dermatitis (»staphylococoal scalded skin syndrome«) oder einer Poststreptokokken-Glomerulonephritis auftreten.

Therapie Bei kleinflächigem Befall topische Antiseptika; bei Neugeborenen und wenn über 3–5 % der Körperoberfläche betroffen sind, sollte oral antibiotisch behandelt werden (penicillinasefeste Penicilline oder Erstgenerations-Cephalospsorine).

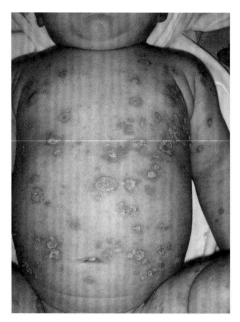

◘ **Abb. 17.4 Impetigo contagiosa.** Erosionen mit randständigen Blasenresten, die sich rasch ausbreiten

Follikulitis

Erreger Die Infektion des oberflächlichen Teils des Haarfollikels wird meist durch S. aureus, seltener durch S. pyogenes verursacht. Prädisponierend wirken feucht-warmes Klima, Mikrotraumen (Rasur) und Okklusion (Salben etc.).

Klinik Es imponieren anfangs stecknadelkopfgroße Pusteln, meist umgeben von einem dezenten Erythem (Perifollikulitis). Kommt es zu einer Entzündung und Einschmelzung des perifollikulären Gewebes, so entsteht ein Furunkel. Konfluieren mehrere Furunkel, entsteht ein Karbunkel. Prädisponierende Faktoren für rezidivierende, multiple Furunkel (Furunkulose) sind meist Hygienefehler (zu häufige oder zu seltene Reinigung), seltener Diabetes mellitus, Adipositas oder Immundefekte.

Therapie Bei umschriebener Follikulitis reicht in der Regel eine lokale antiseptische Therapie, in ausgeprägteren Fällen ist eine orale antibiotische Therapie notwendig.

> ❶ **Cave**
> Die Manipulation an Gesichtsfurunkeln ist aufgrund der Gefahr einer septischen Sinusvenenthrombose unbedingt zu vermeiden.

Staphylococcal scalded skin syndrome

Synonyme SSSS, Dermatitis exfoliativa.

Pathogenese Das SSSS wird hervorgerufen durch die hämatogene Ausbreitung exfoliativer Toxine, die von bestimmten S.-aureus-Stämmen gebildet werden. Diese wirken als Serin-Proteasen, die die Desmogleine oberflächlicher epidermaler

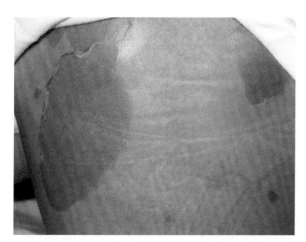

Abb. 17.5 Staphylococcal scalded skin syndrome. Diffuses Erythem, positives Nikolsky-Zeichen und starke Berührungsempfindlichkeit

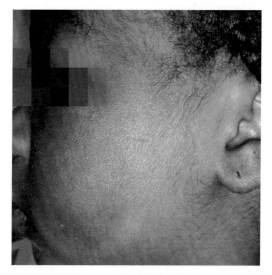

Abb. 17.6 Phlegmone. Unscharf begrenztes Erythem, deutliche Schwellung und Druckempfindlichkeit, meist in Verbindung mit Allgemeinsymptomen

Keratinozytenschichten zerstören und so zu einer oberflächlichen Blasenbildung führen. Es handelt sich um eine potenziell lebensbedrohliche Erkrankung, von der überwiegend Säuglinge und Kleinkinder betroffen sind. Meist geht eine mukokutane Infektion voraus (Konjunktivitis, Pharyngitis, Omphalitis).

Klinik Klinisch imponiert initial ein periorifizielles und flexurales Erythem oder ein kleinfleckiges Exanthem, das sich schnell ausbreitet und bis zur Erythrodermie fortschreiten kann. Die Haut ist dabei außerordentlich berührungsempfindlich, das Nikolski-Zeichen ist positiv (◻ Abb. 17.5); die Kinder sind irritabel und zeigen subfebrile Temperaturen oder eine Hypothermie. Innerhalb von 1–2 Tagen bilden sich ausgedehnte oberflächliche Blasen mit sterilem Blaseninhalt, die wie Verbrennungen zweiten Grades imponieren. Schleimhäute sind nicht betroffen. Differenzialdiagnostisch ist an eine Epidermolysis bullosa und eine toxische epidermale Nekrolyse zu denken. Die Toxinbildung kann mittels PCR nachgewiesen werden.

Therapie Eine i.v. antibiotische Behandlung mit staphylokokkenwirksamen Antibiotika zur Elimination des Toxinnachschubs ist indiziert. Bei großflächigem Befall besteht eine Gefährdung durch Flüssigkeits- und Wärmeverlust, so dass eine intensivmedizinische Überwachung und Behandlung wie bei Brandopfern nötig sein kann. Die Kinder sollten zu Beginn der Behandlung isoliert werden. Die Heilung tritt ohne Narbenbildung innerhalb von 10–14 Tagen ein.

Erysipel

Synonym Wundrose.

Erreger Das Erysipel beruht auf einer Infektion der oberen Dermis und Lymphgefäße und wird meist durch β-hämolysierende Streptokokken der Gruppe A verursacht.

Klinik Klinisch imponiert ein scharf begrenztes Erythem mit fingerförmigen Ausläufern, das sich rasch ausdehnt. Bei jüngeren Kindern kommt es häufiger als bei älteren zu Bakteriämie und Fieber. Am häufigsten sind die unteren Extremitäten betroffen.

❶ **Cave**
Bei Gesichtsbefall besteht Lebensgefahr durch eine septische Sinus-cavernosus-Thrombose, die auf der Drainage der V. angularis in die Hirnsinus beruht.

Rezidivierende Erysipele begünstigen chronische Lymphödeme insbesondere der unteren Extremitäten, die sich im Extremfall als »**Elephantiasis nostras**« manifestieren können.

Therapie Die antibiotische Therapie (Penicillin, Cephalosporin) sollte zumindest parenteral eingeleitet werden.

Phlegmone (◻ Abb. 17.6)

Es handelt sich um eine akute bakterielle Entzündung der tiefen Dermis. Erreger sind S. pyogenes oder S. aureus. Klinisch fällt ein rasch zunehmendes, jedoch im Unterschied zum Erysipel unscharf begrenztes Erythem mit Überwärmung und Ödem auf. Die betroffenen Areale sind stark druckschmerzhaft, Allgemeinsymptome (Fieber, Abgeschlagenheit) sind obligat. Therapeutisch werden Antibiotika (Amoxicillin + Clavulansäure) parenteral gegeben. Komplizierend kann es bei weiterer Tiefenausdehnung zur lebensgefährlichen nekrotisierenden Fasziitis kommen; im Verdachtsfall sind rasche Bildgebung (MRT) und ggf. Faszienspaltung indiziert.

Borreliose (Lyme-Borreliose)

▶ Kap. 8.

Kernaussagen

- Eine Impetigo sollte beim Neugeborenen oder wenn > 5 % der Körperoberfläche betroffen sind mit intravenösen oder oralen, Staphykokokken- und Streptokokken-wirksamen Antibiotika behandelt werden.
- Kinder mit Erysipel, Phlegmone und SSSS sollten stationär behandelt werden.

17.4 Kutane Virusinfektionen

Zu den häufigsten Viruserkrankungen der kindlichen Haut zählen Infektionen mit HPV und HSV.

17.4.1 Mollusca contagiosa

Synonyme Dellwarzen, Schwimmbadwarzen.

Erreger Es handelt sich um eine benigne, selbstlimitierende Infektion mit DNA-Viren aus der Familie der Pockenviren.

Übertragung Die Übertragung erfolgt durch Schmierinfektion. Prädisponierend wirkt Schwimmbadbesuch, der Schmierinfektionen aufgrund des fehlenden Bekleidungsschutzes begünstigt.

Inzidenz Der Häufigkeitsgipfel liegt zwischen dem 8. und 12. Lebensjahr. Nahezu alle Kinder erkranken an Dellwarzen; der Ausprägungsgrad reicht von diskreten, vereinzelten Papeln zu disseminiertem Befall (◘ Abb. 17.7). Ausgedehnter Dellwarzenbefall wird häufiger bei Kindern mit einem atopischen Ekzem beobachtet sowie bei Menschen mit angeborenen oder erworbenen Immundefekten.

Klinik Klinisch zeigen sich zentral genabelte, hautfarben bis rötliche Papeln von 1–10 mm Größe. Die Inkubationszeit liegt zwischen 2 Wochen und 6 Monaten. Meist kommt es

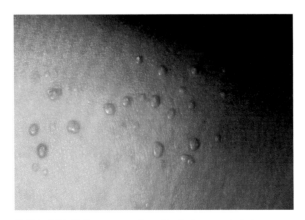

◘ **Abb. 17.7 Mollusca contagiosa.** Hautfarbene, zentral eingedellte, derbe Papeln

innerhalb von 6–9 Monaten zu einer Spontanheilung, gelegentlich unter Persistenz einer dezenten, atrophen Narbe.

Therapie Es sollte immer die Spontanheilungsrate bedacht werden, ggf. kommen eine Kürettage (ggf. in Narkose), die kleinflächige lokale Anwendung von 5- bis 10 %iger Kaliumhydroxid-Lösung oder eine Kryotherapie in Frage.

17.4.2 Verrucae vulgares

Erreger Die durch humane Papillomaviren verursachten Warzen variieren in ihrem Erscheinungsbild von kleinen hautfarbenen Papeln bis zu 2 cm großen, hyperkeratotischen Tumoren.

Übertragung Die Übertragung geschieht durch direkten Kontakt mit infizierten Personen.

Klinik Prädilektionsstellen sind oberflächliche Hautverletzungen (**Koebner-Phänomen**), Finger, Ellenbogen und Knie. Sonderformen stellen die filiformen Warzen dar, die häufig in schleimhautnahen Bereichen auftreten, periunguale Warzen und Plantarwarzen, die im Bereich des Fußgewölbes zu Druckschmerz führen können. Verrucae planae juveniles treten in Form kleinerer, flacher, leicht bräunlicher Papeln auf, die sich häufig im Bereich der Handrücken und im Gesicht ausbreiten. Im Anogenitalbereich treten HPV-Infektionen in Form von anogenitalen Warzen auf, die bei Kindern meist durch Schmierinfektionen, bei Erwachsen durch sexuellen Kontakt zustande kommen (Condylomata acuminata).

Therapie Die Spontanheilungsrate liegt bei 60 % innerhalb von 2 Jahren. Therapeutisch kommen lokal Salicylsäure-haltige Pflaster und nach Lösung der Hyperkeratosen 2-mal täglich eine Kombination aus 5-Fluoruracil und Salicylsäure oder alternativ Mischungen aus Salicylsäure und Milchsäure in Frage, bzw. bei planen Warzen Vitamin-A-Säure-Präparate. Häufig ist die Therapie jedoch frustran; Rezidive treten auch nach chirurgischen Maßnahmen regelmäßig auf.

Herpes-simplex-Infektion

Übertragung HSV-1 und -2 werden durch direkten Kontakt mit infizierten Körperflüssigkeiten übertragen.

Klinik Die Primärinfektion einer HSV-1-Infektion manifestiert sich meist innerhalb der ersten 3 Lebensjahre in Form einer **Gingivostomatitis herpetica**. Dabei kommt es zu schmerzhaften Bläschen und Erosionen im Bereich der Mundschleimhaut, die häufig mit Fieber und Krankheitsgefühl sowie Nahrungsverweigerung einhergehen. Die Schleimhautveränderungen heilen innerhalb von 10–12 Tagen ab.

Therapie Therapeutisch steht die Sicherstellung einer adäquaten Flüssigkeitszufuhr, Schmerztherapie und Lokalthera-

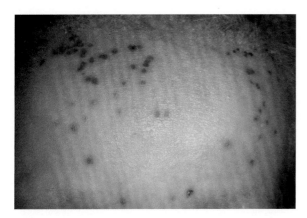

◻ Abb. 17.8 Eczema herpeticatum. Anfangs monomorphe Vesikel, die sich rasch in Pusteln umwandeln, rupturieren und dann von einer Schorfkruste bedeckt sind

Kernaussagen

- In der Regel reichen lokale Maßnahmen zur Therapie von kindlichen Viruserkrankungen aus.
- Nur in seltenen Fällen wie beim Eczema herpeticatum oder immunsupprimierten Patienten ist eine systemische Therapie notwendig.

17.5   Dermatomykosen

Die kutanen Pilzinfektionen werden untergliedert in Infektionen durch Hefen (Candida species und Pityrosporum ovale) sowie Infektionen durch Dermatophyten, die die epidermale Hornschicht, Nägel oder Haare betreffen.

17.5.1   Infektionen mit Dermatophyten

Dermatophyten sind obligat pathogene Fadenpilze. Sie dringen in das Stratum corneum der Haut ein und vermehren sich dort. Man unterscheidet die Gattungen Trichophyton, Microsporum und Epidermophyton, die etwa 40 Arten bilden. Dermatophyten-Infektionen werden auch als »Tinea« bezeichnet.

Tinea capitis

Erreger Häufigste Erreger sind M. canis, T. mentagrophytes und T. verrucosum.

Klinik Das klinische Bild variiert je nach Erreger und Infektionsdauer. Man unterscheidet eine oberflächliche und eine tiefe Form. Charakteristisch für die oberflächliche Form sind scharf begrenzte haarlose Patches in Verbindung mit hellgrauer Schuppung. Die stark entzündliche tiefe Form zeigt initial

pie mit Kamillen- und Lokalanästhetika-haltigen Lösungen im Vordergrund.

Das Virus persistiert in sensiblen Ganglien. Nach Reaktivierung und Rezirkulation an die Hautoberfläche kann sich ein **Herpes simplex recidivans in loco** in jeder beliebigen Körperregion manifestieren. Dabei fallen gruppierte, schmerzhafte Bläschen und Pusteln mit einer Umgebungsrötung auf. Der Nutzen der lokalen Anwendung antiviraler Substanzen ist umstritten, Linderung bringen austrocknende und antiseptische Farbstoffzubereitungen (wässrige Eosin-Dinatrium-Lösung 0,5–2,0 %/wässrige Methylrosaniliniumchlorid-Lösung 0,1–0,5 %).

> Das Eczema herpeticatum (◻ Abb. 17.8) ist eine ernsthafte Komplikation des atopischen Ekzems, welches bei Kindern im Regelfall einer stationären Behandlung mit intravenöser Gabe von Aciclovir bedarf.

Zoster (Herpes zoster, Gürtelrose)

Pathogenese Der Zoster beruht auf der Reaktivierung einer früheren Varizella-Zoster-Virus (VZV)-Infektion, durch das in den sensorischen Ganglien persistierende Virus.

Klinik Es treten streng dermatomal begrenzt Papeln und Vesikel auf erythematösem Grund auf, die bei Immunsuppression generalisieren können (**Zoster generalisatus**). Bei Kindern liegt der Zostererkrankung meist ein sehr früher (Säuglingsalter oder bereits intrauterin erfolgter) Erstkontakt mit dem VZV zugrunde, nur sehr selten ein Immundefekt. Unspezifische Allgemeinsymptome gehen den Hautveränderungen gelegentlich voraus. Die bei Erwachsenen häufig auftretenden Schmerzen und postzosterischen Neuralgien sind bei Kindern vor der Pubertät sehr selten. Die Hautveränderungen heilen nach 10–14 Tagen ab.

Therapie Eine antivirale Therapie ist nur bei immunsupprimierten Kindern notwendig, sonst reichen lokal adstringierende und juckreizstillende Maßnahmen aus.

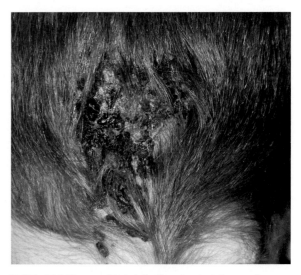

◻ Abb. 17.9 Tinea capitis. Lokale Alopezie mit eitrig sezernierendem Herd und Krusten

juckende Vesikel und Pusteln, die dann zu einer eitrigen Einschmelzung der Haarfollikel (**Kerion**) fortschreiten können (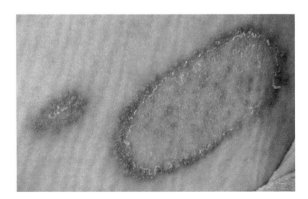 Abb. 17.9). Die Entwicklung eines Kerions geht mit Lymphknotenschwellung, Narbenbildung und bleibendem Haarverlust einher.

Der **Favus** wird meist durch T. schoenleinii verursacht. Es handelt sich um eine chronische Erkrankung die mit schwefelgelben, übelriechenden, krustösen Läsionen einhergeht.

Tinea corporis

Erreger Häufigste Erreger sind T. rubrum, T. mentagrophytes, M. canis und T. verrucosum.

Übertragung Überträger sind in der Regel Haustiere (Meerschweinchen, Kaninchen, Hund oder Katze) oder infizierte Familienmitglieder.

Klinik Die Tinea corporis fällt durch rundliche, scharf begrenzte, erythematöse, randständig schuppende Plaques auf (Abb. 17.10).

Tinea pedum/manuum

Erreger Der häufigste Erreger der Tinea manuum et pedum ist Trichophyton rubrum, gefolgt von T. mentagrophytes.

Klinik Die Infektion nimmt ihren Ursprung meist im Zwischenzehenraum und zeigt sich in Form von Schuppung, Mazeration und Fissuren. Sie kann sich auf den gesamten Fuß bzw. die gesamte Hand ausbreiten. Die Tinea manuum manifestiert sich im Bereich der Handinnenflächen in Form einer Schuppung im Verlauf der Handlinien. Die Tinea pedum tritt selten vor der Pubertät auf, prädisponierend wirken sich häufige Schwimmbadbesuche aus, meist sind Familienmitglieder ebenfalls betroffen.

Tinea unguium

Inzidenz Onychomykosen sind präpubertär selten, meist sind die Eltern ebenfalls betroffen.

Erreger T. rubrum ist der häufigste Erreger.

Abb. 17.10 Tinea corporis. Scharf begrenzte, rundliche, erythematöse Plaques mit randständiger Schuppung

Klinik Die Nägel erscheinen verdickt und brüchig und imponieren trüb oder gelblich. Meist sind nicht alle Nägel betroffen.

Diagnostik Unter Wood-Licht (UV-Licht der Wellenlänge 365 nm) imponieren bestimmte Microsporum-Arten blaugrün und T. schoenleinii grüngelb fluoreszierend. Zu diagnostischen Zwecken sollten Schuppen, bzw. Haare entnommen werden. Lichtmikroskopisch lassen sich Hyphen und Sporen nach Lyse der Hornsubstanzen mit Kalilauge nachweisen. Die Pilze lassen sich auf Spezialnährböden (Sabouraud-Agar) anzüchten.

Therapie Für lokalisierte Infektionen genügt in der Regel eine lokale antimykotische Therapie (Imidazol-Derivate), ausgedehnte Infektionen sowie die Tinea capitis und die Tinea unguium bedürfen jedoch meist einer systemischen Behandlung (Griseofulvin, Terbinafin, Itraconazol). Bei Onychomykosen ist es zusätzlich sinnvoll infiziertes Nagelmaterial atraumatisch durch regelmässiges Auftragen von Harnstoffsalben zu entfernen.

17.5.2 Infektionen durch Hefen

Erreger Candida albicans ist der häufigste Erreger. Hefen sind reguläre Bewohner des Gastrointestinaltrakts, aber sind in der Regel nicht auf gesunder Haut anzutreffen. Prädiponierende Faktoren sind lokale Okklusion und Mazeration, antibiotische Therapie, Immundefekte, endokrinologische Erkrankungen, Immunsuppression, Schwangerschaft und die Einnahme oraler Kontrazeptiva.

Klinik Infektionen mit Hefepilzen können Schleimhaut, Haut oder Nägel betreffen. Eine **orale Candidose** kann sich sowohl in Form weißlicher, fest anhaftender Beläge im Bereich der bukkalen Mukosa und auf der Zunge zeigen als auch mit erythematösen Arealen auf der Zunge und Erosionen in den Mundwinkeln einhergehen. Zahnklammern wirken prädisponierend.

Eine **Windeldermatitis** und eine **Vulvovaginitis** gehen häufig, eine Balanitis und Paronychien gelegentlich mit einer Candida-Infektion einher. Die chronische **mukokutane Candidiasis** (CMC) ist genetisch bedingt (Mutation des AIRE-Gens) und geht mit Autoimmun-Polyendokrinopathie, ektodermaler Dysplasie und Immundefizienz einher. Die **Pityriasis versicolor** wird durch die lipophile Hefe Malassezia furfur (P. ovale) hervorgerufen und zeigt sich in Form rundlicher, fein schuppender Maculae im Bereich der Schulter-Nacken-Region und der Oberarme. Bei hellen Hauttypen erscheinen die Läsionen bräunlich, auf dunkler Haut imponieren sie grau-weißlich.

Diagnostik Diagnostisch eignen sich Watteträgerabstriche.

Therapie Die orale Candidiasis kann mit Micoanzol- oder Nystatin-haltigem Mundgel meist gut behandelt werden. Kutane und genitale Infektionen können mit Imidazol- oder Nystatin-haltigen Präparaten in Zinkpaste behandelt werden. Bei chronischer mukokutaner Candidiasis ist eine systemische Therapie indiziert. Bei der Pityriasis versicolor kommen Ketokonazol-haltige Shampoos und antimykotische Cremes in Betracht.

> **Kernaussagen**
> - Bei Verdacht auf eine Tinea corporis sollte eine Anamnese bezüglich Tierkontakt erfolgen.
> - Die Tinea capitis und die Tinea unguium bedürfen einer systemischen antimykotischen Therapie.

17.6 Parasitosen

Kindliche Parasitosen, insbesondere die Pediculosis capitis, stellen ein häufiges Krankheitsbild in der pädiatrischen Praxis dar.

17.6.1 Pediculosis capitis (Kopflausbefall)

Erreger Köpfläuse (Pediculus humanus capitis) werden durch engen Körperkontakt übertragen und sind ein häufiges Problem, besonders bei Grundschulkindern. Sie heften ihre Eier einzeln in einem Abstand von 1–2 mm von der Kopfhaut an die Haarschäfte. Nach 8–10 Tagen verlässt eine Larve die Eihülle (Nisse), die vorher dunkel und danach hell erscheint.

Klinik Langhaarige Kinder sind häufiger und stärker befallen. Durch Biss der Kopfläuse entstehen urtikarielle Papeln, Exkoriationen und punktförmige Krusten. Sekundär kommt es häufig, besonders im Nackenbereich, zu Impetiginisation, die Haare verkleben und verfilzen und eine Lymphadenopathie kann auftreten. Juckreiz tritt als Folge der Sensibilisierung auf Speichel oder Faeces auf.

Diagnostik Die Diagnose gilt als gesichert bei Identifikation lebendiger Läuse. Finden sich gräulich-braune Eier und sind Nissen weniger als einen Zentimeter von der Kopfhaut entfernt, so sollte ebenfalls von einer Infektion ausgegangen und behandelt werden.

Therapie Abtöten der Läuse durch einmalige Anwendung von Permethrin-haltiger Lösung, die für 30–45 Minuten auf frisch gewaschenes und abgetrocknetes Haar aufgetragen wird. Bei sehr starkem Befall oder bei Rezidiv Behandlung nach einer Woche wiederholen. Alternativ Dimeticon-haltige Lösung auf trockenes Haar auftragen, mindestens 45 Minuten einwirken lassen, dann auskämmen.

> **❯** Das Ausbürsten der Nissen erfolgt am besten mit Hilfe eines eng gezinkten Nissenkamms nach Haarspülung.

17.6.2 Skabies (Krätze)

Erreger Die Skabies wird durch Krätzmilben (Sarcoptes scabei variaio hominis) verursacht, die zur Familie der Spinnentiere gehören und wirtsspezifisch für den Menschen sind. Weibliche Milben graben mehrere Millimeter lange Gänge in der Hornschicht, in die sie ihre Eier und Kotballen legen. Die Wanderungsgeschwindigkeit beträgt 0,5–5 mm pro Tag.

Übertragung Die Übertragung erfolgt von Mensch zu Mensch durch direkten Körperkontakt. Eine Milbe kann bis zu 36 Stunden bei Raumtemperatur überleben, Nymphenstadien bis zu 5 Tage. Die Inkubationszeit beträgt 2–6 Wochen. Häufiges Waschen und Wäschewechsel vermindert die Milbenzahl.

Klinik Klinisch zeigt sich besonders nachts ein starker Juckreiz. Er entsteht durch die immunologische Reaktion des Wirtes auf Milben und ihre Ausscheidungsprodukte. Prädilektionsstellen sind Regionen mit dünnerer Hornschicht: Fingerzwischenräume, Handkanten, Genital- sowie Axillär-, Mamillen- und Nabelregion. Bei Säuglingen sind Palmae, Plantae und der Kopf meist mitbetroffen (❑ Abb. 17.11). Charakteristisch sind leicht schuppende Papeln mit einem umgebenden Erythem und kurze, gräuliche, oft leicht wächsern erscheinende Gänge, an deren Ende die Milbe als schwarzer Punkt erkennbar ist. Komplikationen bestehen in bakteriellen Superinfektionen. Sekundär entstehen daher häufig Pusteln und Krusten sowie als Ausdruck der immunologischen Reaktion auf Milbenantigene ekzematöse Hautveränderungen.

Diagnostik Die Diagnose wird durch die auflichtmikroskopische Identifizierung der Milbe gestellt; deren Vorderleib ist als dreieckige Struktur, Skybala sind als kleine rundliche Strukturen erkennbar.

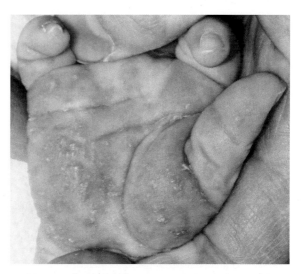

❑ **Abb. 17.11 Skabies beim Säugling.** Typische längliche Papeln und Pusteln mit leichter Schuppung palmar

Therapie Einmalige Anwendung von Permethrin-Creme für 8–12 Stunden, anschließend abwaschen. Bei sehr ausgedehntem Befall Wiederholung nach einer Woche.

> Keine heißen Dusch- oder Vollbäder vor oder nach der Anwendung (erhöhte Resorptionsgefahr). Bis zum 3. Lebensjahr den gesamten Körper, einschließlich des Kopfes, behandeln. Bei älteren Kindern den Kopf aussparen. Simultane Behandlung aller Kontaktpersonen!

In der Nachbehandlung des häufigen »postskabiösen Ekzems« ist oft eine kurzfristige Therapie mit topischen Glukokortikoiden notwendig.

Vom Patienten getragene Wäsche, Schuhe und Bettwäsche (einschließlich Kuscheltiere) sollten für 72 Stunden nicht getragen bzw. benutzt werden. Sicherer ist die Reinigung bzw. das Auskochen und im Fall der Schuhe die Aufbewahrung bei Minusgraden über Nacht (Gefrierfach).

Kernaussagen

- Infektionen durch Krätzmilben müssen differenzialdiagnostisch auch in Industrieländern mit guten hygienischen Verhältnissen erwogen werden.

17.7   Ekzeme

Unter einem Ekzem versteht man eine Intoleranzreaktion der Haut, die in charakteristischen Phasen abläuft. In der akuten Phase zeigen sich Erytheme und Vesikel, manchmal Erosionen, in der chronischen Phase eine Lichenifikation, d. h. Verdickung der Epidermis.

17.7.1   Atopisches Ekzem

Mit einer Prävalenz von 12–13 % bei 6-Jährigen zählt das atopische Ekzem zu den häufigsten chronischen Erkrankungen im Kindesalter. Es beruht auf einem genetisch bedingten Defekt der epidermalen Barriere und einer verstärkten epidermalen Entzündungsreaktion. Trotz gegebener genetischer Disposition erkranken nicht alle Personen bzw. nicht alle gleich schwer. Für Manifestation und Schweregrad spielen Triggerfaktoren eine Rolle. Zu diesen gehören z. B. Infekte, klimatische Faktoren (schwül-warmes Wetter und Schwitzen), Woll- und Synthetikkleidung, Stress, Zigarettenrauch und ggf. Allergene (z. B. Hausstaubmilben, Tierhaare etc.). Analog zum Asthma bronchiale unterscheidet man die extrinsische von der intrinsischen Form, bei der keine Typ-I-Sensibilisierungen nachweisbar sind. Bei Säuglingen spielen in etwa 35 % Nahrungsmittelallergien (meist gegenüber Kuhmilch, Ei, Weizen oder Soja) eine Rolle, unter den Jugendlichen mit atopischem Ekzem zeigen nur noch 2–3 % eine Nahrungsmittelallergie.

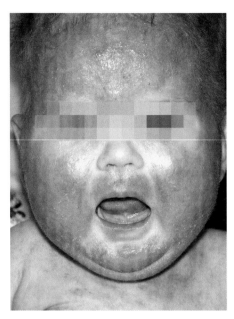

■ **Abb. 17.12 Atopisches Ekzem beim Säugling.** Typische Erosionen und juckende Erytheme im Gesichtsbereich

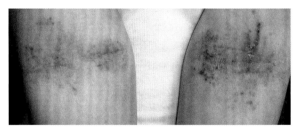

■ **Abb. 17.13 Atopisches Ekzem.** Erythem und Exkoriationen besonders im Bereich von Beugen, Handgelenken und Hals

Klinik Die ersten Symptome eines atopischen Ekzems zeigen sich meist nach dem dritten Lebensmonat, am häufigsten sind in diesem Alter das Gesicht (■ Abb. 17.12) sowie die Streckseiten der Extremitäten betroffen und es besteht oft beträchtlicher Juckreiz. Eine deutliche Beteiligung der Beugen spricht im Säuglingsalter eher für einen seborrhoischen Ekzemtyp und nicht wie bei älteren Kindern für ein atopisches Ekzem. Zwischen dem 2. und 12. Lebensjahr zeigen sich dann die typischen unscharf begrenzten Erytheme, Papeln und Juckreiz besonders im Bereich der Beugen (■ Abb. 17.13), der Handgelenke und des Gesichts. In der Adoleszenz treten diese Symptome häufig in den Hintergrund und es manifestiert sich ein oftmals bläschenförmiges Handekzem (■ Abb. 17.14). Häufig sind die Läsionen bei Säuglingen, besonders im Gesichtsbereich, exsudativ und nicht selten kommt es zu bakteriellen Superinfektionen. Man unterscheidet weiterhin eine nummuläre und eine papulopruriginöse Form des atopischen Ekzems. Komplikationen bestehen sowohl in bakteriellen als auch viralen Superinfektionen, die ggf. systemisch antibiotisch bzw. antiviral behandelt werden müssen. Bei besonders im Kopf- und Schulterbereich lokalisiertem Befund sollte eine Superin-

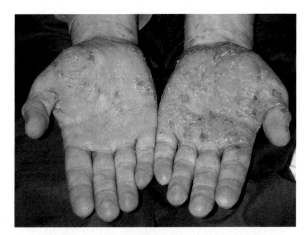

Abb. 17.14 Atopisches Handekzem. Erythem, Schuppung, Erosionen und besonders im Bereich der Handinnenflächen und Fingerzwischenräume häufig subkorneale Bläschen

fektion mit dem Hefekeim Pityrosporum ovale ausgeschlossen werden.

Diagnostik Die Diagnose wird klinisch gestellt. Verschiedene diagnostische Kriterien wie die von Williams 1994 etablierten und Skalen wie der Score of Atopic Dermatitis (SCORAD) von der European Task Force on Atopic Dermatitis 1993 (■ Abb. 17.15) helfen bei der Diagnosestellung.

> **Diagnostische Kriterien für das atopische Ekzem im Kindesalter (nach Williams 1994)**
>
> Juckende Hautveränderungen plus 3 der folgenden Kriterien:
> - Anamnestisch Beteiligung der Beugen-, Knöchel- und Halsregion, bei Kindern < 10 Jahren auch der Wangen
> - Anamnestisch Asthma oder Heuschnupfen, bei Kindern < 10 Jahren Vorkommen dieser Erkrankungen bei Verwandten 1. Grades
> - Anamnestisch generalisiert trockene Haut im vergangenen Jahr
> - Sichtbare Beugenekzeme, bei Kindern < 4 Jahren Ekzeme an Stirn, Wangen oder Extremitätenaußenseiten
> - Beginn der Erkrankung vor dem 2. Lebensjahr

Therapie Die Therapie des Ekzems sollte stadienabhängig und altersentsprechend erfolgen. In der **akuten Phase** bieten sich feuchte, kühle Umschläge (Aufguss von unparfümiertem schwarzem oder grünem Tee) an, die ständig feucht gehalten werden müssen. Bei nicht-infizierten, nicht-erosiven Läsionen können fett-feuchte Umschläge (Pflegecreme, darüber ein feuchter, darüber ein trockener Verband) angewendet werden. In der **subakuten Phase** erfolgt ein Übergang zu stärker rückfettenden Externa (Öl-in-Wasser-Zubereitungen: Lotio oder Creme). In der **chronischen Phase** können auch Salben verwendet werden.

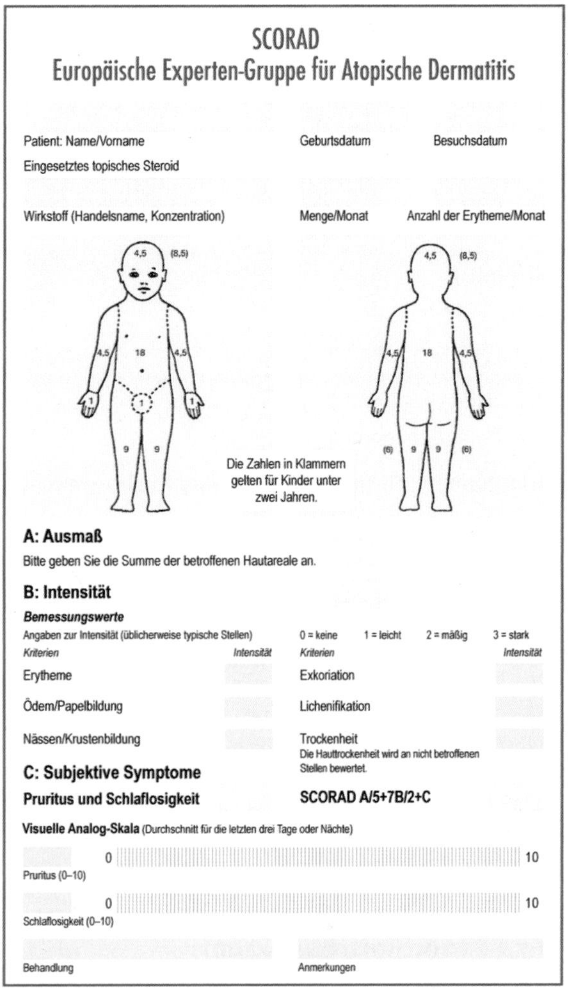

SCORAD
Europäische Experten-Gruppe für Atopische Dermatitis

Patient: Name/Vorname · Eingesetztes topisches Steroid · Geburtsdatum · Besuchsdatum

Wirkstoff (Handelsname, Konzentration) · Menge/Monat · Anzahl der Erytheme/Monat

Die Zahlen in Klammern gelten für Kinder unter zwei Jahren.

A: Ausmaß
Bitte geben Sie die Summe der betroffenen Hautareale an.

B: Intensität
Bemessungswerte
Angaben zur Intensität (üblicherweise typische Stellen)   0 = keine   1 = leicht   2 = mäßig   3 = stark

Kriterien	Intensität	Kriterien	Intensität
Erytheme		Exkoriation	
Ödem/Papelbildung		Lichenifikation	
Nässen/Krustenbildung		Trockenheit	
		Die Hauttrockenheit wird an nicht betroffenen Stellen bewertet.	

C: Subjektive Symptome
Pruritus und Schlaflosigkeit   **SCORAD A/5+7B/2+C**

Visuelle Analog-Skala (Durchschnitt für die letzten drei Tage oder Nächte)

Pruritus (0–10)   0 — 10

Schlaflosigkeit (0–10)   0 — 10

Behandlung   Anmerkungen

Abb. 17.15 Ekzem-Score: Score of Atopic Dermatitis (SCORAD) modifiziert nach der European Task Force on Atopic Dermatitis 1993

Neben der stadienadaptierten rückfettenden Basistherapie darf die antientzündliche Therapie nicht vernachlässigt werden. **Topische Glukokortikoide** sind dabei immer noch Mittel der ersten Wahl, sie werden für 7–10 Tage 1-mal täglich und dann in ausschleichender Dosierung angewendet. In mittelschweren und schweren Fällen kann eine Rezidivprophylaxe, die sog. »proaktive« Therapie, versucht werden, bei der das topische Steroid für 6–12 Monate 2×/Woche angewendet wird.

> **Häufigste Nebenwirkungen topischer Steroide**
> - Hautatrophie
> - Teleangiektasien, Rubeosis, Purpura
> - Striae distensae
> - Periorale Dermatitis
> - Pigmentverschiebungen
> - Bei Langzeitanwendung Nebennierenrindensuppression

Alternativ zu den topischen Steroiden können **topische Immunmodulatoren** (Pimecrolimus, Tacrolimus) eingesetzt werden. Sie müssen 2× täglich aufgetragen werden; gleichzeitig sollte auf einen konsequenten Sonnenschutz geachtet werden. Diese Präparate sind ab dem 2. Lebensjahr zugelassen. Sie sind nicht atrophogen und eignen sich daher besonders für eine Anwendung im Gesicht und zur Einsparung topischer Steroide. Bei schwerem atopischen Ekzem und Therapieversagen der Lokaltherapie kann kurzfristig systemisch behandelt werden.

> ❶ Cave
> Systemische Steroide sollten nur sehr kurzfristig angewendet werden, haben viele Nebenwirkungen und führen nach dem Absetzen zu einem starken Rebound-Phänomen.

Cyclosporin A stellt eine sinnvolle Alternative bei schwerem, chronischem Ekzemverlauf dar.

Bei **bakterieller Superinfektion** ist oftmals eine orale oder systemische Antibiotikatherapie indiziert. Die lokale Anwendung von Antibiotika sollte aufgrund möglicher Resistenzentwicklung und des hohen Sensibilisierungspotenzials zugunsten der Anwendung lokaler Antiseptika vermieden werden; geeignete Antiseptika sind z. B. Octenidin, Polihexanid oder antispetische Farbstoffpinselungen (Eosin, Methylrosanilin). Bei starkem Juckreiz helfen lokale Kühlung mit hydrophilen Cremes und feuchte Umschläge oder fett-feuchte Verbände. In Ausnahmefällen können orale Antihistaminika eingesetzt werden, deren Wirkung jedoch überwiegend auf der sedierenden Wirkung basiert.

17.7.2 Seborrhoisches Ekzem

Eine sehr frühe Erstmanifestation des Ekzems (ab der 2./3. Lebenswoche) spricht eher für ein seborrhoisches Säuglingsekzem.

Klinik Es ist gekennzeichnet durch scharf begrenzte, feinschuppende, im Beugenbereich häufig leicht mazerierte, erythematöse Plaques (◻ Abb. 17.16). Die Prädilektionsstellen sind Hals, Beugen, Windelbereich und Kopfhaut, auf der sich gelbliche, fettig-krustöse Plaques bilden. Am Stamm findet man häufig makulöse Patches, die bis zur Erythrodermie konfluieren können.

Therapie In der Therapie sollten fettende zugunsten hydrophiler Grundlagen gemieden werden. Meist genügt die kurzfristige Anwendung milder topischer Steroide für kurze Zeit (2–3 Wochen).

17.7.3 Allergisches Kontaktekzem

Pathogenese Dem allergischen Kontaktekzem liegt eine zellvermittelte allergische Spättyp- (Typ-IV-) Reaktion zu Grunde. Man unterteilt zwei Phasen: In der Sensibilisierungsphase

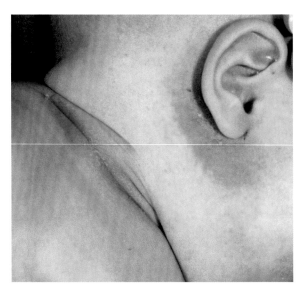

◻ **Abb. 17.16 Seborrhoisches Ekzem.** Scharf begrenzte und fein schuppende Erytheme in den Beugen und Hautfalten

nehmen Langerhans-Zellen Kontakt mit dem Allergen auf und präsentieren dieses den T-Zellen. Es kommt dann in der Effektorphase bei erneutem Kontakt zu einer Freisetzung von Entzündungsmediatoren, die das klinische Bild eines Ekzems verursachen.

> ❯ Häufige Kontaktallergene im Kindesalter sind Nickel, Gummi-Inhaltsstoffe, Chromate, Konservierungsmittel, Externa-Inhaltsstoffe, Neomycin und Duftstoffe.

Klinik Klinisch zeigt sich ein auf den Kontaktbereich begrenztes Erythem, oft mit Vesikeln, Papeln und Schuppung, welches stark juckt. Das Maximum der Reaktion ist normalerweise nach 48–72 Stunden erreicht. An ein allergisches Kontaktekzem sollte gedacht werden, wenn ein Ekzem unter konventioneller Therapie nicht abheilt bzw. an gleicher Stelle scharf begrenzt und hartnäckig rezidiviert. Diagnostisch ist im erscheinungsfreien Intervall ein Epikutantest durchzuführen, wobei Pflaster mit standardisierten Allergenkonzentrationen für 24 Stunden auf den Rücken geklebt werden und die Reaktionen nach 24, 48 und besonders 72 Stunden abgelesen werden. Dabei sind rein irritative, scharf auf das Testareal begrenzte Rötungen von eindeutigen Ekzemreaktionen zu unterscheiden.

> ❯ Im Falle einer nachgewiesenen Sensibilisierung sollte dem Patienten bzw. seinen Eltern ein Allergiepass ausgehändigt werden und die Meidung des Allergens besprochen werden.

Therapie In der Therapie steht die Meidung des Allergens im Vordergrund, weiterhin müssen meist kurzfristig topisch Klasse-II-Steroide in Verbindung mit feuchten Umschlägen und oralen Antihistaminika angewendet werden.

Fallbeispiel

Anamnese Ein 8-jähriger Junge ist vor 3 Wochen aus dem Ägypten-Urlaub zurückgekehrt, dort habe er sich ein »Henna«-Tattoo machen lassen. In der Folge sei es zu einem stark juckenden »Ausschlag« in diesem Bereich gekommen.

Befund Deutlich induriertes, zackig konfiguriertes Erythem im Bereich des rechten Oberarmes. Darauf einzelne kleine Erosionen und Krusten (◙ Abb. 17.17).

Diagnose Kontaktekzem nach »Henna«-Tattoo. Es handelt sich um eine allergische Spättypreaktion (Klasse IV) gegenüber Paraphenylendiamin (PPD), welches häufig zur Beschleunigung des Farbeffekts den »Henna«-Tattoos zugemischt wird.

Therapie Topisches Klasse-III-Steroid für eine Woche täglich einmal, dann ausschleichen.

Verlauf Langsame Abheilung und Besserung des Juckreizes in den folgenden Wochen, jedoch Persistenz eines hypopigmentierten »Drachens«.

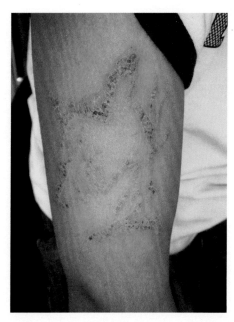

◙ **Abb. 17.17** Allergisches Kontaktekzem auf Paraphenylendiamin

Kernaussagen

- Die Häufigkeit von Nahrungsmittelallergien bei Kindern mit atopischem Ekzem wird überschätzt.
- Eine gute Compliance und Aufklärung der Eltern ist für die erfolgreiche Therapie von Kindern mit atopischem Ekzem extrem wichtig.
- Die Therapie des atopischen Ekzems muss stadiengerecht erfolgen.
- Ist ein vermeintliches atopisches Ekzem therapieresistent oder zeigen sich scharf begrenzte Ekzeme an bestimmten Lokalisationen, so sollte die Möglichkeit eines allergischen Kontaktekzems bedacht werden.

sche Therapie oder antiseborrhoische Therapien mit topischem Benzoylperoxid oder – bei der Acne conglobata – systemisch Isotretinoin in Frage. In fulminanten Verläufen konfluieren die Läsionen, es bilden sich Narben und Nekrosen und Allgemeinsymptome wie Fieber und Myalgien treten hinzu. In diesem Fall ist eine systemische Therapie zwingend erforderlich.

Kernaussagen

Die Akne vulgaris betrifft 70–80 % der Jugendlichen. Ihre Behandlung setzt Disziplin und Konsequenz voraus; sind diese gegeben, kann auch in schweren Fällen ein guter Behandlungserfolg garantiert werden.

17.8 Acne vulgaris

Die Akne stellt einen häufigen Konsultationsgrund im jugendlichen Alter dar. In der sowieso schwierigen Phase der Pubertät führt sie oft zu zusätzlicher psychosozialer Belastung.

Pathogenese Die Akne beruht auf Verhornungsstörungen der Haarfollikel, vermehrter Aktivität der Talgdrüsen und bakterieller Superinfektion mit Propionibacterium acnes.

Klinik Meist ist das Gesicht, seltener auch Schultern und Nacken betroffen. Je nach Stadium treten Milien, Komedonen, Papulopusteln oder druckschmerzhafte Zysten und Knoten auf. Der Erkrankungsgipfel liegt zwischen dem 16. und 18. Lebensjahr.

Therapie Therapeutisch kommen je nach Stadium eine komedolytische Therapie mit topischen Vitamin-A-Säure-Präparaten, eine topische antibiotische Therapie, eine orale antibioti-

17.9 Papulosquamöse Erkrankungen

Die Häufigkeit der Psoriasis bei Kindern und Jugendlichen wird unterschätzt. Mit einer Prävalenz von 1,5 % zählt sie auch in dieser Altersgruppe zu den häufigsten chronischen Erkrankungen.

17.9.1 Psoriasis vulgaris

Die Psoriasis vulgaris ist eine polygen vererbte Erkrankung mit einer Prävalenz von 1–2 % der Bevölkerung. Etwa 15 % der Fälle manifestieren sich vor dem 15. Lebensjahr. Triggerfaktoren, bei Kindern sind meist Infektionen mit β-hämolysierenden Streptokokken.

Klinik Wie bei Erwachsenen wird auch bei Kindern und Jugendlichen zunehmend ein Zusammenhang mit Adipositas

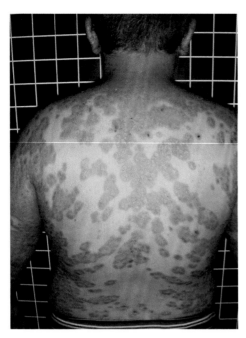

■ **Abb. 17.18 Psoriasis vulgaris.** Erythematosquamöse Plaques

bzw. dem metabolischen Syndrom deutlich. Leitsymptom der Psoriasis sind scharf begrenzte, erythematosquamöse Plaques (■ Abb. 17.18), die bevorzugt an Extremitätenstreckseiten, Ellenbogen, Knie, Ohrmuschel, Kopfhaut, Nabel und im Anogenitalbereich auftreten. Durch Mikrotraumen wie Kratzexkoriationen können neue Effloreszenzen hervorgerufen werden (»**Koebner-Phänomen**«). Der Juckreiz ist relativ gering ausgeprägt. Im Bereich der Kopfhaut zeigt sich eine diffuse, weißlich-gelbe Schuppung auf erythematöser Haut, besonders ausgeprägt am Haaransatz. Die Nägel weisen bei ca. 15 % der Patienten Veränderungen auf. Oft finden sich kleine Dellen, sog. »pits«, eine Gelbfärbung unter der Nagelplatte sowie im Verlauf eine **Onycholyse** und **Onychodystrophie**. Die **Psoriasis-Arthropathie** ist im Kindesalter mit 1 % relativ selten.

Die häufigste Manifestationsform im Kindesalter ist die **Psoriasis guttata**, bei der exanthematisch disseminiert Papeln und Plaques auftreten, die nach 1–2 Monaten abheilen. Pustulöse Psoriasisformen sind selten.

Therapie Bei der Lokaltherapie steht zunächst die Keratolyse (mit Urea oder Salizylsäure) im Vordergrund, gefolgt von antiinflammatorischen (Teerderivate, topische Steroide) und differenzierungsfördernden Externa (Vitamin-D₃-Analoga). Sprechen lokale Maßnahmen nicht an, so kann eine systemische Therapie mit Methotrexat, alternativ mit oralen Retinoiden oder Immunsuppressiva wie Cyclosporin A erforderlich sein. Biologicals (Etanercept) sind für diejenigen Fälle reserviert, bei denen die systemische Therapie mit Methotrexat versagt. Eine UV-Therapie (UVB 311 nm) sollte wegen der erhöhten UV-Sensibilität im Kindesalter (Langzeitwirkungen: Hautalterung, Karzinogenese) erst nach der Pubertät zum Einsatz kommen.

17.9.2   Pityriasis-lichenoides-Gruppe

Es handelt sich um eine klonale Erkrankung noch ungeklärter Ätiologie, die meist mit einer varizelliformen akuten Phase (**Pityriasis lichenoides et varioliformis acuta**, PLEVA) beginnt und dann in die chronische Verlaufsform (**Pityriasis lichenoides chronica**, PLC) übergehen kann. Die Manifestation ist in jedem Alter möglich.

Klinik Die PLEVA ist durch rot-bräunliche Papeln und Papulovesikel gekennzeichnet, die nach 3–4 Wochen spontan verschwinden oder in eine PLC übergehen können. Bei dieser kommt es über Monate und Jahre zu rezidivierendem Aufschießen von meist juckenden, lichenoiden (oberflächlich schuppenden), ovalären Papeln.

Diagnostik Zur Diagnosestellung ist in der Regel eine Hautbiopsie erforderlich. Da die PLC möglicherweise in ein kutanes T-Zell-Lymphom übergehen kann, sind bei anhaltend ausgeprägtem oder progredientem Befund wiederholt Hautbiopsien erforderlich.

Therapie Bei normalem Verlauf reicht eine symptomatische Therapie mit kühlenden juckreizstillenden Externa oder kurzfristig mit topischen Steroiden in der Regel aus.

17.9.3   Lichen planus

Ätiologie Die Ätiologie der Erkrankung ist unklar, es besteht allerdings eine Korrelation mit bestimmten HLA-Merkmalen und Infektionen, insbesondere der Hepatitis B.

Klinik Im Kindesalter ist der Lichen planus selten. Er ist gekennzeichnet durch stark juckende, flache, polygonale, bräunliche Papeln mit einer feinen, weißlichen, oberflächlichen Schuppung. Meist sind die Läsionen symmetrisch angeordnet, Prädilektionsstellen sind Beine, Handgelenke, Hals, unterer Rücken und Genitalbereich. In einigen Fällen kommt es zu Schleimhautveränderungen im Sinne von weißlichen Streifen, die retikulär angeordnet sind und meist die bukkale, seltener die anogenitale Mukosa betreffen. Meist tritt innerhalb einiger Monate eine Spontanremission ein, häufig einhergehend mit einer postinflammatorischen Hyperpigmentierung.

Therapie Therapeutisch kommen kurzfristig topische Steroide zum Einsatz, eine systemische Therapie kann notwendig werden. Bei Jugendlichen ist auch eine UV-Therapie (UVA) wirksam.

17.9.4   Lichen striatus

Klinik Es handelt sich um eine benigne, transiente Hautveränderung, die im Kleinkindesalter relativ häufig auftritt. Es zeigen sich in den embryonalen Wanderungslinien der aus dem Neuroektoderm stammenden Hautstammzellen (Blasch-

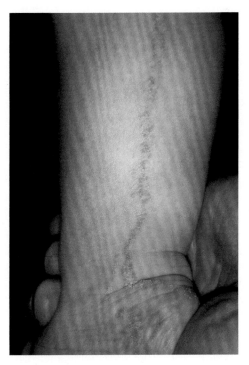

Linear angeordnete, leicht erythematöse, dezent schuppende, lichenoide Papeln

ko-Linien) verlaufende, hautfarbene bis erythematöse Papeln (▣ Abb. 17.19). Die Läsionen variieren in ihrer Länge von wenigen Zentimetern bis zur Länge einer gesamten Extremität. Nach Wochen bis wenigen Monaten kommt es zu einer Spontanregression.

Therapie Eine Therapie ist meist nicht erforderlich.

17.9.5 Pityriasis rosea (Röschenflechte)

Ätiologie Die Pityriasis rosea ist eine parainfektiöse Exanthemerkrankung, der häufig banale Atemwegsinfektionen vorausgehen. Als Erreger werden Infektionen mit dem humanen Herpesvirus HHV-6 diskutiert.

Klinik Zunächst bildet sich ein meist solitärer, randständig schuppender, erythematöser Plaque (Primärmedaillon). Kurz darauf treten multiple, kleinere, lachsfarbene, ovale Patches vornehmlich im Bereich des Stammes und der proximalen Extremitäten auf. Am Rücken verlaufen die Läsionen in den Hautlinien. Differenzialdiagnostisch sind eine Tinea corporis, ein nummuläres Ekzem und eine Psoriasis guttata zu erwägen. Die Läsionen heilen nach 6–8 Wochen ab.

Therapie Bei starkem Juckreiz kann kurzfristig mit oralen Antihistaminika oder topischen Steroiden behandelt werden. Der Erfolg einer oralen Behandlung mit Erythromycin ist umstritten.

Kernaussagen
- Bei Manifestation einer kindlichen Psoriasis und eines Lichen planus sollten infektiöse Triggerfaktoren bedacht werden.
- Besteht der Verdacht auf eine Psoriasis vulgaris sollte die Familienanamnese diesbezüglich erhoben und Prädilektionsstellen wie Bauchnabel, Kopfhaut, Anus, Nägel und Streckseiten der Gelenke sollten einer genauen Inspektion unterzogen werden.

17.10 Mukokutane Hypersensitivitätsreaktionen

Das Erythema exsudativum multiforme (EEM), das Stevens-Johnson-Syndrom (SJS) und die toxische epidermale Nekrolyse (TEN) stellen mukokutane Intoleranzreaktionen auf Infektionen (EEM) bzw. Arzneimittel (SJS, TEN) dar.

17.10.1 Erythema exsudativum multiforme

Klinik Es handelt sich um eine akute, selbstlimitierende Erkrankung, die durch das abrupte Auftreten bilateraler, akraler, erythematöser Makulae gekennzeichnet ist. Die Läsionen entwickeln im Verlauf eine trizonale Kokarden-Struktur (▣ Abb. 17.20) mit einem dunkleren Zentrum, welches häufig vesikulös imponiert. Am häufigsten sind Hände und Unterarme, etwas seltener das Gesicht betroffen. Die Minor-Form betrifft nur die Haut, die Major-Form zusätzlich die Schleimhäute. Bei Kindern gehen in 80 % Infektionen voraus, am häufigsten mit dem Herpes-simplex-Virus oder M. pneumoniae. Normalerweise zeigt die Erkrankung im Kindesalter einen harmlosen Verlauf, mit leichten brennenden Missempfindungen und es kommt innerhalb von 2 Wochen zu einer Spontanremission. Gelegentlich wird ein rezidivierender Verlauf beobachtet.

Therapie Therapeutisch reicht meist eine symptomatische Behandlung aus, bei häufigen HSV-assoziierten Rezidiven

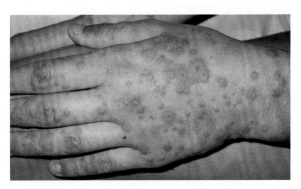

▣ **Abb. 17.20 Erythema exsudativum multiforme.** Akral betonte, trizonale Kokarden-Läsionen

sollte über eine systemische Prophylaxe mit Aciclovir nachgedacht werden.

17.10.2   Stevens-Johnson-Syndrom und toxische epidermale Nekrolyse

Das Stevens-Johnson-Syndrom (SJS) und die toxische epidermale Nekrolyse (TEN) stellen akute, potenziell lebensbedrohliche, mukokutane Intoleranzreaktionen dar.

Ätiologie Auslösende Faktoren sind Medikamente, häufig in Verbindung mit Infektionen. Sulfonamide, Antikonvulsiva, Allopurinol, nicht-steroidale Antirheumatika und Penicillin sind die häufigsten medikamentösen Auslöser.

Klinik Im Vordergrund stehen stammbetonte Erytheme und Kokarden sowie Erosionen und mukosale Nekrosen an mindestens zwei Schleimhautarealen. Die Hautbeteiligung ist variabel, meist sind Gesicht und oberer Thorax betroffen (bei SJS < 10 %, bei TEN > 30 % der Körperoberfläche). Im Falle der TEN entwickeln sich die Hautläsionen innerhalb weniger Stunden zu extensiven Hautnekrosen (◘ Abb. 17.21). Typisch für das SJS sind hämorrhagische Krusten auf den Lippen. Fieber und eine Lymphadenopathie kommen begleitend hinzu. Die Erkrankung heilt nach 3–6 Wochen ab, die Letalität liegt beim SJS bei etwa 1 %, bei der TEN bei 10–30 %. Häufige Komplikationen stellen Hornhautnarben, ein Symblepharon, Strikturen an Schleimhäuten, bakterielle Superinfektionen und Störungen des Wasser- und Elektrolythaushaltes dar.

Diagnostik Diagnostisch sollte obligat eine Hautbiopsie erfolgen. Differenzialdiagnostisch ist ein staphylococcal scalded skin syndrome auszuschließen.

Therapie Die Therapie sollte stationär erfolgen, ein rasches Absetzen der auslösenden Medikamente ist entscheidend. Der Einsatz oraler Glukokortikosteroide ist umstritten, wichtig ist die Lokalbehandlung der Schleimhäute mit pflegenden Externa, um Verklebungen zu verhindern sowie ggf. eine Intensiv-Therapie ähnlich wie bei Brandverletzten.

> **Kernaussagen**
> Während beim Erythema exsudativum multiforme in der Regel eine symptomatische Therapie ausreicht, müssen Patienten mit Stevens-Johnson-Syndrom und TEN stationär behandelt werden.

17.11   Weiße Flecken

Aus Verlauf, Verteilung und Umfang der Hypo- oder Depigmentation lassen sich Rückschlüsse auf ihre Ursache und mögliche assoziierte Erkrankungen ziehen.

17.11.1   Vitiligo (Weißfleckenkrankheit)

Die Vitiligo ist charakterisiert durch die Entstehung depigmentierter Maculae (◘ Abb. 17.22). Ihr liegt eine autoimmun bedingte entzündliche Zerstörung von Melanozyten zugrunde. 50 % der Fälle manifestieren sich vor dem 20. Lebensjahr. Häufig werden auch Antikörper gegen Schilddrüsenantigene gebildet. Anamnestisch finden sich familiäre Häufungen von Autoimmunerkrankungen.

Klinik Es treten einzelne, im Verlauf auch konfluierende, depigmentierte Patches auf, die sich sowohl lokalisiert als

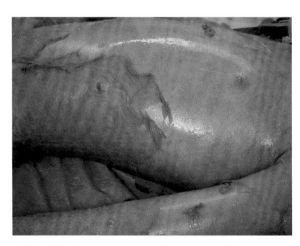

◘ **Abb. 17.21 Toxische epidermale Nekrolyse.** Großflächige Lösung der Epidermis

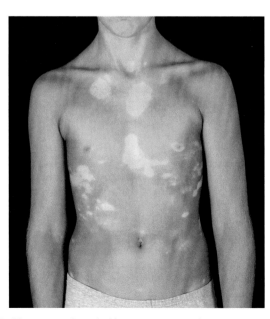

◘ **Abb. 17.22 Vitiligo.** Fleckförmiger Pigmentverlust

auch generalisiert, segmental oder dermatomal begrenzt manifestieren können. Prädilektionsstellen sind das Gesicht, besonders die Periorbitalregion und die Unterschenkel. Kopfhaut und Haare können ebenfalls betroffen sein.

Diagnostik Die Diagnose wird klinisch gestellt, eine Untersuchung mit Wood-Licht lässt dezente Herde deutlicher erscheinen. Differenzialdiagnostisch kommen ein Naevus depigmentosus, eine Tinea versicolor, eine Pityriasis alba und eine tuberöse Sklerose in Frage.

Therapie Bisher gibt es therapeutisch keine befriedigende Lösung. Im Vordergrund steht der Schutz vor Sonnenbrand durch Lichtschutzcremes (Lichtschutzfaktor 30–50). Bei Kindern hat sich die Lokaltherapie mit Tacrolimus-Salbe (0,1 %) in mehreren Studien als wirksam erwiesen; sie ist insbesondere bei kosmetisch belastender Gesichtslokalisation empfehlenswert. Bisher liegt jedoch in Deutschland keine Zulassung für diese Indikation vor. Die Spontanremissionsrate beträgt 20 % innerhalb eines Jahres.

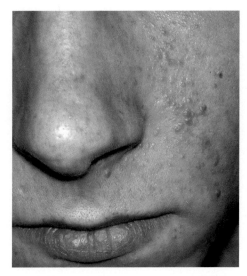

◘ Abb. 17.23 Adenoma sebaceum. Kleine akneähnliche Papeln im Bereich von Nase und Wangen

17.11.2 Albinismus

Patienten mit einem okulokutanem Albinismus (OCA) weisen eine genetisch bedingte verminderte Pigmentierung von Haut, Haaren und/oder Augen auf. Die genetische und klinische Variabilität ist groß, am häufigsten ist die Tyrosinase-positive Form, die meisten Formen des OCA werden autosomal-dominant vererbt.

❯ Entscheidend sind die strikte Photoprotektion sowie regelmäßige dermatologische Untersuchungen zur Früherkennung von Malignomen und augenärztliche Kontrollen.

17.11.3 Tuberöse Sklerose (Morbus Bourneville-Pringle)

Klinik Es handelt sich um eine autosomal-dominant vererbte Erkrankung, die eine typische altersabhängige Manifestation von Symptomen zeigt. In den ersten Lebensjahren fallen hypopigmentierte kleine Maculae auf. Finden sich bei einem Säugling mehr als zwei solcher blattartig konfigurierten, hypomelanotischen Maculae, so sollte an eine tuberöse Sklerose gedacht werden. Zwischen dem zweiten und fünften Lebensjahr treten dann fibröse Plaques lumbosakral oder im Bereich der Stirn auf, sog. »**shagreen-patches**«. Im Grundschulalter manifestiert sich ein Adenoma sebaceum (◘ Abb. 17.23) in Form kleiner, haut- bis rosafarbener Fibrome perinasal, die an eine Akne erinnern. Meist erst postpubertät treten dann peri- und subunguale Fibrome auf.

Therapie Die Behandlung der dermatologischen Symptome beschränkt sich ggf. auf die chirurgische Abtragung beeinträchtigender Hauttumoren.

> **Kernaussagen**
> ▬ Bei Manifestation einer Vitiligo sollte eine Bestimmung von Schilddrüsen-Autoantikörpern erfolgen.
> ▬ Das Hautkrebsrisiko ist bei Vitiligo deutlich erhöht, daher ist ein adäquater Lichtschutz unverzichtbar.

17.12 Hauttumoren, Malformationen und Naevi

Die meisten Hauttumoren im Kindesalter sind gutartig. Sie können jedoch wie die Hämangiome zu behandlungsbedürftigen Komplikationen führen oder Hinweis auf eine systemische Erkrankungen sein.

17.12.1 Hämangiom

Ätiologie und Prävalenz Hämangiome sind die häufigsten benignen Tumoren des Kindesalters, im Alter von einem Jahr haben sie eine Prävalenz von 5–8 %, Mädchen und Frühgeborene sind häufiger betroffen. Die Ätiologie ist unklar.

Klinik Es handelt sich um gutartige Tumoren des Gefäßendothels, die in einem Drittel der Fälle bereits konnatal vorhanden sind und ansonsten ausschließlich in den ersten Lebenswochen entstehen. Prädilektionsstellen sind Kopf, Gesicht und Nacken. Initial zeigen sich häufig nur eine blass rote Makula oder einige Teleangiektasien. Charakteristisch ist die initiale Proliferation der Tumoren. Oberflächliche Hämangiome imponieren als Maculae, Plaques oder Knoten mit rötlich-violetter, manchmal verrukiformer Oberfläche (◘ Abb. 17.24), subkutane tiefe Hämangiome fallen als hautfarbene oder blass

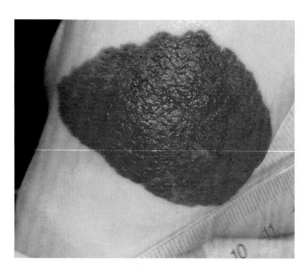

Abb. 17.24 Hämangiom intrakutan. Intensiv rötliche verruki-forme Oberfläche

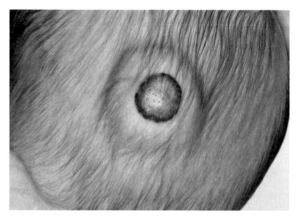

Abb. 17.25 Hämangiom subkutan. Livider, weicher Tumor

bläuliche, weiche Tumoren auf (● Abb. 17.25), bei 25 % der Hämangiome handelt es sich um Mischformen. Bei Druckerhöhung z. B. durch kindliches Schreien nehmen die Tumoren eine kräftigere Farbe an.

Die initiale Proliferationsphase dauert 6–9 Monate an. Nach einer Phase des Wachstumsstillstandes tritt zu Beginn des zweiten Lebensjahres dann bei 85–90 % die Involutionsphase ein, die sich durch Abblassung und Weicherwerden der Hämangiome abzeichnet. Im Alter von 9 Jahren zeigen 90 % der Hämangiome eine spontane Remission, in etwa 40 % verbleiben jedoch Teleangiektasien, schlaffe Hautfalten oder nach Ulzeration auch Narben.

Komplikationen Obstruktion (insbesondere augennah), Ulzeration (insbesondere anogenital), bei großen Hämangiomen Herzinsuffizienz und sekundäre Hypothyreose.

Diagnostik Klinisch. Durch Dopplersonographie können Größe und Perfusion erfasst werden. In den seltenen Fällen in

denen eine Histologie notwendig ist, zeigen diese Tumoren einen spezifischen Marker, das Glukose-Transporter-Protein GLUT1.

Besondere Formen Segmentale, besonders faziale Hämangiome können mit verschiedenen Fehlbildungen (Hirnfehlbildungen, Herzvitien, etc.) assoziiert sein (**PHACE-Syndrom**). Weiterhin treten bei Hämangiomen im Mandibularbereich gehäuft auch intratracheale Hämangiome auf, so dass eine HNO-ärztliche Untersuchung zu empfehlen ist. Bei über der lumbosakralen Wirbelsäule lokalisierten Tumoren sollte eine Bildgebung zwecks Ausschluss einer dysraphischen Störung erfolgen.

Treten mehr als fünf, manchmal mehrere Hundert Hämangiome auf, so spricht man von einer **Hämangiomatose**. Diese kann auch viszerale Organe (Leber, Gastrointestinaltrakt, Gehirn) betreffen, so dass ggf. eine abdominale und zerebrale Sonographie und ein Thorax-Röntgen erfolgen sollten. Hat ein Hämangiom einen Durchmesser > 10 cm so ist eine Echokardiographie, ein Differenzialblutbild und ein Gerinnungsstatus zu veranlassen.

Differenzialdiagnose Naevus flammeus und andere vaskuläre Malformationen, Granuloma pyogenicum, kaposiformes Hämangioendotheliom. Subkutane Tumoren können ähnlich wie Dermoidzysten, nasale Gliome, Lymphangiome, Lipome und andere Weichteiltumoren imponieren.

Therapie In der Regel ist ein abwartendes Verhalten sinnvoll. Die Eltern sollten über den natürlichen Wachstumsverlauf und den benignen Charakter des Tumors aufgeklärt werden. Eine Fotodokumentation des Verlaufs ist dabei oftmals sinnvoll. Flache Hämangiome bis 4 mm Tiefe können durch eine Kryotherapie in ihrer Involution angeregt werden. Systemische Therapieformen oder invasive Maßnahmen sollten nur in Fällen von drohenden schweren Komplikationen erfolgen. Therapieoptionen sind systemische Steroide, systemisch Propranolol, eine Lasertherapie oder chirurgische Eingriffe.

17.12.2 Vaskuläre Malformationen

Die Vielfalt vaskulärer Malformationen ist groß, Fehlbildungen von Haut und Kapillaren sind die häufigsten in dieser Gruppe.

Naevus flammeus (Feuermal)

Definition Es handelt sich um eine bereits konnatal bestehende Dilatation von Kapillaren der oberen Dermis, die auf einer fehlenden Dichte sympathischer Nervenfasern beruht.

Klinik Es kommt im Unterschied zum Hämangiom im Kindesalter nicht zu einem Wachstum, und die Farbintensität nimmt innerhalb der ersten Lebensmonate ab. In der Adoleszenz hingegen kann es zu einer knotigen Verdickung und Hyperplasie des Feuermals kommen (● Abb. 17.26). Die Läsio-

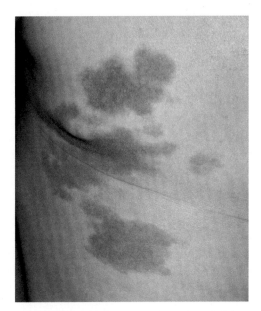

Abb. 17.26 Naevus flammeus. Scharf begrenztes, hell- bis mittel-rotes Erythem

nen zeigen oft eine segmentale, dermatomale, unilaterale Distribution und treten gehäuft im Trigeminusbereich V1 und V2 auf.

Diagnostik Die Diagnose wird klinisch gestellt. Bei periokulären Malformationen sollte ein Glaukom ausgeschlossen werden, bei lumbosakralen Läsionen eine okkulte Dysraphie. Im Bereich des ersten Trigeminusastes sind etwa 10 % der Fälle mit einem **Sturge-Weber-Syndrom** (Naevus flammeus, ipsilaterales Glaukom und leptomeningeale Gefäßmalformation) assoziiert. Segmentale Naevi flammei treten auch im Rahmen eines **Klippel-Trenaunay-Syndroms** (Naevus flammeus, ipsilaterale Venektasien und Weichteil- oder Knochenhyperplasie) auf.

Therapie Die Therapie besteht bei kosmetisch beeinträchtigenden Läsionen in einer Lasertherapie, die meist mindestens 4- bis 6-mal durchgeführt werden muss.

Der **Naevus flammeus simplex** (Storchenbiss) findet sich bei etwa 40 % der Kinder, betrifft meist Nacken, Stirn oder Lumbosakralbereich und blasst an der Stirn in der Regel in den ersten Lebensjahren deutlich ab.

Epidermale Naevi

Epidermale Naevi differenzieren sich aus dem embryonalen Ektoderm und sind Ausdruck eines Mosaizismus. Sie werden in keratinozytische (epidermale) und organoide Naevi unterteilt.

Epidermaler Naevus (Keratinozytennaevus)

Klinik Meist sind Rumpf oder Extremitäten betroffen. In etwa 50 % der Fälle sind die Läsionen bereits konnatal vorhanden, meist entwickeln sie sich innerhalb des ersten Lebensjahres.

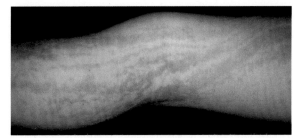

Abb. 17.27 Epidermaler Naevus. Blascko-linear angeordnete, bräunliche, hyperkeratotische Papeln

Sie bestehen aus keratotischem Gewebe und sind in der Regel symptomlos. Charakteristisch ist eine verruköse, hautfarbene oder bräunliche Oberfläche, die Ausdehnung ist extrem variabel, meist mittellinig begrenzt (◻ Abb. 17.27).

Diagnostik Da epidermale Naevi mit einer Reihe extrakutaner Fehlbildungen assoziiert sein können, sollte bei ausgedehnten Läsionen eine neuropädiatrische und ophthalmologische Untersuchung erfolgen. Differenzialdiagnostisch kommen ein Lichen striatus oder eine Incontinentia pigmenti in Frage.

Therapie Die Therapie kann bei kosmetisch störenden Befunden mit topischen Retinoiden zur Glättung oder in Form einer Kürettage oder chirurgischen Exzision erfolgen.

Naevus sebaceus

Klinik Der Naevus sebaceus zählt zu den organoiden Naevi. Er beruht auf einer nävoiden Ansammlung von Talgdrüsen. Er ist bereits konnatal manifest und wächst proportional mit dem Kind mit. Prädilektionsstellen sind Kopfhaut und Gesicht. Bei Geburt zeigt sich ein ovaler oder linearer, leicht erhabener Plaque mit wächserner, haarloser, gelblicher Oberfläche. Während der Pubertät kommt es zu einem Dickenwachstum mit vermehrt verruköser Oberfläche. Bei ausgedehnten Befunden sollten assoziierte okuläre und neuroektodermale Fehlbildungen ausgeschlossen werden.

Therapie Da es in bis zu 20 % im Erwachsenenalter zu einer Entartung kommt, ist vorher eine komplette Exzision empfehlenswert.

Melanozytäre Naevi

Man unterscheidet kongenitale Naevi (Naevuszellnaevi) von erworbenen Naevi, deren Anzahl im Laufe des Lebens und bei zunehmender Sonnenexposition zunimmt.

> **Das Risiko einer Melanomentwicklung korreliert in gewissem Maße mit der Anzahl der Sonnenbrände während der Kindheit und Adoleszenz.**

Kongenitale Naevuszellnaevi werden nach ihrer Größe in kleine (< 1,5 cm Durchmesser), mittelgroße (1,5–10 cm), große (> 10 cm) und Riesennaevi (> 20 cm) eingeteilt. Riesennaevi zeigen oft eine unregelmäßige Pigmentierung mit Papeln und Knoten sowie Satellitenläsionen (◧ Abb. 17.28). Sind sie im Bereich von Kopf oder Wirbelsäule lokalisiert oder zeigen sich viele Satellitenläsionen so steigt das Risiko für eine neurokutane Melanose. Kongenitale und darunter besonders große kongenitale Naevi haben ein erhöhtes Risiko für die Entstehung eines malignen Melanoms. Das Entartungsrisiko ist nur durch eine Exzision zu beseitigen, eine Lasertherapie ist daher nicht anzuraten. Kleine kongenitale Nävi sollten beobachtet werden und bei Veränderungen im Sinne der **ABCD-Regel** exzidiert werden. Bei größeren Naevi ist oft eine mehrzeitige Exzision notwendig.

> **Hinweise für Malignität**
> - A: Asymmetrie des Pigmentnetzes
> - B: Begrenzung unscharf
> - C: Colorierung inhomogen
> - D: Durchmesser (Wachstum)

Atypische Nävuszellnävi (dysplastische Naevi) gelten als mögliche Melanomvorläufer und können familiär gehäuft auftreten. Sie sind größer, dunkler und unregelmäßiger pigmentiert als »typische« Naevi. Die ABCD-Kriterien und eine auflichtmikroskopische Untersuchung mit Analyse des Pigmentnetzes helfen bei der klinischen Einordnung.

Spitz-Naevi sind sowohl klinisch als auch histologisch häufig nur schwer von einem malignen Melanom zu unterscheiden. Sie wachsen recht schnell und imponieren entweder als schwarz-brauner oder als rötlich-brauner, gefäß-

reicher Knoten. Eine Exzision ist aufgrund der schwierigen Abgrenzung zum malignen Melanom unbedingt empfehlenswert.

Der **Naevus spilus** zeigt sich als hellbrauner, meist kongenitaler Patch, der eine dunklere »Sprenkelung« aufweist, die durch melanozytäre - bzw. Spindelzellnaevi zustande kommt; jährliche Verlaufskontrollen sind zu empfehlen.

Der **Naevus fuscocaeruleus (Mongolenfleck)** tritt bei 30 % der Kinder südländischer oder asiatischer Herkunft im ersten Lebensjahr auf. Es handelt sich um eine benigne, bläulich-schwarze Hyperpigmentierung im Lumbosakralbereich, der eine Vermehrung dermaler Melanozyten zu Grunde liegt. Meist kommt es innerhalb der ersten Lebensjahre zur Abblassung.

Café-au-lait–Flecken

Café-au-lait–Flecken sind hellbraune, homogen pigmentierte Maculae, die durch eine vermehrte Melanogenese bedingt sind. Treten bei Kindern mehr als 5 Café-au-lait-Flecken mit einem Durchmesser > 0,5 cm auf, so sollte eine Neurofibromatose Typ 1 (Morbus von Recklinghausen) differenzialdiagnostisch erwogen werden und es sollten halbjährliche augenärztliche Untersuchungen sowie ggf. weitere bildgebende Diagnostik erfolgen.

> **Kernaussagen**
> - In der Regel kann die Spontanregression von Hämangiomen abgewartet werden, nur bei drohenden Komplikationen sollte eine rasche Therapie erfolgen.
> - Kleine kongenitale Nävuszellnävi sollten bei auffälligem auflichtmikroskopischem Befund oder bei Veränderungen im Sinne der ABCD-Regel exzidiert werden.

17.13 Mastozytosen

Mastozytosen stellen eine heterogene Gruppe von Erkrankungen dar, die charakterisiert sind durch die lokale oder diffuse Vermehrung oder Hyperplasie von Mastzellen.

Klinik Meist ist im Kindesalter nur die Haut betroffen. Einzelne **Mastozytome** (◧ Abb. 17.30) entstehen in den meisten Fällen innerhalb der ersten zwei Lebensjahre und manifestieren sich in Form rundlicher, rötlicher bis gelblich-brauner Maculae, Papeln oder Knoten. Auf einen mechanischen Reiz hin, kommt es zu einer ausgeprägten Rötung oder auch Blasenbildung (positives Darier-Zeichen). Die häufigste Form der Mastozytose ist die **Urticaria pigmentosa**, bei der mehr als 5 derartiger Läsionen generalisiert, meist rumpfbetont auftreten. In etwa 10 % kommt es zu einer Organbeteiligung, die mit Flushsymptomen, Kopfschmerzattacken und Durchfallepisoden einhergehen kann.

Die **diffuse kutane Mastozytose** mit einem ledernen Erscheinungsbild der Haut ist selten. Sie wird durch eine diffuse

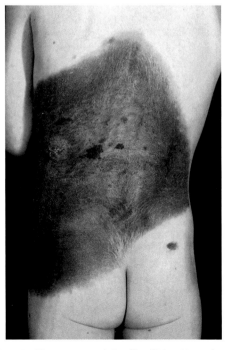

◧ **Abb. 17.28 Riesennaevus mit Satellitenläsion.** Unregelmäßige, kongenitale Hyperpigmentierung, meist behaart

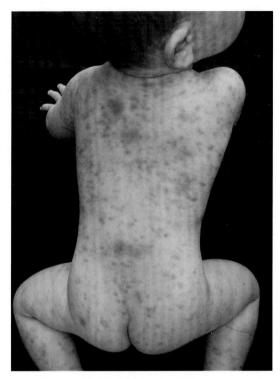

Abb. 17.29 Urticaria pigmentosa bei 11 Monate altem Säugling

Infiltration der Haut durch Mastzellen hervorgerufen. Bei multiplen Läsionen eignet sich die Bestimmung der α-Tryptase im Serum für Verlaufskontrollen und als Parameter, der Hinweise auf eine mögliche systemische Beteiligung gibt (Normbereich bei Kindern: bis 20 µg/l). Weiterhin sollte eine Sonographie des Abdomens und Retroperitoneums erfolgen.

Therapie H₁-Rezeptor-Antagonisten reduzieren Symptome wie Juckreiz, Flush und Urticaria, H₂-Rezeptor-Antagonisten helfen bei gastrointestinalen Symptomen.

Fallbeispiel

Anamnese 11 Monate alter Junge mit seit mehreren Monaten bestehenden Hauteffloreszenzen ohne Allgemeinsymptome.

Befund Erythematöse sowie bräunliche Makulae und Papeln am gesamten Integument (◘ Abb. 17.29). Nach Kratzen mit dem Holzspatel an einzelnen Läsionen deutliche Rötung und urtikarielles Erscheinungsbild (positives Darier-Zeichen).

Diagnose Urticaria pigmentosa bzw. makulopapuläre kutane Mastozytose (neue Nomenklatur).

Therapie Bei Juckreiz lokale juckreizstillende Maßnahmen wie Lotio alba aquosa ggf. mit Zusatz von 5 % Polidocanol. Aufklärung über die Vermeidung histaminfreisetzender Faktoren wie Reibung, Sonnenlichtexposition, abrupte Kalt- oder Warmwasserexposition sowie Meidung histaminfreisetzender Substanzen.

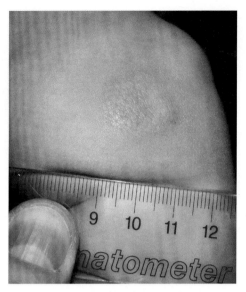

Abb. 17.30 Solitäres Mastozytom. Orangefarbene Papeln oder Knoten

Kernaussagen

— Kutane Mastozytosen werden oft nicht erkannt und als »Pigmentstörungen« fehlinterpretiert. Ihre Kenntnis ist für den Kinderarzt jedoch sehr wichtig, da sie zu potenziell lebensbedrohlichen Komplikationen führen können.

17.14 Histiozytosen

Die kutanen Histiozytosen werden unterteilt in Langerhans- und Nicht-Langerhans-Zell-Histiozytosen.

Klinik Die **Langerhanszell-Histiozytose** ist gekennzeichnet durch die tumorähnliche Ansammlung von Langerhans-Zellen in Haut, Schleimhaut oder inneren Organen. Die Haut ist in 30–50 % betroffen, es zeigen sich hier gelblich-rote, derbe, stark juckende Papeln und Knoten, die häufig eine hämorrhagische Komponente aufweisen und zu Fissurenbildung neigen (◘ Abb. 17.31). Die Hautveränderungen sprechen typischerweise schlecht auf topische Steroide an. Prädilektionsstellen sind retroaurikulär, axillär, inguinal und das Capillitium.

Das **juvenile Xanthogranulom** ist die häufigste der Nicht-Langerhans-Zell-Histiozytosen. Es manifestiert sich meist im ersten Lebensjahr in Form rötlich-gelber, im Verlauf eher bräunlicher Papeln oder Tumoren. Eine Beteiligung von Auge und inneren Organen (Lunge, Leber) ist bei multiplen Knoten möglich.

Diagnostik Die Diagnose der Langerhanszell-Histiozytose ist histologisch zu sichern, die des juvenilen Xanthogranuloms ist in der Regel klinisch zu stellen.

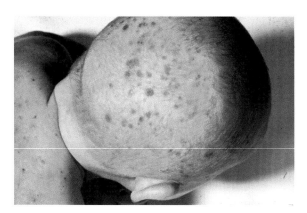

○ **Abb. 17.31 Langerhans-Zell-Histiozytose.** Juckende, gelblich-rote Papeln

Therapie Die Behandlung der Langerhanszell-Histiozytose richtet sich nach der Organbeteiligung, allerdings sollten auch rein kutane Formen regelmäßig und langfristig nachuntersucht werden. Beim juvenilen Xanthogranulom kommt es in der Regel innerhalb von 3–6 Jahren zu einer spontanen Remission. Tumoren der Uvea und kosmetisch störende Läsionen sollten ggf. exzidiert werden.

> **Kernaussagen**
> Langerhans-Histiozytosen weisen wie das (viel häufigere) seborrhoische Ekzem und die Psoriasis eine Prädilektion für Hautfalten auf.

17.15   Granulomatöse Erkrankungen

Chronisch entzündliche Gewebereaktionen, bei denen Histiozyten eine Rolle spielen, werden als Granulome bezeichnet.

17.15.1   Granuloma anulare

Das Granuloma anulare stellt eine granulomatöse Entzündung der Dermis und/oder Subkutis dar. Die Ätiologie ist unklar; eine Triggerung durch Infektionen oder Traumen wird diskutiert. Multiple Granulomata anularia gehen gelegentlich der Erstmanifestation eines Diabetes mellitus voraus.

Klinik Meist treten einzelne oder wenige ringförmige Läsionen auf, die aus konfluierenden Papeln bestehen. Prädilektionsstellen sind Hände, Füße und Unterarme. Es handelt sich um eine selbstlimitierende Erkrankung, die meist keine Beschwerden bereitet.

> ❯ Bei Diagnosestellung der disseminierten Form sollte der Ausschluss eines Diabetes mellitus erfolgen.

Therapie Kontaktkryotherapie und mechanische Reizung stellen einen Regressionsreiz dar.

17.15.2   Cheilitis granulomatosa

Es handelt sich um eine chronische, benigne, orofaziale Schwellung. Meist kommt es zu einer granulomatösen Cheilitis, gelegentlich in Verbindung mit einer Lingua plicata und einer Fazialisparese (Melkersson-Rosenthal-Syndrom). Die Ätiologie ist unklar; in einigen Fällen besteht ein Zusammenhang mit dem Morbus Crohn. Histologisch imponieren nicht verkäsende Granulome. Im Verlauf kann es zu Schuppung, Fissuren und Bläschenbildung kommen. Therapeutisch kommen orale Glucocorticosteroide, evtl. in Verbindung mit Minocyclin oder Dapson (unter Kontrolle des Methämoglobinspiegels) in Frage, Rezidive sind jedoch häufig.

> **Kernaussagen**
> Zu den granulomatösen Erkrankungen gehören das Granuloma anulare und die Cheilitis granulomatosa.

17.16   Vaskulitiden und Bindegewebserkrankungen

Die Purpura Schoenlein-Henoch ist die häufigste Form der Vaskulitis bei Kindern.

17.16.1   Purpura Schoenlein-Henoch

Ätiologie Der Purpura Schoenlein-Henoch liegt eine leukozytoklastische Entzündung dermaler Venen zu Grunde. Diese entsteht durch die meist postinfektiöse Ablagerung zirkulierender IgA-Immunkomplexe. Triggerfaktoren sind Infektionen (Streptokokken und viele andere Erreger).

Klinik Es zeigen sich Purpura in Bereichen erhöhten hydrostatischen Drucks (untere Extremitäten, gluteal), die meist nach 10–14 Tagen abklingen. Rezidive sind jedoch häufig und eine Beteiligung von Nieren, Gastrointestinaltrakt und Gelenken nicht selten.

> ❯ Insbesondere die Nierenbeteiligung ist prognostisch wichtig; in bis zu 5 % kommt es zu einer chronischen Glomerulonephritis. Daher ist die regelmäßige Kontrolle des Urinstatus wichtig.

Therapie Meist kann die Spontanregression abgewartet werden, bei Bauch- oder Gelenkschmerzen sollte eine systemische Therapie mit Prednison erwogen werden.

17.16.2   Erythema nodosum

Ätiologie Es handelt sich um eine kutane Reaktion auf unterschiedliche, meist infektiöse Ursachen (Streptokokken-, EBV-, Salmonellen-, Yersinien-Infektion, Tuberkulose, Sarkoidose, entzündliche Darmerkrankungen).

17

Klinik Das Erythema nodosum manifestiert sich als septale Pannikulitis und geht mit blauroten Knoten im Bereich der Unterschenkelstreckseiten einher. Die Läsionen sind überwärmt und druckschmerzhaft, sie heilen nach mehreren Wochen folgenlos ab.

Diagnostik Zur Diagnosesicherung kann eine Hautbiopsie erfolgen. Ggf. sollte nach Auslösern gesucht werden.

Therapie Eine symptomatische Therapie ist meist ausreichend.

17.16.3 Zirkumskripte Sklerodermie (Morphea)

Die Morphea stellt die häufigste kutane Sklerodermieform im Kindesalter dar. Es handelt sich um eine Bindegewebserkrankung unklarer Genese, die durch eine dermale Sklerose gekennzeichnet ist; bei der linearen Form können auch Muskeln und Knochen beteiligt sein.

Klinik Klinisch entwickelt sich aus einem erythematösen oder fliederfarbenen Patch ein gelblich- weißer, eingesunkener Plaque, der im Verlauf hyper- oder hypopigmentiert, haarlos und atroph erscheint (◘ Abb. 17.32). Häufig sind lineare Läsionen, die Kopf oder Extremitäten betreffen. Komplikationen stellen Hemiatrophie, Kontrakturen und neurologische Ausfälle dar. Im Gesichtsbereich werden derartige Läsionen als »**en coup de sabre**« bezeichnet. In etwa 50 % der Fälle

kommt es nach mehreren Jahren zu einer spontanen Regression; tiefe Formen können entstellende Narben und funktionelle Beeinträchtigungen hinterlassen.

Therapie In der Therapie spielen je nach Stadium, Lokalisation und Ausprägung topische Glukokortikoide, topische Vitamin-D-Derivate, UVA-Therapie und immunsuppressive Therapie (Methotrexat) eine Rolle.

17.16.4 Lichen sclerosus et atrophicus

Inzidenz Der Lichen sclerosus et atrophicus (LSA) stellt eine sklerosierende Entzündung des Anogenitalbereichs dar, von der deutlich häufiger Mädchen als Jungen betroffen sind (10:1). Am häufigsten betroffen sind Kinder im Vorschulalter (Erstmanifestation zwischen 4–7 Jahren). Der LSA ist durch Eytheme, Erosionen und weißliche Plaques gekennzeichnet; diese finden sich sowohl perivulvär als auch perianal, so dass oft eine sog. **Achterstruktur** imponiert (◘ Abb. 17.33). Charakteristisch ist ein chronischer Juckreiz. Im Verlauf können sich schmerzhafte Fissuren entwickeln. Im Erwachsenenalter stellt die Erkrankung eine Präkanzerose dar, so dass im Falle einer Persistenz der Hautveränderungen dann regelmäßige gynäkologische/urologische Untersuchungen indiziert sind.

Therapie Therapeutisch werden potente topische Steroide (Mometason) eingesetzt, begleitet von gerbstoffhaltigen Bädern.

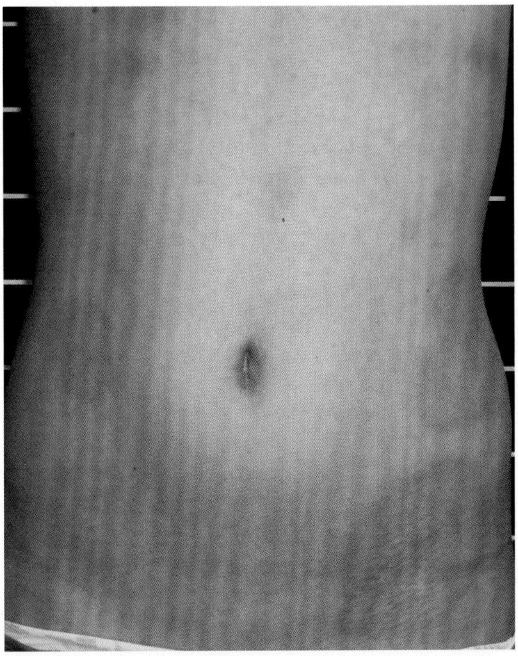

◘ **Abb. 17.32 Zirkumskripte Sklerodermie (Morphea).** Langsam wachsende, rundliche, blasserythematöse, unscharf begrenzte Plaques

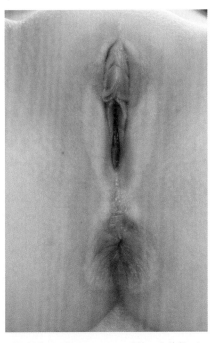

◘ **Abb. 17.33 Lichen sclerosus et atrophicus.** Achtförmig angeordnete, weißliche Atrophieherde

Kernaussagen
- Triggerfaktoren für die Purpura Schoenlein-Henoch und ein Erythema nodosum sind häufig Infektionen.
- Der Lichen sclerosus et atrophicus fällt oft durch starken genitalen Juckreiz auf. Im Kindesalter handelt es sich nicht um eine Präkanzerose, er sollte jedoch mit topischen Steroiden behandelt werden.

17.17 Genodermatosen

Zu den wichtigsten Genodermatosen gehören die Ichthyosis vulgaris und die Epidermolysis bullosa hereditaria.

17.17.1 Ichthyosen

Ichthyosen sind genetisch bedingte Erkrankungen, die mit einer Störung der epidermalen Differenzierung und dadurch vermehrten Schuppung der Haut einhergehen. Sie werden unterteilt in kongenitale und nicht-kongenitale Ichthyosen, isolierte Ichthyosen und Ichthyose-Syndrome (◘ Tab. 17.3).

Ichthyosis vulgaris

Die Ichthyosis vulgaris zählt zu den **nicht-kongenitalen isolierten Ichthyosen**. Sie wird autosomal-dominant vererbt und geht mit einem relativen Profilaggrin-Mangel einher, bei Atopikern tritt die Ichthyosis vulgaris gehäuft auf.

Klinik Die Krankheit kann sich bereits im Säuglingsalter mit erhöhter Hauttrockenheit und feinlamellärer weißer Schuppung manifestieren. Üblicherweise treten im Vorschulalter grauweißliche Schuppen, meist besonders deutlich im Bereich der Unterschenkel und Flanken auf. Typisch ist außerdem eine Hyperlinearität der Handinnenflächen.

Therapie Die Prognose ist bei deutlicher Rückbildung im Laufe der Adoleszenz gut; die Therapie sollte im ersten Lebensjahr ausschließlich in einer Pflege der Haut mit rückfettenden Substanzen bestehen. Ab dem 1. Lebensjahr kommen Harnstoff- und NaCl-haltige Externa zur Anwendung, bei älteren Kindern auch Milchsäure oder Vitamin-A-Säure.

Ichthyosis congenita gravis

Die unter diesem Begriff zusammengefassten Erkrankungen gehören zu den **kongenitalen isolierten Ichthyosen** und werden autosomal-rezessiv vererbt. Die genaue Ätiologie ist bisher ungeklärt, bei einigen Kindern konnte eine Deletion auf dem Chromosom 18q21.3 nachgewiesen werden.

Klinik Ungefähr 80–90 % der Kinder mit lamellärer Ichthyose und nichtbullöser kongenitaler ichthyosiformer Erythrodermie manifestieren sich als **Kollodium-Babys** (◘ Abb. 17.34). Postpartal sind die Kinder von einer verdickten Hautmembran, einer sog. Kollodiummembran umgeben.

Als **Harlekin-Babys** bezeichnet man die Kinder, bei denen sich so früh in utero die Hornmembran gebildet hat, dass sie bei Geburt extrem verdickt und durch kindliches Wachstum rhombenförmig eingerissen ist. Es zeigen sich außerdem ein ausgeprägtes Ektropium und Eklabium. Diese bessern sich häufig im Verlauf der ersten Lebenswochen, es muss jedoch meist langfristig eine ausgiebige Pflege dieser Hautpartien erfolgen. Im Weiteren kommt es häufig zu einer Erythrodermie und im Verlauf zu Beugekontrakturen durch die gehemmte Entwicklung von Fingern und Zehen.

 Cave
Durch gehäuftes Auftreten von Fissuren sind die Säuglinge stark infektionsgefährdet und durch die großflächige Erythrodermie besteht oft eine Kreislauf- und Temperaturinstabilität.

Bei älteren Kindern kommt es eher zu einer Gefährdung durch Hyperthermie aufgrund der Verlegung von Schweißdrüsenausführungsgängen durch Hornmaterial.

◘ **Tab. 17.3** Einteilung verschiedener Ichthyoseformen (Auswahl)

Kongenitale, isolierte Ichthyosen	Kongenitale, syndromale Ichthyosen
Autosomal-rezessive kongenitale lamelläre Ichthyose/ARCI Bullöse kongenitale ichthyosiforme Erythrodermie Brocq/BCIE Harlekin-Ichthyose Ichthyosis bullosa Siemens Ichthyosis hystrix Typ Curth-Macklin Kollodium-Baby	Chanarin-Dorfman-Syndrom CHILD-Syndrom (kongenitale Hemidysplasie, ichthyosiforme Erythrodermie und Extremitätendefekte) Chondrodysplasia punctata Comèl-Netherton-Syndrom IFAP-Syndrom (Ichthyosis follicularis mit Atrichie und Photophobie) KID-Syndrom (Keratitis, Ichthyose, Taubheit) Peeling-Skin-Syndrom Sjögren-Larsson-Syndrom Tay Syndrom
Nicht-kongenitale, isolierte Ichthyosen	**Nicht-kongenitale, syndromale Ichthyosen**
Ichthyosis vulgaris X-chromosomal-rezessive Ichthyose	Multipler Sulfatasemangel Refsum-Syndrom

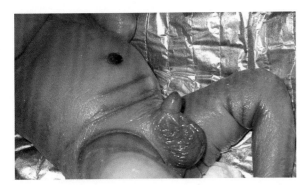

Abb. 17.34 Kollodium-Baby. Kongenitaler Befund mit Kollodium-membran, die bereits in den ersten Lebenstagen einreißt

Kongenitale, syndromale Ichthyosen

Verschiedene Syndrome sind mit einer Ichthyose assoziiert (■ Tab. 17.3). Das **Comèl-Netherton-Syndrom** ist durch eine erhöhte hydrolytische Aktivität im Stratum corneum und verstärkte Desquamation mit resultierender Barrieredysfunktion gekennzeichnet. Das klinische Bild gleicht einer Kombination aus atopischem Ekzem und Ichthyose kombiniert mit Gedeihstörungen, Durchfällen und Infektionen.

17.17.2 Epidermolysis bullosa hereditaria

Der Begriff Epidermolysis bullosa hereditaria (EB) umfasst eine Gruppe von Erkrankungen, die durch eine genetisch bedingte Neigung zu mechanisch induzierbarer Blasenbildung gekennzeichnet ist. Je nach Ort der Blasenbildung und Erbgang unterteilt man die EB in drei große Untergruppen
- Epidermolysis bullosa hereditaria simplex
- Epidermolysis bullosa hereditaria junctionalis (■ Abb. 17.35)
- Epidermolysis bullosa hereditaria dystrophicans

Klinik Während bestimmte Formen der EB simplex nur mit leichter palmoplantarer Blasenbildung einhergehen, betreffen andere Formen wie die EB junctionalis Typ Herlitz die gesamte Körperoberfläche und auch die Schleimhäute, was häufig zu ausgeprägter Malnutrition und Gedeihstörungen führt. Bei der EB dystrophicans sind atrophe Narben und Nagelverlust obligate Befunde und es kann zu nicht unerheblichen Mutilationen kommen. In Folge chronischer Erosionen treten Pseudosyndaktylien und Gelenkkontrakturen auf. Weiterhin besteht ein deutlich erhöhtes Risiko für die Entstehung von Hauttumoren, besonders Spinaliomen.

Therapie In der Behandlung sind extrem vorsichtiges »handling«, Hautpflege, Wundversorgung und gute Polsterung mechanisch belasteter Hautareale die Basis. Die Kinder sollten regelmäßig Physiotherapie und Malignomscreenings der Haut erhalten, ggf. können Hauttransplantationen, Sondenkost und chirurgische Maßnahmen notwendig sein.

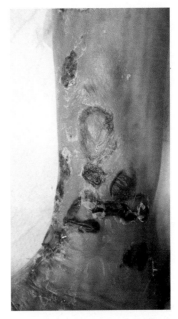

Abb. 17.35 Epidermolysis bullosa junctionalis. Chronische Erosionen, Hypergranulation und häufige Superinfektionen

17.17.3 Xeroderma pigmentosum

Die Xeroderma pigmentosum (XP) stellt eine genetisch bedingte, heterogene Gruppe von Erkrankungen mit DNA-Reparatur-Störungen dar, die mit einer extremen Lichtempfindlichkeit einhergehen. Es kommt zu starken Sonnenbränden und schon im Kindesalter zu Hauttumoren, so dass ein konsequenter Lichtschutz und ein regelmäßiges Malignomscreening nötig sind.

17.17.4 Ehlers-Danlos-Syndrom

Das Ehlers-Danlos-Syndrom stellt eine heterogene Gruppe seltener, erblicher Bindegewebserkrankungen dar, die mit einer starken Überstreckbarkeit der Gelenke, der Neigung zu Rupturen der Haut und Gefäßwände, ophthalmologischen Erkrankungen wie Linsenluxationen und Wundheilungsstörungen einhergehen.

> **Kernaussagen**
> - Eine Ichthyosis vulgaris ist häufig mit Atopie assoziiert.
> - Die Epidermolysis bullosa hereditaria ist durch mechanisch induzierbare Blasenbildung der Haut gekennzeichnet, je nach Form zeigt sie einen sehr unterschiedlich schweren Verlauf.

Tab. 17.4 Übersicht über die wichtigsten Haarerkrankungen des Kindesalters			
Haarerkrankung	Vorkommen	Klinisches Bild	Diagnostik
Alopecia areata	Inzidenz 1:5900; 50 % Manifestation < 16 Jahre	Umschriebener Haarverlust in einzelnen Arealen, die konfluieren können	Klinisch; wegen Assoziation mit Schilddrüsenerkrankungen diesbezügliche Diagnostik
Syndrom des losen Anagenhaares	Kleinkindesalter	Stumpfes, deutlich ausgelichtetes, leicht extrahierbares Haar	Ggf. Trichogramm
Trichotillomanie	Meist 4.–10. Lebensjahr; häufig nach seelischen Belastungssituationen	Durch Manipulation entstehender Haarverlust, häufig Petechien, erhaltene Haarschäfte	Wird die Manipulation geleugnet, kann ein Areal rasiert werden und normales Haarwachstum abgewartet werden
Traktionsalopezie	Meist Mädchen mit Zopf	Zurückweichen des Haaransatzes durch mechanischen Zug	Klinisch
Monilethrix	Autosomal-dominant vererbt, Manifestation innerhalb der ersten Lebensmonate	Stumpfes, kurzes, brüchiges Haar	Deutliche Kaliberschwankungen in der Haarschaftmikroskopie
»Cheveux incoiffable«	Autosomal-dominant vererbt	Verfilztes, nicht kämmbares Haar silbrig, heller Farbe	Anamnese; Haarschäfte sind dreieckig und längsgerillt

17.18 Haarerkrankungen

Tab. 17.4 zeigt einen Überblick über Vorkommen, Klinik und Diagnostik der wichtigsten Haarerkrankungen im Kindesalter.

17

Erkrankungen des Nervensystems

J. Gärtner

Die prä- und postnatale Entwicklung des Nervensystems ist durch das sequenzielle Auftreten von Zellteilung, Migration, Differenzierung, Synaptogenese, Myelinisierung, programmierten Zelltod durch Apoptose und synaptische Reorganisation charakterisiert. Diese aufeinander aufbauenden Schritte in der Entwicklung des Nervensystems laufen in unterschiedlichen Regionen des Gehirns zu verschiedenen Zeitpunkten ab. Art und Ausmaß der Beeinträchtigung neurologischer Funktionen durch Erkrankungen des Kindes- und Jugendalters hängen deshalb nicht nur vom zugrunde liegenden Gendefekt ab, sondern wesentlich auch vom Zeitpunkt der Schädigung.

18.1 Psychointellektuelle Entwicklungsstörungen

»Entwicklung« beinhaltet sowohl die genetisch determinierten Reifungsprozesse unterschiedlicher Organsysteme als auch die Fähigkeiten des Organismus sich an vorgegebene und sich ändernde Umweltbedingungen zu adaptieren.

18.1.1 Geistige Behinderung

Definition Geistige Behinderung wird von der American Association on Mental Deficiency (AAMD) definiert als »signifikant unterdurchschnittliche intellektuelle Funktionen, welche gleichzeitig mit Mängeln im Anpassungsverhalten vorkommen und welche sich während des Entwicklungsalters manifestiert haben«. Geistige Behinderung ist ein Symptom, dem sowohl genetische und soziale Faktoren als auch spezifische Erkrankungsbilder zugrunde liegen können.

Einteilung Die Einteilung erfolgt anhand der Ergebnisse von psychometrischen Untersuchungen. Anhand von standardisierten Entwicklungs- und Intelligenztests (z. B. Griffith-Entwicklungstest, Hamburg-Wechsler-Intelligenzbestimmung) können das Ausmaß und die individuellen Besonderheiten einer geistigen Behinderung bestimmt werden. Nach den Kriterien der Weltgesundheitsorganisation (WHO) ergibt sich die folgende Einteilung:

- **IQ 100 (normale Intelligenz):** Mittelwert der Normalpopulation; die untere Normgrenze ist ein IQ von 70 und entspricht der 2-fachen Standardabweichung unter Mittelwert.
- **IQ 69–50 (leichte geistige Behinderung):** Eine Sonderschule für Lernbehinderte kann meist erfolgreich besucht werden. Der Erwerb von Kulturtechniken wie Lesen und Schreiben und Tätigkeiten in Anlernberufen sind möglich. Eine soziale Integration und Selbständigkeit sind zu erreichen.
- **IQ 49–36 (mäßige geistige Behinderung):** Der Besuch einer Schule für Geistigbehinderte ist erforderlich. Das Schwergewicht der Betreuung liegt in der Vermittlung von Selbständigkeit bei den alltäglichen Verrichtungen wie Ernährung und Körperpflege. Die Eingliederung in eine beschützende Werkstatt ist teilweise möglich. Kulturtechniken können dagegen nicht vermittelt werden.
- **IQ unter 35 (schwere geistige Behinderung):** Es liegt ein umfassend hilfsbedürftiger Zustand vor. Der lebenspraktische Bereich kann nur noch sehr eingeschränkt vermittelt werden. Die Sprache wird häufig nicht erlernt.

Die Ergebnisse der IQ-Testung können nur einen Anhaltspunkt für die spätere Bildungsfähigkeit eines Kindes oder Jugendlichen geben. Sie sollten immer in Zusammenhang mit der Persönlichkeit sowie dem familiären und dem sozialen Umfeld gesehen werden. Nicht zuletzt kann die Eingliederung eines geistig behinderten Kindes und Jugendlichen durch die familiäre Situation erleichtert oder erschwert werden. Darüber hinaus ist die Frage, ob zusätzliche klinische Auffälligkeiten vorliegen, von großer Wichtigkeit. Eine geistige Behinderung ist häufig mit anderen Erkrankungen des zentralen Nervensystems wie beispielsweise Hirnfehlbildungen, Zerebralparesen, Stoffwechselstörungen und Epilepsien assoziiert.

Epidemiologie Eine leichte geistige Behinderung tritt wesentlich häufiger als eine schwere geistige Behinderung auf. Auch sind ein Drittel mehr Jungen als Mädchen von einer geistigen Behinderung betroffen. Studien in Schweden und anderen westeuropäischen Ländern haben ergeben, dass die leichte geistige Behinderung in der Regel zwischen dem dritten und siebten Lebensjahr erkannt wird, die Häufigkeit in dieser Altersgruppe wird mit etwa 2 % angenommen. Dagegen wird das Vorliegen einer schweren geistigen Behinderung meist schon in den ersten zwei Lebensjahren erkannt, in dieser Altersgruppe wird die Häufigkeit mit etwa 0,5 % angenommen.

Ätiologie In Abhängigkeit von der Schwere der Minderbegabung finden sich Hinweise auf deren Ursache. Während die Ursache einer schweren geistigen Behinderung in der Mehrzahl der Fälle geklärt werden kann, bleiben die Fälle mit leichter geistiger Behinderung häufig ungeklärt. Die in der ▶ Übersicht aufgeführten familiären, prä-, peri- und postnatalen Risikofaktoren sind überdurchschnittlich häufig mit der Entwicklung einer geistigen Behinderung assoziiert.

> Die Ursachen einer psychointellektuellen Entwicklungsstörung sind vielfältig und oft nur schwierig aufzudecken und zu benennen. Die weit verbreitete Meinung, dass geburtsbedingte Komplikationen (»Sauerstoffmangel«) für die Behinderung eines Kindes verantwortlich seien, sollte heute nur noch dann vertreten werden, wenn Fakten dies belegen.

Risikofaktoren für die Entwicklung einer geistigen Behinderung

- **Risikoanamnese**
  - Familie
    - Verwandte mit geistiger Behinderung
    - Gehäuft Früh- und Fehlgeburten

▼

– Konsanguine Eltern
– Niedriger sozialer Status
– Schwangerschaft
 – Komplikationen im Verlauf (u. a. Blutungen,
    Plazentainsuffizienz)
 – Erkrankungen der Mutter (u. a. Epilepsien,
    Infektionen, Unfälle)
 – Medikamentöse und toxische Effekte (u. a. Anti-
    epileptika, Drogen, Alkohol)
– Perinatal- und Neonatalperiode
– Frühgeborene
– Perinatale Asphyxie
– Postnatale Komplikationen (u. a. Atemnot-
   syndrom, Sepsis)
▬ Risikobefunde im ersten Lebensjahr
  – Anhaltende Saug- und Trinkschwäche
  – Leises, schwaches Schreien
  – Ausgeprägte Muskelhypotonie (»floppy infant«)
  – Anfallsartige Zustände
  – Fehlender Blickkontakt
  – Mikro- und Makrozephalie

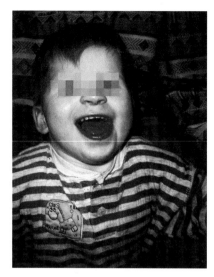

◫ **Abb. 18.1   Zweijähriger Junge mit Angelman-Syndrom**

Familiäre und soziale Risikofaktoren sind vorwiegend als Ursache einer leichten geistigen Behinderung anzunehmen. Eine schwere geistige Behinderung ist vor allem auf genetische Defekte und perinatale Einflüsse zurückzuführen. Zu den genetischen Erkrankungen zählen Chromosomenaberrationen (z. B. Down-Syndrom), angeborene Stoffwechselerkrankungen und Dysmorphie-Retardierungs-Syndrome. Zu den perinatalen Einflüssen zählt die Asphyxie. Im Folgenden werden einige ausgewählte Erkrankungen mit geistiger Behinderung besprochen.

Veränderungen auf dem X-Chromosom scheinen überdurchschnittlich häufig eine geistige Behinderung zu bedingen. Bis heute sind mehr als 200 X-chromosomal vererbte Retardierungssyndrome beschrieben worden. Diese sind über das gesamte X-Chromosom verteilt, sog. »hot spots« lassen sich dabei nicht erkennen. Das häufigste dieser X-chromosomalen Retardierungssyndrome ist das **fragile X-Syndrom**. Ein weiteres Beispiel ist der **X-chromosomal vererbte Hydrozephalus** (▶ Abschn. 18.2.3).

Das **Angelman-Syndrom** und das **Prader-Willi-Syndrom** sind zwei genetisch unterschiedliche Erkrankungen, die mit einer geistigen Behinderung einhergehen. Die primäre Ursache ist eine Deletion bzw. Translokation auf dem langen Arm von Chromosom 15 oder eine uniparentale Disomie 15 (▶ Kap. 3.1.3). Ursache des Angelman-Syndroms können auch Mutationen im UBE3A-Gen sein.

Patienten mit **Angelman-Syndrom** fallen durch ihr fröhliches Wesen und unmotivierte Lachausbrüche auf. Sie sind häufig mikrozephal, haben eine hellere Augen- und Haarfarbe als die Eltern und einen großen Mund. Beim Lachen fällt die Zunge meist vor (◫ Abb. 18.1). Die Patienten haben eine ataktisch-dyskinetische Bewegungsstörung, ihre Bewegungen ähneln denen von Marionetten. In den meisten Fällen treten in den ersten Lebensjahren zerebrale Krampfanfälle auf. Im Rahmen der globalen Behinderung fällt insbesondere eine fehlende Sprachentwicklung auf.

Patienten mit **Prader-Willi-Syndrom** fallen als Neugeborene und Säuglinge durch respiratorische Anpassungsprobleme, eine ausgeprägte muskuläre Hypotonie und eine Trinkschwäche auf. Der Muskeltonus bessert sich bereits im ersten Lebensjahr. Die Patienten sind minderwüchsig, haben meist ein rundliches Gesicht, mandelförmige Augen, kleine Hände und Füße sowie einen Hypogenitalismus und Hypogonadismus (◫ Abb. 18.2). Ab dem zweiten Lebensjahr entwickeln sich die im Vordergrund der Erkrankung stehenden Verhal-

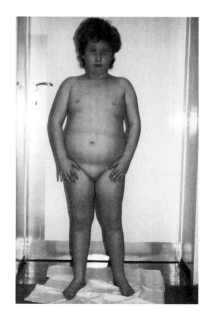

◫ **Abb. 18.2 9-jähriger adipöser Junge mit Prader-Willi-Syndrom.** Auffallend kleine Hände und Füße sowie Hypogenitalismus

18

tensauffälligkeiten. Die Patienten haben eine exzessive Esslust mit nachfolgender Fettsucht. Die geistige Behinderung der Patienten kann in unterschiedlichen Schweregraden vorliegen, Patienten mit normaler geistiger Entwicklung sind die Ausnahme.

Das **Rett-Syndrom** betrifft fast ausschließlich Mädchen. Nach einer zunächst unauffälligen psychomotorischen Entwicklung kommt es in den ersten 6–12 Lebensmonaten zu einem allmählichen Kontaktverlust mit autistischen Verhaltensweisen. Diagnostisch wegweisend ist auch eine Mikrozephalie, die sich zwischen dem 6. Lebensmonat und 4. Lebensjahr herausbildet. Die betroffenen Mädchen verlieren den erlernten zweckgebundenen Gebrauch der Hände, es treten typische Bewegungsstereotypien wie Klatschen, Verdrehen der Hände und Waschbewegungen der Hände in den Vordergrund (◘ Abb. 18.3). Zerebrale Anfälle treten häufig auf, ebenso eine Ataxie und Skoliose. Bei den betroffenen Mädchen liegt meist eine schwere geistige Behinderung vor; sehr selten bleiben einige Sprachreste erhalten. Eine Ursache des Rett-Syndroms sind Mutationen im MEPC2-Gen, das auf Chromosom Xq 28 lokalisiert ist. Es kodiert ein transkriptionelles Repressorprotein mit noch unbekannter Funktion. Die Diagnose wird vor allem anhand der beschriebenen klinischen Merkmale gestellt.

Bei Patienten mit **angeborenen Stoffwechselerkrankungen** ist das Nervensystem das am häufigsten betroffene Organsystem. Lysosomale Erkrankungen – wie z. B. metachromatische Leukodystrophie und Morbus Hurler –, mitochondriale – z. B. Atmungskettendefekte und Leigh-Syndrom – und peroxisomale Erkrankungen – z. B. X-chromosomale Adrenoleukodystrophie und Zellweger-Syndrom – sowie Organo- und Aminoazidopathien – z. B. Phenylketonurie, Homozystinurie und Morbus Canavan – können mit neurologischen Auffälligkeiten einschließlich einer geistigen Behinderung einhergehen (► Abschn. 18.4 und ► Kap. 6).

Diagnostik Bei jedem Patienten mit einer geistigen Behinderung sollte, sofern keine richtungsweisenden anamnestischen, neurologischen oder allgemeinpädiatrischen Befunde vorliegen, zunächst eine sog. Basisdiagnostik durchgeführt werden. Die Säulen dieser Basisdiagnostik sind die klinische Untersuchung, die Magnetresonanztomographie des Gehirns, eine Chromosomenuntersuchung und Stoffwechselanalysen.

Die **klinische Untersuchung** des Kindes sollte eine gründliche körperliche und neurologische Untersuchung beinhalten und durch eine testpsychologische Untersuchung ergänzt werden. Darüber hinaus sollten das Seh- und Hörvermögen eingehend geprüft werden. Die Basisdiagnostik sollte auch die Darstellung des Gehirns mittels Magnetresonanztomographie (MRT) beinhalten, um zerebrale Fehlentwicklungen erkennen zu können. Zur Klärung des Vorliegens einer Chromosomenaberration sollten zunächst eine konventionelle **Chromosomenanalyse** und ggf. auch weitere spezifische **molekulargenetische Untersuchungen** (z. B. Mutationsanalyse möglicher Krankheitsgene, Nachweis von Trinukleotid-Repeat-Expansionen (u. a. fragiles X-Syndrom, myotone Dystrophie, spinozerebelläre Ataxie) CGH-Array, Exomsequen-

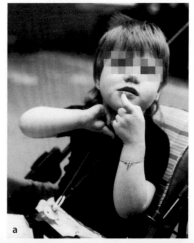

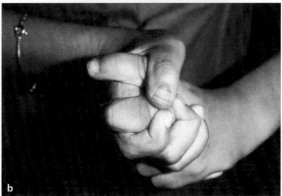

◘ **Abb. 18.3a,b** **Mädchen mit Rett-Syndrom. a** Autistische Züge, **b** Bewegungsstereotypien mit Verdrehen der Hände und Waschbewegungen

zierung) durchgeführt werden. Anhand einer **Stoffwechselscreeninguntersuchung** sollten die nicht im erweiterten Neugeborenenscreening erfassten, aber häufig zu einer geistigen Behinderung führenden neurometabolischen Störungen abgeklärt werden.

Therapie und Prävention Nur bei einigen Erkrankungen wie z. B. bei der Phenylketonurie und Hypothyreose eröffnet sich die Möglichkeit einer kausalen Behandlung, jedoch können auch hier die bereits vor Behandlungsbeginn eingetretenen Verluste geistiger und körperlicher Funktionen häufig nicht oder nur unvollständig aufgeholt werden. Die Mehrzahl der einer geistigen Behinderung zugrunde liegenden Erkrankungen ist derzeit nicht behandelbar. Das Schwergewicht der Therapie liegt daher in einer angemessenen sonder- und heilpädagogischen Förderung der Patienten. Als Maßnahme der Prävention sind die Schwangerenvorsorge, die frühzeitige pädiatrische Versorgung von Risikoneugeborenen und das lückenlose Neugeborenen-Screening zu fordern. Bei angeborenen Erkrankungen müssen betroffene Familien genetisch beraten und auf die Möglichkeiten einer pränatalen Diagnostik bei weiteren Schwangerschaften hingewiesen werden.

18.1.2 Minimale zerebrale Dysfunktion

Unter dem minimalen zerebralen Dysfunktionssyndrom (MCD-Syndrom) werden Patienten mit ganz unterschiedlichen Verhaltensauffälligkeiten zusammengefasst. Diese können durch kognitive, motorische, sprachliche und soziale Entwicklungsstörungen bedingt sein. Die Grenze zum Normalen ist oft unscharf. Eine frühkindliche Hirnschädigung und genetische Faktoren werden angenommen. Das MCD-Syndrom darf nicht mit der »minimalen Zerebralparese« (▶ Abschn. 18.3) verwechselt oder gleichgesetzt werden.

Klinik Die Erkrankung wird meist erst beim älteren Kleinkind oder Schulkind sichtbar. Ein Teil der Kinder ist motorisch auffällig: Beim Zeichnen, Schreiben, An- und Ausziehen, Einbeinstand, Hüpfen auf einem Bein, Grätschsprung, Scherensprung, Zehen- und Hackengang, Strichgang usw. imponieren abnorme Muster (Ungeschicklichkeit, assoziierte Bewegungen u. a.). Andere Kinder zeigen im Einzelnen normale Bewegungselemente; die Defizite werden erst auf der Ebene der Handlungen deutlich, die einen organisierten Ablauf notwendig machen. Die visumotorische Koordination und die flüssige Ausführung rhythmischer Bewegungsabläufe (z. B. Hampelmann-Sprung) sind gestört. Auch Störungen der Wahrnehmung sind dabei häufig. Bei einer weiteren Gruppe liegt das Problem in einer Störung der Aufmerksamkeit (»**attention deficit disorder**«). Es besteht eine stark verkürzte Konzentrationsspanne; die Kinder sind nicht in der Lage, ihre Aufmerksamkeit für die notwendige Zeit an ein Objekt oder eine Situation zu binden. Dies äußert sich in vermehrter Ablenkbarkeit und geht oft mit psychomotorischer Unruhe (»Hyperaktivität«) einher. Teilleistungsstörungen sind häufig erst im Schulalter fassbar. Die betroffenen Kinder und Jugendlichen zeigen bei ansonsten normaler Intelligenz isolierte Störungen kognitiver Funktionen wie Lese-, Rechtschreib- oder Rechenschwäche.

Diagnostik Obwohl bei den meisten betroffenen Kindern und Jugendlichen keine Ursache erkennbar sein wird, sollten eine Basisdiagnostik und geeignete Testverfahren zur Bestimmung der individuellen Begabungsstruktur durchgeführt werden.

Therapie Zur Behandlung minimaler zerebraler Bewegungsstörungen sowie von Hyperaktivität und Konzentrationsstörungen wurden spezielle psychomotorische und ergotherapeutische Trainingsprogramme erarbeitet. Nicht selten ist eine begleitende kinderärztliche oder psychologische Betreuung erforderlich, da die Betroffenen wegen konzentrationsbedingten Mängeln oder spezifischen Teilleistungsstörungen einerseits nicht ihren Möglichkeiten entsprechend gefördert oder andererseits chronisch überfordert werden. Nur in Ausnahmefällen ist eine medikamentöse Therapie, z. B. mit Methylphenidat angezeigt. Epileptisch bedingte Teilleistungsstörungen sind antikonvulsiv zu behandeln (▶ Abschn. 18.8).

Sonstige Entwicklungsstörungen: Zu den Entwicklungsstörungen, die mit einer geistigen und körperlichen Behinderung einhergehen können, zählen auch der Autismus und autismusähnliche Syndrome. Eine Besprechung dieser Entwicklungsstörungen erfolgt unter den kinderpsychiatrischen Störungen (▶ Kap. 20).

> **Kernaussagen**
> - Genetische Defekte sowie schädigende pränatale, perinatale und psychosoziale Faktoren können eine psychointellektuelle Entwicklungsstörung bedingen.
> - Während die Ursache der schweren geistigen Behinderung häufig erfasst werden kann, bleibt die Ursache der leichten geistigen Behinderung meist ungeklärt.
> - Jungen sind häufiger von einer geistigen Behinderung betroffen als Mädchen.
> - Eine kausale Therapie gibt es in der Regel nicht.

18.2   Fehlbildungen

Während der pränatalen Hirnentwicklung können durch genetische Fehlprogrammierungen oder schädigende Faktoren Fehlbildungen mit der Folge von Funktionsstörungen des zentralen Nervensystems entstehen. Die Art der Erkrankung wird dabei vor allem durch den Entwicklungszeitpunkt bestimmt, zu dem der Fehler bzw. die Schädigung eintritt. ◻ Tab. 18.1 fasst die Stadien der pränatalen Hirnentwicklung und die mit diesen verbundenen Entwicklungsstörungen zusammen.

18.2.1 Kraniale und spinale Dysraphien

Als Dysraphien fasst man eine Gruppe angeborener Fehlbildung zusammen, die durch Störungen der Neuralrohrentwicklung in der ersten Pränatalphase entstehen. Zu den kranialen Dysraphien gehören der Anenzephalus und Enzephalozelen, zu den spinalen Dysraphien die unterschiedlichen Spina-bifida-Formen.

Epidemiologie Neuralrohrdefekte sind die häufigsten Fehlbildungen des Nervensystems. Die Inzidenz wird in Deutschland derzeit mit 1:1000 Schwangerschaften angenommen. Die in den letzten zehn Jahren beobachtete stetige Abnahme der Prävalenz von Neuralrohrdefekten bei Lebendgeborenen ist vor allem auf eine zunehmende Abortrate aufgrund der pränatalen Diagnostik (pränatale Sonographie und Magnetresonanztomographie, Bestimmung der Konzentration von Alphafetoprotein im Fruchtwasser) zurückzuführen. Darüber hinaus hat in einigen westeuropäischen Ländern eine perikonzeptionelle Folsäuresupplementation zu einer Abnahme der Prävalenz geführt (▶ Kap. 6.7.1)

Ätiologie und Pathogenese Die Ätiologie von Neuralrohrdefekten ist ungeklärt. Epidemiologische Studien weisen sowohl auf genetische als auch auf Umweltfaktoren hin. Eine maternale Folsäureunterversorgung während der frühen Embryonalentwicklung ist bedeutungsvoll.

◘ Tab. 18.1 Stadien der pränatalen Hirnentwicklung und damit verbundene Entwicklungsstörungen

Entwicklungsstadien	Entwicklungsabläufe	Wichtige Entwicklungsstörungen	Ursachen
1. Pränatalphase Bis Ende der 12. SSW (Ende der Organogenese)	Entstehung einer neurogenen Zellpopulation aus Ektodermzellen, Ausbildung und Schluss des Neuralrohres, Anlage der äußeren Hirnstrukturen	Dysraphien, Hydrozephalus, Mikrozephalie, Dysmorphien und Anomalien des Gesichtes	Genetische Fehlprogrammierungen, schädigende Faktoren (u. a. Medikamente, Alkohol, Infektionen)
2. Pränatalphase 13.–28. SSW	Ausbildung der großen Faser- und Konnektionssysteme, Migration von Nervenzellen, Beginn der Myelinisierung, Anlage der Grundstruktur des ZNS	Balkenmangel, Lissenzephalie, Pachygyrien, Agyrie, Polymikrogyrie, Heterotopien	Genetische Fehlprogrammierungen, schädigende Faktoren (Infektionen, Alkohol)
3. Pränatalphase 29.–40. SSW	Vollständige Ausbildung des Balkens, Ausdifferenzierung der Gyri, Synapsenbildung und -vernetzung	Entzündlich bedingter Hydrozephalus, hypoxisch bedingte Mikrozephalie	Schädigende Faktoren (Hypoxien, Infektionen, Plazentainsuffizienz, Gefäßverschlüsse)

> **⟩** Die Art der Fehlbildung des Nervensystems ist fast ausschließlich abhängig vom Zeitpunkt in der Embryonalentwicklung, zu dem eine Schädigung eintritt!

Kraniale Dysraphien

Der **Anenzephalus** ist die schwerste Störung der kranialen Entwicklung des Neuralrohres. Die betroffenen Patienten sind nicht überlebensfähig.

Bei den **Enzephalozelen** besteht eine zystische Vorwölbung von liquorgefüllten Hirnhäuten, in die Hirngewebe verlagert sein kann. Die knöcherne Spaltbildung des Schädels (Cranium bifidum), die mit der Enzephalozele zusammen auftritt, kann von unterschiedlicher Größe sein. Die Mehrzahl der Enzephalozelen ist im hinteren Schädelbereich lokalisiert (◘ Abb. 18.4).

Spina-bifida-Formen

Je nach Ausmaß und Fehlinduktion des umgebenden Gewebes wird zwischen Spina bifida occulta und Spina bifida cystica unterschieden.

Spina bifida occulta

Bei der Spina bifida occulta besteht ein unvollständiger Wirbelbogenschluss. Es ist eine ausschließlich knöcherne Fehlbildung ohne klinische Relevanz (Zufallsröntgenbefund!). Klinische Beschwerden können nur bei gleichzeitig vorliegenden Fehlbildungen des Rückenmarks auftreten. Beispielsweise kann ein bis in den Spinalkanal reichendes Lipom ein »tethered cord« (Fixierung des Rückenmarks und damit Störung der mit dem Wachstum auftretenden Aszension) bedingen. Dieses kann ohne neurochirurgische Intervention zu Gangstörungen und Spinkterdysfunktion führen.

Als **Dermalsinus** wird ein Verbindungskanal bezeichnet, der an der Hautoberfläche beginnt und außerhalb oder innerhalb des Rückenmarks endet. Er stellt sich als Hautpore dar, deren Umgebung häufig vermehrt behaart ist (◘ Abb. 18.5). Ein Dermalsinus mit Verbindung zum Rückenmark kann zu rezidivierenden Meningitiden führen.

Spina bifida cystica

Bei der Spina bifida cystica besteht neben der knöchernen Spaltbildung eine Vorwölbung von Rückenmarkhäuten und -gewebe. Die Störung tritt meist im lumbosakralen Bereich auf. Bei der **Meningozele** liegt eine zystische Vorwölbung von liquorgefüllten Rückenmarkhäuten vor (◘ Abb. 18.6a). Bei der

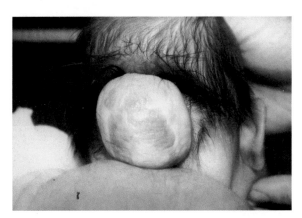

◘ Abb. 18.4 Säugling mit Enzephalozele im hinteren Schädelbereich

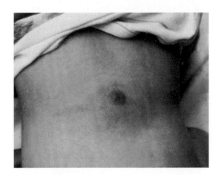

◘ Abb. 18.5 Dermalsinus. Hautpore mit dunkel pigmentierter Umgebung und vermehrter Behaarung

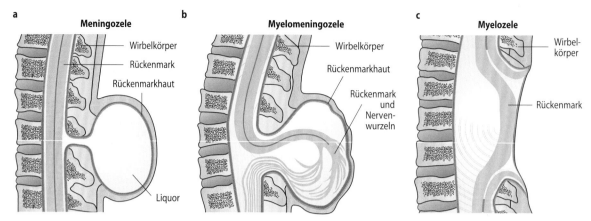

a Meningozele   **b** Myelomeningozele   **c** Myelozele

○ **Abb. 18.6a–c Einteilung der Spina bifida. a** Meningozele, **b** Myelomeningozele, **c** Myelozele

Myelomeningozele sind Rückenmarkgewebe und Nervenwurzeln in diese zystische Vorwölbung verlagert (○ Abb. 18.6b und ○ Abb. 18.7). Bei der **Myelozele** liegt die Medullarplatte frei, es besteht eine Vorwölbung des Rückenmarks (○ Abb. 18.6c).

Patienten mit Spina bifida cystica haben neurologische Störungen wie Lähmungen, Muskelatrophien, sensible und trophische Störungen sowie Harn- und Stuhlinkontinenz. Im Gegensatz zu den körperlichen Behinderungen unterscheiden sich die geistigen Fähigkeiten nicht von denen Gesunder. Bei der Mehrzahl der Kinder besteht ein Hydrocephalus internus. Dabei können Anteile des unteren Hirnstamms und des Kleinhirns nach kaudal in das Foramen magnum und den oberen Zervikalkanal verlagert werden. Dies führt zu einer Liquorzirkulationsstörung und wird auch als **Arnold-Chiari-Fehlbildung** bezeichnet.

Diagnostik Ein Dermalsinus, eine subkutane Vorwölbung oder eine auffällige Behaarung im Bereich der Wirbelsäule können bei einer sorgfältigen körperlichen Untersuchung erkannt werden.

Die pränatale Ultraschalluntersuchung der fetalen Organe, die Bestimmung der Konzentration von Alphafetoprotein im Fruchtwasser oder mütterlichen Serum sowie postnatale Ultraschalluntersuchungen weisen auf das Vorliegen von Dysraphien hin. Die genaue Ausdehnung der Fehlbildung kann mittels Magnetresonanztomographie bestimmt werden.

Therapie Die offene Zele sollte innerhalb der ersten Lebensstunden plastisch gedeckt werden, um aufsteigende Infektionen zu verhindern. Die neurologischen Ausfälle sind hierdurch jedoch nicht korrigierbar. Ein Hydrozephalus muss mit einem Shuntsystem (meist ventrikuloperitoneal) versehen werden. Die langfristige Betreuung der Kinder sollte interdisziplinär erfolgen. Häufige Komplikationen sind rezidivierende Harnwegsinfektionen, orthopädische Störungen und Shuntdysfunktionen.

Die Mehrzahl der Fälle von Neuralrohrdefekten ist durch eine Folsäureprophylaxe potenziell verhinderbar. Zur **Prävention** von Neuralrohrdefekten wird heute Frauen empfohlen, perikonzeptionell, d. h. mindestens 4 Wochen vor und 8 Wochen nach der Befruchtung, 0,4 mg Folsäure pro Tag einzunehmen. Frauen, bei denen bei einer früheren Schwangerschaft bereits ein Neuralrohrdefekt aufgetreten ist oder in deren Familien Neuralrohrdefekte bekannt sind, wird die perikonzeptionelle Einnahme von 4 mg Folsäure pro Tag empfohlen.

Prognose Die Spina bifida occulta hat eine gute Prognose. Die **Langzeitprognose** der Spina bifida cystica hängt vom Ausmaß und der Lokalisation der dysraphischen Störung ab. Die meisten Kinder führen ein Leben im Rollstuhl. Je kaudaler der Defekt lokalisiert ist, desto größer sind die Aussichten auf eine selbständige, unabhängige Lebensführung. Bei Defekten unterhalb L3 ist diese in mehr als 80 % der Fälle möglich.

18.2.2 Migrationsstörungen

Schädigungen des zentralen Nervensystems in der 2. Pränatalphase (○ Tab. 18.2) führen zu charakteristischen morphologischen Auffälligkeiten, den Migrationsstörungen. Hierbei sind die Schichtung und Faltung der Hirnrinde besonders betroffen. Es gibt viele Formen: Beispiele sind die Agyrie, Pachygyrie, Polymikrogyrie und Heterotopien.

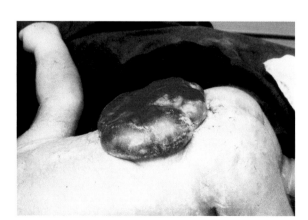

○ **Abb. 18.7   Neugeborenes mit Myelomeningozele**

18

Epidemiologie Die Migrationsstörungen zählen zu den häufigeren angeborenen Fehlbildungen. Die Erkennung hat sich durch die in den letzten zehn Jahren zur Verfügung stehenden diagnostischen Möglichkeiten, insbesondere die Magnetresonanztomographie, deutlich erhöht. Die Häufigkeit ist mit mindestens 1:10.000 anzunehmen.

Ätiologie und Pathogenese Infektionen wie Zytomegalie sowie genetische Veränderungen, u. a. im **LIS1-Gen** auf Chromosom 17 (Miller-Dieker-Syndrom), können diese morphologischen und funktionellen Störungsbilder bedingen. Die genetischen Formen können autosomal-rezessiv, autosomal-dominant und X-chromosomal-rezessiv vererbt werden.

Agyrie, Pachygyrie und Heterotopien

Bei der Agyrie und Pachygyrie, häufig auch als **Lissenzephalie** bezeichnet, liegen flache breite und an Zahl verminderte Gyrie vor (◘ Abb. 18.8). Als Heterotopien werden noduläre oder laminäre Neuronenverbände bezeichnet, die ihre eigentliche Lokalisation nicht erreicht haben und in früheren zerebralen Entwicklungsschichten liegengeblieben sind. Die laminären Neuronenverbände lassen das Bild eines doppelten Kortex entstehen (»**Double-Cortex**«-**Syndrom**).

Ausgeprägte Migrationsstörungen führen zu einer geistigen und körperlichen Behinderung und zu schweren Epilepsien. Meist besteht eine Mikrozephalie. Auffällig ist, dass Migrationsstörungen häufig auch mit neurometabolischen Erkrankungen (z. B. Zellweger-Syndrom, Smith-Lemli-Opitz-Syndrom), Chromosomenanomalien (z. B. Trisomie 18 und 21) und neuromuskulären Erkrankungen (z. B. kongenitale Muskeldystrophien) einhergehen.

Diagnostik Eine Ultraschalluntersuchung des Schädels kann auf das Vorliegen einer Migrationsstörung hinweisen. Vorrangig zur Sicherung der Diagnose ist die Durchführung einer Magnetresonanztomographie des Gehirns. Zur Klärung der Ursache sollten bakteriologische und virologische Bestimmungen sowie spezifische molekulargenetische Untersuchungen durchgeführt werden.

Therapie Die Therapie ist symptomatisch. Die Prognose ist umso schlechter, je früher und ausgedehnter die Entwicklung des zentralen Nervensystems gehemmt wurde.

18.2.3 Hydrozephalus

Definition Ein Hydrozephalus ist eine übermäßige Flüssigkeitsansammlung in den intrakraniellen liquorgefüllten Räumen. Die Erweiterung der Liquorräume kann die Hirnkammern (Hydrocephalus internus), den Subarachnoidalraum (Hydrocephalus externus) oder beide (Hydrocephalus communicans) betreffen. Nach den Entstehungsmecha nismen werden der angeborene und der erworbene Hydrozephalus unterschieden.

Epidemiologie Die genaue Inzidenz ist unbekannt, für den angeborenen Hydrozephalus wird diese derzeit mit 3:1000 Lebendgeburten angenommen.

Ätiologie und Pathogenese Ursache eines angeborenen Hydrozephalus können sowohl genetische als auch erworbene Faktoren sein. Zu den genetischen Faktoren gehören Veränderungen im **L1CAM-Gen** bei X-chromosomal vererbtem Hydrozephalus oder **MASA-**(**M**ental retardation-**A**phasia **S**huffling gait-**A**dducted thumbs-)Syndrom (◘ Abb. 18.9). Zu den erworbenen Faktoren zählen pränatale Infektionen, Ventrikeleinblutungen und Dysraphien. Der erworbene Hydrozephalus entsteht häufig nach intrazerebralen Infektionen oder bei Tumoren. Infektionen oder Blutungen führen zu einer Ein-

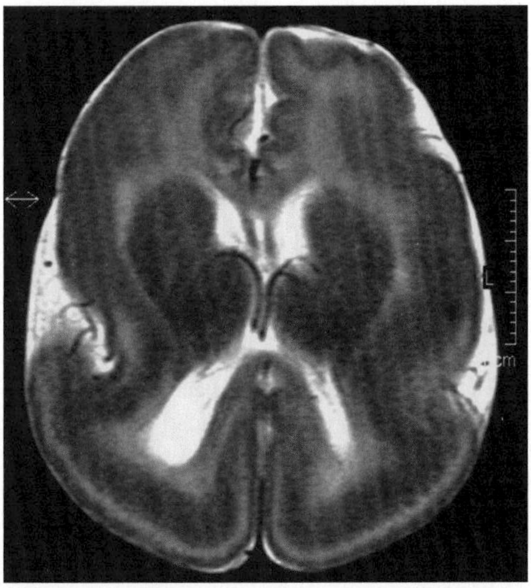

◘ **Abb. 18.8 Lissenzephalie.** In der Magnetresonanztomographie (MRT) zeigt sich eine fast vollständig aufgehobene Gyrierung

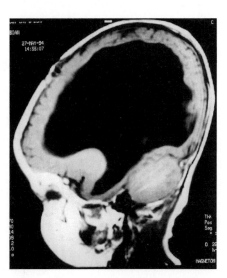

◘ **Abb. 18.9 X-chromosomal vererbter Hydrozephalus.** MRT eines einjährigen Jungen mit ausgeprägtem Hydrozephalus und schmalem Hirnmantel

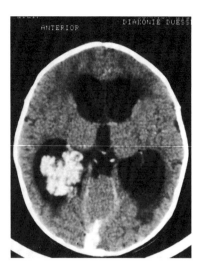

◘ Abb. 18.10 Erworbener Hydrozephalus. MRT eines einjährigen Jungen mit Plexuspapillom

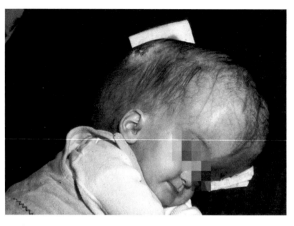

◘ Abb. 18.11 Sechs Monate alte Patientin mit ausgeprägtem Hydrozephalus bei Meningomyelozele. Makrozephalie, vermehrte Kopfvenenzeichnung, Balkonstirn und Sonnenuntergangsphänomen

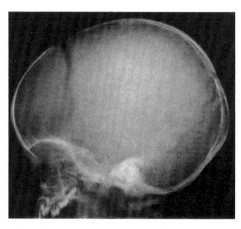

◘ Abb. 18.12 Sprengung der Koronarnaht bei intrakranieller Drucksteigerung

schränkung der Resorptionskapazität der Liquorräume. Tumoren bedingen häufig einen Verschluss des Foramen Monroi, des dritten Ventrikels, des Aquädukts oder des vierten Ventrikels und damit eine Liquorabflussstörung von den Hirnkammern zum Subarachnoidalraum (◘ Abb. 18.10). Bei gestörter Hirnentwicklung füllt der Liquor kompensatorisch den vom Hirngewebe nicht bzw. nicht mehr eingenommenen Raum aus.

Klinik Das klinische Bild ist abhängig vom Alter des Patienten. Bei **Feten und Säuglingen** mit offenen Schädelnähten und Fontanellen kann ein Hydrozephalus zunächst nur durch ein vermehrtes Kopfwachstum auffallen. Später zeigen sich vermehrte Kopfvenenzeichnungen, eine erhabene und gespannte Fontanelle, eine vorgewölbte Stirn (»Balkonstirn«) und Allgemeinsymptome wie Trinkunlust, Erbrechen und Berührungsempfindlichkeit. Ein »Sonnenuntergangsphänomen«, d. h. das Abweichen der Bulbi nach unten, kann auftreten (◘ Abb. 18.11). Entwickelt sich der Hydrozephalus **nach dem Säuglingsalter**, so stehen die Symptome einer Hirndrucksteigerung im Vordergrund. Diese sind vor allem Kopfschmerzen, Nüchternerbrechen, Sprengung der Schädelnähte (◘ Abb. 18.12) und Stauungspapillen. Beim genetisch bedingten Hydrozephalus liegen häufig zusätzliche für ein Syndrom typische Merkmale vor. So haben Patienten mit MASA-Syndrom neben dem Hydrozephalus eine Aquäduktstenose, beidseits eingeschlagene Daumen, eine spastische Paraplegie und eine mäßige bis schwere geistige Behinderung.

Diagnostik Im Säuglingsalter wird die Diagnose eines Hydrozephalus durch die übermäßige Zunahme des Kopfumfangs und die Ultraschalluntersuchung des Gehirns gestellt. Nach Schluss der vorderen Fontanelle muss die Beurteilung des Ventrikelsystems durch eine Computertomographie oder Magnetresonanztomographie des Gehirns erfolgen. Bei entsprechendem klinischen Verdacht auf das Vorliegen eines ge-

netischen Syndroms sollten zusätzlich zytogenetische und molekulargenetische Untersuchungen erfolgen.

Therapie Bei zunehmendem Hydrozephalus muss eine Liquordrainage durch ein ventrikuläres Shuntsystem mit in der Regel Ableitung ins Peritoneum erfolgen (◘ Abb. 18.13). Die Anlage einer ventrikuloatrialen Liquorableitung sollte wenn möglich wegen der Gefahr von Infektionen und Thrombenbildung vermieden werden.

Prognose Sie ist abhängig vom Ausmaß der präoperativen Druckschädigung und von der Ursache des Hydrozephalus. Eine normale geistige Entwicklung und alle Grade der Behinderung sind möglich. Die Komplikationen des Shuntsystems sind Verlegungen, Diskonnexion und bakterielle Besiedlungen. Diese bedingen mitunter einen wiederholten Shuntaustausch. Unbehandelt kann ein Hydrozephalus zur Druckatrophie des Gehirns, Erblindung oder über eine Einklemmung des Hirnstamms in den Tentoriumschlitz zum Tode führen.

18

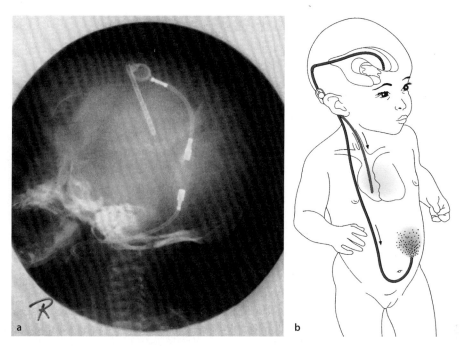

◘ **Abb. 18.13a,b Ventrikuloperitoneales Shuntsystem. a** Zentraler Katheteranteil im Seitenventrikel. **b** Ventrikuloperitoneale (*rot*) und ventrikuloatriale (*blau*) Liquorableitung

18.2.4 Dyskranien und Kraniosynostosen

Zu den Dyskranien und Kraniostenosen zählen auffällige Schädelgrößen und -formen. Ein Makrozephalus ist definiert als ein Kopfumfang oberhalb der 97. Perzentile, ein Mikrozephalus als ein Kopfumfang unterhalb der 3. Perzentile. In den Perzentilenkurven müssen das Gestationsalter, das Gechlecht und die ethnische Zugehörigkeit berücksichtigt werden. Auffällige Schädelformen entstehen durch die Kraniosynostosen, einem vorzeitigen Verschluss einzelner Schädelnähte.

Makrozephalus

Die familiär-genetische Makrozephalie (große Kopfumfänge eines Elternteils oder auch der Großeltern!) und die benignen, meist frontal lokalisierten subduralen Hygrome des Kindesalters, sind häufige Gründe einer Makrozephalie, die keiner Therapie bedürfen.

Darüber hinaus sind die häufigsten Ursachen eines Makrozephalus die verschiedenen Hydrozephalusformen. Eine Makrozephalie entsteht auch bei intrakraniellen Raumforderungen, einem zuviel an Hirnmasse (**Megalenzephalie**) und bei seltenen Speichererkrankungen. Zur diagnostischen Einordnung sollte eine Magnetresonanztomographie-Aufnahme des Gehirns erfolgen.

Mikrozephalus

Die familiär-genetische Mikrozephalie mit weitgehend unauffälligen klinischen Befunden ist selten. In den meisten Fällen ist eine Mikrozephalie Ausdruck eines gestörten Hirnwachstums. Diese kann durch genetisch bedingte Entwicklungsstörungen des Gehirns, pränatale Infektionen wie Röteln und Zytomegalie sowie eine prä-, peri- und postnatale Hypoxie bedingt sein. Je nach Verdachtsdiagnose sollten eine Magnetresonanztomographie des Gehirns, mikrobiologische, virologische und spezielle molekulargenetische Untersuchungen durchgeführt werden. Die Mikrozephalie geht meist mit einer geistigen Behinderung und weiteren neurologischen Auffälligkeiten einher.

Kraniosynostosen

Durch Kraniosynostosen entstehen auffällige Schädelformen. Als Ursache sind vor allem genetische Defekte in unterschiedlichen Fibroblastenwachstumsfaktoren und ihren Rezeptoren beschrieben. Die ausführliche Darstellung einiger wichtiger abnormer Schädelformen und ihr mögliches Auftreten im Rahmen von Syndromen erfolgt im ► Kap. 16.2.2.

> **Kernaussagen**
> — Störungen der pränatalen Hirnentwicklung können zu Fehlbildungen des zentralen Nervensystems führen.
> — Die Art der Fehlbildung ist vor allem abhängig vom Entwicklungszeitpunkt, zu dem eine Schädigung eintritt.
> — Zu den häufigsten Fehlbildungen zählen Neuralrohrdefekte. Diese sind in der Mehrzahl der Fälle durch eine perikonzeptionelle Folsäureprophylaxe verhinderbar.

18.3   Infantile Zerebralparesen

Infantile Zerebralparesen (CP) sind bleibende, motorische Restschadensyndrome, die prinzipiell nicht fortschreiten, jedoch in ihrem Verlauf von Entwicklungsprozessen überlagert sind. Sie sind auf eine frühkindliche Schädigung des unreifen Gehirns zurückzuführen. Die Einteilung erfolgt nach der Lokalisation und Schwere des neurologischen Befundes. Zusätzlich zu den motorischen Störungen können Störungen der geistigen und neuropsychologischen Entwicklung (z. B. Sprache) sowie Anfallsleiden vorliegen.

Epidemiologie Die Prävalenz der infantilen Zerebralparesen wird derzeit mit 1 pro 1000 Lebendgeborene angenommen. Sehr unreife Frühgeborene mit einem Geburtsgewicht unter 1500 g entwickeln sehr viel häufiger eine spastische Tetraparese als reifgeborene Kinder. Durch die neonatale Intensivbehandlung und eine optimale Versorgung der Frühgeborenen können Zerebralparesen vermieden werden.

Ätiologie Die infantile Zerebralparese kann durch die folgenden prä- und perinatalen Schädigungen entstehen: zentrale Gefäßverschlüsse, bakterielle und virale Infektionen, Anlagestörungen, hypoxisch-ischämische Enzephalopathien, Hirnblutungen. Häufig gelingt es nicht, einen ätiologischen Faktor zuzuordnen. Eine multifaktorielle Ursache ist möglich.

Klinik Charakteristische klinische Befunde bei Patienten mit infantiler Zerebralparese sind ein auffälliges Körperhaltungs- und Bewegungsmuster, eine spastische Erhöhung des Muskeltonus, gesteigerte Muskeleigenreflexe, positive Pyramidenbahnzeichen sowie unterschiedlich stark ausgeprägte extrapyramidal-motorische Störungen (z. B. Dystonie, Athetose, Chorea).

Die **Spastik** entsteht durch eine Schädigung im Verlauf des ersten Motoneurons. Sie ist durch eine Erhöhung des muskulären Grundtonus, insbesondere der Streck- und Adduktorenmuskulatur an der unteren sowie der Beugemuskulatur an

der oberen Extremität gekennzeichnet. Das Tonusungleichgewicht nimmt bei Anstrengung zu und kann zu Kontrakturen und schweren Funktionseinschränkungen führen. Die Muskeleigenreflexe sind gesteigert, die Pyramidenbahnzeichen positiv.

Bei den extrapyramidal-motorischen Störungen, den **Dyskinesien**, treten im Wachzustand ein ständig wechselnder Muskeltonus der Agonisten und Antagonisten auf. Dies führt zu abnormen, unwillkürlichen Bewegungen, die nur im Schlaf sistieren. Bei der **Dystonie** sind diese Bewegungen langsam und wurmartig und betreffen die Extremitäten und die Körperachse; bei der **Athetose** sind diese abnormen wurmartigen Bewegungen auf die Extremitäten beschränkt. Bei der **Chorea** liegen schnelle, unregelmäßige und ruckartige Bewegungen vor.

Die derzeit am weitesten verbreitete Einteilung der infantilen Zerebralparesen erfolgt nicht nach der Ätiologie oder dem Zeitpunkt der Schädigung sondern nach dem klinischen Erscheinungsbild. Entsprechend der Lokalisation und Schwere des neurologischen Befundes werden 5 Hauptformen unterschieden: spastische Hemiparese, spastische Diplegie, spastische Tetraparese, Dyskinesie und Ataxie. Mischformen kommen vor.

> Der Begriff »Zerebralparese« entspricht keiner nosologischen Entität, sondern umfasst unterschiedliche neurologische Krankheitsbilder, die alle durch eine frühkindliche Hirnschädigung entstanden sind!

Spastische Hemiparese

Bei der spastischen Hemiparese betreffen die Lähmungserscheinungen nur eine Körperseite. Sie können Arm und Bein gleich schwer betreffen oder arm- bzw. beinbetont sein (□ Abb. 18.14). Die Ursache sind häufig umschriebene Läsionen des Marklagers und der Hirnrinde, die vor allem pränatal durch Gefäßverschlüsse (z. B. Verschluss der A. cerebri media), Durchblutungsstörungen und Fehlbildungen entstanden sind. Die Patienten fallen oft erst gegen Ende des ersten

18

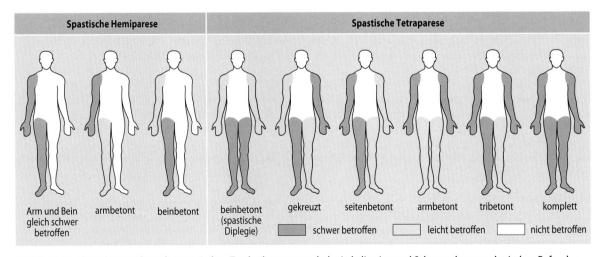

□ **Abb. 18.14 Klinische Einteilung der spastischen Zerebralparesen nach der Lokalisation und Schwere des neurologischen Befundes**

Lebensjahres auf, indem ein Arm oder ein Bein weniger bewegt wird als die Extremität der Gegenseite. Die betroffene Extremität ist meist verkürzt, die Muskulatur atrophisch. Die motorische Entwicklung kann verzögert sein. Die geistige Entwicklung ist in der Regel unauffällig.

Spastische Diplegie

Bei der spastischen Diplegie, einer beinbetonten Form der Tetraparese, sind alle vier Extremitäten betroffen, die Beine jedoch deutlich schwerer als die Arme (◘ Abb. 18.15 und ◘ Abb. 18.14). Die häufigste Ursache sind periventrikuläre Marklagerschädigungen, die insbesondere bei frühgeborenen Kindern auftreten. Die geistige Entwicklung ist in der Regel unauffällig.

Spastische Tetraparese

Bei der spastischen Tetraparese erstrecken sich die Lähmungserscheinungen auf alle vier Extremitäten. Sie können als gekreuzte, seitenbetonte, armbetonte, tribetonte oder komplette spastische Tetraparese vorliegen (◘ Abb. 18.14). Die Ursachen sind vor allem schwere hypoxisch-ischämische, infektiöse und hämorrhagische Läsionen des Gehirns. Die spastische Tetraparese ist die prognostisch ungünstigste Form der infantilen Zerebralparesen. Die Patienten haben meist eine schwere körperliche und geistige Behinderung, ein Anfallsleiden und oft auch eine Mikrozephalie.

Dyskinetische Zerebralparese

Dyskinetische Symptome können bei allen Formen der infantilen Zerebralparesen vorliegen. Stehen diese kongenitalen extrapyramidalen Symptome (z. B. Dystonien, Choreoathetosen, Tremor, Myoklonien) jedoch im Vordergrund, so liegt eine dyskinetische Zerebralparese vor. Das bekannteste Beispiel ist die Choreoathetose nach Bilirubinenzephalopathie, die heute wegen der Prophylaxe und therapeutischen Möglichkeiten nur noch sehr selten auftritt. Von einer dyskinetischen Zerebralparese sind meist zum Termin geborene Kinder

betroffen. Die häufigste Ursache sind perinatale Komplikationen, die zu schweren zentralen Hypoxien, vor allem im Bereich der Basalganglien, führen. Die Patienten haben eine schwere körperliche Behinderung, die geistige Entwicklung kann normal sein. Die bei den Patienten unwillkürlich ablaufenden Bewegungsstörungen wie z. B. eine Dysarthrie, orale Automatismen und ständige Streck-Beuge-Bewegungen einzelner Extremitäten führen dazu, dass die Patienten in ihren geistigen Fähigkeiten häufig unterschätzt werden.

Ataktische Zerebralparese

Bei den ataktischen Zerebralparesen stehen die Ataxie und die damit verbundenen Koordinationsstörungen im Vordergrund. Die Koordinationsstörungen können sowohl die Rumpfsicherheit beim Sitzen, Stehen und Gehen als auch andere Bewegungen der Extremitäten, wie z. B. das gezielte Greifen betreffen. Die Ursache der ataktischen Zerebralparesen können prä- und perinatale Schädigungen sowie Hirnfehlbildungen sein. Ataktische Zerebralparesen sind sehr selten. Bei der Diagnose muss daher gesichert sein, dass sich hinter der Ataxie nicht zerebelläre Raumforderungen, neurometabolische Erkrankungen (z. B. mitochondriale Erkrankungen, ▶ Abschn. 18.4.1) und bekannte genetische Syndrome (z. B. Angelman-Syndrom, ▶ Abschn. 18.1.1) verbergen.

Nichtklassifizierte Zerebralparesen

Die **minimale Zerebralparese** entspricht am ehesten einer grob- und feinmotorischen Ungeschicklichkeit (»clumsiness«). In Anforderungssituationen können die Kinder Haltungs- und Bewegungsauffälligkeiten aufweisen, wie sie für Patienten mit Zerebralparesen typisch sind. Die Ätiologie der minimalen Zerebralparese ist unbekannt.

Bei einigen sehr unreifen Frühgeborenen sowie bei Kindern mit schweren perinatalen Komplikationen lassen sich die erhobenen klinischen Befunde oft nicht in eine der hier aufgeführten Formen der Zerebralparese einordnen.

Diagnostik Alle Frühgeborenen und Risikoneugeborenen sollten im ersten Lebensjahr regelmäßig entwicklungsneurologisch untersucht werden. Hierbei können insbesondere sich herausbildende motorische Behinderungen und Anfallsleiden frühzeitig erkannt werden. Kinder, bei denen die klinischen Zeichen einer Zerebralparese gefunden wurden, sollten zur Diagnosesicherung eine Magnetresonanztomographie des Gehirns erhalten, um die Lokalisation und das Ausmaß der zentralen Läsion bestimmen zu können. Darüber hinaus sollten regelmäßig hirnelektrische und orthopädische Kontrolluntersuchungen erfolgen.

Therapie Die Heilung einer Zerebralparese ist nicht möglich, im Vordergrund steht daher die Verbesserung der Lebenssituation der Patienten. Die motorischen Störungen sollten zunächst durch regelmäßige Physiotherapie behandelt werden. Ihr Ziel ist die Einübung physiologischer und die Hemmung abnormer Bewegungsabläufe, noch vorhandene Muskelfunktionen sollten aufrechterhalten und Kontrakturen vermieden werden. Die Physiotherapie muss um eine adäquate kinder-

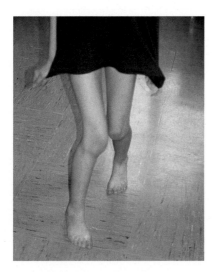

◘ **Abb. 18.15** Gangbild einer 15-jährigen Patientin mit spasti

neurologische, orthopädische und ggfs. ergotherapeutische und logopädische Betreuung ergänzt werden. Bei den häufig sich entwickelnden Fußfehlstellungen und Beinlängendifferenzen sind korrigierende Maßnahmen durch Hilfsmittel (z. B. Schienen, Innenschuhe) und evtl. Korrekturoperationen notwendig. Ein auftretendes Anfallsleiden kann meist medikamentös erfolgreich behandelt werden. Eine medikamentöse Beeinflussung des stark erhöhten Muskeltonus mit Botulinustoxin kann versucht werden.

Kernaussagen

- Die Zerebralparese ist eine bleibende, jedoch nicht fortschreitende Erkrankung des unreifen Gehirns.
- Bei der Diagnosestellung muss gesichert sein, dass sich nicht eine andere ernsthafte und gegebenenfalls kausal behandelbare Erkrankung hinter der neurologischen Symptomatik verbirgt.

18.4   Neurometabolische Erkrankungen

Neurometabolische Erkrankungen sind angeborene Störungen im menschlichen neuronalen Stoffwechselnetzwerk. Bei einer Vielzahl dieser Erkrankungen sind der zugrunde liegende Proteindefekt sowie das betroffene Gen bekannt. Die Erkrankungen manifestieren sich meist während der Kindheit und betreffen vor allem das Nervensystem, das Auge, das Gehör und die Ske-
▼

lettmuskulatur. Klinische Leitsymptome sind Auffälligkeiten in der psychomotorischen Entwicklung, der Verlust bereits erworbener Fähigkeiten, zerebrale Krampfanfälle, Muskelschwäche und Bewusstseinsstörungen. Eine kurative Behandlung gibt es in der Regel nicht. Eine Pränataldiagnostik ist meist möglich.

18.4.1 Erkrankungen mit bekanntem Defekt

Einteilung Die Einteilung der neurometabolischen Erkrankungen erfolgt vorwiegend nach der subzellulären Lokalisation des zugrundeliegenden Stoffwechseldefektes. Betroffen sind hierbei Stoffwechselwege im Zytoplasma sowie in Organellen wie Lysosom, Mitochondrium, Peroxisom, Golgi-Apparat und endoplasmatisches Retikulum (■ Tab. 18.2).

Epidemiologie Mehr als 250 verschiedene angeborene neurometabolische Erkrankungen sind derzeit bekannt. Die Inzidenz neurometabolischer Erkrankungen wird zwischen 1:2000 bis 1:500.000 angenommen. Für die Häufigkeit einiger dieser Erkrankungen sind große ethnische Unterschiede zu beobachten. Ein bekanntes Beispiel ist die Tay-Sachs-Erkrankung; während die Inzidenz unter Ashkenazi-Juden etwa 1:2000 beträgt, liegt diese in den übrigen Bevölkerungsgruppen bei etwa 1:250 000.

 Cave
Das bei angeborenen Stoffwechselerkrankungen am häufigsten betroffene Organsystem ist das Nervensystem.

■ Tab. 18.2 Neurometabolische Erkrankungen

Einteilung	Betroffenes Zellkompartiment	Beispiele für Erkrankungen
Erkrankungen des Zytoplasmas	Zytoplasma (Nährmedium und Bausteinlieferant)	Harnstoffzyklusdefekte (z. B. Ornithintranscarbamylase-Mangel, Argininbernsteinsäure-Erkrankung) Organoazidopathien (z. B. Glutarazidurie Typ I, Morbus Canavan) Störungen im Aminosäurestoffwechsel (z. B. Homozystinurie, Tyrosinämie) Glykosylierungsdefekte (z. B. CDG-Syndrome Typ Ia und Ib)
Lysosomale Erkrankungen	Lysosom (Entsorgungsknotenpunkt)	Defekt lysosomaler Matrixenzyme (z. B. Mukopolysaccharidosen, Tay-Sachs-Erkrankung, Krabbe-Erkrankung, metachromatische Leukodystrophie, neuronale Zeroidlipofuszinosen) Fehler im Transportsystem (z. B. Zystinosen)
Mitochondriale Erkrankungen	Mitochondrium (Kraftwerk, Energielieferant)	Atmungskettendefekte (z. B. Leigh-Syndrom) Störungen im Pyruvatstoffwechsel und Krebszyklus (z. B. Pyruvatdehydrogenasemangel) Störungen der β-Oxidation (z. B. MCAD, Karnitintransporter-Defekt)
Peroxisomale Erkrankungen	Peroxisom (Knotenpunkt)	Peroxisomenbiogenesedefekte (z. B. Zellweger-Spektrum, Rhizomelia chondrodysplasia punctata) Isolierte peroxisomale Proteindefekte (z. B. β-Oxidationsdefekte, X-chromosomale Adrenoleukodystrophie, Refsum-Erkrankung)
Erkrankungen des endoplasmatischen Retikulums (ER) und des Golgi-Apparates	ER und Golgi-Apparat	Glykosylierungsdefekte im ER (z. B. CDG-Syndrome Typ Ic, Id, Ie, If, Ig, IIb) Glykosylierungsdefekte im Golgi-Apparat (z. B. CDG-Syndrome Typ IIa, IIc und IId)

Lysosomale Erkrankungen

Lysosomen können als »Entsorgungsknotenpunkte« der Zelle betrachtet werden. Hier wird eine Vielzahl von unterschiedlichen biochemischen Substanzen abgebaut. Lysosomale Erkrankungen sind vor allem auf einen Defekt lysosomaler Matrixenzyme aber auch auf Fehler im Transportsystem zwischen Zytoplasma und lysosomaler Matrix zurückzuführen. Beispiele für Erkrankungen mit lysosomalem Enzymdefekt sind die Tay-Sachs-Erkrankung (▶ Kap. 6.3.2), die Niemann-Pick-Erkrankung (▶ Kap. 6.3.2) und Mukopolysaccharidosen. Ein Beispiel für Erkrankungen mit fehlerhaftem Transportsystem sind Zystinosen. Fast alle bekannten lysosomalen Erkrankungen folgen einem autosomal-rezessiven Erbgang.

Als Beispiele für vor allem das Nervensystem betreffende lysosomale Erkrankungen werden die Krabbe-Erkrankung und die metachromatische Leukodystrophie beschrieben.

Bei Patienten mit **Krabbe-Erkrankung** liegt ein Mangel des Enzyms β-Galaktozerebrosidase vor. Die Patienten fallen im ersten Lebensjahr durch Entwicklungsrückschritte, Übererregbarkeit, zunehmende Spastik und Erblindung auf. Die Patienten versterben meist in den ersten Lebensjahren. Bei nur sehr wenigen Patienten liegt eine spätinfantile Form der Erkrankung vor. Hier sind die neurologischen Symptome über Jahre langsam progredient. Die Diagnose kann durch den Nachweis einer verminderten Enzymaktivität in Leukozyten oder molekulargenetisch gestellt werden. Die Behandlung ist symptomatisch, bei Patienten mit spätinfantiler Form kann im Frühstadium der Erkrankung eine Knochen-marktransplantation wirkungsvoll sein. Eine Pränataldiagnostik ist möglich.

Bei Patienten mit **metachromatischer Leukodystrophie** liegt ein Mangel des Enzyms Arylsulfatase A vor. Die Erkrankung kann als spätinfantile, juvenile und adulte Form auftreten. Nach einer unauffälligen psychomotorischen Entwicklung kommt es zunächst zu einer zunehmenden Schwäche der Beine, zu Gangstörungen und zur Abschwächung der Muskeleigenreflexe, später zur Tetraspastik, Erblindung und Demenz. Der Verlauf ist abhängig von der Erkrankungsform. Patienten mit spätinfantiler Verlaufsform versterben meist im ersten Lebensjahrzehnt. Die Diagnose wird durch die Sulfatidausscheidung im Urin und den Nachweis einer verminderten Enzymaktivität in Leukozyten oder molekulargenetisch gestellt. Die Behandlung ist symptomatisch, bei Patienten im Frühstadium der Erkrankung kann eine Knochenmarktransplantation den Erkrankungsverlauf aufhalten. Eine Pränataldiagnostik ist möglich.

Mitochondriale Erkrankungen

Mitochondrien sind das »Kraftwerk« der Zelle und stellen Energie in Form von ATP zur Verfügung. In der mitochondrialen Matrix werden durch die β-Oxidation von Fettsäuren und den Pyruvatabbau über den Zitratzyklus Energieträgersubstanzen wie NADH erzeugt, die anschließend durch die Atmungskette in der inneren mitochondrialen Membran in ATP umgewandelt werden können (■ Abb. 18.16). Die mitochondrialen Erkrankungen sind Störungen der Atmungskette, des Pyruvat-

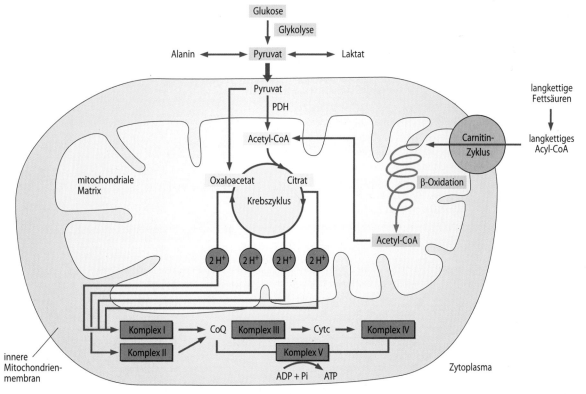

■ **Abb. 18.16 Mitochondriale Stoffwechselwege und ihre Verbindung zu Stoffwechselwegen im Zytoplasma.** *PDH* Pyruvatdehydrogenase

metabolismus, des Zitratzyklus und der Fettsäureoxidation. Patienten mit mitochondrialen Erkrankungen weisen vielfältige und unspezifische klinische Symptome auf. Funktionsstörungen sind dabei häufig in den energieabhängigen Organen wie Gehirn (psychomotorische Retardierung, Lethargie, Ataxie, Epilepsie), Skelettmuskulatur (muskuläre Hypotonie bzw. Hypertonie, Ptosis), Herz (Kardiomyopathie) und Auge (Retinitis pigmentosa, Optikusatrophie) nachweisbar. Der zugrundeliegende genetische Defekt ist nur teilweise bekannt. Die Erkrankungen folgen in der Regel einem autosomal-rezessiven oder einem mitochondrialen Erbgang (▸ Kap. 3.3.1).

Als Beispiele für die Vielzahl mitochondrialer Erkrankungen werden Atmungskettendefekte und der Pyruvatdehydrogenasemangel näher beschrieben.

Atmungskettendefekte Bei Patienten mit angeborenen Atmungskettendefekten liegen Fehler in den 5 Proteinkomplexen der Atmungskette vor (◘ Abb. 18.16). Die Erkrankungen können sich in jedem Lebensalter, vom Säugling bis zum Erwachsenen, manifestieren und werden in der Regel autosomal-rezessiv oder mitochondrial vererbt. Im Vordergrund der Beschwerden stehen meist rasche Ermüdbarkeit und Ptosis. Neben der Skelettmuskulatur sind oft auch andere Organsysteme wie das Herz, das Gehirn und die Nieren betroffen. Kleinkinder mit Atmungskettendefekten fallen meist durch plötzlich auftretende Bewusstseinsstörungen, Erbrechen, generalisierte muskuläre Hypotonie und Rückschritte in der motorischen Entwicklung auf. Es folgen dann vor allem eine psychomotorische Retardierung, eine zunehmende Muskelatrophie, Spastik und Sehstörungen (◘ Abb. 18.17a). In der Magnetresonanztomographie des Gehirns sind Schädigungen des zentralen Nervensystems nachweisbar (◘ Abb. 18.17b). Die Erkrankung verläuft in der Regel schubweise und schreitet rasch fort. Die Verdachtsdiagnose wird durch die klinischen Merkmale und die insbesondere im Erkrankungsschub vorliegende Laktatazidose gestellt. Die Diagnose muss durch histopathologische und funktionelle Untersuchungen der Atmungskette in frischem Muskelgewebe oder in Fibroblasten bestätigt werden. Eine molekulargenetische Untersuchung und eine pränatale Diagnostik sind bei einigen bereits bekannten Gendefekten möglich. Die Behandlung ist symptomatisch. In einigen Fällen haben sich Gaben von Carnitin, Riboflavin, Vitamin K und Koenzym Q als hilfreich erwiesen. Bei schweren Laktatazidosen ist eine entsprechende Pufferung notwendig, katabole Stoffwechselsituationen sollten vermieden werden.

Pyruvatdehydrogenasemangel Dieser manifestiert sich bereits im Neugeborenen- und Säuglingsalter mit schweren neurologischen Auffälligkeiten wie Entwicklungsverzögerung, Krampfanfällen, muskulärer Hypotonie und Koma. In der Magnetresonanztomographie des Gehirns sind schwerwiegende Veränderungen des zentralen Nervensystems nachweisbar (◘ Abb. 18.18). Laborchemisch fällt eine schwere Laktatazidose auf. Die Erkrankung wird autosomal-rezessiv vererbt. Die Diagnose kann durch den Nachweis einer verminderten Enzymaktivität in Fibroblasten oder molekular-

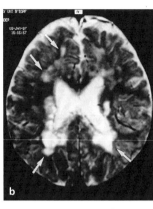
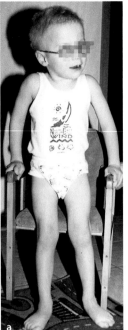

◘ **Abb. 18.17a,b Komplex-III-Defekt der Atmungskette. a** Dreijähriger Patient mit ausgeprägter Muskelatrophie und spastischer Diplegie, Stehen mit Festhalten möglich, nicht jedoch freies Laufen. **b** Magnetresonanztomographie-Befund des Patienten mit ausgeprägten Veränderungen der weißen Hirnsubstanz (Leukoenzephalopathie)

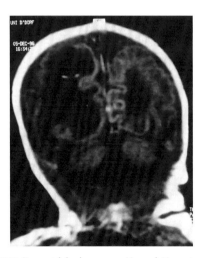

◘ **Abb. 18.18 Pyruvatdehydrogenase-Mangel.** Magnetresonanztomographie-Befund einer 2 Wochen alten Patientin mit ausgeprägter Zystenbildung und Hirngewebsuntergang

genetisch gestellt werden. Die Therapie ist symptomatisch, die Patienten versterben meist im ersten Lebensjahr.

Peroxisomale Erkrankungen

In der peroxisomalen Matrix findet eine Vielzahl anabolischer und katabolischer Stoffwechselwege statt wie die Bildung von

Plasmalogenen und Gallensäuren sowie der Abbau von Wasserstoffperoxiden und überlangkettigen Fettsäuren. Peroxisomale Erkrankungen werden in **2 Gruppen** eingeteilt:

- In der ersten Gruppe können Peroxisomen nicht oder nur sehr unvollständig gebildet werden (»Peroxisomenbiogenesedefekte«). Störungen in mehreren peroxisomalen Stoffwechselwegen sind die Folge.
- In der zweiten Gruppe liegt ein isolierter Defekt eines peroxisomalen Stoffwechselweges vor bei ansonsten regelrechter Peroxisomenstruktur und -funktion.

Die meisten der zugrundeliegenden Gendefekte sind bekannt. Fast alle peroxisomalen Erkrankungen folgen einem autosomal-rezessiven Erbgang.

Als Beispiele für peroxisomale Erkrankungen werden das Zellweger-Syndrom, die Rhizomelia chondrodysplasia punctata und die X-chromosomale Adrenoleukodystrophie näher beschrieben. Die Hyperoxalurie, eine Erkrankung mit isoliertem peroxisomalem Enzymdefekt, ist in ▶ Kap. 15.9.2 dargestellt.

Zellweger-Syndrom Bei Patienten mit Peroxisomenbiogenesedefekt, deren Prototyp das Zellweger-Syndrom ist, liegen Veränderungen in peroxisomalen Proteinen, den Peroxinen, vor, die für die Bildung des Organells bedeutend sind. Patienten mit Zellweger-Syndrom fallen durch ein typisches Gesicht mit flacher, hoher Stirn, tiefer Nasenwurzel, Hypertelorismus, Epikanthus, leicht mongoloider Lidachse und Mikrognathie auf (◻ Abb. 18.19). Sie haben neurologische Beschwerden wie allgemeine Muskelhypotonie, Trinkschwäche, Gedeihstörungen, Krampfanfälle und eine psychomotorische Retardierung. Zystennieren, eine vorzeitige Verkalkung der Patella und Leberveränderungen können vorliegen. Die Lebenserwartung kann Monate bis Jahre und sogar Jahrzehnte betragen und ist von der Art der ursächlichen PEX-Genmutation abhängig. Die Diagnose wird durch den Nachweis erhöhter Konzentrationen an überlangkettigen Fettsäuren im Plasma und molekulargenetisch gestellt. Die Therapie ist symptomatisch, eine Pränataldiagnostik ist möglich.

Rhizomelia chondrodysplasia punctata Bei Patienten mit Rhizomelia chondrodysplasia punctata liegen dem Zellweger-Syndrom ähnliche, jedoch weniger stark ausgeprägte klinische Symptome vor. Die Patienten haben zusätzlich eine Rhizomelie, eine Verkürzung der Extremitäten (◻ Abb. 18.20). Die Erkrankung wird autosomal-rezessiv vererbt. Die Diagnose wird durch die Bestimmung der überlangkettigen Fettsäuren und der Plasmalogene gestellt, die aufgrund des fehlerhaften Organells nicht abgebaut bzw. nicht gebildet werden können. Eine molekulargenetische Diagnostik mit Nachweis von Mutationen im PEX7-Gen ist ebenfalls möglich. Die Therapie ist symptomatisch, eine Pränataldiagnostik ist möglich.

X-chromosomal-rezessiv vererbte Adrenoleukodystrophie Bei Patienten mit X-chromosomal-rezessiv vererbter Adrenoleukodystrophie liegt ein peroxisomaler Membranproteindefekt vor, der dazu führt, dass überlangkettige Fettsäuren nicht abgebaut werden können. Der klinische Verlauf der Erkrankung ist sehr unterschiedlich. Innerhalb einer Familie können trotz identischer Genmutation schwere und milde klinische Ausprägungen nebeneinander vorkommen. Die schwerste Form ist die kindliche zerebrale Form. Erste Erkrankungszeichen sind Persönlichkeitsveränderungen und schulischer Leistungsabfall. Später folgen Gangstörungen, Visus- und Gehörverlust. Eine Nebennierenrindeninsuffizienz (»Morbus Addison«) kann vorliegen. In der Magnetreso-

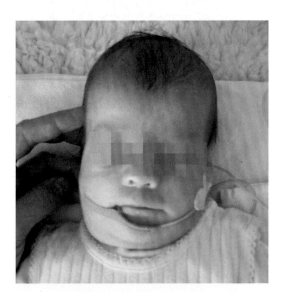

◻ **Abb. 18.19 Zellweger-Syndrom.** Zwei Wochen alte Patientin mit typischen fazialen Dysmorphien wie hohe Stirn, breite tiefe Nasenwurzel, Epikanthus und Mikrognathie. Die Ernährung erfolgt über eine Magensonde

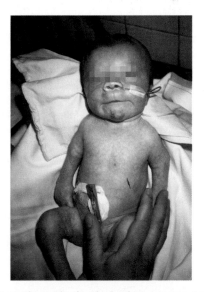

◻ **Abb. 18.20 Rhizomelia chondrodysplasia punctata.** Zwei Monate alter Junge mit typischer fazialer Dysmorphie sowie Verkürzung der Oberarme und Unterschenkel

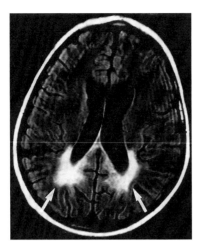

◘ Abb. 18.21 X-chromosomale Adrenoleukodystrophie. Magnetresonanztomographie-Befund eines 6 Jahre alten Jungen mit ausgeprägtem okzipitalem Untergang von weißer Hirnsubstanz (Leukodystrophie)

nanztomographie des Gehirns ist eine Zerstörung der weißen Hirnsubstanz nachweisbar (◘ Abb. 18.21). Die Patienten versterben meist im zweiten Lebensjahrzehnt. Die adulten Formen sind über Jahre langsam progredient. Bei einigen Patienten liegt eine Nebennierenrindeninsuffizienz ohne neurologische Symptome vor. Die Diagnose erfolgt durch den Nachweis erhöhter Konzentrationen an überlangkettigen Fettsäuren im Plasma. Ein Mutationsnachweis im betroffenen Gen und die Pränataldiagnostik sind ebenfalls möglich. Neben der symptomatischen Therapie kann bei Patienten mit zerebralen Veränderungen im Frühstadium die Knochenmarktransplantation das Fortschreiten der Erkrankung aufhalten.

Erkrankungen des Golgi-Apparates und des endoplasmatischen Retikulums

Viele Strukturproteine, Enzyme und Hormone benötigen eine Glykosylierung im Golgi-Apparat und endoplasmatischen Retikulum. Ein Fehler in der Bildung dieser Glykoproteine kann die Proteinfunktion beeinträchtigen und zu schweren klinischen Symptomen führen. Der Prototyp dieser Erkrankungen sind die **CDG** (**C**ongenital **D**isorders of **G**lycosylation). Die Patienten können bereits im Säuglingsalter durch schwere Infekte, Gedeihstörungen, Leberveränderungen und Blutungsneigung auffallen. Die neurologischen Beschwerden sind eine muskuläre Hypotonie, eine psychomotorische Retardierung und Krampfanfälle. Invertierte Mamillen und eine auffällige Fettverteilung können vorliegen. Die Diagnose wird durch den Nachweis eines abnormen Glykosylierungsmusters des Ferritins in der Transferrinelektrophorese gestellt. Der Mutationsnachweis im betroffenen Gen und eine pränatale Diagnostik sind möglich. Die Therapie ist in der Regel symptomatisch.

Erkrankungen des Zytoplasmas

Der überwiegende Anteil des menschlichen Stoffwechselnetzwerkes ist im Zytoplasma lokalisiert. Störungen der dort loka-

lisierten Stoffwechselwege wie z. B. die Harnstoffsynthese und der Abbau von Aminosäuren können zu Erkrankungen mit Beteiligung des Nervensystems führen. Als Beispiele für diese Erkrankungsgruppe werden die Canavan-Krankheit und die Glutarazidurie Typ I beschrieben.

Canavan-Krankheit Bei Patienten mit der Canavan-Krankheit liegt ein Mangel des Enzyms Aspartoacylase vor, so dass die vor allem im Gehirn in hohen Konzentrationen vorliegende Aminosäure N-Acetylaspartat nicht abgebaut werden kann. Die Patienten fallen in den ersten Lebensmonaten durch Rückschritte in ihrer psychomotorischen Entwicklung und häufig auch durch das Auftreten eines Makrozephalus auf. Es können Krampfanfälle und eine muskuläre Hypotonie, die in eine spastische Lähmung übergeht, auftreten. In der Magnetresonanztomographie des Schädels sind diffuse Hirnveränderungen nachweisbar (◘ Abb. 18.22). Die Patienten versterben meist in den ersten Lebensjahren. Die Krankheit wird autosomal-rezessiv vererbt. Die Diagnose erfolgt durch den Nachweis einer abnormen Ausscheidung von N-Acetylaspartat, die Enzymbestimmung in Fibroblasten oder die Mutationsanalyse im betroffenen Gen. Die Therapie ist bisher symptomatisch, eine Pränataldiagnostik ist möglich.

Glutarazidurie Typ I Bei Patienten mit Glutarazidurie Typ I liegt ein Mangel des Enzyms Glutaryl-CoA-Dehydrogenase vor. Dieser führt zu einer Abbaustörung der Aminosäuren Lysin und Tryptophan. Die Patienten haben meist einen angeborenen Makrozephalus. In den ersten Lebensmonaten können akute Enzephalopathien auftreten mit nachfolgender psychomotorischer Retardierung, schweren extrapyramidalen Bewegungsstörungen (Dystonie, Chorea) und Krampfanfällen. Die Erkrankung wird autosomal-rezessiv vererbt. Die Diagnose erfolgt durch den Nachweis einer abnormen Ausscheidung von Glutarsäure und die Enzymbestimmung in Fibroblasten. Bei Patienten im Frühstadium der Erkrankung haben sich eine eiweißarme Diät und eine

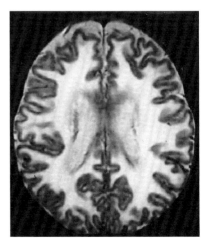

◘ Abb. 18.22 Canavan-Krankheit. Magnetresonanztomographie-Befund eines 2 Jahre alten Jungen mit diffusen Veränderungen der weißen Hirnsubstanz (Leukoenzephalopathie)

Karnitinsupplementation als wirkungsvoll erwiesen, ansonsten ist die Therapie symptomatisch.

18.4.2 Erkrankungen mit unbekanntem Defekt

Eine beträchtliche Zahl der angeborenen neurometabolischen und meist neurodegenerativen Erkrankungen konnte bisher keinem spezifischen Fehler im Stoffwechselnetzwerk der Zelle zugeordnet werden, obwohl das klinische Bild, die Veränderungen von grauer und/oder weißer Hirnsubstanz in der Magnetresonanztomographie und auch histopathologische Befunde der Patienten auf einen Stoffwechseldefekt hinweisen. Diese Patienten sollten durch eine präzise klinische, neurophysiologische und neuroradiologische Charakterisierung in Krankheitsentitäten eingeteilt und anschließend mittels moderner genetischer Verfahren (Homozygotie-Mapping, Array-CGH, Exome-Sequenzierung) zur Identifizierung des Krankheitsgens untersucht werden. Auf diese Weise sind in den letzten Jahren zahlreiche bislang nicht bekannte neue neurometabolische Krankheiten und ihre zugrunde liegenden Gendefekte beschrieben worden.

> **Kernaussagen**
> - Die neurometabolischen Erkrankungen gehören meist zur Gruppe der neurodegenerativen Erkrankungen.
> - Ein wichtiges klinisches Merkmal ist der Verlust bereits erworbener motorischer und intellektueller Fähigkeiten.
> - Betroffene Familien sollten genetisch beraten und auf die Möglichkeiten der pränatalen Diagnostik hingewiesen werden.

18.5 Neuromuskuläre Erkrankungen

In dieser Gruppe werden verschiedenartige, überwiegend angeborene Erkrankungen der Skelettmuskulatur und der Nerven zusammengefasst. Bei den primären Muskelerkrankungen liegen dystrophische Prozesse, Strukturanomalien, Enzymdefekte oder funktionelle Störungen der Muskelfaser vor. Bei Erkrankungen des Rückenmarks oder der Nerven ist die Skelettmuskulatur sekundär betroffen. Die für neuromuskuläre Erkrankungen charakteristischen klinischen Merkmale sind eine Muskelschwäche, eine veränderte Muskeltrophik, Muskelschmerzen, Muskelkrämpfe, Muskelsteifheit, Muskelzittern und bei Erkrankungen der Nerven zusätzlich die Abschwächung oder das Erlöschen der Muskeleigenreflexe. Die Diagnose erfolgt durch die Bestimmung der Serumkonzentration verschiedener Muskelenzyme (CK, GOT, GPT, LDH), neurophysiologische Untersuchungen sowie die strukturelle, zytochemische und biochemische Analyse des Muskel- bzw. Nervenbiopsats. Eine molekulargenetische Untersuchung ist in vielen Fällen möglich.

18.5.1 Primäre Muskelerkrankungen

Zu den primären Muskelerkrankungen zählen die Muskeldystrophien, die kongenitalen Myopathien, metabolische Myopathien, funktionelle Myopathien und die Myasthenien. Den meisten Formen der Muskeldystrophie liegt ein Proteindefekt in der Muskelfasermembran zugrunde (◘ Abb. 18.23). Schädigungen der Muskelfasermembran führen zum vermehrten Übertritt von Kreatinkinase (CK) und anderen zytosolischen Enzymen aus der Muskulatur in das Serum, was diagnostisch genutzt werden kann. Die kongenitalen Myopathien sind charakterisiert durch histochemische und/oder strukturelle Veränderungen der Skelettmuskelfasern. Bei den metabolischen Myopathien liegen meist isolierte Enzymdefekte vor. Die erblichen Veränderungen der Ionenkanäle, die zumeist zu Myotonien führen, sind funktionelle Myopathien. Zahlreiche der bei Muskelerkrankungen ursächlich betroffenen Gene rufen Störungen auch in anderen Organen hervor. Am häufigsten ist das Herz mitbeteiligt, seltener auch das zentrale Nervensystem oder die Leber.

Muskeldystrophien

Der Begriff »Muskeldystrophie« beschreibt Erkrankungen mit einem fortschreitenden Untergang der Muskelfasern. Für zahlreiche Formen der Muskeldystrophie sind die chromosomale Lokalisation, das betroffene Gen und das Genprodukt bekannt (◘ Tab. 18.3 und ◘ Abb. 18.23). Eine exakte Zuordnung der phänotypisch manchmal ähnlichen Krankheitsformen ist sowohl für die individuelle Prognose als auch für die genetische Beratung der Betroffenen und ihrer Familien erforderlich. Neben erhöhten CK-Konzentrationen im Serum (meist zwischen 500 und 10.000 U/l; normal <100 U/l) und Muskelschwäche sind vor allem folgende klinische Zeichen wichtige Hinweise auf das Vorliegen einer Muskeldystrophie:

- **Gnomwaden**: Pseudohypertrophie der Waden, Muskulatur durch Fett und Bindegewebe ersetzt, vor allem bei Muskeldystrophie vom Typ Duchenne (◘ Abb. 18.24)
- **Gowers-Manöver**: beim Aufrichten aus der Hocke Abstützen der Hände auf den Oberschenkeln (◘ Abb. 18.24)

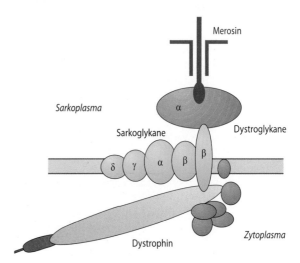

◘ Abb. 18.23 Proteine der Muskelmembran (Auswahl)

Tab. 18.3 Genetisch definierte Formen der Muskeldystrophie (MD) (Auswahl)

Krankheit	Erbgang	Lokalisation	Genprodukt
Duchenne-Becker	XR	Xp 21.2	Dystrophin
Emery-Dreifuss	XR	Xq 28	Emerin
Fazioskapulo-humerale MD	AD	4q 35	DUX4?
Gliedergürtel-MD, dominant			
1B	(AD)	1q21.2-q21.3	Lamin A/C
1C	AD	3p25	Caveolin 3
Gliedergürtel-MD, rezessiv			
– 2A	AR	15q15.1	Calpain 3
– 2B	AR	2p13.3	Dysferlin
– 2C	AR	13q12	γ-Sarcoglycan
– 2D	AR	17q12	α-Sarcoglycan
– 2E	AR	4q12	β-Sarcoglycan
– 2I	AR	19q13.33	Fukutin-related protein (FKRP)
Kongenitale MD (MDC1A)	AR	6q22-q23	Laminin α2 (Merosin)
(MDC1C)	AR	19q13.33	Fukutin-related protein (FKRP)

XR X-chromosomal-rezessiv, AD autosomal-dominant,
AR autosomal-rezessiv, MDC muscular dystrophy congenital

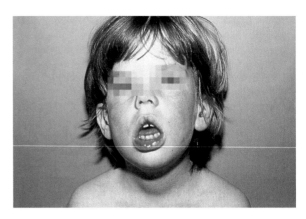

Abb. 18.25 Myopathische Fazies bei einem dreijährigen Mädchen mit fazioskapulohumeraler Muskeldystrophie

— **Scapulae alatae**: lose Schultern aufgrund der Muskelschwäche im Schultergürtelbereich und **mimische Schwäche** mit unvollständigem Lidschluss und **perioraler Schwäche** (■ Abb. 18.25), vor allem bei fazioskapulohumeraler Muskeldystrophie
— **Kontrakturen**: angeboren oder im Laufe der Kindheit oder Adoleszenz auftretend (vor allem bei kongenitaler Muskeldystrophie).

Als Beispiele für diese Erkrankungen werden nachfolgend die Duchenne-Becker-Muskeldystrophie und die kongenitale Muskeldystrophie mit Merosinmangel beschrieben.

Duchenne- (DMD) und Becker-Muskeldystrophie (BMD)

Bei diesen Krankheiten handelt es sich um eine schwere (DMD) oder mildere (BMD) Erkrankung vornehmlich der

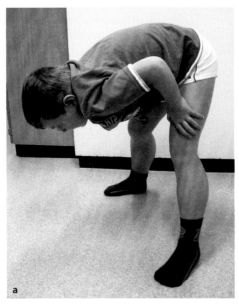

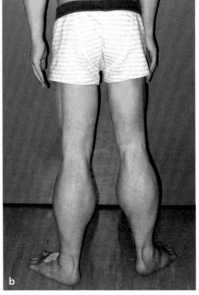

Abb. 18.24a,b Patient mit Duchenne-Muskeldystrophie. **a** Gowers-Manöver. **b** Wadenmuskelhypertrophie

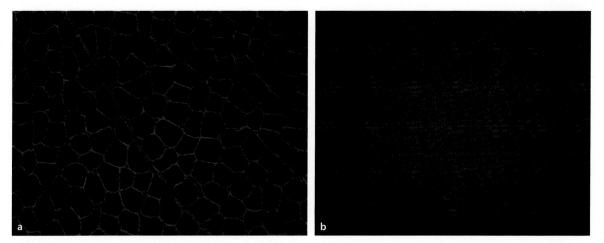

☐ Abb. 18.26a,b Immunfluoreszenzfärbung gegen Dystrophin. a Gesundes Muskelgewebe. **b** Vollständiges Fehlen von Dystrophin bei einem Patienten mit Duchenne-Muskeldystrophie

Skelettmuskulatur, die den Prototyp der Muskeldystrophien darstellt.

Epidemiologie, Ätiologie und Pathogenese Wie bei den meisten X-chromosomalen Erkrankungen sind vorwiegend, jedoch nicht ausschließlich Knaben und Männer betroffen. Die Häufigkeit beträgt etwa 1 zu 3500 männliche Geburten. Beide Formen (DMD und BMD) werden durch Mutationen des auf dem kurzen Arm des X-Chromosoms liegenden Dystrophingens hervorgerufen. Bei zwei Drittel der Patienten findet man Deletionen im Dystrophingen. Die Genveränderungen führen bei Patienten mit DMD in der Regel zum vollständigen Fehlen des Dystrophins (☐ Abb. 18.26 und ☐ Abb. 18.23). Bei Patienten mit BMD findet sich ein noch teilweise funktionelles Dystrophin in geringerer Menge in der Muskelfasermembran. Bei Mädchen, die die Erkrankung bis hin zum Vollbild manifestieren, ist als Ursache eine nicht dem Zufall gehorchende X-Inaktivierung anzunehmen. Der Verlust von Dystrophin führt zu einer erhöhten mechanischen Verletzbarkeit der Muskelfasermembran und dadurch zu fortschreitenden Abbauprozessen der Muskulatur.

Klinik Bei Patienten mit **DMD** beginnt die motorische Schwäche meist im Kleinkindalter, verzögertes Laufenlernen ist häufig. Im weiteren Verlauf ermüden die Kinder rasch und fallen häufig hin. Im Grundschulalter führt die fortschreitende Muskelschwäche zu Schwierigkeiten beim Aufstehen und Treppensteigen. Der Gang erscheint »watschelnd«; durch die Kontrakturen der Achillessehnen kommt es zum Zehengang. Die Kinder verlieren ihre Gehfähigkeit meist zwischen dem 10. und 14. Lebensjahr. In diesem Alter zeigen sich auch meist operationsbedürftige Skoliosen und eine Beteiligung des Herzens. Bei einzelnen Patienten kann eine schwere geistige Behinderung vorliegen. Grund für die geistige Behinderung einiger Patienten ist die wahrscheinlich verminderte oder fehlende Expression von Dystrophin im zentralen Nervensystem. Die Funktion des zentralen Dystrophins ist unbekannt.

Bei Patienten mit **BMD** liegt ein der DMD ähnlicher, aber milderer Erkrankungsverlauf vor. Dieser ist vor allem von der Menge des vorhandenen funktionierenden Dystrophins abhängig. Eine dilatative Kardiomyopathie kann bei guter Funktion der Skelettmuskulatur im Vordergrund des klinischen Bildes stehen. Todesfälle durch Herzbeteiligung sind berichtet worden. Eine geistige Behinderung kann vorliegen. Da die klinische Ausprägung sehr mild sein kann, ist bei einer CK-Erhöhung ohne klinische Beschwerden eine BMD differenzialdiagnostisch immer in Erwägung zu ziehen.

Diagnostik Die erste Auffälligkeit ist meist eine Erhöhung der CK-Serumkonzentration auf über 1000 U/l, die bis zum Beweis des Gegenteils auf das Vorliegen einer Muskeldystrophie hinweist. Darüber hinaus sind erhöhte Transaminasen (GOT, GPT, normale γ-GT!) nachweisbar, die häufig als Lebererkrankung fehlinterpretiert werden. Nicht selten werden erhöhte CK-Serumkonzentrationen im Rahmen einer routinemäßigen präoperativen Blutuntersuchung erfasst. Dies ist wichtig, da Patienten mit Muskelerkrankungen ein erhöhtes Risiko haben, auf Narkosemittel mit einer malignen Hyperthermie zu reagieren. Die Diagnose wird durch die immunzytochemische Untersuchung des Muskelbiopsats (☐ Abb. 18.26) und molekulargenetische Analysen gesichert.

Therapie und Prognose Eine kausale Therapie gibt es nicht. Die Behandlung erfolgt symptomatisch und supportiv durch physiotherapeutische, konservative und operative orthopädische Maßnahmen. Durch eine langfristige Verabreichung von Steroiden können bei einigen Patienten mit DMD eine vorübergehende Verbesserung der Muskelkraft und eine kurzfristige Verlängerung der Gehfähigkeit erreicht werden. Bei nächtlicher Hypoventilation kommt zunehmend eine assistierte Nachtbeatmung mit Nasenmaske zum Einsatz. Die Lebenserwartung von Patienten mit DMD ist auf 20–30 Jahre begrenzt, durch die verbesserten supportiven Therapiemaßnahmen jedoch in den letzten Jahrzehnten kontinuierlich gestiegen Eine fortschreitende Schwäche der Atemmuskulatur, rezidivierende pulmonale Infektionen und die Ausbildung einer Kardiomyopathie sind die das Leben begrenzenden Faktoren. Eine Pränataldiagnostik ist möglich.

Fallbeispiel

Anamnese Der 4,6 Jahre alte Junge lernte erst mit 2 Jahren laufen. Er galt immer schon als motorisch ungeschickt und wurde daher oft dem Kinderarzt vorgestellt. Zuletzt wurde bei nachgewiesener Erhöhung der Transaminasen (SGOT, SGPT, normale Gamma-GT) das Vorliegen einer Lebererkrankung angenommen.

Befund Bei der Untersuchung fielen vor allem ein watschelnder Gang mit Spitzfußneigung und derbe Waden auf. Die Kreatinkinasekonzentration im Serum war mit 9600 U/l auf etwa das 100fache erhöht. Die Muskelbiopsie bestätigte die Verdachtsdiagnose, immunhistochemisch fehlte Dystrophin. Die molekulargenetische Untersuchung des Dystrophingens zeigte eine umfangreiche Deletion mit Verschiebung des Leserasters.

Diagnose Duchenne-Muskeldystrophie

Therapie Vorsichtige Übungsbehandlungen, Vermeidung von Kontrakturen.

Verlauf Treppensteigen wurde nur unvollständig erlernt, beim Aufstehen vom Boden kletterte der Patient an sich empor. Im Alter von 7 Jahren erfolgte die erste orthopädische Operation, eine Achillessehnenverlängerung, und im Alter von 15 Jahren die zweite, eine Stabilisation der Wirbelsäule. Der Patient verstarb mit 27 Jahren trotz assistierter nächtlicher Maskenbeatmung.

Kongenitalen Muskeldystrophie

Bei rund der Hälfte der Patienten mit einer kongenitalen Muskeldystrophie liegt ursächlich ein **Mangel an Merosin**, einem Muskelmembranprotein (◘ Abb. 18.23), zugrunde.

Klinik Die Kinder fallen meist in den ersten Lebenstagen durch eine ausgeprägte Muskelhypotonie auf. Kinder mit komplettem Merosinmangel erreichen meist im zweiten bis dritten Lebensjahr die Fähigkeit, ohne Hilfe zu sitzen, die Gehfähigkeit bleibt jedoch aus (◘ Abb. 18.27a). Die Erkrankung schreitet nur sehr langsam fort. Nicht selten bestehen bereits bei Geburt multiple Kontrakturen der großen Gelenke. Mildere Formen mit partiellem Merosinmangel und Erreichen der Gehfähigkeit kommen vor.

Diagnostik Die CK-Serumkonzentration der Patienten ist erhöht. Im Muskelbiopsat sind bereits unmittelbar nach der Geburt ausgeprägte Veränderungen mit zahlreichen Nekrosen und ausgedehntem Umbau der Muskulatur nachweisbar. Das zentrale Nervensystem ist ebenfalls betroffen (◘ Abb. 18.27b). Eine Pränataldiagnostik ist möglich.

Therapie und Prognose Eine kausale Therapie gibt es nicht, die Behandlung erfolgt symptomatisch.

❯ Motorische Entwicklungsverzögerungen und Muskelschwäche können die ersten Zeichen einer Muskelerkrankung sein.

Kongenitale Myopathien

Kongenitale Myopathien sind gar nicht oder langsam fortschreitende, angeborene Erkrankungen der Skelettmuskulatur, die sich häufig im frühen Kindesalter manifestieren. Sie sind durch Strukturauffälligkeiten der quergestreiften Muskulatur gekennzeichnet und werden nach morphologischen Kriterien definiert. So werden die Nemalin-Myopathien, »Core-Erkrankungen« und die zentronukleären Myopathien unterschieden. Den verschiedenen Erkrankungen können teilweise Mutationen in den gleichen Genen zugrunde liegen. So können Mutationen im Ryanodin-Rezeptor-Gen (RYR1) beispielsweise für eine Central-Core-Myopathie oder eine zentronukleäre Myopathie ursächlich sein.

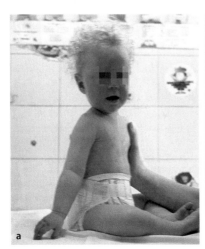

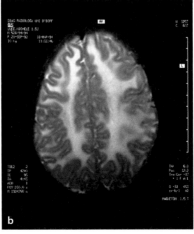

◘ **Abb. 18.27a,b Muskeldystrophie mit Merosinmangel. a** Das 2-jährige Mädchen kann mit Unterstützung sitzen, nicht jedoch Gewicht auf die Beine übernehmen. **b** Der Magnetresonanztomographie-Befund zeigt Veränderungen der weißen Hirnsubstanz (Leukoenzephalopathie)

Diagnostik Zur Diagnostik und zur prognostischen Einschätzung des individuellen Krankheitsbildes sind vor allem histochemische und elektronenoptische Untersuchungen des Muskelbiopsats notwendig. Die Kreatinkinase-Serumkonzentration ist meist nicht erhöht.

Therapie Eine kausale Therapie gibt es nicht, die Behandlung erfolgt symptomatisch.

Metabolische Myopathien

Bei einer ganzen Reihe von Stoffwechselerkrankungen ist die Skelettmuskulatur mitbetroffen. Hierzu zählen die Glykogenosen, Fettstoffwechselerkrankungen und Mitochondriopathien:

Glykogenosen

Bei Patienten mit Glykogenosen liegt eine Energieverwertungsstörung vor. Enzymdefekte im Abbau von Glykogen führen dazu, dass Glucose nicht freigesetzt werden kann.

Klinik Die Muskulatur ist bei vielen Erkrankungsformen besonders betroffen, wie beispielsweise beim Typ II (Morbus Pompe) und beim Typ III (Morbus Cori). Die Patienten fallen durch die für Myopathien charakteristischen Beschwerden auf. Neben der Skelettmuskulatur liegen häufig Kardiomyopathien und Leberveränderungen vor. Einige Erkrankungsformen, wie z. B. die infantile Form der Pompe-Erkrankung, schreiten rasch fort. Die Patienten sterben meist in den ersten 2 Lebensjahren. Die CK-Serumkonzentrationen können erhöht sein und als Muskeldystrophie fehlgedeutet werden.

Diagnostik Die Diagnose wird durch den Nachweis einer Glykogenspeicherung im Muskelbiopsat, die biochemische Enzymbestimmung in unterschiedlichen Geweben oder die Genuntersuchung gestellt.

Therapie Neben der symptomatischen Behandlung steht seit Kurzem eine Enzymersatztherapie für Patienten mit Morbus Pompe zur Verfügung.

> Bei Muskelerkrankungen ist neben der Skelettmuskulatur häufig auch die Herzmuskulatur betroffen. Regelmäßige kardiologische Untersuchungen zum Ausschluss von Reizleitungsstörungen oder einer Kardiomyopathie sind erforderlich.

Fettstoffwechselstörungen

Neben Glucose sind Fettsäuren eine wichtige Energiequelle für die Skelettmuskulatur. Störungen im Transport oder in der Verbrennung von Fettsäuren können einen Energiemangel bedingen und zu Myopathien führen. Biochemisch sind Defekte im Abbau der als Triglyzeride im Muskel gespeicherten Lipide, **Defekte im Carnitintransportsystem** (◘ Abb. 18.16) und Defekte in der **mitochondrialen β-Oxidation von Fettsäuren** (◘ Abb. 18.16) zu unterscheiden.

Klinik Die Patienten fallen durch die für Myopathien charakteristischen Beschwerden auf, akut einsetzende Rhabdomyolysen oder Reye-Syndrom-ähnliche Erkrankungsbilder können insbesondere im Rahmen von Infekten auftreten.

Diagnostik Die CK-Serumkonzentration kann erhöht sein. Die Diagnose wird durch biochemische Untersuchungen in Fibroblasten oder im Muskelbiopsat gestellt.

Therapie Die Behandlung ist symptomatisch. In einigen Fällen kann der Erkrankungsverlauf durch eine kohlehydratreiche Ernährung, durch den Zusatz mittelkettiger Triglyzeride oder durch die Gabe von Carnitin beeinflusst werden.

Störungen der mitochondrialen Energiegewinnung

Angeborene Störungen der mitochondrialen Energiegewinnung sind Multisystemerkrankungen, bei denen die am energieabhängigsten Organe am häufigsten betroffen sind. Zu diesen Organen zählen die Skelettmuskulatur und das Gehirn. Diese Erkrankungsgruppe ist in ▶ Abschn. 18.4.1 beschrieben.

Myotone Dystrophie

Ätiologie und Pathogenese Myotonien sind durch eine vermehrte Kontraktion der Muskelfasern und eine Verzögerung in der Muskelrelaxation nach Willkürinnervation charakterisiert. Typischerweise können die Patienten nach starkem Faustschluss die Hand nur verzögert öffnen. Nach mehrfachem Faustschluss löst sich die Muskelsteifheit. Bei paradoxer Myotonie nimmt die Steifheit mit wiederholtem Faustschluss zu. Die Patienten erscheinen muskulös und athletisch, da sich durch die anhaltende Muskelaktivität eine Muskelhypertrophie herausbildet. Die Myotonie wird in der Regel durch Kälte und Müdigkeit verstärkt.

Die myotone Dystrophie (Morbus Curshmann-Steinert) wird autosomal-dominant vererbt und ist eine häufige Erkrankung mit einer Inzidenz von 1 zu 10.000 (◘ Tab. 18.4). Die primäre Ursache ist eine Expansion des Trinukleotids CTG in dem Gen, das die Myotoninkinase kodiert. Die klinischen Symptome sind um so schwerer, je länger diese Trinukleotidexpansion ist. Ein genetisches Merkmal der Erkrankung ist, dass sich die Expansion von Generation zu Generation verlängert, Patientinnen mit der leichten Erwachsenenform haben häufig Kinder mit der schweren neonatalen Form.

Klinik Es ist eine Multisystemerkrankung, bei der gleichzeitig eine Myotonie, eine Muskeldystrophie, endokrinologische Störungen und Auffälligkeiten in anderen Organsystemen vorliegen. Die Erkrankung beginnt meist im frühen Erwachsenenalter. Daneben kommen schwere neonatale und infantile Erkrankungsformen vor.

Bei der **neonatalen Form** fallen Neugeborene durch ein amimisches Gesicht sowie eine allgemeine Muskel- und Trinkschwäche auf. Nicht selten bestehen Kontrakturen der großen Gelenke, gelegentlich kann eine behandlungsbedürftige Ateminsuffizienz vorliegen. Die weitere psychomotorische Entwicklung der Patienten verläuft verzögert.

Bei der häufigen, erst im **Erwachsenenalter auftretenden Form** ist die Muskelschwäche zunächst im Gesicht, im Schul-

◘ Tab. 18.4 Genetisch definierte Formen der Myotonien und Paralysen

Krankheit	Erbgang	Lokalisation	Genprodukt
Myotone Dystrophie (CTG-Repeat-Erkrankung)	AD	19q13.2-q13.3	Proteinkinase
Myotonia congenita Typ Becker	AR	7q35	Chloridkanal
Myotonia congenita Typ Thomsen	AD	7q35	Chloridkanal
Paramyotonia congenita	AD	17q23.1-q25.3	Natriumkanal
Hyperkaliämisch periodische Paralyse	AD	17q23.1-q25.3	Natriumkanal
Hypokaliämisch periodische Paralyse	AD	1q32	Kalziumkanal
	AD	11q13-q14	Kaliumkanal
	AD	17q23.1-q25.3	Natriumkanal

tergürtelbereich und an den distalen Muskeln der Extremitäten nachweisbar. Eine myotone Reaktion kann mit dem Perkussionshammer ausgelöst werden. Durch Beklopfen der Muskulatur entsteht ein Muskelwulst. Weitere Komplikationen sind vor allem Katarakte, kardiale Reizleitungsstörungen, Verdauungsstörungen, Haarverlust, Hodenatrophie und eine Intelligenzminderung.

Diagnostik Im Elektromyogramm sind typische myotone Entladungen nachweisbar. Die CK-Serumkonzentration ist normal oder geringgradig erhöht. Die Diagnose wird heute meist durch die molekulargenetische Bestimmung der Trinukleotidexpansion gesichert. Die Behandlung ist symptomatisch. Eine Pränataldiagnostik ist möglich.

Erkrankungen der Ionenkanäle: Myotonie, Paramyotonie

Veränderungen im muskulären **Chloridkanal** rufen die autosomal-dominant erbliche Myotonia congenita Thomsen und die autosomal-rezessiv erbliche Myotonia congenita Becker hervor (◘ Tab. 18.5). Die Erkrankungen sind durch eine Myotonie und Muskelhypertrophie charakterisiert. Unterschiedliche klinische Verläufe kommen vor.

Veränderungen im muskulären **Natriumkanal** bedingen die autosomal-dominant erbliche Paramyotonia congenita (Eulenburg-Erkrankung) und die autosomal-dominant erbliche hyperkaliämische periodische Paralyse. Bei der Paramyotonia congenita wird die Muskelsteifheit nahezu immer durch Kälteexposition ausgelöst. Die Muskulatur der Augenlider,

des Gesichtes und der Hände sind besonders betroffen. Längere Phasen von Muskelschwäche ohne begleitende Steifheit können vorkommen. Bei der hyperkaliämischen periodischen Paralyse werden meist durch körperliche Belastung Phasen von Muskelschwäche oder Lähmungen ausgelöst. Die Schwäche betrifft meist die Beine und kann Minuten bis Stunden anhalten.

Veränderungen im muskulären **Kalzium-, Kalium-** oder **Natriumkanal** verursachen eine hypokaliämische periodische Paralyse, die erblich autosomal-dominant bedingt ist. Bei den Patienten tritt plötzlich und häufig morgens eine vollständige Lähmung bis zur Unfähigkeit zu sprechen oder sich zu bewegen auf. Diese Lähmungen werden vor allem durch Ruhephasen nach extremen Belastungen oder durch kohlenhydratreiche Nahrung ausgelöst und können Stunden bis Tage anhalten. Die Atemmuskulatur ist nicht beteiligt, die Attacken enden daher selten tödlich.

> ❯ Myotonien und Paralysen sind durch eine vorübergehend eingeschränkte Muskelfunktion gekennzeichnet.

Funktionelle Myopathien: Myasthenie

> ❯ Im Kindesalter ist die erbliche Form der kongenitalen Myasthenie von der erworbenen Myasthenia gravis, eine Autoimmunerkrankung, zu unterscheiden.

Bei der **kongenitalen Myasthenie** können präsynaptische, synaptische und postsynaptische Störungen in der neuromuskulären Überleitung vorliegen. Bei der **Myasthenia gravis** liegt eine postsynaptische Überleitungsstörung vor. Die klinischen Merkmale sind eine allgemeine Muskelschwäche und rasche Ermüdbarkeit.

Kongenitale Myasthenien Es handelt sich um genetisch bedingte, autosomal-rezessiv und autosomal-dominant erbliche Störungen der Bildung, Freisetzung und Rezeptorfunktion von Azetylcholin sowie der Interaktion mit muskulären Ionenkanälen. Die meisten Erkrankungsformen manifestieren sich unmittelbar nach der Geburt oder in der frühen Kindheit mit einer ausgeprägten muskulären Hypotonie und Atemstörungen. In der Mehrzahl der Fälle ist die primäre Ursache unbekannt, die Diagnostik ist schwierig. Viele, aber nicht alle Erkrankungsformen sprechen auf eine Behandlung mit Inhibitoren der Azetylcholinesterase an.

Myasthenia gravis Bei der Myasthenia gravis spielen **Autoantikörper gegen Azetylcholinrezeptoren** eine Rolle.

Die **transiente neonatale Form** tritt auf, wenn bei der Mutter Autoantikörper gegen Azetylcholinrezeptoren nachweisbar sind und diese diaplazentar übertragen werden. Eine Beziehung zwischen der Erkrankungsschwere der Mutter und des Neugeborenen besteht nicht. Die **Prognose** ist gut, die Muskelkraft normalisiert sich in den ersten vier Lebenswochen.

Die **Myasthenia gravis** des **Kindes- und Jugendalters** hat eine Häufigkeit von etwa 1 zu 10.000, Mädchen sind dabei besonders häufig betroffen. Andere Autoimmunerkrankungen

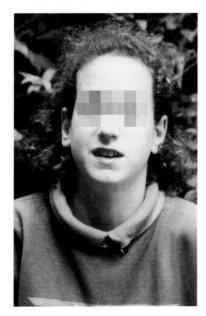

◻ **Abb. 18.28 Myasthenia gravis.** Ptosis bei einer 13-jährigen Patientin

wie Diabetes mellitus, rheumathoide Arthritis und Lupus erythematodes können gleichzeitig vorliegen. Die Erkrankung kann schleichend oder plötzlich beginnen und betrifft häufig zunächst die Augenmuskulatur in Form einer Ptosis (◻ Abb. 18.28). Im weiteren Verlauf treten allgemeine Muskelschwächen, Sprach- und Schluckstörungen auf. Die klinischen Symptome sind tageszeitabhängig und nehmen im Laufe des Tages zu. Die **Diagnose** kann durch den **Tensilontest** gesichert werden. Hierbei nimmt unmittelbar nach der intravenösen Gabe von Edrophoniumchlorid die Muskelkraft der Patienten zu. Bei etwa 60–80 % der Patienten sind Autoantikörper gegen Azetylcholinrezeptoren nachweisbar. Die **Behandlung** erfolgt durch die **Gabe von Cholinesterasehemmern** (z. B. Mestinon) oder durch Immunsuppression. In einigen Fällen konnte durch eine Thymektomie eine Langzeitremission erreicht werden. Eine Plasmapherese erscheint bei schweren Erkrankungsschüben sowie als perioperative Maßnahme hilfreich.

18.5.2 Erkrankungen der Motoneurone

Bei diesen überwiegend angeborenen Erkrankungen sind die Motoneurone im Rückenmark betroffen. Aufgrund des fortschreitenden Unterganges kommt es zu einem frühzeitigen Innervationsausfall großer Teile der Skelettmuskulatur. Zu den angeborenen Erkrankungen zählen die verschiedenen Formen der spinalen Muskelatrophie, zu den erworbenen vor allem die akute Poliomyelitis.

Spinale Muskelatrophien (SMA)

Ätiologie und Pathogenese Die spinalen Muskelatrophien sind eine Gruppe von verschiedenartigen degenerativen Erkrankungen des zentralen Nervensystems. Die 3 wichtigsten

Erkrankungsformen werden autosomal-rezessiv vererbt und sind auf Veränderungen in benachbarten Genen auf dem kurzen Arm von Chromosom 5 zurückzuführen. In der Mehrzahl der Fälle ist eine homozygote Deletion in Exon 7 des **SMN**-(»Survival-Motor-Neuron«-)**Gens** nachweisbar. Die Innervation der Skelettmuskulatur ist durch den fortschreitenden Untergang der Motoneurone im Rückenmark gestört. Die Schädigung kann bereits in utero beginnen.

Epidemiologie Die spinalen Muskelatrophien sind die häufigsten degenerativen Erkrankungen des zentralen Nervensystems.

Klinik Klinisch lassen sich verschiedene Formen unterscheiden. Die drei wichtigsten sind die akute infantile spinale Muskelatrophie Typ I (Werdnig-Hoffmann), die chronische spinale Muskelatrophie Typ II und die chronische spinale Muskelatrophie Typ III (Kugelberg-Welander).

Die **spinale Muskelatrophie Typ I** ist die schwerste Form der Erkrankung. Die Patienten fallen bereits im Neugeborenen- oder frühen Säuglingsalter durch eine allgemeine Muskelschwäche und Lähmungen auf (◻ Abb. 18.29). Die Schwäche ist zunächst in den Beinen am stärksten ausgeprägt, die Kinder sind meist nicht in der Lage, die Beine zu heben oder zu strampeln. Die Muskeleigenreflexe sind erloschen. Der Verlust der Muskelkraft schreitet nach kranial fort. Im Verlauf kommt es vor allem zu Lähmungserscheinungen in den Armen und der Interkostalmuskulatur. Die Patienten entwickeln eine paradoxe Atmung mit Bauchatmung und Einziehung des Thorax bei Inspiration. Die mimische Muskulatur ist nicht betroffen. Die geistige Entwicklung der Patienten ist altersentsprechend. Im weiteren Erkrankungsverlauf treten Schluckstörungen, rezidivierende pulmonale Infektionen und

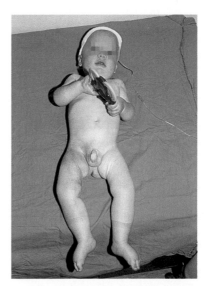

◻ **Abb. 18.29 Einjähriger Junge mit spinaler Muskelatrophie Typ I (Werdnig-Hoffmann).** Die Beine werden kaum bewegt, dagegen kann das Kind noch mit den Händen nach einem Spielzeug greifen und es halten

eine respiratorische Insuffizienz auf. Die Patienten versterben meist in den ersten 18 Lebensmonaten.

Patienten mit **Typ II** entwickeln erste Erkrankungszeichen nach dem dritten Lebensmonat. Das Spektrum der klinischen Merkmale entspricht dem Typ I, jedoch schreitet die Erkrankung langsam fort. Die Patienten erlernen in der Regel die Fähigkeit zu sitzen, nicht jedoch zu stehen oder zu laufen. Im Verlauf kommt es zu Kontrakturen, kyphoskoliotischen Veränderungen und einem feinschlägigen Tremor. Die Überlebensdauer liegt zwischen zwei und 30 Jahren.

Bei Patienten mit **Typ III** liegt ein der Becker-Muskeldystrophie ähnliches klinisches Bild vor. Die Erkrankung beginnt im Kindes- oder Jugendalter. Die Patienten fallen meist durch eine Schwäche der Beine und Gangunsicherheit auf. Die Muskeleigenreflexe sind abgeschwächt oder erloschen. Die Muskelschwäche schreitet nur sehr langsam fort.

Diagnostik Die Verdachtsdiagnose einer spinalen Muskelatrophie Typ I bis III wird durch die klinischen Merkmale und die in der Elektromyographie nachweisbaren typischen neurogenen Schädigungsmuster gestellt. Die Diagnose kann durch den Nachweis der Genveränderungen im SMN-Gen gesichert werden. Eine Muskelbiopsie ist bei nachgewiesenem genetischen Defekt nicht mehr erforderlich.

Therapie Die Behandlung ist symptomatisch und bei Patienten mit Typ II und III vor allem supportiv durch Physiotherapie. Operative orthopädische Maßnahmen und assistierte Nachtbeatmungen mit Nasenmaske können notwendig werden.

Poliomyelitis

Die akute Poliomyelitis ist die häufigste Ursache der erworbenen Erkrankungen der Motoneurone. Das Virus kann die Vorderhornzellen des Rückenmarks befallen und zu Muskelschwäche und Lähmungserscheinungen führen. Im Gegensatz zu den angeborenen spinalen Muskelatrophien verläuft die Erkrankung akut, asymmetrisch und rasch progredient. In Deutschland ist die Erkrankung aufgrund der Poliomyelitis-Schluckimpfung sehr selten geworden. Das Auftreten der Erkrankung nach Lebendimpfung ist in Einzelfällen beschrieben (▶ Kap. 8.2.6).

18.5.3 Erkrankungen der peripheren Nerven

Erkrankungen peripherer Nerven entstehen durch die Schädigung der Markscheiden oder Axone. Die Folge sind eine Verlangsamung oder Aufhebung der Erregungsleitung bis hin zur Ausbildung einer neurogenen Muskelatrophie. Zu diesen Erkrankungen zählen hereditäre, metabolische und erworbene Neuropathien.

Hereditäre motorische und sensorische Neuropathien

Bei den hereditären motorischen und sensorischen Neuropathien (HMSN) handelt es sich um eine genetisch heterogene Gruppe von Erkrankungen, die auf Fehler in den Bestandtei-

len peripherer Nerven zurückzuführen sind. Nachfolgend werden die häufigsten Formen, die HMSN Typ I und II, beschrieben.

Patienten mit **HMSN Typ I** fallen meist in der Kindheit mit einer Gangstörung sowie Schwäche der Fuß- und Unterschenkelmuskulatur auf. Es kommt zur Ausbildung eines Hohlfußes, die Unterschenkelmuskulatur atrophiert, der Achillessehnenreflex ist abgeschwächt oder erloschen. Später sind auch die Hände und Arme betroffen. Die motorische Nervenleitgeschwindigkeit ist deutlich verlängert. Die Erkrankung hat eine unterschiedliche Penetranz. Häufig ist bei einem Elternteil eine herabgesetzte Nervenleitgeschwindigkeit nachweisbar, selbst wenn die klinischen Zeichen der Erkrankung fehlen. Das Nervenbiopsat zeigt typische zwiebelschalenartige Verdickungen der Markscheiden als Ausdruck der De- und Regeneration. In der Mehrzahl der Fälle ist der zugrunde liegende genetische Defekt bekannt, der Erbgang ist meist autosomal-dominant. Am häufigsten betroffen ist das **PMP22-Gen** für das periphere Myelinprotein auf Chromosom 17.

Metabolische Neuropathien

Bei einer Vielzahl neurometabolischer Erkrankungen können sowohl das zentrale als auch das periphere Nervensystem betroffen sein. Die Funktionsstörung der peripheren Nerven kann das erste und lange Zeit auch einzige klinische Zeichen einer neurometabolischen Erkrankung sein. Beispiele sind die metachromatische Leukodystrophie, die Krabbe-Erkrankung, die Abetalipoproteinämie, der Diabetes mellitus und die Porphyrie. Diese Erkrankungen sind unter den Stoffwechselstörungen (▶ Kap. 6) und neurometabolischen Erkrankungen (▶ Abschn. 18.4) beschrieben.

Erworbene Neuropathien

Zu den erworbenen Neuropathien zählen vor allem Entzündungen peripherer Nerven. Diese können entweder eine Vielzahl von Nerven und Nervenwurzeln betreffen (Polyneuritis bzw. Polyradikulitis) oder auf einzelne Nerven (z. B. periphere Fazialisparese) beschränkt bleiben. Darüber hinaus können hypoxische, traumatische und toxische (z. B. Chemotherapeutika) Schädigungen eine Neuropathie auslösen. Beispiele für erworbene Neuropathien sind die akute Polyneuroradikulitis und die periphere Fazialisparese.

Akute Polyneuroradikulitis (Guillain-Barré-Syndrom)

Sie kann in jedem Alter auftreten. Die Häufigkeit pro Jahr wird mit 2 je 100.000 der Bevölkerung angenommen. Es ist die häufigste pädiatrische Neuropathieform, etwa ein Viertel aller Betroffenen sind Kinder und Jugendliche.

Pathogenese Sie ist ungeklärt. Die Erkrankung beginnt häufig Tage bis wenige Wochen nach einem respiratorischen oder intestinalen Infekt. Zellvermittelte immunologische Reaktionen und spezifische Antikörper gegen Bestandteile des peripheren Nerven scheinen die akut auftretende Markscheidenschädigung der Nerven zu bedingen. Bei Störungen des Immunsystems, insbesondere HIV-Infektionen, tritt die Erkrankung vermehrt auf. Häufig nachgewiesene Erreger sind Campylobacter jejuni, Epstein-Barr-Virus, Zytomegalievirus und das Varizella-Zoster-Virus.

Klinik Die akute Polyneuroradikulitis beginnt meist plötzlich mit einer Schwäche der Beine, die innerhalb von Stunden bis Tagen voranschreitet und aufsteigen kann. Missempfindungen und Schmerzen in den Beinen treten auf. Eine Hirnnervenbeteiligung mit Fazialisparese, Sprach- und Schluckstörungen sowie autonome Dysregulationen (Herzrhythmusstörungen, Hypertonus) sind möglich. Bei raschen Verläufen mit Zwerchfelllähmung und Atemnot kann eine maschinelle Beatmung notwendig werden. Die intellektuellen Funktionen sind nicht betroffen. Neben dem klassischen Guillain-Barré-Syndrom gibt es auch eine zentralnervöse Erkrankungsform, das Miller-Fischer-Syndrom, mit Lähmung der Augenmuskeln (Ophthalmoplegie), Ataxie und Areflexie.

Diagnostik Bei der akuten Polyneuroradikulitis zeigt der Liquor in der Regel eine Eiweißerhöhung (> 50 mg %). Die motorische Nervenleitgeschwindigkeit ist verlangsamt, die Muskeleigenreflexe sind erloschen. Bei Infektionen mit Borrelien oder Mykoplasmen ist zusätzlich die Zellzahl im Liquor erhöht. Differenzialdiagnostisch sind eine Poliomyelitis (Liquor: normales Eiweiß, erhöhte Zellzahl) und die chronisch entzündlichen demyelinisierenden Neuropathien (CIDP) abzugrenzen.

Therapie und Prognose Obwohl die Spontanheilungsrate der akuten Polyneuroradikulitis hoch zu sein scheint, wird heute meist frühzeitig eine hochdosierte intravenöse Immunglobulingabe durchgeführt. In über 80 % der Fälle tritt innerhalb der ersten Woche eine deutliche Besserung ein. Bei rascher Zunahme der Ateminsuffizienz kann eine Plasmapherese notwendig werden. Die Prognose ist gut, in über 90 % der Fälle heilt die Erkrankung folgenlos aus. Eine Beziehung zwischen der Schwere der initialen Symptome und der Langzeitprognose besteht nicht. Todesfälle sind selten.

> ❯ **Neuropathien sind in der Regel erworbene Krankheiten. Mit Ausnahme der peripheren Fazialisparese treten diese bei Kindern und Jugendlichen im Gegensatz zum Erwachsenenalter nur sehr selten auf.**

Periphere Fazialisparese

Die Häufigkeit liegt bei etwa 20 je 100.000 der Bevölkerung pro Jahr.

Ätiologie Die Erkrankung betrifft alle Altersstufen. Lähmungen des Fazialisnervs (VII. Hirnnerv) treten häufig aus nicht erkennbarer Ursache und meist einseitig auf. Neben diesen »idiopatischen« Paresen kommen Borreliosen sowie selten entzündliche Prozesse im Bereich des Felsenbeins (z. B. Otitis, Mastoiditis), Traumen und Raumforderungen ursächlich in Betracht.

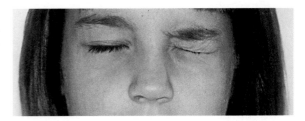

☐ **Abb. 18.30 Rechtsseitige periphere Fazialisparese bei einem 9-jährigen Mädchen**

Klinik Die Patienten mit peripherer Fazialisparese haben eine verstrichene Stirn und einen hängenden Mundwinkel (☐ Abb. 18.30). Das Stirnrunzeln und der Lidschluss sind nicht möglich, die Tränensekretion ist vermindert. Geschmacksstörungen in den vorderen zwei Dritteln der Zunge sind möglich.

Diagnostik Bei nicht erkennbarer Ursache sollte eine Untersuchung des Liquors erfolgen. Dieser ist in der Regel unauffällig, eine vermehrte Zellzahl findet sich z. B. bei einer Neuroborreliose. Eine Magnetresonanztomographie des Gehirns sollte nur nach Traumen oder bei Verdacht auf mögliche ursächliche Raumforderungen durchgeführt werden.

Therapie Eine Behandlung ist bei den idiopathischen Formen nicht erforderlich. Mehr als 90 % der Fazialisparesen im Kindes- und Jugendalter bilden sich spontan und vollständig zurück. Bei inkomplettem Lidschluss muss durch einen Uhrglasverband das Austrocknen der Kornea verhindert werden. Die Gabe von Antibiotika oder chirurgische Maßnahmen können bei nachgewiesenen Ursachen erforderlich werden.

Fallbeispiel

Anamnese Das 12-jährige Mädchen hatte am Tag der stationären Aufnahme plötzlich eine Lähmung der rechten Gesichtshälfte.

Befund Bei der neurologischen Untersuchung fiel auf, dass die Patientin die rechte Stirn nicht runzeln konnte und das rechte Lid nur unvollständig schloss, das Bell-Phänomen war positiv. Bei der HNO-ärztlichen Untersuchung fanden sich Auffälligkeiten im Geschmackssinn und eine Hyperakusis. Der pädiatrisch-internistische Befund und die Haut waren unauffällig, ebenso die Computertomographie des Schädels. Im Blut und Liquor waren neurotrope Viren, Mykoplasmen, Borrelien und Campylobacter nicht nachweisbar.

Diagnose Idiopathische periphere Fazialisparese

Therapie Bei unvollständigem Lidschluss Uhrglasverband, ansonsten keine.

Verlauf Die Lähmung bildete sich langsam zurück und war nach 2 Monaten nicht mehr nachweisbar.

Kernaussagen

- Neuromuskuläre Erkrankungen sind entweder durch Veränderungen der Muskelfaser selbst oder sekundär durch Erkrankungen des Rückenmarks oder der Nerven verursacht.
- Rasche Ermüdbarkeit, Muskelschwäche und Paresen sind wichtige klinische Zeichen.
- Bei vielen, aber nicht bei allen Formen der Muskeldystrophie oder Myopathie ist eine erhöhte Kreatinkinase-(CK)-Konzentration im Serum nachweisbar.

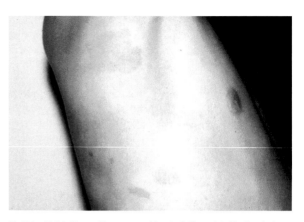

Abb. 18.31 Neurofibromatose Typ 1. Café-au-lait-Flecken bei einem 10-jährigen Mädchen

18.6   Neurokutane Erkrankungen

Unter den neurokutanen Erkrankungen, den »Phakomatosen«, werden verschiedenartige, in der Mehrzahl angeborene Erkrankungen zusammengefasst, bei denen vor allem die Haut und das Nervensystem betroffen sind. In der Embryogenese entstehen aus dem Ektoderm sowohl die Haut als auch das Nervensystem. Fehler in der Organentwicklung aus dem Ektoderm führen wahrscheinlich zu diesen Erkrankungen.

18.6.1 Neurofibromatosen

Die Neurofibromatosen bilden zwei genetisch und klinisch unterschiedliche Erkrankungen, die Neurofibromatose vom peripheren Typ (NF1, von Recklinghausen) und die Neurofibromatose vom zentralen Typ (NF2). Beide Formen werden autosomal-dominant vererbt. Das NF1-Gen ist auf Chromosom 17 und das NF2-Gen auf Chromosom 22 lokalisiert. Bei der Hälfte der Patienten mit Neurofibromatose liegen Neumutationen vor.

Neurofibromatose Typ 1

Die Häufigkeit der Neurofibromatose Typ 1 wird mit 1:3000 angenommen. Die klinischen Merkmale treten in der Regel in den ersten Lebensjahren auf.

Diagnostik Die Diagnose ist sehr wahrscheinlich, wenn die Patienten mindestens zwei der in der ▶ Übersicht aufgeführten Merkmale aufweisen (**○** Abb. 18.31). Darüber hinaus finden sich häufig Deformitäten der Wirbelsäule (**○** Abb. 18.32), Wachstumsstörungen, Makrozephalie, Epilepsien und Lernstörungen.

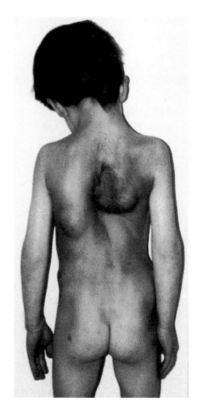

Abb. 18.32 Neurofibromatose Typ 1. Ausgeprägte Deformitäten der Wirbelsäule bei einem 9-jährigen Jungen

NF1-Diagnosekriterien (nach den Empfehlungen der »National Institutes of Health Consensus Conference«)

- Sechs oder mehr Café-au-lait-Flecken mit einem größten Durchmesser von mehr als 5 mm bei präpubertären Patienten und von mehr als 15 mm bei postpubertären Patienten (**○** Abb. 18.31)

▼

- Zwei oder mehr Neurofibrome jeglichen Typs oder mindestens ein plexiformes Neurofibrom
- Sommersprossenartige Pigmentierung der Achselhöhlen oder der Inguinalregion
- Optikusgliom
- Lisch-Knötchen (Iris-Hamartome)
- Typische Knochenläsionen wie Keilbeinflügeldyspla-

▼

sie oder Verkrümmungen der langen Röhrenknochen mit oder ohne Pseudoarthrose
- Ein Verwandter ersten Grades mit Diagnose NF1 aufgrund der Kriterien

Therapie Eine kausale Therapie ist nicht bekannt. Die Behandlung erfolgt symptomatisch, operative orthopädische und neurochirurgische Maßnahmen können bei invasiv wachsenden Tumoren und Skelettdeformierungen notwendig werden, das Ergebnis ist jedoch häufig frustran.

 Cave
Die Neurofibromatose Typ 1 ist die häufigste neurokutane Erkrankung im Kindesalter. Sie kann mit vielfältigen Komplikationen einhergehen.

Neurofibromatose Typ 2

Im Gegensatz zu dem sehr häufig auftretenden Typ 1 ist die Neurofibromatose Typ 2 eine seltene Erkrankung. Die Häufigkeit liegt bei etwa 1:40.000. Die Erkrankung manifestiert sich später als die Neurofibromatose Typ 1 und beginnt selten vor dem Erwachsenenalter.

Klinik Das klinische Leitsymptom sind bilaterale Akustikusneurinome. Das erste Erkrankungszeichen ist ein Hörverlust. Im Verlauf treten häufig andere intrakranielle Tumoren, besonders Gliome und Meningeome auf.

Therapie Eine kurative Therapie ist nicht bekannt; neurochirurgische Maßnahmen sind bei invasiv wachsenden Tumoren erforderlich.

18.6.2 Tuberöse Hirnsklerose

Die tuberöse Hirnsklerose wird autosomal-dominant mit unterschiedlicher Penetranz vererbt. Defekte in mindestens zwei unterschiedlichen Genen sind für die Erkrankung verantwortlich, das TSC1-Gen auf Chromosom 9q und das TSC2-Gen auf Chromosom 16p. Bei der Hälfte der Patienten finden sich Neumutationen. Die für die Erkrankung pathognomonischen Merkmale sind geschwulstartige Knoten und herdförmige Sklerosen der Hirnrinde (»kortikale Tubera«) und Netzhaut (»retinale Phakomata«) sowie faziale Angiofibrome (in der älteren Literatur »Adenoma sebaceum«), periunguale Fibrome, Rhabdomyome des Herzens und Angiomyolipome der Niere.

Klinik Die Erkrankung manifestiert sich meistens im frühen Kindesalter unter dem Bild zerebraler Krampfanfälle und unregelmäßig begrenzter Depigmentierungen der Haut (kutane »white spots«), die manchmal erst im Wood-Licht sichtbar werden. Beteiligungen anderer Organsysteme können eine Niereninsuffizienz, eine Hypertonie und Herzrhythmusstörungen bedingen. Die psychointellektuelle Entwicklung ist in der Regel gestört.

Diagnostik Die Diagnose wird durch die klinischen Merkmale sowie die Darstellung von Tuberomen und periventrikulären, teilweise verkalkten Knoten durch die Computertomographie oder Magnetresonanztomographie des Gehirns gestellt. Auffälligkeiten des Herzens und der Nieren können sonographisch nachgewiesen werden. Molekulargenetische Untersuchungen sind nur bei entsprechenden Familienbefunden sinnvoll und dann auch pränatal möglich.

Therapie Eine kausale Therapie ist nicht bekannt. Die Behandlung erfolgt symptomatisch durch medikamentöse und operative Maßnahmen.

18.6.3 Seltene neurokutane Syndrome

Beim **Sturge-Weber-Syndrom** (▸ Kap. 17.2.2) bestehen ein einseitiger Naevus flammeus im Versorgungsgebiet des Trigeminusnervs und intrakranielle Angiome. Die Erkrankung manifestiert sich im ersten Lebensmonat durch zerebrale Krampfanfälle. Mit fortschreitender Hirnschädigung finden sich eine Hemiplegie, Hemianopsie und geistige Behinderung. Ein Drittel der Patienten weist ein Glaukom auf. Die Ätiologie ist ungeklärt. Die meisten der Erkrankungen treten sporadisch auf, ein genetischer Defekt ist nicht bekannt. Die Behandlung ist symptomatisch.

Die **Von-Hippel-Lindau-Erkrankung** ist eine retinozerebelläre Angiomatose, die durch Defekte in einem Tumorsuppressorgen auf Chromosom 3p bedingt ist. Die Erkrankung wird autosomal-dominant vererbt. Sie manifestiert sich selten vor dem 10. Lebensjahr mit zerebellären, spinalen und retinalen Angioblastomen sowie Pankreaszysten und Nierenkarzinom. Erstes Erkrankungszeichen ist meist ein akuter Sehverlust. Die Behandlung ist symptomatisch, im Vordergrund stehen chirurgische Maßnahmen.

> **Kernaussagen**
> - Unter den neurokutanen Erkrankungen werden verschiedenartige, in der Mehrzahl angeborene Erkrankungen zusammengefasst, bei denen vor allem die Haut und das Nervensystem betroffen sind.
> - Fehler in der Organentwicklung aus dem Ektoderm führen wahrscheinlich zu diesen Erkrankungen.

18.7 Zerebrovaskuläre Erkrankungen

In dieser Gruppe werden verschiedenartige Erkrankungsprozesse zusammengefasst, die die Blutgefäße des zentralen Nervensystems betreffen. Während die intrakraniellen Gefäßanomalien überwiegend genetisch bedingt sind, finden sich bei den Zirkulationsstörungen genetische und erworbene Ursachen. Genaue Daten zur Häufigkeit fehlen, da sich die meisten dieser Erkrankungen erst in der späten Kindheit oder im Erwachsenenalter manifestieren.

18.7.1 Intrakranielle Gefäßanomalien

Arteriovenöse Fehlbildungen

Ein genetischer Defekt in der Differenzierung der embryonalen Gefäße führt zu diesen umschriebenen Fehlbildungen. Ihre zahlreichen arteriovenösen Kurzschlüsse mit hohem Shuntvolumen erweitern die Blutgefäße. Die sackförmige Gefäßausweitung kann sich von der Kortexoberfläche bis zu den Ventrikeln erstrecken oder nur eine kurze Fistel von weniger als 1 cm Länge sein. Verkalkungen können um die Fehlbildung herum auftreten.

Klinik Die Erkrankung manifestiert sich selten vor dem 10. Lebensjahr unter dem Bild einer intrakraniellen Blutung, zerebraler Anfälle und Lähmungserscheinungen.

> ❶ **Cave**
> Intermittierende Kopfschmerzen und vorübergehende Lähmungen können einer Hirnblutung vorausgehen.

Diagnostik Die Diagnose wird durch die konventionelle Angiographie oder Kernspinangiographie gestellt.

Therapie Die Behandlung erfolgt durch Embolisation und/oder chirurgische Entfernung.

Aneurysmen

Definition Aneurysmen sind umschriebene Ausweitungen einer Arterie mit Verschmälerung der Gefäßwand. Sie finden sich häufig an der Gabelung von Gefäßen, beispielsweise an der Bifurkation der A. carotis interna.

Ätiologie Genetische Faktoren, Traumen und Infektionen können die Entstehung von kindlichen Aneurysmen bedingen. Eine familiäre Häufung ist beschrieben.

Klinik Klinische Symptome können sich in jedem Lebensalter manifestieren, meist unter dem Bild eines plötzlich auftretenden hämorrhagischen Schlaganfalls.

Diagnostik Die Diagnose kann durch eine Magnetresonanztomographie mit Angiographie gestellt werden.

Therapie und Prognose Die Behandlung erfolgt in der Regel durch chirurgische Maßnahmen. Eine elektive chirurgische Entfernung eines bekannten Aneurysmas sollte bei guter operativer Zugänglichkeit empfohlen werden, da Blutungen häufig neurologische Restschadensyndrome nach sich ziehen und auch letal verlaufen können.

Angiome

Definition Angiome sind dichte Gefäßnetze, die aus einer abnormen Anzahl strukturell auffälliger, primitiver Gefäße bestehen und mit Verkalkungen und Hämosiderinablagerungen einhergehen können.

Ätiologie Unter den intrakraniellen Fehlbildungen sind sie die häufigsten und fast alle genetisch bedingt. Angiome finden sich auch im Rahmen von neurokutanen Erkrankungen (Sturge-Weber-Syndrom, Von-Hippel-Lindau-Erkrankung; ▶ Abschn. 18.6.3) und bei multiplen peripheren und viszeralen Angiomen.

Klinik Die Erkrankung beginnt vorwiegend mit zerebralen Krampfanfällen. Nur in wenigen Einzelfällen kommt es zu einer intrakraniellen Blutung. Die Mehrzahl der Patienten ist klinisch weitgehend unauffällig.

Diagnostik Die Diagnose wird durch die Magnetresonanztomographie gestellt und entspricht häufig einem Zufallsbefund.

Therapie Die Behandlung erfolgt symptomatisch, operative Maßnahmen sind in der Regel nicht erforderlich.

18.7.2 Zirkulationsstörungen

Hirninfarkte

Ätiologie Eine Ursache der akut auftretenden Halbseitenlähmung im Kindesalter ist der Hirninfarkt. Vaskulitische oder thromboembolische Gefäßverschlüsse, zumeist der A. cerebri media und ihrer Seitenäste (Abb. 18.33), führen zu einer akuten Durchblutungsstörung im Großhirnbereich. Auslöser können verschiedenartige genetische oder erworbene Faktoren sein (◘ Tab. 18.5), für einige der Patienten gelingt eine ätiologische Zuordnung nicht. Als häufige Auslöser finden sich einerseits Gerinnungsstörungen und andererseits vorangegangene Infektionen, beispielsweise Windpocken.

> ❶ **Cave**
> Die akute Hemiparese im Kindesalter ist entweder durch einen Hirninfarkt oder Epilepsien verursacht.

Klinik Die Patienten zeigen die typische Klinik mit »schlagartigem« Auftreten von neurologischen Beschwerden, wie Halbseitenlähmung, Seh- und Sprachstörungen. Die Art der Ausfälle erlaubt eine topographische Zuordnung der Läsion in der Großhirnhemisphäre oder im Hirnstamm.

Diagnostik Das Infarktareal kann durch die Computertomographie oder Magnetresonanztomographie sichtbar gemacht werden. Die präzise Diagnose erfolgt durch die Magnetresonanztomographie mit Angiographie. Jeder Hirninfarkt bedarf einer ausführlichen laborchemischen und kardiologischen Ursachenklärung.

Therapie Die entscheidende Behandlung ist in der Akutphase die Thrombolyse sowie gegebenenfalls kausal die Beseitigung der auslösenden Faktoren.

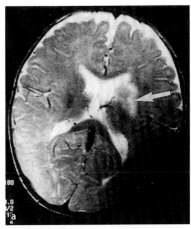
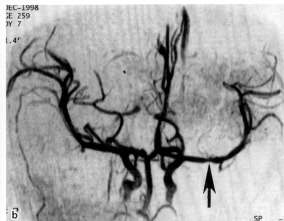

Abb. 18.33a,b 10 Monate alter Junge mit akuter rechtseitiger armbetonter Hemiplegie nach Varizelleninfektion. a Magnetresonanztomographie-Befund: Lokalisation und Ausdehnung des Infarktareals (*Pfeil*). **b** MRT-Angiographie: Stenose (*Pfeil*) der linken A. cerebri media

Tab. 18.5 Risikofaktoren für das Auftreten eines Hirninfarktes im Kindesalter

Risikofaktoren	Klinische Beispiele
Koagulopathien/ Hämoglobin- opathien	Mangel an Protein S, Protein C oder Plasminogen Sichelzellanämie
Zerebrovaskuläre Fehlbildungen	Arteriovenöse Fehlbildungen
Vaskulitiden	Systemischer Lupus erythematodes Purpura Schönlein-Hennoch
Infektiöse Erkrankungen	Virale Erkrankungen (Rubella, Varicella, Herpes zoster) Bakterielle Meningitiden Zervikale Infektionen (Lymphadenopathie)
Kardiologische Erkrankungen	Arrhythmie Kardiomyopathie
Stoffwechsel- erkrankungen	Homozystinurie Harnstoffzyklusstörungen
Traumen	Am Hals oder intraoral
Onkologische Erkrankungen	Direkte Tumorinvasion oder -kompression Komplikationen oder Spätfolgen onkologischer Therapien
Sonstige	Medikamentöse Effekte (z. B. Kontrazeptiva)

Prognose Sie ist in der Regel abhängig vom Zeitpunkt der Thrombolyse sowie von der Lokalisation und Ausdehnung des Infarktes. Ausheilungen ohne Restschadensyndrom sind im Kindesalter nicht selten. Als Spätkomplikation kann in Einzelfällen eine Epilepsie auftreten.

Migräne

Definition Unter der Bezeichnung Migräne werden episodisch auftretende Kopfschmerzen zusammengefasst.

> Kopfschmerzen sind die »symptomatologische Endstrecke« banaler bis hin zu lebensbedrohlichen Erkrankungen. Die vaskulären Kopfschmerzformen sind wahrscheinlich durch eine vorübergehende Störung der neurovaskulären Regulation bedingt. Die häufigste Ursache sowohl im Kindes- als auch im Erwachsenenalter ist die Migräne.

Ätiologie Die kindlichen Migräneformen sind fast alle auf genetische Faktoren zurückzuführen, in der Mehrzahl der Fälle findet sich eine positive Familienanamnese.

Klinik Die Erkrankung beginnt selten vor dem 5. Lebensjahr. In Einzelfällen können Nahrungsmittel sowie psychologische und hormonelle Faktoren die klinischen Symptome auslösen. Der Migräneanfall ist durch heftige, teilweise halbseitige und über Stunden anhaltende Kopfschmerzen charakterisiert, die von Übelkeit, Erbrechen, Licht- und Lärmempfindlichkeit begleitet sein können. Die »International Headache Society« unterscheidet drei Erkrankungsformen.

Bei der **klassischen Migräne** (Migräne mit Aura) kündigt sich der Anfall durch neurologische Herdzeichen, wie Reizbarkeit, Blässe, Flimmerskotome, Parästhesien und Sprachstörungen, an. Diese Vorzeichen fehlen bei der **einfachen Migräne** (Migräne ohne Aura). Beispiele für **komplizierte Formen** sind die hemiplegische Migräne und die Basilarismigräne. Bei der **hemiplegischen Migräne** finden sich kontralateral zu den Kopfschmerzen Sensibilitätsstörungen, Dysphasien und motorische Lähmungen, die vor dem Anfall beginnen und Stunden bis Tage danach anhalten können. Die **Basilarismigräne** kennzeichnen Schwindel, Ataxie und Bewusstseinsstörungen.

Diagnostik Die Diagnose wird durch die anamnestische Befunderhebung gestellt, laborchemische Erkrankungsmarker fehlen. In der Elektroenzephalographie kann eine herdförmige Verlangsamung nachweisbar sein. Eine weitere Diagnostik ist in der Regel nur bei nichttypischen Migränemanifestationen notwendig und dient dem Ausschluss der möglichen Differenzialdiagnosen. Hierzu zählen vor allem intrakranielle Raumforderungen, Blutungen, Sinusitiden und infektiöse Erkrankungen des zentralen Nervensystems.

Therapie Die Behandlung des akuten Anfalls erfolgt durch die möglichst frühzeitige Einnahme von Ibuprofen, Paracetamol oder Sumatriptan. Bei häufig auftretenden Attacken wird eine prophylaktische Dauerbehandlung notwendig, z. B. durch Magnesium oder β-Rezeptorenblocker. Auslösende Faktoren sollten vermieden werden.

Andere vaskuläre Kopfschmerzformen

Der **Cluster-Kopfschmerz** und der Spannungskopfschmerz betreffen jedes Lebensalter. Sie haben keinen plötzlich auftretenden und phasenhaften Charakter, sondern eine langsam einsetzende und länger anhaltende Symptomatik. Vegetative Begleitsymptome fehlen. Die Pathoätiologie ist unklar, eine genetische Disposition nicht nachweisbar.

> **Kernaussagen**
> - Zerebrovaskuläre Erkrankungen sind im Kindesalter selten.
> - Sie können in Form von Blutungen oder Gefäßverschlüssen auftreten.
> - Die Prognose ist verglichen mit der erwachsener Patienten günstiger.

18.8   Paroxysmale Erkrankungen

Zerebrale Anfälle sind kein krankheitsspezifisches Symptom, sondern eine paroxysmale Funktionsstörung von Neuronen, die bei verschiedenartigen Allgemeinerkrankungen oder Erkrankungen des zentralen Nervensystems auftreten können. Sie sind einerseits durch genetische und andererseits durch erworbene Faktoren bedingt, bei einer großen Zahl der Fälle bleibt die Ursache ungeklärt. Das klinische Spektrum reicht von der therapieresistenten Säuglingsepilepsie bei schwerer Hirnschädigung bis hin zu sehr selten auftretenden Epilepsien (Oligoepilepsien), die für den Patienten kaum eine Beeinträchtigung darstellen. Zwei große Gruppen sind zu unterscheiden: Gelegenheits- und symptomatische Anfälle und Epilepsien.

18.8.1 Klassifikation

Unter der Bezeichnung **Gelegenheits-** und **symptomatische Anfälle** werden zerebrale Anfälle zusammengefasst, die im Rahmen von akuten, das Gehirn direkt oder indirekt betreffenden Allgemeinerkrankungen auftreten (◻ Tab. 18.6). Als **Epilepsien** werden chronisch-rezidivierend auftretende zerebrale

◻ **Tab. 18.6** Wichtige Ursachen zerebraler Anfälle im Kindesalter

Art des Anfalls	Ursachen
Gelegenheitsanfälle	Extrazerebrale fieberhafte Infektionen Infektiöse Erkrankungen des ZNS: - Meningitis - Enzephalitis - Hirnabszesse Akute Stoffwechselstörungen und Intoxikationen: - Hypoglykämie - Elektrolytstörungen - Urämie Schädel-Hirn-Traumen Hirntumoren
Epilepsien	Angeborene Stoffwechselstörungen: - Neurolipidosen - Glykogenosen - Harnstoffzyklusstörungen - Biotinidasemangel - Vitamin-B$_{12}$-Mangel Fehlbildungen des ZNS: - Migrationsstörungen - Neurokutane Erkrankungen: - Tuberöse Hirnsklerose - Sturge-Weber-Syndrom Chromosomenanomalien Hirnorganische Defektzustände: - Hypoxisch-ischämische Enzephalopathie - Blutungen - Hirninfarkt

Anfälle bezeichnet. Die Ursachen sind vielfältig (◻ Tab. 18.6). Die derzeit gültigen Klassifikationen berücksichtigen einerseits die Anfallssymptomatologie und andererseits bestimmte Krankheitsbilder, in Einzelfällen ist die Erkrankungsform unklassifizierbar. In ◻ Abb. 18.34 ist eine symptomatologische Klassifikation dargestellt. Daten zur genauen Häufigkeit der unterschiedlichen Anfallsformen fehlen. Es wird angenommen, dass bei Einschluss aller Altersgruppen in Deutschland derzeit etwa 600.000 Menschen an einer Epilepsie leiden.

> ⊗ Die Mehrzahl der im Kindesalter auftretenden Epilepsien ist gut behandelbar und geht nicht mit kognitiven Defiziten einher.

18.8.2 Zerebrale Anfallsformen im Kindes- und Jugendalter

Gelegenheits- und symptomatische Anfälle
Fieberkrämpfe

Sie stehen unter den Gelegenheitsanfällen zahlenmäßig an erster Stelle. Sie werden bei etwa 2–4 % aller Kinder beobachtet.

a

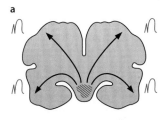

primär generalisierte Anfälle:
tonisch-klonische Anfälle (Grand Mal), tonische und klonische Anfälle, Abscencen, astatische und myoklonische Anfälle

b

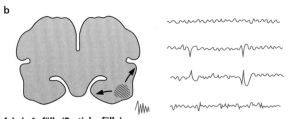

fokale Anfälle (Partialanfälle):
motorische, sensible und sensorische Herdanfälle, komplexe Partialanfälle

c

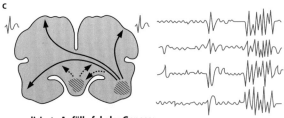

generalisierte Anfälle fokaler Genese:
myoklonische, astatische, tonisch-klonische und tonische Anfälle

◻ Abb. 18.34a–c Symptomatologische Klassifikation der Anfalls-formen. Dargestellt sind jeweils der Störungsort (schraffiert), die bioelektrische Auswirkung an der Hirnoberfläche und ein charakteristisches Elektroenzephalogramm

Definition Als Fieberkrämpfen werden alle Konvulsionen bezeichnet, die in der frühen Kindheit (1.–5. Lebensjahr) anlässlich von fieberhaften Infekten auftreten.

Ätiologie Auslösend wirkt rasch ansteigendes Fieber bei Infektionen, z. B. Luftwegsinfekten, Otitis, Masern, Exanthema subitum, Vakzinationsfieber u. a. Es liegt keine entzündliche Affektion des Gehirnes vor. Als dispositioneller Faktor kommt in der Regel eine familiäre Bereitschaft in Betracht.

Klinik und Differenzialdiagnose Die Fieberkrämpfe haben einen überwiegend generalisierten, tonisch-klonischen Charakter. Ein fokaler Anfallscharakter ist selten (herdförmiger Beginn, Seitenbetonung) und oft erst an neurologischen Herdsymptomen nach dem Anfall zu erkennen. Ein **unkomplizierter Fieberkrampf** liegt bei einer Dauer unter 15 Minuten und bei einmaligem Auftreten innerhalb von 24 Stunden vor. Dagegen liegt ein **komplizierter Fieberkrampf** vor,

wenn der Anfall länger als 15 Minuten dauert, innerhalb von 24 Stunden rezidiviert oder fokalen Anfallscharakter aufweist. Hierzu zählt auch der febrile Status epilepticus. Differenzialdiagnostisch sind bei Fieberkrämpfen vor allem entzündliche Erkrankungen des Gehirns auszuschließen.

Therapie Ein Fieberkrampf sollte zur Vermeidung postiktaler Dauerschäden unterbrochen werden, insbesondere dann, wenn er über mehrere Minuten andauert. Dies geschieht durch rektale oder intravenöse Gabe von Diazepam (3–10 mg) oder Clonazepam intravenös (0,5–2 mg). Gleichzeitig sollten eine antipyretische Therapie mit Paracetamol und physikalische Maßnahmen (Wadenwickel, abkühlendes Bad) erfolgen. Eine regelmäßige Verabreichung von antikonvulsiven Medikamenten wie Diazepam während der Fieberphasen wird nicht mehr generell empfohlen und muss Fällen mit besonders schweren Verlaufsformen vorbehalten bleiben. Bei häufig wiederkehrenden Fieberkrämpfen kann man eine Dauertherapie mit Valproinsäure erwägen.

Prognose Sie ist bei etwa 95 % der Fälle gut. Die Krämpfe können bis zum 5. Lebensjahr mehrfach rezidivieren und treten dann nicht mehr auf. Bei etwa 5 % der Kinder entwickelt sich eine Epilepsie. Prognostisch ungünstig sind folgende Kriterien:
- Familiäre Belastung mit Epilepsie
- Fokale Anfälle und/oder neurologische Herdsymptome nach dem Anfall
- Mehr als dreimalige Wiederholung der Fieberkrämpfe
- Anfälle, die länger als 15 min andauern
- Konstant nachweisbare hypersynchrone Aktivität im EEG
- Auftreten des ersten Fieberkrampfes im Säuglingsalter oder jenseits des 5. Lebensjahres.

Neugeborenenkrämpfe

Zerebrale Anfälle stellen die häufigste neurologische Störung des Früh- oder Neugeborenen dar. Sie zeigen in der Regel eine **andere Anfallsmorphologie** als Anfälle älterer Kinder. Dies ist hauptsächlich auf die Unreife des Gehirns zurückzuführen, bei dem zum Zeitpunkt der Geburt die vordere und hintere Kommissur sowie wesentliche Teile des Marklagers noch nicht myelinisiert und die axonalen und dendritischen Verknüpfungen der Neurone noch nicht ausgereift sind. Darüber hinaus gehen bei Früh- und Neugeborenen nicht alle iktal erscheinenden klinischen Phänomene mit rhythmischen Entladungen im EEG einher. Dies ist wahrscheinlich auf eine mangelhafte kortikale Kontrolle zurückzuführen, wie sie beim sehr kleinen Frühgeborenen physiologisch ist und bei älteren Frühgeborenen und Neugeborenen als Folge kortikaler Schädigung entstehen kann.

❯ Neugeborenenkrämpfe erscheinen häufig als kurze Kloni der Extremitäten, rhythmisch wiederkehrende Zuckungen oder stereotype Bewegungen. Die iktalen Phänomene gehen nicht selten mit Schmatzen,

▼

Saugen, Schluckbewegungen und auch mit Apnoen einher. Rein tonische oder myoklonische Anfälle sind bei Früh- und Neugeborenen selten.

Ätiologie Bei rund zwei Dritteln der Patienten gelingt es, die Ursache der Anfälle zu eruieren. Neben metabolischen Störungen wie Hypokalzämie und Hypoglykämie spielen die typischen Schädigungsformen des Frühgeborenengehirns wie periventrikuläre Leukomalzie oder intrazerebrale Blutung und Infektionen eine besondere Rolle. Ein recht charakteristisches Krankheitsbild entsteht bei Neugeborenen durch **subarachnoidale Blutungen**. Die Kinder zeigen für einige Tage tonisch-klonische Anfälle mit hoher Anfallsfrequenz, erscheinen in den interiktalen Phasen jedoch unbeeinträchtigt (»well baby seizures«). Eine weitere Sonderform sind die **benignen familiären Neugeborenenkrämpfe** und Anfälle, die häufig am 5. Lebenstag beginnen (»5th-day fits«). Hierbei handelt es sich um meist generalisierte tonisch-klonische Anfälle, die in den interiktalen Phasen nicht mit einer schweren Befindlichkeitsstörung einhergehen. In vielen Fällen wird die Anlage autosomal-dominant vererbt, Mutationen im **KCNQ2-** und **KCNQ3-Gen** auf Chromosom 20 bzw. 8 sind nachweisbar. Diese Gene kodieren Proteinuntereinheiten der Kaliumkanäle. Die Prognose dieser familiären Form ist in der Regel gut, wobei rund 10 % der Patienten im späteren Leben auch eine Epilepsie aufweisen.

Therapie Das am häufigsten angewandte und meist wirksame Medikament gegen **Neugeborenenkrämpfe** ist Phenobarbital. Da Pyridoxin-abhängige Krämpfe ein klinisch gleichartiges Krankheitsbild hervorrufen können, sollte ein Therapieversuch mit Vitamin B$_6$ einer Einstellung auf Phenobarbital vorangehen.

Prognose Die Prognose der Neugeborenenanfälle wird wahrscheinlich mehr durch die zugrundeliegende Ursache als durch die Anfallstätigkeit selbst bestimmt.

Fallbeispiel

Anamnese Bei dem 2,6 Jahre alten Jungen trat bei raschem Fieberanstieg im Rahmen eines katarrhalischen Infektes der oberen Luftwege plötzlich ein generalisierter tonisch-klonischer Krampfanfall auf. Die Eltern beobachteten 15 Minuten lang Zuckungen der Arme und Beine sowie eine Kopfwendung ohne konstante Seitenbetonung. Anschließend war das Kind apathisch. Nach telefonischer Rücksprache mit dem Kinderarzt brachten die Eltern den Jungen in die nahegelegene Notaufnahme der Kinderklinik.

Befund Während der Untersuchung kam es bei einer Körpertemperatur von 40,5 C zu einem weiteren Anfall, der nach 2 Minuten durch die rektale Gabe von 5 mg Diazepam unterbrochen werden konnte. Die klinische Untersuchung war mit Ausnahme eines geröteten Rachens unauffällig. Das am nächsten Tag abgeleitete EEG zeigte eine generalisierte Verlangsamung der Grundaktivität.

▼

Diagnose Fieberkrampf.

Therapie und Verlauf Antipyrese mit Wadenwickeln und Paracetamol. Am zweiten Tag der stationären Aufnahme klang der fieberhafte Infekt ab, der Patient war beschwerdefrei. Ein nach 4 Wochen erneut abgeleitetes EEG ergab einen unauffälligen Befund. Aufgrund des Wiederholungsrisikos wurden die Eltern in die rechtzeitige antipyretische und antikonvulsive Behandlung eingewiesen. Diazepam-Rektiolen (5 mg) wurden für die Hausapotheke rezeptiert.

Primär generalisierte Anfälle
Grand Mal (großer generalisierter Anfall)

Dieser kennzeichnet keine Krankheitseinheit, sondern stellt nur ein Symptom dar (◘ Abb. 18.34a). Neben dem primär generalisierten Grand Mal kommen große Anfälle auch bei Epilepsien fokaler Genese vor.

> ❯ Kennzeichnend für den primär generalisierten großen Anfall ist der blitzartige Beginn: Ohne Aura stürzen die Kranken bewusstlos zu Boden und bieten einen generalisierten, zunächst tonischen, dann klonischen Krampf. Im Anfall bestehen Tachykardie, Mydriasis, Schweißausbruch, Hypersalivation, Schaumpilz, Atemstillstand und Zyanose, gelegentlich werden Stuhl und Urin entleert. Der Anfall mündet in einen terminalen Schlaf.

Epilepsien mit primär generalisiertem Grand Mal beginnen vorwiegend im Kleinkindalter und in der Pubertät (◘ Abb. 18.34b). Bei älteren Kindern zeigen sich die Anfälle bevorzugt nach dem morgendlichen Erwachen (Aufwach-Epilepsie). Treten große Anfälle in kurzen Abständen gehäuft auf, spricht man von einem **Grand-Mal-Status**.

Absencen

Betroffen sind überwiegend normal entwickelte Kinder. Das **EEG** zeigt während der Absence regelmäßig das Bild von kettenförmig angeordneten 2- bis 3-Sekunden-Spikes und -Waves (◘ Abb. 18.34a).

Klinik Kernsymptom ist die unvermittelt ohne Aura einsetzende Bewusstseinspause von 5–30 s Dauer. Die Kinder wahren die aufrechte Körperhaltung, sie unterbrechen ihre Tätigkeit, der Blick wird starr, die Augen sind halb geöffnet, die Bulbi meistens nach oben gewendet. Häufig werden Kopf und Rumpf nach hinten, seltener nach vorne gebeugt. Weitere Symptome sind rhythmische Zuckungen der Arme und des Schultergürtels, Automatismen wie Schlucken, Lecken, Schmecken und Kauen, Zupfen und Nesteln mit den Händen, vegetative Phänomene wie Erröten oder Erblassen. Die Anfälle können sich so dicht aneinanderreihen, dass das Bewusstsein getrübt oder aufgehoben bleibt. Ein solcher **Absence-Status** kann Stunden anhalten.

Diagnostik Das EEG zeigt während der Absence regelmäßig das Bild von kettenförmig angeordneten 2–3-Sekunden-Spikes an.

Bei **Epilepsien** kommen verschiede **Verlaufstypen** der Absencen vor:

- Die **Absence-Epilepsie des Kindesalters (Pyknolepsie)** betrifft häufig Mädchen aber auch Jungen im Schulalter, die meist normal entwickelt sind. Charakteristisch ist das stark gehäufte Auftreten der Absencen (täglich bis 100 Anfälle und mehr). Bei spontanem Verlauf sistieren die Absencen in mehr als der Hälfte der Fälle vor oder während der Pubertät. Ein Übergang in eine juvenile Absence-Epilepsie oder Grand Mal-Anfälle ist möglich.
- Im **Kleinkindesalter** sind von Absencen vorwiegend **Knaben** betroffen. Der Verlauf dieser Epilepsien ist meist ungünstiger als der der Pyknolepsie.
- **Absence-Epilepsien** der Präpubertät und Pubertät betreffen Mädchen und Knaben in gleicher Häufigkeit. Sie haben oft einen ungünstigeren Verlauf, indem große Anfälle rasch hinzutreten. Durch die moderne Therapie können solche ungünstigen Entwicklungen fast immer verhütet werden.

Myoklonisch-astatische und myoklonische Anfälle

Von dieser insgesamt seltenen Epilepsieform sind Knaben häufiger betroffen als Mädchen. Es handelt sich überwiegend um bis dahin normal entwickelte Kleinkinder. Führendes Symptom des astatischen Anfalls ist der plötzliche Tonusverlust mit blitzartigem Hinstürzen. Der Anfall dauert Sekundenbruchteile. Die Kinder stehen spontan wieder auf. Meistens sind die astatischen Anfälle mit Myoklonien im Bereich des Schultergürtels und des Gesichts kombiniert. Seltener steht die myoklonische Symptomatik im Vordergrund. Astatische wie myoklonische Anfallssymptome können mit Absencen verbunden sein. Die Prognose ist ungünstig; oft entwickelt sich eine psychomotorische Retardierung.

Fokale Anfälle

Die Ursache des fokalen Anfalls (◧ Abb. 18.34b) liegt in einer Funktionsstörung in einem umschriebenen Hirnbezirk. Im EEG sieht man eine **herdförmige Störung** in Form von steilen Wellen, langsamen Wellen bzw. Krampfpotenzialen. Die Symptomatik des fokalen Anfalls ist bestimmt durch die Lokalisation der Störung.

Relativ häufig innerhalb dieser Gruppe sind die **idiopathisch benignen fokalen Epilepsien** wie die benigne fokale Epilepsie des Kindesalters mit zentrotemporalen Spitzen (Rolando-Epilepsie), die benigne frühkindliche fokale Epilepsie (Watanabe Syndrom) und die benigne Okzipitallappen-Epilepsie des Kindesalters (Panayiotopoulos-Syndrom). Die Prognose ist günstig, eine antikonvulsive Behandlung oft nicht erforderlich. Zu den fokalen Anfällen zählen auch:

Motorische Herdanfälle

Der klassische Jackson-Anfall ist im Kindesalter selten: Die Attacke beginnt in einem engbegrenzten Bezirk, z. B. in einem Daumen und breitet sich dann bei erhaltenem Bewusst-sein auf andere Partien der gleichen Körperseite aus. Bei Kindern zeigen fokalmotorische Anfälle oft bereits im Beginn eine Beteiligung ausgedehnterer Regionen oder einer ganzen Körperseite (Halbseitenanfall). Der Anfall kann von einer Lähmung der befallenen Extremität oder Körperseite gefolgt sein. Diese bildet sich meist zurück, kann aber auch bestehen bleiben.

Sensible Herdanfälle

Die Anfälle bestehen in paroxysmalen sensiblen Störungen (Kribbeln, Taubheitsgefühl, Schmerzen u. a.) z. B. im Bereich einer Extremität oder einer Gesichtshälfte. Diese Anfallsform ist selten.

Sensorische Herdanfälle

Diese sind gekennzeichnet durch paroxysmal auftretende optische, akustische (Hyperakusis), gustatorische und olfaktorische Phänomene. Die Symptome sind in isolierter Form selten, werden vielmehr als Aura oder Begleitphänomene beobachtet.

Klinik Dem Anfall geht meistens eine Aura voraus: ein »komisches«, vom Leib aufsteigendes Gefühl, Engegefühl im Hals und in der Brust, Schwindel, Angst, seltener differenzierte sensorische Phänomene wie Sehstörungen, Geruchs- und Geschmacksempfindungen. Der Aura folgt der eigentliche Anfall: Das Bewusstsein ist aufgehoben oder getrübt. Typisch sind orale Automatismen wie Schmatz-, Schluck- und Kaubewegungen, ferner Nesteln, Zupfen, Klopfen mit den Händen, Treten und Scharren mit den Füßen und ähnliches. Häufig sind ausgeprägte vegetative Phänomene wie Blässe oder Erröten, Tachykardie und Speichelfluss. Seltener wird ungeordnetes Sprechen, Lachen oder Singen während des Anfalls beobachtet. Schließlich kommen ausgestaltete Szenen vor: Umherlaufen, scheinbar geordnete Handlungen.

Diagnostik Im EEG findet sich im typischen Fall ein Herdbefund.

Generalisierte Anfälle fokaler und multifokaler Genese (◧ Abb. 18.34c)

Im frühen Kindesalter ist die Fähigkeit des Gehirns, eine fokal entstehende Krampferregung örtlich zu begrenzen, noch mangelhaft. Die Erregung breitet sich vielmehr auf benachbarte Regionen, oft auf den gesamten Kortex aus. Deshalb verlaufen Epilepsien fokaler Genese nicht selten allein unter dem Bild generalisierter Anfälle.

West-Syndrom (BNS: Blitz-Nick-Salaam-Krämpfe)

Befallen sind überwiegend Säuglinge zwischen dem 2. und 8. Lebensmonat, Knaben häufiger als Mädchen. Meistens handelt es sich um schwer zerebralgeschädigte Kinder. Für die Ätiologie kommen neben Hirnfehlbildungen und degenerativen Erkrankungen (z. B. tuberöse Sklerose) alle Schädigungen in Betracht, die das kindliche Gehirn während der Schwangerschaft, in der Perinatalphase und in den ersten Lebenswochen treffen können.

Die **Symptomatik** ist durch **3 Anfallsformen** gekennzeichnet:

- **Blitz-Krämpfe:** Arme und Beine werden bei gleichzeitiger Rumpfbeugung blitzartig nach vorne oder nach oben geworfen.
- Bei den **Nick-Krämpfen** beschränkt sich die Beugebewegung auf den Kopf. Die Dauer beider Anfallsformen beträgt nur Bruchteile von Sekunden.
- Bei den tonischen Beugekrämpfen (**Salaam-Krämpfe**) laufen die geschilderten Bewegungen langsamer ab.

Alle 3 Anfallsformen können nebeneinander bei einem Kind vorkommen. Die Anfälle treten oft in Serien auf, d. h. sie wiederholen sich während einiger Minuten mehrfach. Die Serien werden besonders nach dem morgendlichen Erwachen beobachtet. Zwischen den einzelnen Anfällen schreien die Kinder häufig.

Diagnostik Das **EEG** zeigt beim West-Syndrom auch im Intervall kontinuierlich schwerste Veränderungen.

Therapie und Prognose Die bei anderen Anfallsformen in Betracht kommenden Antikonvulsiva sind praktisch wirkungslos. Anfallsfreiheit oder Besserungen sind in etwa der Hälfte der Fälle durch hochdosierte Cortison-Stoßtherapie zu erzielen. Die **Prognose** des West-Syndroms ist in der Regel ungünstig. Meistens kommt es – sofern nicht bereits vor dem Auftreten der ersten Anfälle ein schwerer zerebraler Defekt bestand – zu einer rasch fortschreitenden Entwicklungshemmung. Unter Hinterlassung eines schweren Hirnschadens können die Krämpfe in der Kleinkindzeit spontan sistieren oder von anderen, meistens fokalen Anfallsformen abgelöst werden. Nur sehr wenige Kinder entwickeln sich normal.

Lennox-Gastaut-Syndrom (myoklonisch-astatische Anfälle fokaler Genese)

Betroffen sind Kinder bis zum 10. Lebensjahr, überwiegend Kleinkinder, Knaben häufiger als Mädchen. Es handelt sich meistens um Kinder mit eindeutigen Symptomen einer zerebralen Schädigung. Oft sind das West-Syndrom und/oder fokale Anfälle vorausgegangen.

Klinik Führende Symptome sind Sturzanfälle, Blitzkrämpfe, tonische und tonisch-klonische Anfälle. Fokale Initial- und Begleitsymptome wie Kopfwendung, seitenbetonter Sturz, initiale Streckung eines Armes u. a. sind häufig.

Diagnostik Das EEG zeigt schwerste Veränderungen.

Prognose Die Prognose dieser Epilepsieform ist ungünstig. Häufig entwickelt sich Therapieresistenz.

18.8.3 Diagnostik zerebraler Anfallsformen

Um die Ursache des Anfallsgeschehens zu klären, ist in den meisten Fällen eine **klinische Untersuchung** notwendig. Ihr Programm enthält außer der neurologischen Untersuchung Liquorpunktion, Magnetresonanztomographie des Gehirns, Augenhintergrundsuntersuchung, serologische Untersuchung auf Infektionen, Ausschluss von Stoffwechselstörungen wie Phenylketonurie, Hypoglykämie, Hypokalzämie u. a. Das **EEG** liefert häufig nur bei wiederholten Untersuchungen, bei Ableitung im Schlaf und nach Schlafentzug ausreichende Informationen.

 Cave

Der EEG-Befund darf nur unter gleichzeitiger sorgfältiger Berücksichtigung aller klinischen Befunde und Beobachtungen bewertet werden. Gefährlich kann eine Überbewertung dieser Methode sein, sie ist lediglich ein diagnostisches Hilfsmittel.

Hypersynchrone Potenziale im EEG beweisen keineswegs das Vorliegen einer Epilepsie, sie kommen auch bei hirngesunden Kindern und Jugendlichen vor.

18.8.4 Allgemeine therapeutische Richtlinien

Eine Reihe von hochwirksamen Medikamenten steht zur Verfügung, mit denen die Mehrzahl der Kinder und Jugendlichen von ihren Anfällen befreit werden kann (◻ Tab. 18.7). Folgende **Grundregeln** sind zu beachten:

- Das Ziel der medikamentösen Therapie ist Anfallsfreiheit, nicht nur Minderung der Anfallshäufigkeit. Jeder länger dauernde generalisierte Krampf bedeutet für das Kind die Gefahr einer Hirnschädigung, der zu einer Verschlimmerung des Leidens führen kann. Diesen Circulus vitiosus gilt es zu durchbrechen.
- Die medikamentöse Therapie sollte frühzeitig, d. h. in der Regel nach den ersten Anfällen einsetzen.
- Die Behandlung muss konsequent, regelmäßig und über lange Zeit durchgeführt werden.
- Das epileptische Kind bedarf der ärztlichen Überwachung. Die **Wirksamkeit der Therapie** ist unter Berücksichtigung der Anfallshäufigkeit (Anfallskalender!) und des EEG zu kontrollieren. **Nebenwirkungen** der Medikamente müssen rechtzeitig erfasst werden. Diese können **allergisch**, dosisunabhängig und **toxisch** oder dosisabhängig auftreten und eine Dosisreduktion oder einen Medikamentenwechsel erforderlich machen. Die Resorption, Bioverfügbarkeit, Um- und Abbau der Antikonvulsiva unterliegen erheblichen Schwankungen. Die verschiedenen Wirkstoffe beeinflussen sich gegenseitig in ihrem Metabolismus. Die Bestimmung der Serumkonzentrationen ist von besonderer Bedeutung für die Ermittlung der optimalen Dosierung, die Verhütung bzw. frühzeitige Erkennung von Nebenwirkungen wie Blutbild-, Leber- und Nierenveränderungen sowie die Kontrolle der Medikamenteneinnahme.

18

◻ Tab. 18.7 Medikamentöse Therapie der wichtigsten Anfallsformen

	Carbamazepin/Oxcarbamazepin	Etho-suximid	Lamotrigen	Levetira-cetam	Sultiam	Topiramat	Valproat	Vigabatrin	Cortison
Grand-Mal-Epilepsie (primär generalisiert)	(+)		+	(+)		(+)	+		
Absence-Epilepsien		+	+	(+)			+		
Myoklonisch-astatische Anfälle		+	(+)	(+)		(+)	+		
Fokale/komplex-fokale Epilepsien	+		+	+		+	+		
Rolando-Epilepsie			(+)	(+)	+		(+)		
West-Syndrom						(+)	+	+	+

— Die Medikation muss unter Ausschöpfung aller Möglichkeiten so lange variiert werden, bis bei Fehlen von Begleiteffekten Anfallsfreiheit erzielt ist. Dies ist in mehr als zwei Drittel der Fälle möglich.

— Die Beendigung der Therapie wird anhand von klinischem Bild und EEG entschieden. Im Allgemeinen darf nach 2-jähriger Anfallsfreiheit bei normalisiertem EEG die Dosis reduziert und danach abgesetzt werden.

18.8.5 Anfälle und anfallsartige Störungen nichtepileptischer Genese

Affektkrämpfe (Wegschreien, Schreikrämpfe)

Affektkrämpfe sind sehr häufig und von zerebralen Anfällen differenzialdiagnostisch oft schwer abgrenzbar. Betroffen sind meist ältere Säuglinge und Kleinkinder. Bei Wunschverweigerung oder als Trotzreaktion kommt es zu heftigem Schreien, dann Atemstillstand in Exspiration, Zyanose, plötzlicher Bewusstlosigkeit, in schweren Fällen zu tonischer Starre, gelegentlich einzelnen Kloni. Die motorischen Phänomene können denen eines zerebralen Krampfanfalls weitgehend gleichen. Die Pathogenese ist indessen grundsätzlich unterschiedlich: Bei Affektkrämpfen kortikale Hypoxie infolge eines vagovasalen Reflexes mit daraus resultierenden Hirnstammentladungen, beim zerebralen Krampfanfall kortikale Krampfentladungen.

Die **Therapie** besteht während des Anfalls in Reizen durch kaltes Wasser oder durch einen kleinen Klaps. Prophylaktisch muss jede übertriebene Fürsorge vermieden werden (»kontrollierte Vernachlässigung«).

Eine zweite Form dieser Anfälle setzt bei Schreck oder Schmerz plötzlich und ohne einleitendes Schreien ein. Es handelt sich also nicht um ein »Wegschreien«, sondern um ein »**Wegbleiben**«. Sicher spielen auch hier vagale Refexe die entscheidende Rolle.

Der Spasmus nutans

Der Spasmus nutans ist eine seltene, überwiegend im 2. Lebensjahr auftretende Störung. Die Kinder führen besonders in aufrechter Haltung mit dem Kopf eigenartige Wackel- und Nickbewegungen aus, die sich beim Versuch zu fixieren verstärken. Es besteht in der Regel gleichzeitig ein Nystagmus. Die Erscheinungen schwinden spontan in der Kleinkindzeit.

Die Jactatio capitis

Die Jactatio capitis ist eine besonders bei Kleinkindern auftretende Stereotypie. Vorwiegend im Halbschlaf, seltener im Wachen werden rhythmische Wackelbewegungen des Kopfes oder in ausgeprägten Fällen auch Schaukelbewegungen des ganzen Körpers durchgeführt. Diese neurotisch-fixierten Gewohnheiten sind an sich harmlos, zeigen aber oft eine ungewöhnliche Therapieresistenz.

> **Kernaussagen**
> — Epilepsien können unter verschiedenartigen Symptomen in Erscheinung treten und einen sehr unterschiedlichen Verlauf nehmen.
> — Die Einordnung der Anfallsform anhand der klinischen und elektroenzephalographischen Merkmale sollte stets vor einer Behandlung erfolgen.
> — Die Mehrzahl der Patienten kann heute durch eine wirksame medikamentöse Therapie von ihren Anfällen befreit werden.

18.9   Entzündungen

Primäre entzündliche Erkrankungen des zentralen Nervensystems betreffen entweder die Hirnhäute (Meningitis) oder das Parenchym (Enzephalitis, Myelitis). Eine Enzephalitis bei Meningitis wird als Meningoenzephalitis bezeichnet. Ätiologische Faktoren sind vor allem Bakterien, Viren, Mykoplasmen, Parasiten und Pilze. Bei den parainfektiösen und immunologischen Erkrankungen verursacht nicht die direkte Erregereinwirkung, sondern die immunologisch vermittelte Reaktion die Schädigungen des zentralen Nervensystems.

18.9.1 Meningitis

Bakterielle Meningitis

Epidemiologie Die Inzidenz bakterieller Meningitiden ist in Ländern mit geringem sozioökonomischen Status besonders hoch. In Deutschland werden jährlich zwischen 30 und 40 Erkrankungen je 100.000 der Bevölkerung angenommen. Etwa ein Drittel der Patienten sind Kinder unter 5 Jahren.

Ätiologie und Pathogenese Im Rahmen von Atemwegserkrankungen, bei penetrierenden Infektionen (z. B. aus dem HNO-Bereich) oder Immunschwäche können Bakteriämien und Virämien entstehen oder Pilze septisch streuen und Entzündungen der Meningen verursachen. Die Mehrzahl der Fälle ist durch **Haemophilus influenzae, Neisseria meningitidis** und **Streptococcus pneumoniae** bedingt, im Neugeborenenalter überwiegen gramnegative Erreger und **Streptokokken der Gruppe B**.
Eine chronisch-granulomatöse Form der bakteriellen Meningitis ist die **Meningitis tuberculosa** (▶ Kap. 8.3.12).

Klinik Das klinische Bild ist weniger durch den Erregertyp als durch das Alter des Kindes bestimmt. Die Erkrankung beginnt plötzlich mit hohem Fieber, gestörtem Allgemeinbefinden, Erbrechen, Kopfschmerzen, Krämpfen. Beim Neugeborenen sind Apnoen, beim Säugling und Kleinkind Berührungsempfindlichkeit und vermehrtes Schlafbedürfnis die häufigsten Erstsymptome. Die Fontanelle kann gespannt sein. Die meningealen Zeichen (Nackensteifigkeit, Kernig-, Brudzinski-Zeichen) sind meist nachweisbar, können im ersten Lebensjahr jedoch völlig fehlen.

Die **Meningokokkenmeningitis** (▶ Kap. 8.3.9) zeigt meist einen stürmischen Verlauf. Häufig finden sich Petechien als Ausdruck einer disseminierten intravasalen Koagulopathie. Das **Waterhouse-Friderichsen-Syndrom** ist die schwerste Verlaufsform einer Meningokokkeninfektion. Es besteht ein perakutes Krankheitsbild mit Fieber, Erbrechen, Bewusstseinstrübung und Schock. Die Haut ist bedeckt von flächenförmigen Blutungen und Petechien, autoptisch findet man hämorrhagische Infarkte, vor allem der Nebennieren. Die Erkrankung endet oft tödlich.

Diagnostik Bei ausgeprägtem Krankheitsbild ist der Liquor eitrig, das Sediment granulozytär, das Liquoreiweiß erhöht, die Glucose vermindert (◘ Tab. 18.8). Die bakteriologische Diagnostik besteht in der Mikroskopie des Ausstriches, der Kultur und Resistenzprüfung. Trotz bakterieller Genese kann die Kultur bei anbehandelter Infektion oder zu langer Latenz zwischen Punktion und Bebrütung (vor allem bei Meningokokken) negativ bleiben.

Therapie Die Initialtherapie muss sofort, jedoch nach Entnahme von Blut- und Liquorkulturen eingeleitet werden. Während der ersten sechs Lebenswochen wird eine Kombination aus einem Cephalosporin der 3. Generation (z. B. Cefotaxim) mit Ampicillin und Gentamicin empfohlen. Bei älteren Kindern wird zunächst eine Monotherapie mit einem Cephalosporin der 3. Generation (z. B. Cefotaxim) eingesetzt. Bei erfolgtem kulturellem Nachweis des Erregers kann die antibiotische Therapie gezielt angepasst werden. Wegen seiner bakteriziden Wirkung wird bei Pneumo- oder Meningokokken Penizillin G bevorzugt.
Die **initiale Antibiotikatherapie** kann in den ersten Tagen durch Steroide ergänzt werden. Insgesamt sollte die Antibiotikatherapie für mindestens 10 Tage erfolgen. Bei Infektionen mit Meningokokken ist eine **Umgebungsprophylaxe** der Kontaktpersonen mit Rifampicin indiziert. Da die Hälfte der Sekundärfälle innerhalb von 5 Tagen auftritt, muss rasch begonnen werden.

Prognose Die Letalität der bakteriellen Meningitis reicht altersabhängig bis zu 20 %. Bei einem Viertel der Kinder bleiben Restschadensyndrome zurück, darunter sensorische Hörminderung, Lähmungen, zerebrale Anfälle und Intelligenzdefekte; nach subduralem Empyem können sich chronische Subdu-

◘ **Tab. 18.8** Charakteristische Liquorbefunde bei Meningitiden

	Normal	Eitrige Meningitis	Tuberkulöse Meningitis	Virusmeningitis
Aussehen	Klar	Trübe bis eitrig	Klar	Klar
Zellzahl/µl	0–4	Einige 1000	Einige 100	20–1000
Zellart	Mononukleär	Überwiegend Granulozyten	Mononukleär und Granulozyten	Mononukleär
Eiweiß (mg/dl)	< 50	Erhöht	Mäßig erhöht	Leicht erhöht
Glucose	$^2/_3$ der Blutglucose	Erniedrigt	Stark erniedrigt	Normal

ralergüsse entwickeln. Entscheidend für die Prognose ist die Beachtung der »blanden« Erstsymptome.

> ⟩ Entzündungen des zentralen Nervensystems sind ernsthafte Erkrankungen, bei denen die Kinder trotz der Fortschritte in der Arzneimittelentwicklung nicht selten ein Restschadensyndrom zurück behalten.

Aseptische Meningitiden

Bei einigen Patienten mit Meningitiden sind Bakterien im Liquor nicht nachweisbar. Ursache dieser »aseptischen Meningitis-Syndrome« sind vor allem neurotrope Viren, aber auch Bakterien (**Borrelia burgdorferi, Treponema pallidum**) und nichtinfektiöse Faktoren (Leukämien, Vaskulopathien, intrathekale Noxen).

Aseptische Meningitis bakterieller Ursache

Eine Neuroborreliose ist zu erwägen, wenn Wochen bis Monate nach einem Zeckenstich neben meningealen Reizsymptomen zusätzlich Hirnnervenlähmungen (z. B. periphere Fazialisparese) bestehen. Dem meningitischen Stadium geht häufig ein Erythem (Erythema migrans) voraus. Unbehandelt kann es zu einer oft Wochen bis Monate anhaltenden lymphozytären Pleozytose kommen, später können sich Komplikationen wie Meningoradikulitis (**Bannwarth-Syndrom**), progressive Enzephalomyelitis, Karditis und Arthritis einstellen.

Diagnostik Die Diagnose wird durch Antikörpernachweis gegen oder Antigennachweis von Borrelia burgdorferi aus dem Liquor gestellt.

Therapie Sie besteht in der intravenösen Gabe von einem Cephalosporin der 3. Generation (z. B. Cefotaxim, Ceftriaxon).

Virusmeningitis

Die Mehrheit der Virusmeningitiden kommt im späteren Kindes- und jungen Erwachsenenalter mit saisonalen Gipfeln im Sommer und Herbst vor. Die häufigsten Erreger sind **Echo-, Coxsackie-** und **Parotitisviren**. Seltenere Ursachen sind **Herpes-simplex-Viren**. Die wirkliche Häufigkeit der Virusmeningitiden ist nicht genau anzugeben, da diese bei leichtem Verlauf häufig nicht diagnostiziert werden.

Klinik Bei viraler Meningitis ist die klinische Symptomatik meist viel milder als bei der bakteriell-eitrigen Form und meist in die Zeichen eines Virusinfektes »eingebettet« (Pharyngitis u. a.).

Diagnostik Der Liquor ist klar, enthält vermehrt mononukleäre Zellen; das Gesamteiweiß ist gering erhöht (◘ Tab. 18.10). Klinisch gelingt die ätiologische Zuordnung nur dann, wenn es sich um eine Meningitis auf dem Boden einer klassischen Infektionskrankheit handelt (Parotitis, Masern, Röteln, Varizellen, infektiöse Mononukleose).

Therapie und Prognose Die Therapie der Virusmeningitis ist symptomatisch. Bei geringstem Zweifel an der Ätiologie (Tbc, begonnene Behandlung einer bakterielle Meningitis, Zeckenborreliose) muss entsprechend antibiotisch behandelt werden. Die Prognose unspezifischer Virusmeningitiden ist sehr gut.

18.9.2 Enzephalitis und Myelitis

Definition Als **Enzephalitis** werden entzündliche Erkrankungen des Hirngewebes bezeichnet. Bei der **Myelitis** betreffen diese Entzündungsprozesse das Rückenmark.

Ätiologie und Pathogenese Die Mehrzahl der Enzephalitiden und Myelitiden ist durch Viren bedingt. Eine hämatogene Aussaat oder ein direktes Eindringen der Erreger in das Gewebe verursachen diese Entzündungen. Als Erreger kommen vor allem Masern-, Mumps-, Varicella-zoster-, Herpes-simplex-, Zytomegalie-, Influenza- und Enteroviren, Mykoplasmen und bei immundefizienten Patienten Pilze in Betracht. In Endemiegebieten (Süddeutschland, Österreich) sollte auch eine Frühsommer-Meningoenzephalitis (FSME) erwogen werden.

Epidemiologie Genaue Daten zur Häufigkeit fehlen, da die Erkrankungen nicht selten symptomarm als »grippaler Infekt« verlaufen. In Deutschland werden jährlich etwa 20 Patienten mit akut auftretenden Enzephalitiden oder Myelitiden je 100.000 der Bevölkerung stationär behandelt.

Klinik Die klinische Symptomatik beginnt meist akut mit Fieber, Erbrechen, Kopfschmerzen, Krämpfen, gefolgt von häufig fluktuierender Bewusstseinstrübung bis zum Koma. Zerebelläre Symptome, schlaffe Lähmungen, Blasen- und Mastdarmstörungen können sich in unterschiedlicher Weise kombinieren. Abortivformen und schleichende Verläufe mit uncharakteristischen Allgemeinsymptomen und einem organischen Psychosyndrom können diagnostische Schwierigkeiten bereiten.

Diagnostik Der **Liquor** zeigt (meist!) eine Pleozytose, die bei reiner Enzephalitis gering, bei meningealer Beteiligung stärker ausgeprägt ist, und eine Eiweißvermehrung. Im **EEG** findet sich eine allgemeine oder fokale Verlangsamung. Eine Papillenschwellung (kein Frühzeichen!) kann auf ein Hirnödem hindeuten. Enzephalitische Herde werden in der Bildgebung am besten durch die Magnetresonanztomographie erfasst (◘ Abb. 18.35).

Differenzialdiagnose Auszuschließen sind andere intrakranielle Infektionen (Meningitiden, Hirnabszesse), parainfektiöse Enzephalopathien, Stoffwechselerkrankungen (z. B. Harnstoffzyklusstörungen, Mitochondriopathien), hypoxisch ischämische Enzephalopathien (Schockzustand), vaskuläre Erkrankungen (Schlaganfall, Blutungen), Vergiftungen und intrakranielle Raumforderungen (Tumor, Hydrozephalus).

Therapie Die Behandlung erfolgt in der Regel symptomatisch durch konservative Maßnahmen. In Einzelfällen kann

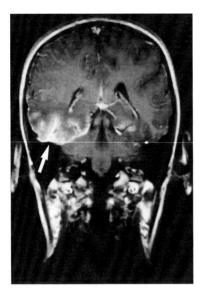

eine assistierte Beatmung notwendig werden. Die Gabe von Steroiden ist häufig hilfreich. Eine kausale Behandlung ist bei Enzephalitiden mit Herpes-simplex-Viren durch Aciclovir und bei Zytomegalievirus-Enzephalitiden durch Ganciclovir möglich. Allgemein sollte eine akut auftretende Enzephalitis bis zum Beweis des Gegenteils (negatives Herpes-simplex-Virus-IgM bzw. negative Virus-PCR) als Herpesenzephalitis mit Aciclovir behandelt werden.

Prognose Die Heilungsphase erstreckt sich oft über Wochen, in denen ein delirantes Bild mit schwerer psychomotorischer Unruhe im Vordergrund stehen kann. In mehr als der Hälfte der Fälle kommt es zu Defektheilungen (Lähmungen, Epilepsien). Auch bei klinisch scheinbar vollständiger Restitution bleiben häufig Teilleistungs- und Verhaltensstörungen zurück.

18.9.3 Hirnabszesse

Hirnabszesse sind intrakranielle Raumforderungen, die durch septische Erkrankungen (Osteomyelitis, Endokarditis, Tuberkulose, Salmonellose des Säuglings) oder fortgeleitete Infektionen aus dem HNO-Bereich (Sinusitis, Otitis, Mastoiditis) verursacht sind. Je nach Lokalisation und Ursache können neurologische Herdsymptome oder die klinischen Zeichen einer systemischen Infektion mit Begleitmeningitis im Vordergrund stehen.

Diagnostik Die Diagnose wird durch die radiologische Darstellung einer meist rundlichen, von einer Kapsel umgebenen Struktur mittels Magnetresonanztomographie bzw. Computertomographie und den Erregernachweis im Abszesspunktat gestellt.

Therapie Die Behandlung erfolgt durch eine Abszessdrainage und die Gabe von antibiotischen bzw. tuberkulostatischen Medikamenten.

18.9.4 Parainfektiöse und immunologische Erkrankungen

Diese Erkrankungsgruppe ist durch entzündliche Reaktionen des Gehirns und/oder Rückenmarks charakterisiert, die sekundär als Ausdruck immunologisch vermittelter, meist postinfektiöser Reaktionen entstanden sind. Die genaue Ätiologie ist in der Regel ungeklärt. Einige häufigere Krankheiten sind nachfolgend dargestellt.

Akute zerebelläre Ataxie

Dies ist die häufigste parainfektiöse Erkrankung des zentralen Nervensystems im Kindes- und Jugendalter. Sie tritt meist im Rahmen von Viruserkrankungen, insbesondere Varizellen, auf. Betroffen sind meist Kleinkinder, die plötzlich mit Ataxie, Nystagmus, Dysarthrie und muskulärer Hypotonie erkranken. Der Liquor ist unauffällig. **Differenzialdiagnostisch** sind vor allem Intoxikationen und Tumoren der hinteren Schädelgrube auszuschließen. Die Rückbildung der klinischen Symptome kann Monate dauern, die Prognose ist gut.

Multiple Sklerose (Enzephalomyelitis disseminata)

Definition Die Multiple Sklerose (MS) ist eine chronisch-entzündliche, meist in Schüben verlaufende Erkrankung, die durch multiple Entmarkungsherde in der weißen Substanz des Gehirns und des Rückenmarks charakterisiert ist. Sie betrifft überwiegend junge Erwachsene, aber in etwa 3–5% der Fälle auch Kinder und Jugendliche vor dem 16. Geburtstag.

Ätiologie Es handelt sich um eine autoimmunologische Erkrankung unklarer Ätiologie. Genetische Einflüsse und Infektionen mit bestimmten Erregern (z. B. Epstein-Barr-Virus, Chlamydien) scheinen eine Rolle in der Pathogenese zu spielen.

Klinik Als erste Erkrankungszeichen finden sich häufig plötzlich auftretende visuelle Störungen wie Verschwommensehen oder Doppelbilder, Sensibilitätsausfälle, Probleme der Koordination wie Stand- und Gangataxie und auch Lähmungen. Diese neurologischen Symptome können über Tage bis Wochen anhalten und sich anschließend partiell oder komplett zurückbilden. Für pädiatrische MS-Patienten ist im Vergleich zu erwachsenen Patienten eine höhere Reversibilität mit weniger bleibenden Behinderungen in den ersten Erkrankungsjahren beschrieben.

Diagnostik Die Diagnose wird gemäß den McDonald-Kriterien gestellt und stützt sich auf die klinische Symptomatik, den Nachweis oligoklonaler IgG-Banden im Liquor, multiple Entmarkungsherde in der Magnetresonanztomographie des Gehirns (■ Abb. 18.36) und Rückenmarks sowie Latenz-

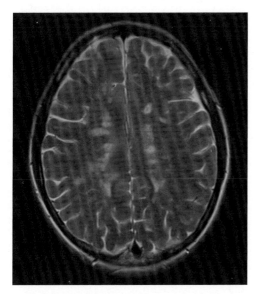

Abb. 18.36 Multiple Sklerose. Magnetresonanztomographie-Befund einer 15-jährigen Patientin nach mehr als 10 Erkrankungsschüben mit multiplen Entmarkungsherden

verzögerungen der visuell und somatosensibel evozierten Potenziale.

Therapie Im akuten Schub sollte eine hochdosierte Kortison-Pulstherapie erfolgen. Eine immunmodulatorische Langzeittherapie mit Interferon-β oder Glatirameracetat sollte frühzeitig begonnen werden, um die Schubanzahl und -schwere zu vermindern, das Auftreten neuer Läsionen in Gehirn und Rückenmark zu reduzieren und einen Übergang in progrediente Verlaufsformen zu verhindern bzw. hinauszuzögern.

Subakute sklerosierende Panenzephalitis (SSPE)

Bei dieser sehr seltenen Erkrankung persistiert das Masernvirus jahrelang »stumm« im zentralen Nervensystem (»slow virus infection«). Die Erkrankung beginnt oft schleichend mit den Zeichen einer Demenz (Verhaltensauffälligkeiten, Nachlassen intellektueller Leistungen). Erstsymptom kann auch ein plötzlicher Sehverlust mit homonymer Hemianopsie sein. Im weiteren Verlauf folgen Myoklonien und zerebrale Anfälle, der Verlust der Willkürmotorik und am Ende eine Dezerebrationsstarre. Die Erkrankung führt meist 3–5 Jahre nach Krankheitsbeginn zum Tod.

Diagnostik Die Diagnose wird durch die klinische Symptomatik, das charakteristische EEG-Muster (»Rademecker-Komplexe«) und erhöhte oligoklonale IgG-Masernantikörper im Liquor gestellt.

Therapie Eine kausale Therapie ist bislang nicht bekannt.

Kernaussagen

- Enzephalitiden und Meningitiden sind ernsthafte Erkrankungen, die rasch erkannt und umgehend behandelt werden müssen.
- Für die Diagnosestellung ist immer eine Liquoruntersuchung erforderlich, die vor Beginn der antiviralen bzw. antibiotischen Behandlung erfolgen sollte.
- Trotz der Fortschritte in der Diagnostik und Therapie sind Restschadensyndrome nicht selten.

18.10 Verletzungen

Traumatische Schäden des zentralen Nervensystems stellen die häufigste Todesursache im Kindes- und Jugendalter dar. Weitere Unfallursachen sind Vergiftungen durch Medikamente und Chemikalien, Ertrinken, Verbrennungen und Verbrühungen.

18.10.1 Schädel-Hirn-Traumen

Schädel-Hirn-Traumen aller Schweregrade gehören zu den häufigsten »Notfällen« in der Kinderheilkunde. Nach der allgemeinen klinischen Symptomatik und den vorhandenen neurologischen Herdzeichen werden eine Schädelprellung, Commotio und Contusio unterschieden. Die Patienten bedürfen einer sorgfältigen Überwachung ihrer Vitalfunktionen, wenn ein Hirntrauma vorliegt oder nicht ausgeschlossen werden kann.

Pathogenese Mechanisch zerstörende Kräfte, plötzliche Druckänderungen und Scherkräfte verletzen das Hirngewebe und die umliegenden Strukturen. Ursache ist meist eine stumpfe, breitflächige Gewalteinwirkung, die sich auf den »am Hals fixierten« Schädel und das Gehirn als rotatorische Kraft und auf den Hirnstamm als scherende Kraft überträgt. Als häufige Unfälle bei Kindern und Jugendlichen finden sich Verkehrsunfälle, Stürze von Wickelkommoden und aus dem Hochbett.

Klinik Die Schädel-Hirn-Traumen (SHT) können nach der allgemeinen und neurologischen Symptomatik in unterschiedliche **Schweregrade** eingeteilt werden (Tab. 18.9).

Zu unterscheiden ist außerdem zwischen **offenen** und **gedeckten Schädel-Hirn-Traumen**. Bei offenen Traumen entsteht infolge von Frakturen und möglichen Duraeinrissen eine nicht immer offensichtliche Verbindung zwischen Liquorraum und Außenwelt. Gerät die Dura zwischen den Frakturspalt, so kann sich durch Knochenresorption eine »wachsende Fraktur« entwickeln.

Diagnostik Je nach Lokalisation und Schweregrad sind ophthalmologische (Stauungspapille, Blutung), radiologische (Röntgenaufnahme, Computertomographie, Magnetresonanztomographie und hirnelektrische Untersuchungen er-

◨ Tab. 18.9 Klassifikation von Schädel-Hirn-Traumen (SHT)

Trauma	Grad des SHT	Symptome
Schädelprellung		Keine neurologische Symptomatik
Commotio cerebri	Grad I	Benommenheit bis kurzzeitige Bewusstlosigkeit Retrograde Amnesie Vegetative Störungen: Übelkeit, Erbrechen, Schwindel Kopfschmerzen Dauer der Bewusstseinsstörung: bis 4 Tage
Contusio cerebri	Grad II	Zeichen der Commotio Neurologische Herdzeichen in Abhängigkeit von Lokalisation und Ausmaß der Gewebsschädigung (z. B. zerebrale Anfälle, Streckstarre der Gliedmaßen, Aphasie, Alexie) Dauer der Bewusstseinsstörung: bis 3 Wochen
	Grad III	Symptome wie bei Grad II Dauer der Bewusstseinsstörung: länger als 3 Wochen

forderlich. Patienten mit nur geringgradiger klinischer Symptomatik nach banalen Traumen sollten ausschließlich überwacht werden, weitere Untersuchungen sind diagnostisch wenig hilfreich.

Therapie und Verlauf Jedes hirntraumatisierte Kind bedarf der vorübergehenden Überwachung, um die innerhalb der ersten 24 Stunden möglicherweise auftretenden Komplikationen rechtzeitig zu erkennen. Gefürchtet ist insbesondere das epidurale Hämatom nach Ruptur der A. meningea media (◨ Abb. 18.37), das, falls raumfordernd, als arterielle Blutung der sofortigen Operation bedarf. Frakturen des Felsenbeins oder der Lamina cribrosa mit Durariss führen zu einer Oto- bzw. Rhinoliquorrhö (»**Liquorfistel**«). Ein Verdacht kann durch den Glucosenachweis im Sekret mittels Teststreifen gesichert werden. Bis zum spontanen oder operativen Fistelverschluss wird wegen der Infektionsgefahr eine antibiotische Behandlung empfohlen. Bei einer Contusio cerebri ist in der

Regel eine intensivmedizinische Betreuung notwendig. Die Verletzungsfolgen, wie Schockzustand, Hirnödem, Krampfanfälle und Frakturen, lassen medikamentöse und chirurgische Maßnahmen sowie teilweise eine maschinelle Beatmung erforderlich werden.

Bei Schädel-Hirn-Traumen mit anfänglich langdauernder Bewusstlosigkeit sind **Defektheilungen** die Regel. Lähmungen, Verhaltensstörungen und Persönlichkeitsveränderungen können die Folge sein. Besonders bei parietaler und frontaler Hirnschädigung kann sich nach Jahren noch eine **posttraumatische Epilepsie** entwickeln.

> **❯** Nach einem Schädel-Hirn-Trauma muss ein Patient überwacht werden, wenn ein Hirntrauma vorliegt oder nicht sicher ausgeschlossen werden kann. Die Entscheidung zu einer stationären Aufnahme bereitet auch Erfahrenen oft Schwierigkeiten; das Vorgehen ist vielfach ermessensabhängig.

18

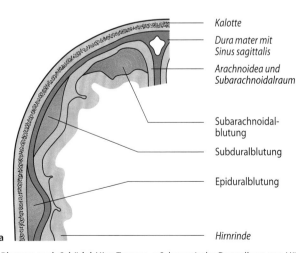
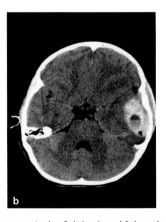

Kalotte

Dura mater mit Sinus sagittalis

Arachnoidea und Subarachnoidalraum

Subarachnoidalblutung

Subduralblutung

Epiduralblutung

a

Hirnrinde

b

◨ Abb. 18.37 Blutung nach Schädel-Hirn-Trauma. a Schematische Darstellung von Hämatomen in den Subdural- und Subarachnoidalräumen. **b** CT-Aufnahme eines Patienten nach SHT mit einem epiduralem Hämatom

18.10.2 Blutungen

Subdurale Blutungen

Pathogenese Subdurale Blutungen können aufgrund von geburtstraumatischen, postnatalen oder traumatischen Schädigungen (auch Kindesmisshandlung, ▶ Kap. 19.6) entstehen. Ein vorausgegangenes Trauma ist jedoch nur in einem Teil der Fälle nachzuweisen, oft bleibt die Ätiologie unklar. Blutungsquelle sind die **Brückenvenen**. Sofern das entstandene Hämatom nicht resorbiert oder abpunktiert wird, kann sich ein chronisches subdurales Hämatom entwickeln. Hierfür sind 3 Mechanismen ausschlaggebend:

- Zunahme des osmotischen Druckes infolge Fibrinolyse
- Bildung eines kapillarreichen, verletzlichen Granulationsgewebes, das
- zu weiteren Blutungen disponiert.

Längerfristig wird der Kortex dabei von einer fibrotischen Gewebeschicht bedeckt.

Klinik Zu Beginn bestehen uncharakteristische Allgemeinsymptome (Übelkeit, Erbrechen, Kopfschmerzen), später allgemeine Hirndrucksymptome (Krampfanfälle, Stauungspapille, Zunahme des Kopfumfangs, ggf. Schädelnahtsprengung).

Diagnostik Die klinische Symptomatik ist meist uncharakteristisch. Die Diagnose kann bei Neugeborenen und Säuglingen durch eine Ultraschalluntersuchung des Schädels und bei älteren Kindern und Jugendlichen nur durch eine kranielle Computer- oder Magnetresonanztomographie gestellt werden.

Therapie Größere subdurale Blutungen nach einem isolierten Trauma müssen operativ entlastet werden. Bei chronischen subduralen Hämatomen ist in vielen Fällen keine Behandlung besser als rezidivierende Punktionen oder gar die Anlage von Shuntsystemen, da sich die häufig gekammerten Hygrome ohnehin meist nur unvollständig ableiten lassen.

Epidurale Blutung

Die epidurale Blutung ist eine gefürchtete Komplikation nach Schädeltraumen mit und ohne Fraktur. Sie entsteht durch Einrisse der A. meningea media oder ihrer Äste.

Klinik Nach oft mehrstündigem, weitgehend erscheinungsfreiem Intervall zeigen sich zunehmende Bewusstseinstrübung, neurologische Herdzeichen, Krampfanfälle, schließlich schwere Hirndruckzeichen mit Atemstörung.

Diagnostik und Therapie Die Diagnose kann bei Neugeborenen und Säuglingen durch eine Ultraschalluntersuchung des Schädels und bei älteren Kindern und Jugendlichen nur durch eine kranielle Computertomographie oder Magnetresonanztomographie (◻ Abb. 18.37b) gestellt werden. Eine epidurale Blutung ist ein Notfall. Die Diagnose muss rasch gestellt werden, um – falls raumfordernd – möglichst bald die lebensrettende Operation mit Ausräumung des Hämatoms vornehmen zu können.

Subarachnoidalblutung

Jenseits des Neugeborenenalters hat sie ihre Ursachen in **Gefäßdysplasien** (Aneurysma, Angiom), seltener in einer **hämorrhagischen Diathese**.

Klinik Die klinische Symptomatik ist gekennzeichnet durch plötzlichen Beginn mit heftigsten Kopfschmerzen, Schwindel, Bewusstseinstrübung bis Koma. Später können sich neurologische Herdzeichen entwickeln. Bei geringfügigen, rezidivierenden Blutungen kann sich die Symptomatik auf Kopfschmerzen, Schwindel und meningeale Reizung beschränken.

Diagnostik und Therapie Die Diagnose kann bei älteren Kindern und Jugendlichen nur durch eine kranielle Magnetresonanztomographie mit Angiographie gestellt werden. Die **akute Subarachnoidalblutung** aus einem Angiom erfordert häufig intensivmedizinische Maßnahmen bis hin zur Beatmung. Je nach Sitz und Art der Blutungsquelle muss man primär operieren oder nach Überstehen der Akutphase über eine neurochirurgische Exstirpation der Gefäßfehlbildung oder eine angiographische Embolisation der ein Angiom speisenden Gefäße entscheiden.

18.10.3 Koma

Als Koma wird ein vollständiger Bewusstseinsverlust mit eingeschränkter oder fehlender Reaktion des Patienten auf Umgebungsreize bezeichnet. Die häufigste Ursache im Kindes- und Jugendalter sind Schädel-Hirn-Traumen. Ein plötzlich auftretendes Koma bedarf der umgehenden intensivmedizinischen Behandlung. Nur so können die Mortalität und das Auftreten von Langzeitschäden verringert werden.

Pathogenese Bewusstseinsstörungen entstehen durch Funktionseinschränkungen beider Großhirnhemisphären oder der Formatio reticularis des Hirnstamms. Die primären Ursachen eines Komas können sowohl im zentralen Nervensystem als auch in anderen Organsystemen liegen. Neben Schädel-Hirn-Traumen kann ein Koma auch durch Meningoenzephalitiden, Vergiftungen oder Stoffwechselerkrankungen hervorgerufen werden. Eine weitere Ursache sind hypoxisch-ischämische Zustände aufgrund eines Herz-Kreislauf-Stillstandes oder zerebraler Gefäßkrankheiten.

Klinik und Diagnostik Bei komatösen Kindern und Jugendlichen müssen in regelmäßigen Abständen die Funktionen von Hirnnerven, Atmung und Kreislauf untersucht werden. Das Ausmaß der Bewusstseinsstörung kann mit Hilfe des **Glasgow-Koma-Schemas** (◻ Tab. 18.10) abgeschätzt werden. Ein Punktwert kleiner als 8 entspricht dem Koma. Bei **Säuglingen** und **Kleinkindern** können aufgrund des Entwicklungsalters jedoch nicht alle aufgeführten Reaktionen geprüft werden. Darüber hinaus sind zur Ursachenklärung eine Magnetresonanztomographie-Untersuchung des Gehirns und laborchemische Untersuchungen zum Ausschluss von Infektionen, Stoffwechselstörungen und Intoxikationen notwendig.

Tab. 18.10 Glasgow Koma-Schema zur Beurteilung des Ausmaßes einer Bewusstseinsstörung

Kriterium	Reaktion	Punktwert
Öffnen der Augen	Spontan	4
	Auf verbale Aufforderung	3
	Auf Schmerzreize	2
	Keine	1
Beste motorische Antwort	Befolgt adäquat Aufforderungen	6
	Gezielte Abwehr auf Schmerzreize	5
	Ungezielte Beugung der Extremitäten auf Schmerzreize	4
	Armbeugung und Beinstreckung auf Schmerzreize	3
	Streckung der Extremitäten auf Schmerzreize	2
	Keine	1
Beste verbale Antwort	Orientiert	5
	Verwirrt	4
	Unzusammenhängende Worte	3
	Unverständliche Sprache	2
	Keine	1

Therapie und Verlauf Ziel der Behandlung ist es, die Kreislauffunktionen zu stabilisieren und eine möglichst optimale zerebrale Sauerstoffversorgung zu gewährleisten. Ursachen wie Meningitis und Hypoglykämie müssen umgehend erkannt und behandelt werden. Trotz der Fortschritte in der intensivmedizinischen Behandlung ist die Mortalität hoch und Restschadensyndrome sind nicht selten. Ein Koma, gleich welcher Ursache, kann in einen über Jahre und Jahrzehnte anhaltenden Wachkomazustand übergehen.

18.11 Tumoren

Tumoren des zentralen Nervensystems sind nach den Leukämien die häufigsten bösartigen Neubildungen des Kindesalters. Fast die Hälfte dieser Tumoren ist in der hinteren Schädelgrube lokalisiert. In zwei Drittel der Fälle finden sich Astrozytome oder Medulloblastome. Die Tumoren verursachen allgemeine und je nach Lage lokale Drucksymptome. Therapie und Prognose sind abhängig von der Art, Lokalisation und Behandlung der Tumoren.

Epidemiologie und Ätiopathogenese Die Inzidenz der kindlichen Hirntumoren liegt bei jährlich zwischen 1 und 5 Neuerkrankungen je 100.000 der Bevölkerung. Im Gegensatz zum Erwachsenenalter sind zwei Drittel dieser Tumoren infratento-

riell lokalisiert. Die Ursachen und der Mechanismus der Tumorentstehung sind unbekannt. Veränderungen in Onkogenen und Anti-Onkogenen, wie dem **RET-Protoonkogen** und dem **p53-Tumorsuppressorgen**, konnten in Einzelfällen nachgewiesen werden und sind für familiäre Fälle verantwortlich.

Allgemeine Pathologie Die Dignität der Hirntumoren ergibt sich aus Wachstumstendenz, Rezidivneigung und Lokalisation. Das Spektrum histologischer Typen und deren Lokalisation sind altersabhängig. Nach der Histologie gehören etwa 70 % zu den neuroepithelialen Tumoren (Medulloblastom, Astrozytom, Oligodendrogliom, Glioblastom, Ependymom) und etwa 10 % zu den ektodermalen Tumoren (Kraniopharyngeom, Hypophysenadenom). Die Metastasierung erfolgt durch Infiltration in die unmittelbare Umgebung und über den Liquor (Abtropfmetastasen); hämatogene Fernmetastasen sind selten.

Klinik Die meisten der kindlichen Hirntumoren manifestieren sich unter dem Bild allgemeiner und/oder lokaler Symptome. Zeichen eines organischen Psychosyndroms (Antriebsminderung, Spiellunst, Verstimmung) sind oft erste Hinweise. Es folgen **allgemeine Hirndrucksymptome** wie Kopfschmerzen, Nüchternerbrechen, plötzlich auftretendes Schielen, Gesichtsfeldausfälle und beim Säugling ein abnormes Kopfwachstum (Perzentilensprung!). Weitere Zeichen sind Stauungspapillen und Sprengung der Schädelnähte (Abb. 18.12). Die Druckzeichen nehmen bei Behinderung der Liquorpassage rasch zu. Je nach Lage können zunächst oder zusätzlich **Herdsymptome** auftreten. Bei Prozessen in der **hinteren Schädelgrube** finden sich häufig eine zerebelläre Ataxie, eine einseitige Fallneigung, Gangstörung, Dysdiadochokinese sowie eine Kopfschiefhaltung. Bei Prozessen im **Stammhirnbereich** treten schon früh Hirnnervenparesen, Blickparesen und Dysarthrie auf. Für Prozesse der **Großhirnhemisphären** sind zentrale Lähmungen, zerebrale Anfälle und Sensibilitätsstörungen wegweisend, allgemeine Druckzeichen treten in der Regel erst später hinzu.

> ❯ Die klinischen Symptome der Tumoren des zentralen Nervensystems werden oft zunächst als Migräne, Magen-Darm-Erkrankungen oder funktionelle Wirbelsäulenbeschwerden fehlinterpretiert.

Diagnostik und Differenzialdiagnose Die Diagnostik beinhaltet bildgebende Verfahren (Abb. 18.10), Liquorzytologie, Tumorhistologie und gegebenenfalls Tumormarker. Neurologische, ophthalmologische und neurophysiologische Untersuchungen (akustisch, visuell und somatosensibel evozierte Potenziale, hirnelektrische Ableitungen) erfassen die funktionellen Ausfälle. Endokrinologische Untersuchungen sind nur bei Tumoren im Bereich des Zwischenhirns und der Hypophyse sinnvoll. Differenzialdiagnostisch sind entzündliche Prozesse (Enzephalitiden, Myelitiden, Multiple Sklerose), Blutungen und Gefäßfehlbildungen auszuschließen.

Therapie und Prognose Die Behandlung durch Operation, Bestrahlung und Zytostatika sollte in einem spezialisierten

18

Zentrum und nach multizentrischen Studienprotokollen erfolgen. In Einzelfällen ist eine medikamentöse Substitutionsbehandlung endokrin-metabolischer Funktionsstörungen notwendig. Die Prognose ist abhängig von der Art des Tumors sowie der möglichen neurochirurgischen und radiotherapeutischen Versorgung. Spätfolgen können neurologische, psychomotorische und neurohormonale Störungen sein.

Wichtige Hirntumoren im Kindes- und Jugendalter sind im Kapitel der klinischen Onkologie (▶ Kap. 11.5) beschrieben.

Fallbeispiel

Anamnese Ein 7-jähriges Mädchen klagte seit mehreren Monaten gelegentlich über Kopfschmerzen. Diese wurden als psychoreaktiv angesehen, da die Eltern in Scheidung lebten und das Mädchen schulische Probleme hatte. Nach einiger Zeit verschlimmerten sich die Kopfschmerzen, gleichzeitig trat eine Kopfschiefhaltung auf. Das Mädchen erbrach oft morgens, bevor sie etwas gegessen hatte.

Befund Bei der neurologischen Untersuchung fielen eine Ataxie und eine Abduzensparese auf. Bei Verdacht auf das Vorliegen eines Hirntumors wurde sogleich eine Magnetresonanztomographie des Schädels durchgeführt. Hierbei fand sich ein Tumor in der hinteren Schädelgrube.

Diagnose Pilozytisches Astrozytom.

Therapie Neurochirurgische Tumorentfernung.

Verlauf Der Tumor konnte vollständig entfernt werden. Die regelmäßig durchgeführten kernspintomographischen Kontrolluntersuchungen ergaben keinen Hinweis auf das Vorliegen eines Rezidivs. Die jetzt 13-jährige Patientin ist beschwerdefrei und eine gute Schülerin.

Kernaussagen

- Schädel-Hirn-Traumen sind der häufigste Notfall in der Kinderheilkunde.
- Jeder hirntraumatisierte Patient sollte zunächst überwacht werden, um die innerhalb der ersten 24 h möglicherweise auftretenden Komplikationen rechtzeitig zu erkennen und zu behandeln.
- Bei Schädel-Hirn-Traumen mit über Tage andauernder Bewusstlosigkeit sind Defektheilungen die Regel.

Sozialpädiatrie

R. von Kries und K. Brockmann

Die körperliche, geistige und soziale Entwicklung gesunder und besonders auch chronisch kranker Kinder hängt in hohem Maß von günstigen Lebensbedingungen, zuverlässiger Betreuung und Zuwendung sowie von kindgerechter Förderung ab. Entsprechend haben sich Kinderärzte seit dem Beginn der wissenschaftlichen Pädiatrie nicht nur für die Behandlung eingetretener Organerkrankungen, sondern stets auch für die sozialen Bedingungen kindlichen Wohlergehens engagiert. Klinische Expertise und wissenschaftliche Forschung hierzu ist die Domäne der Sozialpädiatrie, einer eigenständigen Subdisziplin in der Kinderheilkunde. Der folgende Abschnitt gibt einen Einblick in die klinischen und wissenschaftlichen Herausforderungen, kann jedoch ein Fachlehrbuch, wie z. B. das von Schlack/Thyen/von Kries nicht ersetzen.

19.1 Epidemiologie – Gesundheitsindikatoren: Mortalität, Morbidität – Lebenswelten

Schlagzeilen zu kinderärztlichen Themen in der Boulevard- wie der seriösen Presse betreffen spektakuläre Fälle von Vernachlässigung und Kindesmisshandlung und wahrgenommene »Epidemien« häufiger Erkrankungen: »… schon jedes 5. Kind hat Allergien, jedes Zehnte nimmt Ritalin wegen ADHS, jedes 20. Kind hat Adipositas«. Auch Themen wie z. B. »zunehmende« Sprachdefizite bei Kindern, Lese-Rechtschreib-Schwäche und Gewalt in Kindergärten und Schulen werden von den Medien wahrgenommen. Weniger öffentliche Wahrnehmung erfahren die Kinder mit chronischen Erkrankungen und Behinderungen. Die pädiatrische Epidemiologie beschäftigt sich mit der Häufigkeit von Erkrankungen im Kindesalter und möglichen Risikofaktoren, welche diese bedingen. Das soziale Umfeld ist entscheidend für Gesundheit und Gedeihen von Kindern: Gesundes Essen und frische Luft alleine sind nicht immer ausreichend und mitunter fehlt es sogar daran.

19.1.1 Epidemiologie

Die Epidemiologie untersucht Auftreten und Ursachen von Erkrankungen in Bevölkerungen. Der Patient für den Epidemiologen ist nicht das Individuum, sondern die Population als Summe der Individuen. Während in der klinischen Pädiatrie die Frage: »Warum ist das Kind A an der Erkrankung B erkrankt?« von Bedeutung ist, steht in der Epidemiologie die Frage: »Warum ist die Erkrankung B bei Kindern z. B. aus der Stadt X häufiger als bei Kindern aus der Stadt Y?« im Zentrum des Interesses. So war zum Beispiel unmittelbar nach der deutschen Wiedervereinigung in den Industriegebieten der Neuen Bundesländer in Deutschland die Häufigkeit allergischer Erkrankungen bei Kindern deutlich geringer als in westdeutschen Ballungsgebieten. Innerhalb von 6 Jahren ist die Häufigkeit für Heuschnupfen bei Kindern in den betreffenden Regionen der östlichen Bundesländer auf West-Niveau angestiegen. Die Erforschung der Ursachen für diese Unterschiede in der Häufigkeit allergischer Erkrankungen könnte nicht nur eine Verbesserung des biologischen Verständnisses der Ursache allergischer Erkrankungen, sondern auch neue Wege zu deren Prävention aufzeigen.

Die **Häufigkeit von Erkrankungen** in Populationen wird üblicherweise als Verhältniszahl angegeben. Hierbei steht im Zähler die Zahl der Erkrankten und im Nenner die Zahl der Personen, die potenziell erkrankt sein könnten. Angaben zu Erkrankungshäufigkeiten können als Prävalenz oder Inzidenz gegeben werden.

Die **Prävalenz** einer Erkrankung beschreibt die Häufigkeit der Erkrankung in einer definierten Population zu einem definierten Zeitpunkt. Eine Prävalenzangabe wäre z. B. die Zahl aller an Mukoviszidose erkrankten Jugendlichen in Deutschland zu einem willkürlich gewählten Stichtag (z. B. 01.01.2012). Es ist sehr wahrscheinlich, dass die Prävalenz am 01.01.2012 größer ist als am 01.01.1970, da die Überlebensraten infolge der verbesserten medizinischen Versorgung zugenommen haben. Die Wahrscheinlichkeit an Mukoviszidose zu erkranken, d. h. mit dieser Diagnose geboren zu werden, wird aber im Jahr 2012 wahrscheinlich genauso hoch wie 1970 sein, sofern sich nicht die Diagnosestellung aufgrund verbesserter Methoden verändert hat. Prävalenzzahlen sind somit nicht geeignet, das Risiko für das Auftreten von Erkrankungen zu beurteilen.

> ❯ Epidemiologie beschäftigt sich mit dem Auftreten von Krankheiten in Populationen. Solche Daten sind notwendig, um Erkrankungsrisiken zu identifizieren und/oder um die Wirksamkeit von Präventionsmaßnahmen zu überprüfen.
> - **Prävalenz:** Häufigkeit bestimmter Erkrankungen zu einem definierten Zeitpunkt.
> - **Inzidenz:** Neuauftreten von Erkrankungen in einer definierten Population in einem definierten Zeitraum; die Inzidenz ist ein Maß für das Erkrankungsrisiko.

Erkrankungsinzidenz Das **Risiko** für das Auftreten von Erkrankungen wird durch die Erkrankungsinzidenz beschrieben. Bei der Inzidenzbestimmung wird die Rate der Neuerkrankungen in einer bestimmten Population über einen definierten Zeitraum erfasst. Ein Beispiel hierfür ist die Berechnung der Inzidenz der Neuerkrankungen an Diabetes mellitus bei Kindern innerhalb der ersten 5 Lebensjahre während eines Kalenderjahres, die in den letzten Jahren deutlich angestiegen ist.

19.1.2 Gesundheitsindikatoren

Mortalität

Unter Mortalität (Sterblichkeit) versteht man die statistische Sterbeziffer. Mit der Sterberate wird der prozentuale Anteil der Todesfälle eines bestimmten Lebenszeitraumes, bezogen auf die Gesamtbevölkerung, oder auf Bevölkerungsanteile (z. B. Frühgeborene, Säuglinge, Deutsche, Ausländer, Jungen, Mädchen) angegeben.

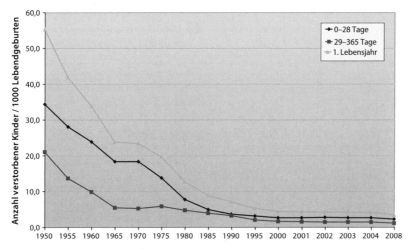

⬛ Abb. 19.1 Entwicklung der Säuglingssterblichkeit in Deutschland

Während Veränderungen der Mortalität für die Altersgruppe von 0–100 Jahre kaum zu erwarten sind – bekanntlich sterben fast alle Menschen irgendwann in diesem Zeitraum – kann die Analyse der Mortalität für jüngere Altersgruppen sowie die der Mortalität bezogen auf bestimmte Erkrankungen sehr aufschlussreich sein.

Die **Säuglingssterblichkeit** umfasst die Anzahl der Todesfälle im 1. Lebensjahr bezogen auf 1000 Lebendgeborene eines Jahrganges (‰), wobei zwischen der Neonatalsterblichkeit in den ersten 4 Lebenswochen und der postneonatalen Sterblichkeit zwischen Tag 29 und 365 unterschieden wird.

Die Säuglingssterblichkeit ist in den letzten 50 Jahren in Deutschland um 90 % zurückgegangen. Während 1950 etwa jedes 18. lebend geborene Kind im ersten Lebensjahr verstarb, war es 1960 noch jedes 30. und 1997 nur noch jedes 200. Kind. Bis 1965 betraf diese Abnahme etwa gleichermaßen die neonatale und die postneonatale Sterblichkeit und reflektierte somit wahrscheinlich eine Verbesserung der allgemeinen medizinischen Versorgung. Die wesentlichen Fortschritte in der neonatalen Sterblichkeit wurden in den 1970er bis 1990er Jahren durch Fortschritte in der Perinatalmedizin erreicht (⬛ Abb. 19.1).

Säuglingssterblichkeit gilt als ein Indikator für die Qualität des Medizinsystems in einem Land. Deshalb werden diese Daten auch häufig im internationalen Vergleich benutzt. Relativ konstant waren in den letzten 50 Jahren die Skandinavischen Länder die mit der geringsten Säuglingssterblichkeit, während die Bundesrepublik in den Jahren des Wirtschaftswunders im europäischen Vergleich eher unter den Ländern mit der höheren Säuglingssterblichkeit zu finden war. Erst in den 1990er Jahren hat sich die Säuglingssterblichkeit in der Bundesrepublik den skandinavischen Verhältnissen angenähert.

Die Säuglingssterblichkeit gilt als ein Maß für die Qualität der medizinischen Versorgung in einem Land.

▬ Die Säuglingssterblichkeit hat in den letzten 50 Jahren von über 5 % auf unter 5 ‰ abgenommen.

▬ Die Abnahme der Säuglingssterblichkeit wurde besonders durch Verbesserungen in der perinatalen Medizin erreicht.
▬ Im ersten Lebensjahr sind die häufigsten Todesursachen: Probleme in der Perinatalzeit (Frühgeburtlichkeit, Geburtskomplikationen etc.), gefolgt von Fehlbildungen und dem plötzlichen Kindstod.
▬ Nach dem ersten Lebensjahr sind Unfälle die häufigste Todesursache.

Infektionskrankheiten, vor 100 Jahren noch die bei weitem häufigste Todesursache im ersten Lebensjahr, gehören dagegen nicht mehr zu den vier häufigsten Todesursachen im ersten Lebensjahr (⬛ Tab. 19.1). Nachdem die Rate der postneonatalen Sterblichkeit von 1965–1990 weitgehend unverändert blieb, kam es von 1990 nach 1995 in zeitlichem Zusammenhang mit den in Deutschland propagierten Empfehlungen, die Bauchlage als Regelschlaflage bei jungen Säuglingen zu meiden, zu einer deutlichen Abnahme der postneonatalen Sterblichkeit.

Nach dem ersten Lebensjahr nimmt die Sterblichkeit deutlich ab, wobei die Kinder zwischen 5 und 10 Jahren offenbar am wenigsten gefährdet sind (⬛ Tab. 19.2). Im Jugendalter nehmen die Gefährdungen wieder zu: Der Anstieg der Sterblichkeit geht wesentlich auf das Konto von Unfällen, insbesondere Unfällen im Straßenverkehr. Auch innerhalb der ersten 5. Lebensjahre sind Unfälle – hier besonders solche im häuslichen Umfeld – eine der häufigsten Todesursachen. Unfälle sind keine Zufälle und unfallassoziierte Todesfälle potenziell vermeidbar. Unfallprävention muss deshalb ein zentrales Anliegen der Prävention im Kindesalter sein. So ist die Abnahme der Sterblichkeit im Kleinkindes- und Schulalter wesentlich auch durch die Abnahme der Mortalität durch Unfälle bedingt.

Morbidität

Neben der Frage, woran Kinder wie häufig sterben, ist auch die nach den häufigsten Erkrankungen von Bedeutung. Hier-

◘ Tab. 19.1 Häufigste Todesursachen im Kindesalter in der Bundesrepublik Deutschland 2008 (Kinder in der entsprechenden Altersgruppe)

Gruppe der 0- bis 1-Jährigen	Fallzahl
1. Perinatologische Ursachen	1188
2. Angeborene Fehlbildungen	603
3. SID	215
Gruppe der 1- bis 5-Jährigen	
1. Unfälle	108
2. Bösartige Neubildungen	86
3. Angeborene Fehlbildungen	65
Gruppe der 5- bis 15-Jährigen	
1. Unfälle	190
2. Bösartige Neubildungen	183
3. Angeborene Fehlbildungen	69

zu gibt es jedoch in Deutschland keine umfassenden und verlässlichen Daten. Einige Datenquellen zu Teilaspekten stehen jedoch zur Verfügung wie z. B.:

Perinatalerhebungen: Die Erfassung von Daten zur perinatalen Versorgung Neugeborener wurde in den 1970er Jahren als ein Instrument zur freiwilligen Qualitätskontrolle in der Perinatalmedizin entwickelt. Derzeit sind solche Erhebungen mit Erfassungsraten von meist weit mehr als 90 % aller Geburten in fast allen Bundesländern etabliert. Am Ende jedes Jahres kann jede beteiligte Klinik sehen, ob z. B. die eigene Rate der Kaiserschnittentbindungen oder der perinatalen Todesfälle überdurchschnittlich hoch bzw. niedrig ist oder nicht. Diese Daten sind auch eine wichtige Quelle wissenschaftlicher Untersuchungen.

– **Neonatalerhebungen:** In den Neonatalerhebungen werden Daten zur neonatologischen Versorgung und deren Behandlungsergebnissen erhoben. Diese arbeiten analog zu den Perinatalerhebungen.

Infektionsschutzgesetz

❯❯ Die Erfassung ausgewählter Infektionskrankheiten wird im Infektionsschutzgesetz geregelt.

Für einige Infektionskrankheiten besteht für den behandelnden Arzt die Meldepflicht des Krankheits- bzw. Verdachtsfalles an das am Aufenthaltsort des Patienten befindliche Gesundheitsamt innerhalb von 24 Stunden. Diese Meldepflicht für Krankheiten bzw. den Verdacht auf Krankheiten wird durch eine Meldepflicht für den spezifischen Erregernachweis im Labor ergänzt (► Kap. 8.1.6).

Statistiken zu Krankenhaus-Entlassungsdiagnosen

Bei der Entlassung des Patienten aus dem Krankenhaus wird die Diagnose nach einem internationalen Erfassungsschlüssel (ICD 10) erfasst. Nach Einführung des DRG-Systems ist hierbei mit einer recht guten Datenqualität zu rechnen, da die Leistungsabrechnung der Krankenhäuser nicht mehr nach Liegetagen, sondern auf die Diagnose bezogen erfolgt.

19.1.3 Lebenswelten: Kind und Familie

Das Erfahren von Vertrauen zu nahestehenden Menschen, Sicherheit in menschlicher Begegnung und Schutz durch bewährte Lebensbedingungen und das Erleben von Geborgenheit sind für Kinder unverzichtbare Existenzvoraussetzung. Der traditionelle Rahmen, in dem eine solche Geborgenheit erlebt wurde, ist die Familie. Die traditionelle Familie, die durch Ehe und eine Rollenverteilung zwischen dem Ernährervater und der Heim und Herd umsorgenden Mutter gekennzeichnet war, ist jedoch zunehmend seltener von Kindern erlebte Realität. Alleinerziehende Elternteile, nicht eheliche Partnerschaften, Partizipation der Mutter am Berufsleben – sei es durch materielle Zwänge oder durch die Lebensentwürfe der derzeit genauso gut oder besser als ihre Lebenspartner ausgebildeten Mütter – sind heute eher häufig als selten. Dies gilt gleichermaßen für das bürgerliche Milieu, wo Kompensationsstrukturen entwickelt wurden, wie in den zunehmend für die Parallelwelten des Prekariats, wo immer mehr Kinder in relativer Armut und, was sehr viel bedrohlicher ist, in der Perspektivlosigkeit von in der 2. und 3. Generation von Sozialhil-

◘ Tab. 19.2 Sterblichkeit bei Kindern in Deutschland in unterschiedlichen Alterskategorien (Gestorbene/1000 in der jeweiligen Altersgruppe bzw. /1000 Lebendgeburten in Altersgruppe 0–1)

Altersgruppe	1950	1970	1980	1990	2000	2004	2008
0	55,4	23,4	18,0	7,0	4,4	4,1	3,9
1–4	2,4	1,0	0,9	0,4	0,3	0,2	0,2
5–9	0,8	0,5	0,4	0,2	0,1	0,1	0,1
10–14	0,6	0,4	0,3	0,2	0,1	0,1	0,1
15–19	1,2	1,1	1,0	0,6	0,4	0,4	0,4

fe Lebenden groß werden. In manchen dieser Familien sind neben der Einbindung in das Arbeitsleben auch grundlegende soziale Kompetenzen wir die Fähigkeiten zur Haushaltsführung, Nahrungszubereitung und Strukturierung des Tagesablaufs verloren gegangen.

Fallbeispiel

Berichte wie zum Beispiel der über das Leben von Franz, einem 9-jährigen Jungen aus einem sozialen Brennpunkt im Norden von München aus dem FOCUS Magazin Nr. 38 (2008) sind bedrückend und leider keine Einzelfälle: Die Mutter ist gehbehindert und lebt seit 20 Jahren von Harz IV. Mit 24 Jahren wird sie zum ersten Mal schwanger. Erst tritt ihr der Kindsvater aus Wut darüber in den Bauch, dann zweifelt er die Vaterschaft des Kindes – Mädchens – an. Der Vater ihres ersten Sohnes trinkt und schlägt sie. Das Kind muss zusehen. Franz ist ihr 3. Kind und stammt aus einer Beziehung mit ihrem Vetter. Franz war weder geplant noch erwünscht – die Mutter hatte ja die Pille genommen.

Von einem Besuch in der Familie berichtet »Focus«: » Franz kommt in die Wohnung, er weint. Beim Fußballspielen mit Nachbarskindern hat ihn der Ball am Rücken getroffen. Die Mutter tröstet ihren Sohn nicht. »Der Franzi hat immer irgendwas. Nie passt er auf«, sagt sie. Franz sucht ein Spielzeug. Seine Augen tasten über den Boden im Kinderzimmer, wo Kleidung und Schuhe liegen, halb leere Flaschen und ausgespuckte Kaugummis. Kartons, Süßigkeitenverpackungen, Essensreste. Franz sucht nicht lange. Der blonde Junge setzt sich auf die Matratze und schaut ins Leere, wie er das oft tut. Die Bettwäsche ist fleckenverkrustet, sie stinkt. Franz Mutter entschuldigt sich: »Das Zimmer ist noch nicht hundertprozentig.« Sie weiß auch, weshalb. »Der Franzi muss halt endlich mal aufräumen.« Franz ist überdurchschnittlich intelligent, hat aber nie gelernt, wie man z. B. Zähne putzt. Das Essen kochen, hingegen, muss Franz meist selbst übernehmen: »gebratene Eier bzw. Leberkäse oder Pizza.«

Einige Daten zur Lebenswelt von Kindern:

- Nach Angaben des Statistischen Bundesamtes »Alleinerziehende in Deutschland Ergebnisse des Mikrozensus 2009« lebten im Jahr 2009 8,2 Millionen Familien mit minderjährigen Kindern in Deutschland. Fast jede fünfte davon (19 %) war eine Familie einer alleinerziehenden Mutter oder eines alleinerziehenden Vaters. 72 % der Familien waren Ehepaare und 9 % Lebensgemeinschaften mit minderjährigen Kindern. Mit 27 % war im Jahr 2009 der Anteil der Alleinerziehenden in Ostdeutschland deutlich höher als in Westdeutschland (17 %). Der Anteil der Kinder, die bei einem allein erziehenden Elternteil leben hat zugenommen. Vor 13 Jahren betrugen die entsprechenden Anteile noch 18 % für die neuen Länder und 13 % für das frühere Bundesgebiet.

- Rund 2 Mio. Kinder zwischen drei und fünf Jahren wurden zum Stichtag am 15. März 2007 in Kindertagesstätten oder in Kindertagespflege ergänzend betreut. Deutliche Unterschiede zeigen sich im Vergleich der neuen Länder und des früheren Bundesgebietes (jeweils ohne

Berlin). Während in Ostdeutschland für mehr als ein Viertel (27 %) aller unter 3-Jährigen Ganztagsbetreuung ergänzend in Anspruch genommen wurde, betrug in Westdeutschland die Quote lediglich 3 %. Für die Altersgruppe der Kinder zwischen drei bis unter sechs Jahren belief sich die Ganztagsquote bundesweit auf 24 %, das waren 529.000 Kinder (2006: 22 %, 495000 Kinder). Auch hier lag die Ganztagsquote im Westen mit 17 % deutlich niedriger als im Osten (60 %)[1].

- Jedes vierte Kind in Deutschland ist von Armut bedroht. Nach Angaben des Sozioökonomischen Panels (SOEP) ist die Armutsrisikobetroffenheit für Kinder unter 15 Jahren von 15,7 % im Jahr 2000 auf 26,3 % im Jahr 2006 und damit um mehr als 10 Prozentpunkte bzw. um rund 67 % angestiegen Abgesehen vom generellen Ausmaß der Kinderarmut ist für mögliche Gegenmaßnahmen besonders von Interesse, welche Gruppen von Kindern überproportional von Einkommensarmut betroffen sind. Es lassen sich drei Gruppen identifizieren[2]:
  - Kinder Alleinerziehender
  - Kinder aus kinderreichen Familien
  - Kinder mit Migrationsgeschichte

Kernaussagen

- Immer weniger Kinder erleben ihre Kindheit in einer vom traditionellen Rollenverständnis geprägten Familie.
- Fremdbetreuung wird schon im frühen Kindesalter zunehmend in Anspruch genommen.
- Etwa ¼ der Kinder in Deutschland wächst in relativer Armut auf.
- In einem Teil der Armutsfamilien finden die Kinder weder ein angemessenes Lebensumfeld noch können die Eltern grundlegende soziale Kompetenzen vermitteln, weil sie diese selber wenig erfahren und gelernt haben.

19.2 Prävention – Prophylaxe

Beispiele für die Fortschritte der Primärprävention in den letzten 20 Jahren sind der plötzliche Kindstod, die Impfungen gegen Haemophilus influenzae b (Hib) und Pneumokokken, die Fluoridprävention (▶ Kap. 5) und die Verhinderung später Vitamin-K-Mangel-Blutungen. Wesentliche Elemente der sekundären Prävention im Kindesalter sind die Früherkennungsuntersuchungen und das Neugeborenenscreening.

---

1   Quelle: Auszug aus dem Datenreport 2008, Kap. 2 Familie, Lebensformen und Kinder von Sascha Krieger und Julia Weinmann

2   Quelle: »Kinderarmut in Deutschland: Eine drängende Handlungsaufforderung an die Politik« ein Bericht vom Bundesjugendkuratorium, August 2009

Bei der Prävention wird zwischen einer primären, sekundären und tertiären Prävention differenziert.

- Ziel der **primären Prävention** ist es, das Auftreten der Erkrankungen überhaupt zu verhindern,
- Ziel der **sekundären Prävention** ist es, bereits die Erstanzeichen der Erkrankung zu erkennen,. Beispiele der sekundären Prävention sind die allgemeinen und speziellen Früherkennungsuntersuchungen.

Bei der **tertiären Prävention** ist die Krankheit bereits aufgrund ihrer klassischen Symptome diagnostiziert worden, die therapeutischen Anstrengungen zielen jedoch auf die Verhinderung der Spätfolgen der Erkrankung. Unzweifelhaft ist z. B. der juvenile Diabetes mellitus nicht heilbar. Durch eine gute Therapie können jedoch Spätschäden bei einer chronischen Erkrankung wie Retinopathie, Nephropathie und Neuropathie weitgehend vermindert oder verhindert werden. Bei der Mukoviszidose wurde es durch eine intensive Therapie möglich, die Prognose so zu verbessern, dass die durchschnittliche Lebenserwartung nicht mehr das Jugendlichenalter, sondern bereits das frühe bis mittlere Erwachsenenalter darstellt. Diese Beispiele machen deutlich, dass die tertiäre Prävention letztendlich die Therapie und Rehabilitation bei chronischen Erkrankungen beinhaltet. Diese Langzeitbehandlung und Vermittlung von Alltagsfähigkeiten mit dem Ziel der Erlangung von Autonomie bei chronischen Erkrankungen werden immer wichtigere Bestandteile der Klinischen und Sozialen Pädiatrie.

> - **Primäre Prävention:** Verhindern der Entstehung von Erkrankungen (z. B. Impfungen).
> - **Sekundäre Prävention:** Frühdiagnostik von Erkrankungen durch Screening. Ein Screening ist nur dann sinnvoll, wenn die Prognose durch Frühdiagnostik verbessert wird (Aufgabe der Früherkennungsuntersuchungen U1–U9 und J1).
> - **Tertiäre Prävention:** Verhindern von Folgeschäden bei bereits bestehenden Erkrankungen (Therapie und Rehabilitation bei chronischen, nicht heilbaren Erkrankungen wie z. B. Diabetes mellitus oder Zerebralparese).

Wesentliche Fortschritte durch Primärprävention in den letzten 20 Jahren lassen sich am Beispiel des plötzlichen Kindstods, der Konjugatimpfung gegen systemische Haemophilus influenzae b (Hib) und Pneumokokkenerkrankungen, bei der Fluoridprävention (▶ Kap. 5) und der Verhinderung später Vitamin-K-Mangel-Blutungen illustrieren.

- Vor 1990 verstarben allein in den alten Bundesländern pro Jahr mehr als 1000 Kinder im ersten Lebensjahr plötzlich und unerwartet, ohne dass eine Ursache eruiert werden konnte, am **plötzlichen Kindstod**. 2008 waren es nur noch etwas mehr als 200 Fälle. Die parallele Abnahme der postneonatalen Säuglingssterblichkeit belegt, dass dies keine veränderte Diagnostik bzw. Kodierung sondern pro Jahr ca. 800 »gerettete Leben« reflektiert. Diese Zahl ist höher als die jährliche Zahl von Neuerkrankungen an Leukämie im Kindesalter. Erreicht wurde dies insbesondere durch die weitgehende aber noch nicht vollständige Umsetzung der simplen Empfehlung, Säuglinge zum Schlafen konsequent auf den Rücken zu legen.
- Vor Einführung der **Hib-Impfung** erkrankten pro Jahr ca. 1000 Kinder in Deutschland an einer systemischen Hib-Erkrankung unter dem Bild einer Meningitis, Sepsis oder Epiglottitis. Durch die Einführung und hohe Akzeptanz der Hib Impfung konnte die Zahl dieser lebensbedrohlichen Erkrankungen nach 10 Jahren auf weniger als 50 pro Jahr reduziert werden.
- Vor Einführung der generellen **Pneumokokken-Konjugatimpfung** für Säuglinge im Juli 2006 erkrankten in Deutschland jährlich mehr als 200 Kinder an Pneumokokken- Meningitis, ca. 400 an einer Pneumokokken-Sepsis. Bereits drei Jahre später hatte die Erkrankungsrate in den ersten 2 Lebensjahren auf etwa die Hälfte abgenommen.
- Ziel der **Fluoridierung** ist eine Reduktion der Zahnkaries im Kindesalter. Das Ausmaß der Zahnkaries wird üblicherweise anhand der Zahl der durch Karies geschädigten oder verlorenen Zähne beurteilt. Hierzu wird die Summe der kariösen (**d**ecayed), gefüllten (**f**illed) oder fehlenden (**m**issing) Zähne bestimmt und durch den DMF Index beschrieben: Großbuchstaben »DMF« beschreiben die permanenten Zähne, mit kleinen Buchstaben »dmf« werden die Milchzähne beschrieben. Vor Einführung der Fluoridprophylaxe betrug z. B. bei Erhebungen in Hamburg 1978 der DMF Index bei 12-jährigen Kindern in 6,3 gegenüber 0,88 in 2004.
- Anfang der 1980er Jahre lag in Deutschland die Zahl der späten **Vitamin-K-Mangel-Blutungen** bei ca. 40 pro Jahr, wobei mehr als die Hälfte der Fälle Hirnblutungen waren. Durch die Einführung der Vitamin Prophylaxe konnte diese Zahl auf weniger als 5 pro Jahr reduziert werden.

Im Kindesalter besteht ein gesetzlicher Rechtsanspruch (§ 20 SGB V) auf **sekundäre Prävention** im Sinne einer Frühdiagnostik von Erkrankungen, deren Prognose bei frühzeitiger Diagnose besser als bei später Diagnose ist. Dieser Rechtsanspruch ist die gesetzliche Grundlage für das von den gesetzlichen Krankenkassen finanzierte Programm der Früherkennungsuntersuchungen im Kindesalter und des Neugeborenenscreenings auf Stoffwechselstörungen.

Die **Früherkennungsuntersuchungen** wurden in Deutschland Anfang der 1970er Jahre eingeführt und galten als Meilenstein in der Verbesserung der Prävention in der Kinderheilkunde. Die Akzeptanz dieser Untersuchungen durch die Eltern ist viel höher als die für fast alle Früherkennungsuntersuchungen im Erwachsenenalter: Im ersten Lebensjahr nehmen ca. 90 % der Kinder die Früherkennungsuntersuchungen wahr, mit 6 Jahren sind es noch 70–80 %. Der erklärte Auftrag dieser Untersuchung ist die Früherkennung und Therapie screeningwürdiger Erkrankungen. Untersuchungen zur Wirksamkeit der Früherkennung definierter Zielkrankheiten gibt es nur punktuell, da das bisherige Früherkennungsprogramm keine stringente Konzeption zur Evaluierung enthält.

19

Diese punktuellen Untersuchungen zeigten z. B.:

- Eine Früherkennung von schweren angeborenen und frühkindlich erworbenen **Hörstörungen** ist durch klinische Untersuchungen durch Kinder- und Allgemeinärzte nicht möglich. Deshalb wurde 2009 ein apparatives Hörscreening Inhalt des Leistungskatalogs.
- Eine Früherkennung von zur **Amblyopie** führenden Refraktionsanomalien und Mikrostrabismus bis zum Alter von 24 Monaten ist durch klinische Untersuchungen durch Kinder- und Allgemeinärzte nicht möglich. Dies wäre nur durch eine zusätzliche Augenärztliche Untersuchung möglich.
- Punktuelle Erhebungen zum Alter bei Erstoperation eines **Hodenhochstands** weisen auf erhebliche Defizite bei der klinisch zur stellenden Diagnose des Hodenhodenhochstands hin.
- Eine systematische Untersuchung zur Rate operativer Maßnahmen bei Hüftluxation unter laufendem Ultraschall Screening Programm zeigte, dass die Häufigkeit dieser Eingriffe verglichen mit anderen Ländern mit ausschließlich klinischem Früherkennungsprogramm und Daten aus Deutschland vor Einführung des Ultraschallscreenings auf etwa ein Viertel reduziert wurde.

Die Früherkennungsuntersuchungen werden von Kinder- und Allgemeinärzten erbracht. Leistungen der primären Prävention wie Impfungen oder vorausschauende Elternberatung sind nicht Inhalt dieses gesetzlichen Anspruchs der Versicherten, obwohl möglicherweise gerade in diesem Bereich in der Praxis Segensreiches geleistet wird, wie bei der vorausschauenden Gesundheitsberatung.

Vorausschauende Gesundheitsberatung: Fällt beim Arztbesuch auf, dass eine Mutter ihr Kind wenig anschaut oder abwertend über ihr Kind spricht, kann dies eine banale Ursache haben: die Mutter kann einen »schlechten Tag« haben. Möglicherweise ist dies aber auch als Ausdruck einer gestörten Mutter-Kind-Beziehung zu deuten und kann Hinweis auf eine drohende Vernachlässigung oder Misshandlung des Kindes sein. Die Beurteilung kann nur im Gesamtkontext der Familiensituation, früherer und zukünftiger Arztkontakte erfolgen. Die Notwendigkeit einer Beratung ergibt sich aus dem Gesamtkontext.

Vorausschauende Gesundheitsberatung kann sich jedoch auch allein aus dem Alter des Kindes beim Arztkontakt ergeben. So sollten bei den Früherkennungsuntersuchungen im Alter von bis zu 6 Monaten die aktuellen Empfehlungen zur Prävention des plötzlichen Kindstods angesprochen werden, bei allen Untersuchungen die altersspezifischen Unfallrisiken und die Möglichkeiten der Unfallprävention. Hierunter fällt auch eine Ernährungsberatung zum Stillen oder, bei älteren Kindern z. B. der Hinweis auf einen ausreichenden Milchkonsum mit dem Ziel einer ausreichenden Calcium- und Vitamin-D-Zufuhr zur Prävention der Osteoporose.

Leider ist die Akzeptanz der im Jahr 1998 eingeführten **Jugendgesundheitsberatung** mit noch immer deutlich unter 50 % weit niedriger als die der Früherkennungsuntersuchungen im Kindesalter. Dies ist umso bedauerlicher, da bei dieser

Maßnahme erstmalig »Gesundheitsberatung« (z. B. zu Drogen, Sexualität) als Aufgabe der ärztlichen Prävention explizit angegeben wird.

Das **Neugeborenenscreening auf angeborene Stoffwechseldefekte und endokrine Störungen** hingegen ist der Prototyp für effektive, populationsbezogene Sekundärprävention im Kindesalter. Bereits seit Ende der 1960er Jahre werden in Deutschland die Neugeborenen auf Phenylketonurie (PKU) (Guthrie-Test) gescreent, seit Anfang der 80er Jahre zusätzlich auf Galaktosämie und Hypothyreose. Ende der 1990er Jahre eröffnete die Entwicklung der Tandem-Massenspektrometrie (TMS), ein neues analytisches Verfahren, neben der Option einer verbesserten analytischen Sensitivität und Spezifität des Screenings auf PKU, die Möglichkeit den Screeningumfang ohne zusätzliche Laborkosten zu erweitern. So wurde ein Screening auf Fettsäureoxidationsstörungen – quantitativ bedeutsam ist hier besonders das Screening auf MCADD, eine Störung der Oxidation mittelkettiger Fettsäuren, die so häufig wie die PKU ist – und auf organische Säuren möglich. Hinzu kam die Möglichkeit, mit anderen analytischen Verfahren aus derselben Blutprobe auf zwei weitere schwere angeborene Erkrankungen zu screenen: das adrenogenitale Syndrom (AGS) und den Biotinidasemangel.

Besonders gut dokumentiert wurde die Prozess- und Ergebnisqualität des erweiterten Neugeborenenscreenings in einem Modellprojekt in Bayern, das die Grundlagen für die seit 2005 deutschlandweit verbindlichen Screening-Richtlinien lieferte. In diesem Modellprojekt war eine schriftliche Einwilligung der Eltern (informed consent) zur Teilnahme und zur Übermittlung der Personendaten an ein Screeningzentrum notwendig. Im Screeningzentrum wurde die Teilnahme am Screening, sowie die Durchführung nötiger Kontrolluntersuchungen erfasst und durch Erinnerungssysteme optimiert. Das Screening wurde an Hand folgender Indikatoren der Prozess-Ergebnisqualität evaluiert:

- Teilnahmeraten am Screeningprogramm von über > 98,5 % konnten durch nachträgliche Blutentnahmen, wenn diese z.B. bei einer Verlegung vergessen wurden oder die Testkarte verloren ging, erreicht werden.
- Bei etwa jedem 1000sten Neugeborenen ist die Screeningkarte nicht im Labor angekommen, obwohl die Eltern dem Screening zugestimmt hatten und die Blutabnahme im gelben Heft vermerkt war.
- Von den notwendigen Kontrolluntersuchungen gingen ohne weitere Aufforderung nur 84 % im Labor ein, 16 % mussten vom Screeningzentrum ein oder mehrmals angefordert werden. Konnten die Eltern durch Telefonate und Anschreiben auch über den Kinderarzt nicht erreicht werden, wurde das Gesundheitsamt aktiv. Durch dieses Trackingverfahren wurden über 99 % der notwendigen Kontrolluntersuchungen durchgeführt. Insgesamt wären ohne das Tracking 4,7 % der betroffenen Kinder nicht frühzeitig diagnostiziert worden. Das Tracking war jedoch nur möglich, wenn die Eltern einer Datenübermittlung an das Screeningzentrum zugestimmt hatten. Die Screeninguntersuchung im Rahmen des Modellpro-

jektes war freiwillig. 1,4 % der Eltern lehnten eine Datenübermittlung, 0,1 % das Screening ab.

- Für alle verwendeten Testverfahren lag mit 99,2 % eine sehr hohe Spezifität vor, das heißt nur wenige Eltern gesunder Kinder wurden fälschlicherweise beunruhigt, die Folgekosten für die weitere diagnostische Abklärung blieben gering.
- Eine Langzeitstudie zur Dokumentation einer tatsächlichen Verbesserung der Langzeitprognose für Kinder mit neu in das Screeningprogramm aufgenommenen Erkrankungen belegte diese Verbesserung bei den MCAD-Defekten. Für andere, seltenere Erkrankungen ist in den nächsten Jahren mit entsprechenden Daten zu rechnen.

Kernaussagen

- Wesentliche Fortschritte in der pädiatrischen Primärprävention der letzten 20 Jahre betreffen:
  - Reduktion der Häufigkeit des plötzlichen Kindstods auf etwa 1/3
  - Abnahme der Rate systemischer Haemophilus-influenzae-b-Rate auf weniger auf 1/10
  - Reduktion der Kariesrate bei Kindern auf etwa 1/3
  - Reduktion der Rate später Vitamin-K-Mangelblutungen auf etwa 1/10
- Ein nachweislicher Effekt der Früherkennungsuntersuchungen hinsichtlich der Rate schwerer Komplikationen konnte bislang nur hinsichtlich des Ultraschallscreenings für Hüftdysplasie gesichert werden.
- Das Neugeborenenscreening auf Stoffwechselstörungen, Endokrinopathien sowie Hörstörungen erlaubt eine effektive Frühdiagnose und -therapie.

19.3   Leben mit chronischer Krankheit

Für die Lebensbewältigung chronisch kranker und behinderter Kinder und ihrer Familien sind individuell anzupassende organmedizinische Rehabilitationsverfahren ebenso wichtig wie psychosoziale Betreuung durch ein multiprofessionelles Team.

19.3.1 Sozialpädiatrische Zentren (SPZ)

Nach dem Vorbild des von Hellbrügge im Jahre 1968 gegründeten Kinderzentrums München bilden Sozialpädiatrische Zentren mittlerweile eine wichtige Säule der medizinischen Versorgung von Kindern und Jugendlichen mit Entwicklungsgefährdungen und -störungen, chronischen neurologisch-psychiatrischen Erkrankungen und Behinderungen. Die derzeit bundesweit etwa 130 Sozialpädiatrischen Zentren sind gesetzlich im SGB V (§ 119) als institutionelle Sonderform multidisziplinärer ambulanter Krankenversorgung verankert. Unter pädiatrischer Leitung arbeitet dort ein Team aus Psychologen, Physiotherapeuten, Logopäden, Ergotherapeuten, Sozial- und Heilpädagogen sowie weiterer Funktions-

kräften. Die Untersuchung, Behandlung und Rehabilitation der Patienten berücksichtigt besonders das soziale Umfeld der Kinder, und die Beratung und Anleitung der Eltern wie auch anderer Bezugspersonen stellt einen Schwerpunkt im SPZ dar. Die Zusammenarbeit verschiedener Disziplinen mit Integration unterschiedlicher Perspektiven zu einem Gesamtbild ermöglicht optimale Entwicklungsdiagnostik und die gemeinsame Erarbeitung eines Behandlungsplans, der allen Facetten eines entwicklungsgestörten Kindes gerecht wird. SPZ bilden so eine Schnittstelle zwischen klinischer Pädiatrie, pädiatrischer Rehabilitation und öffentlichem Gesundheitsdienst.

19.3.2 Patienten- und Angehörigenschulung – Disease-Management-Programme

Fallbeispiel

K.S., ein 10-jähriges Mädchen wird mit einer schweren Asthmaattacke stationär aufgenommen. Sie hatte schon seit Tagen Luftnot, wollte damit aber zuhause niemanden belasten. Sie hat zwar ein Notfallspray, aber sich nicht getraut, dieses in der Schule einzusetzen, weil sie nicht wollte, dass die Klassenkameraden mitbekommen, dass sie Asthma hat. Die Kinderärztin hatte ihr zwar Medikamente für eine Leitlinien gerechte Dauertherapie verschrieben, die sie aber nur gelegentlich bei ganz starken Beschwerden einsetzt.

Bei diesem Mädchen war offensichtlich von der Kinderärztin die richtige Diagnose gestellt und die richtige Therapie verordnet worden. Trotzdem kam es zu einer vermeidbaren Komplikation, weil das Mädchen nicht ausreichend um die Schwere ihrer Krankheit wusste, sich und anderen diese nicht eingestehen wollte und möglicherweise unzureichend kundig hinsichtlich der Therapie war.

Patienten- und Angehörigenschulungsprogramme haben das Ziel, solche Defizite bei Kindern mit chronischen Erkrankungen zu verhindern. Die ersten Schulungsprogramme, die in den 1980er und 1990er Jahren entstanden (bzgl. Diabetes, aber auch Asthma bronchiale) hatten zum Ziel, die »Compliance« von Patient/Familien zu optimieren. Der klassische Begriff der Compliance umschrieb das Ausmaß, in dem das Verhalten eines Patienten mit den Vorgaben eines Arztes übereinstimmt. Der moderne und wohl auch effektivere Ansatz wird unter dem Begriff »Empowerment« subsumiert: Er geht von gegenseitigem Respekt, gleichberechtigter Verantwortung unter Wahrung der fachlichen Kompetenzen aus.

Patientenschulungsprogramme sollen

- vorhandene Kompetenzen zur Krankheitsbewältigung bei Patient und Familie verbessern,
- geeignete Selbstwahrnehmungstechniken vermitteln, um frühzeitig eine beginnende Verschlechterung selbständig erkennen und angehen zu können,
- emotionale Aspekte aufgreifen,
- Verhalten, Techniken und soziale Durchsetzungsstrategien trainieren,
- Auswirkungen auf das soziale Umfeld, insbesondere die Familie minimieren.

Patientenschulungsprogramme erfordern

- Vermittlung von handlungsrelevantem Wissen,
- Einüben der therapeutischen Techniken und Verhaltenstraining sowie
- die Berücksichtigung des individuellen Krankheitserlebens und Einbeziehung des Lebensumfelds.

Etablierte und zertifizierte Schulungsprogramme gibt es z. B. für Diabetes, Asthma und Neurodermitis. Im Rahmen der Weiterbildungsordnung zum Kinder- und Jugendarzt ist eine Schulungskompetenz vorgeschrieben. Leitlinien für Asthma bronchiale (Nationale Versorgungsleitlinie Asthma bronchiale, Leitlinie der Gesellschaft Pädiatrische Pneumologie e.V.) für Neurodermitis, Diabetes und auch Rehabilitation sehen gleichermaßen obligat eine Schulung für Patienten vor. Zentraler Bestandteil aller Disease-Management-Programme ist die Schulung möglichst aller teilnehmenden Patienten/Familien. **Die Wirksamkeit** solcher Schulungsprogramme wurde hinsichtlich messbarer Effekte in Bezug auf das Wissen um Krankheitszusammenhänge, (Be)handlungs- und Verhaltenskompetenz, psychische Krankheitsbewältigung und Indikatoren für Krankheitsprogression, Schwere und Komplikationen gesichert.

19.3.3 Selbsthilfegruppen

Häufige chronische Erkrankungen wie z. B. Asthma sind für die Betroffenen unzweifelhaft belastend. Bei häufigen Erkrankungen können die Betroffenen mit rascher Diagnostik, etablierten Therapiestrukturen und dem Verständnis der Umwelt rechnen. Seltene Erkrankungen hingegen werden häufig erst nach einer diagnostischen Odyssee erkannt, Therapien sind mitunter wenig evaluiert, und wohnortsnahe Versorgungsstrukturen fehlen häufig. Oft ist auch den primär behandelnden Ärzten die Krankheit nur wenig vertraut. Auch im Lebensumfeld erfahren die Betroffenen in erster Linie Erstaunen, wenn sie Verwandten und Freunden über die seltene Erkrankung ihres Kindes berichten. Umso mehr muss die Diagnose die Betroffenen verunsichern. Dies ist für die Betroffenen und ihre Familien besonders belastend, wenn die Erkrankung durch erkennbare Fehlbildungen, Einschränkungen an der Teilnahme im öffentlichen Leben oder mentale Defizite stigmatisiert.

> Für Familien von Kinder mit seltenen Erkrankungen sind Selbsthilfegruppen von besonderer Bedeutung zur Lebensbewältigung und Optimierung des Krankheitsmanagements.

Austausch unter gleich Betroffenen erlaubt es, Sorgen und Ängste mit denjenigen zu teilen, die Gleiches erfahren haben. Beispielsweise können Jugendliche, die nach einer Operation im Säuglingsalter wegen Analatresie Probleme hinsichtlich der Stuhlkontinenz haben, über diese stigmatisierende Problematik kaum mit »Gesunden« sprechen. Auch praktische Erfahrungen, mit welcher Technik dieses Problem am besten bewältigt werden kann, können unter Betroffenen ausgetauscht

werden. Einrichtungen, die besondere Erfahrungen mit der Krankheit haben, können in Erfahrung gebracht werden.

Menschen mit seltenen Erkrankungen brauchen eine Interessenvertretung im politischen Raum. Selbsthilfegruppen bieten Organisationsstrukturen, um diese zu artikulieren. So haben z. B. entschiedene Forderungen der Selbsthilfegruppen für angeborene Herzfehler dazu geführt, dass bestimmte Herzfehler nur noch in ausgewählten, besonders erfahrenen Zentren operiert werden dürfen.

Eine wichtige Adresse auf dem Weg zur Identifikation der passenden Selbsthilfegruppe für Kinder mit seltenen Erkrankungen und ihren Familien mit ist das gemeinnützige Kindernetzwerk e. V., http://www.kindernetzwerk.de/.

19.3.4 Diagnose und dann: Rehabilitation und Lebensbewältigung

Die Diagnose einer schweren chronischen Erkrankung bei einem Kind oder Jugendlichen stellt für jede betroffene Familie einen gravierenden Einschnitt und eine enorme Belastung dar. Wie auch immer diese Behinderung zustande kommt: Als Folge einer angeborenen unkorrigierbaren Fehlbildung, einer schwerwiegenden akuten Krankheit oder eines Unfalls, einer chronischen unheilbaren Organerkrankung oder einer chronischen psychischen Störung – stets muss die Familie ihren Lebensplan umschreiben.

Bei der Rehabilitation und Lebensbewältigung sind für behinderte Kinder und ihre Familien sowohl organmedizinische als auch psychosoziale Aspekte von Bedeutung. Unter den organischen Problemen stehen dabei Störungen der Motorik, der Ernährung, der Atmung und der Kommunikation im Vordergrund. **Organmedizinische Rehabilitationsverfahren** für z. B. spastische Paresen umfassen Physiotherapie, Versorgung mit speziell angepassten Orthesen, lokale Botulinumtoxin-Therapie, systemische orale antispastische Medikation, intrathekale Baclofen-Dauerinfusion mittels Pumpe und orthopädisch-chirurgische Eingriffe. Manche gravierende dyskinetische Bewegungsstörungen können durch neurochirurgische Tiefenhirnstimulation effektiv behandelt werden. Wenn Kau- und Schluckschwierigkeiten im Rahmen chronischer neurologischer Erkrankungen zu schwerer Ernährungsstörung führen, kann eine perkutane endoskopische Gastrostomie (PEG) die ausreichende Zufuhr von Flüssigkeit, Nahrung und Medikamenten gewährleisten. Bei Atemstörungen z. B. im Rahmen neuromuskulärer Erkrankungen können mobile Heimbeatmungsgeräte angepasst werden. Für Kinder und Jugendliche mit Kommunikationsstörungen stehen spezielle elektronische Kommunikationshilfen zur Verfügung. Die sorgfältige Anpassung derartiger Rehabilitationsmaßnahmen an die besonderen Bedürfnisse des individuellen Patienten und die Schulung der Eltern oder anderer Betreuer erfolgen ambulant meist in Sozialpädiatrischen Zentren oder stationär in spezialisierten Reha-Kliniken für Kinder und Jugendliche.

In welcher Form **psychosoziale Adaptation** eines Kindes und seiner Familie an eine chronische Erkrankung oder Behinderung erforderlich ist und in welchem Ausmaße sie gelingt, hängt wesentlich von der Art der Erkrankung und den damit einhergehenden Funktionsstörungen, dem Alter, kognitivem Niveau und Entwicklungsstand des Kindes, den psychosozialen Ressourcen und Kompetenzen der Familie sowie soziokulturellen Faktoren ab. Eine gravierende chronische Erkrankung eines Kindes führt oft zu einer massiven Krise und Verunsicherung der Familie, einer Zerreißprobe für manche Ehe, nicht selten zu Stigmatisierung und Isolation in der sozialen Umwelt. Familien mit einer derartigen Last benötigen neben der organmedizinischen Betreuung dringend auch psychosoziale Hilfe und Unterstützung. Eine schwerwiegende Diagnose muss vom behandelnden Arzt unter adäquaten Bedingungen mitgeteilt werden, in klarer, verständlicher Sprache, mit ausführlicher Information über die medizinischen Fakten sowie Einfühlungsvermögen in Ängste, Wut, Enttäuschung und Trauer des Patienten und seiner Familie. Kooperative Betreuung und Begleitung mit sozialpädiatrischen, psychologischen, ggfs. kinder- und jugendpsychiatrischen Diensten sind unabdingbar, um notwendige Unterstützung der Familie durch Schulungsmaßnahmen, Psychotherapie oder sozialrechtliche Beratung zu gewährleisten. Auf die große Bedeutung von Selbsthilfegruppen insbesondere für Familien mit seltenen Erkrankungen sei nochmals hingewiesen. Sofern von der Familie gewünscht, können auch informative Gespräche in Freundeskreis, Kindergarten, Schule hilfreich für die Inklusion des chronisch kranken Kindes sein.

Kernaussagen
- Bei manchen chronischen Erkrankungen ist eine Patienten- und Angehörigenschulung unverzichtbar.
- Bei vielen, insbesondere seltenen chronischen Erkrankungen, leisten Selbsthilfegruppen einen wesentlichen Beitrag für die Lebensbewältigung der Betroffenen.

19.4 Häufige sozialpädiatrische Probleme in der Praxis

Zu den wichtigsten sozialpädiatrischen Problemen in der Praxis gehören Exzessives Schreien, Schlaf- und Fütterstörungen, Vernachlässigung und Misshandlung sowie Schulprobleme.

19.4.1 Exzessives Schreien und andere Regulationsprobleme

Definition Als Regulationsstörungen im Säuglings- und Kleinkindalter (0–3 Jahre) werden Schwierigkeiten des Säuglings oder Kleinkindes in der Verhaltensregulation (Steuerung der physiologischen, sensorischen, affektiven, motorischen und Aufmerksamkeitsprozesse) beschrieben. Regulationsstörungen äußern sich in alters- und entwicklungsphasentypi-

schen kindlichen Symptomen wie exzessivem Schreien, Schlaf- und Fütterstörungen. Regulationsstörungen bestehen typischerweise in einer Symptomtrias, nämlich einer gestörten Regulation kindlichen Verhaltens, elterlichen physischen und psychischen Belastungen sowie einer gestörten Interaktion zwischen dem Säugling oder Kleinkind und seinen Bindungspersonen.

Wenn Eltern über exzessives Schreien bei ihrem Kind berichten, ist dies meist berechtigt, wie der Vergleich von Tagebuchaufzeichnungen der Mütter und von Tonbandaufnahmen zeigte. Exzessives Schreien und Drei-Monats-Koliken (infantile colic) und anfallsweise auftretende Unruheattacken (paroxysmal fussing) werden weithin synonym verwendet. Schreien ist bei jungen Säuglingen normal – wie sollen sie sonst ihre Bedürfnisse artikulieren. Die Definition, von »wie viel Schreien« denn nun »zuviel« ist, muss immer arbiträr sein. Eine Falldefinition wurde 1954 von Wessel gegeben: «ansonsten gesunde Kinder in gutem Ernährungszustand mit anfallsartig auftretender Erregbarkeit, Unruhezuständen oder Schreien mit mehr als drei Stunden Dauer pro Tag, an mehr als drei Tagen pro Wochen über mehr als drei Wochen».

Anfälle typischen exzessiven Schreiens sind gekennzeichnet durch:
- Plötzlich auftretende Attacken aus scheinbarem Wohlbefinden ohne erkennbare Trigger.
- Beginn ab einem Alter von ca. zwei Wochen und weitgehendes Verschwinden der Symptome bis zum vierten Monat. Auftreten in den frühen Abendstunden.
- Untröstlichkeit und lange Dauer der Schreiattacken; häufig zusammengeballte Hände, angezogene Beine, überstreckter Rücken, Gesichtsrötung, harter Bauch, Spucken, Abgang von Winden, Grimassieren.

> »Exzessives Schreien« in der frühen Säuglingsphase ist häufig – je nach Falldefinition ist bis zu jedes 6. Kind betroffen – und kein Problem der westlichen Kulturen.

Der typische Verlauf des Schreiens mit einem Maximum in den frühen Abendstunden und Beginn bis zur 6. Woche, höchster Prävalenz zwischen der 6. und 8. Woche und deutlicher Abnahme bis zur 12. Woche wird auch in gänzlich anderen Kulturen z. B. in Afrika gefunden. Dies unterstreicht die Annahme einer biologischen und nicht soziogenen Ursache. Verschiedene Risikofaktoren wie Rauchen und Stress in der Schwangerschaft wurden identifiziert. Die Hoffnung, dass im Alter von drei Monaten das exzessive Schreien bestimmt vorbei sei, wird jedoch mitunter enttäuscht. Etwa ein Drittel der »Schreikinder« schreien auch noch im 4. Lebensmonat. Bei einigen Kindern – je nach verwendeter Definition bei 0,3–7,7 % – bezogen auf alle beobachteten Kinder wird auffälliges Schreien auch noch im Alter von sechs Monaten beobachtet. Bei diesen Kindern bestehen gehäuft auch weitere Symptome von Regulationsstörungen wie Schlaf- und Essstörungen.

Exzessives Schreien

- Alle Säuglingen schreien irgendwann – die Abgrenzung exzessiven Schreiens erfolgt meist anhand der Wessel-Kriterien und durch die typische Symptomatik.
- Die Ursache exzessiven Schreiens liegt eher in biologischen als in soziogenen Faktoren.
- Die Häufigkeit exzessiven Schreiens wird je nach Falldefinition unterschiedlich zwischen 2 % und 20 % angegeben.
- Etwa 1/3 der betroffenen Kinder schreit länger als drei Monate.
- Kinder mit typischen Koliken ausschließlich in den ersten 3 Monaten haben meist keine Probleme hinsichtlich weiterer Regulationsstörungen und späterer Verhaltensauffälligkeiten.
- Kinder, die deutlich länger als drei Monate schreien, haben häufiger auch andere Symptome von Regulationsstörungen und möglicherweise ein erhöhtes Risiko für spätere Verhaltensauffälligkeiten wie ADHD und Schulschwierigkeiten.

Schreien des jungen Säuglings ohne erkennbaren Grund ist somit häufiger Anlass für Beratungsbedarf durch den Kinderarzt. Nach der Identifikation möglicher Ursachen und deren Therapie bleiben nicht wenige junge Säuglinge, die ohne erkennbaren Grund bevorzugt in den Abendstunden untröstlich schreien. Für die meisten dieser Kinder und ihre Eltern ist eine empathische Beratung, die sich an den hier dargestellten empirisch gesicherten Erfahrungswerten orientiert, ausreichend. Für manche Eltern wird auch der Hinweis auf die Elternbroschüren der Deutschen Gesellschaft für Kinderheilkunde (http://www.dgkj.de/fileadmin/user_upload/images/fuer_eltern/DGKJ_SCHREIBABY.pdf hilfreich sein.

Darüber hinaus ist der beratende Kinderarzt gefordert, Situationen zu erspüren, wo die Belastung der Familie durch das exzessive Schreien ihres Kindes so groß ist, dass hierdurch eine Gefährdung des Kindes durch Misshandlung entstehen könnte. Dass exzessives Schreien des jungen Säuglings mütterliche Fantasien von Aggression bis zum Infantizid provozieren kann, ist bekannt. Diese Mütter brauchen Hilfe, um mit diesen Fantasien so umgehen zu können, dass hieraus keine »Unfälle« resultieren. Warnzeichen von (drohender) Kindeswohlgefährdung zeigen sich gewöhnlich frühzeitig im Kontext der Eltern-Kind-Interaktion: z. B. abweisendes und wenig einfühlsames Verhalten der Mutter und auffälliges Verhalten des Kindes z. B. mit plötzlichem Beginn und Beendigung von Lächeln/uneindeutiges, angedeutetes Lächeln, Händen oder Gegenständen vor dem Gesicht, wenn im Blickkontakt mit der Bindungsperson, ausdrucksloser, maskenhafter, eingefrorener, wachsamer (vigilanter) Mimik, Blickabwendung oder Tolerieren negativen oder harschen elterlichen Verhaltens ohne beobachtbare Reaktion.

Besteht das Schreien deutlich länger als 3 Monate mit weiteren Zeichen einer möglichen Regulationsstörung wie Schlaf- und Fütterprobleme, bedürfen die Kinder einer sehr viel intensiveren Betreuung. Wichtig ist es, Eltern dafür zu motivieren, weitergehende Hilfen in Anspruch zu nehmen. Mittel der Wahl ist die Eltern-Säuglings-Psychotherapie, die insbesondere in Anlehnung an die Therapieansätze der Münchner Schreibabysprechstunde der Arbeitsgruppe um Mechthild Papousek zunehmend häufig in Deutschland vorgehalten wird.

> Beim typischen exzessiven Schreien ist eine empathische Beratung der Eltern, bei der die Aufklärung über die Natur der Störung im Mittelpunkt steht, meist ausreichend: Ein tröstender Umgang mit dem Kind unter Vermeidung von Überstimulation ist hilfreich.

Eine wichtige Aufgabe für den beratenden Arzt ist es, die Fälle zu identifizieren, in denen die Familie hierdurch so stark belastet ist, dass eine Gefährdung für das Kind entstehen könnte. Diese Familien brauchen eine professionelle Beratung.

❗ **Cave**
Schütteln des Kindes kann tödlich sein!

Besteht das Schreien deutlich länger als 3 Monate und/oder weitere Symptome einer Regulationsstörung ist eine »Eltern-Säuglings-Psychotherapie« notwendig.

19.4.2 Vernachlässigung und Misshandlung

Anamnese An einem späten Freitagabend wird ein 6 Wochen alter männlicher Säugling von beiden Eltern in der Kinder-Notfallaufnahme vorgestellt wegen eines Sturzes auf den Kopf. Als Unfallmechanismus wird von den Eltern angegeben, dass die Mutter das unruhig weinende Kind auf dem Arm durchs Zimmer getragen habe und dann über den ihr zwischen die Beine laufenden Hund gestolpert und mit dem Säugling zu Boden gestürzt sei.

Befund Bei der körperlichen Untersuchung ist das Kind blass, unruhig, es findet sich eine Prellmarke an der Stirn, sonst keine äußeren Verletzungszeichen. Die Ultraschalluntersuchung des Kopfes ergibt einen auffälligen Flüssigkeitssaum an der Hirnoberfläche, sodass eine kraniale Computertomographie erfolgt, die eine Subarachnoidal- und Subduralblutung nachweist. Das Kind wird auf der Intensivstation aufgenommen, dort kommt es in der folgenden Nacht zu einer Serie zerebraler Anfälle mit vorwiegend fokal-motorischer Symptomatik, die medikamentöse Behandlung mit Benzodiazepinen und Phenobarbital erfordert. In der daraufhin durchgeführten kranialen Magnetresonanztomographie sind beidseits fronto-temporo-parietale ausgedehnte Hygromsäume über beiden Hemisphären erkennbar, die möglicherweise älteren Subduralhämatomen entsprechen. Zudem stellen sich mehrzeitige Hirnblutungen subdural, subarachnoidal, intraventrikulär und auch intraparenchymatös dar (◻ Abb. 19.2). Wie Neuroradiologen und hinzugezogene Rechtsmediziner überzeugend darlegen, sind diese Hirnblutungen nicht durch ein einzelnes Trauma erklärbar, sondern weisen mit Sicherheit auf mehrere nacheinander erfolgte Gewalteinwirkun-

▼

gen auf den Kopf hin. Eine augenärztliche Funduskopie ergibt an beiden Augen streifige Blutungen der Retina.

Verdachtsdiagnose Diese Befunde führen zum dringenden Verdacht auf Kindesmisshandlung mit Schütteltrauma. In einem ersten Gespräch werden die Eltern darüber informiert, dass die MRT-Befunde nicht durch den von den Eltern angegebenen Unfallmechanismus erklärbar sind. Die Eltern verneinen jegliche andere Gewalteinwirkungen, der Vater reagiert dabei auffällig inadäquat unbeherrscht, aggressiv, er brüllt den Arzt an, schlägt mit der Faust auf den Tisch.

Therapie Das Kind wird medikamentös antiepileptisch behandelt, es treten keine weiteren zerebralen Anfälle mehr auf. Von neurochirurgischer Seite werden die Subduralhygrome zunächst mehrfach punktiert, dann mittels subduro-peritonealem Shunt drainiert.

Verlauf Nach etwa 6-wöchiger stationärer Behandlung kann das Kind wieder aus der Klinik entlassen werden. In einem gemeinsamen Gespräch mit Mitarbeitern des Jugendamtes, des Vormundschaftsgerichtes und der Kinderklinik wird mit beiden Eltern vereinbart, das Kind zunächst in eine Kurzzeitpflegefamilie zu geben. Wochen später räumt der Vater ein, das Kind geschüttelt zu haben. Die Eltern trennen sich, das Kind kommt zurück zur leiblichen Mutter, die Entwicklung des Kindes verläuft dann erfreulich normal.

Der geschilderte Fallbericht führt einige charakteristische Besonderheiten in Diagnostik und Management der Kindesmisshandlung vor Augen:
- Der von den Eltern berichtete Unfallhergang erklärt nicht plausibel die vorliegenden Verletzungen.
- Gezielte apparative Zusatzuntersuchungen geben Aufschluss über zunächst inapparente, ältere Traumafolgen.

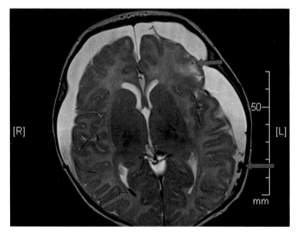

☐ **Abb. 19.2** Kraniale T2-gewichtete MR-Tomographie eines 6 Wochen alten Säuglings nach Schütteltrauma. Über beiden Hemisphären stellen sich ausgedehnte Subduralhygrome dar. Zudem finden sich subdurale, intraventrikuläre und intraparenchymatöse Blutansammlungen unterschiedlichen Alters (*rote Pfeile*)

- Kooperation in einem multidisziplinären Team aus Pädiatrie, Rechtsmedizin, Radiologie und Neuroradiologie, Ophthalmologie, Chirurgie und Neurochirurgie (um nur die wichtigsten zu nennen) ist unabdingbar, um der Komplexität der differenzialdiagnostischen Fragestellung gerecht zu werden.
- Die Kommunikation mit den Eltern ist gestört, es kann nicht ohne weiteres ein gemeinsames Arbeitsbündnis zum Wohle des Kindes geschlossen werden.
- Zusammenarbeit mit Jugendamt und Vormundschaftsgericht ist erforderlich, um weitere Kindeswohlgefährdung abzuwenden.

Misshandlung und Vernachlässigung von Kindern und Jugendlichen bilden ein weites Spektrum von einerseits passiven Unterlassungen bis zu andererseits aktiven Gewalttaten mit der Folge seelischer und körperlicher Schädigung des betroffenen Kindes – nicht ganz selten mit Todesfolge. Misshandlung und Vernachlässigung können seelisch ebenso wie körperlich erfolgen, sie geschehen bewusst oder unbewusst, aber jedenfalls nicht zufällig, in Familien oder in Institutionen wie Kindergärten, Schulen, Heimen. Die – weltweit viel häufigeren – extrafamiliären Formen der Gewaltanwendung gegen Kinder, wie z. B. in kriegerischen oder kriminellen Konflikten, sollen hier nicht behandelt werden.

Epidemiologie Ein Blick in die Geschichte der Kindheit und einen Blick in die Welt von heute zeigen, dass Misshandlung und Vernachlässigung von Kindern und Jugendlichen ein nahezu universelles Problem darstellen. Verlässliche Zahlen zur Häufigkeit liegen für Deutschland nicht vor. In den USA existiert seit den 1960er Jahren ein Pflichtmeldesystem, dessen Daten auf eine **Prävalenz von 1–2 %** bestätigter Fälle von Misshandlung hinweisen mit ca. 2000 Todesfällen jährlich. Die Dunkelziffer dürfte hoch sein. Damit stellt Gewalt gegen Kinder durch Erwachsene eine der häufigsten Ursachen akuter und chronischer Morbidität im Kindes- und Jugendalter überhaupt dar, wahrscheinlich sterben auch in Deutschland mehr Kinder an Misshandlungsfolgen als an allen beispielsweise pädiatrisch-onkologischen Erkrankungen zusammengenommen. Todesfälle sind besonders häufig bei Kindern unter 4 Jahren, und in dieser Altersgruppe sind Säuglinge (< 1 Jahr) wiederum besonders oft betroffen.

Risikofaktoren Zwar kommen Misshandlung und Vernachlässigung in allen sozialen Schichten vor, jedoch stellen **Armut** und **soziale Isolation** klare Risikofaktoren für elterliche Gewalt gegen Kinder dar. Besonders entscheidend aber ist **elterliche Inkompetenz**. Unzureichende Persönlichkeitsentwicklung der Eltern, die oft selbst noch in kindlichen Denk- und Verhaltensmustern verharren und ihr eigenes Leben nicht organisieren können, bildet ein wesentliches Risiko für Misshandlung und Vernachlässigung. Dabei ist der Übergang von mangelnder Förderung der Kindesentwicklung aufgrund fehlender elterlicher Motivation und schlichtem Desinteresse zu handfester emotionaler oder körperlicher Vernachlässigung fließend. Nicht wenige der misshandelnden und vernachlässi-

19

genden Eltern weisen selbst eine psychische Störung oder Erkrankung auf, die nicht immer auch bereits als solche psychiatrisch erfasst, benannt und behandelt wurde. Besonders hervorzuheben sind hier die Suchterkrankungen.

Diagnostik Die Unterscheidung zwischen einer akzidentellen und einer nicht-akzidentellen Verletzung (Misshandlungsverletzung) ist oft außerordentlich schwierig. Aus der **Anamnese** ergeben sich häufig wesentliche Hinweise auf eine Misshandlung als Ursache einer vorliegenden Verletzung. Von besonderer Bedeutung ist die fehlende Plausibilität des von den Eltern oder Sorgeberechtigten angegebenen Unfallhergangs bezüglich des vorliegenden Verletzungsmusters – dies gilt als Kardinalhinweis auf eine Misshandlung. Auch fehlende, vage, widersprüchliche oder wechselnde Angaben zum Unfallhergang, bzw. unterschiedliche Versionen durch verschiedene Bezugspersonen sind suspekt. Die Angabe, dass schwere Verletzungen durch das Kind selbst (Autoaggression) oder durch Geschwister verursacht wurden, kann auf eine Misshandlung deuten. Das Kind selbst – entsprechendes Alter vorausgesetzt – ist zu befragen, und seine Angaben sind ernst zu nehmen. Häufige unklare »Unfälle« oder gar definitive nicht-akzidentelle Verletzungen in der Vorgeschichte, Erkenntnisse über häusliche Gewalt, psychosozial ungünstige Lebenssituation der Familie oder frühere Kontakte mit dem Jugendamt sollten auch an die Möglichkeit einer Misshandlung denken lassen. Daher ist es oft wichtig, weitere Informationen über das verletzte Kind vom Kinder- oder Hausarzt, vom Kindergarten, der Schule oder vom Jugendamt einzuholen. Inadäquat verzögertes Aufsuchen medizinischer Hilfe und rasch wechselnde Konsultation unterschiedlicher Ärzte mit fehlender Kontinuität sind charakteristisch für Familien mit nicht-akzidentell verletzten Kindern. All diese Informationen müssen sorgfältig und detailliert dokumentiert werden.

Der **körperliche Untersuchungsbefund** kann wegweisend sein, wenn besondere Verletzungsmuster, geformte Verletzungen, oder Verletzungen unterschiedlichen Alters vorliegen. Das Kind muss bei der Untersuchung komplett entkleidet sein, vollständiger körperlicher, neurologischer und anogenitaler Status sind zu erheben und präzise zu dokumentieren. Die Parameter des somatischen Wachstums Gewicht, Länge, Kopfumfang sind zu messen und im Perzentilverlauf darzustellen. Akzidentelle und nicht-akzidentelle Verletzungen weisen unterschiedliche typische Lokalisationen auf (◻ Abb. 19.3). Geformte Verletzungen, wie Doppelkonturen durch Stockschläge, handabdruckförmige Hämatome (◻ Abb. 19.4) oder Bissmarken, sind suggestiv für eine nicht-akzidentelle Genese. Misshandlungsverbrühungen durch Immersion weisen charakteristische Verteilungsmuster auf. Solche Befunde erfordern sorgfältige Befundbeschreibung und Fotodokumentation. Das Verhalten und Aussagen des Kindes in der Untersuchungssituation, insbesondere aber die Kommunikation zwischen Kind und Eltern bzw. Sorgeberechtigten sind aufmerksam wahrzunehmen und können wichtige Hinweise auf eine schwerwiegende Störung der familiären Interaktion liefern. Ist differenzialdiag-

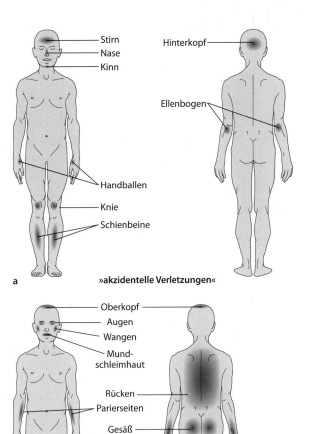

◻ **Abb. 19.3a,b** Akzidentelle Verletzungen (**a**) zeigen eine andere typische Lokalisation als (**b**) nicht-akzidentelle Verletzungen. (Mit freundlicher Genehmigung von Frau PD Dr. A. S. Debertin, Rechtsmedizin der MHH)

nostisch an ein Schütteltrauma zu denken, soll eine augenärztliche Funduskopie mit der Frage nach Retinablutungen durchgeführt werden.

In Abhängigkeit von der vorliegenden Verletzung, von Anamnese und körperlichem Befund sind oft **apparative Zusatzuntersuchungen** erforderlich, um die Differenzialdiagnose zu klären oder ältere oder klinisch inapparente Verletzungen aufzudecken. Nicht-akzidentelle Frakturen betreffen meist den Schädel, die langen Röhrenknochen (◻ Abb. 19.5) und die Rippen. Bei begründetem Verdacht ist ein Röntgen-Skelettscreening obligatorisch, um ggf. länger zurückliegende oder auch weitere frische Frakturen nachzuweisen. Meta- und epiphysäre Frakturen gelten als nahezu pathognomonisch für nicht-akzidentelle Verletzungen.

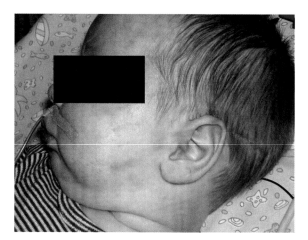

◘ Abb. 19.4 Geformtes Gesichtshämatom nach Misshandlung eines 6 Wochen alten Säuglings. (Mit freundlicher Genehmigung von Prof. Dr. H. Schiffmann, Kinderklinik Nürnberg)

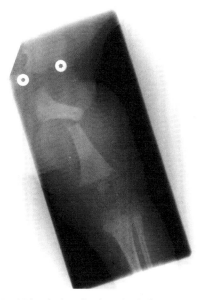

◘ Abb. 19.5 Nicht-akzidentelle Oberschenkelfraktur bei einem 6 Wochen alten Säugling (siehe auch Abb. 4). (Mit freundliche Genehmigung von Prof. Dr. H. Schiffmann, Kinderklinik Nürnberg)

Bei Kopfverletzungen, Retinablutungen oder neurologischer Symptomatik ist eine zerebrale Bildgebung unabdingbar, dabei stellt die MR-Tomographie die weitaus sensitivere Methode als die Computertomographie dar – im Säuglingsalter bei noch offener Fontanelle dient die Schädelsonographie zur ersten Orientierung. Die Labordiagnostik soll Blutbild, Leber- und Pankreasenzyme, Knochenstoffwechsel, Gerinnung und Urinstatus umfassen. Andere spezielle bildgebende oder laborchemische Untersuchungen sind der jeweiligen individuellen Befundkonstellation anzupassen.

Wegen der Häufigkeit und der verheerenden neurologischen Langzeitfolgen ist das **Schütteltrauma** besonders zu erwähnen. Durch gewaltsames, länger dauerndes Hin- und Herschütteln des meist am Rumpf oder den Oberarmen gehaltenen Kindes kommt es zu heftigem peitschenschlagartigem Vor- und Zurückpendeln des Kopfes, der von der altersentsprechend schwachen Halsmuskulatur nicht stabilisiert werden kann. Dies führt einerseits zum Einriss von Brückenvenen mit daraus folgenden Subduralhämatomen und andererseits zu Scherverletzungen intrazerebraler Strukturen, sowohl kleiner Parenchymgefäße als auch axonaler Leitungsbahnen – die Pathophysiologie des Schütteltraumas ist im Detail noch nicht ausreichend geklärt. Wahrscheinlich sind diffuses axonales Trauma, Ischämie, Hirnödem, Hypoxie durch Apnoe sowie sekundäre inflammatorische Prozesse an der Entwicklung der nicht selten letalen Folgeschäden beteiligt.

Anhaltendes Schreien des Kindes gilt als häufiger Auslöser, der die gestressten, überforderten Eltern oder andere Betreuungspersonen in einer meist emotional aufgeladenen Situation dazu bringt, das Kind massiv zu schütteln.

Klinik Die klinische Symptomatik setzt ohne Latenz nach dem Trauma ein, ist aber uncharakteristisch und durch Beeinträchtigung des Allgemeinzustandes, Trinkschwierigkeiten, Irritabilität mit schrillem Schreien, Lethargie, Bewusstseinsstörung von Somnolenz bis Koma, zerebrale Anfälle, Erbrechen, Muskelhypotonie oder Opisthotonus, sowie vegetative Störungen mit Apnoen, Tachypnoe, Bradykardie, Temperaturregulationsstörungen gekennzeichnet. Äußere Verletzungszeichen am Kopf sind meist diskret und können ganz fehlen. Sehr typisch, aber nicht absolut spezifisch für ein Schütteltrauma sind retinale Blutungen, die auch einseitig auftreten können. Zusätzliche Glaskörperblutungen werden als nahezu pathognomonisch für ein nicht-akzidentelles Schädel-Hirntrauma angesehen. Eine fachaugenärztliche Funduskopie ist bei Verdacht auf Schütteltrauma daher unerlässlich.

Neben der klinischen Symptomatik liefern die Befunde der bildgebenden Verfahren, insbesondere der Magnetresonanztomographie, entscheidende Hinweise auf die Diagnose eines Schütteltraumas. Charakteristisch sind subdurale Hämatome und Hygrome oft unterschiedlichen Alters, die nicht selten kombiniert sind mit dezenten Einblutungen oder ödematösen Kontusionsherden im Hirnparenchym.

Therapie Die nicht-akzidentelle Kopfverletzung mit Schütteltrauma stellt eine der schwersten Formen der Kindesmisshandlung dar und weist eine **Mortalität von 20–25 %** auf. Etwa 2/3 der Opfer bleiben lebenslang meist massiv neurologisch beeinträchtigt. Die Therapie in der Akutphase umfasst symptomorientierte neurologisch-pädiatrische und neurochirurgische Intensivmedizin, die Erfolgsaussichten der späteren Rehabilitation werden durch das Ausmaß der zerebralen Defekte bestimmt.

Prävention Von größter Bedeutung ist daher die Prävention des Schütteltraumas durch Beratung und Begleitung von Risikofamilien, Betreuung von Familien mit »Schreibabies« in Spezialsprechstunden (z. B. in Sozialpädiatrischen Zentren), Aufklärung junger Eltern im Rahmen der Vorsorgeuntersuchun-

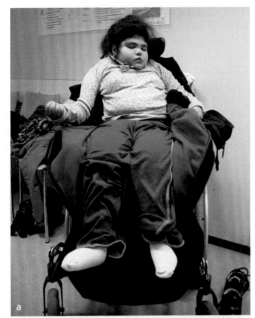

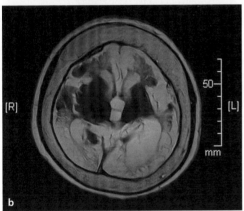

Abb. 19.6a,b Schütteltrauma. **a** 14-jähriges Mädchen mit schwerem neurologischem Residualsyndrom nach nicht-akzidenteller Kopfverletzung mit Schütteltrauma im jungen Säuglingsalter. Das Mädchen war im Alter von 4 Wochen vom Lebensgefährten der leiblichen Mutter massiv körperlich misshandelt, geschlagen und geschüttelt worden. Daraus resultierte eine schwere Mehrfachbehinderung mit völliger Pflegebedürftigkeit, spastischer Tetraparese, Mikrozephalie und Epilepsie. **b** Kraniale T2-gewichtete MR-Tomographie der Patientin. Sehr schwere multizystische Enzephalopathie mit weitgehender Degeneration des Großhirns sowie ausgedehnten subduralen Hygromen

gen oder – wie in anderen Ländern mit Erfolg praktiziert – in öffentlichen Kampagnen über die Gefahren des Schüttelns.

Abb. 19.6 zeigt ein Fallbeispiel eines schwer misshandelten Mädchens.

Sexueller Kindesmissbrauch

Definition Von sexuellem Kindesmissbrauch (sexueller Misshandlung) spricht man, wenn Kinder und Jugendliche von Erwachsenen oder, seltener, älteren Jugendlichen in sexuelle Aktivitäten einbezogen werden, denen sie aufgrund ihres Entwicklungsstandes nicht bewusst und verantwortlich zustimmen können oder zu denen sie genötigt werden. Man schätzt, dass die Prävalenz sexuellen Missbrauchs mit Körperkontakt im Kindes- und Jugendalter bei etwa 10–15 % bei Mädchen und ca. 5–10 % bei Jungen liegt, also enorm hoch ist.

Sexueller Missbrauch kann ein weites Spektrum verschiedener Formen sexueller Aktivitäten umfassen, von Zeigen pornographischen Materials bis zu gewaltsamer Penetration (Vergewaltigung). Meist spielt sich sexueller Missbrauch im Rahmen einer Beziehung des abhängigen Kindes zu einer Autoritätsperson, oft aus der Familie oder dem Bekanntenkreis, ab und zieht sich über viele Jahre hin. Nicht selten steht sexueller Missbrauch im Kontext anderer Formen von Misshandlung oder Vernachlässigung, betroffene Kinder wachsen häufig in psychosozial erheblich belasteten Familien auf.

Klinik Der körperliche, insbesondere anogenitale Befund ist bei Opfern sexueller Misshandlung sehr häufig, wohl in etwa 80–90 % normal, einerseits, weil insbesondere bei Missbrauch an präpubertären Kindern oft keine penetrierende Gewalt ausgeübt wird, andererseits weil anogenitale Verletzungen bei Kindern und Jugendlichen überraschend schnell und vollständig ausheilen können. Das Fehlen medizinischer Befunde schließt also eine zurückliegende sexuelle Misshandlung keineswegs aus. Die Aussage des Kindes hat daher besondere Bedeutung für die Diagnose.

Diagnostik Sexualisiertes Verhalten kann als Indikator für erlittenen sexuellen Missbrauch gelten, ist aber keinesfalls beweisend, da es auch selten bei nicht-missbrauchten Kindern zu beobachten ist. Als für sexuellen Missbrauch beweisende organische Befunde gelten der Nachweis von Sperma am Körper des Kindes, ausgeprägte, typische vaginale oder anale Verletzungen, der Nachweis sexuell übertragbarer Erkrankungen jenseits des Neugeborenenalters, eine Schwangerschaft bei einem Mädchen unter 16 Jahren, oder der glaubhafte Augenzeugenbericht oder die Dokumentation durch Fotos oder Videos eines Missbrauchs.

> Bei der körperlichen Untersuchung möglicherweise sexuell missbrauchter Kinder und Jugendlicher sind Einfühlungsvermögen und Sensibilität von größter Bedeutung, und auf Druck oder Zwang muss unbedingt verzichtet werden, um eine sekundäre Traumatisierung im Rahmen der medizinischen Untersuchung zu vermeiden.

Folgen Abgesehen von den organischen Folgen wie sexuell übertragbaren Erkrankungen oder Schwangerschaft führt sexueller Kindesmissbrauch bei den Opfern zu gravierenden, oft lebenslangen psychischen Störungen.

Vernachlässigung

Definition Als Vernachlässigung bezeichnet man eine besondere Form der körperlichen und seelischen Kindesmisshandlung durch Missachtung der basalen körperlichen und seelischen Bedürfnisse eines Kindes. Körperliche Vernachlässigung reicht von Alkohol-, Drogen- oder Nikotinkonsum in der Schwangerschaft über Missachtung körperlicher Grunderfordernisse wie die nach ausreichender Ernährung und angemessener Kleidung bis zu unzureichender Inanspruchnahme medizinischer Versorgung, wie Impfungen, Wahrnehmung von Vorsorgeuntersuchungen, oder beispielsweise zahnärztliche Versorgung kariöser Zähne.

Klinik Insbesondere in den ersten Lebensjahren stellt eine kalorisch ausreichende und in ihrer Zusammensetzung ausgewogene Ernährung eine Grundvoraussetzung für die normale somatische und psychische Entwicklung des Kindes dar. Langdauernde Mangelernährung führt zunächst zu Dezeleration der Gewichtszunahme und des Längenwachstums mit Dystrophie und sekundärem Kleinwuchs, später zu sekundärer Mikrozephalie, und schließlich im schlimmsten Falle, wie aus manchen erschütternden Medienberichten bekannt, zum Verhungern des Kindes.

Werden die seelischen Bedürfnisse des Kindes nach emotionaler Zuwendung, sozialer Bindung, Anregung, Geborgenheit und Liebe missachtet, spricht man von **emotionaler Vernachlässigung**. Sie kommt in Institutionen wie Heimen häufiger vor, wird aber auch in Familien mit psychosozial inkompetenten Eltern beobachtet.

Intervention

Konfrontationen mit möglicherweise misshandelten oder vernachlässigten Kindern gehören zu den differenzialdiagnostisch schwierigsten und emotional besonders belastenden Situationen für den Kinderarzt. Von besonderer Bedeutung ist es, sich am Schutz des Kindes zu orientieren und sich zu vergegenwärtigen, dass Misshandlung und Vernachlässigung oft auch Zeichen der massiven Überforderung der Eltern darstellen. Im Vordergrund stehen für den Arzt also nicht so sehr die Suche nach dem Täter und die Bestrafung der Täter, sondern die Fragen, wie die Diagnose gesichert, weiterer Schaden vom Kind abgewendet und der Familie geholfen werden kann. In der Untersuchungssituation ist es wichtig, Ruhe zu bewahren und eine Eskalation zu vermeiden.

Die spontanen Aussagen des Kindes wie der Sorgeberechtigten sind gut zu protokollieren, der körperliche und psychopathologische Befund muss sorgfältig dokumentiert werden. Sofern akute Kindeswohlgefährdung vorliegt oder die Situation diagnostisch unklar ist, empfiehlt sich die Einweisung des Kindes zur stationären Aufnahme in einer Klinik für Kinder- und Jugendmedizin. Es bewährt sich, einerseits je nach vorliegender Symptomatik Kollegen aus benachbarten Fachdisziplinen um ihre Mitbeurteilung zu bitten, andererseits aber in evtl. zunächst anonymisierter Form Mitarbeiter des Jugendamtes oder juristischer Behörden (Staatsanwaltschaft, Vormundschaftsgericht) um Rat zu fragen. Auch bei nur vermuteter Kindeswohlgefährdung dürfen Ärzte ihre Schweigepflicht brechen, da das Recht des Kindes auf Schutz und Unversehrtheit das höhere Rechtsgut darstellt (§ 34 StGB, rechtfertigender Notstand). Die Polizei ist unverzüglich einzuschalten, wenn evtl. Spuren oder andere Beweismittel gesi-

chert werden müssen oder wenn sich Anhaltspunkte für eine Gefährdung weiterer Kinder in der Familie ergeben.

In Kinderkliniken soll eine sog. Kinderschutzgruppe, ein multiprofessionelles Team mit Mitarbeitern aus verschiedenen Disziplinen (nach örtlichen Gegebenheiten Pädiatrie, Rechtsmedizin, Dermatologie, Ophthalmologie, Chirurgie, Radiologie, Kinder- und Jugendpsychiatrie/Psychologie, Sozialdienst) Kinder mit fraglicher Misshandlung nach möglichst standardisierten, aber dem Einzelfall anzupassenden Abläufen untersuchen und behandeln.

Hinweise auf Misshandlung, Vernachlässigung oder Missbrauch

- Anamnestische Daten wie unregelmäßige Inanspruchnahme der Vorsorgeuntersuchungen oder gehäufte Verletzungen
- Zeichen einer Störung der innerfamiliären Kommunikation und Bindung, also aggressivem Verhalten der Eltern oder mangelnder Zuwendung zum Kind
- Psychosoziale Symptome wie auffällige Verhaltensänderung oder Entwicklungsknick
- Körperliche Symptome wie ungeklärte Verletzungen, Gedeihstörung, Zeichen mangelnder Pflege

---

19.4.3 Schulprobleme

Probleme in der Schule sind in vielen Familien Anlass für große Sorgen, und nicht selten ist dann der Kinderarzt der erste Ansprechpartner für die Eltern. Seine Aufgabe ist es, zunächst mittels Anamnese und körperlicher Untersuchung zu klären, ob eine körperliche Krankheit, eine Entwicklungsstörung, eine seelische Erkrankung, ob Verhaltensbesonderheiten oder familiäre Störungen als Ursache der Schwierigkeiten in Frage kommen, und ob eine Überweisung des Kindes an ein Sozialpädiatrisches Zentrum, weitergehende Untersuchungen in Nachbardisziplinen (Psychologie, Kinder- und Jugendpsychiatrie) oder apparative Zusatzdiagnostik erforderlich sind.

Erster Schritt bei der Abklärung von Problemen in der Schule ist stets eine **strukturierte Anamnese**, in der zunächst Kind und Eltern frei über die Art der aktuellen Schwierigkeiten berichten können. Zu erfragen sind zeitlicher Verlauf (akut vs. permanent?), Breite des Problems (spezielle Fächer vs. generelles Problem?), ob störendes Verhalten im Vordergrund steht oder es zu Schulverweigerung gekommen ist, und ob Konflikte in der Schule (Lehrer, Mitschüler) bestehen. Aktuelle und frühere Erkrankungen und eine Medikation können von Bedeutung sein. Besonders häufig spielen Lebensstilfaktoren eine Rolle, sodass der Tagesablauf (Schlaf, Medienkonsum, Ernährung) detailliert erfragt werden muss. Schließlich sind Krankheiten, Konflikte oder Drogenkonsum in der Familie von Bedeutung.

Die **körperliche Untersuchung** des Kindes muss komplett erfolgen und somatisches Wachstum, Pubertätsentwicklung, Seh- und Hörvermögen, Dysmorphien, neurologischen Status sowie psychopathologische Aspekte berücksichtigen.

Eine kaum übersehbare Vielfalt körperlicher Erkrankungen kommt als Ursache von Schulproblemen differenzialdiagnostisch in Frage. Die ▸ Übersicht stellt einige Krankheiten zusammen, die von besonderer Bedeutung sind, weil sie entweder relativ häufig Schulprobleme verursachen oder weil spezielle Therapieoptionen bestehen.

Einige organische Ursachen für Schulprobleme

- Sinnesstörungen (Sehen, Hören)
- Epilepsien
- Neurodegenerative Erkrankungen
- Eisenmangel
- Hypothyreose
- Gluten-Sensitivität (Zöliakie)
- Medikamenten-Nebenwirkung
- Jede chronische Organerkrankung

Als besondere Gruppe der körperlichen Ursachen von Schulproblemen sind die **Entwicklungsstörungen** zu nennen. Solche mit gravierender Beeinträchtigung der kognitiven Fähigkeiten, also die mentalen Retardierungen und ausgeprägte Lernbehinderungen, werden meist schon in der Vorschulzeit erkannt. Bei manchen Kindern mit umschriebenen Entwicklungsstörungen nach Frühgeburt, mit Aufmerksamkeitsdefizit oder mit milder Form eines fetalen Alkoholsyndroms (um nur einige Beispiele zu nennen) werden ihre Entwicklungsbesonderheiten aber erst in der Schule offenbar. Die häufigen umschriebenen Entwicklungsstörungen wie Lese-Rechtschreib-Schwäche und Rechenschwäche werden in ▸ Kap. 20 behandelt.

Nicht selten sind es **seelische Erkrankungen**, die sich hinter Schulproblemen verbergen. Dazu zählen Depressionen, Angststörungen, autistische Syndrome, soziale Phobien, Drogenabusus, oppositionelles Trotzverhalten und Störung des Sozialverhaltens. Differenzierte Erfassung und Behandlung dieser Erkrankungen wird Sache des spezialisierten Pädiaters im SPZ, des Psychologen oder des Kinder-Jugendpsychiaters sein, aber der Kinderarzt in der Praxis muss aufmerksam für psychopathologische Symptome sein, um das Richtige weiter zu veranlassen.

Verhaltensbesonderheiten, die die Lebensführung betreffen, sind besonders häufig für Probleme in der Schule verantwortlich. Hier sind in erster Linie zu nennen: Schlafmangel, exzessiver Medienkonsum, pubertäre Sinn- und Motivationskrisen, Lehrkraft-Antipathie und Opfer von Mobbing in der Schule (Bullying).

Schließlich sind Schulprobleme oft auf **familiäre Störungen** zurückzuführen. Chronische Erkrankung, Alkoholkrankheit oder Drogenabusus eines Familienmitglieds sind hier ebenso anzuführen wie Vernachlässigung, Misshandlung oder gar Missbrauch des Kindes. Jede Form von Gewalt in der Familie kann verheerende Folgen für die Leistungsfähigkeit des Kindes haben. Zu den familiären Faktoren zählt aber auch elterlicher Überanspruch.

Kernaussagen

- Kinderärzte sind eine wichtige Beratungsinstanz bei Schulproblemen.
- Hierbei muss nicht nur an organischen Erkrankungen gedacht werden. Wichtig sind insbesondere auch das Erkennen von Entwicklungsstörungen, seelischen Erkrankungen, Verhaltensbesonderheiten und familiären Störungen.

19.5 Vernetzung mit Einrichtungen der Jugendfürsorge/Ämtern

Die Kooperation des Kinderarztes mit Institutionen der Gesundheitsversorgung, mit Einrichtungen der Jugendhilfe und Sozialhilfe, des Bildungswesens und gelegentlich auch mit Justizbehörden gewinnt zunehmend an Bedeutung, da in der pädiatrischen Praxis der Anteil von Patienten mit komplexen chronischen Gesundheitsstörungen steigt. Diese sog. »Neue Morbidität« steht im Zusammenhang mit belasteten psychosozialen Lebensbedingungen und ungünstigen Lebensgewohnheiten, sodass für diese Kinder die Intervention im sozialen Gefüge meist zielführender ist als ein rein medizinisch-kurativer Ansatz.

Als wichtige Kooperationspartner des Pädiaters in Praxis und Klinik sind im medizinischen Sektor der Kinder- und Jugendärztliche Dienst des Öffentlichen Gesundheitsdienstes, Sozialpädiatrische Zentren, Kinder- und Jugendpsychiatrische Dienste, spezialisierte Rehabilitationskliniken und nichtärztliche niedergelassene Therapeuten (Physiotherapie, Logopädie, Ergotherapie) zu nennen.

Im psychosozialen Bereich ist die Bedeutung der Jugendämter mit ihren im Sozialgesetzbuch VIII verankerten weitreichenden Befugnissen für die Gesundheitsfürsorge hervorzuheben. Daneben stellen Sozialämter, Frühförderstellen, Schulpsychologische Dienste und Erziehungsberatungsstellen wichtige Ansprechpartner für den Kinderarzt dar.

Die Bildung eines informellen Netzwerkes mit persönlichem Kontakt zu den Ansprechpersonen in diesen diversen Institutionen ist für eine effektive multiprofessionelle Intervention in Krisensituationen von großer Bedeutung.

Kernaussagen

- Manche chronischen Erkrankungen im Kindesalter erfordern eine zusätzliche Betreuung durch Fürsorgeeinrichtungen und Ämter.
- Es ist wichtig, dass der Kinderarzt ein informelles Netzwerk persönlicher Kontakte zu den Ansprechpartnern vor Ort aufbaut.

Wichtige psychische Störungen bei Kindern und Jugendlichen

B. Blanz

Kinderpsychiatrische Störungen verlaufen entweder kontinuierlich vom Kindes- bis ins Erwachsenenalter, oder sie nehmen nach frühem Beginn mit der Reifung des psychischen Apparates ab. Die Diagnostik konzentriert sich auf Beobachtungen und Exploration von Befinden und Verhalten des Kindes, auch in der Interaktion mit seinem Umfeld und seinen Bezugspersonen. Die Diagnostik wird durch neurologische und testpsychologische Untersuchungen ergänzt.

20.1 Pathogenese und Prävention

Gesicherte pathogene Faktoren für psychische Störungen im Kindesalter sind alters- und geschlechtsbezogene sowie konstitutionelle (überwiegend genetisch determinierte) Merkmale, chromosomale Aberrationen, Hirnfunktionsstörungen und Hirnläsionen, chronische innerfamiliäre und außerfamiliäre (vor allem schulische) Belastungen, akute Lebensereignisse und intrapsychische Konflikte sowie Reifungsasynchronien. Ihnen stehen protektive und kompensatorische Faktoren bzw. Mechanismen gegenüber, die eine gesunde Entwicklung fördern und deshalb präventiv wirksam werden können. Präventionsansätze haben also das Ziel, pathogene Faktoren zu reduzieren und protektive bzw. kompensatorische Faktoren zu stärken.

Störungen des Befindens, des Verhaltens und der körperlichen Funktionen können bei Kindern und Jugendlichen Ausdruck psychischer Störungen sein. An ihrer Entstehung sind in der Regel konstitutionelle, altersbezogene, organische, soziale und psychogene Faktoren beteiligt. Dabei wirken pathogene und protektive – vor allem selbstregulatorische – Vorgänge zusammen, multiaxiale Diagnostik in der Kinder- und Jugendpsychiatrie trägt diesem Faktum Rechnung. Primäre Prävention erweist sich als entsprechend schwierig und aufwendig.

Fallbeispiel

Anamnese Die Eltern berichten, dass der 4 Jahre alte Junge von jeher schlecht gegessen habe. Vor allem seit er Breie und nicht mehr die Flasche erhalten habe, sei jede Mahlzeit ein »Drama« geworden. Man müsse ihn auf den Schoß nehmen, und wenn er sehr strampele, festhalten … Ablenken, Belohnen, Strafen – nichts habe auf Dauer geholfen. Auch der Vater des Einzelkindes sei in die Problematik einbezogen. Er habe schon die elektrische Eisenbahn, die den Jungen sehr fasziniere, unter dem Tisch im Esszimmer aufgebaut. Wenn dann der Zug vorbeikomme, gelinge es den unter dem Tisch hockenden Eltern, dem abgelenkten Jungen einen Löffel Brei in den Mund zu schieben.

Befund Wohlgenährtes Kleinkind, das aufmerksam die Situation beobachtet und den Schilderungen seiner Schwierigkeiten folgt.

Diagnose Psychogene Essstörung, neurotische Familienkonstellation. Es handelt sich nicht um eine Appetitstörung des Kindes, sondern um die Problematik des Gefüttertwerdens.

▼

Therapie Ausführliches Gespräch mit den Eltern ohne Anwesenheit des Kindes. Das Kind müsse jetzt nachträglich lernen, selbst am Essen ein Interesse zu haben; es müsse den Löffel selbst in die Hand nehmen und nicht mehr babyhaft gefüttert werden. Bisher sei es so, dass es mit seinem Essverhalten die Eltern tyrannisiere. Die Eltern bezweifeln, dass eine solche »Umkehr« möglich sei, wollen es aber einmal versuchen. Nach einigen Tagen kommen sie verzweifelt zurück. Wenn man das Kind nicht zwinge, stelle es die Nahrungsaufnahme total ein, es trinke nur Saft.

In dieser Situation scheint eine Klinikaufnahme angezeigt. Der Junge scheint in den ersten 2 Tagen vergnügt, als er nicht mehr zum Essen aufgefordert wird. Dann gleitet sein Blick aber schon begehrlich zum Teller des Nachbarkindes. Nach wenigen Tagen isst er völlig selbständig. Die Eltern lassen sich überzeugen und wollen versuchen, die häusliche Situation von Grund auf zu ändern.

Konstitutionelle Merkmale

Konstitutionelle Merkmale werden überwiegend für genetisch determiniert gehalten. Geschlechtervergleiche zeigen, dass Jungen anfälliger sind als Mädchen. Das beruht überwiegend auf einer höheren Vulnerabilität für Umwelteinflüsse, zum Teil auf kulturellen Einflüssen. Jungen sind eher zu hyperaktivem, aggressiv-dominantem Verhalten sowie zu Sprachstörungen disponiert und zeigen mehr vollendete Suizide, Mädchen neigen eher zu Ängsten und zu Essstörungen, sie zeigen mehr Suizidversuche. Geschlechtsunterschiede in der Symptomwahl werden im Vorschulalter deutlich. In der Regel kombinieren sich polygenetische Erbvorgänge mit anderen Faktoren.

Organische Faktoren

Die bei 0,5 % aller Kinder vorkommenden leichten **chromosomalen Aberrationen** sind häufig mit diskreten körperlichen Anomalien, leichter Intelligenzminderung und Verhaltensbesonderheiten, vor allem Impulsivität und Hyperaktivität, verknüpft. Bei **autosomalen Aberrationen** finden sich oft schwere Intelligenzminderungen, verbunden mit körperlichen Veränderungen, weniger intensive sind bei **gonosomalen Aberrationen** zu sehen.

Chronische körperliche Erkrankungen verdoppeln das Risiko kinderpsychiatrischer Morbidität, zerebrale Beeinträchtigungen verdreifachen es etwa. **Hirnfunktionsstörungen** verschiedenster Ausprägung finden sich häufiger bei Jungen als bei Mädchen. Erworbene Hirnläsionen haben eindrucksvollere Folgen als Fehlbildungen. Ausreichende Betreuung von Schwangeren wirkt präventiv.

 Cave
Biologische Schwangerschaftsrisiken sind oft mit psychosozialen Risiken assoziiert.

Soziogene Faktoren

Im Vordergrund stehen **chronische Belastungen**. Von Bedeutung sind psychische Störungen, deviantes Verhalten oder Behinderungen bei Familienmitgliedern, niedriges Ausbildungsniveau der Eltern, mangelndes Wissen um Bedürfnisse und Verhalten jüngerer Kinder, defizitäre Erziehungsbedingungen, vor allem inkonsistente Erziehung und mangelnde Kontrolle anstelle klaren Aussprechens von Regeln und deutlicher Hinweise auf Regelverstöße. Weiter spielen unzureichende materielle Lebensvoraussetzungen, relative Überlastung sowie gesellschaftliche Diskriminierung eine Rolle. Die Sprachentwicklung wird ohne Sprachanregung und Sprachvorbilder beeinträchtigt. Berufstätigkeit der Mutter jenseits der ersten Lebensjahre scheint bei anderweitig konstant versorgten Kindern ohne ungünstigen Einfluss.

Bei **alleinerziehenden Müttern** scheint die Abwesenheit eines weiteren Bezugspartners für das Kind und eines Unterstützungspartners für die Mutter bedeutsamer als die Abwesenheit des Vaters als solche. Großmütter bilden diesbezüglich einen angemesseneren Ersatz als Stiefväter. Ein aus der Familie weggegangener Vater wirkt belastender als ein nie präsent gewesener. Anleitung von Adoptiveltern und – wo nötig – qualifizierte außerfamiliäre Betreuung wirken präventiv.

Ein soziogener Faktor ersten Ranges ist die **Schule**, die wegen des Raumes, den sie im Leben eines Kindes und Jugendlichen einnimmt, Versagen des Elternhauses kompensieren kann. Im Leistungsbereich sind die Bewertungen des Bemühens anstelle der absoluten Leistung, Sonderförderung für Teilleistungsschwache wie für hochbegabte Schüler und die Abschaffung der Klassenwiederholung zugunsten differenzierten Unterrichts förderlich für das Selbstbild von Schülern. Lehrern kommt, ähnlich wie den Eltern, eine Modellfunktion für kindliches Verhalten zu; chronische Konflikte mit ihnen sind daher pathogen.

In der Schule findet schließlich der intensivste Kontakt mit Gleichaltrigen statt, die eine wichtige Modellfunktion haben. Ihre Rolle nimmt im Übergang zur Adoleszenz gegenüber der von Eltern und Lehrern deutlich zu. Kontakte mit Erwachsenen in dieser Altersstufe beugen der Isolierung im Rahmen von »Jugendkultur« vor, von der auch Gefährdungen wie der Einstieg in die Drogenszene ausgehen können.

> **❯** Die primäre Prävention vieler psychischer Störungen bei Kindern ist wegen ihrer mehrdimensionalen Verursachung und der Mehrdeutigkeit der Risikofaktoren extrem aufwendig, deshalb wird in der Praxis eine indizierte Prävention durchgeführt, d. h. Intervention, sobald sich eine Diagnose sichern lässt.

Psychogene Faktoren

Auch bei den psychogenen Faktoren stehen chronische Belastungen gegenüber akuten Traumen im Vordergrund. Abnorme intrafamiliäre Beziehungen, chronischer Streit, feindselige oder gleichgültige Einstellung zum Kind, herabsetzende Erziehungspraktiken, überkritisches Verhalten, materielle Verwöhnung, Überbehütung und eine inadäquate oder verzerrte soziale intrafamiliäre Kommunikation wirken pathogen. Der Geschwisterposition kommt keine Risikoeigenschaft zu. Mehrlinge und in engem zeitlichen Abstand geborene Kinder leiden stärker unter knapper Zuwendung.

Traumatische Erlebnisse, vor allem Trennungserlebnisse von Bezugspersonen oder der gewohnten Umgebung, bedrohliche Erkrankungen, Katastrophen u. ä. werden vorzugsweise auf der Basis bestehender **chronischer Beeinträchtigungen** wirksam. Misshandlung, Vernachlässigung und sexueller Missbrauch sind einschneidende Erlebnisse; auch hier sind die Folgen gravierender, wenn ein Kind diesen Bedingungen längere Zeit (nicht selten über Jahre) ausgesetzt war.

Entwicklungsbezogene Faktoren

Bestimmte Symptome können erst bei einem entsprechenden **Reifungsstand des psychischen Apparats** auftreten. In rascher Entwicklung oder Veränderung befindliche Funktionen sind anfälliger als bereits stabilisierte. Das erklärt beispielsweise das Vorherrschen von somatisch wesentlich mitbestimmten Funktionsstörungen im Vorschulalter, das Auftreten neurotischer Störungen erst mit der Reifung der Realitätsprüfung und die Zunahme intrapsychischer Konflikte in der Präadoleszenz. Aus ähnlichen Gründen sind Zuwendungsmängel im frühen Kindesalter ein bedeutsamer Risikofaktor, Mängel in der Balance von Autonomie und Kontrolle im späteren Kindes- und frühen Jugendalter. Verschiedene Erkrankungen werden erst manifest, wenn einschlägige Anforderungen gestellt werden: Störungen des Sozialkontakts im Vorschulalter, Teilleistungsschwächen im Schulalter, Störung der sexuellen Objektpräferenz erst in der Adoleszenz. Ersterkrankungen in der Adoleszenz sind bei Mädchen häufiger als bei Jungen, entweder wegen des Nachlassens spezifischer Schutzfaktoren oder wegen ansteigender Vulnerabilität.

Entwicklungsvorsprünge ergeben sich für Jungen in früher Lebenszeit für die Motorik, für Mädchen durchgehend für die Sprache. Geschlechtsspezifisches Erziehungsverhalten scheint in der frühesten Kindheit wenig wirksam. Die Identifikation mit der sozialen Geschlechtsrolle beginnt bereits im Vorschulalter. Der individuelle Entwicklungsverlauf ist variabel.

Zeitabschnitte mit sehr raschen Veränderungen in der Entwicklung sind das Säuglingsalter, das 5.–7. Lebensjahr und die Adoleszenz.

Protektive und kompensatorische Faktoren

Nicht alle Kinder, die den genannten ungünstigen Einflüssen ausgesetzt sind, entwickeln psychische Störungen, die außerdem sehr unterschiedlich verlaufen können. Dies kann auf speziellen Eigenschaften oder Bedingungen beruhen, die im Einzelfall schwer zu erklären sind. Solche Schutzfaktoren können in schwierigen Situationen **Vorbeugungs-** oder **Bewältigungshilfen** sein. Bei jüngeren Kindern sind Aktivität, Responsivität, Autonomie und soziale Orientierung an erster Stelle zu nennen: Im **mittleren Kindesalter** sind angemessenes Problemlöseverhalten und günstiges Kommunikationsverhalten wichtig. In der **Adoleszenz** wirken vorrangig Interessen und Aktivitäten sowie die Überzeugung, die Ereignisse selbst kontrollieren zu können, protektiv. **Protektive Mechanismen** beruhen also auf Umwelt-Kind-Interaktionen, in denen aktivem Eingreifen des Kindes ein hoher Stellenwert zukommt. Weibliches Geschlecht gilt als protektives Merkmal, ebenso wie gute Adaptationsfähigkeit, positiv-heitere Grundstimmung, hohe Kreativität, Aktivität und Intelligenz, hohe soziale Attraktivität und gute verbale Ausdrucksfähigkeit. Im Umfeld von Kindern wirken hohes Ansehen von Kindererziehung als Aufgabe, gegenseitige Unterstützung und angemessen aktivierende Freizeitmöglichkeiten hilfreich.

> ❯ Schutzfaktoren sind nicht mit dem Fehlen oder Wegfall von Risikofaktoren zu verwechseln. Wesentliches Merkmal sinkender Raten von psychischen Erkrankungen ist der Wegfall von soziogenen und psychogenen Risiken.

Kernaussagen
- Konstitutionelle, organische, soziogene und psychogene Faktoren wirken bei der Genese psychischer Störungen zusammen.
- Das klinische Bild der psychischen Störungen wird durch den jeweiligen Entwicklungsstand bestimmt.

20.2 Diagnostik, Therapie und Verlauf

Kinderpsychiatrische Störungen verlaufen entweder kontinuierlich vom Kindesalter bis ins Erwachsenenalter oder nehmen nach frühem Beginn kontinuierlich mit der Reifung des psychischen Apparats ab. Ihre Diagnostik konzentriert sich auf Beobachtung und Exploration von Befinden und Verhalten des Kindes, auch in der Interaktion mit seinem Umfeld. Die Diagnostik wird durch neurologische und testpsychologische Untersuchungen des Kindes ergänzt. Wichtige Interventionen sind die Beratung der Bezugspersonen und Milieuwechsel als indirekte Verfahren, Übungsbehandlungen, körperbezogene Therapien und Psycho- sowie Pharmakotherapie als direkte Behandlungsmaßnahmen.

20.2.1 Diagnostik

Das auffällige Verhalten bzw. Befinden des Kindes steht im Mittelpunkt der Diagnostik. Auch wenn es empfehlenswert ist, sich die Schwierigkeiten im Beisein des Kindes schildern zu lassen, um ein gemeinsames Verständnis zu schaffen, sind getrennte Gespräche mit den Eltern und dem Kind unerlässlich, um von beiden Fakten zu erfragen, die sie in Gegenwart des jeweils anderen nicht vorbringen würden. Die Befragung zur Symptomatik darf sich nicht nur auf geklagte Symptome erstrecken, sondern muss darüber hinausgehen, sonst werden bestimmte Verhaltensweisen wie bulimisches Verhalten bei Adoleszenten oder Suizidtendenzen leicht übersehen. Eltern und Kinder müssen ihre bisherigen Bemühungen schildern, die Symptomatik zu beeinflussen, um hierbei fehlerhafte Versuche aufzudecken (z. B. Windeln bei einnässenden Schulkindern).

> ❯ Auch bei geplanten familientherapeutischen Interventionen ist die separate Exploration von Kind und Eltern geboten.

Die **neurologische Untersuchung** eines Kindes mit psychischer Problematik ist unabdingbar, wenn organische Faktoren nicht übersehen werden sollen. Der Ausschluss körperlicher Erkrankungen erleichtert konsequentes psychotherapeutisches Vorgehen, ergibt aber nicht die Diagnose einer psychischen Störung; diese muss positiv gestellt werden. Die **Verhaltensbeobachtung** des Kindes gibt Aufschluss über seinen Entwicklungsstand, aber auch über Temperamentvariablen, über intellektuelle und soziale Kompetenz und emotionale Mitschwingungsfähigkeit; sie kann durch Zeichnungen oder Interaktionsspiele ergänzt werden. In der Exploration von Kindern ist die Art ihrer Aussagen häufig ebenso informativ wie der Inhalt. Kritische Äußerungen verbieten sich dabei. Über Befindlichkeitsprobleme können Kinder häufig bessere Auskünfte geben als ihre Eltern.

Bei Unklarheit bezüglich der kognitiven Leistungsfähigkeit müssen **psychometrische Methoden** herangezogen werden, vor allem aber zum Ausschluss von umschriebenen Entwicklungsstörungen (Teilleistungsschwächen), die pathogenetisch wirken und den Verlauf psychischer Störungen stark beeinflussen. In der Exploration der Eltern sind Fragebogenverfahren weit weniger aussagekräftig als die direkte Exploration. Zur Interaktionsbeurteilung und zur Persönlichkeitsbeurteilung stehen quantitativ interpretierbare projektive Testverfahren zur Verfügung; nur orientierende, nicht quantitativ interpretierbare Verfahren helfen lediglich zur Gewinnung therapeutisch relevanter Hypothesen.

20.2.2 Therapie

Das therapeutische Vorgehen des Pädiaters bei kinderpsychiatrischen Störungen wird sich häufig auf Beratung der Eltern beschränken. Oft sind aber **mehrdimensionale Therapieansätze** notwendig, entsprechend der mehrdimensionalen Diagnostik. Der Beeinflussung psychiatrischer Symptome oder Syndrome dienen die Beratung, verschiedene Formen der Psychotherapie des Kindes oder der Familie und die medikamentöse Behandlung. Bei der Beeinflussung von Entwicklungsstörungen überwiegen Beratung und heilpädagogische Maßnahmen gegenüber medikamentöser Behandlung deutlich. Am schwierigsten ist die Beeinflussung belastender psychosozialer Umstände. Bei einer diesbezüglichen Beratung und Intervention muss der Arzt mit sozialen Diensten und ggf. mit der Rechtspflege zusammenarbeiten.

Eine gute **Beratungstechnik** setzt Einfühlung in die Belange der Eltern voraus, Verständnis für ihre Bedürfnisse, aber auch klare Erkenntnisse über die Krankheit. Sie müssen u.a. die Entscheidung ermöglichen, ob eine ambulante Behandlung ausreicht oder ob sogar im Sinne einer stationären Psychotherapie eine Langzeitpsychotherapie bei Trennung von den Eltern notwendig wird, eine Maßnahme, die in der Regel in Zusammenarbeit mit der Jugendhilfe eingeleitet wer-

20

den muss. Bei wiederholter Beratung müssen beide Elternteile einbezogen werden und die Eltern sollten im Sinne zusätzlicher Informationen häufig zu Wort kommen. Die Sprache muss dem Verständnis der Eltern angemessen sein, Schuldzuweisungen oder Abwertungen sind ebenso zu vermeiden wie Koalitionen mit Kind oder Eltern.

Keine Psychotherapieform kommt im Kindes- oder Jugendalter ohne **pädagogische Elemente** aus. Unter den verschiedenen Formen kommt der analytischen Kinder- und Jugendlichenpsychotherapie, gemessen am Gesamtkrankengut des Kinder- und Jugendpsychiaters, nur beschränkte Bedeutung zu, das gleiche gilt für die Familientherapie oder andere systemische Therapieformen. Wesentlicher sind Formen der klientenzentrierten Gesprächs- und Spieltherapie und verhaltenstherapeutische Maßnahmen, außerdem Entspannungsverfahren und Methoden, die die affektive Äußerungsfähigkeit des Kindes erhöhen sollen (konzentrative Bewegungstherapie, Musiktherapie, Formen des Psychodramas). Die Gruppentherapie für Kinder und Jugendliche ist relativ selten indiziert, Gruppenarbeit mit Eltern bei Themenzentrierung sinnvoll.

20.2.3 Verlauf

Kinderpsychiatrische Störungen haben 3 Verlaufstypen, **zwei diskontinuierliche** und **einen kontinuierlichen.** Dem letzteren folgen Erkrankungen, die bereits im Kindesalter bestehen und sich bis ins Erwachsenenalter fortsetzen, beispielsweise die ausgeprägten Formen des hyperkinetischen Syndroms oder die Störungen des Sozialverhaltens, einige Tic-Erkrankungen oder Zwangssyndrome, aber auch zahlreiche partielle oder umfassende Leistungsschwächen. Eine Reihe von Erkrankungen zeigt **zweigipflige Verläufe,** beispielsweise schulphobisches Verhalten mit einem Maximum bei der Einschulung, einer anschließenden stummen Phase und einem Wiederaufflammen in der Adoleszenz, letztlich sind sie dem persistierenden Verlaufstyp zuzuordnen. Einen **diskontinuierlichen Verlauf** mit abnehmender Krankheitsintensität haben Störungen, an deren Zustandekommen die Unreife des körperlichen oder psychischen Apparats des Kindes stark beteiligt ist, wie zahlreiche Formen des Einnässens, des Einkotens, kindliche Phobien und leichte hyperkinetische Syndrome, ebenso Anpassungsreaktionen und Interaktionsstörungen. Diskontinuierlich mit zunehmender Intensität, oft erst in der Adoleszenz beginnend, verlaufen die meisten psychotischen Erkrankungen, Zwangssyndrome, Essstörungen und viele Phobien mit Vermeidungsverhalten. Solche Erkrankungen ähneln in ihrer Symptomatik häufig denen im Erwachsenenalter.

Kernaussagen

- Beobachtung und Befragung von Kindern müssen in der Diagnostik stets durch die Informationen der Bezugspersonen ergänzt werden.

20.3 Störungen, die im Kindesalter beginnen

Die ersten im Kindesalter entstehenden Störungen hängen mit der Entwicklung körperlicher Funktionen zusammen, sie betreffen Schlaf, Gefüttertwerden, die Kontrolle von Blase und Mastdarm (Enuresis und Enkopresis), von Motorik (Bewegungsstereotypien und Tics) sowie der Sprechmotorik (Stottern und Poltern). Andere Störungen betreffen den sozialen Kontakt und aufgabenbezogene Situationen. Hier wäre zunächst der Autismus zu nennen, später hyperkinetisches Verhalten, danach Mutismus und Bindungsstörungen, schließlich Trennungsängste (einschließlich der sog. Schulphobie), soziale Überempfindlichkeit, Geschwisterrivalität und dissoziales Verhalten.

> ❯ **Rückläufig sind während des Kindesalters Störungen, die durch die körperliche oder psychische Unreife und Umfeldabhängigkeit von Kindern bedingt sind.**

20.3.1 Schlafstörungen des Kindesalters

Epidemiologie Im Kindesalter spielen praktisch nur **Hyposomnien** und **Parasomnien** eine Rolle, also Ein- und Durchschlafstörungen bzw. qualitative Veränderungen des Schlafverhaltens. Einschlafstörungen nehmen mit dem Alter zu (von 20 auf 40 %), Durchschlafstörungen ab (von 40 auf 20 %), Angstträume ebenso. Von den Parasomnien kommt der **Pavor nocturnus** (aus dem Schlaf heraus Aufschreien, Weinen, Jammern) häufiger im Vorschulalter vor (maximal 4 %), das Schlafwandeln **(Somnambulismus)** im Schulalter bei etwa 5 %, aber individuell unterschiedlich häufig.

Pathogenese Pathogenetisch spielen für die Einschlafstörungen Ängste und Trennungsprobleme eine relativ große Rolle, für die Durchschlafstörungen nicht angesprochene Spannungszustände. **Hyposomnien** sind deswegen auch im Kontext neurotischer Störungen häufig. **Pavor nocturnus** und **Somnambulismus** sind keine psychogenen Störungen, sondern werden als Ausdruck unreifer zentralnervöser Regulation verstanden.

Klinik und Diagnostik Nicht-Einschlafen-Können, Wieder-aus-dem-Bett-Kommen, nächtliches Aufwachen oder Ins-Bett-der-Eltern-Kommen – also die **Hyposomnien** – bereiten diagnostisch keine Schwierigkeiten. **Pavor nocturnus** und **Schlafwandeln** werden im Gegensatz zu Ein- und Durchschlafstörungen sowie Angstträumen morgens nicht erinnert, treten familiär gehäuft auf und betreffen meist Jungen. Das EEG-Schlafmuster der Betroffenen ist unreif: die Störungen treten im Übergang vom Non-REM-Schlaf zum REM-Schlaf auf. Beim Pavor sitzt das betroffene Kind plötzlich mit starrem Blick schreiend im Bett und schläft, ohne zu erwachen, binnen Minuten wieder ein. Beim Schlafwandeln erfolgt das Aufsitzen und Aufstehen mit ebenso starrem Blick und schlecht artikuliertem Sprechen sowie mit entsprechendem Verletzungsrisiko beim Herumlaufen in der Wohnung.

Therapie. und Prognose Therapeutisch genügt bei **Hyposomnien** häufig eine Beratung der Eltern über die sinnvolle Gestaltung der Einschlafsituation (Rituale, Angstverminderung, angemessene Autonomie des Kleinkindes), wie auch über den Abbau von Spannungen (Erörterung bedrohlicher Ereignisse mit dem Kind). Für die Angstbewältigung kann eine Kurzzeittherapie hilfreich sein. Bei fixierten Schlafstörungen, meist im Schulalter, die sich gegenüber der Ursprungssituation verselbständigt haben, sind verhaltenstherapeutische Maßnahmen indiziert (zunehmende Verselbständigung beim Einschlafen im eigenen Bett zu einer bestimmten Zeit, Verhalten beim nächtlichen Aufwachen). Schlafmittel sind in der Regel entbehrlich. Wenn sie zur Entlastung unvermeidbar sind, verbieten sich Barbiturate und Benzodiazepine. Symptomatische Durchschlafstörungen müssen im Rahmen der Grundkrankheit therapiert werden. Eine spezifische Therapie der **Parasomnien** existiert nicht. Kinder mit Pavor entwickeln später häufig Schlafwandeln. In der Regel ist die **Prognose** gut, außer bei Auftreten im späten Schulalter, da dann die Kombination mit Persönlichkeitsstörungen häufiger ist.

20.3.2 Essstörungen des Kindesalters

Epidemiologie In der Regel handelt es sich um Störungen bei Säuglingen und Kleinkindern beim **Gefüttertwerden**. Oft wird feste Nahrung abgelehnt. Mäkeligkeit im Essen zeigt jeder fünfte Schulanfänger, Mädchen und Jungen sind gleich betroffen, von den 8-Jährigen haben 14 % Essstörungen, darunter 5 % ausgeprägte. Bei 12 % der 8-Jährigen besteht **Übergewicht**, meist infolge von Essstörungen.

Pathogenese Oft wird feste Nahrung abgelehnt. Gestörte Mutter-Kind-Beziehungen sind häufig, heftige Machtkämpfe zwischen den Betroffenen nicht selten die Folge. Oft verbergen sich hinter den Vorstellungen der Mutter über die Unerlässlichkeit bestimmter Nahrungsbestandteile beim Kind auch aggressive Beziehungsanteile. Hinter ablehnendem Essverhalten von Kindern können Temperamentsfaktoren im Sinne erschwerter Anpassung stehen. **Rumination** gehört zu den sich selbst verstärkenden – weil jederzeit reproduzierbaren – Handlungsweisen von Kleinkindern wie Daumenlutschen, Haareausreißen, Nägelbeißen, Jaktationen und Onanieren.

Klinik und Diagnostik Zur Diagnose von **Fütterstörungen** gehört eine sorgfältige Anamnese und die Befragung der Mutter über ihre Vorstellungen von dem betroffenen Kind, außerdem die Beobachtung des Fütterns bzw. der Essensituation. **Pikazismus** (regelmäßiges Essen nicht essbarer Substanzen) und **Rumination** (Heraufwürgen und Wiederkäuen der Nahrung) als seltene Essstörungen kommen vorzugsweise bei stark intelligenzgeminderten, hirngeschädigten, autistischen oder sehr deprivierten Kindern vor.

> ❯ Fütterstörungen von Kindern führen selten zu Gedeihstörungen, deswegen lohnt es sich meist nicht, Mütter zu forciertem Bemühen anzuhalten.

Therapie Sieht man von schweren Deprivationen des Kindes ab, genügt therapeutisch häufig die Beratung der Mutter über die beim Füttern wirksamen Austauschbeziehungen. Sowohl bei schwer gestörter Mutter-Kind-Beziehung als auch bei erheblichen äußeren Belastungen der Mutter ist deren Psychotherapie unerlässlich. Gelegentlich kann die stationäre Aufnahme von Mutter und Kind notwendig sein, um unsicheren Müttern zur richtigen Wahrnehmung der Signale ihres Kleinkindes zu verhelfen. Bei **Pikazismus** sind verhaltenstherapeutische Techniken mit Verstärkerentzug anwendbar. Die Behandlung **ruminierender Kinder** gehört bei bedrohlicher Symptomatik in die Hand des Spezialisten.

20.3.3 Störungen der Ausscheidungsfunktionen

Epidemiologie Beim 4-jährigen Kind ist die Kontrolle der Darmentleerung zu 98,5 % erreicht, beim 5-Jährigen die Blasenkontrolle tagsüber und nachts bei ca. 90 %. Beide Formen, **Enuresis** und **Enkopresis**, treten primär und sekundär auf, also ohne bzw. mit vorher erreichter Blasen- bzw. Mastdarmkontrolle. Bei der **Enuresis** ist die sekundäre Form bei etwa einem Viertel der Kinder die seltenere Form, bei der **Enkopresis** die primäre. Primäres oder sekundäres Auftreten hat mehr diagnostische als therapeutische Konsequenzen. Enuresis erfolgt in der Regel nachts, Enkopresis tags, primäre Formen beider Störungen finden sich vorwiegend bei intellektuell beeinträchtigten Kindern. Die **idiopathische Harninkontinenz**, bei der der unwillkürliche Urinabgang nachts und tags (oft mit Drangsymptomen) erfolgt, trifft Jungen wie Mädchen.

Pathogenese Kinder mit nächtlicher **Enuresis** sind zu zwei Dritteln erblich belastet und generell unreifer. Die Art des Sauberkeitstrainings spielt für die Enuresis eine geringe Rolle. Psychosoziale Belastungen können die Symptomatik begünstigen. Gehemmtes oder oppositionelles Verhalten kann auch bei primärer Enuresis sekundär entstehen, entscheidet deswegen nicht über die Therapie. Die Genese der Drangsymptomatik bei **idiopathischer Harninkontinenz** ist unklar und beruht nur bei einem Teil der Betroffenen auf Miktionsaufschub.

Unreife, Passivität, Kontaktunsicherheit und aggressive Gehemmtheit sind bei **Enkopresis** häufig. In Verbindung mit Obstipation oder Stuhlretention führt sie zum Bild der **Überlaufenkopresis**. Problematisches Elternverhalten ist häufig, die Art der Sauberkeitserziehung ohne Einfluss; akute Belastungen wirken verstärkend.

Klinik und Diagnostik Neurogene Formen von Inkontinenz einschließlich Reifungsverzögerungen und Fehlbildungen des Urogenitalsystems sind auszuschließen, wenn tags und nachts, mit wechselnder Intensität und Häufigkeit und pathologischem Harndrang eingenässt wird, bei gleichzeitiger Enkopresis und bei rezidivierenden Harnwegsinfekten Auffälligkeiten von Miktionsfrequenz und Verlauf (Harnstatus, spezifisches Gewicht des Urins, Sonographie wegen Blasenwanddicke und Restharn) sind zu eruieren, ebenso Harnträufeln von Mädchen mit normaler Miktion. Aktuelle und chronische psychische Belastungen sind ebenso zu klären wie die Enuresis aufrechthaltende Faktoren (z.B. Tragen von Windeln). Bei idiopathischer Harninkontinenz auf Harnwegsinfekte achten.

Bei **Enkopresis** variieren die abgesetzten Stuhlmengen bis zum bloßen Kotschmieren. Die Diagnostik schließt die Untersuchung der Funktion des Sphincter ani und der Ampulla recti ein (ggf. aganglionäres Segment ausschließen), die Abklärung der intellektuellen Voraussetzungen, das Persönlichkeitsbild, den Kontext der Symptomatik und etwaige aufrechterhaltende Faktoren.

Therapie Trotz der guten Spontanprognose sind Chronifizierung und Sekundärfolgen Anlass zur Behandlung. Bei Enuresis sind verhaltenstherapeutische Vorgehensweisen am erfolgreichsten. Operante Konditionierung mit Verstärken für trockene Nächte ist bei ungestörter Eltern-Kind-Interaktion angezeigt. Blasentraining mit zunehmend längerem Anhalten des Urins unter Flüssigkeitsbelastung hat die gleiche Voraussetzung. Vorbeugendes Wecken zur bewussten Blasenentleerung bei hohem Blasenfüllgrad setzt hohe Motivation von Kind und Bezugsperson voraus. Ähnliche Voraussetzungen, aber die besten Resultate hat die apparative Konditionierung mittels akustischem Wecksignal bei Beginn des Einnässens. Dieses Vorgehen eignet sich auch zur Rezidivbehandlung und bei Versagen der anderen Methoden. Medikamentöse Behandlung mit Imipramin oder Desmopressin hat schlechte Langzeitergebnisse; Desmopressin empfiehlt sich bei notwendigen kurzfristigen Effekten.

> Jede Enuresisbehandlung setzt sich zusammen aus korrekter Anwendung der verhaltenstherapeutischen Technik und sorgfältiger Beachtung der Eltern-Kind-Interaktion.

Konfliktzentrierte psychotherapeutische Vorgehensweisen sind nur bei Einbettung der Enuresis in bedeutsame andere Störungen hilfreich, bessern aber häufig dann nicht das spezielle Symptom. Kinder mit **idiopathischer Harninkontinenz** müssen den Füllungszustand ihrer Blase beurteilen und gegebenenfalls durch verhaltenstherapeutische Vorgehensweisen die Blasenkapazität erweitern lernen. Diese Vorgang lässt sich durch Oxybutynin unterstützen.

20.3.4 Bewegungsstereotypien

Epidemiologie Ausgeprägte Bewegungsstereotypien finden sich bei etwa 3 % aller Vorschulkinder. Selbstverletzungen, auch leichterer Grade bei 2 % der 13-Jährigen.

Pathogenese Intelligenzgeminderte, blinde und stark deprivierte Kinder sind von allen Stereotypien und Automutilationen häufiger betroffen. Müdigkeit, Isolierung und Langeweile verstärken die Symptomatik als Ausdruck von Unterstimulation des betroffenen Kindes. Für die Pathogenese ist die Selbstverstärkung der Mechanismen bedeutsam; sie wird für

die Automutilationen mit dem Endorphinstoffwechsel in Zusammenhang gebracht. Daumenlutschen und Masturbation beim Kind können als komplexe Bewegungsstereotypien aufgefasst werden.

> Bewegungsstereotypien sind gleichförmig, betreffen oft Kopf sowie Hände und stellen zweckvolle Bewegungen dar (anders als beim Tic).

Klinik und Diagnostik Bewegungsstereotypien überschneiden sich häufig mit Selbstverletzungen. Eindrucksvoll sind Autonomie und Rhythmizität beim Kopf- und Körperschaukeln, beim Wedeln mit den Händen, Bohren in den Augen, Schlagen oder Beißen bestimmter Körperregionen, Nägelkauen bis zum Abreißen von Finger- und Zehennägeln, Haare- oder Wimpernausreißen usw., am häufigsten sind die **Kopf- und Körperjaktationen**, deren Maxima im 4. Lebensjahr liegen und die bei den meisten Kindern von selbst aufhören. Immer ist nach Intelligenzminderungen, autistischen Symptomen und Deprivationszeichen zu suchen.

Therapie Therapeutisch werden erhöhte alternative Stimulation, Einführen von Ersatzhandlungen, positive Verstärkung und bei schweren Selbstverletzungen auch aversive verhaltenstherapeutische Methoden versucht; sie sind bei nicht intelligenzgeminderten und nicht hirngeschädigten Kindern am wirksamsten. Gegen Selbstverletzungen autistischer Kinder wirken die Reduzierung des – häufig angstbedingten – Erregungsniveaus und Behandlung mit Sulpirid. Das Abreißen der Fingernägel ohne weitere Verletzungen ist eine verbreitete Gewohnheit und ähnlich wie das Daumenlutschen allein nicht krankheitswertig! Mittels Verhaltensmodifikation kann man Motivierten aber helfen, diese Gewohnheiten aufzugeben.

20.3.5 Tic-Störungen

Definition Tics sind plötzlich einschießende, wiederholte, willentlich nicht gesteuerte und überwiegend sinnlose Bewegungen einzelner Muskelgruppen. Sie unterbleiben meist im Schlaf, werden durch Anspannung in der Regel verstärkt und können nur kurzfristig unterdrückt werden.

Epidemiologie Am Anfang des Schulalters zeigen ca. 8 %, später 12 % aller Kinder Tics, 90 % der Störungen treten vor dem 12. Lebensjahr auf. Vokale Tics sind seltener als motorische. Das gleichzeitige Auftreten motorischer und vokaler Tics wird als **Tourette-Syndrom** bezeichnet und beginnt in der Regel ebenfalls im Kindesalter. Es tritt chronisch rezidivierend auf und kann mit dem Ausstoßen obszöner Worte verbunden sein, die Prävalenz beträgt 0,05 %. Von allen Tic-Störungen sind Jungen häufiger betroffen als Mädchen.

Pathogenese **Passagere Tics** treten unter Spannung gehäuft auf, **chronische Tic-Formen** zeigen zu 40–50 % eine Überschneidung mit hyperkinetischen Syndromen oder stehen im Kontext anderer Entwicklungsverzögerungen. Familiäre Belastungen sind nicht selten. Pathogenetisch wirken Mängel in zentralnervösen Hemmungsmechanismen mit Spannungszuständen jedweder Ätiologie zusammen. Für das **Tourette-Syndrom** ist eine erbliche Disposition anzunehmen. Ob passagere Ticformen pathogenetisch mit den chronischen Ticformen gleichzusetzen sind, ist offen. Letztere sind nicht selten mit Zwangssymptomen kombiniert.

Klinik und Diagnostik   Häufigste Form sind isolierte Tics, die sogar schon im Vorschulalter auftreten können und oft passager bleiben. Die befallene Körperregion kann dabei wechseln, der Verlauf ist fluktuierend, die Dauer nicht länger als 6 Monate bis maximal 1 Jahr. Wenn die befallenen Muskelgruppen wechseln und eine Ausbreitung vom Gesicht auf den Schultergürtel erfolgt, besteht häufig Symptomdauer von mehr als einem Jahr. Bei fluktuierendem Verlauf wird von chronischen motorischen Tics gesprochen. Sie können auch eine vokale Symptomatik zeigen.

> ❯ Bei länger als 1 Jahr bestehenden, sich ausbreitenden motorischen Tics, bei vokalen Tics und beim Tourette-Syndrom ist Behandlung absolut indiziert.

Therapie   Passagere Tics bessern sich häufig mit Ausreifung der zentralnervösen Kontrollmechanismen und unter Stressminderung. Psychotherapeutische Verfahren wirken vorzugsweise spannungsreduzierend. Verhaltenstherapeutische Verfahren sind weniger effektiv. Am wirksamsten ist die medikamentöse Behandlung mit Tiaprid. Das **Tourette-Syndrom** verlangt in der Regel eine Pharmakotherapie, vor allem bei Kombination mit Zwangssyndrom, Aggressivität und Autoaggressivität. Mittel der Wahl sind in der angegebenen Reihenfolge Tiaprid und Pimozid, nötigenfalls Haloperidol.

20.3.6 Störungen des Sprechablaufs

Epidemiologie   Stottern und polterndes Sprechen betreffen allein den Sprechablauf. **Stottern** betrifft etwa 1 % aller Kinder und ist bei 20–30 % persistent. Weitaus überwiegend sind Jungen betroffen, ebenso beim **Poltern**.

Pathogenese   Ätiologisch verweisen beim Stottern die familiäre Häufung auf genetische Faktoren, die Zuordnung zu abnormen EEG-Befunden auf hirnorganische Beeinträchtigungen und das posttraumatische Auftreten auf akute Lebensereignisse. Hingegen ist die Betrachtung als neurotisches Symptom in der Regel wenig hilfreich. Im 3. und 4. Lebensjahr stottern bzw. poltern zahlreiche Kinder und die Hälfte der späteren Stotterer. Ihre Sprachentwicklung ist normal, lediglich die Sprechflüssigkeit noch nicht ausreichend entwickelt. Solche Laut-, Wort- und Silbenwiederholungen werden als **Entwicklungspoltern** bezeichnet. Unter den vom echten **Poltern** Betroffenen sind häufig impulsive Kinder mit zentralnervösen Reifungsverzögerungen.

Klinik und Diagnostik   Stimme und Artikulation sind beim **Stottern** gepresst, da zugleich mit der Inspiration gesprochen

wird (**tonisches Stottern**), oder die Artikulation wird unterbrochen, und einzelne Laute werden meist initial wiederholt (**klonisches Stottern**). Beide Formen treten gemischt auf. Sekundär zeigen sich Einfügungen von Flickwörtern, Mitbewegungen von Gesichts- und Halsmuskulatur (manchmal auch der Hände), vegetative Symptome und lange Exspiration vor dem Sprechen, Sprechscheu und mangelnde Modulation der Sprache. Das **Poltern** ist durch überstürzten Redefluss mit verwaschener Aussprache und das Auslassen von Lauten, Wort- oder Satzteilen bei wenig modulierter Sprache gekennzeichnet. Mischformen mit dem Stottern sind möglich.

> ❯ Stottern in Verbindung mit Sprachentwicklungsverzögerungen stellt eine absolute Behandlungsindikation dar.

Therapie und Prognose   Das »Entwicklungsstottern« (»Entwicklungspoltern«) im 3. und 4. Lebensjahr gilt in der Regel als nicht behandlungsbedürftig außer bei verzögerter Sprachentwicklung mit gleichzeitigen Artikulationsstörungen. Kritik am Sprechverhalten der Kinder ist zu unterlassen. Jenseits des 4. Lebensjahres ist beim **Stottern** Behandlung angezeigt, da Spontanremissionen selten vorkommen und die Symptomatik bei einem Drittel der Betroffenen chronifiziert. Behandelt werden muss die gesamte Sprachentwicklungsverzögerung. Stottern aus bisher unauffälliger Sprachentwicklung im späteren Vorschul- oder im Schulalter, mit oder ohne traumatische Ereignisse, zeigt eher stabile Muster und hat häufig Sprechangst zur Folge. Bei noch wenig fixierten Formen wird sprachheilpädagogisch symptombezogen behandelt und psychotherapeutisch im Sinne von Spannungsverminderung; entspannende Elemente sind beiden Therapiezugängen gemeinsam. Chronifizierte Formen erfordern Beratung des Umfeldes, Modifizierung des Stotterns und die Desensibilisierung des Betroffenen, um die Sprechangst zu reduzieren. Mitunter ist der Besuch einer Sprachheilschule nicht zu umgehen. Zur Unterstützung der Therapie kann Behandlung mit Tiaprid angezeigt sein. Beim **Poltern** besteht die Therapie entsprechend dem fehlenden Leidensdruck in der Sensibilisierung für die Störung und in einer bewussten Senkung des Sprechtempos mit Verbesserung der Aussprache. Die **Prognose** ist generell günstig.

20.3.7 Hyperkinetische Syndrome

Epidemiologie   Ausgeprägte Hyperkinesien zeigen 24 % der 8-Jährigen, Ablenkbarkeit und Impulsivität je 11 %, Wutanfälle 7 %. Nur 4 % der 8-Jährigen zeigen aber das Vollbild des hyperkinetischen Syndroms, bezogen auf die überwiegend betroffenen Jungen sind das 8 %, bei den 13-Jährigen 3 %, bei 18-Jährigen noch 1–2 %.

Pathogenese   Die häufige Anwesenheit von Zeichen zerebraler Unreife und umschriebenen Leistungsstörungen verweist auf die zerebrale Beteiligung bei der Pathogenese, die drastische Knabenwendigkeit und die familiäre Häufung auf einen genetischen Faktor. Die Störung beginnt vor dem 6. Lebensjahr und bessert sich bei leichter Ausprägung mit der Adoleszenz, nicht aber bei den ausgeprägten Störungen in Kombination mit Störung des Sozialverhaltens. Psychogene Hypothesen sind therapeutisch nicht hilfreich, für die auf Diät ansprechenden Formen wird eine allergische Genese angenommen.

> **Leitsymptome sind Hyperaktivität und beeinträchtigte Aufmerksamkeit, sie treten immer vor dem 6. Lebensjahr auf.**

Klinik und Diagnostik Tätigkeiten werden nicht vollendet, häufig gewechselt, die Ablenkbarkeit ist hoch, das Kind wirkt ruhelos, kann sich auch in Situationen, die das verlangen, nicht ruhig halten, stört den Unterricht durch Zappeln, Schwatzen usw. Die Symptomatik ist, wenngleich in der Schule am häufigsten, situationsübergreifend erkennbar. Die Diagnose darf nur beim Vorhandensein beider Leitsymptome (Hyperaktivität und Aufmerksamkeitsstörung) gestellt werden, begleitend sieht man häufig eine auffallende Angstlosigkeit, eine Distanzstörung in sozialen Beziehungen und das impulsive Überschreiten sozialer Regeln und auffallende Stimmungsschwankungen.

Therapie und Prognose Die Therapie besteht aus der gründlichen **Beratung** von **Eltern** und **Lehrer** sowie der **pharmakotherapeutischen Beeinflussung** der Aufmerksamkeit und teilweise der Hyperaktivität durch täglich Verarbreichung von 2 oder 3 Dosen Stimulanzien wie trizyklische Antidepressiva oder gegebenenfalls Clonidin (gleichzeitige Tic-Symptome können sich darunter verschlimmern!). Dritter Baustein der Behandlung ist der **Aufbau** angemessener **Selbststeuerungsmechanismen,** der jedoch am ehesten auf der Basis der Behandlung mit Stimulanzien gelingt und einen hohen Aufwand erfordert. Die alleinige Stimulanzientherapie scheint nur bei anderweitiger Therapieresistenz bzw. bei desolatem Umfeld gerechtfertigt. Bei Kombination mit Störung des Sozialverhaltens sind weitere Therapieansätze unerlässlich. Diese, meist mit Impulsivität gekoppelte Form hat eine ungünstige **Prognose** sowohl für das Sozialverhalten als auch für das Selbstbild der betroffenen Kinder.

Fallbeispiel
Anamnese Die Eltern stellen den 8-jährigen Jungen vor, weil er in unerträglicher Weise unruhig und zappelig ist. Schon mit 4 Jahren fiel sein ruheloses Wesen auf. Allem wende er sich zu, aber rasch erlahme jedes Mal seine Aufmerksamkeit. Seit er zur Schule geht, sei es noch schlimmer geworden. Die Lehrerin sei über diesen »Störer« verzweifelt. Er erfordere so viel Aufmerksamkeit wie der Rest der Klasse zusammen. In seiner Stimmung sei er sehr wechselnd. Verwandte hätten der Mutter geraten, alle Farbstoffe und Phosphate in der Nahrung fortzulassen. Aber auch das habe nichts genützt.

Befund Der Junge ist ständig in Bewegung. Alles im Untersuchungszimmer fasst er an, ins Gespräch mischt er sich ungeniert ein. An den inneren Organen und neurologisch kein pathologischer Befund. EEG ohne Befund.

▼

Diagnose Hyperkinetisches Syndrom.

Therapie Ausführliches Gespräch mit den Eltern. Besprechung des Tagesablaufs (Fernsehen!) und der Schlafgewohnheiten. Beruhigend bezüglich der weiteren Aussichten. Vorübergehend Anwendung von Methylphenidat (Ritalin) oral an den Schultagen morgens und mittags. Darunter deutlich besser steuerbar.

20.3.8 Störungen des Sozialverhaltens, aggressives Verhalten

Ein dissoziales Verhalten bei schon jungen Kindern hat – auch in Verbindung mit hyperkinetischen Störungen – eine ungünstige Prognose und bedarf deswegen einer frühzeitigen Behandlung.

Epidemiologie Störungen des Sozialverhaltens – oft mit dem Leitsymptom oppositionellen aggressiven Verhaltens – bestehen bei ca. 4 % der 8-Jährigen, 8 % der 13-Jährigen und noch 6 % der 18-Jährigen. Einzelne dissoziale Symptome sind weit häufiger. Überwiegend sind Jungen betroffen. Bei etwa einem Drittel der dissozialen Jugendlichen bestand im Kindesalter ein hyperkinetisches Syndrom.

Pathogenese Der **familiäre Hintergrund** ist häufig von chronischem Streit, aggressivem Verhalten der Eltern und Kameraden, großer Familie und mangelnder sozialer Kontrolle gekennzeichnet. Auf konstitutionelle Merkmale weisen die hohe Knabenwendigkeit und Temperamentsfaktoren im Sinne von mangelnder Anpassungsfähigkeit hin. Die ineffiziente Erziehungshaltung in betroffenen Familien führt häufig zur gleichen Störung bei Geschwistern. Begleitende **emotionale Störungen,** vor allem in Gestalt depressiver Verstimmungen, werden als Ausdruck mangelnder Selbstachtung der betroffenen Kinder interpretiert, denen positive Identifikationsmöglichkeiten fehlten (Jungen bei alleinerziehenden Müttern!). Aus ihnen erklären sich die in der Adoleszenz hohe Überschneidung mit Substanzmissbrauch, die Häufigkeit der Selbstverletzungen, aber auch parasuizidale und suizidale Handlungen.

Klinik und Diagnostik Hauptsymptomatik ist die **Überschreitung sozialer Regeln,** die bei Erwachsenen in den Bereich der Delinquenz fallen. Die betroffenen Kinder lassen sich schon früh schlecht lenken, zeigen Wutausbrüche, häufige inner- und außerfamiliäre Konflikte und kommen ihren Pflichten nicht nach. Hinzutreten können Beschimpfungen, körperliche Auseinandersetzungen, Lügen, Stehlen, Schuleschwänzen, Weglaufen und Streunen sowie Auflehnung gegen jegliche Normen und Autoritäten.

> **Einmalige oder leichte Auffälligkeiten genügen nicht für die Diagnose.**

Therapie Die **Frühzeitige Intervention** ist unerlässlich. Sind Entwicklungsrückstände und hyperkinetisches Verhalten als Begleitumstände behandelt, richtet sich die Therapie nach der Konstellation der Auffälligkeiten. Die Bereinigung der familiären Interaktionen und die Stärkung der Position der Eltern ist bei der Form vorrangig, bei der das dissoziale Verhalten auf den engeren familiären Kontext beschränkt ist. Elternorientiert ist das **verhaltenstherapeutische Vorgehen** bei der Form, die über den familiären Kontext hinausreicht und zugleich keine wirksame Einbindung in andere soziale Gruppen zeigt. Die Betroffenen begehen ihre dissozialen Handlungen meist allein; für sie ist, da Beziehungen zu Erwachsenen in der Regel bestehen, der Ausbau dieser Beziehungen mit effektiven und konsistenten Erziehungsstrukturen zum Aufbau prosozialen Verhaltens notwendig. Stärker auf die Unterbindung unerwünschten Verhaltens kann sich die Therapie bei vorhandenen sozialen Bindungen konzentrieren. Wirksame Trainingsprogramme sind stark **handlungsorientiert** und sorgfältig anzuwenden; eine konfliktzentrierte Behandlung kann allenfalls in einer zweiten Phase der Therapie erfolgen. Auch bei der überwiegend oppositionellen Form der Störung mit passiver Verweigerung und Zerstörungsakten ohne die Verletzung sozialer Rechte anderer Kinder oder Erwachsener, stehen Strategien zur Änderung unerwünschten Verhaltens im Vordergrund.

Prognose Die schon im Vorschulalter und frühen Schulalter erkennbaren Formen haben eine schlechte Prognose.

20.3.9 Autistische Störungen

Epidemiologie Auf 10.000 Kinder entfallen 4 Erkrankungen an **frühkindlichem Autismus** und etwas mehr an **Asperger-Autismus**. Jungen sind häufiger betroffen als Mädchen, ein Verlaufszusammenhang mit psychotischen Erkrankungen ist nicht belegt.

Pathogenese Der **frühkindliche Autismus** ist die gemeinsame Endstrecke unterschiedlicher biologischer Prozesse. Oft wird eine genetische Disposition durch eine frühe Hirnschädigung verstärkt. Beim **Asperger-Autismus** sind Dispositionen bedeutsamer. Unmittelbar wirksam bei beiden Störungen ist ein Defekt der sozialen Wahrnehmung.

> ❯ Beim frühkindlichen Autismus wird das psychopathologische Bild vor dem 30. Lebensmonat entwickelt. Asperger-Autismus wird in der Regel erst im 4. Lebensjahr sichtbar, die Symptomatik ist geringer ausgeprägt.

Klinik und Diagnostik Beim **frühkindlichen Autismus** stehen die Unfähigkeit reziproke soziale Beziehungen einzugehen und aufrechtzuerhalten (Wechsel der sozialen Perspektive!) sowie sprachliche und nichtsprachliche Kommunikation zu erzeugen im Vordergrund, hinzu kommen eine Häufung stereotyper Verhaltensweisen und zwanghaftes Festhalten an der jeweiligen Umwelt sowie ein eingeschränktes Spektrum der Interessen und Aktivitäten. Im frühen Kindesalter fehlen der Blickkontakt sowie das Gesten- und Sprachverständnis. Die sprachliche Entwicklung ist drastisch eingeschränkt, oft

mit Umkehr der Pronomen (z.B. ich statt du) und Neologismen sowie affektive Erregung bei Hinderung an den bevorzugten Lebensgewohnheiten. Automutilation und Stereotypien sind häufig.

Kinder mit **Asperger-Autismus** sind an ihrem sozialen Gegenüber wenig interessiert, ihr Kontakt zur Umwelt ist eingeschränkt, Einfühlungsvermögen und Distanz sind begrenzt, die Sprachentwicklung erreicht oft ein hohes Niveau ohne einfühlendes Eingehen auf Gesprächspartner, also bei schlechter Kommunikationsfunktion, typische Sonderinteressen sind ebenso häufig wie heftige Affektdurchbrüche gegen Einschränkungen derselben. Motorisch sind die Betroffenen häufig ungeschickt.

Therapie Die Therapie ist so umfassend wie die Störung, die die gesamte Entwicklung eines Kindes betrifft: Elternberatung, frühe verhaltenstherapeutische Beeinflussung von überschießendem Verhalten, intensives Training bezüglich der Entwicklungsdefizite, ggf. pharmakologische Unterstützung durch Sulpirid oder Risperiden, vor allem bei ausgeprägten Stereotypien, hoher Rigidität oder Selbstverletzungen.

Fallbeispiel

Anamnese Die Eltern suchen mit dem 4 Jahre alten Jungen die Klinikambulanz auf, nachdem sie schon vielfältigen Rat bei Ärzten eingeholt haben. Sie sind äußerst besorgt, weil sich der Junge seelisch nicht weiterentwickelt. Schon in der Säuglingszeit fiel ihnen das Fehlen von Lächeln auf. Auch später zeigte er nur wenig Reaktionen bei Annäherung und war in keiner Weise anschmiegsam. Erst mit 2 Jahren sagte er »Mama«, man konnte aber nicht erkennen, ob er seine Mutter damit meinte. Meist sei das Kind ruhig, es könne aber auch plötzlich übererregt sein; dann schlage es heftig mit den Armen wie ein flatternder Vogel. Wenn es in eine neue Umgebung komme, sei es sehr unruhig, offenbar angsterfüllt. – Auf die Frage nach früheren Erkrankungen erwähnen die Eltern eine Fieberattacke in der Säuglingszeit, die mit Krämpfen einherging. Damals sei von einem Fieberkrampf, aber auch von einer Enzephalitis gesprochen worden. Im Bekanntenkreis sei die Überbehütung des Kindes durch die Mutter als Ursache der Entwicklungshemmung angeschuldigt worden.

Befund Das Kleinkind scheint die Umwelt nicht wahrzunehmen; es vermeidet jeden Blickkontakt, ist nur mit seinem Lieblingsspielzeug, einer Lokomotive, beschäftigt, an deren Rädern es ständig dreht. Mit der Mutter wechselt es einige Worte, die aber monoton erscheinen. Das klinische Bild und die Anamnese ergeben die Diagnose.

Diagnose Frühkindlicher Autismus (Kanner), wahrscheinlich frühkindliche Hirnschädigung.

Therapie Ausführliches Gespräch mit den sehr verständigen Eltern. Erklärung, dass die Entwicklungsstörung organischer Natur sei und nichts mit einer elterlichen Fehlhaltung zu tun habe. Einleitung einer spezifischen sonderpädagogischen Förderung auf lernpsychologischer Grundlage.

▼

Weiterer Verlauf Nur geringe Therapieerfolge, der spätere Versuch, das Kind in einer Schule für geistig Behinderte unterzubringen, scheitert.

20.3.10 Störungen des sozialen Kontakts

Bei schulphobischem Verhalten ist die Befreiung vom Schulbesuch kontraindiziert, vielmehr muss der Schulbesuch möglichst schnell wieder in Gang gebracht werden.

Epidemiologie Im Grundschulalter liegt bei ca. 1,5 % aller Kinder ein **mutistisches Verhalten** vor, im Vorschulalter ist die Anzahl etwas höher. Ebenso viele Kinder weisen **Bindungsstörungen** auf.

Pathogenese Bei **Mutismus** sind diskrete Sprachauffälligkeiten nicht selten und markieren die Schwäche der Sprechfunktionen. Die Geschlechter sind etwa gleich häufig betroffen. Die Manifestation beginnt oft im Vorschulalter nach aktuellen oder chronischen Traumatisierungen. Das Verhalten der nichtsprechenden Kinder verrät Sensibilität, Angst und Kontaktbedürfnis, bei gleichzeitig ständigem Trotz und kontrollierten Affekten. In den Familien sind überbehütende Eltern ebenso häufig wie misshandelnde. Oft findet man in der Vorgeschichte des Kindes Entwicklungsverzögerungen oder eine hohe Sensibilität, bei den als Sprechvorbilder wirkenden Bezugspersonen sprachliche Zurückhaltung. **Bindungsstörungen** des Kindesalters entstehen häufig nach emotionaler Deprivation, weitgehender Vernachlässigung, chronischer Misshandlung bzw. chronischem Missbrauch oder häufigem Beziehungswechsel.

Klinik und Diagnostik **Mutistische Kinder** stellen die im Wesentlichen unkompliziert erlernte sprachliche Kommunikation ein (**totaler Mutismus**, selten) oder beschränken sich auf wenige Bezugspersonen und Gleichaltrige (**elektiver Mutismus**). Die Sprache ist leise, die Sätze sind kurz, auch mit vertrauten Personen wird im Beisein Dritter wenig gesprochen. Extremvarianten zeigen zusätzlich negativistisches Verhalten. Das Sozialverhalten von Kindern mit **Bindungsstörungen** ist schon im frühen Alter ambivalent. Sie zeigen bei Begrüßung oder Abschied keine angemessene Reaktion, auf Zuspruch wird teilweise Widerstand signalisiert, die Kinder sind zurückgezogen, unglücklich, wenig ansprechbar, nicht selten aggressiv, manchmal übervorsichtig. Begleitende Gedeihstörungen sind nicht selten. Im späteren Alter entwickelt sich häufig ein diffuses Bindungsverhalten mit ständiger Aufmerksamkeitssuche und wahlloser Freundlichkeit. Entsprechend unmoduliert wirken dann die Interaktionen mit Gleichaltrigen, die bei jüngeren betroffenen Kindern noch wenig gestört sind.

Therapie Bei schwereren Formen von **Mutismus** ist eine stationäre Behandlung unumgänglich. Auf guten Kontakt bei anfänglicher (!) Akzeptanz der Regression lassen sich häufig verhaltenstherapeutische Ansätze aufbauen, die die Intensität der sprachlichen Äußerungen sowie deren Kontext stufenweise erweitern. Später Behandlungsbeginn verschlechtert die Prognose. Die Schule ist in die Behandlung auf jeden Fall einzubeziehen. **Bindungsstörungen** sind im Schulalter weniger gut reversibel als im Vorschulalter. Therapeutisch ist grundsätzlich ein geduldiges und verlässliches Beziehungsangebot wichtig, das über lange Zeit keine Gegenleistungen im Bindungsbereich erwarten darf, ohne dass dabei jegliche Verhaltenskontrolle aufgegeben wird.

20.3.11 Kindheitsspezifische emotionale Störungen

Altersspezifische Ängste haben eine gute Spontanprognose. Abwarten unter Beratung der Bezugspersonen ist deswegen angezeigt.

Epidemiologie Jedes vierte Kind leidet an Ängsten, Krankheitswert erreichen diese bei ca. 13 % am Beginn und bei ca. 7 % gegen Ende des Schulalters. Bei 1 % aller Kinder entwickelt sich daraus ein schulphobisches Verhalten. Ausgeprägte Geschwisterrivalität zeigen ca. 13 % der 8-Jährigen.

Pathogenese Konstitutionelle Ängstlichkeit, vor allem aber fehlende Trennungserfahrungen bzw. geringe Bewältigungsfähigkeit stehen im Vordergrund der **Trennungsangst**. Andere alterstypische Ängste stehen im Zusammenhang mit der Unreife des kognitiven Apparats und der Affektkontrolle. Letztere ist auch für die **Geschwisterrivalität** verantwortlich, weswegen es zu massiven Regressionen oder Übergriffen kommen kann.

Klinik und Diagnostik **Trennungsangst** beginnt bereits im Vorschulalter und kann sich auf reale oder befürchtete Trennungen beziehen. Die Ängste erreichen phobisches Ausmaß und sind geprägt von Besorgnissen, z.B. dass einer Hauptbezugsperson, meistens der Mutter, etwas zustoßen könnte. Soziale Folgen bestehen im Rückzug von anderen Kindern, vor allem aber in der Verweigerung des Schulbesuches (sog. Schulphobie). Symptomatisch können auch Einschlafängste sein. Übelkeit, Bauchschmerzen, Kopfschmerzen und Erbrechen sind häufige Begleitsymptome, ebenso heftige aggressive Ausbrüche bei erzwungener Trennung. Aus Trennungsängsten sich entwickelnde sog. **Schulphobien** manifestieren sich meist im frühen Schulalter und in der Adoleszenz. **Altersspezifische Ängste** erstrecken sich auf einzelne Objekte wie Gewitter, Hunde oder Dunkelheit. Relevante **Geschwisterrivalität** tritt in der Regel bald nach der Geburt des nachgeborenen Kindes auf und führt zu einer deutlichen Beeinträchtigung des Befindens.

Therapie Therapeutisch ist bei der **Schulphobie** eine Befreiung vom Schulbesuch kontraindiziert. Kann der Schulbesuch nicht aufrechterhalten oder wiederhergestellt werden, ist stationäre Behandlung unerlässlich. Sie muss dem betroffenen Kind das Trennungserlebnis erträglich machen und seine individuelle Kompetenz durch dosierte Stützung steigern, die die angesichts der Störung zur Überbehütung neigenden Eltern nicht leisten können. Gegen **altersspezifische Ängste** sind Desensibilisierungsverfahren wirksam, sofern es gelingt, symptomverstärkende Haltungen bei Bezugspersonen abzubauen. Aufwendig ist die Behandlung **sozialer Überempfindlichkeit**, also der pathologischen Angst vor gleichaltrigen oder erwachsenen Fremden. Handeln im Übungsfeld steht im Vordergrund der Therapie. Ich-stärkende Maßnahmen im Rahmen einer Einzeltherapie ohne Anwendungsbezug sind in der Regel erfolglos. Bei der **Geschwisterrivalität** genügen meistens Aufklärung und Anleitung der Eltern zum spezifischen Umgang mit dem Kind. Selten muss eine individuelle Psychotherapie durchgeführt werden.

> **Kernaussagen**
> — Die Behandlung psychischer Störungen im Entwicklungsalter umschließt neben Psycho- und Pharmakotherapie stets pädagogische Elemente und die Beeinflussung der Interaktion innerhalb der Herkunftsfamilie.
> — Beeinträchtigungen von Schlafen, Essen, Ausscheidungsfunktionen, Sprache, Bewegung und Kommunikationsverhalten sind typische Ausdrucksformen kindlicher Befindens- und Verhaltensstörungen.
> — Verschiedene ursprünglich konfliktbedingte Verhaltensauffälligkeiten können bei Kindern unabhängig von der Auslösesituation autonom fortbestehen und bedürfen dann der direkten Beeinflussung.

20.4   Häufige pathogene Bedingungen

Zu den abnormen Entwicklungs- und Lebensbedingungen von Kindern gehören die umschriebenen Entwicklungsstörungen spezifischer Fertigkeiten, vor allem der Motorik, der Sprache, des Lesens, Rechtschreibens und Rechnens, von denen die sprachbezogenen häufig Sekundärstörungen nach sich ziehen und damit prognostisch ungünstiger sind. Weitere wichtige Hintergrundbedingungen sind chronische Krankheiten vor allem des Zentralnervensystems, Behinderungen und – als psychosoziale Extremsituationen – emotionale und körperliche Vernachlässigung und Misshandlung sowie sexueller Missbrauch.

Die Kinder- und Jugendpsychiatrie kennt eine große Zahl abnormer psychosozialer Bedingungen im Leben von Kindern, die für die Pathogenese psychischer Störungen bedeutsam werden können, z.B. psychiatrische Erkrankungen der Eltern, mangelnde Wärme in den innerfamiliären Beziehungen, schulische Überforderung oder gesellschaftliche Ächtung. Hier werden nur ausgewählte Bedingungsfaktoren behandelt, die in der Regel hochpathogen sind und deswegen der besonderen Berücksichtigung bedürfen. Das heißt nicht, dass nicht eine Vielzahl anderer Faktoren einen ähnlichen Stellenwert haben könnte.

20.4.1 Umschriebene Entwicklungsstörungen

Umschriebene Entwicklungsstörungen, insbesondere rezeptive Sprachstörungen und Lese-Rechtschreib-Schwäche, beinhalten ein hohes Risiko für psychiatrische Sekundärsymptome, insbesondere dissoziale Symptome.

Epidemiologie Umschriebene Entwicklungsstörungen treten bei 13 % der Schulkinder auf, Jungen sind dabei häufiger betroffen als Mädchen. Umschriebene Entwicklungsstörungen von **Sprachverständnis** und **Sprachproduktion** sowie Lesen und Rechtschreibung (4–7 %) sind doppelt so häufig wie solche der **Sensomotorik** (4 %), **Visuomotorik** oder **Artikulation**.

Pathogenese Eine wesentliche Rolle spielen Reifungsstörungen, wobei neurologische Erkrankungen, Sinnesbeeinträchtigungen, unzureichende Förderung und Intelligenzminderungen ausgeschlossen werden müssen. Genetische Faktoren bestimmen die sprachgebundenen Störungen, offensichtlich in Kombination mit biologischen Entwicklungsrisiken und mangelnder Förderung in den frühen Lebensjahren. Häufig wird eine familiäre Häufung bei männlichen Verwandten gesehen. Diskutiert wird die Rolle einer **unzureichenden Hemisphärendifferenzierung**.

Klinik und Diagnostik Umschriebene Entwicklungsstörungen des Sprechens und der Sprache haben einen unterschiedlichen Schweregrad und Symptomumfang. Bei der einfachen **Artikulationsstörung**, dem Stammeln, werden bestimmte Laute nicht gebildet, fehlgebildet oder ersetzt. Die Sprache kann beeinträchtigt bis unverständlich sein. Diese Symptomatik ist ohne Störungen der expressiven und perzeptiven Sprache möglich. **Störungen der expressiven Sprache** schließen Artikulationsstörungen häufig ein. Ihr Hauptmerkmal ist der Dysgrammatismus von Deklinations- und Konjugationsfehlern über infinitivische Sprache bis zum Telegrammstil. Die breiteste Form der Sprachentwicklungsstörung ist die **rezeptive Sprachstörung**, bei der Lautunterscheidungen und Sprachverständnis und demzufolge Artikulation und expressive Sprache beeinträchtigt sind. Diagnostisch sind zunächst die genannten Ausschlüsse wichtig, danach die Berücksichtigung des Milieus, das sich in der Regel auf den lexikalischen Anteil der Sprache auswirkt, und der Ausschluss autistischer Störungen. Neben der Bestimmung des Entwicklungsstandes muss die Diagnostik häufig auch die audiometrische Prüfung beinhalten, ebenso eine sorgfältige psychiatrische Untersuchung, da die Auftretungswahrscheinlichkeit für psychische Auffälligkeiten deutlich erhöht ist.

Störungen der Sensomotorik kommen bei wenigstens 4 % der Kinder im Einschulungsalter vor, bei Jungen häufiger als bei Mädchen. Motorische Beeinträchtigungen sind immer mit sensorischen gekoppelt, so auch mit Störungen der Raum-Lage-Orientierung, des konstruktiven Bauens, des Zeichnens usw. Die motorische Beeinträchtigung umfasst weniger Tonus- und Haltungsschwierigkeiten und Dyskinesien als

20

vielmehr Koordinationsprobleme, auch im Zusammenhang mit taktil-kinästhetischen Schwierigkeiten. Die Rückführung dieser Probleme auf prä- und perinatale Schädigungen ist nur begrenzt richtig, die Vergesellschaftung mit Sprech- und Sprachstörungen verweist auf die Einbettung in allgemeine Entwicklungsschwierigkeiten. Diagnostisch sind neben der sorgfältigen neurologischen und motopädischen Untersuchung aus dem EEG Hinweise auf eine allgemeine zerebrale Entwicklungsverzögerung abzuleiten. Morphologischen Veränderungen am Zentralnervensystem kommt eine geringere Rolle zu. Auch hier gilt das Risiko für Überlagerung mit etwaigen psychiatrischen Störungen als erhöht. Differenzialdiagnostisch müssen Abbauprozesse ausgeschlossen werden.

Von den **schulbezogenen umschriebenen Leistungsstörungen** stehen die Störungen bei Erwerb der Schriftsprache zahlenmäßig im Vordergrund (zwischen 4 und 7 %, häufiger sind Jungen als Mädchen betroffen) gegenüber den seltenen Rechenstörungen. Lesestörungen ziehen häufig Rechtschreibstörungen nach sich, deshalb auch die umfassende Bezeichnung **Lese-Rechtschreib-Schwäche**, dem gegenüber müssen die übrigen schulischen Leistungen unbeeinträchtigt sein, ebenso das intellektuelle Niveau deutlich besser als die Lese-Rechtschreib-Fähigkeit. In der Vorgeschichte sind die Sprachentwicklungsstörungen sowie Rechts-Links-Unsicherheiten oder Ambidextrie häufig. Unzureichende Förderung ist als Ursache auszuschließen. Unter den Kindern mit signifikanten Differenzen zwischen Intelligenz und Lese-Rechtschreib-Leistungen sind Störungen der Phonetik und auditiven Diskrimination, der Seriation (Reihenbildung, Erkennen von Abfolgen) und der visuell-räumlichen Fertigkeiten unterschiedlich verteilt. Sekundäre psychiatrische Syndrome sind häufig, auch Generalisierung des Leistungsversagens auf die Gesamtheit schulischer Fächer.

Eine **Sonderform** der Störung des richtigen Schreibens schließt frühere oder begleitende Lesestörungen aus; bei ihr sind mündliches Buchstabieren oder korrektes Schreiben beeinträchtigt, während Ziffern richtig geschrieben werden können. Rechtschreibfehler entsprechen in der Regel dem phonetischen Sprachgebrauch, die Erblichkeit ist vermutlich höher als bei den kombinierten Lese-Rechtschreib-Schwächen.

Bei **Rechenstörungen** werden die Konzepte, die den arithmetischen Operationen zugrunde liegen, nicht verstanden. Zahlenbegriffe, Zahlenordnungssystem und räumliche Organisation können beeinträchtigt sein. Eine bedeutsame Diskrepanz zum Intelligenzniveau muss gesichert werden.

Therapie Der Verlauf der sprachgebundenen umschriebenen Entwicklungsstörung ist ungünstiger als der mit motorischen Anteilen. Von den ersteren haben besonders rezeptive Sprachstörungen und Lese-Rechtschreib-Schwächen eine ungünstige Langzeitprognose; in ihrem Gefolge tauchen häufig psychiatrische Auffälligkeiten, insbesondere dissoziale Störungen auf. Für die Sprech- und Sprachstörungen kommen im Rahmen der logopädischen Behandlung in der Regel erst nach dem 4. Lebensjahr (Diagnostik vorher!) Methoden in Frage, die auch die Sprach- und Sprechfreude steigern. Intensiver Behandlung bedürfen die Störungen des Sprachverständnis-

ses unabhängig von ihrem Ausprägungsgrad. Bei den sensomotorischen Störungen spielen funktionelle Übungsbehandlungen die Hauptrolle, bei feineren Störungen ist die Behandlung von Rechts-Links-Unterscheidungsschwierigkeiten wichtig, bei Ambidextrie die Herausbildung der Präferenz für eine Körperseite. Heilpädagogische Maßnahmen müssen sich häufig auch auf den Schulalltag erstrecken. Bei Lese-Rechtschreib-Schwierigkeiten und Rechenstörungen sind gezielte schulische Fördermaßnahmen bis zur Befreiung von der Notengebung wesentlich. Dazu bedarf es der Aufklärung der Beteiligten. Gegebenenfalls erfordern psychische Sekundärstörungen eine Behandlung.

20.4.2 Chronische Krankheiten

Epidemiologie Etwa 5 % aller Kinder und 6 % aller Jugendlichen leiden an chronischen körperlichen Erkrankungen mit teils progredientem Verlauf, die das Planen, Verhalten und Befinden der Betroffenen und ihrer Familien deutlich beeinflussen.

Pathogenese **Chronische Erkrankungen und Behinderungen** verdoppeln das Risiko für das Auftreten psychischer Störungen. Chronische Erkrankungen des Zentralnervensystems, insbesondere solche, die mit Narbenbildungen einhergehen, verdreifachen es. Die Auswirkungen chronischer Erkrankungen addieren sich mit denen ungünstiger psychosozialer Umstände, wie sie bei chronisch kranken Kindern häufiger gesehen werden. Zustände nach Schädel-Hirn-Trauma, frühere Intoxikationen, Entzündungen, Hirntumoren und metabolische Störungen sind daher bei der kinderpsychiatrischen Untersuchung ebenso von Interesse wie Diabetes mellitus, Asthma oder Neurodermitis. Pathogenetisch wirkt der mit dem unvorhersehbaren Verlauf solcher Erkrankungen verbundene Kontrollverlust.

> ❯ Zu den Symptomen chronischer zentralnervöser Beeinträchtigungen gehören Kombinationen aus Gedächtnisstörungen, Denkstörungen und Antriebsveränderungen sowie affektive Labilität, manchmal motorische Unruhe, Ängstlichkeit und fluktuierende Orientierung, bei Frontalhirnstörungen zusätzlich Steuerungsdefizite.

Klinik und Diagnostik Das **postenzephalitische Syndrom** ist von motorischer Unruhe, Desorientierung und neurologischen Restsymptomen gekennzeichnet. Umschriebene Leistungsstörung, Aufmerksamkeitsstörungen und hyperaktives Verhalten sind die Dauerfolgen. Die psychischen Begleiterscheinungen **chronischer körperlicher Erkrankungen** sind in der Regel unspezifisch und Ausdruck der Verarbeitung des Krankheitserlebens. Erhöht ist die Rate neurotischer Störungen. Bei jugendlichen Diabetikerinnen treten gehäuft Essstörungen auf. Leistungsbeeinträchtigend können auch Zustände nach radiologischer Behandlung maligner Erkrankungen sein. Die notwendige Krankheitsbewältigung verzögert generell alterstypische Entwicklungsprozesse. Forciertes Normalitätsstreben begünstigt Verleugnung und schlechte Krankheitsanpassung.

Psychosoziale Extremsituationen können bei jungen Kindern zu Gedeih- und Wachstumsstörungen führen. Typische Symptome misshandelter Kinder sind neben Entwicklungsverzögerungen eine Affektverflachung, Rückzugsverhalten und affektive Abkapselung, Sprunghaftigkeit und aggressive Übergriffe. Der misstrauische Rückzug wird, ähnlich wie bei Zuständen nach sexuellem Missbrauch, häufiger als destruktives und aggressives Verhalten fehlgedeutet. Die Selbstwertentwicklung bedrohter, misshandelter und missbrauchter Kinder ist beeinträchtigt. Die Kombination von Rückzug mit Entwicklungsverzögerung muss deshalb den Verdacht auf Misshandlung oder Missbrauch hervorrufen. Zu den psychischen Symptomen zählen auch altersuntypische sexuelle Aktivitäten, nachlassende Leistungen, Schlafstörungen, Trennungsprobleme und überangepasstes Verhalten.

Therapie Die Therapie bei chronischen Erkrankungen und Behinderungen richtet sich nach den psychischen Folgesymptomen. Präventive Informationen streben die Vermittlung von Krankheitswissen, die Veränderungen der Einstellung zur Krankheit und die Erhöhung der sozialen Kompetenz an und stützen außerdem die Eltern. Solche Programme sind verhaltensorientiert und bearbeiten krankheits- und entwicklungsrelevante Themen sukzessiv. Sie wollen das kindliche Körper- und Selbstkonzept ablösen, die Vorwegnahme von Stressfaktoren üben und zur Vergrößerung sozialer Netzwerke beitragen.

20.4.3 Vernachlässigung, Misshandlung und Missbrauch

Bei Misshandlung und Missbrauch steht der notwendige Schutz des Kindes höher als die ärztliche Schweigepflicht.

Epidemiologie Wenigstens 5 % aller Kinder leiden unter Misshandlungen, zwischen 1-1,5 % unter ausgeprägten körperlichen Misshandlungen, von den Vorschulkindern 3,5 %. Sexuelle Misshandlung mit körperlichen Übergriffen erfahren 7 % aller Mädchen und 2–3 % der Jungen.

Pathogenese Seelische Misshandlung im Sinne entwürdigender Erziehungsmethoden sowie körperliche und sexuelle Misshandlung wirken vorrangig auf das Selbstbild von Kindern und ihr Vertrauen in die Personen ihrer Umgebung. Dadurch können die Entwicklung der Emotionalität sowie das Leistungs- und Sozialverhalten beeinträchtigt sein. Den Pädiater beschäftigten mittelfristige Folgen mehr als die Akutreaktionen. Zumindest bei Frauen ist die psychiatrische Morbidität als Spätfolge sexuellen Missbrauchs erhöht. Bei ihnen droht die Wiederholung der Opferrolle, bei missbrauchten Jungen droht der Wechsel von der Opfer- zur Täterrolle.

Klinik und Diagnostik Psychosoziale Extremsituationen können bei jungen Kindern zu Gedeih- und Wachstumsstörungen führen. Typische Symptome misshandelter Kinder

sind neben Entwicklungsverzögerungen eine verminderte Affektresonanz, Rückzugsverhalten, Distanzstörung, außerdem überwaches Verhalten. Misstrauischer Rückzug wird oft als oppositionelles Verhalten fehlgedeutet. Die Kombination von Rückzug mit Entwicklungsverzögerung muss den Verdacht auf Misshandlung oder Missbrauch hervorrufen, desgleichen akute Essens- oder Spielverweigerung jüngerer Kinder und unmotiviertes Weglaufen älterer Mädchen. Unspezifische Symptome sind altersuntypische sexuelle Aktivitäten, nachlassende Leistung, Schlafstörungen, Trennungsprobleme und überangepasstes Verhalten.

Therapie Bei Misshandlung oder Missbrauch ist das betroffene Kind zunächst schutzbedürftig, sein Schutz kann das höhere Rechtsgut gegenüber der ärztlichen Schweigepflicht sein. Gelingt die Unterbindung des Fehlverhaltens oder verlässt der misshandelnde/missbrauchende Elternteil die Familie, kann das Kind dort belassen werden und familientherapeutische Interventionen können gelingen. Unter anderen Umständen ist wegen des Fortsetzungsrisikos die außerfamiliäre Unterbringung von Kindern zu erwägen. Zu klären ist, ob verbleibende Geschwister ebenfalls des Schutzes bedürfen. Erst dann erfolgt die Entscheidung über mögliche Psychotherapie. Bei nur einmaligen Misshandlungs- und Missbrauchssituationen kann je nach den Umständen des Einzelfalles Zurückhaltung gerechtfertigt sein.

> **Kernaussagen**
> ─ Leistungsstörungen, chronische Krankheiten, Behinderungen, Vernachlässigung, Misshandlung und Missbrauch beeinträchtigen häufig die Entwicklung der Kinder.

20.5 Störungen mit typischem Beginn in der Adoleszenz

Die in der späteren Kindheit und mit der Adoleszenz beginnenden Störungen haben häufig einen ähnlichen Charakter wie die der Erwachsenen. Unter diesen Störungen spielen phobische und Angstsyndrome eine größere Rolle als Zwangssyndrome, dissoziative und somatoforme Störungen. Seltener, aber von hoher Bedeutung sind Anorexia und Bulimia nervosa. Die in der Adoleszenz beginnenden affektiven und schizophrenen psychotischen Erkrankungen haben oft einen ungünstigen Verlauf. Substanzmissbrauch ist häufig mit dissozialem Verhalten kombiniert, suizidale Handlungen kommen bei affektiven und dissozialen Störungen vor.

Im Jugendalter beginnende Erkrankungen, die nach den Regeln der Erkrankungen Erwachsener verlaufen, werden hier nur kurz gestreift, und zwar die Neurosen und Anpassungsstörungen, einschließlich des sozialen Verhaltens, schizophrene Psychosen, affektive Erkrankungen, Essstörungen und der Missbrauch psychisch wirksamer Substanzen.

20.5.1 Stressbezogene neurotische, dissoziative und somatoforme Störungen

Epidemiologie Von den am Beginn der Adoleszenz psychiatrisch auffälligen 17 % Jugendlichen leiden nur etwa 3 % an neurotischen Störungen im engeren Sinne (zusätzlich 3 % an altersspezifischen emotionalen Störungen).

❯❯ Die somatische Diagnostik bei Verdacht auf dissoziative Störungen muss frühzeitig und gründlich erfolgen, um vor der psychotherapeutischen Behandlung differenzialdiagnostische Zweifel auszuräumen.

Pathogenese Häufig gelten persönliche Konflikte als spezifische Hintergründe. Daneben spielen Temperamentsfaktoren, Verhaltensvorbilder sowie biologische Merkmale eine Rolle. Aktuelle Erlebnisse werden nur für die Diagnose unmittelbar auftretender Stressreaktionen verlangt, in deren Rahmen auch suizidale Handlungen vorkommen können. Anpassungsreaktionen treten häufig binnen weniger Wochen nach Verlust im sozialen Netzwerk auf und halten nicht mehr als 6 Monate an.

Klinik und Diagnostik **Phobische Ängste** vor dem Nichtwegkönnen aus geschlossenen Räumen oder in größeren Menschenmengen, aber auch im engeren sozialen Kontakt können sich zu **Panikreaktionen** steigern. Bei einem Teil der Betroffenen generalisieren phobische Ängste zu **frei flottierenden Ängsten**. Bei generalisierten Ängsten sind Überschneidungen mit Depressionen nicht selten. **Zwangsgedanken** und/oder **Zwangshandlungen** werden vom Patienten als sinnlos und beeinträchtigend erlebt, erstrecken sich aber nichtsdestoweniger oft auf das gesamte Familiensystem. **Dissoziative Störungen** bestehen im Verlust der automatischen oder willentlichen Aufrechterhaltung und Erinnerung der Identität, der Willkürmotorik und Wahrnehmungsfunktionen, auch in Stuporzuständen und krankhaftem Weglaufen. Sie beginnen oft plötzlich. Mit ihnen verbundene Organbefunde sind unphysiologisch. Die Patienten zeigen eine geringe persönliche Betroffenheit. Bei **somatoformen Störungen** bestehen wiederholte, wechselnde und vielgestaltige körperliche Symptome. Die Betroffenen sind vielfach vorbehandelt. Eine Sonderform ist die **Hypochondrie** mit der Befürchtung oder Gewissheit, an bestimmten Erkrankungen zu leiden.

Therapie Bei spezifischen Ängsten ist die Desensibilisierung angezeigt, bei Überschneidung mit depressiven Störungen antidepressive Therapie, bei Zwangserkrankungen eine Kombination aus Verhaltenstherapie und aktivierenden Antidepressiva. Frei flottierende Ängste sind tiefenpsychologisch orientierten Verfahren zugänglich. Bei dissoziativen, somatoformen Störungen belässt man den Erkrankten in seiner Rolle, reduziert den sekundären Krankheitsgewinn und gleicht Kompetenzdefizite aus.

20.5.2 Verhaltensauffälligkeiten mit körperlichen Störungen und Faktoren

Epidemiologie Zu dieser Gruppe mit wechselseitiger Beeinflussung von Verhaltens- und Körperfunktionen zählen die von Beginn der Adoleszenz bei 0,5–1 % der weiblichen Jugendlichen auftretende **Anorexia nervosa** und **Bulimia nervosa** (männliche Jugendliche sind selten betroffen) und die bei 3 % der Jugendlichen auftretenden Schlafstörungen, weiterhin Zyklusstörungen und Störungen sexueller Funktionen, die hier nicht behandelt werden. Essstörungen mit deutlichem **Übergewicht** im Gefolge bestehen bei etwa 6 % der Jugendlichen beiderlei Geschlechts.

Pathogenese Bei den **Schlafstörungen** Jugendlicher spielen für die Hypersomnien organische Faktoren die Hauptrolle, für die Hyposomnien und Rhythmusverschiebungen fehlerhafte Schlafgewohnheiten, außerdem Drogenmissbrauch. Bei Essstörungen mit **Übergewicht** stehen Verlusterlebnisse, Stressreaktionen, Minderwertigkeitsgefühle und Ängste im Vordergrund, zusätzlich bestehen biologische Dispositionen. Das Essverhalten verselbständigt sich ähnlich rasch wie bei **Magersucht** und **Bulimie**. Krankheitsauslöser können alle alterstypischen Konflikte sein, häufig werden innerfamiliäre Rollendiffusion mit Identitätsschwierigkeiten, überprotektives Verhalten gesehen. Die Störung scheint in Industriegesellschaften häufiger aufzutreten. Retrospektiv wurden häufiger Essstörungen im Kindesalter beschrieben. Eine familiäre Belastung ist bekannt, depressive Störungen sind häufige Begleiterkrankungen.

❯❯ Buliminische Symptomatik wird häufig erst auf gezieltes Nachfragen berichtet. Wachstumsstillstand verdeckt bei früher Anorexie deren Ausmaß.

Klinik und Diagnostik Symptomatisch und diagnostisch leitend ist bei den **Hypersomnien** der plötzlich auftretende und unabweisbare Tagschlaf, bei den **Hyposomnien** stehen Durchschlafstörungen im Vordergrund, Verschiebungen des Schlaf-Wach-Rhythmus erzeugen ein chronisches Schlafdefizit. Tagebuchartige Aufzeichnungen sind für die Therapieplanung unerlässlich. Die Diagnostik **Übergewichtiger** muss auf Essverhalten und körperliche Aktivität achten, außerdem auf das Selbstbild der Betroffenen und die Wahrnehmung eigenen Verhaltens. Diagnostisch leitend für die **Anorexie** ist die selbst herbeigeführte Gewichtsverminderung mehr als 15 % bzw. BMI < 17,5 bei phobischer Angst vor dem Dickwerden. In der Regel besteht eine sekundäre, seltener eine primäre Amenorrhö. Auch Bradykardie, Hypotonie, Ödeme, Lanugobehaarung, endokrine Veränderungen, Blutbildabweichungen und Elektrolytstörungen sind sekundäre Symptome. Die Diagnostik muss nach Diät, körperlicher Überaktivität, Erbrechen, Abführmitteln, Diuretika, Heißhungerattacken und depressiven Symptomen fragen. Bei einem Drittel bestehen Übergänge zur **Bulimie** mit anfallsartigem Konsum kohlehydratreicher, weicher Nahrungsmittel in großen Mengen mit anschließendem Erbrechen, vor allem in Episoden von Einsamkeit, Verstimmung oder Spannungsgefühlen. Elektrolytstörungen und Nierenfunktionsstörungen, Zahnschäden und Zyklustörungen sind die häufigsten Sekundärfolgen. Die Symptomatik wird häufig verschwiegen.

Therapie **Hypersomnien** werden medikamentös behandelt, **Hyposomnien** und Schlaf-Rhythmus-Verschiebungen verhaltenstherapeutisch. In der Therapie Übergewichtiger spielt neben der Gewichtsabnahme die Selbstwahrnehmung und Veränderung des Essverhaltens und körperliche Aktivität eine wichtige Rolle. Über die Besserung des oft depressiven Befindens allein ist die Symptomatik nicht beeinflussbar. Die **Anorexia nervosa** ist stationär zu behandeln, falls Gewichtszunahme nicht erreicht wird. Frühe intensive Behandlung ist angesichts der Letalität von ca. 15 % im 3. bzw. 4. Lebensjahrzehnt angezeigt. Verhaltenstherapeutische Vorgehensweisen werden mit individuum- oder familienzentrierter (nur bei jüngeren Patientinnen) Psychotherapie kombiniert. Sorgfältige Nachsorge ist unerlässlich. Beginn in der frühen Pubertät ist prognostisch günstig, Beginn im Kindesalter deutet aber oft auf einen ungünstigen Verlauf. Ausreichende Gewichtssteigerung stabilisiert den Verlauf (50 % Wahrscheinlichkeit für Wiedereinsetzen des Zyklus bei BMI 19!). Bei der **Bulimie** ist Regulierung des Essverhaltens Voraussetzung für die Reduzierung des Erbrechens. Die Psychotherapie zielt auf Hebung des Selbstwertgefühls und kognitive Umstrukturierung bezüglich Kompetenzdefiziten. Die Langzeitprognose ist in Bezug auf Mortalität günstiger als bei der Anorexie.

Fallbeispiel

Anamnese Das 15 Jahre alte Mädchen begann vor eineinhalb Jahren seine Nahrungsaufnahme immer mehr einzuschränken. Zunächst lehnte sie Fleisch und Wurstwaren ab, danach erweiterte sich der Kreis der abgelehnten Nahrungsbestandteile immer mehr. Trotz der Abmagerung ist das Mädchen höchst aktiv, geht viel mit dem Hund spazieren und reitet ausdauernd. Sie hält sich für zu dick und hat Angst zuzunehmen. Nachts überfällt sie gelegentlich Heißhunger, dann geht sie heimlich an den Speiseschrank. Anschließend kann es zum Erbrechen kommen. Seit längerem ist sie obstipiert; deshalb kaufte sie sich heimlich Abführmittel. Ihre Menarche setzte mit 13 Jahren ein, seit 1 Jahr bleibt die Menstruation aus.

Befund Abgemagertes junges Mädchen mit 20 % Untergewicht. Gering ausgeprägte Brustentwicklung. Kalte Hände und Füße, Bradykardie, RR 85/50 mmHg.

Diagnose Anorexia nervosa.

Therapie Die Eltern lassen sich davon überzeugen, dass jetzt nur eine klinische Behandlung Erfolg verspricht. Zunächst muss das Mädchen mittels Nasensonde künstlich ernährt werden. Erst nach Besserung des Ernährungszustandes kann mit ihr im therapeutischen Gespräch über ihre Lebensproblematik gesprochen werden. Allmählich fasst sie Vertrauen zur Therapeutin und es kann zu normaler Nahrungszufuhr übergegangen werden. Gleichzeitig werden mit den Eltern Beratungsgespräche geführt. Es gelingt, vorhandene seelische Spannungen abzubauen.

▼

Prognose Ausheilung ist möglich, doch drohen Rezidive. Weiterer ständiger Kontakt mit dem Mädchen und ihrer Familie ist erforderlich.

20.5.3 Affektive Störungen und suizidale Handlungen

Äußern Kinder und Jugendliche Suizidabsichten, besteht ein erhöhtes Risiko, da aufgrund von Fehleinschätzungen der gewählten Mittel ein Versuch ohne ernste Selbsttötungsabsicht dennoch zum Suizid führen kann.

Epidemiologie Depressive Verstimmungen bei 12 % der 8-Jährigen nehmen in der Frühadoleszenz vorübergehend deutlich zu, danach zeigt sich eine Konzentration auf weibliche Jugendliche. Zusammen mit Störungen des Sozialverhaltens und schizophrenen Psychosen sind depressive Störungen die häufigsten Vorerkrankungen für suizidale Handlungen. Suizidgedanken haben 18 % der 13-Jährigen, 1 % kann als suizidgefährdet gelten. Suizidversuche sind häufiger bei Mädchen, vollendete Suizide häufiger bei Jungen.

Pathogenese Langfristig erlernte Hilflosigkeit, aktuelle Belastungen und endogene Faktoren ergänzen sich in unterschiedlicher Kombination bei **depressiven Störungen**. Bei **bipolaren affektiven Störungen** ist die genetische Komponente weit deutlicher ausgeprägt. Im Vorfeld suizidaler Handlungen finden sich auffällige aktuelle Belastungen, vor allem Eltern-Kind- und Partnerkonflikte, seltener Schulprobleme. Wichtige Prodrome sind soziale Isolierung und die akute Erwägung bestimmter suizidaler Handlungen.

Klinik und Diagnostik **Depressive Störungen** äußern sich bei Jugendlichen (auch Kindern) wie bei Erwachsenen in unangemessener Traurigkeit, Inhaltslosigkeit, Hoffnungslosigkeit, Neigung zum Weinen, Freudlosigkeit, Todeswünschen und ggf. suizidalen Vorstellungen. Hinzu kommen Schlafstörungen, Inappetenz, Zyklusstörungen und sexuelles Desinteresse. Rezidivierende Verläufe sind häufig. Bei den **bipolaren Formen** wechseln depressive und manische Phasen mit gehobener Stimmung, gesteigerter Aktivität, Hemmungsverlust, Selbstüberschätzung und Rededrang. Rasche Phasenwechsel und einzelne Wahnvorstellungen erschweren die Differenzialdiagnose gegenüber schizophrenen Psychosen.

❯❯ Depressivität hat bei Kindern die gleichen Symptome wie bei Erwachsenen. Dergestalt diagnostizierte Depressivität prädestiniert zu psychischen Störungen.

Therapie Psycho- und pharmakotherapeutische Interventionen werden bei **Depressionen** kombiniert angewendet, bipolare Störungen fordern häufig Neuroleptika und machen nach Symptomfreiheit eine Rezidivprophylaxe mit Lithiumpräparaten notwendig. Bei **Suizidversuchen** ist die psychiatrische Exploration im Frühstadium wesentlich. Das fortbestehende Suizidrisiko muss abgeschätzt, begleitende psychiatrische Erkrankungen müssen ausgeschlossen werden. Therapeutisch wird, wenn möglich mit Hilfe des Umfeldes, an der Umstrukturierung des Erlebnisfeldes gearbeitet. Die Behandlung psychiatrischer Begleiterkrankungen ist ein Teil der Rezidivprophylaxe. Wegen der häufig unrealistischen Vorstellungen von Jugendlichen oder gar Kindern kann aus der Wahl der benutzten Mittel nicht auf die Ernsthaftigkeit der Suizidabsicht geschlossen werden.

20.5.4 Schizophrene Psychosen

Epidemiologie 5–10 % aller schizophrenen Erkrankungen beginnen vor dem 19. Lebensjahr. Die Prävalenz in der Adoleszenz beträgt 0,08 %, höher ist die Rate der verwandten, aber symptomärmeren schizoiden Störungen.

Pathogenese Eine **genetische Disposition** wirkt über ungeklärte Mechanismen mit **aktuellen Auslösern** zusammen, die in der Adoleszenz häufig aus Leistungsversagen erwachsen. Vermutlich begünstigen hirnorganische Vorschädigungen den Krankheitsverlauf.

Klinik und Diagnostik **Ängste** und **motorische Störungen** sowie **leibnahe Symptome** übertreffen an Häufigkeit Denk- und Wahrnehmungsstörungen und die Affektambivalenz. Halluzinationen, vor allem Wahnsymptome treten dahinter zurück. Im Verlauf treten häufig **sekundäre Depressionen** auf. Bei schleichendem Symptombeginn mit Leistungsversagen, Antriebsstörung und Freudlosigkeit ist die Diagnose schwierig.

Therapie Pharmakotherapie ist außer bei sehr kurzen Episoden auch schon für die subjektive Entlastung des Betroffenen unverzichtbar. Die psychotherapeutische Begleitung erfordert in der Regel **stationäre Behandlung**. Zu günstigen Verläufen disponiert akuter Beginn. Die umgekehrte Konstellation zusammen mit familiärer Belastung führt bei frühem Beginn doppelt so häufig zu Defektheilung wie bei Beginn im Erwachsenenalter.

20.5.5 Missbrauch psychisch wirksamer Substanzen

Epidemiologie Ausgeprägten **Nikotinmissbrauch** betreiben etwa 3 % der 13-Jährigen, Alkoholkonsum kommt bei 21 % dieser Altersstufe vor, ausgeprägter **Alkoholmissbrauch** bei 4,5 %, Medikamentenmissbrauch leichteren Grades bei 4,5 %, ausgeprägter bei gut 2 %, Drogenmissbrauch bereits bei 1 % der Frühadoleszenten.

Pathogenese Früher Nikotingenuss ist Schrittmacher für frühen Alkoholkonsum, früher Alkoholkonsum für Drogenkonsum, Medikamentenmissbrauch folgt meist dem Alkoholkonsum. Euphorisierung, Antriebssteigerung und Enthemmung wieder erleben zu wollen, führt zur **psychischen Abhängigkeit**. Erschöpfungszustände führen häufig zum

Stimulanzienmissbrauch. Neurologische Folgezustände entwickeln sich vor allem beim **Schnüffeln** lösungshaltiger Substanzen im späten Schulalter. Persönlichkeitsvariablen, Erwachsenenvorbilder und Gruppeneinflüsse Gleichaltriger fördern den Einstieg.

Klinik und Diagnostik Zunehmende Gleichgültigkeit, Orientierungsstörung, nachlassende Konzentrationsfähigkeit, Inappetenz, Interessenverlust und persönliche Vernachlässigung sowie Beschaffungskriminalität charakterisieren die psychische Symptomatik. Körperlich ist nach Reizsymptomen an den Schleimhäuten, Pupillenveränderungen und Einstichstellen zu fahnden.

Therapie Frühintervention ist angesichts der ungünstigen Prognose angezeigt. Nach einer Beratungsphase müssen **Entgiftung** und absolute **Entwöhnung** erfolgen, letztere in der Regel in einem geschützten Milieu mit Verhaltenstherapie, Soziotherapie und Gruppentherapie.

> **Kernaussagen**
> — An der Schwelle zur Adoleszenz treten psychische Störungen auf, wie sie auch bei Erwachsenen vorkommen, ihre Auswirkungen sind wegen der nicht abgeschlossenen Persönlichkeitsentwicklung besonders kritisch.
> — Im Zuge der Adoleszenz geht die Häufigkeit der Störungen von Jungen zurück, die Geschlechtsverteilung psychischer Störungen gleicht sich der bei Erwachsenen an.

Notfälle und erste Hilfe

T. Nicolai

Notfälle bei Kindern erfordern wegen der geringen Kompensationsmöglichkeiten besonders rasches und zielgerichtetes Eingreifen. Da die Ursachen für solche Ereignisse beim Kind sehr verschieden von den bei Erwachsenen auftretenden Notfällen sind, ist eine gute Kenntnis der hier typischen Erkrankungen für eine erfolgreiche Therapie unerlässlich.

21.1   Reanimation

Ziel der Reanimation ist die Wiederherstellung eines spontanen Eigenkreislaufes nach Herz-Kreislauf-Stillstand. Leider verlassen mehr als 90 % der Kinder, die außerhalb der Klinik reanimiert werden müssen, die Klinik nicht mehr lebend bzw. haben zumindest schwere neurologische Ausfälle. Dies liegt daran, dass nicht wenige dieser Patienten lange Kreislaufstillstandszeiten hinter sich haben, wenn mit der Reanimation begonnen wird (z. B. beim plötzlichen Kindstod). Kinder, die in einer Klinik einen Herz-Kreislauf-Stillstand erleiden, haben eine wesentlich günstigere Prognose.

Die ungünstigere Prognose von Kindern bei Reanimation im Vergleich zu Erwachsenen ist auch dadurch zu erklären, dass bei Erwachsenen häufig eine Herzrhythmusstörung, z. B. im Rahmen eines Herzinfarktes, Ursache eines Herz-Kreislauf-Stillstandes sind, wobei der Kreislauf bis zum Eintritt des Ereignisses noch vollständig erhalten und der Körper gut oxygeniert war. Nach Behandlung der Rhythmusstörung und regelrechter Reanimation sind die Chancen für ein Wiedererlangen der Kreislauffunktion günstig. Bei Kindern ist jedoch die typische Ursache für den Herz-Kreislauf-Stillstand die **Gewebshypoxie** durch Ateminsuffizienz. Infolgedessen befindet sich der Körper zum Zeitpunkt des Herzstillstandes bereits im Zustand schwerster Gewebsazidose und Hypoxie. Typische Ursache für die lebensbedrohliche Ateminsuffizienz bei Kindern sind neben dem plötzlichen Kindstod Erkrankungen des Respirationstraktes. Schwere Infektionen (z. B. Sepsis, Meningitis) führen über muskulären Tonusverlust zur Obstruktion der oberen Atemwege und ebenfalls zur Ateminsuffizienz.

Im Oktober 2010 wurden neue Richtlinien für das Vorgehen bei der Reanimation veröffentlicht, die auf der Arbeit internationaler wissenschaftlicher Kommissionen beruhen. Es wurde nachgewiesen, dass eine ausreichend schnelle ununterbrochene Herzdruckmassage zur Erreichung eines ausreichenden Flusses in den Koronarien und damit zum Wiederauftreten einer spontanen Herzaktion unbedingt erforderlich ist. Wenn dies auch bei Kindern nicht zur Vernachlässigung einer ausreichenden Beatmung bei der Wiederbelebung führen darf, ergeben sich doch deutliche Konsequenzen auch für die pädiatrische Reanimation.

21.1.1 Basisreanimation (▣ Abb. 21.1)

Zunächst wird festgestellt, ob der Patient bewusstlos ist, einschließlich der Reaktion auf Schmerzreize. Am besten wird nun sofort Hilfe herbeigerufen (Rufen, Telefon, Sprechanlage, Alarmanlage), wenn dies ohne Verzögerung der Reanima-

tionsmaßnamen möglich ist. Andernfalls soll spätestens nach einer Minute Reanimation Hilfe geholt werden, wenn nur eine Person bei der Reanimation zugegen ist.

A Atemwege Durch Beobachtung der Thoraxexkursion und Hören und Fühlen vor dem Mund wird Vorhandensein einer ausreichenden Eigenatmung geprüft. Mittels Vorziehen des Kinns und evtl. Absaugen werden die Atemwege dabei freigemacht.

B Beatmung Fehlt eine ausreichende Eigenatmung, so wird (im Gegensatz zum Vorgehen beim Erwachsenen) unmittelbar mit der **Mund-zu-Mund-Beatmung** begonnen (bzw. Maske und Beatmungsbeutel). Nach 5 Atemspenden (1–1,5 s pro Atemzug, gute Thoraxexkursion) wird das Vorhandensein eines spontanen Kreislaufs überprüft. Hierbei wird von professionellen Helfern bei Säuglingen der Brachialis- oder der Femoralis-Puls getastet, bei älteren Kindern der Carotispuls. Laien sollen nur auf Lebenszeichen achten (Atmung, Bewegungen, Schlucken), ohne Zeit mit der Suche nach dem Puls zu verlieren.

C Kreislauf Fehlt der Puls und ist somit auch keine Rekapillarisierung zu beobachten, wird mit der **Thoraxkompression** (120/min) begonnen (Atemzüge: Thoraxkompression bei zwei professionellen Helfern 2:15, bei Laienreanimation oder nur einem Helfer 2:30).

21.1.2 Erweiterte Reanimationsmaßnahmen

Die Atemwegssicherung erfolgt (falls Maskenbeatmung nicht effektiv) je nach vorhandenem Instrumentarium und Fähigkeiten des Behandlers durch Intubation, Larynxmaske oder ähnliche Hilfsmittel.

> ❯ Ist innerhalb einer Minute ein vaskulärer Zugang nicht zu gewinnen, sollte unter Fortführen der Reanimation ein intraossärer Zugang (mediale Tibiafläche, ca. 2 Querfinger unterhalb der Tuberositas, Benutzung einer speziellen Nadel oder eines Spezialbohrgerätes; ▣ Abb. 21.2) angelegt werden.

> ❯ Medikamentengaben sollten immer von einer Bolusgabe von 0,9 %igem NaCl zum Einspülen (1 ml/kg/Dosis) gefolgt werden.

Adrenalin Das einzige Medikament mit nachweisbar günstiger Wirkung während der Reanimation ist Adrenalin. Die Wirkung entsteht durch den α-adrenergen Effekt mit peripherer Vasokonstriktion und dadurch erhöhter Koronarperfusion.

Elektrotherapie Bei Kindern ist Kammerflimmern nur relativ selten die Ursache für einen Herz-Kreislauf-Stillstand (im Gegensatz zum Erwachsenenalter), dennoch kann insbesondere bei Kindern mit einer kardialen Vorerkrankung oder bei beobachtetem plötzlichem Kollaps und Kreislaufstillstand bzw. Elektrounfällen eine defibrillierbare Rhythmusstörung vorliegen.

21

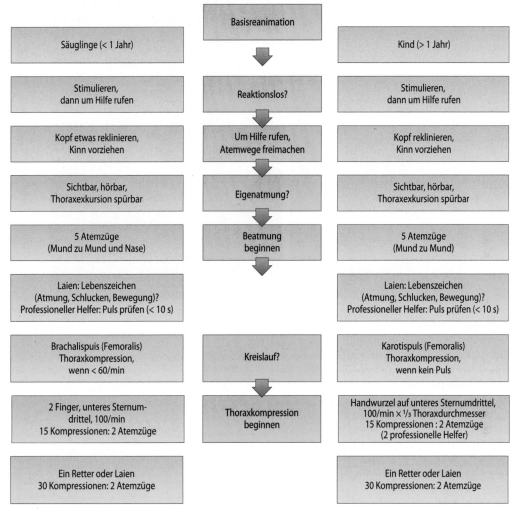

Initial 1 min Reanimation, außer bei beobachtetem plötzlichen Kollaps oder Elektrounfall (Defibrillation erforderlich)
sonst bei   2 Helfern: 1 Helfer reanimiert, 1 Helfer holt Hilfe.
              1 Helfer: 1 min reanimieren, dann Hilfe holen.
Falls Beatmungsprobleme: Mund Inspizieren freimachen.

Säuglinge (< 1 Jahr)	Basisreanimation	Kind (> 1 Jahr)
Stimulieren, dann um Hilfe rufen	Reaktionslos?	Stimulieren, dann um Hilfe rufen
Kopf etwas reklinieren, Kinn vorziehen	Um Hilfe rufen, Atemwege freimachen	Kopf reklinieren, Kinn vorziehen
Sichtbar, hörbar, Thoraxexkursion spürbar	Eigenatmung?	Sichtbar, hörbar, Thoraxexkursion spürbar
5 Atemzüge (Mund zu Mund und Nase)	Beatmung beginnen	5 Atemzüge (Mund zu Mund)
Laien: Lebenszeichen (Atmung, Schlucken, Bewegung)? Professioneller Helfer: Puls prüfen (< 10 s)		Laien: Lebenszeichen (Atmung, Schlucken, Bewegung)? Professioneller Helfer: Puls prüfen (< 10 s)
Brachalispuis (Femoralis) Thoraxkompression, wenn < 60/min	Kreislauf?	Karotispuls (Femoralis) Thoraxkompression, wenn kein Puls
2 Finger, unteres Sternumdrittel, 100/min 15 Kompressionen: 2 Atemzüge	Thoraxkompression beginnen	Handwurzel auf unteres Sternumdrittel, 100/min × 1/3 Thoraxdurchmesser 15 Kompressionen : 2 Atemzüge (2 professionelle Helfer)
Ein Retter oder Laien 30 Kompressionen: 2 Atemzüge		Ein Retter oder Laien 30 Kompressionen: 2 Atemzüge

◘ **Abb. 21.1** Ablaufschema zur pädiatrischen Reanimation

Automatisierte Rhythmus-erkennende Defibrilliergeräte (AED) können ab dem 1. Lebensjahr erfolgreich eingesetzt werden. Zwischen dem 1. und dem 8. Lebensjahr sollen möglichst Kinderelektroden oder ein pädiatrischer Modus verwendet werden.

> **Kernaussagen**
> — Die Reanimationsmaßnahmen beim Kind unterscheiden sich im Wesentlichen von den bei Erwachsenen empfohlenen Abläufen durch den Vorrang der Beatmung und Atemwegssicherung.
> — Der Einsatz eines Defibrillators ist nur selten erforderlichen.

21.2 Unklare Bewusstlosigkeit, Koma

Die theoretisch möglichen Ursachen des Komas im Kindesalter sind sehr vielfältig, allerdings kommen in der Praxis nur wenige häufig vor. Zu diesen gehören der zerebrale Krampfanfall bzw. der postiktale Zustand, die Hypoglykämie, das Schädel-Hirn-Trauma und die Intoxikation (◘ Tab. 21.1). Primär kardiovaskulär bedingte Komazustände, etwa der Zustand nach Reanimation bzw. nach Beinahe-Ertrinken, sind ebenfalls wichtige Komaursachen.

Für die Graduierung des Komas hat sich im Kindesalter genauso wie beim Erwachsenen das **Glasgow-Coma-Scale** (GCS) bewährt.

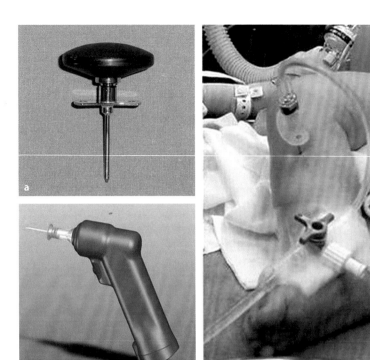

■ **Abb. 21.2a–c** Intraossärer Zugang zum Gefäßsystem zur Notfallversorgung. **a,b** Intraossäre Nadel, **c** Bohrgerät

> Ein Kind mit Koma oder Bewusstseinsstörung muss so lange weiter diagnostisch untersucht werden, bis eine Ursache gefunden ist!

Cave
Insbesondere im Kindesalter – und ganz besonders beim Säugling – ist es differenzialdiagnostisch immer möglich, dass eine bisher noch unentdeckte metabolische Störung sich als Koma manifestiert.

Diese Situation ist jedoch sehr selten, durch das erweiterte neonatale Screening ist die Inzidenz rückläufig. Auch endokrinologische Störungen sind relativ selten. Um eine potenziell gefährliche Hypoglykämie nicht zu übersehen, muss dennoch bei allen Kindern mit unklarem Koma sofort eine Glucosebestimmung aus Kapillarblut erfolgen, bei Hypoglykämie wird dann sofort Glucose i.v. verabreicht.

Das weitere Vorgehen ist bei den einzelnen Komaursachen in der Folge aufgeführt (Trauma, Ertrinkung, Intoxikationen etc.), die Behandlung des Krampfanfalles wird in dem entsprechenden Kapitel weiter oben beschrieben.

Kernaussagen
- Jedes Koma beim Kind muss unverzüglich so lange diagnostisch aufgearbeitet werden, bis eine Ursache gefunden ist.

■ **Tab. 21.1** Notfalleinsätze des Kindernotarztes wegen Koma: Häufigkeit der verschiedenen Ursachen

Einsatzursache	% der Einsätze	Anmerkungen
Krampfanfälle/ postiktaler Dämmerzustand	37	Davon etwa zwei Drittel Infektkrämpfe
Schädel-Hirn-Trauma (SHT)	9	Bei über 50 % der Kinder mit SHT lag ein Polytrauma vor
Reanimation	5	
Intoxikation	4	Davon ■ 17 % Medikamente (zum größten Teil potenziell ZNS-wirksam) ■ 12 %Alkohol ■ 6 % giftige Pflanzen
Ertrinkungsunfall	2	
Verdachtsfälle Meningitis/ Enzephalitis	2	

21

21.3 Trauma

Inzidenz Traumata stellen ein höchst relevantes klinisches Problem für Kinder dar: 43 % aller Todesfälle in der Altersgruppe von 1–19 Jahre sind durch Unfälle verursacht, 17 % aller Krankenhausaufenthalte bei 5–14 Jahre alten Kindern erfolgen wegen Verletzungen. Für die USA schätzt man eine Inzidenz von 15.000 Todesfällen/Jahr, 150.000 Kinder werden jährlich durch Unfälle bleibend geschädigt.

Ursachen Schwere Verletzungen (Polytrauma) werden oft durch Verkehrsunfälle oder Sturz aus größerer Höhe verursacht, zudem spielen Verbrennungen und insbesondere Verbrühungen eine erhebliche Rolle. Besonderheiten gegenüber dem Erwachsenenalter ergeben sich auch aus der Unfallursache (Risikoverhalten bei Jugendlichen, motorisches Ungeschick und mangelnde Gefahrenerkennung bei kleinen Kindern).

Prävention Aus den Ursachen sind auch Ansätze zur Prävention abzuleiten: Dies sind z. B. bei Kleinkindern passive Sicherheitsmaßnahmen wie Gitter (am Herd, Kücheneingang), Temperaturbegrenzung bei Heißwassergeräten, kurze Elektrokabel zur Vermeidung des Herabziehens bei Heißwasserbereitern, Verwendung von Thermoskannen statt offener Behälter, Vermeiden von Tischdecken. Bei älteren Kindern können eine bewusste Sicherheitserziehung (Verkehr) und die Verbesserung der technischen Sicherheit durch Helme, bessere gepolsterte Fahrräder etc. Unfälle vermeiden helfen.

Diagnostik In der apparativen Notfalldiagnostik stehen die abdominelle Sonographie, bei Säuglingen auch die Schädelsonographie sowie die Röntgendiagnostik einschließlich CT im Vordergrund.

Verletzungsmuster und Therapie Die Verletzungsmuster beim Polytrauma sind beim Kind anders als beim Erwachsenen. Dies ist bedingt durch die Körpergröße (Kontaktpunkt bei Anfahren durch Auto) sowie das andere Verhältnis der Kopfgröße zum Rest des Körpers bei geringerer motorischer Haltekraft. Es dominieren Extremitätenfrakturen vor dem Schädel-Hirn-Trauma, das thorakale/abdominelle Trauma ist im Gegensatz zum Erwachsenenalter weniger häufig.

❯ Das Schicksal der Patienten wird oft von der Intensität der Schädelverletzung bestimmt.

Auch physiologisch reagieren Kinder bei Traumata anders als Erwachsene. Ihre respiratorische Reserve ist geringer, andererseits kommt es erst 25 % Blutverlust zum dann allerdings fulminanten Blutdruckabfall.

Diese gefährlich lange Kompensation bei gleichzeitig schwieriger Beurteilung der respiratorischen, neurologischen und kardiozirkulatorischen Verhältnisse bei unkooperativen Kleinkindern erfordert zur guten Versorgung der Patienten besondere Erfahrung. Die Auskühlungsgefahr sowie die besonderen anatomischen Verhältnisse erfordern die Bereithaltung entsprechender Geräte und Materialien zur Kontrolle des Wärmehaushaltes, der Atemwege und zum Gefäßzugang.

❯ Lebensrettende Frühoperationen sind bei epi- und subduralen Hämatomen (Operation innerhalb 60 min), Sinusblutung, thorakalen/intraabdominellen Gefäßblutungen (Leberruptur), bei drohender oder vorhandener Querschnittslähmung erforderlich.

> **Kernaussagen**
> ▬ Die Intensität des Schädeltraumas bestimmt die Prognose des kindlichen Polytraumas.

21.4 Verbrühungen und Verbrennungen

Ein besonders wichtiges Thema bei Kindern sind Verbrühungen und Verbrennungen, wobei letztere häufiger bei älteren Kindern auftreten. Kleinkinder werden oft durch Herabziehen von Töpfen oder Tassen mit heißen Flüssigkeiten oder durch Sturz in eine mit heißem Wasser gefüllte Badewanne verletzt. Ältere Kinder erleiden gelegentlich beim Spielen/Experimentieren mit Feuer die prognostisch viel ungünstigeren Flammenverbrennungen oder sind insbesondere bei Grillunfällen mit Spiritus etc. gefährdet.

Therapie Gegenüber früher hat sich die **Initialtherapie** kleiner Verbrennungen verbessert (Kaltwassertherapie innerhalb der ersten 10–15 Minuten bei nicht zu großer (<5 % KOF) Verbrennungsausdehnung (**Cave** Unterkühlung!). Ab einer Ausdehnung von >5 % Körperoberfläche sollte die Behandlung in einer Klinik erfolgen, ab 10–15 % in einer auf die Behandlung von brandverletzten Kindern spezialisierten Zentren (bei Säuglingen auch bei geringerer Ausdehnung, ebenso bei Beteiligung der Hände, Füße oder des Gesichtes sowie des Genitalbereiches).

Die rasche **Schmerztherapie** und **Volumenzufuhr** sowie der Transport mit nachfolgender intensivmedizinischer Behandlung in spezialisierten Zentren hat zu einer massiven Reduktion von Morbidität und Mortalität auch bei kleinen Kindern und großer Verbrennungsausdehnung geführt.

Bei der **Erstversorgung** müssen rasch das Ausmaß der Verbrennung sowie evtl. Begleitverletzungen und der Allgemeinzustand des Patienten beurteilt werden. Hierbei wird auf sichere Atemwege und eine ausreichende Atmung geachtet. In der ersten Zeitspanne nach dem Unfall treten Todesfälle praktisch ausschließlich durch respiratorische Komplikationen auf, wenn nicht bei einem Elektrounfall neben den Verbrennungswirkungen des Stromdurchtrittes dieser zu einer Rhythmusstörung und dadurch zum Kreislaufstillstand geführt hat (sog. S-Bahn-Surfer).

Wenn die Verbrennungsursache ein Feuer in geschlossenen Räumen mit Rauchinhalation war, ist von einer **CO-Intoxikation** auszugehen und 100 % O_2 zu applizieren, auch wenn eine pulsoxymetrisch gemessene Sättigung von 100 % gegeben sein sollte (falsch-hohe Anzeige bei CO-Hb).

Für den **Transport** wird die verbrannte Körperoberfläche in sterile Metalline-Folie eingewickelt, die Lokaltherapie der verbrannten /verbrühten Flächen (z. B. mit Oktenidin und nichthaftenden Gitterfolien) ist nicht vordringlich gegenüber der raschen Kreislaufstabilisierung und der sicheren Verbringung in eine Klinik.

> ❶ **Cave**
> **Der Patient muss für den Transport warm gehalten werden.**

Sehr wichtig ist die rasche **Schmerztherapie** initial/präklinisch: Hier haben sich bei kleiner Ausdehnung Ibuprofen oder Paracetamol, bei größeren Verbrennungsflächen Ketamin und ggf. Opiate bewährt.

Da bei größeren thermischen Verletzungen wegen der Flüssigkeitsverlustes über die Wundflächen und das begleitende Ödem der Volumenmangelschock mit konsekutivem Nierenversagen droht (und sich dadurch die weitere Prognose sehr verschlechtern würde), muss möglichst rasch mit einer **Volumenersatztherapie** begonnen werden. Hierbei hat sich in der Erstversorgung und auf dem Transport eine Infusion isotoner Lösungen in einer Dosis von 20 ml/kg/h bewährt, in der Klinik erfolgt dann die Anpassung an die genaue Verbrennungsausdehnung. Die dazu erforderliche Abschätzung der Ausdehnung der tieferen Verbrennung ($\geq$ Grad 2) ist wegen der anderen Körperproportionen je nach Alter anders als beim Erwachsenen durchzuführen. Am einfachsten ist die Verwendung von Körperschemazeichnungen mit altersgerechter Flächenaufteilung (◘ Abb. 21.3). Eine grobe Abschätzung ergibt sich aus der Regel, dass die Handinnenfläche (einschließlich der Finger) des Patienten 1 % der KOF darstellen.

Nach der Überwindung der Akutphase sind die Patienten von **Infektionen** bedroht, bis es zum Verschluss der Wunden gekommen ist. Um letzteres zu erreichen sind oft Spalt-Hauttransplantationen, aber auch ein sehr gutes physiotherapeutisches Betreuungskonzept notwendig. Insgesamt ist das Vorgehen bei den im Kindesalter prädominierenden Verbrühungen chirurgisch weniger aggressiv als bei den im Erwachsenenalter häufigen Flammenverbrennungen (Frühnekrosektomie). Langfristig erfordern die betroffenen Körperflächen zu Vermeidung von Wundheilungsstörungen oder Keloidbildung eine intensive und differenzierte Nachbetreuung.

Verbrennungsausdehnung in % der KOF 0–8 Jahre

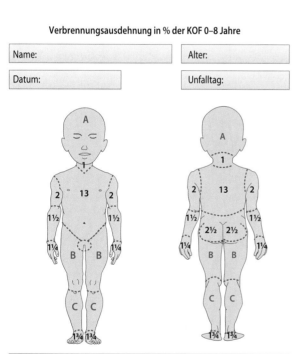

	Alter in Jahren				
Körperteil	0	1	3	5	7
A = ½ Kopf	9,5	8,5	7,5	6,5	6
B = ½ Oberschenkel	2,75	3,25	3,5	4	4,25
C = ½ Unterschenkel	2,5	2,5	2,75	2,75	2,75

1. Grades: ....% (blau)
2. Grades: ....% (rot)

3. Grades: ....% (grün)

Total: ....%
2. u. 3. Grades

a

Verbrennungsausdehnung in % der KOF 9–15 Jahre

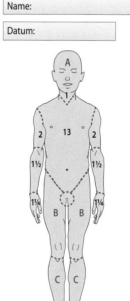

	Alter in Jahren		
Körperteil	10	12	15
A = ½ Kopf	5 ½	5	4 ½
B = ½ Oberschenkel	4 ¼	4 ½	4 ½
C = ½ Unterschenkel	3	3	3 ¼

1. Grades: ....% (blau)
2. Grades: ....% (rot)

3. Grades: ....% (grün)

Total: ....%
2. u. 3. Grades

b

◘ **Abb. 21.3a,b** Prozentuale Verteilung der Körperoberfläche im Alter von 0–8 Jahren (**a**) und 9–15 Jahren (**b**)

21

21.5 Fremdkörperaspiration

Ein potenziell lebensbedrohliches Ereignis ist besonders bei Kleinkindern die Aspiration von Fremdkörpern in die Atemwege, die zu einer unmittelbaren Erstickung oder bei längerer Zeit übersehenen Fremdkörpern zu schwersten Zerstörungen der Lunge (Sekretabflussstörung mit konsekutiver bakterieller Retentionspneumonie, lokale Wandreizungen und Zerstörungen durch den Fremdkörper selbst) führen können.

❯❯ Die Diagnosestellung erfordert die explizite Anamnesefrage nach einer möglichen Aspiration.

Inzidenz Am häufigsten ist bei Kleinkindern zwischen 6 Monaten und 4 Jahren die Aspiration von Nahrungsbestandteilen (insbesondere **Nüssen**). Für Kinder unter 4 Jahren wird das Risiko einer tödlichen Fremdkörperaspiration auf 0,7 pro einer Bevölkerung von 100.000 Personen und Jahr geschätzt. In den Vereinigten Staaten erstickten z. B. 2001 169 Kinder an Fremdkörpern, davon 30 % an Nahrungsmittel und 70 % an anderen Fremdkörpern. Andererseits wurden im selben Jahr in den USA 17.500 Kindern wegen Erstickungs- bzw. Aspirationszwischenfällen in Notfalleinrichtungen behandelt.

Wegen der Häufigkeit der Nussaspirationen (ca. 70% aller Aspirate) haben sich die Hersteller 2010 zu einer Kennzeichnung ihrer Produkte entschlossen, nachdem dies für Plastikkleinteile in Spielzeugpackungen schon lange vorgeschrieben ist.

Therapie Solange der Patient eine ausreichende Eigenatmung aufweist bzw. bei Bewusstsein ist, sollten keine Entfernung des Fremdkörpers vor Ort versucht werden. Ist der Patient jedoch asphyktisch und bewusstlos, muss durch verschieden Manöver (Schlag auf den Rücken, Thoraxkompressionen wie bei der Reanimation, jenseits des Säuglingsalters evtl. auch Heimlich-Manöver) versucht werden, den Fremdkörper wieder zu entfernen und Atemhilfe zu spenden. In der Klinik erfolgt dann die bronchoskopische Fremdkörperentfernung, die technisch an die Art des aspirierten Materials angepasst werden muss und erheblicher Erfahrung bedarf.

21.6 Ingestionsunfälle

Säuglinge und Kleinkinder nehmen fast alle Gegenstände auch in den Mund. Deshalb besteht in dieser Altersgruppe eine besondere Gefahr der Fremdkörperingestion.

Insbesondere Spielzeugkleinteile, aber auch spitze Gegenstände, Knopfbatterien oder Münzen können so in den Verdauungstrakt gelangen. Der Grund für die Vorstellung beim Arzt in solchen Fällen sind entweder die beobachtete Ingestion oder bei älteren Patienten auch Thoraxschmerzen (beim Feststecken eines Fremdkörpers an einer der drei Ösophagusengen).

Therapie Ein **Ösophagusfremdkörper** stellt einen Notfall dar und muss sofort endoskopisch geborgen werden, insbesondere Knopfbatterien können schon innerhalb von wenigen Stunden Nekrosen verursachen oder in das Mediastinum einbrechen. Fremdkörper, die in den **Magen** gelangt sind, werden meist durch den Darm weitertransportiert und müssen bis auf Sonderfälle meist nicht gastroskopisch geborgen werden.

21.7 Verätzungen

Kinder trinken manchmal aus Versehen ätzende Flüssigkeiten, typischerweise, wenn diese z. B. in Saftflaschen umgefüllt worden sind. An den Originalbehältern toxischer Substanzen ist heute meist eine kindersichere Verschlusskappe vorhanden, die das Risiko solcher Unfälle vermindert.

 Cave
Nach Ingestion einer solchen stark ätzenden Flüssigkeit sind Maßnahmen zur Verdünnung (Gefahr des Auslösens von Erbrechen) oder zur primären Giftentfernung nach oben nicht sinnvoll.

Diagnostik Die Diagnostik erfolgt mittels der Ösophagogastroskopie.

Therapie Die Behandlung ist primär abwartend. Bei Patienten mit ausgedehnten Verätzungen wird empfohlen, unter endoskopischer Sicht eine Magensonde zu legen, die Therapie mit Steroiden wird kontrovers diskutiert. Komplikationen wie eine Ösophagusperforation, Mediastinitis oder Magenperforation bedürfen besonderer Therapiemaßnahmen wie Antibiose, Drainageanlage oder einer sofortigen chirurgischen Intervention.

> **Kernaussagen**
> - Bei Verätzungen sollte nicht versucht werden, die Schadsubstanz z. B. durch Nachtrinken zu verdünnen oder zu neutralisieren.

21.8 Ertrinkung

Kleinkinder können schon in flachen Tümpeln und Pfützen ertrinken. Infolgedessen ist die entscheidende präventive Maßnahme die ständige Beaufsichtigung von Kindern in der Nähe von Wasserflächen, Seen, Flüssen und Schwimmbecken bzw. geeignete Absperrmaßnahmen, um Kinder von solchen Gefahrenquellen fernzuhalten (kindergesicherte Gitter/Zugangstüren etc.).

In manchen Ländern (Spanien, Frankreich, USA) gibt es strenge bauliche Vorschriften, aber auch sonst besteht eine prinzipielle Sicherungspflicht wie auch eine Aufsichtspflicht der Eltern.

Jugendliche sind eher durch ihr inhärentes Risikoverhalten z. B. durch Hineinspringen in Gewässer gefährdet (Aufschlagen auf Hindernissen, Bewusstlosigkeit etc.). Alkohol kann in dieser Altersgruppe eine Rolle spielen.

Therapie und Prognose Obwohl unerwartete Verläufe mit Überleben ohne neurologische Schäden auch nach Langzeitimmersion besonders in kalten Gewässern immer wieder berichtet worden sind, geht eine längere Asphyxie durch Ertrinken meist mit einer sehr schlechten Prognose einher. Entscheidend für den Verlauf ist die sofortige Basisreanimation durch den Ersthelfer, die sich anschließenden erweiterten Maßnahmen haben weniger Einfluss auf das Outcome. Schon seit langem wird diskutiert, ob eine prolongierte therapeutische Hypothermie oder die Verwendung extrakorporaler Kreislaufverfahren kombiniert mit einer Kühlung zu einem besseren Überleben beitragen können, ein Beweis steht hier aber derzeit noch aus.

Fallbeispiel

Anamnese Ein 3-jähriges Kind wird in der Nähe eines kleinen Gartentümpel bei einem Kinderfest vermisst und schließlich nach einigen Minuten im Wasser treibend reglos aufgefunden. Der zufällig bei dem Fest anwesende Arzt beginnt sofort mit Mund-zu-Mund-Beatmung und Herzdruckmassage, ohne vorher zu versuchen, Wasser aus der Lunge des Kindes zu entfernen.

Befund Der hinzugerufene Notarzt trifft nach 15 Minuten mit dem Hubschrauber ein, intubiert das Kind, auf dem angelegten EKG zeigt sich ein bradykarder Sinusrhythmus mit einer Frequenz von 25/Min.

Therapie und Verlauf Es wird eine intraossäre Nadel gelegt, die Gabe von Adrenalin führt zu keiner Beschleunigung des Rhyth-
▼

mus. Der Patient wird unter Fortführung der Reanimationsmaßnahmen in die Klinik verbracht. Dort steigt die Herzfrequenz mit der Zunahme der Körpertemperatur allmählich auch 100/Min an, der Patient beginnt mit spontanen Bewegungen und Atemzügen. In der Folge wird der Patient 2 Tage auf der Intensivstation behandelt, eine Hyperthermie wird dabei streng vermieden. Nach 1 Woche kann der Patient ohne erkennbare neurologische Restschäden aus der Klinik entlassen werden.

> **Kernaussagen**
> - Bei Ertrinkung ist der sofortige Reanimationsbeginn durch die am Unfallort anwesenden Personen (Laien oder professionelle Helfer) entscheidend für die Prognose.

21.9 Vergiftungen

Kleinkinder sind durch unabsichtlich/aus Neugier eingenommen Substanzen mit Giftwirkung bedroht (Medikamente der Eltern/Großeltern, Zigaretten, Pflanzenteile etc.), bei Jugendlichen kommen als Gifte neben Alkohol und Drogen auch in suizidaler Absicht eingenommene Medikamente in Betracht.

Diagnostik Vor einer Einschätzung der möglichen Gefährdung des Patienten oder vor einem Anruf bei einer Giftnotrufzentrale (Telefonnummer ❏ Tab. 21.2) müssen die sog. **6 W-Fragen** (❏ Tab. 21.3) geklärt sein. Zusätzlich muss der aktuelle klinische Zustand des Kindes zumindest orientierend untersucht worden sein (Puls, Blutdruck, Atemfrequenz, Bewusstseinslage?).

Therapie Die primäre Giftentfernung durch Auslösen von Erbrechen ist bis auf wenige Ausnahmen praktisch verlassen worden, da ihre Wirksamkeit nicht erwiesen ist. Meist liegt die Einnahme der Substanz schon mehr als 1–2 Stunden zurück, so dass die Giftresorption bereits abgeschlossen ist, bevor eine Magenentleerung erfolgen würde. Ebenso ist die Gabe von Laxanzien fast nie sinnvoll.

Meist wird eine Adsorption von Giftresten bzw. eine Bindung von hepatisch über die Galle ausgeschiedenen Giften durch Bindung an Aktivkohle (1 g/kg) angestrebt. Allerdings ist die Gabe von Aktivkohle bei meist nicht kooperativen Kleinkindern schwierig und mit eigenen Risiken vergesellschaftet (Aspiration).

❯ Therapeutisch hat die Erhaltung der Vitalfunktionen Vorrang vor der Giftentfernung.

Viele akzidentelle Vergiftungen sind zum Glück ohne Handlungsbedarf (weil nur selten relevante Mengen eingenommen werden). Dies trifft z. B. etwa für Paracetamol zu, wenn weniger als die dreifache Einzeldosis (altersbezogen) eingenommen wurde. Paracetamol ist allerdings als Suiziddroge gefürchtet wegen der verzögert eintretenden Lebertoxizität, bei relevanten Mengen ist dann die sofortige Therapie mit Acetyl-

21

◻ Tab. 21.2 Auswahl einiger Giftnotrufzentralen (jeweils aktuellste Informationen erhältlich). Besonders große pädiatrische Erfahrung hat in Deutschland die Giftnotrufzentrale Berlin

Giftnotrufzentrale	Telefonnummer
Berlin	030-450-53555 bzw. 030-19240
Bonn	0228-19240
Erfurt	0361-730730
Freiburg	0761-19240
Göttingen	0551-192
Homburg	06841-19240
Mainz	06131-19240
München	089-19240
Nürnberg	0911-398 2451
Wien	01-4064-343, aus dem Ausland +43
Zürich	145, aus dem Ausland: +41-2 515151
Internet	http//www.giftnotruf.de, www.toxinfo.org

◻ Tab. 21.3 W-Fragen zur Beurteilung der Gefährlichkeit und Planung des Vorgehens bei Vergiftungsunfällen

Wer?	Alter, Gewicht
Wann?	Ungefähre Uhrzeit
Was?	Alle fraglichen Substanzen/Behälter mitbringen lassen
Wie viel?	Geschätzte Maximalmenge
Wie?	Oral, inhalativ, kutan, intravenös
Weshalb?	Akzidentell, suizidal, Drogenkonsum

◻ Tab. 21.4 Zigaretteningestion

Altersgruppe	Menge ohne Handlungsbedarf
6–9 Monate	<1/3 Zigarette
9–12 Monate	1/3 Zigarette oder 1/2 Kippe
1–5 Jahre	1/2 Zigarette oder 1 Kippe
6–12 Jahre	3/4 Zigarette oder 2 Kippen
Über 12 Jahre	Bis zu 1 Zigarette oder 2 Kippen

cystein i.v. erforderlich! Die meisten Stifte, Farben sowie Haushaltsreinigungsmittel sind ebenfalls nicht toxisch.

Am häufigsten kommt die **Zigaretteningestion** vor. Hierbei sind die in aufgeführten Mengen unbedenklich bzw. erfordern keine primäre Giftentfernung.

Fallbeispiel

Anamnese Ein 3-jähriges Kind wird von den Eltern in die Notaufnahme gebracht. Er habe vor 60 Minuten 3 Zigaretten aufgegessen, Reste seien nicht aufzufinden.

Befund Bei der körperlichen Untersuchung finden sich keine Auffälligkeiten, die Haut ist warm und rosig, Puls und Blutdruck regelrecht.

Therapie und Verlauf Die ingestierte Menge und der kurze zeitliche Abstand seit der Einnahme würde nach der hier angegebenen Liste eine primäre Giftentfernung durch Gabe von Sirup Ipecacuanhae erfordern. Anderseits müsste zeitlich bereits fast das Symptommaximum erreicht sein. Da nun keinerlei für die Nikotinintoxikation typischen klinischen Zeichen vorliegen, wird die angegebene Menge der ingestierten Substanz von den Ärzten als höchst unwahrscheinlich erachtet. Die Eltern rufen zu Hause an, um eine dort anwesende Tante zu bitten, noch einmal genau nach den fehlenden Zigaretten zu fahnden. Diese werden schließlich in einem Blumentopf vergraben intakt aufgefunden, so dass dem Kind die Prozedur des induzierten Erbrechens erspart werden kann.

Vergiftungen durch **Pflanzenteile** (Einbeere, Engelstrompete, Goldregen, Eisenhut, Eiben etc.) sind gelegentlich möglich, wobei selten größere Giftmengen akzidentell eingenommen werden und eher experimentelle oder suizidale Einnahmesituationen relevant sind. Bei Pflanzen oder auch Pilzen müssen möglichst die erhaltenen Reste asserviert werden, Fotos können oft mittels Mobiltelefon oder Digitalkamera rasch erstellt und per Telefon oder Email an die Giftnotrufzentralen oder auch lokalen Kinderkliniken gesendet werde, wo eine Identifizierung anhand von Listen, Büchern oder durch die in manchen Orten verfügbaren Pilzberatungsdienste erfolgen kann.

Eine große Rolle spielt die **Alkoholintoxikation** bei Jugendlichen, die Häufigkeit hat deutlich zugenommen. Letale Verläufe sind nicht selten, entweder durch den Bewusstseinsverlust mit Erbrechen und Aspiration oder durch intrakranielle Blutungen nach Sturzverletzungen.

> Besonders bei jeder Bewusstlosigkeit nach Alkohoingestion muss unbedingt nach klinischen Zeichen einer Schädelverletzung (Hämatome, neurologische Seitendifferenz) gesucht werden; auch eine toxikologische Screeninguntersuchung des Urins auf der Suche nach weiteren Giften/Drogen ist oft sinnvoll.

Gefährliche, aber relativ seltene Intoxikationen treten durch trizyklische **Antidepressiva**, **Antiarrhythmika** sowie **Drogen** (Opiate, Kokain, Ecstasy oder sogenannte KO-Tropfen (γ-Hydroxy-Buttersäure, GBA) auf. Die Behandlung ist komplex und wird im Einzelfall nach Rücksprache mit den Giftnotrufzentralen durchgeführt.

Kernaussagen

- Entscheidend bei Vergiftungen ist die Aufrechterhaltung der Vitalfunktionen durch symptomorientierte Maßnahmen.
- Eine primäre Giftentfernung ist nur sehr selten erforderlich, die Gabe von Aktivkohle meist sinnvoll.
- Bei der Alkoholvergiftung muss nach begleitenden Schädelverletzungen gesucht werden.

21

Tropenmedizin und Pädiatrie in Entwicklungsländern

M. Alberer und Th. Löscher

Als Tropen bezeichnet man die Regionen zwischen den Wendekreisen (trópos: griechisch für Wendung, 23°26′16″ nördlicher und südlicher Breite), als Subtropen die angrenzenden Gebiete bis zu 35° nördlicher bzw. südlicher Breite, in denen die jährliche Mitteltemperatur über 20°C beträgt. Die Tropenmedizin im klassischen Sinn befasst sich mit den Gesundheitsproblemen, die auf diese Gebiete beschränkt oder dort von besonderer Bedeutung sind. Hohe Morbidität und Mortalität in Entwicklungsländern sind jedoch weniger durch die klimatischen Bedingungen verursacht, als durch die sozioökonomischen Verhältnisse mit schwachen und unzureichend zugänglichen Gesundheitsdiensten. Heute geht der Begriff Tropenmedizin weitgehend in dem Überbegriff internationale Gesundheit (global health) auf, der die globalen Gesundheitsprobleme unter besonderer Berücksichtigung der Situation in den Entwicklungsländern umfasst, unabhängig davon, ob diese in den Tropen liegen oder nicht.

22.1 Kinderheilkunde in Entwicklungsländern – eine besondere Herausforderung

Entwicklungsländer sind neben einer stark zunehmenden Bevölkerung durch einen hohen Anteil von Kindern und Jugendlichen an der Gesamtbevölkerung gekennzeichnet (bis über 50%). Schon allein daraus ergibt sich eine besondere Bedeutung der Kinderheilkunde in diesen Regionen. Kinder und Jugendliche wachsen teilweise unter extrem ungünstigen Bedingungen auf geprägt durch Armut, inadäquate Wohnsituationen, Mangelernährung sowie instabile politische Verhältnisse. In diesem Umfeld können Erkrankungen, die in einem Land mit ausreichenden Ressourcen und vorhandener Infrastruktur meist gut beherrschbar sind, zu einer intolerabel hohen Anzahl an schweren Erkrankungen und Todesfällen führen.

Insbesondere Säuglinge und Kleinkinder unter 5 Jahren stehen unter einem besonders hohen Risiko, das unter dem Begriff »**under five mortality**« erfasst wird. Diese erreicht Raten von über 170/1000 Lebendgeborene in Ländern wie z. B. Tschad, Burkina Faso oder der Demokratischen Republik Kongo. Obwohl die Anzahl rückläufig ist, sterben jedes Jahr weltweit über 7 Millionen Kinder in dieser Altersgruppe fast ausschließlich in den Entwicklungsländern (◼ Abb. 22.1). Pneumonien (18%), Durchfallerkrankungen (15%), Komplikationen bei Frühgeburtlichkeit (12%) und Asphyxie während der Geburt (9%) sind weltweit für einen großen Teil der Sterblichkeit unter 5 Jahren verantwortlich. Ca. 40% der Todesfälle treten in der Neonatalzeit auf. Geschätzte 610.000 Kinder in der Altersgruppe unter 5 Jahren versterben jedes Jahr an Malaria. Viele dieser Erkrankungen werden durch eine zusätzliche Malnutrition verschlimmert.

Mortalität in der Neonatalperiode Für Kinder in Entwicklungsländern bestehen in dieser vulnerablen Phase viele verschiedene Risiken. Da eine Betreuung durch Fachpersonal während der Schwangerschaft meist fehlt oder unzureichend ist, werden vorgeburtliche Risiken, Schwangerschaftskompli-

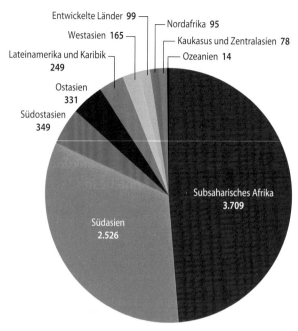

◼ **Abb. 22.1** Verteilung der Todesfälle bei Kindern unter 5 Jahren nach Regionen (in 1000)

kationen wie z. B. Präeklampsie, Fehllage des Kindes oder angeborene kindliche Fehlbildungen nicht erkannt und können während der Geburt und nachgeburtlich zu Problemen führen. Mütter mit niedrigem Bildungsstand haben meist einen schlechten Zugang zu medizinischer Versorgung und eine eingeschränkte Möglichkeit der Familienplanung. Eine Malnutrition der Mutter führt zu verringertem Geburtsgewicht und erhöhter neonataler Mortalität. Infektionen wie HIV, Malaria oder Syphilis können ebenso dazu beitragen. Eine adäquate Versorgung des Säuglings postpartum, z. B. bei Anpassungsstörungen bis hin zur Asphyxie, ist oft nicht möglich, da ausgebildetes Personal und einfache Gerätschaften wie z. B. Beatmungsbeutel oder ein funktionstüchtiger Reanimationsplatz nicht zur Verfügung stehen. Durch mangelnde Hygiene, z. B. während der Entbindung oder bei der Durchtrennung der Nabelschnur, besteht das Risiko von Infektionen bis hin zur Sepsis, denen oft nur schwerlich begegnet werden kann. Durch unzureichende Impfraten ist der Neugeborenen-Tetanus in vielen Ländern eine häufig tödliche Erkrankung.

> ❯ Ausschließliches und früh begonnenes Stillen wirkt sich positiv auf die Gesundheit des Säuglings aus, verhindert Hypoglykämien und sollte nach Möglichkeit immer erfolgen.

Eine einfache Möglichkeit, um das Auftreten von Hypothermien zu verringern, ist die Einführung von »**Kangaroo Mother Care**«, wobei der Säugling durch den engen Hautkontakt mit der Mutter gewärmt wird. Zusätzlich fördert dies die Bindung zwischen Mutter und Kind sowie die Ernährung durch ausschließliches Stillen.

Akute Atemwegsinfektionen Diese Gruppe von Infektions-erkrankungen stellt mit einem Anteil von 18% einen wesent-lichen Einflussfaktor der »under five mortality« dar. Dabei handelt es sich bei den Erkrankungen zumeist um Pneumoni-en, die unter ausreichender Versorgung gut beherrschbar wä-ren. An ambulant erworbenen Erregern treten dabei haupt-sächlich Bakterien wie Streptococcus (Strep.) pneumoniae und Haemophilus influenzae auf. Bei unterernährten Kindern finden sich zudem gehäuft gramnegative Keime oder Myco-bacterium tuberculosis, bei Neugeborenen und Säuglingen Staphylococcus aureus, Strep. pneumoniae und Strep. pyoge-nes sowie gramnegative Keime. Risikofaktoren, wie Rauchent-wicklung bei offenen Feuerstellen in der Wohnstätte, das Zu-sammenleben einer großen Anzahl von Personen auf engem Raum, Malnutrition und HIV-Infektion, begünstigen das Auftreten. Bei fehlender medizinischer Versorgung werden schwere Erkrankungen nicht oder zu spät erkannt und führen zum Tode.

Durchfallerkrankungen Auch diese Gruppe von vermeint-lich »harmlosen« Erkrankungen führt zu einer hohen Morta-lität in Entwicklungsländern. Das Spektrum der Erreger reicht dabei von bakteriellen Infektionen, z. B. enterotoxinbildende Escherichia coli (ETEC), über Einzeller-Infektionen wie Giar-diasis bis hin zu viralen Infektionen mit Rota- oder Norovi-ren. Dabei führen insbesondere die Rotaviren zu einer hohen Sterblichkeit. Durch eine unzureichende Versorgung mit sau-berem Trinkwasser, schlechte Hygiene und schlechte sanitäre Einrichtungen besteht in vielen Teilen der Welt ein erhöhtes Risiko für diese Infektionen. Durch eine konsequente orale Rehydrierung bei leicht- und mittelgradiger Dehydratation wäre in den meisten Fällen eine effektive Therapie der Kinder möglich. Dabei sollten Rehydratationslösungen verwendet werden, die in ihrer Zusammensetzung bezüglich Elektroly-ten und Kohlenhydraten den Empfehlungen der WHO ent-sprechen. Aber auch hier ist sauberes Trinkwasser als Basis unumgänglich. Säuglinge sollten zusätzlich weiter gestillt wer-den. Eine Supplementierung mit Zink und Vitamin A wird empfohlen. Das gleichzeitige Bestehen einer schweren Malnutrition macht eine Anpassung der Rehydratationslö-sung nach Inhalt und Menge notwendig. Bei schwerer Dehy-dratation bleibt als Mittel der Wahl die i.v. Rehydrierung, die allerdings bei unzureichender Überwachung zu lebensbe-drohlichen Komplikationen wie Elektrolytentgleisungen oder Volumenüberladung führen kann.

> ❯ Eine Impfung gegen Rotaviren, wie von der WHO weltweit empfohlen, könnte zu einer deutlichen Verminderung der Mortalität durch gastrointes-tinale Infektionen führen.

Masern Durch eine flächendeckende Impfung gegen Masern wäre eine hohe Anzahl von Todesfällen im Kindesalter ver-meidbar. Leider kommt es auch in Deutschland aufgrund un-zureichender Impfraten immer wieder zu Ausbrüchen. Dabei kann es im Rahmen der Erkrankung zu schwerwiegenden Komplikationen wie Masern-Pneumonie, Blindheit (bei Vita-min-A-Defizienz) und subakut sklerosierender Panenzepha-

litis (SSPE) kommen. Masern-assoziierte Durchfälle können zur Dehydratation führen und zur Malnutrition beitragen. Nach der Erkrankung persistiert eine Immunsuppression, die zu schweren bakteriellen Infektionen oder z. B. zum Auftreten von Noma (Cancrum oris) führen kann, einer entstellenden Infektion mit großen Defekten im Mundbereich.

Malaria Vor allem in vielen Ländern des subsaharischen Af-rikas besteht eine hohe Morbidität und Mortalität für Malaria tropica, die potenziell gefährlichste der Malariaformen. Die Infektion führt hauptsächlich bei Kindern unter 5 Jahren zu schweren Erkrankungen wie zerebraler Malaria oder schwerer Anämie. Durch wiederholte Malariaschübe sind die Kinder in ihrer körperlichen und geistigen Entwicklung beeinträchtigt. Im Laufe der Zeit wird eine Semiimmunität erworben, es kommt dann nur noch selten zu schweren Erkrankungsschü-ben. Erkrankungsfälle bei den Eltern führen zum Ausfall der Arbeitskapazität und zur Gefährdung des Einkommens der Familie. Dies wiederum erhöht die Gefahr von Malnutrition bei den Kindern. Durch Interventionen, wie die Verwendung von imprägnierten Bettnetzen oder der intermittierenden An-wendung präventiver Malariatherapie, kann die Anzahl an Malariafällen reduziert und somit die Mortalität gesenkt wer-den. Ein neuer, in Entwicklung befindlicher Impfstoff (RTS,S) gegen die infektiösen Stadien der Malariaerreger (Sporozo-iten) reduziert die Anzahl an Malariaepisoden und das Auftre-ten von schwerer Malaria bei Kindern von 5–17 Monaten in Endemiegebieten. Mit der Einführung von Artemisinin-Kombinationspräparaten steht eine effektive und schnell wirksame Malariatherapie in vielen Ländern zur Verfügung.

HIV Die HIV-Pandemie hat vor allem in den am schwersten betroffenen Ländern im subsaharischen Afrika zu einer ho-hen Krankheitslast auch bei pädiatrischen Patienten geführt. Dabei sind die Kinder in zweifacher Weise betroffen. Bei eige-ner symptomatischer Erkrankung, z. B. nach konnataler In-fektion, treten opportunistische Infektionen wie Pneumocys-tis-jirovecii-Pneumonien auf, schwere Allgemeinerkrankun-gen wie Tuberkulose kommen gehäuft vor, und chronische Durchfälle führen zur Malnutrition. Aber auch die Erkran-kung der Eltern führt zu Verlust der Betreuungspersonen und des Familieneinkommens, sodass viele Länder mit dem Prob-lem der AIDS-Waisen zu kämpfen haben. Eine effektive »Highly Active Antiretroviral Therapy« (HAART) führt zu einer deutlichen Verringerung der Morbidität und Mortalität, und eine antiretrovirale Therapie vor der Geburt kann das Risiko der konnatalen Infektion deutlich senken. In Zeiten einer weltweiten Wirtschaftskrise ist allerdings die Finanzie-rung von Programmen zur HIV-Bekämpfung und Therapie in Gefahr.

IMCI – Integrated Management of Childhood Illness Um der Problematik der hohen »under five mortality« entgegen-zutreten, wurde von der WHO in Zusammenarbeit mit UNICEF seit Mitte 1990er-Jahre ein Programm initiiert, das unter Beachtung der wesentlichen Krankheitsentitäten zu einer Verringerung dieser Mortalität führen soll. Im Integrated Management of Childhood Illness (IMCI)-Programm wird die Erkrankung von Kindern standardisiert nach Syndromen (z. B. Atemwegserkrankungen, Durchfallerkrankungen) untersucht und beurteilt. Des Weiteren wird nach »danger signs« gefragt, deren Auftreten zu einer raschen Therapie oder einer Weiterverlegung führen sollen. IMCI soll v. a. in Einrichtungen der primären Gesundheitsversorgung, z. B. in »**health posts**«, Gesundheitsstationen, die von Krankenschwestern oder nicht-medizinischem Personal geführt werden, aber auch in Krankenhäusern angewendet werden, um Kinder mit schwerwiegenden Erkrankungen frühzeitig und priorisiert zu behandeln. Dabei erhält das zuständige Personal ein von der WHO standardisiertes Training. Mehr als 100 Staaten haben inzwischen IMCI übernommen. Eine ausreichende Implementierung von IMCI, die zu einer wesentlichen Reduzierung der Mortalität beitragen könnte, gestaltet sich in vielen Ländern jedoch schwierig.

> **Kernaussagen**
> ▬ In den Entwicklungsländern sterben jährlich eine große Anzahl von Kindern und Jugendlichen an Erkrankungen, die bei ausreichender medizinischer Versorgung beherrschbar oder durch Impfungen vermeidbar wären.
> ▬ Bei ausreichender Implementierung und gesicherter Finanzierung könnte IMCI zu einer Reduktion der Mortalität von Kindern unter 5 Jahren beitragen.

22.2   Ausgewählte tropenmedizinische Erkrankungen

22.2.1 Malaria

Fallbeispiel

Anamnese In der Notfallambulanz der Kinderklinik wird ein 12-jähriger Junge mit Erbrechen, Durchfall und hohem Fieber seit 2 Tagen vorgestellt. Er war mit seinen Eltern erst am Vortag von einer 21-tägigen Reise nach Kenia zurückgekehrt. Die Familie hatte den Urlaub in einem Resort in der Nähe von Mombasa verbracht. Von dem dortigen Ressortarzt war die Diagnose einer Gastroenteritis gestellt worden, und es war eine orale Rehydrierung und eine fiebersenkende Therapie empfohlen worden. Während des Aufenthaltes war auf einen guten Mückenschutz geachtet worden, eine Malariaprophylaxe wurde nicht eingenommen.

Befund Der Junge ist in einem guten Zustand, fiebert aber über 39°C. Der übrige körperliche Untersuchungsbefund ist unauffällig.

Diagnose Aufgrund der Reiseanamnese erfolgt neben den üblichen Laboruntersuchungen auch eine Malariatestung mit Ausstrich und dickem Tropfen. Es findet sich ein positiver Nachweis für Plasmodium falciparum mit einer Parasitämie von 2%. Aus

▼

der Labortestung und der klinischen Untersuchung ergibt sich kein Hinweis auf eine komplizierte Malaria tropica.

Therapie Der Junge wird stationär aufgenommen. Nach Durchführung eines EKGs zum Ausschluss einer QT-Zeit-Verlängerung erfolgt die Therapie mit Artemether/Lumefantrin.

Weiterer Verlauf Die Therapie wird gut vertragen, und nach 4 Tagen kann der Junge entlassen werden. Auch bei den weiteren Kontrolluntersuchungen an Tag 7 und Tag 28 nach Therapiebeginn findet sich kein weiterer Nachweis von Malariaerregern.

Erreger Die Erkrankung wird durch Einzeller der Gattung Plasmodia hervorgerufen. Die Übertragung erfolgt durch **Anopheles-Mosquitos** (gelegentlich auch kongenital und durch Transfusion). Die Malaria ist in vielen tropischen und subtropischen Gebieten von Afrika, Asien und Lateinamerika verbreitet. Es gibt fünf verschiedene humanpathogene Plasmodienarten:
- Plasmodium (P.) falciparum (Malaria tropica)
- P. vivax (Malaria tertiana)
- P. ovale (Malaria tertiana)
- P. malariae (Malaria quartana)
- P. knowlesi (Erreger bei Affen mit menschlichen Infektionen in Südostasien)

Klinik Krankheitszeichen: Fieber, Schüttelfrost, aber auch weitere unspezifische Symptome wie Gastroenteritis (**Cave**: Gefahr der Fehldiagnose!).

❶ **Cave**
Vor allem bei der Malaria tropica kann es zu lebensbedrohlichen Verläufen (komplizierte Malaria) mit schwerer Anämie, zerebraler Beteiligung (zerebrale Malaria) und Multiorganversagen kommen.

Bei M. tertiana sind Rezidive möglich, ausgehend von persistierenden Leberformen (Hypnozoiten).

Diagnostik Die Diagnostik erfolgt mittels Ausstrich (Abb. 22.2) und dickem Tropfen; ein Schnelltest ist ergänzend möglich.

Therapie Bei **unkomplizierter Malaria tropica**: Artemether/Lumefantrin p.o., Atovaquon/Proguanil und Mefloquin (gelegentliche Resistenzen) sind ebenfalls wirksam; bei **komplizierter Malaria tropica**: Artesunat i.v. bzw. Chinin per infusionem mit Clindamycin.

❯ Die Therapie der Malaria tropica muss bei Nichtimmunen immer stationär erfolgen.

Therapie der **Malaria tertiana** und **quartana**: Chloroquin bzw. Mefloquin, falls eine Resistenz gegen Chloroquin (besonders P. vivax in Südostasien) besteht. Anschließende Therapie der Hypnozoiten bei M. tertiana mit Primaquin (**cave**: Glukose-6-Phosphat-Dehydrogenase-Defizienz ausschließen!).

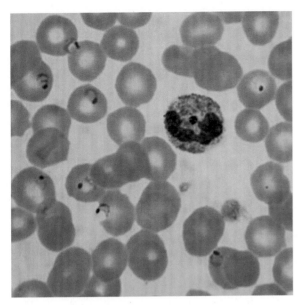

Abb. 22.2 Plasmodium falciparum im Ausstrichpräparat (Abteilung für Infektions- und Tropenmedizin, LMU)

22.2.2 Leishmaniasis

Erreger Es handelt sich um eine Infektion mit Einzellern der Gattung **Leishmania**. Unterschiedliche Spezies können verschiedene Krankheitsausprägungen verursachen.

— **Viszerale Leishmaniasis**: systemische Erkrankung mit Fieber, Tripenie, Hepatosplenomegalie und hoher Mortalität durch Leishmania (L.) infantum/chagasi und L. donovani

— Rein **kutane Leishmaniasis** in der »alten Welt«, z. B. L. tropica oder L. major

— **Mukokutane Leishmaniasis** mit Beteiligung der Haut und der Schleimhäute in der »Neuen Welt« (Südamerika/Mittelamerika), z. B. durch L.-braziliensis-Komplex

Die Übertragung erfolgt durch den Stich von **Phlebotomen** (Sandmücken). Die Leishmaniasis ist in Afrika, Asien, Mittel- und Südamerika, aber auch in Staaten des Mittelmeergebietes (z. B. Spanien, Italien, Griechenland) verbreitet.

Diagnostik Diagnostik durch Biopsie der Haut- bzw. Schleimhautläsionen. Bei viszeraler Leishmaniasis Knochenmarkspunktion mit mikroskopischer Untersuchung oder PCR. Serologie und PCR aus peripherem Blut ebenso möglich.

Therapie Die Behandlung richtet sich nach der Verlaufsform:
— Viszerale Leishmaniasis: liposomales Amphotericin B
— Kutane Leishmaniasis: ggf. lokale Therapie mit pentavalentem Antimon
— Mukokutane Verlaufsformen: systemische Therapie z. B. mit Miltefosine

> Bei Immunsuppression (z. B. HIV) sind ungewöhnliche Verläufe und Rezidive häufig.

22.2.3 Amöbiasis

Erreger Die Ruhramöbe Entamoeba histolytica ist in warmen Ländern weltweit verbreitet und wird durch Schmierinfektion übertragen (z. B. über Nahrungsmittel, Wasser oder Fliegen).

Klinik Intestinale Erkrankungen verlaufen typischerweise als Amöbenruhr mit blutig-schleimigen Durchfällen, die extraintestinale Amöbiasis fast immer als Amöbenleberabszess(e) mit Fieber und Oberbauchsymptomen.

Diagnostik Die Diagnose beruht auf dem Nachweis im Stuhl mittels Mikroskopie, Koproantigen-ELISA oder PCR; bei Amöbenleberabszess auf Bildgebung (Sonographie, CT) und Serologie, ggf. auch auf Nachweis im Abszesspunktat (PCR).

Therapie Die Therapie der Wahl erfolgt mit Metronidazol (oral oder i.v.), zusätzlich wird Paromomycin (oral) zur Darmlumensanierung gegeben.

22.2.4 Schistosomiasis

Erreger Es handelt sich um eine Wurmerkrankung durch verschiedene Arten von **Schistosomen**: Schistosoma (S.) mansoni (Afrika, Südamerika), S. japonicum (Asien), S. haematobium (Afrika, Naher Osten), S. intercalatum (Afrika). Die Übertragung erfolgt durch **Süßwasserkontakt,** bei dem Larven durch die Haut aufgenommen werden.

Klinik Klinische Symptome treten nach Parasitenlast auf: akute Schistosomiasis mit Fieber (Katayama-Fieber), Hautausschläge und Eosinophilie. Asymptomatische Verläufe sind häufig. Bei chronischem Verlauf durch Eiablage der Adultwürmer in mesenterialen Venen oder im Venengeflecht des kleinen Beckens können Entzündungsreaktionen von Leber, Darm und Harnblase mit chronischen Veränderungen bis zur Leberfibrose (portale Hypertension) und Blasenkarzinom entstehen.

Diagnostik Diagnostik durch Serologie und mikroskopischem Einachweis im Stuhl oder Urin sowie PCR.

Therapie Therapie mit Praziquantel, bei schwerer akuter Schistosomiasis ggf. Kortikosteroide.

22.2.5 Onchozerkose

Erreger Die Onchozerkose ist eine Wurmerkrankung durch **Onchocerca volvulus**. Die Übertragung erfolgt durch den Stich von **Simulien-Arten** (z. B. Simulium damnosum, Kriebelmücken). Verbreitung v. a. in Afrika, in der Nähe von Flussläufen. Chronische Infektionen: Adulte Würmer bilden subkutane Knoten (Onchozerkome). Mikrofilarien (Geschlechtsprodukte der Adultwürmer) führen zu Veränderungen v. a. an Haut und am Auge.

> ❗ **Cave**
> **Es besteht die Gefahr der Erblindung (»river blindness«)!**

Diagnostik Serologie oder Hautproben (»skin snips«).

Therapie Ivermectin p. o. ggf. in Kombination mit Doxycyclin. Vorsicht bei gleichzeitig bestehender Loa-loa-Filariose (schwere Nebenwirkungen möglich).

22.2.6 Lymphatische Filariose

Erreger Es handelt sich um eine Infektion durch **Fadenwürmer (Filarien)** der Spezies Wuchereria bancrofti (Südamerika, Afrika, Asien), Brugia malayi, Brugia timori (Asien). Die Übertragung erfolgt durch den Stich von **Mosquitos** (Culex-, Anopheles-, Aedes-Arten).

Klinik Lymphgefäße und -knoten werden durch Adultwürmer befallen. Durch das Zusammenspiel von Immunsystem und Parasitenbefall kommt es zu chronischen Entzündungen und Veränderungen der lymphatischen Gefäße mit Behinderung des Lymphabflusses (**Elephantiasis**). Rezidivierende bakterielle Infektionen begünstigen die Entstehung.

Diagnostik Serologie, Nachweis von Mikrofilarien im Blut, Darstellung von Adultwürmern durch Sonographie der Lymphknoten (»filarial dance sign«).

Therapie Diethylcarbamazin (DEC; **Cave**: gleichzeitige Loa-loa-Filariose), Doxycyclin zur Therapie der Adultwürmer durch Abtötung von lebenswichtigen Endoparasiten (Wolbachien).

22.2.7 Intestinale Wurminfektionen

Erreger Intestinale Wurminfektionen sind in Entwicklungsländern enorm verbreitet, besonders bei Kindern. Bei der Trichuriasis (Peitschenwurm-Infektion) und der Ascariasis (Spulwurm-Infektion) erfolgt die Infektion durch orale Aufnahme larvenhaltiger Eier (fäkal kontaminierte Nahrungsmittel und Wasser), bei Hakenwurminfektion und Strongyloidiasis (Zwergfadenwurm-Infektion) durch perkutanes Eindringen infektiöser Larven (Barfußlaufen, fäkal kontaminierte Erdböden).

Klinik Bei stärkerem Befall kommt es zu gastrointestinalen Symptomen (Schmerzen, Durchfälle), Eosinophilie, Gedeihstörungen und Entwicklungsverzögerung. Komplikationen sind bei:
- Ascariasis: Ileus, Gallenwegsobstruktion, Leberabszess
- Hakenwurm-Infektion: schwere Anämie, Myokardschäden

- Strongyloidiasis: lebensbedrohliches Hyperinfektionssyndrom bei Immunkompromitierten

Diagnostik Ei/Larven-Nachweis im Stuhl (Anreicherungsverfahren).

Therapie Mebendazol oder Albendazol, bei Strongyloidiasis mit Ivermectin.

> **Kernaussagen**
> - Eine Malaria tropica kann lebensbedrohlich verlaufen und muss immer stationär behandelt werden.
> - Bei Verdacht auf eine tropenspezifische Erkrankung sollte die Kontaktaufnahme mit einem tropenmedizinisch erfahrenen Pädiater oder einem Tropeninstitut erfolgen.

22

Arzneimitteltherapie im Kindes- und Jugendalter

B. Koletzko, G. Heimann

23

Die Arzneimitteltherapie bei Kindern beinhaltet besondere Risiken. Bei Erwachsenen gewonnene Daten und Erfahrungen allein erlauben es nicht, sichere und effektive Therapie- und Dosisempfehlungen für Kinder und Jugendlichen abzuleiten, da erhebliche qualitative und quantitative Unterschiede zu den physiologische Bedingungen im Kindesalter bestehen. Dennoch werden bei Kindern sehr oft Arzneimittel eingesetzt, die hinsichtlich Wirkung und Sicherheit in dieser Altersgruppe nicht geprüft sind. Medikamente sollten bei Kindern generell zurückhaltend und nur nach sorgfältiger Abwägung von Nutzen und Risiko eingesetzt werden. Es sollten nur Arzneimittel eingesetzt werden, für die ein Nutzen belegt ist.

23.1 Altersspezifische Risiken

Die medikamentöse Therapie ist auch in der Pädiatrie ein zentrales Elemente des therapeutischen Repertoires. Im Vergleich zu Erwachsenen zeigen Kinder ganz erhebliche Unterschiede der Pharmakokinetik (Aufnahme, Verteilung, Metabolisierung und Elimination eines medikamentösen Wirkstoffes) und der Pharmakodynamik (Wirkprofil mit erwünschten oder unerwünschten Wirkungen). Entsprechend können bei einer Arzneimittelbehandlung bei Kindern nicht einfach die bei Erwachsenen etablierten Konzepte und Dosierungen extrapoliert (»heruntergerechnet«) werden.

Die wichtige Bedeutung einer altersspezifischen Auswahl und Bewertung von Arzneimitteln belegen tragische Erfahrungen mit schweren, altersspezifisch aufgetretenen Nebenwirkungen durch in anderen Altersgruppen bewährte Medikamente (◘ Tab. 23.1).

Diese Beispiele unterstreichen die große Wichtigkeit der klinischen Prüfung von Arzneimitteln in den Altersgruppen, in denen sie tatsächlich eingesetzt werden sollen, unter Berücksichtigung der vorgesehenen Darreichungsformen und Dosierungen. Im Gegensatz zu dieser Forderung sind tatsächlich aber bis zu 90% der in Krankenhäusern an Kinder verabreichten Medikamente und etwa jedes 8. in der ambulanten Versorgung verordnete Medikament bei Kindern im jeweiligen Alter nicht zugelassen; siewerden außerhalb der auf klinischen Studien beruhenden und von den Zulassungsbehörden akzeptierten Indikationen eingesetzt (»Off-label«-Anwendung). Unter diesen Bedingungen besteht ein stark erhöhtes Risiko von unerwünschten Wirkungen der medikamentösen Therapie, die nicht selten auch unerkannt bleiben. Deshalb hat die europäische Gesetzgebung in den letzten Jahren die systematische Evaluation von Medikamenten im Kindes- und Jugendalter gefördert, u. a. durch das Angebot eines verlängerten Patentschutzes für solche Pharmaka, die auch bei Kindern klinisch geprüft wurden.

23.2 Nutzen-Risiko-Abwägung

Beim Kind erfordert die Behandlung mit Arzneimitteln eine besonders strenge Abwägung des Nutzens gegen das Risiko.

Grundsätzlich sollten Arzneimittel, deren Nutzen nicht belegt ist, nicht bei Kindern eingesetzt werden, sofern nicht bewusst eine Placebowirkung angestrebt wird. Die altersspezifischen klinisch-pharmakologischen Besonderheiten müssen bei der Arzneimitteltherapie berücksichtigt werden. Der Verlauf der Konzentration eines Arzneimittelwirkstoffes im kindlichen Organismus wird durch die Compliance bei der Einnahme, die Absorption, Verteilungsvorgänge, die Metabolisierung, und die Ausscheidung, beeinflusst (◘ Abb. 23.1) Diese für die Phar-

◘ Tab. 23.1 Beispiele für altersspezifische Risiken einer medikamentösen Therapie	
Substanz	Altersspezifisches Risiko
ACE-Hemmstoffe	Bei Neugeborenen erhöhte Empfindlichkeit mit Risiko des Blutdruckabfalls mit Nierenversagen
Chloramphenicol	»Grey-Syndrom« bei Gabe an Früh- und Neugeborene mit noch unreifer Glukoronidierung: Gestörte Mikrozirkulation, Kreislaufversagen
Diethylstilböstrol	Bei Gabe in der Schwangerschaft zeigen die intrauterin exponierten weiblichen Kinder nach mehr als 2 Jahrzehnten ein erhöhtes Auftreten von Vaginal- und Zervixkarzinomen
Digoxin	Bei Früh- und Neugeborenen verminderte renale Clearance, ohne Dosisanpassung Herzrhythmusstörungen
Furosemid	Nephrokalzinose bei Frühgeborenen aufgrund der kalziurischen Wirkung
Gyrasehemmstoffe (Ciprofloxacin, Nalidixinsäure)	Schädigung des wachsenden Gelenkknorpels, reversible Arthralgien. Einsatz bei Kindern nur bei strenger Nutzen-Risiko-Abwägung
Phenobarbital	Bei Frühgeborenen und Neugeborenen deutlich verlängerte Plasmahalbwertszeit, deshalb ohne Dosisanpassung Risiko schwerer Nebenwirkungen (z. B. Atemstillstand)
Sufonamide, Sulfonylharnstoffe, Ceftriaxon	Kernikterus bei Gabe an Neugeborene durch Verdrängung von Bilirubin aus der Plasmaproteinbindung
Thalidomid	Schwerste Embryopathie bei Einnahme in der Schwangerschaft

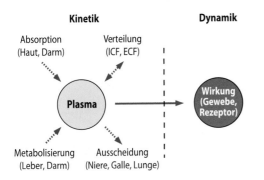

Abb. 23.1 Einflussfaktoren auf den Konzentrationsverlauf eines Arzneimittels im Organismus. *ICF* intrazelluläres Flüssigkeitsvolumen; *ECF* extrazelluläres Flüssigkeitsvolumen

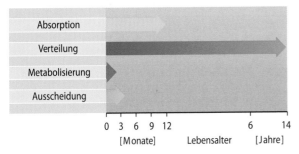

Abb. 23.2 Veränderung wichtiger Einflussfaktoren auf die Pharmakokinetik mit dem Lebensalter

makokinetik entscheidenden Faktoren verändern sich mit dem Lebensalter und dem kindlichen Wachstum (■ Abb. 23.2).

23.3 Darreichungsform

Eine wirksame Arzneimitteltherapie im Kindesalter setzt eine altersgerechte und gut akzeptable Darreichungsform voraus. Im Säuglings- und Kleinkindesalter werden meist flüssige Darreichungsformen (Säfte, Tropfen) gegenüber Tabletten bevorzugt. Von großer Bedeutung für die Akzeptanz durch das Kind sind Geruch und Geschmack der Zubereitung, aber auch Überzeugungskraft und Konsequenz der Eltern. Die **Therapiecompliance** ist wesentlich von einer guten Aufklärung der Eltern bzw. Sorgeberechtigten über die kindliche Erkrankung, die Notwendigkeit und den erwarteten Nutzen der Pharmakotherapie abhängig. Ab dem Schulalter übernehmen Kinder zunehmend eigene Verantwortung für die Medikamentenzufuhr, die aktiv angesprochen und gefördert werden sollte. Der Therapieplan sollte soweit machbar an den Alltag der Familie und die Schlaf- und Wachphasen des Kindes angepasst und möglichst schriftlich aufgezeichnet der Familie mitgegeben werden. Potenzielle Risiken und Nebenwirkungen der Arzneimittelbehandlung sollten besprochen werden. Immer wieder werden Eltern durch das Studium des Beipackzettels eines Medikaments dermaßen verunsichert und verängstigt, dass sie eine verordnete Arzneimitteltherapie

nicht oder nur unvollständig durchführen, sofern das ärztliche Gespräch diese Aspekte nicht berücksichtigt hat.

Intensität, Sorgfalt und Zuwendung beim ärztlichen Gespräch stehen im umgekehrten Zusammenhang zum Einsatz nicht gesicherter, pseudomedizinischer und alternativer Therapieverfahren durch die Familie, die häufig durch Enttäuschung, Misstrauen oder das Gefühl des nicht ernst genommen Werdens befördert werden.

> ⓘ **Cave**
> Für kranke Kinder können aus dem Einsatz ungesicherter Therapieverfahren ernste Schäden resultieren.

Durch die Bevorzugung von Methoden ohne Wirksamkeit (ungesicherte »alternative Heilverfahren) kann eine effektive Diagnostik und wirksame Therapie verzögert oder sogar verhindert werden, oft mit tragischen und irreversiblen Folgen für das betroffene Kind.

Die **orale Arzneimittelgabe** wird bei Kindern am häufigsten eingesetzt. Kindgerechte Zubereitungsformen (Tropfen, Säfte, Sirup) können die Aufnahmegeschwindigkeit im Vergleich zu bei Erwachsenen getesteten Tabletten verändern. Bei jungen Säuglingen kann die Absorption auf Grund eines höheren gastralen pH-Wertes, eines langsameren gastrointestinalen Transportes und einer veränderten Resorption im Dünndarm verändert sein. Die bei Früh- und Neugeborenen oft deutlich eingeschränkte Fettresorption kann die Aufnahme lipidlöslicher Wirkstoffe vermindern. Die Einnahme eines Arzneimittels gemeinsam mit der Nahrung führt bei Kindern häufig zu einer eingeschränkten Bioverfügbarkeit.

Über die Haut (mit Cremes und Salben) verabreichte Wirkstoffe werden bei jungen Säuglingen aufgrund anatomischer Besonderheiten der Haut (hoher Wassergehalt, niedriger Kollagengehalt) und der relativ zum Körpergewicht weitaus größeren Hautoberfläche in höherem Maße aufgenommen als im späteren Lebensalter. Wirkstoffe wie Steroide, Salicylate, aber auch potenziell toxische Hilfsstoffe wie Alkohole und Phenole werden perkutan vermehrt aufgenommen.

Nach **intramuskulärer Injektion** ist der Übergang von Arzneistoffen in die Zirkulation von der Muskelmasse, der regionalen Durchblutung und dem gewählten Injektionsvolumen abhängig. Wegen der Schmerzhaftigkeit der intramuskulären Injektion und der bei Neugeborenen und jungen Säuglingen begrenzten Muskelmasse wird diese Verabreichungsform im frühen Kindesalter nicht bevorzugt eingesetzt.

Die **rektale Arzneimittelapplikation** mit Suppositorien führt zu einer sehr stark variablen Absorption, u. a. weil die für eine weitgehende Absorption erforderliche längere Verweildauer im Rektum durch rasche Ausscheidung des Zäpfchens nicht immer erreicht wird. Deshalb wird die rektale Applikation nicht bevorzugt und zumeist beschränkt auf Medikamente, deren Wirkung unmittelbar erkennbar ist (z. B. Antipyretika, Analgetika, Antikonvulsiva). Flüssige Rektalzubereitungen (z. B. Diazepam, Chloralhydrat) werden rascher absorbiert als Suppositorien und werden für einen raschen Wirkungseintritt eingesetzt.

23.4   Verteilung und Dosierung

Die Verteilung eines Arzneistoffes nach seiner Aufnahme in die Blutbahn hängt einerseits von substanzspezifischen Eigenschaften ab, wie den physikochemischen Charakteristika, der Eiweißbindung und ggf. spezifischen Wirkstofftransportern und -rezeptoren. Andererseits wirken sich altersspezifische Veränderungen der Körperzusammensetzung und der Konzentration von Plasmaproteinen, an die Arzneistoffe binden, stark auf die Verteilung aus (◻ Abb. 23.22).

Beispielsweise haben Neugeborene einen deutlich höheren Körperwassergehalt (ca. 75% des Körpergewichtes) als ältere Kinder (60–70%). Auch der Anteil des extrazellulären Flüssigkeitsvolumens sinkt deutlich von der Neugeborenenperiode (ca. 45%) zum Erwachsenenalter (ca. 20–30%). Der Körperfettgehalt liegt bei Neugeborenen nur bei ca. 15% und steigt in den ersten Lebensmonaten sehr rasch an, im Kindesalter wird ein Körperfettgehalt von etwa 25–30% erreicht. Das ZNS macht bei Neugeborenen einen sehr hohen Anteil des Körpergewichtes aus (ca. 13% im Vergleich zu nur ca. 2% bei Erwachsenen). Gleichzeitig ist die Blut-Hirn-Schranke beim Neugeborenen noch stärker durchlässig. Deshalb erreicht bei jungen Säuglingen ein höherer Anteil vieler Arzneimittel das ZNS als bei Kindern und Erwachsenen.

Die Konzentration von Pharmaka im Blut und in Organen bzw. Wirkorten werden durch die Veränderungen der Körperzusammensetzung während des Wachstums und der Entwicklung im Kindesalter stark beeinflusst. So verteilen sich viele Antibiotika vorwiegend im extrazellulären Flüssigkeitsraum (ECF). Dagegen reichern sich einige Antikonvulsiva besonders im Fettgewebe an. Somit hat die Veränderungen der Körperkompartimente mit dem Wachstum starke Auswirkungen auf die adäquate Dosierung vieler Arzneimittel. Wenn die Größenveränderung des ECF für einen Arzneistoff die wichtigste altersabhängige Variable ist, kann zur **Dosisberechnung** die Körperoberfläche herangezogen werden, die eng mit dem ECF korreliert.

$$\text{Dosis}_{\text{Kind}} = \text{Dosis}_{\text{Erwachsener}} \times \frac{\text{Oberfläche des Kindes}}{1{,}73 \text{ m}^2}.$$

Bei auf dieser Grundlage eingeschätzten **Dosierung** ergibt sich für Kinder im Vergleich zu Erwachsenen eine umso höhere Dosis pro kg Körpergewicht, je jünger sie sind (◻ Tab. 23.2). Allerdings weicht die Dosierung einiger Pharmaka von dieser Regel ab. Beispielsweise werden Zytostatika bei Kindern überwiegend mit konstanter Dosis pro kg Körpergewicht dosiert, Morphin mit niedrigerer Dosis pro kg, und einige Sedativa und Antikonvulsiva mit höherer Dosis pro kg als bei Erwachsenen. Hier scheinen u. a. altersspezifische Wirkungsunterschiede wichtig zu sein.

◻ **Tab. 23.2** Auf Grundlage der Körperoberfläche berechnete relative Dosierung von Arzneimitteln mit Verteilung vorwiegend im ECF. Die Dosis pro kg Körpergewicht ist umso höher, je jünger das Kind ist

Alter (Jahre)	Durchschnitts-gewicht (kg)	Kinderdosis als Anteil der Erwachsenendosis
1/4	5,5	1/6
1/2	7,5	1/5
1	10	1/4
3	14	–
7,5	24	1/2
12	38	–
Erwachsene	65	1

23.5   Metabolisierung und Pharmakogenetik

Viele Arzneistoffe werden hepatisch in stärker hydrophile Moleküle überführt, die leichter durch Urin, Sekrete oder Ausatmung ausgeschieden werden. Häufig führt die Metabolisierung zu Substanzen mit verminderter pharmakologischer Wirkung, aber bei einzelnen Arzneistoffen führt die Metabolisierung auch zu deutlich potenteren Wirkformen (z. B. Umwandlung des trizyklischen Antidepressivums Amitriptylin zu Nortriptylin, von Codein zu Morphin, und von Theophyllin zu Coffein).

Eine Reihe von für hier wichtigen Stoffwechselwegen zeigen eine altersabhängige Aktivitätsveränderung. So ist im Vergleich zu Erwachsenen die Oxidoreduktase-Aktivität der **hepatischen Zytochrome P450** (wichtig für die Metabolisierung vieler Arzneimittel wie z. B Amitryptilin, Phenacetin, Paracetamol, Koffein, Theophyllin, Haloperidol, Propranolol) bei Neugeborenen deutlich vermindert, aber im Säuglingsalter stark und bei Kindern leicht erhöht. Dagegen ist die Aktivität bestimmter **hydrolytischer Enzyme** (Esterasen) bei Neugeborenen reduziert und erreicht bis zu einem Alter von einem Jahr normale Werte, so dass Lokalanästhetika oder Kokain (Übergang auf das Kind bei mütterlichem Drogenabusus) eine prolongierte Wirkung zeigen. Die niedrige Aktivität der **Glucoronyltransferase** bei Früh- und Neugeborenen bewirkt die hohe Toxizität von Chloramphenicol in diesem Lebensalter mit Auftreten von toxischen Konzentrationen, Zyanose und Kreislaufkollaps (Grey-Syndrom).

Polymorphismen der Gene von für den Arzneimittelmetabolismus zentral wichtigen Enzymen führen zu ausgeprägten intraindividuellen Unterschieden in Arzneimittelwirkungen. So zeigen Kinder mit homozygoten Allelen für eine schwache Metabolisierung durch Zytochrom P450 2D6 keine wirksame Umwandlung von Codein zu Morphin und deshalb hier keine analgetische Wirkung, während eine genetisch bedingte sehr schnelle Metabolisierung eine erhöhte Morphintoxizität bewirken kann. Die Metabolisierung von Azathioprin, 6-Mercaptopurin und 6-Thioguanin erfolgt durch das Enzym Thiopurinmethyltransferase. Genetische Varianten führen bei etwa 10% der Kinder zu einer deutlich verminderten und bei etwa 0,3% zu einer praktisch fehlenden Enzymaktivität. Eine Genotypisierung vor Beginn der Therapie mit Thiopurinen ermöglicht eine individuell angepasste Dosierung und kann so toxische Nebenwirkungen verhindern.

23.6 Elimination

Die meisten Arzneimittel und ihre Metaboliten werden renal ausgeschieden. Die bei Neugeborenen niedrige glomeruläre Filtration und tubuläre Sekretion führen zu einer verzögerten Ausscheidung vieler Medikamente in den ersten Lebensmonaten mit einer verlängerten Eliminationshalbwertszeit in diesem Lebensalter. Entsprechend kann unter Berücksichtigung der therapeutischen Breite das Dosierungsintervall verlängert oder die Dosis verringert werden.

Therapeutisches Drug-Monitoring Bei der Gabe von Arzneimitteln mit geringer therapeutischen Breite (geringe Differenz zwischen minimal wirksamer und potenziell toxischer Konzentration) kann eine individuelle Dosisanpassung je nach gemessener Serumkonzentration erforderlich sein, z. B. bei der Gabe von

- Aminoglykosiden
- Amiodarin
- Antiretrovirale Substanzen
- Aciclovir
- Carbamazepin
- Cyclosporin
- Digoxin
- Digitoxin
- Lamotrigin
- Mykophenolat-Mofetil
- Phenobarbital
- Phenytoin
- Tacrolimus
- Theophyllin
- Valproinsäure
- Vancomycin
- Zytostatika

23.7 Arzneimittel in der Schwangerschaft und Stillzeit

Schwangerschaft Arzneimittelwirkstoffe und ihre Metabolite können diaplazentar oder paraplazentar (über die Amnionflüssigkeit) von der Mutter auf den Fötus übergehen. Experimentelle Daten können nur begrenzt auf den Menschen übertragen werden. Deshalb bestehen Unsicherheiten, die zu größtmöglicher Zurückhaltung beim Einsatz von Medikamenten in der Schwangerschaft führen. Als unbedenklich gelten in adäquaten Dosierungen eingesetzte Medikamente

aus der Gruppe der Antiemetika, Kortikosteroide, Insulin und Narkotika.

Beispiele für in der Schwangerschaft kontraindizierte Pharmaka

- Alkohol
- Aminopterin
- Androgene
- Diethylstilböstrol
- Heroin
- Methadon
- Nikotin
- Retinoide
- ^{131}Jod

Stillzeit Das Ausmaß des Übertritts von Wirkstoffen in die Muttermilch hängt im Wesentlichen von den physicochemischen Eigenschaften der Wirksubstanz und seiner Plasma-Eiweißbindung ab. Fettlösliche Moleküle gehen in besonders hohem Maße in die fettreiche Muttermilch über. Ausgeprägt ist auch der Übergang von nicht ionisierten, kleinen Molekülen (Molekulargewicht <200 D) wie z. B. Alkohol. Insgesamt ist die vom Säugling aufgenommene Dosis von Arzneimittelwirkstoffen jedoch selten größer als 1% der von der Mutter eingenommenen Dosis. Deshalb ergibt sich nur für wenige Substanzen und Suchtmittel ein so großes Risiko, dass ein Abstillen angeraten werden muss.

Beispiele für in der Stillzeit kontraindizierte Pharmaka

- Amphetamine
- Anthrachinone
- Bromocryptin
- Chloramphenicol
- Cocain
- Cumarine
- Cyclophosphamid
- Cyclosporin
- Doxomycin
- Ergotamin
- Heroin
- Immunsuppressiva
- Kontrazeptiva
- Lithiumsalze
- Metronidazol
- Radiopharmaka
- Thiouracil
- Zytostatika

> Bei einer Arzneimittelanwendung in der Schwangerschaft oder der Stillzeit muss das mögliche Risiko überprüft werden (weitere Informationen z. B. unter www.motherisk.org).

23

Kernaussagen

- Ein Arzneimitteltherapie im Kindesalter erfordert eine besonders strenge Nutzen- und Risikoabwägung und sollte nur mit Substanzen durchgeführt werden, deren Nutzen nachgewiesen ist.

- Altersabhängige Faktoren während des kindlichen Wachstums und der kindlichen Entwicklung haben starke Auswirkungen auf Pharmakokinetik und Pharmakodynamik. Insbesondere bei Säuglingen und Kleinkindern sind Absorption, Verteilung, Metabolisierung und Elimination deutlich anders als im späteren Lebensalter, so dass Dosierungen und ggf. Dosierungsintervalle stark angepasst werden müssen.

- Die Dosierung von Arzneimitteln im Kindesalter wird je nach Substanz auf Grund der Körperoberfläche, des Körpergewichts oder anderer Größen berechnet. In vielen Fällen sind die Dosierungsempfehlungen Schätzgrößen, da klinisch-pharmakologisch geprüfte Daten nur unzureichend vorliegen. Auch deshalb werden bei Kindern bevorzugt Arzneimittel mit sehr großen therapeutischen Breite angewendet.

- Kindgerechte Darreichungsformen und eine gute Aufklärung der Betreuungspersonen sind entscheidend für die Sicherung der Arzneimittelcompliance.

- Bei der Anwendung von Arzneimitteln in Schwangerschaft und Stillzeit verbleiben Unsicherheiten, die zu einer besonders strengen Indikationsstellung zwingen. Im Einzelfall ist das Nebenwirkungsrisiko einer Arzneimittelanwendung in Schwangerschaft und Stillzeit zu überprüfen, z. B. durch Nutzung aktueller Datenbanken.

Serviceteil

Meilensteine der kindlichen Entwicklung

Die Schritte der kindlichen Entwicklung verlaufen bei Kindern stets in der grundsätzlich gleichen Reihenfolge, aber die Zeitpunkte des Erreichens dieser Meilensteine und die Ausprägung einzelner Verhaltensweisen sind inter-individuell sehr variabel. Bei Frühgeborenen bezieht man das Entwicklungsalter auf den erwarteten Geburtstermin bei Reifgeburt. Eine zeitliche Abweichung des Erreichens der Meilensteine von den in der Tabelle angegebenen Zeiten berechtigt für sich allein nicht die Annahme einer gestörten Hirnfunktion, sie sollte aber zu sorgfältiger Beobachtung und ggf. weiterer diagnostischer Abklärung Anlass geben, um mögliche zugrundeliegende Störungen frühzeitig erkennen und behandeln zu können.

Beziehungsverhalten/Selbständigkeit

Aufnahme von Blickkontakt	1–3 Mo	versucht selbständig zu essen	ab 12 Mo
soziales Lächeln	1–3 Mo	trinkt und isst selbständig	ab 18 Mo
Fremdeln	ab 6–9 Mo	zieht Kleidungsstücke aus	ab 18 Mo
verteidigt Besitz	ab 21 Mo	zieht Kleidungsstücke an	ab 21 Mo
benutzt seinen Namen	ab 21 Mo	tagsüber trocken und sauber	ab 24 Mo
spricht in Ich-Form	ab 27 Mo		

Motorische Entwicklung

dreht sich auf den Bauch	6–8 Mo	Hände in Mund (Hand-Mund-Koordination)	0–6 Mo
krabbelt	8–11 Mo	Hände betrachten (Hand-Augen-Koordination)	0–6 Mo
sitzt frei	6–9 Mo	Hände betasten (Hand-Hand-Koordination)	2–6 Mo
setzt sich auf	8–12 Mo	beidhändiges palmares Greifen	4–10 Mo
geht an Möbeln entlang	9–12 Mo	einhändiges palmares Greifen	6–9 Mo
steht frei	10–14 Mo	Scherengriff	7–11 Mo
geht frei	11–16 Mo	Pinzettengriff	9–13 Mo

Entwicklung des Spiels

orales Explorieren	3–15 Mo	funktionelles Spiel	9–24 Mo
manuelles Erkunden (hantieren)	3–24 Mo	repräsentatives Spiel I (Gegenstand wird	
visuelles Erkunden	ab 6 Mo	funktionell an einer Puppe eingesetz)	12–24 Mo
Inhalt-Behälter-Spiel	9–21 Mo	repräsentatives Spiel II (die Puppe, geführt	
vertikales Bauen/Stapeln	15–30 Mo	durch das Kind, benützt einen Gegenstand)	ab 24 Mo
horizontales Bauen	21–30 Mo	sequentielles Spiel	ab 27 Mo
		Symbolspiel	ab 18 Mo

Sprachentwicklung

Nachahmen von Lauten	7–12 Mo	Präpositionen: »in«	15–20 Mo
gezielte Anwendung von »Mama« und »Papa«	10–18 Mo	»auf«	14–22 Mo
erste 3 Wort (außer Mama, Papa)	12–18 Mo	»unter«	22–32 Mo
Zweiwortsätze	19–30 Mo	benutzen des eigenen Vornamens	18–36 Mo
		»ich«-Form	24–45 Mo

Essen

selbständiges Trinken aus einer Tasse	12–18 Mo	erste Versuche mit Löffel zu essen	12–18 Mo
Kauen von Speisen	16–25 Mo	selbständiges Essen mit einem Löffel	15–21 Mo

Referenzbereiche ausgewählter Laboruntersuchungen im Kindesalter

(Cave: je nach angewandten Labormethoden und untersuchten Populationen können sich örtlich andere Referenzbereiche ergeben)

Blutbild		Neugeborene	3 Mon.	1 Jahr	10 Jahre
Hämoglobin	g/dL	14,9–23,7	9,5–13,0	10,1–13,0	11,1–14,7
Hämatokrit	%	47–75	29–42	35–43	32–43
Leukozyten	×10^9/L	10,0–26,0	5,0–17,0	6,0–16,0	4,5–14,5
Thrombozyten	×10^9/L	85–480	150–400	150–400	150–400

Gerinnung		Neugeborene	Säuglinge/Kinder
akt. Partielle Thromboplastinzeit (aPTT)	s	33–55	27–43
Quick (Thromboplastinzeit, TPZ)	%	40–100	65–100
Fibrinogen n. Clauss	mg/dL	160–400	140–360

Säure-Basen-Haushalt

pH 7,35–7,42; pCO_2 32–45 mm Hg; pO_2 78–105 mm Hg, Bikarbonat 16–25 mmol/L;
Basenexzess –4 bis +3 mmol/L; Anionenlücke = Natrium – (Chlorid + Bikarbonat): 8–16 mmol/L

Plasma: Elektrolyte und Mineralien

		Neugeborene	Säuglinge	Kinder
Natrium	mmol/L	135–148	130–143	135–145
Kalium	mmol/L	3,6–6,1	3,7–5,8	3,1–5,2
Chlorid	mmol/L	95–116	93–112	95–110
Kalzium	mmol/L	2,1–2,7	2,2–2,7	2,2–2,7
Phosphor anorg.	mmol/L	0,9–2,4	0,9–2,25	0,9–1,9
Eisen	µg/dL	30–120	25–100	30–100

Plasma: Enzyme, Proteine & Metabolite

		Neugeborene	Säuglinge	Kinder
Alkalische Phosphatase	U/L	<290	<520	<350
Alanin-Aminotransferase (ALT/GPT)	U/L	<52	<44	<44
Aspartat-Aminotransferase (AST/GOT)	U/L	<105	<55	<50
Ammoniak	µg/dL	<245	<100	<82
Amylase	U/L	<60	<100	<100
Bilirubin, gesamt	mg/dL	<8,5	<1,3	<1,0
Bilirubin, konjugiert	mg(dL	<0,3	<0,1	<0,1
Cholinesterase (ChE)	kU/L	2,1–5,4	2,1–7,0	5,0–10,0
Eiweiß, gesamt	g/dL	4,6–6,8	4,8–7,6	6,0–8,0
Ferritin	µg/L	150–450	80–500	20–200
Glukose (präprandial)	mg/dL	40–70	40–105	55–100
Harnstoff	mg/dL	12,0–42,0	12,0–40,0	12,0–40,0
Harnsäure	mg/dL	<5,2	<6,2	<6,1
γ-Glutamyltransferase (γGT)	U/L	<300	<38	<30
Kreatinin	mg/dL	0,4–1,2	0,2–0,9	0,3–1,0
Kreatinkinase	U/L	<490	<320	<260
Laktat	mg/dL	4,0–25,0	4,0–25,0	5,0–18,0

Referenzbereiche der Enzyme beziehen sich auf neue IFCC-Methoden (falls vorhanden) u. 37 °C Messtemp.

Stichwortverzeichnis

A